MANAGEMENT SCIENCE
FOR RESEARCH-ORIENTED HOSPITAL

研究型医院
管理学

主 编 秦银河

人民軍醫出版社

PEOPLE'S MILITARY MEDICAL PRESS

北 京

图书在版编目（CIP）数据

研究型医院管理学／秦银河主编． —— 北京：人民军医出版社，2014.11
ISBN　978-7-5091-8045-7

Ⅰ．①研…　Ⅱ．①秦…　Ⅲ．①医院－管理学－研究　Ⅳ．① R197.32

中国版本图书馆 CIP 数据核字（2014）第 263519 号

策划编辑：黄春霞　余化刚　**文字编辑**：郁　静　刘新瑞　高　磊　**责任审读**：周晓洲
出版发行：人民军医出版社　　　　　　　　　　　**经　销**：新华书店
通信地址：北京市 100036 信箱 188 分箱　　　**邮　编**：100036
质量反馈电话：（010）51927290；（010）51927283
邮购电话：（010）51927252
策划编辑电话：（010）51927300-8710
网址：www.pmmp.com.cn

印、装：三河市春园印刷有限公司
开本：850 mm×1168 mm　1/16
印张：62.5　**字数**：1488 千字
版、印次：2014 年 11 月第 1 版第 1 次印刷
印数：0001-5000
定价：280.00 元

内容提要

本书分为总论、谋划、领导、医疗、科研、学科、人才、转化、教学、护理、质量、服务、信息、保障、后勤、医德、文化和安全等18个章节，在全面回顾、深入总结10年来研究型医院理论创新和实践探索的基础上，对研究型医院的时代背景、使命任务、发展基础、功能定位和特点规律进行了深入的战略思考和理论概括，提出了一系列内涵清晰、指向准确、逻辑严密的新概念和新观点，系统论述了以质量内涵建设为主旨的发展体系、以创新驱动为灵魂的建设体系、以研究型医疗模式为牵引的诊疗体系、以生物医学为引领的科研创新体系、以信息化为主导的管理体系，从理论与实践相结合的高度，进一步完善提升了研究型医院管理学的学科体系，对我国医院的管理创新和科学发展具有重要指导价值和历史意义。本书适合各级医疗卫生管理部门领导和机关干部、医院院长、各级医院管理者、医疗管理教学和理论研究人员，以及广大医务工作者阅读参考。

编 著 者

主　　编　秦银河
副 主 编　任国荃　李书章　赵玉沛　王发强　郑静晨　刘希华
总 编 审　何振喜
副总编审　姚　军　冯海沧
编　　委　(以姓氏笔画为序)

丁义涛　南京大学医学院附属鼓楼医院
王永晨　哈尔滨医科大学附属第二医院
王发强　中国研究型医院学会
王延军　第二军医大学
王明晓　中国煤炭总医院
史兆荣　南京军区南京总医院
冯海沧　解放军总后勤部卫生部
皮红英　解放军总医院
吕吉云　解放军第 302 医院
任国荃　解放军总后勤部卫生部
任家顺　第三军医大学新桥医院
刘玉村　北京大学第一医院
刘希华　解放军第 309 医院
刘素刚　解放军第 307 医院
孙　虹　中南大学湘雅医院
李书章　解放军总医院
李景波　第三军医大学西南医院
杨洛渝　解放军总医院
连　斌　第二军医大学东方肝胆外科医院
何振喜　解放军后勤学院
张　炯　解放军总后勤部卫生部药品仪器检验所
张士涛　解放军总医院
张丛昕　第二军医大学长海医院

张永生　第四军医大学唐都医院

张莺莺　第二军医大学卫生事业管理研究所

陈守龙　解放军总后勤部卫生部医疗管理局

周　林　第三军医大学大坪医院

周生来　首都医科大学附属北京安贞医院

郑兴东　第二军医大学长征医院

郑静晨　武警总医院

孟威宏　沈阳军区沈阳总医院

赵玉沛　中国医学科学院北京协和医院

侯世科　武警后勤学院附属医院

姚　军　解放军总医院

秦银河　解放军总后勤部

钱阳明　海军总医院

郭启勇　中国医科大学附属盛京医院

郭继卫　第三军医大学西南医院

黄少平　解放军总医院第一附属医院

阚全程　郑州大学第一附属医院

熊利泽　第四军医大学西京医院

编写人员 （以姓氏笔画为序）

丁　陶	丁　辉	马　辉	王　宁	王秀薇	刘　静	刘　燕
刘广东	刘水文	刘文堂	刘玉秀	齐德广	劳　宁	李　骏
李彦博	李晓康	李堂林	杨　震	杨志平	肖　翔	沈　峰
张永忠	张曼秀	陆　伟	陈　洪	陈泽良	周　山	周长江
赵美娟	姚　品	袁鹏群	贾　莉	夏　侠	顾　申	高　艳
郭　华	郭俊艳	凌昌全	韩光曙	谢平初	樊豪军	黎爱军

统　稿 （以姓氏笔画为序）

丁义涛	王永晨	王发强	王延军	王明晓	冯海沧	刘希华
孙　虹	连　斌	何振喜	张丛昕	张永生	姚　军	郭继卫
熊利泽						

序 言

随着人类疾病谱的不断变化和人们健康需求的日益提高，尤其是包括医学模式在内的医学科学的快速发展，使得医院面对的社会环境和科技条件也在发生变化，进而对医院的发展理念和管理模式提出了新的挑战。如何迎接挑战、谋求发展，走出一条有中国特色的医院管理之路，是摆在我国医院管理者面前的重要课题。

2004年，时任解放军总医院院长的秦银河同志，在国内提出了研究型医院的系统理论，并带领该院率先开展了研究型医院建设的大胆探索与实践，引起了医院管理界的高度关注。研究型医院作为一种医院发展模式，重视内源性自主发展，强调通过科技创新引领医院临床水平和管理质量的整体提高，是医院管理工作适应医学模式转变的重要探索。

《研究型医院管理学》作为研究型医院建设的一本专著，根据研究型医院创建10年来的重要成果，对研究型医院的时代背景、使命任务、发展要素、功能定位和特点规律进行了集中论述，富于实践总结和理论思考，读来令人深受启迪。希望通过本书的出版，带动广大医务人员、医院管理者和卫生行政管理者对医院管理学给予更多的关注和思考，为推进我国研究型医院建设和卫生事业改革发展提供切合实际、符合规律的学术支撑。

全国人大常委会副委员长
中华医学会会长

二〇一四年十一月二十日

序 言

　　秦银河同志长期在我军医疗卫生战线重要岗位工作，先后担任过军医大学附属医院、解放军总医院领导职务，任总后勤部副部长期间，又一直分管军队卫生工作，积累了丰富的大型现代化综合医院管理经验。银河同志以中国特色社会主义理论为指导，敏锐把握世界医学科技发展大势，总结国内外先进医院的成功做法，率先提出"研究型医院"的理念。经过十余年的不懈探索，形成了一套比较完备的研究型医院理论和实践成果，得到医学界的普遍认同和广泛应用，有力引导和推动了医院建设由数量规模向质量内涵、由单一诊治向临床与科研相融合转变。

　　银河同志主持编著的《研究型医院管理学》主题鲜明、内容丰富、体系完整、文风朴实。一是理论性强。全书系统回答和解决了研究型医院是什么样、为什么建、如何建等问题，既继承创新传统医院管理理论，又消化吸纳当今世界的新思想新观点；既确立了研究型医院建设的总体设计，又有各分支领域的深钻精研；既凸显军队特色，又兼顾社会通用性，堪称中国医院管理学的一部经典之作。像全维健康维护、个性化人性化精确化诊疗、大数据医疗科研、矩阵式网络化医学科技创新联盟模式等，均为前沿理论、前瞻探索，契合了时代潮流。二是权威性强。专著遴选的作者皆经过优中选优，收录的案例都源于名院的试点和名医的实验，凝练的观点无不得到专家的认可，许多成果属于原创和首创。编写人员精通医疗、教学、科研和保健业务，具有较高的行业影响和学术声誉；编审人员长期担任三级甲等医院主要领导职务，都有公认的成果；主审人员是在国内外有较高知名度的专家型领导或领导型专家。三是指导性强。专著系统梳理了十多年来创建工作的宝贵经验，全面论述了研究型医院建设的理论渊源、运行模式和发展路径，能够为医院管理者提供从思想到行动、从思路到举措、从方法到机制的全方位参考借鉴。四是实用性强。全书深入浅出、通俗易懂、图文并茂，集知识、专业、操作于一体，具有广泛的适用性，个人能提高医学素养，医院能提升管理水平，是各级医院管理者和医务工作者不可或缺的工作宝典，是军地医学院校教学科研的难得教材，对建设保障打赢现代化战争的后勤、服务部队现代化建设的后勤和向信息化转型的后勤也有重要启发意义。我相信，专著的出版发行，必将受到医疗卫生战线的广泛欢迎和推崇，必将为加快医院转型发展注入新的生机和活力。

　　军队医院作为践行党的性质宗旨、全心全意为人民服务的示范窗口，作为推动国家医学科技创新的生力军，作为遂行军队卫勤保障任务的主体力量，应努力走在创建研究型医院的前列。要坚持姓军为战的方向，树牢服务人民的宗旨，实现创特色与保本色的有机统一；要密切跟踪世界医学前沿，立足国情军情和部队实际，谋求医院跨越式发展，实现学习借鉴和自主创新的有机统一；要注重把军队医院建设置于现代后勤"三大建设任务"的大棋盘中筹划推进，充分发挥研究型医院建设的辐射作用，实现局部跃升与整体发展的有机统一，为助推强国强军梦作出应有的贡献。

中央军委委员、总后勤部部长　　赵克石　上将

二〇一四年十一月二十四日

目　录

第一章

总　论

理论·模式·背景

第一节 研究型医院的思想内涵

一、概念定义

在国外，文献中关于研究型大学的描述很多，但基本没有见到研究型医院的描述。在我国，上海瑞金医院姜昌斌等曾于2003年3月在《中华医学科研管理杂志》第16卷第1期发表《科教兴院创办研究型医院》一文，但对研究型医院的定义、特征及其基本理论并未进行阐释。

2004年12月，时任中国人民解放军总医院院长秦银河同志提出了创建国际一流研究型医院的概念；2005年10月，秦银河同志在《中国医院》杂志第10期发表了《建设研究型医院的探索与实践》一文，将研究型医院定义为：以高质量完成临床医疗工作为基本任务，以培养优秀拔尖人才为突出优势，以创新性科学研究为重要使命，以制定或修改临床医学标准和规范为水平标志的大型综合型医院。随着理论与实践的不断深入，2007年9月秦银河同志在其主编的《创建研究型医院》一书中完整明确地提出了研究型医院的定义：研究型医院是以新的医学知识和新的医疗技术的产生与传播为使命，坚持临床和科研并举，在自主创新中不断催生高层次人才和高水平成果，推动临床诊疗水平持续提高，为医疗卫生事业和人类健康做出重要贡献的一流医院。经过十年的探索，这个定义得到了医院管理界的高度认同，经受住了医院管理创新实践的检验，是科学的、准确的，体现了理论与实践的统一。

需要强调和说明的是，经过最近几年理论与实践的探索，大家对上述概念有几点新的认识：一是随着科学技术的飞速发展，临床与科研越来越密不可分，应该用"临床与科研有机融合"来表述；二是研究型医院的建设发展要强调"研究型"的思维理念，这里的"研究型"有别于申请课题、发表文章、获得成果之类的"研究"，"研究型"体现的是医院发展的观念、思路、模式、制度、机制、动力、流程、规范等文化体系；强调的是医院建设的创新理念、探索理念、质量理念与学术精神、科学精神、人文精神等价值体系，以及一系列可以使人、财、物发挥更大效益的组织架构和管理方式等方面的转型和创新。由此提出研究型医学模式、研究型学科、研究型科研、研究型人才、研究型护理、研究型教学、研究型后勤、研究型机关等新概念；三是研究型医院的创建主体，不仅是指大型医院，也理所当然地包括那些具有"研究型"特征的中小型医院。

这个定义包含五层意思：一是强调自主创新的重要作用。能够不断产出新成果，推出新技术、新业务，使临床医疗水平始终保持领先地位。二是强调临床与科研工作的关系。科研是为临床服务的，通过临床与科研的相互促进、融合发展、共同提高，最终提升临床技术水平，是创建研究型医院的着眼点。三是强调科研工作的重要地位。研究型医院和临床型医院的最大区别是把科研工作摆到更重要的位置，特别是在发展规划、资源配置、工作安排等方面充分体现科研为先导的理念。四是强调人才的培养途径和在推进研究型医院建设中的重要作用。高层次人才既能在自主创新中不断涌现，又能够为临床诊治水平的提高提供保证。五是强调研究型医院的社会责任。能够催生新的医学知识、新的医疗技术、新的医学规范、新的医院管理模式等，成为行业的典范，持续不断地引领医疗卫生领域的创新与进步。这五层含义是一个有机联系的整体，相辅相成、缺一不可。

研究型医院，既是一种医院管理创新理论，也是一种医院建设发展新型模式。主旨要义是质量建设、内涵发展，根本目的是不断产生新的医学知识和医疗技术，核心要求是通过临床科技创新持续提高临床诊治水平，基本方法是临床与科研有机融合，重点方式是强调转化医学研究，有效手段是基于互联网、物联网、无线网等数字网络技术的大数据应用，突出优势是能够培养优秀研究型人才，价值追求是为人类健康做更大贡献。研究型医院深刻反映了医学科学进步的最新趋势，充分体现了医院质量建设的客观要求，是实现医院管理创新、科学发展的重要途径和有效载体。

1．**基本理念** 以人为本、患者至上。始终坚持一切以患者为中心，把提高临床医疗水平、提高为患者服务的能力作为中心任务，尤其把慢性病、疑难危重病诊治作为战略发展的基准点，最大限度地服务和维护患者身心健康。

2．**基本方略** 创新驱动、人才第一。强调以创新为核心动力，不断推出创新性医学成果，不断培养具有创新能力的复合型人才，由单纯追求量的扩张转变到紧紧依靠质的提升，由单纯追求物质投入转变为紧紧依靠提高科技创新贡献率。

3．**基本路径** 信息主导、体系推进。按照路线图的方法和工程化的建设思路，充分运用信息技术改造医院管理流程、诊疗模式和保障方式，推进医院管理各领域、各单元、各要素的融合集成，把研究型机关、研究型科室、研究型人才以及思想政治建设、设施设备、医技保障、后勤服务、综合安全等各系统同步规划、一体建设，推进医疗服务理念、体制机制、方法手段和人才队伍的整体进步。

4．**基本思路** 全面进步、协调发展。强调要把医院现代化建设纳入国家、军队和地方医疗卫生事业发展大局和科技创新体系，加强与政府、企业、院校的强强联合，强化对医院现代化建设的各层次、各领域统筹规划，实现与经济社会发展、国防和军队现代化建设以及国家医药卫生体制改革的协调发展。

5．**基本标准** 质量取胜、综合效益。质量管理由单纯数量型向综合质量型转变，由粗放式向精细化转变，由终末质量管理向过程质量管理转变，由关注论文课题成果及新技术的数量向关注质量指标和转化效益转变。注重将发现发病机制与诊断、预防及治疗环节紧密结合起来，推动医院由疾病治疗为主向预防预测和干预为主转变，着力实现政治效益、社会效益和经济效益的有机统一，做到综合效益最大化。

二、基本范畴

研究型医院紧紧围绕一个鲜明的理论主题展开，即当今时代医学模式的深刻转变和医院发展模式的全面转型。聚焦这一主题，全国医院管理者和专家学者，进行了积极的理论探讨和实践探索，对一些重大问题边实践边深化、边总结边升华，经过近十年的发展，研究型医院已经形成了较为完备、开放、系统的理论体系，具有一系列相互联系、相互支撑的基本范畴，有力地指导着创建研究型医院的理论探索和实践创新。主要包括以下13个方面。

（一）研究型医学模式

构建研究型医学模式既是研究型医院的目标指向和核心，也是战略突破口和现实切入点。就是指以患者为中心，通过自主创新，把医疗诊治建立在对人类疾病致病机制最新认识基础上，实施个性化、精细化医疗服务。通过资料查新、实验室研究、多学科力量汇聚等手段，了解掌握科学有效的新理念新知识、新业务新技术、新药物新设备、新模式新标准，为患者提供最安全、最有效、最科学、最廉价的治疗方案。这一模式包括从临床到科研、再从科研到临床循环往复的过程，其主要意义在于通过个性化医疗方案不断积累，概括提升可以推广应用的医学新成果，推动医学科技持续创新发展。从这个意义上说，现在医学界提出的转化医学、循证医学和整合医学，都是研究型医学模式在实践中不同层次、不同方式的体现。

（二）研究型学科

研究型学科是创建研究型医院的基础，也是重要的途径和抓手。研究型学科的主要标志是"三高"：高水平的临床诊治能力、高层次的科研成果、高素质的人才梯队。核心是依靠自主创新能力推动科室持续发展。一所医院研究型学科比例越高，研究型医院的特征就越明显。在建设研究型学科过程中，一方面注重以重点学科为龙头，构建优势学科群，推动学科在更高的层次上综合发展；另一方面应注重推行亚专科发展模式，推动学科在更深层次上发展。

（三）研究型科研

研究型科研就是指研究型医院的科研，与一般科研最大的区别是临床与科研融合式发展。主要特点是科研课题来源于临床需求，中试评价依靠临床检验，成果转化应用于临床实践。临床与科研有机互动、一体融合、整体提高。研究型科研是研究型医院的内在动力和显著标志。要注重协同创新，建立起灵活高效，国内外、军内外、院内外联合攻关的新机制；要突出转化效益，形成医药结合、医工结合、基础与临床结合、研究与转化结合的科技创新模式。

（四）研究型教学

研究型教学是研究型医院的重要支撑。主要有三个方面：一是教学的主要目标是培养学生的创新能力、创新思维、创新意识；二是教学的主要方法是个性化教学，着眼培养复合型人才，缺什么补什么，弱什么教什么；三是教学的主要特点是结合临床、科研的实践过程开展教学。

（五）研究型人才

研究型人才是指临床与科研兼优的复合型、创新型人才，是研究型医院的主要依靠力量，也是重要标志。从核心标准来看，至少具有五种较强能力：临床诊治能力、科研创新能力、信息获取能力、国际医学交流能力、前沿追踪学习能力。培养研究型人才一方面要注重分层级个性化培养，另一方面要注重打造研究型团队。研究型团队应该是，学科带头人领衔作用突出、结构合理、梯队优化、优秀人才进出自由，始终保持创新活力。

（六）研究型领导

研究型领导是创建研究型医院的前提和关键。主要是医院的各级管理者，是指那些具有战略思维、辩证思维、系统思维、创新思维和底线思维的领导者，能够站在时代和全局的高度，研究思考所在医院和科室的功能定位、形势任务、发展方向、顶层设计等重大问题，提出具有可行性的中长期规划和战略构想，并能以较强的执行力调动一切积极因素，实现医院和科室的科学发展。

（七）研究型机关

研究型机关是创建研究型医院的重要支柱。指能够创造性贯彻落实上级决策指示的各级机关部门，包括研究型医疗管理机关、研究型政工机关、研究型护理机关、研究型后勤机关，能够善于科学研究提出医院各行业、各系统、各方面的战略规划、战略举措的意见建议，能够总结制定医院管理新标准、新规范、新机制，不断创新管理理念、理论、思路、手段和技术，并在实践中取得显著的管理效益，甚至得以推广应用。

（八）研究型药学

研究型药学是研究型医院的重要内容。是指紧密结合临床用药实践，着眼提高临床治疗效益，创造性地提出指导临床合理用药、科学用药、安全用药的新标准新规范，甚至能够提出药物研发的新思路新设想。

（九）研究型护理

研究型护理是研究型医院的重要辅助。指能够在临床护理中，创造性地总结提出科学的护理理念、护理理论、护理规范和护理技术标准，甚至能够提出更加有效维护患者身心健康、提高医疗效果的有效护理方法和创新技能。

（十）研究型医技

研究型医技是研究型医院的重要依托。主要是指善于创造性地运用医疗仪器设备，开发仪器设备的潜在功能用途，提出设备改进提升的可行性设想，更加高效、精准地辅助临床医疗，甚至能够提出依靠设备组合和应用直接提高医疗质量和水平的创新成果，包括研发新设备、新仪器。

（十一）研究型后勤

研究型后勤是创建研究型医院的重要保证。其主要特征是紧紧围绕研究型医院的运行全过程，以患者和医务人员为中心，在衣食住行等各个方面创造性地运用后勤保障的新方法、新手段、新理念、新技术，不断提高患者和医务人员的满意度，最大限度地提高医院运行的综合效益。当前，建设研究型后勤要特别注重运用数字化手段，实现精确化、个性化保障。

（十二）研究型医院文化

研究型医院文化是创建研究型医院的精神动力和软实力。研究型医院的核心价值观是创新第一、追求卓越。主要内容是能够反映研究型医院精神风貌和发展历史的医院思想、医院精神、医院作风、医院传统和医院品牌。创建研究型医院要防止和克服只重视硬件不重视软件、只重视物质投入不重视文化建设的现象，切实把医院文化纳入医院的顶层设计、统筹规划、一体建设，做到思想先进、格调高雅、体系开放、特色鲜明。

（十三）研究型医院评价标准

研究型医院的评价标准，是创建研究型医院的具体指针和行动路线图。在《创建研究型医院》一书中提出了 12 条，即医疗质量水平、病源分布和病种疑难度、人才队伍结构、学科门类层次和发展水平、科学研究基金、硬件支撑条件、自主创新成果、论文发表的数质量、医院文化、学术声誉和社会影响、国际化水平、社会责任评价指标，并作了具体阐述。这 12 条标准，经过 10 年来的实践验证，表明操作性、规范性、科学性都很强。需要强调的：一是随着时代的发展，必须把数字化程度作为重要的指标纳入评价标准体系，并利用信息化手段进行评估监测；二是每项指标必须量化、细化，因地制宜、因院制宜，不能一刀切。

三、显著特征

一般来讲，研究型医院应具备以下八个特征。

（一）以提高临床诊治水平为根本目的

创建研究型医院，根本目的是要提高医疗保健水平、提高为患者服务的能力。研究型医院的基本任务是"看病"，并且要"很会看病"，不仅能看常见病、多发病，还能看一般医院看不了的疑难复杂病。只有深厚的临床基础、不断的临床实践，才能发现问题、提出问题、解决问题。对此，不能作片面的理解。它不是以科研为主、临床为辅，或者说放弃临床、专搞科研，而是要毫不动摇地坚持以临床医疗为中心，研究型医院的医疗不是简单临床技术的重复、治疗经验的复制，而是要通过不断地科技创新来推动临床诊治水平的提高，成为解决疑难复杂病症的基地。

（二）以质量内涵建设为主旨要义

创建研究型医院的内在要求就是从注重数量向注重质量转变、从拓展规模向提高效益转变。发展理念，由依靠自身发展向资源整合、协同发展转变，由依靠物质投入向依靠提高科技创新贡献率转变，由关注论文、课题、成果及新技术的数量向关注质量指标和转化效益转变。发展方式，更加注重质量取胜，通过制定规范化的疾病诊疗流程，探索最优化的治疗方案和临床路径，形成独特的技术优势和鲜明的服务品牌，形成持续发展的内在优势和核心竞争力。发展动力，更加注重创新牵引，主要依靠理论创新、机制创新、技术创新、管理创新，增强发展潜力，提高发展质量。发展力量，更加注重人才优化，要倾注更多精力、投入更多资源，培育催生临床与科研兼优的研究型人才方阵，为医院可持续发展提供坚实的人才智力保证。发展路径，更加注重整体推进，着力创新构建以患者健康需求为核心的医院运行服务体系，以提高疑难危重病救治水平为基点的医疗诊治体系，以推动医学创新成果及时转化应用为目标的临床科研体系，以鼓励成果转化应用为导向的指标评价体系，实现质量效益型发展。

（三）以持续自主创新为核心动力

在新科技革命的推动下，谁能在科技创新方面占据优势，谁就能在发展上掌握主动。医院作为知识密集、技术密集型单位，只有把科学技术真正置于优先发展的战略地位，才能把握先机，赢得竞争的主动权。单纯依靠床位扩张、资金注入来推动医院发展是暂时的，也是没有前途的。研究型医院要加快科技创新步伐，催生新的医学技术，以自主创新性的科学研究推动临床医学技术的发展。医院要引导科学研究面向临床的科研政策导向，对医院整体的课题、文章和研究成果，对各学科的研究方向、人员配置和经费投入进行综合分析，准确掌握医院科研资源的投向、投量情况，注重研发新业务新技术，注重发展新标准新规范，在经费投入、平台建设、人员配备、出国留学等方面，大力扶持那些与临床密切相关的基础研究和应用研究。

（四）以临床与科研有机融合为基本方法

所谓临床与科研有机融合，包含两个方面的意思：一是把科研工作寓于临床实践之中，充分利用我国医院病例多、病种复杂的优势，将诊疗过程当作积累科研资料、形成科研思路、提出科研课题、获得科研成果的过程；二是把临床工作植根于科学研究之中，使临床与科研有机互动，相互促进，共同提高。科学研究与临床实践紧密结合，才有生命力；科学研究为临床服务，才更有前途。在这个问题上，有些同志仍然存在两个带有普遍性的认识误区：一个是把临床与科研对立起来，认为医院就是看病治病，不重视或者反对临床搞科研；另一个是把临床与科研割裂开来，做临床工作的缺乏科研主导意识，不注重在实践中总结提高；做科研工作的脱离临床实际，研究成果不能向临床转化应用，单纯为科研而科研。所以，创建研究型医院必须强化科研意识，把临床工作当作一项特殊的系统科技工程来做，在大量临床实践中，总结出新理念、新技术、新方法、新标准；同时，又要把科研工作作为临床的一部分，科研工作的出发点和落脚点都要服从服务于临床，推动临床与科研在更广范围、更高层次、更深程度上融合发展。

（五）以基于现代信息技术的支撑为基本管理服务形态

研究型医院要以云计算、大数据、物联网、移动互联网等信息技术为支撑，建立健全信息化管理保障体系，实现医院医疗信息共享、跨平台医疗业务协同，在准确、全面采集人群健康信息、公共卫生信息的基础上，实现高效安全的医疗卫生服务。通过大数据技术对包括影像数据、病历数据、检验检查结果、诊疗费用等在内的各种数据进行筛选、分析，为广大患者、医务人员、科研人员及决策者提供服务和支持。通过大数据技术对临床数据对比、药品研发、临床决策支持、实时统计分析、基本药物临床应用分析、远程病人数据分析、就诊行为分析，实现对病种质量、费用、临床路径、病案质量的智能化实时监控；实现对临床医护人员的临床诊疗、护理服务、感染防控、合理用药和患者就诊状态异常等的智能化实时提示；实现对患者就医流程中挂号预约、就医导航、投诉反馈、综合查询和信息推送等的智能化实时服务。通过"云计算＋大数据"网络平台，集中诊疗信息、体检信息形成个体的全健康档案，实现使患者得到更有针对性的治疗方案；实现患者网络预约、异地就诊、医疗保险信息即时结算以及医疗机构之间实现同级检查结果互认，节省医疗资源，减轻患者负担。

（六）以造就临床和科研水平兼优的研究型人才为关键

创建研究型医院，既要紧紧依靠优秀的拔尖人才，又要不断造就新型的医学人才。杰出的医学专家和医学专业技术人才群体，是创建研究型医院的关键性因素。医院的突出优势，是通过大学后的继续教育、研究生教育等手段，培养优秀的临床医学人才。源源不断地培养造就大批高素质的具有创新活力、创新品质的医学专业人才，直接关系到医院的发展和未来。建设研究型医院需要多方面、多层次的人才，人才培养模式应由素质单一型转向复合研究型，要倾注更多精力、投入更多资源和采取更多办法，培育催生临床与科研兼优的研究型人才方阵，为医院可持续发展提供坚实的人才智力保证。研究型医院既需要医疗人才、又需要药学人才，既需要医学技术人才、又需要护理人才，既需要医务人才、又需要保障人才，既需要临床人才、又需要科研人才，既需要基础研究型人才、又需要临床应用型人才，既需要高级人才、又需要中初级人才。特别是作为学科带头人、学术带头人，决不能仅仅满足于完成临床工作、治病救人，更应在临床技术和科研创新上都有很深造诣，有突出成果，这是研究型医院领军人物必须具备的基本条件。否则，就无法使学科不断创新、持续发展、充满活力。

（七）以建设持续引领本领域技术进步的研究型学科为基础

国内外著名研究型大学不仅学科门类齐全，更主要的是拥有一批创新能力很强的骨干学科。创建研究型医院必须要有一批研究型学科作支撑，这些学科不仅是医院整体技术水平的重要标志、学术知名度的重要窗口、医院生存发展的中坚力量，而且是国内本专业领域临床疑难疾病的诊治中心、新技术新业务的研发中心，要始终能够占据本专业的学术制高点，持续引领本专业技术发展方向，成为本专业知识、技术创新的"孵化基地"。能够不断创造出一流的学术成果，能够与国际一流学科接轨的研究型学科、特色学科、优势学科群。否则，研究型医院就成了"空中楼阁"。研究型医院要注重把握好研究型科室的目标标准、规划思路、发展步骤和建设途径；制定好研究型科室的医疗数质量指标、教学科研指标、学科人才指标、成果转化指标，建设数字科室，实现科室管理数字化。从政治思想、科学管理、人才梯队、医疗保健、教学工作、科研工作等方面，全面审视研究型科室各项规章制度、管理办法、体制机制和奖励政策等。

（八）以为医疗卫生事业和人类社会做贡献为己任

综观世界各研究型大学，一个很重要的特征，就是以为人类、社会和国家提供新的知识、技术为己任，在国家的创新体系中具有重要的位置，做出了重要贡献。研究型医院应把自己的发展和国家的医疗卫生工作、社会的发展进步、人类的健康事业紧密联系在一起，发展战略应当顺应世界医学科学技术发展的大趋势，瞄准医疗卫生行业建设发展的大方向，适应国家医疗改革发展的大环境，适合医院质量内涵发展的大格局，满足人民群众日益增长健康保健的大需求；发展定位要着眼构建"预测医学、预防医学、个体化医学"三位一体的医学新模式；着力构筑"疾病预防、疾病治疗、疾病康复"紧密衔接的医疗新体系；着手创新"生物治疗、微创治疗、无创治疗"综合集成的诊治新技术。以强烈的责任感和使命感，通过有效优化整合医院的有形资源和无形资源，对影响人民群众健康的医学重大问题、核心技术实现重点突破，催生一批理念创新、技术创新、质量创新和管理创新的新理论、新技术、新成果；形成一批高水平临床医学科技创新平台与成果转化基地，在医疗服务上提供科学标准和规范，在医院管理上提供先进模式，为社会和国家提供更多的一流医学科技及管理成果，推动医学发展由"被动治疗"向"主动健康"转变，由"疾病为中心"向"健康为中心"转变，为人民群众的生命、生活和健康提供强有力的服务保障。

四、品格性质

研究型医院包括理论和实践两个方面，它作为一种新生事物，所表现出来的区别于其他医疗卫生机构的根本属性和风格主要有以下四点。

（一）政治性

在全面建成小康社会的历史进程中，如何确保 13 亿人民群众健康水平持续提升，是我们党执政的重大历史使命。医院是医疗卫生事业的主体，创建研究型医院，目的就是要把医院锻造成为医疗卫生战线的科技创新基地，通过深化拓展医院的功能定位、职责使命、目标任务、措施要求，使我国医疗卫生事业步入世界前列，为实现中国梦、健康梦提供有力支撑。

1. 研究型医院要求树立"大健康理念" 将医院的功能由疾病治疗向终生健康维护拓展，强化及时科学的个性化健康预测、预防和干预，从而构建起以研究型医院为核心，辐射各类社区医院、防疫机构、社会福利机构、干休所、养老院等健康保障实体，形成信息一体、技能明确、分工配合、有机互动的普惠式健康维护体系，以优质高效、安全廉价的方式满足人民群众健康需求，使大多数人终生保持健康状态，努力实现 2020 年全国期望寿命达到 75 岁、出生缺陷发生率由目前的 5.6% 控制到 1% 以下的目标。

2. 研究型医院要求树立"大安全理念" 将医院的定位由维护人的生命和健康安全向维护公共卫生安全、国家生物安全拓展，依托医疗资源和科技资源密集的双重优势，持续增强自主创新能力，在政府机构的主导下，构建起以研究型医院为主体、科研院所为后盾、防疫机构为一线、各类生产厂家为支撑的国家生物安全和公共卫生安全体系，达到全域覆盖、攻防兼备、多元一体、及时高效，能够有效应对西方生物战略威慑、生物恐怖主义、新型传染病传播、外来生物入侵等重大安全威胁和严峻挑战。

3. 研究型医院要求树立"大服务理念" 将医院的职责由区域性服务向全国乃至全世界拓展，通过深度应用数字化技术，打破传统医疗服务的时间和空间限制，使研究型医院的优势特色技术能够便捷地服务到每一个人，使各种疑难疾病能够得到汇聚式诊断，使每一个人的健康信息在每一个医院能够实时监测共享，使研究型医院的各类数据信息开放式优化配置，以研究型医院为基础，在保护好患者隐私的前提下，构建起技术共享、服务均等、资源共用、终端全维的医疗服务保障体系，改变我国地域间、城乡间医疗资源配置不均衡的现状，从根本上缓解看病难、看病贵的问题。

（二）时代性

当前，生命科学呈现多点突破、交叉汇聚的态势，正处于革命性突破的前夕。创建研究型医院，就是顺应这一时代潮流，紧紧抓住新科技革命强势变革的难得机遇，全力推进我国由经济大国成为科技强国的战略举措。其独特优势主要体现在三个方面：

1. 转化医学研究体系的组织优势　创建研究型医院，要打破基础医学研究与药物研发、临床及公共卫生领域的屏障，搭建起相互贯通、跨学科跨领域的三级转化医学研究体系：一级是国家转化型研究网络，以国家为主导，在全国各地建立科研机构与医院紧密整合的转化研究机构。建立国家级转化型研究科学设施、生物数据库、人群和临床样本库、电子健康档案库等支撑系统，着重提升测序技术自主创新和基因组数据分析能力，推动基因组学向临床医学转化。二级是地区转化型研究中心，以地方政府为主导，以地区科技优势、地方疑难危重病或国家重点扶持的生物科技产业为纽带，以人才设备开放共享和关键技术创新为支撑，组建医院、院校科研单位、企业一体联合的转化研究中心，打造有特色优势的区域性转化医学研发产业链条。三级是医院转化研究平台，以研究型医院为主导，以疑难病、罕见病、重大疾病的诊治为牵引，多方组建临床医生与科研人员有机组合的科技创新团队，积极搭建临床与科研一体共用的学术平台。

2. 立足生命科学前沿的技术优势　21世纪以来，人类在分子、基因、蛋白质等各组学的基础研究不断取得重大突破，尤其是人类基因组测序工作的完成，使得大部分癌症、心脏病、糖尿病、神经性疾病等上百种常见疾病的致病机理已被破解。创建研究型医院，就是要通过系统生物学和转化医学的衔接、临床与科研的融合、微观到宏观的贯通，在前沿技术领域抢占干细胞、脑科学、合成生物学、超高分辨率活体成像、新型疫苗、分子机器等六个制高点，以纳米尺度的分辨率观察生物大分子在细胞内的定位，掌握生物分子、生物体部件、生物反应系统、代谢途径与过程，获得从分子水平上预测、预防和治疗疾病的能力，实现疾病诊断的划时代变革。

3. 生物技术与其他学科交叉融合的模式优势　创建研究型医院的目的是通过创新寻求人类各种疾病致病机理和防治路径，但许多疾病特别是重大慢性病，是在众多生物分子、细胞、组织等共同影响和作用下形成的复杂性疾病，尤其随着DNA芯片技术和蛋白质谱技术的发展，给生命科学研究带来了海量实验数据，这就要求必须整合生命科学不同学科，以及计算机科学、信息科学和数学等新兴交叉学科来开展研究，依靠生命系统建模、大数据等先进技术和科研范式，实现各领域海量数据的获取、存储、管理、深度化分析和可视化展示，才能发现基因和蛋白质层次的新知识新规律，为疾病诊治找到最佳技术技能。

（三）创新性

创建研究型医院的直接动因，是紧跟科技革命和人类疾病谱变化，针对各种疾病威胁和挑战，适时提出顺应时代发展要求的健康维护与促进的新理念、新技术、新方法、新手段。

1. 把应对重大疾病威胁作为主攻方向

（1）临床疑难危重病。包括多器官功能衰竭、自身免疫性疾病、非可控炎症恶性转化等，在临床实践中难以有效应对、无法根本解决。

（2）重大慢性病。包括癌症、代谢性疾病、神经性疾病、心血管疾病等，并发症多且危害大，很难予以根治。数据显示，我国确诊的慢性病患者已逾2.6亿，慢性病的死亡率占总死亡率的 85%，糖尿病患者已达 1.14 亿，占全球糖尿病总患者的 1/3。仅患重症精神病患者就有 1600 万，其中 70% 得不到完整的治疗，患有抑郁症的 3000 多万。

（3）多发新发传染病。艾滋病、病毒性肝炎、耐药性结核病，以及其他抗药性病原的扩散和流行，仍然严重危害着人类健康；新型强致病性流感和其他烈性传染病亦在散发和流行，抗药性"超级细菌"在全球范围内正威胁着人类生命。

（4）老年性疾病。我国 60 岁及以上人口有 2.02 亿，80 岁以上高龄老年人口达 2300 万人，失能、半失能老人达 3700 多万人，老年痴呆、老年心血管病、老年肺心病等成为社会和家庭沉重的经济和精神负担。

（5）出生缺陷类疾病。我国目前有 5000 万至 6000 万的先天性缺陷和残疾人。此外，因创伤、疾病、遗传及衰老等造成的组织器官缺损或功能障碍的人数，也位居世界之前。

2．把催生创新成果作为主体任务　在生物医学和临床基础研究上，设计更有效的基因和生物治疗手段，研发有效的新型疫苗，克服机体的免疫系统所产生的负性调节作用，探索提出疾病的个体化治疗、系列化健康指导、心理缺陷干预、慢性病防治等新思路新方法；在临床诊治的实践中，利用合成生物学技术和工程平台，及时总结，善于发现，并大力开展针对退行性疾病和代谢性病变的干细胞治疗，微创技术、器械与药物组合技术、基因组学技术等新业务新技术；在临床医学研究中，着眼于更多更好地服务患者，重点加强靶点的确认和优化，以及高清晰药物靶标结构信息的获取，发展基于靶标结构的药物开发技术，开展高空间和时间分辨率、高穿透性等方向的生物成像技术研究，研发更加安全、方便、价廉、有效的疾病治疗新药物新设备；将发病机制与诊断、预防及治疗环节紧密结合起来，把防治疾病和促进健康有机融合，推动医学模式由疾病治疗为主向预防、预测和干预为主转变，由单一的生物医学模式向生物－环境－心理－社会的汇聚式医学模式转变，构建起基于现代生命科学技术发展的医疗服务新模式新体系。

3．把丰富人类健康知识宝库作为主要贡献　通过临床和科研的交叉融合、相辅相成、循环往复、螺旋递升，不仅能够显著提升临床疗效，而且也对基础研究产生强大的助推作用，有效深化人们对医学科技发展态势、疾病诊治医疗和健康维护规律的探索认识。比如，在慢性病防治中，逐步揭示各类慢性病相关的遗传因素和环境因素、营养因素及其相互作用，从组织到个体的不同层次上阐明疾病的表现形态；在传染病防治中，逐步揭示重要病原体的跨种传播机理、感染致病机制、病毒和宿主的相互作用关系，掌握不同个体对病原体感染的易感性、免疫应答、免疫耐受、免疫逃逸的差异机制等；在神经性疾病防治中，逐步揭示人脑功能连接图谱及遗传基础、结构和功能特征、生物物理模型、心理与行为关联机制、神经与精神异常机制等。对这些成果加以凝练提升，形成学术观点，通过不同途径（文章、著作、讲座等）被其他医学同仁学习、完善，成为普遍接受的学术思想，在更大的范围内回到临床并指导实践应用。这些经过长期临床实践检验的新思想，将持续催生医学新学科新专业，不断丰富和发展医学科学的知识宝库。

（四）实践性

创建研究型医院，就是从理论与实践、历史与现实相结合的高度，科学回答医院在全面建成小康社会中的发展方向、功能定位、性质作用、运行模式等重大问题，为解决人民群众日益增长的健康需求与医疗服务供给不足的矛盾提供基本方略，全面增强我国医疗战线的科技创新能力，努力占领国际医学科技制高点，研究探索我国医院如何在新形势下走出一条以质量内涵建设为中心的发展道路。在发展力量上，强调培养研究型人才，突出临床与科研兼优，既为医务人员个人发展提供了空间，也为医院内涵发展提供了内生动力；在发展基础上，强调创建研究型科室，以出高素质人才、高水平成果和高质量服务为发展特征，既为学科向高、精、尖、名、优、特发展提供了方向路径，也为医院质量建设奠定了坚实基础；在发展路径上，强调构建转化医学模式，把科技创新成果转化为最优化的治疗方案和临床路径，形成独特的技术优势和鲜明的服务品牌，聚焦主要医疗资源用于诊治疑难危重病人和开展创新性技术，确保医疗技术的持续进步和医疗质量的稳步提升；在发展保障上，强调建设研究型医疗、研究型政工、研究型后勤和研究型护理，注重以患者为中心，不断创新管理保障的理论理念、模式机制、方法手段，实施以数字化技术为支撑的人性化、人文化、个性化、规范化管理，提高医院运行的效率效益。不断优化护理流程，提供全过程优质服务，始终与患者同心同在，有力促进医院整体服务质量的提升。实践证明，只要坚持创建研究型医院，医院发展的质量就比较高、效益就比较好、速度也比较快。

五、基本构想

研究型医院创建的基础是研究型学科，关键是研究型人才，核心是研究型医学，支撑是数字化管理。这四个方面相辅相成、有机统一，共同构成"四位一体"的战略格局。

（一）临床诊疗模式由经验型医学向研究型医学转变

回顾创建研究型医院的实践，构建研究型医学诊疗模式既是研究型医院的目标指向，也是现实切入点。研究型医学的模式路径，可以是从基础到临床，即由基础研究获得的理论知识在临床中验证和实践；也可是从临床到基础，即从临床研究中获得信息，在此基础上提炼关于人类疾病的病因和过程的信息，再在基础研究中进行理论证明，并用于指导临床实践。总体来看，研究型医学的模式路径主要由以下六种。

1. **升华实践经验** 指的是在长期大量丰富的临床实践中，针对常见病、多发病的诊疗回顾，及时总结经验、梳理问题、分析成因、探寻对策、实现技术和手段的创新突破，是研究型医学模式最普遍、最基本的途径方法。在整个研究型医学发展过程中，医院是研究型医学的起点和重点，很多疾病问题和健康问题均来自于临床的观察及研究；同时，推动以患者为导向的研究和基于群体的研究之间的互动，从而提高患者疗效，促进最佳医疗方案的实施。这两者都要求我们回顾性地分析各个患者、各个病例的具体情况，从现实着手，分析并发掘有意义的治疗方法。临床中掌握着大量的信息资料，包括组织标本库、病人随访信息库等，均有助于全面地了解某一疾病的发生、发展规律，由此获取的信息既可提高患者的生活质量，又为医院提供了宝贵的医疗资源，有助于筛选更有效的治疗方法。而在此基础上凝练升华的突破性进展，无论大小医院或科室，都将具有引领性和可操作性。如发表在《美国白内障与屈光外科学杂志》的一篇文章，成功报道了我国一种 L 钩和 T 钩相互配合的手术方法，有效解决了晶状体硬核大核白内障患者的手术治疗问题，国际同行称赞这是一种不可思议的技术。

2. **临床科学研究** 指的是善于从临床实践中凝练重大临床科研课题，在前人研究结果的基础上，组织团队开展科技创新，取得疾病诊治的重大认知突破、技术突破或器具突破，这是研究型医学模式最典型路径。研究型医学发展的最终目标是将科研成果转化为临床应用或预防，美国国立卫生研究院将生物应用性转化研究的整体过程分为 5 个部分：流行病学调查、病因学调查、干预设计、临床研究和技术推广，这5个部分在不同程度上都与临床科学研究有关，临床研究与技术的推广更是离不开科学的临床研究设计。临床医生在临床工作中更容易发现问题，并且会根据临床经验提出解决问题的设想与方案。临床问题必须通过医生的研究凝练为科学问题，才能进行实验室的基础研究；另外，现代每一项医学新技术、新方法、新药物的研发和上市，乃至上市药物增加新适应证等，都离不开高质量的临床研究。这两方面都强调了临床科学研究在研究型医学中的重要性。在美国，以医生为主导的创新药物临床试验项目约占79%，医生的创新活力得到充分发挥，一些临床问题获得及时的研究，有效地促进了医学水平的提高和研究型医学的发展。

3. **基础成果转化** 指的是把基础研究的创新成果，通过各种途径转化为临床技术技能和方法手段，大幅提升临床诊治的效率效益，这是研究型医学模式中层级高、力度大的创新途径。基础研究是研究型医学发展的源头，只有基础医学产生大量有价值的研究成果，研究型医学才能将研究结果顺畅地应用到临床中去。过去几十年的分子和细胞生物学研究，尤其是近年来各种组学的发展，积累了海量数据，能否有效利用这些数据，将大量的数据转化为解决医疗问题的有用信息是迫在眉睫需要解决的难题，基础研究成果已不能在无限期地等待"被应用"。与此同时，临床中遇到的困难却不知道如何利用现有的基础研究成果去解决，或者不知道如何引导基础研究为临床服务，并且临床中产生的科学问题亦不应再一味被动地等待临床研究来"解决"。实现研究型医学，需实现四个方面的转化，包括研究成果向人的转化、向病人的转化、向医学实践的转化、向人群健康的转化；综合目前各种研究结果，很多疾病的重要致病基因已被发现，大量与疾病过程相关的机制已经被阐明，而研究型医学正是在充分的理论基础的成果上，探讨基础研究成果的应用方式；即从已有的基础研究成果中选出有病理生理意义、有应用前景的成果，再将其实用化，最终转化成临床、社会可用的产品和服务。如吴孟超院士"五叶四段"的肝解剖新理论，黄志强原始"肝前叶切除"新术式，卢世璧院士神经因子再生新学说，盛志勇院士皮肤再造新技术，王士雯院士肺效动学说等系列成果，开创了各专业领域的先河。

4. **产学医研联合** 指的是医院、科研院所、学校企业的资源共享、优势互补、联合攻关，带着临床问题研发新药物、新技术、新器械，提高解决临床问题的能力，这是一种高效益的研究型医学模式。但这又不能完全等同于以往的"产学研结合"的概念，体现在它是一个专注于研究型医学目标的专门化的研究体系，同时又是多学科综合研究的模式，需要由多重分析技术平台的集成，还要包括一定的市场化运作。传统的临床医院拥有必要的诊疗设备、稳定的病人资源，高等医学院校和研究院拥有高端人才、软硬件研究基础、良好的实验环境以及政策扶持等优势，企业则拥有雄厚的研究资金、高效的研究团队、高精尖研究设备、完善的市场化运作等优势，产学医研的高效联合，打破了基础医学与临床医学之间的屏障，缩短了基础研究成果转化为临床治疗效益的时间。中国医学科学院医学信息研究所对《Science Translational Medicine》期刊2010年1~6月出版的46篇研究性论文进行了分析，结果发现，所研究的论文共涉及169个机构，平均每篇论文涉及3~7个机构，这表明每一项研究有近4个机构参与；有38篇涉及2个或2个以上机构，占82.6%，最多的一篇涉及10个机构，这些充分体现了研究型医学研究的多学科、多机构交叉合作性；研究的文献中以高等院校、科研机构、医院、企业等机构被提及的次数最多，表明这四类机构是当前研究型医学研究的主要力量。

5. **引进吸收创新** 指的是通过引进、熟练运用先进一流的仪器设备和新业务新技术，带动临床治疗水平整体升级，这是研究型医学模式中短平快的有效方式。无论从眼前，还是从长远来看，研究型医学发展离不开先进技术设备的支撑，引进、熟练运用先进一流的仪器设备和新业务技术，可以大大缩短与研究型医学研究发展较迅速的国家的差距，充分吸收借鉴全球研究型医学发展已有成果，走技术引进消化吸收再创新之路，用较短时间和较小代价，推动我国研究型医学的发展。如 2006 年，解放军总医院率先引进了四手臂"达芬奇"S 机器人手术系统，应用此机器人治疗病种达 24 种，7 种术式为国际首创，获得国家科技进步一等奖；南京总医院与中国科学院联合吸收又创新的单人操作、负压可控、进针角度和深度更为准确的肾活检装置，提升了基层医院肾疾病诊断水平。

6．多科整合集成 指的是以某种疑难危重病诊治为牵引，打破学科专业界限，优化整合学科资源，聚力合作、集智攻关，实现疾病诊疗水平的跃升。这是研究型医学模式中操作性较强、综合效益较高的一种途径。哈佛大学研究型医学中心认为，促进开展研究型医学研究的关键是帮助研究者了解周边可用的人力及技术资源，帮助其整合已有资源，构建有利于研究型医学研究的软硬环境，提升他们开展转化研究的能力和效率。在这方面，西京医院联合神经内外科、心血管内外科等 6 个学科组成心脑血管疾病诊治优势学科群，创建了心脑保护防治新策略，荣获国家科技进步一等奖，自主研发的新药品获得 1 亿元转让经费。又如上海交通大学医学院研究型医学中心以重大人类疾病为研究对象，建设高标准、高质量、大规模的现代化临床样本和临床信息库，为开展研究型医学研究提供资源保障；继而针对重大人类疾病的预防、预测和个体化诊断与治疗在多学科、多部门开展研究，产生了若干成果，并且通过对各学科研究成果的资源整合实现研究成果的转化。

（二）学科建设模式由临床型科室向研究型科室转变

建设研究型科室，必须首先破除学科建设上自我发展、封闭运行、单一功能等陈旧观念，通过创新引领、科学布局、打通关联、重点扶持，构建形成特色鲜明、优势突出、相互支撑、功能多元的优质学科群，为创建研究型医院夯实坚实基础。

1．注重聚焦能力，优化集成建强综合学科，激发协同创新效应 以疑难病诊治、高新技术应用为纽带，组建跨学科诊疗中心、联合专病中心、综合治疗中心，组织好专业学科与亚专科、基础学科与临床学科、辅诊学科的相互渗透、跨界融合，通盘筹划设计、统筹调配资源，构建平台、信息、技术、人才共享共用的学科建设模式，最大限度地提高医疗服务和科技创新能力。

2．注重专精发展，开放协作建成优势学科，汇聚集成创新效应 以重点学科为龙头，以疾病诊治为链条，以重大课题攻关为牵引，全方位组建临床医生与科研人员有机组合的攻关团队，积极搭建临床与科研一体共用的学术平台，创新完善以转化效益为核心指标的评价体系，细化强化亚专科建设，做精、做强、做好专病专科，形成以大科研、大团队、大协作为标志的优势学科群，推出更多具有原创性的高等级成果和创新技术，使优势学科更加强势，专业特色更加鲜明。

3．注重超前布局，紧跟前沿建立新兴学科，营造后发创新效应 把握生命科学和医学科技的发展趋势，尤其要瞄准基因组学、蛋白质组学、代谢组学、系统生物学等国际新型学科，建成实验室与临床有机衔接的完整技术链，加强新兴学科对传统学科的辐射、孵化与衍生，充分利用后发优势、交叉融合优势和综合集成优势，建成一批国内外有一定学术影响力的高端引领学科。

4．注重因地制宜，立足地域建好品牌学科，凸显特色创新效应 中小医院要以地方病、常见病诊疗的新技术新方法为抓手，围绕地域性流行病、常见病多发病，强化病种积累，加强概括总结，注重升华提炼，形成具有创新价值的临床应用性课题研究。持续深化创新，着力破解地方病、常见病诊治难题，不断推出疗效显著、安全可靠的"一招鲜"式的新技术新方法新器材。

（三）人才培养模式由素质单一型向复合研究型转变

研究型人才是研究型医院最具活力的因素，也是最可靠的支撑力量。当前，要突出抓好研究型人才的分级分类培养。在临床与科研兼优、以创新为核心素质的前提下，研究型人才可划分为八类。

1. **研究型领军人才**　主要是指医学大家大师，能开创学术新领域，提出原始创新、自成体系、同行公认的学术思想理论和观点，在某一领域或疾病的诊治中，创造性提出独具特色、疗效显著、同行认可并可推广应用的诊疗方法和药品器材，培养造就一大批、甚至几代卓越人才，学术严谨、造诣深厚、品德高尚、受人景仰，医学成就和学术地位在国际上有较大影响。

2. **研究型临床人才**　主要是指名医名家，这类人才具有丰富的临床实践经验和精湛的临床技能，能敏锐发现临床需求中的问题困惑，善于凝练提出、创新突破临床应用中的重大疑难问题和常见病多发病诊治技能，研究成果能有效促进专科或专病诊疗水平的跃升，并能普遍应用和得以推广，在国内外有一定影响。

3. **研究型科研人才**　主要是指科研创新能力较强，在基础研究领域取得高等级成果，特别是在疾病诊治机制上有新发现新进步新突破，学术思想有前瞻创新、学术观点有独到见解。研究成果转化应用有显著临床疗效，能产生良好的综合效益。

4. **研究型教学人才**　主要是指名师，主编或撰写过有深远影响的经典教材、专著或论文，善于在临床教学实践中总结、概括、传授医学创新成果和临床诊治经验，培养出出类拔萃甚至超越自我的优秀人才。

5. **研究型药学人才**　主要是指能够根据临床需求开展基础药学和临床药理学研究，提出用药新规范、新技术，科学指导临床合理安全用药，甚至开发出药品新功能，乃至新品种的高层次药学人才。

6. **研究型医技人才**　主要是指善于创造性利用先进设备的医学辅诊人才，能够研发仪器设备的潜在功能用途，提出设备改进提升的可行设想，更加高效精准的辅助临床医疗，甚至能够提出依靠设备组合直接提高医疗质量和水平的创新成果。

7. **研究型护理人才**　主要是指能够在临床护理中，创造性提出科学的护理理念、护理理论、护理规范和护理技术标准，甚至能够提出药品配伍、诊疗方法、仪器设备等改进的有效方法和创新技能。

8. **研究型管理人才**　主要是指各级医院管理人员，善于科学研究制定医院战略规划和实施路径，创新管理理念、理论、思路和机制，能够总结制定新标准新规范新制度新机制，并在实践中取得上下公认的显著管理效益，在行业领域得以推广应用。

（四）组织管理模式由层级架构型向网络数字型转变

数字化医院是研究型医院的组织形态。以宽带化、智能化为特征的新一代互联网与医疗行业的融合，为研究型医院建设带来了新的发展机遇，没有基于数字化的一体化，就不可能有高水平高效益高质量的研究型医院。数字化建设目标要确立四个发展阶段。

1. **第一阶段，基础设施升级**　紧跟物联网技术的发展，依靠高速的通信网和互联网，构建起与人工管理体系平行的网络管理系统，能够实现各类管理数据的海量获取、复杂模拟、及时反馈和自动调控，做到"人－机－物"的三元融合，有力支持医院科学决策、高效管理和精确保障。

2. 第二阶段，实时精准监控　在第一阶段基础上，进一步实现对医院管理常态化和非常态化数据的实时获取、精准监控、全程覆盖和动态分析，对诊疗服务过程、药材配给及后勤运行流程、经费全程管理，乃至患者人流、车流及水电气暖等地下管网的智能化控制。

3. 第三阶段，辅助管理支持　构建医院管理综合信息系统、智能分析和决策系统，在运行监控的基础上，完善医院各类事务的常态和应急管理机制。在医院人流、物流、资金流智能控制的基础上，实现对医院公共设施和环境的智能管理控制，由单系统分别控制扩展到全程透明、综合集成控制。

4. 第四阶段，决策研判智能化　进一步整合医院的系统及应用，建成数字机关、数字科室、数字病房、数字实验室、数字库房等，实现医院管理各级职能的数字化，尤其是通过大数据技术分析、预测、研判医院发展的现状、短板、趋势和走向，能够研发指导医院建设管理的长期性、方向性备选方案，使医院的各项决策都建立在信息化、数据化、智能化、智慧化的基础上。

第二节　研究型医院的发展历程

一、研究型大学与研究型医院

（一）研究型大学发展历史的阶段

大学经历了教学型大学、教学研究型大学和研究型大学3个重要的发展阶段。

第一阶段，教学型大学。该阶段是从中世纪大学的出现到1810年德国柏林大学的创建，这一阶段大学的主要任务是教学。

第二阶段，教学研究型大学。该阶段是从19世纪德国开始的。1810年创办的德国柏林大学是世界上最早的研究型大学，它开创了大学"研究与教学相结合"的先河，其创办者威廉·冯·洪堡提出"学术自由"、"教学和科研相统一"，强调大学应该追求科学发展的办学思想。柏林大学开创了近代大学集教学、科研于一身的先例，是欧美各国仿效的典范。

第三阶段，研究型大学。该阶段是在德国大学的影响下，由美国创建的一批现代意义上的研究型大学。研究型大学是以科学研究和研究生教育为重要职能，注重创新研究和国际化合作的一类大学，其主要特征就是主动为社会服务的办学思想比较明确，是国家知识创新体系的重要组成部分，承担国家基础科学研究任务。

在国际上，"研究型大学"一般是指"国际教育标准分类法"中5A1类型的高校；美国的"研究型大学"多是指卡内基教学促进基金会"高等教育机构分类法"中的"博士学位授予大学（Doctorate-granting Universities）"，其衡量标准主要是授予博士学位的数量和科研经费的数量。我国的"研究型大学"主要是指"985工程"大学和部分"211工程"大学。

20世纪80年代中后期，在英国、澳大利亚和日本等国也相继出现了研究型大学或类似的提法。20世纪90年代后，我国开始意识到建设高水平研究型大学的重要性，1995年国家"科教兴国"战略的提出，以及随后"211"工程的启动和"985"工程的实施，都为我国研究型大学的形成和发展奠定了良好的政策基础和办学环境。北京大学、清华大学等走在研究型大学建设的前列，在国家科技创新构建中，发挥着极其重要的作用，也加快了建设高水平研究型大学的进程。

（二）研究型大学发展历史的成就

研究型大学对新知识和新技术的催生作用以及对国家和民族创新能力的增强作用日益凸显。1876年创建的美国约翰·霍普金斯大学为现代意义上研究型大学的代表，该大学历经几十年的发展，进入全美顶尖大学的行列，并与哈佛大学和耶鲁大学等14所一流大学共同创建了美国大学协会（Association of American Universities，AAU），由此开启了研究型大学群体的集聚发展。经过100余年的发展，到1994年，美国研究型大学已达125所，只占美国高等院校的3%，然而32%的学士学位获得者，56%的科学工程博士学位获得者是这些大学的本科毕业生（1991-1995），授予了全国总数30%左右的学士学位、40%左右的硕士学位和80%左右的博士学位。这些研究型大学所取得的成就使美国在世界科学与高等教育界居于主导地位。据统计，美国现有的30多个大型国家重点实验室（规模在2000人左右），大部分建在研究型、创新型大学，或委托研究型、创新型大学管理。国际著名学术期刊Nature和Science上发表的原创性高水平研究论文，三分之二由大学发表；诺贝尔奖的授奖总数中，四分之三由大学获得。

（三）研究型大学发展历史的启示

研究型大学的发展历史，为研究型医院的发展谋划提供了深刻的启迪和明晰的思路。一流大学和现代化医院的基本条件相似，承担的社会责任、主要任务、发展趋势相近，建设规律大体一致。因此，研究型大学的成功创建说明，建设研究型医院既具有现实必要性，也具有可行性和可成功性。

随着医学科学技术的不断进步，医院的发展越来越依靠科技创新的能力和水平，大型医院想要发展和提高，就必须调整发展战略，从提高核心竞争能力入手，将科研与临床并举，用科研创新的成果带动临床诊治水平的不断提高。因此，研究型医院的建设可以借鉴研究型大学的发展经验，不断自我发展和完善，取得更大的成绩和进步。

（四）研究型医院发展历史的简述

国际上高水平的、顶尖医院都是临床与科研兼优的医院。国外研究型医院数量很多，多数隶属于大学，这样的大学在美国有93所。此外，一些不隶属于大学的著名医院也属于研究型医院。美国比较著名的有约翰·霍普金斯医院、梅奥诊所、克利夫兰诊所、UCLA罗纳德·里根医学中心和麻省总医院，这些医院都是全美顶尖的医院，始终走在医疗行业的前列，其医疗、科研和教学方面均表现突出，他们结合临床开展研究，通过研究提高临床诊治水平，临床与科研的良性互动，使他们走在引领世界医学前沿的位置。约翰·霍普金斯医院于1889年建立，距今长达123年，已连续23年被《美国新闻与世界报道》杂志评为全美排名第一的医院。先后有19名科学家获得诺贝尔奖、总资产达65亿美元、有34000名全职人员，包括医学院和医院集团，科研、教学与治疗有机融合，始终走在美国医疗行业的前列。梅奥诊所是一所拥有悠久历史的综合医学中心，是以不断创新的医学教育和世界领先的医学研究为基础建立起来的全美规模最大、设备最先进的综合性医疗体系。美国《美国新闻与世界报道》排名显示，梅奥诊所一直位列在最佳医院第二，仅次于约翰·霍普金斯医院。克利夫兰诊所于1945年建立Lerner研究所，是美国国内第5大研究机构，每年投入研究经费超过2.2亿美元。专门从事生物医学研究，现拥有1100名研究人员。麻省总医院是美国第二代综合性研究型医院，1811年建院，距今已有 203 年，是美国历史最为悠久的 3 家医院之一，是哈佛医学院的教学医院，拥有世界级的医疗力量和强大的研究实力，是美国开展临床试验项目最多的医院，每年的科研经费高达 5.5 亿美元。拥有因创新性强而闻名世界的 5 大跨学科医学中心——肿瘤学、消化不良、心脏病、移植学、血管病学，其大部分医生同时也在哈佛医学院承担教学任务。波士顿著名的医疗和学术机构聚集区——长木医疗区，汇聚了诸如哈佛公共卫生学院、哈佛牙科学院、麻省药学院、波士顿儿童医院、布莱根妇女医院等 19 家医疗和学术机构，引领了长木医疗区的医院向研究型医院发展。美国研究型医院的研究经费投入很高，各研究型医院开展的临床试验项目数量也高居其他各类医院之首。

此外，加拿大对研究型医院的重视程度也越来越高。加拿大的 Research Infosource 公司（加拿大的研发情报机构）分别于 2009、2010 年评出了加拿大 40 家研究型医院，并按照研究经费收入对其进行了排名。加拿大的这 40 家研究型医院是国家创新体系的重要组成部分，其科研经费相当于加拿大所有大学研究经费的三分之一，开展的科研项目几乎与大学相当。各研究型医院与当地的许多大学关系密切，大学教师和医务人员在医院与大学里分别兼有不同的工作岗位，临床与科研工作得以较好地融合。

二、研究型医院的基本理论创建

研究型医院作为指导我国医院现代化建设的理论体系，具有丰厚的实践基础和科学的理论渊源，既是我国医院 60 多年来尤其是改革开放以来实践经验的科学总结，也是在党的创新理论指导下对医院的时代背景、使命任务、发展基础、功能定位和特点规律进行战略思考和理论概括的创新成果。

（一）党的创新理论在医院管理领域的充分展开与实践运用

习近平总书记提出的实现中华民族伟大复兴的中国梦，对包括医疗卫生事业在内的我国社会主义建设各个方面都提出了新的更高要求。加快研究型医院建设，全面提高医院的综合服务保障能力，是维护好、实现好、发展好人民群众健康权益的重要途径，是实现中国梦、全面建成小康社会的重要支撑。贯彻落实党中央的重大决策和部署，对医院来说，既是发展需要，也是政治要求。

创建研究型医院，就是要坚持把提高临床医疗水平、提高为患者服务的能力作为中心任务，坚持把高素质的复合型人才作为重要依靠力量，把医院的发展与国家的医疗卫生事业、社会的发展进步和人类的健康水平紧密联系在一起，充分体现以患者为中心、全心全意为伤病员服务的办院宗旨，体现社会主义医院公益性的根本职能，体现把推动研究型医院发展与促进医务人员全面发展有机统一起来的办院理念，把以人为本的重要思想落实到医院建设发展的各方面全过程。强调统筹好临床与科研的关系，坚持使临床与科研有机互动，相互促进，带动医疗质量的整体提高；强调统筹好为军与为民、平时与战时的关系，既要注重通用医学研究，更要突出未来战争需要的军事医学研究；强调统筹好规模数量与质量效益的关系，既要注重门诊量、手术量、收治量和医疗效益等数量指标，更要强调新技术新业务新方法创新率、疑难危重病诊断符合率和治愈成功率等质量指标；强调统筹好原始创新、集成创新和引进消化吸收再创新的关系，既要善于学习引进发达国家的先进技术、药品器械和途径方法，更要加强科研协作、集智攻关，自主突破一批生命科学领域的关键技术。研究型医院要始终站在社会主义现代化建设全局的高度，把医院现代化建设纳入国家医疗卫生服务和科技创新体系，实现医院建设与经济社会发展同步协调；同时，强调对医院现代化建设的各层次、各领域统筹规划，整体推进医疗服务理念、体制机制、方法手段和人才队伍的全面进步，由资源主导向创新主导、由数量规模向质量效益、由自成体系向军民融合的整体转型，走出一条投入较少、效益较高的医院现代化建设新路子。

（二）医疗卫生领域落实建设创新型国家战略的重要举措

党中央着眼中华民族的长远发展和根本利益，提出了建立创新型国家的战略方针，其实质就是增强我国的自主创新能力，提高核心竞争力。建设创新型国家，是党中央综合分析世界发展大势和我国所处历史阶段提出的面向未来的重大战略。中国要自强于世界民族之林，就必须把科技发展模式由"跟踪型"转变到"创新型"。在创新型国家建设的过程中，卫生事业的发展应紧跟创新型国家建设的步伐和要求，以医学科技创新为建设要点，大力推进研究型医院的建设，把医学科技创新与临床疾病诊治放到医院发展的同一高度，促进临床型医院成功向研究型医院的转变。建设研究型医院的根本目的就是通过整合医院的医疗资源和科技资源，努力增强医院的自主创新能力，不断催生医疗新技术、新成果，培养大批高素质创新医学人才，将医院锻造为医疗卫生战线的科技创新基地。

随着现代高科技和医学科学技术的快速发展，各种先进的科学技术都向医学领域渗透，学科交叉融合的势头十分明显，使医学科技创新的领域越来越宽，步伐越来越大，频率越来越快，需要更多的医学主体参与科技创新。全球化的扩展、人类交往的频繁，使人类疾病谱发生了复杂变化，临床医疗给医学科研提出了更为紧迫的需求、更加繁重的任务，也提供了更加丰富的资源，促使医学科技成果向医疗技术转化的环节日益减少、速度日益加快。这就要求医学发展必须更加紧密地促进临床与科研的结合与转化，动员更多的医疗资源投入医学科技创新，才能适应医学科学发展的内在要求和社会需要。

创建研究型医院，努力为建设创新型国家做贡献，既是医院科学发展的应有之义和必然抉择，也是国家科技创新的显著标志和时代产物。创建研究型医院要着眼解决好"三个难题"：一是疑难危重病诊治的难题，在临床实践中，每天都会面临疑难危重病诊治过程中的矛盾和问题，依靠传统的临床经验、诊疗技术和方法手段难以奏效、无法解决。二是人类疾病谱新变化的难题，虽然早期威胁人类健康的传染性疾病的危害范围和程度有了明显下降，但心脑血管病、肿瘤、代谢性和神经性疾病等慢性病已成为人类健康的主要威胁，造成的死亡人数已占人类死亡人数的60%，在我国占城乡死亡比例分别为85%和79%，给临床医学带来了新的严峻挑战。三是常见病多发病防治的难题，随着我国经济快速发展、社会竞争加剧、学习工作压力加大、精神心理活动方式的转变，以及人口的老龄化等，导致情绪应激、心境障碍和神经精神疾病的增加，致使常见病、多发病也呈现多样化、复杂化的发生发展趋势。这三个方面给临床医学带来了全新课题，必须以创新理念、机制和措施，不断探索新的诊治手段、方法和技术，才能破解医学发展中的难题和问题。建设研究型医院就是把握这一趋势，使科技创新获得更充足的临床资源，医疗质量获得更强大的科技支持，为现代医学发展开辟更迅捷的轨道、拓展更广阔的前景。

（三）我国医院发展经验的系统总结

我国医院特别是大型医院的发展，都经历了一个从无到有、从小到大、从弱到强的过程。经过长期的建设发展，特别是改革开放以后，医院在规模、设备、设施、环境等方面都取得了长足进步。同时也出现了重发展规模轻医疗质量、重硬件轻软件、重经济效益忽视社会效益、重医疗技术轻医德医风等现象。有的医院建设只顾眼前、忽视长远、无序发展，有的医院过度扩大床位规模，盲目合资引进设备、改造设施，在医疗质量和安全管理上下功夫不够。有的学科建设与医院整体发展和使命任务不协调、布局缺乏通盘考量、畸轻畸重，有的重点学科一花独放、缺乏对其他学科的辐射和带动。有的人才队伍整体结构不够合理、同行公认的优秀中青年拔尖人才比较缺乏，医疗人才资源分布不均衡、过多的集中于大城市大医院。据不完全统计，发达国家 80% 的常见病在社区治疗，不到 20% 在医院治疗，而我国以北京地区为例，有 70% 患者在大医院治疗，医院的门诊量、收容量依靠常见病患者来支撑的比重较大。有的医院管理存在不够科学规范的现象：粗放式管理多，精细化管理少；终末质量管理多，过程质量管理少；对门急诊收容量和医疗收入数量指标关注的多，对抢救成功率、初确诊符合率、投入产出率等质量指标关注的少；对开展新业务新技术数量关注的多，对质量标准和综合效益关注的少；对论文课题成果数量关注的多，对成果转化关注的少。这些现象虽然表现在个别单位、个别医院，表现在某项工作、某个环节，但都与人民群众的愿望不相适应，与社会主义社会的性质不相适应，与办医院的宗旨不相适应。这些矛盾问题深刻地警示我们，必须转变医院发展模式，走质量内涵发展道路。在不放松硬件建设的同时，一定要把发展的重点放在内涵建设上，要由依靠量的扩张转变到依靠质的提升，由依靠物质投入转变为依靠提高科技创新贡献率，推动医学模式由疾病治疗为主向预测与干预为主转变，将当代生命科学前沿技术与我国传统医学优势相结合，在健康科学方面走在世界前列，构建满足我国 13 亿人口需要的普惠健康保障体系。研究型医院适应了医学科学发展的内在要求，体现了医院建设发展的客观需要，契合了医学模式变化的固有规律。

创建研究型医院，就是要通过优化整合医院的医疗资源和科技资源，对影响我国人民群众健康水平的医学重点领域、重大问题、核心技术，理清发展思路，超前研究布局，实现重点突破，进一步增强自主创新能力，不断催生医疗新技术、新成果，培养大批高素质创新医学人才，有力推动医疗服务水平、科技创新能力、人才队伍结构、卫勤保障能力、质量品牌效益的整体提升，把医院锻造为医疗卫生战线的科技创新基地，有效支持我国的医学科技发展和全面建设小康社会，为建设创新型国家和现代化医学科技强国增添力量、发挥作用，最大限度地维护患者的健康利益，实现医院建设又好又快发展。

（四）对世界一流研究型大学和医院建设经验的科学借鉴

研究型大学是高等教育发展到一定历史阶段的产物，是教育领域逐步向职能分工进一步明确、社会责任进一步拓展的产物，它有利于发挥高层次教育机构重要作用，代表了现代教育的发展方向，符合社会教育事业进步的内在要求，经过了一个不断发展并日臻完善的过程。它为创建研究型医院提供了深刻的启示。研究型医院是借鉴研究型大学的成功发展的经验，基于医院建设发展的一般规律，并根据现代医院经验成果与承担社会责任的客观需要而作出的科学决策。

1. 研究型大学的发展轨迹开阔了研究型医院的谋划思路 分析西方高等教育发展的历史，从中世纪大学的出现到 1810 年德国柏林大学的创建，这一阶段大学的主要任务是教学；无论是从 19 世纪德国开始的科学研究成为大学的重要使命，还是美国创建的一批现代意义上的研究型大学，其主要特征是主动为社会服务的办学思想比较明确，是国家知识创新体系的重要组成部分，承担国家基础科学研究任务。这些大学知识创新基础雄厚，知识创新能力较强，能够把教学、科研与社会服务紧密结合起来，直接面向社会需求和人类进步的需要，在创造新的知识，培养高层次创新人才方面，做出了突出的贡献。而随着医学科学技术的不断进步，医院的发展越来越依靠科技创新的能力和水平，医院要想发展和提高，就必须调整发展战略，实施战略转型，由临床型向研究型转变，将科研与临床有机融合，用科研创新的成果带动临床诊治水平的不断提高。因此在谋划医院发展时，循着研究型大学的发展轨迹，借鉴其发展的成功经验，有利于理清发展思路，为医院发展提供科学的决策借鉴。

2. 研究型大学的巨大贡献激发了研究型医院的创新动力　研究型大学在国家高等教育、知识创新体系中发挥了重要作用，为人类社会的进步做出了突出贡献。有评估研究表明，在世界排名前100位的大学中，美国、德国、加拿大、日本等国的大学囊括了近80%。在1901年至2001年100年间，世界前10名研究型大学，获诺贝尔奖的数量占该时期获奖总数的39%，前100名的研究型大学则占到了94%。排行前10名的美国研究型大学，1999年获得联邦科研经费35亿美元，占总数的22%；排行前100名则达到130亿美元，占总数的81%；1994年美国研究型大学中的96所获专利1466项，占全国高校专利数的83.3%；前20所研究型大学专利数为915项，占全国高校专利数的52%；1993年至1996年世界诺贝尔物理学、化学、心理学或医学、经济学奖等35名获得者中，有23名来自美国研究型大学，约占获奖者总数的66%；1995年至1996年16名美国国家科学奖获得者中，有14名来自研究型大学，约占获奖者总数的88%。在美国政府主要领导人中有相当多的人毕业于研究型大学，仅哈佛大学就培养出6名美国总统。研究型大学是高层次人才培养的主要承担者，是基础科学研究的中心，是应用研究和开发研究特别是跨学科研究的积极承担者，不仅提升了这些大学的地位和水平，为自身的发展拓展了广阔的空间，更重要的是极大地增强了国家和民族的知识和科技创新能力，为在世界竞争中占据主导地位发挥了重要作用。作为医院，也只有以建设研究型医院为契机，强化创新意识，增强创新能力，多出创新成果，才能从根本上提高医院的建设和发展水平，为人类健康和医疗卫生保健事业做出新的更大的贡献。

3. 研究型大学的本质特征提示了研究型医院的发展方向　研究型大学的重要特征是科研与教学并重，科研是其重要使命，创新是其根本动力。科学研究不仅提高了研究型大学的社会地位和重要性，使其成为国家科研的基地、培养高级人才的中心、一流的知识创造和传播中心，而且形成了教学和科研良性互动、互相促进、共同发展，大学的可持续发展能力不断增强的良好局面。研究型医院的构想，必须着眼于通过科研创新，促进医疗水平和高层次人才培养的不断进步，进而推进医院建设水平全面提高进行规划设计。研究型大学的本质特征，使医院建设思路更加明晰，给创建研究型医院提示了发展方向。

4. 研究型大学的基础条件坚定了研究型医院的建设信心　从研究型大学创建的成功经验来看，一个共同的特点是经过很长时间的建设与发展，已经具备了较为雄厚的人才基础和较为丰富的科技资源，为创建研究型大学奠定了很好的基础条件。这些基础条件主要包括师资队伍、科研力量、支撑平台、优秀生源和创新机制等，正是因为有了这些基础条件，才使这些大学形成了具有较强的原始创新能力和一些具有特色、优势的研究领域，各大学充分发挥各自的鲜明特色和突出优势，根据经济社会发展和科技进步的要求，依据国家科技创新战略规划，围绕促进高技术产业发展和高新技术产业化以及可持续发展战略的实施，把应用研究和高技术产业化与国民经济建设的重大需求紧密结合，积极承担国家的重大研究项目，积极参与国家高新技术创新体系构建，在源源不断产出科技成果，大力提高科技成果转化能力，为国家科技进步、社会发展做出重大贡献的同时，也带动了大学科研水平、创新能力和整体实力的提高，推进研究型大学的建设逐步走向成熟。创建研究型大学的过程，既是更好发挥大学基础条件优势的途径，也是全面提升大学建设水平的过程。而一流大学和现代化医院具备的基础条件、承担的社会责任、肩负的主要任务相似，发展趋势和建设规律相近。基于此，一流大学能够建设成研究型大学，现代化医院最终也能够建设成为研究型医院，形成一个自我发展、自我完善、不断提高的良性运行机制，促使医院建设优势更优、特色更特。

三、我国研究型医院的建设实践

（一）酝酿与提出阶段

2004 年 9 月，在解放军总医院庆祝教师节大会上，围绕军委和总部提出的建设一流的解放军总医院的总目标，时任院长秦银河同志要求全院人员顺应国家医疗卫生体制改革的新形势，适应军事变革和军事斗争准备的新需要，努力推进医院的跨越式发展。主要意义在于开启了解放军总医院在新的历史时期发展道路的正式探索，为研究型医院的提出提供了现实起点和群众基础。

2004 年 12 月，在解放军总医院科主任大会上，秦银河同志正式提出了建设一流现代化研究型医院的战略构想，并迅速在全院开展了创建研究型医院的实践活动，标志着研究型医院的理论探索和实践创新正式起步。

2005 年 8 月，在黄山市召开的首届全军大医院高层管理论坛会上，秦银河同志作了"以质量建设为核心，实现医院快速发展及创建研究型医院的思考"的专题报告，第一次在医院管理大会上提出了创建研究型医院的理论，引起了与会院长的强烈反响。这是研究型医院首次向解放军总医院以外传播，从此全军和武警部队研究型医院建设相继展开。

2005 年 10 月，秦银河同志在《中国医院》杂志第 10 期上发表了《建设研究型医院的探索与实践》一文，对研究型医院的特征、功能、分类及评估等基本内涵做了深入的探讨，对我国未来研究型医院的建设目标提出了初步设想，分析了研究型医院建设中的相互关系，提出了建设研究型医院的基本思路和主要措施，成为研究型医院的发轫之作。

（二）探索与实践阶段

2006 年 10 月，在解放军总医院第九次党代会上，正式将研究型医院确定为解放军总医院的长期发展战略，并以党代会决议的形式明确了医院的发展目标是创建一流现代化研究型医院；提出了建设"高危疑难病症的诊治基地、高新技术的研发基地、高复杂战创伤救治基地、高级干部的保健基地、高层次临床医学人才的培养基地、高速快捷的情报信息基地"等"六个基地"的具体设想。

2007 年 6 月，解放军总医院召开了"创建研究型医院研讨会"，全面总结了将近 3 年建设研究型医院的经验，系统探讨了研究型医院建设的阶段性特征，谋划部署了研究型医院建设的下一步任务，进一步强化提升了研究型医院的实践性、操作性和针对性，加快了一流现代化研究型医院建设进程。

2007 年 9 月，由秦银河、文德功、郭旭恒同志主编，李书章、何振喜同志为编委会主任，编写的《创建研究型医院——301 医院管理与实践》一书，由人民卫生出版社正式出版，并在人民大会堂举行了发行仪式。该书从谋划、学科、人才、质量、科研、服务、医德、保障、文化九个方面，总结回顾了医院建设发展的经验教训，从理论与实践相结合的高度，全面论述了研究型医院的时代背景、理论渊源、学科人才、技术进步、科研创新、成果转化、评价标准、创建路径和模式机制，初步形成了研究型医院的理论体系，不仅使建设研究型医院的实践更加自觉科学，也扩大了研究型医院的社会影响。

（三）成长与完善阶段

2008年11月，解放军总医院制定了研究型科室和研究型人才评选标准，同时开展了首届研究型科室和研究型人才评选，全院评选出18个研究型科室，27名研究型人才。从学科人才建设上为创建研究型医院注入了新的内容。

2009年9月，时任国家卫生部的陈竺部长为吉林中日联谊医院亲笔题词："继承白求恩精神，建设高水平研究型医院"。充分体现了国家卫生部对开展创建研究型医院工作给予的充分肯定与大力支持。研究型医院建设开始由军队向地方辐射。

2010年7月，总后勤部卫生部主持召开了"全军和武警部队师级医院管理创新研讨会"。会议总结推广了解放军总医院等8家医院创建研究型医院、推进医院管理创新的经验做法，明确提出了全军和武警部队师以上医院创建研究型医院的目标任务、总体设想、阶段步骤和具体要求，标志着研究型医院正式成为全军和武警部队医院的建设方针。随后，总后卫生部相继组织了全军医院管理专业委员会年会暨研究型医院建设研讨会，连续举办2期研究型医院培训班，新组建了全军转化医学专业委员会，编写出版了《军队医院转化医学艺术》等书籍，推动创建研究型医院的目标进一步明确，步伐进一步加快。

2011年12月，党和国家领导人对军队研究型医院建设作出重要批示："把医疗实践与医学研究结合起来，这是医院建设的正确方向"；"解放军总医院等军队系统大型综合性医院建设研究型医院的经验很好，促进了基础研究和应用研究的结合，有利于科技成果的转化应用，提高临床诊治技术水平，是创新型国家建设的重要组成部分"。这就充分肯定了创建研究型医院取得的成绩和作法，进一步指明了研究型医院的建设方向和发展思路。2012年5月，全国各大媒体对军队医院创建研究型医院的成就进行了集中宣传，赢得了人民群众的广泛赞誉。

2012年5月，总后勤部卫生部举办了全军医院研究型医院学术研讨会和建设经验交流会，制订和下发了全军医院开展研究型医院建设的实施规划等系列文件，进一步明确了军队医院建设研究型医院的方向。

（四）发展与推广阶段

2013年4月，经国家民政部批准成立中国研究型医院学会。学会成立后，先后举办了北京、西安、郑州"中国研究型医院建设高峰论坛"，编印下发了秦银河同志《论研究型医院》文集，开通了中国研究型医院学会网站，出版了《中国研究型医院通讯》，制定印发了《中国研究型医院建设指南》，创办了《中国研究型医院》杂志，并和相关国际组织开展了学术交流。标志着研究型医院建设进入了有组织地面向全国、走向世界、全面推广、深入普及的崭新阶段。

至此，研究型医院自2004年解放军总医院率先开展创建以来，军内外数百家医院相继加入到创建行列中来。上海、深圳等地方政府将研究型医院建设纳入地区医疗卫生事业发展规划。上海交通大学瑞金医院、中南大学湘雅医院、北京中日友好医院、天津市第一中心医院等一批大型综合医院，均明确把建设研究型医院作为战略目标。北京大学、厦门大学、中南大学、上海交通大学、同济大学等50余家院校、医院成立了转化医学中心、转化医学与生物技术创新联盟，以及全军转化医学专业委员会、全军生物技术转化医学中心等专业机构。创建研究型医院呈现出方兴未艾、前途光明、生机勃勃的发展态势。

第三节 研究型医院的时代背景

世界第六次科技革命和第三次医学革命浪潮，是创建研究型医院的着眼点；疾病谱的改变及疾病诊治模式的变化，是创建研究型医院的着重点；信息化和生物化的融合发展趋势，是创建研究型医院的着力点；互联网和大数据的颠覆性革命，是创建研究性医院的着手点。

一、生物科技革命提供医学创新新机遇

第六次科技革命，是以生命科学为基础，融合信息科技和纳米科技，提供解决和满足人类生活质量提高和精神生活需要的最新科技。从科学革命角度看，它有可能是一次"新生物学革命"；从技术革命角度看，它有可能是一次"创生和再生革命"，包括仿生—创生—再生的"三生技术革命"；从产业革命角度看，它有可能是一次"仿生和再生革命"。许多科学家认为，21世纪是生物学的世纪。

在这场革命中，以基因技术、干细胞技术为基础的生物工程和新医药研发已经取得了重大突破，全球已有100多个生物技术药物上市销售，生物技术药物销售收入已连续多年保持了15%以上的增速，是全部药品销售收入增速的两倍以上。OECD报告 The Bio-economy to 2030：Designing a policy agenda 预计到2015年，生物技术将无处不在，全球大部分新药都将使用生物技术进行生产。大批新形态医药行业将会出现，人们的生活质量会大幅度提高，生活方式也将随之产生重大变化。据了解，我国已在干细胞、抗体工程、疫苗、药物制剂等关系未来生物产业发展的重要技术或产品领域建设了30个国家工程研究中心、19个国家工程实验室，并在相关企业集团认定了153个企业技术中心。

目前，发展较为成熟、蕴含蓬勃生机的生物技术，主要包括基因工程技术、细胞工程技术、蛋白质工程技术、生物芯片与生物影像技术、纳米生物技术与生物医药制品等。

基因工程技术发展快速，前景非常广阔。基因工程被用于多种生物制品的研发、完成人类基因组计划，为人类提供了许多基因活性及疾病方面有关的证据；基因诊断与基因治疗被用于病原体、肿瘤、遗传病的诊断与治疗，并且部分因基因缺陷而致的疾病已得到有效治疗；利用基因工程研发新型药物，提高了疾病治愈机会，缩短了病程，为患者节省了医疗费用。

细胞工程技术研究已取得了重大成就。以诱导多功能干细胞技术为突出表现，诱导多功能干细胞（induced pluripotent stem cells，iPSC）技术通过特定转化因子组合的诱导实现了成熟体细胞的重新编程，打开了长久以来限制干细胞技术应用的伦理禁锢，从而开启了一个医学和生物科学技术领域的崭新时代。iPSC技术的应用主要包括再生医学、疾病模型的建立和新药物的研发。

蛋白质工程技术发展进入实质性阶段。随着改构点突变技术、DNA改组技术、融合蛋白技术、定向进化技术、基因插入及基因打靶等技术的研发应用，生物技术药物研发已进入了蛋白质工程药物时期。

我国自1997年开始生物芯片的研究以来，已取得了一系列成果。生物芯片技术是通过微

加工和微电子技术在固相基质表面构建微型生物化学分析系统，以实现对细胞、蛋白质、核酸以及其他生物分子进行准确、快速、高能量检测的技术。生物芯片检验技术是当前医学诊断的热点研究领域。

纳米生物技术在纳米药物载体、纳米生物材料、纳米生物传感器等方面取得了重要进展。多项高靶向、缓解纳米医药制剂进入临床研究；三项纳米药物制剂完成临床前研究；自主研发了多项纳米生物材料产品，主要包括胆道支架、骨修复用纳米生物材料、心血管修复用纳米生物材料等。纳米生物技术在个性化医疗上的应用也日渐普遍。生物医药制品主要包括基因工程药物、生物疫苗和生物诊断试剂三大类。目前，新型生物技术药物的发展重点为疫苗、基因治疗剂、单克隆抗体、反义药物、可溶性治疗蛋白药物五个方面。

与此同时，生物产业的基础能力建设也得到强化。西南种子资源库、农作物基因资源与基因改良国家重大科学工程项目已建成运行，蛋白质重大科学工程正在建设之中。此外，已在12个生物产业基地建设了包括实验动物、公共测试和中试等在内的32个生物技术公共服务平台。我国生物产业的发展布局基本形成生物医药、生物农业以及生物制造"三足鼎立"的格局。

此外，系统生物学、合成生物学这些新兴领域的发展方兴未艾，力求在生物医学全面取得原始创新性的重大突破。在这个生命科学正处于革命性变化的前夜，生命科学与其他学科的高度整合，生物学家与数理化等不同学科的科学家以及工程师之间紧密合作，形成一个有利于更深层次地理解生物复杂系统的科学共同体。将基础研究与临床研究紧密整合的转化型医学研究将推动生物医学领域研究模式出现革命性的转变。诱导多能干细胞技术和其他新兴的干细胞技术将引领再生医学和组织工程的主要发展方向；脑科学和分子影像技术将为人类认识自己和抗击疾病提供全新的理论和方法。所有这些，都为开发新型治疗性药物和治疗性方法提供支撑与服务，也为医疗的关口前移和个性化治疗和慢性病防治提供了一种全新的思路，符合研究型医院以科技创新为核心动力的发展方向。

生命科学和生物技术将是从根本上影响21世纪人类发展的重大领域，将对改变以消耗自然资源为主的传统发展模式，构建绿色可再生产业体系，促进人类健康产生革命性影响。发达国家对生物医学研究的投入要远大于其他学科，例如在美国历年来的国家科研经费中，一半以上被用于生物医学研究；同时其生命科学科研论文产出也是世界之最，占世界生命科学论文量的31.56%。尽管我国的生命科学有了明显的发展，但与世界发达国家相比还有比较大的差距，必须要迅速提升我国生物医学的创新能力。尽快整合生物学基础研究与医学临床应用，开展转化医学研究，因此，应该把分子生物学、细胞生物学、生殖生物学、发育生物学等领域的基础研究放在首位。围绕心脑血管疾病、代谢性疾病、恶性肿瘤、免疫性疾病、感染性疾病、神经和精神性疾病等重大疾病的防治需求，大力推进现代生物技术药物的研发和产业；围绕预防、诊断、治疗、手术、急救、康复等医疗、家庭和个人保健市场的需求，大力发展综合工程学、生物学和生物医学工程技术，推进生命科学技术与数字化、新材料等技术交叉融合，发展高性能医学装备、高质量组织工程植介入产品和康复产品、先进体外诊断产品，显著提高我国生物医学工程产业的市场竞争力。

研究型医院就是要前瞻思考世界生物医学发展大势，紧跟创新趋势、增强创新意识、拓展创新领域、深化创新力度，努力占领生命科学的系统生物学、合成生物学等新兴领域的前沿，有效提升我国在生物科技领域的创新能力，不断推出一批具有世界医学前沿水平的基础研究、临床应用研究和军事医学研究的创新成果，由跟踪研究逐步走向引领世界医学科技新潮流，为我国赢得新一轮科技竞争乃至创新发展主动权做出应有贡献。

二、互联网技术开辟健康管理新体系

目前，美国和欧盟、亚洲等地区的某些国家均已启动了与智慧城市相关的项目和技术研究。现在全球大概有 200 多个"智慧城市"的项目正在实施中。我国于 2010 年 11 月 2 日在武汉召开了"2010 中国智慧城市论坛大会"，这是中国智慧城市发展史上的标志性事件。中国也已经有不少城市纷纷进行了尝试，比如智慧武汉、智慧深圳和智慧扬州等等。在这一波方兴未艾、竞争逐渐激烈的建设智慧城市的浪潮中，只有充分运用下一代互联网技术，通过有线和无线的无缝衔接、全面覆盖的通信网络，才能在铸造"智慧城市"的过程中，实现高速无缝宽带网络。

具体来说，智慧城市的建设离不开物联网、云计算、下一代互联网技术等新兴信息技术。2010 年以来，伴随以智慧城市为代表的城市信息化建设上升为中国众多城市发展的战略选择。总体上讲，就是为智慧城市的发展构建了无线、有线相结合的宽带网络、以云计算为核心的综合业务平台、以智能机终端加载应用的若干集约运营的云计算中心，以及全国的物联网中心，为智慧城市全面物联实施传送整体的解决方案，并通过这些城市信息化基础设施的建设与运营，为智慧城市的发展做贡献。据了解，中国电信率先在南方沿海等地开展了"智慧社区"试点，并联合上海市闵行区人民政府共建了首批"智慧社区"并已启用。智慧社区首次集中展示了智慧教育、智慧助老、智慧医疗、应急群呼、视频通话等智慧应用。

其中，"我的医疗"频道能实现用户在家随时远程挂号——一个集信息化、智能化、人性化、便捷化的智慧城市的生活环境逐渐融入现代人的生活。除了推出有关社会管理、政务监管、政府办公、公共服务四大主题的智慧政府应用，以及在智慧教育、城市交通、医疗卫生和社区生活的智慧民生应用外，在金融、物流、农业深加工、园区建设也提供了相应的智慧产业应用体系。随着"智慧城市"这一梦想逐步照进现实，人们习以为常的生活将会发生重大改变，对于医疗卫生事业更是一个全新的世界：新的医学模式、医疗体系、诊治技术、干预手段、运作途径和联动机制这样一条环环相扣的医学链条，将伴随着"智慧城市"的建设，使各个环节变成一条直接抵达目的地的"大公路"，这正是创建研究型医院的有利条件和难逢机遇，必将成为医院转型升级的便捷快车。

目前，我国不少地方出现了"健康管理智慧屋"。狭义上是指高度数字化、智能化、智慧化的集健康检测、健康调理、健康管理的一个房间，包括有居家用具、低碳设备、数字集成并与医院信息系统连接的一个绿色健康房间。而广义的健康管理智慧屋指的是一个完整的智慧化健康管理体系，一个完善的智慧化健康管理系统，一个完美的智慧化健康管理模式。包括有健康管理智慧屋、健康管理智慧区域中心、健康管理智慧总部中心三级健康管理机构；有互联网、物联网、无线网高度数字化网络集成，有常规检测、无创检测和基因检测先进检查诊断技术；有便捷服务、实时监测和健康干预"健康管理智慧模式"。通过建立健康管理智慧屋、健康管理智慧区域中心及健康管理智慧总部中心三级结构，实现社区医疗与中心医院相融合；通过实施无创检测、常规检测及基因检测三种方法，实现初步筛查和全面检查相融合；通过集成互联网、物联网及无线网三种网络，实现健康管理与智慧技术相融合；通过开展便捷服务、实时检测及健康干预三种模式，实现终生管理与终身保健相融合，以此形成智慧健康管理的新体系。从而推动临床由"治已病"向"治未病"方向转变；推动医院由以"疾病为中心"向以"健康为中心"方向转变；推动人们由"被动治疗"向"主动健康"方向转变。逐步实现向预测医学、预防医学和个体化医学的转变。加快新一代互联网技术与生物医学工程技术的融合应用，加强医院数字化系统、远程医疗系统、个体健康信息管理系统等关键技术的研制和产业化，提供集成化、一体化整体解决方案。而这些，正是研究型医院所具有的特征之一。

三、大数据技术描绘诊治疗效新前景

目前，大数据技术已开始在医学上广泛得到应用。我国是一个人口基数庞大的国家，病患众多。患者生病、治疗及用药产生的大量数据为我们进行管理决策、疾病预防、临床研究、药品研发提供了大量鲜活的样本，当数据累积到一定程度时，疾病就会在数据上呈现一种秩序和规律，通过收集、分析大量的数据，就能总结出这种秩序和规律，然后对不同的疾病提供有针对性的预防、治疗、康复，最后会取得意想不到的效果。因此，有人说，"在大数据时代，没有做不到的，只有想不到的"。真正意义上的健康管理只有依靠"大数据"才能实现。数据的收集、整合、分析、展现是一流医院的核心技术之一，未来的智慧医院，必将是数据驱动的医院。谁能从大数据中发现并掌握疾病的发生发展规律，就能在信息时代的严酷竞争中处于优势地位。要力争形成"用数据来说话、用数据来管理、用数据来决策、用数据来创新"的医院文化氛围。这也正是研究型医院的特征之所在。构建可重构、易配置的实验平台，让数据"说话"，通过分析数据的相互关系找到其他科学范式不能发现的新知识，提供理解世界的新方法，加速科学发现和技术创新，促成重大自然灾害预测控制、疾病防治、规划决策等领域的根本性变革，与研究型医院建设密切相连。大数据不仅是未来科学研究的一大热点，也是许多行业技术进步和企业发展的重要趋势。对医疗行业而言，采用大数据处理方法，生物制药、新材料研制生产的流程会发生革命性的变化，通过计算机并行处理数据，同时进行大批量的仿真比较和筛选，可以大大提高科研和生产效率。比如现在有很多放射治疗要对癌细胞的位置进行辐射，范围越小，接受的辐射量就越小，对病人本身的损害就越小，通过医学影像的自动分析来确定病变的位置，利用大数据的分析方法可以确定这个范围。再比如公共卫生部门可以通过覆盖全国的患者电子病历数据库，通过对大型数据的集中分析快速检测传染病，进行全面的疫情监测，并通过集成疾病监测和响应程序，快速进行响应。这将带来很多好处，包括医疗索赔支出减少、传染病感染率降低，也可以更快地检测出新的传染病和疫情。通过提供准确和及时的公众健康咨询可以大幅提高公众健康风险意识，降低传染病感染风险。所有这些医学新技术，都将帮助人们创造更美好的生活。

四、3D打印展现组织器官生成新途径

3D打印已经广泛应用于医疗诊治领域。目前，在一年一度的TED大会上，能打印出肾的3D打印机使人眼前一亮。这次打印出的肾组织只是一个雏形，只是用于实验操作，短期内尚不能应用于临床，但神奇的效果却产生了震撼效应。近几年，包括中国的部分大型综合医院和工程师就曾展开较多3D打印项目，利用CT扫描数据，重建破损人体部件，再以此为参考依据进行实际手术，或打印相关手术支撑件。外科医生们还可以根据需要，在手术现场利用打印设备打印出各种尺寸的骨骼用于临床使用，用于替代真实人体骨骼的打印材料，也在紧锣密

鼓地测试之中。在实验室测试中，新的骨骼替代打印材料已经被证明可以支持人体骨骼细胞在其中生长，并且其有效性也已经在老鼠和兔子身上得到了验证。2010 年，美国生物技术公司 Organovo 开发出一款生物打印机，可利用患者自身细胞"打印"静脉。该 3D 生物打印机有两个打印头，一个放置最多达 8 万个人体细胞，被称为"生物墨"；另一个可打印"生物纸"。所谓生物纸其实主要成分是水的凝胶，可用作细胞生长的支架。2011 年，哈佛大学医学院的研究人员通过新型自动化生物打印方法实现了胚胎干细胞的生物打印。2011 年 9 月 BBC NEWS 报道，德国弗劳恩霍夫研究所的一个小组，使用 3D 打印技术和一种称为"多光子聚合技术"，成功地打印出人造血管。通过这一过程打印出来的血管可以与人体组织相互"沟通"，不会遭器官排斥。打印时使用的"墨水"是生物分子与人造聚合体。在未来，3D 打印可能改变医疗方式，将来的生物 3D 打印机不是利用一层层的塑料、金属等传统材料，而是利用一层层的生物构造块制造出真正的活体组织。3D 生物打印机使用来自患者自己身体的细胞，所以不会产生排异反应。这项技术的推行，或许将颠覆传统的医疗行业。

目前，3D 打印技术已助阵器官移植，能够提供复制人体器官的设备。使用 CT 扫描等医学图像，这些打印机能够做出由各种丙烯酸树脂制造成的半透明模型，从而让医务工作者了解肝脏和肾脏的内部结构，如血管方向或是肿瘤的准确位置。在制造中部分的使用聚乙烯醇，能够让器官复制品的外观更为逼真，同时还像器官一样湿润，并带有纹理。这也让医务工作者使用手术刀切割器官复制品时更加逼真。通常情况下，依据器官的大小，制造其复制品需要数个小时至半天时间。不过整个过程，包括把原始医疗图像转换为可打印的 3D 数据，则需要几天时间。3D 也可打印仿生耳。据英国《每日邮报》报道，普林斯顿大学科学家已经成功制造出能够接收无线电波的仿生耳。这种仿生耳将活体细胞和电路结合在一起，在活体细胞组织中内置了电子助听器，并通过先进的 3D 打印技术打印出来。在接收到无线电波后，仿生耳产生的电子信号可以被人的神经末梢接收到。在未来，3D 打印甚至可能出现定制人体的替换器官，甚至出现拥有超能力的各种仿生器官。同样，3D 打印可以制造人的骨骼和干细胞，比如，英国科学家成功使用一种装载控制阀的细胞打印机，其中填充生物墨水（bio-ink）以制造可存活的干细胞。干细胞可转变成人类体内各种不同类型的细胞如血液、皮肤细胞等等，它们在生物学家眼中十分宝贵，由于其具多功能性，它们可以发展成任何人体所需的细胞，如肌肉组织或内脏器官。这项新发明将可以大量生产人类干细胞，包括由有机成分组成的人类肾脏胚胎。这些技术已经成熟应用，当然也有的还在试验或者研发阶段。相信不久的将来，随着技术的发展，3D 打印技术将给医疗领域带来更多惊喜，给医学科技创新锦上添花，产生意想不到的奇迹。

五、物联网技术构建医疗服务新模式

世界范围的医院网络圈地正无情地向我们逼来，成立健康管理、康复保健网络对创建研究型医院来说势在必行。因为物联网技术在医疗卫生领域的主要应用在于物资管理可视化技术、医疗信息数字化技术、医疗过程数字化技术三个方面，实现医院、病人和医疗设备的互动。所谓物联网医学，即利用传感技术，将一枚大至手机、小到指甲片大小的传感器贴在患者身上，传感器的一个终端嵌入和装备到医疗检测设备中，并将物联网与现有的互联网整合，可随时随地实现对病人的检查、诊断和治疗，实现对居家病人的全天候检查和诊断。通过无线传感技术，医学专家与病患即使相隔万里，也同样能实现实时诊断。在英国，实行物联网医学后，社区门诊量下降四成多，有效提高了诊治效率。我国如能应用物联网医学，将可跨越时间、空间的障碍，极大缓解看病难、住院难，缓解医疗资源稀缺，缓解优秀医学专家不足的矛盾。比如，让病人戴根传感腕带，不到医院就能看病，不出家门就可以进行心电遥测、体温、心跳频率、血压等相关数据会实时被监测并上传给医生，如果达到高危数值，将会自动提醒医生以及上级主管甚至向院长发出警报；只要一条腕带，就能识别在院的患者身份，尤其对昏迷、精神病、老人、儿童等特殊患者，不用护士询问姓名就能查出是否匹配，避免用错药……，这些高科技的感知医疗传感技术正在被运用并扩大范围，为病人带来更多便利和安全。再如，物联网技术还有利于医院加强内部管理。像在检验试剂、血库、药品、中药制剂、信息机房等对温度有特殊要求的医用物品或空间，通过智能化的监控、管理、自动警示与统计分析，使它们在使用、转运、交接期间的物流过程符合规定的冷藏或温度要求而不"断链"；在消毒供应中心，对各种无菌器械采用条码标签进行管理，从申领到发放使用、处理等全过程被记录、追溯、监测、管理和自动提醒，可以很好地解决器械感染问题。如果大面积启用远程医疗试点建设项目，将会实现远程医疗全覆盖，病人不出家门不到医院便可以看病了。目前，深圳首个国家级健康医学物联网产业研究与应用示范基地项目启动，它以生物工程、物联网等高新技术产业为依托，发展以"终生健康管理"为核心的高端现代服务业，在形成产业集聚和总部效应的同时，带动产业研发、商贸、物流、会展、休闲等现代服务业发展，并最终创造性地打造国家级"生态"式新兴产业综合体。国内首个物联网医学的诊治模式也在上海建成，上海市呼吸病研究所物联网医学实验室吸收国内外相关无线传感、物联网、信息科学技术的优点，完善了"手机云端医学"，开发出睡眠、哮喘和慢阻肺早期诊断和治疗管理软件以及新一代无线传感肺功能仪，并连续获4项专利。同时，研究所通过物联网医学技术，联合区医院、社区医院甚至外地医院，形成了"物联网医学联盟"，开展睡眠早期诊断以及哮喘、慢阻肺的管理工作，从而将现有的"病发后到医院"的被动医疗模式改为"及早预警和及早主动治疗"的模式。所有这些，都符合现代医学的趋势，并牵引着研究型医院的发展方向。

六、人类健康需求催生医院服务新功能

随着我国科学技术和经济社会的进步，以及人口老龄化的加速，在短短几十年内，我国的疾病谱发生了改变，完成了从传染性疾病向慢性疾病的流行病学模式转变。

一是重大慢性非传染性疾病，如癌症、心脑血管、代谢性疾病和神经退行性疾病等，成为居民健康的主要威胁和我国城乡居民死亡的主要原因，占死亡人数的比例超过80%，占国家疾病总负担的比重达到68.6%。

二是传染病威胁持续存在，一些已经控制得很好的传染病，如结核病、白喉、登革热、霍乱、鼠疫、流行性脑脊髓膜炎及疟疾等死灰复燃，重新对人类构成威胁。我国有近5亿人感染过乙型肝炎病毒，慢性HBV感染者约9300万人，约占世界总数的1/4。20世纪70年代至今，在全球范围内新发现的传染病已达40多种，中国新发20多种。其中一些传染病对人类的危害相当严重。诸如艾滋病、疯牛病、埃博拉病毒、西尼罗病等传染病目前都还缺乏有效的控制措施。

三是老龄化社会的医疗服务需求及难度加大。老年人是一个特殊而复杂的人群，具有生理功能减退、功能残障、多种慢性疾病、特殊的老年问题／综合征，以及受到社会和家庭环境多因素的影响等特点，同时生理衰退与病理变化难以区分，给医疗服务带来巨大挑战。根据联

合国数据，预计 2050 年世界 60 岁以上的老年人口将达到 20 亿，80 岁以上的老年人将增加到 20%。我国目前是世界上老年人口最多的国家，占全球老年人口总量的五分之一，到 2050 年，我国 65 岁及以上老年人口将达到 3.4 亿～4.0 亿。随着人口老龄化的发展，老年人医疗服务需求持续增大。调查显示，老年人两周患病率为 43.2%，而全人群为 18.9%；老年人慢性病患病率为 43.8%，而全人群为 20.0%。老年人口患病后，两周就诊率为 28.3%，住院率为 13.8%，而全人群分别为 14.5%、6.8%。由于老年人患病的多样性、复杂性，老年人平均住院时间长，2008 年平均住院日为 18.9 天。同时，各种慢性病在老年期发展到顶峰，多引发次生疾病，常常表现出多器官受累的错综复杂的情况，多病共存增加了疾病的诊治难度。器质性病变与生理性老化的叠加作用使病情变化更为复杂，起伏波动大。针对老龄化社会带来的医疗保健及其产生的一系列经济问题，必须加强老年医学的研究，解决人口老龄化带来的健康问题和社会问题。

四是罕见病及未知疾病迫切需要关注。世界卫生组织将患病人数占总人口 0.65‰ 至 1‰ 之间的疾病或病变定义为罕见病。我国将患病率 <1/500000，或新生儿发病率 <1/10000 的疾病，称为中国的罕见病。目前 WHO 确认的罕见病已有 6000 多种疾病，约占人类疾病的 10%。目前，中国在罕见病研究方面，仍面临着发病率不明，病因未知，发病机制不清楚，诊断方法欠缺，治疗方法极少，预防效率低下等问题。大多罕见病无药可医，罕见病患者的生活质量很差，常常不能自理。提高我国在罕见病、疑难病诊断、治疗的水平，研发或引进适合罕见病诊断的检测设备或技术，加强与国外同行在罕见病诊断治疗的学术交流，是研究型医院不可推卸及迫在眉睫的责任。

五是医疗风险问题成为社会焦点。医院的专业特性决定了医疗行为的复杂性、相互依赖性、不确定性和高风险性。据估计，每年美国医院内由于可预防性的医疗错误致 4.4 万～9.8 万人死亡，远远超过了美国每年死于交通事故、乳腺癌或艾滋病的总人数。据统计，全世界约 1/3 死亡病例的死因不是疾病本身，而是医疗错误所致。如何保障患者安全，是全球所有医疗机构、以致医疗工作者所要面对的问题。我国的医疗安全依然存在诸多挑战。我国多重耐药菌传播流行形势严峻，与艾滋病、耐药结核并列为三大感染顽症。医院感染导致病情加重，住院期延长，致残甚至死亡。如何保证患者安全与医疗质量的持续改进，创新管理机制，通过研究从系统科学角度来防范不良事件的发生，是研究型医院的基本要求。

面对我国目前的人口健康现状及特点，为了解决影响国民健康的重大疾病、疑难病症的诊断、治疗和预防问题，一方面，必须加强国家整合与转化医学研究基地的建设，尤其是研究型医院和专科中心的建设，承担国家重大课题研究任务，培养专业人才，重点关注威胁人类健康的重大、疑难、复杂性疾病，通过科学研究，联合攻关，不断产生新理论、新技术、新疗法，形成具有当今国际、国内领先水平的医疗技术，造福人类。另一方面，必须加强健康预防及"治未病"工作。不应继续以疾病为主要研究对象，而应以人类健康作为医学研究的主要方向，从"疾病医学"向"健康医学"发展，从注重治疗向注重预防发展，从生物治疗向身心综合治疗发展，从强调医生作用向重视病人的自我保健作用发展，由"以治病为目的的对高科技的无限追求"，转向"预防疾病与损伤，维持和提高健康水平"。这就要求医院的功能也要发生重大改变，带头树立大健康、大卫生、大医学观，以解决社会重大健康问题为己任，充分发挥在维护和改善国民健康中的重要作用，承担起普惠性健康体系主体作用。基于此，这就要求有志于此并有条件的医院，加快向研究型医院建设转型。

第二章

谋　划

战略　·　理念　·　资源

第一节　研究型医院发展战略

医院单纯依靠规模扩张、资金注入来推动医院的发展，是不可能保持协调可持续发展的。只有确立正确的战略，高起点谋划、高规格布局、高水平建设，才能实现医院的创新发展。对于领导层来说"战略决定成败"，对于执行层来说"细节决定成败"。战略不正确，细节再完美，也是无力回天。医院要保持持续的竞争优势，为人类健康做出更大贡献，必须制定科学的战略规划，选择合适的发展模式。这不仅决定着医院自身的发展成败，更关系到医院能否承担更多的社会责任。

研究型医院是医院的发展战略在医学模式发生深刻转变，医药卫生体制改革不断深入，人类健康问题遇到挑战的大背景下，医院建设的发展理念、管理模式深刻变革的产物。创建研究型医院的目的，主要是要加强医院基础设施建设，构建广阔的创新平台，打造优势学科群，培养大批高素质人才，创建科学有效的管理机制，并培育特色鲜明、鼓励创新的医院文化，以使医院保持强劲的持续发展势头。可见，创建研究型医院与构建、提升医院核心竞争力的目的是一致的。创建研究型医院的过程，也就是提升医院核心竞争力的过程。尽管有条件创建研究型医院的医院数量不多，但这些医院可以通过创建研究型医院，提升自身的核心竞争力，保持医院先进的位置，成为广大医院学习的楷模，并在激烈的市场竞争中永立不败之地。

一、内涵与外延

（一）研究型医院发展战略

战略是指组织在竞争中采用的"计谋"，它强调战略是为了击败对手，而采取的一种手段，以达到组织的预期目标。战略管理，是指在制定、实施与评价具有全局性、指导性与纲领性的组织目标、方针与计划的活动中，通过一定策略、技术与手段以实现组织长远目标的过程。战略管理总是针对一个组织的整体活动，或是组织在某方面的活动而展开的。战略管理可以分为战略分析、战略制定、战略实施与战略控制四个阶段。

医院发展战略是指为实现医院总任务和长远发展目标，通过对医院经营管理的内部要素和医院经营环境的全面估量和分析，从医院发展全局出发而做出的较长时期的总体性的谋划和行动纲领。医院发展战略涉及医院发展中带有全局性、长远性和根本性的问题，是医院经营管理思想的集中体现，对医院经营管理活动和各项工作起着重要作用。

医院核心竞争力是指能够使医院在某一或某些领域实现持续竞争优势的一系列互补的技能和知识的组合，是面对激烈的医疗市场竞争，通过优秀的文化与医务实践融合而形成的本医院独特的能力。它的含义有4方面：一是医院核心竞争力产生的背景（激烈的医疗市场竞争）；二是核心竞争力的目标（持续竞争优势）；三是核心竞争力的主要内容（一系列互补的技能和知识的组合）；四是核心竞争力与医院文化密不可分。

研究型医院是医院管理理论的重大创新，研究型医院的概念特征、科学内涵、精神实质、实现途径经过研究和实践，已经比较明确，这些理论经过归纳、总结，形成一套理论体系，就是研究型医院发展模式。创建研究型医院的理论是医院管理理论创新的重大成果，是新时期指导医院创新发展的最新理念，是学习实践科学发展观的具体体现，是落实创新型国家战略和建设学习型社会的实际行动。创建研究型医院深刻反映了医学科学技术进步的最新趋势，充分体现了在科学技术快速发展的背景下医院建设的客观要求，是实现医院科学发展的重要途径。

（二）研究型医院发展战略与医院核心竞争力

从研究型医院和医院核心竞争力的定义和内涵可以看出，二者都强调科技创新，强调人才这个载体的重要作用。技术创新是研究型医院创建的动力，也是医院核心竞争力形成和发展的关键。人才是研究型医院的核心，更是医院核心竞争力的载体。可以说，创建研究型医院的过程，也就是医院核心竞争力建立、提升和应用的过程。医院核心竞争力最终体现出的医院绩效，也要依赖于在创建研究型医院过程中形成的高水平成果。创建研究型医院的目的是为了提升医院核心竞争力，最终目的是为了提高临床诊治水平，更好地为人民健康服务。所以说，创建研究型医院是手段，打造医院核心竞争力是目的（图2-1）。

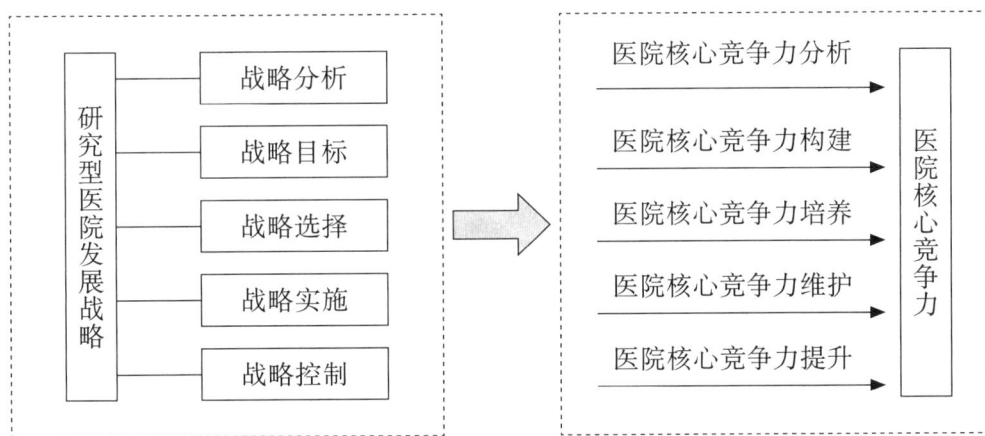

图2-1 研究型医院与核心竞争力的关系

创建研究型医院对于提升医院核心竞争力的作用，主要表现在以下几个方面：

1. **有利于医院核心竞争力要素的获取** 对于医院核心竞争力的构成要素，有的学者认为医院核心竞争力的要素包括人力资源、技术体系、管理体系、信息系统、应变能力、组织协调能力和价值观念。有的学者把医院竞争力的基本要素分为知识、资源、文化和管理四方面。可以看出构成核心竞争力的基础要素是知识和能力。而现有的知识和能力为大多数人所共有，不足以构成核心竞争力，只有不断创新的知识和能力才能带来持续的竞争优势，成为核心竞争力的不竭源泉。研究型医院的创建，把科研工作摆在更重要的位置，强调自主创新，强调作为知识承载者同时也是医院的核心竞争力承载者的人才的培养。研究型医院的创建过程，就是不断催生新的医学知识、新的医疗技术、新的医学规范、新的医院管理模式的过程。这也就是医院核心竞争力的要素的获取和积累过程。

2. **有利于医院核心竞争力能力的扩展** 激烈的医疗市场竞争中，医院的竞争优势主要来自对知识资源的有效开发和管理，核心竞争力要素能力要从个人或少部分人拥有的状态向医院内员工共同拥有状态转化，从而在医院能力的扩散过程才能进一步提升医院核心竞争力。要素能力的载体是人，要素能力的扩散就需要这些核心能力在医院内部扩展，也就是知识和信息的扩散以及掌握这些知识和信息的核心人员的扩散。研究型医院把科研放在更重要的位置，在全院上下倡导自主创新的价值观念，形成人人想科研、人人想创新的局面。为形成这一局面、实现医院的技术创新，就要建设信息共享空间，要为科研人员提供一个拥有丰富的信息资源、通畅的信息环境和深入的信息服务的空间。信息共享空间的含义是将硬件、信息资源、服务体系容于同一空间，用户在该空间不仅可获取信息资源和信息服务，而且可以相互合作的方式进行学习和研究。在创建研究型医院的过程中引入信息共享空间，营造了科学交流和科研合作的氛围，形成了开放的氛围和吐故纳新的医院进化机制，既保障了科研的顺利进行，又保障了科研交流和科研合作的顺利开展，更能保持医院的各项竞争优势，也就是医院核心竞争力要素在医院中扩展的过程。

3. 有利于医院核心竞争力优势的整合　单个知识、技术、能力、资源等简单的堆砌不能构成核心竞争力，必须通过整合，使之发生功能上的有机变化，才能形成系统的、强化的能够显著实现患者价值的核心竞争力。整合就是通过协调，将不同的部分组合成有机的整体，使之发挥放大镜的效应。整合能力使医院可以将技术能力与患者需要结合起来，核心竞争力要素能力有机整合起来才能将最终价值传递给患者，通过要素能力整合后形成业务流程，形成难被同行理解和模仿的持续竞争优势。因此，医院不仅仅要归核化，更要归合化，只有将核心竞争力要素资源进行整合，才能成为真正的核心竞争力。研究型医院的创建，医院知识的获取和创新都是围绕形成核心竞争力的要素能力而形成的。创建研究型医院是医院内部资源整合的重要手段，也是构建和提升医院核心竞争力重要而有效的途径。现代优势学科群的构建就是医院竞争优势整合的范例。因此，研究型医院的创建促进了医院竞争优势的整合。

4. 有利于医院核心竞争力发展的创新　医院的核心竞争力不是一成不变的，不同阶段有不同形式和内容的核心竞争力。这种核心竞争力在经过一定周期后，也可因种种原因蜕变成基本能力或一般能力。所以说医院的核心竞争力需要不断地发展更新才能保证核心竞争力长盛不衰。知识经济时代，医疗市场竞争的核心就是医疗技术，而形成和发展医院核心竞争力的关键也就在于科技创新。科技创新是推动医院发展的源动力，没有雄厚的科研做后盾，医院的诊疗工作就不会形成优势，就会削弱医院的发展后劲和核心竞争力。现代医学科学技术的快速发展，使得一个医院保持技术优势的持续时间日渐缩短，只有把科学技术真正置于优先发展的战略地位，始终保持技术上的优势，才能在激烈的市场竞争中赢得市场份额，不断维护和发展创新医院的核心竞争力。当科研成果带来的转化效益，成为医疗效益的主体部分的时候，才配称"研究型医院"。通过创建研究型医院，经技术创新形成新的高水平成果是在竞争中突出优势、带动医院建设和发展的重要环节，是医院核心竞争力的重要表现形式。

5. 有利于医院核心竞争力价值的实现　现代社会是能力制胜的社会，核心竞争力是为患者创造最大价值的能力，医院要想保持核心竞争力的领先优势，就得比别人做得更好，就必须对核心竞争力持续不断地创新、培育和应用。而创建研究型医院正是推动医院不断发展，促进医院核心竞争力形成和发展创新的动力和手段。创建研究型医院的过程，能够催生新的医学知识、新的医疗技术、新的医学规范、新的管理模式，成为行业的典范，持续不断地引领医疗卫生领域的创新与进步。研究型医院是以提高疾病诊治水平为目的的，以患者的需求为导向，这也是提高医院核心竞争力的根本目的。随着科学技术的发展、生产力水平的提高、物质生活的改善、卫生需求的变动，医院就必须适时调整服务方向，满足患者服务需要，不仅在数量上符合患者需要，更要在质量上符合患者需要，既要符合当前的现实需要，也要符合长远的未来需要，这就要依靠研究型医院以患者需要为依据增强核心技术和提高经营能力，不断进行技术创新，形成高水平成果，形成高超的医学专业技术水平。因此，研究型医院的创建有利于医院社会价值和经济价值的实现。

二、分析与定位

创建研究型医院切不可一哄而上。再好的种子没有合适的土壤也无法发芽、生长。具备条件的医院在创建研究型医院之前，要有充分准备，进行具体分析，弄清研究型医院理论有多少适合本院，选好突破口，由局部做起，逐渐扩大到全院。

（一）医院核心竞争力定位

医院核心竞争力是这样一种思想，即一所医院即使没有整体优势，它也可以通过一个或几个关键技术或少数几个学科专业领域，把自己打造成具有竞争优势的医院。即使不是全能冠军，但经过艰苦努力也可以成为单项冠军。在什么方面成为单项"冠军"，这就是核心竞争力定位问题。医院核心竞争力定位，是管理者在判断医院自身的优势、劣势、能力与资源状况的基础上，确定医院要构建什么样的核心竞争力的过程。医院核心竞争力定位，用语言常难以说明白，而一用刺猬理念三环图就说清楚了，医院管理者的决策也变得容易了（图2-2）。对于如何寻找医院核心竞争力，如不便应用刺猬理念三环图定位核心竞争力，可以从以下三方面的对比中定位自己的核心竞争力：

1. 从医院自身诸多竞争力的对比中定位 医院拥有诸多竞争力。凡是医院特有的、足以胜过竞争对手的核心业务、市场预测、科研开发、经营决策、人力资源开发、市场营销及开发、品牌战略、医院文化、战略管理、知识与技能、技术创新、制度创新、医疗质量与服务、信息、技术等等一系列关键程序、能力、机制均可作为医院的竞争力（或称核心竞争力的构成要素）。在这些竞争力（或要素）中，对医院发展起至关重要作用的一个或几个竞争力可作为医院的核心竞争力。

2. 从医院自身发展对比中确定核心竞争力 从目前看，有的医院诸多竞争力的优势均不明显和突出，难以确定自己的核心竞争力。但可以从自身的技术、服务、文化、管理等方面，结合面临的医疗市场环境，分析其是否具有开发价值。有些医院常常因为没有正确及时地发掘自身的潜力，从而始终没有形成自己的竞争优势。还有的医院则盲目进入一些自己并不具备实力的领域，虽然也曾"热闹"过一阵子，但得不偿失，最终还是败下阵来。医院在定位自己的核心竞争力和发掘自己的潜力时，要相应考虑以下几点：员工的知识和技能水平；医院管理和经营能力；技术开发与创新能力；医院所面临的医疗市场环境特点（特别是市场的"空隙"），对确有开发价值的一个或几个领域给予重点扶持、培育，使其逐步发展壮大起来，最终成为自己的核心竞争力。

3. 从与竞争对手的比较中确定核心竞争力 核心竞争力是其他医院不能复制或模仿的能力。在定位自己的核心竞争力以前，要了解本地区有关医院的优势和劣势，找到本医院与其他医院的差异所在。可以从这些差异着手，巩固旧的差异，培养新的差异，将一些差异整合成为医院独特的竞争优势。医院能利用这些整合的差异找到更多的占有市场份额的机会，为社会提供独特的市场价值，为人民群众提供更多、更优的服务。

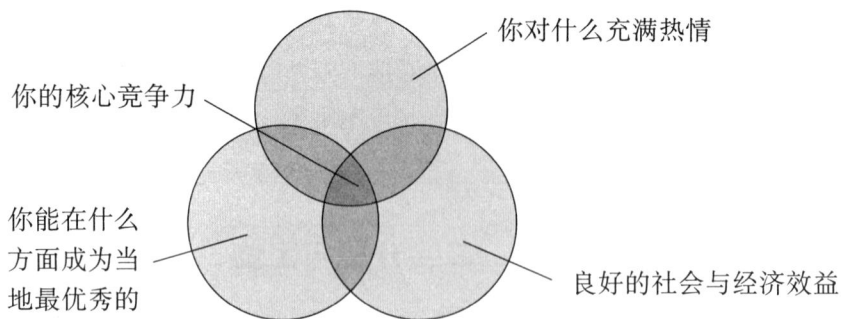

- 你对什么充满热情
- 你的核心竞争力
- 你能在什么方面成为当地最优秀的
- 良好的社会与经济效益

图 2-2　核心竞争力定位

（二）研究型医院发展定位

科学定位是研究型医院持续健康发展的基本依据和重要前提。定位决定了研究型医院发展的目标和方向。只有定位准确，找到自己合适的坐标，才能构建特色，形成优势，真正形成医院的核心竞争力。一般来讲，医院核心竞争力由内生变量和外生变量组成（图 2-3），核心技术、核心理念、核心员工、核心产品是医院核心竞争力的内生变量，是医院可以通过自己的努力控制和改变的要素，决定了研究型医院发展的水平和潜力。核心顾客和核心市场是核心竞争力的外生变量，是研究型医院只能间接影响而不能直接控制的变量，是研究型医院的内生变量得以实现的对象和目标。我们只有从对核心竞争力的构成要素要求着手，才能明确研究型医院的发展定位。

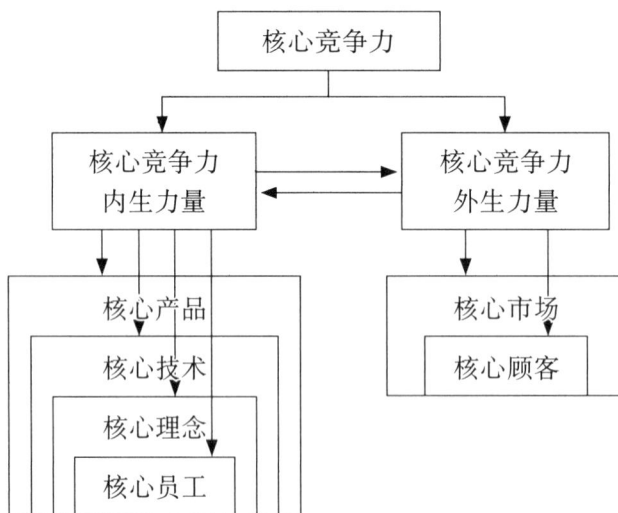

图 2-3　医院核心竞争力的结构要素

因此，根据当前研究型医院的时代背景及其发展形势，借鉴研究型大学的成功经验，围绕核心竞争力的构成要素，我们认为研究型医院的发展定位应当高度重视以下几个方面的要求。

1. **崇尚学术，注重创新**　对研究型医院而言，学术是中心，科研尤为重要，只有以其优良的学术条件、浓郁的学术氛围和雄厚的学术能力才能在众多医院拔尖而出。创建和确定研究型医院必须依托于不断更新的核心竞争力，而核心竞争力的更新本质上就是技术创新，加强技术研究及应用。随着竞争的加剧，时间的推移，一个医院的核心技术会演化为一般技术，医院要不断进行技术创新，开发出成本低、有较高患者价值的新技术、新疗法。医院的技术创新能力越强，其医疗技术的质量、性能及服务的水平就越高，医院参与市场竞争的应变能力就越强，医疗技术进入市场的障碍就越小，其核心竞争力的构建也就越有保证。

2. **陶铸英才，注重学习** 建设研究型医院需要一批优秀的人才作基础，需要构建一支结构合理、勇于创新的科研创新队伍，因此，作为知识科技密集型单位，研究型医院要找好适合本院的突破口，有自己独特的人才培养模式，加强学习和创新，创建学习型医院，更好地体现研究型医院的独特优势。在科学技术日新月异的今天，医院在不断寻找成功之道。谁能在激烈的竞争中站得住脚，就看谁能学习得更快，新的知识和能力如同血液一样，使医院能始终保持生机与活力。为适应变化的环境，研究型医院的员工要不断打造新的学习能力，做到工作学习化，学习工作化。

3. **扎根社会，注重服务** 正如研究型大学一样，研究型医院的形成主要是医院与社会文化科学技术领域紧密结合，满足社会市场需要的产物。从某种意义上讲，研究型医院已经成为了国家或社会核心竞争力的源泉。同时，医院作为一个服务性行业，其产品就是健康，需要树立卓越的全员服务理念，以病人为中心，千方百计提高医疗质量，搞好服务工作。研究型医院想要对社会做出贡献，须通过医院提供给病人的优质、高效、价廉的医疗服务，使之尽早恢复健康。尤其在当前充满激烈竞争的社会中，医院要主动地适应内外环境的变化，实现各种要素的最优组合，保持竞争优势，还要根据实际情况提供有特色的医疗技术和特色服务，持久地为病人提供优质的健康服务。

三、制定与选择

（一）评估战略形势

由于研究型医院的建设、发展必须始终紧扣生命科学发展、医学模式转变的实际需求，而这一需求又随着时代发展、科技进步而不断发生演变，因此建设研究型医院必须要不断地进行环境、需求、目标、条件等的综合评估，才能为研究型医院的建设发展把握更好的机遇。

1. **外部环境评估** 研究型医院的建设发展必须配合和适应外部环境的变化，包括生命科学发展、医疗技术更新、医学模式转化、疾病种类演变等各类因素。主要对以下问题进行评估：①医院发展方向是否适合行业发展的需求？是否需要调整？②医院的诊疗能力和目标是否适应区域疾病谱变化的需求？③医院的管理在处理瞬息万变的环境变化方面是否有足够的灵活性？

2. **内部优势评估** 研究型医院必须要评估自身现有的学科、人才、技术等内部资源与其他医院相比是否具备竞争优势，这种优势的确立其实质是意味着创新优势的确立，因此，内部条件的优势评估其实也是对医院研究发展方向的评估。主要对以下问题进行评估：①现有优势条件是否能满足创新的需求？②现有的优势条件是否能足够带动医院的整体发展？③医院的建设方针是否善用了医院的优势和机会？

3. **发展目标评估** 研究型医院发展目标的关键作用是与医院的活动相一致，然而，在实际工作中，不一致性是司空见惯的。主要对以下问题进行评估：①协调和计划上的问题是由于管理不善还是人为因素所致？如不是人为因素，那可能是因为目标的不一致所造成的。②医院的某一部门或单位的成功是否意味着另一个部门或单位的失败？如果是这样，那么这个战略很可能是不一致的。③尽管权力下放，作业上出现的问题是否要继续上交医院主管人员来解决？如果是这样，那么这个战略很可能是不一致的。④战略是否与医院的价值观相一致？

4. **实施条件评估** 在医院设备、人力和财务资源制约因素的情况下是否能够实现所预定的目标是个很关键的问题。要顺利实施发展目标，必须先评估以下问题：①医院是否有解决问题或者实施目标所需要的创新能力？②医院是否有实施目标所必备的管理能力？③医院是否有实施目标所需的资金（如科研基金、人才培养基金、学科发展基金等）？④医院是否有能力达到预期的水平？⑤医院能否获得或培养出必需的精英人才？

5. **战略可接受性评估** 可接受性意指研究型医院的战略是否与行业、社会乃至医院员工等主要利益相关者的期望相一致。主要对以下问题进行评估：①所考虑的战略是否适合现行系统？是否需要大幅度地变革？②在多大程度上战略会影响与主要利益相关者的关系？③如何平衡各利益相关者受到的影响？④战略对医院内部各部门的职能和活动会产生什么影响？

（二）制定战略目标

研究型医院的发展目标设定必须将个人目标与组织目标、工作目标相结合，统一个人与医院目标可使工作与成员整合，同时应信赖个人的行动意愿。有效的目标设定可以提高医院绩效和创新能力。研究型医院设定的目标应该遵循五项基本原则，即：一是研究型医院的目的和任务必须转化为目标，并且要将长期目标和短期目标分别设定。长期目标相对抽象、具有前瞻性，是医院发展的总纲；短期目标必须要时刻与长期目标保持一致。二是研究型医院的目标必须向下细分，要为医院各级各类人员和部门规定目标。如果一项工作缺乏特定目标，这项工作就难以高质量高效率完成。三是要实现目标与考核标准一体化，即按实现目标的程度实施考核，由此决定升降、奖惩。四是强调发挥各类人员的创造性和积极性。每个人都要积极参与目标的制定和实施。领导者应允许下级根据医院的总目标设立自己参与制定的目标，以满足"自我成就"的要求。五是任何分目标，都不能离开医院总目标自行其是。医院的总目标应该是摆好各种目标位置，实现综合平衡的结果。

研究型医院目标设定有两个关键环节，一是建立目标体系。这项工作须从医院的最高主管部门开始的，从长期目标到短期目标均要明确设定。然后由上而下地逐级确定目标，上下级的目标之间通常是一种"目的－手段"的关系；某一级的目标，需要用一定的手段来实现，这些手段就成为下一级的次目标，按级顺推下去，直到作业层的作业目标，从而构成一种锁链式的目标体系。二是明确各级责任。研究型医院的目标体系应与医院的组织结构相吻合，从而使每个部门都有明确的目标，每个目标都有人明确负责。然而，组织结构往往不是按组织在一定时期的目标而建立的，因此，在按逻辑展开目标和按组织结构展开目标之间，时常会存在差异。其表现是，有时从逻辑上看，一个重要的分目标却找不到对此负全面责任的管理部门，而组织中的有些部门却很难为其确定重要的目标。这种情况的反复出现，可能最终导致对医院组织结构的调整。

目标确定后就要有目标规划。一般分为三级。第一级是总体战略规划，由医院党委围绕创建研究型医院的总目标，对研究型医院发展战略进行总体规划，可以帮助医院制订竞争性战略、运作战略和关于关键问题和提议的行动规划。第二级是专项战略规划，这一级规划的参与者扩展到医院临床科室、医技科室、行政机关的主要负责人，帮助指导医院将研究型医院发展战略与科室发展目标、计划紧密结合，也就是总体规划确定后，制定一系列专项规划，可包括学科规划、科研规划、教学规划、人力资源规划等。第三级是个体战略规划，是指战略制定参与者深入医院每一位医务人员，帮助医院将研究型医院发展战略目标与医务人员个人成长相结合，使战略目标的制定更具全面性、可行性和科学性，也就是具体的行动计划。

对战略目标还要进行五个维度的分解。一是财务维度，可以分解概括为增强财务效益，优化资本运营等目标。二是患者维度，可以分解体现为增加患者满意度和忠诚度等目标。三是流程维度，可以分解概括为效率、质量、成本和安全等方面目标。四是学习成长维度，可以分解体现为提高医务人员职业道德素质、业务技能和满意度，建立良好的医院文化等方面目标等。

为战略评估与控制需要，需从各个维度选取绩效指标作为评估指标。这些绩效指标的选取直接关系到医院战略实施评估效果，所以在指标选取时要尤为慎重，遵循贴合医院实际、每个维度建议采用4~6个指标、指标要便于统计和评估等要求。同时，还要根据不同指标在医院整体战略实现中所处的地位和不同时期，确定维度指标权重，并将目标与薪酬奖励、职称晋升等个人发展需要挂钩，确保操作可行。

医院发展战略管理流程见图2-4。

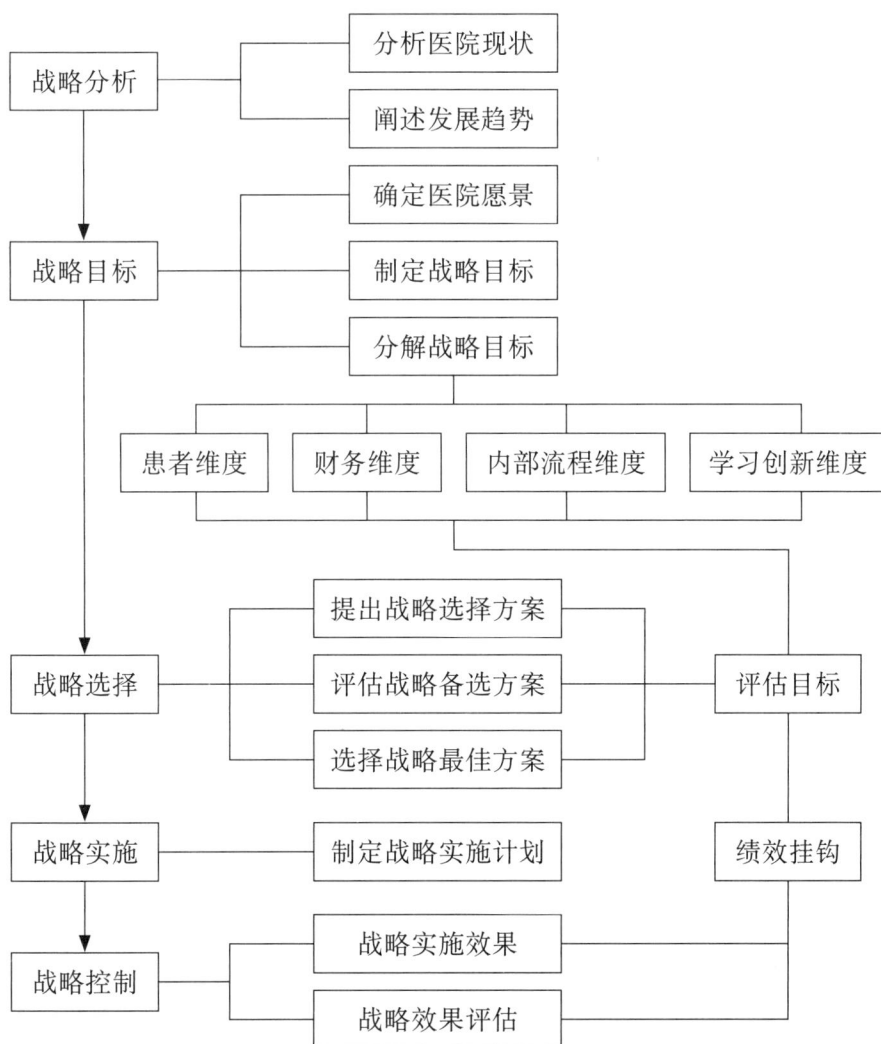

图2-4 医院发展战略管理流程

（三）选择战略方案

选择战略方案主要包括四个环节：提出战略选择方案、评估战略备选方案、选择战略最佳方案、制定战略实施计划。提出战略选择方案需要考虑的最基本问题是"哪一种战略方向？"人们在选择战略方案时往往考虑那些显而易见的战略，因此，在选择战略过程中选择的方案越多越好。按战略分析的原则各种战略备选方案。一般主要抓住以下两个点：一是要选择的战略是否发挥了医院的优点克服了弱点。善用了机会，并将威胁削弱到最低程度？二是战略是否可被接受？问题的关键是利益相关者能否接受战略？在战略评估的基础上，由医院决策者选择想要实施的战略。选择的战略可能仅有一种，也可能有一组组合。特别需要指出的是，实际上并不存在最佳的选择标准。医院决策者和利益相关者的价值观和期望在很大程度上影响着战略的选择。根据已选择的战略要求，制定相应的配套政策和实施计划。

四、对策与实施

（一）战略对策

1. **以观念变革为先导，树立战略性发展思想** 要办好医院，一定要有合理的战略规划，而合理的战略规划又要有正确的发展思想，要有世界眼光、变革精神和创新思维，实施国际化、开放式、走出去的战略。作为高水平研究型医院的定位，要把发展目标的参照系定为国际知名、国内一流的医院。我们要从这个层面认清医院发展的趋势，确定自己的发展目标，突破医院自身的围墙，把其放在国际背景之中，用全球的眼光来考虑目前制约我们发展的资金、人才、技术、管理等问题。

2. **以一流人才为龙头，营造人才生态化环境** 创建研究型医院，必须要有学术大师。目前大部分医院存在缺乏国内外著名学术大师、队伍老化、后继乏人、优秀青年教师流失等问题。因此，必须进一步解放思想，探索多种途径，引进海内外知名的有潜力的中青年学者充实科研、教学队伍，把最优秀的人才吸引到医院中来，使人才队伍国际化、高层次化、多元化。同时，针对论资排辈，照顾迁就，大锅饭现象，营造一个宽松的学术氛围，更要建立一个公平竞争的机制，通过机制的作用，使人才流动起来。

3. **以制度创新为核心，构建现代化医院制度** 医院竞争的核心不是资金、人才和技术，而是制度。对于建设研究型医院而言，制度创新和文化更新可能是更为重要的。重要的是通过制度性设计，以合理、高效、创新的制度作保障，营造鼓励制度创新的氛围，才有可能实现研究型医院的战略目标。近年来，医院打破了管理体制的界限，实行了"共建、调整、合作、合并"等不同形式的改革，从宏观管理体制上优化医院总体布局结构，优化医疗资源配置，从而为提高医疗质量和效益，提供了一个良好的外部环境和发展空间。但是，事实告诉我们，真正反映一个医院的实力，不在于规模，而在于特色和水平，要走内涵发展的道路，即建立一个符合医疗市场和自身发展规律的现代医院制度。

4. **以学科调整为基础，构建高水平学科平台** 学科水平是反映一所医院水平的主要指标之一。许多著名的研究型医院，除了学科门类齐全，综合性强之外，更主要的是它们拥有一些独具特色的世界公认的一流水平的学科。但是，当前许多医院存在学科结构不合理、学科水平低等问题。因此，实施研究型医院的发展战略，首先要调整和加强学科建设，要瞄准世界一流学科目标，对现有的学科进行战略结构调整。打破科室围墙，在全院范围内优化重组，构建优势学科群，建立跨学科的研究中心，促进学科的交叉和融合，发挥学科的综合优势。力求使学科平台办出特色和品牌，提升医院的知名度。

（二）竞争战略

人才是形成医院核心竞争力的基础，知识是提升医院核心竞争力的载体，技术是医院核心竞争力得以形成的关键，以文化和综合实力为依托的医院核心竞争力，才是医院兴旺发达的生命之源。因此，根据人才、知识、技术、文化等因素与医院核心竞争力之间的内在联系，对创建研究型医院可提出若干战略对策。

1．归核战略　归核战略就是要求医院集中优势资源，大力发展重点学科技术，把重点学科技术做大、做精、做强，走集约化道路。其实施方式主要是以医院重组体现的，医院重组的目的是优化资源配置构建优势学科群。

2．虚拟经营　虚拟经营就是把已形成的优势学科掌握在自己手中，把不擅长、实力不够或无优势的学科分化出去，通过与他人联盟或合作，达到整合内外部资源、弥补自身劣势、拓展市场空间，以保持持续的竞争优势。其执行的方式可以为：借助虚拟人员，拓展虚拟功能，建虚拟医院。

3．技术创新　通过技术创新，弥补现有资源和竞争力的价值，缩减与未来存在的潜在医疗机会所要求的资源和竞争力相比的差距。其基本模式有四种：一是自主创新模式；二是合作创新模式；三是模仿创新模式；四是虚拟创新模式。

4．蓝海战略　为了打破红海血腥的僵局，研究型医院可打破限制他们竞争的既有医疗市场边界去发现和开创蓝海。具体可以从在替代产品上注重技术创新、在客户链条上体现患者需求、在互补产品上学会虚拟经营、在情感功能上塑造医院文化、在放眼未来上实施权变策略中去探索蓝海。

5．知识管理　医院实施知识管理的步骤为重视隐性知识的开发，对诸如个人经验、专家技能等不可言传的知识，可通过知识挖掘、专家指导等手段将这种经验化的知识为更多的人所分享；医院可以通过多种方式来增加医院的知识储备，并将这些知识转化为医院的技术和服务。

6．医院文化　医院文化是指医院在长期的发展过程中形成的，为医院的成员所共有的思想作风、价值观和行为规范。文化看不见、摸不着，但作为一种无形力量，却渗透到医院一切领域，成为能力的中枢神经系统，并理所当然地充当了核心竞争力的发出者和指挥者。

7．优势富集　优势富集效应是指起点上的微小优势经过关键过程的级数放大会产生更大的优势积累。优势富集效应中的"突显"表现为两种形式，即"速度突显"和"特色突显"，速度突显，强调起点的超越，强调必须突显在第一时间，特色突显强调通过独具的特色达到目的。

8．流程再造　医院流程再造就是对原有业务流程进行分析与论证，以病人的需求为导向，进行流程增加减少、整合设计，改善提高，并将人文关怀与信息化技术等作为符合时代发展的要素考虑投入，以达到提高医院运行效率，体现运行的人性化，创造良好收益的目的。

（三）实施途径

1．理念培育是战略实施与管理的前提　研究型医院发展战略的管理理念是人们对研究型医院这种新的办院思想的理性认识与理想追求。许多研究型医院尽管战略目标不尽相同，却都形成了"只有实施研究型医院发展战略才能促进医院卓越"的理念共识。创建研究型医院只有树立"必须实施战略管理"、"能够实施战略管理"、"怎样实施战略管理"的思想与意识，时时处处从战略规划管理的角度考虑医院建设与发展，才能彻底跳出以往计划经济时代狭隘的"操作管理"的思想束缚，促进研究型医院优质高效地运转。

2．**素质培养是战略实施与管理的基础** 目前研究型医院仍以学术水平高低作为遴选管理人员的重要尺度，高层管理人员战略规划能力和战略管理素质比较欠缺，致使研究型医院战略规划的科学性大打折扣。要想改变这一状况，研究型医院在选拔高层管理者时要注重其战略管理水平和规划素质，同时加强培训，提高他们对战略管理的认识和知识素质水平，使他们成为战略管理实施的中坚，成为研究型医院战略管理的积极推进者。

3．**科学规划是战略实施与管理的根本** 战略规划的科学与否直接影响着战略实施的有效程度。我们有些研究型医院的战略规划不科学，主要表现为：战略目标相同或相似，战略定位没有反映特色，战略目标缺乏系统性。 究其原因，除编制方法不够科学外，很多医院的战略规划仍然由少数人制定，大大降低了战略规划的认可程度。因此，在制定研究型医院发展战略规划过程中要广泛听取院内外人员的意见，最大限度地确保人员的代表性和参与度，从而保证战略规划的合理性和认同度。

4．**组织控制是战略实施与管理的保障** 比较成功的研究型医院战略管理能够顺利推进，得益于健全的战略管理组织和比较完善的战略控制措施。目前研究型医院正处于战略管理的实践期，战略控制理论薄弱，实际操作经验较少，战略控制措施较少施展。为增强战略控制能力，保证战略目标实现，在创建研究型医院过程要尽快建立健全战略管理的相关组织，赋予相应组织以控制职能；要制定战略控制制度和具体措施，加大实践力度；要及时开展战略评价，检查控制状况，保障控制实效。

5．**社会文化是战略实施与管理的土壤** 我国虽然赋予医院以法人主体地位，医院也面临着很多竞争，但政治体制和传统思想根深蒂固，在一定意义上阻碍了战略管理的实施步伐。为促进战略管理健康开展，政府、社会与医院要努力培育有利于战略管理生长的政治文化土壤。政府要加强宏观调控能力培养，给予研究型医院更多的自主权力；社会要理解研究型医院战略管理行为和方式，给予资金、项目、协作等方方面面的支持；研究型医院要注重院内氛围营造和战略工作开展，积极推进战略管理实施。

五、评价与控制

（一）战略影响因素及变化原因

研究型医院的核心竞争力在一定的时期和范围内可以保持医院发展优势，但随着医院内外环境的改变（如外部医疗市场竞争的加剧、医疗政策环境改变、人群疾病谱的变化等）、医院内部医疗技术发展水平的限制、学科实力的稳定、医院运行体制和管理方式的固化，原先这种核心竞争力出现与内外环境不相适应，产生核心刚度，阻碍研究型医院发展进程。研究型医院要克服核心刚度，实现核心刚度超越，必须根据外部环境变化的要求，实时进行发展战略的评估，从技术创新、团队学习、管理增效等方面进行控制。

研究型医院是具有一定功能的系统，研究型医院核心竞争力也是一个复杂和多元的系统。任何系统都由相互联系、相互作用的诸要素组成具有一定功能的有机整体；系统中各要素不是孤立地存在着，每个要素在系统中都处于一定的位置上，起着特定的作用，它们之间相互关联，构成了一个不可分割的整体。一般来讲，从研究型医院运行过程的角度，一所研究型医院核心竞争力的影响要素如图 2-5 所示。

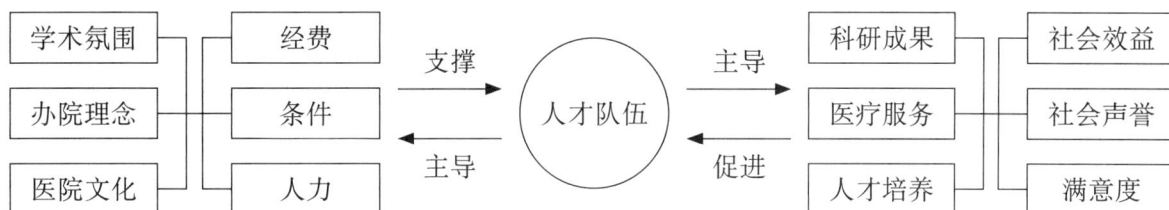

图 2-5 研究型医院核心竞争力影响要素

1．**引领性要素** 办院理念、学术氛围、医院文化是核心竞争力的引领性要素，它们在研究型医院运行和发展过程中发挥着指挥棒作用，是一所研究型医院保持核心竞争优势的土壤和精神基础，尤其是办院理念决定了学科专业布局、资源投入配置、师资队伍建设、制度与文化建设等各方面的工作，始终居于引领地位。办研究型医院首先需要有正确先进的办院理念，一个是"办什么样的研究型医院"的办院定位问题，另一个是"怎样办研究型医院"的办院思路问题。

2．**支撑性要素** 人力、物力、财力等投入性资源是核心竞争力提升的支撑条件。资源投入主要包括学科专业及相应的教学科研条件、专业技术人员队伍、运行经费等，既有实验室、图书馆、博物馆、仪器设备、生活设施等硬件的投入和薪资、运行经费等财力、物力的投入，也有专业技术人员、管理者、服务人员等人力的投入。核心竞争力的提升需要持续不断地投入，这是保证研究型医院运行和可持续发展所必需的基础资源，在核心竞争力的形成和提升过程中发挥着支撑性作用。目前，我国研究型医院的资金来源途径逐渐多样化、多元化，除了从政府争取经费拨款，还从企业筹集研究经费，从社会获得捐资捐赠等，同时加大对科研条件的投入和建设，加大力度吸引优秀的科技人才，另外积极优化资源配置，提高资源使用效益，这为提升研究型医院的核心竞争力奠定了良好的支撑条件。

3．**主导性要素** 人才队伍是核心竞争力提升的主导力量。医务人员既是研究型医院所投入的基础资源，也是办院理念的倡导者和践行者，还是支撑条件的构建者和支配者。他们主导着知识生产、知识传授和知识应用的过程，在保证研究型医院产出成果的质量、维护医院声誉方面发挥着举足轻重的作用，因此，医务人员是核心竞争力形成和提升的主导力量。

4．**保障性要素** 制度、管理与组织机构是核心竞争力提升的保障，主要包括管理制度与运行模式、人事考核与激励制度、学术制度等，是影响医务人员工作动力的关键因素。特别随着办院历史的发展、办院条件的完善，教学科研条件和生活待遇等已能较好地满足医务人员工作的需要，这样他们才会更加注重精神价值层面的追求，研究型医院制度与管理对核心竞争力提升所发挥的激励和保障作用也就越明显。

5．**生成性要素** 社会声誉是研究型医院产出即人才培养、科学研究和社会服务成效的综合体现，代表了社会对研究型医院的认可度。因研究型医院的产出结果是以知识为载体，其质量是无法定量评价而且是滞后的，其作用和价值需要经过社会长时间的检验才能体现出来，因此，一所研究型医院的社会声誉需要经过长期积淀后才能逐步形成，它能更真实、更深刻地反映其核心竞争力。社会声誉是研究型医院的形象和品牌，是研究型医院的无形资源，良好的社会声誉能为研究型医院带来可观的回报，对内产生强大的凝聚力和号召力，对外起到感染和同化作用。

战略因素的变化主要有四个原因。

一是医院经营的宏观环境时刻在发生变化。科学技术的全球化也使医院面临外部环境的不确定性增加，同时，信息时代的到来也使得变革速度不断加快，剧烈变革使得即使经过精心选择培育出的竞争力也可能落后于当前形势的需要。医院宏观经济环境、文化环境的变化无时无刻不在影响着医院。最主要的是宏观卫生政策环境的变化将直接影响医院核心竞争力的构建与提升。如政府一系列宏观卫生政策与法规的出台，改变了医院的筹资渠道、办医模式、补偿机制、服务价格体制、人事分配制度等。实施区域卫生规划，卫生机构由单一国有制向公有制为主、多种所有制并存转化；卫生管理由行政化向按经济分类进行依法行政管理化转化，卫生行政部门转化职能，使医院失去了依赖，众多医院面临重组或调整。此外医院划分为营利性和非营利医院、医疗保险、病人选医生、医药分家、新农合政策出台等等，都对医院构建核心竞争力有一定影响。疾病谱的变化，人口老龄化等等这些非人为宏观因素都是医院在构建核心竞争力时应该关注的。

二是日新月异的技术直接影响核心竞争力的领先性。新技术、新业务、新设备层出不穷，给医院带来了严峻挑战。技术的变化会影响医院实现价值的方式，其对核心竞争力的影响有两个方面：一是医疗技术的进步会相对降低核心竞争力的领先性，甚至会使之落后；二是信息技术的重大进步将会影响核心竞争力所赖以建立的基础，如 INTERNET 技术的出现将对所有的传统行业产生重大影响，医院的核心竞争力的建立必须考虑基于 INTERNET 技术的应用。例如军队系统中的解放军总医院、西南医院、南京军区福州总医院、251 医院在信息化建设上成绩卓著，是国内为数不多的数字化医院，显著提升了医院的核心竞争力。有志于持续发展的医院应当密切关注相关技术的发展趋势，及时利用新的信息技术，构建和提升自己的核心竞争力。

三是公众对医疗卫生保健服务的要求越来越高。一方面，随着经济宏观环境的发展，居民平均收入水平、消费特性、生活方式的改变，公众对医疗卫生保健服务的要求越来越高，医院已由卖方市场变为买方市场；需求的层次和内容也在发生着变化，除基本医疗需求之外，特需服务、健康保健、美容减肥等需求种类越来越多。另一方面，医疗费用增长过快导致的"看病难、看病贵"是当今一大社会问题。负责任的医院应该在遏制不合理医疗费用增长中下工夫，要千方百计把医疗费用降下来，让老百姓能看得起病。从国情和群众经济承受能力出发，提供多种不同层次可供选择的适宜的医疗服务技术、合理用药。作为能为患者提供更大、更多、更优越、实惠的医院核心竞争力，必然要随着患者需求的变化而变化。

四是竞争对手的竞争力在不断提高。核心竞争力的领先性是相对竞争对手而言的。医疗市场的竞争已由静态变为动态。表现为竞争频率加快，竞争规则在变。如过去竞争主要是价格竞争，现在的竞争则表现为全方位、多层次。为了赢取和扩大竞争优势，竞争对手都在努力学习，努力改善医疗服务条件以提高其自身的竞争力。当前民营医院、中外合资医院虽然势力尚小，暂处劣势，但发展势头很猛，前景看好。水涨船高，所以若要时刻保持核心竞争力的领先性，医院也必须不断强化和提高核心竞争力，对核心竞争力进行动态管理。

可见，在激烈的医疗市场竞争之中，医院不只单单培育出核心竞争力就一劳永逸了，必须时刻准备应对变化。应对变化，最好的办法就是不断创新与变革。坐观其变，必然丧失机会；以不变应万变，注定要落伍。医院和个人多年积累的知识和优势很快就会被淘汰，核心竞争力也会沦为一般竞争力，医院对社会的价值就会降低，医院必将随时面临危机。医院及医院领导者必须学会适应变化、研究变化的规律，必须拥有动态的而不是静态的核心竞争力。

（二）战略评价方法与标准

有学者认为，战略评价的四项标准是：一致性（consistency）、调和性（consonance）、可行性（feasibility）和有利性（advantage）。调和性和有利性主要用于外部评价，而一致性与可行性主要用于内部评价。对于现阶段研究型医院发展战略来说，首先，应该完善自我评价。应在医院内部成立专门的委员会，对研究型医院战略规划的制定基础、实际结果与预期结果等进行评价并提出纠正措施，以保证战略规划与战略行动的一致性和可行性。其次，应该鼓励第三方参与评价。应该在政府主管部门的扶持下，鼓励成立专业的评价机构并对其进行规范，以加强对研究型医院发展的评价和认证。

从目前实施研究型医院战略来看，现阶段的战略评价主要限于发展战略中各个优先领域的实施和运作情况，以及战略目标的实现情况和实施效率，而对于研究型医院发展战略的编制规则和编制质量、战略实施的物质保障、资金的落实和使用情况等缺乏监控和评价。完善战略评价，既要关注战略重点的实施情况和战略目标的实现情况，也要关注其战略规划的初始质量和保障条件。以评价研究型医院学科为例，研究型学科以研究型医院建设为指导，强调科研与临床的转化，强调科研的产出要服务于临床，应用于疾病的诊治。至于研究型学科评价标准，目前国内现有的学科评价体系不能充分体现出研究型学科的建设内涵，国内现有学科评价体系中对于科研产出的评价为数量和质量的评价，并未突出转化医学的地位，未明确科研与临床之间的紧密关系，需加强研究论证。

（三）战略控制特征与原则

1. **战略控制要突出五个特征** 一是在战略控制目标上要突出研究性。作为研究型医院，研究是医院发展的特征和生命。研究型医院的医疗和教学都围绕研究开展，以培养具有创造性的创新型人才为目的；科学研究在研究型医院中更占有独特的地位。研究型医院的战略控制要在目标上突出研究性，强调和凸现医院在未来发展中的科研位次，营造科研氛围，量化科研的软、硬件建设指标，以利于逐步推进医院"研究型"建设和发展。二是在战略控制方法上要突出学术性。在以"研究"著称的研究型医院里，学术研究是医院持续发展的重要尺度和方法。战略控制是一项涉及医院方方面面复杂的系统工程，研究型医院要结合本院的实际对战略控制进行详尽、细致的研究。研究型医院不仅要认真研究战略控制前、中、后的具体理论，而且要对战略控制实施中的具体方法进行研究并反复论证，以使其切实可行。三是在战略控制主体上要突出人本性。医院除核心的医疗、教学、科研系统外还有一个庞大的医院管理系统及复杂的后勤保障系统。研究型医院要成为有效的竞争者，成功实施战略控制，就不但要发挥垂直体系的功用，而且要发挥水平体系的功用；不但要发挥医院层面和科室层面管理者的主动性，更要发挥基层科室组织医务人员的主动性；以人为本，突出医生的主体地位。四是在战略控制过程上要突出长远性。研究型医院是一个医疗、教学和科研融合共生的组织，三者都有其内在规律。这些特点和规律决定了研究型医院发展战略控制的过程不能像企业追求生产周期效益，一般普通医院追求医疗效果等一样，只瞄准短期效应和眼前成就，而应该考虑整体，谋划全局，立足长远，面向未来。五是在战略控制结果上要突出领先性。战略管理是一个趋同化组织寻求成长和发展机会及规避威胁的过程。在外部环境不确定的情况下，研究型医院进行战略控制，既要评估医院模仿成功者取得的进步方面，又要检测自己的特色成就。研究型医院战略控制的焦点问题之一，就是监控医院如何发挥自己的优势和利用外部机会，最大限度地避免趋同化现象，取得独特性领先成果。

2. **战略控制应坚持五个原则** 一是研究领先原则。研究是研究型医院的突出特征，研究型医院的战略控制要围绕研究展开，否则就失去了其特色和应有的意义。研究领先主要表现在研究型医院的战略控制要首先考虑医院的研究地位是否得到了巩固和提高，然后以此为核心检测医院承揽的研究项目是否切实取得了进展、医生的研究能力是否得到了提高、研究设施是否得到了改善、开展研究的经费是否充裕等等。二是目标认同原则。目标认同是指研究型医院的战略控制目标在实施过程中能得到全院人员的理解、认可、支持和全心全意地投入。研究型医院的战略管理不仅需要高层管理者的决策，也需要中下层管理者和全院医务人员的参与和支持。目标认同能为战略控制提供群众基础和根本动力。在战略控制过程中，应尽可能地确保医院上下对战略控制目标及措施的高度认同和充分拥护，从而为推进战略控制奠定良好的群众基础和思想基础。三是特色建院原则。所谓特色，就是做与竞争对手不同的活动或以不同于对手的方式完成类似的活动，以特别的活动能力，创造出独特的有价值的地位。研究型医院的特色可以在多层次、多方面形成和体现。研究型医院必须根据自身实际，扬长避短，权衡得失，结合特色建设做出选择。在当前国内外医疗竞争日益激烈的情况下，研究型医院想要争得一席之地，只能走特色化道路，在研究上有所独创、在专业上有所突破及在管理上有所革新。四是权变创新原则。环境是研究型医院赖以生存的空间，研究型医院只有适应环境变化才能生存和发展。而适应环境变化的关键在于不断地变革、创新。面对市场竞争挑战，新的战略控制观具有更前瞻的眼光、更强的战略主动性，而不仅仅是对环境的简单适应和内部调整。研究型医院战略控制只有适应环境的变化，不断创新，才能有效地利用变化所提供的机会，避开其造成的威胁，取得竞争的主动权。五是反馈修正原则。研究型医院战略的实施通常包括一系列中短期行动计划，它们使研究型医院战略在行动上具体化和可操作化。然而，研究型医院发展战略实施过程并非一帆风顺，内外环境因素的变化往往会打乱研究型医院的战略部署。因此，只有施行战略控制，分阶段逐步地对研究型医院战略及其实施情况进行严格的检查，然后采取必要的调整，才能确保研究型医院战略意图的达成。

第二节　研究型医院管理创新

就研究型医院来讲，创新是生存和发展之本。创建研究型医院，一个重要的着眼点是主动适应国家创新战略要求，将自主创新特别是原始创新摆在医院建设的突出位置。研究型医院的建设过程就是把创新转化为实践的过程，是对传统医疗服务理念、服务模式、服务能力及管理体系的深刻变革，从更深、更高的层次上解决和突破制约医院发展的矛盾、困难和"瓶颈"。早在1890年，英国学者阿费里德·马歇尔在他的《经济学原理》中第一个提出"管理也是生产力"的思想，向管理要效益、靠管理求质量已被普遍认同。医院工作性质特殊，一天到晚和生命、健康打交道，更需要质量，质量从哪里来？从管理来。确立这样的思想观念，有利于引导、教育，影响职工接受管理、配合管理、参与管理。通过优化整合医院的医疗资源和科技资源，对影响人民群众健康水平的医学重点领域、重大问题、核心技术，理清发展思路，研究实现途径，超前布局，重点突破，不断催生一大批国内一流、国际领先的管理理念创新、管理机制创新、管理制度创新和管理实践创新，促进医院建设科学发展。

一、理念创新

建设研究型医院，标志着我国医院发展的重大转型，从传统的临床型向现代的研究型转变，在转变方式上，是认识论和方法论的转变，在管理理念上，体现在思想、观念以及相应的政策导向与行为规范等的系统性协同机制的一系列转变，是一种思想、一种态度、一种方式在制度构架、行为规范层面的具体贯彻。

（一）理念创新的意义

1. **保证医院生存和发展的必然要求** 医院在竞争中求生存，求发展，求壮大，必须突破僵化思维模式，强化超前意识，变"求稳型"为"创新型"。应不断强化价值观念、市场观念、竞争观念、政策观念、自律观念、经营观念、服务观念和法制观念。大胆引进、吸收国外先进的医院管理经验，加速推进医院信息化建设，提高行政、医疗和后勤管理等工作效益。随着经济全球化趋势的不断深化，特别是在我国加入世界贸易组织之后，我国医院在迎来良好发展机遇的同时也面临更大的困难和挑战，导致医院的生存和发展形势严峻。为此，创新管理理念，实行一种全新的管理模式，适应国际形势发展的需要成为保证医院生存和发展的必然要求。

2. **适应医院发展变化的迫切需要** 在以往的实验医学时代实行的是生物医学模式，而当前我们已经进入了整体医学时代，逐渐开始实行包括生物、社会、以及心理等方面的综合医学模式。这种变化就使得医院由传统的单纯诊疗功能，转变为集诊疗、保健、预防、康复等功能为一体，实现了由院内服务到院外服务的延伸。因此，为了适应新时期医院的发展变化，就必须要创新管理理念。

3. **医院实现管理模式创新的需要** 实现管理模式的创新必须要求以新的管理理念作为基础和支撑，特别是在市场经济环境下，面对日益激烈的国际和国内市场竞争，创新医院管理理念，提高自身的核心竞争力已经成为必然趋势。因此，创新管理理念是医院实现管理模式创新的需要，是促进医院实现长远发展的关键。

（二）理念创新的方向

1. **传统的经验式管理转向科学化管理** 以往我国绝大部分医院的管理实行的是经验式管理模式，具有较强的主观性、专制性、以及非系统性等特点。由于管理者自身的管理水平和综合素质直接关系和影响到管理工作的质量和效率，因此，管理工作就显得很不稳定，且缺乏系统性、科学性、以及可持续性，使得医院在市场竞争中处于较为被动的地位，在很大程度上影响和制约了医院的全面协调可持续发展。而随着时代和社会的发展变化，为了适应国际形势发展的需要，当前医院的管理模式开始朝着现代化科学化的方向转变，风险管理、过程控制以及数据统计分析等方法逐渐应用到医院管理工作中，并且实现了管理和监督的有机结合，大大提高了医院管理的质量和效率。

2. **粗放式管理转向集约化管理** 传统的粗放式管理指的是医院在人员管理、经济投入、质量监管、以及成本控制等方面缺乏一套科学合理的运行机制，实施管理的目的只是为了完成各个特定的目标，在管理的各个环节没有进行有效的控制，使得管理工作的作用和价值无法完全凸显。为了应对和解决这一问题，当前很多医院开始实行集约化管理，力图最大限度地解决和控制成本投入大、资源消耗多、浪费严重等的一系列问题。在医院集约化管理中，主要以系统论和控制论等理论为基础，对管理的各项工作进行科学的引导和指导，使医院管理工作的成效更加明显。但是需要注意的是，实行集约化管理一定要把握好度，不然容易走向另一个极端，造成管理手段烦琐、管理成本增加。

3.物化式管理转向人性化管理 人文化和人性化是现代化医院管理发展的必然趋势，是衡量医院软实力的一项重要标志，对于树立良好的医院形象、提高医院竞争力具有重要的意义。当前在医院的管理过程中，对于患者和医务人员的人性要素已经给予了越来越多的关注和重视，有利于广大医务人员以更加饱满的热情投入到日常的工作中，有效缓解了医患矛盾。与传统的物化式管理相比，这种人性化的管理方式更加符合时代和社会发展的潮流，充分体现了以人为本的管理理念，形成了具有特色的医院文化，从而在新的时代和社会背景下，以崭新的面貌有效应对来自各方面的压力和挑战。

4.低效化管理转向效益化管理 效益化管理指的是以医疗质量为核心，以实现医院的经济效益与社会效益为主要目标，并通过提高医疗质量来促进医院发展、提高其经济效益与社会效益的一种全新的管理模式，它主要是为了解决以往医院管理工作效率低下问题而出现的。一般，实行效益化管理必须要对医疗质量进行全面的管理，这就需要建立完善的医疗质量管理和控制体系，并积极打造医疗质量至上的医院文化，使全体医务人员在这种文化环境中端正自己的工作态度，认真履行自己的职责，从真正意义上实现效益化管理。

（三）理念创新的内容

发展是状态的改善，包括量的增长、质的提高和结构的改进。观念是行动的先导，是人类社会一切人为事物的思想前导。发展观是关于发展的本质、目的、内涵和要求的总体看法和根本观点。在研究型医院建设的方方面面和各个历程，无不渗透着发展观念的引领。要促进研究型医院建设和发展，首先必须从更新观念入手，牢固树立创新观念、施行创新方法和手段。研究型医院的观念更新，体现在研究型医院是国家创新体系的子系统，时时需创新、处处要创新，既要有建筑结构、功能布局、硬件设备等方面的创新，也要有知识理论、技术方法创新，更需有观念理念、管理模式、制度流程、服务机制方面创新。

总体来看要树立以下五个观念：

1.创新驱动观念 纵观国内外研究型医院从建设之初到持续的发展，无不强烈地体现着创新的精神和创新的观念，以及在创新观念指导下的强大创新能力。建于1889年的美国约翰霍普金斯私立医院，从建院之初就把"创新"贯穿于医院的各个方面，首先将橡胶手套应用于外科、应用腹膜透析等创新技术和方法。建于1912年的美国克利夫兰医院一直提倡"创新占据主导地位"，先后研制出血清素、无创性结直肠手术、心血管造影、微创心脏瓣膜置换等临床新产品、新技术，提高了健康维护能力。

创新驱动最早由美国管理学家迈克尔·波特提出，他将国家经济发展分为四个阶段的驱动概念：生产要素驱动阶段、投资驱动阶段、创新驱动阶段和财富驱动阶段。"当国家进入创新驱动阶段时……所有关键要素不但发挥自己的功能，而且交互作用的效应也最强，呈现锐不可当的竞争力"。研究型医院在成立之初就带着强烈的创新特质，创新的持续深入，系统内外关键要素逐渐出现规模的钻石体系效应，进入创新驱动模式持续发展。创新驱动模式主要特征是创新成为驱动发展的主要动力，创新驱动发展是研究型医院可持续发展的必由之路。

（1）后发驱动。后发驱动带来后发优势，特征是通过引进、学习、模仿、利用先发国家、地区或行业已有的设施设备、技术方法等，避开自行探索和自行研发的过程，利用别人经验绕开发展进程中可能遇到的障碍和弯路，节省追赶时间的驱动模式。后发驱动具有边际收益递减性，研究型医院在建设初期和早期一般多采用后发创新驱动模式进行发展建设。

（2）先发驱动。先发驱动带来先发优势，特征是原创性、集成性、再消化性的开展基础研究、应用研究和转化研究，获得前所未有的科学发现、技术发明、主导技术等创新成果，进而驱动发展的模式。先发创新是最根本的创新，研究型医院在相对稳定的发展阶段要多以先发创新驱动模式实施发展建设。

（3）协同驱动。协同创新驱动打破了先发创新、后发创新的壁垒，高度汇聚各行业、各类型创新资源和要素，系统运用创新手段和方法，最大限度地释放创新能量。协同创新驱动一要注重整合创新方法，二要注重整合创新主体。

（4）自组织驱动。创新自组织驱动是指创新形成了一个充满活力的生态系统，即创新要素间的复杂交互关系进入一个有生命活力的自生长状态。创新生态系统里的不同栖息者，主要为研究、开发和应用群落，创新生态系统的可持续性，取决于这三大群落之间健康的平衡。自组织性是创新生态系统的特性，各个主体之间的创新活动在一定范围内受"一只看不见的手"支配，理性有序的展开。

2. **协同创新观念** 研究型医院的协同发展包括外协同和内协同两类。首先，从社会整体角度看，研究型医院作为医疗卫生保健机构，从属于社会医疗卫生系统，在社会中的系统层次结构为：人类社会系统→科教文卫系统→医疗卫生系统→医院系统→研究型医院系统。作为科教文卫和医院系统的重要子系统，研究型医院必然要承担不同于临床型医院的系统功能。基于系统论从封闭到开放到协同的效能提升效应，必须协同大系统中的其他社会组织机构，如科研机构、院校、工厂基地、其他医院等发生联系和融合，形成各种层次、各种形式、各种类别的协同发展，如"松散式联合"、"融合式联合"、"伙伴式联合"等形式，更好地发挥协同效能，实现系统功能的最大化和最优化。其次，从研究型医院本身来看，研究型医院自身亦是一个完整的系统结构，内部有着组织系统、管理系统、人员系统、技术系统、研究系统、保障系统等各子系统，子系统间通过功能有机联系，相互支撑和影响。任何一个临床问题的解决或项目的完成都需要多方面的协同，只有形成系统内部良好的协同，如临床与研究协同、临床与教学协同、软件与硬件协同、管理与技术协同等，才能共同促进发展，实现系统整体功能。

纵观全球，也日益呈现出协同发展局面，尤其是以"项目"为纽带的项目制协同，进一步促进了从国际到国内、中央到地方以及社会各领域统和的发展模式。美国"曼哈顿工程"历时5年多，耗资22亿美元，72所大学及其他机构参与该工程，是各方协同的典范。我国国家教育部从2011年启动的"2011计划"，也是充分发挥高等学校、科研院所、行业企业优势，广泛汇聚有创新能力的各方力量，有效整合资源，构建"多元、融合、动态、持续"的协同创新模式与新机制。

3. **以人为本观念** 医院是以预防和治疗疾病、保持和维护病患的健康为主要任务设立的医疗机构，研究型医院的职能任务更加多样，包括健康维护、医学人才培养、临床研究、文化引领、保健康复等。在所有的职能任务中，"为病患的健康服务"是最核心的主旨。"以病人为中心"不仅适应了"环境－社会－心理－工程－生物"医学模式的需求，表现为医学模式上的转变，更是一种观念上的更新。研究型医院的基础和临床研究、临床方法和技术革新、高层次医学人才培养，都需要以推动和提升为病患的健康服务为目的；工作制度、流程标准、人性服务要以病人为中心进行设计，建筑设计、功能布局、人文美学等以病人的满足和方便来谋划；研究型医院要树立大健康观念、4P医学观念，不满足于"治已病"，还要"治未病"，开展

"个体化治疗",满足以人为本的高层次健康需求。"以患者为中心"也是等级医院评审和JCI认证的核心思想,每一条细节要素都贯穿了"保证医疗质量和患者安全"的准则,JCI用了整整五个章节评价医院"以人为本",没有把评审重点放在医院设备、床位数以及专家组成等技术指标上,不论患者是谁或处于怎样的情况,医院都要保证为患者提供最高标准的服务。

美国麻省总医院的任何医疗决策,都以"患者需求至上"作为其评价标准,满足患者的医疗、临床需求,甚至精神需求,已经成为医务人员的核心价值观。第三军医大学大坪医院野战外科研究所围绕病人救治需求调整优化诊治流程,组建集预约、导医、便民、随访、出租等集合功能于一体的"病人服务和保障中心",有效地诠释了"为病患健康服务"的理念。

4. 知识价值观念 研究型医院处于医院系统的高峰和塔尖,医院是知识型行业,研究型医院更加充分饱满地体现着知识型行业的基本特征和要素要求。知识型行业中,知识就是生产资料,创造价值、推动发展的主要力量已经不是资本、土地、机器、原材料,更重要的资源是"知本":知识成为创造价值、推动发展更有效的资源,知识的价值更为突出。因此,在研究型医院发展观念中,必须充分体现知识价值观念,既要在知识创造、知识更新方面着力,更要在知识应用、知识产生效益方面作为。知识的主要附着体是人,人是创造知识、更新知识、使用知识、体现知识的主体,尊重知识价值的同时,要牢固树立人力资本观念,营造更宽松自由的平台氛围,依据知识价值内涵和贡献率合理设立薪酬体系,创设知识型员工认同的价值理念,为员工的教育和成长提供良好的渠道。有效的人本管理可以使人处于一种主动状态,充分调动知识型员工的积极性和创造性,使员工在明确的目标和任务牵引下,用自己的知识与智慧,创造性主动性选择方法与途径,实现组织目标的最大化。在研究型医院这样的知识型行业,信息成为一种新的"基本资源",信息是知识的另一种形式,掌握信息的人越多,信息的价值就越大。因此,研究型医院需要提升信息的建设和利用,对系统内外涉及的各类型数据、信息、资源进行科学的分析解读,使信息成为发展的重要推力。

5. 国际开放观念 国际化是指将国际的和跨文化的维度整合到机构服务、研究和教学功能中的过程。研究型医院是人类社会大系统下的子系统,作为子系统,要具有很强的开放性、延展性和国际视野,与各系统层次开展深度交流,持续提高。现实世界中最好的研究型医院都不可能满足患者一切的需求和服务,医院更不能满足于同自己比有进步、同过去比有发展,固步自封。面对开放的世界、开放的社会,面对全球最新的科技创新成果、医疗创新成果和前沿知识,必须搭建双向交流、资源共享、促进发展的平台,国际化是研究型医院发展的必由之路。开展广泛的国际交流与合作,既注重学习借鉴,更注重双向交流,既倾听别人的经验,也发出自己的声音,既拓展硬件设备引进,更加强方法技术革新、人才培养提高,既有短期重点项目交流,更有持续稳定深入的沟通渠道,通过国际国内交流与合作,强强联合,形成在"有界"的研究型医院中创造出"无界"的拓展和延伸。美国以梅奥诊所为主体的"梅奥医疗系统"(Mayo Hospital System, MHS)汇集了17家所有权医院、2家托管医院、8家所有权护理院、1家托管护理院,以及70家社区诊所,近几年扩张和联合的步伐拓展到了海外,进一步加大了影响力,提升了医疗救护能力。

6. 转变发展观念 一是发展理念的转变。建设"研究型医院",本质上是一种关注"临床价值与患者目的"的医院发展战略,是一个从思路到制度再到行为方式的一有俱有、一改俱改的系统工程。这一发展理念强调临床与科研结合,通过扶植临床实践与医学研究的结合、成果转化与临床应用,达到提高医院医疗诊治技术与满足患者需要的目的。在管理理念上,逐步实现由粗放式管理向精细化管理转变，由经验式管理向规范化管理转变，由被动管理向主动管理转变，最终实现管理制度化、规范化、程序化、科学化。二是发展方向的转变。而要实现这一思想理念的转变并不是一件容易的事，要使全院人员真正理解现代医学模式的真谛，必须认识到我们的服务对象是"自然人"，更是"社会人"。"研究"是手段，最终目的是为了提高医疗技术，使人不生病、少生病，能够治好病。这就要求人们在管理理念上要创新，研究目标是提高临床技术，研究的方向是提高治病救人的能力。做到医学研究与临床实践有机结合，绝不能把研究看作是发几篇文章，获几个奖项，而要从提高临床技术水平出发搞科研，围绕提高临床技术水平做文章，从管理的角度去设计，切实让科研为临床服务，让研究的成果转化为临床技术的提高。作为医院管理者，随着医疗制度改革的深入，在医院技术建设方向、高科技的临床运用、院前救治的组织、多学科的配合协作等，都应当围绕"以病人为中心"作出决策，从而实现医疗工作重心始终以解决临床问题、提高医疗技术水平作为出发点和落脚点。三是发展动力的转变。当前，有的医院已实现由数量规模型向质量效益型转变，有的正在经历变革的过程，这种转型能否顺利实现，理念的转变是先导是关键。医院管理理念的转变，可以变为一系列规章制度调整改变的导向，如内部制度机制的导向，医院评价标准的导向，科研投入制度导向、绩效管理导向，奖励评价导向，人才培养与选拔制度导向等等。通过此类相应结构性调整，有效调动人员的积极性、创造性和自觉性，将个人发展愿景与医院发展的共同愿景高度统一起来，心往一起想，劲往一起使，通过每个人的努力，促进医院快速发展。

二、机制创新

医院要转型发展，必须加大管理机制创新力度，追踪现代医院新的管理机制。机制带有根本性、全局性、稳定性和长期性，健全各项机制不仅是医院内涵建设的迫切需要，也是确保医院科学发展的根本保证。

（一）创新内容

管理机制创新是研究型医院建设的重要内容，目的是尊重规律、遵守规则、遵照规范、遵循路径，把标准规范作为目标要求，把实现过程变成执行路径，把科学路径凝聚为统筹发展的管理机制，使研究型医院建设步入科学化、规范化的轨道。研究型医院建设必须依靠创新管理体制机制，力戒管理理念滞后、管理方式粗放、管理手段落后和执行力缺失等问题，要抓住创新与发展这个主题，优化决策机制，创新管理机制，健全监督机制，形成一整套确保持续发展的长效管理机制，突出全面发展、管理规范、氛围和谐，创新组织管理与激励办法。应以医疗卫生政策为统领、以搭建人才技术平台为纽带、以共享设备资源为契约、以提升医疗服务文化为突破、以强化质量效益管理为根本、以信息化建设为抓手，构建好医院各环节之间的密切合作和联动机制，进而确保相关政策的连续性、执行的可靠性、效能的稳定性，开创科研创新、外促内抓、相互衔接的新局面。

（二）创新方法

1. 创新人才队伍管理机制 人才是科技创新的基础，是引领医院发展的方向标。研究型医院应该以高素质人才培育为重点，聚集领军人才、培育后备人才、打造创新团队，采取走出去、请进来、分层次、多渠道的培养管理机制，形成为我所用的"大人才"观，努力打造人才队伍方阵。实际工作中，应以设立人才培育基金、下任务、压担子、专项课题攻关等方式引领学科带头人,实践"大师计划"和打造"专家群体",进而形成人才梯队和学科队伍长远建设机制,确保研究型医院的"造血"功能。

2．**创新科研成果管理机制**　在研究型医院建设进展中,必须坚持客观、公平、公正的原则,大力培育严谨、求实、拼搏的科研创新作风,紧紧围绕临床急需的实用技术开展创新研究,对于研究成果应当及时普及应用,构建用奖励制度激励人、用创新氛围熏陶人、用科研成果感染人、用实用效能感动人的"联合、高效、规范、激励"的管理机制,确保创新成果成为研究型医院的品牌,成为创先评优指标体系的构成部分。

3．**形成融合发展管理机制**　医疗保障制度改革大力推进,医疗保障制度改革也凸显卫生事业的公益性、创新性和服务性等特点,因此,必须把握好时机、构建好机制、搭建好平台,在融合中促进研究型医院建设的深度发展。

（三）创新目标

1．**管理机制高效化**　围绕"以病人为中心",改革不相适应的工作模式和工作流程,本着"高效、协调、安全"的基本原则,设计新的工作模式和流程,使医疗运行的各个环节形成紧密的"管理链",提高整体运行速度,以满足社会对医院工作高效率的期望。研究型医院的管理机制,要能够适应现代医院发展的特点,能够满足人们日益增长的医疗需求,能够借鉴和参考国际国内先进的管理理念和方法,又能紧密结合医院自身实际,通过高效的管理机制,提高积极性,创造高效益。如以平衡积分卡为主要方法的绩效管理机制,以流程管理为主要方法的国际质量认证机制,以规范管理为主要方法的JCI医院管理机制,以规范医疗行为为主要方法的临床路径管理机制等,都是有效的管理机制。

2．**管理行为法制化**　创建研究型医院不应片面地强调加大经费投入、添置大型医疗设备、扩大床位规模,忽视医院自身潜能和内涵作用的发挥。只有在科学决策、学科人才建设、科研管理、融合发展等方面形成科学的管理机制,外树形象、内练真功,抓住内涵建设有所作为,才能强健研究型医院建设发展的生命力。医院的经营管理活动应该置于国家法律社会规范和医疗行为自我约束的框架下。研究型医院的管理机制,更要强调依法治院,依法管理,自觉创造依法行医的内部环境。医院要成立研究型医院建设领导小组,组建决策咨询、学科评估、技术准入、人才评鉴、特色文化等委员会,党委集体领导决策和专家辅导相结合,决策程序规范,决策跟踪反馈、调控纠错和责任追究机制,切实规范医疗行为,保障医疗安全。

3．**管理工具现代化**　医院管理机制的现代化,最终通过管理工具现代化来实现。没有标准就没有规范,没有规范就没有品质。结合单位实际,制定并在实践中不断完善研究型医院建设的标准体系,重点是建立完善医疗质量与安全标准、专科建设标准、研究型科室和研究型人才评价标准、医疗工作标准和临床保障标准,用标准引领建设,把标准做成路径,做到按标准建设、按标准执行、按标准验收。同时注重抓好平均住院日、药费比、感染率、满意率、医疗纠纷发生率等重点指标监控,用数据指标来规范和导航临床,形成一套系统、完善的研究型医院建设标准,推进研究型医院建设规范化、科学化。

三、制度创新

制度的导向作用至关重要,建立完善配套的现代医院管理制度是建设临床研究型医院的根本保障。良好的制度机制可以起到环境土壤的作用,催生临床创新研究与开发转化。研究型医院建设必须依靠制度创新，抓住创新发展这个主题，形成一整套确保持续发展的长效管理制度，突出全面发展、管理规范、氛围和谐，创新组织管理与激励办法。

（一）激励制度创新

制度建设是保障医院发展的关键，是提高医院员工素质、塑造员工良好形象、构建和谐医院的必要保障。"员工和病员是医院的重要资源"、"天时不如地利，地利不如人和"，因此制度建设要充分体现人文关怀，注重感染性的情感激励。医院管理者要注重对员工的关心和关怀，在他们遇到挫折时要给以诚心诚意的同情与鼓励，在他们遇到困难时要切实予以力所能及的帮助。同时，要更加注重进行有效的约束机制，把绩效考核作为衡量员工工作的重要依据，合理的绩效考核能够激励员工，鼓舞士气。不合理的绩效考核，不但会造成决策上的失误，还会严重挫伤员工的积极性。为此要做到提高绩效考核的准确性、保证绩效考核的公正性、绩效考核及时地反馈给员工，及时地发现问题、分析问题并解决问题。

（二）约束制度创新

严格执行医疗规章制度和技术操作规范，是提高医疗质量，预防医疗风险、保证医院健康发展的关键。

1. **围绕方便病人创新制度** 针对以往管理制度偏重于保证医疗工作的完善，而忽视了方便病人的做法，从方便病人出发，既要保证正常医疗工作，还必须以病人满意为前提，围绕让病人满意来完善制度，从制度上体现医院工作从"以医疗为中心"向"以病人为中心"的转变。对虽方便医院管理而不方便病人的制度坚决作出修订。在修订的制度中体现方便病人，如患者知情制度、医患合约、输血志愿书以及从门急诊到临床、医技科室相对应的便民措施。

2. **围绕维护病人权益创新制度** 针对以往制度偏重维护医院利益，忽视病人权益的做法，建立自我约束机制，完善投诉与举报、社会监督等制度，增强管理制度的透明度和公正性。如在卫生经济管理中，以往制度对少收费、漏收费问题规定比较严格详细，现在从维护病人利益出发，制订了让病人直接参与监督的制度，对多收费、乱收费制定了处罚规定，明确病人有权随时查对费用情况，及时主动为出院病人提供费用支出清单等。

3. **围绕为病人提供高质量服务创新制度** 改变以往制度偏重终末管理，而忽视全程管理和环节管理的做法，根据医疗工作流程，重视对影响医疗质量各环节管理制度的建立，如在院病人满意度调查制度、在院病人病历检查制度、三级检诊制度等。

（三）质量制度创新

建立完善医疗质量管理、学科技术管理、人才管理等规章制度，建立良性的人才培育机制、规范的绩效考核机制，有效的奖惩激励机制以及资源共享机制，实现责任管理、能级管理、绩效管理有机融合，形成高效运转、密切协同，相互促进的整体合力。建立院、科室医疗质量监控机构和各级医务人员自身组成三级质控网络，确实形成一个层次清楚、责任明确、逐级把关的质量监控体系，并加强其运作效率，把影响提高诊治水平的各种要素控制起来，根据具体情况和特点，查找薄弱环节，消除安全隐患，确保临床诊治质量。科室主任、护士长作为科室领导者，要充分发挥科主任、护士长在医疗质量管理中的重要作用，带头认真执行各项规章制度和医疗护理操作常规，将会在医院管理中起到极其重要的作用。医院要按照"以人为本"的要求，建立健全医疗服务技术操作规范，明确各级各类人员职责，制定科学合理的《医院综合目标考核管理办法》，做到制度明确、职责清楚，实现科学化、规范化、制度化。制度应有系统性、科学性、权威性、约束性，使医务人员能自觉遵守，自觉维护，公平、公正、公开，使医务人员都能明确自己的职责，达到相互监督、相互约束。

第三节 研究型医院建设模式

研究型医院的建设模式是指医院从成立到建设发展过程中的一般路径和发展道路。按照模式原理，研究型医院的建设模式可以解析为目标模式、结构模式和发展模式。医院根据发展规模的不同，可分为大型医院、专科医院和小型医院，不同规模的医院建设研究型医院各有其不同的模式。

一、分类建设

（一）大型医院创建研究型医院

大型医院一般指床位在 2000 张（或 1500 张）以上的三级甲等医院。大型医院规模大、专科划分精细、综合实力强，是将医教研充分融合、从而创建研究型医院的"主战场"。大型医院应瞄准国际一流水平，通过大力开展转化医学，将自身建设成为医疗技术精良、科研实力雄厚、教学水平一流的研究型医院。

1. 以建立综合基地为目标

（1）建设高危疑难病诊治基地。大型医院以提高疑难危重复杂病例的诊疗水平为主攻方向。不仅要求医院的各个学科特色明显，而且强调多学科的综合救治；不仅要求掌握丰富的传统医疗技术，而且强调具有当今国际、国内领先水平的现代医疗技术；不仅要求有高标准的基础医疗质量，而且强调为患者提供优质高效的医疗服务。正因为研究型医院始终着眼于解决医学领域的重难点问题，因此，大型研究型医院应该始终占据医学科技发展的制高点。

（2）建设高新技术研发基地。大型研究型医院拥有丰富的病种病例资源，拥有一批创新能力强的复合型研究型学科和数量众多的复合型研究型人才，拥有鼓励创新的体制机制、先进的科技平台和成熟的成果转化能力。因此，大型研究型医院具有"围绕临床搞科研，科研成果为临床"的能力，可以依托国际、国内先进的医学科学技术成果，自主创新催生新技术、新方法、新手段，是高新技术的"孵化基地"。

（3）建设高层次临床医学人才培养基地。大型研究型医院知识密集、人才密集、技术密集，其丰富的医教研活动，集高等教育和继续教育为一体，是培养和锻造优秀人才的培训场所，是其他医院引进人才的重要来源。大型研究型医院具有的技术上高度开放和科研上的宽阔视野，又使其成为培育高新成果的园地，由于成长环境好、成熟周期短，在成果转化上具有得天独厚的条件。

2. 以创新发展模式为手段

（1）以器官系统为中心的"院中院、一体化"模式。研究型医院应积极探索学科规模发展、内涵发展、融合发展、品牌发展新模式，为提高学科创新力和竞争力，可以相关器官系统为中心，将相关内外科进行整合，集门急诊、病房、手术室、微创中心、临床检验中心、病理诊断室、基础实验室为一体，从而形成规模壮大、设施先进、技术力量雄厚的专科医院。在院中院的基础上，对相应学科加大投入，实施"一体化"组合，围绕学科关键科学问题开展基础研究及转化医学研究。

（2）从"学科独立、各自发展模式"向"学科交叉、协同发展模式"转变。研究型医院的建设，离不开各个学科的科学研究。而按照传统的科研模式，各学科常常是各自独立地从事研究，学科之间很少密切的科研合作。由于缺乏合作，课题的设计常常是思路狭窄、方法简单，对复杂的医学难题不可能有重大的突破。因此，医学科研必须打破传统的模式，采取跨学科协作的方式：包括基础和临床学科之间，医学同非医学相互间的多方式协作，这种协作是现代医学科研的现实要求，更是建设研究型医院的必然选择。

3．以转化医学发展为平台

（1）从"经验医学模式"向"转化医学模式"发展。以转化医学为平台，是研究型医院发展的根本。建设研究型医院必须围绕诊疗个性化、临床实验化、成果能转化的原则模式，优化整合医院学科结构，设置亚专科、专病中心、多疾病诊治中心，探索优化的临床路径、方法手段和诊疗流程，形成独特的技术优势和鲜明的服务品牌。同时，依据生命科学最新成果在临床的应用，着力提高发病率高、危害性大的重大疾病的综合诊治能力，提升诊断准确率、治愈率和康复率。

（2）以大型医院为辐射中心的"医疗树模式"。以大型医院为辐射中心、以小型医院、社区医院为其附属医院的模式，可以充分发挥大型研究型医院的特色，将其最新的研究成果大力推广。以梅奥诊所为例，其医疗卫生系统目前包括19个社区医院，分布在明尼苏达州、威斯康星州和艾奥瓦州。在梅奥的这种类似"医疗树"的模式中，一方面社区医院可及时把复杂疑难病例转至上级医院，主要治疗完成后，病患又可被及时送回到社区医院。另一方面，大型医院的医师与下级医院的医师可进行实时有效的沟通交流。这样的模式有利于有限医疗资源的合理应用，最大限度地降低运营成本，提升医疗服务水平。

（二）专科医院创建研究型医院

专科医院指的是只设一个或几个医学学科的医院。专科医院的特征是"专"，是专科专治、专病专治、重点解决专科疑难重症的诊疗，并为专科疾病患者提供良好的专科护理和照顾的医疗场所。建设研究型专科医院应牢牢抓住其特征，重点培植其特征，因而突出专科优势和专家优势是建设研究型专科医院的核心所在。

1．**以将专科医院打造为本专科领域顶尖医院为目标，确立医教研产一体化发展战略** 将专科医院建设成研究型医院有赖于确立医疗、教学、科研、产业一体化的发展战略，形成以医疗为依托，以教学为动力，以科研为引导，以产业为保障的创新模式。在此模式下，围绕"专"字做文章，在打造专科的强势品牌上下工夫，明确专科发展方向，已有的专科重发展，没有的专科要建设，逐步优化内部结构，形成优势学科群，实现一种"无限可分"的学科发展模式。在把"专"字做精做大的专业化方面，成为行业内分科最细、最具规模效应、最具鲜明特色的一个强势品牌。通过对专科专病建设的积极探索和不断总结，提高医院的专科化和特色化水平，实现建设研究型专科医院的发展战略。

2．**以"临床科室"和"研究科室"相结合的模式，打造专科强势品牌** 在中国医药卫生体制改革深入推进的背景下，专科医院发展建设面临新的问题和挑战，通过以"临床科室"和"研究室"相结合的模式，打造研究型专科医院，将有助于医院特色项目不断形成，医院竞争力不断提高。

（1）明确专科方向，形成以"大专科、小综合"为模式的专科特色品牌。专科医院的特征是规模小、功能全、技术精，但是学科相对单一，研究型专科医院通过采取"大专科、小综合"的模式，围绕"专"字进行核心设置，使其在技术上、规模上和效益上成为该领域的龙头老大，同时协调发展相关的支撑学科，逐渐实现由单纯的专科向"大专科，小综合"方向发展的转变。以专科为特色，带动相关综合科室发展，以综合科室为支撑，提高疾病的诊疗服务能力，逐步提升专科的品牌效应，带动医院整体发展。同时在"大专科"的基础上，通过学科的"无限可分"，使"大专科"越分越细，技术越做越精，培育大专科之下的小专科，在把专科医院做大做精方面做到"院有重点专科、专科有特色专病、专病有知名专家、专家有特色专长"，进而形成人无我有、人有我特、人特我强的优势学科群，不断树立专科特色品牌，提高医院知名度。

（2）围绕专科关键问题，以"1+1"相结合的模式，实现专科医院集成发展。在研究型专科医院的建设过程中，围绕专科发展的关键科学问题，通过"临床科室"与"研究室"有机融合，科研围绕临床转，临床需求与研究方向相结合的模式。将科研工作定位在各自专科领域的临床应用、基础及开发性科研，不断凝练研究方向，通过建立开放式的高水平研究平台，用新的技术和方法进行系统深入的研究，进而带动专科方面的基础理论研究，夯实专科理论基础，并实现研究的成果指导临床。通过这种以"临床需求"和"研究方向"相结合的模式，在医院内逐步形成医院有大的特色，科室有局部优势，每个人有特长的发展格局，极大地带动医院相关科室的发展，实现专科医院的集成发展。

3. 以实现临床科研融合发展为模式，打造专科特色　建设研究型专科医院，必须在学习中探索，在实践中创新，形成指导建设的先进理论，确保专科医院发展的正确方向。通过确立研究型专科医院发展路径，抓好顶层设计，坚持临床与科研融合发展，以建设研究型学科、研究型人才，研究型成果为突破口，不断推进研究型专科医院发展。

（1）围绕专科专病，以临床科研融合发展模式，实现临床医疗型医院向学术研究型医院转变。以专科特色为切入点，完善和落实医院专科化和特色化的发展战略，用基础研究理论指导医院的临床诊疗活动，用专科专病建设带动医院学术的不断创新和发展，形成医院"人才孵化，专科孵化，项目孵化"的态势。为医院在本专科相关领域的发展创造一个逐步规范的平台，形成更具竞争力的强大优势，在"打造为专科领域顶尖医院"这一目标指导下，产生一批具有国际影响力的学术成果，培养出一批具有科研意识和临床能力的医学科学家，在本专科领域"看别人看不了的病，开别人开不了的刀，出别人出不了的成果"，实现临床医疗型医院向学术研究型医院的转变，最终建成"高、精、专"的研究型专科医院。

（2）坚持"请进来"、"走出去"的人才培养模式，打造一流专科人才队伍。人才是医院核心竞争力的根本所系。研究型专科医院应始终把人才建设摆在发展的根本性位置，　按照研究型人才条件和评价体系，组织开展研究型人才以及研究型团队的评鉴，促使研究型专科医院的人才培养和考评机制快速形成。同时加强医院与国内外知名医学院校横向合作的人才培养模式，通过引进和培育与专科发展相配套的复合型学科带头人，形成"引进和培育一个人才、带动一个专业，搞活一个科室、辐射整个医院"的联动效应。在一个高起点的平台上，组建一支一流的专科人才队伍。同时鼓励百家争鸣，培养各具特色的学术风格，形成人才队伍"万马奔腾"的良好局面。

（3）打造以"大爱"为基础的研究型专科医院文化品牌，强化医院内涵发展。医院文化是医院信奉并付诸于实践的价值理念，是一所医院的灵魂，也是一医院区别于其他医院的标识。

研究型医院的鲜明特征在于服务品质的极致性及其品牌信誉成果，因此，创建研究型医院应把文化作为发展源泉。研究型医院持续、快速发展，依赖于正确的核心价值取向，依赖于文化灵魂的推动效应。通过建立医院历史广场、文化墙等人文景观，不断进行医院文化的沉积与创新，打造以"大爱"为基础的医院文化品质和文化内涵，形成研究型专科医院的品牌文化，提升医院可持续发展的软实力。

（三）小型医院创建研究型医院

大型医院已成为行业"航母"，专科医院凸显其专科特色，而以二级医院为代表的小型医院（一般指大中城市的区级医院、县医院等），长期以来承担着城乡的医疗、预防和保健任务，是三级卫生保健网的支点。二级医院在我国卫生资源中占有相当大的比例，占医院总数90%左右，在快速发展的医学保健领域和面对人民群众日益增长的医疗卫生服务需求的情况下，小型医院要找到适宜自己的生存空间，就必须打造"不对称"创新模式下的核心竞争力，形成自身独特的竞争优势。

1.建设"不对称"模式下的研究型医院　"不对称"的概念最早源自哈佛商学院教授克莱顿·克里斯坦森的《困境与出路》一书，根据克里斯坦森教授的理论，正是由于不对称动机的存在，一些新兴的挑战者才有机会打造不对称局势，战胜比自己强大的市场领先者。小型医院想要弥补与大型综合性医院在人才、技术、规模、资产以及管理模式上的差距，必须使自己的优势更优、特色更特。使医院的某项或多项独特业务达到一流水平，不易被竞争对手所效仿，从而形成医院自己的核心竞争力，保证医院发展的可持续性。

2.建设"有所为、有所不为"模式下的研究型医院　在坚持"有所为、有所不为"的学科建设模式下，突出专业重点，形成某个学科或某项技术在当地的特色优势。同时通过以重点学科为依托，建设优势学科群体，开展以高新技术为龙头、以协作攻关为纽带的横向联合，进而带动医院整体学科技术水平的不断提高，提升医院的整体品牌形象。进一步借力和实践大型医院的研究成果，通过纳入其研究体系，承担临床任务，逐步提升整体科研水平，增强医院核心竞争力。

3.建设"连锁式"模式下的研究型医院　早在20世纪80年代初期，美国就开始有了医院与医院之间的连锁，医院连锁可以资源互补、优势互补、扬长避短、节支增效，是资源优化配置和有效利用的重要途径。小型医院连锁，可采用协议或集团兼并的方式，依靠现代的网络信息化管理，实现协议性医院组织结构虚拟化，通过信息联网资源共享，使病人在连锁医院范围内的消费实行"一卡通"。小型医院在"连锁式"模式下，可通过统一规范的管理，进行资源重组，利用有限的资源进行重点学科、特色科室、优秀人才的建设，这样在避免重复建设和资源浪费的同时，提升小型医院的核心竞争力。

当前，将小型医院建设成研究型医院，除可采用上述"连锁式"发展模式外，也可与大型医院整合，形成"医疗树"发展模式，在共享大型研究型医院的科研、技术资源等条件下，带动医院的整体发展，不断提升医院在坚守基层卫生医疗阵地中的核心作用。

二、运行机制

研究型医院的运行机制包括组织结构、工作流程、工作效率、运营思想及患者、员工、社会对医院运行状况的评价等。完善的运行机制就是将研究型医院的人、财、物、信息、技术等要素有机地组织起来，符合科学、合理、高效、优化的原则。在运行机制的设计上，深刻认识和准确把握建设研究型医院的时代特征、客观规律、内在要求和方法途径，依靠体制机制创新，实现管理规范、高效运行、氛围和谐和全面发展，进一步优化决策机制，创新管理机制，改善服务机制，健全监督机制，形成一整套确保可持续发展的长效管理机制。

（一）科学化的决策机制

医院决策机制是指医疗机构对经营什么和如何经营所作出的决策，它决定医疗机构经营的发展目标、发展方向和发展途径。决策的科学化程度直接决定管理的效能。建立健全科学民主、高效灵活的决策机制是确保研究型医院健康运行的前提。研究型医院管理者要根据医院管理的内在规律，遵循科学决策原则和程序，采用科学的决策方法和手段，实现最优化决策，以最小的投入、最低的成本取得最大的效益。

1. 坚持正确的决策原则 研究型医院的决策机制应遵循以下原则：遵守法律、法规的原则、民主集中制原则、社会效益优先原则、成本效益原则、廉洁、高效原则。研究型医院管理者必须从实际情况出发，正确认识医疗市场的客观规律、国家医疗卫生政策、医院自身的立足定位等，依据社会和市场发展需求，确定研究型医院的决策目标，使决策目标和管理目标一致，与社会发展要求相一致。研究型医院管理者还要充分论证决策实施的成本和可能取得的效益，抓好整体规划，提高决策的前瞻性，确保决策的质量和水平。在决策中要做到"三个结合"，即：行政权力与学术权力相结合；集权管理与分权管理相结合；院内决策与院外参与相结合。建立"一个统一的模式"，即决策的咨询审议、指挥执行、监督反馈相统一的决策模式。

2. 建立科学的决策制度 为保证决策的科学化、民主化、法制化，应建立和完善重大集体决策制度、专家咨询和评估制度、决策听证和公示制度、决策责任追究制度、决策监督制度等一系列相关制度。建立有力的执行监督组织，实行民主、开放、有效的监督措施，对决策主体进行有力的民主监督，使其决策职权在民主、科学的管理下实施，把权力和责任有机地结合起来。在决策过程中，研究型医院管理者要按照党委的集体决策原则对重大问题和重要方向进行把控，合理划分决策过程中的权责关系，确定合理的决策内容，对决策实行"分类管理"和"分层管理"，按职责与分工抓好落实，使决策更具有针对性和实效性。

3. 采取合理的决策方式 建立和完善各级决策的规范程序，准确选择合理的决策方式是决策机制有效实施的重要保证。研究型医院的决策方式基本上可分为三个类型：一是领导个体型决策；二是领导群体型决策；三是群众参与型决策。无论哪种形式都应充分贯彻党的群众路线和实事求是的根本原则，坚持与时俱进，严格程序，规范程序，以政策或规定的形式，明确各项议事规则。领导个体型决策的问题要明确职责权限，避免搞形式主义的集体领导，实际无人负责。领导群体型决策应严格按程序、按原则集体表决，避免少数人越权处理重大问题。对于重大事项要通过群众参与型民主程序决定，如干部任免、重大建设项目和大额度资金的使用等，都要经过领导集体内部充分讨论才能做出行政决策。凡涉及学科布局、医疗质量、技术创新、人才引进等专业性很强的问题，要采取座谈会、听证会、问卷调查等形式，充分听取学科带头人、专家的意见和建议。

（二）极致化的服务机制

研究型医院的服务对象是患者，基本任务是给患者提供优质高效的医疗服务。研究型医院的服务宗旨是坚持以患者为中心，临床科研并举，不断提高诊疗技术和服务水平，在服务方式、服务内涵、服务效果上追求内容更丰富、环节更精细、保障更有力、特色更突显的极致化服务准则。所谓极致化服务是在做好标准化和个性化服务的基础上，更高层次、更大范围、更为精当地为患者提供与诊疗活动相关的系统服务。极致化服务是追求服务的最高境界，能够最大限度维护患者的健康。

1. **建立完善的服务体系** 研究型医院应以患者为中心，建立相应的服务应对系统，包括服务标准、服务内容、服务组织等，并有一系列制度和措施保障落实。要明确研究型医院的服务目标，让全体员工树立以患者为导向的服务意识和服务文化，积极探索极致化服务模式和方法。在医疗服务过程中，要树立良好的服务形象，制定明确的服务规范，这不仅是研究型医院的自我要求，更是水平与层次的具体体现。要建立常态化并切实发挥作用的社会监督机制，强调患者全程、全面、全方位参与，实现医患双方的有效协同。改变以往只是简单地进行患者满意度调查的单一方式，通过对患者的切身感受和期望意见的收集，对员工服务效果的评价，增强极致化服务理念，完善服务机制，深化服务内涵，规范服务流程，改进服务手段，丰富服务措施，改善服务环境，在持续改进的过程中不断提升极致化服务品质。

2. **制定规范的服务标准** 规范化服务是提高服务质量的重要保证。研究型医院要完善医疗服务体系，建立医疗接诊、医患沟通、医疗决策、健康教育与康复指导等方面的制度规范，制定各个服务窗口和各部门的服务标准，对医生、护士、医技人员、行政管理人员和后勤人员等各类人员的服务标准进行具体要求。例如对工作人员仪容仪表和言谈举止的要求，对各类标识标牌清楚醒目的要求，对服务宣传手册随手可取的要求，对病区诊疗环境温馨整洁的要求，对各种工作井然有序的要求等。在医疗服务过程中始终以患者为中心，实现服务理念人性化、服务质量标准化、服务模式多元化、服务环境现代化。在极致化服务中融入无缝隙服务、细节服务、精益服务理念，积极推行极致化服务模式，拓展极致化服务空间。

3. **打造特色的服务品牌** 医院的品牌是患者对某所医院、某个专科或名医价值取向的总结，是医院特有的，能够体现医院核心技术或服务，并赖以取得竞争优势的特征性品质。研究型医院必须立足自身优势特点，强化品牌服务意识，实施品牌服务战略，着力形成极具特色的优质服务品牌。通常提供优质服务有两个条件：一是硬件条件，包括医院的规模、诊疗环境、设施设备等；另一个是软件条件，包括服务意识、服务水平和服务质量等。研究型医院除了要不断加强硬件条件建设，更要在软件条件上重点挖掘可以形成特色的服务项目。软件条件的拓展具有无限性，可以增设特需服务、预见服务、个性服务、温馨服务、感动服务、超值服务等特色，打造优质服务品牌。

（三）人性化的保障机制

研究型医院的保障包括了以药品、器材、设备、生活物资供应为主的物质流，以收费核算分配为主的资金流和以信息技术网络为主的信息流。科学的组织、合理的配置、高效的运转、规范的管理是提高医院保障效益的基本要求。研究型医院要更新保障理念，创新保障机制，增强保障能力，为满足广大患者和工作人员的需求提供强有力的支撑。

1. **建立全方位立体保障机制** 研究型医院的发展必须建立全方位立体保障机制，在药事管理、器械保障、财经支持、数字化建设、医疗用房、安全稳定、生活服务等方面，紧贴患者和工作人员需求，规范保障机制，实行人性化管理。全方位立体保障机制，就是要实现研究型医院一盘棋发展，建立纵横立体式保障体系。纵向保障是为每位患者在整个医疗服务过程中提供完善的服务保障链。横向保障是指覆盖医疗、科研、教学、卫勤等各个工作层面的模块化保障体系。研究型医院要积极拓宽各种保障渠道，在优化整合内部资源的基础上，不断加大投入力度，拓宽发展途径，快速提升整体保障实力。

2．**实现资源优化合理配置**　研究型医院在实行全面保障的前提下，要遵循资源优化合理配置原则。将人力、物力、财力向研究型医院建设聚焦倾斜，及时解决建设进程中可能遇到的学科设置、人才培养、科技创新等方面的矛盾和问题。要健全组织领导和监督评估机制，整合优化保障资源，对一些重点环节、关键部位、优势学科、优秀团体和杰出个人在一定程度上增加投入，提供支持，集中力量，全力保障。

3．**实行动态保障运行机制**　实行动态保障运行机制是为了及时提供保障，降低保障成本，挖掘保障潜能，获取最大的保障效益。研究型医院的创建是推动医学迅速发展的重要途径，创新是其重要的内涵特征。研究型医院的保障机制不能墨守成规，应改变管理理念滞后、管理方式粗放、管理手段落后等问题，有计划、有步骤地实行动态管理和运行调控。在保障机制运行过程中，充分认识每个环节的动态变化，及时对管理情况和数据进行动态分析，有针对性进行调整和制订保障方案，确保各部门、各系统的保障畅通和顺利运行。

（四）共享化的协调机制

研究型医院是涵盖医疗保健、教学科研、政治文化、行政管理等相互联系、相互影响的多要素的有机整体，各要素之间要建立均衡的协调机制，妥善处理各方面的关系，才能推动研究型医院的整体发展。研究型医院必须构建开放性、竞争性、创新性、可持续发展的协调机制，坚持共享化原则，以解决临床问题为导向，注重临床与科研相结合，保持和促进研究型医院的稳定与发展。

1．**建立统筹协调发展模式**　研究型医院要建立统筹协调发展机制，采取国际协作、军地协作、军内合作、院际合作、院内合作等方式，形成优势互补、强强联合、资源共用、利益共享、风险共担的创新发展模式，最大限度地提高医疗资源的投入和产出效益。研究型医院的每项工作都需各部门、各科室之间的协调配合，临床科室为患者服务，机关和各医技科室为临床一线服务。要注重跨学科协作，充分发挥不同学科的优势，借助重点学科、优势学科的辐射带动作用，推动整体水平的提高。和谐的外部关系是研究型医院快速发展的保证，要开展全方位和多层次的对外交流、建立合作共赢的协作机制，拓展提升发展空间。

2．**实现数字化医院管理模式**　研究型医院必须将传统的医院管理模式转变为数字化医院管理模式，系统整合各类资源，实现资源共享，信息互通，协调发展。建立统一的信息化平台，应用和管理好研究型医院的各种信息资源，为医疗、教学、科研的协调发展提供平台和结合点。在信息平台管理中做到"五个统一"：信息管理统一、数据管理统一、流程管理统一、权限管理统一和登录管理统一。建立以基础平台为保障的数字化医院模型，实现研究型医院所有管理和临床业务的电子化、医疗工作流程的科学化、临床信息服务的广泛化以及临床医疗与管理决策的智能化。各部门利用信息化平台能够实现工作流程优化整合、业务数据集成共享、操作过程实时监控、医疗资源综合利用、医疗服务区域协同等功能，实现信息共享，不断增强综合实力和核心竞争力，促进医教研全面协调发展。

（五）国际化的发展机制

研究型医院的形成与发展既是一个国家政治、经济与社会发展及医学科技自身发展相结合的产物，同时也是国际借鉴与交流、合作的产物。在知识、信息的传输与交流日趋高速、频繁的今天，一所医院要想成为真正的研究型医院，必须坚持走国际化的发展道路。

1．**坚持国际化发展思路**　国际合作交流是研究型医院形成和发展的必经之路，坚持国际化发展道路的前提和根本必须符合我国医疗卫生事业发展的实际与需求。研究型医院的管理者不能将视野局限在医院内部，而应放眼世界，用全球的眼光来思考目前制约医院发展的资金、人才、技术、管理等问题，开展广泛的国际交流与合作，主动融入国际竞争环境，密切关注医学领域出现的新趋势、新动向，追踪发展前沿，探索和学习国际一流医院、医学院校、医学研究所的经验，使医院发展的整体水平始终向国内外先进行列看齐。对研究型医院而言，国际化只是一种手段，而并非根本目标。国际化主要体现在人才培养和科学研究的国际视野上，通过平台搭建，拓宽高层次人才培养渠道，扩大合作领域。

2．畅通国际化交流渠道　畅通国际交流渠道，不仅可以搭建医学知识和技术传播交流的国际平台，而且可以建立国际化医学人才的培养基地。在平等互利的基础上积极开展国际交流与合作，加强与国外著名大学、医疗机构、科研单位及大型企业的沟通交流，建立长期合作关系，建立合作共赢的协作机制。要畅通交流双通道，对"外送"和"内请"加大政策支持，形成长效机制。一方面选拔优秀的人才到国外著名研究型医院和一流科研机构学习，另一方面聘用或引进国外高层次人才。研究型医院通过广泛深入的国际交流与合作，能够促进自身不断发展，不断增强自身优势，主动参与国际竞争并占据优势，在国际专业领域中拥有发言权主宰权。

3．创新国际化交流方式　国际交流合作不能简单流于形式，只有不断创新合作方式，才能真正提升研究型医院的整体水平，扩大国际知名度和影响力。在国际交流合作中要实现"两个结合"：学科发展与个人发展相结合，临床发展与科研发展相结合；做好"三个对接"：策略模式化对接，效应目标化对接，方式具体化对接。每年选拔基础好、后劲足、潜力大的优秀人才外出学习，既符合学科发展需要，也兼顾人才培养。改变以往出国人员偏重科研的做法，鼓励临床优秀的专业技术人员到世界一流的医学院校，就本专业的某一项国际顶尖技术进行学习，学会学精，能在短期内回国顺利开展应用。通过国际交流，引进新技术、新方法和先进设备，带回先进的学术思想和技术成果，促进医疗水平的提高。通过各种国际会议交流、科研项目合作、共建实验室、共同开发新技术等方式，也使国外同行了解国内的现状，从而扩大研究型医院在国际上的影响力。

三、融合发展

研究型医院的核心要求是通过临床医学科技创新，持续提高临床诊治水平，基本方法是转化医学，价值追求是为人类健康做更大贡献。研究型医院要实现可持续发展，必须按照"融合、转化、创新、发展"的路径，坚持走融合转型发展之路。研究型医院在融合发展过程中，要体现思想观念、管理体制、运行机制、发展规划、资源上的融合，坚持走军民融合发展道路、探索医院与企业融合的"医研用"模式、临床与科研融合的"转化医学"模式、预防与治疗融合的"大健康"模式、生物与信息技术资源的深度融合，实现各方面的资源优化聚合，形成完整的研究型医院系统化融合体系，才能取得更大的社会效益与经济效益，实现融合式发展。

（一）医院企业融合发展

医院和企业是国民经济发展中两个互利共生、紧密联系的主体，医院为企业提供研究成果的应用市场，企业为医院发展提供资金、技术、设备等资源和服务保障。医院和企业拥有各自的资源优势，双方相互依存、缺一不可。研究型医院发展过程中，要实现医疗技术创新、医疗质量提升、医疗效益拓展，就必须在发挥自身医疗、科研与人才资源优势的基础上，充分融合企业的技术与市场优势，构建医企融合的"医研用"发展模式。

1. 医院拥有医疗与科研优势 医疗、科研、人才是研究型医院发展的三个核心。医院拥有丰富的医疗技术资源，包括针对不同疾病的诊疗手段、技术和平台，可以为各类患者提供全方位的医学诊疗服务；拥有丰富的科研资源，包括不同的疾病患者人群、不同人群的健康数据、不同病种的病例资料以及各类生物标本资源，可以为开展临床研究提供有效的支撑。最关键的是医院还拥有一大批经过专业化训练，具备深厚医学与科研背景的高素质医学人才，包括临床技能型、科研型人才，确保了研究型医院的医疗与科研工作的协调发展。

2. 企业拥有技术与市场优势 企业是以市场为导向、效益为目标的营利性机构，管理机制灵活、专业化强，拥有开阔的人才吸引途径、多渠道的社会资金投入，为开展技术研发、促进成果转化、拓展市场提供了坚实的基础。企业拥有成熟的研发技术，通过开发针对医疗市场的创新医疗设备、器械、药物，为医学诊断、治疗与研究提供了支撑与保障；企业拥有市场化的运作模式，借助其力量，可以充分实现医疗市场化，从而促进医院管理运行机制的完善、医疗资源的拓展、医疗与服务质量的提升；企业拥有产业化的转化能力，可以帮助医院将其研究成果转化为产品，走出一条产业化的路子，形成巨大的市场效益。

3. 构建医企融合的医研用发展模式

（1）建立联合医学诊疗中心。医院在拓展其市场服务功能过程中，借助企业雄厚的经济资本、先进技术和设备资源，通过与医疗投资管理公司合资共建联合医学诊疗中心，立足干细胞治疗、生物靶向治疗、组织再生修复、精准与显微外科等医学前沿领域，整合最新诊断与治疗技术，开展对外医疗服务，并依托医院进行管理和运作。医院提供市场、平台和人力资源，企业提供技术支持与服务保障，在互惠共赢的基础上实现健康保障能力的提升。

（2）构建信息化诊疗服务平台。信息化是研究型医院建设的重要内容。随着基于医疗服务市场的信息化技术的快速成熟，各种信息化系统、技术手段与平台开始在医院中广泛应用。通过与企业合作，搭建功能全面的一体化信息平台，如医院信息系统（HIS）、医院资源规划系统（HRP）、医学影像归档和通信系统（PACS）、移动护理系统（mobile nursing）、临床路径系统（clinical pathway）、远程诊疗系统、网络服务管理平台等已成为研究型医院建设的重要手段。通过构建信息化诊疗服务平台，有助于落实"以病人为中心"的服务理念，提升医院医疗质量和管理水平。

（3）促进研究成果的转化应用。研究型医院的一项重要职能就是开展针对疾病诊疗的医学研究，医学科技人员在研究过程中形成了一些尚处于理论或初级应用阶段的研究成果，如发明专利、发现针对疾病治疗的某个关键靶点等，需要借助企业的研发技术和平台优势，针对有市场潜力的项目开展转化研究，通过联合开发新的诊疗设备、临床技术、创新药物等方式，促进医学研究成果向市场转化，从而实现诊疗手段拓展、技术水平提升并带来巨大的经济效益。

（二）军队地方融合发展

中国特色军民融合式发展是我们党在新世纪新阶段做出的一项重大战略决策，军民融合发展要坚持需求牵引、国家主导，努力形成基础设施和重要领域军民深度融合的发展格局。军队和地方医院是我国医疗服务体系的两大组成部分，虽然隶属于不同的体制系统，但是在服务对象、医疗、科技与人才资源上却又存在着紧密的联系。实现研究型医院融合发展，要按照"军民融合"的发展思路，积极整合军地医疗技术资源，实现信息、技术、人才、设备等资源的互动共享，强化协同创新，探索联合人才培养机制，不断推进医院发展始终处于国际国内学科、学术发展的最前沿。

1. **构建军地融合医疗发展模式** 研究型医院建设必须积极适应国家新医改大形势，立足医院使命任务和学科优势，把军民融合理念融入研究型医院创建始末。军队医院和地方医院在医疗技术资源上各占优势，但尚需建立高效的互动共享机制，促进医疗资源的整合、共享与优势互补，实现研究型医院的快速与可持续发展。

（1）建立医疗资源整合共享机制。医疗资源是研究型医院发展的重要资源，建设一个完整、信息共享度高的医疗资源共享机制，将提高医学竞争力，促进转化医学发展。打破军地界限，军民协同整合医疗信息资源，实现卫生信息资源共享，有助于实现医疗信息资源的最佳配置效率和共享最大化。纵向上，搭建以大型综合医院为龙头，带动区域内军地基层医疗卫生机构共同发展的系统模式，实现双向转诊、远程医学会诊、网络健康教育与咨询共享等协同医疗服务。横向上，军队和地方医疗卫生机构建立"一卡通"式的就诊模式，实现电子健康档案、医学检查结果的信息数据共享，为军地医疗患者带来便捷化和一体化的诊疗服务；建立军地联合信息数据共享平台，实现医疗信息资源的集中汇总、分散共享，帮助医护人员利用循证医学手段开展临床工作，从而提高临床诊疗水平。

（2）构建大纵深的"医疗辐射链"。研究型医院要不断拓展发展空间，将自身的医疗、技术与人才资源向军地基层单位辐射，提升医院的纵向发展效益。军地综合性医院对部队与地方基层卫生机构开展帮扶指导，通过建设军民共建医院、送医送药送技术、定期坐诊巡诊、开展爱心扶助活动等形式，发挥综合医院的示范带动作用，构建起大纵深的"医疗辐射链"，将医院发展成果辐射到基层单位。在解决基层官兵与民众基本医疗问题的同时，实现医疗资源的汇集和自身影响力的提升。

2. **建立军地融合科技创新机制** 创新是发展的基石，建立军地融合科技创新机制，即是通过军民融合，集智攻关、重点突破，培育催生标志性成果并转化运用，在一系列疑难杂症问题上取得突破性进展，并将成熟的科研成果及时进行临床转化和推广，提升研究型医院科技创新的示范辐射作用。

（1）任务牵引，协同攻关。研究型医院发展需要联合军地集智攻关。通过鼓励联合军地优势科研团队共同申报国家、军队重大军民融合课题，重点支持向临床应用的转化，特别是干细胞治疗、生物组织工程、微创救治技术等军民通用项目，争取重大军民融合成熟项目进入部队列装流程；通过军地联合，聚焦医学科研领域重大需求，以任务为牵引，协同攻关，共同完成国家、军队大项目，形成关键领域的重点研究成果，促进军事医学成果向民用技术转化，同时着眼提升军队医院卫生力量，大力推动民用医疗成果向军队卫勤保障领域拓展。

（2）构建协同创新体系。"协同创新"是创新资源和要素有效汇聚，通过突破创新主体间的壁垒，充分释放彼此间"人才、资本、信息、技术"等创新要素活力而实现深度合作，协同创新模式已成为当今科技创新的新范式。"一个巴掌拍不响，万人鼓掌声震天"，单打独斗已不是研究型医院的发展之路，联合军地科研机构与企业，通过联合建立实验室、组建协同创新中心、成立转化医学中心等方式，发挥各自的能力优势并整合互补性资源，构建"产学研用"一体化转化平台，推动研究成果向实践应用转化，加快临床新技术新业务的研发。

3. **建立军地融合人才培育机制** 人才培育是研究型医院的重要职能。军地实行医改新政，人才有序流动，对医院人才队伍建设既是挑战也是机遇，不能关起门来育才，要充分激活军地丰富资源，建立开放式的"人才共育链"，形成"联培共育、取长补短、双向流动"的良性机制，在大协作大交流中促进人员素质提高。

（1）构建开放式"人才共育链"。实施多样化的人才培养模式，强化军地合力育人的新理念，造就一批军地两用医学人才。一方面凭借自身丰富的临床教学资源，既为军地培养研究生、进修生、轮转生和实习生，又将优势医疗教育资源辐射到地方，与知名院校深化合作，研究生导师互相兼任，联合培养硕士、博士等高层次医学人才。另一方面创建人才"孵化"基地，通过军地联合建立培训基地、建立进修人才定点培养机制，为人才苗子提供学习深造的广阔平台，实现由学历型向创新型的升级。

（2）促进医学人才的双向流动。人才培育办法活，医院发展后劲足。研究型医院要保持充足的发展活力，就必须采取灵活的用人机制。一方面军队医院要充分利用地方优势人才资源，面向社会公开招聘引进优秀学科人才，促进地方高端医学人才向军队医院流动；通过实施科室负责人聘任制，使一批优秀中青年人才通过竞聘走上领导岗位，保持科室的创新发展活力。另一方面军地医院要强强联手，依托各自的专科特色优势，开展医务人员的互动交流学习，共同培养医学骨干人才。

（三）预防治疗融合发展

健康是人最宝贵的财富，也是医院发展的根本目的。随着经济发展和人们生活水平的迅速提高，人们对健康的认知、疾病预防的重点逐渐转变，人们的观念开始由发展经济向关心健康转变。医院的根本任务即是疾病预防与治疗，作为研究型医院，应将预防、治疗的相关理念、知识、技术、服务体系进行有机融合，推行"大健康"管理模式，实现"单一治疗"向"防治结合"转变，提高广大民众的健康水平与生活质量。

1. 发展大健康管理模式 大健康是根据时代发展、社会需求与疾病谱的改变而形成的一种新的理念，有助于提高民众健康素养，接受科学的健康指导和正确的健康消费。大健康倡导一种健康的生活方式，不仅是"治已病"，更是"治未病"，消除亚健康、提高身体素质，做好健康保障、健康管理、健康维护，帮助民众从透支健康、对抗疾病的方式转向呵护健康、预防疾病的新健康管理模式。

（1）树立大健康理念。研究型医院要以"大健康"理念为指导，不能奉行"只治不防"的应急性医疗服务，要与社区卫生机构建立起信息反馈与双向转诊机制。综合性医院开展人群的周期性体检工作并对体检信息进行系统管理，对筛查出的疾病高危人群信息及时进行反馈，在综合性医院接受诊治的患者在病情稳定控制后及时转回社区健康服务中心。

（2）普及大健康教育。当前民众的大健康意识普遍薄弱，研究型医院要担负起完善大健康教育体系的责任，协助政府机构将健康教育列入学校常规教育，让健康知识走进课堂、走进教科书。积极开展社会健康教育，全民普及健康知识。充分体现健康教育的持续性，终生接受健康教育，更要充分体现科学性，传播准确、先进的健康知识和信息，提升大健康理念。

（3）创新大健康技术。研究型医院要创新大健康技术，发展以治疗疾病及维护生命安全为目标的医疗技术，如创伤急救技术、危重症救治技术、微创技术、早期诊断技术，发展以防范疾病、维护生命健康为目标的健康检测与监测、健康评估与指导、健康干预与维护、健康信息管理等。

（4）完善大健康服务。研究型医院要提供集预防、保健、诊疗为一体化的健康服务，同时协助有关机构完善公共健康服务体系，营造全民参与、共同受益的公共卫生环境和生活环境；不断完善健康保健专业服务，包括医疗预防、预警服务，健康专业体检，社会健康与个性健康管理服务；不断完善健康信息服务，包括健康文化、健康传播。

2．"单一治疗"向"防治结合"模式转变 研究型医院要转变观念，从单一治疗向健康促进、疾病预防、疾病治疗结合转变，定位医疗与预防之间的关系，把健康促进放到医院中去，利用专业性、权威性影响民众的健康观念，"抓两头带中间"，即抓预防，治未病；抓康复，治未病；抓治疗，治已病，做到"早引导、早预防、早保健、早治疗"。

（1）将健康管理理念融入医疗服务体系。健康管理理念就是健全的机体依靠预防保健，预防保健依靠监管督促，监管督促依靠管理程序的规范化与系统化，其核心就在于"未病先防、已病早治"。21世纪随着人们对生命关爱、健康关注程度的不断提高，传统的"查病式"体检已逐渐被淘汰，近年来健康管理理念赋予了健康体检更规范更丰富的内涵。研究型医院设立健康管理中心，将健康管理理念融入医疗服务体系，针对疾病预防与早治，提供健康咨询、健康教育、健康评估、健康干预、随访监测等服务。

（2）创新诊疗技术引导疾病治疗关口前移。医生对于疾病的诊断、治疗，包括预测和愈后，除了临床信息，同时还来自于创新诊疗技术的支持。现代医学正在进入诊断医学时代，分子诊断已成为临床诊断领域发展的热点，全球分子诊断发展速度达到10%以上，为技术创新和应用带来了发展机会。研究型医院要借助分子诊断学技术和平台，把重点放在疾病预防预测，引导疾病治疗关口前移，并以此为重心，大力做好转化医学、个性化治疗，实现疾病的预防、早期诊断与治疗。

（3）将适宜医疗技术向基层和社区推广。针对疾病的预防、早期检测与治疗，研究型医院要成为适宜医疗技术的开发者与推广者，在利用分子诊断、基因检测等先进技术手段和平台的基础上，通过自主创新、集成创新、协同创新等方式开发健康管理的适宜医疗技术，并逐步向基层和社区医疗机构推广应用，为疾病预防和治疗提供支持。

（四）临床科研融合发展

研究型医院根本目的是持续提高临床诊治水平，核心是临床医学科技创新，创新聚集点在生物医学领域，创新的模式是"转化医学"。通过科研创新与临床诊治的深度融合、有机互动，把对重大疾病发生规律的新认识新成果，加快转变为医疗诊治的新技术新方法，并以精细化、个体化的治疗手段为患者提供高效的医疗服务。

1．临床与科研协同并举 作为研究型医院的两个核心，临床与科研缺一不可，临床与科研齐头并进是研究型医院融合发展的必然途径。

（1）提供高质量临床诊疗服务。研究型医院根本目的是持续提高临床诊治水平，把提高医疗保健水平，提高为患者服务能力作为研究型医院的中心任务，把"会看病"、"看好病"、看一般医院看不了的疑难复杂病，作为研究型医院的战略基准点。

（2）提升高水平医学研究能力。研究型医院开展医学研究，就是要确保基础研究能产生高层次医学人才，具有国际竞争力的科技创新成果，应用研究能提供解决临床实际工作中疑难危重症的预防诊治的方案，制定标准和研制药品器材等。

（3）组建研究型专业学科群。研究型医院由多个研究型学科共同构成，通过建立准入考评体系，采取"同行评价"方式，遴选打造研究型学科，带动研究型发展学科和培育学科；进一步细化学科方向，新建新兴亚学科，推动学科向高、新、精、尖与特色化发展。

（4）培养复合型医学人才队伍。研究型医院发展需要依靠高素质的医学人才队伍，必须坚持管理创新，突出医疗技术自主创新、集成创新和吸收消化再创新，不断需要培养和聚集大批临床诊治能力与科研创新水平兼优的复合型人才，既精通临床诊疗技术，是医学专家、名家，也熟悉科学研究，是学科带头人、学术领头羊。

2．建立医研互动机制 科研是促进临床技术发展的有效助力，而临床实践则为科研创新提供了丰富的资源。国外高水平的顶尖医院都是临床与科研兼优的医院，通过结合临床开展研究，临床与科研的良性互动，提高临床诊治水平。

（1）围绕临床开展科研。研究型医院内部要强化科研意识，把临床工作当作一项特殊的、系统的科学技术工程，科研工作寓于临床实践中，将诊疗过程当作积累科研资料、形成科研思路、提出科研课题、获得科研成果的过程，从大量临床实践中总结出新理念、新方法、新标准。

（2）科研成果服务临床。科研工作应当是临床工作的一部分，出发点和落脚点要立足于服务于临床，将研究成果转化为提升临床水平的新设备、新药物、新技术，实现医疗质量的持续改进。

（3）临床与科研相互促进。将重大疾病关键临床问题转化为生物科学问题，通过现代化科学技术手段开展研究，揭示疾病发病机制，促进成果向临床转化，为疾病诊断技术及治疗方法提供理论依据和技术标准，从而提升临床诊治水平，实现"临床－研究－临床"的良性循环。

3．探索实践转化医学模式 转化医学的概念实际上就是从"实验台到病床"，推动实验室发现用于临床治疗。转化医学强调的是一种理念的转变，即基础研究与临床实践的密切结合，这是建设研究型医院管理理念的精髓所在。

（1）树立转化医学发展观念。建设研究型医院，要转变管理理念，深刻理解和接受转化医学的内涵，用转化医学的理念来指导医学研究和病人治疗。"围绕临床搞科研，科研成果为临床"，二者相辅相成，相互转化，螺旋式上升，从而推动研究型医院的快速发展。

（2）搭建转化研究与应用平台。研究型医院要实现转化医学发展模式，必须搭建转化研究与应用平台，如多单位协作的转化医学研究中心、多学科协作的临床医学研究中心、各种疾病的生物样本资源库，以解决危害人民健康的常见疾病和地区重大疾病的关键技术为研究方向，基础研究与临床研究相互转化为重点，以承担重大课题研究为任务牵引，实现多学科交叉与跨学科融合。

（3）医院与研究所的融合发展。发挥医院的临床资源优势与研究所的基础研究优势，在管理运行机制上深度融合，实现医疗机构与研究机构的合二为一，有助于提升基础与临床相结合的生物转化研究水平，加快科研成果转化为临床应用的速度，满足医疗市场需求，引领未来的医学发展。如第二军医大学东方肝胆医院与肝胆外科研究所的融合，引领了我国肝胆外科治疗技术的进步，第三军医大学大坪医院与野战外科研究所的融合，推动了我国野战外科与战创伤给救治技术的发展。

（五）生物信息融合发展

现代医学发展离不开生物技术与信息技术的进步。生物技术在医院疾病诊疗中得到越来越广泛的应用，为促进医学诊疗水平的提升发挥了巨大的作用。信息技术已成为现代医院发展的必备手段，有效提高了医院的医疗服务质量。两种技术在研究型医院发展中有机融合，针对医院丰富的生物信息资源进行开发利用，推动了现代化医院建设的创新健康产物。

1．生物信息技术在医院中广泛应用

（1）生物技术与疾病诊疗。现代生物技术是 20 世纪后半叶全球突飞猛进的技术领域之一，包括基因工程、细胞工程、酶工程、发酵工程、生物电子工程、生物反应器以及蛋白质工程等，其中，基因工程是现代生物技术的核心。生物技术的开发应用对医院诊疗技术的提高发挥着巨大的作用。在疾病诊断方面，生物技术中的单克隆抗体诊断试剂和DNA诊断技术在医院中的广泛应用，使许多疾病特别是肿瘤、传染病在早期就能得到准确诊断。在疾病治疗方面，现代生物技术的开发应用，为医疗卫生领域提供了崭新的诊断和监测技术，例如靶向生物治疗、干细胞治疗、生物免疫治疗等。自2002年我国引进生物技术以来，生物技术临床应用效果显著，十年间取得的治疗成果是过去的数十倍，从最初的首家生物技术示范基地，到如今的全国数家生物技术临床示范基地的相继建立，生物技术的诊疗成绩向医学界证明了其自身的优势以及在疾病治疗上的累累硕果。因此，重视生物技术的发展是研究型医院建立的一个重要内容。

（2）信息技术与医院建设。随着现代医学的发展，医疗机构的诊疗工作越来越多依赖医学影像的检查（X线、CT、MR、窥镜、血管造影等）。传统的医学影像管理方法（胶片、图片、资料）已无法适应现代医院中大数据医学影像的管理要求，采用数字化影像管理方法PACS系统来解决这些问题，具有很多优点：减少物料成本、减少管理成本、提高工作效率、提高医院的医疗水平、为医院提供资源积累；通过远程医疗促进医院之间的技术交流，同时互补互惠互利，促进双方发展。电子病历是信息技术和网络技术在医疗领域的必然产物，是医院病历现代化管理的必然趋势，其在临床的初步应用，极大地提高了医院的工作效率和医疗质量。运用先进的信息技术和手段提高医院管理的质量效益，建立高效、科学的管理机制，促进医院资源的均衡发展与高度融合，才能为研究型医院建设提供有力和持续的推动力量。

2. 医院拥有丰富的生物信息资源 研究型医院就诊人群特殊，多为疑难杂症病患，大量的病变表现带来了海量的生物信息资源。大型综合医院每天将诊治病人的基本信息、临床资料纳入医院信息数据库中，可以进行深入的临床病例资料及复杂的随访数据分析。除了临床信息资源，生物样本也是珍贵的分析资源。医院病源丰富、病种多样，病人的组织、血液、体液、DNA、RNA等构建了一个庞大的生物样本信息资源，为研究型医院实现医疗资源的效益开发与利用提供了巨大的医学信息资源。

3. 借助信息技术开发利用生物信息资源 信息技术为我们开发利用医院生物信息资源提供了有力的工具，通过生物与信息的融合，能够帮助我们打造数字化医疗平台，有效挖掘和处理海量健康数据，提供个体化预防、诊断与治疗，实现为患者提供全面优质医疗服务的目标。

（1）数字化健康与医疗服务。打造数字化医院的目的是提高研究型医院的核心竞争力。信息技术是当今科技发展的核心技术，数字化医院的建设是推动整个医院信息化发展的重要支撑点，也是医院可持续发展的保证。医院借助传感技术、3G无线和云计算等信息技术可以实现对个人的健康监控，并通过健康云等信息技术，实现对个人医疗保健数据的有效收集和挖掘，对辅助患者诊疗将产生极大帮助。同时，数字化不仅提高了医院的整体运行效率，为患者提供了方便，为医务人员创建了无纸化、无胶片化、无线化的工作环境，减轻了繁重的工作负担，提高了工作效率，减少了人为失误，更为医院的管理决策提供了有力的支持。

（2）临床生物样本资源库。生物样本库是研究型医院众多重要科研成果快速产业化、应用到临床的体现之一，实现"转化医学"的重要保证，通过信息技术对生物样本资源和配套临床资料进行信息化管理，可以实现对生物样本的有效收集、储存、管理和利用。整合优势临床医学资源，建立专门的生物样本库，大规模、高效的搜集和利用生物样本、生物信息和数据，保证转化医学研究的需要。对生物样本库的大数据使用也涉及数据提取统计分析技术的有效运用。这种方式对于提高临床研究效率具有极大的帮助，对指导疾病预测、提升诊疗水平具有重要意义。

（3）医疗健康大数据分析与处理。现阶段全球已进入大数据时代，获取数据的方式转向现代化、全面化、自动化，获得的信息具有数据量大、来源途径广、相关层次多等特点。因此，信息处理中心需要对数据进行有效的融合处理，而不是简单的持续堆砌。对于医疗健康大数据的处理方式是将多元性、多层次、多方面的数据信息进行协同处理，挖掘算法，以解释其规律并前瞻性地筛选健康危害因素，建立其网络化、多层次、立体、全方位、智能化的综合服务平台，更好地服务于肿瘤、心血管、慢病等重大疾病患者。

（4）疾病早期预测、诊断与个体化治疗。医疗技术的飞速发展以及人类基因图谱的完成，对于人类实现疾病早期预测和个体化治疗已成为可能。针对基因的大数据分析成为当前医学研究的难点，因此，生物信息学应运而生，它通过综合利用生物学、计算机科学和信息技术实现基因信息的整合分析，揭示大量而复杂的生物数据所赋有的生物学奥秘。此外，医疗检测设备多源信息、医学图像融合等技术，经过计算机处理产生图像，可以较高的空间分辨率提供人体器官的解剖结构信息，有利于个体化诊断和治疗。因此，利用信息融合将功能图像和结构图像的信息有机结合起来，毫无疑问将进一步推动现代医学诊断水平的进步，并有助于针对病人实施个体化的诊疗服务。

第四节　研究型医院的资源配置

提升核心竞争力的关键，除了取决于医院所拥有的医疗、科研、教学等各类资源的数量，更取决于医院对各种资源的整合能力。谁能高效整合资源，谁就能占领发展先机。作为研究型医院的管理者，其价值的主要体现形式就是其整合资源的能力。所谓医院资源整合，是指在现代医学模式和医院现有条件下，通过采取行政调控手段，对医院内部彼此相关但却彼此分离的，如环境、设备、学科、人才、技术和服务等要素实施优化重组，以达到建设和发展技术优势、满足医疗需求的目的。研究型医院的资源整合，是以临床诊治水平的持续提升为总体目标，对医院系统内部资源、外部环境资源所实施的跨学科、跨领域、跨层次的综合集成与优化配置活动。从层次角度划分，研究型医院的资源整合可分为院内、国内、国际3个层次。研究型医院的资源整合应以临床诊治水平的持续提升为总体目标，坚持临床和科研并举，在持续自主创新中不断打造能持续引领本领域技术进步的优势学科，造就临床和科研水平兼优的高层次人才，孕育"名垂青史"的高水平大成果，并最终推进医疗卫生事业不断向前发展。

一、优化整合院内资源

医院内部资源整合是医院建设和发展中一项长期的战略性任务，在实施过程中要因地制宜、因时制宜、与时俱进，在具体整合过程中要分清主次关系、责任和任务，把握好钢性制度和柔性管理的分寸，把握好传统与创新的关系，做到技术上胜人一筹，服务上优人一等，规模上大人一成，成本上低人一截。

（一）设备整合

医院设备的配置与更新，特别是大型或专科医疗设备的采购，在很大程度上决定着医疗、科研、教学活动的技术水平，是研究型医院建设中硬件竞争力强弱和服务水平高低的重要因素。设备资源整合可以减少重复建设和资源浪费，提高设备的利用率和完好率，直接降低医院运行成本，使其发挥更大的效益。

设备整合的重点包括设备引进和设备使用两个方面。现代的医疗设备种类繁多、更新周期短，引进设备时要避免重复，尽量购置质优而功能兼容的设备。如消化内科购置了氩气刀，用于消化道息肉切除，而呼吸内科就没必要再购置高频电刀。此外，还要有超前的眼光、与时俱进的思维。如未来规划成立神经功能科，在购置核磁共振时就要充分考虑设备的档次、先进性，其技术指标、性能参数等。为避免设备闲置、造成浪费，可以整合多个科室共同使用功能相同的设备。如耳鼻喉科引进的多导睡眠监测系统，神经内外科、呼吸内科、内分泌科均能共享。

（二）数据共享

科研数据的大集成能出大成果。在大集成过程中，大部分科研资料、设备和科技成果数据的公开与共享，能把松散的课题组负责制同集约式的重大项目攻坚结合起来。因此，研究型医院建设还需要医院利用信息技术和现有网络基础设施条件，采取完善、引进、新建等多种方式，建设高水平研究开发和科技资源数据库，搭建数据共享平台，把医院的各种科研资源实现数据共享。通过数据资源的整合，使医院形成一个布局合理、功能齐全、开放高效的科技资源共享网络。

（三）学科融合

学科是医院发展的平台与基础，是医院整体技术水平的重要标志、学术知名度的重要窗口和医院生存发展的中坚力量。随着医学科学的发展，医学学科划分越来越细，削弱了医疗诊治力量，为重大疾病诊治、完成重大科研攻关任务带来了困难。因此，应当实施学科资源整合，促进专业精细化、技术协作集约和谐团队化。

1．**优化总体布局**　现代科学技术的发展特征一方面是学科分化在加速，另一方面学科之间的融合在加强。现代科学研究的组织形式与规模发生了很大变化，从原来以个人为主的研究发展到现在的以集体研究为主，强调合作攻关，发挥整体优势。从目前医院学科发展现状看，学科建设中存在着不同程度的分散，课题组、科室形成一个独立的圈子，在局部利益的驱动下，各行其是，较少考虑医院整体的学科建设。因此，医院应强化质量意识和整体意识，通过学科优化组合，以达到固强补弱、形成合力、保持特色的效果，促进学科建设的健康快速发展。

2．**构建优势学科群**　伴随学科的纵横分化，各门类各层次学科之间的交叉或非线性相互作用在不断增强，要求对学科进行更高水平的重新组合，以适应现代科学高度分化和高度综合的双极发展。优势学科群应建设在原有学科建设的基础上，发展自己的特色和优势，经过更新、改造、延伸、拓展、调整、补充等环节，对现有专科进行优化组合，合理构建、配置和提升专科层次，鼓励和促进专科间的相互支撑和融合，培植新兴专科和专业方向，形成基础宽厚、主干突出、相互支持、彼此极强的学科群体，使重点优势领域在临床诊治、人才培养、科学研究上具有不可替代的优势，带动学科整体水平的提高。

3．**加强交叉融合**　医院各个临床学科独立存在，在发展需求与环境压力的作用下，各学科交叉融合，从而构成一个结构清晰的学科群。交叉学科往往具备众多生长点，建设和发展新兴交叉学科已经成为一流医院与时俱进，保持学科领先地位的重要战略方针和措施。研究型医院建设，必须根据疾病谱的变化，建立跨学科的交叉、创新、综合性的研究中心，在学科交叉融合中构建学科群，形成新的研究方向。

4．把握关键环节 学科的品牌优势是医院实力的真正体现，创建研究型医院必须要有一批优势学科作为支撑。医院在优势学科群建设中，积极适应医学发展过程中学科设置高度分化与高度综合相交融的趋势，探索合理的、符合学科发展规律的管理体制，明确权利和责任，抓紧优势学科群建设的关键环节，注重加强组织管理、实施分类指导、完善政策措施，强调优势互补、凝聚共同目标、明确分工合作、培养集体荣誉。

（四）人才整合

研究型人才是构建和提升医院核心竞争力的基础、根本和关键，也是新时期医院创新精神、创新能力的象征、品牌和旗帜，是推动医学事业创新发展的根本动力。所谓医院人力资源整合就是对医院现有的人力资源和经过市场可以获取并能为医院直接利用的人力资源进行合理、科学的配置，通过提高人力资源的使用效能来提高医院与员工的整体绩效。

在医疗行业竞争加剧、医学难题不断出现的形势下，建设一支素质过硬、创新力强的科技人才队伍，对于建设研究型医院具有十分重要的作用。研究型医院建设必须把人力资源作为医院的战略资源，并进行有效的开发、整合和管理。医院人力资源整合程序包括：①根据医院的管理战略和近远期发展目标，规划出医院的治理结构，组织设计和岗位设置；②拓宽用才引才渠道，通过建立比较科学的人力资源测评体系，让优秀人才脱颖而出；③推行人事代理制、全员劳动合同制和专业技术人员聘用制，建立"准入"与"退出"机制，实现医院人力资源管理的规范化和法制化；④建立科学的人才评价制度，通过竞争与激励来形成富有生机与活力的用人机制。

（五）服务整合

随着医学服务模式的转变，医疗服务已从过去单纯的"看病"转变为"满足人的精神需要和身体素质需要的服务"。医院在为就医患者提供高水平技术性服务的同时，还必须提供精神方面的服务，使"尊重患者、关爱患者、方便患者、服务患者"的人文精神体现于服务的全过程。

医疗服务具有四个特点：一是无形性，在患者获得服务之前是不可见的；二是可变性，不同的患者所得到的服务不一样；三是不可分离性，医护人员的服务和患者的服务消费同时进行；四是易消失性，服务不能贮存。所以医疗服务资源整合要注意把握服务的特点，创造一种被感觉到的独特服务。

服务资源整合的要点：①使无形的服务有形化。例如，环境资源的整合，包括优美的绿化环境、舒适的住院条件、醒目的引导标识、温馨的友情提示等。②降低患者的感知风险。要求提供给患者足够的信息，重点是与患者之间的广泛沟通，患者对病情、诊疗手段、愈后预期的知情，签订知情同意书、制定切实可行的医疗风险预警制度等。③提高服务质量。在医院内部通过全员服务礼仪培训、明确服务流程、规定服务范围等措施，落实服务全过程的标准化，提高全员服务素质。例如医院首先提出"我们能够做的，决不让病人来做，真诚为健康服务"的服务理念，成立了医疗服务配送中心；成立社会服务监督部，通过各种形式，了解患者需求、征求患者意见、调查服务满意度；推行了"主动、热情、耐心、周到、感动"优质服务"十字"方针等。④医疗延续服务。医疗延续服务形式多样，其意义在于延伸和扩大医疗服务的传统范畴，使服务具有更强的穿透力和更持久的影响力。例如医院服务监督部工作人员负责帮助病人安全、顺利地从医院治疗过渡到家庭康复和保健；实施电话随访制度；实施家庭访视；建立个人健康档案等。⑤开展健康教育和健康促进。医院通过健康教育大讲堂进社区等形式定期开展与疾病相关的课程教育、讨论会、座谈会等，为病人及家属提供相关的健康教育知识；还通过在社区设立"村村通"宣传栏，印制健康教育处方、健康教育彩页、传单等形式，普及疾病防治常识。

二、开发拓展市场资源

国内资源的整合，是视研究型医院为一个系统，将系统与环境中的其他系统或要素的整合。主要包括医院联合体／医院集团的组合打造、单病种优势学科大平台的整合构建、临床与科研人才的联合共享三种主要形式。

（一）研究型医院联合体／医院集团的组合打造

医院联合体／医院集团是现代医院发展的一种高级组织形态，主要是指由同一责任人或团体实施统一管理的，由两所以上医院构成的医疗服务群体，以资本、技术、管理或支付方式等为纽带而组成的医疗服务统一的利益体。

医院联合体／医院集团起源于19世纪初，美国俄亥俄州内几个诊所与教会医院形成协同建立被称为"家庭病房"的小型组织，19世纪70年代初，美国国内出现将三个或三个以上医院进行联合，成立"医疗行业综合体"或"卫生保健联合体"的萌芽。

20世纪90年代，随着医疗保险管理向管理型保健转变，美国在医疗服务组织体系方面出现了整合型医疗服务组织（integrated delivery system，IDS），特别是1993年美国整合性医疗服务卫生网和2000年区域医疗服务信息共享平台（regional health information organization，RHIO）的建设，医疗集团运营模式逐渐趋于统一。目前，美国拥有100多个医疗集团，以美国医院联合体（HCA）、仁道医院联合体（HCC为MANA）、美国国际医院组织（AMI）以及梅奥医院集团（Mayo Clinic）为主要代表。

在新中国成立初期，我国也有过医院集团的萌芽形态。受计划经济的影响，一些大医院迫于病床压力，合并小医院，分担自身的医疗压力。自20世纪90年代，我国大中城市的大型公立医院开始探索公立医院的整合。政府相继颁布了一系列配套政策，支持鼓励各类医疗机构合作合并，进行卫生资源的整合。在这些政策推动下，进入了一个迅速发展的阶段，全国组建了若干医院集团／医院联合体。1984年7月，沈阳市成立了全国第一个医疗协作联合体，是我国医院集团发展的雏形。1996年12月南京鼓楼医院集团挂牌成立，标志着我国医院集团建设正式开始。

随着国家"第十二个五年规划"工作与新一轮医药卫生集体改革的全面铺开，区域卫生规划成为解决社会"看病贵，看病难"问题的重要因素。2000年发布的《关于城镇医药卫生体制改革的指导意见》"鼓励各类医疗机构合作、合并、共建医疗服务集团"。目前，全国拥有各类医院集团100余个，以北京朝阳医院集团、上海瑞金医院集团、南京长江医院集团为主要代表。

随着生物、心理、社会医学模式的转变，促使医院从传统的封闭模式改变为系统的开放模式。同时，随着医学学科分科不断细化，医疗市场的激烈竞争，促使各医院在不同的专科、不同的研究方向上形成了自身独特的优势。医院着眼于自身发展的社会利益目标，在医院之间的开展多层次、多系统的协作，避免资源的重复投入，规避不良竞争，深入挖掘和开拓医疗市场。

1. 构建纵向型医院联合体　构建以一所三级综合医院为核心，以相应区域划分内的若干所二级医院和社区卫生服务中心为基础的跨资产、跨行政隶属紧密型区域性医疗联合体的基本框架。在联合体内部实行统一资源配置。推进医疗资源整合，构建区域性医疗卫生联合体。提高医疗资源的配置和利用效率，提升社区卫生服务中心的医疗服务能力和水平，促进人民群众合理就医和健康管理，为人民群众提供全程、连续、优质、便捷、经济的基本医疗服务。

2．**构建医疗服务信息共享机制**　①实现健康一卡通：建立医疗便民服务一卡通信息共享平台；建立便捷化的医疗服务体系；实现医疗信息资源共享；建立个人终身健康档案；建立社区健康服务与绩效考核；建立卫生行政部门掌握的医疗卫生信息。②实现居民健康档案共享：按照国家标准建立起统一的居民健康档案；把生命周期从胚胎发育到死亡过程的各个时间点对健康情况的干扰和措施进行全程记录。③实现健康信息集中的存放和共享。实现区域内社区居民健康活动数据的集中收集、存储，实现对人整个生命周期健康信息的完整记录。④实现居民健康管理及决策的支持。通过区域卫生信息平台，对个人健康档案进行统一标准、统一存储、统一管理。

3．**构建人口健康科学数据共享平台**　按照统一标准规范、统一资源规划和统一技术架构，实行"逻辑上高度统一，开放共享；物理上合理分布，分工合作"的运行服务机制，服务科技创新、政府管理决策，医疗卫生事业发展，为创新型医学人才培养和健康产业发展提供科学数据共享服务。

（二）单病种优势学科大平台的整合构建

随着医学科学技术的不断发展，优势学科在医院建设中的作用越来越重要。以单病种诊治特色或疾病诊治链为基础建设优势学科群，针对疾病的不同阶段、不同情况，将各学科的诊疗方案有机地结合在一起，提供科学、完整的系列诊治服务，形成优势互补的疾病诊治链，最终形成临床疾病诊治上的特色和优势。

1．**基础与临床紧密结合**　充分发挥单病种临床资源、人才技术和品牌优势，加强与基础和理工科学的结合，积极开展合作研究，加强与相关企事业单位的合作，促进优秀科技成果转化，促进单病种诊治水平的提高。

2．**拓展单病种诊治平台**　以区域协作为基础，吸收区域内乃至国内相关领域的知名专家，以诊疗链为纽带，加强单病种的多学科诊疗。

3．**循证医学与多中心合作**　1996年Sackett提出循证医学（Evidence-based medicine, EBM）的概念，即自觉、公正、正确地根据所有最好的证据来决定对每一例病人作出治疗选择。传统小样本的临床资料回顾与前瞻性分析已经不适应国际医学发展，用循证医学的观点评价现有的临床研究工作，严格设计和实施的多次前瞻性RCT综合分析结果获得大样本RCT结果，可靠性最高，结论明确。应当以诚信与互惠为基础，以循证医学为依据，开展多中心的合作，构建单病种的学科优势平台。

（三）临床与科研人才的联合共享机制

人才共享实质就是智力资源共享，是人才流动的一种典型形式，是人才跨地域、跨单位、跨专业提供智力服务的外在表现形式，能够在不改变隶属关系的前提下，实现创新人才在各地域、各单位、各专业间的自由流动，最大化创新人才的能力和智力价值。共享机制的构建可分为三个层次。

1．**构建不同地域的人才共享机制**　通过相应的制度建设、机制构建等，实现跨地域的临床与科研人才共享；用人单位转换创新人才使用观念，通过构建灵活多样的用人机制，使其他单位的临床与科技创新人才服务于本单位，达到对特定创新人才"不求所有，但求所用"的目的。

2．构建临床与科研融合的人才共享机制　在不改变人才所属单位和原有身份的情况下，通过相应的体制安排，使临床与科研人才互相服务于对方，多方共同享有智力资源。科研人员深入临床寻找临床问题，临床医师进入实验室进行科学研究，共同解决科研与临床结合不紧问题。

3．构建不同专业的人才共享机制　交叉学科研究采用的科研方法是多学科、多方法的综合交叉，尤其重要的是现代生物医学的重大课题完成者不再是单学科的专家型，而是需要具有多学科知识的复合人才。通过打破专业壁垒，创新人才共享机制，医学与生物学、物理学、机械学、材料学、社会学、人文学等知识加以沟通和联系，培养出具有较强临床背景的临床研究科学家。

三、吸纳运用国际资源

"学术乃天下之公器"。当今世界经济、文化、科技全球一体化的发展特征，使得资源无边界，拥有资源意味着拥有实力。国际合作作为一种最大限度开发挖掘资源，利用资源培育潜能的方式，已经成为提高医院核心竞争力的重要途径。国际资源共享利用的内容主要包括人力、技术、信息、设备、科研设施条件、文化等。

（一）国际合作推进研究型人才培养

研究型人才培养与常规人才培养不同，需要与国际接轨的研究思维和能力训练、需要有国际大视野的熏陶、需要有医学科技国际大趋势的感知，更需要有参与国际顶级临床科学研究的机会。

一方面，要建立研究型人才培养快通道。截止到 2011 年底，北大的国际合作交流伙伴已扩展到 80 多个国家的 265 所大学和科研机构，北京肿瘤医院超过 80% 的临床科室主任具有国际教育和留学背景。国内医院多数采取了鼓励出席国际学术会议、外派短期进修和外送出国留学的政策机制，如设立"研究生国际学术交流基金""优青留学基金"等资助优秀中青年人才出国学习，国际顶尖和一流的医学科技团队、科研院所、医学院校和医院，正在逐步成为培养我国研究型医学人才的重要平台。

另一方面，要建立研究型人才培养直通车。由于欧美等发达国家医学教育和转化医学机制较国内更为灵活，更适于造就研究型人才，因而引进海外高层次医学人才成为研究型医院人才建设的一条捷径，引进方式也更加灵活多样，有全职海归，有哑铃式，有特聘教授、有合作导师等，原国家卫生部部长陈竺、第二军医大学肿瘤研究所郭亚军等知名专家学者都是很好例证。此类人才引进较自身培养周期更短，作用更直接，具体表现在：一是有助于提高研究型医院诊疗水平，其引入的先进技术缩小了与发达国家先进医疗水平之间的差距，提高医院在国际医疗服务市场中的竞争力；二是有助于提升服务效能，其所引入的先进的技术管理和医疗管理理念，有群众更满意的医疗服务；三是有助于加强医院与国际医疗机构之间的沟通，从而推进研究型医院更多更快地进入国际医疗舞台。

（二）国际合作加速临床诊疗技术进步

现代科学越来越全球化，世界科技正在向"大科技"时代迈进，其最主要的特征趋势是科技合作的增强。国际资源对研究型医院技术建设的带动，往往以出国留学人员或学术交流所带回的医疗新技术、引进的先进医疗装备、开展诊疗和药品研发合作等形式发挥智力内引作用。

合作有学科间、校际间、院际间不同方式，有的成立国际合作中心，有的组建特色诊疗技术中心，有的开设国际会诊医学中心，对学科技术水平的提升都发挥了开创性作用。

例如：北京医院在 15 年期间，通过留学人员引进的新技术新方法 10 余项，引进先进大型诊疗设备 7 台件，开创了医院当时在一定领域诊疗技术水平领先的局面（表 2-1，表 2-2）；第三军医大学西南医院肝胆外科研究所与美国匹兹堡大学 Starzle 移植研究所共同成立了国际合作肝脏移植中心，开展了活体部分肝移植、肝肾联合移植等重大手术，移植后疗效达到国内领先水平；北京肿瘤医院自 2006 年始每年举行为期一周的中美肿瘤外科周学术交流活动，进行外宾手术演示、联合查房、各肿瘤病种、护理、麻醉等方面的交流；军事医学科学院附属医院与美国大通福克斯医学会诊中心合作，通过中、美两国肿瘤专科医生组织多学科国际会诊，确保患者得到个体化、最优化的循证医学治疗。

表 2-1　归国留学人员引进新技术、新方法实例

引进新技术名称	引进科室	引进时间	引进国家与地区	诊疗例次	先进程度
心肌核素显像	核医学科	1991 年	美国	18740	国内先进
冠心病介入治疗	心脏内科	1992 年	新加坡、美国	1800	国内先进
腹腔镜手术	普外科	1993 年	香港	3000	国内领先
B 超引导下经直肠穿刺活检早期诊断前列腺癌	泌尿外科	1994 年	瑞士	1000	国内领先
核素骨显像	核医学科	1995 年	澳大利亚	7126	国内领先
血流控制技术治疗栓塞动静脉畸形	神经外科	1996 年	法国	200	国内领先
心脏不停跳冠脉搭桥技术	心胸外科	1999 年	澳大利亚	200	国内先进
腹腔镜技术在泌尿外科的应用	泌尿外科	2000 年	日本	130	国内先进
磁共振水成像在内耳疾病诊断中的应用	放射科	2003 年	德国	90	国内先进
内镜下经皮胃造瘘技术	消化内科	2004 年	美国	40	国内先进

表 2-2　医院采纳归国留学人员建议引进先进设备实例

仪器、设备名称	引进科室	引进时间	国家	诊疗例次	先进程度
双向数字减影心脏血管造影机	心脏内科	1995 年	美国	3768	国内先进
SLO 眼底激光扫描系统	眼科	1999 年	德国	3000	
大型双 CB 立体 X 线血管机	神经外科	1999 年	法国	1400	国内领先
SPECT	核医学科	2001 年	美国	7000 余	国内先进
PET/CT	核医学科	2004 年	美国	2003	国内先进
乳腺镍靶照相机	普外科	2004 年	意大利	2300	国内领先
超吸刀	普外科	2004 年	法国	150	国内领先

（三）国际合作提升临床转化研究水平

研究型医院的特征之一就是开展创新性科学研究，充分利用全球化科技资源开展创新性科研，对研究型医院建设的促进作用最为直接。通过与国际上具有优势医疗科技水平和资源的医疗科研机构强－强联合，有效吸纳全球科技成果和智力资源，促使科学研究的平台、方向和氛围与国际一流水平合拍，可以缩小与国际一流水平的差距，促进重点科学领域和关键核心技术的突破与发展，打造有利于转化医学研究的新平台。以"项目－人才－基地"为形式的国际合作方兴未艾，药物国际多中心临床研究、专题项目合作、共建研究基地等带动了国内转化医学研究水平进步。

北京大学 2005-2009 年 SCI 论文发表情况证实，国际合作论文的平均 IF 高于总平均 IF，显示了国际合作对科学研究水平的提升。第三军医大学通过有目的、有计划地安排专家和学校管理人员出访和洽谈磋商，成功引进美国、德国等著名大学和研究机构的优秀人才来校从事医学前沿领域基础科学研究。学校不但设立专项经费，组建国际联合科学研究中心，还建立实验室运行、管理和科研评价机制，为引进人员提供了生活、工作和学习发展的全方位保障，极大提高了合作项目参与者的积极性和主动性，为相关领域的高新技术研究、开发和人才培训搭建了国际合作平台，为学校科技创新与发展奠定了坚实基础（表 2-3）。

表 2-3　北京大学医学部 2005-2009 年 SCI 论文发表情况（包括附属医院）

年度	文章总篇数	总平均 (IF)	国际合作论文篇数	国际合作比例 (%)	国际合作论文平均 (IF)
2005	434	2.19	68	15.7	2.77
2006	541	2.42	94	17.4	3.05
2007	722	2.38	109	15.1	3.19
2008	789	2.58	147	18.6	3.42
2009	943	2.86	129	13.7	3.23

注：以上各统计数字仅限于北京大学为第一作者单位；IF. 影响因子

四、资源配置的原则与策略

研究型医院是融医疗、教学和科研为一体的医院，区别于以临床工作为重点的医院，其建设应紧跟医疗卫生体制的改革与发展，统筹解决医疗、教学和科研之间的关系，使之共同发展并形成良性循环。优化配置医院内部资源，提高资源的使用效益，充分发挥资源的优势作用，是建设高水平研究型医院必须着力解决的重要问题。

（一）优化资源配置的基本原则

资源的稀缺性要求必须合理配置资源。在资源有限的情况下，如何科学合理使用并使其发挥最大效能，是优化资源配置的基本目标，而根本目标则在于通过资源优化配置，提高研究型医院的核心竞争力。研究型医院实现资源的优化配置，应坚持以下原则。

1. **目标导向原则**　根据资源需求和整体发展目标，制定资源配置规划和配置计划。资源优化配置，必须以医院制定的发展目标为资源配置活动的准则与导向，以防止资源配置偏离医院的整体发展目标。一方面，资源配置目标的确定应以医院发展目标为基准。具体的资源配置目标最终应该以更好地达成医院发展目标为宗旨。医院要根据自身的特点，凸显本院的特色，将资源配置的目标建立在医院目标之上。无论是资源配置的规划，还是实施与考核都要以实现医院整体发展目标为最高原则与终极目的，而且将资源配置目标与医院发展的整体目标相结合，也有利于资源配置与医院发展战略的密切结合。另一方面，资源配置工作应以医院发展目标为指向。资源配置在建设高水平研究型医院过程中具有举足轻重的作用，应站在医院战略发展的高度，围绕医院整体规划制定的目标和任务，有计划、有针对性地统一开展资源配置工作。在资源配置过程中，应当用共同的发展目标来规范和引导整个配置工作，加强宏观调控，增加其科学性。

2. **有所为、有所不为原则** 在资源有限的条件下，正确处理好医院长远目标与近期目标的关系，全面发展与重点突破的关系，有选择、有重点地开展资源配置工作，避免平均主义，这是实现医院资源优化配置的核心。在资源配置过程中，着眼于医院发展，有利于把握医院发展大局或具有发展优势比较突出的学科，就必须"为"，反之则"不为"，学会主动放弃。"为"和"不为"相互制约、相互促进，一定程度上、一定范围内的"不为"正是为了"为"，为了实现医院的整体发展目标，二者有机结合，不断调整最佳平衡点，通过有所不为达到有所为，最终实现"大为"。实现"有所为、有所不为"的关键是对资源需求和未来发展趋势的准确分析、评估和判断，因此，资源配置工作应从实际出发，在综合分析医院已有基础、特色、优势和未来发展趋势的基础上，科学定位，制定切实可行的资源配置方案，合理优化资源配置布局，选择有限目标，集中人、财、物资源加强建设，重点突破，从而推动研究型医院在某些优势学科实现快速突破，促进一批具有发展潜力的学科形成新的特色。

3. **效率优先原则** 资源配置效率高，意味着闲置和滥用的资源较少，资源尽可能被充分地利用。资源配置方式应有利于提高资源使用效率，有利于发挥资源的使用效益，最有效地实现"人尽其才、财尽其利、物尽其用"。资源配置效率的评判标准在于是否最大限度地利用了各种资源，最大限度地减少浪费，确保资源总量增值，应从医院目标达成和资源配置功能实现的程度来考察，还应着眼于是否有利于提高资源存量，着眼于资源建设结构是否同经济社会发展的产业结构相适应等方面。在资源配置优化过程中，既应注重现有存量资源的整合和有效利用，还应注意外生性变量和增量资源的开发和组合，以此壮大医院的整体建院实力和发展后劲。

（二）优化资源配置的对策

相对于医院发展需求，医院内部资源总是稀缺的。在医院资源配置过程中，就需要解决配置什么、如何配置和为谁配置三个问题。第一是合理分配资源，第二是减少资源的浪费，第三是提高资源的使用效率，三者之间相辅相成、互相促进。研究型医院要在医学技术发展进程中继续占据优势地位，必须科学合理配置资源，优化资源配置模式，提高资源的使用效率，形成系统化的资源配置优化机制，通过资源的综合集成和优化配置，快速提升医院的核心竞争力。

1. **建立统筹规划与统一调控的资源配置机制，形成科学的资源配置模式** 研究型医院在资源配置方面，应根据研究型医院发展战略，树立以打造高水平学科、增强核心竞争力为目标的资源配置理念，把提升学科技术水平、推进学科特色发展作为资源配置的指导思想，把加强人才队伍建设、创新人才培养和提高科学研究水平作为资源配置的重点。加强资源在医院和科室各个层面的统筹规划和统一调控，整合资源、科学配置，把有限的资源集中投入到基础好、效益高的关键学科，从而使研究型医院形成自己的优势和特色，尽快缩小与国际高水平医院的差距，并在部分学科领域接近和达到国际先进水平。

2．制定资源开放共享激励制度，搭建资源共享平台　医院内部的资源一般分布在各个学科，必须进行统筹考虑，以实现资源的集中使用和节约使用，减少重复投资和分散投资，提高资源的使用效益。因此，加强人、财、物各类资源的整合集成和开放共享，是节约资源、促进资源配置效益最大化的有效手段。目前，我国许多大医院建立了诸如中心实验室、数据信息中心、组织标本库等院级共享平台。但是，从实际运行效果看，覆盖面较低，纳入共享的资源有限，难以达到共享目的，能实现大范围、经常性共享的资源共享平台还不多。在资源配置过程中，应改革部门所有制，改变各部门小而全的状况，减少重复购置；同时打破过去封闭的管理模式，制定资源开放共享的激励制度，加强医教研设备及公用性强的实验场地、资料信息、组织标本、病例资源等的相互开放，实现医院内部资源开放与共享，提高资源使用效率。加强学科群建设，促进学科联合合作，也有利于推动学术资源共享。通过汇聚相关学科学术资源，形成良性竞争，出现"聚变效应"，更容易实现重大科研成果的突破，并以此获得更多更优质的资源支持。

3．加强资源分类管理，开展资源使用效益评估　根据研究型医院资源的用途，可以将医院资源划分为保障性资源和发展性资源。对于保障性资源，应依照公平、足够的原则合理分配，确保各科室应具备的工作条件，确保医院各项工作的正常运行；对于发展性资源，应适度引进目标管理和绩效评价机制，建立科学合理的评估考核制度和评估指标体系，加强对资源利用效率的过程评价、效果评价，把资源使用绩效作为一项重要的考核内容，并将资源配置与使用绩效挂钩，实行竞争式分配，充分发挥资源的激励作用。

第三章

领　导

组织 · 管理 · 院长

第一节　研究型医院的组织

医院组织是指为了实现医院目标，以一定的结构形式，将编制的人员群体进行有机地组合，并按一定的方式与规则进行活动的集合体。医院组织是组成医院的基本结构，是医院进行各项活动的基本条件，也是整个医院管理的基础。研究型医院的管理有别于并高于一般的医院管理，需要新的管理思路、管理理念、管理方法、管理制度、管理平台和管理模式，实现医院的研究型管理，是研究型医院整体建设的重要组成部分。组织体系是管理的基础和载体，研究型医院组织体系，需要有科学合理、一体融合的组织结构，以及信息主导、综合集成的管理机制，而在创新驱动、布满未知的研究型医院建设管理实践中，尤以拥有一个能科学决策、勇立潮头的领导集体，并能实现睿智谋划、坚强有力的领导管理，以及精干高效、锐意创新的机关执行最为关键。

一、科学合理、一体融合的组织结构

医院组织结构决定着医院的功能发挥，建立命令统一、分工负责、权责对等、目标明确、管理可控、宽度适宜、结构扁平、气氛和谐、机动灵活的组织是研究型医院建设的基本要求。研究型医院要实现科学发展、健康发展，必须首先实现研究型管理。组织机构是医院研究型管理实施的主体，有效的组织架构能有效地组合个人的能力使之变成组织整体的能力，极大增强组织的执行力。一个优秀的组织能够做到思想统一、行动统一，极大地提高工作效率。研究型医院组织结构主要由基本的决策执行体系和各类管理委员会组成的专家论证、辅助决策体系两部分构成，其组织部门设置的科学与否、组织结构搭建的合理与否，直接影响组织机构运行的质量和效能，从而决定医院研究型管理的最终效果。

（一）研究型医院组织结构的科学性

科学合理的组织结构首先要符合医院的性质和功能定位，要坚持历史的、发展的、客观的组织结构理念，结合医院自身实际和行业发展趋势，不断探索医院组织结构的变革方向，做好组织结构的持续性调整和最优化改进，以适应医院内外环境的变化。

1. **医院组织结构须符合医院性质**　"橘生淮南则为橘，生于淮北则为枳，叶徒相似，其实味不同，所以然者何？水土异也。"研究型医院的组织结构没有统一的标准和规范，因地制宜、一切从实际出发是第一原则。在研究型医院组织结构两大体系中，基本的"领导－机关－科室－科室小组"决策执行体系，不同地域、不同规模、不同类型及不同所有制的医院大同小异，但根据自身实际存在机构名称、机构数量及机构职能的部分差别。在专家论证、辅助决策体系的建设中，大型综合性医院、专科医院等专家实力雄厚的医院，应完善医院伦理、医疗质量、护理质量、教学质量、科研质量、感染控制、输血、药事、病案、设备、信息及后勤保障、政工等在内的管理委员会。结合"纵向到底"的决策执行体系，建立"横向到边"的专家论证、辅助决策体系，构建起网络化的组织结构。而中小型医院等不具备实力的医院，不能一味求大求全，可采用"请进来"的方式，邀请外院专家评估指导，保证管理质量。

2. **医院组织结构须符合发展需要** 研究型医院管理具有鲜明的创新性特征，既创新管理内容，也创新管理途径和形式。研究型医院搭建组织结构需要不断完善科学决策体系、学科人才建设体系、医护质量监控体系、科研技术创新体系、卫生经济管理体系、医德医风监督体系、安全发展控制体系和领导机关作风建设体系等，形成一整套符合研究型医院要求的科学规范、高效快捷的管理架构和管理模式，推动医院管理由传统的经验习惯型、粗放概略型向科学规范型、精确精细型转变，由行政架构、人力主导型向网络架构、信息主导型转变，由条块分散型向综合集成型转变，由终末质量管理向过程质量管理转变。

3. **医院组织结构变革的发展趋势** 克莱斯勒汽车公司董事长本·比德维尔说过："管理层次越少越好"。对于研究型医院组织结构中的决策执行体系来说，领导、机关以及对应的管理层次以扁平化、小型化为发展方向，在尽量缩减管理层次，增加管理幅度，建立高效的信息传递与沟通渠道的同时，不断提高科学决策和科学管理水平，创新管理思路，增加机关管理的弹性和效能，从而驱动医院组织层次减少，管理成本下降，管理幅度增宽，组织结构逐渐"扁平化"。另一方面，着力构建"高效决策执行体系＋完备专家论证、辅助决策体系"组织结构，实现医院研究型管理的立体化、网络化，整体提高医院管理的质量和效能。

（二）研究型医院组织结构的一体化

马克思主义哲学有一个基本命题："整体功能大于局部功能之和。"医院组织结构的决策执行、专家论证辅助决策两大体系内部又各自包含不同层级、类别、环节的众多管理单位，涵盖医院管理工作方方面面。干工作，不能仅盯自己的"责任田"。系统整合组织机构，真正把有利于研究型医院建设作为一切工作的根本标准，实现所有管理单位之间的有效协作、通力通畅、一体融合、高效运转，充分发挥医院组织结构的最大管理效能。

1. **机关、科室一体融合** "1＋1＞2"。医院研究型管理需要机关之间、科室之间、科室小组之间、机关与科室之间密切配合、通力协作。机关之间要跳出各自为政、推诿扯皮的怪圈，要紧紧围绕研究型医院建设引方向、出思路、抓落实，实现协同作战；科室之间科室小组之间要摒弃门户之见、实现深度融合，围绕诊疗个性化、临床实验化、成果皆转化基本模式，优化整合、联合攻关，形成多类型疾病联合诊疗中心，探索最优化临床路径和治疗方案，科学规范诊疗流程，形成独特技术优势和鲜明服务品牌；机关与科室之间要相互理解，实现高效沟通，机关要服务前移、深入一线科室，规范管理、科学指导、不帮倒忙，科室要服从指挥、认真落实，统一按照医院规划部署谋发展、出成果、做贡献。

2. **决策执行与专家论证、辅助决策一体融合** 医院最大的资本是人才，研究型医院往往也是医学人才的高地。特别是大型综合性研究型医院，集聚了各领域的专家团队，他们高深的专业造诣和独特的研究视角、研究方法，是医院实现研究型管理的宝贵财富。医院基本的决策执行体系更多强调领导意志，强调被动执行，少有反馈。"兼听则明"，各类管理委员会组成的专家论证体系成为最好的决策补充，医院研究型管理需要决策执行体系和辅助决策体系"一纵一横"一体融合、优化互补，充分发挥各类专家管理委员会的咨询、评估、论证作用，实现医院科学发展、健康发展。

3. **医院与研究机构一体融合** 自我发展与借力发展是促进医院发展的两种方式。在世界科技创新加速发展的大趋势下，研究型医院需要坚持开放视野、实现开放合作，医院的组织结构一体化要实现拓展和外延，积极探索与相关研究机构的一体化融合发展新模式，并纳入医院总体战略规划。研究型医院需要主动顺应、自觉融入国家科技创新体系，突出协同创新，坚持"走出去学"与"引进来用"相结合,以临床需求为牵引、以课题项目为纽带,建立灵活高效的国际间、地域间、院际间以及医院与科研单位间强强联合攻关的新机制,努力构建矩阵式、网格化的科技创新联盟体系,形成医药结合、医工结合、基础与临床结合、研究与转化结合的科技创新模式,多层次、全方位建立和发展交流合作关系,吸引尽可能多的外来资金、技术、人才借力发展,加速研究型医院的建设发展。

二、创新驱动、信息主导的体制机制

医院研究型管理是研究型医院建设的题中应有之义,也是研究型医院建设的重要实现路径,医院研究型管理的实践需要与之匹配的组织结构为载体,需要健全、适宜的制度体系做保障,而在"大数据"时代,实现信息一体化也成为新的管理机遇和挑战。

(一)研究型医院的管理制度体系

古语有云:"不以规矩,不成方圆。"规矩即制度,在创新驱动的研究型医院建设管理实践中,随着新目标、新思路的提出,围绕医院医教研中心工作会出台一系列新政策、实施一系列新举措,并做出全局性、结构性的优化和调整,要保证医院转型及管理运行的科学、有序,必须有一整套科学、适宜的制度做保障,并从设计合理、执行严格、结果有效和及时修订四个方面加强制度管理,从而实现研究型医院的法制化、制度化、规范化管理。

1. **建立健全管理制度体系**　研究型医院需要建立质量管理、学科管理、人事管理、岗位管理、财经管理、信息管理等科学、完备的管理制度,并对医院管理文件的编写、审核、回顾、修改、批准等行为进行规范,为医院的安全高效运作建立一套完整、合理的管理体系。在制度设计层面,主要在于保证其可行性,并体现研究型医院建设管理特点、需求,覆盖全面、互为补充、成一体系。首先要对制度的制定和修订实行统一管理,围绕研究型医院建设管理的细化目标和各项工作要求,充分调研,集中讨论,形成框架和要素,广泛听取各方意见建议后,进行整合和完善;其次,每一项管理制度在制定和修订时,都要明确其确切的作用以及实施后的期望效果,不做无谓的纸上谈兵,尤其很多创新制定的制度,与研究型医院整体建设管理一样都处于探路摸索阶段,对制度所反映的管理价值、定位和效果一定要做充分的讨论研究;再次,制度设计本身就是几方博弈的结果,好的制度就是要满足各方的需求平衡,医院的制度设计既要符合国家相关法律法规,也要切合医院管理技术和水平,并和其他管理制度相协调,在研究型医院建设管理中涉及的很多新制度或修订调整内容时,要善于处理与其他新制度内容之间的差异化,以及和医院既有制度的共存性,才能确保制度真正起到控制、约束具体行为的作用,从而达成管理目标,提升管理效能。

2. **强化制度运行的监管、反馈处理和持续改进**　再好的制度如果执行不力,最终也只是"一纸空文"。研究型医院建设管理是创新实践的过程,也是一项庞大复杂的工程,各项改革工作的推进需要强有力的制度体系作保障。在制度运行的层面,一定要强化监管、重视反馈,实现制度的可持续改进。强化制度管理,首先要维护制度的严肃性和权威性,保证制度执行的公正、公平和公开原则,并强化全体员工的制度意识,在医院内部形成人人遵守制度、维护制度、监督制度落实的良好氛围,架起"执法必严、违法必究"的高压线;其次要重视制度执行过程中的意见和反馈,没有一个制度制定伊始就是十全十美的,任何制度都会有漏洞,要尊重员工反馈的意见、开展补充调研,及时调整与工作实际不符的内容条款,在进一步维护制度有效性、权威性的同时，也增加员工对制度的认可度；再次，在制度的执行过程中，必须随着研究型医院建设管理的发展和环境变化，适时做出修订和优化，从而增强制度的科学性，实现制度体系与医院、环境的同步可持续发展。只有不断强化制度运行的监管、反馈处理和持续改进，才能充分发挥制度管理的强大效能，逐渐形成与研究型医院相匹配的运行机制，包括合理的技术创新机制、良性的人才培育机制、规范的绩效考评机制、有效的奖惩激励机制、资源共享机制，以及层层抓落实的工作机制等等。

3．**成立制度研究管理专职部门** 从以往的管理经验而言，医院都有大量的成文制度，但往往存在制度成山，但部分失灵甚至异化；主体模糊，个别制度落不了地；政出多门，制度之间存在矛盾冲突；缺乏创新，制度跟不上发展形势；发布随意，缺乏管理和指导；置若罔闻，员工制度意识差等等问题。这与以创新为灵魂，追求品质、效益的研究型医院对制度体系的要求相去甚远，要解决制度管理的沉疴，需要创新成立制度研究管理的部门，内设医院制度发布修订评审委员会（图 3-1），专职负责医院现有制度文献整理、全局性重要制度起草发布、其他各项新制度发布全流程管理（计划立项、调研和起草、成文复审、发布和备案、监督评估、协调维护）、规范制度修订、强化制度宣教，以及组织制度研究、制度创新等工作，为研究型医院的建设管理理清制度体系、规范运行机制，提供强力保障。

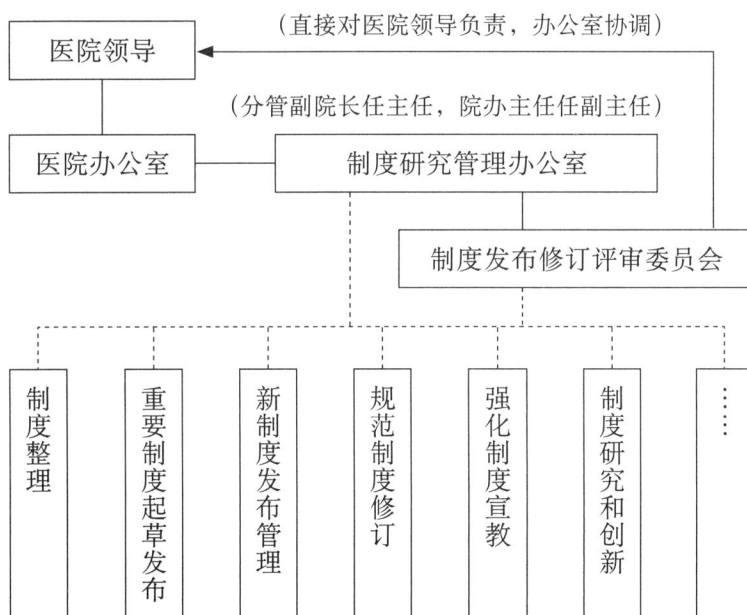

图 3-1 医院制度研究管理专职部门组织构想

（二）研究型医院的信息化管理平台

在大数据时代，医院管理从原来的基于行政法规、行政手段的粗线条管理向标准化、规范化、科学化、信息化的管理转变，其中信息化是基础是核心。研究型医院必须是信息化医院，研究型管理必须依托信息化平台，基于数据统计和证据分析来做出科学化决策。以 HRP 为代表的信息化系统平台发展迅速，商业智能（business intelligence，BI）能够将医院现有的数据转化为知识，帮助医院管理者做出明智的决策，在医院管理决策方面的价值日益显现，致力于打造"智慧医院"则是下一步重点探究的发展方向。

1．搭建大数据处理信息化平台 研究型医院搭建信息化平台，需要加强顶层设计，研究解决"信息孤岛"和医疗数据收集、存储、分析、共享存在的问题，搭建综合平台，提高医疗资源一体化管理水平。同时强化数据深度开发，跟踪掌握大数据技术，建立临床医学信息、转化医学信息、生物医学信息等专业数据库，加强对信息的更新积累、科学统计、综合分析和共享共用，逐步开展数据密集型研究，引入商业智能（BI）决策分析技术，把海量数据有效转化为管理决策、疾病预防、临床研究、药材研发的信息资源，提高研究型医院的综合效益。

2．打造医院资源计划（HRP）平台 基于信息化平台的研究型医院管理，要实现业务流程化、信息共享化、过程可见化、结果可视化、功能程序化、资料数字化，以及基于数据库实现即时决策的智能化，医院资源计划（hospital resource planning，HRP）是这一领域较为成熟并且具有较多成功经验的信息化管理平台。HRP是一套支持医院整体运营管理的资源管理平台，它不仅包含医院人财物的管理，还要集成其他各种应用系统、特别是HIS系统的大量数据，在此基础上构成以成本核算和绩效考评为主要内容的、支持医院整体运营调控的管理平台。HRP的功能结构从底层到最顶层可大体分为三部分。第一部分：基础业务层，主体是医疗业务系统（HIS、CIS等）、教学科研管理系统等具有实体性的业务系统以及各类数据获取的数据采集系统。第二部分：基本业务系统层，包括医院人财物的管理系统以及过程监管系统，这一层是HRP的核心层。第三部分：管理决策支持层，主要功能模块是支持医院不同层级管理调控用的成本核算和综合绩效考评系统。HRP系统利用下边两层所产生的数据、按照医院管理者的要求，按照制定好的指标体系和分配权重，经过加工计算提取出供各级管理者调控用的信息。

3．建设"智慧医院"平台 IBM公司2008年首先提出了"智慧地球"（smart earth）概念，成为行业发展的新思路和新方向，并迅速引起连锁效应，一时间"智慧商城"、"智慧交通"、"智慧城市"等纷纷涌现。研究型医院依托信息化平台建成数字化医院以后，升级打造"智慧医院"成为重点探究的发展方向。

解放军总医院和第三军医大学大坪医院、野战外科研究所等单位近年先后提出了"智慧医院"、"智慧院所"发展目标，对智慧医院建设进行了初步研究和探索。他们认为，智慧医院是在数字化医院达到信息系统齐全、功能全覆盖、系统运行稳定后逐步实现的。与数字化医院相比，智慧医院最大的特征是具备主动感知和智能调控能力，系统通过主动感知医务人员和患者的行为，以及自主学习改良，不断调整业务系统，进一步提升运行效率、保障服务安全、改善服务品质，并降低综合运行成本。而由数字化医院升级为智慧医院的路径主要包括信息化基础设施的改造、无线应用和感知体系（物联网）的建立，以及智慧分析系统的建设等方面，聚焦这些环节的研究很快会成为热点，必将有力助推智慧医院建设目标的最终达成。

打造"智慧医院"、实现"智慧医疗"，是建设创新型国家、建设"智慧城市"的重要组成部分。医院要与国家、地方、城市的信息化总体建设规划相衔接，充分运用国内外信息化先进技术成果，建立医药、医企、医政信息互通和技术对接机制，组织信息联合科研攻关，促进各方在信息产业协作、技术创新等方面的对接交流，有选择有计划地用好"云计算"、"物联网"等先进技术，将医疗信息资源优势转化为社会服务和产业化能力。

三、精干高效、锐意创新的研究型机关

"管理的成功，20% 在策略，80% 在执行。"医院机关处于组织整体中的中间环节，为医院完成上级和社会所赋予的职能，达到既定的运行目标起桥梁和纽带作用，在医院领导系统中属于管理层和执行层，是医院管理的"中枢神经"，承担着领导意志和决策部署的下达落实，一线科室意见建议的上传反馈，以及当好领导参谋、研究具体工作的任务，在创新驱动的研究型医院管理中，尤其强调机关的学习素质、研究水平和创新决策能力。精干高效、锐意创新的研究型机关是实现医院研究型管理的重要环节。

（一）研究型机关的建设原则

和研究型医院一样，研究型机关也是一种新理念和新模式，是研究型医院整体建设发展的需要，也是研究型医院管理研究和管理实践的重要组成部分。

1. **研究型机关的定义** "医院机关"指医院领导和业务科室之间的联系部门，承担着领导基层科室、督促政策执行、研究具体工作、实施业务指导、提供保障服务等工作职能。研究型机关指能够创造性贯彻落实上级决策指示的各级机关部门，包括研究型医疗管理机关、研究型政工机关、研究型护理机关、研究型后勤机关。其实质是创新驱动管理，即建设创新型的机关干部队伍，深入研究新时期医院管理工作特点、规律，探索创新工作思路和方法，提高整体管理质量和水平，最终实现对研究型医院建设发展的服务保障。研究型机关遵循研究型医院建设的内涵和要求，以品质和安全为内涵、以服务和管理为职能、以学习与创新为动力、以效率与效益为目标。

2. **研究型机关的显著特征** 研究型机关有以下四个方面的显著特征。一是理论实践性。机关的本质是服务，医院创建研究型机关并不是为了"空对空"的理论研究，探索创新工作理念、思路、方法、内容和工具，根本目的在于科学指导管理工作实践，其"工作—研究—工作"模式与研究型医院"临床—研究—临床"模式内涵一致，强调工作研究化、研究实践化。二是问题导向性。问题的发现是研究的起点，机关工作必须规范化、流程化，只有树立问题意识，不满足现状、时刻保持科学批判的态度，才能及时总结、分析、发现问题，找到新的研究方向。研究型机关干部应该是有心人，善于把困惑变成问题，把问题变成课题。三是学习研究性。知识经济时代医学知识激增、信息万变，学习是一切研究的前提和基础，机关干部不仅需要及时了解医疗卫生领域的专业信息，更要不断学习新的管理思想成果，才能立足岗位、着眼工作，持续开展创新管理研究。四是团队协作性。机关讲求合作，工作环环相扣，任何工作的完结、问题的解决，都需要涉及多个部门的沟通、协调。机关要有相当数量的专业技术人员和具有研究潜力的管理干部，能够有组织、有目的地协同攻关，激发集体智慧和集体创造力，在高质量、创造性地完成工作任务和实现问题研究的同时，也增强组织的凝聚力，推动工作水平的整体提升。

3. **研究型机关的建设目标** 建设研究型机关的目标主要表现在两个方面。一是促进人的发展。"以人为本"是科学发展观的核心要求，建设研究型机关的突出优势就是能培养一批优秀的研究型机关干部，在管理工作实践中，要关心、尊重和激励每一位机关干部，充分发挥其主观能动性，最大限度调动其学习和研究的积极性，培养他们的综合素质、事业心和责任感，强化政策法规和先进管理理念的学习，为医院实现可持续发展提供内在动力和智力支持。二是

提升管理工作的质量和效益。传统的医院机关工作偏重于流程化的职能管理，创造性和能动性不足，要实现由传统向现代化转变，必须在管理理念、管理制度和管理模式等多方面创新，始终瞄准品质和安全，向管理要效益，实现持续创新、整体创新，全面提升机关研究问题、出谋划策和创造性工作能力，为研究型医院建设发展提供有力的组织动力和服务保障。

（二）研究型机关的功能发挥

相对于一般医院，研究型医院的管理更强调机关对临床一线的引领、指导和把关作用，必须首先建设一支学习型、创新型机关队伍，在此基础上，要能够卓有成效地开展服务管理工作，并善于向管理要效益，精于让管理出品质。

1. 研究型机关的学习与创新　"不日新者，必日退。"研究型医院建设探索和管理实践处在并将长期处在"进行时"，其本身就是一个创新发展的新课题，既无成熟经验可学，也没成功先例可循，作为医院研究型管理的关键环节，机关工作人员如果不能不断学习相关的信息、理论和经验做法，就跟不上医院发展变化的脚步，"虽有其心，难有其力"，显得十分尴尬，有效管理也就无从谈起，甚至可能成为医院发展的绊脚石。"图难于其易，为大于其易"。研究型医院管理是一项庞大的工程，而医院研究型管理本身就是研究型医院建设的重要组成部分，随着时间的推移，会有更多的新问题出现，机关工作人员要善于结合问题开展调研，不断提升发现新问题、研究新问题、解决新问题的意识和能力，不断总结、归纳、凝练、提升，提出医院管理的新观点、新理论，转而再指导、优化研究型医院建设管理实践，才能适应研究型医院管理的时效性、复杂性，才能以点带面、逐个突破，有效推动和指导医院发展，成为研究型医院建设重要的创新引擎。

2. 研究型机关的服务与管理　机关工作的核心是执行、本质是服务。实现医院的研究型管理，机关的沟通、指导、推动和保障必须坚强有力，作用举足轻重。英国管理学家L·威尔德认为，管理者的最基本能力就是有效沟通。决策执行体系和专家论证体系组成了立体网络化的研究型医院组织结构，组织机构之间的决策指示、信息交流和意见反馈等管理信息的传达、执行，都有赖于机关的有效沟通。机关工作人员要时刻认清自身肩负的重要责任，认真细致、勤奋敬业，确保决策执行不打折、意见反馈不变味、督促指导不走样，当好医院管理的"信息桥"。除了做好上传下达，机关还要注意收集、整理、分析新问题，研究医院建设发展的新趋势、新方向，为领导决策当好参谋，特别要努力创新工作机制、拓展服务链条、保障中心任务、服务中心工作，为科室服好务、把好关，即当"指导员"，又当"服务员"。

3. 研究型机关的品质与内涵　品质——"精、准、高、效"。

"精"，就是工作标准要精益求精。杜绝"过得去、差不多、还可以"等思维惯性，高点定位、激情干事、善于创新，机关每个部门的工作都能出精品、有亮点、创品牌。

"准"，就是工作底线要准确规范。注重程序、从严过细，带头学法用法，坚持用制度管人管事，做到"三让三不让"，即让组织放心，不让上级精神和领导布置的工作在自己这里走样或延误；让服务对象满意，不让差错在自己这里出现；让群众信服，不让机关的声誉在自己这里受损。

"高"，就是能力素质要高强争先。注重学习、强基固本，能够胜任各种工作，能够应对各种压力和挑战，能够破解难题，让人信服，工作每年都能上一个台阶、上一个水平。

"效"，就是工作结果要务实高效。凝心聚力、追求卓越，高质量、高标准、高效率地推进工作，圆满或超额完成各项目标任务，努力做到组织满意、领导满意、基层满意、群众满意、干部自身满意。

内涵——提升"四力"，打造"四型"机关。

主要标志是：办文出精品、办会树品牌、办事求圆满，成为服务一流的机关。

（1）提升学习力，打造创新型机关。《荀子·大略》中讲，"学者非必为仕，而仕者必为学"，意思是做学问的不必都去做官，而为官者都必须学习。现在各种新知识、新情况、新事物层出不穷，知识更新周期大大缩短。加之机关工作政治性、政策性、专业性都很强，学习更为重要而紧迫，必须把提高学习力作为重要的基础性工程抓紧抓好。

一是内容上要博学多知。要深学理论，坚定理想信念，增强中国特色社会主义道路自信、理论自信、制度自信，确保政治上不犯糊涂。要精学业务，学好专业知识、法律法规、工作程序和公文写作，确保工作中不出问题。要学时政、学实践，特别是实际工作经验，努力吃透国情、军情和院情，准确把握形势和大局，时刻做到政策清、思路清、措施清。要博览多知，坚持干什么学什么、缺什么补什么，修身养性，争做多面手。

二是方法上要创新完善。要在坚持过去好经验、好做法的同时，围绕重点工作或热点问题，探索"理论学习、问题研讨、推动工作"的新模式；围绕增强干部研究问题、谋划工作的能力，开展优秀调研报告评选活动，机关各部门、各科主要负责人每年至少要拿出一篇高质量的调研报告；围绕拓宽机关干部眼界，建立健全学习交流机制，适时选送机关干部到国内、军内相关部门学习取经；围绕强化学习效果，建立述学制度，年度述职时要把学习情况作为一项内容。每个机关部门、每名机关干部也要制订年度学习计划，学习情况纳入年度目标责任考核。

三是结果上要学以致用。要大力弘扬理论联系实际的学风，坚持在学中干、干中学，增强思考大事、研究要事、处理急事、解决难事、协同共事、干净干事的本领，做到提笔能写、开口能讲、问策能对、遇事能办，实现由被动服务向主动服务转变、由事务型服务向参谋型服务转变、由一般化服务向精品型服务转变、由程序型服务向创新型服务转变。机关部门以上领导尤其是机关各部主要负责人，要争做学习型干部的表率，引领团队在思想理念、方式方法、工作实效上与时俱进，创建学习型、创新型机关。

（2）提升约束力，打造规范型机关。约束力是一种管理能力，既包括外在的组织约束力，也包括内在的自我约束力。从一定意义上讲，它是共性的言行规范，更是对干部的关心与保护。医院机关必须时时、处处、事事重制度、讲程序、守规则。

一要严守规矩。"不以规矩，无以成方圆"。用制度管人、按程序办事，是管理的基本法则，也是机关高效有序运转的关键所在。机关各项管理制度要体现"管用、易行、明了"，把那些已被实践证明行之有效的、正在倡导的服务理念、服务方式、工作标准等固定下来，形成长效机制。程序也是规矩，程序失范就会出现混乱，甚至可能产生内耗而贻误工作、影响大局。讲程序，关键是要实行层级管理，按照任务分工、对照岗位职责，一级对一级负责，逐个环节去落实。尤其是对重要工作、重大事项，该走哪个程序就要走哪个程序，该向哪个层级汇报就要向哪个层级汇报，决不允许图省事、"下跳棋"。当然，讲程序也不能把简单问题复杂化，对不是必需的又影响效率的程序，也应该加以改进。要牢树制度意识、程序意识，心存敬畏，严格执行，使有章可循、规范运作成为机关工作的根本遵循。

二要严格责任。我们常说责任重于泰山，不仅是指责任对于事业的重要，更是强调责任感应该成为个人道德修养的自觉追求。从某种意义上说，责任心胜于能力，只有不负责任的人，没有做不好的工作；只要有强烈的责任心，就是能力差一点也能够"笨鸟先飞"。要高定目标，对承担的每一项任务都要力求完美，而不敷衍塞责、得过且过；要敢于担当，而不把责任下推、矛盾上交，更不能让工作停滞在自己手中，不能让失误发生在自己把关的环节；要守土有责，而不当"甩手掌柜"，分管领导要落实好"监督职能"，机关各部门主要负责人要当好第一责任人，敢抓善管、争创一流，调动发挥本部门机关的最大效能。

三要严明纪律。现在，对干部的管理越来越细、越来越严。这是一个大趋势。作为医院机关干部要监督别人，首先就要严于律己，就要自觉接受监督，就要模范遵守国家、军队及医院各项纪律。尤其要严格遵守政治纪律，确保在思想上政治上行动上始终与党中央保持高度一致；严格遵守组织纪律，着力增强组织观念、程序观念，重大事项、重要问题必须向组织请示汇报，决不能我行我素、自行其是；严格遵守廉政准则，切不可做出"让自己蒙羞、使家庭受损、给单位抹黑"的事来。

（3）提升执行力，打造高效型机关。再好的方案，没有执行一切等于零。要把"提升执行力、高效作服务"作为根本性任务来抓，使医院机关每个部门的工作都能有自己的"王牌"，每名机关干部出手的东西都能代表较高的水准。

一要当好参谋助手。把提高出谋划策能力作为重要取向，在医院机关倡导"人人既要当'动手的实干家'、更要当'动脑的实干家'"之风，以领导满意、基层认可、富有指导性为标准，高质量地起草好工作报告、领导讲话、会议决议决定、调研报告等文稿，充分发挥好"智囊团"作用。同时，要广泛听取基层意见，细致做好机关下科室参加早交班、业务大查房等工作，深入倾听一线医务人员心声，使机关的各项工作更接地气。

二要优化工作运转。坚持严谨细致、好中求快，做到主动、规范、高效、品牌。主动，就是要充分发挥主观能动性，多思考、多请示、多汇报，脑勤、手勤、腿勤、嘴勤。规范，就是要按制度、按程序办事，特别是在一些重大事项上，一定要按法定程序办，不能有随意性、盲目性。高效，就是要分清"轻、重、缓、急"，安排好"时、序、人、物"，雷厉风行、干净利落。品牌，就是要创先争优，在一些工作或工作的某个方面，努力创新一些模式、打造一些亮点和品牌。

三要提供良好保障。要确立"专业化、精细化、规范化"的理念，突出"服务、管理、保障"，完善服务方式，为机关履行服务职能、保障医疗为中心的各项业务工作提供坚实的后勤保障。

（4）提升凝聚力，打造和谐型机关。古人云，"一心可丧邦、一心可兴邦。"从某种意义上讲，凝聚力实质也是一种同心力，它体现在干部对所在机关的认同感、归属感上，反映在干部与机关同进退、共荣辱的具体实践中。要把提升凝聚力作为机关建设的重头戏来抓，着力打造风清气正、团结和谐、奋发有为、干事创业的一流团队。

一要任人唯贤。"尚贤者，政之本也。"实践也反复证明，用一贤人则群贤毕至，见贤思齐就蔚然成风。要坚持全面、历史、辩证地识别、评价、选拔和使用机关干部，把相对比较合适的人放在合适的岗位上，让绝大多数人满意，努力做到"人岗相宜"。在识别和评价机关干部上要注重将民主推荐与平时考核、年度考核、一贯表现和人岗相适等情况综合考虑，看人品、看能力、看贡献，做到"干与不干不一样、干多干少不一样、干好干坏不一样"。要通过把人选准用好，带动形成良好的工作导向、人品导向、风气导向，营造比拼争先、干事创业的良好氛围。

二要与人为善。"善，德之建也"，意喻仁爱的心地、良好的品行、擅长的能力、美好的结果。这里所强调的"与人为善"，主要包括两个方面：一方面，要善于团结。一个团结和谐的团队，不仅出业绩，而且出人才；不仅能形成强大的凝聚力和战斗力，而且每个成员都能得到心灵的愉悦。所以说，懂团结是大智慧，会团结是大本事，真团结是大境界。无论是机关部门以上领导干部，还是一般机关干部都要珍视机缘、珍视团结，要有包容之心和宽广胸怀，树立"相互补台、好戏连台，相互拆台、共同垮台"的思想，做到遇事心和气顺、相处同心同德、工作比学赶帮。另一方面，要善于协作。要增强大局意识、协作意识，正确处理局部与全局、个人与组织的关系，既各司其职、各负其责，又密切配合、共同发力；部门之间协调不了的事项，分管院领导要积极上手，协调一致地推进工作，形成衔接有力、和谐融洽、运转高效的工作机制。

三要以人为本。机关干部是医院领导的参谋和助手，医院领导在工作中，既要注意用人所长，又能容其所短，既容许犯"合理性的错误"，又能体谅其缺点和不足，努力在医院内部创造和谐友好的气氛、民主平等的环境，善于解除下属的后顾之忧，形成一种积极向上、奋发有为的氛围，靠事业激励人、靠感情凝聚人、靠环境影响人，让机关干部普遍感到有干头、有奔头，在发挥聪明才智、做好各项工作中服务大局、奉献社会、成就自我。

第二节　研究型医院的领导

医院的谋划主要是领导者的事情，谋划的正确与否和领导者的决策素质密切相连。医院要成功，有赖于医院领导层的团结配合，员工的理解和实干，病人的信任和帮助；而医院要垮掉，只要院长一个人就够了。可见，医院领导者的素质能力是实现建设研究型医院目标的关键。

领导不同于管理，领导需要真正起到"领而导之"的作用，而管理则是要管得住、理得清。领导是一种方法，更是一种艺术。一个团队、一个医院、一个国家都离不开一个核心领导者，他能把不同类型的人团结在自己的周围，激发他人的热情与潜能，组织团队共同前进。领导有什么样的品德素质，就有什么样的能力水平。

一、基本素质

拿破仑说过："只有糟糕的将军，没有糟糕的士兵。"作为一名医院领导者，首先自身必须具备一定的领导素养，良好素养是人的品德、性格及文化修养的体现。只有具备良好的政治素养、专业素养、心理素养和社交素养等，才能切实履行好领导和推进医院发展的政治责任和历史使命。

（一）政治素质要强

政治素质是政治思想、政治观点、政治方向、政治立场、政治作风、政治纪律和政治觉悟的总和，是政治合格的基本内容和要求。对于研究型医院领导来说，政治素质是第一位的，比其他任何领导素质都重要，这是因为政治素质从根本上决定着领导医院发展的性质和方向，是领导素质的核心和灵魂。

1. 要胸有大志　领导者要有敢为人先的雄心壮志。医院成立的时间有长短，编制有大小，发展有快慢，历史现实客观设定了每一届领导新的起跑线。胸有大志的领导，既不会躺在历史的品牌上沾沾自喜，也不会背上历史的包袱而怨天尤人，应该运用"双比法"谋发展，即与兄弟单位横向比去找差距、与医院历史纵向比来看发展，要用变成绩为基础，变压力为士气，"为官一任，造福一方"的内在动力，以强烈的事业心和责任感，用"大发展小困难，小发展大困难，不发展更困难"的新理念，带领全院同志真抓实干，努力创建研究型医院，才能在激烈的竞争中立于不败之地。

2. 要思想敏锐　领导者必须具有很强的政治鉴别力和政治敏锐性，具有高度的政治责任感，具有坚定的理想信念，无论国际国内形势如何变化，坚决听党指挥，始终不渝跟党走，贯彻落实上级指示不含糊、不走样、不打折扣。做每项工作、干每件事情都要用敏锐的政治眼光来观察、思考、看待和处理，牢牢把握医院正确的发展方向。在思想上不断加强科学理论武装，在政治上对党的方针政策理解执行，在组织上坚持党的绝对领导，围绕着研究型医院建设，用改革、发展和创新思维来分析、解决和处理医院各种矛盾和困难，牢牢把握优质、高效、快捷、安全的服务宗旨，丰富完善"思想建院、人才强院、创新兴院、重点带院、从严治院"这些带根本、管全局的大政方针，特别要具有既客观求实，又创新发展的超前思维能力。

3. 要宽宏大量　宽宏大量是研究型医院领导必须具备的品质。有人说："功业和度量，是一辆车上的两只轮子。"一个领导者只有具备"海纳百川"的宽广胸怀和"虚怀若谷"的宽容精神，才能像磁铁那样把各种人才紧紧吸引在自己的周围，才能像润滑剂那样在人才之间周旋，使人才之间协同高效地运转，才能调动一切可以调动的积极因素，才能团结一切可以团结的力量。领导宽容待人，就能在医院内部创造友好和谐的气氛、民主平等的环境，这不仅是工作顺利开展的重要保证，而且有助于解除下属的后顾之忧，并最大限度地发挥他们的聪明才智。

4. 要品行过硬　领导威信的形成有赖三个因素：权力、能力、人格。权力的威信是压服，能力的威信是佩服，而人格的威信是心服。三者中"人格"具核心要素，俗有"人格魅力定天下"之说。因此，领导的品行过硬十分重要：要正直、坦诚，对上不吹不拍，对下不欺不压；要搞"五湖四海"，不搞远近亲疏；要处事公道正派，平等对待部属，不搞厚此薄彼；要光明磊落，襟怀坦荡，有话摆在桌面，不在背后搞小动作；要善于团结同事、助手和同志，包括与反对过自己实践证明是错了的人一道共事；要乐于听取逆耳之言和批评性意见，有闻过则喜的宽大胸怀。

5. 要观念更新　医院领导者要具有五种观念：一是以人为本的观念。坚持把关注患者和工作人员的切身利益作为领导决策的出发点和落脚点。二是服从大局的观念。着眼医疗卫生事业发展的大局、医院的全局思考问题。三是统筹协调的观念。要善于统筹、善于协调，既做到医疗、保健、教学、科研四位一体协调发展，又保证政治、业务、后勤等各项工作的有机结合。四是全面辩证的观念。坚持客观辩证地分析问题、看待问题，既肯定成绩、又正视差距，既看到优势、又抓住弱项，既立足当前、又着眼长远。五是质量效益的观念。坚持质量为本、科学管理，注重投入和产出、数量和质量、速度和效益的有机统一。

（二）专业素质要精

领导的思维层次和领导水平，一靠学习，二靠实践。医院任务重、工作忙，复杂问题、棘手矛盾、具体事务多，需要领导具有战略筹划能力和辩证思维能力，只有具备"博"和"专"相结合的知识体系，才能真正成为复合型的领导。所以，必须坚持把提高知识素养和提升思维方式作为领导的重要职责。

1. 管理科学知识要渊博　没有科学化的管理，就永远会停留在经验型的一般性管理之中。因此，领导必须学习和掌握管理科学，把握现代医院科学管理的规律和特点，善于运用医院管理的先进方法、手段和技术，变经验管理为科学管理，比如：人本管理、文化管理、标杆管理、流程管理、矩阵管理、价值管理、危机管理等科学管理理论。要具有计划、组织、决策、指挥、协调等一整套的管理技能和领导艺术，善于调动和发挥医院各级人员的积极性和创造性，把全院人员的聪明才智聚焦到医院的建设和发展上。

2. **医学专业知识要精通** 现在医院分科细、专业性强，要领导好医院，除了在专业上造诣较深，领导要掌握多学科医学知识，包括基础、临床、预防、社会医学、生物医学、心理学，以及基因、干细胞、微创、移植等领域发展的最新前沿，成为医学基础知识的"全才"；还要涉猎转化医学、整合医学、询证医学等知识；此外，智慧医疗、3D打印、大数据等医学相关领域的发展亦应通晓。只有这样，才有利于通盘指导和管理各有关学科，否则会发生说不到实质处、指不到点子上、达不到内行领导全盘皆活的目的。

3. **卫生经济知识要丰富** 卫生经济的发展既与单位效益、个人利益相关联，也与医院管理紧密融合，从某种意义上讲，领导的经济管理能力和水平，同医院的经济效益是成正相关的。作为医院的领导，要坚持做到"四个必须"：必须坚持用最小的投入换来最大的效益，积极开源节流，充分发挥人力、物力、财力等资源效益，争取社会效益和经济效益的最大化；必须努力扩大成本核算范围，力争实现全成本核算；必须如数掌握全院经济运行情况，逐日、逐月核对收支比例，把严管实控制度落实到位；必须实行科学管理，把收支预测做到有分析、有评估、有目标、有措施，确保医院经济运转始终处于良好态势。

4. **政策法规知识要熟练** 领导作为医院贯彻国家政策法规的主责人，知法才能守法。因此，学习法律知识，熟练法规制度，遵守法规要求，并能运用法律武器保护医院和集体利益，这样才能成为一个称职的领导。特别是对医患关系、医疗纠纷或医疗事故所涉及的法律法规，要能从政策和法律的角度来分析、判断和依法从事，既对其责任者敢于依据法律和政策进行严肃处理，又要敢于用法律和政策维护医院权益。

（三）心理素质要好

研究型医院领导必须具备良好的心理素质，包括敏锐的认知能力、卓越的思维能力、准确的决断能力、情绪的控制能力、忍让的包容能力、坚毅的承受能力、乐观的进取能力等。对工作充满信心，有强烈的事业心、责任感，领导者不仅要自己心理健康，也要会做医务人员心理与思想障碍的"清道夫"。

1. **要有虚怀若谷的思想境界** 领导要成功实施领导，必须要以自己的崇高思想境界去影响人、感染人和教育人，要时刻牢记领导不仅是全院的最高领导者和管理者，也是全体队伍中的普通一员。要善于凝聚人心形成坚强的战斗集体，协调上下团结形成齐心协力、同心同德的意志和力量，心甘情愿地为追求目标而努力奋斗；要善于把荣誉和名利让给助手、机关、集体和部属，把错误、失误和过失主动承担；要善于调动和发挥下属的潜能、积极性和创造性；要善于处理各种复杂局面、工作矛盾和人际关系，努力构建和谐、进取、协调一致和奋勇拼搏的团队精神和研究型医院文化。

2. **要有昂扬饱满的工作热情** 领导者的良好精神风貌和工作状态，也代表着一个单位的精神、作风和士气，对提高凝聚力、形成良好的文化环境具有重要的推动作用。领导者以旺盛的精力投入工作时，很难想象下属会不努力工作。作为研究型医院领导，对待工作必须要有火一般的热情和蓬勃的激情，必须要有旺盛的精力和乐观的情绪，在顺境时不自满自傲，主动挑毛病、找差距，在逆境时不气馁泄气，敢于迎接挑战，以一往无前的进取精神去感染和激励每一位工作人员，努力实现医院的既定目标和各项任务。可以肯定，一个没有感染力和影响力的管理者，决不会成为一个成功的领导者。

3. **要有坚韧不拔的意志品质** 医院工作千头万绪、错综复杂，遇到的困难、矛盾和问题也比较多。比如医疗质量的改进、医疗纠纷的解决等，都牵扯领导、机关很大的精力，领导要带头树立坚定的信念，以不达目标决不罢休的坚定意志去完成。特别是在遇到困难、挫折的时候，作为一个领导者，决不能悲观、失望、气馁，要以积极的态度和坚强的意志，从失败中汲取教训，克服一切困难，直到取得最后的胜利。在意志方面，有一种百折不挠的精神，目标明确后，必须"咬定青山不放松"，千方百计、想方设法去完成，不达目标决不罢休。在情绪方面，表现为善于控制自己的情绪，保持乐观开朗、振奋豁达的心境，情绪稳定而平静。

4. **要有处乱不惊的冷静思维** 领导者应该始终保持沉着冷静的头脑，具有很强的约束能力，始终做到自控、自勉、自戒、自制。工作顺利时保持清醒头脑，遇到困难挫折时理智处之。在遇到复杂问题和突发事件时，能够镇定自若，坦然面对，紧张有序，忙而不乱，始终给周围的同志一种信赖、依靠和安全感，在关键时刻能起到主心骨的作用，影响和带动部属克服一切困难、胜利完成任务。在理智方面，表现为感知敏锐，具有丰富的想象力和高智商。在受到表扬的时候，头脑要更加清醒，能够客观地看待成绩、对待自己，不飘飘然。

（四）性格特质要优

领导的工作作风和纪律意识既是领导综合素质的重要内容，又是影响和决定医院事业能否成功的重要因素；既是领导人格魅力的集中体现，又对下属起着重要的行为导向。现代领导者侧重于激发员工的心灵潜力，展示振奋人心的共同愿景，激发员工的创造性和积极性。带领全院人员不断在创新中超越，在超越中创新。

1. **必须要敢于负责** 医院的主要领导，在医疗业务、行政管理方面，对内是主管，对上负主责。要对医院执行国家有关法律法规负责；要对开展以病人为中心，科学有序地进行医疗、保健、教学、科研工作负责；要对全院的建设发展，对工作人员的进步、生活、福利、家庭等负责。这就要求主要领导，必须要有思路，有主见，敢负责；不管面对任何困难和压力，都要排除干扰，敢于决断；不管面对任何复杂情况，都要雷厉风行，付诸行动；不管面对任何阻力，都要追踪问效、督察落实。但是要切记：敢于负责不是盲目从事乱表态，不是个人意志独断专行；把对上负责、对下负责和对历史负责的一致性、融汇好、结合好、落实好。

2. **必须要求真务实** 领导者必须坚持一切从实际出发，科学严谨地、踏踏实实地、认认真真地抓工作、干事业，不图虚名、不务虚功、不争彩头。自觉做到：为人要诚实。一是一、二是二，与人为善，人前人后一个形，对上对下一个样；说话要真实。不说空话、套话甚至大话、假话；作风要扎实。要办实事，见实效，不玩花架子，不作官样文章；工作要落实。任何工作要做到件件有着落，事事有回音，宁肯不说不做，也不要说了不做；服务要求实。要深入群众，及时了解群众的呼声，多为群众办实事、办好事；做事要踏实。要真抓实干，埋头苦干，夙夜在公，率先垂范。

3. **必须要严守纪律** 纪律就是法规，是事业成功的保证，纪律严明主要体现在"严"字上。严于遵章守纪。身教重于言教，让下级和群众做到的自己率先做到、做好；严于自我约束。在思想上、生活上、小节上管住自己，经得起诱惑，"勿以善小而不为，勿以恶小而为之"；严于全面管理。从严治院，敢抓敢管，铁面无私，敢于较真、碰硬，不怕得罪人、当恶人、丢选票；严于奖罚兑现。表彰先进，鞭策后进，弘扬正气，扬优抑劣，确保全院意志和行动的统一，确保全体员工思想和意志的统一、工作的有序进行、全院的安全稳定。

4. **必须要善于自控** 领导者情绪的好坏，可以影响到整个医院的气氛。从这点意义上讲，当你成为一个领导者的时候，你的情绪已经不单单是自己私人的事情了，他会影响到你的下属及其他工作人员；而你的职务越高，这种影响力越大。所以，要学会控制，自控是指对自己的思想、情绪、行为有清醒的意识，并能加以自觉控制的艺术。有成效的领导善于控制自己的感情，掌握自己的心境，约束自己的言行，无论受到什么刺激，他们都能保持沉着、冷静，而不产生冲动行为，必要时能忍受身心的苦痛和不幸，克制自己的消极情绪，表现出高度的耐受性、纪律性、组织性；忍让克己，有雅量，能容人。

（五）社交素质要高

研究型医院领导，必须通过有效的社会交往，和谐的社会关系，共享信息资源，构建促进医院快速发展的良好外部环境和广阔发展空间。良好的社交素养是领导者的品德修养、文化底蕴、文明举止、沟通能力、人格魅力等各方面素养的综合体现。

1. **要有带头的率先垂范** 领导者要始终坚持以身作则，凡是要求大家不做的，自己首先不做；凡是要求大家做到的，自己首先带头做好。在涉及个人、家庭、子女等问题上，不给组织找一点麻烦；在药品、设备、营建、物资采购等方面，不违规插手，不介绍亲戚、朋友参与，严格按程序办事；在干部使用、晋职晋级等问题上，坚持公道正派的原则，重政绩、重公论，不搞任人唯亲，坚决抵制跑官要官、乱拉关系等不良风气；在同志关系上，坚持平等相待、友好相处、与人为善、助人为乐，坚决反对吃吃喝喝、拉拉扯扯、低级庸俗的做法。

2. **要有合作的思想基础** 领导者与人交往、寻求合作，首先，要坚持诚信待人的原则，态度要真诚，为人要厚道，不浮躁、不唯利，能做什么说什么，而且一诺千金，"言必信，行必果"；其次，要坚持合作双赢的原则，双方合作既要考虑自己的发展，又要顾及对方的效益，以互惠互利为基点，达到合作交流，互通有无，发挥优势，共同发展的目的。切记"己所不欲勿施于人"。

3. **要有高超的沟通艺术** 优秀的领导者要善于营造宽松欢愉的交流环境，便于双方敞开思想、各抒己见，在无拘无束的氛围中相互沟通、广泛交流；要善于发挥语言的感染力，能运用简洁通俗、表达准确、诙谐幽默、富有感染力的语言传达自己的意图，而不呆板、尴尬；要善于掌握交流的主动权，能紧扣主题，突出重点，把握谈话的时机、节奏以及局面，抓大放小，求同存异，化繁为简，促进合作；要善于激发思想和语言的交融，既要及时表达自己的思想、观点，又能认真聆听、准确把握对方的想法和感受，从而综合判断、及时提出对双方有利的方案，形成实质性成果。

4. **要有选择的交往对象** 领导者工作千头万绪，把握好交往的原则很有必要。要正确选择交往对象，要以医院的大局为重，有选择性地建立良好的社会关系。一不可过多。交往过多既浪费精力又耽误工作，还会导致良莠不分，给个人和单位带来不必要的麻烦和负面影响；二不可过乱。一定要精选交往对象，要从单位利益出发，慎选交往范围，讲究交往效益；三不可过杂。不能把工作上的交往搞成庸俗的市侩关系学，拉关系、走后门、办私事，"用公家的水养个人的鱼"，既损集体，又害自己。

二、领导艺术

兵无常势，水无常形，21 世纪是人类历史发展的重要时期，其特点可以用 3 个 C 来概括，

Celerity（快速的变化）、Competition（激烈的竞争）、Complexation（日趋复杂的环境）。研究型医院领导应该根据实际情况，因地制宜、有的放矢地运用各种方式去领导医院，具备与多变的管理组织相适应的领导能力。

（一）把握好长远规划和近期发展的关系

近期建设是医院的当前急需，长远规划则是医院的未来战略，近期建设必须符合医院的长远规划，而长远规划的制定必须立足医院的现状，二者相辅相成。任何只顾当前、不顾长远，忽视可持续发展的行为都是短视的；而只夸夸其谈长远美景，却不扎实做好近期工作，更是不可取的。

1. **科学预测，立足谋事** "凡事预则立，不预则废"，古人讲：善弈者，谋势；不善弈者，谋子。善谋势者，一子失着，全盘尚可弥补；而谋子者，一着不慎，全盘皆输。研究型医院的领导应当根据事物发展的趋势来"谋势"，把主要精力放在抓全局、抓大事、抓方向上。要科学预测，必须立足现实，着眼长远，具有超前意识、战略思维和世界眼光。要善于从长远和整体上把握事物的内在本质和规律，既要准确把握上级指示精神，又要透彻了解医院的具体实际，通盘筹划，整体协调，和谐发展。要做到科学预测，必须立足现实，着眼长远，具有超前意识、战略思维和世界眼光。

2. **长远规划，立足现实** "不谋万世者，不足以谋一时"，面对纷繁复杂的社会变化，激烈的市场竞争，医院要想立于不败之地，领导要把谋划医院的长远规划作为头等大事。长远规划要突出重点：必须把培养研究型学科和研究型人才放在突出位置，及早作出部署，这是医院建设的"关键"；必须有严格的质量管理体系及目标，这是医院持续发展的"生命力"；必须有明确的、可行的、着眼国际前沿的科研方向及项目，这是医院瞄准国际一流的"金标准"；必须有与之发展相匹配集智能、数字化为一体的基础设施、医疗设备和技术创新的"新平台"，这是医院发展的基础，所有这些构成了研究型医院科学谋划的基本着眼点和努力方向。

3. **短期安排，立足发展** 研究型医院建设既要有中长远发展规划，也要有短期工作安排，要围绕发展重点开展工作。短期安排要依据研究型医院建设的长远规划，一般以年度为周期确立目标，以一个主题为主线贯穿全年整体计划；以每半年为工作节点，进行阶段性总结讲评；以季度为任务分段，进行部署要求和检查总结；以月为工作基线，检查考评与目标任务挂钩，与奖优罚劣兑现；以周为单元，对各项工作任务的数质量指标完成情况及工作人员的表现进行点评。有长计划、无短安排，有布置、无检查，往往使目标规划流于形式，得不到落实，领导务必在抓落实、见成效上强化监控和指导。

4. **优化整合，立足科学** 领导力不等于领导者的能力，而是一种有效整合医院核心团队的组织力量。领导者对于构建研究型医院领导力十分关键，因为领导者是医院核心团队的整合者，对现有力量的重新整合能大大提高工作效率。我们常常能很好地意识到团队的力量，并通过确立团队精神等手段激励士气而取得良好效果。但却未必能很好地理解那些创造性组合给医院带来突破性发展的重要性。优化整合是指对发展的各种因素进行创造性搭配、协调、重组，产生新的效益。优化整合首先要善于使领导班子成为富有活力、团结、和谐的集体。最佳组合是一个富有决断力、协调力、凝聚力和有效率的领导班子。

5. **讲究方法，立足权责** 20%的目标能够创造80%的绩效；80%的错误决定是由20%的领导做出来的；20%的优秀骨干创造了医院整体80%的效益；80%的病假是由20%的员工请出来的。领导者如果遵循这个规则，就应该把精力集中到少数重要的工作中去。人的精力有限，只有集中精力才可能出成果，不应被次要问题分散精力。领导者必须尽量放权，以腾出时间去做真正应做的工作，即医院工作和计划未来。要善于授权。即大权集中，小权分散，把职务、权力、责任、目标四位一体授予合适的各级负责人，用人之道就是要明其责，授其权。管理界有句行话："有责无权活地狱。"把权力授予敢负责任的下属，对人是人尽其才，对管理是提高效能，这才是有效的领导者。

（二）把握好领导个人和管理集体的关系

党委班子集体领导的能力和水平，不是各个党委成员能力的简单相加，而是领导干部综合素质与个体间优势互补性有机整合的综合体现。对一个单位来讲，团结和谐的环境非常重要。团结才能干事业、谋发展，靠团结凝聚人心，靠团结鼓舞干劲，靠团结开拓创新。领导作为班子的一员，要自觉维护和服从集体领导，在党委集体领导下行使好职权，发挥其作用。

1. **率先遵守民主集中制的领导制度** 研究型医院的领导要时时注意发挥集体的作用，和谐共事，群策群力，这是事业成功的重要条件。书记、副书记和委员心往一处想，劲往一处使，相互理解，相互谅解，相互支持，做到有事无事常来往，大事小事勤商量，急事难事勇担当，好事喜事多谦让，靠健康的党内生活制度来维护团结，坚决反对自由主义和好人主义；领导的高明之处在于善于集中群众的智慧，要坚持"集体领导，民主集中，个别酝酿，会议决定"的方针，使班子每位成员都自觉地在民主集中制的规范下行动，做到"关上门畅所欲言，敞开门一个声音"，重大问题，会前要充分酝酿，广泛听取意见，交换不同看法，这是会议决定的基础；会上要集体讨论，集体决定，这是民主集中制的核心；会后要坚决贯彻，分头落实，形成抓工作的合力，这是集体决定的目的。大家本着对医院负责、对事业负责、对同志负责的精神想问题、办事情、干工作，以事业求团结，以事业求发展。

2. **主动保持与书记间的相互尊重** 领导者之间相互尊重、密切配合，是做好工作的前提。医院领导班子成员把树立正确的权力观、地位观、利益观，作为党性修养的重点，始终保持共产党员的蓬勃朝气、昂扬锐气和浩然正气。院长、书记在事业上是医院主官，在工作上是亲密战友，在生活中是良师益友，都应从党的事业和医院建设的根本利益出发，都应按照"互相尊重、互相体谅、互相支持、互相学习、互相补台"的要求去做，政治上互相信任，不猜疑；思想上互相交流，不隔膜；事业上互相支持，不拆台；工作上有了失误互相谅解，不指责；生活上互相关心，不冷漠。院长作为业务"一把手"，面临的矛盾困难更直接、更具体，也就更需要得到书记的理解和支持，更需要有宽阔的气度和胸怀，更需要与书记主动沟通和团结。大家都感觉在医院工作心情舒畅，既是同事、战友，又是朋友、兄弟，把医院当家一样精心呵护，为班子团结做好表率。

3. **极力展示副职领导的能力水平** 无论任职长短、资历新老，大家都要精神振作，兢兢业业，任劳任怨，全身心地投入工作。副职是正职的左肩右臂，又是工作上的得力助手，正职对副职一定要充分信任，敢于放手，做到：以诚相待，尊重副职；以德服人，信任副职；成绩面前，多想副职；工作失误，少怪副职；总揽全局，放手副职。但是，放手不等于撒手，信任不等于放任。布置工作任务，要使分管的副职能够准确领会你的意图，切忌含糊其辞，模棱两可，让副职无所适从；放权副职，既要信任放权、责任到人，又要合力合拍，工作同步，围绕中心任务、重点工作心往一处想，劲往一处使，齐心协力抓落实，避免出现领导层的杂音和错位。院长和副院长之间，书记和副书记之间，遇事及时沟通商量，珍惜友谊，和谐共事。

4. **充分发挥机关的参谋助手作用** 机关是党委领导的"智囊"和"抓手"。主要领导要善于发挥机关干部的办事能力，挖掘机关干部的谋事潜力。机关干部的一条重要职责，就是为领导当好参谋，遇事能拿出主意和办法来。作为机关干部，出主意、提建议不能局限于一时一事，要善于从全局和整体上来把握。"将在谋而不在勇"，机关干部要增强工作的前瞻性、预见性和主动性，不断研究医院工作的新特点和新机遇，坚持深入基层、深入科室，现场了解问题，及时解决问题；想方设法为群众办实事、做好事、解难事，努力让群众满意。对可能出现的情况、发生的问题要想细、想实，超前思维、早提建议，高质量地完成好本职工作并主动履行好机关的参谋作用。

5. 激励全体人员共同奋斗　领导的艺术性之一就是善于激励人。用正确评判激励人，使人感到有公平；用榜样力量激励人，使人感到有参照；用发展愿景激励人，使人感到有"奔头"；用真实情感激励人，使人感到有温暖；用不同荣誉激励人，使人感到受尊重；用物质利益激励人，使人感到有满足；用批评处罚激励人，使人感到有压力。总之，通过激励，要让全院人员最大限度地发挥出聪明才智，把"要我做"变成"我要做"，把领导的决心意图变成大家积极向上的自觉行动。激励的方式并不会使你的管理权力被削弱。相反的，你会更加容易的安排工作，并能使人们更加愿意服从你的领导。

（三）把握好宏观决策和微观指导的关系

微观与宏观既相区别、又有联系，问题和矛盾表现于微观之中，而解决问题的思路要注重从宏观上把握。要善于立足微观，放眼宏观，不能　"只见树木，不见森林"。　在确立总体取向的基础上，深谋远虑，精心谋划，能在预期目标与实现目标的两点之间，找出一条既短又好的路径，实现战略目标与战术目标的统一。

1. 把握发展方向要远见卓识　研究型医院的领导必须要有远见卓识，需要一种对未来趋向的把握，一种可以在变化无穷的环境中作出战略选择的决策力。远见卓识并不是先知先觉，而是在医院面临危机之时能镇定地、扎实地指明医院的前进方向，确定医院的未来战略目标。研究型医院的领导要具备敏锐的世界眼光和开放性的全球思维，来面对"信息社会"、"地球村"、"数字世界"的历史性变化，始终具备开放性的全球思维，始终关注国际医学科技的最前沿，了解国际政治、经济、法律、文化等方面的重要变化，把医院发展放在国际背景中来衡量，主动地融入国际竞争环境，用国际眼光考虑医院发展进程中的资金、人才、技术、管理等问题，吸收国外先进的医学技术和管理经验，获取先进的医学技术和设备，提升医院快速发展科技水平，使医院发展的整体水平处于国际先进行列。

2. 确立工作标准要追求卓越　研究型医院是拯救生命、解除病痛的神圣殿堂，病人将生命托付给医院，医院必须发扬极端热忱、极端负责任的精神，不辜负患者的信赖和重托。研究型医院领导必须有一种追求卓越、追求极致的精神，充分发挥潜能，精益求精，尽最大力量把自己做的事情做到完美，做到万无一失。这种"卓越"，是一种境界、一种目标、一种追求。创建研究型医院的过程是对卓越不懈追求的过程。只有追求卓越，才能激励广大工作人员树立更远的奋斗目标、确立更高的工作标准，永不满足已有的成就，不断攀登新的高峰；只有追求卓越，才能克服因循守旧、固步自封、不思进取、得过且过的思想，永远保持创业的激情、创新的活力、创造的动力。

3. 掌握真实材料要深入一线　领导一定要把工作重心放在基层，把抓基层、打基础、解难题作为领导工作的基本着力点。深入基层调研要做到"四勤"：腿勤"多跑"、口勤"多问"、手勤"多记"、脑勤"多想"；"五清楚"：科室的现状要清楚；科室的思想动态要清楚；影响科室发展的主要问题要清楚；科室存在的困难要清楚；科室的发展方向要清楚。对已经得到的第一手材料能去粗取精、去伪存真、由此及彼、由表及里的理性思考，准确掌握并解决基层科室存在的实际困难和问题。

4. **做好帮带工作要以点带面** 抓帮带就是要通过深入基层，发现问题、解决问题，促进医院整体协调发展。实践证明，运用点上"微观"的经验指导面上"宏观"的工作，是医院领导工作行之有效的方法。抓帮带可以达到：变跑面调查为具体的蹲点解剖，变一般了解情况为深入掌握实情，变满足于带回情况为切实帮助基层解决问题。扑下身子抓帮带、深入基层办实事，才能变身入为心入，把群众关注的热点、重点和难点问题解决好。没有点上的经验，工作就缺乏指导；没有面上的普及，工作就不能全面推进。

5. **抓好工作落实要强化监督** 领导者的主要职责就是严格监督执行，加强考核管理。有一句话非常经典："下属只会做领导会考核的事情，而不会做领导希望做的事情。"因此，监督考核、贯彻执行就显得非常重要，只有监督执行，才可能为医院创造效益，获得生存和发展的空间。而在监督执行过程中，领导者在监督执行过程中，必须以身作则，带头示范，通过各种奖惩制度来保证监督执行形成一种"上行下效、上下齐心"的局面，从而实现医院的战略目标。领导者扮演了正确的监督执行角色，监督执行才能成功，医院发展战略才能变成现实，医院才会进入稳健、快速发展期；否则，即使领导者制定了非常明确的战略目标，甚至在执行过程中完成了自己的职责，医院仍然会缺乏执行力，甚至导致最终的失败。

三、决策水平

决策正确是最大的效益，决策失误是最大的失误。对研究型医院领导来讲，不仅要有勤政、廉政的良好形象，还要有"智政"的聪明才智，也就是说要有科学决策、民主决策、依法决策的知识和本领。美国著名管理学家赫伯特·西蒙说过："决策是管理的心脏，管理是由一系列决策组成的，管理就是决策。"

（一）决策要多谋

在研究型医院管理工作中，"多谋善断"不是靠一个人去完成，而要集思广益，依靠通过"从群众中来到群众中去"完成。毛泽东同志说："情况明，决心大。"一些重大的决策，所涉及的专业领域和知识范围很广，要搜集和分析的信息十分复杂，要弄清楚有关数据、资料及不确定因素困难很大，这一切往往会超出领导者个人的知识限度。所以每项重大决策前，一定要发扬民主，走群众路线，世界上有两种人会原地踏步、难成大业：一种是唯命是从的人，一种是违命而从的人。与众多谋，就可以了解实情，掌握实况，把握全面，做到"决事乘其机，断事合其理，处事利其成"。 所以决策时，一定要让大家畅所欲言，各抒己见，然后进行集中归纳、修正整理。这样，通过反复研究，形成集体智慧，最后由领导者拍板决定，这才是果断决策的正确方法。

（二）决策要择优

现代决策不只是在非此即彼的"是"与"非"之间进行选择，而是在各种方案中进行优化比较，没有选择，就没有决策。领导决策的成功，来自对第一手资料的综合评估，对客观实际的分析判断，对利害作用的正确取舍、对机会选择的睿智大气。高素质的领导需要大智大勇，放弃眼前利益，以求长远发展；牺牲局部利益，以求全局发展。对关系长远和风险性大的问题能慎重从事,对突发性问题会果断处置,对全局性、复杂性、长远性问题善于借助众人和能人的"外脑"科学决策。实现从多种主意中选择出最好的主意来,从多种办法中选择出最佳的办法来。要想做到勇于决断,就需要提高领导者自己对事理的判断力,正确预测事态发展的趋向,这就要以多谋作为前提。美国决策理论学派创始人西蒙认为,决策的关键是时机和信息。孙子兵法说,知己知彼,百战不殆。

(三)决策要善断

领导者只有具备出色的决策能力,才能做出正确的决策,领导医院走向成功。领导决策面临的情况错综复杂,任何决策都是根据对未来情况的预测做出的,都具有风险性,不存在百分之百的把握。决策的问题越重大,风险也越大。尤其在医院发展重大转折的紧要关头,必然遇到种种障碍。因此,需要决策者具有战胜困难的勇气和决心,排除动摇、犹豫、羞怯、懒惰等消极的心理因素,表现出果断品质,抓住瞬间即逝的时机,坚决和迅速地做出决定。如果缺少决断魄力,时机到了而举棋不定、犹豫再三,那么即使"万事俱备",也会因为"只欠东风"而丧失机遇,无端地放弃了成功的机会。坚决果断是领导者在意志活动中的一种良好的品质。一个领导者如果具有这种心理品质,就会在决策中当机立断,毫不犹豫地做出决定。领导者在思考问题、处理事情时,不能畏首畏尾,无论是说话、办事、决策,都要干脆、利落,不拖泥带水,不朝令夕改。

(四)决策要循法

研究型医院的领导要自觉以党的路线方针政策、国家的法律法规作为决策的基本依据,确保议题合规合法。凡是法规政策不允许办的事情,坚决做到令行禁止,决不能自行其是、另搞一套;当局部利益和全局利益发生矛盾时,必须无条件地服从全局利益,决不允许搞上有政策、下有对策。依法决策意味着在决策领域必须建立健全一系列法律规范,明确界定医院各级的行政决策权,确立完善内部的决策规则,在决策中,程序就是法规,该走的程序没走到就是违规。一定要严格遵循议事决策的原则和步骤,努力做到遵守原则一个不错、履行程序一步不缺,特别是在对重大问题、重大事项、重大项目建设等实施决策中,应遵循法律法规,按照先调查研究、拟制方案、可行性论证、专家咨询、风险评估、民主评议,最后由党委集体决定等程序。依法决策要加强对决策活动的监督,完善行政决策的监督制度和机制,明确监督主体、监督内容、监督对象、监督程序和监督方式。要按照"谁决策、谁负责"的原则,建立健全决策责任追究制度,实现决策权和决策责任相统一。

四、管理能力

毛泽东同志曾经说过:"领导有两个任务,一是出主意,二是用干部。"主意是思维、目标、措施、机制的总称,是领导综合素质和决策能力的直接体现。医院领导要顺应发展,驾驭全局,就必须明确目标、更新观念,不仅需要有创新的思维,而且要有高超的用人艺术驾驭全局。

(一)明确发展蓝图

确立医院正确的战略发展目标,既是医院发展的方向,又是决策是否科学的关键。确定目标,一定要从医院的实际情况出发,制定管长远、利发展、效益高的宏伟蓝图。科学发展既要考虑局部,又要考虑整体;既要注重中短期效益,又要关注长远发展。千万不要事无巨细,做重复性的日常工作,成为一个只"埋头拉车"的事务主义者。

1. **医院发展定位要准** 每个医院都有自己的发展历史，在发展过程中逐渐形成了自己的传统和特色。领导要非常了解医院的基础条件和现实地位，非常了解医院的学科建设、人才队伍的现状和发展，非常了解医院业务建设的优势和差距，才能宏观判定医院所处的地位、形势、任务和差距，对医院的发展目标进行准确把握和科学定位。在医院定位、发展规划、班子建设、学科发展、人才培养、科技创新等事关医院建设与发展的大局上，必须亲自参与，充分调研，反复论证，科学决策，力戒盲从。

2. **国内发展现状要明** 要充分掌握国内同类医院发展的现状、所具备的优势和特色，了解国内同类医院的综合实力、水平和影响，了解同类医院医学专科中心、研究所、国家级重点学科的条件，了解同类医院较强学术带头人为领衔的人才队伍，尤其是了解他们今后几年的发展方向和目标规划，包括思想政治建设、学科人才建设、业务技术建设、基础设施建设、医德医风建设、团队文化建设等诸多内容。既做到知己知彼、相互交流，又要科学谋划，扬长避短。制订快速发展的战略目标，在学习中有借鉴，在竞争中促发展。

3. **国际发展趋势要清** 研究型医院领导的世界眼光，不仅要具有现实的广度，而且要具有历史的深度，要把研究型医院的建设目标，定在同类医院的一流水准上；只有融入国际医学领域范围内进行广泛的交流合作，才能在国际医学舞台上发挥自己的作用。应该把标尺定在国际先进上。同时，要依靠先进信息手段，积极追踪世界医学发展前沿，依据世界一流医院发展趋势和经验，制订医院长远发展规划，有条件的医院应在国际、国内建立 3 ~ 5 家友好医院，进行全方位的交流与合作，争取在临床诊治、远程会诊、人才培养、科技创新等方面广泛合作，使人才、技术、管理等方面"借题发挥"，形成"不为所有，但为所用"的独特条件和优势，助推研究型医院的全面建设和快速发展。

4. **把握管理运筹要统** 所谓统筹的艺术，就是善于从全局和整体考虑问题，善于综合把握整体的内部关系和外部关系，善于调动、开发和利用一切资源为我所用的艺术。情报是运筹的前提，运筹是决胜的前提。领导者的工作要掌握主旋律和统筹全局，既要抓紧中心工作，又要围绕中心而同时开展其他方面的工作。统筹全局就像弹钢琴一样，十个指头的动作要有节奏，有主有次，互相配合，才能产生美妙和谐的乐章。无论在任何情况下，领导者都应该控制住局势，把主要的时间和精力放在迫切需要解决的问题上。抓主放次、抓大放小、抓重点兼顾一般，确保各项工作始终紧张有序、张弛有度。

（二）确立办院理念

推进研究型医院又好又快发展，使医院始终能够在国际、国内激烈的医疗市场竞争中勇立潮头、引领风骚，始终能够得到广大患者的信赖认可、满意放心，始终使医院充满活力、持续发展，是医院领导始终关注的问题。

1. **确立以人为本的服务理念** "以人为本"是研究型医院的根本，要求医院的管理体系、硬件设置、治疗流程都要以方便病人和满足病人的需求为出发点，通过对病人服务和信息跟踪，深入了解病人的需求，全面改进医院管理和服务体系。在诊治流程上，满足病人的便捷化需求；在服务模式上，满足病人的差异化需求；在医疗环节上，满足病人的精细化需求；在就医环境上，满足病人的家庭化需求。从病人就医时的单纯技术服务转变成为病人提供全方位的情感、心理、保健、咨询、医疗的全程服务。在服务的方方面面都要体现一个"优"字，在诊疗的各个环节都要体现一个"精"字，在保障的各个层次都要体现一个"细"字，在医疗的各个流程都要体现一个"快"字，实现医疗质量的零缺陷和服务质量的零投诉，力争使患者真正享受到围诊治期整个过程的人性化服务。

2. **确立质量第一的管理理念** 质量是研究型医院的生命,包括治愈率、确诊率、感染率、合理收费、住院时间、医疗缺陷等一系列数质量指标。随着医学科学技术的发展,人们对健康水平的要求越来越高,医疗服务质量管理将向质量管理精细化,质量管理严格化,质量管理文化化,质量管理全方位化,质量管理多层次化,质量管理社会化,质量管理模块化,质量管理数字化方向发展。必须把质量管理全过程的各个环节控制起来,形成一个全员参与的质量管理体系:门急诊质量管理要狠抓"人员落实";临床质量管理要狠抓"制度落实";手术质量管理要狠抓"标准落实";全程质量监控要狠抓"考证落实",确保医疗质量得以稳步提高。研究型医院只有细致入微地审视自己的医疗质量,从细节入手,精益求精,才能让医院的医疗服务质量日臻完美。

3. **确立不断创新的发展理念** 研究型医院只有坚持不断创新,才能提升医院发展的新平台。创新由思维创新、技术创新、机制创新等几个相互促进的侧面所组成:思维创新的核心是要站在与别人不同的角度去观察、去思考,能够提出与别人不同且能经得起客观和事实检验的新观点、新思路,敢于标新立异,在新的领域去开拓新的事物,解决新的问题,找到新的答案;技术创新的核心是以原始性创新为主要目标,扭住以高技术及重大项目为主题进行攻关,争取在某些方面有所突破。要顺利实现以跟踪模仿为主,向原始创新转变;以开发单项技术研发为主,向实现多种技术集成的转变;以基础医学研究为主,向基础应用和临床医学研究并重的方向转变;机制创新的核心是建立有利于医院创新的管理体系,突破制约医院快速发展的体制和机制障碍,通过构建民主、公正、诚信、有序、充满活力而又宽松和谐的创新环境,营造一种积极向上、思维活跃、乐于接纳新事物的创新氛围,激发科技人员的创新意识,使广大科技人员的创新潜能最大限度地迸发出来。

4. **确立效益最大化的办院理念** 实现效益最大化是研究型医院运营之目的所在,社会效益和经济效益是领导必须予以重视的。效益观的核心是提高医疗质量,降低服务成本,开源节流,增收节支,实现医院社会效益和经济效益的最佳结合。社会效益为根本:社会效益代表着医院形象,主要体现在公众、病人的满意程度上。医院应在基础设施、医疗设备、医疗质量、技术水平、合理收费、医德医风建设等方面为社会提供一流的水准,让人民群众认可、满意、放心;经济效益为手段:应大力挖掘内部潜力,努力解决就诊难、检查难、住院难、手术难等难点问题,加快床位周转,启动全日门诊、夜间门诊、双休日(节假日)门诊、检查、手术等机制满足病人需求,并在降低成本、减少消耗、开源节流、增收节支、提高效率上有措施、出成效,以尽可能少的投入和消耗,取得事半功倍的经济效益。

(三) 打造领导群体

美国著名管理学大师史蒂芬·柯维曾经精辟地指出:"管理在系统之内起作用,而领导对整个系统起作用。" 由院长率领的领导群体的研究型管理意志和实践,是研究型医院创建及研究型医院组织体系高效运转、发挥作用的前提和基础,处于研究型医院运行管理系统的核心位置。

1. **领导群体要铸成"一颗核"** "1头狼带领的100头羊,远胜1头羊带领的100头狼。"研究型建设管理过程中,基层员工往往不同程度存在盲目、依赖和被动心理,医院领导群体首先要成为全院人员的一颗"核",引领方向、凝聚人气、组织发动,让全员人员心往一处想、劲儿往一处使。

（1）成为研究型医院建设管理的倡导者。"核"即为原点，具有引领之意。领导群体要首先对研究型医院有深刻的认知和深入的研究，要首先从内心接受和肯定研究型医院的建设发展，形成顶层领导意志，要在医院内部深入宣传普及研究型医院的发展理念、基本内涵、本质特征、目标愿景、管理要求，使全体员工切实搞清楚、弄明白研究型医院怎么样建、建成什么目标、应该怎样管理等基本问题。

（2）成为研究型医院建设管理的发动者。"核"即为圆心，具有向心之力。"下之事上也，不从其所令，从其所行"，领导群体要躬身力行，成为研究型医院建设管理的发动者，率先投身创建研究型医院的浪潮，凝心聚力、凝神聚气，努力把全院人员的思想和行动统一引领到研究型医院建设管理实践中来。

（3）成为研究型医院建设管理的助推者。"核"即为中心，具有辐射之功。领导群体应把研究型医院的建设管理纳入医院战略规划，当成"一把手工程"、"首长工程"来抓，建立健全配套规章制度，制定医院发展规划、部门科室目标责任书，自上而下、多管齐下营造研究型医院建设管理的浓厚文化氛围，全力推进研究型医院建设管理工作持续进步、取得实效。

2．领导群体要心有"一张图" "凡事预则立，不立则废。"研究型医院建设和管理走的都是前人没走过的路，既不能盲目照搬、按图索骥，也不能胡乱指挥、缘木求鱼，医院领导群体的规划管理需要立足实际、深谋远虑，只有蓝图在手、成竹在胸，才能"运筹帷幄，决胜千里之外"。这里尤其要强调的是，领导群体要树立正确的政绩观，要认识到研究型医院的建设、管理和发展工作，不一定也不可能非要在任期内完成，各项管理建设需要不受班子调整影响，"一张蓝图绘到底"。

（1）要有一张全局图。医院领导群体要树立全局观念，密切关注研究型医院建设管理的最新信息，对国际、国内研究型医院整体建设情况、阶段水平、存在问题和发展方向等了然于胸，对照领先吸经验、对准一流找差距，坚持历史的、发展的眼光，做好开放视野下的时代性、全局性和阶段性自我医院定位。

（2）要有一张工程图。医院领导群体要具备发展眼光，充分发挥主观能动作用，制定一张符合自身实际、有特色有亮点、有推广价值的研究型医院建设管理实践工程图。要把发展的阶段性和连续性统一起来，把快速发展和可持续发展统一起来，既要注重发展现实需要，量力而行、有所作为，也要立足当前、谋划长远，为当前建设管理提供目标方向，使当前建设管理成为实现长远目标重要步骤，努力实现当前建设管理与长远发展的科学统一。

（3）要有一张愿景图。医院领导群体要具备宏伟气魄，对于研究型医院建设的成熟形态、研究型医院管理应发挥的职能，心里要有一张愿景图。要把医院的发展和国家的医疗卫生工作、社会的发展进步、人类的健康事业紧密联系在一起，以强烈的责任感和使命感，充分利用丰富的医疗资源，瞄准医学难题集中攻关，重点突破，在医疗技术上做出重大创新，在医疗服务上提供科学标准和规范，在医院管理上提供先进模式，为社会和国家提供更多的一流医学科技和管理成果，为人民群众的生命和健康提供强有力的服务保障。

3．领导群体要扭住"一股劲" 研究型医院持续性建设和运行管理具有时新性、长期性、复杂性和艰巨性，需要医院领导群体始终扭住一股劲，敢立潮头、创新谋划，矢志不渝、强力推进，带领全院人员不断获得新发展、取得新成果。

（1）要扭住一股冲劲。斯坦福大学教授理查德·帕斯卡尔说过一句至理名言："21世纪，没有危机感是最大的危机。"研究型医院建设和管理以创新为核心，发展局面日新月异，抓住时机快速决策始终都是关键。医院领导群体必须始终扭住一股冲劲，敢为人先、筚路蓝缕，要善于突破常规发展的思维定势，不断增强危机意识、忧患意识、机遇意识、发展意识，抓住一切机会，排除一切干扰，全力推进研究型医院大发展、快发展。如果稍有懈怠，就可能丢失领先优势，甚至会落后、被淘汰。

（2）要扭住一股干劲。研究型医院建设和管理过程十分复杂、艰巨，需要领导群体始终扭住一股干劲，甩开膀子、攻坚克难，不等不靠、自力更生，要立足于自我建设、管理和发展，动员全体员工的智慧和力量，集中一切财力物力，积蓄力量、苦练内功，挖掘和发挥医院长期以来形成的技术、人才特别是品牌优势，打牢发展基础，提高自主管理创新水平，加速发展、健康发展，来实现既定的长远目标。切忌三天打鱼两天晒网、畏难徘徊的消极行为。

（3）要扭住一股韧劲。研究型医院的功能定位决定其建设过程的漫长性、庞大性，不可能"毕其功于一役"。领导群体要做好"打持久战"的准备，须知"行百里者半九十"，决不能功亏一篑，在研究型医院建设及与之并行的管理实践中，要始终扭住一股韧劲，要在医院建设中不断发现新问题、研究新问题、解决新问题，在此基础上，创新完善研究型医院管理理论体系，反过来再指导医院的后续建设和长远规划，构建起"建设探索—创新研究—管理理论—建设探索"的持续发展路径，做到善始善终、久久为功。

第三节　研究型医院的院长

在我国出版的《医院管理学》专著中，鲜有对医院院长的研究和论述，而在现实工作中，一个医院的院长对医院的发展事实上起着非常重要的作用，甚至可以说是起着举足轻重的作用。21世纪医院之间的竞争从某种程度上讲，实质上是医院院长之间的竞争。研究型医院需要一位志存高远、科学决策，敢立时代潮头、勇担重任的院长，为医院建设发展指引方向、描绘蓝图、打造愿景，鼓舞士气、凝聚人心，带领全院员工坚定不移地朝着研究型医院发展的目标，攻坚克难、披荆斩棘，戮力同心、奋力前行。院长是研究型医院建设发展的关键领导岗位，是把握医院市场竞争主流的关键因素，是医院经营战略目标和发展规划的制定者和执行者，担负着医院经营管理、协调发展、实现可持续发展和医院效益的重要职责，应该具有优秀的领导特质、领导理念和领导艺术，拥有杰出的领导能力和管理能力。

一、医院院长的体制模式

（一）美国模式

美国实行的是董事会领导下的院长负责制，院长由董事会直接任命。在管理体制上，医院的最高权力机构是董事会，下设医院管理委员会，设主席1人，委员3~7人，一种是由全院职工代表会议民主选举产生。另一种是由医院董事会直接任命，有一定的任期规定，主持全院医疗、行政和财务管理工作，并对董事会负责。医院实行科主任负责制，各职能部门的设置根据工作需要因医院而异。90%的院长都有管理学硕士教育或法学硕士教育或公共卫生等教育背景，只有不到10%的医院专业人员担任院长。但董事会经常提醒院长不要因自己的专业工作而耽误了医院管理。但从近年来看，有医学专业背景担任院长的人数有不断增加之势，但院长重视医院管理不仅没有削弱，反而有不断增强。所有的工作人员都实行公开招聘，在用人制度上形成一个自上而下的雇佣关系。美国是一个非常重视医院管理的国家，不仅许多医学新技术诞生于美国，而且一些医院新的管理理论及方法也出自于美国，比如由世界卫生组织在20世纪50年代向全球推广的医院评审就出自美国。今天，该国还有一个美国医疗机构评审国际联合委员会（JCI）持续在向全球推广《美国医疗机构评审国际联合委员会医院评审标准》，这个标准在我国现在已经有了第四版。我国个别医院如浙江邵逸夫医院、台湾地区、香港特别行政区一些医院已经通过了JCI认证。

（二）日本模式

日本医院管理体制规定，院长必须由高级医师担任，全面负责医院管理工作和医院发展方向，直接领导事务部（主管人事、财务、总务和医政）、诊疗部和护理部（负责全面技术工作）等，日本要求院长不仅懂医而且必须熟知一般管理学基础知识和医院管理方面的知识。日本多数医院归属医生所有，在管理方面未经过正式培训的这些医院管理者，既是行政院长，也是医务主任，还要从事医疗工作。日本政府的要求以及医院运行的客观也亟须院长掌握医院管理知识。日本的一些大医院内设有医疗评价委员会，负责实施医疗质量的评价。在人事管理上择优录取职工，严格退休制度，实行职务工资和奖励制度以及行政职务和技术职称的统一。日本在第二次世界大战前主要吸收德国经验，二战后引进了美国医院的管理方法。据笔者近20年来和日本医院的连续性交流观察，发现日本的医院在不断加强管理，无论是医院管理的硬件还是软件水平都有不断的明显地提高。日本目前医院管理水平应属于世界一流水平。

（三）法国模式

法国在管理体制上实行院长负责制，综合医院设院长1人，副院长2~4人，下设若干职能处科室，还设有非常设机构如鉴定委员会、医疗咨询委员会、急诊医疗委员会、技术协调委员会等。医院管理在法国是高度集中的，任何医院床位或消耗性设备的增减或变更，都必须得到相应级别卫生行政部门的认可。医院分公立和私立两种，但均向病人开放，医院为慈善性质的医院管理模式。法国法律规定，国家综合医院院长必须经过卫生管理培训，并取得合格证书。

（四）英国模式

在英国，三分之二的医院院长是由管理、法律或经济专业背景的人士担任的。医院管理体制是团队管理，由医务、护理、管理、后勤部门的四人组成。英国医院属于福利性质的模式，医院推行福利政策，实行国家卫生服务制度，这也是该国一向引以为豪的，以至于在奥运会开幕式上以文艺表演的方式向全世界展示。国家对卫生经费资助占总卫生的97%~98%，居民享受免费医疗，通过医生完成地区的初级卫生保健。医院实行二级医疗保健，由专科医师承担，但工作效率低下也一直为业内诟病，近年来工作服务质量方面也不断有负面新闻传出。

（五）德国模式

德国医院领导层是"三驾马车"结构，即：医院行政院长、医疗院长和护理院长，构成医院的决策层。行政院长是医院最高决策者和领导人，管理医院的整体经营过程，协调院长与科室之间、院长和院长之间、医院和社会之间的各种关系。医院行政院长的任职资格分两类，一类是经济学或管理学专业者，经过四学期（二年）的医院管理的培训，或经强化的医院和卫生事业管理培训获得硕士学位者；另一类是受过商业管理或法学高等教育，再经强化的医院和卫生事业管理培训获得硕士学位者。接受强化医院管理培训不仅针对医院最高领导人——行政院长，而且针对医院其他部门负责人包括医疗院长、护理院长甚至医院部门负责人，培训合格构成任职资格的前提条件。

（六）俄罗斯模式

俄罗斯继承了原苏联的医院管理模式，医院属国家所有，卫生经费主要来源于国家拨款，它不是单独的医院机构，而是防治结合的医疗预防机构，向居民免费提供包括门诊、住院治疗、手术、检验、产科服务以及咨询等医疗服务。管理体制上自 20 世纪 50 年代开始就实行院长和科主任负责制，院长全面负责医疗、预防和行政管理，下设医务副院长、行政副院长，分别负责门诊部、医疗业务和行政管理工作。各科室管理工作则由经验丰富、业务技术水平较高并具专业权威的医生来担当。护士长则是科主任的助手，负责组织病人护理、检查医院规章制度遵守情况以及医疗器械设备的管理工作。

以上是世界上具有代表性的医院领导体制模式，从全球看，愈加重视医院管理是全球医院发展的普遍大趋势。世界卫生组织认为"医院管理者应是医师，但不从事诊疗工作，而致力于医院的管理"。从以上各国模式来看，形式上虽有不同，但对医院管理的重视都是非常一致的。

（七）我国医院的领导模式

医院属于科学技术集中、人才密集聚积的部门，在管理及领导体制上客观形成了政治领导、学术领导和行政领导这三种不同的领导方式，现代管理科学的不断发展推动着医院管理体制的变化，由于医院的规模、性质、任务的差异，医院的领导体制不可能规定为统一的模式，选择何种模式要结合实际而定，但从改革开放以来的实践来看，我国医院尤其是研究型医院则以实行院长负责制最为有效，院长的知识结构以既有医学背景，又受过管理学培训的复合型知识结构最为适宜。

我国地方医院的领导模式大致经历了以下几个阶段：

1. 第一阶段　"一长制"的领导体制。此阶段是在新中国成立初期，学习苏联医院领导运行模式。

2. 第二阶段　党委领导下的院长分工负责制。此阶段是从 20 世纪 50 年代中期开始实行这种领导体制。

3. 第三阶段　党委一元化的领导体制。主要发生于"文革"期间。

4. 第四阶段　党委领导下的院长分工负责制。主要运行于 1978－1982 年，正副院长分别直接对党委负责。

5. 第五阶段　党委领导下的院长负责制。主要运行于 1982－1985 年。

6. 第六阶段　院长负责制。1985 年以后，特别是 1997 年 1 月《中共中央、国务院关于卫生改革与发展的决定》指出"卫生机构实行并完善院长（所、站）长负责制，进一步扩大卫生机构的经营自主权"以后，绝大多数地方医院都执行了院长负责制这种领导模式。

二、研究型医院院长的修养

有一位医院管理方面的资深专家曾用这样的诗句描述医院院长：掌舵的手，是温馨的，它抚慰人们的伤痕。飞鹰的眼，是清澈的，它看破世间的纷争。孤寂的帆，是乘风破浪的，它满载无边的寒星。沙漠之舟，是踽踽独行的，它默默承受无垠的苦痛。领航的人，是屹立不摇的，征服了狂风暴雨的侵袭，却又披挂着满身的落寞与孤寂。

其实这就是用文学语言描述了医院院长战略上的高瞻远瞩，行动上的坚韧不拔，为人处世的人性化，遇到困难时的无所畏惧，受伤时的独自承受等等，这不正是一个院长应有的素质吗？！医院院长有多种素质，但概括起来看，必须具备的有政治素质、专业素质和道德素质。

（一）政治修养

同党中央保持一致，坚决贯彻国家相关方针政策，这是研究型医院院长政治方面的基本修养。

尊重客观规律，从实际出发，能用科学的立场、观点和方法去分析、处理医院工作中出现的问题。这是研究型医院院长政治思维方式的重要修养。

既脚踏实地，又有胆识、有魄力，敢于并能够创新，推动医院全面协调可持续发展。这是研究型医院院长的必备修养。

（二）专业修养

从当前我国医院院长整体来看，既有管理学、经济学、法律学知识背景的非医学专业院长，也有出身于医院专业的大家院长，同时更多的是：既是医学专业领域的名医，从事院长工作后又经过管理学培训的院长。从医院业绩分析，在医院领域有突出成果的多数是既有医学专业背景，又有管理培训经历，把多数时间和精力放在医院管理中的、具有复合型知识结构的医院院长，这类院长能够高瞻远瞩，既能熟练处理医院现实中出现的各种复杂矛盾，又精通医学专业的理论和实践，还能准确把握医院未来的明确发展方向。符合世界卫生组织认为的"医院管理者就是医师，但不从事诊疗工作，而致力于医院管理"的基本要求。院长是医师，说明其懂得医院的特性，这是任职的基础。不从事诊疗工作而致力于医院管理，则反映了院长必须把大部分或全部的时间和精力用于医院管理，而不因迷恋自己的医疗专业而荒废了医院管理，这是院长的工作岗位要求。从全世界来看，这也是选拔医院院长的一个整体发展趋势。

（三）道德修养

1．胸怀宽广，谦让容人，作风民主，善于听取不同意见。

2．严于律己，勇于主动纠正自己的缺点，甚至公开反思自己的失误，能够充分调动广大职工的积极性和创造性。

3．怜悯为怀，医者仁心，同情病患，热情公益。

4．秉公执法，不谋私利。

5．学识渊博，善于学习，遇到问题敢于拍板，遇到挫折坚韧不拔。

从医院实践看，那些具有较高层次道德品质的院长一般在群众中具有较高威信，领导力执行力俱强，医院工作效率高，社会声誉好，群众普遍认可，反之，院长品质不好，则内耗丛生，效率低下，医院前途暗淡。

总而言之，具有较高的政治素养、复合型的知识素养、优良的道德素养是一位称职的研究型医院院长的基本要求。

三、研究型医院院长的特质

研究型医院院长的特质，是指专门适合于研究型医院院长职能职责，形成的有别于普通医院院长的个体素质特征。主要体现在以下 7 个方面的独特要求。

（一）杰出的战略眼光

研究型医院的建设发展以世界第六次科技革命和第三次医学革命浪潮为背景，伴随着人类疾病谱的改变及疾病诊疗模式的变化，迎合了信息化和生物化的融合发展趋势，始终与时代发展和改革深入并驾齐驱，需要院长具备杰出的战略眼光，能够积极学习、研究，坚持科学发展，掌握时代脉搏，善于纵观整体、统筹全局，敢于审时度势、开拓进取，高瞻远瞩地提出医院建设发展目标，并科学制定路线图，准确把握医院的发展走势。

（二）开放的国际视野

作为研究型医院院长，必须具备敏锐的世界眼光和开放性的全球思维，走国际化发展道路，始终关注国际医学科技的最前沿，了解国际政治、经济、法律、文化等方面的重要变化，把医院发展放在国际背景中来衡量，主动地融入国际竞争环境，向国际水准看齐，吸收国外先进水平和管理经验，获取先进的医学技术和设备，提升医院快速发展科技水平，努力把医院打造成为国际一流的医学中心，使医院发展的整体水平处于国际先进行列。

（三）不懈的创新精神

优秀的研究型医院院长，必须是能不断进行创新的人。这种创新不仅限于普通意义上被动应时的"以变应变"和小修小补，而是始终保持在医学科学发展、医院管理发展的前沿站位，进行探索性、开创性、引领性的创新研究，要有敢于实现超常规突破的胆识，在"有所为，有所不为"上选择新突破，在超常规、跳跃式、大跨度上有新手笔，在高质量、快节奏、创一流上寻找新增长点；要有敢于实现零的突破的创新精神，在解决新问题、新情况中寻找改革突破口，善于将研究成果归纳形成有用的创新管理理论并加以推广应用，成为引领行业发展的成熟经验。

（四）强烈的竞争意识

研究型医院的内涵强调创新驱动发展，医院之间的竞争会演变为人才的竞争、科研的竞争、教育的竞争，最终表现为医学创新成果推动的临床技术水平的竞争。而医学研究的发展日新月异，医院院长必须具备强烈的竞争意识，勇于竞争、善于竞争，创新推动医学科研、转化科研和管理科研的发展，以各领域创新成果不断夯实医院竞争实力，增强核心竞争力，保持医院领先发展的良好态势。

（五）精明的经营理念

良好的经济效益始终是医院成功的重要标志，研究型医院也不例外，同样需要核算资源的投入和产出。尤其在研究型医院创建和发展初期，构建"临床—科研—临床"转化医学模式的过程需要投入大量的人、财、物资源，要求院长必须要有精明的经营意识。即使在成功建立起科技创新成果推动临床水平提升，进而推动经济效益增长的良性发展机制以后，如何用好、用活医院资源，坚持"好钢用在刀刃上"，保持医院旺盛的核心竞争力，仍然是考量院长经营智慧、实现医院可持续发展的关键问题。

（六）突出的个人魅力

医院是人才密集型单位，研究型医院更是聚集了大量的高级专家人才，他们主观意识强，对事务有较强的判断力，院长战略思路和决策意图的贯彻执行，仅靠行政命令和刻板执行往往收效甚微，如果本身有漏洞极易令员工产生逆反心理。研究型医院的院长一方面要在德、能、勤、绩各方面自我施压，以更高标准和更高水平完成领导形象的塑造，另一方面也需要"情商执政"，"情商"是管理者必备的素质，它注重强调的是管理的能力，认识自我和他人的能力，处理人际关系的能力和心理调节的能力，是做人的学问。知识经济时代的竞争说到底是人才的竞争，是对人才管理的竞争。科技以人为本，管理更要以人为本。作为研究型医院院长，必须精于领导艺术，广纳贤才，将最优秀、最有能力的人凝聚在身边，把周围的人看成自己的智囊团，并且善于沟通、懂得尊重、提倡合作、包容开放，等等，勇于承担责任，具有鲜明的个性，从而形成强大的个人魅力，才能赢得员工的尊崇和爱戴，进而成为一呼百应、名副其实的"领头雁"。

（七）强烈的社会责任感

不管医院的性质是公立医院，还是民营医院，是非营利性还是营利性医院，医院承担社会责任，承担公益性都是必不可少的。尤其是公立医院，必须始终不渝地坚持公益性的办院方向。医院所承担的社会责任大小与医院的发展有直接对应的关系，一所研究型医院也必须是一所着眼民生、服务人民的爱心医院。研究型医院的院长要始终牢记，研究型医院的使命任务是为民生健康幸福承担更多责任，而价值追求是为实现中国梦做出更大的贡献。研究型医院的院长要主动参与社会公益事业，积极利用最新取得的医学、技术创新成果开展服务活动，为人民群众解决更多的健康问题、解除更深的疾病苦难，要始终保持高度的社会责任感，将维护人民身体健康作为医院发展规划中的重要内容一以贯之、发扬光大。

四、研究型医院院长的能力

由于医院发展的历史原因，我国医院院长的职业成长基本上都是延续"医而优则仕"的发展路径，大多数院长都是业务、行政"双肩挑"的专家型院长。专家型院长不是完全意义上的"中国特色"，但是由于国内医疗卫生事业管理体制的特殊性，导致这一现象当下和今后相当长一段时期内都比较突出，专家型院长往往缺乏系统专业的管理知识培训，同时搞业务、行政也普遍导致管理投入不足。研究型医院院长的能力建设，进而讨论研究型医院院长的能力新标准，必须遵循这一基本事实，可以从三个维度入手：一是医院院长合二为一的领导能力和管理能力，二是医院院长合二为一的专业胜任力和管理胜任力，三是医院院长的综合领导力。

（一）打造领导、管理"双核"能力

谈"领导"和"管理"二者的区别并不是玩简单的文字游戏。根据管理学的定义：领导是要做正确的事，即负责正确的决策，并对他人施加影响力，使之致力于实现预期目标的过程；而管理是为了实现某个组织的目标而进行计划、组织、协调和控制的一系列活动或过程。简而言之，领导更强调宏观层面的战略决策，而管理则强调的是执行层面的运营管理。

较长一段时间内，国内研究型医院院长仍然是医学及相关专业出身的专家型院长，在发挥好领导职能，搞好战略规划、宏观决策的同时，还必须亲自抓执行管理，管理具体事务、推动医院运营。这里要特别注意避免两个误区：一是"埋得太低"，认为只要管理好了，就是领导好了，一心埋头搞运营管理，而忽视宏观领导决策和战略规划，医院可以秩序井然，但不能实现创新变革，发展缓慢；二是"拔得太高"，认为只要宏观层面的领导好了，就是管理好了，只顾务虚谋划，忽视务实管理，医院往往有活力、善变革，但是制度不全、秩序混乱，同样难以持续发展。研究型医院的建设发展，领导方向很关键，但是推进运营管理同样至关重要，研究型医院的院长需要致力于打造领导、管理"双核"能力，搭建科学合理的方向引导机制和工作开展机制，不仅方向对，而且劲儿也足，才能切实实现临床、科研一体化，不断产生新的医学知识、医疗技术和转化成果，培养复合研究型人才，推动诊治水平的提高。

（二）打造专业、管理 "双核" 胜任力

胜任力是一种以岗位需求为基础、以能力和特质为核心、体现业绩的人力资源评价理论。研究型医院的院长仍以专家型居多，他们在医院内扮演多重角色，既是专家型的医务人员甚至学术带头人，同时又是全面负责医院谋划发展、经营管理的管理者。按照胜任力理论，院长掌握专业医学知识并善于应用的技能可以称为 "专业胜任力"，而从事医院经营管理的能力可以称为 "管理胜任力"。研究型医院的院长需要具备出色的专业、管理 "双核" 胜任力（图 3-2）。

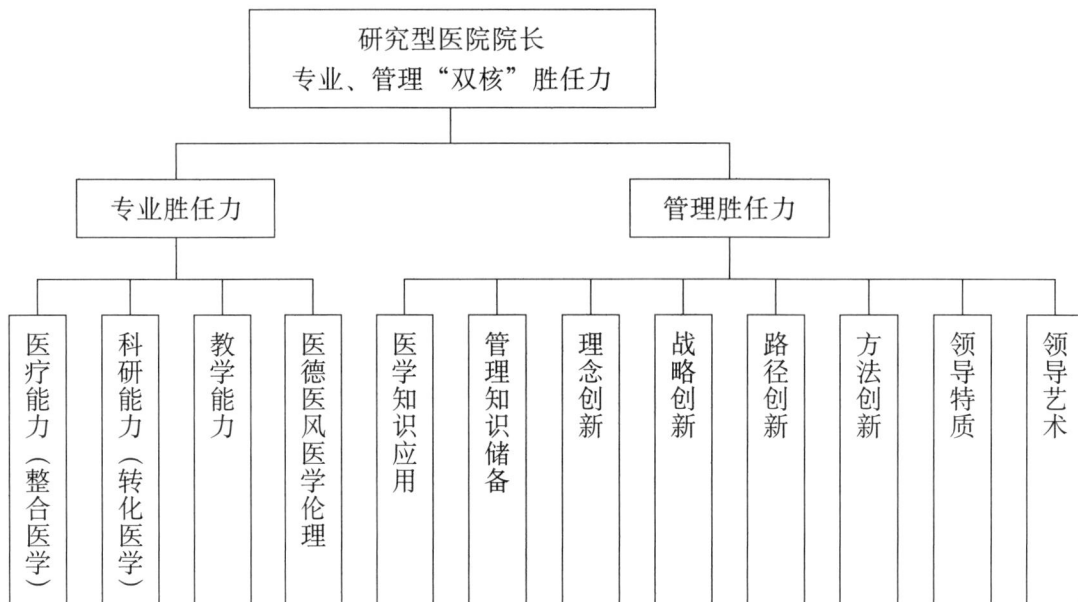

图 3-2 研究型医院院长专业、管理 "双核" 胜任力模型

随着研究型建设发展机制的不断完善和发展，医院将创新产出并推广应用大量新的医学知识、医疗技术，面对病人生命安全的责任以及承担的社会责任也将更加重大。这要求院长首先必须具备 "专业胜任力"，即掌握医学专业知识、熟悉胜任医教研工作、具备整合医学实践能力和 "临床—科研—临床" 转化医学科研实践能力等，才能熟悉医院诊治活动的基本流程，掌握业务科室工作的基本规律和特点，把握医学新知识、新技术发展规律和发展方向，实现对医院的诊疗行为和质量进行有效的监控、科学的评估和持续的推动。

随着时间的推移，一方面是民间资本的强势注入，一方面是国外优质医疗资源的有力竞争，医院融入市场经济的程度会越来越深，所受的市场冲击亦会越来越大；与此同时，身处知识经济时代，如何整合好医院的人才、智力、信息、平台资源，占领新知识、新技术研发制高点，保持医院核心竞争力，并适应好日益复杂的政策、市场环境，从而实现医院的可持续发展。这些是对研究型医院院长管理智慧的极大考验，呼唤强有力的 "管理胜任力"，不仅能科学设立愿景、目标，还要善于管理创新、创新管理，具备沟通、计划、策划、指挥、控制等管理知识和技能，能通过有效的组织和发动，使全体员工形成共识，最终达到设定的目标。

（三）打造决策、执行 "双核" 领导力

"领导力" 的概念强调优秀的领导特质，强调领导者与被领导者之间的有效互动，强调管理过程中的领导影响力，也强调领导能因时制宜、因地制宜实施高质量管理的领导艺术。从 "领

导力"的维度讨论研究型医院院长的能力标准，与前面两个维度有所不同，更看重的是院长宏观层面的战略决策与执行层面的运营管理的双向平衡。

较长的一段时间里，研究型医院的院长仍将处于行政本位附属系统的执政者向市场主体的掌舵者转变的过渡期，院长们既是决策者，又是执行者，还是监督者，这些复杂甚至自相矛盾的角色，决定了院长必须具备强大、综合的领导力。根据研究型医院管理的新特点、新要求和新内涵，以该指标体系为基础，可以初步完善调整、设计构想出"研究型医院院长领导力指标体系"，供各研究型医院院长参考、讨论、学习（图3-3）。

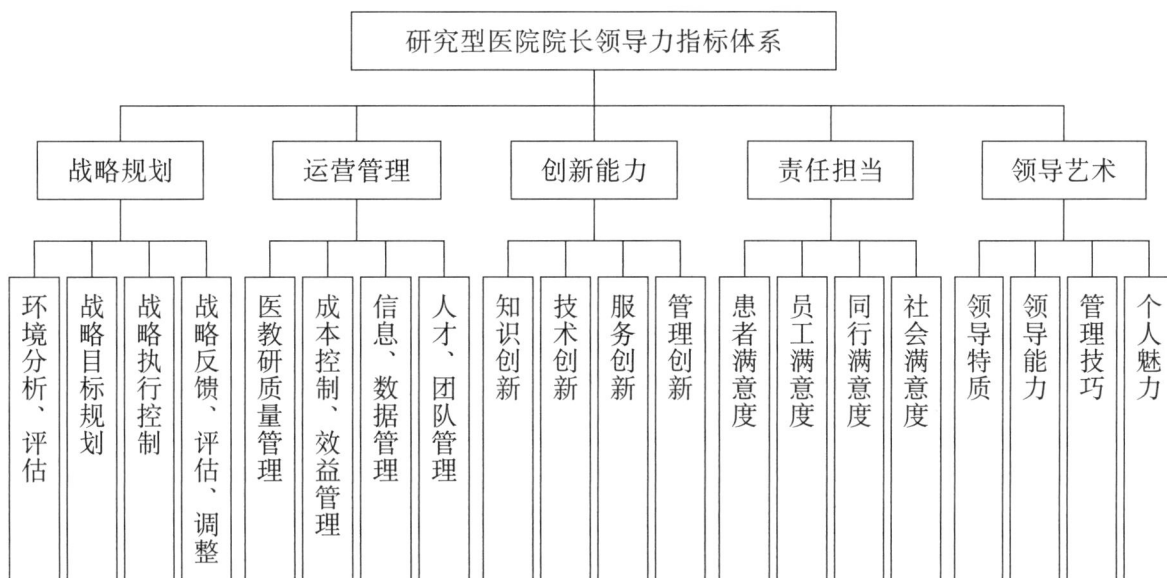

图 3-3 研究型医院院长领导力指标体系构想

五、研究型医院院长的选用

（一）选拔与产生

选什么人当院长，用什么方法选院长，都是考验上级人事部门能力的要素。

一种主张认为应选拔医学名家当院长，因为专家本身就是一张名片，一个品牌，许多病人就诊冲专家就诊，由专家担任院长，那就顺理成章地选择这些医院就诊而成为忠实顾客。但也有人认为专家型院长在医学专业方面从事时间过长，投入精力过大，会影响对医院的管理，尤其是当前我国社会主义市场经济，医院之间的竞争也日益激烈，医院院长不把主要精力放入医院管理势必在竞争中落于下风。同时一些人还认为医院知名专家担任院长是人才浪费。

另一种主张认为应选拔经营型人才当院长，被选对象无论是否为医务人员，其他专业如文理科专业毕业生均可，只要具有医院管理的理论和实践，热爱医院管理，善于经营，勇于实践，在管理岗位上业绩突出，也可以选拔。

还有一种主张认为应从现有中青年医师中选拔，然后在医院管理实践中重点培养，对他们进行脱产或不脱产的管理学培训，最终造就出一批年轻的、群众拥护的、既懂医疗、又懂医院管理的人才从事医院院长工作。

以上这些观点，都有道理，各有优劣。在实践中要根据各医院不同的情况进行选拔，但目前对院长的选拔普遍认为院长具有医学背景，同时受过管理学培训，又具有医院管理的实践经历，愿意并热爱这个岗位，能把自己大部分时间和精力投入医院管理的人担任院长比较适当。

从我国目前人事管理的体制机制来看，医院院长产生的方式既有组织考察任命的，也有竞聘上岗的，同时也有考试通过的。这几种方式产生的医院院长均有医院管理成功的案例，但从实践中看，科学设置方案，制定竞聘细则，严格按照程序在符合条件者中加入竞争因素最终选出的院长成功率较大，伯乐赛马比伯乐相马总是更要科学。

如何选拔院长？制定科学的准入条件，是选拔优秀的研究型医院院长的基础。

（二）考核与薪酬

院长上岗以后，一定要制定可操作的符合实际的考核方案。具体到医院，就是质量指标、效率指标、经济指标、社会及职工满意度、教学科研指标等，可根据医院实际，参考国际对企业考核的工具——平衡计分卡设计考核指标体系，定期进行考核，与院长的任职和薪酬挂钩，以不断激励医院院长以不竭动力推动医院持续发展。中国煤炭总医院以平衡计分卡为工具，将内部流程、顾客、财务、成长发展等四个维度演化为符合医院实际的医院管理效率指标、质量指标、患者及职工满意度等数十项考核指标，每月考核结果与院长收入挂钩，取得了良好的效果。对研究型医院的院长薪酬国家应予明确，以高于同等经济规模的企业职业经理人薪酬标准为适宜。在目前我国医院的管理和实践并结合国家相关政策，一个研究型医院院长的年薪应规定于该医院职工平均工资的3~5倍为宜，副院长为正院长年薪的70%~80%比较合适，当然，要完成规定的考核指标方可兑现。规定为这个薪酬标准是因为一个院长的知识投入、精力的付出普遍要高于同等规模企业的CEO。比如现在医院的院长（尤其是三级医院的院长）一般都是博士毕业，本科五年、硕士三年、博士三年，要有十一年的学历培训，同时基本上是主任医师、博士生导师，那么在医院管理、临床专业和教学科研方面的投入是非常巨大的，其辛苦非一般职业经理人所能比拟。科学的薪酬制定，有效的激励机制、科学的交流及退出机制是推动我国研究型医院院长队伍不断壮大的动力。

（三）任期与交流

一般认为，研究型医院院长的任职年限为两届共十年，一届五年，时间过短，医院的战略计划来不及实施，时间过长，也会产生许多弊端。院长任期满后，首先，如果业绩突出，且年龄允许，可以在医院之间进行交流，以使院长这个稀缺资源得到合理使用。其次，三级医院的院长还可到医科大学或其他大学管理专业任教。有专家认为，在我国，应明确规定院长的任职资格、选拔程序、薪酬标准、考核内容、任职时间、合理交流，而且还可出台管理系列职称评定标准且实施之，只有这样，才能不断推动我国研究型医院院长队伍向职业化迈进。

六、研究型医院院长的职业化

随着医疗市场的开放和竞争，研究型医院宏观环境不断发生变化，而专家型院长普遍缺乏管理专业知识，往往更多依靠经验管理医院，这样的"业余院长"模式不再可行。院长职业化开始走进人们的视野，并将伴随研究型医院建设发展的过程，从而成为院长能力建设和个人发展绕不开的话题。

随着社会的发展，职业化日益成为衡量一个行业成熟度的重要标志。何谓职业化院长？即以经营管理医院为终身职业，以契约的方式接受医院产权人的聘任，取得医院法人财产的使用权，以经营者的合法身份经营管理医院，实现医院经济效益和社会效益，以自己的人力资源为资本获得个人收益，并取得职业业绩的医院院长。在美国、英国、日本等发达国家，多数医院的经营管理都是由管理学相关专业背景、专门经过医院管理培训的医院管理者或者职业经理人负责人，而且职业化院长的市场化流动、管理程度很高，具有完善的聘任程序和严格转入标准。反观国内，医院院长因多是"双肩挑"的专家型院长，"专业做专家，业余做管理"，平时无法聚焦管理，身兼数职、分身乏术，再加上任期制下院长很难把管理作为终身职业，导致医院管理的短期行为，缺乏高素质的职业化院长已经日益成为制约医院发展的瓶颈问题。

根据 PEST 宏观环境分析模型（Political 政治，Economic 经济，Social 社会，Technological 技术）分析可知：在政策环境方面，我国对医院职业化的政策导向，逐渐由卫生事业管理、医院管理开始向明确的医院院长职业化发展过渡，相关文件和政策成为院长职业化的有力保障，但同时管办不分、传统干部人事制度、医院行政化等又是明显的阻碍因素；在经济环境层面，我国的市场经济体制环境、医疗市场竞争等促进医院院长职业化，但职业经理人的市场并不完善，可能制约其发展；社会环境层面，社会对职业化医院院长的接受程度逐步提高，人文环境也正在建立，但院长自身的传统思维仍然存在，一定程度会阻碍职业化发展；最后在技术环境层面，其他领域职业化改革和国外医院院长职业化实践提供了经验借鉴，但目前职业化院长的准入、选聘、考核、退出等机制缺乏统一和规范。所以，医院院长职业化是否符合中国实际还有待探索和论证。

不过，医院院长职业化相关研究成果对研究型医院的院长能力建设有诸多可借鉴的意义，最重要的一个方面就是，重新定位对院长岗位的认识和对院长能力的认识。研究型医院的院长多是从基层上来的医学专业人才，具有较高的专业技术水平和医疗、科研、教学水平，在员工中声望很好、影响力强，而且熟稔医疗工作的运行机制，能够掌握医学发展的前沿理论、重点领域、重大问题和核心技术，可以超前布局、重点突破，催生一批新理论、新成果。但是医疗专业好、科研成果好，并不一定代表管理就好，尤其是医院市场主体身份日益明晰的情势下，研究型医院往往不缺人才、技术和设备，而欠缺科学管理。研究型医院越发展，市场化程度越高，院长必须重视专业之外的专业管理知识，以及经济学、法学、社会学、心理学等相关学科知识的学习，加强"职业化"培训。虽然外部环境不一定成熟，不能成为完全意义上的职业经理人，但是从医学专家经过严格培训、学习，成为拥有职业化管理思维和管理能力的院长，本来就是优秀院长的最佳培养途径，而对于知识密集、技术密集和人才密集的研究型医院尤其如此。

七、研究型医院院长的职责

对研究型医院院长工作职能的界定，也是极其重要的。如果院长在管理实践中，事无巨细，亲力亲为，眉毛胡子一把抓，其结果肯定是十分混乱的管理。从管理理论结合我国研究型医院院长的实践，应从以下八个方面抓起。

（一）战略管理的明确性

战略管理是研究型医院院长的重要职能，"战略"一词源于希腊语 Strategos，其含义是"将军指挥军队的艺术"。企业战略一词自 1965 年美国经济学家安索夫所著《企业战略论》一书问世后才开始广泛应用，而且从那时起，"战略"一词还广泛应用了社会、经济、文化、教育和科技等领域。有资料表明，世界 100 强的企业无一不具有明确的战略。战略管理从 20 世纪 80 年代传入我国后，越来越受到各级领导和管理者的重视，在政府管理和企业管理中，有无明确的战略成为判断其管理是否规范的重要标准。而在医院这个领域，由于长期的计划经济体制，加上我国医院院长多是从医学专业人员中产生，较少受过正规的管理培训，因而我国多数医院是从 20 世纪 90 年代才开始接受战略管理理论，并开始实施医院战略管理的。随着社会主义市场经济的发展，"跟着感觉走"的经验管理方法越来越不能适应医院发展的需要，因而关注医院战略管理并开始制订实施医院战略管理的医院越来越多，从去年开始的我国第二周期的等级医院评审标准中已经把医院是否具有战略规划作为必查的重要内容之一。

医院战略是医院根据其外部环境及内部资源和能力，为获取医院生存和可持续的稳定发展以及竞争优势而对医院的发展目标、达到目标的途径和方法的总体谋划。在医院战略的制定过程中，医院院长在比较机会和威胁、优势和劣势的过程中，按照扬长避短、趋利避害的原则进行组合，即 SWOT 方法是十分重要的。战略管理的学派很多，明茨伯格归纳整理为战略过程的设计学派、计划学派、定位学派等十大学派，还有战略管理内容行业结构学派代表人物波特的战略结构理论和战略资源学派等等，对这些理论核心内容认真的学习并加以科学使用，对医院制定并实施战略管理是十分必要的。当前医院外部环境变化很快，一般医院战略规划定为 5 年左右比较合适，而且应该在实施中根据内部资源和外部环境的变化进行适当的调整。明确的医院战略，一定要让全院职工自上而下的参与讨论制定并参与实施，这样方能步调一致向前进，使战略规划能够落在实处。在目前市场经济竞争日趋激烈的形势下，如果院长对医院的发展目标以及达到目标所采取的方法不做一个整体上的谋划，正如"盲人骑瞎马，夜半临深池"一样危险，优胜劣汰的市场法则会时刻威胁着这类医院。

（二）机制运行的灵活性

对院长来说，有了良好的战略，建立医院适应市场的灵活的运行机制同样是十分重要的。对医院来讲，最重要的机制有三项：一是通过干部竞争上岗，建立能上能下的用人机制；二是通过职工以事定岗，以岗定编，全员聘任，建立职工能进能出的用工机制；三是实行以岗定薪，岗变薪变，绩效考核，建立待遇能高能低的分配机制。医院体制改革，与国家政策有关，但医院机制的改革，将为医院院长们提供巨大的用武之地。从实践上看，这三个运行机制的改革，实践起来难度大，但一旦建立则效果好。建立灵活的医院运行机制，激活人力资源，将为医院的发展提供巨大的活力。国内公立医院许多成功的案例，基本上都是在建立良好的、灵活的运行机制的基础上取得的。

（三）管理幅度的适当性

一个人的能力、体力、知识等有所不同，因而管理的幅度也应当有所不同。有的院长管理 10 个以上的副职并直管人、财、物数个重要职能处室的中层干部还能得心应手，而有的仅管 3~4 个副职就心有余而力不足。一般来说，一个院长直管 7~15 个副职或中层干部为宜。管理幅度过大，疲于奔命，力不从心；管理幅度过小，可能人浮于事，效率低下。适当的管理幅度，与院长个人年龄、体力、能力、经历、知识密切相关。同时，从实践中看，对一个医院来说，管理层次少一些的扁平化管理架构是有效的管理模式。

（四）经营管理的有序性

在我国的医院中，90% 以上的公立医院中来自政府财政投入呈日益减少的趋势，因而建立有序的经营管理秩序，做好经济运营的各项管理工作对院长来说非常重要。成功的经验是医院经营管理采取真正含义上的和科室及个人利益挂钩的全成本核算办法最为有效。把各个科室的考核指标如工作量、工作质量、病人满意度以及医德医风等考核指标纳入核算或者直接采取平衡计分卡的四个维度财务指标、内部流程、客户满意度、学习和成长进行考核。在经营管理的运行机制方面，采用副院长分管负责制和院长"一支笔"的审批签字把关的办法；在具体运行流程中采用财务部门、审计部门签字审核制度；在大型设备购买中采用国际、国内招标；对小型设备和耗材采用议价谈判等方法；对全院财务运行采用预算决算的控制办法都是行之有效的。懂经营、会经营、有序经营这是在市场经济下对医院院长的必然要求。

（五）市场营销的科学性

医院提供医疗服务，病人购买医疗服务，在医院进行交换。从狭义上讲，这种在医院进行的服务的提供和服务的购买交换就构成了医疗市场。但医院是否以市场为导向进行管理，世界各国有所不同，如美国是以市场为主导，而欧洲则是以政府为主导，但作为医疗市场经济中的个体，具体到每一所医院来看，也会受到社会必要劳动时间决定服务价格的价值规律的影响，受供求关系的选择和调整，受优胜劣汰的法则支配。因此，院长要研究医疗市场，把学科建设和医疗市场紧密地结合起来，科学地实施市场营销，进而稳固占领并不断拓展自己的服务市场。医院根据自身性质分为综合医院和专科医院，根据级别又分为一二三级医院，根据类别又分为营利和非营利医院。根据医院自身的专科特点、服务优势对医疗市场进行细分，并提供相应的优质服务，进而拓展自己的医疗市场是在当前保持医院公益性的前提下，面对市场竞争日益激烈的环境每一位医院院长的必然选择。

（六）质量管理的严格性

医疗质量是一所医院永恒的管理主题，也是医院院长管理生涯中持续始终的工作职能。我国医院的院长和美国不同，美国医院的院长90%以上是从事管理出身，很少有医学背景，而我国医院院长多是临床专家出身，因此，在世界范围看，我国医院院长在抓好医疗质量方面独具优势。医学科学的特殊性在于是和人的生命密切相关，因而严格管理，"严"字渗透于各个细节中是十分必要的。在观念上要树立"全面质量管理"（TQM），在管理程序上注重采取"计划、执行、检查、总结"的"PDCA"戴明环的工作步骤，以使质量管理有条不紊、规范的进行，不断进行质量持续改进。据载，某国降落伞质量合格率99%以上，军方仍然不接受，最后出台一措施，让制造降落伞人员率先试跳，结果质量一下子上升到百分之百，因而质量管理一定要求专业人员把自己摆进去，始终严格管理，使专业人员与病人感同身受。在医院基础质量、环节质量和终末质量三个环节中，针对我国医院实际，基础质量管理的主要内容是医院的各项规章制度、岗位职责、操作规章、诊疗规范等，要求要完整，缺一不可；环节质量管理是全面落实基础质量管理的各项规定；而终末质量则是最终的管理结果——各项统计指标。院长就是要督促各级管理者把管理的重点放在基础质量和环节质量方面，坚决且不折不扣地抓好各项质量管理的落实工作，通过终末质量的各项指标考核，奖罚兑现，使管理结果封闭，从而达到持续质量改进的目的。

（七）遵纪守法的严肃性

当前乃至今后，以习近平同志为总书记的党中央正在努力建设法制社会，而医院作为社会关注、人员集中的部门，各种矛盾十分集中。日益复杂的医患关系，医院内部的劳资纠纷，医院发展需要资金进入政策和如何使用等等诸多的复杂问题，使得处于矛盾中心的医院院长必须知法、守法，按法律办事，法律面前人人平等，以法治院。院长必须全力维护相关法律法规的严肃性，只有这样，医院才可能朝着健康的道路不断前进。

（八）文化建设的统一性

文化建设是一所医院可持续发展的重要内涵建设，也是院长必须长期持之以恒、紧抓不放的工作。所谓医院文化是指医院在长期的服务活动中所逐步形成，并成为医院全体成员共同遵守和奉行的价值观念和基本信念、行为方式和行为准则。医院内部在学术观念上可以百花齐放、百家争鸣，而在文化建设方向应是唯一性、统一性，医院文化建设往往具有导向、凝聚、激励、约束等功能。良好的医院文化一旦形成，则会成为一种独特的竞争力量。例如，北京协和医院"严谨、求精、勤奋、奉献"的协和精神，产生了员工以作为协和人而自豪，业内人士看协和而仰慕的良好效果。再如清华大学的"厚德载物、自强不息"的清华精神，造就了一代又一代的清华人，使这所学校成为杰出人才的摇篮，"清华品牌"已深深植入国人心中。然而，我们必须明白，文化建设是一个长期的、艰巨的系统工程，有时由一代甚至几代人长期努力才能形成。作为院长，对本院文化价值的取向和建设承担着义不容辞的责任。

八、两个经典管理案例的启示

在20世纪西方人力资源管理理论宝库中，有两个蜚声东西方的成功案例，这就是"霍桑试验"和"鲇鱼效应"。这两个案例不仅在西方，而且逐渐向东方传播，不仅在企业界，而且也陆续对医疗卫生系统产生影响。医院相对其他行业来说，是一个专业性强、风险性高、较为封闭的系统，如何激活这个系统的人力资源，是许多管理学家和院长们都在认真思考的问题，而从实践来看，恰当使用"霍桑试验"和"鲇鱼效应"的理论，是激活医院这个特殊系统人力资源的有效办法之一。

（一）"霍桑试验"

在20世纪初，西方的许多管理工作者认为：在工人工作的物质环境、工人自身的健康与劳动生产率之间，存在着一种明确的正相关因果关系。如果有正常的通风条件、温度、照明及其他物质工作条件，工人就处在最理想的状态中从事经过科学测定的作业，这时再采用刺激性工资制度进行激励，就能产生很好的提高劳动生产率的效果。当时人们普遍认为激励生产积极性的动因来自外部环境条件。为了证实这一认识的正确性，1924年，美国国家科学院的全国科学研究委员会决定在西方电气公司的霍桑工厂进行研究，以确定照明条件同工人个人工作效率之间的精确关系，这就是著名的"霍桑试验"。

试验一开始，研究人员选择了从事装配电话工作的两组女工。一组是对照组，试验期间照明度、工作环境基本不变；另一组为试验组，试验中对这一组的照明度作各种变化，由此测定照明对工作效率的影响。产生的结果出乎人们的预料，不管照明度如何变化（有一次甚至降低到近似月光的程度）。对照组和试验组的产量都不断上升。研究人员没有人能解释这种变化，因为当时人们认为人是外在环境所驱使的，工作环境条件优劣不同，生产效率应该有所区别才对。由于无人能够解释这个现象，几乎所有的人都认为这种试验没有什么意义而准备放弃它。

当时在哈佛大学从事工业研究的教授埃尔顿·梅奥（George Elton Mago）了解到"霍桑试验"的情况后，认为结果很有意义而主动参与了这个试验。他尖锐地指出：解释"霍桑试验"的关键因素是"小组中精神状态的一种巨大改变"。除照明度试验以外他们还做了福利试验，选择6名装配电话中继器的女工进行测试，她们在一个一般的车间里先工作两周，以提供一个正常生产率的标准，而后把她们安排到一个特殊的测量室。这里除了可以测量每个女工的生产情况以外，其他条件都与车间相同。开始时研究人员为工人逐步增加了一些福利措施，如缩短工作时间、延长休息时间、提供免费午餐、实行计件工资等，结果产量得到了提高，按照传统的管理理论，可以把产量提高归因于福利措施这些外部条件的改善。随后研究人员取消了各种福利措施，但是产量仍然上升，因此研究人员得出的结论是：导致产量增加的因素并非仅仅是福利条件和工资制度，而是女工们感到自己是被特别选出的一群人，产生了一种被重视的自豪感，由此形成积极参与的责任感而促使她们不断努力提高产量。接着他们又进行了访谈试验，访谈者的任务就是让工人任意发表意见，结果又收到了意想不到的效果：工厂的产量大幅度提高，工人的劳动积极性空前高涨。访谈试验的结论是工人们长期以来对工厂的各项管理制度和方法存在许多不满，无处发泄，访谈试验为他们提供了机会，发泄后心情舒畅，提高了工作效率。

根据"霍桑试验"，梅奥提出了"人际关系理论"的管理理论，他认为：第一，管理者不应只注意生产任务的完成，而应当把注意的重点放在关心人，满足人的社会需要上；第二，管理者应重视职工间的人际关系，培养和形成职工的归属感和整体感；第三，管理者应注意倾听职工的意见，了解职工的思想感情，及时向上级反映，采纳他们的合理化建议。总之，"霍桑试验"表明，人不是经济人，而是社会人，人不是孤立的、只知挣钱的个人，而是处于一定社会关系中的群体成员，个人的物质利益在调动工作积极性上只是具有次要意义，受到尊重，注意沟通，群体间良好的人际关系才是调动工作积极性的决定因素。这比较于以泰罗的科学管理理论为代表的传统管理理论认为"人是为了经济利益而工作的，因此物质是刺激劳动者积极性的唯一动力"，无疑是一巨大进步。

受"霍桑试验"的启发，越来越多的管理者开始转向"以人为本"的管理模式。当时出现了一种"参与管理"的新型方式，让职工和下级参与企业的决策和讨论，使职工体验到自我价值，从而提高了生产率。这种理论至今还在一些发达国家使用着，如日本丰田汽车公司组织职工俱乐部，鼓励工人提合理化建议，即使公司不采纳这些建议，也给予象征性的鼓励。日本还有一些企业把职工的生日储存在计算机内，每逢工人生日公司就送一份礼物，以此融洽企业与员工的感情，激发和保持他们的劳动积极性。20世纪90年代末期笔者曾访问美国一个生产企业中，发现该企业一线作业班组完全是自愿组合，以体现管理者对劳动者的充分信任，并提高劳动者的积极性和提高生产效率。同时他们还成立了一个特殊班组，将其戏称为"加里森敢死队"，生产线上哪一个班组完不成任务或出现产品质量缺陷，就让这个特殊班组的工作人员前去帮忙，因为这个特殊班组的员工认为他们是组织选出的特殊人员并执行的是特殊任务，因而劳动积极性特别高涨。而受支援的班级却因此感受耻辱，小组内成员群情振奋，共同努力，很快完成生产任务并纠正产品质量缺陷。这是笔者见到的一个把霍桑试验理论运用于企业生产一线管理的典型案例。近期笔者和美国西伊利诺大学的管理学教授Goe Dobson学术交流时，他指出"以人为本"、"参与管理"一直是美国企业家必须遵循的理论，而不只是试验用的模型，这说明"霍桑试验"影响巨大而深远。

"霍桑试验"从1924年至1932年持续进行了9年，反映出西方管理学家严谨的科学态度和对理论研究的重视。然而它的局限性在于，在资本主义制度下，由于生产的社会化和生产资料的私人占有之间的基本矛盾的固定存在，劳资矛盾不可能从根本上得到改善，因而也不可能从真正意义上持久地提高劳动者的生产积极性。

几十年过去了，今天我们仍可以从"霍桑试验"中得到深刻的启迪就是，如何全心全意依靠员工办好医院，这是摆在我们每一位院长面前的重要课题。员工是医院的主体，我们有什么理由不积极主动倾听员工呼声，依靠他们办好医院呢？在医院做出重大决策以前，都要广泛征求、认真听取、积极采纳员工的合理化建议和意见，这既是科学决策的必要前提，又是调动广大员工积极性的动力。尤其是当前我国由计划经济向社会主义市场经济转轨、加入 WTO 后医疗市场的对外开放和医院为了生存必须要进行的改革使部分员工面临下岗的情况下，更应该做好思想沟通工作，关心他们的疾苦，倾听他们的呼声，重视他们的意见，采纳他们的合理建议。唯有此，才能使员工理解改革，关心改革，配合改革，使得改革大局稳步推进。《道德经》里有这样一句话，"圣人常无心，以百姓心为心"，意指为政者应没有私心私欲，能够体察民心，倾听民声，顺应民意。只有我们真正做到了权为民所用，情为民所系，利为人民所谋，这样不仅在日常工作中，而且在推进各行各业深层次改革中，才能永远得到人民群众的信任和支持，才能永远立于不败之地。卫生系统也无例外，回顾从 1978 年党的十一届三中全会以来 30 多年来的改革，无论是 20 世纪 80 年代的以整顿脏乱差的文明医院创建和学习企业界医院的标准化管理，以及 90 年代的借鉴国外的第一周期医院等级评审和进入新世纪创建人民满意医院工作，还是当前全国启动的第二评审周期等级医院评审以及已覆盖全国 95% 以上的医疗保险制度的改革，无一不凝聚着亿万人民的聪明和智慧，无一不凝聚着亿万人民的创造和支持。

煤炭总医院作为中央工业部委医院，成功运用了"霍桑试验"原理，在重大事项决策、重要干部任免、重要项目安排和大额资金使用等方面全部经党政联席会议集体讨论并经职工代表大会通过方可实施。在弘扬团队文化，组织职工旅游等集体活动中，鼓励职工自由组合，自主安排，定时定期召开座谈会，征求职工对医院发展的意见和建议，意见被采纳者给予奖励，使得员工工作积极性高涨，对医院工作满意度达到 95% 以上。员工满意度的提升使其工作积极主动，服务质量持续改善，带动了病人对医院服务满意度的提高。在首都举办的第三方专业评价机构对三级医院患者满意度调查中，煤炭总医院患者满意度高达 90% 以上，平均高出同级同类医院 10%，具有统计学意义的明显差异。

今天，我们医疗系统面临着来自各个方面的严峻挑战，形势要求我们所有的院长都要学习管理，钻研管理，利用人类社会多少年积累起来的包括"霍桑试验"这样的管理成果，全心全意为人民服务，相信群众，依靠群众，发展成果为人民所共享，真正获得人民信任，切实提高劳动者积极性，向管理要效益，用管理求发展，这也是当今我国医院走向现代化的必由之路。

（二）"鲶鱼效应"

挪威人爱吃沙丁鱼，尤其是鲜活的沙丁鱼，渔民们如能将活的沙丁鱼带到市场，不仅能吸引人们争相购买，而且还可以卖出高价。为此，许多渔民虽然想尽了办法，但总不成功。然而有一条渔船却让沙丁鱼成功地活了下来，由于该船船长将其视为秘密，不准船员外泄，所以外人一直不知道其做法。待他去世后，奥秘才被揭开。原来他们在鱼槽中放了一条以沙丁鱼为食的鲶鱼，刚捕捞上船的沙丁鱼放入鱼槽后立即发现了鲶鱼，非常紧张，动员发挥了自己生命的全部潜能，于是左冲右突，跳跃不停。这么一来，沙丁鱼活蹦乱跳地被运回渔港，既使人们大饱口福，也使渔民有了丰厚的回报。这就是著名的"鲶鱼效应"。

我们从"鲶鱼效应"得到的启发是：在组织内要调动现有人才的积极性，快速提高管理水平和技术水平，有效办法之一就是引进能干的管理人才和专业技术人才。这些人才的引进，将会使原有组织内的人受到震动，感到紧张，就会调动和发挥自身潜能，拼搏进取。由此一来，整个组织就会充满生机。同时，人和鱼又是不同的："鲶鱼效应"是通过鲶鱼威胁沙丁鱼的生存而使沙丁鱼调动并发挥生命潜能而发挥保鲜作用，而人才的引进一方面可以带来先进的管理经验和专业技术，使该组织的管理水平和技术水平快速提高；另一方面也调动了原组织机构内人员的积极性；此外，引进的人才多了，还会在引进人才之间展开竞争。这样，引进人才对组织内原人员的威胁，以及引进人才之间的竞争，就会使组织充满勃勃生机而得到快速发展。

在我国的改革实践中，也有许多通过人才引进而获得成功的案例，尤其是人才密集型的医院，如果决策者能够很好地应用鲇鱼效应的原理，将会大大加快医院的发展。煤炭总医院近几年以来，以刊登招聘广告和到人才市场招聘等方式，经过严格的审查、理论考试、外语考试、操作考试引进了一批专业技术人员和管理人员，仅医学博士就达近百人，同时引进后大胆使用，鼓励竞争，优胜劣汰，全面激活了用人机制，使医院的工作量、工作质量、业务收入连年持续明显上升。尤其是在 2003 年首都抗击"非典"的战斗中，就是依靠医院引进的感染控制方面的专家，制定了切实有效的院内感染控制方案并认真加以落实，使得"非典"病人在煤炭总医院院内无一例交叉感染，煤炭总医院作为北京市首批抗击"非典"定点医院，收治 180 例非典患者，700 余名参战员工零感染，创造了治愈率高、死亡率低的优异成绩，赢得了社会广泛关注和称赞，国内外媒体都给予了报道，受到了党中央和国务院的表彰。此后，在医院管理实践中，医院决定定期让中层干部竞聘上岗，通过对个人的施政演讲和过往业绩考核，由医院领导班子、职工代表和科室职工根据不同权重打分，最终决定是否上岗，这样的引进人才，竞争上岗的机制使得煤炭总医院的各项指标每年以二位数发展整整持续了 10 年！医院连续 11 年成为中央国家机关文明单位，连续 8 年成为北京市精神文明单位。成功地引进人才，通过"鲇鱼效应"，激活用人机制，引入竞争机制，这也是煤炭总医院近年来发展较快的原因之一。

当一所医院的工作达到较稳定的状态时，常常意味着员工工作积极性的降低，"一团和气"的集体不一定是一个高效率的集体，这时候，院长就应当把"鲇鱼效应"作为激发员工活力的有效举措去尝试。如果在一所医院中，始终有一个或数个甚至一批鲇鱼式的人物，一定会激活员工队伍，提高工作业绩。

但需指出的一是，引进"鲇鱼"后，可以激发"沙丁鱼"的生命潜能，然而在人力资源管理方面，引进人才后，人才这条"鲇鱼"可能有三种结果，其一是激活团队向上活力，其二是被"沙丁鱼"吃掉——被陈旧的势力击败，其三是被"沙丁鱼"同化——从人才变为平庸。这些都是一个领导者应该慎重考虑并予以高度重视的。二是要应用适度。因为医院引进人才后势必会重用，处理不好就会引起原有成员不满，挫伤他们的积极性。一旦他们发现经努力也没有上升的机会和空间，那么积极性更低和跳槽也是有可能的，这样也会削弱团队竞争力。所谓引进女婿气走儿，就是这个道理。

对人才的管理，有的采取"霍桑试验"的原理形成的"人际关系理论"——重视人、理解人、相信人，加强人际沟通以提高生产效率；有的采用马斯洛的"需要"学说和赫兹伯格的"双因素"理论，重点使用激励方法激活人才管理；有的则采取以泰罗为代表的"X"理论，多采用以惩罚为主的严格管理的方法，两者均有成功的案例。而采用"鲇鱼效应"原理，通过引进人才对现有人才施以影响，以激活人力资源管理，也不失为一个良好的办法。因此，"鲇鱼效应"作为美国哈佛大学工商管理硕士必学案例，其道理是不言而喻的。

综上所述，我们可以清楚地看到，"霍桑试验"强调的是加强管理人员和劳动者的沟通以调动生产积极性，而"鲇鱼效应"反映出的是通过竞争来激发员工的积极性，看似矛盾，其实殊途同归，都是为了提高劳动者的工作积极性。在创建研究型医院的过程中，院长们恰当使用"霍桑试验"和"鲶鱼效应"管理理论，强化职工的主人翁意识，持续调动他们的劳动积极性，有着十分重要的现实意义。

第四章

医　疗

整合 · 循证 · 会聚

第一节　研究型医院新使命——健康与疾病管理

伴随工业化、城镇化、老龄化进程加快，我国慢性病发病人数也快速上升，根据国家卫生部疾病预防控制部门 2012 年公布的数据显示中国确诊的慢性病患者已超过 2.6 亿人，因慢性病导致的死亡占总死亡的 85%。针对慢性非传染性疾病将呈"井喷式"暴发的趋势，向不良生活方式疾病宣战，打一场阻止不良生活方式疾病"井喷式"暴发的阻击战，应成为新时期中国医院的新使命。尤其是研究型医院，不仅要治病，更要参与防病，将传统意义上的院中疾病诊断治疗延伸到院后的疾病管理服务及提前到院前的健康管理服务，实现院前、院中、院后一体化的、持续的医疗健康呵护服务，主动承担起疾病管理和健康管理的双重职能。

一、一般概述

（一）概念

1. **健康管理**　健康管理（health management）的理念是我国传统医学"上工治未病"、新中国成立后的"预防为主"理念在新时代的具体体现，是主要基于管理学、经济学、社会学、循证医学以及预防医学的集合性创新。健康管理最早源于 20 世纪 60 年代的美国保险业，现已成为西方国家医疗服务体系中不可缺少的一部分。健康管理是对个体及群体的健康危险因素进行全面管理的过程。即对健康危险因素的"检查监测"（发现健康问题）到"评价"（认识健康问题），再到"干预"（解决健康问题）循环的不断运行。其中"干预"是核心，它帮助、指导人们成功有效地把握与维护自身的健康。

2. **健康管理的意义**　"只要采取措施就可以减少一半的死亡；许多人不是死于疾病，而是死于无知；不要死于愚昧，不要死于无知"，WHO 前总干事中岛宏博士的这句话阐释了疾病可防可控的观点，道出了健康管理的价值、意义和效果所在。

美国通过近几十年的健康管理系统实践，生活方式疾病已大幅度下降，近年来的医疗费用增长率下降到 5% 左右，基本实现了与 GDP 的同步发展。而在我国，自 1994 年至 2000 年，医疗费用年平均增长为 24%；在 2000 年至 2010 年期间，这一数字也始终高于 GDP 的增长速度。国内外研究数据发现，在健康管理方面投入 1 元资金，在减少医疗费用和获得劳动生产率提高的回报上，实际效益可达到投入的 8 倍。美国麻省自 2006 年将戒烟药纳入医疗保险范畴以后，2 年当中戒烟成功者达到 26%，医疗费用明显下降，因心肌梗死住院者减少 38%，因哮喘于急诊和门诊就诊者减少 17%，医疗保险完全覆盖戒烟药物可降低因心脏病发作需住院的次数，净节省 1000 万美元。心血管病预防的一个重要方面就是糖尿病的筛查和早期干预，包括行为改变和药物治疗，美国糖尿病预防计划证实生活方式改善及应用二甲双胍治疗可延缓或预防 2 型糖尿病的发生，生活方式改善可使糖尿病发生率降低 58%，二甲双胍治疗可使危险性降低 31%。

3. **疾病管理**　疾病管理（disease management）是健康管理的一个主要策略，是针对患有特定健康问题的人群，通过干预来管理他们的医疗保健服务。疾病管理主要是通过对疾病的不同阶段采取不同的措施，提供不同的服务，即通常意义上的"全程管理"。在这里我们所指的疾病管理是指对出院后患者疾病的管理，即对出院病人病情的持续干预。

（二）健康管理和疾病管理的四级预防

新中国成立后，"预防为主"方针的确立为新中国卫生工作指明了方向，要求全体医疗卫生工作者不但要勤勤恳恳地为人民治好病，而且要发动群众主动地与疾病作斗争，这种主动的斗争就是预防。所以，治疗与预防兼顾、而以预防为主的方针，是根据为人民服务这一出发点而提出的。中国在 20 世纪 50 年代至 60 年代初期，在卫生工作上取得了举世瞩目的成就，其重要原因之一正是卫生工作执行"预防为主"的方针。

1. **传统三级预防** 传统上疾病预防分为三级预防，一级预防是指针对疾病病因所采取的措施，即病因预防；二级预防指在疾病的临床前期做好早期发现、早期诊断、早期治疗，以控制疾病的发展和恶化，即三早预防；三级预防是指对已患疾病的人，采取及时有效的治疗措施，防止病情恶化，预防并发症和伤残，促进功能恢复，提高生存质量，延长寿命，降低病死率。

2. **零级预防** 美国学者 Strasser 于 1978 年提出了零级预防（primordial prevention）的概念，它是指通过全人群健康干预，全面预防疾病危险因素在整个社会流行，从而提高人群的健康水平。而"零级预防"的概念在我国刚提出不久，我国流行病学专家曾光于 2008 年，提出要建立"零级预防"的概念，把公共卫生的堤坝前移，要避免像 SARS 一样的危机重演，各级政府必须做好"零级预防"，将传统的预防疾病发生的三级预防更加提前。比如，吸烟可能导致慢性支气管炎、心脑血管疾病、癌症等疾病，如果按传统的"三级预防"观点，要减少因为烟草引发的疾病，一级预防是控制危险因素，就是要老百姓自己加强预防，拒绝烟草；而现在提出的所谓"零级预防"，则需要政府做好预防工作，通过提高烟草税等办法，控制烟草的消费。再以心血管病为例，儿童期和青春期的主要心血管危险因素水平与成年后具有显著预后意义的动脉粥样硬化的早期指标颈动脉内中膜厚度有关，而青春期存在多种危险因素者（包括低密度脂蛋白升高、体重指数增加、吸烟和收缩压升高）成年后颈动脉内中膜厚度增加。目前，美国已经有多个有关在儿童和青少年时期进行零级和一级预防的指南发布，强调树立健康生活方式是零级和一级预防的基石，其最终目标是将促进心血管健康从儿童和青少年做起并贯穿于整个生命过程的始终，从而降低心血管病的风险及由此带来的经济和社会负担。

3. **四级预防** 健康管理贯穿了疾病的零级、一级、二级、三级预防，侧重零级和一级预防。以糖尿病为例，糖尿病的健康管理侧重预防糖尿病相关危险因素的出现（零级预防）及控制已出现的危险因素（一级预防），以达到预防或延缓糖尿病的发生；而疾病管理主要贯穿疾病的二级预防和三级预防，同样以糖尿病为例，糖尿病的疾病管理包括针对不同人群定期开展糖尿病筛查，争取及早发现、及早开始治疗（二级预防），针对已诊断为糖尿病的患者，及早纳入糖尿病管理计划，制定糖尿病饮食处方及运动处方、监测服药依从性、定期监测血糖、定期给予糖尿病教育和咨询（三级预防），以达到预防糖尿病并发症的出现、提高生存质量、延长寿命。可见，在研究型医院开展健康管理和疾病管理服务正是把"预防为主"方针和四级预防策略落到实处，是在新时期对"预防为主"方针的创新性体现。

（三）健康管理与疾病管理是研究型医院的新职能

长期以来我国医院热衷于疑难杂症的诊断治疗，预防保健、健康教育、疾病管理等功能严重弱化。随着医药卫生体制改革的深化，研究型医院继管理体制与运行机制创新之后，还应进行服务模式的创新，改变过去"守株待兔，狗熊掰棒子"的陈旧落后的模式，将传统意义上的院中疾病诊断治疗延伸到院后的疾病管理服务及提前到院前的健康管理服务，主动承担起疾病管理和健康管理的职能。这不仅是国家在面临慢性病"井喷式"暴发的严峻形势下，研究型医院应承担的责任和新的历史使命，也是适应医学模式的转变对医疗服务观念进行更新，更是满足民众需求的转变对医疗服务模式的创新。

1．慢性病"井喷式"暴发的需要

（1）慢性病形势严峻。新中国成立 60 多年来我国的疾病谱发生了巨大变化，导致医疗服务需求的变化。新中国成立初期，严重危害我国人民健康的疾病主要是鼠疫、霍乱、天花、血吸虫病、疟疾、性病、结核病等烈性传染病。随着人民生活水平的提高，人们的生活习惯、饮食结构都发生了很大变化，工业和科技发达也导致了环境污染越来越严重。肿瘤、内分泌疾病、心脑血管疾病等慢性非传染性疾病占据主导地位。这些疾病具有病程长、病因复杂、健康损害和社会危害严重等特点，成为国民疾病谱的"主角"；曾经威胁人类健康的传染病、寄生虫病和营养不良疾病，就此"退居二线"。从 2012 年城市居民疾病死亡率的统计数字中，我们可以选取到下面的一组数字：传染病和寄生虫病共为 6.21/10 万，损伤和中毒等外部原因为 34.79/10 万，共计为 41.00/10 万，占总死亡率的 6.78%；而以慢性疾病为主的各系统疾病死亡分别为肿瘤 164.51/10 万，内分泌、营养和代谢疾病 17.32/10 万，循环系统疾病 253.40/10 万，呼吸系统疾病 75.59/10 万，消化系统疾病为 15.25/10 万，小计为 526.07/10 万，占总死亡率的 85.49%，这一比例远高于 60% 的世界平均值。由此我们可以得出结论，像管理烈性传染病一样加强预防和控制慢性病已经成为一个重要的课题。

中国疾病预防控制中心最新的研究结果公布：我国 15 岁及以上人群高血压患病率 24%，全国高血压患者人数 2.66 亿。根据最新的流行病调查显示，中国目前共有 1.14 亿糖尿病患者，占全球的 1/3，成人的糖尿病前期患病率是 50.1%。面对如此庞大的慢病患病人群，光治是治不过来的，所以研究型医院光治病已经远远不够，更要参与防病。

（2）慢性病给经济带来严重危害。慢性病所带来的损害不仅是健康问题，也给经济活动带来了严重的危害，中国日益加剧的公共医疗卫生挑战对我们自身的可持续发展战略是非常不利的。2000 年至 2025 年，中国患病人数预计将增加近 70%，住院量增加超过 43%，年门诊量增加超过 37%，医疗费用增加超过 50%，远超过同一时期的预计人口增长率（15%）。医疗问题已成为进一步解决国民贫困问题的一个主要障碍，甚至有可能危及中国已取得的经济成就。高额医疗费用，关乎国家经济发展甚至政权稳定，同时也会影响到执政党在民众心目中的形象以及国家在世界范围的形象。2003 年，仅治疗因脑血栓引起的中风的费用就占了医疗总开支的 3%还多。2005 年中国因为吸烟付出的总经济成本几乎高达 3000 亿元人民币，这一费用远超过了国家从烟草行业中所获得的财政收入——2400 亿人民币。2005 年中国的疾病总负担超过 50 亿个工作日，等价于 2.4 万亿元人民币，约占国内生产总值的 13%。我国每年心脑血管疾病医疗费用 1301.17 亿元，若每个高血压病人的年均治疗费 1000 元，总费用将达 2660 亿元。时下富裕起来的中国人民并没有强健起来，中国的老百姓正饱受心血管疾病、糖尿病、高血压、高血脂、肿瘤等这样以生活方式为主因的慢性疾病折磨，这不仅消耗了大量的医疗费用，而且严重降低了中华民族的生产力和老百姓的幸福指数。原卫生部陈竺部长预言：未来十几年，生活方式疾病在中国将会发生"井喷式"暴发！如果"井喷"真的发生了，这将是中华民族的灾难，同时，中华民族近一个世纪的民族富强的努力奋斗也将付之东流。因此，向不良生活方式宣战不仅是阻止慢性非传染性疾病在中国发生"井喷式"暴发的必要手段，同时也是经济发展、政权稳定、民族强盛必须采取的治国战略，更应成为新时期中国研究型医院的新使命。

2. 医学模式转变的需要 以疾病的诊断和治疗技术作为主要的研究方向的传统医学模式，其发展趋势是医学的现代化、专门化、精细化和商业化，尤其是医学的商业化使医学成为人均产值最高和投资热点行业，这也完全改变了医学的初衷。其直接后果是全球性的医疗危机，慢性非传染性疾病成为人类健康和生命的主要威胁，虽然各国医疗卫生界均投入了大量人力、物力、财力，但从总体上控制不住慢性病的发展，各国医疗费用的消耗已远超过社会经济发展速率，呈现一种不可持续的态势。造成以上种种现象的原因正是医学已变成了疾病医学，集中在以疾病的治疗和诊断为主。早在 1996 年，世界卫生组织就提出了随着医学模式发生转变，单纯的疾病治疗已向预防、保健、治疗、康复相结合的模式转变，21 世纪的医学不应该继续以疾病为主要研究领域，而应当以人类的健康作为医学的主要发展方向。现代医学 100 年根据三种不同的医学目的被分为三个阶段：第一阶段在二次世界大战之前，为救死扶伤阶段；第二阶段在二战以后到 20 世纪末，为防病治病阶段；第三阶段从 20 世纪末到现在，为维护健康阶段。现代医学的目的也被全新表述为"发现和发展人的自我健康的能力"。所以，中国的研究型医院更应区别于普通医院，应充分利用和发展其自身"研究"优势，贯彻医、教、研、防一体化，以促进和维护健康为最终目标，积极投身到健康医学的研究和应用中来，促进高新技术及各种前沿研究成果在人类社会防病方面的作用，促进疾病预防能力的提高，以适应现代医学发展的新趋势及医学模式的转变对新时期研究型医院提出的新要求和新挑战，从疾病医学真正走向健康医学。

3. 民众健康观念转变的需要 由于疾病谱的改变和经济水平的提高，引发了民众需求及生活品位的不断转变，民众对医生、对医院的需求不再是单一的救死扶伤，而是希望延年益寿、不生病、少生病、晚生病，经过温饱型、物质型的阶段，我国民众的生活正在向品质型转变，其中健康需求必不可少，"花钱买健康"逐渐成为新的消费趋势和生活理念。民众自身对健康的关注越来越高，对健康的投资越来越多，对健康的需求越来越多元，对健康的管理也越来越用心，由此形成巨大的市场需求。所以研究型医院还必须进军健康产业，"健康管理"不仅能够提供全方位、多层次的服务，让人们的健康得到更充分的保障，并且能够极大地减轻医疗负担。现如今，健康管理的主力军、正规军当属医院（医生、护士），健康管理应成为我国研究型医院的新使命，也是提升国民整体健康水平的有效途径，研究型医院应当早日认识到这一情势，顺势而动、预先谋划、主动作为，才能不被动、不落伍。总之，民众对健康需求的转变，正是历史赋予研究型医院的新使命——研究型医院必须参与防病！

二、服务模式

（一）健康管理服务模式

1. 概念 健康管理的核心理论基础是疾病可防可控这一循证医学依据，美国的科学家经过大量的科学研究证实，50% 以上的慢性非传染性疾病都是因为个人不健康的生活方式所造成的。在人体健康中，医疗保健、生活方式、环境、遗传因素是主要决定因素。世界卫生组织 1991 年调查显示：生活方式占 60%，环境占 17%，遗传因素占 15%，医疗服务只占 8%；中国的比例则更高（80% 以上）。而事实上这些生活方式疾病在现阶段的技术条件下完全可以做到可防可控。美国 CDC 研究发现，引起死亡的因素中，70% 以上是可控的因素，例如体重、身体锻炼、吸烟、喝酒、血压和精神状态等。绝大部分的慢性病全是由于生活方式不健康所引起的，因此，调整生活方式是预防慢性病的重要手段。哈佛公共卫生学院疾病预防中心的研究表明，通过有效的健康管理，80%的脑卒中、心脏病、2型糖尿病以及40%的癌症是可以避免的。

以心血管病为例，心血管病包括心脏病和卒中，是美国乃至全球范围内致死和致残的主要原因。心脑血管病的发生发展是一个漫长积累的过程，动脉粥样硬化作为心血管病临床前期的病理基础常常始于生命历程的早期阶段，受多种危险因素、行为方式和环境因素的影响。最初由于养成不健康的生活方式，如吸烟、饮酒、缺少锻炼、不良饮食、缺少睡眠、持续压力等，并不加以重视，逐渐发展成为超重、血脂异常、高血压、糖尿病等代谢相关疾病，若再不加以治疗和控制，动脉粥样硬化这一心血管病前期临床表现将继续发展，继而发展成冠心病、脑卒中、外周血管病，最终将走向残疾或死亡。从心血管病的这一发展过程来看，越从上游的危险因素加以控制，受益人群覆盖面越广，投入的成本越低，控制效果也越好。鉴于目前因心血管病所造成不断增长的巨额医疗费用，各国医疗政策制定者、实施者和消费者的注意力也越来越集中在零级预防即预防危险因素的出现及一级预防即控制危险因素以预防初始心血管事件发生的价值上面，即越来越重视对心血管病的健康管理。具体来说，心血管病的健康管理首先通过定期体检及问卷调查对相关危险因素进行筛查，如血压、胆固醇、体重、糖尿病、吸烟状况等；分析评价筛查出的各项危险因素及膳食行为和运动行为，与管理对象进行沟通；对于具有心血管病危险因素的管理对象制定个性化的干预计划，如针对超重肥胖者将其纳入体重管理，制定运动计划和膳食计划，并定期主动给予随访和咨询指导，对于尚不具备心血管相关危险因素者，分析其膳食和运动行为是否健康，在出现危险因素前提前进行预防性干预和指导。

2. 研究与应用　基于慢性病发展的特点，绝大多数人群尚未发展成慢性病但具有慢性病高危因素或者尚不具有这些危险因素但存在不健康的行为，如果对这样的大人群提供健康管理服务，不仅可起到促进人群健康，减少卫生保健资源利用量，减少慢性病医疗成本的作用，还可满足民众日益增长的健康需求。所以对研究型医院而言，不仅要治病，更应投入到健康医学的研究中来，投入到开展健康管理服务模式的研究和应用中来。

一个具体做法就是把健康体检中心提升为健康管理中心，对传统健康体检中心的功能给予延伸。虽然一些研究型医院已经建立了健康管理中心，但大多没有做到真正意义上的健康管理，仅提供健康管理的某个环节，多数还停留在传统的体检层面。研究型医院要实现体检中心功能的延伸，将体检中心真正转型为健康管理中心，通过健康体检和问卷调查筛查出具有生活方式疾病高危因素者，为受检者提供个体化的生活方式干预方案（运动、饮食、心理等手段）和随访计划，并对筛查出来的各种慢性病的高危人群进行重点跟踪管理，预防及阻止生活方式疾病的发生发展。

另一个具体做法即建立"研究型医院－社区纵向一体化健康管理模式"，由于慢性病的高危人群及尚不具有危险因素的普通人群数量庞大，仅由医院来承担整个区域的健康管理服务工作，从人力和物力来说都是难以承担的，建立"研究型医院－社区纵向一体化健康管理模式"正是对卫生部倡导的建立纵向一体化医疗联合体这一政策的响应，在这一模式中，研究型医院重在开展健康管理服务模式研究，总结出标准化、有效的服务模式和工具，对社区医生进行培训和长期的业务指导，实现由社区卫生服务中心覆盖辖区居民的健康管理服务，同时建立研究型医院与社区的协同分级管理机制。

既然是健康管理，相比传统的健康宣教，更强调"管理"二字，所以在健康管理服务模式中，要促进健康管理的效果，还需要有制度安排，即对依从性强的高危因素者给予奖励，对依从性差的给予惩罚。正如流行病学专家曾光所说"零级预防"的责任主体是各级政府，因而政府及社会医保机构也要从经济与政策方面，对开展健康管理服务的医疗机构给予支持与帮助，这些方面，也正是我国健康管理事业发展中的短板。所以，研究型医院也更有责任承担起健康管理服务模式的研究和应用工作，为政府制定健康管理政策建言献策。

健康管理是新型医疗服务模式及医疗技术，在我国还处于起步阶段，还有待进一步研究、发展及完善，这也是研究型医院大有作为的地方，比如增加健康管理相关软课题的投入，通过研究及成果转化，不断为疾病的防控增加新的手段和方法。美国心脏病协会在一篇关于心血管疾病零级预防和一级预防的文章中，提出未来的预防研究可能涉及以下方面：①对研究对象的行为进行系列评估或通过多组分的临床试验来证实治疗效果的持续性并评价远期结果；②对可促进和支持生活方式改变的某些技术进行评价；③对一级预防中激励性面访及相关技术或策略进行评价；④阐明生活方式改善对心脏保护性药物治疗独立和附加的益处；⑤评价适度与高强度体力活动的效果；⑥对所选择实施零级和一级预防的不同环境（家庭、社区、学校和医疗机构）的优点和局限性进行评估；⑦阐明消费税对不健康食品、含糖饮料和烟草制品消费量的影响；⑧验证在高危人群于青春期或成年期开始治疗高脂血症等危险因素是否为时太晚，阐明于生命历程的早期开始生活方式改善措施的潜在益处、危害和费用；⑨对基因检测在建立更加个体化预防策略中的作用进行研究；⑩对评估预防工作价值的方法学进行研究。这也为研究型医院开展健康管理服务模式的研究和应用提供了课题参考和指引。

健康管理不仅是服务模式，更是新兴学科，是健康医学的核心组成部分，研究型医院应该开展健康管理服务模式的实践与研究，由治疗医学逐步走向健康医学。

（二）疾病管理服务模式

慢性疾病多为终身性疾病，院中治疗远远不够。近 20 年来，美国人的冠心病死亡率下降了约 50%，其中约一半死亡率的下降是由于美国加强了对心血管疾病危险因素（如戒烟、降低血脂、控制高血压等）的控制。对于不良生活方式所引起的慢性疾病病人，疾病管理不仅要求责任医生给予患者药物治疗，更要纠正其不良的生活方式，除了开具药物处方，还应为病人制定膳食处方、运动处方、减压调试、睡眠调理等综合调整方式，并进行有效的督导，帮助他们改变不良生活方式，达到巩固疾病院中治疗效果，防止疾病复发的目的。

以糖尿病为例，据国内研究，对出院后的病人采取持续的干预措施，如电话指导、跟踪、咨询，出院后随访，定期讲授糖尿病基础知识、服药方法及血糖监测注意事项等，对控制血糖、减少并发症及医疗费用起到了重要作用。国外的一项研究也表明，大约 7 000 名参加糖尿病疾病管理项目病人的卫生保健服务应用量和财政支出在一年后都有所降低。尽管参加项目的病人可能会接受更多的血糖、脚和眼检查以及胆固醇检查。但是相对于他们没有参加项目前，住院次数和住院天数均降低了约 20%，参加项目病人每月的医疗成本减少 44 美元。

又如高血压的疾病管理，在全国高血压控制率不到 10%（6.1%）。因此，可在全国建立高血压疾病管理工程，包括：建立区域高血压防治中心（每县市选取一所医院）；建立高血压科（疾病管理服务模式、科室运营模式）；培养高血压科主任（职业管理者与学科带头人）；培养一名临床专科药师（高血压方向）；培养（若干名）疾病管理师（高血压方向）。

再如脑卒中的疾病管理，2008 年完成的我国居民第三次死因抽样调查显示，脑血管病已成为我国国民第一位的死因，死亡率高于欧美国家 4~5 倍，是日本的 3.5 倍，甚至高于泰国、印度等发展中国家。2003 年我国用于治疗脑血管病的总费用约 200 亿元，其中缺血性脑卒中的直接负担就达 108 亿元。2004 年我国脑血管病的次均住院治疗费用为 6356 元，是农村居民人均年收入的 2.0 倍，是城镇居民人均可支配年收入的 67%。中国脑卒中的死亡率是心肌梗死的 4~6 倍，带来的经济负担是其 10 倍。同时，脑卒中传统的院中治疗，出院追踪缺乏，药物依从性差，"狗熊掰棒子"式的医疗服务模式必然使其带有发病率、死亡率、致残率、复发率高的特征，因此，对脑卒中患者有必要广泛推开 ABCDE 防控策略：抗栓治疗；控制血压和体重；降低胆固醇、戒烟、开展支架及颈动脉内膜剥脱术；控制糖尿病、膳食调整；健康教育、体育锻炼、定期查体。

由此可见，在目前卫生保健资源有限的情况下，疾病管理可以起到促进全民健康、减少卫生保健资源利用量、减少慢性病医疗成本的作用，必将会受到越来越多的重视。

三、制度创新

我们必须明确，健康管理和疾病管理不仅是治病，更是管人。不良生活方式疾病和个人自身的生活方式息息相关，每个人都需为自己的健康负责。要使全民达到健康，必须有制度安排，约束人的行为，管理人的行为。国家医保、商业医保、健康险，在这方面还有大量课题可以研究，这也是研究型医院有待进一步创新的使命，为构建全民健康管理和疾病管理的医疗体系做出贡献。

（一）全民健康管理与疾病管理应成为强国之策

当今的国际竞争是综合国力的竞争，决定一个国家综合国力的关键因素是人才。因此，综合国力的竞争在本质上是人才的竞争。人才是由身心健康的人和先进的科学技术构成的。只有身心健康的人掌握了先进科学技术，才能形成先进的社会生产力，每增加一个健康的人就增加一份生产力。据统计，我国患有各种非传染性慢性疾病的人约有数亿人，2013 年人均产值是 6629 美元，增加 1 亿健康的人，每年就创造 6629 亿美元的产值。因此，从某种意义上来说，健康就是生产力，健康是一个国家持续发展的动力，健康管理和疾病管理与国家的富强密切相关。

现代医学的目的已经由诊断和治疗疾病转变为发现和发展人的自我健康能力；现代医学模式已经由单纯的疾病治疗转变为预防、保健、治疗、康复相结合的模式。研究型医院只做疾病的诊断与治疗是不够的。

1. **全民健康管理与疾病管理是各级政府的重要责任** 一个强大的民族首先应当是一个强健的民族，健康是一个民族强盛的基础。因此，我们要提升对健康的认识：健康不单是民生与保障工程，也是经济发展的排头兵，更是人们的最终最高追求。健康促发展，健康谋强国。因此，我们应把"全民健康管理与疾病管理"像当年的计划生育"只生一个好"和现在的"创新型国家"一样，提升到基本国策的高度，使中华民族全面走向强盛之路。

正是由于健康问题关乎国家经济发展和政权稳定，所以，全民健康应该成为新的执政理念以及考核各级组织领导的首要目标。向不良生活方式疾病宣战不仅应当成为中国医院的新使命，也是全党全国的首要任务，是各级党政干部的重要任职目标，是各级党政干部提拔与考核的重要绩效指标，是民族与国家的文明与进步的重要素质体现。因而，各级组织及地方官员的选拔标准也应该重新进行设计，应该根据官员行使管理权和维护公共秩序以改善其辖区内居民健康福利状况的能力来考评他们，而不是完全以 GDP 这个单一标准来评估其绩效。建议：将卫生城市评选升级为"健康城市"评选；各级政府每年要公布"居民健康状况白皮书"；将健康指标（特别是生活方式疾病防治指标）列为各级党政干部年度考核的重要指标。

2. 全民健康管理与疾病管理是现代医疗卫生服务体系核心

（1）持续推进全民医保向全民健康管理转变。对于我们这样一个发展中国家，医疗卫生行业最大的难题是卫生资源的有限性与无限的民众日益增长的医疗卫生需求之间的矛盾。要想用有限的卫生资源最大限度地满足民众日益增长的卫生医疗需求就必须重视效率问题，效率的概念也逼迫我们把有限的政府资源用到刀刃上。2013 年我国政府财政收入已达 12.9 万亿元以上，占 GDP 的 22.7%。国力增强了，政府理应多拿出些钱来发展卫生事业，提高全民医疗保障水平。但我们的国力够"全民医保"吗？按国际惯例，只有国家财政收入达到 GDP 的 30% 以上的政府才能保障行使其公共服务基本职责（美国 50%，欧洲 60% 以上，法国高达 70%）。我们国家目前的国力、以及今后十几年的国力尚达不到这一水平。当然，我们国家实行的全民医保属于基本医疗的范畴——"低水平、广覆盖"，但是，不要忘记水涨船高的基本道理。看看我国台湾现行的全民医保模式，大家就会明白这一道理，再看看欧洲的债务危机，我们就会明白高福利体制是一条不归之路。百姓欢迎的高福利制度成了欧债危机的"推手"，欧洲正忙着"去福利化"，而我国则急着"补欠账"，现阶段的中国需要探讨的并非高福利是否可行，而是如何补上历史欠账，构建覆盖城乡的社保制度"网"。本次新医改我们制定了"2020 年实现全民医保"的基本目标，假设到了 2020 年，我们已经实现了全民医保，中国又会出现什么样的问题呢？到那时，我国就会出现西欧高福利制度的资本主义国家现在所面临的社会尖锐矛盾，飞速上涨的医疗费用已经使政府不堪重负。我们为什么要花费巨额资金及十几年的宝贵光阴去重走资本主义国家的弯路呢？西方国家，全民医保、免费医疗后，总结经验教训，全民医保走向全民健康管理，从医保报销制度上进行了转变，促进民众采取健康生活方式。因此，全民健康管理与疾病管理应取代全民医保，我们不能将政府有限的卫生财政投入，用于百姓得了大病、重病之后再为其"买单"，而应当用于疾病的前端，防止及延缓疾病的发生发展，用于健康维护与促进；用于疾病的后端，防止疾病复发和促进患者的康复，这就是健康管理与疾病管理最朴素的基本思想。

（2）持续深化医疗卫生服务模式创新。政府要把健康管起来，政府不仅要向医生、医院购买疾病治疗服务，花钱为老百姓看病——实现"病有所医"的社会和谐，更要购买疾病管理服务，以此来推进医院进行疾病管理的效果。此外，医疗费用的承担者（政府、雇主及保险公司）还要进行制度安排，对患者接受健康管理和疾病管理的依从性进行评估并且依此进行奖励与惩罚，增加资源的有效利用。比如政府制定政策与法规，要求企事业业主为百姓进行体检并做疾病危险因素评估，在此基础上对具有慢性疾病及高危因素人群进行生活方式干预，"管住嘴、迈开腿"，延缓疾病的发生发展；对于依从性强、管理效果好的个人及群体进行奖励（如：减少就医自付费用比例），对于依从性差的个人进行制度惩罚（如：强制其自掏腰包购买大病医疗保险）。对政府来说，投资健康与疾病管理不仅可以减少治疗疾病的费用，还会刺激经济的发展，从而再次增加健康的投资；相反，如果一个国家无力为健康保障投资，螺旋式上升的经济就会遭到毁灭性的破坏，进一步加深这个国家的贫困。非常可喜的是，经过专家学者们的共同宣讲普及，我国部分地方政府已经开始为农民、适龄妇女、儿童及老人花钱做体检，国家卫生部也制定了《健康 2020 发展战略》，下一步政府还要投资于生活方式疾病管理及健康维护促进，这不能不说是中华民族的一个伟大进步。各国也相继出台了各种法规制度，例如：德国议会开始讨论增加肥胖人群征收"肥胖税"的议案，并以此对肥胖人群带来的医疗费用支出增加、占用社会公共资源增多这一结果进行处罚。英国医保要求：有冠心病的吸烟者必须参加戒烟治疗，否则拒付医疗费；对肥胖与超重者要求必须参加减肥训练，否则自付医疗费。日本新法律规定：对40~75岁的员工进行腰围检查，男性应小于90cm，女性应小于85cm。这一立法的背景是日本已进入老龄化社会，政府向国民腰围"宣战"，可减少节节攀升的医疗费用。惩罚措施：腰围超标者必须检查血糖、血脂、血压，若其中一项不合格，将被列入代谢综合征危险人群；两项不合格则被列为代谢综合征患者。这些人须在3个月内自行减肥，若减肥失败，必须接受饮食控制教育，再过6个月仍然超重，则要接受再教育或自动离职。政府对推动雇员减肥不利的私人企业将处以罚款。按照规定，日本电气公司（NEC）必须至少为80%的职工测量腰围，并确保10%的代谢综合征患者在2015年之前成功减肥。若无法完成上述目标，NEC将承担1900万美元的罚款。为此公司决定将"代谢综合征"扼杀在摇篮中，即为30岁以上员工进行腰围测量，并出资对员工及家属进行健康教育。政府有关腰围的新标准出台后，地方政府和私人企业开始组织国民实施腰围检查，一场轰轰烈烈的瘦腰减肥运动在各地展开。此外，美国企业也采取了更为严厉的禁烟措施：仅在公共场所禁烟已经远远不够了，很多美国企业已经决定将有吸烟习惯的应征者拒之门外，应征者需要接受尿液、血液和唾液的检验。医生们已经将吸烟同喉癌和肺癌等疾病联系在一起。一些美国企业也向烟民传达出这样一条信息：如果要吸烟，请自己承担费用和风险，因为企业家们是不会雇佣烟民的。美国共有4600万烟民，平均每5个美国人当中就有1人吸烟。很多美国企业是为了员工支付医疗保险金的，其中14%的企业为员工制定了戒烟计划。在这项决定背后是这样一个企业逻辑：戒烟意味着减少更高的生产率和更少的医疗保险支出，并减少因治病的原因造成人手短缺。

全民健康管理与疾病管理应成为我们构建与社会主义市场经济相称的现代化医疗卫生体系的核心理念与方法。健康管理和疾病管理的规则要渗透到医疗卫生服务体系的各个机构和层面，把健康当成最重要、也是最为稀缺的资源进行统一管理与经营，改变现行医疗卫生服务体系"重疾病、轻健康"的服务模式，改变目前只等百姓得了大病后再为其"买单"的陈旧模式，为国人构造起一个从生到死、无缝隙的健康呵护的医疗卫生服务体系。

（3）持续推进医学科技成果创新转化：通过对健康和疾病的管理，我们要把人类社会最高、最新的科技成果迅速转化成贴近老百姓的医疗健康服务产品，改变目前公立医院只将优质医疗资源集中在生命的终末期、只重视疑难杂症、忽视慢病控制与健康维护促进的现象。高新科技与优势资源用于生命的终末期只会起到事倍功半的结果（疾病终末期是10个医护人员解决1个病人的问题），而用于前期（慢病控制、健康维护与促进）是事半功倍的效果（1个医护人员解决10个百姓，或者成百上千百姓的健康问题）。另外，随着人民群众生活水平的提高，对医疗卫生服务的需求也进一步提升，因此，我国应该大力发展健康产业，吸引社会优质医疗资源进入健康领域，这样不仅可以带动经济的繁荣，还可促进全民健康水平的提升。同时，研究型医院进军健康服务领域不仅顺应了医学发展的大趋势，同时也能满足民众的多样化健康需求。

（二）疾病管理和健康管理是研究型医院的重要课题

1. 研究型医院义不容辞的职责

（1）适应医改政策的正确选择。2009年4月，国务院公布了《医药卫生体制改革近期重点实施方案（2009-2011年）》，明确提出，从2009年开始，逐步在全国统一建立居民健康档案并实施规范管理，为高血压、糖尿病、结核病等人群提供防治指导服务。在这样的大环境和改革背景中，医院开展健康管理和疾病管理，对健康或亚健康人群的健康与疾病风险因素进行全过程监测、预防和维护，对患慢性病的病人进行科学的疾病管理和干预，有利于拓宽医院的服务领域、充分利用闲置资源，增加服务量，提高效益；有利于开发医疗服务市场的潜在需求，培养医院的忠诚客户，实现品牌营销等。因此，研究型医院承担健康管理和疾病管理的职责，是医院为适应医药卫生体制改革的正确选择。

（2）医院公益性的重要体现。2010年2月23日，《公立医院改革试点指导意见》正式发布，明确提出要以公益性为核心，从九个方面切实缓解民众看病贵、看病难问题。国务院前总理温家宝在谈及医疗改革时也表示，公立医院改革的方向已经确定，就是要实行公益性的改革，公立医院改革的公益性方向应该坚定不移。研究型医院开展健康管理和疾病管理，倡导健康的生活方式，建立从透支健康、对抗疾病的方式转向呵护健康、预防疾病的新健康模式。对于已经接受治疗的慢性疾病患者，通过疾病管理将使其能够获得持续的、连贯的治疗和康复及预防指导，提高患者的诊疗和康复效果。这样不仅可以增加人民群众对医院的理解和满意，缓解医患矛盾，提高医院的社会影响力，更有利于维护和改善人民健康，减少卫生资源耗费，这恰恰是研究型医院社会公益性职责的体现。

（3）满足人民健康需求的必然要求。当前我国面临的最大社会性问题之一就是有限的卫生资源与无限的日益上涨的群众需求之间的矛盾。随着我国改革开放和人们生活水平的不断提高，人们对医疗、保健的消费需求也呈现递增趋势，自我保健意识增强。但由于科学的健康知识和保健常识的缺乏和医疗机构引导的缺位，导致"伪健康"资讯的盛行。健康管理和疾病管理的核心是基于医学科学研究成果及临床医疗实践总结的结晶，研究型医院应该承担起自己的责任，通过科学的健康管理和疾病管理帮助民众建立正确的、科学的健康观。

2. 研究型医院责无旁贷的创新探索 研究型医院要拆除"围墙"，实现院前、院中、院后的一体化服务：健康管理＋疾病诊断治疗＋疾病管理，并且明确健康管理不等于健康宣教，疾病管理不等于疾病治疗。具体可从以下方面进行研究和探索，真正发挥研究型医院在健康管理和疾病管理领域主力军的作用。

（1）成立健康管理中心。人类寿命的延长和各类慢性病的增加，推动了健康管理事业的发展。目前我国仅有少数专业的健康管理机构，虽然很多医院已经建立了健康管理中心，但大多没有做到真正意义上的健康管理，仅提供健康管理的某个环节，多数还停留在传统的体检层面。因此，公立医院要实现体检中心功能的延伸，将体检中心真正转型为健康管理中心，并设立健康管理医师职业岗位，在体检的基础之上，为受检者提供个体化的治疗方案和随访计划，并对筛查出来的各种慢性病的高危人群进行重点跟踪管理，完成预防及阻止生活方式疾病发生发展的历史新使命。

（2）设立疾病管理师岗位。县级以上医院可探索成立疾病管理中心，在原来门诊部基础上进行改建，实现病人就医连续化，形成院前、院中、院后一体化式服务。设立疾病管理师岗位，每个临床科室配1~2名疾病管理师（由15年以上护龄的护士经过150学时以上专业培训转岗而成），其职责主要是负责患者的跟踪随访，指导用药和生活方式转变，与患者及家属进行沟通交流，缓解医患纠纷，提高患者和医务人员双方满意度。也实现了"老护士"临床职业生涯延续和转变，既充分利用了她们积累多年的临床经验，又为医院管理者提供了"老护士"转岗去向这一难题切实可行的解决方案。

（3）成立社区医疗管理中心。目前，部分社区卫生服务中心虽然与医院建立了双向转诊合作关系，但实际运作中，往往是以上转为主，而下转的病人较少，同时由社区转出的病人也很少再回到社区，双向转诊制度实际上并未得到真正意义上的执行，不利于形成"小病在社区，大病进医院，康复回社区"的医疗格局。因此，要真正实现医院与社区的联动，医院要对所辖社区卫生服务中心（站）给予充分指导，用双向转诊的方式对居民进行无缝化诊疗和健康／疾病管理服务。如针对高血压病（中国的高血压病人已超过2亿），建议在县级以上医院建立高血压科，实现专病专治，并由专家对社区医生进行培训和指导，把对高血压病人的院外随访和管理落实下来。真正实现医疗服务的纵向一体化，要像当年管理传染病那样管理慢性非传染疾病。

（4）培养专业人才。慢病防控，关键在于医疗关口前移、重心下沉，在于提高全科医生的素质和能力。加强全科医生培训是做好慢病防控工作的重要因素，必须提升全科医生的"软实力"，发挥全科医生的疾病管理作用，帮助居民进行慢病防控。由于对慢性病知晓率低、自控率低，很多居民往往是在病情加重后才去医院治疗，其直接后果就是诊疗费用增加、治疗时间延长、治愈率低下。因此，应该让家庭医生尽快帮助社区居民提升对疾病的认识，提高对各类慢性病的治疗率及控制率。由于我国较长一段时间以来都是"重治疗轻预防"，师资培养倾向于专科医生，导致全科医生人才严重缺乏。除了数量上的不足，全科医生的技能培养亟须加强。社区医护人员对一些常见慢性疾病规范诊疗路径的认识不足，使得社区居民不愿去社区医院就诊。如果社区的诊断和治疗与三级医院都是统一标准，社区卫生服务中心就会赢得居民信任。同时，全科医生对慢病的管理水平也将逐步提高。慢病最怕并发症，全科医生应该帮助居民预防并发症。同时，他们对于慢病病情发展应该懂得鉴别：哪些是正常的病情变化，哪些是突发疾病，哪些应该及时转诊到上级医院，以及病情控制后的随访，这些都是全科医生应该明确的。

同时健康管理和疾病管理是一门科学的系统工程，涉及预防医学、临床医学、心理学、社会科学、经济学、管理学等方面的知识，前景可观。但是，由于国内管理体系不健全，从业人员素质参差不齐，缺乏有效行业标准。因此，医院可以依托品牌优势、学科优势和人才优势，建立健康管理和疾病管理人才库，培养相关的健康管理和疾病管理专业人才。一方面设立疾病管理师岗位，每个临床科室1~2名疾病管理师，主要开展以慢性疾病为主的疾病管理服务，巩固院中的治疗效果，防止疾病的复发及发展；另一方面，设立健康管理医师岗位，开展健康管理服务，对疾病的危险因素进行控制，阻断疾病的发生与发展，达到帮助民众不生病、少生病、晚生病的目的。

疾病管理师全称是生活方式疾病管理师，主要由15年以上临床工作经验的护士担当。疾病管理师需具备良好的亲合力与影响力，并接受过专业系统培训并取得专业资质。疾病管理师的职责有：制定病人的保健计划；提供最新的循证医学信息；对病人及家人提供干预；指导临床评价；与保健队伍其他人员沟通，必要时转诊。

《健康管理师国家职业标准》对健康管理师的职业界定：指从事个体或群体健康的监测、分析、评估以及健康咨询、指导和危险因素干预等工作的专业人员。而在医院体系内其全称是健康管理医师，要成为健康管理医师，首先要具有可亲、可敬、可佩人格魅力以及良好的沟通能力与影响力，从专业上要具有10年以上临床专科经验，具有全科医师资质和专科医师资质，并且参加健康管理医师培训并获得认证资质，才能真正成为顾客健康的代言人。健康管理医师与专科医师的工作差异体现在：从服务关系上与病人的关系不再是医患关系而是朋友关系；从工作重点上不是以治疗为主，而是指导为主，兼顾治疗；从工作方式上不是教育告知，而是平等对话；从联系方式上不是被动联系，而是主动联系。所以，健康管理医师与顾客的角色关系不仅是顾客关系，还是朋友关系和健康经理人，在处理这些关系的时候需要仔细分析顾客类型和需求水平，管理好顾客的期望值，建立与维护好信任度，培育顾客忠诚度。

（5）改革医疗付费制度。如前所述，从"法"的层面，政府不仅要转变医保报销制度，促进全民医保走向全民健康管理；还应购买健康与疾病管理服务，并进行相应的健康和疾病管理制度安排，对于接受管理依从性强的医保病人给予奖励，对于依从性差的给予处罚，例如增加就医自付费用比例等。此外，国家还应该大力发展商业大病医疗险及健康险，部分疾病管理与健康管理不属于基本医疗范畴，还应鼓励市场化、产业化的运作，这样既可以减轻政府负担，同时又可以引导老百姓进行健康投资、健康消费，达到拉动内需的目的。要实现这样的构想，更多需要研究型医院在开展健康管理与疾病管理服务的实践中，针对性设计相应的研究课题，用时间和研究数据为政府制定政策法规提供依据。

（6）建立完善个人信息系统。2009 年 4 月出台的《中共中央国务院关于深化医药卫生体制改革的意见》明确提出了医疗信息化的改革方向。当前，我国卫生系统卫生信息化存在着系统分割、相互独立、业务流程不统一、信息标准研究起步晚等诸多问题。个人信息系统的建立是一项复杂的工程，需要医院等多个医疗机构的合作。包括个人的一般情况，如性别、年龄、个人疾病史、家族疾病史、有关健康行为等；个人就医情况，如各项临床检查指标、并发症、存活与否、生活质量、转诊情况等。所有个人资料输入计算机，应能跨越不同的医疗机构而被共享，从而应用于持续的健康管理和疾病管理。

综上所述，研究型医院应改变服务功能单一的现状，主动承担起健康管理和疾病管理的职责。通过健康管理筛查出具有高危致病因素人群，通过有效的干预阻断疾病的发生与发展，达到帮助民众不生病、少生病、晚生病的目的。通过疾病管理促使患者改变不良生活方式，进行有效的督导，达到巩固院中治疗效果，防止疾病复发的目的。研究型医院承担居民健康管理和疾病管理的职责，有利于中国医院各级管理者及广大从业人员解放思想、更新观念，进行医疗健康服务模式创新，完善中国医院的服务体系，实现院前、院中、院后一体化的、无缝隙的医疗健康服务，加快中国医院的现代化建设与发展，满足中国社会民众的新需要。

第二节　研究型医院的根本职能——临床诊治

创建研究型医院，根本目的是要提高临床诊治和医疗保健的水平，提高为患者服务的能力，这始终应该是研究型医院建设的基本战略着眼点。我们应该明确的是：研究型医院的基本任务仍然是"临床诊治"，要"会看病"，"看好病"，不仅是常见病，多发病，对疑难病、复杂病也要有高水准的诊断和治疗手段，同时要从临床实践中发现问题、提出问题并解决问题，不能是简单临床技术的重复，治疗经验的复制，而是充分合理地依靠科技创新的技术，应用转化医学的方法，并通过整合医学的手段，使研究型医院成为高危疑难病症的诊治基地。

一、研究型医学诊疗模式

医学是一个复杂的、有机的、系统的科学体系。不同的历史时期与科学技术水平下，人们从不同层次和角度对医学本身产生了特有的认识与看法，并提出了相应的医学模式。每一种医学模式都是人们将长期的医疗管理和临床诊治工作中的实践经验进行抽象、升华和提炼所得出来的核心知识体系，是观察和处理医学相关问题的基本思想和主要方法。医学模式属于认识论范畴，其具体实践就是诊疗模式。诊疗模式是指导解决医学实践中所遇到问题的方法论。科学的、先进的诊疗模式能够对医疗卫生事业的发展与进步起到强大的推动作用。在这里我们推出的是代表当今时代先进医疗技术和健康理念的研究型医学诊疗模式。在医院的建设与发展中，能否与时俱进、审时度势地制定和实施科学先进、恰当适用的研究型医学诊疗模式，成为医院能否快速与健康发展的重要因素之一，也是医院管理者需要深入思考和探索的问题。

研究型医院战略的推进与实施，需要有与之相适应的诊疗模式作为保障。作为研究型医院的管理者，理应明晰并理解研究型医院的功能和定位，总结并分析医学发展历史和规律，学习并吸收当前各种先进医学研究理念和模式，最终确定并推进一种符合研究型医院发展的研究型医学诊疗模式，以此满足研究型医院作为疑难危重病诊治基地、高新技术研发基地、高层次医学人才培养基地和临床医学标准和规范制定与修改基地的具体要求。

研究型医学模式包括循证医学、整合医学、会聚医学与转化医学等及其他新的诊疗模式。而以生物医学基础研究与临床应用紧密结合为核心的转化医学诊疗模式已成为世界医学科技创新的重要趋势、前沿领域和热点焦点，具有蓬勃的生命力和广阔的前景，是典型的研究型医学诊疗模式。转化医学诊疗模式强调以病患为中心，主要涉及基础科研与临床应用之间的双向转化过程，缩短了二者间的距离，打破了二者之间的屏障，架起了二者之间的桥梁，是循环式的科学体系。它的特点是使得临床实践中发现的急需解决的问题能及时传达到基础研究领域以引导其研究方向，而基础研究的创新性成果也能及时转化为新的临床诊疗技术为临床所用，从而提高整体医疗水平，最终让更多的病人受益。转化医学诊疗模式的特点与研究型医院建设的目的和要求高度契合。在研究型医院建设中发展转化医学诊疗模式将能够加速推进研究型医院建设内在要求的实现，并保证研究型医院建设科学、健康的可持续发展。

在研究型医院建设中发展研究型医学诊疗势必需要管理者提高认识，转变观念，将思想从传统医学模式中解放出来，加强创新意识，强化研究型医学观念，始终贯彻"围绕临床搞科研，科研成果为临床"的要求，不断促进研究型医院的建设与发展。同时，管理者还应该站在理论高度，从多视角对研究型医学诊疗模式进行审视，充分理解当前与研究型医学诊疗模式相关的先进医学理念的概念与内涵，特别是转化医学、循证医学、整合医学和会聚医学这四种当前主要的先进医学理念，要明晰他们与研究型医学诊疗模式的关系，在发展研究型医学诊疗模式的过程中充分、合理运用这些医学理念，促进研究型医院的建设与发展。

综上所述，转化医学诊疗模式与循证医学、整合医学和会聚医学之间虽然在定义上有所不同，但他们的目的都是促进医学健康发展，最终更好地服务于广大患者，都是研究型医学诊疗模式的不同形式。在建设研究型医院过程中，管理者应以研究型医学诊疗模式为主线，科学合理地引入其他先进诊疗模式的理念，激发融合各个诊疗模式的优点，使其互为补充与完善，从而更有力地推动研究型医院建设的发展。

二、科技创新与临床水平提高

(一) 科技创新在医学发展中的重要意义

科技创新是原创科学研究和技术创新的总称，是指创造和应用新知识、新技术、新工艺，采用新的生产方式，开发新产品，提高产品质量和提供新服务的过程。其核心内容是科学技术的发明、创造和价值实现，其直接结果是推动科学技术进步与应用创新的良性互动，提高社会生产力的发展水平。近现代世界历史表明，科技创新是现代化的发动机，是一个国家的进步和发展最重要的因素之一，是引领国家发展和人类进步的关键动力。

正因为如此，新中国成立后，党和国家五代的领导人都非常强调科学技术和技术创新的重要性。毛泽东同志指出："科学技术这一仗，一定要打，而且必须打好。不搞科学技术，生产力就无法提高"。邓小平同志则历史性地提出了"科学技术是第一生产力"的精辟论述。江泽民同志特别强调了创新的重要性，指出："创新是一个民族的灵魂，是一个国家兴旺发达的不竭动力"。"科学的本质就是创新，要不断有所发现，有所发明"。胡锦涛同志提出我国要实现进入创新型国家行列，"坚持把科技摆在优先发展的战略位置，把科技创新作为经济发展的内生动力，激发全社会创造活力，推动科技实力、经济实力、综合国力实现新的重大跨越"。习近平同志牢牢把握住当今时代的发展脉络，做出了"深化科技体制改革，增强科技创新活力，集中力量推进科技创新，真正把创新驱动发展战略落到实处"的重要指示。这些都说明，科技创新在国家、社会发展中扮演着及其重要的角色，在各个领域都要重视科技创新的重要意义，尤其是在关系着人类的健康，社会的进步医学领域，更是充分地体现了科技创新所带来的进步和发展。

医学是人类在长期与疾病作斗争的实践中产生和发展而成的。在它的漫长发展过程中，大致经历了原始医学、古代经验医学、近代实验医学和现代医学的过程。尤其是进入 20 世纪后，随着现代科学技术的迅猛发展，现代医学也迈上了一个前所未有的高度。新的诊治方法和技术手段层出不穷，日新月异。时至今日，临床上的医务人员几乎每时每刻都能体会着到科技创新给医疗工作带来的革命性变化以及给患者康复带来的巨大获益。具体来看，科技创新包括技术创新和知识创新。

技术创新是将新的应用技术类成果推广应用于临床实践，使科学技术转化为直接生产力，以求获得最大的社会效益和经济效益的过程。例如，消化内镜技术在临床的发展和应用使胃肠道疾病发生了一次质的飞跃。从最早的金属管状式胃镜到 1983 年电子内镜的出现，再到超声内镜、胶囊内镜、放大内镜、染色内镜的逐步应用，直至最新的具有病理学诊断价值的共聚焦显微内镜的发明，胃肠道疾病尤其是肿瘤才真正有可能做到"早诊断、早治疗"。在发达国家，早期胃癌的诊断率大幅提高，已占到全部胃癌的 90%，而治愈率可接近 100%。再比如，手术刀是手术中切开、分离和切除病变必不可少的器械，从最初的钢制刀片，到高频电刀、氩气刀、超声刀以及 Ligasure，外科手术刀正向着治疗更快速、更精确、更彻底，降低感染损伤和出血可能的方向发展。使外科医生真切感受到外科手术变得更加简单容易，手术成功率也会大大提高。

知识创新是在实践的基础上，不断总结经验教训，对现有的理论进行更新和发展，使之更好地服务于临床医疗实践。医学理论可以是某个医生自己多年经验的总结，而更多采取的方式是组织科研人员进行协作攻关，从而取得医学理论上的突破。例如，人们对消化道溃疡病的发病机制长期以来认识不足，难以治愈且容易反复发作，多数患者需接受手术治疗。消化科临床医生 Marshall 与 Warren 合作，成功从患者胃黏膜中培养分离出幽门螺杆菌，并提出这种细菌涉及消化性溃疡的病因学。以后的科研人员又通过大量的研究，证明超过 90% 的十二指肠溃疡和 80% 左右的胃溃疡，都是由幽门螺杆菌感染所导致的。这种理论上的更新使溃疡病变成了一种采用短疗程的抗生素和抑酸剂就可治愈的疾病，大幅度提高了胃溃疡等患者获得彻底治愈的机会，使绝大多数患者避免了手术痛苦，为改善人类生活质量做出了贡献。

从上面我们可以清晰地认识到，无论是技术创新还是知识创新，都与现代医学的发展密切相关，由科技创新为疾病防治带来革命性进步的例子不胜枚举，其目标最终是要运用到临床诊治中，使医生及患者均获益。因此，医学要发展要进步，离不开科技创新，理解科技创新的必要性并贯彻科技创新的总战略对建设研究型医院是非常重要的。

（二）科技创新在我国医学发展中所面临的挑战与机遇

当前，我们正处于思想观念激烈变革、科学技术迅猛发展的时代，信息和知识的更新周期短，尤其在医学领域，新知识和新技术的发展和运用更是日新月异。但实事求是地说，我国的医学发展水平在基础研究的深度、临床研究的高度和自主创新程度上，与国外发达国家还有很大的差距。表现在我们的医学技术人员或者学术带头人对代表医学发展前沿的新知识、新技术掌握能力不够，着眼点不够准确、犀利，发展的重点不够突出。在医学研究的过程中，容易产生浮躁的情绪，重视近期产出，轻视远期效益，重视实验室工作，忽略了临床实践，重视个人的培养和发展，削弱了团队的和谐与协作。尽管拥有数额巨大的基金支持，但从研究的内容上看以跟踪性、模仿性研究居多，自主创新性和可持续发展性比较缺乏。即使取得一些自主创新的成果，也由于各种原因和局限性，无法转化成可供临床应用的技术。中国科学家的科研成果往往是诞生在外国的仪器设备上，国内一流医院使用的诊断设施和治疗器材，也都被外国的产品所垄断。没有科技创新，不能掌握核心技术，势必在国际医学发展的舞台上，难以看到中国的影响力，在世界范围内也很难获得认可。

党和政府深刻的意识到科技创新的重要性，号召全社会坚持走中国特色的自主创新道路，努力建设创新性国家。这使得医学科技人员在科技创新上拥有了前所未有的机遇。从国家层面，医院层面，都为科技创新在医学领域发展创造了良好的条件。

1. **国家对医学科研投入的力度大大增强**　改革开放 30 年，社会取得巨大进步，国内经济健康、持续、快速发展。经济总量的提升促进了国家对科研投入力度的加大，经过多年的努力，已经形成了多层次，多形式的基金资助体系，主要包括了国家自然科学基金，科技部专项基金，卫生部行业基金等，各省、市、自治区也设立了多种基金，支持医学科学研究，支持自主创新性的技术开发和应用。其中，既有偏向基础研究的基金（如国家自然科学基金），也有偏向临床实践和疾病防控研究的基金（如中国医药卫生事业发展基金）。既有面向杰出人才和团体的大规模资助（如国家自然重点项目、创新群体项目，十一五支撑计划等），也有面向青年才俊的探索性基金（如国家自然青年项目）。并且，资助的力度逐年加大，2013 年国家自然科学基金资助项目批准经费已达 235.2 亿元，是 2010 年批准经费 96.5 亿元的 2.5 倍。面上项目的平均资助额已达到 60 万元／项。国家同时大力加强国内外的合作和交流。每年都拿出大量的经费，鼓励科研工作者走出国门，去学习国外先进的科学理念和技术，同时也吸引国外的精英归国参加到科技创新中来。这为我们进行科技创新提供了重要的支撑，是我国医学科研工作者有机会做出更多的创新成果，有机会在基础和临床领域达到国际先进甚至领先水平。

2．**积极创建研究型医院，构建良好健康的科技创新体系** 随着中国研究型医院学会的成立以及多年来不遗余力的宣传和推广，全国一流的综合性医院都参与到创建研究型医院的行动中来。研究型医院的一项重要任务就是积极构建科研创新的体系，为创新性的科学研究推动临床医学创造条件。经过多年探讨，大家对体系的构建和措施的实施已经有了普遍的共识，主要包括以下几个方面。

（1）加强组织领导，制定创新战略。贯彻科学发展观，按照研究型医院的建设标准，从战略的高度出发，制定并实施科学有效的发展计划和管理措施，确立科研与临床并举的观念，领导并推进科技工作。

（2）整合科技资源，提高科技工作效益。遵循科技规律，结合医院的实际情况，加强科技资源的整合，建立优势互补，资源共享，多层次，多领域的科研协作机制，实现科学研究规模化、系统化和效益化。搭建国际一流的科技创新平台。

（3）打造创新团队，促进科技工作持续发展。医院要重视培养研究型、创新型高层次人才，形成在学科领域保持先进地位的科技创新人才团队。在人员引进、科研课题申请、基金经费上予以支持，同时对团队的创新意识、创新成果作为考核和评价的标准。

（4）建立科技创新机制，激发科技人员的创新能力。探索建立适应医院科技创新要求的科研管理制度，建立"联合、高效、规范、激励"的运行管理机制和科研共享机制。做到以人为本，调动科技创新的积极性和主动型，形成"开放、流动、竞争、协作"的体制。

（5）营造科技创新环境，培育和谐向上的学术氛围。提倡公平竞争和学术平等，鼓励自由探索，营造敢为天下先和宽容失败的学术氛围。在科室之间、学科之间、课题组之间和人才之间形成一种良好的学术环境，避免恶性竞争，杜绝学术腐败。

（三）科技创新与临床诊治紧密结合是研究型医院持续发展的重要途径

医学的科技创新不能脱离临床实践，否则，任何成果都将失去意义。科技创新的成果要为临床医学服务，转化并运用到临床实践中来，最终的目标是推进临床诊治水平的提高。而临床诊治水平的提高反过来对科技创新提出了更高的要求。正确梳理科技创新与临床诊治之间的关系是一个关键的问题。科技创新的思路和原动力来源于哪里？如何将科技创新转化为可应用于临床诊疗的成果，以及如何将科技创新成果更加有效地应用到临床诊疗中，是研究型医院在管理层面需要特别关注的问题。

1．**善于在临床诊疗中发现有科学价值的问题，打破思维定式，推动科技创新** 医学科技创新的目标是最终服务于临床工作，提高对疾病诊断和治疗的水平。而科技创新的思路和原动力也必须来自于临床面对的疾病。否则就会造成科研研究与临床实践的脱节，所谓的创新就成了"无本之木"、"无水之源"。在疾病诊治的历史发展过程中，一定会遇到各种各样的困难和问题。如何认识疾病发病机制，如何早期并准确对疾病作出诊断，如何合理而有效地对疾病进行治疗，都是临床医生每时每刻面临的挑战。在临床医疗工作中，善于观察疾病的特点，将临床工作中发现的问题凝练成为科学问题，准确选择研究的切入点，这是进行医学科技创新的前提和保证。例如，传统的腹股沟疝修补术发明并应用到临床已经有一百多年了，并获得良好的效果。但在临床观察的过程中，很多医生都发现这种手术方式存在着缺点，如修复是利用患者已有缺陷的组织；将不同的组织强行拉拢、缝合，张力很大，不符合外科手术的原则；疼痛重，复发率高（10%）等。美国的外科医生 Lichtenstein 清晰地认识到并理解了上述问题，于1989

年首先采用一种既符合生理，又无张力的修补方式，利用 1 个片状 Marlex 补片进行缝合，替代传统的张力缝合，开创了无张力疝修补术时代。这种创新术式具有疼痛轻，恢复快，复发率低（＜1%）等优点，被大家普遍接受，被命名为 Lichtenstein 修补术。与此同时，术式的改进也极大地促进了相关材料的发展和进步，各种高科技的修补材料应运而生，成为一项科技创新的产业。

提出有价值的临床问题和有开创性的科学理论并非易事，有时需要打破思维定式。科技创新需要开放性的思维，丰富的想象力，僵化的思维模式是科学发展的障碍。人类的疾病是非线性的，是复杂多变的，我们要善于透过疾病在表面上呈现的普遍现象，发掘其本质特征。但通过某条途径无法解决问题时，要另辟蹊径，甚至可以逆向思维，跳出常规观念所限定的框框，才可能有所突破。在解放初期结核病还没有得到有效控制的年代，肾结核合并双肾病变被认为是不治之症，很多患者放弃了治疗而失去了生命。我国泌尿外科带头人，北京大学泌尿外科研究所创始人吴阶平院士通过认真细致的临床观察和独具匠心的思维方式，对以往的经验加以修正，在 1953 年提出了"一侧肾结核，对侧肾积水"的新概念，总结出患侧肾结核蔓延到对侧输尿管及膀胱挛缩引发对侧肾积水的发病机制，并创造性地制定了先切除病肾，再解决肾积水的治疗方案，使众多无望的患者重新获得了新生，在国内外引起了巨大的反响。这种突破常规思维定式的作风在任何时期都是值得我们学习和借鉴的。

2. 创造条件，将科技创新转化为促进临床诊治进步的成果　医院科技创新的主要任务是不断研发应用于诊断、治疗和预防疾病中的新技术、新方法、新知识、新材料和新仪器，并积极开展技术咨询和技术服务，使科技成果进一步转化为生产力，发挥出最大的社会效益和经济效益。随着国家对医学科学研究的投入越来越大，医院拥有的科研基金和科研课题也与日俱增，但相应的科技创新转化应用到临床诊治中的成果却不多。据统计，我国科技成果的转化率低于10%，与欧美发达国家有较大的差距。这是由多种因素造成的，包括政策导向，管理体制，资金分配，市场和企业参与，以及科研人员的科研观念等等。研究型医院的管理者应该清楚地认识到这些问题，为科技创新的转化创造良好的条件。首先要通过政策引导，改变目前的项目、成果管理机制，使科技人员逐步从以往的模式化计划经济思路扭转到市场经济条件下的科研思路，从临床需求和市场需求双方面设计课题，才能解决科技成果转化难的问题。其次，要认识到科研单位只能相对独立地完成科技成果转化过程中的少数环节，而且大多数环节中都离不开企业的参与。因为科研单位市场感应力比较弱，并且通常不具备量化生产的工艺能力和生产能力，也不具备产业化所必需的市场营销能力和市场开拓能力，因此，需要企业增强各种社会资源的操作能力和管理能力，准确把握市场。另外，很多科研人员即使拿到了数额不菲的研究经费，却没有搞清"科研是为了什么"，闭门造车，搞纯粹的学问，或只满足于发表 SCI 文章、著作、晋升职称，甚至仅仅为了顺利结题，应付了事，对科研成果的转化不抱积极态度。使基础研究与临床实践脱节。针对这种情况，应该从科研立项环节上严格把关，杜绝低水平的重复科研项目，并且建立有效的审查制度和考核制度，这样既有利于高水平的科研成果孵化，又避免了科研经费的浪费。北京大学第一医院的张明礼教授被誉为我国"血液回收之父"。从临床实际出发，针对临床用血供求矛盾和临床用血安全性，在 1990 年设计出我国第一台血液回收机。随后在医院大力的支持下，不断开拓创新，与医疗器械企业强强联合，生产出第五代血液回收机，经国家鉴定后推向市场，可以在外科手术中收集到出血中的 90% 以上的血细胞，获"国家级重点新产品"，并列入"国家重大科技进步成果推广项目"。2000 年获得国家科技进步二等奖。目前该血液回收机已在全国近千家大型医院内使用,成了该领域的主流产品,血液回收超过60万例,不但节约了大量宝贵的血液资源,而且显著降低了输血传染病的发生。

3. **将科技创新合理而有效地应用到临床诊治中,提高医疗技术水平** 国内外科技创新成果日新月异。每年都有大量的新技术和新设备投入到临床医疗工作中,为疾病的诊断和治疗带来变革。对于这些令人眼花缭乱的创新成果,作为研究型医院的管理者和各学科的领军人,如何甄别、选择并充分、合理、有效地运用这些成果,需要有非同一般的眼光和智慧。

(1)科技创新成果是否有必要引进。科技创新的成果再好再先进,是否引入医院也要结合其自身条件和学科发展方向。由于涉及关税及专利的问题,国外用于临床的新技术和新设备本身就价格不菲,再加上维护和损耗,如果不能在临床获得足够的效益产出,将不可避免地影响医院的财政收支平衡和工作人员的经济利益。因此,对于引进特别昂贵的科技新产品,如大型的影像学设备、达芬奇机器人手术工作站、高端的基础实验仪器等,或者面对多种具有相同诊治效果的技术时,决策者要有大局观,要综合考虑。应结合医院自身的优势学科和重点发展方向,有选择性地引进,使科技创新真正有效率地服务于临床,服务于患者。研究型医院应该利用自身在科研方面上的优势,组织优秀的团队和人才,认真研究、仔细考察、收集经验,对临床新技术新设备进行综合评估,不可盲目地一味求新求变,最终导致医院资源的浪费。

(2)提高临床人员使用创新技术的水平,建立良性培训机制。在引进了高科技创新产品后,管理者要考虑到:医疗人员是否已经具备了全面掌控该技术的能力和素质,是否能够正确并合理地使用新技术,将新技术的优势最大限度地利用于临床诊治。人是一切事物发展的决定因素。离开了训练有素的专业人员,再先进的创新技术也将无用武之地。研究型医院的一个基本职能就是要培养高层次临床医学人才。针对科技创新技术,要特别注重临床工作人员的专业技能培训。建立良好的培训机制,如出国考察,专题授课,经验交流,定期考核,成果验收等。鼓励医生进行临床探索,在实践中发现问题,解决问题。"经皮心室重建术"基于国外最新研发的一种新的器械,使用一个左心室隔离装置,采用微创介入的方法,将异常收缩的室壁隔离开,改善心力衰竭患者心功能。该项治疗方法技术要求高,操作难度大,手术风险高。北京大学第一医院的心内科是一个训练有素的团队,在学习了国外先进的经验,精心准备后,率先通过该方法对两名陈旧前壁心肌梗死合并室壁瘤患者施行了经皮心室重建术,实现了国内在该项技术零的突破。

(3)勇于实践,以创新带动创新。现代医学的发展永无止境,当我们享受科技创新给我们带来的便利和益处时,我们要时刻想到利用这些先进的技术,更进一步谋划可持续性发展,让一项创新变成多项创新,永葆其生命力。例如,腹腔镜技术可同时用于检查和治疗,是目前最先进、最尖端的微创技术。在治疗外科疾病中的作用已越来越受到人们的瞩目,并在国际上呈风靡性发展,具有手术视野广阔,解剖结构清新,患者创伤小、疼痛轻,恢复快出院早等优势。自发明以来,从最开始运用在胆囊切除等中小手术,发展到治疗胃肠肿瘤、肝胆胰肿瘤等复杂手术。通过大量医务工作者不断钻研,不断发展创新,腹腔镜技术已经在各个外科学科以及各种复杂的疾病中得到应用,使临床诊治得到了巨大的进步。反过来,腹腔镜在临床上需求的增加也带动了器械和设备的进步,向更精密,更数字化(3D技术),更人性化的方向发展。有了新的技术,新的设备,更要促使我们开拓思路,勇于实践,万不可故步自封,停滞不前。北京大学第一医院的泌尿外科团队近期成功完成了2例联合腹膜后及经腹途径完全腹腔镜下肾癌根治性切除、下腔静脉瘤栓取出术。此项术式为在泌尿外科专业中为首创,国内外均未见相关报道，充分体现了在腹腔镜技术创新方面的开拓精神。

三、转化医学与临床能力提升

转化医学的核心是打破基础医学与临床医学、药物研发之间的固有屏障，在从事基础科学发现的研究者和了解患者需求的医生之间建立起有效的联系，特别集中在基础分子生物学研究向最有效的疾病诊断、治疗和预防模式的转化，以提高医疗水平。其最大特点是聚焦具体疾病，即以人的健康为本，以重大疾病为研究出发点，以促进科学发现转化为医疗实践为目标。我国是多民族的人口大国，具有丰富的人类遗传资源，作为一个幅员辽阔的发展中国家，地区间社会经济发展的不平衡使得我国的疾病谱呈现丰富的多样性，这为我们研究疾病的发生发展规律、疾病的遗传机制、环境因素的影响等提供了宝贵的临床资源，也为转化医学在临床诊治中的应用提供了有利的条件。

（一）转化医学主要临床研究领域

1. **组织工程**　组织工程是一门典型的多学科交叉学科，它的发展依赖于生命基础科学、临床医学、生物材料、生物力学、计算机与工程学等诸多领域的发展，同时它的发展也遵循了转化医学的基本原则，即从组织再生修复的临床需求出发，应用基础研究成果，解决组织器官再生和功能重建的临床问题。我国从 20 世纪 90 年代初开展组织工程研究，通过多领域科学家的努力，逐步实现了从应用成熟细胞逐渐向应用干细胞构建组织的过渡，研发了结构简单的支架材料到结构复杂、具有生物学活性的智能型材料，建立了能模拟组织发育、局部微环境、生物力学刺激等因素的组织构建技术，并在具有免疫功能大动物体内成功修复了骨、软骨、肌腱、皮肤、角膜、血管等多种组织缺损，开展了组织工程骨、皮肤的临床试验。

2. **生物标志物**　生物标志物的研究是转化医学一个重要的内容，通过各种高通量的检测方法，如基因组学、蛋白质组学、生物芯片技术以及生物学数据库，可以筛选出肿瘤标志物，进行疾病危险度估计、疾病诊断与分型、治疗反应和预后的评估，判断药物疗效和评估患者预后的生物标志物和药物靶标。全基因组相关性研究帮助科学家们鉴定出了多个与患癌风险相关的单核苷酸多态性位点，这类研究可以提示罹患某种特定疾病的风险，帮助人们选择一种趋利避害的生活方式或者药物预防。基于患者的遗传、分子生物学特征和疾病基本特征进行分子分型，实施个体化的治疗是现代肿瘤学发展的方向，个体化的医疗可以合理选择治疗方法和药物，最终促成肿瘤患者的康复。

生物芯片技术不仅可应用于疾病预测，更可作为分子诊断的新方法。通过检测患者特异的基因谱或蛋白质谱，提供前所未有的详细的诊断标志物群。在肿瘤诊断的应用中，通过 DNA、RNA 以及蛋白的分子水平而提供更加精准的分子分型和分子分期，可以作为 TNM 分期系统的补充，使得针对患者的个体化治疗成为可能。

3. **疫苗**　疫苗的发明和使用是人类文明的伟大成就之一，200 多年前发明牛痘疫苗消灭了天花，而今天的疫苗研发得益于微生物学、免疫学、流行病学、分子生物学与临床试验的紧密合作。以 HIV 为例，目前的抗逆转录病毒联合疗法（CART）本身并不能治愈 HIV 感染，需要进行终身药物治疗。艾滋病治疗疫苗可能是治愈艾滋病的另一个途径。研究人员评估了 VACC-4X 治疗性疫苗的有效性、安全性和免疫原性，表明 VACC-4X 是安全的，耐受性良好，有免疫原性，可以降低中断 CART 治疗后的病毒载量。VACC-4X 可以作为将来治疗 HIV 感染的新手段。每年全球超过 20 万妇女死于宫颈癌，人乳头状瘤病毒（HPV）感染是宫颈癌的主要病因，宫颈癌患者中 HPV 的感染率超过 90%。因此，研发 HPV 疫苗来预防 HPV 感染从而预防宫颈癌的发生具有重要意义。中国已于 2011 年月正式启动了中国人乳头状瘤病毒（HPV）数据库，为宫颈癌防治、疫苗研发以及制定宫颈癌公共卫生政策提供理论依据。

4. 干细胞　干细胞是具有自我复制和多向分化潜能的原始细胞，是形成人体各种组织器官的原始细胞。干细胞研究不仅可以帮助我们理解人类发育过程中的复杂事件，将之推广于临床，还可能用于治疗许多严重的疾病。干细胞转化医学利用干细胞治疗各种组织器官的坏死性、创伤性和退行性病变，把健康的干细胞移植到患者或自己体内，能再生或再造修复器官组织的结构损伤以及功能恢复，具有标本兼治的效果，将成为治疗恶性肿瘤、心血管疾病、自身免疫性疾病、糖尿病、帕金森病、Alzheime 病、重度烧伤、脊髓损伤和遗传性缺陷等多种人体组织器官损伤性重大疾病最有希望的临床手段，具有十分巨大的科学意义和临床应用价值。

（二）转化医学临床平台建立的要点

1. 培养临床转化医学人才　转化医学是沟通临床和基础的桥梁，因此，从事该研究的专业人员需同时具有相当的临床及基础科研背景，即基础－临床复合型人才。临床医生每日需要进行繁忙的诊疗工作，如果做到临床工作与基础研究并重可能不太现实。而医学相关基础研究人员多有生物学、细胞学等基础医学的背景，拥有相对熟练的实验操作技能和良好的理论基础，但通常临床工作的经历较为缺乏，因此，很难把握临床需求。就选择从事转化医学研究人员来说，原先从事临床工作而转入基础研究的人员应当是比较合适的人选。这种人员的遴选具有较大的偶然性和不确定性，因此，需要制定一整套转化医学研究人员培养体系，进而更加适应其研究内容。这样规范化培养出来的人员可以同时具有良好的医学临床实践经验和扎实的基础研究操作技术，可以总体把握临床疾病的病因、病机及治疗，同时与基础研究中的实验技术、实验方法相结合，最终培养出具有从临床凝练到基础，从基础研究投射到临床应用思维模式的新一代转化医学研究人才。

2. 建立临床生物样本库　医学的发展方向是基础研究和临床治疗结合的形式。作为转化医学研究的重要资源，生物样本库正日益受到各国高度重视。生物样本库是集成基础研究和临床应用的重要技术载体，纳入患者的危险因素、临床诊治、生存和预后及完整的各类生物标本等资料，将临床表型数据与遗传数据进行有机整合，形成以研究个体为单位的生物医学信息资源平台。疾病的个体化治疗依赖于疾病样本分子遗传学指标的变化，疾病相关的研究对象即生物样本，逐渐成为研究工作中不可替代的"原材料"。而由临床来源的样本更是不可再生的宝贵资源，高质量的临床研究样本对于探索新的治疗方法，发现新的诊断工具，制定新的指端指标以及新药的研究都有重要的意义。因此，建立专门的组织样本库，大规模、高效地搜集和利用生物样本、生物信息和数据，用于转化医学研究的需要是非常有必要的。我国人口众多，临床医学资源极为丰富，建设重大疾病组织样本库为疾病研究、新药研发和各种临床试验服务，合理收集大样本临床综合资源数据库，构建符合国际标准的重大疾病临床信息数据库和生物标本数据库，是造福于下一代患者的重要课题。各个领域的各类重大疾病的基础、临床研究和药物研发各期，都离不开高质量的生物样本、完善的临床病理信息和患者预后情况。生物样本库的建设和使用可以为我国自主知识产权的创新性药物的研发与评价提供统一共性平台和有力技术支撑。

（三）转化医学在临床诊治中的应用实例

1. 转化医学与肿瘤药物临床使用　靶向治疗药物已经广泛应用于临床。靶向药物的研发也正是依赖于分子生物学、细胞生物学、药理学、代谢学等多学科交叉联合。靶向药物专门针对那些在某种肿瘤细胞的生存、生长以及转移中起到关键作用的异常分子而设计，阻断或抑制该异常分子的功能。可以分为小分子药物和单克隆抗体两大类。小分子药物通常是信号传导抑制剂，它能够特异性地阻断肿瘤生长、增殖过程中所必需的信号传导通路，从而达到治疗的目的。例如诺华制药生产的用于治疗慢性粒细胞白血病和肠胃间质瘤的格列卫（gleevec，通用名 imitinib）、百时美施贵宝制药生产，用于治疗慢性粒细胞白血病伊马替尼耐药的施达赛（sprycel，通用名 dasatinib）、以 EGFR 为靶点的用于治疗非小细胞肺癌的阿斯利康生产的易瑞沙（iressa，通用名 gefitinib）和瑞士罗氏的特罗凯（tarceva，通用名 erlotinib）均属此类，并已进入临床应用。单克隆抗体药物是通过抗原抗体的特异性结合来识别肿瘤细胞的。例如用于治疗 HER2 基因阳性（过量表达）的乳腺癌的赫塞汀（herceptin，通用名 trastuzumab）、以 EGFR 为靶点的结肠癌和非小细胞肺癌治疗药物爱必妥（erbitux，通用名 cetuximab）等。

2. 转化医学与心血管系统疾病　医学应用于心血管系统疾病诊疗中取得了很大进步。1989 年，Saito Y 发现 BNP 具有利钠利尿、血管舒张、抑制肾素－血管紧张素－醛固酮系统与抗利尿激素的分泌，抑制交感神经的传出冲动等。Ernberg T 发现其对心血管结构和功能的改变具有一定的特异性和敏感性，与心力衰竭等心血管疾病关系密切。目前 BNP 已经成为应用最广泛的诊断心力衰竭的标志物。转基因的 BNP 已成为目前治疗急性心力衰竭和重症心力衰竭有效药物。

3. 转化医学与内分泌系统疾病　寻找简易可行、准确高效的早期风险预测标记物，既是有效预防糖尿病的前提条件，也是决定临床预防试验成功与否的关键的因素之一。2014 年 3 月份，《Diabetes》发表了一篇文章，该文章首次探索了外周血单核细胞的基因表达水平作为糖尿病早期生物标记物的可行性。同时，采用回顾性随访跟踪研究设计，全基因组筛查，多基因验证和联合的新模式，开拓和发展了生物标记研究领域的方法学。发现多基因联合模型可以作为标记物对 I 型糖尿病风险进行早期评估，提高预测准确度，增强疾病预防的效益风险比。

4. 转化医学与公共卫生领域应用　有部分学者已经致力于开展毒理学细胞模型的研究，力图以体外细胞取代传统的动物模型，以获得更快速、更具代表性的检测工具和评价手段。例如，Lundberg 等于 2002 年通过成功导入猿猴病毒 40（SV40）的早期区和端粒酶催化亚基——人端粒酶逆转录酶（hTERT）构建了永生化的原代人类呼吸道上皮细胞，这些永生化细胞可被 H-ras 或者 K-ras 致癌基因诱导致恶性转变。在随后的研究提示该类细胞株模型对于致癌物的检测可大大缩短细胞转化的间期，从而具有潜在的应用于化学致癌活性筛查的价值。这些研究成果，将为环境致癌物毒性检测带来快速简便的应用手段和工具。

四、整合医学与临床诊治效果

（一）概念及概况

整合医学是将医学各领域最先进的知识理论和临床各专科最有效的实践经验分别加以有机整合，并根据社会、环境、心理的现实进行修整、调整，使之成为更加符合、更加适合人体健康和疾病治疗的新的医学体系，完全符合研究型诊疗模式的基本特征。

目前，临床分科越来越细，医生的整体观念越来越薄弱，而过细的分科导致一个专科的医生对其他专科的疾病十分陌生，一些医生甚至只能看好某一个专科、某一个系统内的疾病。因此有人做了这样一个形象的比喻，说精细的分科让患者在医生眼中变成了患病的"器官"。但是我们人体所有的器官、组织是一个不可分割的整体，对于疾病的治疗如果仅看某一器官，"头痛医头、脚痛医脚"，而不综合患者整体情况的话，有时就会导致漏诊误诊的发生，更会阻碍医学的发展。因此，近年来医学界呼唤整合医学的回归。

为了控制"整体病"变"系统病"、"系统病"变"器官病"这一医学发展趋势对医学发展的阻碍，20世纪80年代以后，美国人率先提出了"整合医学"的新概念，希望能在现代医学体系中，整合传统医学的精髓，以突破医学发展的"瓶颈"。

如何来理解整合医学呢？即整理的整，是方法，是手段，是过程；合，即适合的合，是要求，是标准，是结果。通俗来讲就是对于疾病的治疗要从整体出发，从患者的全身情况出发，将现有的最先进的各科医学知识加以整理和整合，并根据患者自身的情况找到最适合的治疗方法，针对不同病因进行整合调节，为患者解除痛苦。

整合医学是传统医学观念的创新和革命，是医学发展历程中从专科化向整体化发展的新阶段。这种观念的变革不能简单地视为是一种回归或复旧，而是一种发展和进步。不仅要求我们把现在已知各生物因素加以整合，而且要将心理因素、社会因素和环境因素也加以整合；不仅需要我们将现存与生命相关各领域最先进的医学发现加以整合，而且要求我们将现存与医疗相关各专科最有效的临床经验加以整合；不仅要以呈线性表现的自然科学的单元思维考虑问题，而且要以呈非线性表现的哲学的多元思维来分析问题。通过这种单元思维向多元思维的提升，通过这4个整合的再整合，从而构建更全面、更系统、更科学、更符合自然规律、更适合人体健康维护和疾病诊断、治疗和预防的新的医学知识体系。这就是整合的统一。

整合医学是纵观人类医学发展史并对中西医进行充分的总结与分析后提出的创新理念，是对传统医学观念的革新，是医学发展历程中从专科化向整体化发展的新阶段。整合医学包括医学系统内整合，医学系统间整合和跨领域整合几个层次不断深化。作为一个新兴的医学交叉学科，整合医学来源于不同的新旧文化和思想，通过比较、分析、研究和应用，吸收并整合了传统及现代医学的特点和优势，其目的是为了在科学的医疗观念、理论体系、诊断工具和治疗技术等方面，为患者提供更好的医疗保障。整合医学理念包含以下几个要求：①不仅要把现在已知各生物因素加以整合，而且要将心理因素、社会因素和环境因素也加以整合；②不仅要将现存与生命相关各领域最先进的医学发现加以整合，而且要将现存与医疗相关各专科最有效的临床经验加以整合；③不仅要以呈线性表现的自然科学的单元思维考虑问题，而且要以呈非线性表现的哲学的多元思维来分析问题。整合医学希望通过实现这些要求从而构建更全面、更系统、更科学、更符合自然规律、更适合人体健康维护和疾病诊断、治疗和预防的新的医学知识体系。

（二）整合医学的任务

1. **医学内部学科的整合** 主要目标是提高诊治的科学性，提高疗效。其中包括医学中二级学科的整合与一级学科的整合，也包括不同医学部门某些学科的整合，但以医学中一级学科与二级学的整合最为迫切。

2. **临床医学与预防医学、公共卫生的整合** 其目标主要是推进慢性病的早期防治，扭转在这方面的被动局面。

3. **医疗保健服务与全民健康促进的整合** 主要目标是实现人人保健。

4．医学教育与保健服务的整合　其中包括医学教育内部课程的整合、医学教育与外部保健服务需求的整合。

5．医学人文与医学科学的整合　主要目标是更好地促进医学人性化。这需要从两方面着手，首先是各种专业技术朝着更好地满足病人要求的方向不断改进；尽量减少对病人的损伤和痛苦；争取最理想的疗效和最少的花费；使医疗技术更人性化，如同这些年出现的微创技术、提高生命质量的种种努力、将满足病人的心理社会需求纳入诊疗范围；尊重病人的自主权；以及认真实现从生物医学模式到生物心理社会医学模式的转变等等。

（三）整合医学的应用

据中国健康教育中心统计，目前，我国有高血压、糖尿病、心脑血管病、恶性肿瘤、慢性阻塞性肺病等患者2.6亿人，每10个人中就有一个慢性病患者，仅糖尿病就达9700万人，每年新增慢性病患者1000万人，每天都有18000人因为慢性病而死亡，随之出现的是大量的心脑血管病引起的住院和手术，甚至猝死、瘫痪、残疾。

世界卫生组织指出，对于医院和亚专科化的过度重视已成为卫生服务效率低下和不平等医疗的主要源头。随着医学的不断进步和患者的需要，整合医学越来越多的为临床医学工作者接受。有一些临床工作者积极地投入到整医学的实践当中，通过"整合医学"的概念，尽可能地为患者解除痛苦。

冠心病是常见的心血管疾病，该病在我国发病率显著提高。国内一些西医心内科专家与中医的辨证施治相结合，通过中医辨证施治的办法使用"补阳还五汤"加强氯吡格雷对经皮冠脉治疗的疗效。

在这里必须提到心理学在疾病治疗中的重要意义。在肿瘤和其他慢性疾病的患者中，患者的心理问题是十分重要的环节，与疾病的发生和治疗效果密不可分。调查发现，在抑郁和焦虑的人群中，高血压的发病率增加2倍，脑卒中、心绞痛和心肌梗死的危险增加6倍，死亡率增加2倍以上。反过来，已存在心血管疾病的患者其心理障碍的发病率为40%～50%，主要是焦虑障碍和抑郁障碍。其中约18%的患者发生重度抑郁，重度抑郁患者中16%～20%发生急性心肌梗死。而心肌梗死伴随抑郁患者的病死率明显增高。

对患有心血管或其他慢性疾病的患者，应当综合评价其心理和精神水平，正确地认识和分析患者症状中的躯体和心理成分，并分别予以治疗。综合现有研究发现，心血管疾病规范治疗同时结合精神心理治疗，为患者努力提供最大心理和躯体需要，可以在更大程度上节省医疗经费和开支，取得更理想的疗效。

肿瘤是现代人的第一健康杀手，按照现代的研究和中医的理论，癌症是一个全身性的免疫疾病，是整体疾病在局部上的反映。审视当前的肿瘤治疗，可以发现手术和放化疗具有快速杀灭肿瘤细胞的优势，但其治疗却仅局限在器官层次和病变局部，因此，以手术的创伤和放化疗的剧大毒副作用为代价对抗治疗在清除癌细胞的同时，却进一步损害机体功能和自我康复力，加剧了对基因稳态的破坏，求得局部稳定的代价，却是整体稳态的更大破坏。更加之，手术和放化疗都不能完全杀灭肿瘤细胞，而且还会有部分肿瘤细胞在放化疗的作用下，进一步发生基因突变，成为抗凋亡细胞。此时，残存的癌细胞的生长能力要比手术、放化疗前大出几十倍。残存的肿瘤细胞面对着更虚弱的自我康复力和更紊乱的基因内环境中，常常发生抑癌基因突变，"程序性细胞死亡"过程受到抑制，部分肿瘤细胞成为"抗凋亡细胞"。放疗及化学药物治疗不仅会进一步降低人体的抵抗力，还会给患者带来心理负担，不利于康复。

肿瘤治疗首先要解决的是局部与整体的相互关系问题。所以局部切除了病灶，必须在整体上加以调整，否则，体内有残余癌细胞，就会转移，就会复发。在肿瘤的整合治疗中，免疫治疗取得了令人瞩目的疗效。免疫治疗是以提高人体免疫力为主的治疗方式，目前主要采用干扰素、白细胞介素 -2、集落细胞刺激因子、巨噬细胞集落刺激因子、胸腺肽等具有免疫增强作用的生物制剂。它们虽然可以迅速增加机体免疫活性并作用于肿瘤，提高免疫功能，配合治疗。但这种来自异体的免疫介质形成的被动免疫，同样存在诸多弱点。比如作用弱、毒副作用大，而且在机体内存留时间短，尤其是长期大剂量的使用，更会造成人体自身免疫对这种被动刺激的依赖性，本身免疫力功能反而衰竭。因此如何通过更广泛的治疗方法，提高患者的免疫力仍然是现代医学的重点。

（四）整合医学的前景

进入 21 世纪以后，心脑血管病、恶性肿瘤等慢性病成为人类健康的主要"杀手"。慢性病与很多危险因素有着密切的关系，比如原发性高血压、自身免疫性疾病，到目前为止我们都无法确定其真正的病因，这些疾病都是多种危险因素联合作用的结果；即便是临床中单一的外伤，也会牵涉到人体多个系统、多个器官。因此，仅靠目前精细划分的单一专科和高精尖的技术是远远不够的，必须运用整合的思维和整合调节的治疗方法才能综合控制多种危险因素、顾及人体的全身系统，才能有效防治临床中的各种急慢性疾病。最后，整合医学是综合病理学、生理学、心理学、临床医学和社会学等等多学科的总的"泛医学综合"。通过整合医学能够给患者最大的生理和心理的需要。因此，我们可以肯定地说，整合医学是未来医学发展的终极目标和理想境界。

（五）整合医学与其他医学的差异

1. 整合医学与全科医学　全科医学强调的是一个医生掌握多种本领，一专多能，但这个能只是一般的能力，是建立在现有基本理论和普通实践基础上的，相当于几种医疗元素的和。而整合医学强调的是各种最先进知识理论和最有效实践经验有机的科学的整合，相当于几种医疗元素的乘积。前者是量的增加，后者是质的飞跃。

2. 整合医学与循证医学　循证医学是以证据为基础，理性选择疗效最佳、副作用最小的方式进行诊疗。整合医学是代表人类健康和对疾病认识的集大成；将理论整体与人体整体、自然和社会环境等经验整体进行对比、整合，找出最符合人类健康的状态及最适合疾病诊疗的方案，以达到最佳治疗效果。

3. 整合医学与转化医学　转化医学是将人们在基础医学理论研究中的发现应用到临床诊疗中，检验发现是否有其价值，反馈后再回到基础研究中去完善、改进。如此不断循环往复，最终使基础研究发现及时造福于人类健康。

从整合医学的定义和要求中可以看出，整合医学与转化医学有相同点但更有不同点。在共性方面，整合医学强调的是整合，它与转化医学的相同也就在于整合。转化医学模式要实现有效转化就要求必须有整合医学观念，只有打破学科局限，扩大视野，兼容并蓄，从多角度多层次来考量基础与临床的双向转化，才能高效地实现二者之间的有效转化。目前医学发展中最大的屏障就是学科分工的精细化造成基础医学与临床应用之间的距离不断加大，基础研究和临床实践出现严重脱节。转化医学诊疗模式正是打破这一屏障的有力武器。同时，整合医学的提出也是为了解决因学科分工精细化而造成的诸多恶果。而要在研究型医院建设中实现转化医学诊疗模式的科学实施，就必须要求我们要充分理解整合医学的内涵，在推进转化医学发展的过程中用整合医学理念武装头脑，在整合医学的指导下实现医学系统内整合，医学系统间整合和跨领域整合这三个层次的不断深化。在转化医学模式实施中，科学地运用整合医学理念可以在顶层设计上解决基础研究与临床实践分离的问题。通过对各层次学科领域的整合性考量，我们不但可以高效地发现基础研究成果向临床应用转化的方向，更可以在确立基础研究方向之初就应有明确科学问题来源和临床实用目的，杜绝基础研究闭门造车、各言尔志。在临床实践中发现的科学问题也应带着整合医学思维来考量，提升到更高层次在更广范围内对问题进行分析研究，提高研究与应用间双向转化的效率。而在不同方面，整合医学强调的是宏观的整合，是在思维方式与观念上的升华。而转化医学模式更具实践指导意义，强调的是在医院管理发展中将人们在基础医学理论研究中的发现及时用到临床诊疗中，去检验其是否有价值，所得结果再回到基础研究中去完善或改进，通过不断地循环往复，最终使在基础研究中的发现及时地造福于人类健康。

五、循证医学与临床诊治路径

循证医学作为研究型诊疗模式之一，是区别于传统经验医学的一种理性医学。循证医学要求医师对患者的诊断和治疗应基于当前可得的最佳研究证据，同时结合医师的临床专业技能和丰富经验，并考虑患者的意愿与价值观，从而保证患者获得当前最好的治疗效果、生命质量和医疗服务。循证医学的定义从理论上明确了医师提供医疗服务的具体要求：当前可得最佳证据为决策依据；医生的专业知识为技术保证；患者的利益和需求为医疗的最高目标。循证医学的目的是解决临床问题，惠及广大患者。包括：①通过对疾病发病与危险因素的认知来认识与预防疾病；②对疾病的早期诊断的探索来提高诊断的准确性；③对疾病进行正确合理治疗的研究来保证应用诊疗措施的有效性；④对疾病预后的准确研判来改善病患预后，提高生存质量；⑤对药品使用的规范合理化要求来促进卫生管理及决策科学化。在临床实践中，循证医学理念的实施构建了一个整合证据并将证据快速传播到临床应用中的模式，这一模式将临床医学的实践过程规定为五个步骤：提出拟解决的问题；检索相关证据；评价证据；应用证据；后效评价。通过这五个步骤，临床医师能将研究成果快速转化到临床诊疗过程当中，缩短了研究证据到临床的时间，大大提高医疗决策的标准化和合理性。

从循证医学的定义和临床实施步骤中可以看出，循证医学理念的实施正是一个实践转化医学模式必不可少的过程。①循证医学中的循证证据自身具有明显的转化医学特征。首先，循证证据是与临床密切相关的有效研究，包括基础研究和临床研究，其结果可以转化应用于临床，提高临床工作的效果。其次，循证证据强调的是当前的最佳证据，这些证据应用于临床诊疗后又受临床实践的不断检验，并在诊疗工作的不断发展中提出新的问题，进行新的研究，得出新的证据而实现循证证据的新陈代谢。这些特点充分契合了转化医学中研究与应用双向转化、循环促进、螺旋上升的特点。②循证医学与转化医学的根本目的相一致。循证医学强调解决临床问题，惠及广大患者，要求医务人以病患为本，要充分尊重患者，临床诊治充分考虑患者的意愿和价值观，实现患者利益的最大化。这与转化医学诊疗模式中以患者为中心的要求相符合，转化医学诊疗模式的实施目的正是通过实验研究与临床应用的循环转化而推进医院医疗能力、效率与质量的不断进步，从而服务于广大患者，满足患者获得最佳诊疗结果和生存质量的要求。③循证医学对人才的要求与转化医学模式有相同之处。循证医学要求临床医师能够在汇集既往临床经验的基础上，发现疾病诊疗中的问题，并创新性地制定解决问题的方案，再通过大量的流行病学研究和基础实验为该方案提供循证证据，最后将方案应用于临床实践，指导临床诊疗、提高临床工作效率和质量。这需要医师具有丰富的临床工作经验，广泛的医学专业知识，独到的创新思维，深厚的科研功底和刻苦的钻研品质。这也符合转化医学模式下对临床医生的要求。④循证医学理念的实施能够实现转化医学诊疗模式提高医院运行效率和医疗质量的作用。循证医学在临床上的实践可以明显改善医疗质量指标，使临床诊疗更加规范化、合理化；临床路径在循证的基础上得到不断地完善。这些也都契合转化医学模式在促进医院发展中的优越性。

六、会聚医学与临床诊治作用

会聚医学是由"NBIC 会聚技术"引申而来的医学理念。"NBIC 会聚技术"是指纳米科技、生物技术、信息技术、认知科学当前迅速发展的四个科学技术领域的协同和融合。其简化英文的联式为"Nano-Bio-Info-Cogno"，缩写为 NBIC。这四个领域的技术当前都在迅速发展，每一个领域都潜力巨大。而其中任何技术的两两融合、三种会聚或者四者集成，都将产生难以估量的效能。将"NBIC 会聚技术"的定义引申入医学领域就可得到会聚医学的概念，即将医学领域内多学科进行协同和合作，通过学科间的优势互补而实现医学研究与实践的大发展。会聚医学作为研究型诊疗模式，从定义上来讲，会聚医学与整合医学有相重叠之处，但也有明确的区别。会聚医学的理论层次低于整合医学，但会聚医学的实践性更强。会聚医学强调的是相关的学科进行协同合作，将彼此优势进行融合进而解决现实问题，促进医学发展。整合医学的理论层次应更高一些，它强调的是在思维方法和观念上对医学领域内各层次，以及医学领域与其他领域间进行整体考量，实现相关领域的有机整合，从长远目标上构建更全面、更系统、更科学、更符合自然规律、更适合人体健康维护和疾病诊断、治疗和预防的新的医学知识体系。从这一方面可以说，会聚医学应是在整合医学观念的指导下进行的具体实践。

会聚医学与转化医学模式间有着密切的相互关系。首先，转化医学模式的核心是基础研究与临床应用的双向转化，要实现这个转化就必然设计基础学科与临床学科的会聚，只有发挥会聚医学优势，有效合理地会聚相关学科，充分发挥学科互补优势，才能实现高效转化。其次，转化医学模式的发展需要大量复合型人才的参与，而会聚医学通过多学科的会聚可以培养和指导复合型人才的成长，为转化医学模式的发展提供智力支持。第三，会聚医学理念的发展可促进医学领域多学科的融合，打破学科间壁垒，消除学科障碍，为转化医学模式的发展铺平道路。这包括：①消除学科语言差异。每一个学科都拥有自己描述客观世界的独特的专业性科学语言，同一个词语在不同的学科语境中的含义常常不同，因此，来自于不同学科的团队成员在使用非本学科的概念时，往往就可能产生概念误解或滥用。会聚医学可以通过多学科的会聚、交流、融合最终实现专业术语的统一，消除语言壁垒。②消除认知类型的差异。不同学科在科研活动中将会总结一系列研究方法，形成特定的解决问题的方式与途径，在此基础上，不同学科就形成了自己特定的认知方式，在交往和认知过程中，来自不同学科的团队成员的思想方法、思维方式、行动方式就会表现出各自的特色，即认知类型的差异。随着专业化水平的不断提高，各学科的关注点变得越来越狭窄，因而在认知方式上往往出现沟通障碍。通过会聚医学发展，在多学科合作协同的环境中可消除认知差异，实现认知共通。③弱化价值观的差异。在科学活动中，不同的学科将会形成自己特有文化，构建起特定的价值观体系，并深刻影响处于学科组织之中的每一个个体，来自不同学科的团队成员很难具有完全一致的价值观，尤其当一些基本的价值观存在分歧时，人们就会在研究问题的确定，研究路径与方法的选取，以及信息的选择等方面发生冲突，而其团队成员则往往对新的形势失去兴趣。通过会聚医学发展，集合多学科人员合作公关，加强共有价值观的建设可以统一团队成员的价值观，消除隔阂，促进发展。转化医学模式是以鼓励和促进基础与临床交叉科研及双向转化，进而加速人类对生命科学和疾病的认识，最终惠及人类健康。会聚医学是转化医学模式实施中的重要组成部分。只有发展会聚医学，以临床问题为向导联合多学科进行联合攻关，才能快速有效地实现基础与临床之间的相互转化，实现转化医学服务患者的最终目的。

第三节　研究型医院的功能拓展——康复医学

　　建设研究型医院，是大型公立医院实现从规模效益型向质量效益型转变的重要途径。在扩大规模的同时，不断提高医疗服务质量才是医院的立身之本。随着生活水平的提高，人们早已经不单纯满足寿命的延长，而越来越注重追求生活质量的提高。而康复医学注重的正是提高个体的生活质量，而不仅仅是延长生命的长度。因此大力发展医学康复，加强康复医学学科建设以及医学康复在临床医学科室的渗透，为患者提供完善的康复服务，是研究型医院的重要职能。

　　世界卫生组织（world health organization，WHO）将康复（rehabilitation）定义为"采取一切措施以减轻残疾带来的影响并使残疾人重返社会。""康复不仅是指残疾人适应周围的环境，还包括调整残疾人的周围环境和社会条件以利于他们重返社会。"因此，康复是综合协调地应用各种措施，以减少病、伤、残者的躯体、心理和社会的功能障碍，发挥病伤残者的最高潜能，使其能重返社会，提高生存质量。

　　康复医学（rehabilitation medicine）是具有独立的理论基础、功能评测方法、治疗技能和规范的医学应用学科，旨在加速人体伤病后的恢复进程，预防和（或）减轻其后遗功能障碍程度，帮助病伤残者回归社会，提高其生存质量为最终目标。康复医学作为一门新兴的医学学科，诞生于20世纪40年代，迄今只有70余年的历史。回顾康复医学的发展历史，我们可以清楚看到康复医学这门新兴学科从无到有，从小到大，已有了蓬勃的发展，并建立了较为完整的学科体系。康复医学作为医学科学的一个重要分支的出现与发展是医学发展到现代的一个必然产物。随着现代临床治疗医学水平的不断提高，临床急救医学的迅速发展，使急、慢性病患者、残疾人存活率增加，但疼痛、运动障碍、认知障碍、言语障碍、社交障碍、情绪心理障碍等各种各样的后遗症却造成患者生活无法自理，生活质量降低。人类对医学服务提出一个新的问题和新的要求，就是如何应用医学的方法、手段来进一步改善这些功能，提高患者的生活质量。应用各种医学康复手段来帮助患者，可以让"幸存"的患者能够"幸福"的生存下去，康复医学这一历史新生产物的发展便成为必然，这也再次印证了新生事物必然发展的客观规律。

　　康复医学的基本原则强调的是疾病早期康复评定和康复训练与临床诊治同步进行，鼓励患者主动参与康复训练而不是被动地接受治疗，对于功能缺失无法或较难恢复的患者要进行功能重建，对患者进行整体全面的评估和训练，以康复医学特有的团队方式对患者进行多学科、多方面的综合评价和处理，实现医学康复最终目的即提高所有患者的生活质量并能重返社会。

康复医学的服务对象为急性病病情稳定或恢复期的患者，各种慢性病患者，长期功能障碍的患者，包括残疾人、老年人及亚健康人群。这些功能障碍不仅与生理功能相关，还与社会、心理、职业等诸多因素有关。康复医学着眼于整体全面康复，并围绕三个层面进行：①最大可能减轻所有患者的残疾；②训练患者或残疾人获得新的技能和方法，从而减轻残疾造成的各种功能障碍；③帮助患者或残疾人改变环境，包括躯体内环境和社会外环境，从而将残疾造成的躯体、心理、社会等影响降到最低，提高生活质量。因此康复医学具有多学科性、广泛性、社会性，并充分体现了"生物－心理－社会"的医学模式。

康复医学与临床医学密切相关，其关联不仅在于康复过程中同时进行临床治疗和干预，而且临床治疗过程中需要康复的早期和积极介入。康复医学和临床医学特别是在疾病的急性期、亚急性期有着密切的联系和相互渗透。已有证据表明，疾病早期的医学康复可以使患者得到更大的功能恢复。康复医学还与预防医学有关，强调的是对残疾的三级预防。通过积极的措施和健康教育等预防疾病的发生，这是一级预防；在疾病发生后，通过积极的医学康复干预手段避免发生并发症、继发性功能障碍和残疾，这是二级预防；针对发生的严重功能障碍和残疾，积极进行康复治疗或功能替代等措施，提高其功能和生活质量，这是三级预防。现代医学越来越强调的是尽可能预防疾病和残疾的发生，因此，康复的早期介入是非常必要的，对于预防并发症和继发性损伤、最大限度恢复患者的功能具有重要的意义。

一、早期介入

（一）早期医学康复的意义

早期介入是医学康复的重要原则之一。目前关于早期医学康复的定义和开始时间尚无明确界定，因疾病和患者情况而异。比较公认的是只要患者病情稳定和允许，应在临床治疗的同时尽早介入医学康复治疗。早期医学康复介入可以有效避免长期卧床或不良体位所造成的肌肉萎缩、软组织短缩、关节挛缩、关节半脱位、坠积性肺炎、压疮、深静脉血栓、骨质疏松等并发症和废用综合征、误用综合征，提高患者的康复疗效，还具有缩短住院日、优化医疗资源配置、降低医疗费用等社会经济效益。

（二）早期医学康复的主要目标和形式

早期医学康复的主要目标是最大限度地恢复功能，避免并发症和残疾的出现。早期医学康复通常在疾病急性期即开始介入，与临床治疗同时进行，需要与临床各学科密切合作，常见的开展形式是卒中单元与科际间会诊。

1. 卒中单元 卒中单元是由英文 Stroke Unit 一词翻译而来，起源于半个世纪前的欧洲，并且在欧洲逐渐发展和成熟，服务主要对象是脑血管病患者。各国卒中单元的模式不同，但它并不是一个特殊的病房或机构，更不是一个独立的实体，而是一个团队（team）负责医院内急性期脑血管病人的治疗。这一组人由急诊室医师、神经科医师、康复医师、康复治疗师（物理治疗师、作业治疗师、言语治疗师、心理治疗师等）、专科护士及社会工作者等组成。国内多家医院已经建立卒中单元。在治疗脑卒中有效的四种方法中（卒中单元、溶栓治疗、抗血小板治疗和抗凝治疗）最有效的方法是卒中单元，因此建立卒中单元是卒中医学发展的必然趋势和方向。卒中单元是一种针对卒中病人建立的新的病房管理模式、提高疗效的系统。它为卒中病人提供药物治疗、肢体康复、语言训练、心理康复和健康教育。卒中单元体现了对病人的人文关怀，体现以人为本，把病人的功能预后及病人和家属的满意度作为主要的临床目标。卒中单元是现代医学理论的集中表现，即多元医疗和循证医学，它把传统的治疗方法重新组合，构成新的治疗系统。卒中单元的目标是最佳功能、最小残疾、最小并发症、最小卒中复发，提高病人和家属满意度，提高病人对卒中危险因素预防和疗效的理解。

2．**科际间会诊**　未开展卒中单元的医院以及其他学科可以通过科际间会诊实现早期医学康复的介入。临床科室申请康复医学科会诊后，康复科医师通过与临床专科医师的沟通合作，在充分了解患者病情并结合康复评估后制定个体化的康复方案，由康复治疗师在床旁提供早期康复服务。其目标也是最佳功能、最小残疾、最小并发症、最小复发，提高患者和家属的满意度。

（三）早期医学康复的主要内容

早期医学康复通常在疾病的急性期即开始介入，与临床治疗同时进行，通过早期干预达到最佳功能、最小残疾和并发症、缩短病程等康复目标。其主要内容因不同学科而异，现分学科介绍如下

1．**神经科疾病早期医学康复**　脑损伤（脑卒中、脑外伤）是神经科的常见病。脑损伤后开始康复治疗的最佳时期目前尚缺乏循证医学证据，但多数学者建议应早期开始医学康复治疗，并通过功能性神经影像学技术和动物实验确定围梗死期是开始医学康复治疗的关键时期。早期开始医学康复治疗也是卒中单元的重要组成部分。有研究发现在脑卒中发病后20～30天开始医学康复治疗的患者预后要好于较晚开始康复的患者。脑卒中后早期出现的很多并发症（如深静脉血栓、皮肤压疮、软组织挛缩、便秘及坠积性肺炎）均与制动相关，因此活动肢体、预防并发症则是早期康复的基本组成部分。开始进行肢体活动最佳时间目前还未确定，但研究认为在脑卒中病后几天内开始康复患者耐受良好。有一项脑卒中后极早期临床研究所取得的初步成果认为脑卒中发病后24小时内立即开始进行物理治疗患者可以很好地耐受，并且不增加负性事件的发生风险。卒中单元是提供脑卒中患者早期医学康复服务的理想形式，不具备卒中单元的医院可通过神经内外科与康复科的密切合作，早期即可开展床旁康复治疗。主要内容包括：①肢体被动活动，维持软组织长度和关节活动范围，减少痉挛和挛缩；②应用神经发育疗法和本体感觉促进技术诱发主动活动；③想象疗法促进脑功能重组；④指导家属或护理人员正确体位摆放和护理方式，防止坠积性肺炎、肩关节半脱位等继发性损伤的出现。

2．**骨科疾病早期医学康复**　骨科疾病的早期医学康复主要针对两方面，一方面是病程早期通过对患者的康复宣教和功能锻炼，达到消除症状、防止继发性损害、预防复发和尽可能延缓疾病进展的目的，如颈腰椎疾患、骨关节炎等疾病；另一方面是针对术后（如脊椎术后、关节置换术后、骨折术后、韧带重建术后等）的早期医学康复，主要内容包括正确体位摆放、伤口护理、肌肉功能训练、关节功能重建等，防止出现假体脱位、深静脉血栓形成、肌肉萎缩、关节活动范围受限、伤口延迟愈合、感染等并发症和废用综合征。

3．**心肺疾病早期医学康复**　目前已有明确的循证医学证据支持有氧运动疗法可以有效增加患者的毛细血管密度、动脉横截面积和潮气量，从而改善其心肺功能。适当的康复教育及训练可以有效预防或延缓冠心病、慢性阻塞性肺疾病等心肺疾患的发生、发展。对于心胸外科术后的患者，早期的医学康复介入非常必要，主要包括呼吸肌训练、咳嗽排痰技术指导及循序渐进的有氧运动训练。恰当的早期医学康复介入可以有效缩短病程、预防长期卧床并发症、提高活动耐力、改善患者的生活质量。

4．**儿科疾病早期医学康复**　儿科疾病的早期医学康复主要针对高危新生儿开展早期筛查

和随访，及早发现并监测运动发育异常的患儿，尽早给予医学康复治疗干预，纠正异常模式，促进脑功能发育、重组，尽可能改善运动控制和功能，避免继发性损伤的出现。

二、全面介入

医学康复关注的不仅是有功能障碍的肢体和器官，而是整个人（whole patient）。人具有生理活动、精神活动、社会活动和职业活动。为达到最佳康复效果，必须从生理上、心理上、社会和职业活动上进行全面康复。

（一）全面康复概念

全面康复是指在医疗、教育、职业和社会康复等领域上全面得到康复。

1. **医学康复** 医学康复是指采用医学的手段，通过康复评估、物理疗法、作业疗法、语言疗法、心理疗法，以及结合医学物理学、医学生物工程学、医疗心理学、神经生理学等医学治疗进展，为临床各类患者提供康复服务。传统的针灸、推拿、太极等也成为我国医学康复的手段。

2. **教育康复** 教育康复作为特殊教育的一部分，是按照教育对象的实际需要，制定教育方案，组织教育教学，实施个别训练，给予强化辅导。在这样的教育中，教育工作者注重的是融特殊教育、幼儿或成人教育及早期干预方法为一体，形成特别的教育过程，对残疾人，如聋儿听力、语言、心理问题等功能障碍的提高和达到重返社会的最终目的起着良好的促进和推动作用。

3. **社会康复** 社会康复是残疾人全面康复的重要组成部分。它是指从社会角度推进医学康复、教育康复、职业康复等工作，动员社会各界、各种力量，为残疾人的生活、学习、工作和社会活动创造良好的社会环境，是他们能够平等参与社会生活，并充分发挥个体的潜能，自强自立，享有与健全人同样的权利和尊严，并为社会履行职责，做出贡献。

4. **职业康复** 职业康复是指采用各种适当手段，帮助伤残人士恢复健康和工作能力，以及生活自理能力。是考虑到伤残者的身体能力，使其伤残后的潜在素质与再就业合理结合，即根据伤残者的具体情况帮助其就业，包括肢体、器官、智能的全面和部分恢复，以及职业培训。通过医学康复和职业康复，达到重返工作岗位或合适的职业，恢复正常生活能力，参加社会活动的目的。它是在患者现有的生理康复和心理康复水平下，训练和培养他的职业能力，变单纯的社会消费者为对社会有所贡献者，是他们融于社会中，而不是与社会疏离。

（二）国际功能、残疾和健康分类

国际疾病分类（international classification of disease，ICD）是依据疾病的某些特征，按照规则将疾病分门别类，并进行编码的方法来表示的系统。ICD 是临床疾病诊断和治疗的重要分类标准。与国际疾病分类相似的是，将功能和残疾进行标准化分类。WHO 在 2001 年 5 月第 54 届世界卫生大会上提出了"国际功能、残疾和健康分类"（international classification of functioning，disability and health，ICF），并在全球范围内推广实施。该分类系统提供了能统一和标准地反映所有与人体健康有关的功能和失能的功能状态分类，作为一个重要的健康指标，广泛用于卫生保健、预防、人口调查、保险、社会安全、劳动、教育、经济、社会政策、法律等各方面。

ICF 将残疾和功能分类，作为一种相互作用和演进的过程，提供了一种多角度的分类方法。

ICF 由两部分组成，每一部分有两个成分，第一部分是功能与残疾，包括身体功能和结构（替代"残损"）、活动（替代"残疾"）和参与（替代"残障"）；第二部分是背景性因素，包括环境因素和个人因素。

身体功能是指身体系统的生理或心理功能。身体结构是指身体的解剖部分，如器官、肢体及其组成。

残损是在身体各系统功能和结构水平上评价肢体功能障碍的严重程度，指各种原因导致的身体结构、外形、器官或系统生理功能及心理功能损害，仅限于器官、系统的功能障碍。残损可以是暂时的或永久的，可以进行性发展或静止不变，可以持续或间断出现。

活动是指个体从事的活动或任务。活动涉及的是与生活有关的所有个人活动，是一种综合应用身体功能的能力。

活动受限是指按正常方式进行的日常生活活动能力丧失和工作能力的受限，是从个体完成任务、进行活动的水平上评价功能障碍的严重程度。活动受限是建立在残损基础上，包括行为、交流、生活自理、运动、技能活动和环境处理等方面的活动受限。活动受限可以是完成活动的量或活动的性质变化所致。辅助设备的使用和他人帮助可以解除活动受限，但不能消除残损；也并非所有残损都会导致活动受限。

参与是指与健康状态、身体功能和结构、活动及相关因素有关的个人生活经历；是与个人生活各方面功能有关的社会状况，包括社会对个人功能水平的反应，这种社会反应既可促进、也可阻碍个体参与各种社会活动；是个体健康、素质及其所生存的外在因素之间复杂关系的体现。参与和活动的不同在于影响前者的相关因素是在社会水平，而影响后者的因素是在个体水平。

参与局限是从社会水平评价功能障碍的严重程度，是由于残损、活动受限或其他原因导致个体参与社会活动的受限，影响和限制个体在社会上的交往，导致工作、学习、社交不能独立进行。此外，环境因素对同一残损或活动受限的个体会有影响。如个体可以在移动性方面表现为活动受限和参与局限，活动受限是由于其不能行走所致，参与局限是由于环境障碍物或无便通工具所致。所以，参与局限直接受社会环境影响。

背景性因素是指个体生活和生产的全部背景，特别是能影响功能和残疾结果的背景性因素。包括环境因素和个人因素。

环境因素（environmental factors）：是指社会环境、自然环境、家庭及社会支持，它与身体功能和结构、活动、参与之间的相互作用。

个人因素（personal factors）：指个体生活和生存的特殊背景，如性别、年龄、生活方式、习惯、教育水平、社会背景、教养、行为方式、心理素质等。

由此可见，健康情况、功能和残疾情况以及背景性因素之间是一种双向互动的统一体系。

（三）医学康复团队

康复医学的全面性还体现在康复医学采用的多学科和多专业合作的团队服务方式，包括：①学科间团队，指与康复医学密切相关的学科，如神经内科、神经外科、骨科、心内科、心外科、呼吸内科、胸外科、内分泌科、老年科、儿科、妇产科、普通外科等。②学科内团队，指康复医学内部各专业，包括康复医师、物理治疗师、作业治疗师、言语治疗师、康复工程师、康复护士、康复心理医师等。团队会议模式是传统的康复医学工作方式。团队会议一般在临床医师或康复医师召集下，由各专业和学科分别针对患者的功能障碍性质、部位、严重程度、发展趋势、预后、转归等提出近、中、远期的康复目标和康复方案。

(四)医学康复服务的主要内容

医学康复的主要内容也展现了康复医学的全面介入，包括康复基础学、康复功能评定学和康复治疗学。

1. **康复基础学** 康复基础学是指康复医学的理论基础，重点是与康复功能训练，特别是主动功能训练有关的解剖学、生理学、人体发育及运动学，以及与患者生活和社会活动密切相关的环境改造学。

2. **康复功能评定学** 康复功能评定学是在临床检查的基础上，对病伤残者的功能状况及其水平进行客观、定性和（或）定量的描述，并对结果做出合理解释的过程，又称为功能评定。康复功能评定的目的是制定对应的康复目标。康复最终目标是使患者尽最大可能生活独立，改善生活质量，减少个人及对家庭、社会的负担。制定康复目标时，遵循 SMART 原则，即特异性（specific）、可测性（measurable）、可获得性（achievable）、相关性（relevant）和时间性（time limited）。康复功能评定是客观的、系统的对个体功能水平进行评定，能够使诊断更精确、更细化，并将功能水平量化，从而制定有效、适宜的康复治疗计划。主要包括以下内容。

(1) 运动功能评定：如肌力、肌张力、关节活动范围、步态分析、平衡和协调功能、感觉功能、心肺功能等。

(2) 生物力学评定。

(3) 日常生活活动能力与社会功能评定：包括日常生活活动能力评定和生活质量评定。

(4) 脑高级功能评定：包括言语功能评定、吞咽功能评定、心理功能评定等。

(5) 神经电生理功能检查：包括肌电图、诱发电位、低频电诊断等。

(6) 康复特殊评定：如疼痛、二便、性功能等。

(7) 环境评定。

(8) 就业前评定。

3. **康复治疗学** 康复治疗可以定义为主动的、动态的过程，是帮助患者或残疾人获得知识和技能，最大程度使他们获得躯体、精神和社会的功能。康复治疗目标是最大可能地改善功能，将残疾与残障降低到最小限度，从而促进活动和参与能力。康复治疗主要包括以下内容。

(1) 物理治疗。包括物理因子疗法（非力学方法）和运动疗法（力学方法）。物理因子疗法是使用电、光、声、磁、水、蜡等物理因子治疗，对减轻炎症、缓解疼痛、改善肌肉瘫痪、抑制痉挛、防止瘢痕增生以及促进局部血液循环等均有较好疗效；近年来，经皮神经电刺激、功能性电刺激、生物反馈疗法和机器人辅助训练等新技术在镇痛、恢复和代偿肢体功能等方面的应用日益广泛。运动疗法强调力的应用，是通过手法操作、医疗体操及器械训练等，采用主动（为主）和（或）被动运动的方式达到改善或代偿躯体或脏器功能的治疗方法。运动疗法有助于预防和治疗肌肉萎缩、关节僵直、骨质疏松等并发症。

(2) 作业治疗。作业疗法是针对病伤残者的功能障碍，指导参与选择性、功能性活动的治疗方法。目的是减轻残疾、保持健康、增强患者参与社会、适应环境、创造生活的能力。有效的作业治疗需要患者主动地参与选择性活动，选择性活动不仅包括那些可以达到治疗目标的活动，而且包括那些对患者适应环境和适应工作有帮助的活动。具体来说，作业治疗是在人体工效学和职业功能测试的基础上，给予认知训练、感觉综合治疗、矫形、自助具制作、压力治疗、心理辅导、家居测试、康复环境设计和改造、社区及家庭生活技能训练等。作业治疗的主要目的是学习和获得新的技能、提高日常生活活动能力，利用环境改造以达到减轻残疾，增加活动能力和参与能力，提高生活质量。

（3）言语治疗。是针对脑卒中、颅脑外伤、小儿脑瘫、头颈部肿瘤及一些先天缺陷患者的交流能力障碍，来进行言语或语言矫治的方法。常见的交流能力障碍包括语言的理解、表达和学习获得障碍，如失语症、语言发育迟缓；以及口语的发音障碍通过评定，鉴别言语障碍的类型，给予针对性的训练，包括发音器官练习、构音结构练习、单音刺激、物品命名练习、阅读理解练习、情景会话练习等方法，恢复或改善患者的交流能力。

（4）心理治疗。是通过观察、谈话、实验和心理测验法等对患者的心理异常进行诊断，采用精神支持疗法、暗示疗法、催眠疗法、行为疗法、脱敏疗法、松弛疗法、音乐疗法和心理咨询等对患者进行治疗，使患者以积极、主动的态度参与康复治疗、家庭和社会生活。患者的精神和心理因素可影响其整体功能的恢复程度，甚至影响预后和生活质量，康复医学专业人员应重视每位个体的心理评定和治疗。

（5）文体治疗。选择患者力所能及的一些文娱、体育活动，对患者进行功能恢复训练，一方面恢复其功能，另一方面使患者得到娱乐，锻炼身体及参与集体活动。

（6）中国传统治疗。包括太极、针灸、推拿等。这些治疗方法在调整机体整体功能、疼痛处理与控制、身体平衡和协调功能改善，以及运动养生和饮食养生等方面具有独特的作用。综合应用中国传统治疗与康复训练能进一步提高患者的功能。中西医合并的康复疗法在全球范围内越来越受到重视和推崇。特别是近年来科学研究人员应用西医的科学实验方法逐步证明了中国传统治疗的临床应用的有效性和安全性，有力地推动了其发展和进一步在康复医学中的应用。

（7）康复护理。临床护理是实施早期康复的场所，也是决定患者康复疗效的关键组成部分，如果患者的功能未能很好地发挥，不能正常地生活和工作，这就意味着护理工作还没有结束。康复护理工作中，康复护士起着重要作用。康复护士应理解和熟悉康复医学的基本概念、主要内容和技能，并使之渗透到整体的护理工作中，使康复的理念和基本技术成为整体护理工作的一部分。

（8）康复工程学。是应用现代工程学的原理和方法，研究残疾人全面康复中的工程技术问题，研究残疾人的能力障碍和社会不利条件，通过义肢、矫形器、辅助具以及环境改造等途径，以最大限度恢复、代偿或重建患者的躯体功能的治疗措施。康复工程是重要的康复手段之一，特别是对于一般治疗方法效果不理想的身体器官缺损和功能障碍者，它是主要的，有时甚至是唯一的治疗手段。义肢学和矫形学属于康复工程范畴，是跨临床医学、生物医学、生物力学、机械工程等多门学科的边缘学科。义肢是使截肢者重获功能和正常外表形象的装置，是为弥补截肢者肢体缺损而制造装配的人工肢体。矫形器是在人体生物力学基础上，作用于人体四肢或躯干，以预防、矫正肢体畸形，治疗骨、关节、神经和肌肉疾病及功能代偿的体外装置，它是利用矫形器治疗疾病和训练患者功能的学科和技术，在康复医学领域占有十分重要的地位。

（9）社会服务。在患者住院时，帮助患者尽快熟悉和适应环境，正确对待现实和将来，和家人一起向社会福利、服务、保险和救济部门求得帮助；在治疗期间协调患者与专业组各成员的关系；在出院前帮助患者做好出院后的安排；出院后进行随访并帮助他们与社会有关部门联系以解决他们的困难。

（五）医学康复服务形式

世界卫生组织提出康复服务的方式主要有三种：机构康复（institution-based rehabilitation，IBR），社区康复（community-based rehabilitation，CBR）和上门康复服务（outreaching rehabilitation，ORS）。

1．**机构康复（IBR）** 机构康复是指在综合医院中的康复医学科、康复门诊、康复专科医院以及特殊康复机构等进行的康复。它具有完善的康复设备，有正规训练的各类康复专业人员，工种齐全，具有较高的专业技术水平，能解决病伤残者各种康复问题，康复服务水平较高，但病伤残者必须来该机构才能接受康复服务。

2．**社区康复** 社区康复是社区卫生服务六位一体职责的重要组成部分之一。

（1）社区卫生服务的概念。社区卫生服务是在政府领导、社区参与、上级卫生机构指导下，以基层卫生机构为主体，全科医师为骨干，合理使用社区资源和适宜技术，以人的健康为中心、家庭为单位、社区为范围、需求为导向，以妇女、儿童、老年人、慢性病人、残疾人、贫困居民等为服务重点，以解决社区主要卫生问题，满足基本卫生服务需求为目的，融预防、医疗、保健、康复、健康教育、计划生育服务功能为一体的，有效、经济、方便、综合、连续的基层卫生服务。因此，社区康复在社区卫生服务中占有重要地位。

（2）社区康复的概念。1981年WHO将社区康复定义为"在社区的层次上采取的康复措施，这些措施是利用和依靠社区的人力资源而进行的，包括依靠有残损、残疾、残障的人员本身，以及他们的家庭和社会。"社区康复是WHO所倡导的一种行之有效的服务形式。社区康复确保残疾人能够充分发挥其身心能力，获得正常的服务和机会，能够完全融入所在社区和社会之中。社区康复强调的是充分利用社区资源，鼓励病伤残者及其家庭的积极参与，使病伤残者及其家庭受益。1994年，联合国发表了《关于实现残疾人享有平等机会标准规定》。同年，国际劳工组织、联合国教科文组织、世界卫生组织发表了《关于残疾人康复的联合已经书》，进一步明确了社区康复的目标、概念和实施办法，指出"社区康复是在社区内促进所有残疾人康复并享受均等机会和融入社会的一项战略"；"社区康复的实施有赖于残疾人自己及其家属、所在社区、以及卫生、教育、劳动就业和社会服务等部门共同的努力"；"社区康复可持续发展的关键是务实、灵活、支持、协作"。根据国际上对社区康复所下定义，结合我国国情和社区康复实践，目前我国将社区康复的定义为"是社区建设的重要组成部分，是指在政府领导下，相关部门密切配合，社会力量广泛支持，残疾人及其亲友积极参与，采取社会化方式，使广大残疾人得到全面康复服务，实现机会均等，充分参与社会生活的目标。"

（3）社区康复的基本原则

①坚持社会化的工作原则：社会化工作原则是指在政府的统一领导下，相关职能部门各司其职，密切合作，挖掘和利用社会资源，发动和组织社会力量，共同推进工作。社区康复服务只有坚持社会化工作原则，才能使这项社会多系统工程顺利实施。

②立足以社区为本：以社区为本，就是社区康复服务的生存与发展必须从社会实际出发，必须立足于社区内部的力量，使社区康复服务做到社区组织、社区参与、社区支持、社区受益。

③遵循"低成本、广覆盖"原则："低成本、广覆盖"是指以较少的人力、物力、财力投入，使大多数服务对象能够享有服务，即获得较大的服务覆盖面。这一直是我国卫生工作改革的一个原则，也是社区康复应遵循的原则。

④因地制宜、分类指导：社区康复服务既适合于发达国家，也适合于发展中国家，其目的是使大多数的康复对象享有全方位的康复服务。由于发达国家和发展中国家在经济发展水平、

文化习俗、康复技术及资源、康复对象的康复需求等方面有很大的差异，即使在同一国家不同地区差别也很大，因此因地制宜、分类指导才能切实解决当地的康复问题。

⑤采取适宜的康复技术：为使大多数康复对象享有康复服务，必须使大多数社区康复人员、康复对象本人及其家人掌握简单有效的康复技术，这就要求康复技术必须易懂、易学、易会。

⑥康复对象主动参与：社区康复服务与机构康复服务的区别之一，就是康复对象角色的改变，使其由被动参与、接受服务的角色，转变为积极主动参与的一方，参与康复计划的制定、康复目标的确立、训练的开展和回归社会等全部康复活动。

（4）社区康复的主要工作内容。社区康复贯彻全面康复的原则，从残疾的预防，到残疾人的医学康复、教育康复、职业康复和社会康复。根据世界卫生组织提出的模式和我国一些地区试点工作的实际经验，社区康复应包括以下内容。

①残疾预防：依靠社区力量，落实各项有关残疾预防的措施，开展环境卫生、营养卫生、精神卫生、保健咨询、安全防护措施以及卫生宣传教育等工作。

②残疾普查：依靠社区力量，普查全社区残疾情况，了解残疾人员分布、总数、残疾种类、残疾原因，为制定残疾预防和康复计划提供信息。

③医学康复：依靠社区力量，在家庭和（或）社区康复站对有康复需求的残疾人开展必要的、因地制宜的康复训练，对复杂的、疑难的病例需要转诊到上级医院或康复中心进行诊治。

④教育康复：依靠社区力量，帮助残疾儿童解决上学问题，或组织社区内残疾儿童进行特殊教育。

⑤职业康复：依靠社区力量，对社区内有一定劳动能力、有就业潜力的残疾人，提供就业咨询和指导，给予必要的职业培训，尽可能安排在社区开办的工厂、商店、公司等单位。

⑥社会康复：依靠社区力量，组织社区内残疾人自己或和健康人一起参与的文娱体育和社会活动，帮助残疾人解决医疗、住房、交通等方面的困难和问题，对社区的所有成员进行宣传教育，消除歧视，帮助病伤残者重返社会。

⑦独立生活指导：依靠社区力量，提供有关残疾人独立生活的咨询和服务，如有关残疾人经济、法律、权益的咨询和维护，残疾人辅助用品的购置、使用和维修服务，独立生活技能咨询和指导等。

3. 机构康复和社区康复的关系　社区康复计划必须包括转介服务。一些康复技术要由上级机构指导，而一些复杂疑难病例、难于在社区解决的困难问题，又必须向上级机构转送。因此，IBR 和 CBR 是相辅相成的，没有 IBR 则缺乏 CBR 人员培训基地，复杂疑难的康复问题得不到解决；没有 CBR，则不能满足广大残疾人的康复需求，失去康复的意义。当前我国既要进一步发展落实二、三级综合医院建立康复医学科的要求，又要大力发展 CBR，才能实现残疾人"人人享有康复服务"的目标。

（六）医学康复的分级管理模式

为贯彻落实《中共中央国务院关于深化医药卫生体制改革的意见》（中发【2009】6 号）提出的"注重预防、治疗、康复三者结合"的要求，要逐步建立分层级、分阶段的康复医疗服务体系。经过多地区试点研究探索，初步形成三级康复的管理模式。"一级康复"是指患者早期在医院急诊室或相关科室的常规治疗及早期康复治疗；"二级康复"是指患者在综合医院的康复医学科或康复中心进行的康复治疗；"三级康复"是指在社区或家庭中的继续康复治疗。现具体介绍如下：

1. 一级康复——疾病的早期康复 一级康复是指患者早期在医院急诊室或相关科室的常规治疗及早期康复治疗。例如脑卒中发病后急性期治疗按治疗指南进行。在急性期预防脑卒中再发和并发症是最重要的，鼓励患者建立信心，重新开始自理活动。初期评定侧重病情严重程度的评价，并发症的评价和预防，功能残疾的评价等。早期康复多在发病后2周以内开始。如脑卒中患者卧床期，应进行关节被动活动，良姿位摆放，早期床上转移和床边坐起训练等。

2. 二级康复——恢复期的康复 二级康复一般在综合医院的康复医学科和康复中心进行，患者转入综合医院的康复医学科和康复中心后，最初由康复医师采集病史，对患者进行全身检查和功能评价，对运动、感觉、交流、认知、ADL等进行评估筛查。依据评估结果，决定康复小组成员。康复小组成员各行其责对患者进行检查，然后召开康复小组讨论会，根据患者的整体情况，制定康复计划并开始实施治疗。如脑卒中患者二级康复的训练内容主要是坐位平衡、移动、站立、重心转移、跨步、够物、操作、日常生活能力（进食、更衣、转移等）、全身协调性训练、站立平衡、步行、上下楼梯及辅助具使用等。经过一段时间的功能训练，再次对患者进行康复效果评价，制定下一步康复目标和功能训练方案。如果患者治疗有效且为回归社区做好了准备，就可以回到社区进行康复。

3. 三级康复——社区康复 三级康复是指在社区和（或）家庭中继续进行的康复治疗。患者出院回归社区后就可以进入社区康复阶段。在条件允许的情况下，社区康复医师参加专业康复后的末期评价，康复医师应对患者诊治经过有一个总结和评价，明确出院后的康复治疗计划。社区康复医师在二级康复的基础上，根据患者居住环境条件制定适宜的康复计划，并负责实施治疗。如果患者功能恢复到平台期，可以对患者及其家属进行康复宣教，在家中继续进行功能锻炼以维持功能。如果患者功能仍有改善的空间，建议再次评价患者的功能，制定新的康复计划并继续康复治疗。

4. 康复网络信息共享平台的建设 在社区康复发展过程中，网络信息化的快速发展起到了重要的推动作用。康复网络信息共享平台既便于各社区卫生服务中心和社区卫生服务站对辖区内的患者进行疾病分类管理、流行病学调查、健康宣教等，同时也可以进行各康复医疗机构之间的实时信息交流、远程会诊、疑难病例讨论等，为快速进行疾病的诊断、制定合理的康复治疗方案、提高专业人员的知识水平和双向转诊创造了便利条件。

三、系统介入

为了更有效地整合临床康复资源，提高康复疗效，建立规范的康复亚专业体系十分必要，可以为患者提供更为系统、全面的康复服务，进一步提高康复效益和效率，促进患者重返社会。以下针对目前国内已开展的主要疾病系统康复进行阐述。

（一）神经康复评估及训练体系

1. 脑卒中康复评估和治疗平台的建设 通过配套设备完善、操作技术和理念上的突破，包括上下肢机器人康复训练评估系统，经颅磁刺激、电脑辅助认知康复训练系统，动态视觉康复评定系统、生物反馈人机互动运动控制训练、运动再学习技术等，提升脑卒中临床康复诊疗技术水平，形成先进规范的具有国际水平综合医院的卒中单元体系及三级康复流程。

2. 周围神经损伤的康复评估及治疗平台建设 发展相关诊断检测及治疗技术，如神经电生理检查，神经肌肉电刺激、物理因子及局部注射治疗等，提高现有康复治疗技术水平，形成具有完善的病情动态监测、预后判断、个性化治疗的全程康复平台。

（二）肌肉骨骼康复评估及训练体系

1．脊柱稳定性康复评估及训练体系的建设 颈、肩、腰、腿部疼痛，特别是退行性改变造成的骨性关节炎，是临床常见病、多发病，且具反复发作的特点，通过脊柱和四肢关节的动态评估训练系统及医疗训练康复理念，进行脊柱核心肌群和四肢关节的耐力、力量及运动控制的训练，为疼痛控制、预防复发、增强功能、延缓退变建立一个全新的康复技术平台和训练系统。

2．骨折、关节置换术等手术术后功能康复训练平台 这是与骨科密切结合，形成骨折，以及膝、髋关节置换术术前、术中、术后的一体化、规范化康复评估和训练系统，建成具有国际水平的医疗服务模式。通过早期关节持续被动活动、早期减重步态训练、多关节肌力训练系统等，使患者的功能尽早得到最大程度的恢复。

（三）心肺康复评估及训练体系

通过完善配套设备、强化科室间合作，健全患者管理制度，拓展糖尿病、高血压病、代谢综合征、肥胖等疾病的康复医疗模式，建立规范的心肺康复评估和治疗体系。

（四）儿童运动康复评估和训练体系

儿童运动功能障碍规范化系统的建设，是在原有儿童运动康复的基础上，依托小儿神经科的发展，通过不断更新理念和配套设备、科研创新，进一步提高高危儿早期质量管理，建立具有国际水平的多种儿童运动功能障碍疾病的康复医疗服务体系。

（五）运动控制及运动学习技术体系

无论神经系统疾病还是肌肉骨骼系统疾病导致的功能障碍都涉及运动控制的受损，通过将这一理论与生物工程相结合，引进虚拟情景与现实互动的运动控制体统、动态多功能训练康复仪、智能步态评估及训练、三维生物力学跑台等技术，对患者的平衡能力、协调能力、反应能力及步态等各种运动控制能力进行分析及实时有效的可视化反馈训练，形成具有国际水平的运动康复评估和治疗体系。

（六）医学康复领域内的科学研究

建设研究型医院，离不开高质量的科学研究。康复医学作为一门新兴的医学学科，更需要科学研究来不断推动其发展，提高康复服务水平。

1．康复医学的科研任务 康复医学科研的主要任务是发现和验证疾病的病因或危险因素，检验各种病伤残临床诊断和功能评价方法的可靠性和准确性，验证和比较各种康复治疗方法的效果，分析影响疾病预后的因素，开发新的康复技术和疗法，尽可能应用有力的循证医学证据，制定各种临床康复治疗方案，分析康复医疗成本－效益，以及探讨临床康复医学研究中的伦理问题。

2．康复医学科研的意义 康复医学研究的最终目的是帮助患者预防和治疗功能减退及丧失，提高生活独立程度和生活质量，尽可能延长健康寿命。通过康复医学研究提高康复医学工作者的临床诊断、功能评价和治疗技术水平，提升康复医疗工作质量。康复医学研究是验证各种临床疾病发病学假说、诊断方法准确性与治疗技术有效性、安全性的必由之路，是临床实践的重要一环。因此，做好康复医学科学研究，对于推动学科发展和康复服务水平的提高具有重要作用。

第四节 研究型医院的核心要义
——疑难危重病个性化诊治

疑难危重病诊治是研究型医院的主要任务，疑难危重病的病机复杂，具有诊断、治疗困难，病情重或发展快的特点，对其诊治更需要先进的设备及技术、多学科联合、综合的个性化治疗以及更深入的基础研究。临床诊疗过程中不可能实施程序化治疗，而必须实施针对患者实际情况及疾病特点的个性化医疗。研究型医院承担着建设疑难危重病诊治基地的任务，势必要将疑难危重病个性化医疗作为临床、科研重点，集合优势、整合资源，花大力气提升疑难危重病的诊治率，真正实现"很会看病"、"能看其他医院看不了的病"这一发展目标。

一、新前景

早在 2006 年，党中央就将"重大疾病防治水平显著提高"作为八大创新目标之一。从时代发展和战略全局的高度，为国家和军队卫生事业发展明确了任务，指明了方向。研究型医院是以解决疑难危重病的诊治和回答临床复杂问题为特色的临床、科研并重的新型医院，必须将疑难危重病的诊治作为其主要职能，通过对疑难危重病诊治的全面研究，探索新的、更有效的治疗方案，形成独特的技术优势和鲜明的服务品牌，最终形成持续发展的内在优势和核心竞争力，推动研究型医院健康、快速发展。

（一）疑难危重病个性化医疗在研究型医院中的地位作用

1. **是研究型医院的建院之重** 提高临床诊治水平、提升为患者服务能力是研究型医院建立的根本目的，这一目的要求研究型医院在建院之初就必须把疑难危重病诊治设置为建院的重中之重。当前，随着医疗水平的发展，疾病死亡结构发生巨大变化，但是疑难危重病的死亡率一直位居同时期疾病谱的前列，虽耗费大量人力、物力、财力进行治疗，患者总体生存率及生活质量却未取得提高。研究型医院的建设就是要突破一般医院的治疗瓶颈，决不能再是简单技术的重复、治疗方法的堆砌，而应该是集合优势群体，汇聚各方资源，结合临床、科研对疾病进行全方位的分析、认识，并根据每一例患者的治疗经验和科研数据得出切实可行的治疗方案，最终总结出治疗规范，普及推广，用于指导各级医院临床治疗。故研究型医院的建设标准必须以疑难危重病的个性化医疗作为重要内容，涵盖基础设施、设备、床位等建设标准，覆盖创新型医护人才培养模式，体现研究型医院研究之特色。

2. **是研究型医院的立院之精** 医技水平的持续发展要突出精髓，研究型医院更是如此，疑难危重病的个性化医疗就是研究型医院持续发展的精髓。美国国家卫生研究院（National Institute of Health,NIH）在其制定的系统生物学未来发展蓝图时强调了对复杂生命系统的"大科学"系统研究。提出集合多学科临床、科研成果，会聚多学科门类人才共同参与疾病，尤其是疑难疾病、急重症疾病的预防、诊断及治疗，共同分享系统生物学带来的革命性理念与成果。研究型医院必须紧跟医学发展前沿，要突出"不仅会看病，而且会看别人看不了的病"这一优势，就需要应用基因技术、生物技术等各项新兴技术及常规诊疗方法对疑难危重病患者构建整体性思维、进行个性化医疗。只有通过对疑难危重病的个性化医疗取得良好成果，开拓一个又一个治疗盲区，填补一个又一个治疗空白，提炼一个又一个治疗关键，才能打造一流学科、聚集一流人才，构建一流科研、临床平台，促进研究型医院健康、快速发展，彰显研究型医院之精髓。

3．是研究型医院的强院之力　医院要发展、要壮大，要建设成为国际一流医院，必须具备核心战略，好的核心战略能够提升医院竞争力，做大、做强医院品牌，更好地为人民群众提供医疗服务。制定核心战略既要把握医学发展趋势、瞄准医学最前沿，又要重视医学发展现状、定位医疗关键点。研究型医院发展、壮大重要任务是要抓好核心战略的定位，要把医院发展方向和主要任务搞清楚，要把医院强大的发展步骤、根本措施弄明白。疑难危重病的治疗一直都是困扰医疗发展的一大难题，是全球生物学及医学研究的重点，同时也一直是促进医疗水平进步的推进力量，是各大医疗机构研究的热点。疑难危重病临床表现形式多样，本身就需要多学科知识综合治疗，指标变化或疾病进展需要治疗团队进行系统的分析、研究，这正吻合研究型医院的发展模式。任何一个诊断或治疗手段的突破，必然会推动医疗水平的前进，转变创新型人才的思维，而医疗水平及人才的创新发展又会推进疑难危重病患者的个性化医疗的进步，从而形成一个良性循环，最终促进医院的发展，为医院的发展提供强大的推力。

（二）研究型医院在疑难危重病个性化医疗过程中应发挥的职能

疑难危重病的个性化医疗是研究型医院建设、发展、壮大的关键点、着力点，要求研究型医院将疑难危重病的个性化医疗作为主要职能，攻克一个个医疗难关，改写疑难危重病的疾病谱。在这一要求下，研究型医院需要从科学管理、人才培养、继承创新、普及推广等方面发挥其职能作用，全面推动研究型医院的跨越式发展。

1．科学化管理职能　疑难危重病各有特点，或需要紧急手术治疗，或需要全时间段的监护，或需要多学科会诊，或需要大量文献阅读等，这些都需要医院多个科室、多个部门通力协作才能完成患者的诊疗过程。建立一套系统的、又简单易行的疑难危重病诊疗过程并加以实施、监督（图4-1），才能很好发挥研究型医院的作用，科学管理正是充分发挥这一作用的主要职能。

首先，研究型医院学科门类齐全，具备疑难危重病治疗的基本条件，庞大的医疗机构需要合理的调度才能发挥其最强作用。①建立疑难危重病绿色通道。简化入院手续和审批手续，设置实验室检查、影像学检查、核医学检查及腔镜检查等检查快速通道，留置急症手术专门手术间，缩短患者等待时间。②健全疑难危重病救治方案。根据入院疑难危重病患者的疾病特点，制定各病种的救治预案，总结经验教训并逐步完善，根据方案内容，快速、有序展开对疑难危重病患者的抢救或治疗，实现实践工作中抢救、治疗的倍增效应。③设立多学科联合会诊制度。疑难危重病人往往伴有多器官功能障碍，不能靠单一科室进行片面性诊断、治疗，需要科学组合多学科技术资源进行全面的、系统的分析、治疗，选取最佳个性化治疗方案。在门、急诊设置多学科联合会诊制度，针对患者具体情况，邀请相关科室会诊，提出相应诊断、治疗措施，共同完成患者的医疗过程，拓宽临床思路，拓广临床思维，避免因知识面缺乏所引起的漏诊、漏治。④完善临床、科研转化制度。在临床诊治疑难危重病例过程中必然会出现许多节点需要医生具备临床、科研转化思路。临床中遇到不能解释或者解决的问题，转向科学研究，应用基因组学、蛋白组学等基础研究方法探索问题发生、发展机制，并根据科学研究结果，对问题进行重新认识、重新评估，重新分析，进一步指导临床治疗。⑤完成计算机辅助诊断、治疗模块。许多疑难危重病需要迅速而有效的抢救措施，尤其是危重的罕见病，快速诊断及治疗尤为困难，这对于临床医生知识全面性提出了近乎苛刻的要求。但是实际工作中，不可能出现会"看万病"的全能医生，这就需要编写计算机辅助诊断、治疗程序，应用电脑大容量的特点，将各种疾病的建议诊断、治疗编辑成册，供临床医生参考，争取在最佳治疗时间窗内完成对患者的急救。

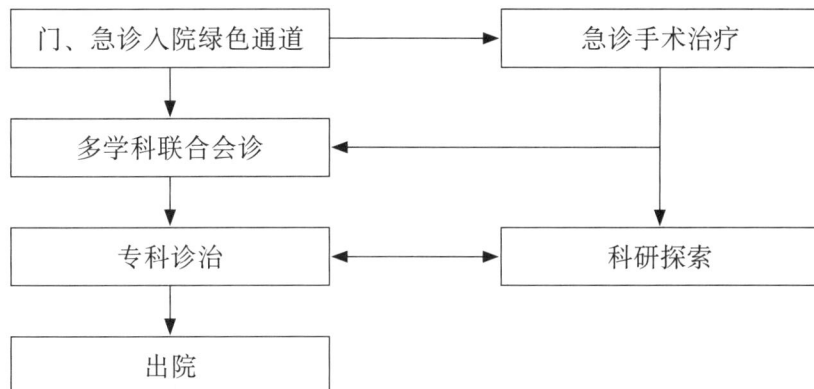

```
┌─────────────────────┐        ┌─────────────────────┐
│  门、急诊入院绿色通道  │ ──────>│    急诊手术治疗       │
└─────────────────────┘        └─────────────────────┘
           │                              │
           ▼                              │
┌─────────────────────┐                   │
│    多学科联合会诊     │ <────────────     │
└─────────────────────┘                   │
           │                              ▼
           ▼                   ┌─────────────────────┐
┌─────────────────────┐ <────> │     科研探索         │
│      专科诊治         │        └─────────────────────┘
└─────────────────────┘
           │
           ▼
┌─────────────────────┐
│       出院           │
└─────────────────────┘
```

图 4-1　疑难危重病诊治流程简图

美国哈佛大学医学院附属麻省总医院，建于 1811 年，是全球公认的权威医院，在肿瘤、心血管疾病、内分泌等多种疾病科研、治疗方面世界领先，共产生 13 位诺贝尔奖获得者。在总结麻省总医院成功经验时，麻省总院全体人员认同科学管理疑难危重病诊治过程是成功经验之一。建立一套简单可行的疑难危重病诊治流程并坚决执行，行政官、医生、护士、志愿者各司其职，共同为罕见或危重病人服务；整个医疗过程虽然涉及人多、科室杂，但却井然有序，调度合理，极大地提高了医疗效率和患者满意度。麻省总医院在 2012-2013 年跃升为全美最佳医院排行榜第一位。

其次，研究型医院是医学科技英才的聚集地，对疑难危重病的认识可能都具有自身知识框架下的疾病认识，故应在管理层面充分发挥个体的专业优势的前提下整合个人所长形成综合优势，更新理念，广开思路，集聚优秀的人力资源队伍解开疑难危重病的难题。①建立疑难危重病规范化培养模式。对各临床科室住院医师及护士进行疑难危重病的临床培训，根据科室特点有重点地进行相关疑难危重病的针对性培训，使每一个临床医生及护士对本学科及相关学科疑难危重病有一个全面的认识，增长其知识面；定期举行相关疑难危重病考核，强化临床知识，拓展其技能面；参与培训的优秀人员将进入疑难危重病人才库，激发临床医护人员对疑难危重病诊治的兴趣，为复合型创新人才打好坚实的基础。②设立疑难危重病创新研究基金。以临床需求为牵引，以临床需要为科研的出发点和落脚点，设立疑难危重病创新研究基金，为有志于研究疑难危重病的医生提供资金资助，既可以解决临床诊治中的重大、疑难问题，又可以培养临床工作者的科研思维，加速复合型创新人才的培养。③创建疑难危重病科研、诊治创新奖励制度。疑难危重病是研究型医院临床的重点、难点，对从事其科研、临床工作者应相应地给予奖励。建立专项奖励制度，对疑难危重病的病因、发病机制、预防措施、治疗方案、预后评估等方面有贡献者根据其成果大小给予一定的补贴、津贴奖励；同时对于多学科联合会诊中表现突出者也给予一定的物质奖励，将责任和福利结合起来，进一步激发复合型创新人才对疑难危重病的热情。④实行人才优胜劣汰制度。在建立各疑难危重病人才库的前提下，根据从业者分工的不同定期进行考核，科学量化、规范程序，公平、公正了解医护人员的知识更新和研究进展，根据考核结果进行评估，将一些消极怠工、安于现状的人员清除出人才库；同时将一些疑难危重病研究取得成果的优秀人才吸纳入人才库，保持研究人才的连续性和优越性，盘活人才队伍活力，促进人才队伍不断发展壮大。

2．人才培养职能　优秀人才既是研究型医院的培养目标，也是研究型医院建设的根本，高层次的复合型创新人才是创建研究型医院的核心竞争力和主要支撑。疑难危重病个性化医疗的诊治过程需要大量优秀人才，故必须在人才培养的各个方面、各个环节中创新机制，塑造一支结构合理、探索欲强的高层次人才队伍才能促进疑难危重病个性化医疗的发展。①培养人才国际眼光。"它山之石，可以攻玉"。我国医学的发展在一定程度上落后于西方一些发达国家，尤其是疑难危重病诊治方面，我国起步晚、步伐慢，加之医疗资源配置不合理，其诊治水平远低于国际水平，这就要求研究型医院培养的医护人员放眼全球，具备国际眼光，"走出去"，走出国门学习他人先进知识，用世界的眼光审视我们自身的不足，在差距中查找自身问题；同时也需要聘请一些国外具有优秀资质的教授定期进行知识讲座，"请进来"，将一些新的治疗体会、治疗经验、研究进展带进来，不断更新我们的知识，用我们自己的眼光寻找新靶点、寻求新突破，在探索中充实自身技能。通过一步步的积累、探索，"吸收精髓、去其糟粕"，最终形成一套具有我们原创专利的治疗方案，向全球展示我们的研究成果，开创"请出去、走进来"的新局面。②培养人才创新思维。"创新是一个民族进步的灵魂，是一个国家兴旺发达不竭的动力，任何社会的进步与发展都与创新密切相关"。研究型医院更是如此，对于疑难危重病的治疗如果只依靠经验医学或全盘照抄他人的治疗经验是无法促进自身医技水平发展的，也远远达不到研究型医院的建设标准。在教育层面突出对人才勇于推翻陈词烂说，更新传统腐朽思想的宣传教育，教育人才不要走前人老路子，要走自己的新路子，在基础研究和临床诊疗上开拓思维，要吸收他人的意见，更要提出自己的见解，从自身新的角度认识基础研究和临床问题，在实践中不断检验、不断摸索，提炼出属于自己的知识更新；要善于提出新问题，注重研究新思路，塑造创新的个体。在评估层面，对于创新的研究人才和研究方案必须予以充分的肯定，即使是在研究的初步阶段，也应该给予积极的对待，坚持发现一个、发展一个的原则，推进创新性的建设，"创新的种子一旦获得沃土，必会长成参天大树"；在环境营造层面，要营造创新人才发展的学术氛围，大力倡导创新精神，鼓励学术自由探索，推动研究敢为人先的学术氛围，借此影响一代代研究者创新思维，用新的、更好的方法去研究、去治疗疑难危重病。③培养人才求知若渴。疑难危重病之所以称为疑难危重病就是因为其在诊断、治疗等方面存在许多盲区、空白，尤其是在个性化医疗方面，疑难危重病人不可能按照"流水线模式"进行诊治。培养优秀人才对于这些盲区、空白等知识的研究热情，必然会推动疑难危重病诊治的快速发展。整合医院临床科研节点，参照国际研究水准，定期向科技人员展示医疗盲区、空白的方方面面；联系临床实践中的病例由各个科室讲解其遇到的疑难危重病治疗难题，使全体医疗工作者明白诊治过程中的真空，进而激发医护人员解答这些难题的热情，推进疑难危重病个性化医疗的全面研究。④培养人才专项特长。依据医疗人员个性特点和兴趣爱好，按照个人发展最佳模式进行专项培养。研究型医院并不需要每一个人既是优秀的临床工作者，又是优秀的基础科研工作者，只要在各自岗位中能够做出突出贡献就是科研型医院所要培养的人才。有的人适合做临床工作，喜欢做临床工作，能够得到患者及科室同仁的肯定，但是却无法做好科研工作，这并不影响其成为一名优秀的人才，一名优秀的临床工作者；当然有的人不喜欢做临床工作，不适合面对患者，但是其却能够很好地进行科研工作，取得多项科研成果，这也不影响其成为一名优秀的人才，一名优秀的科研工作者。这些不同类型人才的培养模式不能完全相同，应分别对待，培养兴趣，促进专项发展。⑤培养人才转化思维。研究型医院强调科研是为临床服务的，通过科研促进临床技术水平不断提高，催生新的医学知识、新的医疗技术、新的医学规范等是创建研究型医院的着眼点。疑难危重病的个性化医疗过程中，在临床中发现问题，在科研中阐述问题，进而应用于临床解决实际问题是这一医疗行为的最佳模式，这就要求医疗工作者具备临床、科研相互转换的能力。对每一位研究型医院的医疗工作者，必须始终培养其临床、科研转化思维，将临床中的问题放到科研中去探索解决方案，将科研中的成果转换到临床中指导临床实践，相互转化，相互促进，推动人才知识、技能的全面发展。

美国约翰·霍普金斯医院是全球公认最好的医院之一，创建于1879年。在其发展、壮大的一个多世纪里，人才创新理念、国际视野、转化思维的培养一直被定位于中心位置。创始人William Stewart Halsted为著名外科学专家，在甲状腺、乳腺、血管和疝外科治疗领域做出了杰出贡献，其将当时最为先进的德国住院医师培训制度引入美国，并创新性设置了先进的强调科学研究的医学课程，培养了一大批优秀的医学科研、临床相关人才，极大地推进了美国医学事业的发展。1978年度诺贝尔医学及生理学奖获得者Hamilton Smith和Dan Nathans两位科学家均来自这一医院。

3．继承与创新职能　研究型医院的基本任务仍然是"看病"，而且要"很会看病"，不仅能看常见病、多发病，还能看一般医院看不了的疑难危重病，只有具备深厚的临床基础、不断的临床实践，才能提高临床诊治水平，即疑难危重病的个性化医疗过程需要科研型医院发挥继承与创新职能。①只有传承才能创新，传承是创新的基础。医学本身就是一名经验学科，前辈们经过各种科研、临床过程逐步积累经验，传承后人；药物的治疗作用及毒副作用，手术的适应证及禁忌证等一些医学常识都是前人通过临床实践逐步积累起来的医疗经验。只有站在前人的肩上才能够少走错路、弯路，更好地推进医学前进。疑难危重病的个性化医疗必然也需要借鉴前人或他人治疗经验，用药剂量的计算、手术时机的选择等都需要一步步从实践中得出。继承治疗方案，为疑难危重病的诊治提供一些技术手段和参照方法，可以增加疾病诊断准确率和治疗有效率，减少医疗偏差。医院应设立专门的疑难危重病登记手册，由主管医师详细记录每一个疑难危重病病例的诊疗过程，从血液学指标到影像学检查结果，从手术操作过程到心理护理等，每一项都需仔细记载，评价治疗效果，反思医疗过程中的缺陷，备份保存留待日后查阅、学习。②在继承的基础上必须创新，创新才是研究型医院发展的源动力。"踩着前人的脚印前进，最佳结果也只能是亚军"。当今医学发生的翻天覆地变化，归根结底就是创新推动的。疑难危重病疾病谱的更新换代，就是由于诊疗方法的创新，使一个个原来认定的疑难危重病变为现今的普通病。疑难危重病的个性化医疗重点突出个性化医疗，要求在诊疗过程中体现患者及疾病特点，进行有针对性诊断、治疗。医院应建立良好的创新机制，包括人才培养创新和疾病认识创新，在充分论证后鼓励进行创新性研究，将新的、更加有效的诊治方法用于临床实践，增加患者救治成功概率，减少治疗误差，加速患者康复。③继承与创新相互依托，缺一不可。缺少了继承，创新就变成无源之水，无本之木，难以成功；而缺少了创新，继承则是一味地重复，更谈不上成功。研究型医院作为知识密集型及技术密集型单位，必须将继承与创新有机结合起来，走继承与创新并举之路，才能把握先机，赢得主动，开拓更为广泛的发展之路。勇于创新，又善于继承前人的经验，是疑难危重病个性化医疗的正确之路。医院一方面需要完善疑难危重病档案，详细记录诊疗过程；另一方面需要鼓励疑难危重病创新诊治机制，科研结合临床进行诊治；同时医院还需要建立评价体系，比较各治疗方案方法的疗效，分析出住院日低、有效率高、并发症发生率低等高质量医疗水平的治疗方法，用于指导类似患者的临床治疗。

食管气管瘘一直是困扰全球胸腔外科医生的外科难题。唐都医院胸腔外科在食管重建方面具有传统优势，由刘琨教授发明的"隧道式食管胃吻合术"使的食管胃吻合口瘘的发生率降至0.9%，震惊当时的胸腔外科界，这一手术术式被誉为"中国人自己发明的手术"，并在全世界范围内推广，写入多种胸腔外科书籍。在继承这一传统优势的基础上，唐都医院胸腔外科秉持持续创新理念，发明了"双瓣式食管气管瘘修补术"，创新性应用双瓣膜技术修补瘘口，取得了非常好的治疗效果，这一手术术式以封面推荐形式发表在胸腔外科著名杂志《美国胸心血管外科杂志》，被业界广泛采用。

4. 普及与推广职能　研究型医院不同于一般医院，在于其具有研究型功能。在科研为临床服务，围绕临床搞科研的前提下，研究型医院将产生一系列新的科研成果用于指导临床治疗，形成新的、更为有效的治疗方案，但这一治疗方案最初是一般医院所不了解的，尤其是疑难危重病的个性化医疗，对于一般医院是"看不了的病"，治疗方案就更无从说起。研究型医院需要发挥其对疑难危重病个性化医疗的普及与推广职能，使疑难危重病的治疗方案能够普及、推广开来，为更多的患者服务，提高全社会医疗服务质量。待某一疑难危重病的治疗方案普及到全社会，则这一疾病将从疑难危重病疾病谱中消失，这一疾病的治疗方案将写入历史。只有很好地履行普及、推广职能，才能发挥研究型医院的技术优势，才能体现研究型医院之特长，否则，研究型医院就成了"不食人间烟火"、"空中楼阁"。①建立疑难危重病个性化医疗培训基地。研究型医院应建立下级医院医师疑难危重病治疗培训制度，开办专门的培训基地，定期向下级医院医师传递疑难危重病治疗新知识，将治疗的前沿水平和新的治疗方案，分病种向培训医师进行讲解，使其能够熟练掌握某些疑难危重病的诊治措施，增加疑难危重病的抢救机会。②建立下级医院人才选拔机制。下级医院同样存在特点明确的优秀人才，其可能具备或临床或科研的潜质。研究型医院应建立人才选拔机制，由下级医院推荐，研究型医院专家教授审查的方式选取部分优秀人才进入疑难危重病个性化医疗的诊治或科研过程，使这部分人员亲身体会，更加熟练掌握新的个性化医疗治疗方案的适用范围和附加方案，提高其诊治水平；同时也能提高下级医院临床、科研水平。③建立定期下访、会诊制度。偏远山区或某一些疑难危重病患者在后送过程中存在非常大的风险，限制了其进入研究型医院救治的机会。针对这部分患者，研究型医院需要建立定期下访制度，派遣专家教授定期向下级医院进行访问，指导疾病的诊断和治疗；同时也能了解疑难危重病治疗的现状，发现临床治疗过程中的新问题，进而补充完善治疗方案；再者，也可以建立下级医院会诊制度，在下级医院诊治过程中出现疑问时随时向研究型医院请求会诊，通过远程会诊或床旁会诊随时指导疾病的临床诊治，提高疾病诊治率。④建立新技术、新方法推广制度。研究型医院建立的目的就是提高医疗水平，更好地为全社会患者服务。针对疑难危重病个性化医疗新的治疗方案成形并获得权威机构检验后，研究型医院应该通过媒体手段积极向全社会医疗工作者及普通群众传递这一治疗方法，普及这一科研、临床成果。尤其是疑难危重病预防方案，更应该通过各种手段向全社会公布，使绝大部分人受益。

二、新模式

随着社会的进步和医疗水平的发展，临床路径、多学科综合门诊与综合医疗等新的医疗模式逐渐成形并用于规范或指导临床诊疗。实践证明，这些新模式的应用推广明显改善了医疗次序，显著提升了医疗水平，减少了医疗纠纷的发生，避免了医疗资源的浪费，具有促进医学科学快速发展的重要意义。研究型医院作为医院发展过程中的一种新的跨越式发展模式，必然要将这些新的、好的医疗模式应用推广，并将其逐步改进、完善。疑难危重病患者自门诊入院至康复出院整个过程均需要联合多学科诊治手段，对患者进行系统分析，选择多重治疗手段进行针对性治疗。其对于医疗模式的要求不同于一般疾病，具有自身特点。复杂、危重的疾病表现，诊断、治疗措施的多样，急救、抢救时间的紧迫，要求医疗模式必须具备时效性、联合性、多重性。这是传统医学模式无法达到的，故研究型医院需要对疑难危重病个性化医疗与新兴医疗模式进行多方面的探索，从管理、临床、科研等多个方面着手，以求取得理想的契合效果，指导临床应用，提升医疗服务质量。

（一）探索管理新方法

疑难危重病个性化医疗体现了会聚医学、整合医学、转化医学的中心思想，具有强烈的综合特性，而临床路径、多学科综合门诊及综合医疗等新的医疗模式具有指导、协调各职能单位联合参与的特点。探索管理这些具有多重特性的医疗模式，必须树立国际眼光、发展眼光、创新眼光及辩证眼光，从高处、远处着手，从管理者自身综合素质提高着手，充分认识各医疗模式特点，加强各医疗模式的相互融合。

1. **加大医疗模式改革重视力度** 临床路径、多学科综合门诊及综合医疗等新的医疗模式在应用过程中，取得了良好的效果，同时也表现出一些不足。尤其是在研究型医院这一新的医学模式应用过程中肯定会出现更多的"水土不服"问题，如何将"研究"这一研究型医院的重要特点嵌入新的医疗模式？如何将创新型人才培养贯穿于新的医疗模式？如何将个性化医疗，尤其是疑难危重病个性化医疗融入新的医疗模式？要解决好这些问题，就要求研究型医院管理者、从业者加大对医疗模式改革的重视力度。从思想上明白新的医疗模式优势与不足，明确研究型医院发展所匹配的新的医疗模式；从行动上切实践行应用医疗模式、融合医疗模式、改进医疗模式的发展路子，探索出符合研究型医院发展的新的医疗模式。决不能在建设研究型医院的进程中，对新的医疗模式不闻不问，或者认识不具体、不深刻；决不能停留在以往的管理方法、管理经验上，死搬硬套，走"老路子"。

2. **强化医疗模式由单一走向多元** 研究型医院是集医疗、教学、科研为一体的综合医院。临床是主线，教学、科研是两翼，医院发展的腾飞，为民服务质量的提高有赖于三者的共同进步。疑难危重病个性化医疗的进步更需要医、教、研的共同配合，也更需要医、教、研的共同传承。与之相符合的医疗模式必然不是"一个胡同走到底"的单一模式，而是在横向联合多个医疗模式进行融合，在纵向多个医疗模式进行接力的新的多元化医疗模式，打破医疗模式的固有界限，在各个节点进行形式上、内容上的互补，充分发挥医疗模式的最大效能。不应该也不允许"吊死在一棵树上"，而放弃整片森林，将医疗模式分割开来，只会禁锢医疗模式本身的发展，只会妨碍疑难危重病个性化医疗的进步，只会阻碍研究型医院的腾飞。

3. **深化医疗模式评估机制改革** 疑难危重病个性化医疗的进步不仅需要医疗模式的发展，也需要一套完整的评估机制。只是一味地往前走，而不进行观察、思索、辨别方向必然会"南辕北辙"，甚至"头破血流"。针对疑难危重病个性化医疗与临床路径、多学科综合门诊及综合医疗等新的医疗模式的改革，建立事前评估、中间评估、事后评估和跟踪评价评估体系，通过对各个不同阶段的分析、评估，发现医疗模式转变的合理位点、纠正医疗模式转变的不当措施，最终总结出疑难危重病个性化医疗的高等医疗模式，实现医疗模式改革少走弯路，少走歪路。同时，评估机制的建立及评估方法的实施本身就反应研究型医院之研究，只有真正具有创新的头脑、真正融入疑难危重病个性化医疗与新兴医疗模式之中，真正具备研究的方案，才能建立一套完整的评估机制，才能在实施过程中发现问题，并提出相应解决方案。

4. 深入研究医疗模式变异情况　在疑难危重病诊治与新兴医疗模式的临床实施过程中往往会出现各种各样与理想状态不同的变异因素，这些因素也是医疗模式发展过程中必须面对的问题，其可能影响医疗模式的健康发展。在临床治疗过程中，切不能将变异因素当成医疗模式发展过程中的"盲肠"，认为其可有可无，不予重视；也不能将变异因素视为"无物"，认为其不存在，不予理睬；更不能将变异因素当成"绊脚石"，认为其阻碍发展，抛之弃之；而应该重视变异因素对管理方法探索的影响，充分收集、汇总各变异因素，对其进行分析、整理，及时填补管理中的漏洞，拓宽医疗模式发展道路。

5. 强化医疗模式改革法律意识　当前我国的医疗环境要求医院管理者及医护人员必须具有较强的法律意识。疑难危重病人并发症多、死亡率高，容易引起医疗纠纷；且个性化医疗与整体性医疗模式融合过程容易出现纰漏，引起不良后果。在医疗新模式管理方法的探索中我们也必须注重法律意识的培养，将医疗模式改革定格在卫生法律、法规范围以内，任何步骤、措施的制定符合医疗标准，"有法可依"。只有在实际工作中自觉学习法律知识，提高管理方法制定者的法律素养，提升执业人员的法律修养，将法律意识融入新的医疗模式，才能更有效地保证新模式运行的安全，防范医疗纠纷的发生，有效保障患者、医务工作者及医院的合法权益。

上海同济医院脑血管疾病治疗中心打破传统医疗模式的禁锢，建立了多学科联合、贯穿诊治全过程的急救和综合治疗新模式，由以前的单一科室负责制转变为中心负责制，多学科专家集中讨论患者诊疗方案，对脑血管疾病进行全面的、有效的治疗。这一新兴医疗模式弥补了传统医疗模式的片面性、局限性，丰富了现代医学模式的内容，体现了个性化医疗的特征性，既节省患者就诊时间，减少诊疗"半径"，又提高患者诊治准确率，提升医疗服务水平。方便患者、吸引患者，提高学科发展水平。

（二）探索治疗新方法

医疗工作不仅是研究型医院生存的根本，更是研究型医院科研工作的源泉；研究型医院的医疗不是简单临床技术的重复、治疗经验的复制，而是要不断更新治疗方案，不断提升治疗技术，要成为解决疑难危重病症的基地。疑难危重病个性化医疗目的就是提高疑难危重病的诊治成功率，更好地为服务患者，更好地减少资源浪费，更好地为全人类医疗发展助力。这一目的与临床路径、多学科综合门诊及综合医疗等新的医疗模式目的基本一致。故研究目的性相符的个性化医疗与新兴医疗模式治疗新方法必须紧紧把握提高诊治水平这一基本准绳，全方位、多层次、立体式发掘；同时也应区别对待多种矛盾关系，达到辩证统一。

1. 以临床指南为依据，以医疗模式为依托，更新治疗规范　临床指南是公认的声明，是被系统的开发出来，其内容经过严格的验证，用以在特定的临床管理环境中帮助医务工作者对病人管理进行决策，具有权威性。而新兴医疗模式，尤其是诊断、治疗指导模式则是细化的医疗过程，关注过程中的重点环节，注重对过程中有效环节的把握，对无效环节的控制，具有指导性。两者不是对立关系，但同时又不能相互取代或简单的堆砌。疑难危重病个性化医疗必须将临床指南与医疗模式有机结合，指导临床治疗，才能取得良好治疗效果。依据临床指南的治疗方法，结合医疗模式，在诊治过程中更新治疗观念，提升治疗手段，改革医疗模式，寻求解决各种问题的新方法，才能形成新的、更有效的治疗方案，既取得医疗水平上的突破、更新临床指南，又取得医疗模式上的发展、改革医疗模式，形成一套综合的、涵盖先进医疗技术、先进医疗模式的新的疑难危重病个性化医疗规范。

2. **以治疗疾病为基本，以医疗模式为基准，切换治疗模式** 疑难危重病的传统治疗模式过分强调主诊负责制，具有盲目性、狭隘性的特点，容易出现过度医疗或无效医疗行为。在研究型医院的新的疑难危重病治疗模式中，应该将新兴医疗模式有机融入诊疗全过程，集合全体医务人员的智慧，共同开发疾病治疗新方法，形成新的治疗模式。首先，明确医疗职责，减少各环节间瓶颈，顺畅医疗过程，提高医疗工作效率；其次，团结多学科专家共同研究制定最佳治疗方式，加强科室间业务往来，增进合作，增加工作积极性，增强归属感；再者，引导医务人员依据预先制定的最佳方式开展诊治工作，规范医疗行为的同时增进了业务水平；最后，实现资源整合，有益于及时修订医疗护理计划，降低医疗成本，减少住院天数。

3. **以科学化治疗为发力点，以医疗模式为跳板，提高患者满意度** 研究型医院医疗的根本目的就是提高患者满意度，所有医疗工作好坏必须以是否为全人类提供优越的服务为评判标准。在疑难危重病个性化医疗过程中，必须将治疗效果和医疗成本纳入医疗模式改革中，在节约医疗成本的前提下取得最佳治疗效果必然会提高患者满意度。将医疗模式中的规范化治疗方案有机转换到疑难危重病诊治过程中，起到提纲作用；又将具体诊治意见科学融入医疗模式范畴中，起到补充功能，合理整合医疗模式和医疗行为。同时在医疗过程中，要将心理干预贯穿于始终，并融入医疗模式中。尽早、尽快地进行心理干预，能够很好地发挥患者的主观灵动型，提升患者知情权和参与度，了解诊疗大致过程，明白诊治手段目的，参与其中。减少医疗成本、集合多学科诊治意见、透明医疗过程，融合心理疏导，这类新的、整合的医疗模式实现了患者"少花钱、看好病"的想法，一定会提高患者满意度。

（三）探索研究新方法

研究型医院的科学研究分为基础研究与临床研究，基础研究主要立足于为医学的发展提供源动力，重点解决未来医学发展中的基础理论和技术问题，创新新的技术和方法；临床研究旨在解决患者疾病治疗等方面的现实疑难问题，为疾病治疗提供强有力的科技支撑，二者缺一不可，共同为研究型医院的临床医疗水平发展提供保障。疑难危重病个性化医疗过程中会发现许多问题，也会应用到多种新的技术方法，需要科学研究进行探索，进行分析，进行指导，也需要新兴医疗模式进行改进，为科学研究的立项、开展扫除障碍、铺平道路。

1. **抓住中心，提升科学研究实力** 研究型医院的中心任务是提高临床医疗水平，疑难危重病个性化医疗中心任务是提高疾病诊治率。科学研究必须以服务中心为出发点和落脚点。相应地，针对新兴医疗模式的改革需要将科学研究置于为临床医疗水平提高服务的平台上，加强医疗模式中有利于科学研究的举措，克服医疗模式中不利于科学研究的缺陷，寻求一套更为合理的医疗模式。首先，在医疗模式下可以加大对大样本量的研究，医疗模式中的规范化治疗为大样本量研究提供了巨大的临床数据，依据各种研究目的取样不同数据进行对比分析，对治疗方案进行全方位的研究；其次，在疑难危重病临床治疗过程中出现的变异因素能够影响医疗模式的推广、发展，应该加以收集、分析、整合，进行处理、研究，以取得宝贵的研究数据；再者，临床诊疗过程中大数据通量可以提供系统性回顾研究的数据，从循证医学的角度进行医疗行为的评估、评价，寻求基于科研数据的最佳治疗方案；最后，大通量的数据、多层次的治疗经验，可以提供系统综述分析，掌握或把握当前诊疗高度。丰富的科研数据，多样的研究形式，会促进多重研究成果出现，也必然会提升医院实力、国际竞争力。

2. 依靠人才，培养科学研究思维　人才是科学研究的执行者和受益者。在疑难危重病个性化医疗过程中，出现的问题需要人才去发现，去解决；同样在新兴医疗模式执行过程中，出现的不足需要人才去发现，去填补；人才才是两者科学发展的推动力。注重培养管理者和从业者的科研思维，跳出传统治疗经验、医疗模式的枷锁才能促进研究型医院研究的科研发展。首先，将科学研究思维注入医院特色文化中，应用文化的渗透力、感染力、传播力将科学研究思维输注到临床工作者的血液中；其次，将科学研究思维渗入医疗实践中，在医疗行为的全过程中，设制科学研究的实施点、反馈点，将科学研究思维贯穿于整个临床医疗过程；最后，将科学研究思维编入新兴医疗模式中，在医疗模式改革过程中，设置科学研究的评估范围，将科学研究思维融会于医疗模式改革的方方面面。树立科研思路，培养科研思维，才能满足科学研究对于人才的要求，也只有具备科学研究思维的人才才能推动研究型医院疑难危重病个性化医疗与新兴医疗模式的大发展。

3. 紧跟时代，换代科学研究技术　科研技术是科学研究发展的重要手段，也是重要成果。研究型医院的发展要着眼世界，立足于世界前列，就需要将时代最先进的科研技术借鉴过来并发展开来，最终研制出来。疑难危重病的个性化医疗是全球医疗的难点、热点，许多新兴的技术，如基因技术、蛋白技术、生物技术等在逐步摸索和检测中，需要大量的研究资源。而研究型医院所具备的就是大量研究数据、研究人员和研究方法，我们可以将国外的研究新技术引进过来，参与到多中心的联合研究中或应用到自身科学研究中，形成良性循环，最终成为我们自身技术优势的表现形式。医疗模式改革探索中就必须紧跟时代发展步伐，瞄向科学技术发展的顶端，继承并发展新的科学技术。将这些科学技术加入到医疗模式中，改变医疗模式中的不足之处，用全新的科研技术推进科学研究的发展，指导临床治疗；又在临床治疗过程中融合新的科学研究技术，实现科学技术的多向发展，开发出更新的医疗技术，形成自己的专利和品牌。

疑难危重病的个性化医疗过程，需要科学融合临床路径、多学科综合门诊与综合医疗等新的医疗模式，共同提高医疗资源利用度、强化管理能力，提升医疗水平、增加患者满意度。在科学融合过程中，要充分发挥管理者、从业者的聪明才智，将创新性思维贯穿整个过程，也要充分利用先进科学技术的长处，更新医疗方法促进医院发展。应用创新的头脑，先进的医疗技术、更新的医学治疗、科研方法就能够将疑难危重病个性化医疗与新兴医疗模式的协调好、发展好，取得效率、效益的提升，最终实现医疗模式转化、个性化医疗发展、科学技术进步的多重成果，促进国家医疗卫生水平的发展。

三、新技术

基因技术、生物技术、机器人技术等新兴医疗技术是医学深入研究，借助现代生物学、物理学、生物化学、计算机科学等学科的最近成果，发展起来的一类新成果，是医疗诊治的新手段、新方法，具有先进性、科学性、创新性的鲜明特点。这类新技术的出现为医疗水平发展提供了强有力动力，推动了医疗水平的不断进步。医疗新技术的开发、应用就是研究型医院医疗、科研工作的重要组成部分，也是提高研究型医院国际知名度、国际竞争力的重要途径。

基因技术、生物技术、机器人技术等新技术的发展，给疑难危重病诊治提供了全面的、多层次、多技术角度的数据支持，提高了疑难危重病诊治率，促进了疑难危重病诊治的快速发展。

疑难危重病个性化医疗过程需要不断更新的新技术广泛应用，从中获利，也只有新技术的不断引进和开发，为疑难危重病诊治提供殷实的技术支持和硬件保障，才能带来疑难危重病诊治的飞跃式发展。

（一）新兴医疗技术助推医疗技术水平发展

医疗技术水平是衡量一个医院医疗质量的重要方面，尤其是疑难危重病个性化医疗技术水平更是显示医院医疗质量的重中之重。医疗新技术是医学迅速发展的产物，能够给疑难危重病的治疗提供新思路、新方法，加快医疗技术水平发展步伐。

1. 提高疑难危重病预防水平 疾病最好的处理方式就是预防，"防患于未然"是疑难危重病最好的治疗措施。有些疑难危重病存在基因缺陷，有的疑难危重病起病早期只是普通疾病。如果在疾病未发展或发展早期发现疾病可能并给予干预措施，必然能减少疑难危重病的发病比例和发病凶险程度。基因技术的发展为疾病的早期诊断提供了分子证据，生物技术的进步为疾病的早期发现提供了检测手段，这些"治未病"的检测新技术为预防疑难危重病的发生、发展提供了强有力的技术保障，减少疾病发生，减轻疾病程度。

2. 提高疑难危重病诊断准确率 基因技术、生物技术、机器人技术等新技术的临床应用，给疑难危重病的诊断带来了许多技术支持。基因技术的进步为疾病基因诊断带来了机遇；示踪技术、核医学技术的发展为疾病的影像学诊断提供了条件；腔镜技术的革新为疾病的病例诊断提供了多重取材手段。这些新的技术支持将临床上原来无法想象的诊断位点发掘出来，更加系统、更加准确地揭示患者生理功能。同时，这些新技术的应用也减少误诊、漏诊概率，对多重检查的研究、分析，尤其是精准技术检查结果，能够揭开复杂疾病的真正病根，减少因假阳性表现而引起的误诊、漏诊。

3. 提高疑难危重病治愈率 疑难危重病的治疗有赖于尽早诊断疾病，尽早发现疾病变化，采取合理治疗措施。新技术的应用为疾病的治疗提供多重技术支持。尽可能提高诊断准确率，尽早地发现疾病变化，提供药物治疗、手术治疗等综合治疗的临床数据，新技术几乎能够涵盖临床治疗的各个阶段、各个方面。同时，新技术还能评估临床治疗手段的效果，根据评估结果指导临床治疗方法改进或更换治疗手段。新兴的高、精、尖技术更是给临床治疗带来了革命性的进步，基因靶向治疗技术为肿瘤患者的治疗带来新希望，机器人技术为手术患者的治疗带来新福音。可见，这些技术的应用能够显著提高患者临床治愈率。

4. 提高疑难危重病出院康复率 疑难危重病的出院康复除了依赖良好的治疗手段外，还依赖于出院后的定期复查、评估。新技术的发展能够为患者出院评估提供强大的技术保障。定期回访检查资料的比对、分析能够很好地了解患者康复情况。及时发现冠脉支架的再次堵塞，及时发现关节锻炼应力变化等等能够及时对康复锻炼、康复治疗进行指导，纠正不良的康复习惯、改变不当的康复手段，提高患者出院康复率，使病人能够真正成为一个"健康人"，融入社会角色。

（二）新兴医疗技术助力创新人才培养

培养具有创新思维、创新意识及创新能力的高素质医学科学人才，是医学发展的需要，也是研究型医院发展的关键所在。疑难危重病的治疗需要新技术的应用，更需要懂得应用新技术、改进新技术的人才，因为拥有创新的人才，就能源源不断创造新的技术，就能一直走在疑难危重病治疗的前列。

1. 开阔人才视野 基因技术、生物技术、机器人技术等新技术的应用为疑难危重病治疗提供了技术支持。要使用这些技术，就要求管理者和从业人员熟悉新技术，应用新技术，开发新技术。这个逐步认识新技术过程，本身就开阔了医疗人员的视野，了解到新的医疗手段，明白医疗技术发展水平，丰富自身素质。引进的国外先进技术，也会让医务人员了解世界其他国家医疗技术发展水平，走出"井底之蛙"的窘境，将眼光投向世界，培养其向世界先进医疗单位、医疗公司学习的兴趣。新技术在多科研、临床，诊断、治疗等多方面的多重应用，同样也会开阔医疗人员的视野，认识到先进技术不仅仅只是技术，而且是一种"催化剂"，能够引发多重反应，应用于医疗发展的各个方面，形成多重应用效能，促进医疗水平的发展。

2．**活跃人才思维**　思维活跃是创新型人才最基本的特征。基因技术、生物技术、机器人技术等新技术的开发、应用需要管理者及从业者灵动性思维，随着新技术开发、应用的逐步深入，思维模式也会逐步活跃。一方面对新技术的继承和创新必然引起思维模式的逐步转变，由最初的定向思维逐步转变为多向思维；学习技术、应用技术、创新技术，思维活动逐步明显且逐步具有创新性；另一方面，新技术的广泛应用，多重应用位点的结合，逐步丰富了管理者和从业者对于开发新技术新用途的思维，使原来定位于诊断或治疗的思维逐步散开，思考新的预防检测等方面的应用可能，使原来定位于科研技术手段的思维逐渐松开，思考新的临床治疗等方面的应用靶点，使原来定位于单一的诊治手段的思维逐渐发散，思考新的多种诊疗手段联合的结合位点，一步步打破旧的思维模式，开发出新的思维模式。

3．**激发人才干劲**　人在探索未知事物时往往表现出浓厚的好奇、兴趣和求知欲，而这些思想行为能够促进真实的行动。基因技术、生物技术、机器人技术等新技术对于大部分人来说都是新的、未知的、具有非常吸引力的东西，能够促进医疗人员对其进行研究、分析，甚至改进，调动工作热情，增加工作积极性。这些技术所带来的应用效能，更能激发管理者及从业者的工作热情，应用效能本身就是管理者、从业者、新技术共同价值的体现，价值大了，创造价值的乐趣就大了，进而继续创造价值的行为就更加强劲了。

4．**促进人才合理流动**　基因技术、生物技术、机器人技术等新技术的产生本身就是"新陈代谢"的过程，那么应用或管理这些技术的人才同样会存在"优胜劣汰"。在需求机制和竞争机制的作用下，掌握新技术的人员能够得到更好的发展，改进新技术的人员能够得到更大的平台。相反，那些对新技术"置之不理、高高挂起"的人员则会被淘汰。推而广之，在一定程度上，拥有新医疗技术的医院能够充分挖掘和发挥医疗人才的作用，提供更多的职业岗位，提供更广的发展前景，就能够招揽、吸引更多的创新型人才，形成拥有强大开发力的人才队伍，进一步优化了医院人才资源配置。相反，那些不具备新技术、不提供新技术岗位的医院则固步自封，无法吸纳人才，或者无法提供足够大的平台供人才发挥所长，最终导致人才流失。可见，医疗新技术能够促进人才的合理流动。

（三）新兴医疗技术促进科研临床转化

科研、临床转化属于转化医学的一种形式，这一形式既能够将基础医学大量研究成果加以转化，指导临床实践，也能够将临床中的新技术、新问题转换成基础研究手段或课题、进行基础研究。这一转化模式能够促进医疗水平的蓬勃发展，惠及更多病人。基因技术、生物技术、机器人技术等新技术的开发和应用过程本身就是科研、临床相互转换结出的果实，将这些新技术积极应用于临床，通过实际应用过程的检验，发现原有的不足，提出新的问题，再经由基础研究弥补缺陷、解决问题，实现基础科研和临床应用的良好互动。疑难危重病个性化医疗过程中，需要逐步的完善诊治手段，必然要求在各个节点进行科研、临床的相互转化，包含成果的相互转化，也包含技术的相互转化，以达到最佳治疗效果。

1.促进科研临床新成果相互转化 医学科研取得的丰硕成果，一部分有助于医学科学研究的进一步发展，另一部分则有可能促进医学临床治疗的进一步腾飞。基因靶向治疗的成功问世就是将基础医学的成果应用于临床治疗，开发出针对肿瘤作用靶点的分子靶向药物，丰富了临床治疗手段，取得了非常好的治疗效果。同样，医学临床过程发现的临床问题或取得的治疗经验能够转化为医学科研的宝贵资源或方法。基因靶向药物在临床的广泛引用，就能够为基础研究提供新的药物种类，建立新的基因研究位点；疑难危重病发病机制的不明确就能够引发医学研究的热潮。这些科研、临床成果相互转化的积极结果说明了基因技术、生物技术、机器人技术等新技术在科研成果和临床成果之间架起了一座桥，连接成果的相互转化。

2.促进科研临床新技术相互转化 基因技术、生物技术、机器人技术等新技术的普及和应用能够促进科研、临床新技术的相互转化，使原来设计初衷为科研工具的新技术推广应用至临床治疗，也可以使原来设计初衷为临床治疗工具的新技术推广应用至科学研究。核素示踪技术是临床应用广泛的一门诊治技术，当前也应用于动物实验研究细胞转移瘤形成能力的工具，实时定量聚合酶连反应技术最初是医学研究中的重要方法，现已应用于临床进行药物治疗筛选工具。可见，新技术的发展过程也是逐步扩展自身或相关技术的应用范围，打破科研、临床应用的界限，相互转化，为医学发展提供作用强大的技术保障。同时，医疗新技术在临床应用过程中会被逐步改进，这一改进的过程其实也是经过临床检测、再进行研究修订，最后再应用于临床的复杂过程，完成这一过程就是完成科研、临床相互转化、逐步完善的过程。所以，医疗新技术能够促进科研、临床新技术的相互转化。

（四）新兴医疗技术提升医院宏观管理

医院的宏观管理就是要制定医院的长期发展目标，制定相应的方针政策，使医院的资源与环境相匹配，达到预期的目的。从管理学意义上说，医院的宏观管理是在确定医院长期发展目标的基础上，为达到具体目标所采取的行动和资源分配的过程，也就是医院的战略管理。分析这些概念我们可以发现医院的宏观管理需要平衡医疗资源的成分进行合理配置。基因技术、生物技术、机器人技术等新技术的引用、推广，使其成为医疗资源中重要的部分，如何将这部分医疗资源利用好是医院管理者必须要考虑的问题，因为其直接影响医院发展模式、发展速度。疑难危重病个性化医疗是研究型医院的主要职能，针对这一主要职能的医疗新技术应用就更加需要规划到医院宏观管理中去。在疑难危重病中充分应用好医疗新技术，形成良好的管理模式就能够促进医院发展战略的实现。

1.提升医院核心竞争力 应用和开发基因技术、生物技术、机器人技术等新技术为医院的全面发展提供了技术保障，是核心竞争力的本质体现。核心竞争力是医院持续发展和运行的动力源，是医院战略的核心部分，具有重大的战略意义。它是使医院在某一领域实现可持续竞争优势的一系列互补技能和知识的组合，它能够保障医院一项或多项关键业务达到业内一流水平，是医院竞争优势的主要来源和价值增长的重要保证。医院的最终取得成功必须依托于不断更新的核心竞争力，而核心竞争力的更新本质上就是技术创新，提升核心竞争力的过程就是技术创新的过程。一个医院掌握了新技术，不断开发新技术，在行业内引领技术的发展方向，便具备了不败的核心竞争力。

2.提高医院管理效率 研究型医院的飞速发展伴随的是医疗制度的不断更新和医疗数据的逐渐丰富，增加了医院科学化管理的难度。但是，随着医疗新技术的发展、普及，医院管理效率随着逐步提高。基因技术、生物技术、机器人技术等新技术的发展，方便了医疗数据的分类、建档，简化了分析步骤，提高医疗制度建立与医疗数据处理的效率。而新的医疗信息技术的发展，全面提高了医疗、护理、人事、病案、药库、器械以及质量管理等多方面信息自动处理能力，加快了各类信息的整合、传递速度，扩大了信息的共享范围，降低了信息交流成本。既方便了医院工作人员的信息处理，也方便了患者的信息查询，有利于减少管理盲点，提高管理效率。

3. 强化医院团队管理　基因技术、生物技术、机器人技术等新技术涉及临床科室、辅助科室、药剂科室和后勤保障科室等多个科室，医院要应用、开发这些技术就势必要多科室联合、构建跨科室工作团队为前提。要让新技术实现发展，就要这一团队管理有序、有节。只有在团队协作的过程中，才能实现人才、科研思路、科研经费的整合，才能实现资源的有效分配和利用。医疗新技术的发展过程其实也就是团队管理的发展过程，将团队管理好才能将技术利用好；将技术利用好，取得较大的价值，才能凝聚人心，成为一个更加稳固的、具有更大发展潜力的优秀团队。

医疗新技术的应用，给研究型医院的建设提供了发展机遇，也提出了挑战，如何利用好机遇、战胜挑战是研究医院建设过程中必须面对的问题。只有将医疗新技术利用好、改进好才能为研究型医院的发展提供技术保障，为研究型医院的发展提升核心竞争力，为研究型医院的快速发展、跻身世界前列保驾护航。

第五节　研究型医院的社会责任——普惠式健康

医院的社会责任，是指医院在获取自身生存和发展的同时，面对整个社会的健康需求，维护国家利益、人民的健康所必须承担的义务，其首要目的是为公众健康服务的。普惠式健康管理是以大众健康管理为己任，致力于为人类健康管理和促进贡献力量。

一、概念特征

普惠式健康管理（inclusive health management）是指能够普遍惠及全体人民群众的、人人享有的，全方位地、有效地为社会所有阶层提供的健康管理。主要特征有：一是全覆盖，惠及全体人民群众，人人享有健康服务，体现健康服务的公平性。普惠的程度是递进的，呈螺旋式逐渐上升的，取决于我国的社会国情、经济文化发展、政策支持等诸多方面的影响。二是多层次，全方位地为社会所有阶层提供健康管理，包括提供健康管理服务机构的结构层次性和所服务于人群的层次性。三是保基本，健康管理服务基本性，包括提供基本的健康管理服务和健康管理服务基层，惠及普通百姓、城乡人口。四是可持续，健康管理体系建设和产业发展能够可持续运行，基于国情、顺应时代、符合趋势，具有旺盛的生命力不断向前发展。

二、目标任务

围绕"中国梦"要求，立足社会主义初级阶段基本国情，紧紧围绕我国建设高水平小康社会的总体要求,创新现代健康管理体系,创新服务模式与技术手段,有效控制慢性非传染性疾病,提高国民平均期望寿命和健康寿命,同时,使健康管理相关产业引领和推动中国健康经济产业发展,最终提升人民健康水平和群众幸福指数。核心任务包括:一是创立一门新学科,建立起与现代医学创新体系相匹配、能够适应和满足我国健康管理及相关产业发展需求的学科。二是创建一个新体系,构建中国特色的健康管理学科与健康产业融合发展体系。三是创建一批新平台,构建一批中国特色的健康管理科技研发创新平台。四是建立一套新标准,制定一套普惠健康管理相关技术操作规范与标准指南。五是打造健康管理示范基地,打造一批健康产业发展示范基地,健康管理服务与相关产业形成规模。六是建立健康管理新模式,面向群众、惠及基层、社区、农村、城乡一体的健康管理新模式。

三、基本原则

(一)公益性原则

公立医院增加公益性、普惠性,是我国正在推进的医改方向之一。过去几年的医改让群众普遍受益,"十八大"之后,随着医改的继续深化,通过制度建设让公立医院更具公益性,普惠性,使医改成果更多惠及广大民众。研究型医院作为大型的公立医院,在研究型医院中推行普惠式健康管理,是研究型医院增加公益性、普惠性的重要体现。

(二)主导性原则

研究型医院是一种新的组织方式和发展模式,它是落实科学发展观的具体行动,是创新型国家建设的重要组成部分,是医院提高水平、降低成本、便捷服务、造福于民的重大民生工程。研究型医院是未来医院发展趋势,是医院发展的更高层次,是未来医院发展的主流,研究型医院应该而且必须承担起引领未来普惠式健康发展的责任,主导未来普惠式健康管理的发展。

(三)前瞻性原则

普惠式健康管理重在预防的核心管理理念符合未来医学"从治到防"的医学发展趋势,普惠式健康管理为广大民众健康服务的发展理念符合未来医学由"疾病医学"向"健康医学"转变的发展方向。同时,将当代生命科学前沿与我国传统医学相结合,推动医学模式由疾病治疗为主向预测与干预为主转变,促使在健康科学方面走在世界前列,构建满足我国13亿人口需要的普惠式健康服务体系。

四、方法步骤

普惠式健康管理是一种前瞻性的、覆盖对象更加广泛的卫生服务模式,它以较少投入获得较大效果,从而增加了医疗服务的效益,提高了医疗保险的覆盖面和承受力。一般来说,普惠式健康管理有以下三个基本步骤。

(一)全面的健康系统评估

全面了解和掌握个体的基线健康状况,开展健康状况检测和收集服务对象的个人健康信息。个人健康信息包括:个人一般情况(性别、年龄等),目前健康状况和疾病家族史、生活方式(膳食、体力活动、吸烟、饮酒等),体格检查(身高、体重、血压等),血、尿、便实验室检查(肝功、肾功、血脂、血糖、激素、微量元素等),影像学检查(X线片、B超等)和其他功能检查(心电图、骨密度、经颅多普勒、体脂分析、动脉硬化检测等）。

（二）个体化健康风险评价

风险评价包括风险评估和风险预测。风险评价，是根据所收集的个人健康信息，对个人的健康状况及未来患病或死亡的危险性用数学模型进行量化评估，帮助个体综合认识健康风险。风险预测，是患病危险性的评估，也被称为疾病预测，是慢性病健康管理的技术核心，预测具有一定健康特征的个人在一定时间内发生某种健康状况或疾病的可能性。

（三）全生命周期的管理干预

根据个体的健康危险因素，由健康管理师进行个体指导，设定个人目标，并动态追踪效果，以多种形式来帮助个人采取行动，纠正不良的生活方式和习惯，控制健康危险因素，实现个人健康管理计划的目标。

五、技术手段

（一）健康教育

健康教育（health education）是指通过有计划、有组织、有系统的社会教育活动，使人们自觉地采纳有益于健康的行为和生活方式，消除或减轻影响健康的危险因素，预防疾病，促进健康，提高生活质量，并对教育效果作出评价。健康教育的核心是教育人们树立健康意识、促使人们改变不健康的行为生活方式，养成良好的行为生活方式，以降低或消除影响健康的危险因素。通过健康教育，能帮助人们了解哪些行为是影响健康的，并能自觉地选择有益于健康的行为生活方式。

（二）健康促进

健康促进（health promotion）是促使人们维护和提高他们自身健康的过程，是协调人类与他们环境之间的战略，规定个人与社会对健康各自所负的责任，是健康教育发展的结果，是指一切能促使行为和生活条件向有益于健康改变的教育与生态学支持的综合体。健康促进的基本策略包括制定健康的公共政策、创造支持性环境、强化社区性行动、发展个人技能、调整卫生服务方向等。

（三）健康档案管理

健康档案，广义上讲，是记录每个人从出生到死亡的所有生命体征的变化，以及自身所从事过的与健康相关的一切行为与事件的档案。它包括健康状况、既往病史、诊治情况、家族病史、历次体检结果、预防接种史，以及生活习惯、行为方式、心理状态等。现阶段我国国民健康档案的主要形式主要包括入院就诊的电子病例以及健康体检过程中形成的健康电子档案。健康档案管理是个人全生命周期的自我保健的需要，是健康管理重要信息支撑，是执行健康干预决策的需要，是宝贵的科研资源。

（四）健康体检

健康体检是指通过医学手段和方法对受检者进行身体检查，了解受检者健康状况、早期发现疾病线索和健康隐患的诊疗行为。健康体检与常规医疗体检在体检方法上有很多共同之处，但是在服务对象、指导思想、体检项目等方面又有很多不同。健康体检的服务对象是主动的"客户"，而医疗体检的对象是因病或伤痛而就医的"患者"；健康体检的指导思想是"治未病"，而医疗体检的指导思想是"救死扶伤"；健康体检项目除了一般的医疗项目外，还加入了问卷调查、心理检测、体能测试、基因检测等项目，且项目设计具有针对性和个性化。健康体检应注重个性化，根据不同客户的性别、年龄、职业、身体状况等不同，设计适合每个人自身的体检套餐。

（五）健康评估

健康评估是对个人的健康状况及未来患病和（或）死亡危险性的量化评估，用来预测某一个体未来一定时间内发生某种特定疾病或因为某种特定疾病导致死亡的可能性，不同于明确的诊断。健康评估是对个人的身体状况、生活习惯、行为方式、饮食、运动、心理状态、环境等因素进行逐一分析、对比，得出综合的风险评估结论。健康评估的主要用于指导干预计划的制定和指导疾病预防，做到早发现、早诊断、早治疗。

（六）健康干预

健康干预（health intervention）是指对影响健康的不良行为、不良生活习惯等危险因素及导致不良健康状态进行处置的措施手段。其包括健康咨询与健康教育、营养与运动干预、心理与精神干预、健康风险控制与管理，以及就医指导等。根据健康评估出的已有疾病和潜在的疾病危险因素，个体进行健康风险评估，与同性别年龄组人群平均风险进行比对得出个体风险级别实施分层预警，有组织计划地开展一系列活动，以创造有利于健康的环境，改变被干预对象的行为和生活方式，降低健康危险因素，预防疾病，促进健康。

六、发展进步

（一）慢性病管理

慢性病的管理是现在健康管理领域研究的热点问题。慢性病健康管理实施"饮食、身体活动与健康的全球战略"，预防控制代谢紊乱，促进健康饮食和身体活动并促成能量平衡的生活方式，阻断慢性生活方式疾病的自然进程。健康管理的主要任务是对慢性疾病患者进行管理。慢性病管理中重点关注以下几个方面：①早发现，　早控制；②改变慢性病患者已经存在的不良生活方式；③加强慢性病的自我管理；④加强健康管理中心的自我管理支持。如在糖尿病的健康管理方面，对其危险因素进行早期干预，实现早期筛查和诊断，对降低糖尿病的并发症、减少医疗费用、提高人们的生活质量有十分重要的意义。

（二）大数据应用

随着信息化、网络化技术以及云计算等的发展，为健康信息数据分析和挖掘以及健康管理决策提供了重要支撑。大数据可以对患者健康信息集成整合，在线远程为诊断和治疗提供更好的数据证据，通过挖掘数据对居民健康进行智能化监测，通过移动设备定位数据对居民健康影响因素进行分析等等，进一步提升居民健康管理水平；在健康危险因素分析方面互联网、物联网、医疗卫生信息系统及相关信息系统等普遍使用，可以系统全面地收集健康危险因素数据，利用大数据技术对健康危险因素进行比对关联分析，针对不同区域、人群进行评估和遴选健康相关危险因素及制作健康监测评估图谱和知识库也成为可能，提出居民健康干预的有限领域和有针对性的干预计划，促进居民健康水平的提高。如果说大数据定位人群的话，那么小数据则是定位于个人。由个人数字跟踪驱动的小数据，也将有可能会对个人医疗带来变革，特别是当可穿戴设备更成熟后，移动技术将可以连续、安全、私人地收集并分析你的数据，这可能包括你的工作、购物、睡觉、吃饭、锻炼和通讯，这些数字追踪将得到一幅只属于你的健康自画像。小数据使个性化健康管理有的放矢，为普惠式健康管理开辟新思路。

（三）技术整合

通过学科整合和技术联合，以系统化诊疗思维进行生命全周期、整体化的看待疾病预防，实行健康管理。比如，结合国内外研究进展，整合肿瘤治疗多个相关学科和技术形成肿瘤中心，推行"肿瘤单病种首席专家负责制"和"首选治疗优选制"，从制度和措施上实行了治疗前质控、治疗中检查、治疗后评价的治疗全程监控模式，制定了一系列肿瘤化疗的优选方案和综合治疗措施，确保了肿瘤治疗的规范化和诊疗同质性，提高了肿瘤病人的 5 年生存率和生活质量。樊代明院士提出的整合医学是对技术整合的总结、延伸和发展。整合医学就是将医学各领域最先进的知识理论和临床各专科最有效的实践经验分别加以有机整合，并根据社会、环境、心理的现实，以人体全身状况为根本，进行修整、调整，使之成为更加符合、更加适合人体健康和疾病治疗的新的医学体系。

（四）功能医学

功能医学作为从 20 世纪 70~80 年代开始的一门新兴的医学模式，它应用系统生物学的理论和方法来分析各个系统和器官之间的关系，从全面保障人体健康出发，强调人体的生化独特性，为个性化医学的基础；它从遗传、环境、心理和生活方式的关系着手研究人体最终导致病理变化的原因。从而给予有效的干预方案，是应用集成的方法保守和改善人体器官和系统功能的科学。功能医学的理论基础包括以下 5 个方面：①以循证科学方法论为基础。②遗传因素的独一性和生物个性化。③人体是多个动态平衡系统的集成。④人体内部是个互联网。⑤健康是器官功能的最佳状态，是积极的、有活力的身心状态。功能医学是健康管理的重要工具，可以帮助健康人强身健体，未雨绸缪，抵御外来的毒素和病原体的侵袭和衰老带来的功能下降。功能医学的发展必将对健康管理也能起到积极促进作用。

（五）基因检测和预测

按照基因学观点，分析一个人的基因，可以了解他们的健康、疾病的种类和严重程度等各种信息，可以让很多疾病在未发生时就得到适当诊治。基因检测不仅可以用于临床治疗，对于我们的健康成长、家庭组建、才能培养方面，都会产生变革性的影响。基因检测与遗传分析服务，对传统医学与治疗方式又是一个根本性的改变。由基因检测所带来的疾病预测可能，为健康管理提供重要决策支持信息。比如，现在已经有乳腺癌基因检测，患者如果基因检测提示乳腺癌可能性大，则可以选择切除乳房，预防乳腺癌等等。

（六）个性化医学与健康管理

随着科技与文明的发展，现代医学开始从生命的源头着手，力求揭开人体生命的奥秘。作为机体起源的干细胞，成为科学家们关注的焦点。目前取得的成就如下：在美容抗衰老方面，相对于用化学制剂补水保湿这种传统的抗衰老方式，现在可以通过激活人体干细胞的再生功能、发挥人体免疫力，调节自身的生理功能，开发美容产品和服务。也就是说，用增强人体活力，增强免疫力的方式，来达到抗衰老、美容健康的目的。在管理慢性代谢性疾病方面，例如糖尿病可以通过做原细胞之后，形成新的胰腺细胞，替代受损的胰腺细胞分泌胰岛素，减少胰岛素和降糖药的用量；抑制病情恶化、改善病情。再如"三高"，高血压、高血糖、高血脂，通过做原细胞之后明显改善三高各项指标，减低因三高而造成的各类死亡疾病。

第六节 研究型医院的有效载体——传统医学

随着现代医学发展，医疗观念不断更新。在"循证医学"、"整合医学"、"会聚医学"、"转化医学"等医学概念基础上提出了"研究型医学"概念，并提出研究型医院是研究型医学发展的最好载体，而研究型医学发展又是研究型医院发展助力。传统医学在整体性思维、个体化诊疗及转化医学方面具有优势：目前提倡从治疗疾病转变为关注健康，这与传统医学强调"上工治未病"，"未病先防、既病防变"的理论相符合；提倡从治疗局部转变为重视人体整体情况，这与传统医学强调"天人相应、五脏相关联"的整体观念相符合。提倡标准化治疗转变为个体化诊疗，这与传统医学强调"辨证论治、三因制宜"相符合；转化医学提倡从临床－基础－临床的理念，这与传统医学"医药一体、来源于临床，结合基础典籍理论，最终又通过临床进行验证"的特点不谋而合，同时新概念也为中医药转化医学研究提供了重要的前提。

一、治未病理念的超前性

（一）治未病的定义和内涵

1. **定义** 治未病最早是由《黄帝内经》提出的，主要包括两层含义：一是未病先防，预防疾病的发生，以养生为主。二是既病防变，及早发现疾病，并在疾病早期及时进行治疗，控制疾病的发展变化。治未病最为核心的理念就是未病先防，以健康为中心，防患于未然。

未病先防是主动积极的预防措施，既要强身健体、调养气血、固护正气，使机体处于阴阳协调的状态，又要避风寒、慎起居、节饮食，避免外邪的侵入，正如《素问·上古天真论》所云："上古之人，其知道者，法于阴阳，和于术数，食饮有节，起居有常，不妄作劳，故能形与神俱，而尽终其天年，度百岁乃去……夫上古圣人之教下也，皆谓之虚邪贼风，避之有时，恬淡虚无，真气从之，精神内守，病安从来"。

2. **内涵** 人吃五谷杂粮，百病丛生，加之随着现代社会物质生活水平的提高，人们生活水平也发生了变化：出门以车代步，运动量减少；嗜食肥甘厚腻之品，饮食结构不合理；经常熬夜，作息时间不规律等为健康埋下了隐患，增加了疾病发生的概率。因此，提倡未病先防更具紧迫性，同时还应尽早发现疾病，及时治疗，预防疾病的蔓延和恶化，尽可能减轻疾病对健康的伤害，减轻病人痛苦。

苏联医学史家培托洛夫曾预言：新的世纪将是一个健康的世纪。也有人说：医学就应当是研究健康的科学。治未病理论在这样一个大环境下，有着非常超前的意识。当今社会自然环境恶化、生活压力提高，影响健康的因素多种多样的，按照治未病的基本原则，在现代寻求健康的生活方式及防治疾病的发生也必须从多方面展开：①多种新型传染病如禽流感、H7N9等在社会蔓延，严重影响人们的健康生活，各种传染病、地方病等的防治成为治未病的一项重要内容。②生态环境的破坏（大气污染、水源污染、全球气候变暖等）、食品药品的造假（地沟油、苏丹红、瘦肉精等）、转基因食品的出现、各种劣质假冒药品的生产，也给人们的身心健康造成极大的影响，加强对自然社会环境、食品、药品、卫生等的监督，是治未病在宏观方面的重要内容。③同时还要注重个人体质的锻炼，适当进行运动，培养良好的心理素质。④不断钻研新技术、研发新仪器，能尽早发现疾病，并得到及时有效的治疗。"千里之堤溃于蚁穴"，任何不利于健康的因素，都可能成为疾病的诱因。因此，治未病必须从点滴做起。

（二）治未病的优势体现

中医学是在唯物论和辩证法思想的指导下，在长期的临床实践中逐步形成的一套独特的、系统的医学理论及系统，它来源于实践，反过来又指导人们的临床实践活动，其理论系统具有非常重要的两个基本特点：一是整体观念，一是辨证论治。

1. 整体观体现治未病优势　整体观念：整体就是统一性、完整性及相互之间的联系性。整体观强调的是内外环境的统一性，不仅仅是人与自然社会等外界环境的统一：天人相应，也包括人自身各脏器组织的统一协调，相互联系。人体是一个有机的整体，并与自然界息息相关、密切相连，人体受社会、生存环境影响，人体的生理功能和病理变化也受到自然界变化的影响。

（1）天人相应理论指导治未病。《素问　四气调神大论》有云："阴阳四时者,万物之始终也,死生之本也"，使人的生理活动和自然界的客观规律，寻求二者之间的平衡是保持健康、预防疾病的基本原则。比如，"春夏养阳，秋冬养阴"，春夏之季万物生机勃勃，阳气生发旺盛，温养阳气正是符合这一时期的自然特点，秋冬季节肃杀阴冷，以阴气为主，故调摄应以滋养阴气为主。这样按照自然变化的规律来进行养生调摄，才能使机体更好地适应环境的变化，使之处于"阴平阳秘，精神乃至"的状态，这样不仅可防御外邪的入侵，也可使机体难以产生内生之邪，起到治未病的作用。把人看成是自然和社会的人，人与自然和社会融为一体，以天人合一的自然观指导临床。

（2）人体是个有机整体，理论指导治未病。中医认识疾病是面对"病人"，而不是"病"，通过四诊合参，从整体认识疾病，确定治法；从证认病，在诊断上"以外揣内"，在治疗上针对个体，"同病异治"和"异病同治"，治疗个体化；以形神统一的整体观、辨证施治的治疗观，指导中医实践。

治未病的日常起居、养生锻炼也无时无刻不体现了整体性的思想。中医十分注重形体锻炼的作用，认为通过运动可使气机调畅，气血充盛，百疾不生。有研究表明，健身运动能给机体多途径、多靶点的刺激，调动和调整机体的内在固有机制以恢复或增强自稳态，长期适量的运动，使神经 - 内分泌 - 免疫调节能力增强，对调整机体内稳态、改善亚健康体质、提高机体健康水平有显著作用。

2. 辨证论治发挥治未病优势　辨证论治是中医学特点的集中体现，所谓辨证，就是在整体观念指导下，将四诊（望、闻、问、切）所收集的资料及人体在疾病发生的过程中表现出的一系列症状和体征，结合环境、季节、体质、性别、年龄、职业等状况进行分析，辨别病因、病性、部位以及正邪的关系，从而进行辨证论治。所谓论治，就是在整体观的指导下，在辨证的基础上，确定治疗法则而遭方用药。

治未病正是以这两个特点为前提建立起来的。作为一名医务人员，主要的任务就是为广大群众寻求一种强身健体、防病治病的有效途径，时刻以人们的健康为己任，寻求新方法、新技术为患者解除病痛。不断发现疾病的先兆及那些隐伏着的、有辨证价值的潜症，使之转变成可以发觉的显证，是治未病的思想精髓所在，而这一过程的实施，　就是唯物辩证观的体现。

四诊合参是通过望、闻、问、切来判断一个人的健康状况，更有高明的医生通过望诊即可预测疾病的发生，所谓"望而知之谓之神"，通过一个人的舌象、面色、精神状态等了解身体状况，及时进行预防及治疗。如清代著名医家叶天士就详细分析了温病所表现的各种舌象，并将其作为判断病邪深浅、轻重、正气盛衰的重要依据。

既病防变，还要求医生了解疾病的发生、发展过程，对疾病的转归有清醒的认识。"夫治未病者，见肝之病，知肝传脾，当先实脾"，这正说明了疾病的传变规律，因脾主运化，肝主疏泄，在肝的疏泄作用下脾胃才能将水谷精微输布至全身。当肝脏发生病变时，其疏泄功能失常，从而影响脾胃之功，导致其气血生化不足，而肝藏血，亦有赖于脾胃所化生气血的濡养，肝脏失其濡养则加重病变的发生。当肝脏有病时，便会首先保护脾胃，使气血生化有源，从而驱邪外出。所以了解了脏腑间的相互关系及疾病的发展规律，对于治未病具有重要的作用。据此，清代医学家叶天士提出了"先安未受邪之地"的防治原则。

3．**现代医学升华治未病优势** 在现代社会，医学的飞速发展，人们从分子、细胞、基因等角度阐述疾病的发生、发展、治疗及转归。人类疾病大都可以追溯到基因，基因突变在开始时较难预见，这就相当于未病中的潜病未病态，当病变积累到一定的程度，则随时可以引发疾病。因此，治未病从基因角度来讲，就是要在其中发现具有诊断意义的信息，并给予相应的防治措施，从而有效截断病邪的传变，最大限度地挽救病人的健康及生命。

（三）治未病是研究型医院的文化体现

1．**研究型医院的医学模式需要治未病理念** 研究型医院是具有特殊运行模式或管理方式的医院，以临床科研为指导，以推动临床和转化型合作研究为业务，使日新月异的基础生物医学研究成果转化为改善人类健康的治疗措施和策略。研究型医院的使命是：传播新的医疗技术及医学知识，坚持科学研究和临床治疗齐头并进，不断地在自主创新过程中催生出高水平的成果及高层次的人才，从而促进临床水平的进一步提升，为人类的身体健康及医疗事业做出杰出贡献。研究型医院应以提高诊疗水平为目的，在侧重科学研究的同时，还应坚持自身的社会角色，以服务社会需求、服务人民群众为宗旨，科研与临床相辅相成，螺旋式上升，推动临床学科和医院的快速发展。

现代社会医学模式从传统的生物医学模式向生物—自然—社会—心理的个体医学模式转变，也对研究型医院提出了要求。新的医学模式提出了社会、心理因素等在疾病发生发展过程中的重要影响，不再是把疾病仅仅看作是身体生理的疾病，而是许多因素综合作用的结果。对健康的要求不再仅仅满足于身体没有疾病，而是希望有一个整体都处于最佳状态的机体，这些都与中医治未病主张的通过养生保健、精神调摄、防病治病等手段获得一个身心俱佳的整体相似。从中我们可以看到，新的医学模式的到来为传统医学治未病乃至整个传统医学的发展都带来了新的契机，这也要求研究型医院对疾病的发病机理、影响因素等进行更为深入的研究。

2．**研究型医院治未病的主要任务**

（1）"未病先防"。在研究型医院条件下，治未病是借助现代诊疗手段，在临床出现明显症状之前，做出针对性的防范。针对亚健康，一方面体现在治未病的"未病先防"层面，通过运动锻炼、精神调摄，防止其发生，即在疾病未发生之前，采取各种措施防止疾病的发生。所谓"正气存内，邪不可干"。

（2）"有病防变"。另一方面，可以对亚健康、肿瘤癌前病变等疾病阶段进行中西医结合全面干预，阻止其向疑难危重方向转变，同时对疾病痊愈后进行有效干预，防止复发。

随着人们生活水平的不断提高，医院向研究型模式的迅速转变，追求身心健康、提高生活质量成为人们的生活目标，预防为主的防病治病观念越来越深入人心，为治未病开辟了广阔的空间。

（四）研究型医院治未病战略

1．**疑难危重病的预防** 现代社会疑难危重病的增加促使研究型医院迅速发展，疑难危重病的预防提到了历史日程上，也成为疑难危重疾病多学科综合治疗的一部分，在传统医学治未病理论的指导下，各种"治未病门诊"、"治未病中心"、"亚健康门诊"如雨后春笋般涌现。

2．**开设治未病门诊** 针对健康和亚健康的人群，通过中医的望、闻、问、切，结合《中医体质分型分析表》来辨识就诊者的体质，根据就诊者体质，提出生活方式调节、食疗药膳、心理调节、服用适合慢性病治疗的膏滋剂等个性化的健康教育方案。传授养生保健知识，从而达到防病治疗、强身健体的目的。

3．**开设"冬病夏治"门诊** 就是对冬季气候寒冷时好发及感寒后易发的一些宿疾，在夏季气温高和机体阳气旺盛时，给予温阳补益的治疗方法，从而祛除体内沉积之寒气，调整人体阴阳，达到阴平阳秘，宿疾得以恢复，既起到治病的作用，又有预防疾病、强身健体之功效。

4．**成立健康教育宣传室** 开展亚健康、癌前病变、恶性肿瘤预防、心理疏导等相关讲座，强化治未病的理念，以防止疾病的进一步恶化及并发症的发生，进一步提高医疗质量满意度。

5．**"多环节切入＋状态调整＋线性干预"的治未病新模式** 在健康管理中，对于疾病的防治不仅依靠单一的自然科学来完成，还综合考虑机体结构、心理状态、应激反应、生活方式、社会适应等各个环节对人的影响。同时，还将"状态调整"与"线性干预"贯穿于所有健康管理方案中。其中，"状态调整"是一种对个体状态纠治的健康管理方式。其理论基础是中医学对于人体健康或疾病本质状态的认识，以及早已形成的较为完整的系统认识论和方法学。通过体质纠正、情志和调、饮食调养等方法，从整体性上把握人体健康或疾病的本质，并对状态给予调理和纠治。"线性干预"则是基于疾病分析和预防干预常用的病因假设验证法提出的健康管理方式，其制定健康管理方案着重针对病因或对症治疗，通过"预测机制"和"预警机制"对疾病病因进行分析，再由"预防机制"提前阻断这些因果联系。"多环节切入＋状态调整＋线性干预"的中医健康管理模式，即是充分考虑影响健康的各个环节，并以此为切入点，将"整体恒动观"为基础，"辨证论治"为指导的中医状态调整方式与作用靶点明确的"线性干预"方式有机结合，既全面兼顾与健康相关的多个环节，又综合调整机体状态，还能有的放矢地对一些致病因素给予干预阻断，构建了"点－面"结合的中医健康管理新模式（图4-2）。

二、整体性思维模式的科学性

（一）传统医学体现"整体观"

1．**天人相应的"整体观"** 中医整体观念的理解应包含两个层次：第一个层次是"天人合一"的整体思维，即把人放在自然界这个大背景下，二者是不可分割的一个整体，首先，人类与所生存的自然界密切相关并依赖自然界所赋予的物质而生存。其次，人的生命节律、机体的物质代谢过程与自然界固有的内在规律同步相谐。人的生命运动随着天地自然的调整变化而调整变化，并由此维持自身的平衡，四时季节、昼夜晨昏、地区方域等都对人体产生一定的影响。另外，人是社会的组成部分，人与社会之间亦相互联系和影响。社会环境可以通过社会发展带来的各种不利因素引起躯体变化，也可以通过影响精神活动而影响躯体状况。因此社会、文化环境、人际间的交往等因素同样对人体的健康和疾病有着不可忽视的作用。

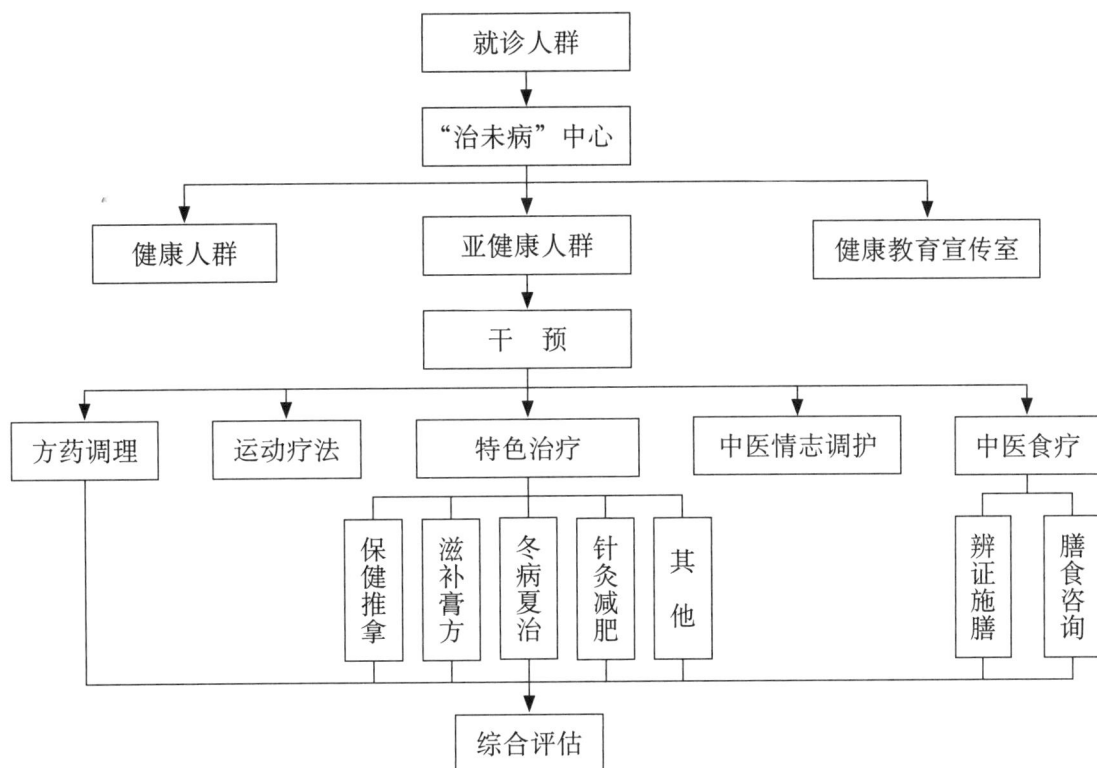

图 4-2 治未病中心服务流程

中医整体观思想一直贯穿于中医病因学说始终，它认为自然界气候变化和情志刺激、饮食不节、劳逸失当、房事不节等都可成为致病因素。运气学说以自然界的气候变化与生物体对这些变化所产生的反应为基础，将自然气候现象与生命现象统一起来，将气候变化与发病规律统一起来，又从宇宙节律探讨了气候变化对人体健康和疾病的发生、防治的影响。人体是一个有机整体，组成这一有机整体的五脏系统各具不同的功能活动及不同阴阳五行属性，并分别相应休旺于不同的时令节气，所以脏腑功能活动与自然四时阴阳消长节律必须协调一致，人是否顺应四时的气候变化是决定发病与否的重要因素。

2. **人是有机整体的"整体观"** 第二个层次是将人体自身作为一个整体，人体是由许多执行不同机能的组织和器官所组成，由于各个组织和器官的有机联系，从而形成了人这个整体。五脏之间的联系，表现为相生相克的特性，肝木生心火、心火生脾土、脾土生肺金、肺金生肾水、肾水生肝木，通过相互资生促进体内的变化和机体的生长发育；肝木克脾土、脾土克肾水、肾水克心火、心火克肺金、肺金克肝木，通过相互制约防止五脏功能过于亢进，以保持平衡。

另外以五脏为中心，脏腑与组织器官之间又是凭借经络进行联系的，经络遍布全身，内联脏腑、外络肢节，将人体的上下、左右、前后、内外连成一体，并通过精、气血、津液的作用共同完成机体的机能活动。所以，人体实质上是一个以五脏为中心，以经络为连缀，联合五体、五官、五华的统一整体。在病理方面，疾病之间也是相互联系、相互影响和传变的，不可能断然分开。而且，人的精神和形体也是一个统一的整体，精神依附于形体而存在，是形体的产物，但对形体也可以发生反向作用。人的精神意识包括神、魂、魄、意、志、思、虑等，情志活动包括喜、怒、忧、思、悲、恐、惊等。无论精神意识或情志活动皆由五脏精气所化生，是五脏

179

活动的产物。另外，人的精神情志活动还可对形体产生反向作用，如情志过于激烈，或持续过久，则导致形体发生疾病，"怒伤肝"、"思伤脾"等均是情志对形体反向作用的表现（图4-3）。

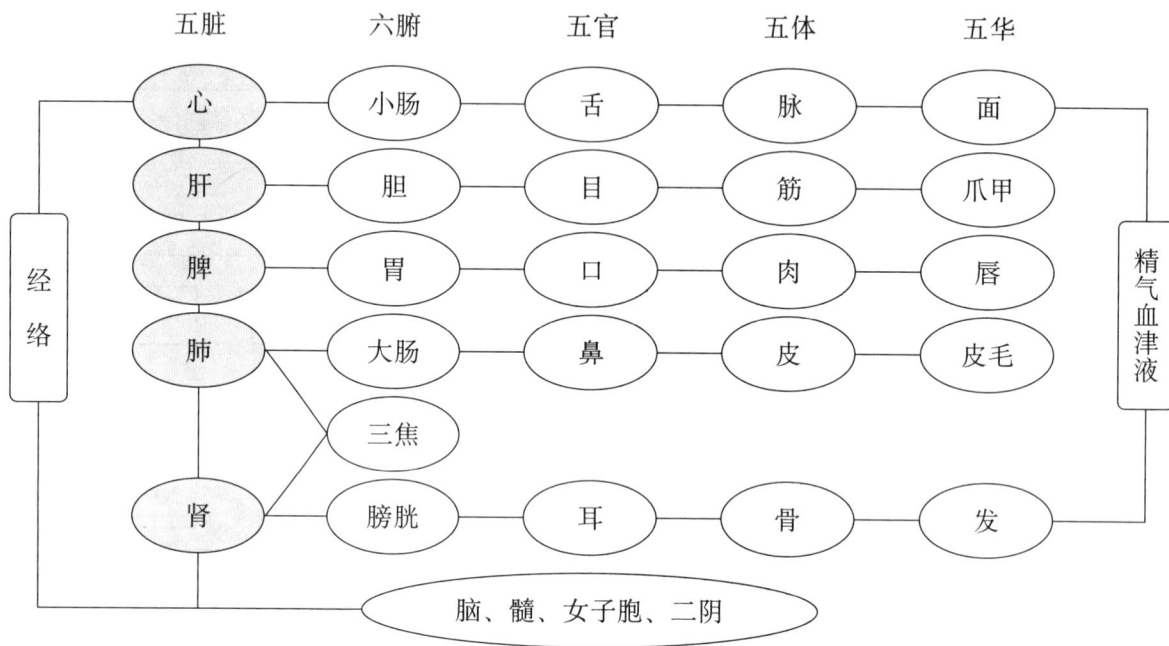

图 4-3　脏腑与形体官窍的整体性联系

3. 辨证论治发挥"整体观"优势

（1）"整体观"辨证。中医诊断学也体现了整体性思维的特色，"司外揣内"、"见微知著"等正是整体性的表现。人体是一个有机整体，人体的外部表现可以反映内在脏腑气血、经络的变化，即"有诸内者，必形诸外"。疾病的发生发展需要一个病理信息蓄积的过程，因此，通过诊法收集病情资料时，将那些潜在的病理信息转变为可辨证论治的证，从整体上进行多方面考察，是中医辨证论治的特色。

（2）"整体观"治疗。在疾病的治疗方面也应以整体观为指导，确立各种治疗大法，充分发挥中医整体观的优势。另外，中医的整体性思维还表现在治疗手段的多样化上，其具有更多的直接实践性、现实性的特征，从中药方剂到推拿、按摩、针灸无不显示出在一定范围的独特作用，中医的整体观贯穿到诊断和治疗的各个方面，整体性思维无论是在中医生理、病理、诊法、辨证、治疗原则、病因病机的分析，还是作为现实的治疗手段均具有鲜明的特征。

（二）现代医学缺乏"整体观"

1. 现代医学思维模式特点　机械化、精细化思维的发展，15世纪初，随着欧洲文艺复兴运动兴起，资本主义萌芽开始产生。由此产生了自然科学、机械唯物主义的学说。笛卡尔（R·Descartes，1596－1650）提出宇宙是个大机械，人体也是一种精密机械的设想，这对医学产生了巨大的影响。以机械唯物主义的观点，批驳了唯心主义的生命观和医学观，并把医学带入实验医学时代，对医学的发展发挥过重要的作用。精细化思维认为任何一个对象都是由不同要素或部分组成的，这些要素或部分之间是存在相互影响、相互作用关系的，这些关系构成一种机制或结构，并决定事物的功能。精细化思维的意义在于细致地发现关系并寻找能够解决问题的线索，就是经过仔细研究、逐步探索，最后得出明确结论的思维方式。

2．现代医学思维模式的优点 现代医学是以古希腊的科学、哲学为基础萌生的一门学科，它在机械化、精细化两种思维模式下不断发展、进步。深受逻辑思维的影响，重实体甚于重功能，尤其重视事物间内在的逻辑联系。观察各种事物也是通过寻找其间的逻辑关系揭示其规律。其注重实际的具体的检查及治疗方式，并且在外科手术、流行病学防治及生物医学工程等方面开辟了广阔的道路，治疗方便快捷，起效迅速。现代医学以精确为特点，通过各种先进的仪器及检测手段对疾病进行分析判断，能从细胞、分子等微观的角度更准确地描述人体的生理活动与病理过程。自从发现了构成生命体的最小结构与功能单位细胞，人们对生命的生理活动与病理过程的认识就进了一大步。现在人们则能通过对构成细胞的各种物质的分子结构以及分子的变化，更准确地阐述生命的生理或与病理过程，认识疾病的原因并进行治疗，从而构建标准化的理论体系。现代医学现在已经成为一门十分完备和精细的特殊学科。这不仅表现为具有一套完整的理论体系，同时还发展、完善了与之相应的各种检查设备、技术方法和各种治疗手段，填补了一个又一个医学史空白，创造了一个又一个医学奇迹，如：试管婴儿、器官移植等。

3．现代医学思维模式的缺点 现代医学也有着一定的局限性制约其发展。对个体特殊性不够重视，同一种疾病的治疗方法大同小异，甚至出现所谓的治疗"套餐"，忽视了人的心理情感、季节环境等方面的因素。缺乏整体观念，将疾病简单地分为几个系统，患者不同的症状需到不同的科室诊治，"头痛医头，脚痛医脚"，欠缺整体的调整及治疗。另外，现代医学主要以西医的理论体系为主，奉行的是西医的疾病观和方法论，也就是针对疾病本身的、割裂地看问题的还原论，以及单纯对抗的医疗方式。简单地把人比作机器，忽视了生命极其复杂的一面，也忽视了人的社会性和生物特性。由此造成抗药性、病原体异化等一系列难以克服的问题。而且现代医学似乎把分科的精细与研究的深入当成了判断其科研成果是否先进的标准，这些医学工作者们常常忽视人体结构和功能的统一性，在科研工作中仅在自己分科狭小的、局限的领域内片面地追求纵深的认识，而缺乏横向的联系，并没有把自己的研究领域完全融入人体这个统一体中，这种分科研究的结果根本不能全面完整地认识人。

另外，现代医学自身也存在缺陷：对人体组成的功能研究视野深陷在微观的世界里，先把人体分成八大系统，再分成器官、组织和细胞而进行精细研究，没有从宏观角度出发，全面地探讨组成人体的60万亿个细胞在意识的调控下组成了一个怎样的多维立体结构，在这个多维的立体结构中人的意识、心、肝、脾、肺、肾、皮肤、毛发、舌、脉等所有组成之间究竟会有怎样的相互影响或相互制约关系。现代医学对许多疾病的病因学认识也不全面，没有研究某些疾病之所以发生的启动因素，有关病因学的探讨大多围绕疾病本身进行。其具体表现是：没有深入地研究人的精神因素与疾病的关系；重视了致病的局部因素，而忽略了致病整体因素；缺乏对社会因素与人体疾病之间作用关系的认识。

（三）"整体观"是研究型医院诊疗架构的核心

1．"整体观"是研究型医院实施战略的基础 创建研究型医院，是医院管理的重大理论创新和实践创新，既是长期的战略目标，又是紧迫的现实任务。研究型医院建设与发展应当建立在科学、求实的基础上，依据客观规律去谋事，即经济投入最小化、管理成本规范化、产出效能最大化、评判标准系统化。

创建研究型医院要构建评价标准体系，在合理引导整体提升方面有所作为。创建研究型医院要依靠理论创新、机制创新、制度创新、技术创新和管理创新，增强发展潜力，提高发展质量。

研究型医院的建设涉及医院运营管理的方方面面，是一项复杂性的系统工程。因此，要学会从整体角度制定研究型医院的质量管控指标，不断创新完善各系统（科学决策体系、学科人才建设体系、医护质量监控体系、科研技术创新体系等）的评价标准，引导医院由单项创优到整体达标、由单项考评标准逐步过渡到完善配套的研究型医院的评估标准体系。

2. 研究型医院"整体观"诊疗模式　现代医学过于强调学科细分，但人是一个不可分割的有机整体，这种细分的结果只能是与有机整体的人与生命事实背道而驰。目前，医生缺乏整体观念，只注重器官和病变，这对医学发展很不利。在这样的局势下，提倡整合医学的观念。

多学科联合门诊、综合诊疗等是研究型医院的诊疗发展模式。传统门诊的服务流程是让患者自己去适应门诊的各个环节，给病人带来诸多不便，患者浪费在挂号、排队、候诊时间远远超过其就诊时间。还有一部分疑难复杂病患者，往往需要在多个科室间奔波，还有部分初诊患者，为求明确疾患而奔波在多个科室间，单一诊疗科室是很难解决这些问题的，患者分科挂号到相关科室看病，不仅浪费了时间，增加了对医院的不满，激化了医患之间的矛盾，也增加了医务人员的工作量。研究型医院将以医生为中心的分科体制转变为以病人为中心的整体化体制，对现有医院的技术结构进行整合，推出多学科综合门诊，不仅缩短患者等候时间、减少就诊环节，提高单位时间内的就诊率，而且多学科专家联合诊治，对患者的疾病集中进行系统分析，能够寻求最佳的治疗方案，尤其对于疑难重症患者，通过多学科专家的联合诊治，为救治其生命赢得了宝贵的时间，并能寻找出最为有效、最为迅速的治疗手段。这种多学科的整合不仅能够满足了门诊患者的需求，对于住院病人如需要多学科专家会诊，只要相关科室提出申请并上报，也可由医院统一安排多学科会诊时间，为临床科室解决疑难问题。一些医院为此开办了"一站式"多学科综合门诊来为患者服务，其主要形式如图4-4所示。

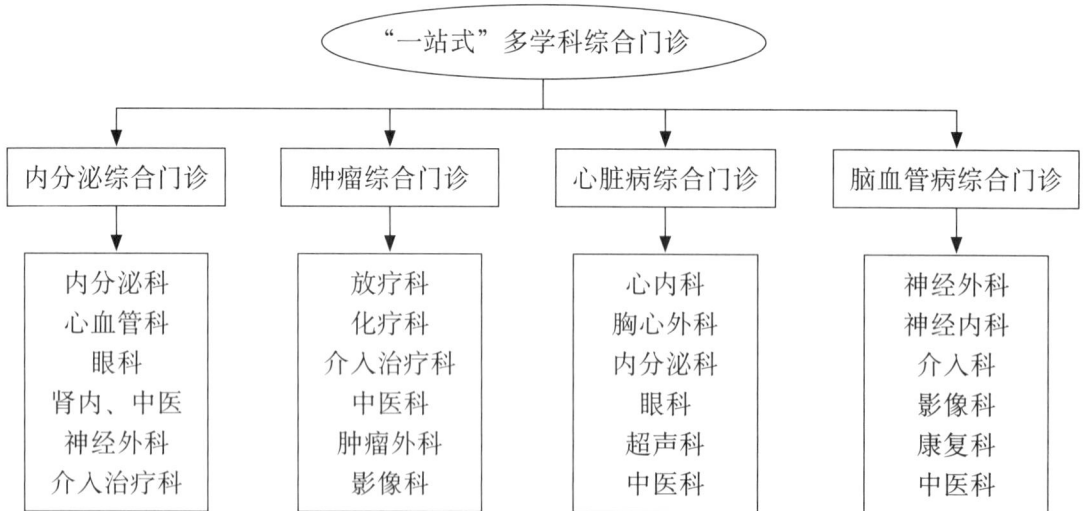

图4-4　"一站式"多学科综合门诊构成

（四）强化研究型医院"整体观"诊疗理念

疑难危重病的治疗是研究型医院的重要任务；传统医学如何在其中最大限度发挥其整体优势，是传统医学的目标也是医务工作者努力探寻的方向。

1. 传统医学参与多学科联合会诊制度　疑难危重病人往往伴有多器官功能障碍，不能靠单一科室进行片面性诊断、治疗，需要科学组合多学科技术资源进行全面的、系统的分析、治疗，选取最佳个性化治疗方案。在研究型医院应设置多学科联合会诊制度，针对患者具体情况，邀请相关科室会诊，提出相应诊断、治疗措施，共同完成患者的医疗过程，拓宽临床思路，拓广临床思维，避免因知识面缺乏所引起的漏诊、漏治。这一新模式既方便患者就诊，又会聚了相关科室诊疗意见，提高疾病诊治率，避免医疗资源浪费。以肿瘤患者的综合治疗为例，这就需要两个以上的多个学科工作团队，包括内科、外科、放疗科、影像科、病理科、中医科等共同组成工作组，对恶性肿瘤进行定时定期的会诊讨论，从而提出相应的整体治疗方案，通过此医疗模式，中医药将充分发挥其诊治优势，真正做到为患者全面服务。

2．**建立重点、疑难、危重病种的中西医结合诊疗模式**

（1）中西医结合诊疗模式优点。我们将围绕重点的疑难危重病种有的放矢地开展深入细致的研究，以全面提高中医药的防病治病能力和自主创新能力。就恶性肿瘤治疗而言，就是采用多种治疗手段，寻求最为全面有效的治疗方法。过去对于恶性肿瘤的治疗多以手术为主，而现在这种传统的治疗模式将逐渐被以手术为主的综合治疗所取代，研究型医院将更重视综合治疗，即根据疾病特点，联合应用手术治疗、药物治疗、物理治疗等多种治疗手段对患者进行系统性治疗。这一治疗新模式能够最大可能提高患者治愈率，提高患者生活质量。

（2）中西医结合诊疗新模式。现代医学的综合治疗体系中仍存在着"认识误区"，或者说"学科割裂"。以肿瘤综合治疗为例，在帮助患者解除身体痛苦的同时，根据其愿望和生活计划，促进其在身体上、心理上、社会生活上的潜能得到最充分保护。因此在肿瘤医学领域应创立"打击＋扶正、传统＋现代、身体＋心理、局部＋全身"的"四位一体"诊疗新模式。治疗上不仅采用手术、放疗、化疗等方法，还要根据患者的不同特点辨证论治，运用中药、针灸、推拿联合心理疏导等医学手段，最大限度地发挥中医药优势，从整体对患者进行调节，扶正祛邪，从而达到最好的治疗效果。

三、个体化诊疗模式的先进性

（一）个体化诊疗展现研究型医院临床水平

1．**个体化诊疗是大趋势** 个体化医疗的概念最早于 20 世纪 70 年代提出，相继出现了个体化医学（individualized medicine）、个体化治疗（individualized treatment）等，20 世纪 90 年代末期，西方医学领域再次提出了个性化医疗（personalized medicine）的概念，世界卫生组织（WHO）在《迎接 21 世纪的挑战》报告中指出：21 世纪的医学将从"疾病医学"向"健康医学"发展，从群体治疗向个体治疗发展。个体化思想正逐步渗入到医学实践中，是未来医学发展的方向。如何实施个体化诊疗是多学科共同关注的问题，其关键是要理清研究思路并且找到适宜的方法和途径。

2．**个体化诊疗是疑难危重病的需要** 研究型医院必须以建立高危疑难病症的诊治基地为牵引，增强医院创新能力，催生医技新成果，培养医疗精英人才，进而形成解决疑难危重病诊治和回答临床复杂问题为特色的创新型医院。针对疑难危重病的个性化治疗必然成为研究型医院科研、临床工作的重点，疑难危重病本身具有病机复杂、诊治困难的特点，所以针对疑难危重疾病更需要突出个性化诊疗。疑难危重病的个性化医疗是研究型医院的建院之重、立院之精和强院之力。

（二）个体化诊疗是传统医学诊治精髓

1. **辨证论治发挥个体化诊疗优势**　中医药学的个体诊疗特色是中医药学独特的研究思路与研究切入点，同时也是中医在临床诊疗过程中所采用的思维规则所产生的。中医临床辨证诊断所形成的证候从其本质上看就是对人体的功能状态的反映，是中医对功能状态变化规律的描述与概括，所以必然具有功能状态个体性的特点。

辨证论治是中医学的特点和精华，是中医学术特点的集中表现，是中医认识疾病和诊疗疾病的基本原则，是中医对疾病的一种特殊的研究和处理方法。辨证论治是指导临床诊断、治疗疾病的基本法则。由于它能全面辨证地看待病和证的关系，而且在整体观的指导下去分析解决问题，既看到一种病可以包括几种不同的证，又看到不同病在发展过程中可以出现的同一症候，因此临床用药是极个体化的。疾病的发展与转归，受多方面因素的影响，如气候变化、地理环境、个体的体质差异等，因此在对疾病进行治疗时，要因时、因地、因人采用不同的治疗、用药，也常常出现"同病异治"、"异病同治"的情况。医生通过辨证论治将他们个人的知识和经验、最新的可靠研究证据、结合到每一位具体的病人进行临床决策，强调个体化治疗。论治取决于辨证，由于中医学对于疾病的认识侧重于整体、宏观、司外揣内，重视疾病某阶段机体的整体状态，辨证论治也是通过对疾病表现在外的征象，进而推测演绎疾病的病因、病性、病位，由此归纳出证的概念。中医的证候，一方面是由疾病的根本矛盾所决定的，另一方面则是由其他因素（如病人的体质、居住地区、生活嗜好、思想情趣及合病、并病、失治、误治等情况）所引起。中医根据每位病人的证候进行辨证，然后给予相对应的方剂治疗。现代医学已认识到许多疾病谱的改变，由单因疾病向多因疾病转变。这类疾病往往难以寻找到导致疾病产生的直接因素，常常是多种因素互为因果，并导致机体多系统代谢与调控失常而发病（图4-5）。

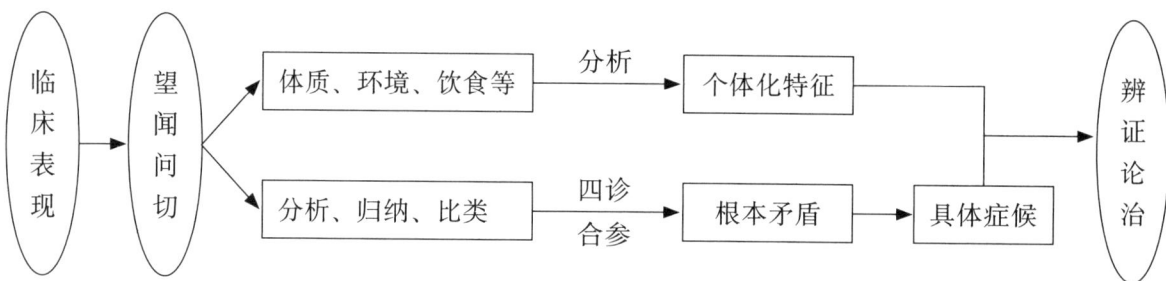

图 4-5　辨证论治思路

个体化诊疗，即突出个性化特征的临床具体诊断以及与其诊断相应的个性化治疗。中医在诊治过程中不但注意人体的共性特征，而且将其重点放在对个性特征的辨析。"辨证论治"所得的具体证候，是共性与个性特征的统一体。由于个性特征的产生往往与个体对社会、心理、环境因素的个性化反应以及体质因素密切相关，辨证诊断的重点主要在对个体的个性化特征的辨析，以及对个性产生原因和机制的分析，最终使个体的多样性在证候的整体诊断中得到更高层次的统一。为了能够掌握个性特征，在收集表象信息时，就必须认真仔细的进行临床观察，收集那些能够反映个性特征的表现；同时在治疗时除了要针对共性特征外，特别注意对个性特征的调整。中医临床常常在经方或验方的基础上进行加减治疗，其中作为处方基础的经方或验方的药物、药量等主要针对共性特征，而加减的药物、药量等主要针对个性特征。对个体特征的掌握往往是辨证论治水平的最好体现。

2．传统医学是在共性基础上的个性化诊疗 辨病和辨证相结合是中医学临床诊治疾病的基本思路。病为患者体现的共性的东西，而中医辨证论治的"证"可以理解为个体作为一个开放复杂巨系统对致病因子做出反应所处的状态，是人体系统的一种整体反应状态，即体现了患者疾病的个性。核心病机就是指疾病的发生、发展、转归有其固定的病理基础，有其固有的演变规律，也是共性的体现。疑难重症往往多为复合病机，虚实夹杂，多脏受损，因此临床应掌握疾病的本质，即核心病机。同时也不能忽视复杂病机的因果、主次的动态转化，治疗中即处理主证，也要注意到不同患者的兼夹症和合并症，这就是个体化体现。就现代医学而言，在治疗疾病上常常同一种疾病采用相同的治疗方法，甚至用药也采用固定的模式，而不是根据患者，尤其是疑难重症患者自身的特点进行治疗，因而，虽然现代医学在检测手段、治疗技术水平方面都十分先进，但针对一些疾病治疗效果却甚微，反而需要求助于传统医学进行辨证论治，这也体现了个体化诊疗在疑难危重疾病中的重要性。

（三）研究型医院的个体化诊疗战略

1．围绕个体化诊疗的优势病种展开 由于个性特征是由于人体形体结构的状况、心理状况以及体质等因素所构成的，个体间的个性特征不同是绝对的，这就决定了由其构成的具体证候具有个性化也是绝对的，所以辨证水平的高低主要体现在对个性特征的辨析上。可见中医通过辨证论治进行诊疗必然是一种个体化的诊疗。辨证论治的个体化诊疗方法，是中医药疗效取得的根本保证。目前，"亚健康状态"、"慢性疾病"、"老年性疾病"、"晚期肿瘤"等的诊治中越来越成为中医药学主要的研究与治疗的领域，充分发挥个体诊疗优势，直接关乎中医药学的发展

2．针对重点病种建立个体化诊疗方案 个体化诊疗是基于以人为本、因人制宜的思想，充分注重人的个体差异性，在研究型医院中各科室应就具有中医药诊治优势的病种联合传统医学进行个体化医疗设计，采取在整体性、综合性、个体化原则指导下制定优化的、针对性的中西医结合诊疗方案，使之更具有有效性与安全性。并据此拓展到个性化养生保健的"治未病"领域及人类生命的全过程，从而实现由疾病医学向健康医学的转化。其意义在于强调和注重人体内在因素和个体差异对疾病诊疗的影响。

第五章

科 研

创新 · 融合 · 转化

第一节 研究型医院科技发展规划

研究型医院的科研不同于一般医院：研究型医院既是医学诊疗活动的实践者，同时也是医学知识的创造者，因此研究型医院的科研具有三个重要特征：①研究型医院除完成常规治疗任务外，应以医学科学研究为先导，利用先进的理论知识、研究手段和技术方法，围绕重大疑难疾病进行系统研究，发现新规律，发明新方法，创造新知识；②研究型医院应将最新的研究成果，通过协作研究和临床验证，转化为临床实用性成果和诊疗技术；③应将最新医学成果在临床应用并加以推广。表5-1列出的是研究型医院与一般医院科研的不同点。

表5-1 研究型医院与一般医院科研的区别

	研究型医院	一般医院
地位作用	科研占重要战略地位、临床科研并举	临床为主，科研为辅
研究目的	以丰富人类健康知识宝库为目标	以基金、论文和成果数量为目标
研究范围	由疾病治疗向维护终身健康的方向拓展	仅限于疾病诊治
研究途径	基础及临床研究并举，以转化医学研究为主	多以临床观察及研究为主
研究手段	最新的理论、研究手段和技术	一般性的研究手段和方法
组织形式	多学科交叉融合，集智攻关	单打独斗或松散合作
主攻方向	以五大疾病威胁为主攻方向	不明确
创新程度	自主创新，创新性强	跟踪研究，创新性不强
科研布局	超前布局，营造后发效应	按部就班，无后发效应
研究人员	临床科研兼优的研究型人才	一般性研究人员
管理模式	基于网络的开放共享	相互独立、封闭
学术氛围	浓厚	较差

顶层设计（top-down）是指统筹考虑项目各层次和各要素，追根溯源，统揽全局，在最高层次上寻求解决问题的方法。研究型医院的科技发展规划是医院科研工作的顶层设计，是在准确把握生命科学发展的前沿趋势和国家卫生健康重大需求的基础上，制定出特定时期内的科研目标和任务，并对人才培养、实验平台、经费投入、信息资源以及组织管理等科研要素统筹规划，为高效实现任务目标提供有力支撑。因此，制定研究型医院科技规划的基本原则是"把握前沿趋势、瞄准重大需求、突出转化研究、发展特色研究"。

一、基本原则

（一）把握前沿趋势

1. 人类进入"后基因组时代" 人类基因组计划（human genome project，HGP）是由美国科学家率先提出，于1990年正式启动。美国、英国、法国、德国、日本和中国科学家共同参与了这一预算达 30 亿美元的庞大计划。按照计划设想，在 2015 年，要把人体内约 10 万个基因的密码全部解开，同时绘制出人类基因谱图，达到破译人类遗传信息的最终目的。2000 年 6 月 26 日，参与计划的 16 个研究中心联合宣布人类基因组"工作框架图"已完成。"工作框架图"覆盖了人的大部分基因组，DNA 序列准确率超过 90%。从此人类历史进入了一个崭新的时代——后基因组时代。后基因组时代，亦称功能基因组学时代。它以研究基因组的功能及调控机制为目标，核心科学问题主要包括：基因组的多样性，基因组的表达调控与蛋白质产物的功能，以及模式生物基因组研究等。它的研究将为深入理解人类基因组遗传语言的逻辑构架，基因结构与功能的关系，个体发育、生长、衰老和死亡机制，神经活动和脑功能表现机制，细胞增殖、分化和凋亡机制，信息传递和作用机制，疾病发生、发展的基因及基因后机制（如发病机制、病理过程）以及各种生命科学问题提供共同的科学基础。

2. **干细胞与再生医学方兴未艾** 干细胞研究经历了近十年的飞速发展，成为生命科学研究中最活跃的领域，并从动物实验逐步过渡到临床中，给未来的应用领域提供巨大发展空间。

（1）基础研究取得突破。2007 年诺贝尔生理学或医学奖授予小鼠胚胎干细胞的基因打靶技术研究项目，因为其可以帮助人类理解发育过程中的复杂事件，为人类的长远发展乃至优化提供了机遇。哈佛大学利用转录组学技术，绘制出首张造血干细胞发育基因表达谱，这将有助于识别诱导胚胎干细胞向造血干细胞分化的关键因子，有效解决某些血液系统遗传疾病的预防问题。

（2）诱导多能干细胞（iPSC）技术倍受关注。日本学者山中伸弥与英国发育生物学家约翰·戈登因为"发现成熟细胞能够通过再编程而具有多能性"而获得 2012 年生理学或医学诺贝尔奖。2013 年，我国邓宏魁的研究团队通过 4 个小分子物质改变细胞编程，从而获得 iPSC，使得 iPSC 在今后的应用更加安全、方便。

（3）干细胞临床应用指日可待。干细胞临床应用主要在三方面：细胞治疗、组织工程和药物筛选。2011−2012 年，先后有 5 个干细胞治疗药物在韩国、美国、瑞士、加拿大和新西兰上市，治疗的疾病包括：心脏病、血液疾病、软骨病和免疫疾病等。《自然》杂志也将"人类干细胞临床试验"列为了 2013 年十大科学发现和事件之一。澳大利亚科研人员成功利用 iPSC 细胞在实验室培育出微小的"类器官"——肝脏雏形、迷你肾脏，甚至初期的人类大脑，被《科学》杂志评为 2013 年世界十大科技突破之一。

3. **脑研究成为新的"登月计划"** 2013 年 1 月和 4 月，欧盟和美国分别宣布启动脑研究计划，欧盟计划未来 10 年将耗资 10 亿欧元，美国也计划投资 10 亿美元，以探索人类大脑工作机制、绘制脑活动全图，为目前无法治愈的脑疾病开发新疗法。其中，欧盟的"人脑项目"侧重神经科学和信息学相互结合的研究，旨在用巨型计算机模拟整个人类大脑。而美国的"脑计划"则着眼于研究大脑活动中的所有神经元，绘制详尽的神经回路图谱，探索神经元、神经回路与大脑功能间的关系。这两项计划的提出，一方面，将对神经科学领域研究技术，如各种神经影像技术、脑−机接口、神经科学生物银行、功能性移植脑刺激、侵入性先进材料、虚拟现实、远程监控技术等技术的创新与发展起到极大的推动作用。另一方面，通过对大脑错综复杂的神经连接网络的研究，绘制出完整的人类大脑连接图，进而反映大脑功能在健康和疾病时的全局状态，有助于彻底理解大脑的运行方式，阐明意识发生、思维过程等一系列科学谜题，也将为阿尔茨海默病、帕金森病等大脑疾病的治疗奠定坚实基础。

4. **新模式新技术推动医学不断进步** 医学技术的不断发展和对疾病本质认识的不断深入，

个体化治疗、新的生物医学模式、转化医学逐步成为推动医学进步的重要力量。

（1）个体化治疗让"辨证施治"成为可能。据研究表明，药物对不同个体的疗效差异达300倍。所有被服用的抗癌药物中，只有25%起作用。DNA测序技术和蛋白质组技术的发展，使人们利用基因检测就可区分出不同人群对药物反应的潜能。未来的医生通过检测患者的基因组信息，就可以做到药到病除，这无疑会成为无论是西方医圣希波克拉底，还是东方神医华佗、扁鹊们都梦寐以求的真正"辨证施治"。

（2）医学模式转变成为防治慢性病的关键。慢性病的发生发展不仅仅是一种生物学现象，而且与人的心理、生存环境密切相关。据统计，在美国人口死亡的原因中，社会生活方式因素占51%，生物因素占21%，环境因素占18%，其他因素占10%。因此，以预测和预防为主的生物－心理－社会医学模式成为遏制慢性病的重要策略。目前，高通量测序技术，系统生物学、蛋白组学等新的研究方法已经用于慢性病的病理分子机制研究，并期望能够发现预警分子和早期干预的关键靶点，为建立和完善重大慢性病的评估体系和诊断标准提供更科学的依据。

（3）转化医学成为临床医学研究的主流。目前，美国NIH已经投入了100亿美元用于转化医学研究，成立了近60个转化医学中心。欧共体也计划为转化医学研究投入60亿欧元。重要的国际医学期刊都设有转化医学专栏，此外，还出现了《转化医学科学》（Science Translational Medicine）、《转化医学》（Journal of Translational Medcine）、《转化研究》（Translational Research）、《临床转化医学》（Clinical Translational Science Journal）等专业杂志。

我国的转化医学起步较晚，但进展迅速。"中国转化医学与生物技术创新联盟"是目前国内较为知名的转化医学学术机构。部分高校也于近年组建了转化医学中心或研究所。但是，多数转化医学中心的合作范围局限、资源整合不足、转化率低。只有实现政府、企业、高校三个层面的广泛合作和深度融合，才能真正破解这一难题（图5-1）。

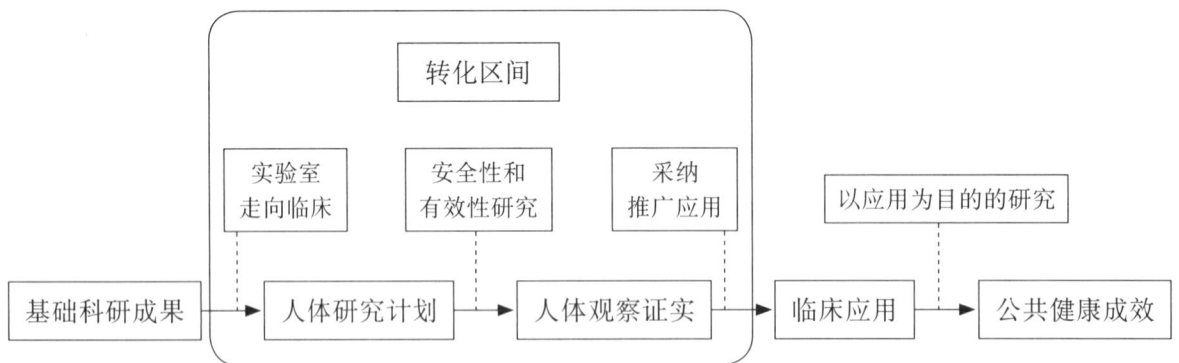

图 5-1　转化医学模式

5. 生物医学汇聚孕育出新兴学科　生命科学与其他学科的广泛交叉融合，引发了生物医学发展的"第三次革命"，即生物医学汇聚，并孕育出许多新兴学科，使工程师、物理学家、生物学家及临床医生共同参与解决生物医学领域的难题。

（1）系统生物学。随着生物学积累知识越来越多，那么在特定条件下，这些基因、mRNA、蛋白质等相互关系是怎样的？随着测量技术和计算机工具的发展，产生了解决这一生物学问题的新方法——系统生物学。系统生物学是将整个生物系统中的分子数据量化后，进一步整合成为一个整体的网络模型，以估算该生物系统中所有成分的相互关系。对于多细胞生物而言，系统生物学要实现从基因到细胞、到组织、到个体的各个层次的整合。同时，科学家可以采用各种手段进行干涉，揭示出特定的生命系统在不同的条件下和不同的时间里具有什么样的动力学特征。如通过诱导基因突变或修饰蛋白质，研究整个系统内相关基因、mRNA 和蛋白的变化，从而获得该基因或蛋白质的性质和功能。因此，它在挖掘疾病基因性质、理解疾病的发生发展、疾病相关分子网络调控、疾病生物标志物筛选以及药理学研究等方面有着重要的作用。

（2）计算生物学。"人类基因组计划"实施以来，仅基因研究领域产生的数据每 14 个月就增加 1 倍，从海量信息中提取最有用的数据，必须依靠大规模计算模拟技术。由此，计算生物学应运而生。计算生物学是以生命科学中的现象和规律作为研究对象，利用数学模型和计算仿真技术解决生物学问题。例如，人类 30 个亿的 DNA 序列中只有 3%～5% 是基因，要阐明基因的结构和功能，就需要利用计算生物学方法进行分析。运用计算生物学，科学家可以发现环境因素对基因表达的影响，从而揭示环境与疾病之间的关系；通过发现早期诊断标记，提高对疾病的预警筛查能力；通过分子模拟等方法进行辅助药物设计，缩短新药开发周期。因此，计算生物学在国际上受到高度重视。2004 年，美国 NIH 启动了"生物信息学和计算生物学"计划，并在加州大学、斯坦福大学等 5 所高校建立了生物医学计算中心。德国、法国、澳大利亚、意大利等国也都建立了计算生物学研究机构。我国于 2005 年 10 月也成立了第一个计算生物学研究机构——中科院上海生命科学研究院计算生物学研究所（中科院－马普学会计算生物学伙伴研究所）。

（3）合成生物学。抗生素的"滥用"造就了具有高耐药性的"超级细菌"，让众多临床医生束手无策。近期，新加坡南洋理工学院的研究者通过生物合成完成了一项奇迹：首先，他们改造了铜绿假单胞菌（绿脓杆菌）的基因，使改造后的绿脓杆菌具有自动检测到同类菌株的能力。然后再将改造的基因转移到一种能够产生绿脓杆菌素的大肠埃希菌(大肠杆菌)的基因组上。绿脓杆菌素对绿脓杆菌具有毒性，经过基因改造的大肠杆菌一旦检测到绿脓杆菌后，就会立刻产生大量的绿脓杆菌素消灭绿脓杆菌。实验结果表明，这种人造大肠杆菌能够杀死 99% 的绿脓杆菌。这是合成生物学解决临床难题的一个典型案例。

合成生物学是 21 世纪生物学的新兴学科，它着眼生物科学与工程科学的结合，把生物系统从"单元"（unit）到"部件"（device）再到"系统"（system）进行设计，修改和组装细胞构件及生物系统。它的研究应用主要在两方面：一是通过对现有的、天然存在的生物系统进行重新设计和改造，使该系统增添新的功能；二是通过设计和构建新的生物零件、组件和系统，创造自然界中尚不存在的人工生命系统。因此，发达国家纷纷投入开展研究，以抢占合成生物学研究发展的先机。2005 年以来，美国政府对合成生物学相关研究项目已投入 4.3 亿美元。自2007 年以来，仅英国研究理事会对合成生物学的经费投入就已经高达 6200 万英镑。

尽管合成生物学的发展前景超乎想象，但仍面临着许多挑战。2010 年 1 月，《自然》杂志将合成生物学存在的 5 个关键技术问题概括为：许多组件的功能尚不清楚，组件组成的基因网络难以预测，网络复杂难以处理，众多组件不兼容，以及系统不稳定。但是毋庸置疑，合成生物学自身具有的巨大创造力，必定将为改善人类的生存环境、提高健康水平发挥巨大的作用。

（4）活体成像技术。能够亲眼看到活的细胞，尤其是肿瘤细胞，在体内生长，迁移、与其他细胞相互作用，是许多医学研究者的梦想。活体成像技术利用生物发光或荧光标记技术，通过分子标记和显微镜技术的强大组合，目前已经达到 10～100 纳米的分辨率，能够观察到亚细胞结构的具体细节，为认识细胞的在体功能打开了新的视窗。例如，巨噬细胞一直被认为是对抗癌症的重要免疫细胞。然而，爱因斯坦医学院的研究者利用活体细胞成像技术发现了巨噬细胞是促进乳腺肿瘤生长与扩散的"罪魁祸首"。它可以使肿瘤细胞周围血管的蛋白基质降解，导致血管内皮细胞彼此间失去联系，从而使肿瘤细胞轻易进入血管造成转移。除应用于肿瘤研究外，还有研究者利用活体成像动态观察药物在体内的分布、吸收和代谢，以期寻找更有效的治疗药物。通过展现神经元在体活动，更加透彻地了解大脑活动、信息处理以及行为的产生。总之，随着分子标记技术和显微镜技术的不断发展，活体成像技术将在生命科学研究中发挥更加重要的作用。

（5）分子机器。20 世纪 90 年代的美国科幻片中，医生用纳米机器人进入人体快速清除毒性物质的方法挽救了特工的生命。今天，这种幻想正在逐步成为现实。2007 年，法国研究者制造出了世界第一台真正的分子机器——分子轮。研究人员确信，未来的分子机器可以用于清除人体细胞内的病灶、充当药物载体向特定部位（如肿瘤）集中送药，甚至替代现在的治疗药物。因此，很多国家纷纷投入巨资抢占分子机器人的战略高地。近年来，科学家已经制造出了许多纳米尺度的分子机器，从由 350 个原子组成的螺旋桨，到 2.5 纳米大小的升降机。虽然现有的分子机器还远未达到人们所期望的结构和功能水准，但随着生物技术的迅速进步，用不了多久，这种只有分子大小的神奇"机器人"就将成为人类健康的福祉。

（二）瞄准重大需求

我国的常见病、多发病呈现多样化、复杂化的发展趋势。研究型医院要坚持把满足人民健康卫生的重大需求作为战略基准点，树立"大健康"、"大安全"和"大服务"的理念，充分利用科技实力、人才队伍、资源平台等方面的优势开展医学科学研究，切实为提高公众健康水平做出贡献。

1. 遏制重大慢性病蔓延威胁 慢性病是威胁我国人民健康主要疾病。中国健康教育中心的数据显示，目前我国有高血压、糖尿病、心脑血管疾病患者多达 2.6 亿人。每年新增慢性病患者 1000 万人，每天就有 18000 人因为慢性病死亡。2010 年我国城市地区十大主要死亡原因中，慢性病占总体致死原因的 80% 以上（图 5-2），占国家疾病总负担的 68.6%。如果不实施有效的防控策略，在未来的 20 年，40 岁以上中国人患有慢性病的人数可能增加到现在的 2 倍，其负担将增长到 80% 以上。陈竺副委员长在"2011 中国慢性病防控论坛暨中国健康促进联盟

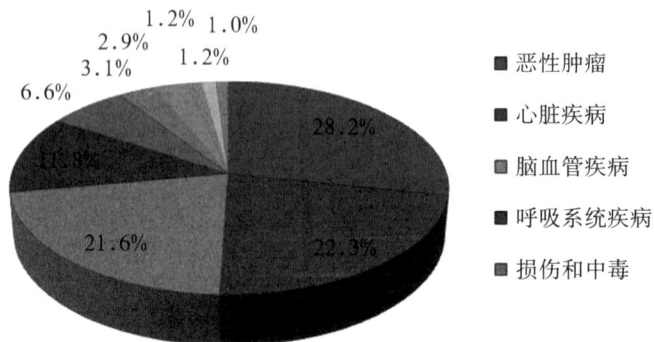

图 5-2　2010 年中国城市地区十大主要死亡原因及所占比

成立大会"发言中,形容我国慢性病正处于"井喷"态势。因此,研究型医院的科研要从生物、环境、心理、社会、行为等多种因素对慢性病进行研究,创新早期筛查、预测预警及综合干预技术,有效降低慢性病的患病风险与发生率。

2. **提高重大传染病防控力度** 我国传染病防控形势十分严峻,重点是艾滋病、病毒性肝炎和结核病,防控难度不断加大,肝炎慢性化问题日趋严重,结核病耐药人数逐年增多。此外,各种新发不明传染病对社会稳定和经济发展造成了巨大威胁。研究型医院科研要针对传染病的早期诊断筛查和开发高效疫苗方面开展创新研究,为有效降低新发感染率和致死率提供智力支撑和技术保障,为维护公共卫生安全和国家生物安全构筑坚实屏障。

3. **降低出生缺陷发生率** 我国每年新增出生缺陷约90万例,已经成为我国婴儿死亡和残疾的主要原因,严重影响出生人口素质。国家卫计委数据显示,1996—2011年,我国围产儿出生缺陷发生率从87.67/万升至153.23/万,在全国婴儿死因中的构成比顺位由2000年的第4位上升至2011年的第2位,占19.1%。虽然,我国于2009年针对出生缺陷启动了四项重大计划,使2012年、2013年出生缺陷发生率开始下降(分别为145.64/万和145.06/万,比2011年降低0.7‰和0.8‰),但仍然面临巨大挑战:一是5岁以下儿童每年死亡数量仍高达20万左右,居世界第5位;二是城乡、地区之间差距明显,农村婴儿死亡率是城市的2.4倍;三是基层妇幼卫生服务能力不强,西部地区、贫困、边远地区妇幼卫生服务可及性较低;四是"单独两孩"政策施以后,每年大约增加200万新生人口,由于多数是高龄产妇,出生缺陷的风险大大增加。保障妇女儿童健康已为我国经济社会发展的重大战略需求和重点工作任务列入国家"十二五"规划。因此,研究型医院的科技规划要将发展孕产期的筛查诊断和早期干预技术研究作为重点,为实现出生缺陷率小于1%的目标发挥应有的贡献。

4. **提升应对灾害救援能力** 我国是世界上自然灾害最为严重的国家之一。伴随着全球气候变化以及我国经济快速发展和城市化进程不断加快,自然灾害和事故灾难的防范应对形势更加严峻复杂。特别是2008年"5·12汶川特大地震"再次提示创新为主、科技救灾是我国科技界必须面对的重大课题。研究型医院作为我国维护人民生命健康的主力军,要积极开展灾害医学救援机制和技术研究,为应对自然灾害突发事件提供技术储备和科技支撑。

5. **加快中医药现代化进程** 中医药是中华民族传统文化的结晶,为国民健康做出了卓越贡献。中药研发是我国的独特产业,通过努力挖掘,就会产生有自主知识产权的新药,对民族工业和原始创新具有非常重要的意义。在H1N1流感期间,我国学者通过天然中草药组方与奥司他韦的对比研究,发现中药组方在缓解病情和病毒排放方面具有与奥司他韦相同效果,可以作为新型抗H1N1感染的候选药物。但中医作为一门科学,还必须接受现代科学的挑战和检验。研究型医院要将传统中医药的优势、特色与现代科学技术相结合,验证并充实中医药理论体系,以满足人民健康、社会发展需求为目标,加快中医药的现代化进程。

(三)突出转化研究

近年,转化医学发展迅猛。以国际文献发表为例。有研究者用Web of Science(WoS)和PubMed数据库,对1992—2012年间发表的转化医学文献进行检索结果显示(检索词为《医学主题词表》(Medical Subject Headings,Mesh)提供的"转化医学"(Translational Medical Research)及其相关词),仅2012年全球转化医学文献发表数量是5年前的1.8倍,是10年前的15倍(图5-3)。我国的转化医学起步虽然相对较晚,但发表的转化医学文献数量已经居世界第8位(表5-2)。

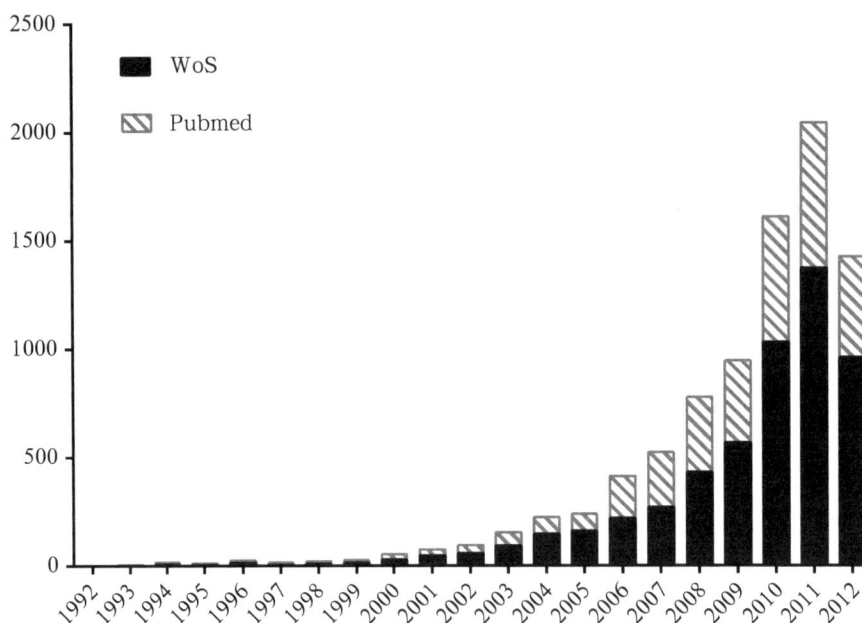

图 5-3　1992–2012 年 WOS 和 PubMed 数据库中的转化医学文献

表 5-2　1992–2011 年发表转化医学相关文章排名前 10 的国家

排名	国家	文献总数	百分率（%）	*LCS*	*GCS*	*AGCS*
1	美国	1953	59.8	673	21603	11.06
2	英国	238	7.3	31	2032	8.54
3	德国	221	6.8	23	1695	7.67
4	加拿大	195	6.0	40	2628	13.48
5	意大利	134	4.1	12	1611	12.02
6	日本	120	3.7	21	771	6.43
7	荷兰	109	3.3	21	826	7.58
8	中国	93	2.8	6	474	5.10
9	法国	91	2.8	11	490	5.38
10	澳大利亚	85	2.6	5	522	6.14

　　注：LCS 是 local citation score，即本地引用次数，该文献在当前数据库中被引用的次数；GCS 是 global citation score，表示在 Web of Science 中的引用次数；AGCS 即某一文献平均引用率

　　然而，近 10 年来全球科研成果的平均转化率仅有 8%，大多数科学发现无法转化成为实用性成果。究其原因，缺乏基础研究和临床研究的"两栖"人才是造成基础研究与临床实践脱节的重要因素。研究型医院的复合型人才，既是医学诊疗的实践者，也是医学研究的开拓者，是进行转化医学研究的最佳人选。因此，转化研究既是研究型医院自身发展的内在要求，也是时代赋予的使命任务。美国约翰·霍普金斯医院以其高效的转化研究，推动相关疾病的有效治疗而世界闻名，先后产生了 19 名诺贝尔奖科学家，连续 23 年被《美国新闻与世界报道》杂志评为全美排名第一。

1．**强调自主创新** 自主创新是转化医学研究的核心。我国是医学研究的"资源"大国，但并不是"创新"大国。根据世界知识产权组织提供的数据，从 1978-2011 年，我国医疗创新技术方面的国际专利共有 394 项，仅是美国的 7.3%（图 5-4）。因此，研究型医院科研要强调自主创新，以科技创新带动临床诊治水平的提高。

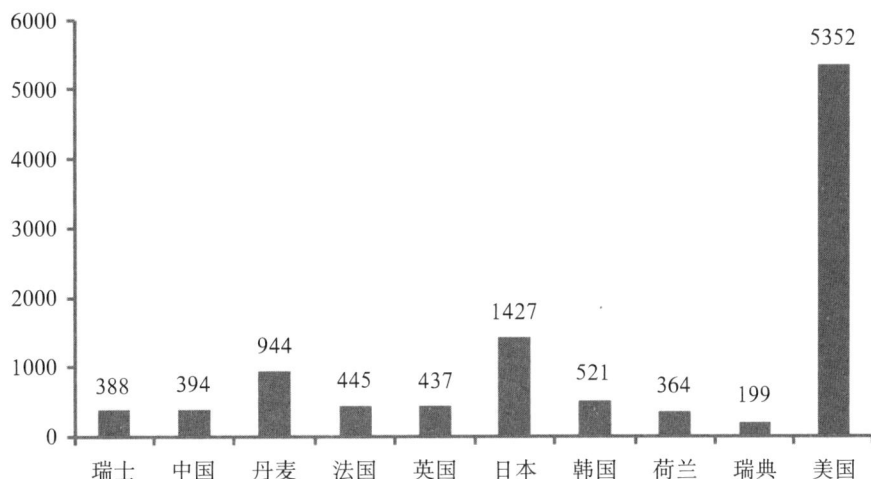

图 5-4　1978-2011 年医疗创新技术方面获得国际专利数量排名前 10 的国家

　　脾窝异位辅助性肝移植术的发明就是很好的例证。辅助性肝移植是治疗遗传代谢性肝病和暴发性肝衰竭的有效方法。辅助性肝移植的早期术式是将全部供肝放置于患者肝脏下的狭小空间内，但易引起腹腔压力增高、供血不足而致移植失败。后来又出现了原位部分肝移植术，但要切除部分病肝，手术损伤大，技术复杂，术后两年死亡率高达 23%。临床上，有 36%~92% 的代谢性肝病患者伴有脾肿大伴功能亢进，切除脾后的脾窝可能是放置供肝的理想位置。但给肝脏"搬新家"并非易事，需要解决血流动力学改变、解剖位置不符、供肝代谢功能检测等一系列难题。为此，第四军医大学西京医院窦科峰教授带领研究团队深入开展了基础和临床研究，在克服了上述一系列难题后，于 2007 年成功实施了世界第一例脾窝异位辅助性肝移植术。截至目前，已成功完成了 14 例，为辅助性肝移植的临床应用开辟了新纪元。

　　2．**重视基础研究** 基础医学研究是转化医学研究的基础和前提。李政道教授曾对基础研究作过生动的比喻："基础研究跟应用、开发的关系，就像是水跟鱼、鱼跟市场的关系，没有水就没有鱼，没有鱼就不会有鱼市。"干细胞技术在临床应用的案例就充分说明了基础研究的重要价值。干细胞具有较强的自我更新和多向分化能力，理论上是治疗心血管疾病、糖尿病、神经系统疾病等重大疾病和组织缺损修复再生的最佳手段。自 2005 年起，骨髓干细胞移植治疗心肌梗死疗法迅速在全国展开。但事实上，干细胞治疗并不如人们臆想的那么有效。研究表明，经冠脉移植骨髓细胞后 3~6 个月，急性心肌梗死患者的左室射血分数仅提高 5% 左右，主要心血管事件并未减少。进一步的基础研究还发现，骨髓干细胞移植的心功能获益可能来自移植细胞的旁分泌功能，而不是心肌细胞数量的增加。显然，在没有解决干细胞增殖和定向诱导分化的方法、明确最优化的移植剂量、途径和时机等基础科学问题之前，干细胞的临床应用走进了"死胡同"。因此，研究型医院科研必须重视基础研究，以解决临床上根本性问题为目标，通过转化研究实现基础研究与临床应用的有机统一。

与发达国家相比，我国的基础研究水平仍有待提高。2012 年，全球在基础生物学领域共发表论文 325847 篇，比 2011 年增长了 1.3%。我国发表了 36050 篇，比 2011 年增长了 12.54%，连续 3 年位居世界第二位。虽然与美国（2012 年发表 104351 篇）的差距进一步缩小，但是单篇引用仅为 0.86，在发表论文前 10 位的国家中排名末位（表 5-3）。

表 5-3　2012 年基础生物学论文数量前 10 位国家论文引用情况

国家	总被引频数	篇均被引频数
美国	147717	1.42
中国	31028	0.86
英国	41951	1.62
德国	36321	1.44
日本	19545	0.94
法国	22025	1.31
加拿大	20793	1.27
意大利	18002	1.22
西班牙	15692	1.16
澳大利亚	16571	1.32

3. 加快器械和药物研发　医疗器械和药物的研发是转化医学的重点，是研究型医院创新能力的重要标志之一。加强医疗器械和新药研发，既是保障民生，服务公众健康，支撑医疗卫生体制改革的迫切需要，也是我国加速培育战略性新兴产业的战略需要。

现在，我国三级甲等医院的大、中型设备有 80% 依赖进口，即使在二级医院，也有近 50% 的设备是进口产品。近年来，我国医疗器械自主创新步伐显著加快，已经有部分中低端医疗设备实现了国产化，并研发出帕金森病脑起搏器、多层螺旋 CT、高性能全自动生化分析仪等一批高端产品。但与发达国家相比，我国医疗器械的研发水平和能力还有很大差距。2014 年 4 月公布的全球医疗器械公司排名显示，顶尖的 25 个仪器公司分别来自美国（10 个）、日本（6 个）、德国（4 个）、瑞士（3 个）以及英国、荷兰（各 1 个），而中国企业榜上无名。

目前，我国是世界第三大医药市场，预计到 2015 年可能成为第二大医药市场，2020 年我国的医药销售总额将跃居世界第二位。但"中国医药大而不强"。在药物研发方面，我国拥有自主知识产权的西药品种占全球总数比例不到 0.1%，97% 的化学药物为仿制药。虽然我国自 2008 年组织实施重大新药创制专项以来（截至 2012 年 12 月），累计获得新药证书 62 件，获得专利授权 3000 余项（其中国际专利授权 560 项），实现多个自主创新药物成功上市，打破了一些病种只有进口用药的现状，但距离"医药大国"还有很长的路要走。研究型医院作为我国医学研究的重要力量，必须要在医疗器械和药物研发方面有所作为，才能真正实现创新能力的全面提高。

（四）注重特色研究

临床医学需要迫切解决的问题不胜枚举，在有限的时间和资源条件下，医学研究不可能面面俱到，所以，研究型医院科研必须坚持"有所为、有所不为"。《美国新闻与世界报道》杂志在 2012 年美国最佳医院排名中，全美 4825 家医院中，仅有 17 家医院拥有 6 个以上前十名的专业学科（表 5-4）。在我国，复旦大学管理研究所发布的 2012 年中国最佳医院排名中，只有 3 所医院有 50% 以上专科名列全国前十。

表 5-4　2012 年美国排名前十医院最佳专科数

全美排名前十医院	排名前十学科数量
约翰·霍普金斯医院	14
麻省总医院	12
梅奥诊所	15
克利夫兰医学中心	14
加州大学洛杉矶分校医学中心	6
西北纪念大学	5
纽约哥伦比亚和康奈尔大学长老会医院	7
加州大学旧金山分校医学中心	8
布列根和妇女医院	5
匹兹堡大学医学中心	7

注：对 16 个专业学科排名

研究型医院要结合自身优势研究方向，通过整体规划，形成以重点学科为龙头的优势学科群，围绕某一重大疾病集中攻关，掌握核心技术，进而成为本地区或国家的该种疾病的研究中心和临床诊治中心。美国安德森癌症中心就是一所具有突出特色的大型综合性医院，其在癌症的治疗和研究方面，有 10 年被《美国新闻与世界报道》杂志排名全美第一。安德森癌症中心每年收治来自世界各地 10 万多名患者，大部分癌症的 5 年生存率都可以达到 80% 以上，成为享誉全球的癌症治疗中心。

二、目标任务

（一）目标

1．**总体目标**　准确把握世界医学科技发展趋势，以国家和区域的重大健康需求为导向，使科学研究与临床应用紧密结合，通过集中优势力量，优化组织模式，建立具有研究型医院鲜明特色的转化医学科技创新体系。以科研的临床应用为先导，依靠科技创新带动临床诊治水平和医疗质量的整体提高；通过科研工作培育临床与科研兼优的研究型人才；利用协作共享实现资源的优化配置和综合效益最大化。以科研为临床服务为根本，围绕常见病、多发病、疑难重症开展研究，力争产生出若干能够科学指导临床实践的新理论、新观点，研发出一批能够解决临床实际问题的新策略、新技术、新产品，为提高全民健康水平提供有力的科技支撑。

2．**技术目标**　在基础研究方面，着力掌握和开发一批能够解决关键问题的新技术、新方法，发现能够揭示疾病发生、发展的关键机制和重要分子。在转化研究方面，着力加快将最新理论研究成果向临床应用转化，在若干重大疾病、常见病的诊疗技术方面取得一批具有自主知识产权、国际领先的新标准、新技术、新产品。在临床研究方面，充分利用丰富病种资源开展循证医学研究、多中心临床试验研究、流行病学研究，制定适合国人的诊疗标准和指南。

3. **能力目标**　建立以关键研究技术为核心的技术研究平台，围绕重点攻关方向，组建优势学科群，形成资源开放共享和跨学科协同攻关机制，不断缩短由基础研究到临床应用的转化时间，提高转化效率，显著提升研究型医院的科技创新能力。

（二）任务

科技规划的任务是既定目标的具体落实，即科学研究的具体内容。由于每个研究型医院发展的阶段、主攻研究方向以及所依托的科研支撑力量不同，决定了各自规划的任务各有侧重。根据研究型医院科研的特点和要求，参考我国《"十二五"医学科技规划》，我们认为研究型医院科研有 7 个方面重点任务。

1. **发展前沿技术研究**　在把握生命科学前沿趋势基础上，加强多领域、多学科的交叉融合，努力推进以生物、信息、材料、工程、纳米等为代表的前沿技术在医学研究和临床诊疗中的应用，由跟踪前沿研究逐步转变为引领医学科技的发展。

研究重点包括：基因组、蛋白质组学等"组学"技术、干细胞与再生医学技术、医学工程技术、模式动物、活体成像技术、分子机器研发等。

2. **重视慢性病防治研究**　针对威胁我国人民健康的四大慢性疾病：心脑血管疾病、恶性肿瘤、代谢性疾病、精神神经疾病，综合分析生物、环境、心理、社会、行为等多因素与慢性病发生、发展的关系，一方面，重点发展早发现、早诊断、早干预的技术，关口前移，有效降低疾病的患病风险与发生率；另一方面，重点制定适合我国国民的慢性病诊疗技术规范和临床指南，提高慢性病的治疗水平。

研究重点包括：慢性疾病预防、诊疗的基础和临床研究；慢性病的流行病学研究；慢性疾病筛查、预警和早期干预技术研究；慢性病的诊疗技术规范和临床指南；亚健康评价与干预研究。

3. **加强重大传染病防控研究**　紧盯艾滋病、病毒性肝炎、结核病和新发传染病等重大传染性疾病，以降低感染率、致死率为目标，重点开展三方面研究：一是提高和改进诊断技术，为阻断传播途径、控制传染源提供技术支撑；二是开发新型、高效、低毒疫苗，降低易感人群的感染率；三是创新医疗技术、研制新药物、优化治疗方案，提高治愈率，降低致死率。

研究重点包括：重大传染性疾病的流行病学研究；重大传染性疾病的检测诊断、监测预警、疫苗研发和临床救治等关键技术研究；新发突发传染病、热带病、寄生虫病、手足口病等其他重要传染病防治研究。

4. **强化发育与生殖研究**　针对我国目前面临的出生缺陷率居高不下的突出问题，重点在胚胎发育与出生缺陷、生育调节、器官发育及调控、生殖与发育相关重大疾病的发病机制以及大规模筛查、早期干预技术等方面开展研究，为降低出生缺陷、提高出生人口健康水平提供理论和技术支撑。

研究重点包括：胚胎发育规律及分子机制研究；异常遗传及环境因素对发育的影响研究；生殖调控研究；发育与生殖相关重大疾病的基础研究；大规模人口筛查及早期干预技术的研究；发育与生殖的安全性和伦理学研究。

5. **开展灾害医学救援研究**　针对灾害医学救援力量的多元性、医学救助的快速性和救治技术的复杂性等特点，一方面重点发展灾害医疗应急处置体系建立的研究，以提高整体救援行动的协调性和有效性；另一方面，重点发展救治技术和装备的研究，快速有效地实施医疗救护，降低致残率和死亡率，构筑起保护人民群众生命安全的屏障。

研究重点内容包括：重大自然灾害的医学应急救援体系研究；灾害引起的精神应激机制及防治基础研究；急救医学技能和设备基础研究；平、战时的严重复合伤救治技术研究。

6．**推进中医药研究**　以加强和发展中医药学术传承为目标，通过前瞻性和回顾性研究，强化中医临床评价体系建设。加强中医及中西医结合诊疗技术的临床研究，提高诊疗效果。利用生命科学的最新科技进行中医药的基础研究，丰富中医基础理论。深化中药组方研究，研发疗效确切、作用机理相对明确的现代中药。

研究重点包括：现代重大疑难疾病中医药防治攻关；中医药诊疗技术研究；中医理论基础研究；中医药现代传承；中药现代化等。

7．**突出临床转化研究**　充分利用研究型医院病人多、病种资源丰富的优势，针对常见病、多发病、重大疑难疾病、罕见病，发挥转化医学的"桥梁"作用，开发一批临床诊疗关键技术，制定一批诊疗技术规范，研发一批具有自主知识产权的医疗新器械、新药物，有效解决临床实际问题。

研究重点包括：多中心、大样本的临床试验研究；循证医学研究；适宜推广的技术研究；新药或新器械的临床研究；新型诊疗技术研究；规范化诊疗方案研究；个体化诊疗技术研究；数字化医疗技术研究等。

三、保障措施

完善的保障措施是科技规划能够最终顺利实现的必要条件。按照质量建设和内涵发展的总体要求，研究型医院要在经费投入、人才培养、资源配置等方面精细统筹、科学管理，以实现各要素的有效整合，促进科研工作不断向前发展。

（一）针对重点研究方向持续投入

科研经费是确保科研工作顺利开展的重要因素。国外高水平的研究型医院每年都有数以亿计的科研投入作为支撑（图5-5）。但就我国研究型医院而言，科研经费相对有限。除了积极争取国家、地方的研究经费，还必须通过自筹或借助企业投入设立研究基金，通过制定规划，有重点地支持和培育特色研究方向，提高投入的产出比，促进创新能力提高。事实上，世界各国

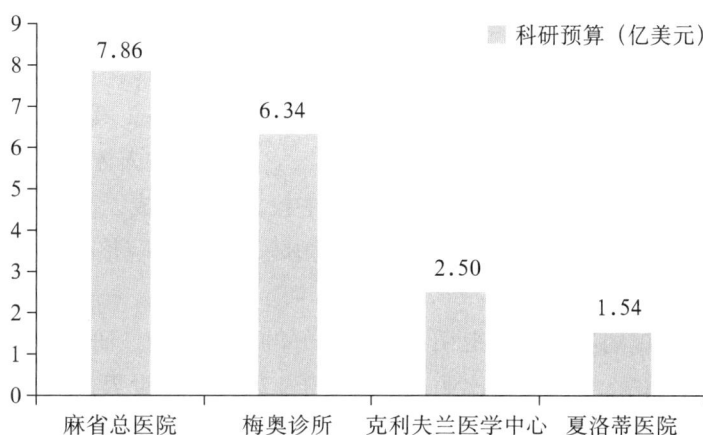

图5-5　四所国际研究型医院年均科研预算经费

也都普遍采用了以需求为导向，对国家未来经济增长、就业和社会整体价值有较大影响力的若干优先领域进行集中投入的政策（表5-5）。

表5-5　主要国家优先研究领域

国家	优先领域
美国	纳米技术；网络和信息技术；制造技术；空间探索；物质科学和工程；国土安全；健康；教育；能源、环境与资源保护
英国	能源；环境；安全；健康；数字经济和纳米技术的工程应用
欧盟	第七个欧盟框架计划（FP7）下的十大主题研究领域：健康；食品、农业和生物技术；信息通信技术；纳米、材料和新制造技术；能源；环境和气候变化；运输；社会经济科学和人文科学；空间；安全
日本	"第三期科学技术基本计划"确定的八大领域：生命科学；信息通信；环境；纳米与材料技术；能源；制造技术；社会基础设施；前沿科学与跨学科科学，如空间开发与使用、海洋开发等。事关国家生存技术，如地球观察与海洋探测系统、核能技术、空间传输系统技术、X射线自由电子激光技术、快中子增值堆循环技术、下一代巨型计算机等
中国	《国家中长期科学和技术发展规划纲要（2006-2020年）》确定的11个国民经济和社会发展的重点领域（能源；水和矿产资源；环境；农业；制造业；交通运输业；信息产业及现代服务业；人口与健康；城镇化与城市发展；公共安全；国防）下的68项优先主题。八大技术领域（生物技术；信息技术；新材料技术；先进制造技术；先进能源技术；海洋技术；激光技术；空天技术）的27项前沿技术。18个基础科学问题
俄罗斯	《俄罗斯科技优先发展领域和关键技术清单》确定的八大领域：安全与反恐；生命科学；纳米技术和材料工业；信息与电信技术；尖端武器装备；军事和特种技术；自然资源的合理使用；运输、航空和航天系统；能源和节能。共34项关键技术

（二）培养研究型人才

临床与科研兼优的研究型人才队伍是研究型医院科学研究的核心力量。作为研究型医院，在规划制定中应以研究团队建设为核心，注重人才培养、引进、使用与科学研究相结合。首先要立足于自身培养优秀的研究型人才，通过留学深造、经费资助、项目扶植等途径，为青年科技人才提供良好的成长环境，促进医院科研队伍水平的整体提高。其次，要扩宽视野，主动作为，通过多种渠道引进国际一流的研究型人才。第三，对于拔尖人才，要从制度政策、福利待遇、研究条件等方面给予大力支持，授予一定的自主权，快速形成以高层次研究型人才为核心，具有较强自主创新能力、多学科或领域交叉的研究团队，提升医院整体研究实力。

（三）营造崇尚学术的良好氛围

研究型医院的科技规划应从政策上引导营造良好的学术氛围。研究型医院的学术氛围有三个特点：一是学术讲座经常。美国哥伦比亚大学成立于1754年，是世界最具声望的高等学府之一。哥伦比亚大学讲座数量多、学者来源广泛、讲座选题多元，浓厚的学术氛围使得该大学始终保持着学术创新的活力，被誉为美国大学的"常青树"。二是学术权利民主。钱学森回忆他在加州理工学院学习时的学术氛围时说："不同的学派、不同的学术观点都可以充分发表。学生们也可以充分发表自己的不同学术见解，可以向权威们挑战，这在加州理工学院是很平常的事。我们这些年轻人在这里学习真是大受教益，大开眼界。"三是学术道德诚信。据《科学家》杂志报道，美国梅奥医学中心（Mayo Clinic）Larry Pease 免疫学实验室的一名高级研究人员被发现有伪造数据的行为，该实验室已发表的10篇论文全被梅奥撤回，相关的临床试验也被取消。诚信的学术氛围成就了梅奥在世界医学界的重要地位。

（四）促进国际科技交流与合作

加强对外交流，开展国际研究合作是加快研究型医院科研步伐的重要举措。因此，要在科研规划中应积极鼓励和促进国际合作。首先要鼓励留学深造。按照平等合作、互利共赢、共同发展的合作原则，与国外先进的研究机构和大学建立长期稳定的合作关系，派出优秀研究人员到国外学习深造，加快人才培养。第二应鼓励合作。通过开展项目合作研究、聘任客座教授、邀请高水平研究者来华讲座交流的形式，与国外研究机构在人员、技术、资源等方面形成优势互补与资源共享，提高自身的研究能力，加快研发进度。第三应鼓励举办和参加国际大型学术会议或加入具有一定学术影响力的国际学术组织和团体，展开与国际顶尖科学家的对话，建立国际化的科研合作平台，增强医院国际影响力，吸引更多国外优秀人才。

（五）提升科技资源利用效率

在科技高度发展的时代，科研仪器设备成为提升科研活动水平的重要因素。研究型医院的科技规划中，一方面要超前布局，加大对科研硬件的投入，改善试验场地条件，购置一批具有国际先进水平、对医院科研工作具有显著推动作用的大型精密仪器设备。另一方面要强化资源共享。通过建立院内资源共享共建的机制和措施，利用网络管理提高医院科技资源的使用效率，促进院内学科间的合作共享。同时充分利用国家、地区政府、研究机构以及企业提供的各种公共资源服务平台，丰富科技资源，增强医院科技竞争力。

第二节　研究型医院科技创新战略管理

研究型医院是以完成临床医疗工作为基本任务，以培养优秀人才为突出优势，以创新性科学研究为重要使命，以制定和修订临床医学标准和规范为水平标志的大型综合型医院。研究型医院的功能，应是以产出创新性的临床应用技术成果和培养高层次临床医学人才为目标，以制定和参与制定国内、国际临床医学标准和规范为己任，以完成常规医疗工作为基础，以解决疑难专病诊治和回答临床复杂问题为特色，是创新性的临床医学知识传播、生产和应用的中心，在推动医学科技进步中发挥重要作用并能产生良好的经济效益和社会效益。

研究型医院科技创新的战略管理主要从以下三个方面进行阐述。

一、规划创新成果类型

（一）新知识新理念

塑造医院品牌，提供精湛技术和优质服务。研究型医院以解决人类健康面临的重大、疑难、复杂性临床问题为己任，着眼为伤病员提供高质量的医疗服务，通过创新临床新理论、新技术、新疗法，不断提升疾病诊治水平。其核心是打造医疗服务的品牌，提高医院在公众中的知名度和美誉度，保持医疗市场份额长期稳定，减少经营风险，从而达到增长经济效益和社会效益的双重功效。医院品牌的塑造是一项持久的系统工程，需要数代人在长期的医疗服务实践中，以精湛的技术和优质的服务去积淀。

塑造医院文化，提供推进医院可持续发展的内驱动力。医院文化是医院信奉并付诸实践的价值理念，是一所医院的灵魂，也是一所医院区别于其他医院的标识。医院文化的塑造对于研究型医院建设具有强大的推动作用，它既是医院制度创新与服务创新的理念基础，也是推进医院可持续发展的内驱动力。研究型医院尤其重视制度文化建设，因为制度文化是医院行为规范的内在约束，也是建设研究型医院的根本保障。

塑造医院核心竞争力，坚持内涵发展。转变发展方式是医院主动适应医药卫生体制改革形势、增强抵御未知风险能力的必然要求，也是医院抢占发展制高点、赢得发展新优势的必然要求。只有转变发展方式，不断提高医院的发展质量，才能持续提升医院的核心竞争力，实现创建研究型医院的目标。转变发展方式，必须坚持特色发展，着眼"人无我有、人有我优、人优我强"，通过错位经营，重点突破，不断彰显医疗特色；必须坚持内涵发展，在学科、人才、质量等打基础、管长远的建设中夯实根基，积蓄发展后劲；必须坚持创新发展，通过制度创新、科技创新、管理创新，培育创新人才，催生创新成果，突破发展瓶颈，开拓发展新路。

（二）新业务新技术

推进医学科技创新，引领医学科技发展前沿。研究型医院是医学科技精英的聚集地，是医学信息汇集与交流的中心。推进医学科技创新是研究型医院最主要的特征，也是衡量医院发展水平的重要标准。研究型医院始终瞄准医学科技发展的前沿，以解决临床问题为导向，聚焦重大疾病防治，重视临床研究和基础研究相结合，重视理工医相结合，重视研究与转化相结合，通过整合资源、以项目为纽带推进多学科联合攻关，在高起点上推进医学科技创新。

获取标志性高水平成果，形成临床特色、优势。研究性医院要把高水平成果作为医院的标志，通过自主创新、联合攻关，取得突破性进展，获得国家、省部级以上的高等级成果，并把研究成果广泛应用于临床，形成特色、优势。标志性成果是研究型医院与非研究型医院的主要区别之一。

紧密结合基础医学研究和临床医学研究，自主开创新业务新技术。作为研究型医院要想提高疾病的诊治水平，形成高水平的成果，培养高层次的人才，就必须从实际需要出发，通过不同的方式，把基础医学研究和临床医学研究结合起来，打破基础和临床相对分离的传统格局。研究型医院应该在原有实验室的基础上，建立拥有自主科研能力的基础研究水平较高的实验室，加强同临床医学研究的结合，通过实验室的建设可以更好地为医院临床医学研究人员提供支持和服务。

（三）新药物新标准

加强标准化建设，形成科学化、规范化的发展路径。标准化建设是研究型医院建设的重要内容，目的是尊重规律、遵守规则、遵照规范、遵循路径，把标准规范作为目标要求，把实现过程变成执行路径，把科学路径凝聚为统筹发展的保障机制，使研究型医院建设步入科学化、规范化的轨道。

加强药物使用监管，制定最优化的治疗方案和临床路径。加强药物使用监管，合理使用药物，加强抗生素等药物使用培训，避免过度医疗。通过制定规范化的疾病诊疗流程，通过循证医学探索最优化的治疗方案和临床路径，确保主要医疗资源用于诊治疑难危重病人和开展创新性技术，形成独特的技术优势和鲜明的服务品牌，真正实现研究型医院"看别人看不了的病"、"开别人开不了的刀"、"解决别人无法解决的难题"，形成持续发展的内在优势和核心竞争力。

加强评价指标建设，形成标准制度。研究型医院要注重总体筹划、政策引领，进一步构建完善研究型医院的标准制度体系。标准制度是实践的引领规范、顶层设计和基本遵循，必须按照加快全面建设现代后勤步伐试点先行、理论升华、体系建设、按级负责的工作思路，贯彻成建制成系统推进、全要素全方位建设的科学方法，结合各医院担负的使命任务、建设现状和驻地实际，加强统筹谋划，搞好总体设计，有计划分步骤地加快研究型医院创建步伐。要抓紧制定研究型医院的建设标准。按照概略性、前瞻性、科学性、可行性的要求，组织力量研究制定研究型医院建设标准和评价指标体系，使研究型医院的实践、创新与发展有章可循、有据可依。

（四）新模式新体系

推进内部管理创新，建立完善配套的现代医院管理制度。公立医院改革的深入推进，国家基本药物制度的推行和零差率销售，医药分开和以药补医机制改革，推进分级医疗、双向转诊和区域医疗联合体建设等等，这些外部政策环境的变化，对医院建设发展提出了新的要求。大型公立医院创建研究型医院，必须适应服务对象、服务功能、服务模式和服务结构的变化，创新管理机制，以医疗质量、资源消耗率和服务对象满意度作为流程设计的衡量标准，深入扎实地研究、解决医院结构性、机制性和系统性问题。

立足自身优势特点，实施核心优势经营战略。医院必须立足自身优势特点，要突出重点学科建设，集中优势力量，建设若干重点专科、专病中心，瞄准国内外医学热点、难点和前沿技术，力争在临床诊疗技术上取得突破，形成竞争优势。要重视人才队伍建设，紧紧抓住培养、吸引、用好人才三个环节，坚持以内部培养为主、外部引进为辅，培养造就名家、名师、名医队伍和人才团队，为创建研究型医院提供坚实人才支撑。

狠抓基础医疗、护理质量，建立与国际接轨的质量标准体系。医疗质量与安全是医院的保底工程，也是创建研究型医院的基础。当前，医院规模，特别是大型公立医院规模，普遍增长较快，许多医院处于满负荷、超负荷运转状态，给医疗质量与安全带来隐患。医院必须把医疗质量建设摆在生存、发展生命线的位置，狠抓基础医疗、护理质量，建立与国际接轨的质量标准体系，积极参与 JCI、ISO 等国际质量认证，促进医疗质量持续改进，为患者提供优质、安全、可靠的医疗服务。

二、构建科研攻关机制

（一）科技创新的战略目标

明确研究型医院的科技创新的定位、特征。根据研究型医院的定位、特征，我们认为，评估研究型医院的体系标准大体应有以下五个方面：①人才指标（知名学者带头人、科技人员队伍总体的数量以及二者的科学比例）；②支撑条件（一流实验室及先进仪器设备、国家重点学科及特色优势学科）；③科研投入（经费投入总量、外部经费和内部经费投入的数量及比值）；④产出成果（产出创新性成果、发表科学论文的总量和人均量）；⑤学术声誉及社会认可度（国际、国内学术交流、学术任职、同行专家评价）等。

明确评估研究型医院科技创新的体系标准。我们认为，我国建设研究型医院的近期目标应该是：选一批高水平、开放式、国际化的教学型医院进行重点建设，开展一批医学科学技术前沿的科学研究，造就一批国际水平的顶尖人才，同时培养一批年轻人为主体的后备创新人才。中期目标是：2020 年前，重点建设 3~5 所真正意义上的研究型医院，其学术实力整体达到世界先进水平，部分达到世界领先水平。长期目标是：根据我国医疗需求布局，重点建设一批世界先进行列的研究型医院，使我国在医学科技领域具有很强的国际竞争力。

明确研究型医院科技创新的发展战略。研究型医院的发展战略，涉及我国医院发展的全局性规划，评价一所医院是不是研究型医院，不仅要看医院的定位是否准确、特征是否相符、指标是否具备，而且要看医院的发展是否符合我国医院发展的趋势和总体战略规划。

（二）创新人才培养机制

建立公平竞争机制，将立足自身培养人才与吸引最优秀的人才相结合。顶尖人才是一流医院的重要标志，要创建一流的研究型医院，必须要有一流的知名学者。要获得一流的人才，首先我们要立足自身培养人才，同时还要吸引最优秀的人才到医院中来，使人才队伍国际化、高层次、多元化。既要营造一个宽松的学术氛围，更要建立一个公平的竞争机制，使人才流动起来，让优秀者"进"，让平庸者"出"，即使优秀人才"不为我有"，也要"为我所用"。

培养集医疗、教学、科研于一身的高层次医学人才，实现医院人才的战略储备。人才资源特别是高层次人才是自主创新的最宝贵的资源。研究型医院是集医疗、教学、科研于一身的医院，除了要拥有高水平的医务人员和科研人员外，还要以培养高层次医学人才为核心，不断充实自身发展的潜力和后劲，实现医院人才的战略储备，从而形成长久持续的创新能力。

努力构建研究型人才培养体系，成为优秀人才的输送地和储备地。研究型医院必须不断造就新型的优秀医学人才、杰出的医学专家和医学专业人才群体，有责任和义务向社会输送大量研究型人才，这是由研究型医院本身特点所决定的，也是建设研究型医院的关键因素之一。研究型医院必须以提高人才培养质量为核心，深化培养模式和培养机制改革，努力构建研究型人才培养体系。

（三）加强交流合作

不断强化开放的意识，坚持军民融合协同发展。研究型医院的发展途径在于军民的融合性及其资源共享成果，因此创建研究型医院应把"开放"作为强院之路。建设研究型医院，必须坚持军地协同、平战结合、军民融合发展，不断强化开放的意识。医院充分发挥技术、人才和品牌优势，实现科际间、院际间、军内外、国内外的交流与合作，逐步形成了资源共享、人才共育、课题共研、效益共享的开放格局。

开展广泛的国际交流与合作，主动融入国际竞争环境。国际化是研究型医院形成与发展的必由之路。在知识、信息的传输与交流日趋高速、频繁的当代，一所医院要想成为真正的研究型医院，必须走国际化的道路。要把医院放在国际背景中，用全球的眼光来考虑目前制约我们发展的资金、人才、技术、管理等问题，开展广泛的国际交流与合作，主动融入国际竞争环境，探索和学习国际一流医院的经验，追踪世界医学发展前沿，使医院发展的整体水平始终处于国际先进行列。

走国际化的道路，实现国际化的人才培养和科学研究。研究型医院的形成与发展既是一个国家政治、经济与社会发展及医学科技自身发展相结合的产物，同时也是国际借鉴与交流、合作的产物。世界一流医院的国际交往和学术活动都十分活跃，具有较高的开放度，不仅是医学知识和技术传播交流的国际平台，也是国际化医学人才培养的基地。国际化主要体现在人才培养和科学研究的国际视野上。

（四）构建特色优势学科群

瞄准国际一流目标，对现有学科进行优化整合。特色优势学科是医院竞争力主要构成部分的核心。要建设研究型医院，必须加大学科建设的力度，要瞄准国际一流目标，对现有学科进行优化整合。通过合理调配医疗资源、科研资源、信息资源、人力资源，促进学科的交叉和融合，组建优势学科群，提高医院的整体竞争优势，逐步形成优势学科与特色学科相统一、多学科协调发展、整体优化的学科体系。

医疗工作和科研工作两手抓，相互促进和发展。医疗工作不仅是研究型医院生存的根本，更是研究型医院科研工作的源泉；只有突出医疗工作的中心主导作用，才能确保医院职能的充分发挥。医疗工作与科研工作是研究型医院并重的两个重要方面，医疗质量好坏与科研水平高低是衡量研究型医院的两大指标，两者之间紧密联系、互相促进，医疗工作是科研工作的基础，科研工作又为医疗工作质量的提高提供保证。

以临床研究为导向，运用基础研究的最新方法，实现原创性临床应用成果。基础研究主要立足于为医学的发展提供源动力，重点解决未来医学发展中的基础理论和技术问题，创立新的技术和方法；临床研究旨在解决患者疾病治疗等方面的现实疑难问题，为疾病治疗提供强有力的科技支撑，二者缺一不可。研究型医院的临床研究，应尽可能运用基础研究的最新方法、手段，选取临床工作前沿领域的重大疑难问题作为课题，集中力量加以解决，实现取得原创性临床应用成果和培养高水平临床医学人才的双重目的。

三、科研平台建设管理

（一）建立科研共享平台

整合院内资源，加强院际协作，立足国内、拓展国际，树立大科研观。创新性科学研究是研究型医院的最主要特征，也是衡量医院发展水平的重要标准。研究型医院是医学科技英才的聚集地，是医学信息汇集与交流的中心，多种学科并存，优势资源互补。因此，建设研究型医院，应发挥医院的综合优势，整合院内资源，加强院际协作，立足国内条件，拓展国际空间，树立大科研的观念，构建大科研的共享平台。

融合科技创新研究平台、科技资源共享平台和科技成果转化平台，构建大科研共享平台。建立开放、高效的科技创新平台，对整体推进研究型医院科技创新工作，推动医院科技创新健康发展具有十分重要的作用。医院根据医学科技发展要求，结合自身实际和特点，建立了以学科和实验室为依托的科技创新研究平台，以信息化为基础的科技资源共享平台和以产学研有机结合的科技成果转化平台。

研发科研个性化管理系统、指标量化管理系统、学术活动管理系统，提高管理效率。医院还要研发科技人员个性化科研管理系统、科研指标量化管理系统、学术活动管理系统等，既提高了管理效率，也方便了科技干部。医院要利用信息技术和网络基础设施条件，建设高水平研究开发和科技资源数据库，建设科技数据共享平台，把医院的各种科技资源分门别类地进行整理公开，供全院人员查询使用，实现科学数据共享、科技资源共享、科技文献共享、科技网络共享，使医院的各种科研资源得到最大化应用。

（二）建立现代医院管理制度

创新医院管理理念，树立医院管理的世界观、发展观和辩证观。研究型医院管理理念的创新，要求我们必须树立三种眼光：一是世界眼光，管理者不能将管理视野局限在医院内部，而应放眼国内乃至世界；二是发展眼光，管理者必须顺应时代要求，牢牢把握时代脉搏，密切关注医院管理领域出现的新趋势、新动向；三是辩证眼光，管理者要理性看待管理过程中出现的正负效应，合理使用多种有效管理手段，发挥管理最佳效应。

明确科研工作的使命任务，取得科研工作的创新突破。在科学技术发展日新月异、知识生产指数倍增的形势下，研究型医院的使命任务要求科研工作必须确立一流的目标，主动适应创新型国家战略要求，整合医院的医疗资源和科技资源，在一些重要领域取得创新突破，使医院跻身于我国乃至世界医药卫生事业创新团队之先，成为医学科技进步自主创新的标兵。

完善科研项目管理，建立以人为本的激励机制。医院在创建研究型医院的过程中，紧紧围绕科研选题、课题培育和跟踪管理等关键环节，创新科研项目管理模式，强化科研能级管理和过程管理，做到了科学、求实、严谨、规范。医院科研管理部门积极探索建立适应研究型医院科技创新要求的科研管理制度，建立临床科研融合发展的良性机制，建立以人为本的激励机制，营造有利于科技创新的政策环境，有效地凝聚了科技力量，发挥了医院科技创新优势。

（三）打造数字化医院

打造数字化医院，把握作为当今科技发展核心技术的信息技术。信息技术是当今科技发展的核心技术。打造数字化医院，使大样本信息的采集、分析、储存成为可能，而这些资料、信息的准确、完整、高效、便捷，是研究型医院开展科研工作的重要保证。

加大医学技术设施为主的硬件建设，更要坚持和强化"以人为本"的软件建设。建设研究型医院，硬件建设和软件建设同样重要，必须加大以现代医学技术设施为主的硬件建设；同时又要坚持"以人为本"的软件建设，促进医院特色文化和良好服务规范的形成。和硬件建设比，强化软件建设显得更为紧迫，不仅是因为软件建设必须经过一定的周期和长时间积累，而且是因为它是树立品牌形象、增强医院核心竞争力的最重要内容。

打造数字化医院，为提高医疗服务、医疗质量和医院管理提供了便利。建设数字化医院，一是将数字化的触角延伸到基层医疗机构，实现医院与临床部、体系部队、干休所及地方医疗机构的互联互通；二是新版电子病历的全面应用可直观有效地调阅、查询、检索、对比不同的诊疗信息，实现快速浏览、书写等各种功能，极大地提高了诊疗速度；三是数字化为医院管理提供全方位信息服务，大力提高精细化、科学化管理水平，人力、财经、物资管理系统的运用，将医院的人、财、物集中统管、集约使用，做到条码化管理、封闭式管控，使管理更加规范有序，有效降低运营成本，提高管理效益。

（四）注重跨学科研究

整合多部门、多学科的研究力量、资源与设备，构建创新性学科体系。研究型医院必须构建开放性、竞争性、创新性、可持续发展的学科体系，以解决临床问题为导向，坚持临床研究和基础研究相结合。只有整合多部门、多学科的研究力量、资源与设备，打破基础与临床、基础与药学等研究屏障，构建集中式转化医学管理方式，才能实现医学研究维护人类健康的最终目的。

跨学科协作，把科研工作寓于临床实践，通过科研实现创新。要把科研植根于临床工作之中，两者相辅相成，临床是科研的源泉，科研目的是解决临床难题；把科研工作寓于临床实践，将诊疗过程当作积累科研资料、形成科研思路、提出科研课题、获得科研成果的过程，通过科研实现技术创新、制度创新和管理创新，为临床医疗水平提高增强发展潜力，提升发展品质。

跨学科协作，努力开展前瞻性、基础性研究，力争取得重大突破。既要注重大样本病例的积累研究，更要突出临床基础研究，不能满足于既往病例的经验总结，要努力开展前瞻性、基础性研究，不断探索疾病的发病原因和病理机制，争取在临床诊疗技术上取得重大突破；既要注重临床应用技术的研究，更要关注生命科学的发展动态和前沿领域，特别要在生命科学前沿新技术。研究型医院创新的重点在提高临床诊治水平上，创新的聚焦点在生物医学领域，创新的模式是转化医学，力争在临床医学前沿领域取得原始创新性的重大突破。

第三节　研究型医院科技创新的鲜明特征

一、选题源于临床

（一）注重临床医学研究

研究型医院的科技创新主要瞄准的是临床医学课题，在临床工作中敢于攻坚，"人无我有，人有我优，人优我强"，通过研究不断修正临床医学标准，完善人们对疾病的认知，推动医疗事业进步。唯有基于临床发现所提出的假说和研究模式，才能最大限度地反映人体的真实情况，研究队列、样本采集和分析源于临床，通过相对细致的观察和严格、精确、客观的分析获得的结果才经得起临床实践的检验；同时，临床研究工作者需要认真思考如何将临床现象凝练成具体的科学问题，通过系统的实验室研究获得其规律，转化为指导临床诊治的知识并能经得起大样本的临床评价。临床是科研选题取之不尽的宝库。而现实中，大量的基础研究课题仍然仅局限于细胞系或动物实验，缺乏用于研究的临床样本和系统的临床资料。在拥有世界上最大的疾病和生物样本资源的同时，我国的临床医生却苦于找不到有价值的科研选题，原因何在，值得深思。与从实验台到床边的研究过程相比，把床边的临床问题在实验室里阐述清楚再用于临床，在管理学和伦理学上的限制相对较少，风险低，效价比高，更应该受到重视。

（二）营造科研学术氛围

研究型医院注重营造科室浓厚学术氛围，加强临床与科研人员的交流与合作，组织跨学科讨论与合作，拓宽知识面，激发创新思维。营造浓厚的科研学术氛围，是培养和造就跨世纪学术带头人，推进科学技术进步，进而推进社会和经济发展必不可少的基本条件。首先，要营造民主的自由的科学探索氛围，还必须给科技人员以充分的自由，让他们在科学的海洋里能够自由的探索。其次，要营造公平竞争又互相协作的和谐氛围。再次，要营造用科学的态度和科学的方法来评价科技人员和科学工作的良好氛围。对科研人员尤其是年轻的科技人员不要求全责备。金无足赤，人无完人。对于科研人员尤其是对于那些崭露头角的年轻科技人员，要看基础，看特长，看潜力，看发展，看工作，看成果，多扶持，多培养，不能泼冷水，揪小辫，打击积极性，更不能人为地设置障碍，限制他们才华的展露。

（三）加强优势学科建设

研究型医院科技创新要找准方向，深入研究，建设能够持续引领本领域医疗技术进步的优势学科，提高医院影响力。加强学科建设，构建优势学科群，是建设研究型医院的核心。要最终实现"建设一流现代化研究型医院"的目标，必须发挥好研究型医院理论导向作用，学科建设目标的牵引作用，学科人才建设的核心作用，建设技术的指导作用，科研成果的孵化作用，医院建设资源的支撑作用。为此，医院应以学科建设为核心，着力打造一批结构合理、特色鲜明、人才拔尖、创新力强的重点学科和优势学科群，以推进医院全面建设又好又快发展。

优势学科群建设的作用主要包括以下几方面：有效地优化医院的资源配置：合理的资源配置既可以给医院带来持续的竞争力，又是医院制度优势和组织优势的整合。医院通过建立优势学科群，系统整合，资源共享，可建立医疗资源、信息资源及人力资源共享与整合平台，可合理有效地配置资源，发挥整体优势，增强竞争力，从而提高医院的整体竞争优势。充分地实现学科的低成本发展：拓宽学科建设是医院在激烈竞争的医疗市场中生存和发展的保证，而通过选择基础好、知名度高且影响力大的学科重点投入，建立医疗及科研资源的联合、开放及共用的科学管理机制，组建集不同学科之长、体现群体协作优势且跨学科联合攻关的学科群，可形成强大的医疗、科研及培养优秀人才的综合实力，使形成的优势学科群可迅速成为品牌。快速提升医院的核心竞争力：优势学科群是医院高新知识的集中体现，它能使医院原有特色更加显著，使学科的优势得到巩固和发展，并可形成新的诊断与治疗特色，成为医院的品牌，扩大医院的知名度。拥有众多的前沿技术和一批有活力的优势学科群，可对医院的综合实力产生巨大影响，快速提升医院的核心竞争力。

二、实验服务临床

（一）实验室首先满足临床常规诊断治疗

研究型医院的实验室首先保障临床的日常诊疗需要，在此基础之上，能够做到临床提出的科研诉求快速反应。科学的建设服务于临床的实验室主要包括以下几个方：建立合理的试验室结构：采用以医院设立中心实验室为主体，按专业性或重点研究项目设置一或几个不同层次的开放性实验室的管理模式。避免实验室的重复建设，建立医院权威性的实验室，在实验室内按专业或重点学科设立各个专业实验室，如：分子生物学室、蛋白质组室、细胞培养室、免疫室、标准 PCR 室、精密仪器室、生物信息室等。可以开展细胞水平、基因水平、蛋白质水平等高起点的科研课题。承担国家自然科学基金资助项目和医学重点课题基金资助项目；承担硕士研究生和博士研究生和博士后课题；承担各种特殊项目的检测和开展新技术项目；承担对内、外开放，接受国内外学者交流。科学的配置：一定数量的高、中、低档的实验室仪器按照实验室的工作量配置一定数量的常规仪器，把有限的资金重点购置少量高档与国际接轨的实验室仪器，这样可以把实验室建成具有国际水平的得到人们认可的重点实验室。培养高素质的研究人才：实验室应引进一批高素质、有能力的实验人员和管理人员，必要时需要引进一些生物医学工程方面的工程人员。让他们长期从事实验室的操作及管理，组织参加多种形式的专业知识理论学习和技能培训，提高科研能力和技术创新能力，是实验室人才培养的重要方面，是保证高水平、高技术人才素质的关键。建立科学的管理制度：实验室建立科学的管理制度，研究管理的科学模式。如：新购大中型仪器的质量评估，试剂的质量管理。严格规范操作程序，制定标准的操作规范。未经培训的人员不能上机操作。确保实验室工作的有序、规范。广泛开放的实验室质量体系：近年来，国际医学界非常重视医学实验室的质量管理，国际标准化组织颁布了《医学实验室质量和能力专用要求》，即 ISO15189，以推动全球实验室标准化、规范化建设。我国有部分医院经过多年的努力，已经获得国际认可的医学实验室资格。今后，如果在药品评估、临床标本检测等方面实现国际互认，患者拿到此实验室出具的实验报告单在国外也同样有效。

（二）加强实验室与临床的相互渗透

加强实验室与临床工作人员的交流协作，加强研究生教育中的规范实验室轮转，激发培养科研思维，培育复合型人才。在研究所向临床发展方面：通过安排研究人员到临床轮转，增加临床感性认识，拓宽研究思路。研究所每个研究室可以每年轮流派出博士和硕士到相关临床科室轮转，为培养复合型人才以及实验研究结合临床实际奠定基础。利用研究所的人才、设备和技术优势，加大临床研究生的培养力度。补充临床科室的高层次人才，改善学历结构，补充院所优秀人才库，使其成为临床学科的学术接班人。结合临床开展课题研究。四是把临床作为科研成果、研究理论的试用和验证基地。在临床向研究所发展方面：由于临床科室科研力量和条件与研究所相比显得较薄弱，高层次课题和成果较少。可以通过院所合并，使临床积极向研究所发展，促使临床科研上档次、上水平。总之，通过研究所向临床的发展和临床向研究所的发展，既深化了院所在研究项目、内容、方法、效果上的结合，又促进了临床科研和诊疗水平的提高，彼此均得到了发展。

（三）实验室是承担国家重大科研课题的载体

研究型医院的科技创新性成果的产生地在实验室，作为医院的专职研究机构，是承担国家重大科研课题的主要载体，是研究型医院学科和学科群发展的科研基地。从近期效益来看，实验室很难给医院带来直接的经济效益，往往投入多，产出少，与临床科室相比而言，容易被忽略。但从医院长远利益出发，实验室是研究型医院学科和学科群发展的科研基地，是科技创新的平台，是承担国家重大科研项目的载体，是创新成果的产生地，是交叉学科生长和发展的环境，更是高水平研究人才的培养基地。有了高水平的科研基地，才能更有效地抓住机遇，持续不断地争取到新的、更重要的研究项目，才能走在医学科学发展的前沿。实验室的建设是一个长期的过程，需要得到医院领导的关注和重视，尤其在研究型医院应该得到医院更多的支持和更大的投入。实验室应该按照中心辐射型模式进行设置。研究型医院与非研究型医院的本质区别就在于科技创新，要创新就要有好的研究平台。要满足研究型医院全院上下的科研需求，首先要设立独立运转的中心实验室，配备专职的科研人员，为全院科研工作提供基本的技术支撑和服务保障。其次，要以国家重点学科为依托，针对医院的优势、特色，建立高、精、尖的重点实验室，吸引高级研究人员，深入开展临床基础研究，争取实现突破，发表高水平论文，获得高等级成果，占领该领域的制高点，形成行业内的旗帜。

三、成果应用临床

（一）临床－实验室－临床的成果转化是科技创新的目的

研究型医院的科技创新思路源于临床工作，在医院高水平的研究机构高效开展，并最终作为成果转化应用于临床，高水平可转化的创新成果是研究型医院的核心标志。

（二）为研究型医院的发展提供源动力

在转化医学时代，创新是一个循环往复的过程，将科研创新成果应用于临床，将创新成果与医疗市场对接，将创造巨大的社会效益和经济效益，能够进一步推动临床诊疗水平的提高，为研究型医院的发展提供源源不断的发展动力。

（三）推动传统医学、经验医学向循证医学、转化医学转变

当今医学发展的趋势是循证医学，热点是转化医院，医院的科技创新推动医院立足国内，放眼国际，不断增强研究型医院的医疗科研水平。

转化医学（translational Medicine）是基因组和生物信息学革命的时代产物，致力于弥补基础实验研发与临床应用间的鸿沟。通过研究诊断及监测人类疾病生物标志物。为研究新的治疗方法、创新药物开辟一条具有革命性意义的新途径。因而又被称为从实验台到病床（bench to bedside，B2B）的一种连续过程。医学研究最终是为人类健康。世界各国得益基础研究飞速发展的同时，部分国家已将"推动实验室发现用于临床治疗"作为国家医学研究的重要战略，转化医学成为研究部署重点之一。并已依托高等院校、医学研究中心、医院或独立的转化医学中心等开展了大量工作。我国在基础临床转化研究方面也有了一定的进展：首先，是建立具有特殊运行模式或管理方式的医院或医学中心的"研究型医院"。其发展理念为以临床科研为指导，医院业务活动要推动临床和转化型合作研究，使日新月异的基础生物医学研究成果转化为改善人类健康的治疗措施和策略。2004年起，部分医院为了提高医疗服务质量与水平，适应新形势医院发展的客观需要，提出创建"研究型医院"并进行了探索和实践，强调科研与临床工作相结合，提倡通过与临床实际需求相结合的医学科学研究，提高医疗服务开展的效率和质量。将医院建设为"科研、教学与临床医疗相结合"的典范。其次，"研究型医院"探索工作刚刚起步，在我国医药卫生体制、医学科技发展模式、医院管理体制的背景下，其发展伊始，就具有鲜明的中国特色，与国外具有相同功能定位的"临床与转化"研究机构有着较大区别。再次，21世纪生命科学飞速发展，转化医学成为沟通基础研究与临床应用的有效桥梁。为准确了解国外转化医学前沿研究信息，紧跟国际研究热点与关键领域，更新科研理念、拓宽科研思路，近年来，已有医院及科研机构等积极开展转化医学研讨，举办转化医学研究国际研讨会议，加强国际合作，针对严重影响我国人群健康和生活质量的重大疾病，探讨重点领域转化医学平台建设。另外，为全面提高国民健康素质，解决当前和长远健康问题，实现人人享有基本卫生保健的目标，2007年卫生部提出了"健康中国2020"战略规划制定工作。科技支撑研究是"健康中国2020"战略规划的组成部分，医学科技战略思路提出了动态性、系统性转化整合战略，具体包括：基础－临床－预防转化整合，临床－康复－预防转化整合，药学－临床－预防转化整合，上游－中游－下游转化整合，遗传－环境－机能转化整合，引进－自创转化整合，高新－适宜技术转化整合，医学－人文转化整合，人－环境－生态转化整合，中医－西医相互转化整合。

大型综合医院是国家高层次医疗服务机构，肩负高水平专科医疗服务、高等教学、科研等任务，具备基础研究、临床应用相互转化的客观条件；大型综合医院发展离不开诊疗水平的提高。科研与临床结合是提高诊疗水平的重要途径，依托专科优势、实施转化研究是提高医院诊疗水平和知名度的重要手段。

第四节　研究型医院课题管理

课题管理是指按照科学技术发展规律以及管理学原理，通过对科研活动整个过程，对科研活动中的人、财、物、信息、时间和效果进行全面计划、组织、控制、总结，最终使科研目标达到最佳完成效果的一种组织活动。课题管理水平的高低直接影响着科研工作的质量和水平。研究型医院课题管理不能仅仅等同于一般的行政机构管理，应在贯彻医院科技规划的基础上，突出科学精细，充分发挥其计划、组织、监督、激励、协调、交流、协作等方面的重要作用。

一、选题管理

医学科研选题是指针对临床相关科学问题选择研究的主攻方向、确定研究的过程和方法。选题是整个科研过程的起点和首要环节，选题的成功与否直接决定科研成败，属战略性决策。研究型医院科研选题在遵循科学性、创新性、实用性和可行性原则基础上，以解决临床问题为牵引展开创新性的研究，不断推出新医学知识、新医疗技术、新医学规范、新管理模式，引领和促进临床诊疗水平的提升。

（一）注重转化医学研究

研究型医院的科学研究不仅仅是为了探索生命本质，更重要的是要解决临床问题、指导临床实践。20 世纪末，美国国立卫生研究院（NIH）每年的研究经费高达 200 多亿美元，发明了很多新技术，积累了很多新知识，但基础研究与临床实践被"篱笆墙"所分隔，这些从老鼠、细胞上得出的结论难以用于临床。此外，生物技术和其他技术的快速发展让人们对疾病的认识更加深入，使得医学研究需要建立全新的概念和战略。而转化医学恰恰能够提供所需的新概念和新战略。全球最大医学研究机构的领军人物柯林斯院长指出："转化研究是医学研究的未来"。基于同样的战略，2009 年 10 月，国家自然科学基金委专门成立医学科学部，将医学科学研究从生命科学研究中独立出来，强调"以人为主体、以防病控病"为目标，开展医学科学基础研究和应用基础研究。

纵观现代医学和生物学发展史，很多重大突破都体现了转化医学的研究理念。20 世纪之前，糖尿病患者等于被判死刑。1869 年，德国病理学家 Langerhans 发现狗切除胰腺后可发生糖尿病，同时胰腺内存在团块样的胰岛细胞。1920 年，加拿大 Banting 医生受一份临床病例报告的启发，胰管堵塞后胰腺萎缩了，但胰岛细胞存活良好；将萎缩胰腺提取物注入糖尿病狗，狗从抬不起头到坐起来、再到站起来，血糖从 10.5mmol/L 降到 6.7mmol/L，由此发现了"胰岛素"。在此基础上，人们相继发现了胰岛素的氨基酸序列、晶体结构，合成了胰岛素，为糖尿病治疗找到了方法。诺贝尔生理学和医学奖设置以来，204 名获奖者中有 46 位是临床医生，104 个科学问题中有 40 个直接源于临床，如眼睛屈光学、前列腺癌激素疗法、幽门螺杆菌发现、器官和细胞移植术等，这些基础研究的重大发现转化到临床，为患者带来了福音。

（二）注重循证医学研究

研究型医院开展疾病诊疗不仅仅是基于经验医学，更多的是基于循证医学（evidence-based medicine，EBM）的证据。流行病学家 Sackett 将循证医学定义为："慎重、准确和明智地应用当前所能获得的最好研究证据，同时结合临床医生的个人专业技能和多年临床经验，考虑患者的价值和愿望，将三者完美结合制定出诊疗措施。"研究型医院拥有最好的临床医生、最先进的诊疗技术和最丰富的病例资源，在临床实践中，不仅能为患者提供最佳的诊疗方案，更重要的是通过临床研究为疾病诊疗提供循证医学证据，制定科学的诊疗规范和专家共识，指导他人实践。

美国高度重视临床研究的开展，并努力使每一位患者都成为研究对象，排名全美前 10 的医院在 Clinical Trials 网站上平均注册数量为 721 个，其中克里夫兰诊所 5059 个、梅奥诊所 3892 个、麻省理工总医院 3580 个，排名前三（表 5-6）。这些临床研究奠定了他们的学术地位，成为疾病诊疗指南的制定者，指导全世界医生进行临床实践。如克利夫兰医学中心心脏科排名全美第一，在经皮冠状动脉介入治疗、心力衰竭方面始终领跑国际多中心临床研究，参与了美国心脏病学会（ACC）和美国心脏协会（AHA）几乎所有指南的制定与更新，2007 年以来共发表《新英格兰医学杂志》论文 37 篇。

我国临床研究尚属起步阶段，排名前 10 的医院在 Clinical Trials 网站上平均注册数量为 157 个，仅为美国的 5.7%，其中北京协和医院和北京大学第一医院均为 255 个，第四军医大学西京医院 232 个，排名前三（表 5-7）。临床研究的开展也为我们赢得了国际话语权。北京天坛医院王拥军教授主持的氯吡格雷联合阿司匹林与阿司匹林单独治疗急性非致残性脑血管事件高危人群研究，是目前该领域全球最大的多中心、随机、双盲、双模拟临床研究，结果于 2013

表 5-6　全美排名前 10 医院临床研究注册数量（clinicaltrials.gov）

排名	医院	数量
1	克利夫兰医学中心	5059
2	梅奥诊所	3892
3	麻省理工总医院	3580
4	华盛顿大学医学中心	3202
5	约翰·霍普金斯大学医院	2995
6	杜克大学医学中心	2410
7	加州大学洛杉矶分校医学中心	2079
8	加州大学旧金山医学中心	2050
9	纽约长老会医院	1439
10	巴尼斯朱迪亚圣彼得医院	500

表 5-7　中国排名前 10 医院临床研究注册数量（clinicaltrials.gov）

排名	医院	数量
1	北京协和医院	255
2	北京大学第一医院	255
3	第四军医大学西京医院	232
4	中山大学附属第一医院	217
5	华中科技大学附属同济医院	162
6	四川大学华西医院	120
7	复旦大学附属中山医院	115
8	复旦大学附属华山医院	100
9	上海交通大学医学院附属瑞金医院	57
10	中国人民解放军总医院	54

年发表在《新英格兰医学杂志》。同年，由中日友好医院杨文英教授牵头的中国人群糖尿病流行病学研究结果也在《新英格兰医学杂志》上发表。自 2008 年，中国有 13 家医院在《新英格兰医学杂志》、《柳叶刀》、《美国医学会杂志》（JAMA）临床研究三大顶级杂志发表论文 17 篇，其中，中日友好医院、北京大学第一医院、浙江大学一附院和北京天坛医院均为 2 篇（表 5-8）。

表 5-8　中国医院发表的顶级临床研究论文（2008-2013）

排名	医院	期刊
2013	浙江大学第一附属医院	新英格兰医学杂志
2013	北京天坛医院	新英格兰医学杂志
2013	山东省皮肤病医院	新英格兰医学杂志
2013	中日友好医院	新英格兰医学杂志
2010	中日友好医院	新英格兰医学杂志
2009	北京天坛医院	新英格兰医学杂志
2009	北京大学第一医院	新英格兰医学杂志
2013	浙江大学第一附属医院	柳叶刀
2012	北京大学第一医院	柳叶刀
2011	上海交通大学新华医院	柳叶刀
2009	北京回龙观医院	柳叶刀
2008	第四军医大学西京医院	柳叶刀
2008	广州医科大学第一附属医院	柳叶刀
2008	中山大学第三附属医院	柳叶刀
2012	厦门大学福州总医院	美国医学会杂志
2008	山东齐鲁医院	美国医学会杂志
2008	中南大学湘雅第二附属医院	美国医学会杂志

（三）注重大数据挖掘

根据大数据研究先驱—美国麦肯锡公司的定义，大数据是指超出常规数据库工具获取、存储、管理和分析能力的数据集，其作用是发现规律、预测未来。当前由电子病历、影像数据、临床标本以及遗传基因等信息构成医学数据极速增长，医学大数据时代已悄然到来。研究型医院是医学大数据建立、管理和应用的倡导者、践行者，应努力使之成为探寻疾病发生发展本质、寻找疾病诊疗方案的有效工具。

近年来，我国在测序技术、影像分析、药物研发以及健康管理等医学大数据挖掘方面已有所建树。以疾病基因组测序技术为例，安徽医科大学附属医院张学军教授的皮肤病遗传学研究团队，建立了世界上最大的皮肤病资源库，储存了 15 万份样本。通过结合全基因组外显子测序、全基因组关联分析和免疫芯片等技术，发现了多种复杂性皮肤病的致病基因和遗传易感基因。2009 年以来，在遗传学领域的顶级杂志——《自然－遗传学》（Nature Genetics）发表论文 13 篇，研究成果被评为 2010 年度"中国科学十大进展"，2012 年度"中国高等学校十大科技进展"。山东省皮肤病医院张福仁教授对 2042 例氨苯砜综合征患者进行基因分型联合分析，成功定位了风险基因位点，结果发表在 2013 年的《新英格兰医学杂志》。目前，中国利用全基因组关联技术，对皮肤、精神、肿瘤、眼科、心血管、代谢性和感染性 7 类 34 种疾病的遗传易感基因进行了研究，占世界已研究的全部病种的 17.8%，共发表文章 577 篇，占国际发表论文总数的 8.14%，其中影响因子大于 30 的论文有 33 篇。

在全基因组和转录组测序方面，2013 年北京大学第三医院乔杰教授课题组采用先进的单细胞 RNA 测序技术，绘制出了人类植入前胚胎和胚胎干细胞的转录组全景图，这一重要研究成果在《自然－结构和分子生物学》（Nature Structural & Molecular Biology）杂志上发表。同年，北京大学生物动态光学成像中心的汤富酬和谢晓亮教授合作，完成了人类单个卵母细胞的高精度全基因组测序，并发表在《细胞》杂志上。2009 年以来，中国在《自然－遗传学》上共发表论文 155 篇，其中涉及人体疾病测序及分析研究论文 119 篇，占总数的 76.7%（图 5-6）。

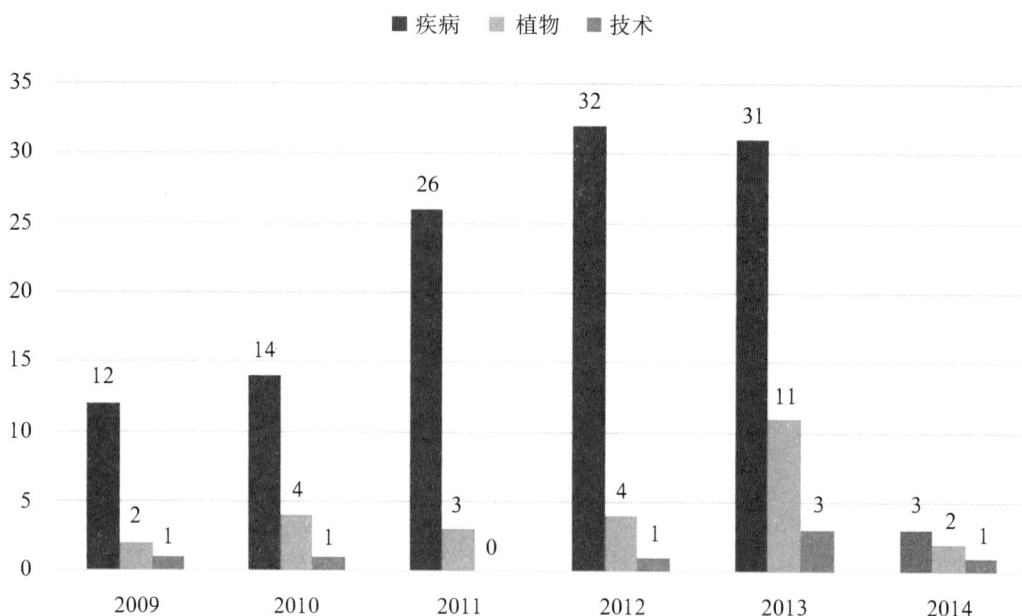

图 5-6　中国在《自然－遗传学》杂志发表论文情况（2009~2014 年）

（四）注重多学科交叉

多学科交叉与融合是推动重大科学技术突破的重要力量，是当今医学研究的显著特点。研究型医院要大力倡导和推动不同学科、不同领域之间的有机交叉和融合，提升科学研究的能力和层次。

例如，影像医学的每一次重大技术变革都凝集着来自不同研究领域研究者共同的智慧结晶。1895 年，德国物理学家 Roentgen 发现 X 线能够穿透物体，完成了第一次人体组织成像。20 世纪 50 年代，利用超声波脉冲反射原理，英国医生 Donald 发现，超声波脉冲通过孕妇腹壁可探测到胎儿的情况；利用 γ 射线，ANSELL 和 ROTBLAT 公司研制出了逐点扫描的核医学成像装置，实现了甲状腺的无创成像。70 年代初，美国物理学家 Cormack 和英国工程师 Hounsfield 发现了计算机断层扫描技术，第一台 CT 问世；1975 年，Phelps 和 Hoffman 教授建造出第一台 PET 机；1979 年，Kuhl 等人借鉴 X-CT 成像技术成功研制了第一台 SPECT

机，继 X 线 CT 之后，利用原子核自旋运动原理，第一台核磁共振成像（MRI）装置问世。80 年代，所有影像诊断技术均向数字化发展，例如数字透视影像（DF）和计算机摄影（CR）等。同时，医学影像设备的分辨率也越来越高。1998 年第一台多层螺旋 CT 问世后，CT 扫描已经从 4 层发展至 128 层。随着融合影像技术的发展，PET/CT、SPECT/MRI、PET/SPECT/CT、分子影像等设备也相继问世。

当前，纳米、新材料、激光、智能感知、机器人等一批新兴前沿技术与生物医药领域的不断融合，势必在疾病诊治方面产生重大突破。为此，2006 年北京大学专门成立了生物医学跨学科研究中心，旨在推动生命学科与理科、工程技术学科之间的有机结合，将基础科学、前沿技术和临床研究结合在一起，促进从分子尺度到器官尺度的新发明、新发现与新技术。目前，该研究中心已经成功建立了单细胞检测表征、生物医用新材料和先进医疗仪器技术等世界一流的生物医学研究平台，取得了一批跨学科的研究成果，如单个分子光学检测肾上腺素受体分子在活细胞内动态行为的研究；国人盆腔三维图像的建立及其在肿瘤外科中的应用；多靶标抗 HIV 新药的设计、合成、活性及协同作用机制研究以及纳米复合材料的生物医学效应研究等。

二、过程管理

课题过程管理包括前期、中期和后期三个环节，前期管理是实施基础，中期管理是质量保证，后期管理是成效评定，三者相辅相成、缺一不可。

（一）前期管理

前期管理包括课题计划组织、受理申请和审核批准。研究型医院科研管理部门要充分发挥上级立项部门与科技工作者间的纽带作用，为科技人员科学制定课题计划、争取项目立项成功做好引路人。

1. **课题计划组织** 科技人员选择合适的研究方向，制定科学的研究计划，具有良好的研究基础，是获取立项资助的重要保证。在科技人员完成选题的基础上，研究型医院科研管理部门要积极协助科技人员进一步明确研究目标，制定研究计划。①鼓励预实验。预实验是对研究方法的可行性验证，并为系统设计研究方案提供可靠依据。科研管理部门应利用院内资助机制，鼓励具有较好创新思路的科技人员开展预实验研究。②帮助科技人员完善研究计划。科研管理部门应发挥医院学术委员会专家的指导作用，充分利用医院课题评审、标书撰写辅导、专家讨论帮扶、开题报告论证等形式，对课题的目的性、创新性、可行性及研究意义，以及对课题的具体研究方法、研究步骤、研究条件、经费预算等，提出意见和建议，指导科技人员进一步完善研究方案。

2. **课题申报组织** 目前国家、军队、省部各级资助的科研项目类别和种类众多，企业和慈善机构资助的科研项目也都有特定的要求和方向，因此对医院科研管理部门组织项目申报提出了更高的要求。科管人员需要准确把握每一类项目的申报条件和资助方向，并结合医院研究现状做好科学分析和布局，指导科技工作者有的放矢、高效快捷地做好项目申报工作。以国家自然科学基金为例，基金委每年都会出台新的项目申请指南，比较详细地提出了一系列可供选择的研究项目和课题。医院科研管理部门应在第一时间仔细研读项目指南，挖掘整理关键内容并组织医院科技工作者学习指南，根据指南强调的领域和重点资助范围，结合医院自身优势及工作基础，帮助医院科技工作者正确选择申报项目类别。随着医学科技的发展，学科交叉、力量聚合已成为科技研究力量构成的重要模式，特别是在大项目申报方面，不仅需要院内优势力量的整合，还需要与国内外、校内外精英力量联合，开展协作研究，科研管理部门应该在此过程中积极做好谋划和协调工作。

3. **标书撰写组织** 标书撰写质量是获得科研基金资助的基础。如何将申请项目的创新性、研究价值、研究目标、研究方案和研究基础更好的展示给评审专家，是申请者撰写标书的重点，也是科管部门课题前期管理的重点。研究型医院需结合自身特点，围绕标书撰写建立科学有效的院内管理体系。在国家自然科学基金标书撰写方面，西京医院经过近10年的摸索，逐步形成了较为完善的院内评审培训体系。一是注重评审质量，一审时采取"小同行"专家评审，充分暴露标书问题；二审时采用"大同行"专家评审，宏观把握标书整体，两次评审严格执行交叉评审制度，确保评审科学性；意见反馈增加专家"面对面"交流环节，申请者能够更加准确领会专家的评审意见。二是强化培训辅导，就标书如何选题、如何撰写、如何提升等内容进行专题辅导讲座，对青年项目实行专家"一对一"帮扶，使每一位青年申报者都能得到专家的指导。2010年以来，该院国家自然科学基金资助项目数均超过100项，平均资助率为32.3%。

（二）中期管理

课题研究实施过程中的检查评估是课题中期管理的关键环节，是解决课题研究过程中关键问题、重点与难点的重要途径，也是保证课题研究顺利进行、结果真实可靠的有效手段。研究型医院应当规定对各级科研课题每年进行1~2次检查评估，由科研主管部门负责组织，主管科研的院领导及医院学术委员会参加评估评议，并且要求承担同类课题的其他负责人参加。课题负责人首先填写进度报告，包括计划进度与阶段成果、经费使用及下一阶段研究工作指标和要求，评估组在查看进度报告和实验记录的基础上，听取负责人现场汇报，对每项课题的进度完成情况进行评估打分，并将检查结果通报全院。评估检查工作应注意以下三点：①发挥专家效能。尊重他们的意见、建议和评估结果，增强评估的有效性；要求专家与课题负责人之间开诚布公、加强交流，营造良好的学术氛围。②严格奖惩制度。对提前或按进度完成研究任务的研究人员给予奖励，对于无故不履行合同条款，进度缓慢者"给予警告批评"直至终止课题研究，撤销课题经费。③实行动态管理。课题检查评估原则上按《课题申请书》和《合同书》所设计的研究方法、技术路线、阶段性成果等指标进行考核。如果在课题研究中出现无法预测的问题且无法解决，或发现某一方法指标确已失去先进性或研究价值，经学术委员会论证后，应及时调整计划研究内容，以免造成资源浪费；对在检查中发现研究前景广阔、推广价值好的项目，应给予重点扶持，及时追加科研经费进行深入研究。

（三）后期管理

课题绩效评价是课题后期管理的重要环节，是督促课题负责人努力按照研究计划完成课题既定任务和各项计量考核指标的重要手段，是评估课题投入产出效率的判断标准，是推进研究开展和成果转化的科学依据，是医院管理者制定计划的决策参考。研究型医院需根据课题研究的性质与成果形式的不同，建立科学的课题管理绩效评价体系。

1. **医学科研类型划分** 从绩效评价的基本理论出发，医学科技课题评价首先需要解决"评价对象"的问题。医学科技研究是一个相对宽泛的概念，不同类型的医学科技研究，其绩效的表现重点有所差别。因此，在操作层面，需要对医学科技研究的类型进行研究分类，方能实现科学而系统的评价。依据联合国教科文组织和世界经济合作与发展组织对科技活动研究性质的划分原则，分为基础研究、应用研究和发展研究。

（1）基础研究。是指通过研究自然现象、探索自然规律、揭示运动规律、基本原理、获得新的知识体系及建立新的或完善已有的定理、定律、理论、学说的科技活动。基础研究包括增加科学技术知识和发展探索领域的创造性活动，而不考虑任何特定的实际目的的特点。医学领域的基础研究包括：保持人体健康的规律，健康指标的分期基础；人体功能与结构的研究；疾病发生、发展、转归全过程的规律及分子基础等。

（2）应用研究。是指为了某种特定的社会、经济目的，运用基础研究获得的规律、原理和知识，探索新的科学技术途径，开拓新的实际应用方法，或从生产实践中抽取出待解决的科技问题进行研究的科技活动。由此可见，应用研究具有考虑某一特定的实际目的、针对一定的实际应用目的或目标发展基础研究成果、提供新的方法或途径的性质。如有关疾病的病因、流行规律、治疗及预防效果的机制研究；为实验研究需建立的新的动物模型、细胞株以及方法学的研究；有关流行病学调查、考核防治效果、药物调查的方法学研究等。

（3）发展研究。又称开发性研究，是指以具有明确、具体实用目的为前提，对基础研究和应用研究的结果进行技术开发的科研活动。其结果是取得实际可用的新的或改进的产品、工艺、流程、方案等，一般可直接移交生产投入使用。医学领域的发展研究包括：有关疾病新的诊断、治疗、预防方法及措施的研究；有关新药物、新生物制品、新仪器器械、新试剂、新医用材料实验室样品的研制；有关药物的资源调查、植物药的引种试验；心律失常的药物治疗及应用起搏器手术的指征等。

2. 医学科研课题性质分类　目前，我国设有多类科技计划支持医学科学研究，功能定位相对清晰，如"973"计划健康科学领域支持战略性基础研究，"863"计划生物医药领域支持前沿核心技术和关键共性技术研究，国家科技支撑计划人口与健康领域支持重大工艺技术及产业共性技术研究开发与产业化应用示范研究，国家自然科学基金支持以创新为核心的医学前沿探索研究等，卫生部公益性行业科研专项支持重大疾病防诊治关键技术规范、标准及评价的研究。

我国医学相关的各类科技课题根据研究性质可做如下分类和归并（图5-7）。

3. 医学科研课题评估内容　不同类型科研项目绩效表现侧重点不同，基础研究侧重于新知识的获得、科学规律的发现、方法论的改进，以原始创新为主。应用研究类项目往往在基础研究成果的基础上，侧重与发展新技术、提高技术水平，以集成创新为主，更强调成果的应用和产业化。但在评价体系中，为了评估工作的有的放矢，通常根据各类研究成果形成和持续的时间先后，将"成果"分为三个层面，即研究的"产出（output）"、"成效（outcome）"以及"影响（impact）"（表5-9）。

课题结题时，组织专家对课题的成果实施验收，主要参考的内容是课题立项时设立的考核目标。评价点包括：课题申请者以立项时设立的考核指标作为梳理成果的参考依据，撰写总结报告；专家评价资助课题的价值，主要从"产出"进行评价；专家评价课题是否有必要继续研究，对探索性研究或者新技术的继续研究提供依据。

课题结题之后的5年左右，应对项目的社会效益评价进行跟踪评价，主要包括：①（形成的）规范标准：形成国家级、市级等规范标准的数量；②（取得的）适宜技术：取得适宜技术的数量；③（被采纳的）政策建议：被采纳的国家级、市级等建议的数量；④承接国家级课题的数量、经费额度：依托此课题所承接的国家级课题（包括"973"、"863"、国家自然科学基金重要项目等）的数量；⑤获奖情况：获得国家科技进步奖、中华医学会科技进步奖奖项的数量；⑥对本学科或专业领域的作用和贡献：取得学术成就，对本学科或专业领域的作用和共享；

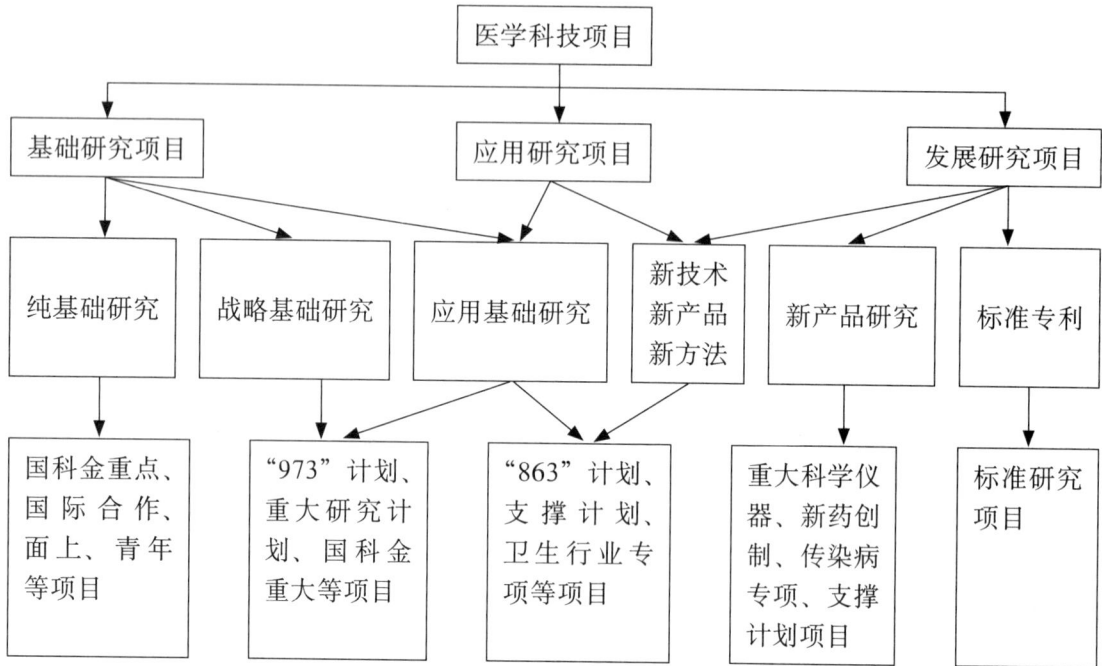

图 5-7　医学科技项目分类

表 5-9　项目管理对"成果"类型的一般划分

评价对象	定义
产出	产出是指科研过程所产生的直接结果。一般情况下，项目合同都会关注项目投入后的结果，例如，"研究报告"、"新开发软件的样品"、"新研发设备的样机"、"发表文章"等。这些都属于"产出"的范畴
成果／效果	成果（或效果）属于"绩效"层面,可按项目带来的收益或改变。进行成果（或效果）评价时，处理关注产出的量，还重点关注产出的"质量"。例如，发表文章的篇数属于"产出"范畴，而文章的影响力和发表杂志的层次则属于"成果"范畴
影响	"影响"关注科技成果对卫生系统和社会经济发展的贡献和项目的可持续性（sustainability），即项目完成后没有项目经费支持，完全依靠项目产生的运行机制而产生的效果。影响项目可持续性的因素主要有：项目机制完善的程度；项目机制与政策环境的一致性；社会人群对该项目的认同程度与参与程度

⑦为患者诊疗带来的收益：从诊出率、治愈率、复发率、致残率、住院时间和医疗费用等方面评价；⑧对组织整体能力的提升：从此课题对组织整体能力提升方面进行评价；⑨课题的可持续性：此课题是否可持续申请国家级课题以及成果是否在应用领域推广等方面进行评价。

4. **科研课题评价指标体系案例**　某医院科研课题绩效评价指标体系共选取了一级评价指标 4 个，分别为产品、结果、影响、管理，并在相应的一级指标里设立了二级指标，其中"产出"有 10 个二级指标支撑，"结果"有 6 个二级指标支撑，"影响"、"管理"分别有 4 个二级指标支撑（表 5-10）。

表 5-10 某医院课题绩效评价指标体系

一级指标	二级指标	指标说明	评分标准
产出 A	SCI 论文 A_1	标准课题编号的 SCI 论文数量	◆ 影响因子高（所在领域杂志的前 10%，5 分） ◆ 影响因子一般（所在领域杂志的前 10%~80%），3 分 ◆ 影响因子低（所在领域杂志的后 210%），1 分
	专利 A_2	授权的专利数	◆ 发明专利，5 分 ◆ 实用新型专利，3 分 ◆ 外观高驻地专利，1 分
	规范标准 A_3	撰写国家、军队、省部级等规范标准的数量	◆ 国家级标准规范，5 分 ◆ 军队、省部级标准规范，3 分 ◆ 其他级别标准规范，1 分
	适宜技术 A_4	提出适宜技术的数量	
	新技术新方法 A_5	提出新技术新方法的数量	
	政策建议 A_6	提出国家、军队、省部级等建议的数量	◆ 国家级政策建议，5 分 ◆ 军队、省部级政策建议，3 分 ◆ 其他级别政策建议，1 分
	健康教育 A_7	开展健康教育所惠及的总人数	
	培养研究生的效量 A_8	课题实施过程中培养研究生数量	
	培养高水平人才的数量 A_9	在课题实施过程中，培养国家级、教育部、卫生部、军队、省级等人才的数量	◆ 国家级人才，5 分 ◆ 教育部、卫生部人才，4 分 ◆ 军队、省级人才，3 分 ◆ 其他，2 分
	提供公共信息数据、样本、资源数量		
结果 B	获奖情况 B_1	获得国家奖、军队奖、省部奖、中华医学会奖等奖项的数量	◆ 国家一、二、三等奖分别是 10 分，9 分，8 分 ◆ 军队、省部奖一、二、三等奖分别是 7 分、6 分、5 分 ◆ 中华医学会一、二、三等奖分别是 4 分、3 分、2 分 ◆ 其他奖项 1 分
	规范标准 B_2	形成国家、军队、省部级等规范标准的数量	◆ 国家级标准规范，5 分 ◆ 军队、省部级标准规范，3 分 ◆ 其他级别标准规范，1 分
	适宜技术 B_3	取得适宜技术的数量	
	政策建议 B_4	被采纳的国家、军队、省部级等建议的数量	◆ 国家级政策建议，5 分 ◆ 军队、省部级政策建议，3 分 ◆ 其他级别政策建议，1 分
	承接国家级课题数量 B_5	依托此课题所承接国家级课题的数	
	承接国家级课题经费额度 B_6	依托此课所承接的国家级课题的数	

（续　表）

一级指标	二级指标	指标说明	评分标准
结果 C	课题可持续性 C_1	从此课题是否继续申请国家级课题以及成果是否在应用领域推广等方面进行评价	• 此课题的可持续性很好，5分 • 此课题的可持续性一般，3分 • 此课题无可持续性，0分
	对本学科或专业领域的作用和贡献 C_2	取得的学术成就，对本学科或专业领域的作用和贡献	• 对本学科或专业领域的作用和贡献突出，5分 • 对本学科或专业领域的作用和贡献较大，3分 • 对本学科或专业领域的作用和贡献一般，1分 • 对本学科或专业领域的作用和贡献低，0分
	为患者诊疗带来的收费 C_3	从出诊率、治愈率、复发率、致残率、住院时间和医疗费用等方面综合评价	• 给患者带来显著收益，5分 • 给患者带来较大收益，3分 • 给患者带来一般收益，1分 • 未给患者带来受益，0分
	对组织整体能力的提升 C_4	从此课对组织整体的能力提升方面进行评价	• 极大地提升了组织的能力，5分 • 较好地提升了组织的能力，3分 • 提升组织的能力一般，1分 • 未提升组织的能力，0分
管理 D	课题负责人的配合情况 D_1	对课题负责人在整个课题中的配合情况进行评价	• 课题负责人的配合情况很好，5分 • 课题负责人的配合情况一般，3分 • 课题负责人的配合情况很差，0分
	组织管理方式的创新方式 D_2	在课题实施过程，课题管理工作的创新性	• 课题组织管理方式有很大创新，5分 • 课题组织管理方式有创新，3分 • 课题组织管理方式无创新，0分
	延期调整的数量 D_3		• 延期调整次数 ≥ 2，−5分 • 延期调整次数 1 次，−3分 • 无延期调整，0分
	审计问题 D	重大审计问题的级别	• 出现一类问题，−5分 • 出现二问题，−3分 • 出现三类问题，−1分 • 无审问题，0分

三、分级管理

　　研究型医院承担的大课题资助经费可达上百万，甚至是上千万，参与研究单位、机构和人员多，如何保证课题高效实施是课题组织管理面临的一大难题。建立"医院科研管理部门—课题负责人—研究课题经理"三级管理体系，进行科学管理资源配置，将有助于课题研究顺利开展。

（一）医院科研管理部门

　　医院科研管理部门的职能是对课题实施起到保障监督作用，在充分发挥指导和服务职能的同时，从宏观上制定课题管理制度，加强科研管理工作规范化建设，建立院内科学研究管理运行机制，定期举办科室和课题组及科研管理人员培训班，宣传贯彻科研管理制度，使各级管理人员熟悉科研管理工作程序，提高科研管理水平和能力。另一方面，充分发挥学科主任的科研协调管理职能，享有协调科室人力、物力、财力、时间方面的权力，统筹安排医疗、教学、科研任务，合理调配仪器设备使用，为课题正常运行提供良好条件。

（二）课题负责人

课题负责人是首要研究者，他们的研究建议是以获取资助基金或合同的形式，被外部资助机构所接受，有效的研究管理应由研究课题负责人实施。课题负责人制体现了课题管理的主要原理，即把时间有限和预算有限的事项委托给课题负责人，并有权独立进行计划、资源分配、协调和控制。其强调课题是管理的对象，一切以课题为中心；突出了课题负责人的作用，具体统筹课题的组织、协调和课题实施方案的落实；进一步明确了责任主体、责任范围、目标和权益、风险承担方式，即明确其责、权、利，体现了责任大、贡献大、回报大的经济报酬原则。课题立项时，课题负责人根据研究情况与所有参加人员签订协作协议或合同，明确每个研究人员的责、权、利；课题研究过程中要严格按照协议条款进行；执行时，定期召开协作组工作会议，开展内部进度评估，对研究中出现的问题和矛盾及时协商。在有些研究团队中，课题负责人也承担研究课题经理的职责。

（三）课题协调人

课题协调人是指课题实施过程中具体负责课题计划、实施、协调、监管的专职人员。应根据课题整体目标，制定总体研究计划，以及不同阶段的预算分配方案和责任人。总体研究计划不包括预算的详细分析，但是将根据研究课题过程中进行的更为准确的费用和进度评估而不断调整；在计划中，应详细记录关键时间点的课题进展；还应提供科研课题评估机会，用来考量研究结果及任何潜在的知识产权。具体职责如下：①确保研究活动符合研究资助建议或研究合同中，关于结题时间、既定预算以及约定的细节；②制定课题研究计划，该计划应包括在研究过程中指明预设转折点的合同审定；③考虑潜在知识产权的开发利用，并与相关研究服务机构讨论有关事宜；④根据国家以及医院全面财政控制程序和课题要求，实施预算控制和课题支持；⑤通过与负责课题资助的外部代理人协商，对协议进行必要的变更，以确保超出约定范围的研究活动能够获得资助；⑥在符合医院管理程序的情况下，协调课题必需的资源、支持和管理；⑦保持适当的研究数据管理控制，以及课题计划、课题时间表、发票清单、材料支出清单、课题费用清单（预算／目标成本、实际花销）、合同条款（招标计划书、招标信函、拨款建议、函件（会议记录、课题相关的内部备忘录、信件和其他文件资料）试验原始记录等。

四、诚信管理

近年来，面对金钱、荣誉的诱惑，科技界虚荣浮躁，暴露出学术不端的不良风气。2014 年，日本学者小保方晴子在《自然》（Nature）杂志上发表的"体细胞弱酸性条件下刺激可诱导出多能干细胞"论文被指伪造科研数据、无法重复实验结果。韩国克隆之父黄禹锡教授于 2004年和 2005 年在美国《科学》杂志上发表的有关人类胚胎干细胞研究的论文被证明是子虚乌有。在我国学术造假事件也屡有发生，早在 2006 年《自然医学》（Nature medicine）新闻就指出，中国生物医学论文 8 个月发生 6 起造假，严重影响了中国科学家的信誉度。2013 年《科学》发表论文指出，中国论文造假逐步形成产业链，科学家不需做实验就可发表 SCI 论文。中国科学家诚信问题引起了全世界的关注。2010 年，中国科学技术部万钢部长指出，在科学研究中，科研诚信是保证科学发现和发明创造的基础；在科技与经济结合中，科研诚信直接影响科技成果的推广应用；在提高全民科学素质的科学普及中，全社会容不得科技界有丝毫违反科学精神的现象。因此，研究型医院必须通过营造和鼓励崇实、唯实、求实的政策环境，杜绝虚荣浮躁的不良风气，在建立求真务实的道德风尚等方面做出积极的探索，确保我国医疗科技事业健康、可持续发展。

（一）学术不端的定义和种类

学术不端指的是在研究计划和研究经费申请、研究任务执行以及研究结果报告和发表过程中出现的伪造、编造、剽窃、不当的功劳分配以及其他不当行为。"伪造"指的是编造根本不存在的研究资料或研究结果的行为；"编造"指的是人为地操控研究资料、设备和研究过程，任意地更改、删除研究数据，从而歪曲研究内容和结果的行为；"剽窃"指的是未经同意、未标明引用出处，盗用他人的研究内容、结果和创意的行为；"不当的功劳分配"指的是无正当理由，剥夺对研究内容和结果做出重要贡献者的论文作者资格的行为以及以致谢或礼遇为理由向没有贡献者赋予论文作者资格的行为。"其他不当行为"指的是故意妨碍对学术腐败的调查或危害举报者的行为以及严重超过科技界通常容忍度的行为。

（二）学术不端的管理举措

1. 开展科研诚信教育　　编写发行《科研活动诚信指南》和《科研诚信知识读本》等宣传读物，为科研活动中的各个环节提供具有可操作性的科研诚信指南；积极开展科研伦理教育，包括研究者在研究过程中应遵守的伦理内容、了解腐败行为的种类以及腐败行为发生时举报和检查的程序；通过院士和专家宣讲等活动，深入开展科研诚信宣传教育。

2. 成立科研诚信调查委员会　　组织本单位、外单位各领域专家组成科研诚信调查委员会，根据具体调查课题组建科研诚信调查小组，调查小组中必须包括相关领域专家、领域外专家，本单位及外单位专家等，保证相关领域专家的数量以确保调查的科学性、有效性。在开展课题调查前，科研诚信调查小组组成应采取公开、透明原则，举报者和被举报者都可对科研诚信调查小组的成员提出异议。

3. 规范科研诚信调查程序　　审查学术不端行为时应遵守"预备调查－正式调查－结论"的程序。"预备调查"指的是已掌握了涉嫌腐败的证据，判断有无必要进入正式调查程序阶段。预备调查结果如无涉嫌腐败的根据或被调查者承认全部的嫌疑，则不经过正式调查阶段，直接作出结论。"正式调查"指的是证实腐败嫌疑是否属实的程序阶段。调查委员会应给举报者和被调查者陈述意见的机会，并提供其对正式调查结果提出异议和辩论的机会。举报者和被调查者对正式调查结果提出的异议和辩论的内容，及其处理结果应体现在调查结果报告书中。"结论"是对正式调查结果的确定，并向举报者和被调查者通报的程序阶段。如举报者和被调查者对结论不服，可向研究支援机关提出异议，研究支援机关对结果进行复核，如有必要研究支援机关可直接开展再调查工作。

4. 建立举报者及被举报者权利保护机制　　一方面是对举报者权利保护。科研诚信调查委员会有义务保护举报者，保护其不受压力、危害及工作中的歧视。在举报者受到侵害和未经本人同意披露举报者身份的情况下，举报者的所属机关和举报受理、检察机关应负主要责任。提供虚伪内容的举报者不在保护对象之列。另一方面是对被调查者权利的保护。在调查结束之前，应注意保护被调查者的名誉和权利，如查定被调查人无腐败行为，应恢复其名誉。在调查结果公布之前，不得向外界公开。

5. 加强对科研不端行为的惩戒　　医院要根据职责权限和有关规定，加强对科研不端行为的调查处理力度。对经查证属实的科研不端行为责任人给予行政处罚或纪律处分，并将处理情况在适当范围内予以公布。必要时，建议依法追究其民事或刑事责任。

五、伦理管理

临床研究不同于实验室研究，直接以患者为研究对象，不可避免地涉及社会、心理、伦理和可行性等复杂问题。建立科学、合理、规范的组织管理体系是确保研究型医院临床研究安全、客观、高效开展的重要保障。

（一）组织管理体系架构及职能

医院临床研究组织管理基本单元包括：指导委员会、协调中心、伦理委员会、研究团队及研究科室和监督管理部门。这些单元与主办者、合同研究组织以及上级或第三方监督管理部门，共同构成了临床研究组织管理体系架构，从功能模块上划分为设计统筹、组织实施和质量控制（图 5-8）。

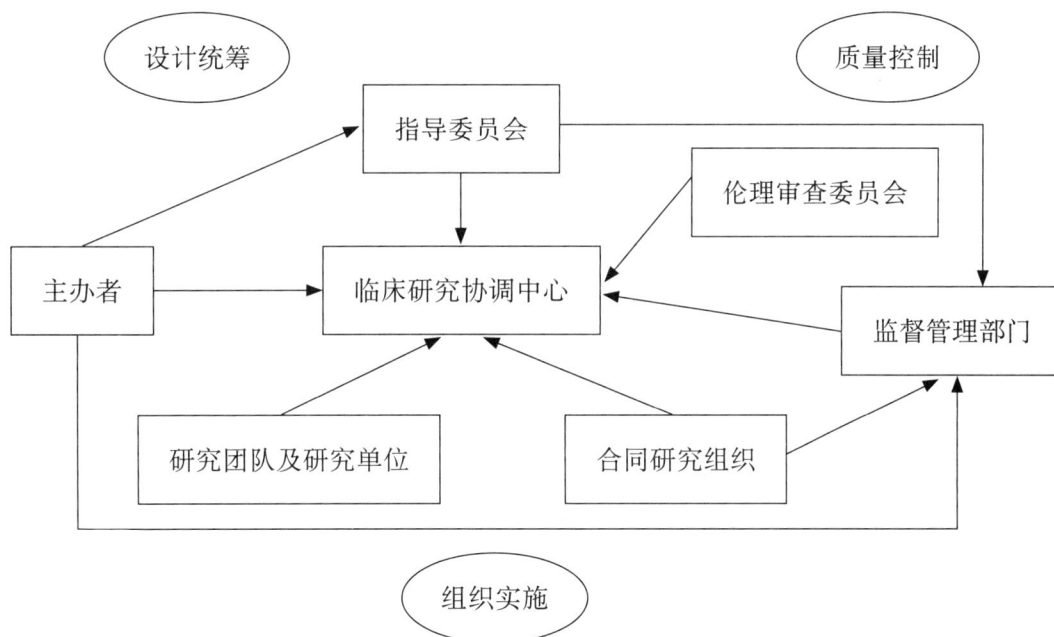

图 5-8 临床研究组织管理构成

1．**临床研究协调中心** 全面负责统筹、协调课题实施和质量控制，主要职责包括：①与主办者及合同研究组织沟通，接受临床试验任务；②协助伦理委员会，审查临床研究课题；③确定核心研究员，组织开展临床研究；④监督临床研究课题开展情况，保证试验质量和进度；⑤协调处理研究中突发事件；⑥临床研究资料归档管理；⑦研究小结或总结管理，保证研究者和主办方利益；⑧接受上级质量监督管理部门检查。

2．**主办者** 试验研究的发起者，并提供相关支持，可以是政府机构、个人（如医师）、组织（如学术组织）或公司（如医药公司）等。

3．**指导委员会** 负责临床研究的设计、执行和发布。一般由主办者、核心研究员、统计专家、指导委员会、伦理委员会和数据管理中心主要代表组成。多元化的指导委员会，可为临床研究提供临床医学、生物学、生物统计学、伦理学等多方建议，作出关键决策，确保研究结果客观严谨。

4. 研究团队 在指导委员会的指导下负责课题具体实施，主要包括核心研究员、临床研究协调员和统计专家。

核心研究员：负责设计研究方案、制定研究质量管理标准、撰写总结报告以及向主办者和伦理委员会通报不良事件。核心研究员一般为该学术领域的著名专家，具有调配各种临床资源的能力，对研究实施负有最终责任。

临床研究协调员：又称研究护士，是负责协助研究者进行非医学判断事务的人员，主要职责包括：填写病例报告表、预约及接待受试者、填写原始医疗文件外的试验相关表格，收集及保存文件和管理试验药品及相关物资等。

统计专家：负责相关统计工作，方案起草阶段需密切配合核心研究员，保证方案设计合理性，能够回答研究中的问题；在研究进行阶段，制定统计分析计划，实施中期分析；在研究分析阶段，清理、盲查数据，协助撰写研究报告。

5. 伦理审查委员会 是受试者权益保护的核心机构，主要负责审查研究方案，保护受试者尊严和权益；对已批准研究的项目进行监督和检查，及时处理受试者投诉及不良事件。为保证审查的伦理性、科学性和社会性，伦理审查委员会在由临床医生、医技、药学和护理人员为主体构成基础上，还应聘请法学、伦理学等社会科学领域专家，吸收社区代表和机构外人员。机构行使权限包括：①要求研究人员提供审查所需材料；②要求研究人员修改研究方案和知情同意书等文件；②要求研究人员中止或结束研究活动；④对研究方案作出审查的决定。

6. 监督管理部门 主要由三级监督管理机构组成。①政府相关职能部门，例如省药监部门、国家食品药品监督管理局，颁布法规条例指导临床研究工作，以保证符合人权和伦理学标准。在临床研究进程中定期视察，对开展临床研究的人员、设施、文件、记录和其他方面进行现场考核和评估。②合同研究组织负责对研究方案依从性核查、病例报告表溯源、事件跟踪、随访跟进、研究进程监测等质量控制环节。③研究单位核心研究员全面负责课题的质量控制，相关研究者、其他参加人员及第三方质控全程参与。

7. 合同研究组织 是通过合同形式为制药企业和研发机构在药物研发过程中，提供专业化服务的一种学术性或商业性的科学机构。合同研究组织作为质控第三方，为研究提供课题管理、数据管理、研究质量控制、病例入选进度追踪等配套支持。具体服务范围包括：代理药品器械注册申请及临床试验报批；申报资料翻译及准备；试验方案起草和完善；研究者及参试单位选择；提供或选择中心试验室；标准操作程序制定；研究用药设盲包装；多中心随机化及管理；病例报告表设计；研究者手册准备；试验进度安排及组织协调；试验及用药安全性报告；试验数据处理和统计分析；质量控制和质量保证；撰写临床试验总结报告。

(二)临床研究管理要点

1. 研究团队管理 研究团队专业化、凝聚力是决定临床试验执行质量的关键要素。在团队成员建设上，既往多重于核心研究员而忽于研究护士，然而研究护士在临床试验中的地位日益重要，可以说没有研究护士就不能实施临床试验。早在2001年，日本就有半数以上的医疗机构直接聘请研究护士参与临床研究，而其他规模较小的医疗诊所也通过与现场管理组织公司签约吸纳研究护士。目前，美国临床研究专业协会举办的研究护士资格认证考试广受欢迎，已在欧美及亚洲的15个国家和地区开展。近年来，我国一些研究型医院开始逐步与国际接轨，通过临床选拔、专业培训、实战学习等形式，努力培养自己专职的研究护士队伍。据报道，华西医院感染性疾病中心 29 名护士中，8 名护士参加了 GCP 专业培训，3 名护士专职负责临床药物试验。另一方面，临床研究团队往往涉及管理、学术、监查等多个环节、多类人员，加强沟通、理解，培养团队合作意识，是确保团队高效运行的关键。目前，临床试验研究团队管理一般基于区域经理、项目经理等"直线职能制"的组织模式，在这样的组织架构中，强调专业化的劳动分工，各个等级严格分工，形成一条严格的等级指挥，然而却弱化了团队中各成员间的协助和资源整合。矩阵式管理也称系统式或多维式管理，是一种可以激发活力、聚合凝聚力的团队管理方法，也是临床试验研究团队需要探讨的管理模式。例如，它强调，针对完成某一项专门任务，由各职能部门派人联合组成的专门小组，并指定专门负责人领导，任务完成后，该小组成员就各回原部门。

2. 伦理审查管理　保障受试者权益对临床研究合理开展至关重要，历史上一些针对人体试验的丑闻事件不断暴露后，人们发现，仅凭研究人员的自律性并不足以保障受试者权益，因此，一些保护受试者权益的法律和机构应运而生。我国医学科研伦理审查相对较晚，1998 年卫生部颁布《涉及人体的生物医学研究伦理审查办法》；1999 年国家药监局颁布施行我国首部《药品临床试验管理规范》；2001 年"卫生部医学伦理专家委员会"成立。目前国内各单位在伦理委员会监管过程中，缺乏统一的审查程序和标准，甚至部分单位的伦理审查流于形式，尚不能充分发挥保护受试者安全和权益的作用。因此，研究型医院应结合自身情况，建立一套操作性强且行之有效的伦理审查内部质量保证体系。

（1）构成管理。参照 2013 年国家卫生计生委制定《涉及人的生物医学研究伦理审查办法（修订稿）》进行机构建设，与国际接轨，获取 WHO-SIDCER（Strategic Initiative for Developing Capacity in Ethical Review，发展伦理审查能力战略行动）认证，确保伦理委员会的专业性、权威性。

（2）职能管理。明确各伦理委员会成员的岗位职责和义务，制定临床研究关键环节的标准操作规程（SOP），如审查临床研究方案、知情同意书、处理严重不良事件报告、档案管理的 SOP 等，使临床科研伦理审查监督管理规范化、透明化，提高管理效率。

（3）过程管理。重视保存开展质量活动的记录，使每次质量活动做到有章可循，有据可查，减少人为因素干扰，提高伦理审查质量。

3. 质量控制管理　建立完善的临床研究质量管理体系，是保证临床研究科学性、可靠性、准确性和完整性的基础，是确保临床研究各环节顺畅的基石。完善合理的质量控制管理包括质量控制（QC）、监查、稽查、视察 4 个环节。研究质量是核心，质量控制是关键，监查、稽查和视察是保障。

（1）质量控制。由核心研究员（PI）全面负责，由相关研究者、其他参加人员及第三方质控（CRO）全程参与。质量控制一般包括：①定期核查软、硬件设备；②研究人员严格按照各项 SOP 和研究方案入组病例，开展研究；③数据记录要及时、完整、准确，签名并注明日期；④自查数据记录的真实性、完整性，更正 CRF 数据时要符合要求；⑤数据统计处理采用合理的统计软件。应当特别重视研究记录，尤其是原始记录的重要性。准确、真实而完整的记录是保证临床研究质量和数据可靠性的基石。

（2）质量监查。一般由招标的 CRO 承担，委派经过专业培训的监查员（CRA），在研究进行过程中持续对各个研究医院定期访视和现场监查，确保临床研究中受试者的权益得到保护并获得完整、准确和可靠的研究资料，从而最大程度保证临床研究的质量。监查内容一般包括下列三个层面：①研究的可溯源性，即研究病例的真实性，一旦发现真实性存在问题，应立即向 PI 汇报；②研究方案的依从性，如患者的入选是否符合入选和排除标准，干预措施是否符合标准化操作规程等，一旦发现依从性问题，应如实记录原因，提出整改建议，跟踪整改情况；③研究数据的规范性与完整性，应及时发现问题，记录 SDV，监督研究者规范填写 CRF。

（3）质量稽查。由 PI 和第三方质控（CRO）联合承担，由独立于研究的人员对临床研究相关行为和文件系统进行独立的检查，以评价临床研究运行及其数据的收集、记录、分析和报告是否遵循研究方案、SOP 相关法规的要求，CRF 表内记录的数据是否与病历和其他原始记录一致。

（4）质量视察。由国家食品药品监督管理局承担，对开展临床研究的人员、设施、文件、记录等进行现场考核和评估，确保临床研究顺利进行。

第五节　研究型医院科研经费管理

"如何合理、科学、有效地进行科研资金筹集？"是研究型医院科研管理的核心问题。研究型医院应建立"以医院投入为引导、政府投入为主体、社会投入为补充"的多层次、多渠道、多元化科技创新经费保障体系，以提升科学研究能力，促进医院科研事业可持续发展。

一、统筹院内科研经费

院内科研经费投入是科学研究经费中不可或缺的部分。设立医院基金课题，有助于培育自主创新课题、培养青年学科骨干、积累研究基础及确立医院重点攻关方向。研究表明，世界一流医院的全球排名、科研经费投入与科研产出三者之间成正相关，院内科研经费投入强度是衡量医院创新力的重要指标。2011 年美国麻省总医院科研支出达 8 亿美元，约占医院总支出的 1/4。我国"十一五"卫生科技发展规划要求，各医疗卫生单位每年用于科技发展的经费不低于年度业务收入的 1%～3%。因此，研究型医院在加大医院科研投入的同时，更应该注重效益性、导向性和系统性，逐步建立初期和成熟阶段科研经费投入体系。

（一）初期阶段

初期阶段属于基础建设阶段，经费投入需广泛撒网，充分调动广大科研人员的积极性，培养创新意识、责任意识，对创新性强、具有潜在研究价值的课题予以重点支持，并逐步形成竞争机制，确立科技投资导向。主要资助模式包括：①对国家资助课题采取经费配套措施。如浙江大学附属医院科技人员获得国家"973"、"863"计划、国家科技攻关、国家自然科学基金重点、面上等课题后，按照 1：1 配套；获得国家教育部、卫生部科学基金、研究与技术开发计划课题等，按照 1：0.8 配套等；②成立院内课题资助计划，按照不同类别进行分层分级资助。如第四军医大学西京医院 2006 年推出医院每年将毛收入的 1.5%～2% 用于学科助推，至 2013 年已经建立较为完善的资助体系，分先进学科、转化医学、重大新药、科技支撑、基础条件、杰青培育、国际交流与合作 7 大类课题，分别实施助推（表 5-11），同时建立院内竞争机制，

表 5-11　第四军医大学西京医院学科助推资助体系

课题类别	主要目标
先进学科建设课题	以学科建设发展需求为牵引，旨在进一步凝练学科方向，制定学科发展计划，加快学科建设步伐，努力培养国际、国内知名学科
转化医学研究课题	以临床重大疑难疾病的预防、诊断和治疗需求为牵引，主要资助以建立具有临床应用价值的诊疗方法、标准，或获得具有自主知识产权的新仪器、新器械为目标而开展的转化医学研究
重大新药研发课题	以自主知识产权国家Ⅰ～Ⅱ类生物药、化学合成类药以及中药的研发需求为牵引而展开的临床前或临床研究。重点支持已较为系统地完成药物药学及药效学评价等研究的课题，成果验收形式为获得Ⅰ～Ⅱ类新药的国家临床研究批件、生产批件或新药证书
科技支撑条件课题	以建设"功能齐备、设备共享、特色突出、人员整齐、运转良好"西京医院科技支撑平台为牵引，以打造一支"技术过硬、服务一流"实验室技术人才队伍为目标，主要资助各功能开放实验室聘用优秀的专业技术人员
基础研究探索课题	资助优秀留学归国人员、优秀博士毕业生和中青年科研人才开展自主创新研究，促进其形成明确的科研方向，进而为获得国家级课题和发表高水平论文奠定基础
杰出青年培育课题	以培养国家自然科学基金杰出青年基金获得者为目标，主要资助优秀中青年科研骨干人才围绕一个研究方向，聘用研究助理，更快、更好地开展科学研究，发表高水平研究论文，为学科发展提供精英人才储备
国际交流与合作课题	国际交流课题：资助选派学科优秀中青年技术骨干人才，赴国外本学科专业一流的临床医疗机构进行短期学习和技术课题培训（时间3~6个月），为学科发展提供人才和技术储备。重大国际合作课题：资助学科与国际精英科研人才合作，以发表 CNS、NLJ 等学术尖峰论文为目标而开展合作研究，提升学术研究水平

优中选优，并取得良好的效果。如基础研究探索课题主要资助优秀留学归国人员、中青年科研人才开展自主创新研究，促进其形成明确的科研方向，进而为获得国家级课题和发表高水平论文奠定基础。西京医院 2010 年共资助课题 82 项，其中 76 项获得了国家自然科学基金资助。

（二）成熟阶段

成熟阶段为计划导向阶段，即围绕医院某一重点攻关方向、技术和产品，设计专项资助计划。这种计划充分体现集中力量办大事的思想，要求研究目标明确，研究力量固定，任务分工细化；资助期相对较长，经费投入根据实际需求，没有固定上线；内部管理以任务需求为导向，不引入竞争机制；资助对象不限于院内人员，包括院外国外最好的研究力量。目前，国内医院科研经费投入虽然没有实现这种模式，但已初见雏形。近年来，国家在重大科学仪器、新药研发和传染病防治方面都设立了专项，重点支持成熟度较高、联合攻关的大课题，课题支持力度近亿元。如中国科学院自动化所牵头的"小动物光学多模融合分子影像成像设备"，资助经费8600 万元；2013 年度，南开大学牵头的"单光子时间分辨成像光谱仪研发与应用"，资助经费

8212 万元。同时，四川大学华西医院在药物研发方面，已经建立了药效新靶点确认、高效药物筛选、药物中试生产、药效学评价、药物临床研究等一套完整、具有世界领先水平的研发平台，如果利用该平台对某个候选新药进行专项资助计划，势必推动该院在新药研发领域的优势地位，将研发出一批具有我国自主知识产权的新药。

二、争取国家科研基金

国家科技投入是医院科研经费资助的主要来源。近年来，国家对科技的投入越来越大，2013 年研究与试验发展（R&D）经费支出 11906 亿元，比上年增长 15.6%，占国内生产总值的 2.09%，其中国家自然科学基金 236 亿元，相比 1986 年的 8000 万元增长了近 300 倍。不仅资助课题数量不断增加，单个课题资助强度也大幅上涨，甚至达到数千万到上亿元。目前，我国医学科研基金投放部门主要包括科学技术部、教育部、卫生与计划生育委员会和国家自然科学基金委等部门，投放类别主要包括课题、人才和平台三大类。具体课题类别如下：

（一）课题类基金

国家重点基础研究发展计划（973 计划）：以国家重大需求为导向，主要支持前沿高科技战略领域超前部署的基础研究。

国家高技术研究发展计划（863 计划）：突出国家战略目标和重大任务导向，主要支持前沿核心技术和关键共性技术研究。

国家科技支撑计划（支撑计划）：面向国民经济和社会发展的重大科技需求，主要支持重大工艺技术及产业共性技术研究开发与产业化应用示范。

国家重大科技专项：医学领域中包括新药创制和传染病防治。

国家科技惠民计划：人口健康领域重点资助医疗器械、临床医疗和转化医学、中医药和民族医药、医疗信息化、公共卫生、全民健身与健康服务。

国家科技合作专项：主要资助与国外一流科研机构、著名大学、企业开展实质性合作研发，实现"课题－人才－基地"相结合的国际科技合作课题。

国家重大科学仪器设备开发专项（仪器开发专项）：鼓励和培育具有原创性思想的探索性科研仪器研制，为科学研究提供更新颖的手段和工具。

卫生公益性行业科研专项：围绕重大疾病诊疗和防治，开展行业内应急性、培育性和基础性科研工作，主要资助关键技术规范、标准及评价研究。

国家自然科学基金重大课题：面向国家经济建设、社会可持续发展和科技发展的重大需求，资助具有战略意义的关键科学问题。

国家自然科学基金重大研究计划：针对国家重大战略需求和重大科学前沿两类核心基础科学问题，实现若干重点领域和重要方向的跨越发展。

国家自然科学基金重点课题：支持具有较好研究基础的科研团队开展深入、系统的创新性研究，推动若干重要领域或科学前沿取得突破。

国家自然科学基金国际（地区）合作与交流课题：资助科学技术人员立足国际科学前沿，有效利用国际科技资源，开展实质性国际（地区）合作研究与学术交流。

国家自然科学基金海外及港澳学者合作研究基金课题：吸引海外及港澳优秀人才为国（内地）服务，资助海外及港澳华人学者与国内（内地）合作者开展高水平的合作研究。

（二）人才类基金

教育部长江学者和创新团队发展计划：加强高等学校高层次人才队伍建设，吸引、遴选和造就一批具有国际领先水平的学科带头人。分为长江学者课题和创新团队课题。

教育部新世纪优秀人才支持计划：着眼于培养支持一大批学术基础扎实、具有突出的创新能力和发展潜力的优秀学术带头人。

科技部创新人才推进计划：加强高层次创新型科技人才队伍建设。资助类别包括：科学家工作室、中青年科技创新领军人才，科技创新创业人才重点领域创新团队和创新人才培养示范基地。

国家自然科学基金创新研究群体课题：支持优秀中青年科学家为学术带头人和研究骨干，共同围绕一个重要研究方向合作开展创新研究，培养和造就在国际科学前沿占有一席之地的研究群体。

国家自然科学基金杰出青年科学基金课题：支持在基础研究方面已取得突出成绩的青年学者开展创新研究，培养一批进入世界科技前沿的优秀学术带头人。

国家自然科学基金优秀青年科学基金：支持具备 5 ~ 10 年的科研经历并取得一定科研成就的青年科学技术人员，自主选择研究方向开展基础研究。

国家自然科学基金青年科学基金课题：培养青年科学技术人员独立主持科研课题、进行创新研究的能力，激励青年科学技术人员的创新思维，培育基础研究后继人才。

（三）平台类基金

国家重点实验室：支持实验室围绕国家发展战略目标，面向国际竞争，为增强科技储备和原始创新能力，开展基础研究、应用基础研究（含竞争前高技术研究）和基础性工作。

教育部重点实验室：高等学校创新性人才的培养基地，在高校学科建设、科技创新、人才培养和培育国家级科研基地中发挥重要作用。

2011 协同创新中心：建立一批协同创新平台，形成"多元、融合、动态、持续"的协同创新模式与机制，培养大批拔尖创新人才，逐步成为具有国际重大影响的学术高地、行业产业共性技术的研发基地和区域创新发展的引领阵地。

国家医学临床研究中心：打造一批临床医学和转化研究的高地，以新的组织模式和运行机制加快推进疾病防治技术发展。

三、充分利用社会资金

科学研究经费除了政府纵向投入外，企业、个人和慈善机构也是重要渠道。在美国，以全美排名第二的梅奥医学中心（Mayo Clinic）为例，2006 年其科研经费总投入 6.34 亿元，其中政府支持 3.19 亿元，医院投入 0.85 亿元，企业、慈善组织及个人等社会基金投入高达 2.3 亿元，占 5.9%。我国"十二五"科技发展规划指出，在继续加大财政科技投入的同时，要持续增加全社会的科技投入，不断创新科技投入方式，完善多元化、多渠道科技投入体系，激励企业大幅增加研发投入，促进全社会资金更多投向科技创新。研究型医院筹集社会科研资金时应注重从以下三方面着手：

（一）积极承担药物器械的临床试验

临床试验对药物／器械的安全性和有效性评价起关键作用。20 世纪 60 年代，"反应停"作为一种镇静药物，被广泛用于治疗妊娠引起的呕吐。由于当时欧洲各国对药品临床试验无严格监管，该药未经临床试验验证就广泛使用，致使20多个国家上万个畸形胎儿出生。这一震惊世界的惨案，使全世界充分认识到临床试验的必要性。新药上市前必须通过临床试验以评价其疗效和安全性，药监部门需行使审批新药的权力和强制性监督管理职能。70、80年代美国、日本和欧洲先后制定并实施了《药物临床试验质量管理规范》（Good Clinical Practice，GCP）。我国2001年新修订发布的《药品管理法》明确规定，药物临床试验必须严格按照GCP进行。截至2011年，我国共有356家医疗机构的2 438个临床专业通过GCP认证，受国家重大新药创制专项课题资助的GCP平台达20余家。

目前国家食品药品监督管理局批准的新药临床试验数量达8400多个，同时以600~800个／年的数量新增。如2011年全国共批准621项临床研究。为提升我国新药创新能力，2009年国家启动实施了重大新药创制专项，截至2012年12月，累计获得新药证书62个，拥有自主知识产权的品种约占三分之二，其中1类新药12个；临床在研品种近400种，获得了199个临床批件，完成104项Ⅱ期和Ⅲ期临床试验；申请发明专利近9000项，获得专利授权3000余项（其中国际专利授权560项），制定各项标准2200项；产业化上市品种23个，总产值达12.4亿元。

研究型医院应充分利用丰富的临床资源和GCP技术平台优势，积极承担药物或器械的临床试验。目前，北京协和医院、四川大学华西医院、北京大学第三医院、上海交通大学中山医院、第四军医大学西京医院、浙江大学第一附属医院等国内一流医院都拥有先进的GCP平台。如华西医院GCP中心拥有国内目前最大的Ⅰ期临床病房，23个药物临床试验专业，先后与江苏恒瑞、山东齐鲁、四川科伦等15家国内药厂和医疗器械有限公司建立战略合作关系，年承担GCP课题200余项，合同经费5000万元。同时，一些医院GCP平台建设在伦理委员会、人员资质、数据库管理等方面，正在与国际标准和规范准则接轨，获得国际认证。2006年，北京协和医院与全球十大药厂之一的惠氏公司联合宣布，双方合作建立早期临床药物研究中心，以加快各种创新性药物临床研究。同时惠氏向该中心提供有关培训、研究课题方案、研究用药物，以及部分专职研究人员等。

（二）加快新药物新器械合作研发

目前我国药物和器械仍以仿制为主，新药物／新器械研发将是未来10~20年中国医药卫生领域的重点突破方向。医院和企业是新药物／新器械的研发主力军，医院是产品研发的试验田，企业是产品研发的生产者，二者相互依存。近年来，企业对药物和器械的研发投入力度不断加大，"企业－医院－科研院所"产学研用的合作模式成为趋势，这对研究型医院争取企业研发资金提供了机遇。以国内高端医疗器械生产企业山东威高集团来说，每年投入合作的科研经费达数亿元，其中"中国科学院—威高集团高技术研究发展计划"年研发经费3000万元，由该企业牵头的"北京生物医用材料产业技术创新战略联盟"年研发经费4000万元。目前，多家医院已经展开与国际知名药企合作，通过多种模式加速新药研发。武汉协和医院积极探索药物研发国际合作新途径，同跨国医药巨头赛诺菲合作以转化医学加速药物研发。广东省人民医院与跨国制药企业阿斯利康成立"联合实验室"，展开肿瘤相关转化科学研究。神威药业集团联合西苑医院成立中药新药研发中心，期望解决中药创新、新药开发和中药生产过程中面临的重大理论与关键技术问题，以推动中药现代化与国际化进程。

（三）努力探索多渠道吸引慈善基金

美国、日本和欧洲目前已建立了较为完善的科学研究慈善基金捐赠体系，我国尚属起步探索阶段，研究型医院应从机制、渠道、宣传等方面积极探索，努力争取慈善科研基金。

1. **建立慈善基金管理机制** 美国医院有健全的慈善基金管理委员会，以美国麻省总医院为例，医院设有120多人的队伍，专门负责筹措捐款，每年能争取到2亿多美元的捐款。第四军医大学西京医院积极探索慈善基金筹措的有效途径，成立西京医疗救助基金，积极参与"爱佑华夏"、美国"爱加倍"、"神华集团"等国内外基金会救助行动，主动与大型企业、实业家联系，建立器官移植、先心病、先天性耳聋、白内障等多种疾病的西京医疗救助基金，总金额5000多万元。先后为宁夏、青海、新疆等13个偏远地区2200多名先心病患儿免费实施手术，为700多名聋哑儿童安装人工耳蜗。

2. **参与国外慈善基金竞争** 《遗传工程生物技术新闻》（Genetic Engineering & Biotechnoly News）杂志对全球十大热衷资助医学研究的基金 & 基金会进行了盘点，全球抗击艾滋病、结核病和疟疾基金、比尔和梅林达·盖茨基金、威康信托基金排名前三，2011年科研经费资助金额均超过了1亿美元，对多种疾病的研究起到了巨大推动作用（表5-12）。例如比尔和梅林达·盖茨基金会2011年总资助金额为32.08亿美元，其中19.78亿美元用于全球健康初始研发，包括3.577亿美元研究脊髓灰质炎，3.138亿美元研究疫苗，2.327亿美元研究艾滋病毒／艾滋病，1.997亿美元研究疟疾，1.316亿美元研究孕产妇、新生儿和儿童健康，1.203亿美元研究肺结核，0.943亿美元研究传染病，0.925亿美元研究肠道和腹泻疾病，0.888亿美元研究肺炎，0.623亿美元计划生育，0.537亿美元营养研究。同时该基金会面向全球开放，2011年在中国主要支持艾滋病、结核、疟疾等传染病防治研究。在艾滋病方面，支持卫生部、中国性病艾滋病防治协会、中国预防医学会，在14个主要城市及一个省开展的艾滋病综合防治课题，经费总额为6350万元人民币。在结核方面，支持卫生部和疾控中心在6个县4个省级／市级医院试点，开展发光二极管荧光显微镜诊断结核病和线性探针技术，诊断耐药结核病的评估和验证工作等。在疟疾方面，支持北京大学开发人体胚胎干细胞衍生网织红细胞和肝细胞培养体系，为红内期和肝脏期间日疟原虫建立新的体外培养系统。

表5-12 全球十大资助医学研究基金 & 基金会2011年度支出情况

基金会名称	总部地址	研究经费（美元）
全球抗击艾滋病、结核病和疟疾基金	瑞士日内瓦	26.23亿
比尔和梅林达 盖茨基金会	美国华盛顿州西雅图	19.78亿
威康信托基金会	英国伦敦	9.058亿
健康适合技术计划	美国华盛顿州西雅图	2.453亿
西蒙斯基金会	美国纽约	1.238亿
威廉·J.克林顿基金会	美国纽约	7471万
埃利森医学基金会	美国纽约和马里兰州Mount Airy	4351万
宝来惠康基金	美国北卡罗来纳州三角研究园	2168万
多丽丝公爵慈善基金会	美国纽约	1330万
米里亚姆与谢尔登·阿德尔森博士 医学研究基金会	美国马萨诸塞Needham	426万

3. **推动国内慈善基金发展** 近年来，我国慈善基金发展迅速，2013 年中国慈善排行榜入榜慈善家 311 位，捐赠总额约为 70.99 亿元。入榜慈善企业 627 家，捐赠总额近 95 亿元。医学领域较为重要的基金会有中国红十字会基金会、中国医学基金会、中国癌症研究基金会、中华爱心基金会、中国肝炎防治基金会、华夏慈善基金会等，这些基金会主要资助贫困患者开展免费疾病治疗，然而直接用于科学研究的经费十分有限。目前，仅有小部分基金支持医学科学研究。中华医学会临床医学科研专项资金主要由企业投资，2006 年葛兰素史克投资有限公司捐赠人民币 400 万元于"中华医学会临床科研专项基金"，用于支持慢性呼吸系统疾病，特别是慢性阻塞性肺疾病和哮喘预防和治疗临床研究工作。2013 年度默沙东糖尿病研究课题，由默沙东公司资助，旨在支持国内 2 型糖尿病领域临床研究，I 期经费 180 万元。吴阶平医学基金会属卫生部行业基金会，对医学研究的资助主要包含诺道夫微创外科专项基金、神经内科专项基金、健康睡眠研究专项基金、分子影像学科研发展奖励基金、理事医院临床科研协作课题、糖尿病患者教育及管理专项基金、抗肿瘤临床用药调查专项基金等，2010 年投入科学研究经费达3166 万元。为促进生物医学在糖尿病、脑病疾病、免疫疾病等难治性疾病应用上的发展，中国医师协会联合北京昱龙盛世生物科技有限公司，设立"中国医师协会临床医学科研专项资金—生物医学创新课题临床应用研究专项资金"课题，用于支持全国范围内三级甲等或专科医院开展生物医学创新课题研究。研究型医院应在积极争取国内慈善机构科研经费资助的同时，应当呼吁慈善基金向医学科学研究延伸。

四、确保经费高效使用

近年来，科研经费投入急速增长，但科研经费管理水平相对低下，在国家财政投入日益公开化、透明化的大背景下，课题经费管理成为公众日益关注的问题。从科研工作者的角度看，科研经费管理必须尊重科研活动的特点与规律，必须有利于激发科研人员的创造力。从财政支出的角度看，科研经费支出必须符合公众财政的使用要求，必须接受政府和公众监督。作为科学研究的排头兵，研究型医院应该健全医院科研经费使用、管理、监督机制，确保经费使用的合法性、合理性和效益性。

（一）科学合理编制预算

合理编制预算要遵循"三性原则"，既目标相关性、政策相符性和经济合理性，实事求是地根据课题实施需要核算课题成本，提高科研资金的使用效益。编制预算时，医院科研管理部门和财务部门要主动为专家服务。首先，医院科研管理部门和财务部门均应有专职的课题财务管理人员，定期接受国家课题财务管理相关培训，及时了解上级管理部门的最新情况，对课题研究经费评审、管理预算、编制执行预算和评审预算编制的度量规则心中有数，努力为科研人员提供一套合理编制预算的系统化度量尺度。其次，财务部门要安排专门人员积极参与到课题经费预算编制中，多与科研管理部门人员、课题负责人沟通，了解科研课题的类型和级次，掌握课题所需设备、耗材、试验、测试、流调等支出范围，对课题支出内容逐一重新核定，着重审查课题预算与课题研究方向是否相关，是否符合经费管理相关财务制度，支出结构是否合理、经济等，从而提高预算编制的准确性、科学性。

（二）全程监管经费支出

科研经费监督核查是避免科研经费被不当或违规使用的关键。研究型医院必须健全科研经费使用全过程管理机制，加强对经费使用支出的监督、管理和审计，严格执行科研经费预算，确保经费安全使用。在规范科研经费报销手续的基础上，注重对科研经费支出是否符合预算范围、使用标准及支出真实性的把关，规范和控制科研经费开支。加强医院科研经费管理信息自动化控制平台建设，在科研部门、财务部门和课题负责人之间建立计算机网络化管理平台，实现全程管控。例如，广州军区总医院开发了"医院科研训练经费管理系统"，该系统可实现对科研课题经费预算编制、经费入账、开支审核进行信息管理，以及信息实时查询。强化院内常规审计的同时，对于大课题应引入"内部审计外部化"机制，尝试引进有资质的第三方专业审计机构，定期对科研经费使用情况进行审计监督。

（三）优化内部管理机制

机制是否合理，流程是否科学，是科研经费能否高效使用的关键。随着研究型医院改革的不断深化，医院科研管理工作需要打破部门限制，科研管理部门、财务部门、审计部门和科研人员通力合作、相互配合，针对经费上账、经费报销、开支范围、内部转账、财务公开、结余经费等管理中的共性问题，展开调研、研讨、协同办公，科学制定流程。例如，按月动态公开各课题科研经费到款、使用、结存情况，确保科研人员对研究经费情况心中有数，促进科研资金正确使用；建立临床研究受试者免费化验单制度，形成内部转账机制，确保临床研究科学、高效运行；科研课题完成之后，及时处理、调整结余经费，规范用途，避免闲置甚至浪费。

第六节 研究型医院成果转化管理

科研成果是指人们在科学技术活动中通过智力劳动所得出的具有某种被公认的学术或经济价值的知识产品，是科学研究的产物，是评价科技人员创造性劳动和工作成就的依据，是传播、记载科技信息的载体，是科技再创新、成果市场化的基础。

研究型医院成果管理重在转化，应将八大类创新成果作为成果管理的主体任务，努力催生疾病防治的新思路新方法、疾病诊疗的新技术新业务、疾病治疗的新药物新设备、医疗服务的新模式新体系。

一、论文管理

科研论文通常指学术研究文章，用以描述某一课题在实验性、理论性或观测性上具有新的科学研究成果或创新见解的知识和科学记录，或是某种已知原理应用于实际中取得新进展的科学总结。它是科技人员创新研究成果表达和交流的最主要形式。

（一）论文管理的重要性

在研究型医院科研管理中，论文管理具有衡量学术评价、指导学术决策、反映学术诚信等职能。

1. **论文是学术评价的重要指标** 论文是评价个人、团队、科室、实验机构、医院学术实力的重要指标。中国"台湾大学"每年公布全球大学科研论文表现排名，临床医学领域中，哈佛大学、约翰霍普金斯大学和加州大学旧金山分校排名三强，我国上海交通大学、中山大学、中国医学科学院北京协和医学院、北京大学 5 所大学榜上有名（表 5-13）。可见，科研论文排名与其在医学领域的领先地位基本是一致的，论文作为学术评价的指标，能够客观、准确地一所反映医院和大学的实力和水平。

表 5-13　2013 年临床医学科研论文表现排名

世界排名	大学	总分
1	哈佛大学	97.3
2	约翰·霍普金斯大学	94.7
3	加利福尼亚大学－旧金山分校	89.4
4	梅奥诊所	86.1
5	多伦多大学	85.7
6	宾夕法尼亚大学	84.7
7	加利福尼亚大学－洛杉矶分校	83.7
8	杜克大学	82.5
9	华盛顿大学	81.5
10	密歇根大学	81.5
169	上海交通大学	51.1
198	中山大学	49.7
210	中国医学科学院北京协和医学院	49.3
213	北京大学	49.2
226	复旦大学	48.8

　　一般来说，论文评价方式分为定性和定量评价。对个人、团队等较少人员的来说，多采用定性评价。例如国家自然科学基金杰出青年基金、创新研究群体和教育部长江学者、创新团队评审时，论文往往辅助于学术成绩评价，这种评价方式虽然存在主观感受，但却能较为精确地反应个人和团队学术水平。相反，对于科室、实验室和医院等构成人员较多的组织机构进行学术评价时，更应考虑均一性和可操作性，指标的标准化至关重要。论文多采用定量评价，例如在国家重点学科、临床重点专科、实验室、协同创新中心、国家临床研究中心等都均涉及 SCI 论文的量化指标。例如，国家临床研究中心申报书内容中明确要求列出影响因子 5 以上 SCI 论文发表情况，复旦大学组织的全国医院排名指标中直接将 SCI 论文的总影响因子作为科研评分的唯一依据。

　　2. 论文是学术决策的重要依据　科学文献反映科学活动，科学文献被引频次能够向社会提供重要预警信息，如新的热点研究领域、交叉学科关系、甚至是诺贝尔获奖者。例如普赖斯利用 SCI 数据绘制了一条平均被引频次曲线，用于发现被引频次较高，而且增长迅速或持续增长数组论文的基线。与此同时，论文管理也是医院辅助决策和管理的重要手段，论文的检索、统计、分析、对比等功能能够为科研管理部门进行学科决策、配置资源、工作总结提供科学依据。例如 ISI 数据库为美国国家科学基金会做过一项对被频繁引用化学论文特点的分析，找到了该领域暗箱操作的问题，同时多学科交叉提供了指导意见。意大利国家研究委员会利用 SCI 搜集各种科研方针，决策有关的生命科学情报，从而对科研方向进行预测管理。利用 SCI 论文分析，大连理工大学刘则渊教授得出的工程前沿和国家中长期科技规划所列出的重点领域十分相近。目前，许多研究型医院均在探索论文分析管理，例如西京医院每年都要通过 Web of Science 数据库检索所属人员发表 SCI 论文的方向和类别进行分析整理，凝练重点攻关方向、制定科研发展规划。2009 年该院通过系列举措推动临床研究，高影响因子临床研究论文不断涌现，临床研究论文数量由 2009 年 25 篇增至 2013 年 107 篇。

3. 论文是学术诚信的重要载体 科研论文由于其公开性，在传播、记载科技信息的同时，也成为承载学术监督的重要窗口。日本小保方晴子、韩国黄禹锡等这些学术造假名人都是源于他们所发表的论文被指出伪造科研数据、无法重复实验结果。美国健康和人类服务部学术公正办公室，专门负责对全美医学领域学术论文研究的真实性进行监督、举报。例如 2011 年处理案件 303 例，对 Goodwill，Bhrigu 等 11 名学者的科研论文造假予以通报处理，其中不乏杜克大学、匹兹堡大学、密歇根大学医学院等全美顶尖名校。因此，研究型医院有必要将论文管理作为学术监督的重要手段。

（二）论文管理的主要方法

1. 数据库管理 数据库是论文管理的基础，目前国内外均具有较为完善的医学论文检索数据库。如常用的中文全文检索数据库为中国知识基础设施工程（CNKI）、维普和万方数据库；外文医学数据库包括检索工具、全文检索和会议期刊检索三大类。其中外文医学检索工具包括：美国《医学索引》、Medline、Pubmed、Web of Science、美国《生物学文摘》、荷兰《医学文摘》、EMBASE 数据库（表 5-14）。

Web of Science 是美国汤姆森科技信息集团基于 WEB 开发的产品，是大型综合性、多学科、核心期刊引文索引数据库，包括三大引文数据库（科学引文索引（Science Citation Index，SCI）、社会科学引文索引（Social Sciences Citation Index，SSCI）和艺术与人文科学引文索引（Arts & Humanities Citation Index，A&HCI））和两个化学信息事实型数据库（Current Chemical Reactions，CCR 和 Index Chemicus，IC），以及科学引文检索扩展版（Science Citation Index Expanded，SCIE）、科技会议文献引文索引（Conference Proceedings Citation Idex-Science，CPCI-S）和社会科学以及人文科学会议文献引文索引（Conference Proceedings Citation index-Social Science & Humanalities，CPCI-SSH)三个引文数据库。Web of Science 以 ISI Web of Knowledge 作为检索平台，被认为是目前国际上最为普遍认可、影响力最高的 SCI 论文管理数据库，可对论文数量、质量、研究方向、研究机构等信息进行分类统计和分析，已成为研究型医院 SCI 论文信息检索和科研计量评价的重要工具。

2. 质量管理指标 影响力和杰出性是评价论文质量最主要的两个方面，目前国际上公认的论文质量评分指标包括：影响因子、被引频次、期刊分区和 h 指数等。

影响因子（Impact Factor，IF）：是美国 SCI 创始人 Garfield 提出的一项期刊计量指标，其通用公式为：即 IF=（某刊前 2 年发表论文在统计当年被引用的总次数）/（某刊前 2 年发表论文总数）。时间、论文数量和被引次数是决定影响因子的三个因素，以平均被引次数表达显示论文的质量，计算方法消除了期刊论文数量多少及办刊时间长短对论文被引次数的影响。

被引频次：指一篇论文被其他文献引用参考的文献篇数，是衡量研究成果被同行关注程度的重要指标，也是衡量论文学术质量的一个最基本的指标。在利用被引频次评价论文学术质量时，其中的他引频次更被重视，他引频次被认为更能准确反映出论文受他人的关注程度和学术影响。文献计量学对"他引"的定义为：文献被除去作者及合作者以外其他人的引用。"他引次数"

表 5-14　外文医学论文检索工具及数据库

检索数据库

外文医学检索工具：

　美国《医学索引》(index medicus IM)

　Medline 数据库

　Pubmed 数据库

　Web of Science 数据库

　美国《生物学文摘》(Biological Abstracts, BA) BIOSIS Previews (BP)

　荷兰《医学文摘》(Excerpta Medica, EM)

　EMBASE 数据库

外文医学全文检索数据库：

　Kluwer Online Journals 全文数据库

　Springer Link 全文数据库

　Elsevierr SDOD 全文电子期刊

　ProQuest Medical Library 全文医学期刊数据库

　EBSCOhost 数据库

　OVID 数据库系统

　OCLC First Search 检索系统

　MICROMEDEX Healthcare Series 数据库

外文医学会议文献检索：

　《世界会议：医学》(world meetings)

　《会议论文索引》(conference papers index, CPI)

　《科技会议录索引》(index to scientific & technical proceedings, ISTP)

　Doctor's guide to internet (DGI)

　BIOSIS Preview 数据库 (BP)

　Medical Conferences

是文献在一定时域内被他引的文献总篇数，更能准确反映出论文受关注程度和学术影响。

　　SCI 期刊分区：根据 SCI 期刊 IF 值大小、总被引频次以及最近两年的期刊被引频次按大学科或小学科的排序，根据一定的百分比划分的学科内的期刊分区。中国科学院文献情报中心将约 8 000 种 SCI-E 收录期刊，按学科分为 1 区（前 5%）、2 区（前 5%~20%）、3 区（前 20%~50%）和 4 区（后 50%）4 个等级。分区有利于不同学科间的期刊及论文横向比较和评价，弱化学科间结构不平衡等因素。

　　h 指数（h-index）：是一种评价学术成就的新方法。h 代表"高引用次数"(High Citations)，一名科研人员的 h 指数是指他至多有 h 篇论文分别被引用了至少 h 次。h 指数能够比较准确地反映一个人的学术成就。例如，某人的 h 指数是 20，这表示他已发表的论文中，每篇被引用了至少 20 次的论文总共有 20 篇。生物学家的 h 指数都偏高，表明 h 指数就像其他指标一样，不适合用于跨学科的比较。可以按照如下方法确定某人的 h 指数：①将其发表的所有 SCI 论文按被引次数从高到低排序；②从前往后查找排序后的列表，直到某篇论文的序号大于该论文被引次数，所得序号减 1 即为 h 指数。

（三）论文管理的重点

1. **数量与质量的关系** 数量与质量之间的矛盾永远是研究型医院论文管理不可避免的问题。SCI 检索系统自 20 世纪 80 年代引入中国以来，逐渐发展为科技创新评价的重要指标。无论是申请课题立项，科技成果奖评审，还是个人晋职晋级、评功授奖，SCI 论文都发挥着举足轻重的作用，迫使科技人员产生了一股"SCI 论文热"，多发 SCI 论文。

高水平论文是提升医院国际影响力和学术地位的重要依据。中国"台湾大学"公布的全球临床医学机构科研论文评价标准中，影响力（35%）和杰出性（40%）等质量评价指标比例远高于产出量（25%）数量评价指标（表 5-15）。另外，全美排名前 10 医院均十分注重论文质量，其中梅奥诊所排名第一，2008 年以来累计在 1 区杂志发表 SCI 论文 1936 篇、2 区杂志发表 SCI 论文 5074 篇、影响因子 5～10 分之间 3006 篇、影响因子大于 10 分的 844 篇。相反，国内 SCI 论文发表排名第一的华西医院 1 区杂志论文只有 75 篇、2 区杂志论文 500 篇、影响因子 5～10 分之间 252 篇、影响因子大于 10 分的只有 22 篇（图 5-9，图 5-10）。

因此，研究型医院论文管理在重视数量的基础上，更应该关注质量。管理过程中，应该指导科研人员对 SCI 论文的数量与质量形成正确的认识，既不过分扩大 SCI 论文的作用，又要认识到 SCI 论文对个人、医院和医学发展的重要性。除数量和影响因子之外，医院在 SCI 论文评价过程中，还应该注重关注被引用率、"h"指数等国际先进评价指标的引入，避免过分注重 SCI 数量现象的出现。

2. **高影响因子与抢占先机的关系** 一般来说，杂志的影响因子越高，论文的原始创新越强，但也有例外，由于影响因子高的权威杂志，往往对创新性的观点持谨慎态度，因此，创新成果在高影响因子的期刊发表困难、成果积累周期长，且经常会被同行审稿人或编辑拒绝。据统计，有很多重要的发现首先发表在影响因子相对比较低的杂志期刊上，随着关注度的增加，文献引用率直线攀升，最终成为这一领域的经典文献。

这种做法明显的优势就是可以缩短科研论文发表周期，迅速完成对知识产权的首先占领。例如在 HIV 治疗方面，1998 年 Carr 等在影响因子为 6.0 的《艾滋病》（Aids）杂志发表了一篇"关于艾滋病患者接受蛋白酶抑制剂治疗后会引发脂肪代谢障碍"的文章，指出脂肪代谢障碍表现为脂肪重新分布，一种形式为脂肪流失，就是通常所讲脸、胳膊、腿和臀部等部位的肌肉

表 5-15 科研论文统计评分标准

评价标准	2013 论文表现评分指标	分数比重	
研究产出量	过去 11 年中发表论文总量	10%	25%
	2012 年当年发表论文数量	15%	
研究影响力	过去 11 年的总引用次数	15%	35%
	过去 2 年的总引用次数	10%	
	过去 11 年的平均引用次数	10%	
研究杰出性	过去 2 年的"h"指数	10%	40%
	高引用次数的论文数量	15%	
	2011—2012 年在高影响因子杂志中发表论文数量	15%	

2008-2014 年 SCI 论文数量

2008-2014 年 SCI 论文数量

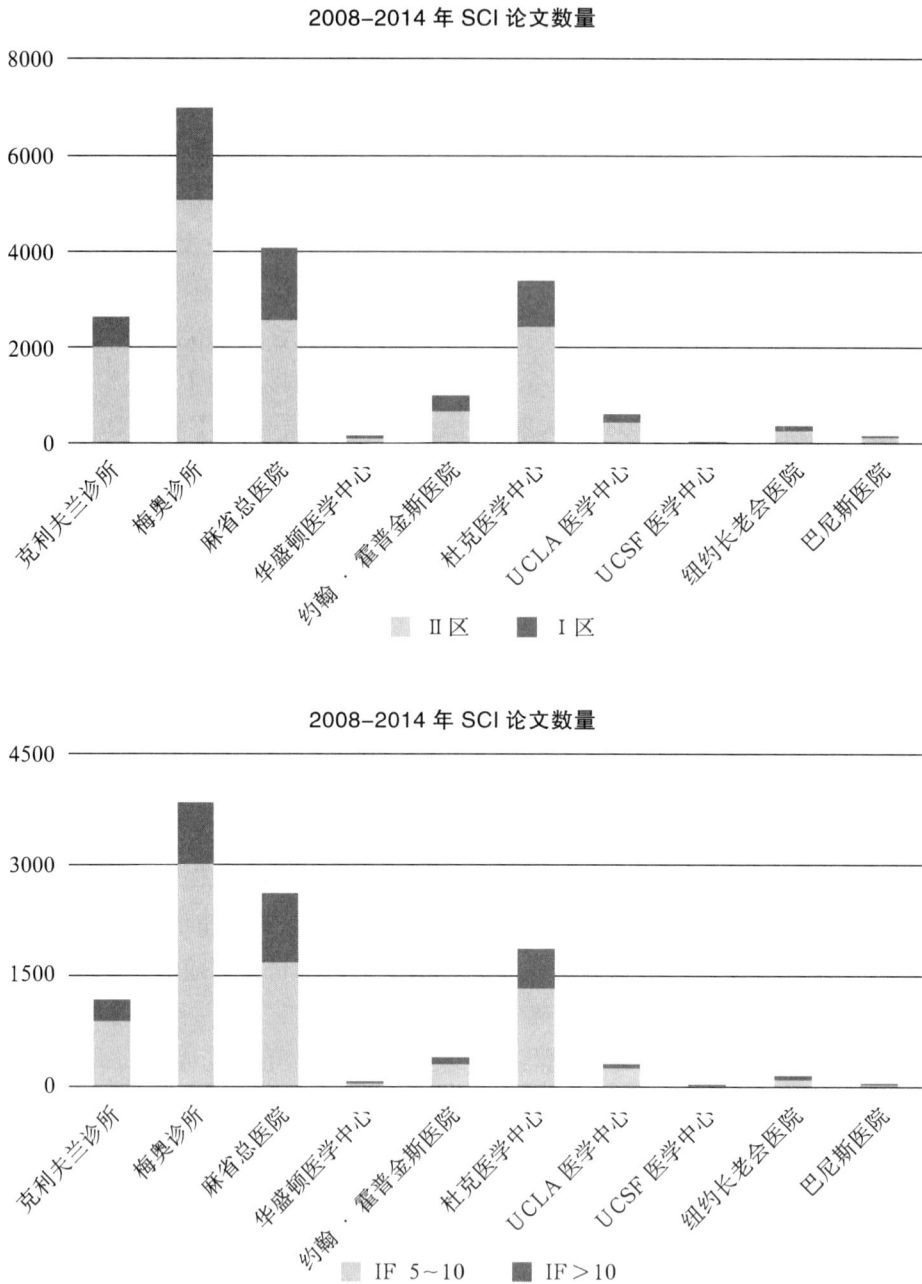

图 5-9　全美前 10 医院高水平论文发表情况

萎缩；另一种形式为脂肪堆积，容易发生脂肪堆积的部位有后颈部、胸部和腹部。目前，该文献在谷歌学术搜索中的引用率高达 2310 次，根据相关研究成果研制的药物 2010 年已被美国 FDA 批准，成为首个治疗艾滋病患者脂肪代谢障碍的药物。因此，研究型医院论文管理时应该强调高影响因子，但决不能"唯影响因子论"。

2008—2014 年 SCI 论文数量

2008—2014 年 SCI 论文数量

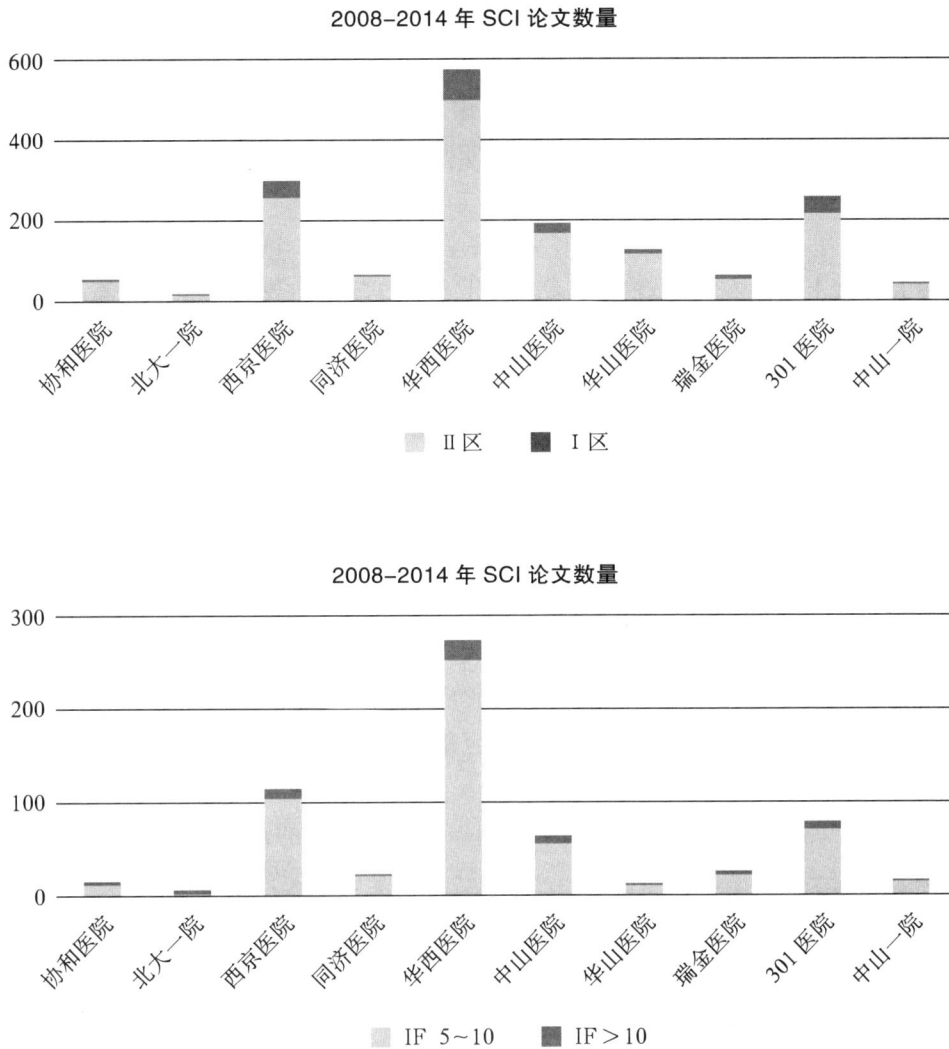

图 5-10　国内前 10 医院高水平论文发表情况

二、专利管理

专利是科技创新成果表达的另一主要形式，是衡量知识资产的重要指标，是实现社会和经济价值的重要载体。医院保有专利数量越多、质量越高，代表医院的创新性和实用性成果越多，可向临床转化的成果越多，有利于医院诊疗水平提升、参与市场竞争和实现可持续发展。因此，建立以专利为核心的知识资产战略对研究型医院科研管理至关重要。

（一）专利管理的重要性

现代医学科技发展更加强调"基础研究向转化应用、跟踪模仿向自主创新、共有资产向市场经济"的转变。作为转化医学、自主创新和市场价值的重要载体，专利在研究型医院科技管理中的重要性日益凸显。

1. 专利是转化医学研究的成果形式　转化医学研究的目标就是将研究成果转化为临床实用产品，如新技术、新药物和新器械等，产品转化过程中涉及产学研用等多个环节和研究所、企业和医院等多个机构，知识产权保护至关重要。因此，专利是转化医学研究最为重要的成果形式。世界各国医院均十分重视专利的申请与保护，梅奥诊所至今共申请专利3150个，获批1001个，是全美拥有发明创造最多的医院。许多专利已成功实现转化，如1955年，梅奥完成世界首例心肺体外循环手术。2003年，梅奥发明肾移植新技术，免疫排斥率降低80%。目前世界所有核磁共振机器都含有多项梅奥专利。

2. **专利是参与市场竞争的核心载体** 经济学家认为，一个有作为的企业，其强烈的市场观念，在很大程度上表现在技术竞争方面，因此专利与反专利战始终是市场竞争的重点。以日本为例，从1970年至1989年，日本在美国取得的专利从占美国批准专利总数的4%升至20%，结果美国厂商被日本专利捆住了手脚，日本许多高档商品垄断了美国大部分市场。美国随后实施了反专利战，20世纪90年代，美国的专利拥有量大幅增加，1993年美国IBM公司终于击败日本东芝公司，居美国申请专利数量的首位。生物医药领域亦是如此，日本的基因"圈地"运动不过是生物医药市场争夺的一个插曲。2000年6月8日，日本大学医学综合研究中心科学家将约1000个与脑血栓有关的人体基因申请了国际专利。这家研究中心从美国购买了先进的基因分析装置，应用"基因芯片"与取自人体的基因进行对照，认定约有1000个人体基因与脑血栓有关，下一步他们将详细分析这些基因的作用，并把研究成果应用于开发脑血栓诊断方法和治疗药物。由于专利保证了专利拥有者对其应用领域的高度垄断，其潜在经济价值和高额回报使得各国的研究机构和大小公司纷纷投入巨额资金。因此，生物技术领域每一项重要产品的问世几乎都会引来激烈的专利之争。

3. **专利是学术能力评价的重要指标** 专利作为一种特定的知识资产，其申请量、授权量、拥有量和实施量是一个团队、一个机构，甚至一个国家创新能力与技术创新水平的重要标志。中国专利统计报告显示，近年来中国生物医药领域飞速发展，专利申请数量从1991年的7件（占当年全球总量的0.3%）增长到2008年的1588件（占当年全球总量的20%），并于2007年和2008年相继超越日本和欧洲，实现了跨越式增长。截至2011年3月，全球范围生物医药领域专利申请达到150500件，美国、欧洲、日本分别占全球专利申请总量的53%（79989件）、19%（28646件）和14%（20565件），中国专利申请基数较小，仅占全球专利申请总量的7%（11011件），反映出整体科研创新实力还存在差距。2008年以来，中国排名前十医院发明专利申请数量也是参差不齐，解放军总医院（335项）、华西医院（239项）和华山医院（175项）的排名三强，数量最少的北大一附院仅为37项（图5-11）。

（二）专利管理体系的构建

专利管理是一项复杂系统工程，研究型医院专利管理体系构建应以自身知识资产发展战略为统领，坚持"因地制宜、因时制宜"，科学组织，分步实施，注重四个意识的强化。

1. **强化知识产权保护** 在"重基础、轻应用"的长期影响下，医院"重论文、轻专利"的现象普遍存在，专利意识淡薄，如不少科研人员科研课题完成后，往往习惯于发表论文，热衷于成果鉴定及申报科技奖励，却忽视了专利申请，技术流失率高；医院领导层没有将专利管理纳入科研管理的核心内容；科研立项缺乏专利情报分析，造成大量低水平重复研究。此外，在现行科技成果知识产权归国家和单位所有的体制下，科技人员对科研成果实施、能否转化为生产力等并不关心。研究型医院要形成原创的、具有自主知识产权的医疗技术及产品，就要培养和强化科研与管理人员的专利意识。一是在学习宣讲中培植专利价值养成。举办专利知识讲座、交流、竞赛和辅导等活动，让科研人员对申请专利的意义和价值有充分的认识。二是在科

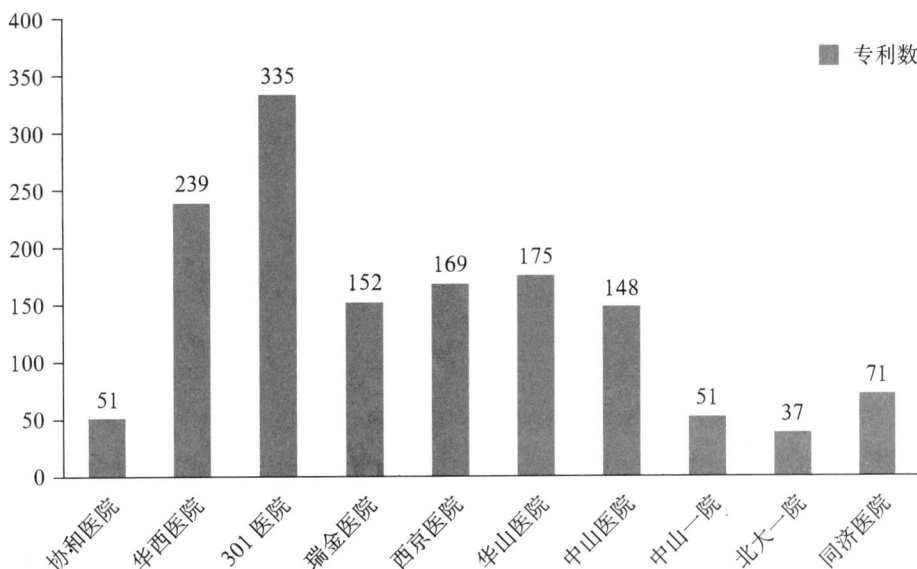

图 5-11　2008-2013 年国内排名前 10 医院专利数量

学研究中树立专利目标养成。将专利的知识产权保护贯穿科学研究始终，从课题申请、立项、执行直至验收每一环节，均建立起专利工作的规范流程，明确具体控制目标。如在课题选题、规划、申请阶段，明确提出专利预期目标，对专利进行分析和评估，避免低水平重复研究和科研资源浪费。在课题立项阶段，强调专利市场调研与文献检索，凡不适应市场需求、不具备创新技术的课题不予立项。课题成果鉴定或验收前，成果完成人应先提交知识产权报告，需申请专利的，应在申请专利后，再行组织课题成果鉴定。三是在交流合作中强调专利保护养成。在科技合作协议签署时，有关专利申请权、专利权归属、双方义务与权利等内容明确；在对外学术交流时，注意不得披露具有商业应用价值、可申请专利而尚未申请的发明创造技术方案等。

2．**强化国际行业接轨**　专利保护具有地域性特点，一项技术仅能在专利授予国享受保护权，但不能阻止其他国家企业或人员实施该技术。因此，随着生物医药领域技术研究和产业的国际化，专利申请也必须国际化。一方面可有效防止被相关国际市场所侵占，同时为国际技术转让和贸易提供谈判筹码。美国和日本高度重视国际专利（PCT）申请，2012 年提交申请数量就分别达到 51207 件和 43660 件，专利流通和技术输出均处于明显顺差地位。相反，中国专利申请大多局限于本国范围内，国际专利申请意识相对薄弱，特别是在医药行业，在与美国、欧洲及日本等国流通过程中始终处于逆差地位，属于技术输入者。如截至 2012 年底，我国医药行业专利申请数量前 5 机构在美、日和欧盟专利申请量均为个位数、甚至为零。相反，中国专利申请数量排名前五名的国外企业，不仅中国专利申请超过 100 项，在美、日、欧同时拥有巨大的专利申请数（表 5-16）。

3．**强化管理体系构建**　专利管理机制缺失是造成医院专利意识淡薄、专利产出率低下、专利质量不高、专利实施困难等系列问题的重要原因，因此，研究型医院首先要建立起一套完善的知识产权管理制度与管理体系。一是突出分层专利保护战略。对不同类型的科研成果和专利区别对待，例如对在基础研究中形成的开拓性核心技术加以重点保护；对发明专利申请实行早期公布、延迟审查制度；对实用新型专利采用初步审查制度；对医疗技术提升大、转化价值

表 5-16　国内、外医药行业单位国际专利申请数量（截至 2012 年）

区域	申请人	在美国申请量	在欧洲申请量	在日本申请量	在中国申请量
国内	上海博德基因开发有限公司	10	0	0	3283
	苏州艾杰生物科技有限公司	0	0	0	826
	复旦大学	8	1	4	623
	上海博道基因技术有限公司	5	0	0	358
	浙江大学	0	0	0	323
国外来华	先灵公司	439	396	358	197
	诺瓦提斯公司	976	1019	895	168
	惠氏公司	634	474	419	152
	健泰科生物技术公司	1563	833	748	148
	霍夫曼－拉罗奇有限公司	764	872	745	146

高的专利进行有选择的资金和政策支持。二是规范各项专利管理制度。专利申请、撤销、保密、评估、转移、激励、宣传培训等制度。各项制度不可能体现在一项规章制度中，而是在统一的专利管理制度框架体系内相对分散在多项制度中，起到相互补充、平衡和促进的作用。三是建立一体化专利管理体系。主要内容包括：①确立专利发展战略，逐步实现通过专利开发获取收益，并用专利收益反哺科研投入的目标；②建立以专利管理为核心的科研成果评价制度，提升专利在科研评价中的地位，从制度导向上激励医院科研人员发明创造；③建立以组织领导为核心的专利管理制度，重点将包含专利在内的知识产权保护纳入医院科研管理目标；④建立以专利基金为核心的资金支持体系，重点支持高科技成果的专利申请。

4. 强化专业化管理　专利申请、维持、保护和转让是一项纷繁复杂的工作，涉及医学、生物学、法律学、经济学、管理学等多个学科的交叉，因此培养一批高素质的管理人才、建立一支专业化的管理队伍，是保障研究型医院专利管理各项制度真正落到实处的根本。首先，聘请专利申请代理、专职律师，充实到管理队伍。其次，在强化生物医学、专利产权、经济管理学等知识培训的基础上，突出专利管理人员与科研人员的配合与沟通，确保专利工作与医院科学研究紧密结合。最后，设立专职专利管理部门或机构，全面负责管理医院的知识产权事务。目前，国内外一些单位均有自己的知识技术转移机构。例如约翰霍普金斯大学（Johns Hopkins University，JHU）于 2007 年成立技术转移中心，包括专利许可、专利申请和技术产业三个办公室。核心任务是：充分保护霍普金斯大学职员的知识产权，使专利商业化，获得最佳的公众效益。主要职责是：为研究者和发明者提供服务，包括：①为具有创新性发明思想和研究素材的研发人员寻找外部投资；②通过专利申请保护研究发明；③推进专利技术市场转化，包括签订技术商业化授权许可和物质转移协议，协调赞助研究、合作研究和临床试验，建立创业企业和核心设施等；④重大进展全球推广。该机构 2013 年年度报告显示，霍普金斯大学新公告发明 441 项，新授权许可 133 项，新创业公司 8 家，在保护期内的专利 2078 项，签订物质转移协议 3933 项，技术转让收益达 1800 万美元。

三、成果转化

科技成果转化是以提高生产力水平为目标，对科学研究与技术开发所产生的具有实用价值的科技成果进行后续试验、开发、应用、推广，最终形成新产品、新工艺、新材料和新产业。科技创新只有实现成果转化、指导临床实践，才能体现其价值。研究型医院应以推动转化医学发展为己任，创新科技成果转化机制。

（一）成立转化医学机构

据德国汉诺威大学 2007 年发布的研究报告，德国因错误用药累计死亡人数达到 58000 人。《哈佛商业评论》亦曾刊文指出，在美国最常用处方药只对不到 60% 的患者有效。解决这个问题最关键的环节就是转化医学。2006 年 NIH 设置了临床和转化科学基金（Clinical and Translational Science Award，CTAS），由 NIH 国家研究资源中心统一领导。目前已资助 62 个 CTAS 转化医学科研中心，每年研究资助经费达 5 亿美元，其中全美排名前 10 医院都有自己的转化医学研究机构（表 5-17）。我国"十二五"发展规划对转化医学也进行了单独立项，以"打造临床医学和转化研究高地"为目标的国家临床医学研究中心，第一批已于 2013 年正式立项，国家有关部门正在启动设立国家级转化医学研究中心的论证工作。据不完全统计，目

表 5-17　全美排名前 10 医院转化医学研究机构

序号	医院	转化医学中心	成立时间
1	约翰·霍普金斯大学医院	The new Johns Hopkins Institute for Clinical and Translational Research	2007
2	梅奥诊所	Mayo Center for Translational Science Activities	2006
3	麻省理工总医院	University of Massachusetts Center for Clinical and Translational Science	2010
4	克利夫兰诊所	Cleveland Clinic Lerner Research Institute for translational reasearch	不详
5	加州大学洛杉矶分校医学中心	UCLA Clinical and Translational Science Institute	2011
6	纽约长老会医院	Irving Institute for Clinical and Translational Research	2006
7	加州大学－旧金山医学中心	The UCSF Clinical and Translational Science Institute	2006
8	杜克大学医学中心	Duke Translational Medicine Institute	2006
9	匹兹堡大学医学中心	University of Pittsburgh Clinical and Translational Science Institute	2006
10	华盛顿大学医学中心	The Institute of Translational Health Sciences at the University of Washington	2007

前国内已成立75家以三甲医院为主体的转化医学中心。2010年9月，北京协和医院转化医学中心成立，并与美国加州大学旧金山分校（UCSF）开展转化医学战略合作，成功举办了中美临床与转化医学研究国际论坛。2012年6月，由四川大学华西医院牵头的西部医药技术转移中心成立，该中心由四川省科技厅、成都市科技局和高新区政府支持共建，是省科技厅（主管部门）批准、民政厅注册的独立法人单位，是专业化从事生物医药成果转化和技术转移的非营利性科技服务机构。由此可见，转化医学机构是研究型医院推动科技成果转化的一项重要举措。

（二）转化医学机构的组织管理

转化医学重在突出"多学科交叉、产学研结合"，其机构建设关键在于管理机制和组织模式的创新。研究型医院转化医学机构基本建设框架应分为硬件和软件建设，硬件包括经费投入、研究基地和共享平台建设等；软件包括多学科交叉团队、专职管理机构、人才培养机制、组织运行机制和考核评价机制等（图5-12）。在实际管理过程中，需注重以下几点：

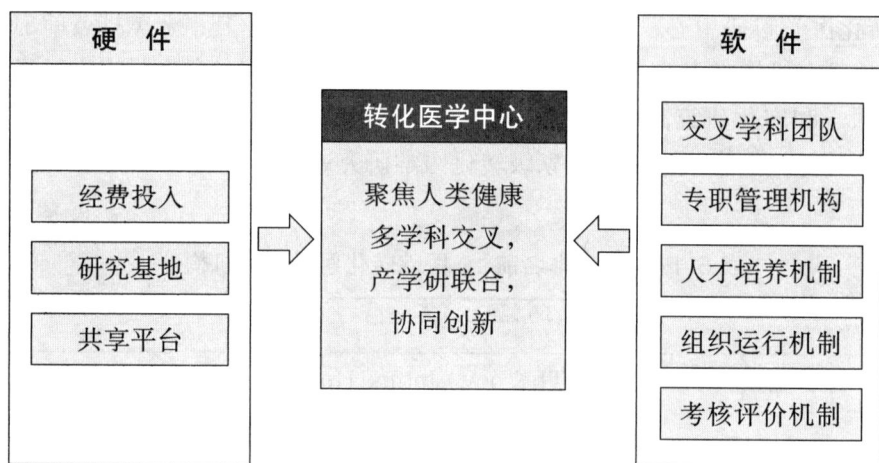

图5-12　转化医学中心组织结构框架

1. 注重综合人才培养　为促进转化医学发展，美国科学研究体制也在相应发生变化，鼓励社会各界、各学科之间的联合，特别是把多学科背景的转化医学人才培养作为重点，旨在培养新一代转化医学研究人员和转化医学研究领导管理人员，确保美国在临床和转化医学领域新一代领军人物的成长。例如，哈佛大学非常注重培养具有交叉学科背景的优秀人才，使他们成为未来转化医学事业的中坚。每年18%左右的MD学生将分别进入与其他兄弟学院合作的联合学位课题，如MD-PhD（基础科学、社会科学及工程科学）、MD-MPH、MD-MBA以及MD-MPP课题等。

2. 注重各方资源整合　美国是全球转化医学推进效率和效益最好的国家，全美62家转化医学中心或研究机构由NIH国家研究资源中心统一领导，各个中心相互联络构成全美转化医学协作网。同时，每个转化医学中心均由多个不同专业领域的学科团队、社区和企业构成，充分体现了"产学研"协同创新的思路。如哈佛大学转化医学中心包括哈佛大学、哈佛大学医学院、公共卫生学院、Beth Israel Deaconess医学中心、波士顿儿童医院、伯明翰妇女医院、Dana-Farber癌症研究所和麻省总医院等31个医院、大学和研究所。众多企业参与其中，辉瑞制药公司出资1亿美元在波士顿建立联合实验室，用于癌症靶向治疗药物的研发，大学和企业研发人员在同一实验室开展合作研究，为成果转化提供了极大便利。

3. 注重社区人群参与 医学对生命与健康规律的认识趋向整体化，对疾病的控制策略趋向系统化，医学正走向 4P 模式的新时代，即预防性（preventive）、预测性（predictive）、个体化（personalized）和参与性（participatory）。4P 相比 3P 多了参与性，更加强调人的主动性，强调日常生活行为对疾病发生发展的重要性，期望对个体生活行为的干预以达到预防疾病、控制发展的目标。美国转化医学研究也应随之向社区参与深入。如 CTSA 协作网的目标之一就是促进实验室研究向社区保健的有效转化，"患者自主的糖尿病的管理"（查尔斯德鲁医科大学），"儿童肥胖及母乳喂养"（俄亥俄州立大学试点课题）、"提高芝加哥中心青少年的健康水平"（芝加哥）等项目研究对象直接是针对社区人群。因此，研究型医院应注重社区参与在转化医学研究中的地位，引领中国医学走进 4P 医学新时代。

4. 注重综合绩效考评 转化研究组织管理的复杂性，决定其绩效评估体系在刚性的基础上，更应具有弹性：①转化研究机构的负责人必须清楚地向内部人员传达目标进展，同时向外部团体宣传。②绩效评估能够帮助转化研究机构聚焦关键问题，如疾病治疗中的实质进展，并反馈给投资人或者捐赠人。③绩效评估能够帮助研究机构找到可提高之处。④绩效评估体系的构建帮助转化研究机构进一步凝练任务，优化配置，并获得后续的资助。Pozen 等对转化医学中心的绩效评价方法进行了探索和总结，建立了由投资、团队招募和使用、创新性、认可、传播、外部投入和合作 7 个模块组成的转化医学绩效考核体系，很好地适应了转化医学发展的理念。

（三）华西医院转化医学中心实例

华西医院西部医药技术转移中心集政府、企业、临床、课题、平台资源于一体，拥有科技信息、知识产权、探索性专利前研究、临床前研究、猕猴实验动物模型、中试平台、临床研究、产品注册、产品上市后评价、技术评价与学术推广等技术平台，涵盖整合医药创新链（图 5-13）。

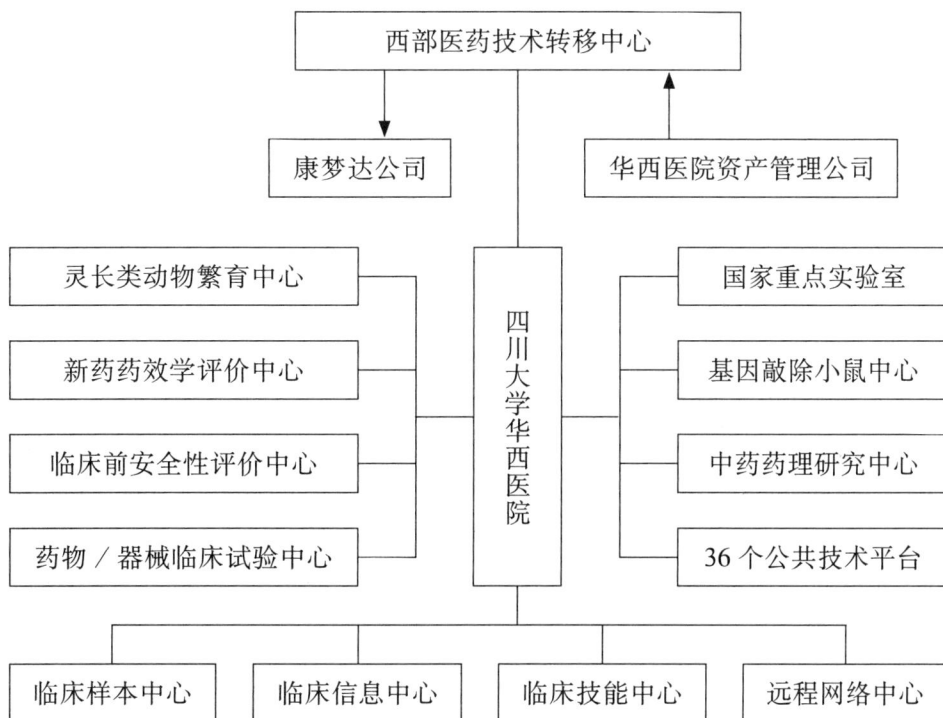

图 5-13 华西医院西部医药技术转移中心组织架构

1．中心宗旨 秉承"开放、包容、创新、服务"的宗旨，理事单位和会员单位形成战略合作联盟，整合并利用国内大专院校、科研院所、医疗机构、医药企业和风险投资机构的优势资源，为探索性研究、专利前研究、专利转让和转让后研发，以及产品评价与技术培训等提供一条龙专业服务。发挥科技信息情报收集、整理、提取、推广和转化优势，促进创新医药技术转化、产业化开发和临床应用；通过创新科技中介服务模式，为企业产品研发节省时间、降低成本、规避风险，加速医药科技成果转化与技术转移。

2．建设目标 搭建"产学研医资用政"科技创新服务平台，成为行业领先的国家级技术转移示范机构；助推中国生物医药产业的快速和健康发展；构建专业化的生物医药创新联盟战略体系；打造国内知名的专业化技术转移服务机构。

3．业务范围 建立从基因发现到药物研发、中试生产、临床前安全性评价及临床治疗等一整套关键技术平台，并形成高度整合及相互关联的"技术链"，致力于基础研究与临床转化、关键技术与新药研发，建立和完善药物新靶点研究与确认，高效药物筛选与高效筛选样品库制备，新药设计、先导化合物优化与药物早期评价，活性产物分离与分析及制备，药效学评价与药物代谢动力学，临床前安全性评价，药物分析及质量控制，药物新制剂，新药临床试验平台等技术平台，服务于新药的研发及对国内外进行开放和技术服务。

4．管理运营 内部管理方面，大胆起用年轻有为的创新型、复合型人才，合理配置资源。先后从海外引进高级人才40余名，拥有各类研发人员1000余人，包括中科院院士1人，国家"千人计划"学者14人，国家杰出青年基金获得者15人，长江学者教授8人。各共享技术平台对大平台内所有的课题开放、共享，做到资源共享最大化。外部合作方面，高校与制药企业根据企业发展目标和市场需求共同选题，确定合作研发课题，企业与高校共同早期介入，投入研究经费、人员、设备、场地等进行合作开发研究。高校结合自身优势和企业需求，重点开展新药的上游研发，在确定了药物的有效性和初步安全性及生产工艺后，转让给有后期开发实力的制药企业，然后再校企联合开发。经费运营方面，该中心主要以科研经费和对企业的产品转化经费为主。承担2000万以上的国家重大、重点科研课题7项，国家新药创新重大专项、863、973 等课题60余项，总科研经费超过3亿元；实现生物医药科技成果转化43项，转化收益4.2亿元；开展对外技术有偿服务收益2.4亿元。

四、成果奖励

国家科学技术奖励是用以奖励"在科学技术创新、科学技术成果转化和高技术产业化中，创造巨大经济效益或者社会效益的"公民和组织，具有重要的激励和导向作用。成果奖励是对科技工作者创造性劳动的充分肯定，更是评价医院科研管理水平的重要标志。研究型医院需从奖励制度学习、成果申报规划和成果内容凝练等多个环节入手，提高奖励申报效能。

（一）熟悉成果申报制度

1999 年，国家科技奖励制度进行了重大改革，发布了《国家科学技术奖励条例》，分为最高科学技术奖、自然科学奖、技术发明奖、科学技术进步奖和国际科学技术合作奖五大奖项，旨在推动技术创新、发展高科技、实现产业化等方面发挥科技奖励的杠杆作用。国务院有关部门根据国防、国家安全的特殊情况，可设立部级科学技术奖，各省、自治区、直辖市人民政府可以设立省级科学技术奖。另外，社会力量设奖也是我国科学技术奖励工作的组成部分，社会力量设奖是指国（境）内外企业事业组织、社会团体及其他社会组织和个人，利用非国家财政性经费或者自筹资金面向社会设立的科学技术奖。

（二）科学规划成果申报

1. **"对号入座"，确定奖励类型** 国家、省市科技奖励办法，对自然科学奖、技术发明奖、科技进步奖在奖励范围和等级上都有明确的界定。研究型医院在组织申报科技奖励过程中，应结合本院基础研究及技术力量优势，对号入座，科学选择奖励类型。基础研究和应用基础研究类理论成果只能推荐自然科学奖，技术发明奖和科技进步奖所奖励的都是技术类成果，在推荐中不太容易区分把握，重点区分原则如下：技术发明奖课题应当是在技术原理、技术方法上有突破，形成的技术或者产品与原有的技术或产品有实质性区别，也就是具备创造性；科技进步奖课题是在原有技术上的发展和改进，且主要定位于应用先进适应技术对传统产业进行改造的课题。在成果等级上，我国的科技奖励按层次划分为一、二、三等，其中国家级奖励仅含一和二等。科技成果奖励的等级越高表明该项成果的应用价值越高、创新性越强，获得的社会效益和经济效益越大，对提升临床诊疗服务水平的作用也越明显。

2. **"恰如其分"，把握申报时机** 国家、省市科技奖励实施细则明确指出，基础理论成果必须在论文发表一年以后申报，应用成果必须经过应用一年以上并取得较大经济效益后申报。具体申报过程中，如论文尚未发表，成果刚刚通过鉴定还没有推广应用或应用单位很少，效益还没有真正体现出来，就不应急于申报。部分科技工作者在研究取得阶段突破之后，就迫不及待地申请报奖，使得原可以获得更高奖励的研究变成了低等级的成果奖励，造成了"遍地都开花，就是不见大南瓜"的局面。因此，研究型医院的科研管理者要帮助科技人员树立正确的报奖认识，认真分析每一个课题的成熟度和发展潜力。对于已经成熟，不再具有挖掘潜力的课题要积极推荐，而对于有着很好研究前景的课题，要通过政策引导和宣传教育，让科技人员耐得住寂寞，继续努力，力求获得更高等级的奖励。"十五"期间，西京医院省部级一等奖以上奖励为零，二等奖以下奖励却有 37 项。面对这种局面，医院采取了强有力地干预政策，即加强院内预审关，成熟一个推荐一个，严格限制国家、军队以及省部级重点学科或专科二等奖的申报。"十一五"以来，该院共获得省部级一等奖以上奖励 27 项，其中国家科技进步一等奖 3 项、二等奖 4 项。特别是 2011 年，创造了国家、军队、陕西省七个科技成果一等奖"大满贯"的辉煌历史。

（三）凝练成果内容表达

好的成果不仅要有好玉，更需要高超的技艺和超乎寻常的耐心，才能最终雕琢成大器。申报书是科技奖励评审的基础性文件，也是成果形式的外在表现，好的成果如果不能清晰地体现在文字上，也只能是茶壶里煮饺子。项目简介是成果申报书的灵魂，需要准确反映项目的科学技术原理、主要经济技术指标、总体技术水平以及实际应用效果和推广程度。一般来说，撰写项目简介时一要高度概括和总结，写出研究的亮点、难点；二要层层递进，条理清晰，简明、准确、完整地表达出项目的技术原理、关键技术，同时针对国内外对比说明本项目的进展状况和主要技术经济指标；三要专业问题科普化，关键创新具体化；四要多一字累赘、少一字欠缺，对每一页材料要字斟句酌。2008 年，西京医院樊代明院士领衔申报国家科技进步一等奖申报时，仅申报材料就准备了 2 个月，前后成稿 39 次，最终获得了评审组专家的一致好评。

第七节 研究型医院科技资源共享

科技资源是指从事科技活动的人力、物力、财力以及组织、管理信息等要素的总称，它不仅包括仪器、设备，还包括实验材料、实验方法、实验数据和科技人才。科技资源的共享是公开并整合现有的科技资源，实现科技资源科学、高效的使用和管理。同时，充分利用现有资源，不断创造新的资源，使之发挥更大的价值。

科技资源共享对研究型医院科研具有重要作用。首先，科技资源共享减少了资源的浪费和重复建设，提高了资源的使用效率。第二，科技资源共享有利于打破学科间"深井式"的布局，为促进科研协作提供了肥沃的土壤。自 2002 年 11 月发现首例 SARS 病人后，全球 11 个国家和地区的 13 个实验室联合攻关，仅用 4 个多月就成功找到致病元凶，资源共享在这场联合战役中发挥了重要支撑作用。第三，科技资源共享为医学研究创造了良好的环境，使研究人员获得和使用资源的渠道更加通畅和快捷。

研究型医院科技资源的共享主要包括三个方面的内容：一是人才资源的共享；二是物理资源，包括大型精密仪器、设备和实验平台条件等的共享；三是信息资源的共享，包括文献、图书、资料、科学数据等。

一、人才资源共享

人才资源共享就是以提升创新研究能力或完成研究任务为目标，将来自不同学科或领域的人才通过"局部分工、整体集成"进行有效整合，形成知识、智力和技术的互补协作，最大限度地激发创新潜力。我国医院由于体制编制限制，研究人员专业背景比较单一、而且人数有限。因此，人才资源共享是不仅解决研究型医院对高层次研究型人才需求的重要途径，还是提升研究型医院创新能力的必要方式。排名全美第二的麻省总医院的医学创新技术整合中心（Center for Integration of Medicine & Innovative Technology，CIMIT）在全世界享有盛誉，其成功经验之一就是汇集了哈佛大学教学医院的医生、麻省理工学院和德雷珀实验室的工程师及科学家、东北大学和波士顿大学的工程师，形成了具有很强创新能力的研究团队，从而加速了基础研究成果向临床应用的转化。

（一）实现途径

1. 引进高层次人才 高层次研究型人才的引进，往往能够在较短的时期内提升医院在某一研究领域的创新力，因此是研究型医院人才资源共享的战略重点。例如，上海同济医院在 2010 年引进原美国加州大学洛杉矶分校终身副教授孙毅及其团队，成立了干细胞研究中心，并在较短时期内取得了一系列成果：建立了以阿尔茨海默病、帕金森病、脊肌萎缩症为疾病模型的表观遗传学研究体系；成功完成了首例异基因外周造血干细胞移植治疗复杂核型急性髓细胞性白血病；开展了系统性红斑狼疮、干燥综合征等免疫缺陷疾病的干细胞临床治疗试验。中心成立 3 年，获得国家 3 项 973 计划，1 项科技部国际合作计划，12 项国家自然科学基金的资助，纵向经费超过 3000 万元。研究成果发表在包括《自然》杂志在内的一系列国际高水平期刊上，标志着上海同济医院干细胞研究跻身于国际领先行列。

为了争取最优秀的人才，西方发达国家纷纷高招迭出。2011年，德国莱布尼茨学会与德意志学术交流中心（DAAD）联合签署了"莱布尼茨－DAAD研究奖学金项目"，旨在通过基金资助面向世界吸引年轻的科研后备人才赴德研究。加拿大设立了"班廷博士后奖学金计划"，将在2011-2015年投入4500加元吸引海外优秀人才。俄罗斯在2010-2012年已经投入120亿卢布用于资助外国科学家从事科学研究。近年来，为加强我国的人才队伍建设，我国实施了"百人计划"、"千人计划"等多项高层次人才引进计划（表5-18）。截至2012年，仅"千人计划"，已分九批引进3319名海外高层次人才，是前30年总和的20倍，成为新中国成立以来规模最大、层次最高的海外引才计划。这些计划的实施，为研究型医院寻求高层次人才提供了难得机遇。

表 5-18 中国吸引海外留学优秀人才主要计划

时间	实施主体	计划名称	简介
2008年至今	中组部	"海外高层次人才引进计划"简称"千人计划"	围绕国家发展战略目标，在国家重点创新项目、学科、实验室以及中央企业和国有商业金融机构、以高新技术产业开发区为主的各类园区等，引进2000名左右人才并有重点地支持一批能够突破关键技术、发展高新产业、带动新兴学科的战略科学家和领军人才来华创新创业
2006年至今	教育部、国家外国专家局	"高等学校学科创新引智计划"简称"111计划"	瞄准国际学科发展前沿，以国家重点学科为基础，从世界范围排名前100位的著名大学及研究机构优势学科队伍中，引进、汇聚1000余名优秀人才，形成高水平研究队伍，建设100个左右世界一流的学科创新引智基地
1998年至今	教育部	长江学者奖励计划	吸引和培养杰出人才，加速高校中青年学科带头人队伍建设的一项重大举措。其主要宗旨在于通过特聘教授岗位制度的实施，延揽大批海内外中青年学界精英参与我国高等学校重点学科建设，带动这些重点学科赶超或保持国际先进水平，造就一批具有国际领先水平的学术带头人
1996年至今	教育部	春晖计划	资助国外优秀尖子留学人员和国外工作人员回国工作和为国服务
1994年至今	人事部 科技部 教育部	留学生创业园计划	鼓励国外优秀尖子留学人员和国外工作人员回国创业，提供孵化器支持作用
1994年至今	中国科学院	百人计划	原计划在20世纪的最后几年中，以每人200万元的资助力度从国外吸引并培养百余名优秀青年学术带头人

2．借助"外部智力" 所谓借助"外部智力"是指在不改变人才归属情况下，通过有偿使用、平等协商等形式，使外单位人才为我所用，是研究型医院快速提升创新能力的另一重要手段。高层次人才属于"稀缺资源"，引进的难度很大，即使引进也常存在"水土不服"的现象，难以发挥其特长。因此，利用外单位的高层次人才，借助"外部智力"促进本单位创新能力的方式被普遍采用。1983 年，人类基因组计划刚刚起步，麻省理工学院限于计算手段的落后而无法完成多基因复杂性状疾病的分析，致使研究滞后了 5 年。后来在哈佛大学商学院从事数学研究的兰德教授帮助下，不仅很快解决了问题，还进而开发出一种新的计算方法，大大提高了基因分析的效率和准确性，为整个人类基因组计划顺利实施做出了巨大贡献。2004 年麻省理工学院和哈佛大学医学院共同组建了博德研究所，现在已经成为美国十大生物领域研究所之一。

借助"外部智力"主要有五种方式：委托式，是指在缺乏特定的专业人才情况下，将某项研究工作委托他人完成的共享方式。借用式，是指租借外单位人才到本单位兼职工作，达到"借鸡下蛋"目的。项目式，是因项目研究需要，与外单位建立临时性合作关系的共享方式。咨询式，是指聘任外单位专家担任科技顾问、名誉教授等职务，提供智力、政策方面的指导。联盟式，是指以合同等文件的形式约定共享的权利、义务和责任等内容，与研究机构、企业进行长期稳定的合作。如 2012 年，麻省总医院和赛诺菲公司建立肿瘤合作研究中心，共同致力于新药研发和产品转化。研究型医院应秉持"不为我所有，但为我所用"的大人才观，采取灵活多样的方式，借助"外脑"实现智力和技术的提升。

3．培养研究型人才 在实践中，引进或借助"外部智力"只能部分解决研究型医院对人才的需求。立足自身、培养研究型人才才是解决研究型医院人才需求的根本途径。现代医学研究涉及的领域越来越广，研究型医院科研需要建立生物学与其他学科交叉融合的模式优势。因此，新型研究型人才应该是既有丰富的生物医学知识，又掌握高水平计算和量化技术的复合型研究人才，这就需要将医学研究的过程与人才培养的过程互相融合。引导研究者不仅仅局限于分子、细胞或者组织器官，而是重点关注它们之间的相互作用和影响，从系统的、整体的高度认识生命和疾病的本质。如 2005 年，美国哈佛大学开设了新的入门课程，以跨学科的内容给学生灌输科学概念，内容包括：人工技术能否合成新的生命、肿瘤的个体化治疗进展、艾滋病的生物治疗等。通过这样的培养方式，让学生从开始就认识到解决生命科学问题，不能仅仅利用生物学知识，还要用到物理、化学、计算机科学等多方面的知识。美国在 21 世纪初就提出了著名的"STEM"计划，即要充分保障和提高学生在科学、技术、工程、数学方面的综合素养。2009 年，奥巴马政府承诺用 40 亿美元竞争性援助基金鼓励将"STEM"教育放在全国教育改革的中心位置。2011 年和 2012 年，美国政府用于支持"STEM"计划的投资分别达到 37 亿美元和 34 亿美元。研究型医院要通过开展跨学科的继续教育项目，设立跨学科的研究项目、建立跨学科的研究平台、派人员外出学习交流等方法，促使科技骨干不断增强跨学科协作的意识、调整优化自身的知识结构，使之真正成为符合现代医学研究的新型研究型人才。

（二）团队建设

研究型医院人才共享的核心目的是建立具有创新能力的研究团队，并为激发和保持创新活力创造良好环境。研究型医院的团队建设应着重把握以下几方面：

1．选择一流战略型科学家挂帅 战略型科学家是指具有很高的学术造诣，研究方向紧扣国家和行业重大战略需求，富有强烈的事业心和社会责任感，能够率领科学家、企业家、投资家进行集体攻关的高层次研究型人才。战略型科学家是研究团队的核心，决定着团队的发展方向和创新力的发挥。英国剑桥大学的物理系卡文迪什实验室（Cavendish Laboratory），历史上共产生了 29 位诺贝尔奖获得者。汤姆逊（Thomson）出任卡文迪什实验室第三任教授时，年仅 28 岁。汤姆逊将卡文迪什实验室发展成世界一流实验室作为目标，为此首先改革了学位制度，把当时的优等生制度改为博士学位制，为实验室吸引了包括汤森德、里查森、威尔逊、卢瑟福等一大批优秀人才。汤姆逊采取的第二项措施是在洞悉科学发展趋势的前提下，果断改变实验室的研究方向。当 1895 年伦琴发现射线后，他马上意识到一个新的物理学时代即将来临，果断地把主要研究精力放在 X 射线用于气体放电的研究上，从而开辟了原子物理学的新纪元，这个战略性转变使该实验室取得了"井喷式"的研究成果，在 35 年内产生了 8 个诺贝尔奖获得者，把卡文迪什实验室带到世界原子物理学中心的地位。

2. 营造学科边界开放的共享氛围　交叉领域是滋长新思想、新观念、新方法、新发现的沃土，三分之一以上的诺贝尔奖属于学科交叉领域。控制论创始人维纳指出："科学发展上可以得到最大收获的领域，是各种已经建立起来的部门之间被人忽视的无人区。科学知识上的处女地给有修养的研究者提供了最丰富的机会。"研究型医院要营造多学科相互交叉融合的开放环境，让各种"奇思妙想"在不断的相互碰撞中产生火花，促进创新能力的提升。

英国剑桥分子生物学实验室在 1947-2006 年间共产生 19 位诺贝尔奖获得者。数学家理查德·海明认为，关键在于门户开放（open doors）和集群创新（group creativity）："各个实验室的大门敞开，来往的同事就是一部部会行走的百科全书，很多科学问题都能在办公室或午餐时间的交流中找到答案，很多假设都可以被证伪。"例如，1953 年 2 月，Watson 和 Crick 看到了 Franklin 在 1951 年 11 月拍摄的一张十分漂亮的 DNA 晶体 X 射线衍射照片，激发了他们的灵感，从而发现了 DNA 的双螺旋结构，开启了现代分子生物学时代。

3. 建立完善的制度保障体系

第一，要充分保障从事研究的人员和时间。例如，美国教学医院都有专职科研人员，但多数课题负责人是临床医生，被称之为医生科学家。在全美排名第一的约翰霍普金斯医院，医生科学家做科研的时间比做临床工作时间多。排名第二的美国麻省总医院现有员工 23173 人，其中医生 2126 人，专职科研人员有 2300 人，再加上访问学者和临床兼职科研人员，从事研究的人员将近 6000 多人。我国研究型医院医疗任务繁重，人员编制有限，要化解这个矛盾，一方面要加强专职研究人才队伍建设，另一方面要联合大学、科研机构或企业开展研究，并且还要从制度方面保证临床医生有一定比例的时间专门进行科学研究。

第二，为科研工作提供必需的技术和服务保障。国内外高校和科研机构的大型精密仪器普遍采取了专人专管的管理方法。针对特殊实验技能岗位，设置岗位技师年薪制，不仅可以加快研究进度，同时也保证了研究的真实、可靠。同时，还要有一定的专职科研秘书，帮助科技人员从烦琐的事务性工作中解脱出来，以利有更多的时间专心从事科学研究。一些国际著名实验室，科研服务人员占到实验室总人数的 15%～20%（表 5-19）。

第三，建立科学的评估考核体系。科学的考核体系有利于人才的进步和创新潜力的释放。不同层次的研究型人才应当制定相应的考核方法。对于高层次研究型人才，北京生命科学研究所创新的考评体系可以作为借鉴。每 5 年，北京生命科学研究所把各实验室的研究进展，包括论文、人才培养、未来研究计划以及承担的义务工作等，以匿名的方式交给国际同行，请他们从三个方面审阅：实验室主任能否提升研究所的创新能力；已有成果是否对其研究领域产生影响；现在的工作和未来的计划是否具备领跑该领域的潜力。北生所目前已有的 10 个实验室中，有 9 个通过了国际同行评估。科学的评估考核体系使每位科研人员都在与时间赛跑，专心致力于科学研究。

表 5-19　三个国际著名实验室人员比例

实验室名称	行政人员总人数比例	实验室研究人员与辅助人员比例
劳伦斯伯克利国家实验室	16%	1：0.9
阿贡实验室	22%	1：1.3
等离子物理实验室	15%	1：1.3

二、平台设备共享

研究型医院 70% 以上的学科是研究型学科，因此具有实验室数量多、大型精密仪器设备多和熟练的专业技术人员多等特点。优化资源建设，建立完善的共享管理机制可以促进平台设备的充分利用，提升研究效率，加速研究进程。

（一）优化平台设备共享资源

1. 树立超前战略意识，购置高精尖设备　高精尖的仪器设备往往是解决技术难关的最有效手段，可以极大加快研究进程。研究型医院应以超前的战略意识进行研究平台的建设。在根据医学科技前沿趋势和自身需求，购置一批高精尖设备，助力医院研究水平和科技实力跻身世界一流水平。国际顶尖实验室均是高精尖仪器的首先购买和使用者。例如：美国劳伦斯伯克利国家实验室（Lawrence Berkeley National Laboratory，LBNL）拥有声名远播的先进光源、国家电子显微中心、国家能源研究科学计算中心、能源科学网络四大科研公共平台。高精尖仪器设备的更新换代是 LBNL 实验室保持旺盛的原始创新与集成创新能力的重要因素之一。该实验室拥有高能粒子加速器、高精度电子显微镜、大规模高性能计算机集群等国际一流的研究设备，为开展国际最前沿科研项目，吸引国际最优秀的科学家，取得国际最顶尖的研究成果奠定了雄厚的物质基础。迄今，LBNL 实验室培养出了 11 位诺贝尔奖获得者，57 位美国科学院院士，13 位获得美国科学研究最高奖项——国家科学奖的顶级科学家。

2. 利用多种渠道，丰富共享资源　现代科学研究分工越来越细，对仪器设备和场地的要求也越来越高。研究型医院在政策和经费的制约下，不可能做到大而全。要解决这个供需矛盾，必须借助政府、社会或企业的力量，利用多种渠道，丰富共享资源。我国于 2007 年 11 月开通了全国大型科学仪器设备协作共用网，以建立大型仪器资源共享为核心，通过合理分工与优势互补，建立了环渤海、长三角、珠三角、东北、华中、西北、西南 7 个区域性大型科学仪器设备共享平台，形成全国性的共享网络和信息平台，截至 2012 年，全国已有 1.7 万台／套大型科学仪器通过该信息平台向社会开放，这为研究型医院提供了丰富的共享资源。此外，研究型医院还可以发挥自身的智力优势，与企业合作共建实验室。武汉市生物技术研究院先后与美国伯乐、爱博才思、贝克曼等世界 500 强生物制药企业签署了联合实验室共建协议，建立了国内首个由器材提供商和研究机构合作的大型仪器共享平台。该平台占地面积近 5000 平方米，现有仪器设备 200 余套，投资约 7000 万元。这些世界 500 强生物企业将在耗材、专业培训、设备维护等方面给予支持和优惠。今后华中地区的生物医药企业无须从海外进口，便可低价享用全球高端的实验室设备和器材。

3. **构建网络平台，提高共享效率** 构建网络共享自动化管理系统可实现用户网上预约、网上培训、网上考核、租借费自动化管理、工作量自动统计等功能。高效的网络共享平台（图5-14），是大型仪器共享管理的关键，可以从多方面辅助共享自动化管理系统的高效运行：①网络平台不仅简化了申请使用流程，最大程度激发潜在用户的需求，而且营造了开放的科研环境，使设备信息和使用情况一目了然；②可以对网络用户进行分级管理，有利于掌握设备的使用效能；③利用网络资源对使用者进行培训，满足了不同水平使用者的学习要求，也有利于培养专业人才；④网络平台公开医院仪器资产信息，准确评价仪器设备的使用效率，使医院资产管理开放、透明。

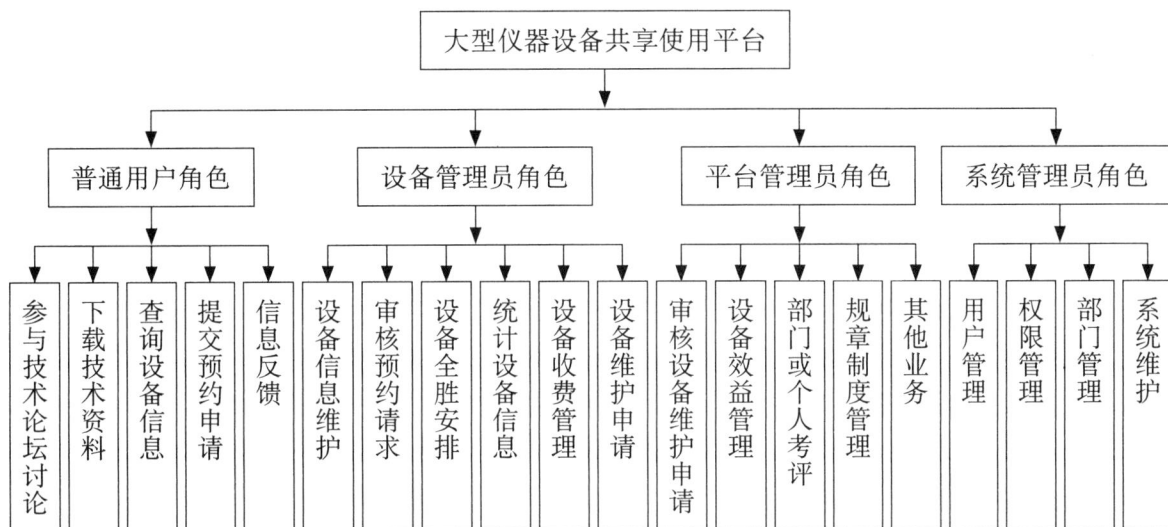

图 5-14　大型仪器设备网络共享平台功能结构图

2013年12月，"第二军医大学大型仪器设备共享平台"正式上线运行。该共享平台汇集了全校142台单价30万以上的仪器设备，面向全校师生提供网上预约测试服务。共享平台提供机时预约、送样预约、计费管理、用户管理、网盘存储、成果管理和报表统计等主要功能。用户可以通过各种互联网终端实时检索每一台仪器设备的详细信息，查看预约情况，进行网上预约，还可以通过平台评价测试服务。管理部门可以通过平台对仪器设备的使用效益进行考核、评估。这将对该大学创新能力的提升产生深远的影响。

（二）加强平台设备共享管理

大型科学仪器重复购置和利用率不高一直是困扰我国科研管理的短板。据统计，全国高校大型仪设备约有20%处于闲置状态，单价40万元以上的仪器设备平均每台年用机时965.3小时，年平均使用率仅为11%，造成资源的极大浪费。主要原因在于：设备购置前论证不充分，缺少长效激励机制、保障人员和经费不足、社会服务能力不够。因此，研究型医院应从中汲取经验，着力从以下四方面做好平台设备的共享管理。

1. **健全共享管理机构，加强整体规划** 研究型医院仪器设备共享管理应该从顶层进行设计，整体规划。由行政部门和专业人员共同组成共享管理机构，商讨和制定大型仪器设备的布局和采购，设备共享进入与退出制度、设备共享使用效益评价制度和对外有偿服务定价制度。

仪器管理部门负责资产配置和调剂，财务部门负责共享相关经费管理。国外知名大学和医院都有丰富的管理经验可供借鉴。密歇根大学医院及医疗中心建立了由生物医学工程部、固定资产管理部、设备维护部、风险管理部、租赁设备部、采购部等多个机构组成的仪器设备管理委员会，专门负责制定仪器设备管理方案，以保证所有仪器设备的高效使用。该委员会的各部门均积极地参与设备的遴选和购置，共同监督已批准的设备投资和建设项目，实时关注有关设备安全和产品召回通知，及时进行设备的修理、维护和更新，各部门有定期汇报总结制度，由该委员会评估仪器设备的使用维护情况。

2．建立共享实验平台，引入竞争机制　以"小投入，大效益"为目标，按照"神聚形散"功能组织方式，将分散在各实验室的仪器设备整合至同一个平台，实现有效连接。引入"谁提供的服务好，谁获益大"的市场竞争机制，辅助以"协作、共用、服务"的制度保障体系，将各个实验室向院内甚至向社会开放，从而保证仪器设备在体系内的高效运行。浙江大学通过制定了《浙江大学大型仪器设备有偿服务管理办法》，引入市场竞争机制，凡具有共享服务能力的大型仪器平台均可申请有偿服务，设备利用率作为实验技术岗位分配、设备资产的再投入、拨付维修经费等方面的主要参考依据。通过竞争，极大提高了大型仪器设备的使用效率，释放出资源活力，真正实现了以"小"投入，博得"大"效益。

3．重视技术人才培养，提升服务能力　大型精密仪器需要专业的实验技师进行日常使用和维护保养。高水平实验技师是医学科学研究数据来源稳定、真实、可靠的保证。因此，研究型医院要高度重视高水平实验技师人才的培养和储备。一方面要成立专家指导组，对现有的实验技师人才队伍加强培训，并进行岗位考评，实施激励政策。另一方面，可专门培养或引进高水平的实验专业人才，组建专业实验团队，充分发挥大型精密仪器设备的用途，为开展高水平的医学科学研究打下坚实基础。复旦大学设置有专（兼）职技术人员岗位，对设备价值100万元以上的大型仪器设备技术人员进行定期培训。同时，复旦大学还设有大型仪器设备管理专家组，负责指导设备规范运行、开发新功能、技师的培训考核以及共享管理工作。

4．建立科学考评制度，强化共享意识　共享管理不能仅依靠自觉意识，还应建立具有强制力的管理机制，从经费支持、人员培训、考核激励等方面进行共享意识的强化。例如建立共享基金或给予平台共享专项经费，用于维护运转、人员工资和奖励、岗位培训等内容；建立专业评价队伍，从合理配置着手，全方位考核与评价，实施共享加入与退出评价机制，细化考核评定及激励办法，对设备共享从配置到使用的实施全过程管理。例如，上海市出台了《上海市促进大型科学仪器设施共享规定》，规定中建立了大型科学仪器设施共享的评估标准和组织方式，定期对加入共享服务平台的单位进行评估，并作为共享服务奖励的主要依据。该规定还设立了大型科学仪器设施共享服务奖励基金，用于奖励共享服务质量达标的单位，以及大型科学仪器设施的运行维护、人员培训等支出。

三、信息资源共享

医学信息资源是指科技创新主体为保证医学研究顺利开展而收集、整理与储存的各种知识、情报和资源。自从人类基因组计划启动以来，生物医学的"大数据"特征日渐明显，文献量约占整个科技文献资源的25%，网络信息资源占因特网信息资源总量的30%左右，居自然科学的各学科之首。医学信息资源的共享是指利用信息技术，对医学信息资源进行整合、开发和利用的综合性活动，主要包括两方面内容：医学信息资源的共享建设和医学信息资源的共享管理。医学信息资源共享既是帮助科技人员掌握前沿动态变化的主要工具，也是加强合作研究的切入点，对研究型医院的科研工作具有重要的支撑作用。

（一）加强医学信息资源的共享建设

医学信息资源主要分为三种类型：①文献数据库，主要是发表的论文、论著、专利等，例如 PubMed 数据库、美国专利数据库、中国期刊题录数据库等全文型文献数据库等。②数值型或事实型数据库，主要包括基因库、核酸序列、蛋白质结构等分子生物学数据库等。如美国 GenBank、查询药理学及药品的 RxList、drugs.com 等检索系统和网站。③多媒体数据库，包括各种医学图谱库、医学影像库、病理切片库以及化学物质或药物结构数据库等，如美国国立卫生研究院的人体数字图像数据库、哈佛医学院和麻省理工学院开发的"全脑图谱"等。

1. **丰富文献资料数据库**　购买数据库和与外部合作共享是建设文献资料数据库的主要方式。近年来，医学数据库大量涌现，美国网上数据库已达到 1 万多个，我国网上数据库也有 1000 多个。但数据库质量越高，每年使用费越昂贵。因此要广泛征求专家意见，选择最具影响力和代表性的数据库。另外，建设网络环境下的虚拟医学图书馆，并加强与国家和地方科技文献资源共享平台的联系与沟通是研究型医院拓展文献来源渠道和提高共享的有效途径。现在，我国已建立了以国家图书馆文献信息资源共建系统、国家科技图书文献中心（NSTL）、教育部 211 工程中国高等教育文献保障中心（CALIS）、中国科学院国家数字图书馆（CSDL）等为核心的国家层面的科技文献资源共享体系。在地方上，全国大多数省份都建立了区域性的科技文献资源共享平台。其中，国家科技图书文献中心是 2000 年 6 月组建的一个虚拟科技文献信息服务机构，目前是我国最大的科技文献资源共享服务体系。该中心拥有各类科技期刊 15000 种，建立了 40 多个数据库，4000 多万条数据信息。其门户网站可以提供统一检索、全文传递、在线浏览、参考咨询等服务。另外，该中心还建立了成都、兰州、昆明、西安、哈尔滨、南京、杭州和郑州等镜像站点。作为研究型医院，要充分利用好国家和地方的科技文献共享资源，为研究型医院科研工作打下良好的基础。

2. **统一电子病历数据库**　电子病历是由电子化方式记录患者全部健康档案的多媒体资料。构建标准统一的临床病历数据库，对进行流行病学统计、开展临床大规模前瞻性和回顾性的研究至关重要。美国总统奥巴马在美国科学院年会上的演讲中说："电子医疗记录有着数以亿计的匿名数据，这为医学研究人员帮助人们更加深入地了解和认识疾病提供了难得的机会。"为提高医疗服务质量和满足医学研究需求，英国实施了国家卫生健康 IT 计划，为每一位公民建立了唯一的终身制电子病历。该系统拥有大量人口健康数据，有能力进行患者的终身随访，这为英国的临床研究提供了得天独厚的优势。而我国发展相对滞后，各医院数据标准不同，不同系统存储的信息也不同。据国家卫生部统计，目前全国现有医疗软件生产供应商约 600 家。其中，医院信息系统生产商约 380 家。因此，推动临床数据标准化需要卫生主管部门制定统一的标准和规范，并实施强制性推广。研究型医院应主动参与国家政府卫生部门对电子病历标准化的制定和实施，避免各成系统，减少资源浪费，促进转化医学整体发展。

大型医院每天要存储超过 30GB 的数据，而且医院内部由于各专业之间变异很大，因此，电子病历数据的标准化还需要一套完善的技术方法。近年来，有许多国际组织和机构已研发出能够使电子病历数据标准化的模型，例如通用信息架构（common data model，CDM），使临床医生通过临床数据分析开展研究成为可能。1995 年，台湾基于 CDM 基础之上建立了健康保险数据库，覆盖99%民众健康信息。自2005年，该数据库开放使用后，显著促进了台湾临床研究的开展，基于该数据库发表SCI论文数逐年增加（图5-15）。

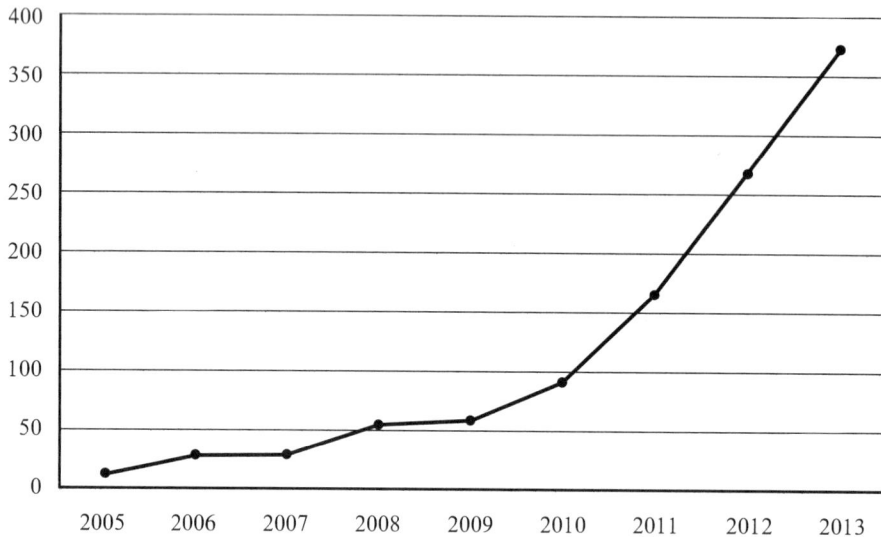

图 5-15　台湾地区基于健康保险数据库的 SCI 论文发表情况

3．**建设生物标本数据库**　生物样本库（biobank）是一种集中保存各种人类生物材料（包括患者组织、血浆、血清、白细胞、尿液、DNA、RNA、粪便、骨髓等），用于疾病临床治疗和生命科学研究的生物应用系统。美国研究者利用生物样本库对一名"腓骨肌萎缩症"病人和他的亲属进行全基因组测序和对比分析，精确地发现了致病基因和发生突变的位点，为该疾病的预防提了可靠的遗传学依据。因此，建立针对我国疾病流行特点和符合我国国情的生物样本库是研究型开展转化医学研究的重要基础条件。

"十二五"期间，北京协和医院作为牵头单位，与北京肿瘤医院、中国医学科学院肿瘤医院、积水潭医院、天坛医院、阜外医院、解放军总医院、天津肿瘤医院和上海第六人民医院等其他8家单位共同建立了国家人类重大疾病生物样本资源库，目前已成功实现了生物样本库联网集中化管理。这对获取高质量肿瘤组织样本和临床研究资料，培养规范化诊疗的多中心临床队伍，提升创新能力和参与国际竞争具有重要意义。2012年起，北京大学人民医院以临床路径和结构化电子病历系统为核心，整合生物样本库和随访管理系统，形成了"临床医学研究三联体"，开展了遗传学、细胞生物学、分子生物学、基因组学和蛋白组学等领域的研究，并获得863计划、国家自然基金、北京市科技计划等多个项目的支持，为转化医学研究提供良好的资源支持。

（二）完善医学信息资源的共享管理

1．**实现信息共享与知识产权保护的有机统一**　自人类基因组草图公布后，人类遗传数据在生命科学研究中发挥着越来越重要的作用。由此，一些科学家团体和机构主张开放和共享人类的遗传数据。例如，单核苷酸多态性国际联盟成员通过网络向研究者开放已确认和绘制的150万个单核苷酸多态性图谱。然而，由于生命科学研究成果蕴含的巨大商业价值，有不少研究者通过申请专利来保护自己的成果。据估计，大约有20%人类基因组已被申请专利。"没有合法的垄断就不会有足够的数据生产出来，但有了合法的垄断又不会有太多的数据被使用"。

矛盾由此而生。中国科学院 2004 年 8 月公布的《科学数据库数据共享办法（试行）》中规定，科学数据主要分为 3 个等级：秘密、保护、公开。科学数据共享只针对"保护"级数据和"公开"级数据，对"秘密"级数据，应遵照《中华人民共和国保守国家秘密法》、《中华人民共和国科学技术保密规定》等规定执行。但对于研究型医院的科研实践来说，仅仅依靠这些规定，显然解决不了矛盾。只有在开放共享模式与知识产权保护二者之间实现弹性和动态平衡，形成数据共享与知识产权保护的有机结合，才能实现科学数据的不断创新和有效传播。

（1）对研究者给予一定期限的发表专有权。以 NIH 的数据共享政策为例，为便于研究者访问 NIH 资助的全基因组关联研究数据集（GWAS），NIH 在美国国家生物技术中心（NCBI）设立了中央数据库，让有贡献的研究者拥有 1 年的成果专有发表权。在该期限内，其他访问者可以对该数据集进行分析，但是不能将结果发表。

（2）通过"数据获取协议"进行约定。例如，国际人类基因组单体型图计划（HapMap 计划）通过与申请者签署"按键约束（Click-wrap）"的网络协议来确保数据使用。该协议不仅针对数据的获取和使用，还对使用数据后得到的成果进行约定，包括研究成果是否可以申请知识产权保护，以及研究成果是否回馈给数据提供机构等。该协议并不阻碍研究者申请知识产权保护，只需要该计划产生的数据仍能被公众获取和使用。爱沙尼亚生物银行和加拿大 CARTaGENE 生物银行也通过《样本和数据获取访问协议》，要求研究者提交利用其数据研究获得的结果。

2. 重视个人数据隐私的保护　美国国立卫生研究院是目前世界上最大的基因数据库拥有者之一。2008 年，有研究者针对 NIH 在网上公布的数百人的单核苷酸多态性（SNP）数据发表文章指出，他们可以根据某个人的 DNA 样本，从公共 DNA 数据库中找到这个人的 SNP 结果，因此 NIH 的行为侵犯了个人隐私。结果，NIH 被迫从公共网站上撤下了这些数据。现在，只有通过严格认证的研究者才能从 NIH 的网站下载这些数据。这是由于信息资源共享影响到个人隐私权的典型案例。随着医学研究和临床诊疗发展的需要，研究型医院建立了各种类型的数据库，其中包含了患者大量的个人信息和与疾病相关的信息。所以，研究型医院在不断强化医学信息资源共享的同时，要从制度和措施方面充分注重保护患者的隐私权，保证科研活动在法律许可的范围内进行。例如，美国人类基因学会提出的"隐私匿名化"原则，即从最初收集和识别的生物学资料中不可逆地除去所有识别特征，从而无法联系生物学资料和资料来源，该原则得到了研究界的广泛认同和实施。例如，人类基因组计划在 DNA 样本取样时，将匿名捐献者的 DNA 样本混合，从而减少了个人基因组被揭露的可能性。

第六章

学 科

优势 · 特色 · 品牌

第一节 研究型学科内涵

学科是医院的基本组成单元，学科建设包括人才、医疗、教学、科研、文化等多方面的建设内容，是医院建设内容的核心。医院学科的综合发展水平决定了医院的质量和品牌。因此，研究型医院必须注重研究型学科的建设，在深刻掌握研究型学科内涵的基础上，通过优化资源配置，加强人才培养，孕育先进文化，制定符合研究型学科要求的评价体系，推动医疗、教学、科研相长共进，形成一批高质量、有特色的优势研究型学科，从而提高创新能力和医疗服务水平，增强医院的核心竞争力。

一、基本定义

研究型学科是指能够引领技术进步与发展方向，以高水平科研成果产出和高层次精英人才培养为目标，并具有较强持续创新能力和高水平临床诊治能力的学科，是研究型医院的基础，在医学科技和社会能够发挥重大作用。

研究型学科具有高水平的临床诊治能力、高层次的科研成果以及高素质人才梯队，不仅是医院整体技术水平的重要标志，而且是本专业疑难疾病的诊治中心、新技术新业务的研发中心。研究型学科可以定义为：以临床为基础，以产生和传播新的医学知识与医疗技术为使命，坚持临床、教学、科研并举，能够解决临床疑难复杂疾病，在自主创新中不断培育高层次人才和催生高水平成果，引领技术创新发展，形成技术操作指南，占领学术制高点的，注重并推动临床诊疗水平持续提高的学科。体现在三个方面：

1. **先进诊疗技术的引领者**　研究型学科的关注重点主要是威胁人类健康的重大、疑难、复杂性疾病，它能够不断产出临床新理论、新技术、新疗法，形成具有当今国际、国内领先水平的现代诊疗技术，成为本专业疑难重症疾病的诊疗中心，为患者提供优质高效的医疗服务。

2. **医学科研创新的实践者**　研究型学科的关注目光始终聚焦国际医学前沿，以重大疑难疾病防治为牵引，以临床研究为重点，以基础研究为支撑，以重大科研项目为纽带，以高水平成果为标志，以推进基础科研成果向临床应用转化为目标，不断创新。

3. **高层次医学人才的培养者**　研究型学科始终着力于优秀医学人才的培养和医学知识的传播，具备国际化视野和科学完善的人才培养体系，培养出一批在国内乃至国际上具有影响力和竞争力的高层次专家和团队。

二、主要特征

概括来说，研究型学科一般应具备以下七个特征：具有解决疑难危重疾病的诊疗能力；具有引领行业发展的技术创新能力；具有复合型高素质人才培养能力；具有高等级科研成果产出能力；具有国际竞争力的学科研究方向；具有国内知名的学科带头人；具有高效的转化医学模式。

（一）具有解决疑难危重疾病的诊疗能力

创建研究型医院，根本目的是要提高医疗保健水平和为服务患者的能力。研究型学科是以临床为基础的学科，要求有各类高层次研究型人才，具备完善的硬件支撑平台，能够解决临床上的疑难复杂疾病和危重疾病，解决疑难重症患者的能力显著高于一般医院同类学科，成为本专业疑难疾病的诊治中心。

（二）具有引领行业发展的技术创新能力

医疗科技创新尤其是临床自主创新水平，是当前我国医疗卫生事业发展面临的突出瓶颈，显著滞后于人民群众疾病谱的发展变化，这就要求研究型学科必须具备基础研究和临床应用相融合的技术创新平台，能够引领技术创新发展，加快基础研究成果向临床应用的转化，不断催生新理念新概念、新药物新技术、新设备新方法、新规范新模式。

（三）具有复合型高素质人才培养能力

杰出的医学专家和医学专业技术人才群体，是创建研究型医院的关键性要素。研究型学科的建设发展与支撑，既要依靠优秀的拔尖人才发挥引领作用，又要不断培养造就后备力量。研究型医院必须不断发展和完善高层次临床研究型人才培养的继续教育体系，充实并丰富培训内容，培养具有坚定的政治信仰和高尚的道德情操，勇于承担责任，具有敏锐的观察能力、严谨的分析能力、较强的适应能力、扎实的专业知识、精湛的诊疗技术和良好文化修养的复合型高素质人才。

（四）具有高等级科研成果产出能力

学科水平的标志是产出成果的质量。研究型学科要有标志性的产出成果作为支撑。要求学科能够培养出高质量的博士和硕士研究生，产生有影响力的学术骨干，还要产生具有自主知识产权的高等级科技成果，并将其转化到临床，提高临床诊疗水平，促进学科朝着良性循环轨道发展。

（五）具有国际竞争力的学科研究方向

研究型学科应形成具有重大意义且具有鲜明特色的学科研究发展方向，其中至少有一个研究方向处于该学科前沿领域，得到"973"项目、"863"项目、国家自然科学基金重大研究计划项目、重点项目、杰出青年基金项目等国家重大／重点项目的资助，具有较强的国际竞争实力。

（六）具有一流的学科带头人

研究型学科的带头人应在本学科领域内具有一定的国内乃至国际知名度，并具备过硬的政治素质、业务水平、人文素质。政治素质是指政治素养、大局观念、政策水平、法律意识等方面。学科带头人首先要身体力行，率先垂范，引导团队的每一份子都能树立正确的世界观、人生观、价值观、荣辱观。业务水平是指理论知识、实践能力、学术造诣，具有出色的医疗、教学、科研、管理业绩与能力。人文素质包括人文知识、做人做事之道，能出以公心，处理各种矛盾纠纷，具有良好的形象和声誉。

（七）具有高效的转化医学模式

研究型学科应具备以个性医疗和成果转化为核心的转化医学模式，利用循证医学和会聚医学手段研究制定精准、有效、安全的个性化治疗方案，利用基础研究产生具有自主知识产权的高等级科技成果，并将其转化到临床，推动经验医学向转化医学、常规医疗向个性医疗转变。

研究型学科与一般学科在医疗重点、科研成果转化、人才培养、发展定位、主要职能、技术创新、医学模式等方面存在不同（表6-1）。

表 6-1　研究型学科与一般学科的区别

内容	研究型学科	一般学科
医疗重点	疑难危重病	常见多发病
科研成果	高等级成果转化及临床应用	临床工作总结推广
人才培养	医教研复合型	临床型
发展定位	质量内涵	数量规模
主要职能	临床与科研并重	临床诊治为主
技术创新	引领行业发展创新	模仿创新
医学模式	转化医学	传统医学

三、建设思路

学科建设强调以科学的思维方式，运用合理的方法来加强本专业的发展和进步。医院学科建设是将一定的资源投入到一定的研究领域，涵盖了学科发展的重要指标和指导措施，是医院整体建设发展的重中之重。

（一）深刻领会内涵，明确学科目标

研究型医院建设必然要求把研究型学科建设作为学科建设奋斗目标。建设研究型学科，应该坚持四个面向，即：面向战场保打赢，面向社会要效益，面向世界求创新，面向未来育人才。四个方面协调持续发展，就会促进学科又好又快发展。

（二）把握特点规律，明确学科定位

学科发展遵循着"S"型的发展规律，大体分为四个阶段，即学科诞生阶段、快速发展阶段、相对稳定阶段和滑坡衰落阶段。学科定位应充分结合医院实际，做到知彼知己。知彼，就是要了解国内外，同类或不同类、同层次或不同层次医院及医学院校同类学科的发展现状、特点和趋势。知己，就是要了解本院、本学科发展现状、实力、潜力、优势，以及与国内外的差距。只有做到知己知彼，才能找准自己所在位置，审时度势，积极采取相应对策，不断发展壮大自己。

（三）理清发展思路，锤炼特色优势

研究型学科的发展思路，可以概括为两句话：提升学科品质，创新学科管理。提升学科品质就是培育学科特色，其核心是培育特色技术，努力做到"人无我有，人有我精，人精我强，人强我绝，人绝我化"，即拥有别人没有的技术，拥有比别人精湛的技术，拥有比别人强大的技术，拥有别人无法超过的技术，拥有具备转化的技术。所谓创新学科管理，就是要以新理念、新模式管理学科，把有限资源和力量有机地整合在一起，为培育特色创造条件。

（四）深刻分析要素，提升综合实力

研究型学科建设是一项系统工程，建设好研究型学科就必须深刻分析学科的关键要素，抓住关键，有的放矢。学科建设的关键要素有以下六个方面：

1. **学科方向**　学科方向主要是指学科学术发展方向。选择学科方向要瞄准本领域发病率较高、危害性大的疾病，持之以恒展开科研攻关，要有"十年磨一剑"毅力和决心。一个研究型学科方向可以包含几个不同的学术研究方向，每个方向都可以有相应的学术带头人。选择和凝练学科方向，既要站到本学科研究领域的前沿，以前瞻性的视野放眼世界，保证学科领先性和竞争力。同时，也要考虑学科方向建设的可行性，要紧密结合工作实际，确保学科方向的实际意义。

2. **学科人才** 学科人才，是学科发展的根基和持续发展的保证，是医院学科建设的核心内容。首先，必须坚持以人为本，着力营造一个宽容的人文环境、宽松的学术环境和宽裕的生活环境。其次，要注意形成合理的结构。一般而言，一支健全的学科队伍，应有若干名学科骨干和若干助手在内的支撑体。第三，要充分发挥学科带头人的作用。学科带头人要具备人格素质、全局观念、专业素质、管理能力、创新能力和凝聚能力等基本素质，在学科建设中充分发挥把关定向、管理协调、资源整合三方面的作用。学科带头人要甘为人梯，定向培养学科人才，在鼓励本学科多个学术研究方向共同发展同时，注重团队梯次培养和接班人培养，确保事业后继有人。学科带头人要发挥好粘合剂的作用，把学科成员凝聚成一个强大的团队，形成坚强的战斗力。

3. **学科平台** 学科平台，是指学科发展所需的物质基础条件，即开展学术活动所必需依赖的场所、设备、设施、手段等，是学科成员进行医疗、教学、科研工作的物质基础，它的构筑直接关系到学科成员能否充分利用学术信息进行社会价值和科研价值的创造。研究型医院在学科平台建设上，要按照"统建、专管、共用"的原则，坚持高起点、高标准、高水平，确保为从事前沿性、基础性、应用性较强的高、大、精、深、新课题研究提供有效的支撑。在管理上由专门机构和人员负责管理。在使用上确保通用性、共享性、开放性。在软环境建设上，浓厚学术氛围，着力营造良好的人文环境，提高学术竞争软实力。无论是医疗平台还是科研平台，都要做到高效使用自身平台、联合使用外部平台，学科才能得到很好的发展。

4. **学科任务** 学科任务是指学科所承担的社会责任，是社会赋予学科的社会历史使命。它在宏观上决定学科的性质、名称、对象、范围、内容等基本理论框架，决定学科在学科群中的位置及作用，是确定和评价整个学科的根据和标准。医教研中心工作是研究型医院的主要任务，研究型学科除了完成医院规定的医疗、科研、教学指标外，还应多自我加压，多承担任务，多发挥作用，多有所作为，努力争取重大／重点研究课题、获得高等级成果奖励、发表高影响因子的SCI论文。

5. **学科管理** 学科管理，是指以学科或学科群为管理对象，通过发挥学科体系内外效应，对学科发展的全过程及其相关要素实行的全面统一管理。学科管理水平决定着研究型学科的运行与发展，各学科带头人必须坚持学习先进的管理理论，积极探索新方法，不断创新提高，逐步形成本学科管理特色。强化制度建设是学科管理顺利推进的保障。学科在自觉执行医院规章制度的基础上，还要研究自身学科管理规律，制定适合自身管理制度，充分调动人员的积极性，坚决落实医疗规章制度、学科学术制度和行政管理制度，确保学科管理效益得到最大程度的发挥。

6. **学科氛围** 学科氛围是指学科运行的软环境。良好的学科氛围是学科成员凝聚力的重要保障。研究型学科要大力营造团结互助的和谐氛围、严肃认真的教学氛围、严格严谨的医疗氛围、百家争鸣的学术氛围和求实创新的科研氛围，力求让学科成员工作、生活在团结、紧张、严肃、活泼、快乐的学科氛围中，调动和激发学科成员爱院、爱科、爱病人的热情和活力。

四、评价体系

（一）研究型学科评价体系建立的意义

1．研究型学科要有特色评价体系作支撑　研究型学科是一种新型学科建设模式，具备自身的内涵特征，其更加关注临床创新，更加注重临床实践与医学研究的有机结合，旨在"围绕临床搞科研，科研成果为临床"，实现临床与科研的互动，不断提高临床诊疗水平。作为学科建设的新模式，目前对于研究型学科的评价尚缺乏系统的评价体系和方法。因此，应构建一套能够满足研究型学科建设模式的评价体系，用以指导和评价研究型学科建设。

2．现有学科评价体系无法满足研究型学科建设需求　目前，国内学科评价体系大致可以分为国家重点学科评价体系、军队学科评价体系和省部级重点学科评价体系。国家重点学科评价体系侧重于宏观指导，但由于缺乏具体指标，对医院实际管理层面具体操作性不强。军队学科评价体系侧重于部队服务和战斗力生成，强调军事特色，专业性强，是军队重点学科建设的基本依据。省部级重点学科评价体系则侧重地方特色和需要，区域性较强。以上三类学科评价体系均没能充分体现出研究型学科的建设内涵，对研究型学科建设缺乏直接指导作用。因此，在医院操作层面还需要构建针对性的评价体系。

3．研究型学科评价体系是推进研究型学科建设的重要手段　学科评估是推进学科建设的有力手段和有效方法，研究型学科建设发展需要通过一套科学系统的评价指标来进行评价指导，通过评价指标体系对研究型学科的综合实力进行客观评价，实行动态规范化管理，从而使医院医疗、教学、科研等整体水平得到全面、健康、协调、持久性发展。因此，构建研究型学科评价体系，有助于研究型学科理清建设发展思路，以保障和推进研究型学科的建设与发展。

（二）研究型学科评价指标体系概念

评价指标是指根据一定的评价目标确定的、能反映评价对象某方面本质特征的具体评价条目。指标规定的内容必须是看得见、摸得着的。评价指标体系则是指不同级别的评价指标按照评价对象本身逻辑结构形成的有机整体，它是衡量评估对象发展水平或状态的量标系统，它是系统化的、具有紧密联系的、反映评价对象整体的一群指标或具体指标的集合。评价指标只能反映评价对象和评价目标的一个方面或某几个方面，而评价指标体系则能反映评价对象和评价目标的全部。

研究型医院学科评价指标体系是指为评价研究型医院学科建设情况，由若干有相互联系的统计指标组成的指标群，是以促进研究型医院建设发展为目的，对研究型学科建设的各个环节指标进行研究设计，按照各指标的重要程度确定其权重。

（三）研究型学科评价指标体系的确立

1．评价指标体系的组成　评价指标体系是由反映研究型学科各方面特性的多个指标所构成的有机整体，它包括研究型学科的评估标准和各指标的权重。研究型学科评价指标确定后，要对评价指标赋予权重系数，以此来区分各指标在评价体系整体中的地位及相互关系。

2．评价指标体系构建原则　研究型医院学科评价指标体系是指通过运用科学、客观的评价指标来反映研究型学科的整体内涵特征，为了能够更加科学有效地反映其内在联系，需要遵循以下原则。

（1）目的性原则。研究型医院学科评价指标体系的构建是为研究型学科量身定做的，通过对国内现有学科建设标准的解读和对研究型医院及研究型学科内涵特征的深入分析、理解，参考现有学科评价指标体系，遴选核心要素指标，制定评价标准，指导其建设发展。

（2）科学性原则。科学反映研究型学科建设的客观实际，综合研究型学科医疗、教学、科研具体任务，完善相关评价指标。

（3）操作性原则。依据自身特点采取定性与定量相结合指标，既揭示研究型学科的内涵特征，又便于对各个指标进行综合，方便人员进行评定。

（4）客观性原则。为客观反映研究型学科建设的现状，选择具有学科内涵特征的指标进行设计，从而更好地避免主观因素造成的偏差。

（5）全面性原则。旨在通过评价体系全面反映研究型学科的本质及内涵特征，为了防止片面性和抽象性，在指标制定过程中，结合研究型医院内涵及研究型学科的概念内涵全面考虑评价指标内容。

（6）导向性原则。在指标体系构建过程中，围绕研究型学科的本质、概念和内涵来选取和确定，突出重点建设指标。

（7）系统性原则。从不同角度反应研究型学科特点，又综合反映其整体特征和研究目标，同一层次中的指标间互不重叠、互不包含。

3．评价指标体系功能 ①评价功能：指标体系不仅能从各个方面对研究型医院学科建设进行评价，而且可以进行综合性的评价。②导向功能：指标体系可以对研究型医院学科建设起到指导作用，通过评价发现学科建设的优势和薄弱环节，帮助学科优化布局，找准定位，有针对性地加强重点部位建设。③映射功能：指标体系中的各层级指标均为研究型医院学科建设的某一方面特征映射，同时又能综合反映出研究型学科建设的整体要求和目标。

4．评价指标体系构建 通过对学科建设评估以及对研究型医院建设的相关文献调研和系统整理分析，根据国家卫生部《国家临床重点专科评审标准》、总后卫生部《军队医学专科中心（研究所）评审细则》、上海市以及部分省市《医学重点专科建设评估考核指标体系》等相关文件及评审标准，作为确定本研究评价指标体系建立的依据和主体范围，借鉴以上海长征医院深入开展研究型医院建设的经验，在对研究型学科概念内涵的深入理解的基础上，结合相关专业领域专家调研咨询结果，拟定研究型医院学科评价指标体系，由5个一级指标，15个二级指标和43个三级指标构成（表6-2）。

5．评价指标体系特点 指标体系在设计上应突出三个方面的特点：①重点突出临床救治水平。评价体系特别强调医疗品质、特色和创新，突出医疗质量并强调核心技术的重要性和临床技术创新能力。②重点突出自主创新能力。评价体系强调学科发展方向，具备较完善的研究平台基础，强调高等级成果及产出，突出国际竞争实力。③重点突出学科创新性管理。评价体系强调学科目标责任管理、学科文化和医德医风建设。通过对学科强有力的监督和管理，力求为研究型学科建设提供强有力支撑。

表 6-2　研究型医院学科评价指标体系

一级指标	二级指标	三级指标
1　学科管理	1.1　学科环境	1.1.1　学科文化建设
		1.1.2　医德医风建设
	1.2　学科管理	1.2.1　学科制度建设
		1.2.2　学科目标责任管理
2　学科人才	2.1　学科地位	2.1.1　重点学科
		2.1.2　研究所／中心／实验室
	2.2　学科（术）带头人	2.2.1　学术任职
		2.2.2　临床医疗水平
		2.2.3　科研教学水平
	2.3　学科成员	2.3.1　骨干数量
		2.3.2　学历结构
		2.3.3　年龄结构
		2.3.4　职称结构
		2.3.5　出国学习情况
3　医疗水平	3.1　医疗特色	3.1.1　学科发展方向
		3.1.2　疑难危重病人比例
		3.1.3　代表性技术
	3.2　技术创新	3.2.1　临床新技术
		3.2.2　诊疗规范行业指南
	3.3　医疗品质	3.3.1　临床路径
		3.3.2　平均住院日
		3.3.3　药品比例
		3.3.4　患者满意度
		3.3.5　医疗纠纷数
	3.4　辐射能力	3.4.1　省外病人比例
		3.4.2　医疗帮带情况
4　教学水平	4.1　教学实力	4.1.1　研究生导师数量
		4.1.2　研究生招生数量
		4.1.3　进修生招生数量
	4.2　教学成果	4.2.1　教学课题
		4.2.2　优秀学位论文
		4.2.3　省部级以上成果
		4.2.4　教材及专著
5　科研水平	5.1　平台基础	5.1.1　仪器设备
		5.1.2　科研经费
		5.1.3　临床研究经费投入比例
	5.2　科研成果	5.2.1　SCI 论文数量及引用数
		5.2.2　省部级以上成果奖
		5.2.3　主办期刊
	5.3　转化能力	5.3.1　专利及新药证书
		5.3.2　成果转化
	5.4　学术交流	5.4.1　国际交流合作
		5.4.2　国内交流合作

第二节 科学统筹研究型学科建设

医院学科建设是指运用科学管理的思想、方法和手段，对学科建设进行科学的统筹规划，促进和加强医疗实践中的医学科学技术发展和进步，包括人才培养、学科管理、医疗服务、科学研究、开展新技术以及购置设备等内容。医院学科建设是医院建设和持续发展的驱动力，是一项带动医院全局的基础性工作，其建设水平直接体现医院的医疗水平、科研实力、学术地位和核心竞争力。

一、研究型学科基本概述

医院学科建设是医院管理的核心要素，它不仅指各个学科自身的建设，还包括各个学科的共同建设和相互交叉协作所产生的综合效能。研究型医院需要研究型学科做支撑，建设研究型医院重点在于推进研究型学科建设。

（一）概念界定

对于医院学科建设定义的界定，当研究的视角不同时，会有不同的理解。从系统角度，医院学科建设是一个由人、财、物等基本要素组成的系统工程；从效益角度，医院学科建设是通过"投入"获得"产出"的过程；从内容角度，医院学科建设集学科方向、学科人才、学科平台、学科任务、学科管理、学科氛围建设于一体的综合性建设，它不仅涉及自身学术水平建设，还涉及组织、制度和资源配置等相关医院或科室建制方面的建设；从变革角度，医院学科建设是根据医学科学的发展和社会需要对学科的规范和重组；从结构角度，医院学科建设包括亚专科和综合性学科、新兴学科和传统学科、重点学科和一般学科、临床学科和基础学科、院内学科和院外学科等设置种类及构成的学科布局结构。

（二）成长分期

我国医院学科建设是在20世纪80年代改革开放以来发展起来的。按照各阶段的标志来划分，可以把成立国家医学专科中心作为界线，之前可称为计划发展期，学科基本按编制配备，之后为快速成长期，基本可以划分为三个阶段。

1. **20世纪70年代末至80年代中期** 军队率先成立全军医学专科中心，之后国家、各省市分别成立了相应的医学专科中心。但在这一阶段，医院并未全面参与医疗市场服务，以计划经济为主体，医院学科的名称数量及其人力、床位等资源配置基本按编制要求展开，服务能力不能与市场需求有效对接，学科成长的环境不良，动力不足，学科发展能力受到限制。

2. **20世纪80年代中期到90年代中期** 以国家医学专科中心（研究所）为龙头，给予政策上的倾斜和资金上的大力扶持，构筑了国家级医学专科中心（研究所）/重点学科——省部级医学专科中心/重点学科——市级重点学科——医院优势学科体系，形成了各个层次的发展重点，促进了医学学科迅速发展。医院参与医疗市场服务，为满足人们的医疗需求，积极投入卫生资源，扩大病房、门诊的使用面积，学科的分化越来越明显，医护人员的综合素质迅速提高，并开始引进先进的仪器设备和管理理念，进入快速发展时期。

3. 20世纪90年代中期至今　以优势学科群的出现为标志。在这一时期内，医疗市场的竞争日益加剧，医疗供给相对医疗需求过剩，为解决此问题，医院以优势学科为核心，组建优势学科群，提高创新发展能力。为适应医疗市场竞争的需要，以专科研究所、专科中心、专病中心构成的重点学科体系为引导，加强新技术、新业务的开展，引进先进的医疗技术和设备，使学科统筹兼顾、协调发展、整体推进。在这一时期，医院为解决资金不足问题，采用了由地方私人投资，收益分成的办法，医院迅速发展。

（三）主要特征

医院学科建设作为一个系统工程具有十分明显的特征，归纳起来主要有以下几个方面：

1. 综合性与系统性　医院学科建设是一项综合性很强的工程，它辐射和渗透到医院工作的每个环节，既包括理论探索，又包括实践检验；既包括医疗、教学、科研活动，又包括医院的组织管理；既包括医疗、教学、科研平台等硬环境的建设，又包括机制、体制及文化等软环境的营造。同时，医院学科建设还受到来自医院内外各方面的因素制约，如医院的目标定位、发展规划等。所以说，医院学科建设是一个系统工程，是医院整体建设的综合体现。

2. 适应性与创新性　医院学科建设是个"解难"的过程，要适应科技发展与国家、社会和医院发展的需求，主动瞄准学科发展前沿和世界医学科技发展的新动向，不断开辟新的领域和新的研究方向，同时注重在发展中创造和形成新的学科优势和特色。"适应"是学科生存的环境，"创新"是学科发展的动力。学科建设是医院机制创新、体制创新和文化创新的集中体现。

3. 动态性与发展性　医院学科建设是医院在历史积淀的基础上不断调整学科结构，提高学科水平，催生学科生长点的动态过程。它既是一个历史的概念，也是一个发展的概念，需要着眼于医院的目标定位和发展战略，随着时代的发展变化和外部环境的变迁，不断丰富和发展学科建设的途径和内容，与时俱进。

4. 长期性与持续性　医院学科建设不是一朝一夕所能完成的，是关系到医院长远发展的战略性建设，具有明显的长期性建设特征。医院的任何一个学科都要经历从无到有、从小到大、从弱到强的过程，这需要相当长的建设时间，且需要经受时间和历史的考验。医院学科建设不会因领导的离位而消失，只会因外界环境的变化甚至学科建设主体的改变而转移建设重点，但学科建设仍会持续下去。

（四）建设原则

医院学科建设与其他工作一样，有其特有的必须遵循的建设和发展原则。学科建设工作必须遵循这些原则，才能保障学科建设的快速健康发展。这些原则主要包括：

1. 重点性原则　医院是一个整体，其人力、物力、财力等资源均是有限的，这种客观条件的限制，医院学科建设工作不可能"一视同仁，平均分配"，而必须根据各学科的自身条件、发展前景和社会需求等实际，坚持重点建设的原则，集中有限资源，重点建设一批具有较大发展前景的优势、特色学科。

2. 适应性原则　医院学科建设的根本目的是促进诊疗技术的进步和医院核心竞争力的提高，从而进一步促进社会整体医疗水平的发展，出高水平成果，培养高层次人才。病人的需求是医院发展的推动力量，医院的竞争力就是其学科适应病人需要的能力。因此，学科建设必须坚持适应性原则，对重点学科的遴选要坚持"需求为牵引"的原则。

3. 共生性原则　新的时代，学科知识的交叉渗透已经成为一个普遍性的特征，任何一个学科门类几乎都交叉和渗透着其他学科的知识和技术，尤其对医院学科来说，人是一个有机整体，围绕人体疾病诊疗需求设立的学科之间存在着密不可分的联系，这种形势下的学科建设，必须打破学科的界限，拓宽学科的口径，坚持共生性建设的原则，进行学科交叉和优化组合，优化学科结构。

4. 系统性原则 医院学科建设是一项复杂的系统工程，涉及学科方向、学科带头人培养、学术梯队建设等多个系统的建设，这些子系统，相互联系，相互依存，相互制约，缺一不可。所以，学科建设必须坚持系统建设的原则。

5. 可行性原则 医院学科建设既要有超前目标，更要有可行性计划，根据各方面条件制定切实的发展规划，量力而行。

6. 滚动性原则 事物是不断变化发展的，医院学科建设也不例外，它具有动态性的特征，因此，必须用发展的眼光看待学科建设，注重分析各类型学科之间的关系以及发展变化趋势，及时做出调整。

（五）发展趋势

科学发展的无限性决定了任何一个学科都有很多发展方向，但学科发展总体趋势是具有指向性的。

1. 由传统分科向专科化、综合化转变 随着医学科学技术的发展，医院学科专业的内部分工日趋精细，其分科已从传统的内、外分科，分化出众多二级学科。一些新学科也相继出现，如超声诊断科、激光科和免疫科等。当前，医院学科一方面将继续向专业精细化发展，更多的二级、三级学科不断出现，专业划分到单病种或单项技术。另一方面，学科逐渐趋向群体综合，形成多学科联合的优势学科群或中心。这种学科专业化和综合中心化趋势，能够集中优势资源，使较传统的单一学科更具实力、特色和优势。

2. 由专业技术特色向功能优化拓展 科学技术的不断发展和在医学领域中的应用，使拥有高新技术和高层次人才的学科具备了快速发展的条件，能够以某项技术在本专业中逐渐形成特色或优势。一方面，学科要保持特色和发展优势，不断充实人才、设备和技术实力。另一方面，更多采取同类或相关学科间的纵横交叉联合，取长补短，以达到完善和优化本专业的目的。坚持强化多学科综合诊治功能，使一些疑难复杂危重疾病得到治愈，提高效率。

3. 由依靠学科带头人转向学科带头人与合理人才梯队并重转变 由于学科带头人直接影响学科的建设水平、特色和优势，是一个学科能否发展的关键，所以以往的学科曾过多依赖于学科带头人，而学术队伍的整体素质与学科带头人不匹配。学科的技术水平、专业特色、学术地位和作风形象等也以学科带头人为代表，一旦该学科带头人离任，该学科的学术发展就停滞甚至萎缩。因此，必须更加重视人才梯队建设，重视学科带头人和团队的匹配及共建。

4. 由注重重点学科的带动效应向强调学科层次动态管理转变 医院各学科以其自身的专业特点和特殊功能，共同实现医院的功能、任务和整体保障效益。技术实力强、学术地位高的学科能够代表医院的学术水平和专业特色，代表医院形象和声誉，带动相关科室发展。实践证明，许多国家级重点学科不仅带动了医院及相关学科发展，同时也培养造就了一批学科技术骨干，促进了学科间的竞争。

5. 由信息的不对称交流向国际网络自动化发展转变 医院学科信息化建设在学科建设中起着十分重要的作用，特别是电子计算机的应用，为学科建设所需各种信息及时收集和正确处理奠定了基础，自动化程度较高的学科能够及时准确地获取信息，进行反馈，把握竞争时机，提高工作效率。以计算机网络为主体的医院信息系统已发展为注重分析处理和辅助决策的重要工具。

6．由投资重点倾斜向追求可持续发展转变　医院特别是大型综合医院的学科众多，医院因财力有限不可能在学科资金投入上平均分配。一方面，由于某些学科从专业特点上决定其多占用资金；另一方面，必须对那些有发展前途或带动效应的科室在投入上给予倾斜支持，为其创造发展和竞争的条件。在竞争日趋激烈的学科建设中，对重点学科在政策、人力、物力和财力上倾斜，使重点学科保持先进，从而促进医院发展，促使学科建设获得较好效益。

二、亚专科与综合性学科

当前，医院学科向亚专科和综合性两极化发展的趋势明显。一方面，适应医学新技术和关键技术的突破与应用，医院学科分类向更加专业化和精细化发展，提高了医疗技术的针对性和诊治效率。另一方面，适应人类死因谱、疾病谱的变化要求，医院学科以人类重大疾病、人体重要器官为纽带，将相关的预防、诊断、治疗等学科融合成多学科联合的综合性学科。这种建设综合性学科的方式，促使多学科联合构建成为较为完整的预防、诊断、治疗服务链，能够集中相关优势资源开展协作，提高疾病的诊疗效率。同时，也能够充分发挥特色和优势，进一步向保健、康复等领域拓展，延伸医疗服务范围，提升防治效果。

（一）亚专科和综合性学科设置的内涵

相对于传统的医疗专科分类而言，亚专科是指在一般医疗专科分类的基础上，进一步细化专业分类，选择一些基础较好、具有一定发展潜力、代表该专科前沿方向的医疗项目作为一个相对独立的子专科，通过医院的政策扶助和其他鼓励措施而形成的特色新学科。

1．亚专科设置的内涵　亚专科设置即专业细化，是指在传统的一、二、三级医学专业分类基础上，进一步细化专业分类。亚专科设置的学科建设模式和策略，是一项全新的学科和人才管理方法。设置亚专科，是医院学科建设的重要内容之一，是医学专业技术向高、精、尖发展的必由之路。医院亚专科设置有别于传统的医学专业分类。临床医学是一级学科，按专业划分的内科、外科、儿科、妇产科等是二级学科，内科中的心脏内科、呼吸内科、消化内科等是三级学科，在三级学科内再分专科即为亚专科。

亚专科设置对医院学科建设发展有积极的推动作用，主要表现在以下方面。

（1）储备一批高水平人才。通过亚专科学术带头人的选拔、培养和管理，不仅使一批学有所长、技术精湛的学术带头人脱颖而出，使他们能够进一步明确目标方向和发展定位，发挥自己的潜能，而且也能通过这种形式起到机制留人、事业留人的作用。

（2）提升专业技术水平。实现在学科建设发展中精中更精的作用，使医院学科在激烈的医疗市场竞争中居于领先地位。

（3）激发和培养创新能力。亚专科设置实际上是医学科学发展中不断创新的结果，与现代医学科技进步密不可分。医疗理论和技术的创新是亚专科建设的基础。亚专科建设与发展要求学科成员在医学实践中始终保持强烈的创新意识，不断学习和研发新技术、新疗法，开拓新领域，开展新业务。

2．综合性学科设置的内涵　综合性学科设置，包括医院内部学科整合、技术整合、人才整合、设备整合等多个内容。其中，多学科协作是医学整合的一种形式。这种有机的整合既是发展，也是创新。综合性学科设置能够完成单一学科无法完成的任务，形成更为合理的诊疗流程和方式，不断推动医学科学理论与技术的发展。随着医疗改革的推进和以人为本理念的落实，医院综合性学科设置成为必然趋势。

（二）亚专科与综合性学科在医院学科建设中的关系

医院学科建设应当根据医院职能和患者需要，以患者为中心不断优化配置，进行合理的分化与整合。亚专科设置以强化学科技术和特色为重点，为其技术的应用和特色的发展提供有利的组织平台和成长环境，是促进学科技术体系和诊疗特色持续发展的有效方式。综合性学科设置，则是为了实现某一单一学科所不具备的功能，或为了进一步完善其诊疗能力或服务流程，提高效率。

亚专科和综合性学科的设置在医院学科建设中并不矛盾，而是一种齐头并进、相辅相成的关系。医学科技的发展进一步推动学科更加细化，但必须是在综合性学科基础上的不断深化，亚专科更好更快的发展离不开综合性学科，综合性学科的不断发展必然带动亚专科的进步，亚专科的不断进步又进一步推动综合性学科和其他学科共同进步。因此，这种以患者为中心的亚专科和综合性学科设置发展模式，不仅能够更好地解决疾病诊疗问题，也为医院构建重点优势特色学科、提升医院核心竞争力奠定了基础。

三、新兴学科与传统学科

新兴学科是随着科学技术及生物医学的发展涌现出来的前沿学科，它是新兴科技革命的产物，是科学研究创新性的集中体现。传统学科是指学术成熟度较高、逻辑严谨，专业建设历史沿革较长并一直延续至今的学科。

（一）新兴学科的发展应重视交叉领域的融合

习近平总书记在中科院考察时强调，要加强新兴前沿交叉领域部署。这对我国未来科技发展具有重要的指导意义。众所周知，在科技发展史上，科学前沿的很多重大突破得益于学科的交叉融合，诺贝尔自然科学奖的成果，近半数是学科交叉融合的结果。微观与宏观的统一、学科的相互交叉、基础科学向各个领域的渗透以及先进技术和手段的运用等，都是发展前沿的重要特征，学科交叉点往往就是科学新的生长点和前沿，最有可能产生重大突破，出现革命性的科研成果。因此，新兴学科建设必须加强交叉领域的融合，才能不断向前进步。

（二）进一步重视传统学科建设发展

随着科学技术的迅猛发展和社会经济、学科之间的激烈竞争，传统学科发展正在面临严峻挑战，要长期保持其发展优势，就要以创新为原动力来驱动学科发展过程中的分化和融合。首先，传统学科的发展必须在继承精华的基础上，运用现代技术和方法开展研究。传统学科的继承特别重要的是其内涵的继承，包括学科文化、思维方式和技术理论。其次，新形势要求我们必须以新的视角重新审视传统学科发展路径，努力探索新的发展道路。因此，医院需要创新管理机制，改革传统学科建设管理模式，建立完善的学科评价体系，提高学科建设管理水平，促进学科建设可持续发展。

（三）传统学科创新竞争力的构建

传统学科创新竞争力的构建不仅需要宏观的机制保障，更需要学科专业内部不断提升综合水平，在保持优势的同时，坚持对传统的继承延续及持续创新，通过内部发展的不断完善来进一步激发创新力的增长。

1．提升传统学科的综合水平　学科专业综合水平包括科研水平、人才培养能力和医疗服务水平，其核心是创新能力，即创新性地提出问题和解决问题的能力。因此，围绕这一核心，传统学科专业的科学研究应当是创新性的研究。在进行研究时，始终选择具有前瞻性、前沿性、持续性的研究方向，以能够产出新思想、新理论、新技术、新疗法，以解决重大复杂疑难疾病诊疗问题作为科学研究创新能力的标志。传统学科专业的人才培养重在创新型人才培养，把立德树人作为学科人才培养的根本任务，创新性地改革人才培养模式和培养体系，重点培养学科人才的创新精神、创新能力和实践能力，以培养综合能力全面的高素质人才为标志。传统学科专业的医疗服务应创新性地将自身所具有的人才、知识、信息、技术等资源全面融入诊疗过程中，集中力量攻克和解决医疗行为中的关键性课题，以解决医院学科建设中出现的新问题为首任，推动医院核心竞争力的持续发展。

2．凝练传统学科的专业特色　每个医院都有自己的传统优势学科，从近几年复旦医院排行榜的学科整体水平评估结果来看，许多排名靠前的学科都是所在医院多年来进行重点建设与投入的传统学科。但是，传统是一种"本色"，并不完全等同于特色。基础根基良好的传统学科虽然具备历史悠久、学术程度高、逻辑严谨等先天优势，但若自恃过高，墨守成规，缺乏创新精神和与时俱进的发展眼光，就很难不受到其他医院同行发展的冲击而逐渐褪色，进而失去特色优势地位。因此，在激烈的竞争中传统学科必须走特色发展之路，这是其持续保持优势的唯一途径。"特色"既是传统学科的"立足之根"，又是其"竞争之本"。医院在学科建设，特别是传统学科建设和发展过程中，应从实际出发，找到学科专业的优势，确定学科发展重点，凝练特色和亮点。具体而言，传统学科要突出特色，就必须已有优势的基础上不断寻找新的特色增长点，形成新的特色。医院学科建设应面向社会重大需求和国际医学科技发展前沿，进一步凝练研究方向并形成特色，使其优势特色研究达到国际先进水平，以此引进和培养国际一流的学术带头人，吸引优秀人才，形成高水平创新团队，鼓励通过与国际高水平大学的学术交流和合作等多种方式，进一步推进学科国际化水平，全面提升医院传统学科的学术竞争力，提高其综合实力及竞争力。

3．加强传统学科的交叉融合　加强传统学科之间的交叉融合，推动知识创新发展可以从两个方面入手。一方面，在医院内部，鼓励和支持多学科共同承担重大科研项目，积极构建院内跨学科和院际间的交叉学科创新平台。这一多学科的联合攻关形式，可以打破原有的学科壁垒，充分发挥医院各学科自身特色以及资源共享的优势，提高各学科在基础研究、临床应用研究领域承担国家重大项目和任务、解决重大问题的能力。另一方面，在医院外部建立协同创新中心，通过医院与高校、医院与医院、医院与科研院所、医院与政府部门、医院与行业产业以及与国际学术机构的强强联合，使得医院传统学科建设走出封闭式的发展模式，冲出樊篱，向世界开放，形成促进学科集成共生、竞相发展的生态格局。

四、重点学科与一般学科

医院各学科的发展不是均衡的，既有发展快、实力强的重点学科，也有发展相对滞后、实力薄弱的一般学科。因此，研究型医院在学科建设中要充分注重医院整体的学科布局，按照现代医学发展要求理顺学科之间的关系，确立重点学科的主导地位，合理有效地集合相关学科资源。在加大支持重点学科建设的同时，注意对弱势学科的扶持，坚持以集成互补、辐射带动，促进强弱平衡、并行发展，达到"协作俱进"、"整体上升"的目的。重点学科应充分"扬长"、"扬优"，带动一般学科的发展。一般学科要在本专业领域中努力形成特色和优势，为医院整体建设提供切实有效的伴随保障，同时借助医院的整体发展促使自身水平持续提高。

（一）重点学科的内涵与特征

重点学科是指高校或科研院所，将有限的资源用于某些学科，以实现人才和技术上突破，在激烈的竞争中占领学科建设与发展的重要地位，掌握重要技术并起重要作用。对高校而言，重点学科应是对学校的定位和办学水平的提高发挥关键作用的学科，这些学科的发展对其他学科能够产生辐射、渗透和带动作用，处于国内或国际同类学科前列，在国内外有较大影响和有一定优势和特色的学科。

重点学科应有两层含义：一是纵向的，二是横向的。所谓纵向的，就是在学科群或学科体系中对医院建设发展起主导和关键作用的学科。从横向看，在同类学科中，学科条件具有明显优势，学术水平处在全国领先的地位。

重点学科应具有三个方面的要素，即完整的知识分支、培育人才和示范带头作用。重点学科是培养高层次专门人才，开展创新性和高技术研究的重要基地，是解决医疗卫生事业建设、医学科技发展中重大问题和实际问题的主力，代表着医院的特色优势和综合水平。

（二）医院重点学科建设的意义

重点学科是医院学科建设的核心，是医疗、教学、科研工作的前沿阵地和主战场，能够为医院发展提供充足的知识储备、技术储备、人才储备，对其他学科的建设具有积极的辐射和示范作用。因此，医院在学科建设中注重发挥重点学科的领衔作用，从思想上确立发展重点、支持重点的观念，通过走综合化和重点建设的路子，加快和带动相关学科发展。

1. 推动医学进步与发展　医院重点学科建设必须立足于促进医学科技和临床医疗服务的发展，才能产生良好的建设效果。当前医院重点学科建设主要关注于不断提高医学技术和防病治病水平，努力争取在防病治病的难点、热点和关键技术问题上有所突破，使严重危害人民健康的主要疾病的防治技术明显改进，疾病的治愈率显著提高，这对促进医学进步与发展具有积极的推动作用。

2. 提高医院综合竞争力　加强重点学科建设，有利于医院集中建设一批高质量、有特色的优势学科，并以此为依托，带动其他学科共同发展，为医院综合竞争能力的提高奠定坚实基础。医院凭借学科带头人的学术地位和名医效应，在掌握国内外先进医疗技术的基础上，以其雄厚的科研能力和培养优秀人才的综合实力，对该学科领域的发展产生重要影响，促进医院综合服务能力的全面提升。

3. 促进高层次人才培养　通过重点学科建设，有利于发现、引进、培养高层次医学人才，增强相关学科领域带头人的责任感，充分调动他们的创造性和积极性，在相关医学领域中做出重大贡献。

4. 创造经济和社会效益　医院的经济效益和社会效益是衡量一个医院优劣的标尺。医院经济效益是保证医院社会效益不断提高的基础，良好的社会效益又能促进医院的经济效益，两者是互融共进的关系。重点学科的建设有利于医院在市场竞争环境下处于优势地位，并最大限度地满足医疗需求，通过创造经济效益获得良好的社会效益，形成良性循环。

（三）把握好重点发展和全面兼顾的关系

重点学科与一般学科的角色是相对的，在一定条件下是可以互相转换的。没有永远的重点学科，也没有永远的一般学科。学科建设必须坚持滚动建设的原则，总体规划，分批建设，滚动发展。通过重点学科的辐射作用带动一般学科的发展．通过一般学科的配合支持推动重点学科的进步，从而达到"共赢"。

第三节　研究型学科建设基本原则

毋庸置疑，研究型医院的技术支撑是研究型学科或研究型科室。所谓"学科"，指一定科学领域或一门科学范围内的分支，如数学、物理、化学，或化学中的有机化学和无机化学；如管理学或管理学内的社会医学与卫生事业管理学；如临床医学内的内科学、外科学和耳鼻咽喉科学等等。随着现代科学的分化、融合和发展，学科可大可小，新型学科不断涌现，其概念不以规模而定。学科也是高校教学、科研和学术服务等活动的功能单位，以此形成各种不同的院系和课程。这里提到的所谓"科室"，在大多数情况下是比学科小得多的概念，是同一学科领域内的专家、学者、学生和辅助人员共同劳动的工作单元。一个学科领域内可以有多个科室，而一个科室一般只隶属于一个学科。有时候，学科和科室在某一单位的业务机构划分上有可能是等同的，如一个不太大的院校或教学医院的某教研室，也就是这个院校或医院的某学科。这时候，我们既可称其为学科，也可称其为科室，但二者在理论概念上是有区别的。

科室是学科的依托和组织机构的具体体现。学科的发展，从管理角度考察，就是这个学科所属科室的发展。从建设研究型医院的目标出发，不但要有学科规模的发展，这是学科发展的基础，更重要的是要追求学科水平和品牌实力的提升。这就需要学科拥有品学兼优、全面发展的大师级的带头人，有雄厚的团队实力和合理的人才梯队，有强大的科研、教学和医疗基地作为技术支撑。在这样的基础上，才可能不断地有创新技术，成为行业规范和技术指南的制定者和行业内公认的标杆。这样的学科才可称之为研究型学科，这样的科室才能称之为研究型科室。我们要建设研究型医院，就要脚踏实地地建设一个又一个这样的研究型科室，形成一大批研究型学科。当一个医院拥有 50%～70% 研究型学科或科室（包括具备同样条件的多学科合作诊疗中心）时，这个医院就可称之为研究型医院了。

建设研究型医院，从根本上说，就是要全力以赴打造研究型学科，建设好研究型科室。研究型学科建设要重点关注以下几个方面。

一、学科建设要顶天立地

所谓"顶天"，就是要加强国际交流，开拓国际视野，掌握本学科的全球发展现状和趋势，瞄准本学科国内外发展前沿和学科领域内的最高峰，努力成为行业标杆和引领者，这样的学科带头人应该是行业的带头人或核心人物。有些学科负责人满足于在一个省区内或国内领先，或自封"领先"，甚至压制同道，"关起门来充老大"，这不是顶天，而只是顶住了自家的"天花板"，是"井底之蛙"。这种人在学术界不在少数，自己不努力或上不去，却又不让别人上去。让这种人做学科带头人，必将严重损害学科的发展。

所谓"立地"，就是要为研究型学科的建设奠定必需的、坚实的基础，包括必要的工作场所、较高标准的或超前的设备器材装备、高素质的人力资源配置和强大的学科梯队。同时，研究型学科要有高水平的临床诊疗能力和教学实力，在当地医疗行业中有强大的品牌实力和充足的病人来源。没有高水平的临床诊疗能力和充足的病源，要建设研究型学科只能是"纸上谈兵"。

如何做到"顶天立地"呢？

首先要选好领军人物；二是要培养一批既有深厚的学术修养和开阔的国际视野，又有良好医德和合作精神、勇于开拓的业务骨干；三是要聘用和培养一批有很好的医学教育背景和学科发展所需要的其他相关学科背景、品行端正、进取心和责任心强、爱岗敬业的年轻人。要创造条件，让他们有较多的出国出境学习和交流机会，让他们参加各级各类科研课题的研究工作，从中受到科研实战训练。同时，要加强对他们临床实际工作能力和敬业精神的培养。

医院的资源是有限的，因此，研究型医院要定期对全院学科进行客观评估和全面了解，在此基础上，要对研究型学科培养对象加强投入。在医院资源的分配上要有特殊政策，不能搞平均主义，正所谓"好钢要用在刀刃上"。哪里是"刀刃"？需要根据学科评估结论、各学科（或科室）现状、其在行业内的发展态势和学科带头人的工作思路及其可行性做出综合判断，进而对每一个学科的发展做出近期、中期和远期规划，按轻重缓急安排资金，配置资源。

二、学科建设要大师领衔

所谓"大师"，是指在某个领域或某些领域有独到建树，学术、技术根基深厚，人品学识俱佳，在行业内受到景仰、德高望重的学者、教师、医师、工程师等专业人士。这种人是"凤毛麟角"，一个医院难得有几个。我们说学科建设要"大师领衔"，意思是说，学科带头人（或科室主任）的人品和学识至关重要，他（她）应该是行业内公认的具有很高医疗技术和学术水平的学者之一，是这个学科（或科室）的塔尖。塔尖的高度决定了学科的高度，很难想象一个学术水平平庸的人或品行不端的人能带出一个强大的学科团队。

"大师"并非想要就有，或有钱就能请到。是否只有成了大师才有资格领衔呢？实际上，"大师"并不是天生就是大师，是具备良好资质的人才经过长期实践和探索，通过艰苦的工作和持之以恒的坚守而磨炼出来的，往往与他（她）所在的学科一同成长。所以，若能幸运地引进真正的大师当然最理想，这是获得"大师"的捷径；但更重要的是要善于从尚未成为大师的优秀中青年业务骨干中发现能成为大师的璞玉，为他们创造条件，提供平台，争取机会，使其在工作中不断成长，成为大师。今天的领军人才靠引进，未来的领军人才靠培养。在专业人员素质普遍较高的医院，一味地追求人才引进，反而会挫伤现有专业技术人才的积极性，甚至埋没了身边的璞玉。所以，笔者认为，要想获得人才，包括领军人才，应遵循"内培为主，外引为辅"的原则，在本单位建立良好的人才成长环境，为大师的成长和脱颖而出创造条件。

什么人是"璞玉"，可成为日后的大师，或堪当研究型学科带头人的人才呢？什么人貌似美玉，而实际上只是一块顽石呢？国内的不少医院为了引进某位"大才"，不惜重金、不惜打破常规给予优厚的待遇，确实获得了成功，促进了医院发展。但也不乏由于急于求成，片面强调已获得的成就和地位，人才评估不充分，造成引入一些"光说不练"、实际能力弱，或因人品、性格缺陷不能凝聚人心、引领团队的人。所以，引进人才也是有风险的。引进了真正的人才，可获得一个学科，否则有可能搅乱一个科室，对学科发展的负面影响同样是巨大的。

如何规避这种风险？关键在于引进人才时要力戒浮躁，严格考察。不要轻信推荐人的溢美之词，也不能单看被引进对象的临场表现，更不能凭一时热情，甚至为了"引进"而"引进"。在考察引进对象时，要重点关注其人品和学识等几个方面的基本素质，这也是遴选和培养学科带头人的主要条件。

（一）人品

人品是考察领军人才的第一要素。包括政治素质、医德医风、品行与能力。政治素质和医德医风不言自明，品行与能力主要应关注以下几点：

1．**想做事**　有强烈的事业心和责任感，对事业孜孜追求，对本职工作或承担的任务尽职尽责，积极主动，全力以赴。

2．**能做事**　有较强的执行力，能完成一般同事不愿意做或难以完成的工作，有较好的工作业绩，对事物有独到的见解，对新技术、新进展敏感，有创新性思维，追求卓越。

3．**善沟通**　善于表达和倾听，善于和病人沟通，善于团结同事一道工作，而不是单打独斗。

4．**有爱心**　处事与人为善，不刻薄、不偏执，能吃苦、能吃亏，在群众中有很好的口碑。

5．**讲公道**　处事公道，讲原则，不徇私情；不拉帮结派，不营私舞弊。

6．**善管理**　思路清晰，看得到大局，服从领导，善于组织协调，善于安排各类人员协同、高效地工作，善于处理复杂问题，有良好的合作精神，乐于和善于与同道分享知识和成果，注重培养青年学者。

（二）学识

学识，是考察一个学科领军人才的关键要素。正如前述，如果要等到人才成为"大师"才让领军，就很难有大师了，因为任何大师都是从小学生做起的。所以，判断谁堪当大任，发现大师的苗子才是最要紧的。实践证明，对学科带头人或科主任学识的评价，关键是综合考察其基本的教育背景、教学科研能力及其学术发展前景，而不必过于强调眼下已获得多高的学术成就。对大小、强弱不一样的学科，对其带头人学术水平的要求也应有所区别，不能搞"一刀切"。主要需关注下面几点：

1．**基本教育背景要优**　应有与其所在学科或专业相应的医学教育或其他专业的教育背景。虽然说要"不拘一格降人才"，但作为学科带头人，没有扎实的本科教育根基，没有经过正规的研究生阶段的训练，是很难飞得太高、走得太远的。所以，研究型学科的学术带头人一般应具有博士学位，而且最好应有在发达国家的留学经历和开展国际合作与交流的能力。

2．**学术研究潜力要大**　即潜心做学问的热情和获得学术成就的潜质。合格的候选人应能在很大程度上淡泊名利，一心追求学术进步和技术发展，对新技术、新观点敏感，有敏锐的判断力和接受能力，能较好地借鉴和引进本专业的新技术和新标准，并形成自己的专业特色。

3．**学术成就层次要高**　对学术带头人的遴选，虽然不必要求已经是大师，但考察其是否具有较强的学术能力，最简单有效的方法之一，是看他是否已经取得了一定的学术成就，包括是否获得国家级科研项目资助（项目负责人），是否以第一作者（或通讯作者），发表了一定数量的高水平科研论文，是否获得省部级及以上科研成果奖励。其他还包括是否组织了较强的学术创新团队，是否获得国家专利，是否有科研成果转化业绩，是否与国内外一流学科及专家有密切的学术合作关系等等，则是更高的要求。我们需要根据不同学科近期和远期发展需要，确定其学科带头人的遴选和评价标准。

三、学科建设要突出特色

当代自然科学的高速发展推动了医学科学和技术的日新月异，新技术、新观点不断涌现，专科细分与融合成为学科发展和分化的主要潮流。可以说，即使在临床三级学科，甚至更小的亚专科范围内，一个医院的某个亚专科想在全国成为该亚专科领域某项技术的领先者，是非常困难的。在部署学科建设的全局时，一定要有"突出特色"的观点。要想成就一个知名学科或领先学科，必须有所为有所不为，有所大为，有所小为，根据自身实际情况，找准最有利于学科发展的项目，不断推进，最终形成自己的特色。这也是形成核心竞争力的过程。另一方面，诊治疾病仍然是研究型医院的主要任务之一，研究型学科建设仍然要与临床需求相结合，不能离开临床工作实际去研究"空中楼阁"式的科研项目，否则就是"无源之水，无本之木"，是没有发展后劲的。

什么是特色专科或特色学科？特色专科应该是在某个方面有很强的临床诊治能力，同时又有较强的科学研究团队和研究积累。特色学科应该是所在省区内一流的专科，有较强的学科带头人，至少在国内同行中形成了较大的影响力，具有较高的学术地位。

根据当前国内外临床学科发展的趋势，笔者认为，特色学科或特色专科建设要走亚专科和多学科合作团队（multidisciplinary team，MDT）/诊疗中心"两条腿走路"的模式。亚专科建设，为的是让专科更专，只有这样才能使专科水平达到更高的境界；多学科合作团队往往是以重要疾病、常见病多发病或某一器官系统为核心，形成相关学科的联合工作组，以提高合作范围内的疾病综合诊治能力。这是对学科细分的负面作用（随着亚专科越分越细，医生的专科视野必然越来越小，出现临床误诊误治的机会将越来越大，需要实行会诊的机会也会越来越多）的重要补充。

要建设有特色的亚专科和多学科合作团队，并使之成为医院的研究型学科，不仅需要相应的专业科室有较好的"底子"，更需要医院在调研全国和区域医院专科能力和医疗资源的基础上，结合本省区人口和疾病谱等实际，制定特色专科的发展规划。根据发展规划，按轻重缓急重点安排人力资源配置和资金、设备支持，必要时制定特殊的优惠政策和人才（包括学术带头人或科室主任）引进计划。经过数年、十几年、甚至更长的时间建设，逐步形成一批特色专科和特色学科。

四、学科建设要临床牵引

如前所述，研究型医院学科建设必须根据临床工作需要，为提高临床诊治能力服务，只有这样，才能做到"顶天立地"。所谓"临床牵引"，就是要以解决临床问题、尤其是解决行业亟待解决的关键问题为核心，确定研究方向，选择攻关课题，组织研究团队，最后形成新观点、新技术、新方法和新标准（指南）。

在医学科学研究方面，医院有着得天独厚的优势：医生最清楚临床需要解决的问题，即医生有大量的关于科研需求（目标）的想法（idea）；拥有科研必需的大量的临床病例、医疗记录和标本；拥有动态观察、随访病程进展和病情变化的工作平台。而且，随着现代实验技术的进展和普及，随着大量原本复杂的实验室技术的智能化和简便化，大量以前只能由训练有素的基础医学研究者才能掌握的实验技术，受过基本科研训练的临床医师和技术员即可胜任。这些情况的变化，使临床医师开展基础研究和应用基础研究的门槛越来越低，医院从事高水平医学生物学研究的能力越来越强。在这种背景下，"临床牵引"的重要性和现实意义显得更加重要。

研究型医院的总体科研思路应该是：利用现代科学研究的新观点、新技术和新方法，紧密结合临床需要解决的实际问题，开展各种类型的以应用为导向的科学研究。 通过科学研究，培养学术团队和领军人物；通过科学研究发展临床新技术，开展新项目，培育具有核心竞争力的新的优势学科；通过研究型学科建设，提升医院整体实力和社会服务能力。

五、学科建设要创新驱动

创新，是人类社会和科学技术不断发展的基本特征之一。医学发展史本身就是一部不断创新、不断进步、不断完善的历史。研究型医院学科建设，其目标应该是建设能引领行业发展和技术进步的高水平学科。强大的临床诊治能力是基础，高水平的科研团队和研究实力是保证，由此不断产生高水平的科研成果，能主导或参与行业标准和技术指南的制定或修订，同时还应具有较强的医学教育和人才培养能力。

所有这些特质，都必须有创新性思维、创新性研究和创新性成果作为学科建设和发展的驱动力，这就是"创新驱动"。研究型学科或科室的带头人不能满足于能应付临床日常工作、能处理急危重症病人、能正确地执行各项行业标准，或能开展跟踪性或模仿性的科学研究。研究型医院的研究型学科的任务或责任是从临床实践中不断发现问题、分析问题，提出解决问题的办法，"有所发现、有所发明、有所创造、有所前进"，为行业的发展提供新知识、新技术、新方法和新标准。

建设研究型学科，带头人的创新性思维和追求卓越的精神是第一位的。与创新性学科建设的需要相适应，必须培养一支有创新性研究能力的科研队伍。这样的科研队伍，不仅包括专职的基础医学研究者，更应包括有研究能力的临床医师和技术员，形成一支能利用现代实验技术研究和解决临床实际问题的、有较高综合素质的临床医学研究队伍。

事实上，由于临床医师日常医疗工作繁忙，加之缺乏长期、严格的科研训练，单纯依靠他们开展含有大量基础研究技术的科学研究是困难的。医院对需要开展大量科学研究的科室，尤其对培养成为研究型学科的科室，应该配备专职科研人员，使之与临床医师一道形成多专业合作的技术创新平台；要使高水平的临床专科转化为高水平的研究型学科，医院需要从人力、物力、财力和政策上给予特别支持，使之健康快速成长。只有这样，才能使学科逐步走出当前穷于应付临床工作而无暇顾及科学研究的困境。只有这样，才能使学科具有创新能力，才能在全国乃至全球范围内脱颖而出，成为有创新驱动的、能不断产出新成果的一流学科。

六、学科建设要分清层次

我国大型综合医院的学科或专科种类繁多，如果包括临床医学三级学科及其各种亚专科，一般拥有 60 ~ 100 个专科和亚专科，加上多学科合作团队（诊疗中心）、各级各类实验室和中心等带有学科性质的医疗和科研机构，可能大于 150 个，甚至超过 200 个。

在如此众多的学科或专科中，哪些学科是起领头作用的，哪些学科是其他学科的基础，对其他学科有支撑和保障作用，哪些学科是支持的重点，哪些需要给予优先支持，哪些只需给予基本的配置，只有弄清楚这些学科之间的层次关系和相互之间的影响力，才能做出最有效的资源配置和政策支持方案，使医院有限的资源发挥最大的效能。

如何分清层次？医院决策层需要对全院各学科和科室进行细致的学科"摸底"，做到心中有数。在调查研究的基础上，对全院各级各类学科（包括专科和亚专科）进行分门别类地梳理，根据医院学科建设规划和各学科的实际状况，形成学科分类和分层次的树形结构图。根据学科建设的需要和医院财力，制定医院对各学科建设的资源配置和经济支持计划。

绘制好学科层次的树形结构图，有利于直观地了解各学科／专科／亚专科／实验中心的关系，更好地组织多学科合作团队，推动创新型学科和专科的发展。

第四节　研究型学科建设方略

如上所述，大型综合医院的学科或业务科室繁多，各自情况千差万别，不能用一把尺子去衡量，也不能用一个标准去支持。如何因科制宜，分类、分层次制定研究型科室的培育计划或建设方案，是医院决策层在学科建设方面最重要的顶层设计之一。

一、强化巩固优势学科

优势学科是每个医院的"宝贝"，是医院品牌的支柱和核心竞争力的载体，它的实力和地位，对医院整体实力的影响甚大。医院如果是一座山，优势学科的高度代表了山峰的高度。所以，强化巩固优势学科的意义是不言自明的。

但优势学科的优势只是相对的。随着当今科学技术进步的脚步加快，各专科的发展变化日新月异，只有保持"逆水行舟，不进则退"的危机感，不断进取，才能在激烈的竞争中保持优势。因此，研究性医院要对优势学科从政策制度、人才培养、经济支持、硬件条件等方面进行持久的支持，强化和巩固优势学科。

（一）优化组织架构

所谓"优化组织架构"，主要是为优势学科选好带头人，配好助手和梯队。这是巩固和发展优势学科至关重要的一环。尤其对带头人不称职或闹矛盾的，一定要干预，不能听之任之，最后成为解不开的死结。在我国公立医院，优势学科最脆弱的时候是"打江山"的老主任即将退休，而没有特别理想的接班人的时候。医院领导要提前干预，不能等问题严重了再来临时处理。助手的选配也十分重要。一般情况下，可以让主任推荐，组织考察、任命。梯队的配置，不仅要看年龄和学位，同时还要根据具体学科或科室的业务开展情况和长期的科研方向需要，配置不同专业、不同科研特色和不同年资的人员。

（二）提供优越条件

给予优势学科更大的管理自主权，更多的专职科研人员编制，更多的研究生招生指标，更多的出国留学机会，为开展国内外学术交流提供各种支持和协助。同时，要保障优势学科的骨干队伍有合理的收入。

（三）配备先进硬件设施

临床新技术的开展，很大程度上取决于先进设备的配备。医院要在财力许可，且进行了认真的投资效益分析的基础上，尽可能满足其对设备的需要。另外，优势学科的科研能力和产出，除了人这个决定因素以外，实验条件的优劣也在很大程度上是决定因素或关键因素。尤其对于决定性的关键设备的配备，一定要尽力支持。良好的装备不仅有利于开展更先进的研究项目，同时也有利于吸引更多的优秀人员。

（四）强化考核监管

在尽力支持优势学科发展的同时，要重视绩效考核和监管，这是对优势学科另一种形式的关心和支持。尤其对优势学科带头人和主要骨干，要有具体的绩效评价指标和学科间的评比，提出更高的学科发展目标，千万不能放任自流，滋长骄娇二气、惰性和内部矛盾，使其失去朝气和进取的动力而迅速"老化"。只有形成不间断的竞争压力，同时有一个明确的赶超目标，才能永葆优势学科的"青春"。

二、全面提升发展学科

所谓发展中的学科，是指人员、装备、医疗和科研用房条件基本具备，在医院处于中流地位的学科或科室。其数量较大，一般占医院全部学科总数的一半以上。他们虽然处于同一个层级，但若逐一分析，就会发现，他们处于这个层级的原因是多方面的，主要可分为三种类型。第一种类型是各方面的配备（人员、装备、用房）较好，但学科带头人能力欠佳或干劲不足，或不能凝聚人心，导致发展缓慢甚至停滞不前（优势学科的滑坡，也可进入这个层级）；第二种类型是学术带头人或科室主任虽然有干劲或有能力，但人员配置不合理，或其他工作条件跟不上，以致不能发挥其应有的作用；第三种类型是从弱小科室起步，由于其学科带头人和科室成员的努力发展到这个阶段。

由于这个层级的学科众多，且其中一部分经过努力可能成为新的优势学科，是应该高度关注的群体。医院决策层要对学科的逐一调研，找出学科发展的问题和突破口，与学科主要负责人和骨干一起，有针对性地制定各个学科的发展规划，为他们解决发展中遇到的关键问题，清除学科发展的障碍。尤其是对学科带头人个人素质差，不能胜任领导岗位者，要毫不犹豫地撤换。只有这样，才能在较短时间内促进学科的良性快速发展。

有时候，让一个很有才气的科学家或名医担任科主任并不一定是明智的。倘若没有领导才能，做了科主任后，可能是"少了一个能干的科学家或名医，多了一个蹩脚的科主任"，对学科发展和个人事业的进步都是有害的。所以，是否应该考虑将科室主任这个行政职务与学科带头人区分开来？让有管理能力且懂业务的专业人员（不一定是业务权威）担任科主任，让学术权威做学术带头人，逐步形成"主诊医师负责制"和"PI负责制"的医疗和科研组织模式，这也许是未来解决这类问题的一个办法。

三、全力帮扶弱势学科

"弱势学科"的概念是相对的，是指在一个确定的考察范围内，其实力和在学科领域内的地位相对较弱的学科。在一流医院里的弱势学科，但在其他实力较弱的医院内又可能是强势学科。不论在哪个医院，即使在高水平的综合医院里，同样会有一定数量的弱势学科。这些学科的数量一般较少，3~5个。他们数量虽少，却是整个学科群的"短板"，对医院的发展和地位的提高往往起到较大的负面作用，用通俗的话说，就是"拖后腿"的学科。

俄国著名作家列夫·托尔斯泰在他的名著《安娜·卡列尼娜》的第一页就说："幸福的

家庭都是相似的，不幸的家庭各有各的不幸"。这些弱势学科就像不幸的家庭一样，各有各的问题。然而，作为综合医院或大型专科医院，学科群的配套是必需的，不能因为某个学科弱小而取消它。更不能采取任其自生自灭的态度，要认真分析其成为弱势学科的原因，努力帮助他们解决困难，将弱势学科牵引到发展的快车道上来。与帮助优势学科比较起来，对弱势学科的帮扶有其特点，需要特别注意。

如何帮扶弱势学科？基本原则是"缺什么补什么"。弱势学科之所以成为弱势，一个很重要的、带有普遍性和根本性的原因，往往是学科带头人或科室主任的问题。如学术水平实在太低，不具备领导这个学科的资格；能力不足、干劲不大；或者是性格、人品、工作方式有问题。这时候，没有其他办法，只能果断换人。除此之外，造成弱势学科的原因多样，需要认真调研、分析，找出主要矛盾，逐步化解。在这方面没有固定的公式，只能靠医院领导的智慧和决断。如果仅仅因为长期投入不足而形成弱势学科，解决问题的办法是最简单的。但在加大投入的时候，仍然要坚持对投入和产出（包括经济效益和对学科发展的作用）的效益分析。

四、大力发展综合专科

这里所说的"综合专科"指两种专科形态：一是指能综合处理传统的"大内科"或"大外科"领域内的诊断不明或临床处置过程中需要涉及多个学科的复杂疾病的综合性科室；二是指前文所述的有明确诊治范围的"多学科合作团队或诊疗中心"。

这两种综合专科都是在临床专科日趋细分的形势下，大型综合医院为了弥补专科细分带来的医生诊疗能力的局限性而采取的办法。如国内就有部分医院设置了综合内科，专门收治各专科、亚专科不擅长的不需手术治疗的疑难、复杂疾病，或一时无法确诊、不能确定是哪一个亚专科的疾病，同时为临床各专科提供会诊服务，受到病人和其他专科的欢迎。显然，这里提到的综合专科与百年以前临床专科尚未细分时所称呼的大内科、大外科、五官科等等有着本质的区别，不可混淆。

既然为了弥补专科细分的缺陷而设置新型的专科形态，就要看到综合专科也是专科，同样要放在医院专科化建设的范畴内加以统筹考虑和重点建设。正因为这种思考，便提出了专科化建设"两条腿走路"的原则。即一方面大力发展亚专科，另一方面，组织成立综合专科和大量多学科合作团队。事实证明，这种做法对医院专科化建设、医疗质量和安全管理都是有利的。

发展综合专科，要注意理清专科、亚专科和综合专科之间的关系。一般说来，从组织构架和组织行为上考察，临床各专科的设置还是按照教育部和卫生部关于临床专科分类的原则设置较为合理，只是在这个分类的基础上分得更细。这种树形结构的专科分类形成医院各专科的组织构架，明晰了专科脉络和各类专科之间的关系，也是当前国内外通行的分类形式。绝大多数医院正是在这种构架上任命各专科和亚专科主任、组成学科团队和科室，形成一个个相对独立的临床诊疗和经济核算单元。可以说，专科和亚专科是医院医疗行为的独立执行单位。

在这种基础上，就成立的综合专科应当如何设置呢？综合内科和综合外科由于数量不多，人员相对恒定，可等同于一个新的专科进行设置和管理。而多学科合作团队的数量则是难以估计的，随着临床专科的细分和融合逐步深化，一所大型综合医院的多学科合作团队可以从几十个发展到超过100个，甚至更多。而且，这些团队的成员都来自各专科和亚专科，无须再成立更多新的独立运行科室。国际通行的、也是最合适的方式就是医院批准并挂牌，由团队成员科室推举召集人或负责人,以合作和联盟的形式实施诊疗活动。

多学科合作团队是学科群的一种形式,应纳入学科群建设范畴统筹考虑。多学科合作团队虽然不占医院人员编制,也不占有太多的硬件资源,以自愿的形式形成合作关系,但仍然要实行统筹管理,不能让临床学科的专家们随意组合。否则,可能形成一些专业兴趣、诊疗范围多重叠的诊疗中心,造成医疗资源的浪费和临床工作的混乱。医院要在专家自愿组合的基础上进行引导和整合,形成一批互相支撑、互不重叠、与医院专科发展现状有互补作用的多学科合作团队。

第五节　构建研究型学科群

一、学科群建设的重要意义

所谓"学科群",是指围绕具体的目标和任务,由若干个同类学科或跨门类学科集合而成的学科群体。研究型学科群是以若干个重点学科为核心,集约具有一定内涵联系的学科,在优秀的学科带头人的带领下,通过具有合理人才结构团队的共同协作努力,在良好的科研条件支撑下,进行临床技术互补和学术间相互渗透,并围绕某一共同领域的研究与发展,紧密有机地结合在一起的临床和研究实体。学科群不是简单的多学科"堆积",而是参与学科群的学科间因各自发展的需要而有机组合的,能完成单个学科难以完成的功能或任务的新的学科组织形式,是现代自然科学学科细分和融合过程中形成的学科发展新趋势。由于学科群涵盖更广泛的学科知识,整合了更强大的技术优势,在很大程度上弥补了传统学科对事物认知的局限,对消除学科边界的局限性,提高科学技术水平,对促进新兴学科的形成,都有着显而易见的作用。

(一)有利于弥补专科细分缺陷

临床医学的发展与自然科学其他门类的发展紧密相关,其学科细分和融合的规律与其他自然科学门类也完全一致。100多年以前,西方医学将需要做手术的专科称为"外科",将不需要做手术的专科称为"内科"。以后,随着对疾病认识的不断深入和诊疗方法的不断改进,一些相对独立的学科(专科)陆续分化出来,形成独立的学科(专科)。例如,从外科系统中逐渐分化出眼科、耳鼻咽喉科、口腔科,从内科系统中分化出传染病专科、精神病专科等等。随着学科门类越分越细,临床医师对所在专科领域内的疾病诊疗水平不断提高的同时,其专业局限性带来的问题也日渐凸显。突出表现在临床视野缩小,诊断思路受到知识结构的局限而发生不应有的误诊误治,医院内部各临床科室的会诊量不断增加等等。这种状况有时可造成大医院大医师在诊断疾病时闹大笑话。专科细分在提高专科诊疗水平的同时造成的这种尴尬,对医院整体医疗质量和医疗安全造成了负面影响,制约了医院服务水平和竞争力的进一步提升。

在这种背景下,大型综合医院的学科群建设应运而生,目的就是弥补专科细分的缺陷,同时利用专科合作带来的优势,进一步提升医院对疾病的综合诊疗能力,从而形成更强的核心竞争力。综合医院的学科群,很大程度上就是前文所述的多学科合作团队和诊疗中心(为科学研究而组织的联合攻关协作组、创新团队或整合不同院系、不同专业的大型项目组也是学科群的一种形式)。它打破了内科与外科、医疗与医技、儿童与成人专科的界限,以疾病、器官、系统为核心，由一些彼此需要的相关专科组成或紧密或松散的合作团体，互相取长补短，以获得更强的临床诊疗能力和更高的科学研究水平。以消化道肿瘤疾病为例，如果首诊在消化内科，医生可能建议保守治疗；如果首诊在胃肠外科，医生可能决定手术治疗；如果首诊在肿瘤科，也许被建议做化疗或放射治疗。三个专科之间的脱节和互不联系，往往使病人难以获得最佳的治疗方案。如果由以上三个专科加上病理科、放射科和超声诊断科组成消化道肿瘤诊疗中心，由中心的专家根据病人的具体情况共同制定诊疗方案，必将大幅度提高对消化道肿瘤的诊疗水平，避免误诊误治和不恰当的治疗强度。

（二）有利于形成新兴学科

传统医疗组织形式是以专科和亚专科为单位负责病人的诊疗工作。由于医师专科知识的局限导致诊疗效果难以达到最佳化是经常遇到的问题，由于临床研究人员的知识局限导致科研设计缺陷，以致不能获得应有的研究成果的情况也是常见的问题。学科群整合各相关专科的知识和力量，推动多学科交叉与融合，更好地发挥了专科细分的优势，形成了任何单一专科都无法比拟的临床诊治和科技创新优势。随着多学科合作的持续进行，从中可催生一部分处于学科交叉区域的新兴学科。可以说，学科群是促进学科发展和科技进步的动力。

（三）有利于资源利用率最大化

大型综合医院专科众多，大量人、财、物资源和信息资源在传统的专科纵向独立运转模式下存在很大的真空地带，由此造成的多科重复就诊、重复检查和不断会诊等问题，不仅浪费了宝贵的资源，而且大大降低了医疗工作效率。以横向联合和学科网络为特征的学科群的建立使病人在一个学科群或多学科合作诊疗中心内接受诊疗服务，避免了资源浪费和患者长时间地等待，不仅使医院资源利用率最大化，同时也提高了诊疗效果。

（四）有利于提高医院科技创新能力

临床医学所面临的大量难题，如癌症的早期诊断，疑难危重疾病和慢性病的诊治等均涉及多学科，甚至医学以外的学科领域，任何单一的专科均难以对这些问题独立进行高水平的科学研究，也难以获得高水平的创新性成果。学科群联合攻关成为当今医学科学研究的必要模式。

（五）有利于培养高素质研究型人才

在学科群环境下工作的医生和其他专业学者，有机会接触各个专科专家，见识不同专科处理方式，经历各种各样的与他（她）所从事的专科既有区别、又有联系的疾病。这种环境有利于他们形成全方位看问题的思维逻辑和综合处理复杂疾病的能力，同时可以培养他们的合作精神和谦虚谨慎的工作态度。这也是现代医疗人才最需要的职业素质。

（六）有利于增强医院核心竞争力

学科群博采众长，取长补短，使医院对疑难、复杂疾病的诊疗能力有一个大的提高，可直接提升医院的核心竞争力和行业地位。因此，学科群建设受到有远见的医院管理者的高度重视，成为他们所领导的大型综合医院学科建设的重点。

二、学科群建设的交叉融合

学科群建设不是几个相关学科形式上的合作，更不是"拉郎配"，而应该是彼此有互补和支撑作用的相关学科，为解决感兴趣的科学问题和临床问题，彼此共同发展而有机地结合在一起。这种合作加上医院的支持和引导，就能使学科群在实践中不断汲取合作伙伴的经验和长处，不断形成新的专业知识、专业理论和专业技能，不断形成新的业务规范和业务流程，不断形成新的教学体系，不断培养出掌握了新理论、新概念和新技能的新一代专家学者。这个过程是实现学科交叉和融合的过程，是学科群建设的最高境界。

仅仅为了解决临床问题而组成的专科间合作是难以达到学科交叉和融合的目的的。要实现学科交叉和融合，需要医院决策层在制度层面做好安排和引导，需要学科群的各合作方有实现学科交叉和融合的概念和意愿，需要在日常工作中对人力资源和工作模式做出适合学科交叉融合的安排。学科群中要有优秀的具有领导才能和号召力的学者作为带头人，既要有高水平的临床医师，又要有高水平的科研工作者，共同组成结构合理的学术梯队。这种学科群就是研究型学科群。研究型学科群的带头人和骨干成员具有较高的学术水平和科研能力，这个基本条件将促使他们十分注重根据工作中得到的经验、教训和各种数据，进行分析、总结、提炼，不断上升为新的理论和技术规范，在这个过程中，学科的交叉和融合便水到渠成。

三、学科群资源的整合配置

顺利实施学科群建设，除了相关学科带头人的意愿和积极性外，关键在于医院的支持和统筹协调，其中十分重要的一点就是优化学科群的资源整合配置。优化学科群资源整合配置的目的，是最大限度地利用学科群各合作方已有的人、财、物资源，用较少的投入实现合作效益的最大化。

学科群的各方是医院中有建制的专科或亚专科，或者还有院外的实体机构或个人参与；他们拥有的资源，尤其是设备和房屋资源有多有少，既有互补，也会有重叠。如何合理配置这些资源，一般说来，需要关注以下几点

（一）业务用房配置

一般情况下，无须为学科群建设配置更多的工作用房。合作各方的现有房屋就是学科群的工作场地。如果学科群成员单位用房均较宽松，也可在一定范围内实现共享，如两个业务关联紧密的专科共用一个病区，将节省下来的病区用于新的业务扩展。当然，为了工作的便利和提高效率，在房屋资源允许的情况下，对确实缺乏工作用房的学科群可以适当配置业务用房，如学科群新开展的联合门诊。

（二）仪器设备配置

学科群内要建立仪器设备共享机制，各方原有的仪器设备如果能够满足需要，一般不宜采购新设备。有时候，因为实现了仪器设备共享，反而能调剂出部分设备给医院其他科室使用，这样就能降低学科群的运行成本，实现更大的经济效益。当然，对开展新技术必须使用的仪器设备，医院应尽可能予以支持。

（三）人力资源配置

多学科合作后，原有专科或亚专科的日常工作仍需照常进行。由于合作增加了工作内容和工作量，或开展了新的技术项目，一般需要适当增加人力。对新增岗位的设置，要尽可能用低学历、低收入的辅助人员；除非必须，不要用高职称、高收入的人员去干低层级的工作。一人能够兼顾的工作，不要为了方便而聘用两人，或者将所有辅助岗位委托社会公司提供，这样就能大幅度减少了人力成本和劳务纠纷带来的风险。

在实现了业务用房和仪器设备共享、尤其是病区合并的学科群，也可能会精简人手，这是

最经济的，会大幅度降低学科群各方的固定成本，有利于实现效益最大化。

四、学科群建设的主要模式

医院的学科群即多学科合作团队的合作模式，一般可分为松散型、紧密型和实体型。

（一）松散型模式

在多学科合作团队建设初期，其合作模式多半是松散型的。这样的模式不需要特殊的人事调整和行政干预，合作各方保留了独立运行的权利，相互干扰最少，只是在需要会诊和联合诊治病人时，或合作进行课题研究时才一起工作。这种模式对合作各方的约束少，一般不进行或进行十分有限的资源整合，学科群的效果也相对较差。松散型模式由于对各方的利益影响不大或利益关系是暂时的，虽然形成合作关系较快，但由于约束力小，相当一部分在合作一段时间后就因各种原因而形同虚设或不了了之，只有少数会持续下去或发展成为更紧密的模式。

（二）紧密型模式

紧密型的学科群一般是建立在合作各方有长期固定的合作项目和合作需要的基础上，各方在利益上和学科发展上有更强烈的需要和互补性，或在医院的支持和协调下进行了一定程度的资源整合和适当的行政干预而形成的稳定的联合体，联合工作成为合作各方的日常行为。松散型的学科群在实践过程中也会有一部分由于各方利益得到了很好的满足，合作成效显著，合作形式日渐紧密，最后自然形成紧密型的合作。紧密型的合作模式由于彼此需要，资源利用率和工作效率较高，且符合合作各方的利益，会合作得更长久。

（三）实体型模式

实体型模式是指由某种行政机构（如政府或医院）将几个相关的学科或专科组合成一个既有人员编制，又配备了业务用房和设备、器材，实行独立的内部成本核算的业务工作单元或实体。一般说来，这种以实体形式存在的学科群往往是从紧密型模式演变而来。医院也可能根据自身发展的需要，直接组建一些必须有多学科合作才能实现良性发展的实体型新兴学科群，如移植医学中心、干细胞治疗中心、基因诊断中心和肿瘤治疗中心等等。不论是由实体型模式演变而来还是由医院行政权力组建而成，实体型模式在这三类模式中是最稳固和资源利用效率最高的学科群形式。实际上，这种形式就是新生学科的雏形，它意味着由学科群派生出了一个新兴的交叉学科或专科，代表了临床医学发展的新分支和新方向。

这些学科群按其合作方式可分为以下三类。

（一）按照疾病的诊疗链条建立学科群

这是最常见的一类，即以器官、系统、某种重要疾病或某一类需要多科合作诊治的常见病和多发病为核心，组建各种诊疗中心。如：呼吸道变应性疾病诊疗中心、消化道肿瘤诊疗中心、头颈肿瘤诊疗中心、神经病学诊疗中心、糖尿病诊疗中心、心脏病诊疗中心等等。这些诊疗中心打破了内、外科的界限，打破了成人与儿童的界限，有些还打破了中医和西医的界限，利用一切可以利用的先进技术，集中多学科专家的智慧，为病人选择一个最佳的诊断路径和治疗方案，使诊疗效果在现有技术的基础上达到最佳。

（二）按照学科类同性和互补性建立学科群

如放射医学、超声医学和核医学联合组建的影像医学学科群；病理学、免疫学、分子生物学和细胞生物学联合组建的病理形态学学科群；放射医学、核医学、分子生物学、免疫学和结构生物学等学科组建的分子影像学学科群等。

（三）将有同类技术基础的学科组成学科群

最典型的是器官移植中心，其核心技术基本上是类似的，如配型、器官摘除和吻合、抗排异反应、药物毒副作用检测等等。于是，不少医院将原分属于普外科、泌尿外科、心胸外科等专科的肝、肾、心肺移植和其他脏器移植技术团队组合到一起，加上临床药学、肾内科、免疫学实验室等专业人员共同组建器官移植中心，起到了很好的资源整合作用，移植效果明显提高。

五、学科群建设的关键环节

以上分述了学科群建设的概念、意义、模式、内涵、建设要点和不同学科群之间的演变。学科群的分类是人为的，但学科群的产生和发展有其自身规律。学科群建设是否成功，关键是要深刻认识各学科的内涵，尊重学科产生、发展、分化和融合规律，同时也要尊重医院管理规律，只有这样，才能抓住学科群建设的关键环节，把事办成。

建设学科群，要关注下面几点。

（一）确定和选择学科群类型

在组织学科群前，要根据建设学科群的目标、任务和合作各方的诉求和特点，确定哪一种模式是最合适的。前述三类模式并无明显的优劣，要根据需要选择。如只需要进行短时间的多学科合作，就没有必要选择实体型；如果各专科都需要联合工作，而且工作任务是长期的，如消化道肿瘤诊疗中心，并预期能给合作各方带来好处，就应该选择稳定性或实体型。

（二）选择合适的学科群带头人

这是学科群建设取得成功的关键。有了合适的带头人，又有合适的合作模式，加上医院的支持，没有干不成的。相反，如果选择了一个不合适的人，条件再好也未必成功。

（三）出台与学科群建设相适应的配套政策

学科群建设需要医院多学科、多部门配合，需要一大批专家教授的积极参与，同时势必或多或少改变原来的利益格局，必须设计一整套政策来规范各学科和各职能部门的行动，调处利益各方的关系，从而最大限度地调动各级各类人员的积极性和创造力，共同建设好新的学科群。如果事先缺乏周密的顶层设计，实施中就达不到效果。或反对的人多了，什么事都做不成，而且往往会将好事变坏。

（四）编制合理的学科群经费预算

建设学科群，尤其是建设研究型的学科群必须投入。投资主要用于设备采购、房屋建设或维修和人力成本上，动辄几十万、上百万，甚至更多。所以，对每个学科群建设应有一个比较详尽的预算，以避免财务失控。根据医院财力和学科群发展的需要，按轻重缓急合理安排每年批准学科群建设的数量，并做出基本准确的预算。

（五）建立学科群绩效评估和奖励制度

学科群建设是一项系统工程，不可能一蹴而就。不是医院批准、下文、任命后就万事大吉。这些程序走完了，只是"万里长征迈出了第一步"。学科群建设的成效如何，还须接受时间和实践的检验。这就要在学科群建设之前或之初制定一套行之有效的绩效考评和奖励制度，以此规范各学科群的行为，鼓励专家们合作建设好新的学科。

（六）鼓励学科群开展高水平临床研究

临床专科组织的学科群，虽然是以治疗病人为第一目的，但不能仅限于解决临床诊疗问题，要根据研究型学科群的要求，注重收集临床资料和标本，及时总结经验和教训，通过科学研究并使之上升为新理论、新技术、新方法。要更多开展事先有科研设计的前瞻、随机、双盲、对照研究，这种研究能显著提高对疾病本质的认识，进而提炼出新理论、新技术和新方法。

（七）关注对青年学者的培养和使用

每个学科群的学术带头人要站在全局立场上，站在学科群发展的高度看问题，注重发现新人、培养新人、使用新人。对那种只关注自己，压制别人的负责人，对那种不关心青年学者成长的所谓学科带头人，要注意管控，最好另换新人。

第七章

人 才

复合 · 卓越 · 团队

第一节　研究型人才内涵

一、基本定义

医院的研究型人才主要指在医院的各类岗位人员中，面向医学科学技术发展前沿，善于结合临床实践开展创新性研究工作高水平人才。简单地说主要是临床与科研兼优的复合型、创新型人才，至少具有五种较强能力：临床诊治能力、科研创新能力、信息化技术运用能力、国际医学交流能力、前沿追踪学习能力，从事教学工作还需包括创新性教学能力。医学大家、行业泰斗吴孟超非常完美地诠释了一个研究型人才的成长过程。从1958年起，他进行了肝脏解剖研究，在建立人体肝脏灌注腐蚀模型并进行详尽观察研究和外科实践的基础上，创造性地提出了"五叶四段"的解剖学理论。为解决肝脏手术出血这一重要难题，在动物实验和临床探索的基础上，建立了"常温下间歇肝门阻断"肝脏止血技术。为掌握肝脏术后生化代谢的改变以降低手术死亡率，通过临床和肝脏生化研究发现了"正常和肝硬化肝脏术后生化代谢规律"，并据此提出了纠正肝癌术后常见的致命性生化代谢紊乱新策略。为进一步扩大肝脏外科手术适应证，提高肝脏外科治疗水平，他率先成功施行了以中肝叶切除为代表的一系列标志性手术。通过一系列的创新性研究和实践，吴孟超教授创立了独具特色的肝脏外科关键理论和技术，建立了中国肝脏外科学科体系，为推动人类健康、战胜疾病做出了不可磨灭的贡献，是一个真正的研究型人才。

二、主要特质

特质是指个人所表现出来的、稳定的一系列心理品质，包括动机、自我认知、态度、价值观、知识和技能等。研究型科技人才除了一般人才的特点外，还具备创新性思维、求异性思维、超越性思维的思维特质，和创新研究能力、坚韧不拔毅力、全面综合能力、协同合作能力、管理决策能力、成果转化能力等能力特质。

（一）研究型人才思维特质

1. **创新性思维**　创新性思维是具有创新性的个性品质，是指研究型人才对创新活动的自觉认识和自主意识。创新性思维决定着主体创新活动的方向和目的，是创新的内核，其内容包括创新动机、创新人格和创新精神。创新动机是个体在创新过程中心理活动特有的动力特征，包括创新型人才的兴趣、爱好、需要、动机，如强烈的成就动机、创新欲和求知欲等。创新人格则是个体在创新过程中的人格特征，其中价值观、理想和信念是关键。创新型人才能够按照自然界和社会发展的客观规律提出自己远大的行动目标，并为了实现目标，自强不息，拼搏进取，具有高度的自觉性和自制力，积极主动地使自己的行动服从于奋斗目标，坚定执行决定，克服和战胜一切干扰和影响。创新精神是在创新实践活动中，创新型人才逐渐形成的自身比较稳定的创新性个性心理，是创新性思维的外在表现。其内容包括创新型人才的包容性、坚韧性、质疑性、独立性、冒险性、务实性与自信性，如质疑与批判精神、探索与求实精神、拼搏与坚韧精神、冒险与牺牲精神等。突出表现为在复杂和意外情况下判断迅速，当机立断，坚定果敢，在困难面前表现出顽强的意志，满怀信心地迎战前进道路上的各种困难，持之以恒，顽强坚韧；善于总结经验教训，总是充满积极向上的强烈情感，对未来充满激情，对事业充满热情，具有高尚的道德情感和审美情感，情感丰富而深刻，稳定而持久，并善于调节和控制自己的情感。

创新性思维源于对科学研究的浓厚兴趣和旺盛的求知欲，是创新行为的先导和创新研究的内在驱动力，是人的创新能力得以发挥的潜在动力，决定着研究人才能否进行创新以及创新的成败。一味地循规蹈矩、墨守成规注定无法创新，唯有敢于开放、勇于创新，具有敏锐观察力的科技人才，才能摆脱自身思维的狭隘性和传统观念的束缚，始终保持旺盛的创新意识和活跃的创造性思维状态，探索和揭示事物运行的客观规律，从本源上发现重大问题，准确把握科技发展趋势，创造出新思想、新知识、新技术、新工艺、新方法、新产品，不断地推陈出新。

2. **求异性思维** 求异性思维是指特别关注客观事物之间的差异性，即现象和本质的不一致性和已有知识的局限性。《周易》有云：百姓日用而不知，故君子之道鲜矣。对于研究者来说也是同样的道理，如果只是浑浑噩噩的简单重复，缺乏求异性思维，则无法取得成功。因此不能满足于常规和跟在他人后面亦步亦趋，必须具有求异的思维，在求异、求新中发现创造性思维的火花，异中求新、新中求变，多样性推动事物的发展。求异性思维是孕育一切创新的源头，是整个创新活动的智能结构的关键，是研究型人才的关键素质。创新人才往往能对普遍现象和已有的权威理论持怀疑的、有分析的、批判的态度，对于未知领域、不解的现象有探索的兴趣。

求异性在认识过程中往往凝注于客观事物间的差异性与特殊性，现象与本质的不一致性，已知事物的局限性。屠格涅夫曾说过："在一切天才人物身上，重要的是我敢称之为自己的声音的一种东西，这些音调在其他每一个人的喉咙里是发不出的。"研究型人才需要从广阔的外界环境中吸取一切有用的先进经验，改变仅仅凭直觉经验和感情因素支配的狭隘的单一思维方式，以及循规蹈矩、生搬硬套、墨守成规的形式主义思维方式，敢为天下先，见人之未见，思人之未思，行人之未行。研究型人才作为异质性创新知识的拥有者，应当具有良好的批判思考能力，不迷信盲从，不畏惧权威，独立思考，敏于生疑，敢于存疑，勇于质疑，多角度、大范围、辩证地思考问题，生发出新异、多彩、多元的发展性、创造性、突破性的新构思、新思想、新思维。在对事物进行分析、综合和判断时做到独辟蹊径，从而产生新颖、独特并且有社会价值的思维产品，在科学领域取得突破。

3. **超越性思维** 现代医学研究和临床实践已延展至宏观和微观领域，将无限的想象力与逻辑思维有机地结合，才能丰富原有的形象思维，形成超越性思维。超越性思维具有联动性、开放性、发散性和跨越性，善于纵深思考、逆向思考、横向思考，由浅入深，由小及大，触类旁通。因此，研究型人才必须具有敏锐的观察能力、深刻的洞察能力、见微知著的直觉能力和一触即发的灵感和顿悟，不断地将观察到的事物与已掌握的知识联系起来，发现事物之间的必然联系。

在超越性思维过程中，人的思维积极活跃，善于对事物进行细致的观察，变无意识为有意识，透过现象找出事物的本质，善于提出新的假说，从与众不同的新角度提出问题，探索开拓别人没认识或者没完全认识的新领域，不受传统的单一的思想观念限制，以独到的见解分析问题，善于巧妙地转变思维方向，用适合时宜的新途径、新方法解决问题，超越时间、空间和事物，打破趋向性、常规性、程序性的思维定势，独辟蹊径，标新立异，革新首创。同时具备超越性思维的研究者始终能够保持观察的客观性和准确性，持续地将医学实践中观察到的事实与已有的知识或假说进行深入思考，将事物之间的相似性、特异性和重复性进行比较分析，以获取事物之间的必然联系，进而更加深入地感知事物的特征，认识事物的本质。

在超越性思维过程中，并无现存的方法和程序可循，在方式、方法、程序、途径等方面也没有固定模式，因此，可以灵活地自由驰骋于知识的海洋，快捷地从一种思维跳到另一种思维，从一种意境进入另一种意境，多方位、多角度地思考问题，不断随着情况的变化修正所探索的内容和目标。尤其是我国社会正处于转型期，面临着信息化革命带来的种种机遇与挑战，依靠超越性思维突破旧有观念和思维模式的束缚，往往会给整个学科带来革命性的突破，而若仅仅掌握资源和技术，不懂得转变观念和思维方式，很可能将快速发展的可能性变为不可能性，乃至被淘汰。

（二）研究型人才能力特质

1. 创新研究能力　研究型人才必须有较强的创新研究能力，这是区别于一般人才的根本点。创新研究能力的构成要素，即创新研究意识、创新研究知识和创新研究技能。

研究型人才首先应当具备良好的创新研究意识。创新研究意识是研究型人才在创新意识的驱使下，及时准确地收集各种创新信息，抓住创新机遇，为下一步研究积累经验，并对事物将来可能出现的各种复杂情况做出预测的意识能力，是创新主体在认识事物和解决问题时所迸发出的前所未有的最高的本质力量，是创新的决定性因素。创新研究意识可以表现为从多角度、多方向、多纬度地去思考问题，突破逻辑推理的限制，利用外部信息去发现解决问题的途径，科学、合理、有效、有选择地继承前人的经验，同时能及时放弃无用的旧方法，采用有效的新方法，对事物做出新的解释，从而富有成效地创造或创新。

其次，研究型人才应该具备开展创新研究的深厚理论知识功底。在市场经济、知识经济和全球化的条件下，知识的更新速度和传播速度、科学技术发展速度日新月异。研究型人才必须要具备扎实的专业基础知识和稳定的研究方向，精通本专业的最新科学成就和发展趋势，并且了解相邻学科及必要的横向学科知识，这是在科技竞争日趋激烈的情况下做出创新贡献的基本条件。同时具有较强的学习能力，能从科技创新活动本身要求出发，快速掌握所需知识，从而严谨地对事物做出系统、综合分析与准确判断。没有大量的知识积累和对本专业领域的深刻理解及前沿知识的掌握，研究根本无从谈起。

研究型人才还应该具备全面的创新研究技能。创新研究技能包括观察能力、判断能力、记忆能力、想象能力、独立实践能力、操作应用能力、模仿和探索能力、交流表达能力等。俄国杰出的生理学家巴甫洛夫非常重视观察在科学研究中的作用，坐落在巴甫洛夫城的苏联科学院巴甫洛夫生理研究所的建筑物上，就刻有他的题词："观察、观察、再观察"，由此可见观察能力的重要性。敏锐的观察力，有助于科学研究人员从本源上发现重大问题，准确把握科技发展趋势，及时发现他人没有发现的东西。具备了敏锐的观察力和较强的实践能力，研究型人才还需要有准确的分析和判断能力。这样，当机会出现的时候，才会发觉它，并从中找出解决问题的线索。1928年，英国细菌学家弗莱明进行葡萄球菌器皿培养，实验过程中多次开启器皿导致培养物受到污染，大家都注意到了出现霉菌菌落的现象，但许多人认为这并没有什么，弗莱明利用其敏锐的判断力，分析出背后隐藏的重大意义，其后他发现了青霉素，实现了细菌研究史上的一次伟大创新。研究的过程是遵循科学、依据事物的客观规律进行探索的过程，只有具备并应用全面的创新研究技能，并在经过自身研究探索和科学试验的基础上，准确地分析、判断和把握事物的客观规律，才能在未知领域里有所发现、有所创新，从而提出解决问题的新理论、技术或工艺、办法或路径。

2．**攻坚克难能力** 科学研究是一个复杂、艰苦和曲折的过程，不可能一蹴而就。而创新是一个探索未知领域和对已知领域进行破旧立新的过程，更会遇到重重困难、挫折甚至失败。研究型人才必须具备非凡的胆识和坚韧不拔的毅力，以及良好的承受失败与挫折的能力，能够坚强面对困境，在屡战屡败甚至身陷绝境时，也不动摇自己的信念和对科研目标的信心，不轻言放弃，这样才能不断战胜创新活动中的种种困难，最终实现理想的创新效果。

研究型人才的攻坚克难能力，首先是建立在浓厚的兴趣和献身精神基础上，同时有强烈的进取意识和风险精神、顽强的意志、持之以恒的精神和战胜困难的决心与信心。科技创新工作每时每刻与困难打交道，能坦然面对困难，并且想方设法战胜困难，走别人没有走过的道路，遇到挫折时保持乐观的态度，时刻保持符合科学思维规律的创造力，不达目的决不罢休。正如马克思指出，在科学上没有平坦的大道，只有不畏劳苦沿着陡峭山路攀登的人，才有希望达到光辉的顶点。科技创新工作是利用已有的知识去探究未知的世界，这好似披荆斩棘开出一条前人没有走过的新路，本身就有很大的困难。其中既有自己知识的不足、经费和设备条件等因素造成的困难，也有长期从事烦琐的实验探索和枯燥乏味的理论演绎所带来的难以忍受的精神折磨，特别是一再失败所遭受的打击。对于一个没有顽强意志的研究者，一个没有恒心和毅力的研究者，很容易灰心丧气，半途而废。只有迎难而上，百折不挠，勇往直前，挑战传统习惯和阻碍势力，经历千辛万苦和种种考验，才能实现最终的目标。

3．**协同合作能力** 随着科技全球化的发展和知识经济时代的来临，科技研究与科技开发工作越来越呈现出规模化、复杂化和综合化的特点，来自经济和社会发展中的实践问题也常常需要跨专业、多学科的协作才能够有效地解决，单科孤立发展早已不合时宜，个人英雄主义时代已一去不复返，协同合作能力越来越重要。一个人只有善于与环境进行协同，并获得周围的支持才能获得成功。这意味着研究型人才不是一个自我封闭的、固执己见的人，而是一个善于适应环境并能够迅速调整自我状态的人。具体表现为善于与别人分享自己的观点，主动倾听别人的意见和建议，善于让别人了解自己的目的和意图，从而获得别人的理解、支持和尊重，创造一个有利于计划实施的软环境，这是获得成功的关键所在。

合作研究、联合开发已经成为现代科学研究工作的一个显著特征，研究型人才应当具有在大团队、多团队内部与团队之间开展合作的精神。核心研究人才作为团队科技研究与科技开发的核心灵魂与协作典范，善用这种合作精神，将科技人才的智力与信念凝聚在一起形成合力，有助于实现共同价值或追求愿景。同时不同学科、不同素质的成员，形成互补效应，通过建立自由学术交流平台，在团队内部产生知识"碰撞"，通过在研究课题中的分工协作，极大地提高交流沟通的频度，使每一个成员产生更多的新观点和新理念，获得更大的创新动力和更新的学科增长点，从而充分发挥团队的整体合力和团队优势，产生1+1>2的团队效应。团队精神和合作能力在创造性活动中的巨大潜力，使其成为研究型人才走向成功必须具备的一项能力素质。

4．**管理决策能力** 研究型人才必须具备科学研究的管理潜能。优秀的研究型人才善于组织科学研究工作，有足够的能力和素质开展科技活动和科技项目的管理工作。一个科学研究单位的核心竞争实力，通常体现为组织的科学研究实力，而科学研究实力常常来自科技研究、科技开发项目及其创新成果在实际工作中的转化结果。科技研究工作、科技开发项目的开展，通常需要研究型人才来组织、管理、支撑和引领，研究型人才在科研工作的谋划中起着核心和关键的作用，因此，必须拥有管理能力。

研究型人才同时还必须具备灵活的决策能力。优秀的研究型人才善于把握时机，善于把握事物发展变化的关键点，从而成为获得成功的关键要素。这意味着研究型人才必须善于预见在创新过程中所遇到的各种困难，而且善于把握克服困难的关键点，从而变被动为主动，推动事物向有利于自己的目的和计划方向变化。可以说，任何成功都不是自动实现的，都是在不断创造条件和有效地把握时机后实现的，这要求研究型人才不仅要善于与环境交流，而且要敏于观察形势发展变化，从而做出准确的抉择，否则就可能贻误时机，勤苦而难成。

5. 成果转化能力 研究型人才必须具备科学研究的成果转化能力。当今医学已经进入了转化医学的时代，必须切实把科研成果转化应用到临床。以往尽管基础研究日新月异，但临床诊疗水平却发展缓慢，即使科研创新、技术创新取得了重要的突破，但常常被束之高阁，无形中给实验室研究和临床工作之间竖起了一堵墙。创新是一个完整过程，应当打破存在于实验室与临床之间的障碍，把基础研究的创新成果迅速转化为能够为临床所使用的技术、方法，造福患者，只有这样，临床－基础－临床的转化医学理念才能得到充分地体现。只有完成创新链条的最后一环，科研火花才算迸发出最亮的光芒。因此，研究型人才必须具备围绕和专注临床，解决临床中尚未解决的实际问题，通过成果转化，将创新成果开发为新产品、新技术，真正达到研究的目的，对医学研究的发展发挥重要的引领和支撑作用。

第二节　研究型人才的培养

对研究型医院来说，人才是最重要的资源，是医院建设、壮大、持续发展的关键所在。研究型医院一定要高度重视人才培养，通过选拔、培养、考核等各种手段，不断提高人才的政治思想觉悟、业务水平和科研能力。

一、发现研究型人才

现代人才管理学，将人才分为两大类：显人才和潜人才。显人才，是已被社会承认的人才。潜人才，即潜在的尚未被发掘的人才。古今中外，绝大多数人才都有一个从潜到显的孕育、显露过程。潜人才是人才成长、显露的艰难期，如果能够及时被发掘和培养，就可能脱颖而出做出更大的贡献，反之则很可能被压抑和埋没。正如韩愈笔下的千里马，虽有千里之能，纵有千里之志，如果不是伯乐"识货"，也只能"辱于奴隶人之手，骈死于槽枥之间"。足可见知人是何等重要，又是多么不易，从选拔人才的前提来看，识才于未显之时至关重要。

19世纪英国教育家纽曼认为，研究型人才就是"会思考、推理、比较、辨别和分析，情趣高雅，判断力强，视野开阔的人"。牛津大学为英国培养出40名诺贝尔奖获得者、25位首相，该校校长鲁卡斯要求大学培养的研究人才"要有很高的技术，非常宽的知识基础，有很强的个人责任感、革新能力和灵活性，个人能够不断地获取新的技术以适应其需要"。爱因斯坦把研究人员分为三种：一种人把科学研究工作看成是谋生的工具，第二种人把科学研究工作看成是显示自己特殊才能的机会，第三种人则是为了探索科学真理。第一种人一旦生活有了优厚的待遇和条件，就可能根本不再去过问科学研究是什么东西；第二种人在取得点滴成果以后，自己的才能已经显示在世人面前，有了荣誉和地位，他就可能放弃研究工作；第三种人才是真正的研究型人才，只有为探索科学真理而甘愿献身的人，才对科学的发展和研究工作才具有真正的热情、浓厚的兴趣，他们即使在物质报酬菲薄的情况下，仍然把对科学真理的探索看成是自己生活的重要组成部分，并甘愿为其贡献毕生精力。

（一）打造研究型人才选用的科学体系

1．建立人才选拔的合理机制 识玉难，知人更难，难在未显时。"故明哲之相士，听之于未闻，察之于未形，而鉴其神智，识其才能，可谓知人矣。若功成事遂然后知之者，何异耳闻雷霆而称为聪，目见日月而谓之明乎？"北齐文学家刘昼认为，发现人才于未显之时，才能称得上知人之智，尧之知舜，文王之知吕望，萧何之知韩信，文种之知范蠡，都是识荆于草莽之中，察人于卑微之时，擢才于未遇之际。因此，人才选拔需要敏锐的洞察力和超前的判断力，要全面考察和看待人才的现在和过去、优势与不足、缺点和特长，从各个侧面辩证地观其才识，而不应该以一时一事、某个侧面或某个局部做定论。陈景润曾被认为是一个不合格的中学老师遭到校方辞退，幸遇华罗庚慧眼识才，将其调到中科院数学研究所，终于在数学领域取得了举世瞩目的成就。如果当时华罗庚以细短遮专长，用以偏概全的眼光看待陈景润，那么我国就有可能失去一颗数学巨星。因此，在识别人才时要用辩证的、发展的眼光，既要分清现象与本质，主流与支流，从大处着眼。

邓小平同志提出，选贤任能也是革命。古往今来，选人靠一人之智、一人之明，靠"伯乐相马"，往往视野受局限，识人也不够全面。只有以天下人之眼观之、以天下人之耳闻之，广泛听取群众的意见，充分尊重群众的选择，用制度选人，才能把真正优秀的人才选拔出来。"时人不识凌云木，直待凌云始道高"。我们缺的不是人才，而是出人才的科学机制。传说张献忠考秀才，先在两柱之间系一条绳子，叫应考者走过去，太高的杀，太矮的杀，于是杀光了蜀中英才。如果用一个单一随意的标准来套人才，人才就会被刻板的标准所折杀。因此，要建立规范合理、科学完善的衡量人才标准，包括"能力标准"、"道德标准"、"学识标准"、"体格标准"。通过对人才的潜在能力、显在能力、综合素质、发展方向等进行全面评价，把真正的优秀人才选用到合适的岗位上来。"横看成岭侧成峰，远近高低各不同"，识人需要多角度、全方位进行观察和了解，才能透过现象看本质，得出科学的判断。

"不畏浮云遮望眼，只缘身在最高层"。识别人才须立足高远，就是要以更宽的视野、更高的境界、更大的气魄，努力让优秀人才脱颖而出。坚持不仅从舞台上发现人才，也要从观众席里寻找人才的"观众席理论"，遵循不唯学历、不唯职称、不唯资历、不唯身份的选才原则。解放思想、更新观念、放开眼界、创新方法、唯才是举、选贤任能、不拘一格选才用才，善于从那些有争议的人中把富于创新的人才选拔出来，及时启用、大胆提拔确有真才实学的未名之人，真正做到识才于未显之时。

2．优化人才任用的评价机制 人才评价在发现、选拔、培养、使用、考核过程中，具有正确裁判、正面激励、递进增强人才效能的作用。韩非子《用人》一文中曰："明主使法择人，不自举也；使法量功，不自度也"，"闻古之善用人者，必循天顺人而明赏罚。循天，则用力寡而功立；顺人，则刑罚省而令行；明赏罚，则伯夷、盗跖不乱。如此，则白黑分矣"。倡导依据既定的严格章法来培养和选任优秀人才，而不只是仅仅凭借个人的喜恶爱好和感情亲疏，依据既定的严格法规来衡量和评估功劳的大小。准确进行人才评价，是人才得到社会承认的前提，也是激励人才发展、进行资源分配的关键。重点把握"量与质"、"功与过"两个重要范畴,动态考察非人才-人才的转化、人才-非人才的转变,深刻把握人才的整个成长变化过程,是人才评价科学化发展的基础。

人才的评价应当立足长远,数量与质量并重,全面评价人才素质、知识层次、工作责任、技术水平、综合能力、创新创造、工作成效等多重要素。在人才评价中片面追求成绩,忽视能力与素质的提升,很容易使人才先天发展不足,后天竞争无力。应避免"重数量、轻质量"、"重短期利益、轻长远利益"的普遍问题,一味苛求研究型人才在短期内多出科研成果,易形成心浮气躁和短视效应。在科研过程中过分追求数量而忽视质量,力求早出数据,多出文章,快出成果,容易导致粗制滥造和学术贬值,这对产生高水平的研究成果和高层次的研究人才极为不利。发达国家对科研人员的遴选、考核、评估、淘汰机制非常严格,一般采用任职年限制,实行任期内竞争晋升,如美国国立卫生研究院 NIH 科研人员,前后 11 年的连续评议淘汰机制,定期接受科学顾问理事会的评估,在 6 年任期内未升入终身研究员,必须离开 NIH。即使获得了终身研究员职位,也需每 4 年评估决定是否提级,最终成为固定科研人员约占 5%。严格的评价制度是确保研究人才始终保持竞争力和创新能力的重要手段。

人才任用中还要克服"马太效应"。"马太效应"是一种社会惯性,已经成名的"显人才",社会加给他们的荣誉、待遇、职位越来越多,而尚未成名的"潜人才"经过千辛万苦的努力,创造的成果或许无人问津。因此,在人才任用和评价时既要关注那些脱颖而出的成熟型人才,更要从政策上重点扶持那些具有潜质的未来型人才。

(二)畅通研究型人才引进的绿色通道

1. 创造人才引进的宽松环境　积极推进高层次研究型人才是顺应时代科技进步的必然要求,是壮大研究型人才队伍、加快建设人才战略的必要举措,也是提升自主创新能力、建设研究型医院的有效途径。我国作为经济发展最快的国家,其战略地位和国际地位不断提升,社会结构则由刚性结构逐渐向弹性结构优化升级,更具分化性和开放性,社会资源的流动力增强,客观上为高层次人才的引进创造了良好条件。

2008 年,中央人才工作协调小组制定了关于实施海外高层次人才引进计划的意见,计划用 5 至 10 年时间,引进并有重点地支持一批海外高层次人才回国创业。2010 年 6 月颁布的《国家中长期人才发展规划纲要》明确指出:"大力吸引海外高层次人才,鼓励海外留学人员回国。"近年来,卫生系统行政部门出台各种政策和文件,为海外高层次医学人才的归来提供了良好的政策环境。国家和各科研单位对人才引进的日益重视,科研经费投入的持续稳定增长,为人才提供了广阔的发展空间,有利于筑巢引凤,不断吸引高层次医学人才加入研究团队。

改革开放以来,我国累计引进国(境)外专家 478 万余人次,他们中有诺贝尔物理奖获得者杨振宁、生物学家饶毅等国际顶尖人才,为中国创造了许多世界一流的科研成果。中国人力资源保障部发布的《2012 年度人力资源和社会保障事业发展统计公报》显示,近年来我国各类留学回国人员明显增多,2012 年留学回国人员总数达到 27.3 万人,比上一年增长 46.6%,创下历史新高。

2. 拓宽人才引进的政策渠道　完善对高层次医学人才的引进政策,各级行政部门应在现有基础上,探索建立更为科学、合理、人性的政策法规体系,积极拓宽引才渠道,不断创新引才模式,注重将刚性引才和柔性引智相结合。汲取西方发达国家人才政策的经验,打破现行人事管理型体制过于严密死板的桎梏,结合研究机构自身的特点,从实际需求出发,提高灵活应变性,因地制宜地建立有特色的多元化的人才引进模式。

日趋频繁的学术交流、多元化的交流协作不仅可以增进研究人员的相互了解，也为高层次研究型人才引进提供了机会。另外通过项目引进、项目合作等形式，采用临时聘用模式、弹性工作模式等方式使人才在不脱离原来所在的单位的情况下，为本单位产出研究成果，形成"人才不为我所有，但为我所用"的人才引进新模式。

人才引进应注重根据实际需求合理引进，切勿造成人才的浪费。在引进之前，也应对人才进行深入透彻的了解，充分做好评估和考察工作，尽量规避引才风险。可适当选择有上升潜力、可塑性强、发展方向与学科发展方向相一致的人才。同时，根据"短板效应"，研究机构必须把自己薄弱的专科弥补上来，才能实现可持续稳定发展。

3．完善人才引进的激励机制 良好的激励机制对充分调动人才的积极性、最大限度发挥人才的作用至关重要。要建立平等、严格的考核制度，形成"能上能下、优胜劣汰、合理流动"的竞争激励机制，加强人才流动，消除人才流动壁垒。研究型人才成长的生态系统具有典型耗散结构，开放是其发展和进化的先决条件，人才的自由流动可以使人才配置合理化。在封闭的环境中，人才生态系统产生了僵化和异化，新思想、新创见逐渐被窒息、被排斥，从而阻碍了系统的发展，甚至造成系统瘫痪和崩溃。人才流动是人尽其才的保障，充满活力的流动机制是让人才结构走向合理的基础。

人才的激励要避免重物质轻精神的误区。美国著名心理学家马斯洛在《人类动机理论》中，将人的需要从高到低分为生理、安全、社交与归属、尊重、自我实现五个层次。对高层次人才采取的激励措施要遵循其需要的规律：只有低层次的生理需要和安全需要得到满足和保障，才能正常的开展工作；而只有当高层次的需要得到满足后，才能产生稳定而持久的激励效果。目前的激励机制中，研究单位往往重视通过物质投入来调动高层次人才的积极性和创造力，在薪酬和福利方面对高层次人才给予倾斜，对取得重大成果的研究人员给予丰厚的物质奖励，而对社交与归属，尊重和自我实现等精神方面的需求考虑较少。随着社会生产力的进一步发展和研究人员收入的不断提高，物质激励的效果会逐步降低，产生的作用会越来越小，从而使设定的预期目标无法实现。因此，应当充分尊重人才的发展需要，增强实现自身价值的自豪感、贡献社会的成就感和得到社会承认和尊重的荣誉感，最大限度地激发和调动人才将其主观能动性转化为研究能力，创造出更丰硕的研究成果。

4．正确处理人才引进的矛盾 首先要避免重引进、轻使用的误区。要想真正使用好引进来的人才，充分发挥引进人才的作用，医院需要根据自身实际需要，制定短、中、长期的人才规划，认真设计人才培养方案并对他们实行动态管理，将人才引进和人才使用作为一个有机整体来考虑。

二要正确处理引进人才与本土人才的关系。研究机构在充分重视和珍惜引进人才的同时，应给予本土人才充分的发展空间。本土人才更熟悉和适应组织的运行机制，也更认同本机构的文化，是创新发展的主力军。高层次引进人才则是作为先锋力量，与本土人才进行优势互补，在人才队伍中发挥"鲶鱼效应"，融合创新。因此，应该以实际贡献作为衡量的标准，制定一套科学合理的薪酬结构方案，营造宽松自由、平等竞争的环境，坚决避免重外部人才轻内部人才的现象，保障引进人才与本土人才双方的利益，促进良性竞争。

三要避免重个人轻团队的现象。创新研究越来越依赖于人才的团队工作，在人才引进过程中，如果对个别引进人才提供过于丰厚的条件和资源，很可能会使其他具有潜质的团队成员感到失落和气馁。研究机构在人才引进工作中不仅要考虑人才的个体特征，而且要考虑如何才能很好地将不同类型、不同层次的人才整合起来，形成一个高效的研究团队。

二、造就复合型人才

（一）复合型人才的内涵要求

何谓复合型人才，它包括知识复合、能力复合、思维复合等多方面，不仅是某个专业技能方面要有突出的经验，还需要在相关领域具备较高的技能。复合型人才是自然科学与人文社会科学的结合，是理论与实践的结合，是智商与情商的结合。简而言之，其特点就是多才多艺，既在某个专业领域有一定的深度，知识面又有一定的宽度，能具备两个及以上的职业所具备的素质及能力。

1. 复合型人才的特征

（1）知识特征。复合型人才要通晓多个专业或学科的基础理论知识和基本技能。这些知识相互交叉、融合，形成新的知识，并成为新的思维方法和综合能力的萌发点，从而为多学科知识的融会贯通提供条件，也为不同专业知识的学习和能力的培养提供了良好的基础。

（2）能力特征。宽厚的基础和多学科知识的交融有利于能力的形成，但又不是各学科能力的简单相加，而是彼此之间互相取长补短，并在多种能力的基础上形成综合能力，在实践中发挥其综合功能。还应该通过不同学科知识和能力的融合达到对原来的知识、能力的超越，即能用一种全新的思维方法来思考所遇到的问题，提出新的解决办法，具有创新能力。

2. 复合型人才的素质

（1）基础扎实。基础知识是综合知识的根本，是学习其他知识的指引，是培养复合型人才的基础。掌握扎实的基础知识可以提高发现问题、分析问题和独立思考解决问题的能力。拥有扎实的基础，才能适应研究型医院的需要，在以后的工作中游刃有余。

（2）素质全面。素质是个人的才智、能力和内在涵养的综合体，是判断一个人能否胜任某项工作的起点，是区别成绩差异的特质。人的素质是在遗传因素和环境因素结合中发展起来的，是以先天条件为基础，在后天教育影响下形成的相对稳定的组织结构和性质特点。符合素质教育要求的人才培养，将对复合型人才培养模式产生深远的影响。

（3）勇于创新。创新是知识时代的一个显著标志，是人类对于实践的扩展性发现、创新性结果，首先表现为个人行为，不同领域表现为一种集体行为。创新是劳动的独特形式，是实践的阶段性发展，是社会存在的基本要素。

（二）培养复合型人才的重要性

研究型医院建设中，"人才培养、科学研究、社会服务、文化传承创新"的关键是人才培养。在新世纪、新阶段，我国实施了人才强国重大战略决策，人才强国成为我国经济社会发展的一项基本战略。单一型人才已经逐渐被复合型人才取代，复合型人才培养模式的构建显得尤为重要。

1. 是培养研究型人才的必由之路　现代医学人才必须具备全方位的知识智能框架，即除了注重医学知识，还要融合文学、艺术、伦理、法律、心理、社会等学科的知识，着力提高学习者的学习能力、创新能力、实践能力、交流能力和社会适应能力，不断提升综合素质。生命的维持受到规律的控制，反映了整体生命内在联系，决定了机体变化发展的趋势。认识各种规律为医务人员探索生命的奥秘提供了有意义的指导。复合型人才培养模式是一种开放性、多元化的模式，注重医学知识与相关知识的培养，注重医学与人文的结合，注重人才的综合素质。复合型人才的培养，有利于增强人才对不同领域的适应性，有利于提高人才的自学能力和实践能力，有利于人才个性的发展，有利于研究型医院"兼容"的学术文化建设。

2．是当代科技创新的迫切需要 有学者对1901年到1909年间授予的82次诺贝尔化学奖进行统计，结果显示属于学科交叉渗透所取得成果的比例高达87%，可见跨学科复合型人才培养是重大科研成果的重要保证。而研究型医院建设与科研创新与发展密不可分，同时，"大学科"的发展使研究型医院建设面临许多综合性问题，要求人们采用跨学科的手段进行深入研究。从研究型医院发展历程中看，跨学科培养符合拔尖创新型人才成长的规律，唯有培养大量的高层次跨学科复合型人才，才能促进研究型医院的快速发展。

3．是研究型医院发展的重要推动 生产力的发展决定生产关系及上层建筑的发展趋势，最终决定社会的整个发展进程。人才是先进生产力和先进文化的创造者和传播者，由于科技是第一生产力，所以培养拥有高科技素质的复合型人才，对研究型医院发展来说尤为关键。医学是一门应用型学科，是解决社会问题的一种工具。现代医学以人为本，充分尊重人的价值，从生物医学模式转变为生物－心理－社会医学模式，从医治单个病人为主导转变为众多人群预防保健为主导，从以医院为中心的医疗体制转变为以社区服务为中心的医疗体制，这之间，复合型人才有力地推动了医学事业的发展，也是研究型医院发展的根本，进而推动社会的发展。

（三）复合型人才培养的实现途径

目前我国医院人才培养主要以生物医学模式为基础，培养治疗型或科研型医学专业人才，为卫生事业培养了大批人才，为保障人民健康做出了积极贡献。随着生命科学的发展，需要以生物心理社会医学模式为基础，培养复合型人才。构建复合型人才培养模式要关注以下几个方面。

1．建设跨学科科研创新平台，为复合型人才培养提供支撑和保障 在单一学科层面，人类对自然规律的认识已经日益趋于"极限"，只有增加学科之间的交流与碰撞，才能够出现新的"知识增长点"。学科在交叉融合的过程中，学科理念、知识体系、价值标准、思维与行为方式等可以进行移植和借鉴，发挥各自的优势，搭建起更为坚实的科研平台。融合学科优势，构建交叉学科平台尤其是科学研究平台，有助于提高承担重大科研项目能力，获得重大原创性科研成果，满足学科自主发展的需要。跨学科复合型人才，是科技成果的主要创造者，所以跨学科科研创新平台在复合型人才培养过程中显得尤为重要。高水平的科研创新平台，可以为复合型人才培养创造一个良好的科研环境，引导树立良好的科研意识，培养较好的科研素质和创新精神，促进理论知识和实践能力相结合，并从中受益。随着经济社会的发展和研究型医院的成长，对复合型人才的培养提出了更高的要求，因此，越来越强调组建跨学科的"大学科"、"大平台"，基于跨学科复合型人才培养的科研创新平台，对研究型医院的建设而言作用非凡。

2．建设高质量学科交流平台，为复合型人才培养提供促力和推力 研究型医院提倡跨专业、跨学科集成体的形成，其理念下的复合型医学人才不是传统的专科型人才，而是多学科交叉、融医学与理学于一体的高级人才。要想实现多学科、多领域的交叉融合，交流与沟通是必不可少的。首先是自身交流。临床医生每日面对病患，最了解什么是临床亟待解决的问题。把人才培养对象安排到临床、科研重要岗位，交给经验丰富的前辈，实行一对一的带教，以利于快速地了解临床工作，碰擦出科研"火花"，以利于接收正规的科研训练的机会，提高科研能力。

其次是多专业、多领域的交流。高质量的科研项目和成果，涉及基础医学、临床研究、开发研究、市场营销、基金筹集、政策法规等多方面，故必须汲取诸多领域的知识，多方位地交流和学习。第三，国内外的交流以及院内相互之间的学术交流，是必不可少的。要积极发展与国内外先进医院的友好合作关系，为人才培养提供系统学习、专业技术进修及新技术培训的机会，多形式交流学习，开阔视野，了解医学前沿，跟踪新进展。

3. 建设高层次激励政策平台，为复合型人才培养提供指引和目标 人才的培养与成长需要一个良好的环境和适宜的学术平台，良好的环境和平台的建立，则需要有相应的政策与制度给予支持和保障。好的激励政策，能最大效能地调动人的主观能动性，有效地促进人才的茁壮成长。首先是目标责任激励。复合型人才的培养要围绕确定的目标开展，此目标应具备激励、竞争、保护、强制的四大功能，针对学科带头人、学术带头人、后备人才、青年骨干等，设立不同的责任目标。其次是物质激励。以经济手段来激发人的动力，这是一切激励方式中最原始、最有效的手段。在复合型人才培养中，物质激励的实施，一方面是指在同等条件下，复合型人才在晋职晋级、岗位竞聘等方面的享有优先权利，另一方面，更多的是对复合型人才的科研活动的扶持和奖励。第三是精神激励。人是情感动物，精神情感的激励至关重要，复合型人才的特质，决定了其成长历程将比专科性人才艰难，尊重、鼓励、关心复合型人才的成长是情感投入的关键，用心去营造复合型人才脱颖而出的环境氛围，将是研究型医院人才培养的关键。

三、精准化选拔人才

人才考试与评测服务机构 ATA 发布的《2012-2013 企业人才选拔五大趋势》报告揭示，面临存在巨大差异的人才，企业在人才选拔上呈现出选拔方式多样性、评测工具精准化、评判标准的客观性等特征，人才选拔的结果更加精准，人才选拔过程将更加专业和有效，最终带来企业、人才、社会发展多赢的局面。这一趋势，亦是研究型医院人才建设不可逾越的趋势。

（一）含义

人才选拔是一个很宽泛的概念，通常是指从一组人中甄选适合要求的人才，把他们拔擢出来从事事先确定的工作的过程。这一过程包含了两个步骤，一是人才的甄选，二是人才的拔擢。因此，人才选拔是以提拔人才为目的的人才甄选活动。精准化人才选拔，则是一个以量化选拔为基础，为不断改进循环，以项目团队为单元的选拔系统。"精"，主要指人才选拔过程简化、易操作，让目标和结果之间的时间成本、资金成本、风险成本等不断降低；"准"主要是指人才选拔过程中的行动方案、解决措施、责任归属以及使用结果等界定清楚，可量化、可视化。苏轼曾说，"其择人宜精，其任人宜久"，就是强调人才选拔要从宏观的粗枝大叶，渗入到微观执行，强调人岗匹配的契合度。

研究型医院精准化人才选拔是一个系统。这个系统由主体、客体、时机、目标、流程和环境五个要素组成。这五个要素分别回答了由谁来选拔、选拔谁、为什么要选拔、怎样选拔和在什么情况下选拔等问题。

精准化选拔的主体，指在人才选拔过程中起决定作用并负有选拔责任的实体，即选拔者。精准化选拔的主体是人才选拔的主导，因为只有确定了选拔者才有可能进一步决定选拔的目标、对象、过程以及具体的选拔范围、渠道和标准、方法等。在研究型医院人才选拔中，应特别强调选拔者必须具备专业资质或资格。因此，在党委领导人才建设的背景下，选拔主体可以通过选择次级主体委托具体环节的执行操作，如委托专家甄选人才、委托业务主管办理具体的拔擢事务等，实现精准化选拔主体的专业化。

精准化选拔的客体，是指在人才选拔过程中的候选对象。由于精准化选拔强调的是"甄选合乎要求的人才"，即最合适的人才，而不是最优秀的人才。为使人才选拔顺利有效地进行，尽可能减少成本，就必须要求候选对象应有严格的资格条件，比如近年来在各医院实行的职称评审准入制就是很好的例子。通过对候选对象学历、专业、知识、技能、经历、年龄、生理和心理素质等限制，提高精准化选拔的效能。同时，由于候选对象是活生生的人，因而要求精准化选拔要以人为本，尊重候选者的人格和选择。

精准化选拔的时机，指人才选拔的时间把握。一般来说，外部选拔的时机主要影响因素有：业务发展需要新的岗位，内部没有合适人选，需要引进新的思想和方法等。内部选拔的时机则为：已有丰富人才储备的岗位，医院内部机制比较容易培养的岗位，能够传承或维持医院文化稳定等。

精准化选拔的目标，指人才选拔过程之初确定的选拔目标，包括选拔的目的和任务、选拔的指导思想、选拔的条件与数量、选拔的标准与方法等。没有目标，人才选拔就会失去方向，更谈不上精准化；目标不明确，人才选拔过程就混乱，也谈不上精准化。因此，精准化选拔的第一要务，就是确定合理的选拔目标。同时，还要把选拔目标当成选拔结果验证的标准。二者相符，精准化选拔就有效，二者相悖，则精准化选拔失败。

精准化选拔的流程，指由确定目标、人才甄选和人才拔擢三个环节首尾相接组成的人才选拔闭环。确定选拔目标是精准化选拔的第一个环节，既是整个精准化选拔过程的出发点，又是整个精准化选拔的归宿点。不同的选拔目标不仅决定了选拔的主客体、范围、渠道，而且决定了选拔的形式、标准和方法。人才甄选是精准化选拔的第二环节，也是整个精准化选拔过程的核心环节。只有选出合适的人才，才能将人才拔擢出来去从事相应的工作或活动，才能实现精准化选拔的目标。人才拔擢环节是第三环节，也是精准化选拔目的得以实现的环节。精准化选拔的目的，不是为了挑选出几个人才，而为了将他们拔擢到适当的位置上从事相应的工作或活动。

精准化选拔的环境，是指与人才选拔息息相关的宏观外部环境、中观环境和微观环境等的总称。研究型医院人才精准化选拔的宏观环境，包括国家政治法律环境、经济环境、社会环境、技术环境和人才市场环境；中观环境主要包括卫生行业环境，其中最重要的是竞争对手的影响；微观环境则包括研究型医院本身的发展战略、医院文化、组织结构、业务流程和岗位体系，以及组织绩效和医院经营状况及人才成长平台等。由于环境影响人才的供需关系，因此精准化选拔必须对环境因素给予充分的关注和分析。

（二）分类

精准化选拔按不同角度可以分为不同的类型。

从选拔的主体看，可以根据选拔不同主体分为领导选拔、专家选拔和群众推荐等。其中领导选拔和专家选拔都是组织选拔，区别在于领导选拔是领导代表组织实行选拔，而专家选拔则是组织委托专家实行选拔，选拔活动都是在客观标准的左右下展开。群众推荐在很大程度上取决于群众的素质和偏好。很多人认为，群众推荐不属于精准化选拔，而实际上正是群众公论代表了群众对岗位履职者的期待，因而能够比较精准地实现人岗匹配。这种选拔方式更多运用于医院管理人才的选拔，而专家选拔更多适用于医教研岗位人才的选拔，领导选拔则可通用于所有岗位人才选拔。

从选拔的客体来看，可以根据不同的客体分为选拔管理人才、技术人才和辅助人才。管理人员处于领导协调的位置，除了基本技能，品德素质是考察重点，比较适合领导选拔或群众推荐；技术人员强调专业知识和技能，比较适合专家选拔或笔试、面试；辅助人才岗位稳定性强，用赛场比赛方式选拔更佳。

从选拔的范围来看，可以根据人才来源的不同渠道分为组织内选拔和社会选拔。组织内选拔，往往是将选拔出来的人才安排到事先确定好的工作岗位上去。社会选拔则不同，其结果大致有三种，一是获得光荣称号或荣誉；二是获得社会基金项目资助；三是在竞标活动中拔得头筹。

从选拔的目的来看，可以分为晋升选拔、评选标兵、内部竞岗、后备库遴选等。晋升选拔的条件是，只要够条件就可以晋升，晋升之后的责任和权力也随之变化，关注其准入条件。标兵只是一种称号，不涉及权力和责任，关注其代表性。内部竞岗往往职位有限，关注其竞争性。后备库遴选则要关注其潜力因素。抓住关注点，即抓住了精准化选拔的核心。

（三）原则

精准化选拔要遵循以下四个方面的原则。

1. 甄选与拔擢相结合原则　人才选拔与一般的甄选活动最大的区别在于以拔擢为目的，选拔是为拔擢服务的。这就要求事先设计好人才选拔的目标，针对特定的岗位要求，选拔合适的人才，使选拔出来的人才的专业知识、业务能力、个性特质、综合素质等各方面与岗位要求相匹配，尤如临床中的"靶向治疗"，实现人事相宜，能岗匹配，达到人尽其才、才尽其用、用其所长，实现精准化。

2. 德才兼备原则　德才兼备是人才选拔的基本标准，也是精准化选拔必须遵循的基本原则。对要拔擢的人才，既要有政治品质的要求，"科学没有国界，但科学家有祖国"，必须考虑选拔对象的政治倾向和政治忠诚程度。也要有道德品质的要求，注重科学素养和职业操守。还有要知识技能的要求，以能为平台，以德为核心，任人唯贤，把德才兼备的人大胆提拔使用，委以重任，放手工作。

3. 公平竞争原则　竞争是人才成长和脱颖而出的催化剂，只有在竞争的条件下，人才选拔的精准化目标才更容易实现。竞争择优的前提是公平公正。因此，在人才选拔的时候，要注意造成和维护一个有利于人才成长和脱颖而出的公平公正竞争环境。竞争是手段，择优是目的，通过竞争择出精准适合工作或职位的人才。

4. 简事高效原则　人才选择是人才管理的一个手段。精准化选拔的目的，就是以最小的代价实现最优的结果，使人才与其他各种手段要素形成优化配置，减少成本，提高效率，产生绩效。为此，要简化选拔程序，优化选拔环节和流程，使精准化选拔过程清晰简便，易行可靠。

（四）方法

1. 排列比较法　这是一种比较简便有效有甄别方法。对参加选拔的对象按照既定的标准，按价值或是一字排开，或是两两作对比排开，最后将符合精准目标的人才识别出来。

2. 考试法　考试法分为笔试和面试。笔试往往考查候选对象的知识或知识形态的素质，而面试则用来测试人们从事某项工作应具有的技能或非知识形态的素质。

3. 专家评价法　通过专家来甄选人，权威性较强，评价效果也较好。目前职称评审、人才项目评价均采用这种方法。

4. 绩效考评法　通过实际的业绩和效能来甄选人才，这种方法说服力强，效果比较好。

5．**竞赛法** 用现场比赛的方式来产生精准的人才，这对技能型人才的精准选拔效果最好。

6．**岗位素质模型对照法** 这是一种根据岗位的能力素质要求来选拔人才的方法。它首先要求在工作分析和岗位评价基础上，建立岗位素质模型，根据岗位素质模型的要素特征来评价候选对象。这是一种比较科学合理的人才选拔方法。

7．**人才评价中心法** 人才评价中心是一种综合性的人才测评系统，被广泛应用于各种人才选拔活动，尤其适用于中高层管理人才的甄别。人才评价中心经常使用的测评技术主要有文件筐处理、无领导小组讨论、面谈、模拟就职演说、管理游戏、情景模拟、案例分析、实事判断和心理测试等。运用该方法，首先分析事先确定好的工作或职位，确定测试要点。其次要根据选拔特点和要求，选择一种或几种测评技术；再次按测评程序进行测评，得出结果，最后确定人选。该方法一是能全面考察候选对象的能力和素质，二是预测效度比较高，三是多种测评技术可以起到对照作用，更有利于精准目标的实现。

8．**实际考察法** 对重要工作或岗位，不能忽视对候选对象的实际考察。通过实际考察，可以对选拔对象的真实情况进行深入全面的了解，并对其他方法得出的评价结果进行印证。

以上方法各有特点，适用范围也各有不同。在精准化选拔中，要根据人才选拔的主客体、目标和环境等要素具体情况，或选用合适的方法，或组合运用，以求得最佳优选效果。

（五）过程

精准化人才选拔过程一般包括准备、甄选、录用等阶段。

1．**准备** 包括需求分析、确定选拔标准、发布选拔信息等环节。人才需求分析是精准化选拔的第一步，主要依据医院的编制与发展任务，确定人才规模，拟制选拔岗位。选拔标准则以获取岗位信息为依据，以量化、细化的要求对医院人才需求和供应进行充分统计、分析和预测，由此得出选拔的岗位、职能、胜任能力要素等准确信息，制定与人才需求精准对接的岗位职能描述，形成岗位说明书。多数情况下，可以借用胜任力理论对医院各个岗位、职能、层次人才的胜任力特征进行归纳细化，如分为成就特征，考察选拔对象的事业心、主动性、竞争意识；服务特征侧重人际交往能力、服务意识、奉献精神等；知识特征主要考察技术专长、综合分析能力、科研水平等；个性特征关注选拔对象的性格类型、自我控制、心理承受能力、灵活性等。最后，结合岗位说明书，发布人才选拔信息。

2．**甄选** 包括资格审查、组织选拔、确定选拔对象等。资格审查，主要是从客观的角度对候选对象学历、技能、经历、工作背景、职业发展趋势等进行筛选。组织选拔的重心是控制好选拔过程中的工作分析、选拔方法、综合测验方式、面试形式、评估方案等等，针对可能出现的问题制定处理方案，明确选拔工作职责。通过资格审查，可以减少工作量，提高精确准确选拔的指向性，避免无谓的人力、财力、时间等成本浪费。按照科学的方法实施组织，可以减少选拔工作中的失误，杜绝部分管理漏洞，增强流程参与人员的责任感和选拔工作的效率。比如在2012年，95%的企业使用简历评审及筛选工具，91%的企业采用结构性面试，90%的企业会进行经历核查。同时，企业在考察人才能力时，所采用的工具、手段显示出更强的目的性。例如，加入心理测试对人才承受能力进行预判，可以最大范围降低人才在面临高压环境时所可能出现的风险。在进行英语能力测试时，越来越多的企业选择托业考试（test of english for international communication，TOEIC），因为他们需要的是具备英语沟通能力的人，而非英语学术人员。

3．**录用** 经甄选而出的人才，可以根据实际情况分别采用委任、聘任、选任或者试用等方式，将他们拔擢到事先确定的岗位上去。委任，就是组织、领导或上级机关对选出的人才直接委派任命担任具体职务，适用于对下属机构、派出机构的主要负责职务的人员拔擢。聘用，就是选拔主体在权限范围内，在明确的责权利基础上，直接聘请选拔客体担任某一职务的方法。根据工作或职位需要，聘用双方对等选择，适用于副职或专业技术人员的选拔，比如科室主任聘用。选任，就是通过群众推荐或民主选举任用人才，有明确的任期。试用则常用于对关键的工作或职务，难以下决心任命，或是对拔擢的结果难以预料。

尽管如此，精准化选拔并非全能。根据"冰山理论"，强调人岗匹配的选拔，往往专注于表层的知识与技能，而忽视了人的潜在的能力。因此，除了精准化选拔外，个性化的培养，以及后期动态化考核仍很有必要。

四、个性化培养人才

研究型医院需要建立一支高层次高素质医学人才队伍，按照专业分类合理、数量比例科学、素质结构优化的要求，打造以研究型领军"帅才"为龙头、创新型骨干"将才"为支撑、研究型后备人才为基础的研究型人才团队。要统筹好临床与科研的关系，构建有利于催生大师大家、名医名师的人才个性化培养机制，为医院可持续发展提供坚实的人才智力保证。

（一）含义

何为个性化？综合考察现代个性化教育的发生与发展过程，它与哲学、心理学、社会学等学科有着密切的联系。哲学意义上的个性化培养主要从一般意义上强调了某事物不同于其他事物的差异性，以及共性与个性共存的辩证关系；心理学则着力于把个性化视为一种心理系统来加以讨论，侧重于个体倾向性和个体心理特征的分析；社会学则更多地关注人在开放的社会环境中所受到的影响，从而实现个性教育的社会化。综合来看，人才个性化培养是指尊重个性，承认人才个体之间的差异性和独特性，针对个体的不同需求来营造环境、创造条件，通过制度创新、科技创新、管理创新，培育创新人才，使其形成个性化能力。

研究型人才的培养注重对人才个性潜能的挖掘，体现了对人才的创新精神、创新素养的重视和培养。这势必要求医院打破传统的以知识传授为基本目标，以灌输式教学为基本手段的人才培养模式。研究型人才的个性化培养是指医院有针对性地制定人才培养计划，建立研究型人才库，对入库人才逐一分析评估，分清优势劣势，找准目标差距，在个人发展的基础上，组织专家进行综合点评，明确标注要求及培养措施，对临床优势明显、科研能力偏弱的，侧重创新能力的培养；对科研能力突出、临床技能不足的，通过专科进修学习、专家传帮带等方式，提高临床诊治的综合技能，从而培养出既具有深厚的医学基础知识、过硬的临床操作技能，又具有创新思维和创新能力的研究型人才。

（二）内容

1. **明确的目标定位** 现代医学诞生150多年来，在一定程度上，现代西方医学代表着世界医学，现代西方医学发展程度直接决定着世界医学的发展水平。一些国际医学标准，诸如国际疾病分类标准（ICD）、疾病诊断相关组（DRG）、医学数字化影像通讯化标准等的制定，都是以美国为主导的西方国家完成的。

创建研究型医院，培养研究型人才，就要致力于打破我国医学标准长期被西方垄断的局面，在临床实践中发现问题，将问题转化为研究课题，通过研究新问题、探索新思路、摸索新方法，在遵循现代西方医学基本原理的基础上，大胆尝试新的更加行之有效的技术疗法、经验流程，将行之有效的成果推广到全行业，形成该项技术的行业标准乃至世界标准。人才资源是第一资源，医疗竞争的核心是人才的竞争。以优势专业领域、重点学科方向、重大课题任务为牵引，科学配置人力资源，努力形成高层次领军人才、中青年骨干与后备人才相补充，基础研究、临床诊疗与成果转化人才相结合，年龄结构、知识结构与能力结构相匹配的优势团队。

2. **注重个性化培养** 研究型医院与传统型医院相比，在人才培养上，把培养临床技术与科研能力兼备的研究型人才放在首位，更加注重增强人才的创新意识和创新能力；在学科建设上，始终把握学科发展新规律，突出为学科建设搭建医学科技创新平台，注重科技创新团队建设和科技创新项目建设，集中优势力量，建设若干重点专科、专病中心，瞄准国内外医学热点、难点和前沿技术，力争在临床诊疗技术上取得突破，促进学科整体发展。个性化培养的重点是在研究过程中培养人才的创新思维和创新能力，让他们参与发现问题、研究问题、解决问题、指导实践的整个过程，充分发挥他们的主观能动性，将创新思维"植入"他们的大脑中，最终使他们成为临床和科研兼优的研究型人才。同时，通过研究型教学，在教学相长过程中，提升医护人员队伍的综合素质。

3. **不拘一格培养方式** 高层次研究型人才是研究型医院发展的第一资源和主要支撑。研究型医院须立足自身优势特点，重视人才队伍建设，紧紧抓住培养、吸引、用好人才三个环节，坚持以内部培养为主、外部引进为辅，强化品牌意识，始终把学科人才建设摆在发展的根本性位置。通过建设优势学科、特色学科、强势学科，加强学科间的交叉与融合，不断培育新的学科增长点。通过送学送训、出国深造、临床轮岗、交叉代职、联合培养、重大科研项目历练等多种形式，培养一批具有科研战略思维能力、临床诊治能力和科研创新水平兼优、国内外学术同行公认的名医名师名家，促进医院学科、人才和医疗技术水平的良性循环、互动发展。

解放军总医院为培养造就一支国内一流、素质过硬的中青年复合型人才队伍，自2007年开始实施中青年"三名人才"工程，从人才选拔培养、激励考核等4个方面，采取了建立人才培养专项基金、优秀专业技术人才库、推行科技人才交叉代职和建立学术休假制度等措施，造就了国内一流的研究型人才队伍，为创建一流现代化研究型医院提供了核心保障。

（三）原则

1. **党管人才，德才兼备** 坚持党委对人才工作的统筹领导，按照干部"四化"标准和德才兼备的原则选拔人才，加大政策扶植、培养投入、服务保障力度，努力为研究型人才成长搭建平台。

2. **统筹兼顾，择优选拔** 根据学科发展水平，区分学科类别，统筹各学科人才培养，消除身份障碍，打通各类人员培养渠道。制定科学规范的选拔机制，突出工作业绩，优中选优，宁缺毋滥，确保培养质量。

3. **因材施教，以人为本** 个性化培养要以人为本，全面发展同个性发展相结合，坚持因材施教，大力培养多样化人才和创新型人才。遵循教育规律和人才成长规律，量身定制个性化的人才培养方案，促进人才全面发展。

4. **目标管理，动态考核** 以培养目标为主要依据，坚持全程跟踪培养，严密组织考核问效，实行年度滚动调整，形成能进能出、优胜劣汰的培养管理机制，有效激发研究型人才队伍活力。

（四）依据

1. **理论依据** 没有个性，就没有创造性。当前，越来越多的人认识到个性化教育的重要性，个性化教育已经成为世界教育的发展趋势。联合国教科文组织在《学会生存》（1972）的报告中明确指出："应当培养人的自我生存和发展的能力，促进人的个性全面和谐地发展，把之作为当代教育的基本宗旨。"日本临时教育审议会1985年6月提交内阁的《关于教育改革的第一次咨询报告》指出："创造性与个性有着密切的联系，只有充分发挥个性，才能培养创造能力。"为了解决人才个性化培养问题，20世纪90年代中期以来我国许多大学开始尝试学分制、导师制等模式，为我国高等教育的个性化培养进行了有益探索。

传统型医院需要的是能诊断、会看病的医生，研究型医院有丰富的临床资源，由于其自身定位是以研究来破解临床疑难危重病症，接触的病症往往不是普通医院收治的常见病、多发病，需要的不仅是医学基础知识和临床经验积累，还必须具备将临床问题转变为医学研究课题的能力，这就需要培养选拔一批在医疗、保健、科研和教学上都有建树的复合型研究型人才。研究型医院通过人才的个性化培养，将临床教学深化及延伸，从而能够不断探索出突破性的技术。

2．**政策依据** 党的十八届三中全会通过了《中共中央关于全面深化改革若干重大问题的决定》。《决定》指出，"要建立集聚人才体制机制，择天下英才而用之。彻底打破体制壁垒，扫除身份障碍，让人人都有成长成才、脱颖而出的通道，让各类人才都有施展才华的广阔天地"。集聚人才体制机制的内涵是建立一个既能充分发挥市场配置人才资源的决定性作用，又能切实加强党和政府宏观管理人才的职能作用，使两者既能有机结合又能相互制约的新型人才治理体制和良性互动机制。

人才，特别是优秀的复合型人才是学科发展的关键力量，也是研究型医院建设的核心保障。卫生部《关于加速卫生科学技术进步的意见》明确提出："选拔培养一批跨世纪优秀学科、学科带头人，是加速卫生科技队伍代际交替、面向未来的重要战略部署。"习近平总书记指出："环境好，则人才聚、事业兴；环境不好，则人才散、事业衰"。这一人才环境决定论的思想，深刻揭示出集聚人才的基本规律。人才的个性化培养就是要以"形成人人皆可成才的良好环境"为宗旨，给研究型人才以多种形式的激励措施。

在美国，专科医师必须先后接受12年基础教育、4年理工科学习、4年医学院校教育和4～8年毕业后的专业培训，才能取得医师资格证书。与国内不同，美国全科医师并不是经专科培训淘汰的医生，而必须完成专科医师培训，既能看门诊，也能做手术，主要在社区承担家庭医生角色，是病人与大医疗机构的联系中枢，是国民健康和保险公司的"双重守门人"，人均负责近2000名病人，可直接治愈90%，仅有6.3%的病例需转诊给专科医院。每3年必须获得继续医学教育150学分，每6年必须参加资格再认证，合格者方能再注册。因此，美国医生地位高，并允许作为"社会人"多点执业，年薪都在10万美元以上，是大学教师的5~8倍，排在全美十大高收入职业的第三位，医生精力全部集中在临床诊治上，社会信任度也超过律师。

（五）个性化培养

研究型人才的个性化培养主要针对经过精确化选拔的"入库"人员。建立研究型人才库，对入库人才逐一分析评估，分清优势劣势，找准目标差距，在个人发展的基础上，组织专家进行综合点评，明确标准要求及培养措施。

1．**思路方法**

（1）科研和教学互补。科研和教学是推动临床技术发展的两个"轮子"，没有科研，教学缺少活力和生命力；没有教学，科研容易形成"孤岛"，成果难以推广应用。医院应鼓励研究型人才大胆突破传统，瞄准前沿，开展新技术、新业务研究。形成专科技术特色后，利用教学平台广泛传播，促进教学与科研互动、互促，科研反哺教学，加快科研成果转化。

（2）临床和教学相长。学校是理论的殿堂，临床是理论和实践的桥梁，从理论到实践再到理论，是医学不断进步的基本规律，也是人才成长的必经之路。医院拥有丰厚的临床病种资源，个性化人才培养需要研究型人才自觉以临床为课堂，坚持把重大临床问题作为攻克的重点，以解决重大问题来促进医疗质量水平的提高，做到教学从临床实践中来，再到临床实践中去，不断取得诊治技术的突破。

（3）模式化培养与英才化培养结合。模式化培养是指按照已形成的培养模式进行人才培养，强调的是"求同"；英才化培养是指以培养具有独特个性的人才作为根本理念的个性化培养模式，强调"求异"，更加注重人才素质的内化与提高。美国心理学家卡尔·罗杰斯曾说："一个人是一条流程，而不是一团固体材料，是不断变化着的一组巨大的潜能，而不是一群固定的特征。"当今社会的多元化对人才的需求也是多元的，而医学发展的日新月异更需要大批拥有创新意识和能力、具有多元知识结构的医学人才。因此，在研究型医院的创建过程中，要把人才的模式化培养与英才化培养有机结合，培养一支业务能力强、综合素质高的复合型医学人才队伍。

2. 制度保障 入选"研究型人才库"对象，培养周期一般不少于3年。为确保入库人才的培养质量，采取组织统一培养和导师定制培养相结合的方式，按以下制度进行培养。

（1）导师负责制度。每名入库培养对象均明确配备1名导师进行全程培养。研究型人才的导师应该是有所建树的本专业领域的一流人才，他们具备渊博的专业知识和敏锐的专业或学科发展的洞察力，能够及时了解学术前沿，熟知所在学科的新进展及热点问题，进而挖掘入库人才的学术潜力。在研究型人才培养过程中，导师指导帮助培养对象制订适合自身科研、临床能力发展的课程学习计划，是达成研究型人才个性化培养的重要环节。

（2）模块化选修制度。模块化选修，是指在对个人、学科需求进行准确分析的基础上，提供有针对性的培训内容，供入库人才进行选择。这种培养模式的主要特点是导师引导、自由选择、自主学习、个性培养，能够满足人才需求和提升培养效果的需要。培养对象需要综合考虑自身的专业基础、科研经历、临床技能以及社会发展的特殊要求，自主选择学习内容，满足自身的个性化需要。这种做法能够做到不同的培养对象有其不同的学习内容和学习进度，具有较强的个性化特征。实施模块化选修，不仅能够有效地挖掘培养对象的发展潜能，而且可以培养出不同类型和风格的人才，满足研究型医院的多样性人才需求。

（3）个性化实践制度。鼓励入库人才在医教研工作中承担一定责任，包括参与重大手术、疑难病例会诊、教学授课、基金申请、学术任职等工作，注重在实践中锻炼，科学缩短人才培养周期。实习科室以自主选择为主，兼顾推荐。培养对象基于个人的天赋、特长、兴趣以及爱好，考虑个人的研究方向和职业取向，同时导师坚持推荐他们到教学医院的重点科室。基于实践的个性化实习为培养对象提供了空间、时间以及师资力量，为他们创新意识和能力的培养提供了可能，导师应鼓励培养对象独立思考，勇于质疑，增强自信，锻炼人才的观察能力、思考能力、判断能力和操作能力。倡导批判性思维和异型思维方式，在实践中发现和掌握新的规律，配合导师应用新技术，开展新业务，在共同探索临床课题中获得综合能力的提升。

（4）留学研修制度。入库培养对象。没有出国留学经历的，在培养周期内必须有一年以上的出国留学经历，留学院校由导师或本人联系，必须是本专业领域知名的院校。尚不具备出国留学条件的，必须在国内一流的单位，进行为期半年以上的进修培训。

（5）定期研讨制度。定期组织研究型人才沙龙，邀请国内外知名专家学者开展学术讲座，介绍学术前沿，对入库人才进行指导帮带；组织开展学术交流研讨，培养对象汇报目前各项工作进展情况；召开座谈会，梳理掌握培养过程中存在的矛盾问题，研究制定解决方案。

（6）基金资助制度。医院设立"研究型人才库"专项基金，资助从人才入库时间起算，按照相应的标准对入库人才、培养导师给予经费资助。经费开支主要用于临床技术创新、课题研究、继续教育、调查研究、论著出版等项目。

（7）政策激励制度。对于入库人才给予相应的政策扶持和倾斜。例如，优先考虑科室领导选拔配备；优先推荐入选医院、军队、省部级各类人才培养计划或人才奖励项目；直接推荐国家、军队、地区和医院公派出国留学计划，并给予相匹配的经费补贴；优先推荐申报国家、军队、地区各类基金课题；鼓励支持本专业的学历提升、攻读学位，并报销有关学费等等。

3．培养模式　研究型医院是知识、人才、技术的聚集地，其医学教研活动，是集高等教育、继续教育体系为一身，造就优秀、高素质人才的重要平台，也是输送人才的重要纽带。学校是产生理论的温床，而临床是这些理论与实践的开拓地，医学能够不断进步，就是从理论到实践再回归理论的循环中探索出来的，也是培养研究型人才的模式。

（1）培养要有计划有目标。人才培养的实质目标来源于对医院平时人才队伍建设中出现问题的总结，来源于医院发展的人才战略目标，只有将当前战略目标和人才队伍建设出现的新问题分析总结，才能有针对性地进行人才培养规划，从而使人才培养与实际相结合，进而达到培养目标。由于医学人才成长的特殊性，医院对医务人员的培养是一个需要长期投入、持续跟进的过程。培养研究型人才，尤其要建立个性化培养机制，在整个培养过程中有计划、分步骤的展开。

（2）以实际需求为导向。应当健全人才队伍建设宏观调控体系，避免同一个科室在同一个方向人才培养数量的盲目增长。根据医院短期发展目标和长远发展目标，严格执行研究型人才培养整体规划，以需求为导向，对有限的人才进行优化配置，以最低的成本使人才培养工作发挥最大的作用。

（3）提升培训质量。对不同类型和不同级别的研究型人才采用不同的培训方案。管理干部的培训采用"请进来、走出去"的方法，"请进来"——聘请院外管理专家讲授医院管理学知识、医院经营方法、质量管理创新理论等。"走出去"——到国外优秀的医院参观学习，使管理干部开阔视野，更新观念，提升医院管理水平。临床医学一线的人才培训周期比较漫长，只有在直面病人的诊疗工作中经过长期的不断实践，慢慢积累，才能培训出合格的临床医学人才。科研人才的培训重在培养具有探索和创新精神，要加强学术交流，增强他们的科研意识，促使其自觉更新科技知识。教学人才培训可以通过教学评估发现差距，建立起与教学相适应的奖惩机制，使职称评定与完成教学任务挂钩，促进教学人才的培养。

（4）建立与人才培养相匹配的考核制度。考核制度与培养规划相互影响，密切相关。考核标准根据培养规划和目标确定，通过建立可量化的考核指标体系，对研究型人才的产出效能进行客观评价。在进行综合考核时，要特别注意对研究型人才能力提升状况的考核，比如可以通过专题讲座、作学术报告、组织大型病例讨论以及介绍医疗新技术等，考核综合能力的提高程度。把定性考核和定量考核有机地结合起来，要把考核结果与奖惩挂钩，通过考核制度的完善有效地发挥个性化培养功能。

（5）建立激励约束机制。要让研究型人才和院内的全体职工，都参与到医院的战略决策中，使所有职工都能很清楚地了解自己在医院发展中的地位和发展前途。对于少数关键岗位、贡献突出的技术和管理人才，应当给予有梯次的薪酬待遇。这不仅是对研究型人才工作能力的肯定，更是留住和稳定优秀人才的有效措施。同时，也可以采取授予各种荣誉称号与提供深造机会相结合的精神激励。最后，建立奖惩结合的考核聘任制度，按照科学、规范和公平公正的考核原则，从执业行为、诊疗质量、业务水平和职业道德等多个方面对研究型人才的个性化培养进行系统考核。

2013 年，总后卫生部出台《军队研究型医院建设基本标准》，从实践操作层面具体明确了研究型医院如何创建、怎样评价等标准规范。这个文件，总结了军队医院近十年来创建研究型医院的基本经验，体现了研究型医院建设的实践要求和客观规律。军地医院可以在参考借鉴的同时，紧密结合职责任务、基础现状和自身实际，加强探索创新，尽快提出具有自身特色的研究型医院建设标准和考评体系。

五、动态化考评人才

动态化考评本质上是一种以"态度、能力、业绩"为重点的绩效考评，是一种过程管理，而不仅仅对结果的考核。它将中长期目标分解成年度、季度、月度指标，不断督促人员实现和完成。它是对人才完成目标情况的跟踪、记录、考评，是对被考评主体过去进行评价，并对其将来产生影响。

动态化的考评管理体系，应在保持医疗队伍相对稳定的同时，建立起真正的竞争激励机制。要营造竞争择优、精心培育的氛围，畅通进出渠道，一方面减员增效，一方面积极引进人才，形成优胜劣汰的竞争局面，创造出"人才能上能下、待遇能高能低"的动态管理模式，促进医疗人员潜能的发挥和自身素质的提高，进一步提高医院的社会效益和经济效益。

（一）考评原则

动态考评在考评过程中应遵循公平、严格、客观、公开、结合奖惩、存在差别、反馈等原则。

1. **公平原则** 公平是确立和推行人才考绩制度的前提。不公平，就不可能发挥考绩应有的作用。

2. **严格原则** 考绩不严格，就会流于形式，形同虚设。考绩不严，不仅不能全面地反映工作人员的真实情况，而且还会产生消极的后果。考绩的严格性包括：要有明确的考核标准；要有严肃认真的考核态度；要有严格的考核制度与科学而严格的程序及方法等。

3. **公开原则** 考绩的结论应对本人公开，这是保证考绩民主的重要手段。这样做，一方面，可以使被考核者了解自己的优点和缺点、长处和短处，从而使考核成绩好的人再接再厉，继续保持先进，也可以使考核成绩不好的人心悦诚服，奋起上进。另一方面，还有助于防止考绩中可能出现的偏见以及种种误差，以保证考核的公平与合理。

4. **客观原则** 人事考评应当根据明确规定的考评标准，针对客观考评资料进行评价，尽量避免渗入主观性和感情色彩。

5. **奖惩原则** 依据考绩的结果，应根据工作成绩的大小、好坏，有赏有罚，有升有降，这种赏罚、升降要与精神激励相联系。而且还必须通过工资、奖金等方式同物质利益相联系，这样才能达到考绩的真正目的。

6. **差别原则** 考核的等级之间应当有鲜明的差别界限，针对不同的考评评语在工资、晋升、使用等方面体现明显差别，使考评带有刺激性，鼓励上进心。

7. **反馈原则** 考评的结果（评语）一定要反馈给被考评者本人，否则就起不到考评的教育作用。在反馈考评结果的同时，应当向被考评者就评语进行说明解释，肯定成绩和进步，说明不足之处，提供今后努力的参考意见等等。

（二）考评的程序与组织

1. **程序** ①确定考评指标、考评者和被考评者。②确定考评的方式、方法和时间。③组织开展考评。④计算考评成绩。⑤面谈与申诉。⑥制订改进计划。

2. **组织** 考评的组织最好是由被考评者的直接上级负责。一般而言，直接上级最了解被考评者的实际工作表现（成绩、能力、适应性），也最有可能反映真实情况。间接上级（即上级的上级）对直接上级做出的考评结果，不应当擅自更改，但可以允许间接上级对考评评语进行修正和调整。

（三）动态考评的管理

1. **考评指标体系**

（1）思想方面。主要考核政治、思想表现和职业道德表现。

（2）态度方面。主要考核工作态度、勤奋敬业精神和遵守劳动纪律情况。

（3）能力方面。主要考核教学、医疗、研究等方面的业务能力水平、管理能力的运用发挥，业务能力水平的提高、知识更新等情况。

（4）成绩方面。主要考核履行职责情况，完成工作任务的数量、质量、效率，取得成果的水平以及社会效益和经济效益。

2. **考评体系改进** 强化对考评体系的改进，是人才考评的后续工作，是人才考评体系的一个重要环节。对研究型人才的每一轮考评结果后，考评组织部门都要及时回收各部门的考评结果，并对考评结果及其应用情况进行深入分析，及时发现问题，并对出现问题的原因进行综合分析，判断指标体系、指标标准、指标权重的偏差，考评程序、参评人群体的合理与否。针对原因进行考评体系的调整，在下一轮考评中进行改进，探寻新的考评方法，进行指标体系的再设计。如此循环，人才考评才能在实践中不断完善。需要不断关注同类组织在科技人才考评方面的最新动态，学习他们考评中的长处，不断更新优化自身的考评体系。针对动态化考评特点，应对考评体系进行以下改进：

（1）根据人才特色不同分类对待。由于各医疗科研学科性质、基础不同，具有各自的特殊性，应区别对待，建立学科间不同的职责要求和期望目标；不同等级岗位的目标期望值也不同，需要以此为根据建立岗位间不同的考评标准；实行个性化考评，分类考评，而不是简单地将所有人放在一起罗列排序，这样能够更加公平公正，客观科学。

（2）针对本单位实际情况合理选择考评指标。考评指标的设置要具有可操作性、可行性，体现人才间水平、能力、业绩等差异，因此应根据历年评审和表现数据汇总分析情况，确定真实反映能力成绩的指标。同时还要体现整体学科人才建设发展方向，选取如 SCI 论文、代职时间等具有导向性的指标。

（3）考评指标要客观公正、标准化。为避免主观因素的影响，减少人为误差，增强考评结果的可信度和有效度，应标准化评价。一是将可以量化的指标全部量化，如教学工作，可以用教学时间，获奖等级、次数等代替；二是对确实不能量化的标准细化评价，用尽可能详细的语言确定每个标准等级的状态，如政治思想，避免人为的偏私影响。

3. **考评申诉制度** 为进一步保证动态考评的公平公正，保障人才的合法权益，培养积极向上的医院文化，以及降低人为误差和不可抗因素的影响，应建立健全考评申诉制度。在被考评者对结果有异议的情况下，可以提出申诉，组织单位受理申诉后，必须在不同场合向被考评者及其上级、考评者了解情况，以确保所了解的信息真实客观，与被考评者面谈，协商并寻求解决纠纷的办法。对于提出过申诉人员，其档案信息中应包含申诉信息备查。

第三节 研究型人才的使用

一、重要意义

医疗行业的竞争归根到底还是人才的竞争。人才不仅成为一个医院综合实力的象征，更是医院兴衰的决定性因素，特别是对研究型医院人才队伍建设来说，人才就是医院发展的根本，是医院核心竞争力的体现，也是医院可持续发展的基础。

（一）创建研究型医院的内在要求

人才是一流研究型医院的重要标志。要创建一流的研究型医院，必须有一流的知名学者，人才在研究型医院建设中起着至关重要的作用。研究型人才的本质是创新型的复合型人才。通过使用一大批研究型人才，可以带动医院学科建设和人才培养水平的稳步提高，使医院逐步具备与现代化研究型医院的建设目标相适应的高层次人才队伍。作为医务工作者，特别是医院管理人员，应充分认识到人才使用的重要性和迫切性，只有依靠高素质人才，才能展示出医院的医疗技术水平、科学研究实力、教学水平和质量、管理能力和业绩以及医院的文化建设，才能促进医院各项事业的发展。同时，培养、引进一批高层次人才能为医院带来新的价值观和思维方式，对优化学科结构、拓宽科研思路、提高医院总体竞争力等方面都具有重要推动作用。同时，可以给内部员工带来压力，促使他们产生危机感，从而激发工作动力和潜能。人才使用是医院不可忽视的一项重要工作。

（二）创建研究型医院的客观需要

确立创建一流现代化研究型医院建设目标，既为医院建设和发展指明了方向，也为医院人才建设提出了新的更高要求。实现这一目标，客观上需要医院培养和造就一大批临床科研复合型人才。通过把医德医风好、临床能力强、科研业绩优、教学成果多的拔尖人才选拔出来进行重点培养、扶持和宣传，提高他们在患者和同行中的知名度，在全院努力营造出一种固强补弱、取长补短，不断攀登医学科学高峰的氛围，力争通过几年的科学发展，培养出一批临床能力强、科研思维活跃，勇于钻研，勇于创新，勇于探索的复合型高素质人才，扩大医院高层次人才队伍阵容，形成医院新一代人才群体，从而为医院可持续发展、永葆品牌优势做出努力。

（三）创建研究型医院的根本方法

通过这么多年来对创建研究型医院的理论研究与实践来看，在当前建设创新型国家的大背景下，医院也同样需要对传统的医疗服务理念、服务宗旨、服务模式、服务能力以及管理体系进行深刻变革和转变。这是一场医院发展的重要革命，是医院全面的改革发展、推陈出新，具有广泛性和深刻性的特点。创建研究型医院必然要求医院各专科、各领域都要有一支勇于创新、善于创新的优秀人才团队，催生一大批国内一流、国际领先的理念创新、技术创新、质量创新和管理创新的新理念、新成果，从更深更高的层次上解决和突破制约医院发展的矛盾、困难和"瓶颈"，才能适应医院发展的新趋势，引领国际医学领域的新发展。因此，培养一大批研究型人才，既是创建国际一流研究型医院的主要目标和重点任务，也是医院可持续发展的内在动力和实质要求。

（四）推动研究型医院发展的根本动力

研究型医院的医疗技术和科技创新发展依赖于研究型人才的使用。目前，医疗行业的竞争愈来愈激烈，谁能抓住机遇，提高医疗服务水平和医疗创新能力，谁就可以在竞争中脱颖而出。创新的关键在人才，只有具备一支素质过硬、创新能力强的研究型人才队伍，才能占领医学高地，更好地为患者服务，才能在激烈的竞争中立于不败之地。

（五）提高研究型医院效益的重要途径

人才将知识转化可给医院带来显著的经济效益与社会效益。简单说来就是人才投资与效益产出的关系。值得注意的是，这些效益的产生具有间接性与长期性的特点，加上医院管理者任期制影响，一些医院往往对人才的培养和使用存在短期效益的思想与行为，采取医院人才的"拿来主义"（主要靠引进人才），"实用主义"（缺什么人才才引进或培养什么人才，什么时候缺，什么时候引进或培养）。人才使用缺乏规划性、目标性与延续性。这必然影响医院人才培养、使用工作的正常开展与医院远期目标的实现。创建研究型医院，必须要认识到人才的培养和引进应有规划性与目标性，必须建立完善的人才培养管理制度，并长期开展工作，把人才建设作为医院建设和发展的根本战略加以实施，准确地认识和把握人才建设，吸引、培养、壮大人才队伍，是研究型医院管理者需要亟待探索、完善的重要课题。

二、基本原则

人才使用的基本原则，是研究型医院领导者合理地任用和管理人才所必须遵循的基本准则。这些基本准则指导着医院领导者任用和管理人才的行为，它贯穿于人才使用的全过程。这些基本原则主要有以下几个方面：

（一）用其所长，容人所短

用其所长，容人所短，是指把人才放在最能充分显示其才能的岗位上，智者尽其谋，勇者尽其力。俗话说，尺有所短，寸有所长。金无足赤，人无完人。任何人都有其长，也有其短。无疵不真——世界上没有绝对完美的人。识人如辨物，现实生活中，可以说没有"无疵"之人。宋朝戴复右写道："黄金无足色，白玉有微瑕。"鲁迅曾说过，倘寻完全的书，世间可读的就不多；倘寻完美的人，天下配活的就有限。俄国作家车尔尼雪夫斯基说："人必须'完美'这种见解，是一种怪诞的见解，假如我们把'完美'理解成这样一种事物的形态，它融合了一切可能的长处，而毫无缺点，那只有内心冷淡或厌倦的人由于无所事事，凭幻想才可能发现。"古往今来，大凡有见识、有能力、能够成就一番事业的人，往往有着与众不同的个性和特点。他们不仅优点突出，而且缺点也明显。因为人的长短处是伴生的。东汉王充曾说："大羹必有淡味，至宝必有瑕秽，大简必有不好，良工必有不巧。"陈云同志说过，一个人的长处里同时也包括某些短处，短处里同时也包含着某些优点。"人有高世之才，必有遗世之累"。既然如此，就要正视这种现实，坚持扬长避短的原则，方可使人才在研究型医院建设中各尽其能。具体做法是：

1. **用其所长** 研究型医院的领导者应该用心分析每个人才的特点和能力，认清其长处是什么,他能做得最好的工作是什么,尽可能将其放在最能发挥他优势的岗位上,决不能用非所长,勉为其难。唐太宗认为"用人如器,各取所长",王安石主张"取其长不问其短";曾国藩主张"不苛求乎全材,宜因量以器使"。美国著名管理学家杜拉克在《有效的管理者》一书中指出,有效的管理者从来不问下属不能做什么,而只问他能做什么。德鲁克也说:"我们必须用一种态度去建立我们的组织,那就是人只要在某一领域具有特长,便能用之于该领域的工作。"美国南北战争时,林肯任命格兰特将军为总司令,有人认为格兰特嗜酒贪杯,不宜担当大任。林肯却说:"如果我知道他喜欢喝什么酒,我倒应该送他几桶。"林肯不是不知道酗酒可能误事,但他更知道在北军诸将领中,只有格兰特能够运筹帷幄、决胜千里。后来的事实也证明了林肯的任命是正确的,它使美国南北战争发生了重大转折。诸葛亮错用马谡,毛遂从自荐到自刎。这些史实从正反两个方面说明,用人之要贵在用其之长,而不是求其为"完人"。

2. 容人所短 现实生活中,有的人既有长处又有短处,只要这些短处不涉及原则问题,尽量给予宽容,不要因求全责备而埋没人才。看人要多看长处,须知"水至清则无鱼,人至察则无徒"。天地无全功,圣人无全能,万物无全用。无数实践证明,当领导者多注意别人的优点和长处时,就会使优点增值,化短为长;反之,当领导总是注意别人的毛病时,不仅越看毛病越多,而且容易使人产生逆反心理。所以,在建设研究型医院过程中,领导者应努力做到:容言而广开言路;容短而不必苛求;容过而治病救人;容贤而不听谗言;容事而不计小事;容才而不嫉贤能。

3. 短中见长 要知人短中之长,对其短处具体分析,并给以必要的帮助,化消极为积极,发挥出他们的特长。清代有个叫杨时斋的将领,他曾让聋子当侍者,让哑巴送密信,让瘸子守炮座,让瞎子伏地听。从而做到了军中无废人。现实生活中用人短中之长也不乏见。如一家工厂,用爱挑剔的人当质检员,用谨小慎微的人当安全员,用锱铢必较的人搞财务管理,等等,这种用法完全体现了短中见长的辩证观点。

(二) 用其所愿,用当其时

用才不可忽视其气质和兴趣,在安排人才的工作岗位时,不仅要考虑人才的专长,而且还要考虑他们的气质类型和兴趣特征,尽可能地安排他们到最适合的工作岗位上去。科学发展观以人为本,人才发展以用为本。人才作为一种特殊的资源,其价值完全在于使用。在服从工作需要和服从分配的前提下,尽可能与个人的意愿、兴趣、特长结合,力求个人自身价值的实现和企业的发展目标相统一。贵州省人民医院儿科副主任、主任医师崔玉霞博士,一心致力于儿童哮喘的诊治及长期规范化管理,在她的临床研究和治疗下,目前已有1000余例哮喘儿童在专科门诊接受与世界接轨的GINA方案的长期随访管理和治疗。2012年12月,她所主持的课题《RNA干扰技术抗呼吸道合胞病毒研究》,获得我国儿科医学界最具权威的宋庆龄儿科医学成果奖。

每一个人,特别是各类人才,都有自己一生的辉煌时期。所谓用当其时,就是指捕捉人才的最佳起用时机,让人才在其状态最佳的时间段内发挥最大效益。一般说来,要注意把握两个基本条件:第一,人才的起用时间,就是指人才精力最旺盛的时期;第二,人才起用的时机,应是在能够激励人才成长和进步的时期。只有在人才把自己的成长与组织紧密地联系起来的时候,才能使人才的创造性得到最大程度的发挥。在这样的时候,就应该大胆地及时地把人才提拔到重要岗位上去。为了真正做到用其所愿,用当其时,就必须打破论资排辈、求全、平衡、照顾的束缚,大胆破格破例录用辈分小、资质好的青年人才,拓宽选人用人视野,在人才的使用上，不唯学历、不唯职称（职务）、不唯资历，而唯能力，形成优秀人才脱颖而出和人尽其才的良好机制和环境。另外，对于业绩卓越、时代感强、身体健康的人才，即使到了退休年限，经审批仍可延期任用。

（三）合理搭配，整体最佳

人才不是孤立的，只能在群体中发挥自己的作用。任何人才作用的发挥，离不开人才群体的整体效能。特别是随着全球化发展和知识经济的来临，发展实践中遇到的问题更多地需要跨学科、跨专业合作，整体效益越来越受到重视。因此，建立合理的人才结构，是发挥每一个人应有作用的关键。领导者在使用人才时，要根据"整体功能大于部分之和"的系统论原理，搞好人才资源的配置，组建合理的人才群体结构，使其年龄梯形、知识互补、专业配套、气质协调，达到整体最佳效能。整体由部分构成，而部分可以通过组合、互补的方式产生整体效应。创建研究型医院，在使用人才方面可以利用人才的互补效应来达到合理搭配、整体最佳的效果。可以从以下三个方面采取措施：

1. **专业互补** 医院工作运转是由多个环节、多种要素、多项活动构成的，因此，需要多方面的人才协同作战，形成一个合理的智力结构，以便发挥出人才的整体功能。医院不但需要超一流的科技人才，同时也需要杰出的医院管理人才、精明的市场营销人才和优秀的公共关系人才。目前，一些医院在对待人才问题上存在一定的误区，不少医院在高度重视技术人才的同时，却对经营管理、市场营销、公共关系等方面人才的重要性认识不足，对一般员工和人才的素质更是重视不够，从而导致医院效益低下，医院品牌不够强大。

2. **年龄互补** 处在不同年龄阶段的人，在知识结构、思维方式、创新能力等方面的特点不尽相同，医院人才结构在年龄上应形成梯队，老中青互相配合。合理的人才年龄结构，不仅可以使医院充满创造的活力，还可以避免同一年龄层次人才之间形成的内耗，保持医院人才队伍的凝聚力。

3. **性格互补** 每个人的性格、气质各不相同，不同的个性特征可以从不同的角度对医院的发展发挥出各自的积极作用。有的人热情洋溢，可以欢乐周围的人群；有的人稳重低调，可以帮助他人更加细致周全的完成各项任务。因此，性格的互补对人才作用的发挥也有一定的好处。

（四）因事择人，德才兼备

在用人问题上，长期存在着任人唯贤和任人唯亲两个根本对立的问题。所谓因事择人，就是指以事业的需要、职位的空缺为出发点，根据职位对人员资格的要求来选用人才。所谓量才使用，就是指根据人才能力的大小，给予适当的职位。德才兼备，既是人才使用的基本要求，也是必须坚持的一项基本原则。作为人才，良好的思想道德素质是必备的。如果道德品质低下，人心险恶，那么即使有天纵之才，也不能为社会做出贡献，反而可能会给社会带来负面影响。医院能否招聘到一批德才兼备的人才，直接关系到医院的成长兴衰。对于一个医院来说，有德无才的人多了，遇事就会乱了方寸，拿不出主意和办法；而若一个医院充斥着大量有才无德之人，则医院必然会缺乏正气，分崩离析。为了谋求人与事的科学结合，只有从实际职位和职责的需要出发去选用德才兼备的人员，才能达到目的。

同样的，如果因人设事，为人择职，就不能保证事得其人，人尽其才，其结果不是大材小用，就是小材大用。或者为了安排人而增加不必要的职位，造成机构臃肿，人浮于事，增加用人成本，工作效率低下。唐太宗李世民早就说过："为官择人者治，为人择官者乱"。宋代大臣许应龙也曾说："为官择人，则官虽简而常若有余，为人择官，则官员繁而常若不足"。这里说的都是根据工作需要来选用人才的道理。只有坚持因事择人的原则，才能避免出现机构臃肿、人浮于事的现象，做到以事定职，以职选人，人事相宜。

（五）公平竞争，择优用人

所谓竞争择优，就是指在建设研究型医院过程中，在公开平等的前提下，让人才依靠自身的素质和条件进行竞争，择优选用人才。人才的健康成长和有序使用，有赖于良好的周边环境。机会均等、优胜劣汰的竞争机制，就是重要的条件之一。研究型医院在使用人才过程中，医院领导者在选才用人时应当坚持这一原则，将竞争贯穿于选用工作的各个环节，从报名、资格审查，到笔试、面试，以及考核、体检等，要使求职者"过五关、斩六将"，始终处在一种激烈的竞争状态。这样，经过层层筛选，最后，根据工作的需要，择优选用合适的人才。

用公开竞争的方法选人，比传统的"伯乐相马"的方法有更多的优点，它拓宽了选人的视野，开辟了赛场选"马"的天地，使得医院能够在更广阔的范围内挑选人才。同时将选才用人工作置于众人的监督之下，增加了选用工作透明度，可以有效防止和克服医院用人问题上的不正之风，有利于人才脱颖而出。

（六）用人不疑，疑人不用

用人当然是要疑的，有疑才能谨慎明察。这里说的用人不疑、疑人不用的原则，是指经过科学考察确定可用之人后，要努力向其传达被信任的信息，使其没有后顾之忧，全身心地投入工作。用人就要信人，这样可激发医院人才认真负责地干好工作。反之，如对使用的人才将信将疑，给职不给权，甚至对其忧心忡忡；或担心其阅历浅，"嘴上没毛办事不牢"，"嫩竹子挑不了重担子"；或害怕其职位变了，架子大了，骄傲自恃，目空一切，不受领导。凡此等等不必要的疑虑，都会妨碍人才作用的正常发挥。只有坚持相信人才，鼓励其大胆工作，为其创造良好的工作环境、舆论环境、人缘环境，才能有利于人才才能的施展，使他们在研究型医院建设的第一线上，冲锋在前，搏击奋进，做出出色贡献。信任所选用的人才，按照其职务充分地授权，使其在职务范围内达到权责一致。事实上，能做到这一点也是医院领导者自信心的表现。

三、方法艺术

医院是一个复杂、庞大的机构，人员的管理十分重要。如何将医院的人才管理好，将人才这股力量拧在一起，发挥出应有的集体效益，对医院领导者和管理者提出了要求和挑战。人才使用的方法艺术是领导者在掌握和运用科学用人方法的基础上，根据特定情况灵活运用用人方法和用人技巧。医院领导者能否处理好管理者和人才队伍之间，人才与人才之间的交际关系，在很大程度上取决于他是否掌握了高超的用人艺术。在创建研究型医院过程中，医院领导者可以使用以下方法：

（一）把握人才含义，合理使用人才

韩愈说："世有伯乐，然后有千里马"。医院管理者能从茫茫的人海中发现所需要的人才还不够，正确地把握人才的含义，合理地使用人才，才是对医院管理者管理水平的检验。现代领导学观点认为，所谓人才，是指具有一定的专门知识或某种特长，对社会进步做出了贡献的人。人才不能和文凭画等号，那些空有文凭而无真才实学的人，也未必称得上是人才。哲学认为，凡是充分实现了人的价值的人就是人才。从以上意义讲，我们可以从以下三个方面来把握人才

的含义：

1．人才具有广泛性　对于医院来说，有一技之长，并自觉地为医院服务，在自己的工作岗位上做出较大贡献的人，都可以称得上是人才。人才的广泛性说明，百步之内有芳草，世间处处有人才。关键是我们要善于发现、识别、造就人才，不拘一格使用人才。

2．人才具有层次性　从整体上来看，人才是一个系统，拥有层次之分。简而言之，即有高层人才、中层人才和基层人才之分。在某种意义上讲，各个层次的人才密切联系，相互转化，并存发展。我们要按照职能相称的原则合理要求和使用各种层次的人才。

3．人才具有相对性　人才是在一定历史条件下适应某种时代需要而产生的，又随时间、地点、条件的变化而变化。在一定的条件下，人才和非人才，各种类型和各种层次的人才，是可以互相转换的。人才是非人才发展而来的，有的人在某个工作岗位或某个层次里并不突出，而换到另一个岗位或另一个层次里却显示出非凡的才能。有的人在人才济济的地方显示不出才华，而流动到人才缺乏的部门或单位却大显身手，成为难得的人才。根据人才的这一特点，领导者就要善于根据人才的特性，为人才施展自己的才干创造条件，提供适合人才发展的舞台和平台，充分发挥人才的作用。

作为一个领导者，只有在了解什么是人才的基础上，才会形成正确的人才观，只有在正确人才观的指导下，才会识才、荐才、爱才、合理使用人才。

（二）掌握心理需求，科学调节人才情绪

针对人才的心理特征和情绪变化，医院领导者要学会因势利导，不断进行科学的反馈调节。一般情况下，绝大多数人，包括人才在内，在接触上级或者领导者时，都具有一些共同的心理特征。这些心理特征归纳起来不外乎有：不愿轻易发表不同的意见和看法，总是尽量揣摩领导者的想法，然后谨慎发表与领导者接近"一致"的看法；希望领导者了解自己的工作成绩及取得的具体过程；当偶尔出现的过失还不至于酿成大祸时，人们出于强烈的自尊心和自信心，总是宁愿自己悄悄地采取补救措施，也不想让领导知道此事；希望双方真诚相待，平等相处；渴望领导能够充分尊重自己的知识、工作权利和自己的人格。特别是对人才来说，每一份劳动成果都来之不易，为了获得领导的信赖，就是再苦再累，也感觉高兴；希望自己的想法和点子能在上级的决策中有所体现。对于医院人才来说，一般不过分要求医院给予什么帮助，他们的物质生活都能得到良好的保障，而心理感情上的某种满足却需要不时地给予；在执行决策的过程中，一旦出现挫折和失败，希望能有人同自己一起分担责任，医院里团队合作比较常见，这种情绪也比较普遍；能够有适度的自由，每个人都不希望有比较紧的管辖和约束，适当的自由是必需的。

针对以上的心理特征反应，医院的领导者应注意改进领导方法，见招拆招，提高人才使用的方法艺术。为此，必须注意掌握下列方式方法：只要条件允许，应尽量同医院的人才多接触，一起进行研究工作，并鼓励他们坦率地说出不同意见。当人才完成了工作任务，领导者应主动表示祝贺，如果工作任务完成得出彩，医院还可以及时予以表扬或奖励。听人才汇报工作时，应尽量有选择地听完其具体过程，并适时地暗示或明白表示知道他们的某些工作情况。对人才在工作中偶尔出现的小过失，只要没有造成较严重后果，且本人已经知错改错时，领导者可以佯装"不知"，给予他们弥补的机会。切忌以"高贵"自居，以势压人。要虚心学习，平等待人，给人才表现的机会，尤其要慎重对待人才的创新意见。研究型医院建设需要的是创新，要运用各种有效方式，向人才传递"充分信赖"的信号。比如故意不听对过失的解释，"免验"人才从事的某项工作等。吸引人才"参与"本属于领导者的部分工作，使人才增强责任感和进取心。经常在闲暇时间接近人才，平易近人，随便闲聊有意识地表示"理解"人才的工作动机等。工作中出了问题，医院领导者要敢于分担责任，切忌找"替罪羊"。对人才不必管得过死，管得过严，要给他们独立"自由"的发展机会。作为医院领导者，只要设法满足他们正当的心理需要，就能充分调动他们的积极性和创造性，让人才在其职责范围内发挥出最大的效益。

（三）理清人才与医院关系，扬长避短使用人才

医院与人才之间存在着相互相存的关系。医院与人才是互存互荣的，医院必须满足人才的需要，同时也对人才有所要求。这里，我们可以从需要、资源、责任、成效四个导向上来看二者之间的关系。

人才对医院的基本要求是待遇、地位、机会。人才提供给医院的是智力、想象力、创造力。人才对医院的责任是主动力、影响力、组织力。人才希望从医院获得的是升迁机会、领导力、成就感。医院对人才的基本要求是确保医院适当的利益，以行动对医院有所贡献，无利于医院者便淘汰之。医院能给人才的是工作环境上满足人才的社会性需要，以医院利润提供报酬，协助人才的成长。医院希望人才做到的是发挥领导力以推动工作，有效地利用医院资源、负起权力范围内的责任，使权责平衡。医院希望人才在团体中做到的是使医院不断发展，为医院获得最大利益，与医院共同成长。

从以上的导向中，我们不难看出，要想做到人尽其才，即应该很好地处理医院与人才之间的基本关系，创造良好的内部环境，使在医院工作的每一位人才，都将个人的意志与医院的统一意志结合起来，心情舒畅的为医院工作。同时，就是正确地看待每一个人才，在使用上切实做到"用其所长，避其所短"；注重实绩，赏罚分明；关心爱护，培养提高。还需要做到量才使用，用人不疑。"人们的缺点多半是同人们的优点相联系的"。既然客观规律是这样，那么，我们在使用人才的时候，就应该把考虑问题的着眼点放在人的长处上，使各种人才各得其位，充分发挥各人所长。清代诗人顾嗣协在《杂兴》一诗中写道："骏马能历险，犁田不如牛；坚车能载重，渡河不如舟；舍长以就短，智者能为谋；生材贵适用，慎勿多苛求。"孔子也曾说："赦小过，举贤才。"我们在使用人才的时候，要能够理解和容忍人才的缺点和短处，只有这样，医院才能像磁铁一样，将人才紧紧地吸引到团队中，否则，人才不能发挥作用则会远去之。实践是检验真理的唯一标准，也是检验人才的客观标准。看一个人才怎样，不在于看他讲得如何，而要看他干得如何，然后将工作实绩同赏罚挂起钩来，恩威并重，赏罚分明，才能真正调动人才的积极性。

（四）坚持公正用人，以正确的用人导向引导和鼓舞人才

医院用人公正与否，直接影响到研究型医院建设的风气和医院工作人员的士气，对人才积极性的保持和发挥作用巨大。医院用人工作的改革要有利于扩大民主，有利于调动大多数人的积极性。要坚决走出用人实践中的一些误区，如论资历、排辈分，求平衡、取平庸，只能上、不能下，因人异、弃标准，只相马、不赛马，等等。要明确以下几种人不宜重用：专挑别人毛病，自己又不干实事的人；拨弄是非，搞小动作的人；个人利益第一，稍有不满就消极怠工的人；以自己为中心，很难合作共事的人；嫉妒心理极强的人；两面三刀，阳奉阴违的人；阿谀奉承，吹吹拍拍的人，等等。总之，要切实做好公正用人工作，坚持正确的用人导向，激励和保持医院人才的工作积极性。还要，运用行之有效的技能技巧，如善意的攻心术、智慧的以柔克刚、恰当的典型警示、有效的沟通协调、综合的激励手段等，化解出乎意料的人际紧张关系，调解波动中的众人心态，从而保持人才积极的情绪状态和工作状态，这也是医院人才使用方法艺术的重要方面。

（五）塑造良好的领导者形象，以人格力量激励人才

准确了解医院人才和下属希望有一个怎样的"上级"，他们希望从上级那里得到什么帮助，然后尽力使自己"接近"他们心目中的"理想"上级，树立起良好的自我形象。一般情况下，人们都希望有这样一个"理想"的上级：工作上职责清楚，赏罚分明；生活上关心体贴，甘苦与共；作风上深入实际，谦虚民主等等。同时，医院里多数人才都希望从上级那里得到以下三方面的帮助：工作上能够用己所长，避己所短，尽量将自己安置在良好的人际环境里，从事自己能够胜任的工作。与此同时，积极为自己提供"更新知识"的学习机会，生活上帮助解决自己难以克服的困难；关键时刻拉人一把，而不是推诿搪塞，甚至落井下石等。如果医院领导者能够按照人才使用的一般要求，努力学习，加强修养，塑造良好的形象，就会形成激励人才工作热情的人格力量，让人才甘为研究型医院建设贡献力量。

（六）真心为人才排忧解难，以真诚的服务感动人才

为了能使优秀人才发挥出最大的效益，不仅要在"硬件"上下功夫，在"软件"方面，还要努力营造医院管理文化为核心的"磁场"，使人才产生一种"归属感"。首先，向他们提供一个充分展示个人能力的平台，铸就其有成就感；第二，上级的授权和充分信任也是留住人才的好办法；第三，掌握他们思想状况、是非观念、人生观念等基本情况，同时还要经常帮助他们克服困难，并给予物质和精神上的鼓励，使之不断充实满足。人都是有感情的，正所谓"动之以情，晓之以理"。只有感动了他人，才能拉近彼此的距离，才能让他人正视你所说的话，理解你的真心诚意。医院在使用人才过程中，应自觉坚持和发扬密切联系群众的优良传统和作风，想人才之所想，急人才之所急，干人才之所需，努力运用公共资源满足人才在工作和生活中的正当需要，激励其行为动机。

第四节　研究型人才的激励

一、激励理论

所谓激励，就是激发人的动机，使人有一股内在的动力，朝着所期望的目标前进的心理活动过程。对于医院人才管理来讲，有效的激励能够点燃人才的激情，促使他们主动作为的动机更加强烈，让他们产生超越自我的欲望，并将潜在的巨大的内驱力释放出来，为医院远景目标奉献自己的热情。以人为本的激励研究型人才的理论主要有六种。

（一）马斯洛"需求层次论"

该理论是行为科学的经典理论之一，由美国心理学家亚伯拉罕·马斯洛于1943年在《人类激励理论》论文中所提出。马斯洛理论把需求分成生理需求（physiological needs）、安全需求（safety needs）、爱和归属感（love and belonging，亦称为社交需求）、尊重（esteem）和自我实现（self-actualization）五类，依次由较低层次到较高层次排列。

1. **生理需求**　这是人类维持自身生存的最基本要求，主要包括呼吸、水、食物、睡眠、生理平衡、分泌、性等。如果这些需求任何一项得不到满足，人类个人的生理功能就无法正常运转。从这个意义上说，生理需求是推动人们行动最首要的动力。马斯洛认为，只有这些最基本的需求满足到维持生存所必需的程度后，其他的需求才能成为新的激励因素。

2. **安全需求** 主要包括人身安全、健康保障、资源所有性、财产所有性、道德保障、工作职位保障、家庭安全等。马斯洛认为，整个有机体是一个追求安全的机制，人的感受器官、效应器官、智能和其他能量是寻求安全的一个工具，甚至可以把科学和人生观都看成是满足安全需求的一部分。

3. **爱和归属感需求** 这一层次主要包括对友情、爱情和性亲密的需求。人人都希望得到相互的关心和照顾。感情上的需求比生理上的需求来得细致，它和一个人的生理特性、经历、教育、宗教信仰都有关系。

4. **尊重需求** 主要包括对自我尊重、信心、成就、对他人尊重、被他人尊重等方面的需求。人人都希望自己有稳定的社会地位，要求个人的能力和成就得到社会的承认。尊重的需求又可分为内部尊重和外部尊重。内部尊重是指一个人希望在各种不同情境中有实力、能胜任、充满信心、能独立自主。外部尊重是指一个人希望有地位、有威信，受到别人的尊重、信赖和高度评价。马斯洛认为，尊重需求得到满足，能使人对自己充满信心，对社会满腔热情，体验到自己活着的用处和价值。

5. **自我实现需求** 主要包括对道德、创造力、自觉性、问题解决能力、公正度、接受现实能力的需求。这是最高层次的需求，它是指实现个人理想、抱负，发挥个人的能力到最大程度，达到自我实现的境界。也就是说，人必须干称职的工作，这样才会使他们感到最大的快乐。马斯洛提出，为满足自我实现需求所采取的途径是因人而异的。自我实现就是努力实现自己的潜力，使自己越来越成为自己所期望的人物。

（二）斯金纳"强化理论"

强化理论也称为行为修正理论或行为矫正理论。美国心理学家和行为科学家斯金纳（Burrhus Frederic Skinner）认为，人是没有尊严和自由的，人们做出某种行为，不做出某种行为，只取决于一个影响因素，那就是行为的后果。当这种行为的后果对他有利时，这种行为就会在以后重复出现，不利时，这种行为就减弱或消失。

1. **强化理论的管理方式** 根据强化的性质和目的分为四种方式：①正强化。奖励那些符合组织目标的行为，使这些行为得以进一步的加强和重复出现。②惩罚。当员工出现一些不符合组织目标的行为时，采取惩罚的办法，可以约束这些行为少发生或不再发生。③负强化。负强化强调的是一种事前的规避。俗语"杀鸡儆猴"形象说明了两者的联系与区别。对出现了违规行为的"鸡"加以惩罚，意欲违规的"猴"会从中深刻地意识到组织规定的存在，从而加强对自己行为的约束。④忽视。忽视就是对已出现的不符合要求的行为进行"冷处理"，达到"无为而治"的效果。

2. **强化理论的管理原则** 概括起来，主要包括以下五个方面：①依照强化对象的不同采用不同的强化措施。人们的年龄、性别、职业、学历、经历不同，需要就不同，强化方式也应不一样。②小步子前进，分阶段设立目标，并对目标予以明确规定和表述。对于人的激励，首先要设立一个明确的、鼓舞人心而又切实可行的目标，同时还要将目标进行分解，分成许多小目标，完成每个小目标都及时给予强化。③及时反馈。所谓及时反馈就是通过某种形式和途径，及时将工作结果告诉行动者。要取得最好的激励效果，就应该在行为发生以后尽快采取适当的强化方法。④不固定时间和频率间隔的强化效果好。因为有机体在强化到来之前的反应率有所提高。在个体不知道什么时候会出现强化，但总有一种强化即将出现的期待，长此以往自然会形成习惯。⑤正强化比负强化更有效。斯金纳通过系统的实验观察得出了一条重要结论：惩罚就是企图呈现消极强化物或排除积极强化物去刺激某个反应，仅是一种治标的方法，它对被惩罚者和惩罚者都是不利的。所以，在强化手段的运用上，应以正强化为主，并辅以必要的惩罚，做到奖惩结合。

3．**强化理论的管理应用**　对强化理论的应用，要考虑强化的模式，并采用一整套的强化体制。强化模式主要由"前因"、"行为"和"后果"三个部分组成。在强化理论应用中，应注意以下五个方面：①应以正强化方式为主。在研究型人才激励中设置鼓舞人心的目标，是一种正强化方法，但要注意将医院的整体目标和人才个人目标、最终目标和阶段目标等相结合，并及时给予物质和精神奖励。②采用负强化（尤其是惩罚）手段要慎重。负强化应用得当会起到促进作用，应用不当则会带来一些消极影响，可能使人由于不愉快的感受而出现悲观、恐惧等心理反应，甚至发生对抗性消极行为。③注意强化的时效性。采用强化的时间对于强化的效果有较大的影响。一般而论，强化应及时，及时强化可提高安全行为的强化反应程度，但须注意及时强化并不意味着随时都要进行强化。④因人制宜采用不同的强化方式。由于人的个性特征及其需要层次不尽相同，不同的强化机制和强化物所产生的效应会因人而异。因此，强化方式应随对象和环境的变化而相应调整。⑤利用信息反馈增强强化效果。信息反馈是强化人的行为的一种重要手段，定期反馈可使员工了解自己参加安全生产活动的绩效及其结果，既可使员工得到鼓励，增强信心，又有利于及时发现问题，分析原因，修正所为。

（三）麦戈雷格的"X、Y理论"

X理论和Y理论（Theory X and Theory Y），是管理学中关于人们工作源动力的理论。由美国心理学家道格拉斯·麦格雷戈（Douglas McGregor）于1960年在其所著《企业中人的方面》一书中提出来的。这是一对基于两种完全相反假设的理论，X理论认为人们有消极的工作源动力，而Y理论则认为人们有积极的工作源动力。

1．**X理论**　X理论是麦格雷戈对把人的工作动机视为获得经济报酬的"实利人"的人性假设理论的命名。主要观点包括：①人类本性懒惰，厌恶工作，尽可能逃避；绝大多数人没有雄心壮志，怕负责任，宁可被领导骂。②多数人必须用强制办法乃至惩罚、威胁，使他们为达到组织目标而努力。③激励只在生理和安全需要层次上起作用。④绝大多数人只有极少的创造力。因此，人才管理的唯一激励办法，就是以经济报酬来激励生产，只要增加金钱奖励，便能取得更高的产量。所以这种理论特别重视满足员工生理及安全的需要，同时也很重视惩罚，认为惩罚是最有效的管理工具。　麦格雷戈是以批评的态度对待X理论的，他指出传统的管理理论脱离现代化的政治、社会与经济来看人，是极为片面的。这种软硬兼施的管理办法，其后果是导致员工的敌视与反抗。

2．**Y理论**　麦格雷戈针对X理论的假设，提出相反的Y理论。Y理论指将个人目标与组织目标融合的观点，与X理论相对立。Y理论的主要观点包括：①一般人本性不是厌恶工作，如果给予适当机会，人们喜欢工作，并渴望发挥其才能。②多数人愿意对工作负责，寻求发挥能力的机会。③能力的限制和惩罚不是使人去为组织目标而努力的唯一办法。④激励在需要的各个层次上都起作用。⑤想象力和创造力是人类广泛具有的。因此，人是"自动人"。激励的办法是：扩大工作范围，尽可能把工作安排得富有意义，并具挑战性。工作之后引起自豪，满足其自尊和自我实现的需要，使人才达到自己激励。只要启发内因，实行自我控制和自我指导，在条件适合的情况下就能实现组织目标与个人需要统一起来的最理想状态。

（四）赫兹伯格的"激励_保健因素理论"

"激励－保健因素理论"又叫双因素激励理论，是美国行为科学家弗雷德里克·赫茨伯格（Fredrick Herzberg）提出来的。20 世纪 50 年代末期，赫茨伯格和他的助手们在美国匹兹堡地区对 200 名工程师、会计师进行了调查访问。结果表明，使员工感到满意的都是属于工作本身或工作内容方面的。使员工感到不满的，都是属于工作环境或工作关系方面的。他把前者叫做激励因素，后者叫做保健因素。

1. **激励因素与保健因素的主要内容** 激励因素包括工作本身、认可、成就和责任，这些因素涉及对工作的积极感情，又和工作本身的内容有关。这些积极感情和个人过去的成就，被人认可以及担负过的责任有关，它们的基础在于工作环境中持久的而不是短暂的成就。保健因素包括单位政策和管理、技术监督、薪水、工作条件以及人际关系等。这些因素涉及工作的消极因素，也与工作的氛围和环境有关。也就是说，对工作和工作本身而言，这些因素是外在的，而激励因素是内在的，或者说是与工作相联系的内在因素。

2. **"激励－保健因素理论"的基本做法** 根据赫茨伯格的理论，在调动员工积极性方面，可以分别采用以下两种基本做法：①直接满足，又称为工作任务以内的满足。它是一个人通过工作所获得的满足，这种满足是通过工作本身和工作过程中人与人的关系得到的。它能使员工学习到新的知识和技能，产生兴趣和热情，使员工具有光荣感、责任心和成就感。因而可以使员工受到内在激励，产生极大的工作积极性。②间接满足，又称为工作任务以外的满足。这种满足不是从工作本身获得的，而是在工作以后获得的，例如晋升、授衔、嘉奖或物质报酬和福利等。间接满足虽然也与员工所承担的工作有一定的联系，但它毕竟不是直接的，因而在调动员工积极性上往往有一定的局限性，常常会使员工感到与工作本身关系不大而满不在乎。

3. **"激励－保健因素理论"的主要作用** 双因素激励理论促使组织管理人员注意工作内容方面因素的重要性，特别是它们同工作丰富化和工作满足的关系，因此是有积极意义的。赫茨伯格告诉我们，满足各种需要所引起的激励深度和效果是不一样的。物质需求的满足是必要的，没有它会导致不满。但是，即使获得满足，它的作用往往是很有限的、不能持久的。要调动人的积极性，不仅要注意物质利益和工作条件等外部因素，更重要的是要注意工作的安排，量才录用，各得其所，注意对人进行精神鼓励，给予表扬和认可，注意给人以成长、发展、晋升的机会。随着温饱问题的解决，这种内在激励的重要性越来越明显。

（五）弗鲁姆的"期望理论"

期望理论又称作"效价－手段－期望理论"，是管理心理学与行为科学的一种理论。这个理论可以用公式表示为：激动力量＝期望值×效价。是由北美著名心理学家和行为科学家维克托·弗鲁姆（Victor H. Vroom）于 1964 年在《工作与激励》中提出，期望理论是以 3 个因素反映需要与目标之间的关系。

1. **效价（V）——工作态度** 效价，是指达到目标对于满足个人需要的价值。同一目标，由于各个人所处的环境不同，需求不同，其需要的目标价值也就不同。同一个目标对每一个人可能有三种效价：正、零、负。如果个人喜欢其可得的结果，则为正效价；如果个人漠视其结果，则为零值；如果不喜欢其可得的结果，则为负效价。效价越高，激励力量就越大。该理论指出，效价受个人价值取向、主观态度、优势需要及个性特征的影响。可以根据行为的选择方向进行推测，假如个人可以自由地选择 X 结果和 Y 结果的任一个，在相等的条件下：如果选择 X，即表示 X 比 Y 具有正效价，如果选择 Y，则表示 Y 比 X 具有正效价。也可以根据观察到的需求完成行为来推测。

2．期望值（E）——工作信心　期望值是人们判断自己达到某种目标或满足需要的可能性的主观概率。目标价值大小直接反映人的需要动机强弱，期望概率反映人实现需要和动机的信心强弱。弗鲁姆认为，人总是渴求满足一定的需要并设法达到一定的目标。这个目标在尚未实现时，表现为一种期望，期望的概念就是指一个人根据以往的能力和经验，在一定的时间里希望达到目标或满足需要的一种心理活动。领导者给员工制订工作定额时，要让员工经过努力就能完成，再努力就能超额，这才有利于调动员工的积极性。定额太高使员工失去完成的信心，他就不努力去做；太低，唾手可得，员工也不会努力去做。所以，领导者制订工作、生产定额，以及使员工获得奖励的可能性都有个适度问题，只有适度才能保持员工恰当的期望值。

3．期望模式　在期望模式中，"个人努力"指始发行为的强度。"个人成绩"指个人预期达到的成绩或外界确定的成绩标准，它作为一级目标，是个体获取组织奖励的工具。"组织奖励"包括内在奖励（如赋予重任、提供发展机会等）和外在奖励（如提薪、晋级等）两种，它作为二级目标，是个体满足个人需要的工具。"个人需要"指个体尚未得到满足的优势需要，它是外在目标发挥激励作用的内在基础。该模型说明，运用目标进行激励时，个体经历了两个层次的期望和效价的评估。期望Ⅰ指个体根据目标难度与自我力量分析，判断行为成功的概率。假如这个概率恰当，个体就有信心和动力去实现一级目标。期望Ⅱ指个体根据以往经验及情境条件分析，判断个人成绩导致组织奖励的概率。假如这个概率恰当，个体就会进一步评价组织奖励对满足个人需要的价值。

（六）亚当斯的"公平理论"

公平理论又称社会比较理论，它是美国行为科学家斯塔西·亚当斯在《工人关于工资不公平的内心冲突同其生产率的关系》（1962，与罗森合写）、《工资不公平对工作质量的影响》（1964，与雅各布森合写）、《社会交换中的不公平》（1965）等著作中提出来的一种激励理论。该理论侧重于研究工资报酬分配的合理性、公平性及其对员工生产积极性的影响。

1．横向比较的公平关系式　公平理论可以用公平关系式来表示。设当事人 a 和被比较对象 b，则当 a 感觉到公平时有下式成立：$OP/IP=OC/IC$（其中：OP—自己对所获报酬的感觉；OC—自己对他人所获报酬的感觉；IP—自己对个人所作投入的感觉；IC—自己对他人所作投入的感觉）。当上式为不等式时，也可能出现以下两种情况：① $OP/IP<OC/IC$：在这种情况下，他可能要求增加自己的收入或减少自己今后的努力程度，以便使左方增大，趋于相等；第二种办法是他可能要求组织减少比较对象的收入或者让其今后增大努力程度以便使右方减小，趋于相等。此外，他还可能另外找人作为比较对象，以便达到心理上的平衡。② $OP/IP>OC/IC$：在这种情况下，他可能要求减少自己的报酬或在开始时自动多做些工作，但久而久之，他会重新估计自己的技术和工作情况，终于觉得他确实应当得到那么高的待遇，于是产量便又会回到过去的水平了。

2．纵向比较的公平关系式　除了横向比较之外，人们也经常做纵向比较，只有相等时他才认为公平，如下式所示：$OP/IP=OH/IH$（其中：OP—对自己报酬的感觉；IP—对自己投入的感觉；OH—对自己过去报酬的感觉；IH—对自己过去投入的感觉）。当上式为不等式时，也可能出现以下两种情况：① $OP/IP<OH/IH$：当出现这种情况时，人也会有不公平的感觉，这

可能导致工作积极性下降。② OP/IP>OH/IH：当出现这种情况时，人不会因此产生不公平的感觉，但也不会觉得自己多拿了报偿，从而主动多做些工作。调查和试验的结果表明，不公平感的产生，绝大多数是由于经过比较认为自己报酬过低而产生的，但在少数情况下，也会由于经过比较认为自己的报酬过高而产生。

3．公平理论的实用价值　公平理论为组织管理者公平对待每一个员工提供了一种分析处理问题的方法，对于组织管理有较大的实用价值。①管理者要引导员工形成正确的公平感。在人们的心理活动中，往往会产生过高估计自己的贡献和作用，压低他人的绩效和付出，总认为自己报酬偏低，从而产生不公平心理。组织管理者要引导员工正确进行比较，避免盲目攀比而造成不公平感。②员工的公平感将影响整个组织的积极性。事实表明，员工的公平感不仅对员工个体行为有直接影响，而且还将通过个体行为影响整个组织的积极性。在组织管理中，管理者要着力营造一种公平的氛围。③领导者的管理行为必须遵循公正原则。领导行为是否公正将直接影响员工对比较对象的正确选择，如领导处事不公，员工必将选择受领导"照顾者"作比较基准，以致增大比较结果的反差而产生不公平心理。同时，公平不等于平均，否则就会产生"大锅饭"现象，使组织运行机制失去活力。④报酬的分配要有利于建立科学的激励机制。对员工报酬的分配要体现"多劳多得，质优多得，责重多得"的原则，坚持精神激励与物质激励相结合的办法。在物质报酬的分配上，应正确运用竞争机制的激励作用，通过合理拉开分配差距体现公平。在精神上，要采用关心、鼓励、表扬等方式，使员工体会自己受到了重视，自觉地将个人目标与组织目标整合一致，形成无私奉献的职业责任感。

二、激励过程

激励的实质过程其实是在外界刺激变量的作用下，使人才的内在变量产生持续不断的兴奋，从而引起积极的反应。也就是说，人才因为需要而导致内心紧张，然后引发完成某种任务的动机，随后，对该动机付诸自己的行动直至自己的目标满足，紧张消除，这便是激励的过程。虽然激励的过程中外界刺激和内在变量因人、因时而异，但这个过程仍有一定的规律可循，而且是一个不断循环的过程。因此，对于医院管理者而言，只要了解人才激励的过程并"对症下药"，就能履行好引导和推进人才发展的责任。

（一）人才激励模型（图7-1）

通过对激励理论及模型的简单分析，结合医院人才激励的实际情况，将影响人才培育的因素主要分为环境变量、过程变量和状态变量。

1．环境变量　指医院平台环境对人才成长的影响，包括医院综合实力、仪器设备、科研条件等。

2．过程变量　指在人才成长过程中，直接影响培养对象作出决策或个人利益的相关因素，如内在奖励、外在奖励、奖励的价值等。

3．状态变量　指工作成就感、绩效评估标准、个人目标、目标导向行为、工作难度、公平性比较等。

（二）人才激励的实施

1．了解人才的期望与需求　激励是掌握选择的过程，人们受到激励，就有可能选择并采取行动。目标价值越重要，实现目标的概率越高，所激发的动机就越强烈。为有效地激发医院

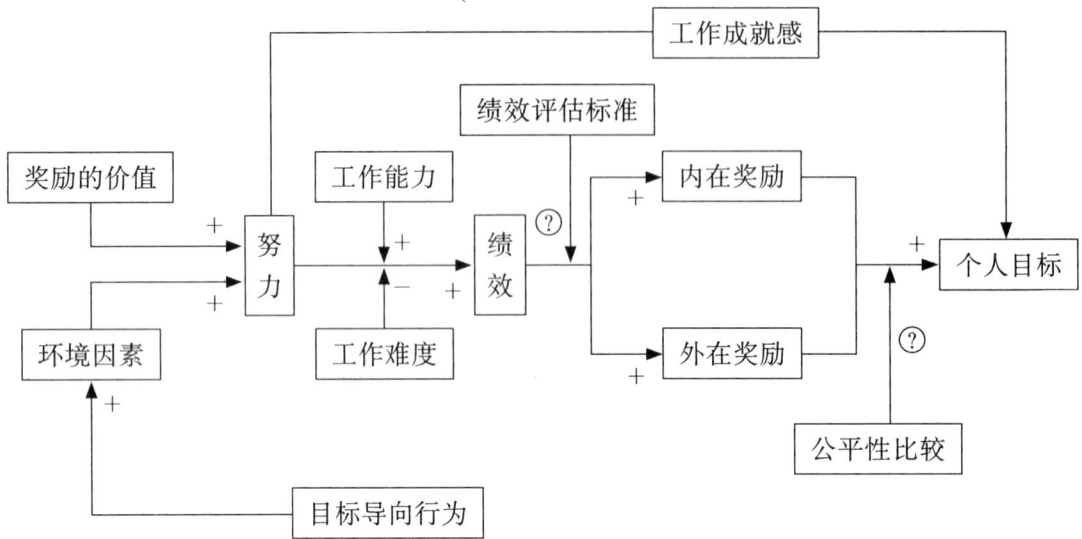

图 7-1　人才激励过程的综合模型

注：＋．表示箭尾变量的增加会导致箭头所指的变量增加；－．表示箭尾变量的增加会导致箭头所指的变量减少；⑦．表示几个变量同时作用于某一个变量时，其作用效果根据具体规则确定

　　研究型人才的工作动机，首先应了解掌握人才对组织的期望和个人的需求，即明确激励的价值。

　　了解人才的需要是对人才进行激励的一个重要前提。人的需求具有多样性，医院里在不同专业或同一专业，不同培养阶段的人才，甚至同一人，在不同发展阶段的需要充满差异性。因此，作为医院管理者必须经常性地用各种方式进行调研，弄清人才最迫切的需求，在方向上要与人才需求相匹配，然后有针对性地进行激励。应该明白，如果人才还在为生理需求而忙碌时，他们所真正关心的问题或主要的精力就无法完全投入到工作中来，激励就应以提高收入福利、改善生活工作环境等为主。但当物质条件等生理需求满足时，提高收入等的激励意义就减弱，此时，就需要更加关注人才精神层面的满足，给予更多的关注，营造幸福感。

　　在工作中要处理好以下三种关系。

　　（1）努力与成绩的关系。努力与成绩的关系决定个体对目标的期望概率。期望概率是一种主观估计与知觉，受到人们的认知、态度、价值取向等个体因素以及任务特征、奖励结构及组织文化等环境因素的影响。一个人的期望概率越高，他在工作中的努力程度就高。在医院管理中，应适当利用奖励机制、任务特征及医院文化等手段提高人才的期望概率。

　　（2）成绩与激励的关系。成绩与激励的关系是指在实现预期工作绩效后能得到适当、合理奖励的方式与程度，包括内在激励与外在激励。成绩与激励之间的关系应注意其总体性和多重性，使激励制度可具综合激励作用。

　　（3）激励与满足需要的关系。人才所获得的激励是否能符合不同层次人员的需要，实现自我满足。应设计多种激励方案，有利于形成复合式的效价结构，满足多重需要。

　　2．设置合理的目标　人之所以能够从事某项工作并达成目标，是因为这些工作和组织目标会帮助他们达成自己的目标，满足自己某方面的需要。目标价值越重要，实现目标的概率越高，激发的动机就越强烈，因此，必须设置科学合理、具有激励性的目标。

　　研究型医院的研究型人才，就是一类特殊的知识型员工，他们的工作特点和成长特征决定了激励方式不同于其他的行业。对这些知识型员工的激励并非起始于具体任务的实施,在实施之前双方必须确立一个共同的目标,以明确合作的条件和内容。这种确立不仅是工作过程的起点,还将对双方的合作、利益分配及其行为起到规范和引导作用。

鉴于目标蕴涵着员工与组织双方的利益,必然体现有一定的难度,双方所希冀的利益愈多,目标的难度也就可能越大。必须处理好目标难度和可接受性这对矛盾,不能一味通过降低目标的难度来实现,只能通过对目标的良好设计来解决。其基本思路是:目标必须体现出看似容易,做起来难,易接受而小易实现的特点,既能有效地涵盖双方的利益,又有助于执行者的接受。

目标判断中的预期性所带来的疑惑是一种客观存在。它主要是由于执行者对目标的理解不足、把握程度不够、对目标确定过程的参与程度低等因素所带来的认知模糊和不可操控等因素所造成的。针对这一点,医院管理者要通过主动吸收执行者参与目标的制定等方式,帮助其了解目标特点,明确目标规范和实现过程,通过对目标的理解以及过程的有效把握来增强其信心,提高其预期水平。

面对此阶段员工的复杂心态,激励的重点在于帮助其获取积极的工作体验和良好的预期认知。具体讲,是要帮助员工在相对短的时间内获取相对多的工作成效,以引导其思维朝向积极的方向发展。具体措施是,通过目标分解对整个工作过程的难易程度进行合理的调配,使这阶段的任务难度适度降低,在任务的数量、难度以及具体的实施方法选择上,尽可能适应员工的特点和习惯,使他们通过一定的努力都能够完成甚或超额完成任务,从而强化其主动参与意识,并对未来持有良好预期。凭借本阶段所获取的工作绩效以及所激发出的工作信心与热情,以及在未来工作中随着员工的增多所带来的心态变化,在良好激励措施的作用下这种难度是完全可以克服的。如果不是这样,这一阶段所产生的副作用将使整个工作过程处于消极的状态之下,其医院管理的难度和工作绩效的有限性是可以想象的。

在目标的制定过程中,应关注以下五个方面。

(1)目标设置的具体性。目标设置的具体性就是要用具体的语言清楚地说明要达成的行为标准。明确的目标几乎是所有成功团队的一致特点。具体的目标要有项目、衡量标准、达成措施、完成期限以及资源要求,使管理者能清楚地了解到计划要做的事情,计划完成的进展程度。具体性是目标设定的基础,有一个具体的目标是一切工作的开始。

(2)目标设置可衡量性。衡量性就是指目标应该是明确的,而不是模糊的。应该有一组明确的数据或完成指标,作为衡量是否达成目标的依据。目标的衡量标准遵循"能量化的量化,不能量化的质化"。使制定人与考核人有一个统一的、标准的、清晰的可度量的标尺,杜绝在目标设置中使用形容词等概念模糊、无法衡量的描述。

(3)目标设置可接受性。可接受性是对应上下级两方面而说的,医院给培养对象定的目标要客观,可接受,不能盲目设定,同时对医院也是起约束作用。目标设置要坚持共同参与、充分沟通,处理好目标难度与个人能力的匹配,使拟定的实现目标在组织及个人之间达成一致。既要使工作内容饱满,也要具有可达性。

(4)目标设置的实际性。目标的实际性是指在现实条件下是否可行、可操作。可能有两种情形,一方面管理者乐观地估计了当前形势,低估了达成目标所需要的条件,以至于下达了一个高于实际能力的指标。另一方面,可能花了大量的时间、资源,甚至人力成本,最后确定的目标根本没有多大实际意义。实施中要求医院与培养对象,既要有由上到下的工作目标协调,也要有自下而上的工作目标的参与。

（5）目标设置要有时限性。目标特性的时限性就是指目标是有时间限制的。目标设置要具有时间限制，根据工作任务的权重、事情的轻重缓急，拟定出完成目标项目的时间要求，定期检查项目的完成进度，及时掌握项目进展变化情况，以方便进行及时的工作指导，以及根据工作计划的异常情况变化及时调整工作计划。设定的目标要有时限，目标不能无限期的进行中，不然势必无果而终。

3. **采取多层次的激励手段** ①建立科学的人才激励机制。坚持公开、公正、透明原则，根据实际工作需要，按需设岗、严格考核、择优聘任，使专业技术人员能上能下，使优秀人才脱颖而出。加强聘后管理，促进人才合理流动。实行评聘分开、竞争上岗，可彻底打破一聘定终身、能上不能下的制度僵化局面，激发人才的积极。②建立合理的薪酬体系。建立公平、合理的薪酬体系，要基于更好地调动人才的最大积极性，体现多劳多得、优质优酬原则。要体现医院建设发展的方向，体现对重点建设学科，重点发展方向的倾斜。适当加大收入分配差别，既给员工带来适度的压力，使人人都有不甘落后的心理，也使职工尤其是高级专业技术人才不断提高自己的业务技能和工作水平，从而激励更多职工的上进心，激励他们努力工作。③弘扬精神文化激励。医院文化建设的核心是确立共同价值观念，这种群体价值观带来了医院利益与个人行为的一致，医院目标与个人目标的结合。在满足物质需要的同时，崇高的群体价值观带来的满足感、成就感和荣誉感，使医院成员的精神需要获得满足，从而产生深刻而持久的激励作用。又要借助报酬的兑现、表彰、鼓励等方式，丰富体验的内容，帮助其充分体验个人的成功，增强他们对所经历过程的认可，体会与组织者合作必要性和积极意义。④注重任务结束后的再激励。对于成功者，尽管其达到了个人的目的，获取了积极的体验，但医院管理者仍要给予必要的激励，以获取强化的效果。既要积极引导成功者分析成功的原因，并引导他们将成功归结为其自身的、内在的、稳定的因素，得出是其自主努力和个人能力所致的结论，以求从认知上获取对自我的良好评价产生自豪感，以求在未来工作中不断提高投入水平。对于失误者，医院管理者必须借助激励手段帮助失误者摆脱失败的阴影，重树信心，为其积极行为的再重建和良好的合作奠定必要的基础。一方面要帮助其分析失误的过程，以及可能的人为操作不当，以求获取技术意义上的必要改进，提高效率。另一方面要积极引导失误者将原因归结外在的、不稳定的因素，比如个人重视不够，外在条件不具备，机会不佳等，避免其做出内在的诸如个人能力不济、水平有限等不利的归因，防止他们产生自卑和无助感，帮助失误者摆脱挫折，重新树立信心，保持对未来工作的积极预期。

4. **适时对激励的过程进行评价** 评价激励过程是对一定时期内的激励工作进行总结，分析和研究，肯定成绩，找出问题，得出经验教训，摸索规律，指导下一阶段工作。通过评价激励的过程，可以全面地、系统地了解以往的工作情况，正确认识以往工作中的优缺点，明确下一步工作的方向，少走弯路、少犯错误、提高效能。在评价激励过程中，要坚持系统性和实事求是两个原则。

（1）系统性原则。评价指标是评价对象本质属性与特征的具体反映，是对评价的各个维度的界定。评价体系是相关评价指标的系统化，在评价激励过程时，应做到指标明确、具体和层次性以及定性和定量的有机统一。既要保证评价指标能涵盖创新能力的主要因素，保证各项指标的完备性和相对独立性，还应综合考虑各指标因素之间的关联作用，每一项指标都具体反映评价目标的一个方面或局部，保证各指标之间具有包容和层级对应关系，整个指标体系基本上能反映评价目标的全部内容。对于某些难以定量或定量后反而不能恰当地反映指标内涵的，则不应强求定量，要从定量和定性两个方面对评价对象进行合理描述，以此形成层次清晰、逻辑严谨的有机评价体系。

（2）实事求是的原则。评价激励过程要遵循客观公正，实事求是的原则。评价时要以事实理论为依据，不带任何个人偏见，恰如其分的进行评价。实事求是就是要客观公正，不夹杂感情因素，不分厚薄亲疏，坚持用一把尺子、一个衡量标准。

三、激励方法

（一）分类

1. **物质激励与精神激励** 物质激励是指运用物质的手段使受激励的人得到物质上的满足，从而进一步调动其积极性、主动性和创造性。物质激励的主要表现形式有：薪资、奖金、股权、期权、福利和保险等。在医院管理过程中，薪酬是其中相对比较主要的手段与工具。医院能够通过建立起来的薪酬体系，采取公正和公平的岗位竞争、各种津贴、奖金以及年薪制等分配制度，将薪酬进行合理科学的分配，不仅能够对医院的人力资源起到节约作用，还能够极大调动员工的工作积极性，进而使医院内部维持一种良好效益。

精神激励是指精神方面的无形激励，包括向员工授权，对他们工作绩效认可，公平公开的晋升制度，提供学习和发展机会等。精神激励是一项深入细致、复杂多变、应用广泛、影响深远的工作，是调动员工积极性、主动性和创造性的有效方式。医院所实行的精神激励主要包括对员工的支持、理解以及尊重，宽容与信任以及体贴与关心。在精神激励中荣誉是重要的手段，荣誉在员工的精神层面占有重要的位置，这就需要医院相关管理者及时、合理地给予员工相应的荣誉。参与也是一种精神激励的方法，参与能够使医院里的员工感觉到自身被重视，被医院这个组织所接纳，被医院所认同，以此使员工感受自身的责任感。这种精神激励有利于对员工工作创造性、主动性以及积极性进行及时的调动。

物质激励固然重要，但精神层面的激励同样不可或缺。有些医院在激励中过度重视物质激励，试图通过丰厚的金钱等物质来吸引人才、激励人才。殊不知精神更能留住人心，而且能让受激励者更能体现其职业价值和人生价值。而且很多医院没有一个完备、系统的精神激励机制，往往是"一阵风"式的激励之后留不下一点成效，追逐短、平、快式的激励，没有系统性（图7-2）。

2. **正向激励与负向激励** 正向激励和负向激励都是常用的激励手段。正向激励可以起到引导、推动作用，负向激励又叫反向激励，负向激励则可以起到鞭策作用。正面鼓励或表扬是对人的行为方式的积极确认，可以培养或增强人的自信心和自尊心，从而使人能够坚定信心，提高热情，激发创造力。正面鼓励不仅引导人的行为，而且还教会人自知自觉，所以正面鼓励是一种因势利导的办法。但是，目前很多医院一味强调给予员工奖励、晋级、升职和提拔等，而忽视或者基本就不启动诸如降薪、免职、解雇、开除等负向激励措施，进而让医院的激励措施难以发挥出真正功效。

批评或惩罚是负向激励的主要方式，是对人的某种行为或行为结果进行惩戒以达到抑制、削弱或改变其行为的激励方法，因此，又叫做"负"强化激励。从管理实践看，运用批评或惩罚式的激励方法必须慎重，虽然有时批评或惩罚可以改变人的行为或削弱某些行为，但有时并不会向管理者所期望的方向发展，甚至有时被批评者或受惩罚者并不是彻底改正自己的行为，而是学了个"乖"，学会如何逃避惩罚。这是因为，人往往把成功归结为自己的能力或努力，

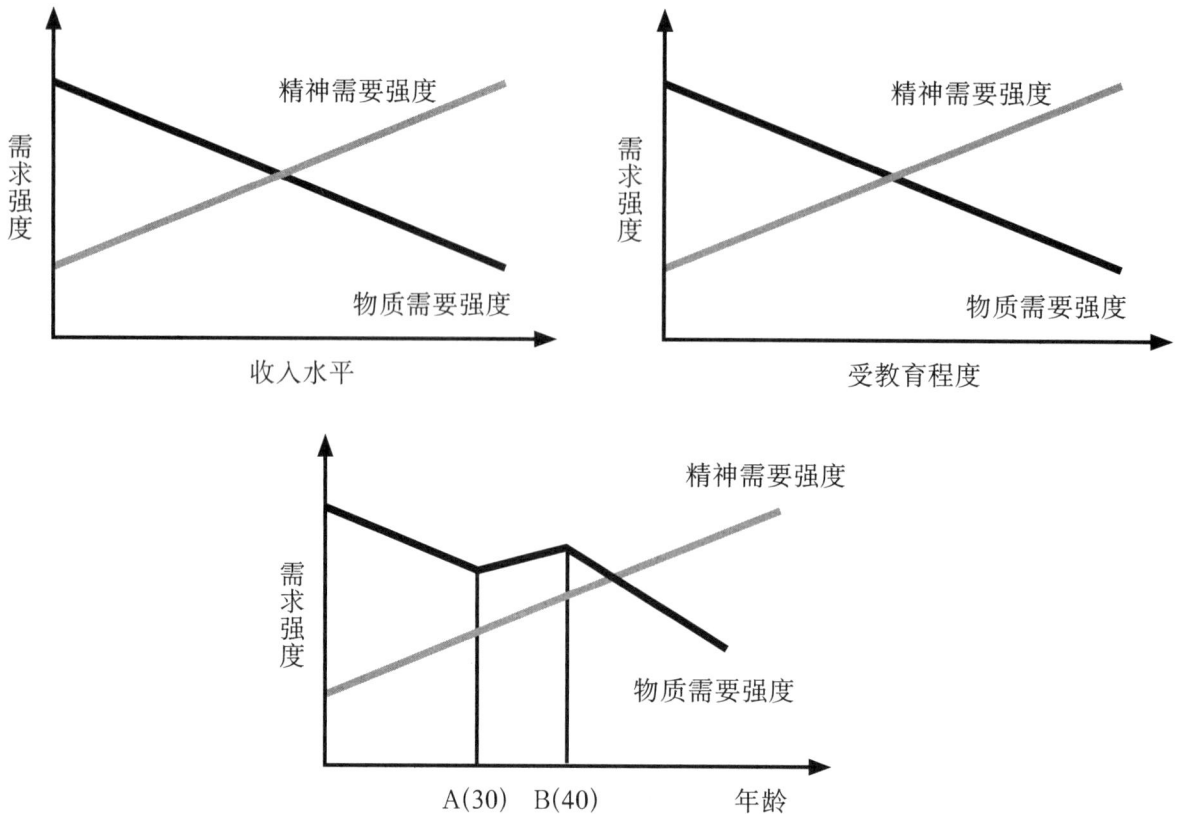

图 7-2　精神和物质需求强度与收入水平、受教育程度和年龄之间的关系

而人在解释错误或失败的原因时，往往很难从主观方面寻找原因，总是归结为客观原因或其他原因。所以批评或惩罚式的"负"强化激励往往不能收到预期的效果，反而会强化被批评者的逆反心理，在严重挫伤被批评者的自尊心和自信心时，甚至造成迁怒于他人的反常行为。

3. 内生激励与外生激励　内生激励与外生激励之间有着内在的联系，也存在着不同（图7-3，表7-1）内生激励是指工作本身带给人的激励，包括工作本身有趣味，让人有责任感、成就感等。外生激励是指工作以外的奖赏，包括增加报酬、提升职务、改善人际关系等。相比之下，内生激励更稳定、更持久、更强烈。

4. 群体激励与个体激励　美国心理学家麦克利兰认为，合群是个体在工作情境中的一种需要。群体具有各成员之间相互依存、相互作用、相互影响的特征。群体激励是组织行为学的核心问题，研究群体激励问题，实质上是探讨如何调动人的积极性，提高组织成员工作绩效。个体激励是针对员工个体行为的激励。从这个角度来讲，个体激励是指在企业制度下，根据个体的不同需要，运用相应的激励方法来满足其需要，从而最大限度地激发其积极性、主动性，以实现组织的目标。

如果团队处于集体主义导向文化之下，团队成员合作意识强，愿意共同承担责任和风险，整体利益位于个体利益之上，并且任务关联度高，彼此之间需要通力协作来完成任务，这种情况下采用团队激励方式有利于个体之间的合作与协调。如果任务之间的关联程度低，即个体所要完成的任务是一种独创性的，可替代性低的工作，他人的协助与否对其工作的完成影响不大。同时，个体只需对自己的工作负责，工作成果可分性强，此时，企业文化又是一种个体主义导

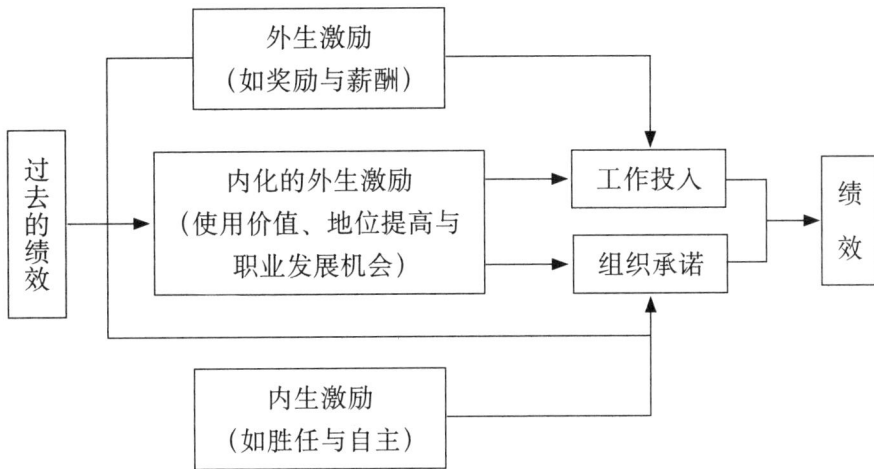

图 7-3 内生激励与外生激励的联系

表 7-1 内生激励与外生激励的区别

区别点	外生激励	内生激励
常用手段	按件计酬、奖金、住房等；树立典型榜样、竞赛、情感激励等	目标激励、工作内容丰富化、参与管理、反馈激励、赏识激励
不足	员工行为被动，较强功利色彩，成本高，持久力弱，增加员工之间竞争甚至产生不和	较强的外在性、需要一定的外在激励为基础，最终是以对金钱报酬的满意为目标
适用员工	生产一线等需求层次较低的员工	脑力劳动者、管理人员等需求层次相对较高的员工
适用企业	生产水平低、技术和设备相对落后、劳动密集型企业	技术密集型企业

向，这种情况之下对个体进行激励有助于个体发挥其创造性和能动性，从而为整个组织做出最大贡献。

（二）常用的激励方法

1. **目标激励法** 目标是组织对个体的一种心理引力，在心理学上常被称为"诱因"。目标激励就是通过目标的设置来激发人的动机，引导人的行为，使被管理者的个人目标与组织目标紧密联系在一起，以激励被管理者的积极性、主动性和创造性。这种方法最为关键的是目标设置要正确合理，既不可不切实际地设置过高，让人无法实现，也不能设置过低，让人觉得轻而易举，否则将起不到激励的效果。无论是哪个行业的员工，只要员工能够找到一定的目标，员工自身就会产生一种向上的动力，以此使员工充分达到既定的目标。医院所实行的目标激励主要是指根据对目标的适当确定，同时通过此目标来对员工的行为以及动机进行有效的诱发，从而达到激发员工工作积极性的目的。

在设置目标时须做到：①符合医院员工需求。如通过完成一定任务而获得劳动报酬，即工资或奖金；或通过完成一定任务而获得精神上的满足，如获得优秀工作者、模范、先进或晋升职称、外出进修深造等奖励性满足。②目标必须明确具体。空洞的说教对员工没有激励作用，原因是因为目标模糊，缺乏具体性，员工看不见，摸不着，无所适从。因此，在设置目标时要员工了解自己具体要做什么，工作量是多少，有什么意义，与个人的目前利益及长远利益有什么关系。同时规定一定的工作标准及奖赏方式，以使每个员工均能按既定目标而努力工作。③目标必须具有"挑战性"。即目标要符合员工难易适中心理，并已具备"只要我们努力"就可以实现的情势和条件。目标过低会使人感到不用花费力气，唾手可得就不能激励人的积极性，从而失去目标的吸引力。目标过高时使人产生畏难情绪，以致影响人的积极性。因此，目标设置的难易，做到可望又可及的程度，才能使员工的干劲和力量充分发挥出来。

2．**文化激励法** 文化具有社会教化功能。文化通过其中蕴涵的知识体系、价值观念、思想信仰和行为规范等，教化社会成员，规范人们的行为，使人们有效地适应社会环境和社会关系，在行为上与社会要求保持一致。而医院文化则是国家民族文化和现代意识影响下所形成的具有医院特点的群体意识活动，包括物质文化、制度文化、精神文化。通过医院文化的凝练，传授给员工正能量，提升员工素质，进而推动医院的发展。文化激励法可以触及员工的心灵深处，真正起到"内化于心、外化于行"的效果。这种激励方法需要医院管理者将本院的典型、正向、特色文化加以提炼后，通过宣传、培训等方式经常性地予以"激励"，润物于无声之中。

3．**危机激励法** 近年来，随着我国经济发展的市场化程度越来越高和医疗改革的逐步深入推进，无论是公立医院还是私立医院在医疗市场中的竞争日趋激烈。但竞争加剧有利于调动医疗机构和医疗工作者的积极性，要在日常工作中强化员工的危机意识和责任意识，真正做到化"危"为"机"。

激励既有动力，也应有压力。通过在全院内部推行用人制度改革、分配制度改革和患者满意度评比等，提高员工工作效率和水平。借助管理"杠杆"，注重利用工作流程调整改进，利用岗位聘任等契机，给员工提供竞争环境。确有能力水平者，重点培养，形成部门里的骨干力量。借助这种"活"的环境不断给员工以危机和压力，鞭策他们珍视现有的岗位，人尽其才，尽职尽责。

4．**情感激励法** 以情感人是医院工作者需要掌握的激励艺术。医院管理者通过对下属给予必要的关心、爱护和尊重，在人与人之间建立亲密、和谐、融洽的情感关系，也使整个医院的风气更加融洽，在融洽的环境里大大释放出员工的工作热情和效率。作为医院管理者，首先要深刻认识到尊重人才、尊重知识的重要性，即便是批评也要讲求艺术和方法，注意平时加强与员工沟通谈心，了解员工的所需所想，制定合理的解决办法。通过这种以情感人的激励方法，让每位员工有归属感和被尊重感，从而达到以情留人、以情感人、以情鼓舞人的效果。

5．**榜样激励法** 领导人行为在员工中具有较大的示范效应，即所谓"上行下效"，他们的一言一行，往往是员工们注视的焦点。因此，领导者要带头出工、出力，真正做到"吃苦在前，享受在后"，才能影响他人、带动众人。特别是院长，必须作风正派、办事公正、吃苦耐劳、廉洁自律、率先垂范、身体力行，才能产生极大的感召力，有力地激发员工的积极性。如果领导行为不端、言行不一，就会失去员工的信任，挫伤员工的积极性。要在院内树立榜样，激励员工。俗话说"榜样的力量是无穷的"，心理学研究也证明，榜样激励不论对榜样者自己，还是对表现较好者，或表现一般和少数后进者，都有激励的心理效应。因此在工作中，可以通过评"先进"、"模范"、"标兵"，及开展"优质服务"、"最佳服务"等活动，使每个员工受到鼓励和促进，人人学有榜样。

6．**竞赛激励法** 在竞赛环境中，每个人都有争取达到目标的强烈愿望和动机，同时又有一定的压力，要形成你追我赶、相互学习、相互感染、相互促进的氛围，调动积极性，提高工作效率。使用竞赛激励法要注意以下四点：一是竞赛目标要有挑战性和可行性；二是竞赛应有奖励或回报；三是要注意创造良好的竞赛环境和心理环境；四是要鼓励团结互助、取长补短。

7. **成果激励法** 成果激励是一种重要的激励手段，即利用人们对于成就感的追求来激发人们的工作积极性。成果激励首先是正确评价员工的工作结果，在此基础上给以合理的报酬，这也是激发员工积极性的一个重要因素。要允许员工参与与其工作相关的决策，接受他们的合理化建议，并帮助他们实现这些建议。此外给予必要的支持，改善他们的研究开发条件，解决他们在研究工作中的各种困难，以促进他们的研究获得成果，这要比给他们物质奖励的作用大得多。

8. **环境激励法** 环境主要是指工作与生活环境，包括组织中的行为规范、人际关系、工作与生活条件等方面的内容。要建立良好的制度环境，能够使人们的行为规范化。一方面，规章制度往往与物质利益联系在一起，对员工的消极行为有约束作用；另一方面，规章制度为员工提供行为规范，提供社会评价标准。员工遵守规章制度的情况与自我肯定、社会舆论等精神需要相联系，因此，制度环境的激励作用是综合的。要建立良好的人际关系，良好的人际关系能够激发员工的工作热情和工作积极性与创造性。创造良好的人际关系环境，首先要求上级主管人员要对下属尊重、关心和信任；其次要保持工作团体内人际关系融洽，及时调解各种矛盾。创造良好人际关系的基本方法就是沟通。另外，良好的工作条件、清洁美化的工作环境，能使员工安心工作，心情舒畅、精神饱满。因此工作环境激励也是一项十分重要的激励手段。

（三）不同类型人才的激励方法

研究型人才由于岗位不同、分工不同、专业不同，所采取的激励方法也有所侧重，只有合理选择有效的激励方法，才能达到激励的目的，起到激励的效果。我们可以将医院的研究型人才概况为"引领型"人才、"一招鲜"式人才、技术保障型人才、管理服务型人才等。

1. **"引领型"人才的激励** "引领型"人才主要指医院的中层以上管理者，包括医院领导和科室领导，以及像领军人才、拔尖人才等具有较高学术能力和领导能力的人员。中层管理者往往更能够决定医院的发展与进步，因此对他们的激励更加重要。通常采取精神激励为主、物质激励为辅，正向激励为主、负向激励为辅，内生激励为主、外生激励为辅，个体激励为主、群体激励为辅的激励原则。目标激励法、文化激励法、危机激励法、情感激励法、榜样激励法比较适用此类人员。

2. **"一招鲜"人才的激励** "一招鲜"人才主要指在专业的某些方面具有较高天赋与业务水平的医务人员，能够在同行业中拔尖并具有较大的号召力和感召力，这类人员往往能够推动本专业的跨越式发展。比如，某医院神经内科引进了一名在脑血管介入手术中具有较高水准的医生后，以脑血管技术推动了学科在神经内科专业中的影响，从而推进了学科的跨越式发展。对于这类人员的激励，通常采取物质激励与精神激励、内生激励与外生激励并重，正向激励为主、负向激励为辅，个体激励为主、群体激励为辅的激励原则，目标激励法、情感激励法、榜样激励法、成果激励、环境激励比较适用此类人员。

3. **技术保障型人才的激励** 技术保障型人才指在医院临床工作中从事技术保障工作的医务人员，主要分布在医学影像科、放疗科、检验科等医技科室，负责为临床提供技术保障工作。这类人员虽然不直接从事医疗工作，不直接产生医疗效益，但是技术保障工作的好坏直接关系到临床医疗工作的开展，因此，激励此类人员发挥主观能动性也很重要。这类人员的激励，通常采取物质激励为主、精神激励为辅，外生激励为主、内生激励为辅，正向激励与负向激励、个体激励与群体激励并重激励原则，文化激励法、情感激励法、竞赛激励、成果激励、环境激励比较适用此类人员。

4. **管理服务型人才的激励** 管理服务型人才主要指在医院机关和职能部门从事医疗、器材、药品、信息等管理工作的人员，负责为临床医疗服务，维护医疗工作的日常运转。这类人员具有领导工作性质，却履行一般员工的职能。对于这类人员的激励，通常采取物质激励为主和精神激励、外生激励和内生激励、正向激励与负向激励、个体激励与群体激励并重的激励原则，目标激励法、文化激励法、危机激励法、情感激励法、榜样激励法、竞赛激励、环境激励均比较适用此类人员。

第五节 研究型人才的环境

一、优化领导环境

领导环境指的是制约和推动领导活动开展的各类自然要素和社会要素的组合，是政治、经济、文化、法律、科学技术和自然要素影响领导行为模式的组织内部和外部的环境气氛与条件。任何组织机构，包括医院在内，都存在于一定的环境之中，环境对组织机构中个体的行为产生着重要影响。所谓优化领导环境，是指按照主观与客观辩证统一的观点，既尊重客观，又不做客观的奴隶，充分发挥主观能动性，有条件的要充分利用条件，没有条件的要创造一定条件，使优越的环境更优越，使恶劣的环境变优越，从而使领导者和领导环境双方都达到最优，取得最佳的领导效能，最大可能地缩小其负面影响，最大限度地减少由负面影响而造成的负效益。

因此，探索建立优良领导环境的有效途径和方法，对最大限度地提高领导效能，具有十分重要的意义。怎样才能优化医院的领导环境呢？作为领导者，应该从以下几方面着手：

（一）深化领导体制机制改革

从某种意义上来说，制度环境的优化是逐步实现"法治"取代"人治"的漫长过程，从对领导者的个人依赖和盲从到规范和完善以领导体制为主的各种法律、法规、政策等制度构成的法制系统。领导体制是否科学、合理、完善、规范，直接影响着领导者素质的提高和领导实践活动的成败。如果整个制度环境存在一些缺陷，这样不仅会给领导者中的极少数腐败分子以可乘之机，而且会使一些领导素质不高的少数领导者影响整个领导队伍的质量，影响领导活动的效能，造成不必要的损失。因此，我们必须下大决心和下大力气深化领导制度改革，实现制度环境由净化到优化，由优化到科学化。

（二）建立规范高效的工作秩序

规范的工作秩序可以使领导者按部就班、井然有序地处理好各项事务，使整个组织高效、和谐地运转，对领导者的有效领导起着保证和推动作用。

1. **完善科学的工作程序** 领导者要处理的事情很多，这就要根据事情的主次和轻重缓急，科学地进行分类排队，按顺序逐一处理。急事要立即办，一般的事要按常规程序办，不该办的事坚决不办。

2．建立严格的责任制 要使组织有效地运转，实现有效的领导，必须在管理体制上处理好职责、职权和利益三者之间的关系。要在组织内建立严格的责任制，使组织成员明确分工，各司其职，各负其责，各尽其能，并严格考核，奖罚分明，做到责权利相统一。

3．健全科学的管理规章体系 管理规章规定了组织活动的方向、程序、方式和方法。科学的管理规章是推动组织有效运行的重要保证，可以使组织成员、组织各部门分工合作和协调一致、统一行动，从而大大提高领导效能。制定管理规章要坚持科学性、稳定性、发展性、严肃性、平等性的原则，同时还必须有强有力的执行、监督措施，以保证规章的顺利实施。

（三）强化领导环境的民主监督

以实行广泛民主和群众监督为主体内容构成的领导活动的领导环境，是影响领导活动的效能之优劣的关键。其最根本的要求是扩大民主，强化监督，健全监督机制，完善监督职能。领导活动中民主监督应当是一个有效化、社会化、公开法制化的系统工程，要想使其真正发挥良好的制约作用和制衡作用，就必须使其结构合理、机制科学、运作有序、实施有力、结果有效，真正达到领导环境优化。只有这样，医院领导者才能从医院实际出发，根据医院现实需求，制定符合医院发展的长远战略规划和有利于医院发展的制度政策，才能让医院人才对医院的发展充满信心和希望。

（四）加强领导技术环境建设

进入新世纪以来，随着系统科学的兴起与发展，为解决复杂系统问题提供了基础理论和数学理论工具，并为领导科学的研究和应用提供了有力的技术支持。系统科学在领导科学中的应用标志着从经验领导向科学领导的转变，它为人们认识和改造世界提供了一系列新理念和新方法，为医院的领导实践活动提供很多值得借鉴之处。医院作为社会的一个小系统不是独立存在的，它必须融合社会这个大系统才能生存和发展。在开放的环境下，医院虽小但是也具有复杂性、不确定性、成长性、适应性、资源的匮乏性等特点，面对这一切，医院领导者必须认真研究医院人、财、物、时间、空间、信息资源之间的差异，从系统的思维方式出发，从整体优化、结构优化、动态优化的角度考虑医院的长远规划。如何提高医疗救治质量，如何提高资源的有效利用率，如何提高医院管理的效益，如何最大限度地激发医院职工的工作积极性，到达预期目标。

（五）提高领导环境的影响力

领导者处于领导环境的中心，其自身"场能"的大小与优良领导环境的建立有着极为密切的关系。这种"场能"与物理学中的场力（如电磁力、核力）极为相似，场力的作用是无形的，无所不在，而且是持久的。领导者的"场能"越强，对领导环境的辐射力、对组织成员的作用力也就越大。

1．改进领导作风 党风问题是关系到执政党生死存亡的问题，而领导作风则关系着组织的生存与发展。良好的领导作风是无形的命令，又是有形的榜样，能潜移默化地在组织中树立起领导的威信，对个体行为起着极大的激励作用。

2．强化权力影响力 领导者必须正确行使手中相应的权力，指挥组织成员有效地实现组织目标。若滥用职权，权力就会大打折扣，久而久之，就容易出现令难行、禁不止的局面。

3．提高领导才能 有才能的领导者会给组织成员带来成功的希望，使人产生一种敬重感。通常，领导才能应与领导职位相称。因此，领导者在其位就应努力使自己具有与职位相称的才能。高职低能不仅不能服众，而且其权力影响力也会大大减弱。

4．增强人格魅力 优良的人格品质会使人产生敬爱感，能对人产生强大的吸引力。无论职位多高的领导者，如果在人格品质上有缺陷，其影响力就会大大削弱以至荡然无存。

二、优化人文环境

医院人文环境是医院的无形资产，一旦形成，就会带来一定的经济和社会效益。医院的管理制度和政策，是在人文思想的基础上众人智慧的结晶，是对医院员工生活、工作的规范和约束，是对营造和谐医院人文环境的重要保障。优化医院人文环境，就要从医院的管理制度入手。

良好的人文环境需要靠每一个医院员工用积极的人生态度，明确的社会责任感，与人为善、与人合作的处世态度和勇于拼搏、开拓创新的奋斗精神来共同构筑。研究型医院应从人文思想出发，以人为本，积极乐观，务实敬业，团结协作，与时俱进地创造良好的医院人文环境。这既是聚才留才的"软环境"，也是研究型医院建设发展的"提升引擎"。要善于听取人才的建议意见，努力解决其工作学习生活中的各种问题，真正用真心尊重，用真情帮助，用文化融合，使人才不仅愿意来，而且甘愿留，从而增强人才对医院的感情认同、身份认同和文化认同，充分调动工作的积极性和创造性，使人才资源的潜力充分发挥出来，转化为实实在在的实力、创造力、竞争力、生产力。

（一）创新医院管理机制建设

大型综合性医院具有规模大、组织结构复杂、仪器设备先进、对内外联系频繁等特点，在管理上要求高、难度大。创新医院的管理机制，有利于提高医院的管理水平，营造良好的医院人文环境。创新医院的管理机制要做到以下几点：

1. **加强能级管理**　随着医院和科室的规模不断扩大，管理要素越来越多，难度也越来越大。因此，必须依靠能级管理，一级管理好一级的事，一级发挥好一级的作用。比如机关要抓住科室主任，科室主任要抓住亚专科和主诊组，主诊组抓住责任人，形成上下贯通、能级清楚、责任明确的管理链条，确保医院的任何人、任何部位、任何事情都有人管，都能管得住。

2. **加强制度管理**　制度对于医院的建设发展具有根本性和长远性的作用。要根据研究型医院的建设要求，结合实际科学制定和完善规章制度，并通过监督检查，使制度落实在行动中，切实做到规范医院的管理。

3. **加强精细管理**　不管是在医疗、护理还是行政管理、物资经费等方方面面，都要做到数据精确、保障精准、配置科学、调度合理、安全有序，相关部门的领导要胸有全局，心中有数。

4. **加强信息化管理**　数字化医院是研究型医院的重要特征之一。创建研究型医院必须加大医院的经费投入，完善医院信息化建设，提高医院管理效率。

（二）创新医院办学体制机制

创建一流研究型医院就要按照创建一流医学名校的要求，调整理顺医院和学院机构设置、运作方式和运行模式，建立适应教学、服务教学、推动教学的领导体制和管理机制。要构建规范的教学体系，在院机关、科室各项工作中，在临床、科研、管理的各个环节上，都要履行教学职责，发挥教学功能，真正把教学工作在全院各个部门、各个环节落到实处。要加强临床教研室建设，改善条件，完善功能，统筹协调好院、部、科三级教学责任管理职能。要建立健全教学激励机制，规范和量化教学指标，加大教学质量考评力度，严格教学职称评审淘汰，激发教学的动力和活力。要深化教学改革，重点强化研究生、进修生和实习生的质量评估体系的调整创新。要继续加强教学联合体建设，加大教学资源整合力度，优势互补，强强联合，打造优势学科群体，提高医院整体办学水平。

按照建设一流研究型大学的要求，大力提升医院人才培养质量，着力培养临床能力强、创新成果多、社会贡献大的高层次医学人才。要强化实践型教学，注重临床能力培养，加强基础理论、基础知识、基本技能培训，突出新技术、新业务、新方法传授。要强化研究型教学，注重研究型人才培养，临床教学要始终突出创新意识、创新思维、创新能力的培育。要强化人文型教学，注重社会、心理、法律等人文教育，增强学员的人文素养、沟通能力和责任意识。

（三）制定爱才惜才的医院政策

在现阶段，必须深刻认识到人才资源在医院发展中的基础性、战略性和决定性作用，"牢固树立以人为本的观念，把促进人才健康成长和充分发挥人才作用放在首要位置"，树立"人的价值高于一切"的理念。人才环境建设是一项复杂的系统工程和社会工程，它不仅需要医院党政的高度重视，更需要各部门、院系等用人单位的共同参与，以开放、宽容的姿态营造一个"尊才、重才、爱才、护才"的医院整体工作与生活氛围，确立服务好人才、管理好人才的政策环境。首先，各级领导者要有爱才之心、重才之诚、选才之慧、用才之法、护才之胆、容才之量、荐才之德，真正做到用感情凝聚人才，用行动关心人才，以真心爱护人才，充分动员全院力量积极参与人才环境建设。其次，要大力营造包容人才个性多样化的政策氛围和民主宽松的学术氛围，尊重人才的创新实践和劳动成果，理解人才创新实践中的曲折和失败，逐步形成一种鼓励创新、敢于冒尖的公众心态，形成和谐融洽的人际关系环境和相互理解、尊重的人才生存环境。

（四）加强医院制度文化建设

医院制度是规范员工思想行为的制约机制，也是医院文化的组成部分。医院制度一旦形成，就具有一种特定的文化定势，员工就会加强自我约束和自我激励。医院道德环境建设，首先应建立以医德医风为主要内容的奖惩制度，其次要建立规章制度的监督考核机构，充分发挥监督部门的功能，保证各项规章制度的落实，使其成为一种制度文化，形成一种文化定势，使医院的制度规范成为医务人员的行为准则。

通过医院制度文化建设，可以全面提高职工的综合素质，激发职工的工作热情，提高其医疗技术水平，促进两个效益的增长。近年来，全国各级医院纷纷对医院制度文化的内涵重视了起来，采取诸如确立了建院方针、目标、院训、院徽、院歌及中长期发展规划，在病区内廊、医院过道、文化长廊、门诊大厅、电梯口、林荫道摆放鲜花、悬挂服务公约、服务承诺、建院理念、医护守则、规章制度、收费标准，在门诊和病房建立醒目的就医标识、就医流程、科室布局、科室介绍、医院先进人物和学科带头人照片等一系列措施，向医院人员和广大患者传递着医疗文化的影响力和感召力，使医院人才真正感受到作为集体一员的意义，从而把个人价值的实现与医院发展的命运紧密联系在一起。

（五）创造和谐融洽的人际环境

人际环境是一个组织最有影响力的心理环境。在这里，建立良好的人际环境，主要是指处理好医院管理者和人才之间的人际关系。研究发现，管理者与人才之间的高质量的交换活动，良好的人际关系，可以产生更少的人才流失现象，更多肯定的工作表现评价，更频繁的提升，更多的组织承诺，更高的工作积极性，更好的工作态度，得到领导更多的关注和支持，获得更多更快的职业发展。为此，可以采取以下一些措施：

1. 尊重上下级职权 人才对于医院管理者的决定要坚决贯彻执行，如果发现上级的决定和意见有不妥甚至错误之处，应及时向上级反映，但在上级的决定和意见改变之前，不能自行其是，各自为政。医院管理者对人才要大胆放权，给予充分的信任和尊重，真正做到使其集职、责、权于一身。属于人才职权范围内的事情，上级不要插手干预，更不能偏听"流言"而无理无据地怀疑人才的工作情况，否则将严重损伤人才的感情和积极性，更让自己陷入进退两难的尴尬境地。

2. 加强沟通，成为工作生活中的良师益友　人际障碍往往由于沟通的障碍。通过加强沟通，能使医院管理者的指示、命令和意图得以贯彻，能使医院管理者更加了解组织成员的需要、组织的士气、各部门之间的关系，能使医院管理者得到同级更多的理解、配合和帮助以及医院人才的大力支持。

（六）促进多元人才文化融合

现代社会是一个多元化的社会，思想多元、价值多元，导致个人的行为和追求多元化。而医院文化是医院人才所应该共同遵守的价值理念和行为规范，在某种程度上，它是一元的。医院文化只有形成一种文化定势，才能转化为医院人才的自觉行动，从而统一医院人才的价值观念和行为规范，使之有利于医院的整体发展。除了通过教育、制度规范等措施统一医院价值观和行为规范之外，还须正确的运用激励手段，把医院的价值观念和行为规范不断在医院人才身上强化，使之内在化为医院员工的行为准则。激励手段首先应体现在分配上，其次是要创造人才实现自我价值的机会。要想融合医院不同人才的多元文化，就必须加强医院文化建设，这是加强医院人文环境塑造的要求，是医院建设的基础，也是医院发展的动力。医院文化的核心是医院精神，要抓好医院精神的设计与实施，确立医院的价值观，进行灌输强化，形成人们内心的信念，使职工产生自豪感、责任感、贡献感和认同感，形成内在的凝聚力和向心力。

江苏省常熟市第二人民医院在推进医院文化建设中，内外结合，通过开展形式多样的活动，主动承担起社会责任，如创办健康绿洲、健康教育等读物，向社会公众宣传健康知识；通过定期举办健康进社区、名医回家乡等活动，密切医院和社区之间的联系；建立涉外医疗中心，创新涉外医疗服务体系，改善当地的投资环境；在当地首家推出公益性广告，提高公众的健康意识。在医院内部，通过评选医院之星、服务标兵、优秀护士等，塑造模范形象；创办《医院文化》期刊和《医院简讯》等，利用院刊院报，宣传典型形象；举办先进个人、先进事迹报告会，树立典型，弘扬正气。解放军总医院为建设研究型医院，在"十一五"期间投入 4 亿元人民币，重新规划医院布局并建设了主题文化广场，多项工程已按计划实施；大力弘扬以"南楼精神"为代表的总医院"奉献精神"；规范便捷的临床服务流程和"以人为本"、"患者至上"的服务内容；建立"公开、公平、公正"的学术评价机制；完善奖惩激励机制等等。通过营造和谐的人文环境，为建设研究型医院积蓄了全面、和谐、可持续发展的基础条件。解放军第 163 医院同样也通过多渠道、多形式狠抓医院文化建设，以崇尚道德从医为主题，开辟了道德百花苑、道德文化宣传栏，张挂醒目的道德公益广告、警句格言、书画作品；在医院局域网开辟道德文化进医院网站，开展坚决抵制商业贿赂，争做合格人民军医签名活动，把道德文化传播到医务工作者的心坎上。经常利用歌咏比赛、小品等形式，对平凡岗位涌现出来的"视医德为生命，把病人当亲人"的先进典型进行宣扬，让医护人员在潜移默化中接受价值观念和医学道德教育。

三、优化工作环境

良好的工作环境则是留住人才的重要因素之一。一个人到新的地方，出于本能会首要考虑自身所处的工作环境。没有宽松的工作环境，没有给一定的空间和时间，人才素质就得不到提高，所学理论与实际工作就会严重脱节。高素质的人才只能在越来越宽松的环境中培养出来，"全场近逼"式的状态往往会妨碍人才全面素质提高。由此，医院只有坚持各项工作的安排都设身处地为所吸收的人才着想，真心地把困难想到前面，把协调做到前面，把问题解决到前面，营造宽松的工作环境，使其充分发挥自身潜能，更好地完成各自的工作。

（一）改善"硬环境"，打造一流工作平台

"硬件"包括良好的办公环境、舒适的办公设施等方面。良好的工作环境对人们保持愉快的工作情绪和提高工作效率起着重要的作用。为研究型医院人才创造一个舒适安全且有效率的工作环境，是医院领导者的一项重要工作内容。优化工作"硬环境"涉及的范围很广，主要包括以下几个方面：

1. 照明与色彩　工作环境中的采光一般有自然采光和人工照明两种形式。在设计照明时，应尽量利用自然光，因为自然光线柔和，而且对人体机能还有良好影响。通常，照明亮度一般应以人眼观察物体舒适度为标准。在工作环境中选用适当的色彩，不仅可以调节人的情绪，还可降低人的疲劳程度。色彩对人的生理影响主要表现为提高视觉器官的分辨能力和减少视觉疲劳。实践证明，在视野内有色彩对比时，视觉适应力比仅有亮度对比有利；色彩还可以影响人的情绪，明快的色彩使人感到轻松愉快，阴郁的色彩则会令人心情沉重。

2. 噪声　噪声对人的听觉和其他器官都有严重危害。在工作环境中消除噪声一般可采取如下办法：消除或减弱噪声源（经常通过更新或改造设备的方法）；用吸声或消声设备控制和防止噪声传播，一般采用隔声罩、消声器、隔音墙等；把高噪声和低噪声的机器设备分别排放，集中治理；采取个人防护措施，如佩带防噪耳塞等。医院由于其特殊性，不能有较大的噪音，这不仅会影响工作人员的工作情绪和工作效率，还会对住院病人产生负面影响。

3. 温度和湿度　工作地要保持正常的温度与湿度。要根据不同的作业性质和不同的季节气候，采取必要的措施。夏季当工作地点的温度经常高于35℃时，应采取降温措施，冬季室内温度经常低于5℃时，应采取防寒保温措施。人体的舒适温度夏季为18~24℃，冬季为7~22℃。目前，我国常用的调节环境温度和湿度的设备有蒸汽和热水管空气加热器、电加热器、窗式和柜式空调机、蒸汽喷管、电加湿器、冷冻除湿机等，医院可根据情况采用适当的设备。

4. 绿化　医院绿化是优化工作环境的一项重要工作。绿化不仅能改善医院的自然环境，还能为工作环境中各种因素的优化起到辅助作用。实践证明，花草树木是工作环境天然的"消声器"、"吸尘器"和"空调机"。绿化医院是一项投资少、收益大的"基本建设"。绿化可以吸收有毒气体、杀死细菌、吸滞灰尘、降低风速、减弱噪声、增加空气湿度、降低温度和净化空气。

5. 设备　医院设备先进与否，很大程度上会影响到科研进展和医疗质量。"工欲善其事，必先利其器"，先进的医疗设备是研究型医院一个重要基础条件。贵州省人民医院为了更好地加强人才发展和培养，提升临床医疗服务水平，提高医院科技创新能力，斥资6亿多元购买了德国西门子双源CT、1.5TMRI、3.0TMRI、机器人式通用型平板探测器心血管造影系统、医科达三光子直线加速器、超级麻醉工作站（德国欧美达）、FS200飞秒激光（鹰视屈光手术平台）治疗系统、医用2微米泌尿外科激光手术系统等临床科研高端设备和先进仪器，夯实了科技创新能力，保证了骨干队伍的稳定。

（二）提升"软环境"，营造一流文化平台

优化办公"软环境"，主要是从加强人才的使用和培养，提升人才的层次水平，营造适合

人才工作的和谐愉快的气氛和环境着手。有别于"硬环境"在物质层面对人才在工作上的提升，"软环境"更侧重于对人才心理层面的满足，而且从建设周期上来看，"软环境"的提升相比"硬环境"来说，需要花费的时间也更久，同时影响也更深远。

1. 提升人才发展层次　受当前研究型社会、研究型医院建设的客观要求和现实需要，帮助人才在医院工作中不断学习，提升个人的知识文化水平和科研创新能力，让人才在工作中学习，在学习中进步，工作到老，学习到老，应该是研究型医院在优化人才工作"软环境"中努力的方向。解放军总医院为了提升人才层次水平，提出了几点具体措施：一是建立"3+X+Y"的住院医师规范化培训模式（3 年二级学科轮转、X 年专科训练和 3 个月野战外科培训），为复合型人才的成长打好基础；二是建立科技创新人才库，根据工作实绩实行动态管理；三是设立青年创新基金及科技创新基金，资助创新性课题，加快医院创新型人才的培养步伐；四是健全人才评价机制，加强岗位职责考核，改革职称评审办法，工作评聘分开，严格落实科主任任期目标责任制等等。这些举措，既留住了人才，又壮大了医院人才队伍建设，可谓一举两得。

2. 加强医院文化建设　随着新闻媒体不断曝出医疗丑闻和医院纠纷事件，医院道德环境与医院的发展逐渐出现了不和谐之音。没有人愿意在一家道德败坏、素质低下的医院工作，可见医院形象对个人形象有着巨大的影响。医院文化有其独有的功能和价值，对重塑医院形象、优化医院道德环境、促进医德医风建设有着重要的作用。理念决定行动。优化医院工作环境，就要加强医院文化建设，树立正确的道德理念。医院的道德理念内涵非常丰富，它融合了中国传统道德的价值精髓、世界其他国家的道德精髓理念、社会主义职业道德规范等。如中国传统医德中的"仁者爱人"，"仁者应慎独、正己"，"誓愿普救含灵之苦"，"不择高下，远近中赴"等。西方如以功利论为特征的人道主义观点，人权论、公益论，生命价值原则、行善原则、公正原则、自主性原则、不伤害原则等。社会主义职业道德规范所倡导的爱岗敬业、诚实守信、办事公道、服务群众、奉献社会，这些都是医院所应该遵循和倡导的医德理念。

3. 营造和谐人际环境　医院工作需要各个科室之间的协助配合才能完成。营造和谐的医院人际环境，主要依靠人际沟通。医院应增进职工之间的沟通意识，提供良好的沟通环境和场所，进行多元化、多层次的沟通，通过有效的沟通化解矛盾与纠纷，团结合作，营造和谐的人际环境。优美和谐的人文环境，能形成良好的人际心理氛围，满足医院人才对精神情感的需求，使人才心情舒畅，积极工作，引导人才认同医院的价值与发展目标，把人才的个体力量凝聚成合力。

（三）整合优势资源，构建一流科研平台

人人皆可成为研究型人才，意味着医院将尽可能为人才成长为研究型人才提供更加广阔的平台和良好环境。比如，医院可通过搭建多维或多空间平台，给中低级医师创造更多的良好平台，提供机会，使他们朝着自身所擅长的专科方向去深造和研究，让他们能够获得与高级医师才有资历和资格获得的待遇或人才外在标志。这样可以培养出大批具备专科能力很强的医学研究型人才。

研究型医院是医学科技英才的聚集地，是医学信息汇集与交流的中心，多种学科并存，优势资源互补。医院要强化医院目标与军队目标、国家目标的融合，积极参与军队、省市和国家重大科研项目的申报，组织好重大课题、重大技术创新项目的立项论证和合力攻关。争取多方位、多途径的科研经费。加大吸引科技风险投资，形成多元化、多层次的科研经费保障格局。同时，要加强科研经费的使用管理，把有限的经费使用好，把重点项目保障好，促进科学研究的规模化、系统化，加速形成实用性强的高等级科技成果。切实发挥出医院应有的综合优势，整合院内资源，加强院际协作，立足国内条件，拓展国际空间，树立大科研的观念，构建大科研的共享平台。

（四）打造数字化医院，提供一流信息平台

信息技术是当今科技发展的核心技术。打造数字化医院是研究型医院开展科研工作的重要保证。对医院人才来说，特别需要加强网上图书馆、全军临床医学查新站、全军远程医学中心、国家临床医学数据共享系统和医院信息网的建设，加快医院信息化、数字化建设步伐，使医院实现数据采集实时化、信息存储数字化、信息服务个性化、信息交换兼容化、信息管理规范化，让各种最新医学信息在这里可以方便、准确和及时地获取，为医院人才发展提供一流的信息交互平台。

解放军总医院在"十一五"期间，为创造良好的工作平台和支撑条件，在建设基础设施的同时，完成全院的信息化建设，按照国际标准建成数字化医院。对建设中的高干门急诊楼和病房楼、外科大楼、内科大楼、肿瘤中心大楼和科技大楼等安装数字化的楼宇控制系统；建设全院性的数字化工作平台；完成机关办公自动化建设，实现管理信息实时查询和无纸化存取；保障医学信息网络化安全；完成包括"网上图书馆"、"全军临床医学查新站"、"国家临床医学数据共享系统"等建设，形成医院完整、完善的信息网络系统。

四、优化生活环境

生活环境，指与人类生活密切相关的各种自然条件和社会条件的总和。为研究型人才提供优质的生活环境，既有利于提高人才的使用率，也利于医院保留和吸引人才。发达国家争夺发展中国家人才的主要武器，一是优厚的经济待遇，二是优越的生活和工作环境。因此，一定要为人才提供必需的物质保证，努力打造适合人才发展的工作舞台（设备、资金、信息等），切实解除生活的后顾之忧（薪金、住房、保险等），使他们安居乐业。

（一）解决人才后顾之忧

对人才来说，在住房、家属就业、子女教育等切身利益上，如果医院能够解除其后顾之忧，切实解决人才无住房和家庭成员安置等实际困难，自然就能营造出拴心留人的环境。医院要积极创造条件，多采取一些措施，不断强化医院的运作能力，留住各类优秀人才，充分发挥其应有的作用。

譬如解决住房问题，医院一方面可以向政府申购优惠的经济适用房，并履行一定的服务年限。另一方面，还可以建造经济适用房，以优惠价格出租或出售给引进的人才或者给予适当的购房补贴，使人才对医院有一种归属感。贵州省人民医院为吸引人才、留住人才，对引进优秀的、有潜力的博士到医院工作 15 年以上的，奖励 100 平方米住房一套、提供 10 万元科研课题启动费及相应的科研条件，优先解决配偶就业、子女入学问题。对引进急需、紧缺专业的高学历高层次人才提供 5 万～10 万元安家费。

（二）完善人才社会保障

完善以养老保险和医疗保险为重点的社会保障制度，形成国家、社会和单位相结合的人才保障体系，对留住研究型人才，维护医院的长远发展具有重要作用。

1. 社会保障可以消除人才流动的担忧 社会保障的功能之一就是在劳动力再生产遇到障碍时，给予劳动者及其家属以基本生活、生命的必要保障，以维系劳动力再生产的需要，从而保证社会再生产的正常进行，具有防控风险、资本累积等功能。完善人才社会保障，有利于使

人才规避劳动风险，有利于保持劳动力流动渠道通畅，有利于调节和实现人力资源的高效配置。

2. 社会保障可以维护医院稳定发展　通过社会保障对医院人员的财富进行再分配，有利于适当缩小医院成员之间的收入差距，避免贫富悬殊，消除因收入不均而导致的不满情绪和逆反心理；有利于保障医院的成员基本生活条件，使医院人才能够全身心投入到研究型医院创建和发展工作中去；有利于协调医院人与人之间的关系，维护研究型医院稳定发展。

3. 社会保障可以促进医院协调发展　随着社会保障制度的不断发展，由最初的稳定和调节功能，到现在已经发展具备了促进的效果，主要表现在：①能够促进医院成员之间及其与整个医院的协调发展，使医院发展实现良性循环；②能够促进医院成员的物质与精神生活水平的提高，使其能够努力地为医院工作；③能够促进医院实施更多有利于医院协调发展的制度政策。

（三）提高人才工作待遇

在医疗卫生系统中，待遇条件是医疗技术人才流动最主要的原因。从许多医院留住人才的成功经验来看，加大劳务补贴力度，不断提高医院人才的收入水平，是极为有效的途径之一。医院应建立起以服务质量为核心、以岗位责任与绩效为基础的考核和激励制度，并根据医院人才的不同档次设定相应的薪资级别，院士类、学科带头人类、正高职称类、博士后类、留学博士类等不同等次的高级人才，按照医院规定享有不等的年薪额。

江苏省常熟市第二人民医院建院历史不足20年，医院员工也是来自全国各地，人员层次参差不齐，文化差异较大。但是该医院通过人事与分配制度的改革，在全面实施岗位管理的基础上，对职工的薪酬进行探索，建立固定工资、岗位工资、绩效工资为主体的分层分类薪酬分配体系，同时辅以多元化价值分配形式，设立院长特别奖等，奖勤罚懒，扬优弃劣，拉开分配差距。此外通过各种外出进修、带薪休假、外出旅游等奖励进行激励。贵州省人民医院鼓励和支持中青年学术骨干到国内外高水平医院进修学习，引进和开展新技术、新项目，提高技术水平。为表彰奖励在科技创新中取得显著成绩的人才，近年来，该医院已拨出5000多万元专款用于重奖科研人员，科研成果省级一等奖奖励50万元，二等奖30万元，三等奖15万元。

（四）优化医院设施环境

医院不仅是医院人员的工作场所，同时也是医院人员的生活场所。优化医院的设施环境，可以为医院建设注入生机和活力。创建研究型医院，优化医院的生活环境，除了医院自身的努力之外，还需要整个社会的共同参与。眼光不能只局限于医院这一小片范围，医院的周边环境，甚至医院所在的整个城市，都会影响到医院的生活环境，影响医院的建设和发展。从城市化的角度来看，加快城市化可以促进人口集聚，基础设施（道路、供水、供电、通讯、教学、卫生、文化、体育等）完备化。还有利于基础设施共享，改进生活环境。同时，也有利于医院自身发展，使医院在集策中得到资金、人才、技术、市场、信息的支持，促进医院在更高层次上取得发展。

解放军第163医院抓住长沙市修建二环线的机遇，采取"向上级申请一点，自己投入一点，找地方支持一点"等办法筹措资金千余万元，大力整治了营院环境。按照"三点三线一个面"的营院美化思路，对营区道路、医院亭阁、大门绿化广场进行改造、美化和亮化，新建具有园林风格的医院大门，建成综合楼，修筑环湖路，治理湖中污水，栽种观赏竹木，修建亭台楼阁，并依据湖光山势修葺了精美的文化墙。如今，医院营区环境发生了翻天覆地的变化，水变清了，路变宽了，灯变亮了，环境变美了，青山绿水，鸟语花香，形成了一幅人与自然和谐的优美画卷。

第六节 研究型团队的构建

人才队伍是研究型医院发展的重要战略资源，是研究型医院建设的基础。研究型医院人才培养模式要由"个人经营型"转向"团队建设型"，既要强调学科带头人和拔尖人才对整个学科的引领作用，也要注重创新团队培养和构建，以核心人才和辅助人才的协同发展激发团队创新活力，夯实组织基础，增强发展实力，加快催生研究成果，实现跨越发展。

一、确立核心人才

医院核心人才是掌握核心技术和专业技能，具有丰富工作经验和管理才能，在所属学科领域做出开创性工作，帮助医院获得竞争优势，对医院和科室生存和发展起关键作用的高层次医学人才。

（一）主要特征

核心人才特有的内涵反映和决定了核心人才具有以下几项特征：

1. **重要性** 当今医院的竞争，归根结底是人才的竞争。谁拥有高素质的核心人才，谁就取得竞争优势。核心人才掌握从事领域内丰富的医疗核心技术和实践经验，能够带动一个学科、甚至一个产业的崛起，直接关系到医院的医疗水平和社会声誉，体现医院的核心竞争力。

2. **稀缺性** 核心人才成长过程复杂，周期漫长，成本巨大，淘汰率高，在众多医学生中能够成长为核心人才的可谓凤毛麟角。他们是医院最稀缺、最宝贵的资源，更是同行争抢的对象，一旦离开，在短时间内很难找到合适的人来取代，将对医院造成很大负面影响。

3. **高端性** 如果把人才梯队比喻为金字塔，那么核心人才就是塔尖，它决定人才金字塔的高度，这个高度的高低与否标志着研究型医院建设的成效。核心人才在所属学科领域都有很高的学术地位和影响力，很多都是"973"项目首席科学家、国家自然基金杰出青年基金获得者或长江学者特聘教授等。

4. **动态性** 一方面，核心人才在团队中的地位的不稳定性，今天是核心人才，但因为能力衰退或医院发展战略调整等因素，明天可能就不是核心人才。另一方面，核心人才流动渠道多、选择余地大，除了现实利益考虑之外，要最大限度地实现自身价值，得到社会尊重，因此也容易造成团队内核心人才的动态变化。

（二）内涵要素

医学科技发展的不同阶段对核心人才有着不同的要求，并赋予核心人才不同的内涵，具有鲜明的时代特征。

1. **事业心责任感** 核心人才之所以能取得较高的成就，与其强烈的事业心和进取心是分不开的。对事业明确的理想和抱负，对学习和工作积极向上的态度，促使他们在学习和工作中孜孜不倦地努力，面对机遇，毫不懈怠，牢牢把握，面对挑战，沉着冷静，攻坚克难。带领学科团队积极开拓进取，走跨越式的发展道路，在激烈的竞争中立于不败之地。

2. **专业技术水平** 核心人才在自己的学科或领域有着高深的学问、渊博的知识，能运用自身一流的专业能力，占领国内甚至国际医学科技的高地。从一般标准来说，应具有博士学位，个别边缘学科定位为硕士以上，副教授以上职称，有熟练的外语能力，独立承担科研项目或作为主要参加人参加过国家级重大科研项目，发表过 SCI 论文、编写过专著等。但是确有特殊专长的人才，别具一格，自成一家，也应当列入核心人才范畴。

3．开拓创新精神　核心人才能感知社会发展的需要，站在学科发展前沿，以敏锐的学术眼光，审视团队应该选择的科研方向，正确处理创新与继承、大胆变革和尊重规律的关系，具有敢为天下先的探索气魄，敢于打破常规，善于发挥创造性思维，不断追求新发现，探索新规律，促进新发展。

4．团队合作意识　核心人才是所在学科领域的精英，但又不仅仅是精英。因为"精英"侧重强调个人突出能力与贡献，而核心人才除强调个人能力水平外，更具有团结协作的意识和能力，注重营造良好氛围，激发调动团队成员积极性，发挥集体智慧和才能，依靠团队的整体合力去实现团队目标。除了保持团队内部凝聚力和战斗力外，也注重与其他学科和领域的专家学者沟通交流，推进学科之间大协作、大融合，不断取得创新性成果。

5．组织协调能力　"核心人才"与"技术尖兵"的最大区别是领导、组织、协调能力。核心人才的行政管理和学术管理能力对于团队正常运行至关重要。很多研究型团队成员都是为了共同的目标自愿组成的，互相之间没有隶属关系，也没有行政上的上下级关系，基本是一种完全平等的合作关系。核心人才要有很强的团队协调、整合和建设能力，善于发挥"领军作用"，统筹推进各项任务，保证实现团队奋斗目标。

（三）地位作用

1．新兴事业的开拓者　人才带动学科，学科培养人才，是学科建设发展的良性运行机制。特别是在学科建设发展初期，核心人才更是学科创立、形成和发展的关键要素。个人的研究方向、能力素质和战略思维决定着学科建设发展的方向和水平。20 世纪 50 年代，外科医师吴孟超将自己的研究方向定位在肝胆疾病的外科诊疗和研究上，牵头成立"三人小组"奏响向肝胆外科进军的序曲，并带领几代肝胆外科人，于 1978 年成立肝胆外科，1988 年成为了国家首批重点学科，1996 年成立"院所合一"三级甲等专科医院。目前又稳步推进国家肝癌科学中心和1500 张床位的肝胆疾病新诊疗基地的建设，实现了学科从无到有、从弱到强、从单一学科到肝胆外科优势学科群发展的跃升。

2．发展方向的引领者　核心人才是学科的领袖，具有深厚的理论素养、高超的医疗技术，对学科建设发展具有敏锐直觉和远见卓识，其推进疾病治疗的新理念、新技术和新方法，引领着学科发展的方向。多年来，人类对白血病一直束手无策，直到 20 世纪 40 年代化学治疗方法的出现才有了转机，但化疗有相当大的副作用。中国科学院陈竺院士当时在上海血液学研究所分子生物学中心，长期从事人类白血病和基因的研究工作。通过不懈努力，他带领的团队找到了早幼粒白血病中诱导细胞分化的机制，发现药物作用靶点，用全反式维甲酸和三氧化二砷组合治疗取得满意效果，5 年生存率达 90%。同时，"靶向治疗"白血病的观点，也为其他肿瘤的选择性分化、凋亡治疗开辟了新路。

3．人才梯队的培育者　核心人才是人才队伍的"领头羊"，对人才队伍整体建设和发展具有不可替代的引领和带动作用。团队为核心人才成长发展提供支撑，核心人才也为团队的创新发展和后备精英骨干的培育引领方向，创造条件。在团队建设方面需要注重各梯次、结构人才的配备和衔接，保持团队良好的内生发展动力。中国工程院黎磊石院士是国际著名的肾脏病专家，中国肾脏疾病治疗的创始人，在他的带领下，南京军区总医院一个名不见经传的小科室，发展成为全国最大、实力最强的肾脏病研究所，用 20 年的时间，走完了西方国家 40 年的道路。黎院士非常注重人才培养，求才若渴，因材施教，培养了无数顶尖学生，被称为一代医学宗师。他自己说，学科之所以能够取得这样的成绩，很大程度归结于培养了一支梯队搭配合理的人才队伍。

（四）培养选拔

1．育才 要获得一流的人才，首先要立足自身培养。要按医院发展要求实行目标定位培养，缺什么、培养什么，做到人才培养、使用与医院对专业人才的需求相结合、与相关学科的发展相结合，通过对人才的目标培养，开展特色医疗技术，保持医院学科建设和医疗服务的领先优势。

一是建立公正的选人用人机制。要大胆打破论资排辈做法，引入竞争择优机制，鼓励优秀人才"冒出来"。建立科室领导竞聘制度，通过竞争上岗办法，使综合素质好、工作思路清、创新意识强的中青年优秀人才走上科室领导岗位，带动学科水平的提升和人员整体素质的提高。

二是加大优秀人才的培育力度。按照不同的优秀人才层次标准建立人才库，如院士后备人选、优秀学科带头人、学科带头人苗子等，择优选拔不同年龄段的优秀人才入库。对入库对象量身订制培养计划，舍得投入，定期考核评估，留优劣汰，逐步形成既有数量又有质量的人才库。要针对不同层面人才采取针对性的措施，如针对临床型人才从事科研工作时间相对不足的现状，实施学术休假制度，允许他们享受 20～30 天的学术休假，利用这段时间整理科研思路，开展学术交流，从事基础研究，保证他们的科研工作时间。再比如，青年人才思想活跃但基础薄弱，可设立人才培育专项基金，资助开展创新型课题研究，以加快培养和成长步伐。

三是探索实施国际化培养战略。培养高水平学术尖子，应十分重视成长环境和学术视野，必须走国际化道路。创造赴国际知名医学院校和科研院所学习、访问和交流的机会，提供举办国际大型会议和在行业内担任重要学术任职的机会，加大与国内外同行的医疗、科研和人才培养的合作，为人才成长提供国际化学习交流的舞台和途径

2．引才 当前很多医院面临核心人才危机，引才是快捷有效之举。

一是更新思想观念。应突破传统的人才观念，摒弃资历、职称就是资本和水平的陈腐看法。要对其专业才智和工作业绩进行综合评定，以此作为人才引进的衡量依据。要看到人才的闪光点，也要正视高素质人才本身存在的某些方面不足，真正从学科和医院发展要求选拔引进人才，从整体上促进学科队伍素质的提高。

二是出台优惠政策。完善配套的人才引进政策，是吸引和稳定高层次人才的关键。要认真梳理已有的政策，并根据不断发展变化的形势，研究制定具有前瞻性的新政策，在薪资待遇、工作平台、个人住房等方面给出优厚条件，增强对核心人才的吸引力。要树立"不为我所有，可为我所用"的人才引进、使用新观念，实行人才引进与智力引进相并举的灵活用人政策，通过科研课题协作、项目引进、专家候鸟式工作等方式，扩大提高人才及智力引进功效。

三是拓宽引进渠道。要通过报纸、广播、电视、互联网等宣传媒体，加强自身形象的宣传，向社会公开招聘。同时充分发挥专家学者的号召力，利用他们的知名度和师生感情，去寻觅人才，保证有意向的高层次人才与医院的沟通畅通无阻。对一些特殊或急需的人才，要采取超常规的做法，快速、及时地引进，减少中间不必要环节，在激烈的人才竞争中占得先机。

2004 年初开始，北京军区总医院通过引进原第一军医大学儿科主任、全军儿科专业委员会

主任委员封志纯教授，创建了北京军区总医院附属八一儿童医院。经过短短几年建设，儿科就从 30 张床位不到的小科室，发展成为展开床位 600 余张的院中院，规模位列北京市儿童综合医院三强。形成了"一发（动机）四轴八驱十六轮"的强劲业务能动架构，在建设基础儿科（含儿童门急诊、发育生物学实验室）的前提下，重点建设儿童重病、儿童发育、细胞治疗和临床遗传学四个医疗技术领域中八个重点专业方向的 16 个临床科室。目前是全军儿科研究所、全军计划生育优生优育技术中心、儿科学博士学位研究生培养及临床医学博士后科研工作站学科。开展创新技术 42 项，已获国家科技进步二等奖 1 项，军队医疗成果一等奖 2 项、二等奖 7 项，荣立集体二等功 2 次、集体三等功 1 次，荣获军队科技创新群体奖。这一案例生动验证了核心人才引进带动一个学科、振兴一家医院的巨大作用。

二、重大任务牵引

重大任务主要是指医院承担的具有继承性、创造性、探索性等基本特点的医学科学研究活动。新形势下，医院承担重大的医学科学研究任务已经是培养专业人才的重要载体，成为促进医院向纵深发展的有效手段，也是医院在竞争中实现生存和发展的有力支撑。重大任务在研究型人才队伍建设中所起的重要作用，主要表现在以下三个方面。

（一）重大任务是培养研究型人才队伍的"奠基石"

承担重大任务本身就是上级给予创新团队的肯定和鼓励，重大任务不论从受重视程度和保障力度上都大大超过了一般任务，所以重大任务带来的不仅是挑战，也给研究型人才队伍的培养提供了良机。

1. 提供更多科研实践机会 科学研究可以充分激发人的创造性思维，让培养对象主动地发现问题、思考问题和解决问题，提高创新的能力。充分的科研实践能使研究型人才的培养事半功倍。尤其在承担重大任务过程中，每个人遇到的困难和问题必然比完成普通任务时遇到得更多，这也给研究型人才提供了更多挑战自我的实践机会，促使他们开动脑筋，开拓创新，在不断的实践中积累经验，在更多的实践机会中快速成长。

2. 提供更多参与管理机会 重大任务的完成必须依靠团队的力量。这样就使所有参与项目的研究型人才参与到团队的管理工作中，部分科研人员因此将不断积累管理研究型团队的经验，从而不断提高团队的工作效率，使每个人才的作用发挥到最大，达到一加一大于二的效果，提高重大任务完成的质量。

3. 提供更多国际交流机会 研究型人才必须具备国际视野。因此，在人才培养目标上，要有强烈的国际定位意识，注重参与国际竞争与国际合作的意识。在继承中国优秀传统文化的同时，注重多元文化的吸收，使他们具有宽阔的眼界，善于国际合作，积极主动地参与国际竞争。

（二）重大任务是打造研究型人才队伍的"他山石"

他山之石可以攻玉，重大任务的完成光靠一个单位的现有人员是不够的，需要通过和国内外单位的联合协作才能更好地完成。但是与其他单位的联合协作也存在着中间环节过多、人员管理不便、信息沟通不及时的问题，以重大任务为平台，引进优秀研究型人才加入团队是一个很好的提升研究型人才队伍质量的方法。

1. 建立项目化的引进模式 将人才引进纳入到重大任务的规划中，针对承担任务的具体情况，制定一个长期引进和培养机制，利用重大任务的经费优势和政策优势，建立长期持续的鼓励措施,不断引进高层次或者有潜质的研究型人才,形成一种引进和培养并举管理模式。另外,还可以从重大任务中分解出本单位难以完成的任务部分,设立具体基金项目,并以此为基础招募有能力的个人和团队,以招标的形式鼓励高层次研究型人才加入团队,以项目效益、发展空间和职称待遇等吸引研究型人才参与到重大任务中来。

2．全面优化人才发展环境　对高层次人才的引进,还应从发展的环境入手进行改善,从吸引力上提高本单位吸引人才能力。实际上就是对评价、激励、服务机制进行全面改进,制定有利于吸引、挽留、培养高层次研究型人才的制度。对完成课题任务确实需要的人才应当破格引进,给予充分发挥才能的平台。建立健全有效的激励机制,让研究型人才在工作和科研中具有更加饱满的工作热情,在发挥自身能力的同时也带动团队的共同进步,以此获得更大的社会和经济效益。

3．探索人才柔性使用机制　高层次人才的稀缺性是其引进的客观困难,因此在引进时应当恪守两个原则,即引进机制的完善和培养机制的完善。只有这样才能吸引更多高水平研究型人才来到重大任务承担单位发挥作用,同时在本单位高素质人才队伍中培养更多的研究型人才,补充人才结构上的缺失。对利用重大任务的政策优势,制定出台配套文件,留住在本单位进修、深造的人才;采取建立协作关系、签订合作协议、实行有偿服务等方式,邀请国内、国际知名院所的专家、学者、教授,进行技术指导,用外智外力保证重大任务的顺利完成。

（三）重大任务是检验研究型人才队伍的"试金石"

1．检验研究型人才的科研能力　重大任务通常在开始实施前会制定任务计划书,计划书中会明确每个团队或个人应该承担的工作和要达到的最终目标。任务执行过程中会安排中期考核,任务完成后还会进行结题考核,可以通过考核的结果来评价人才队伍的真正能力和水平,从而使重大任务成为评价人才队伍能力的标尺。

2．检验研究型人才的培养能力　建立更加开放、灵活、高效的人才管理制度,对不同的研究型人才实行不同的方式管理,做到区别对待,因材施用。把用好用活研究型人才作为人才管理工作的核心环节,深入研究解决研究型人才工作面临的突出矛盾和问题,妥善解决引进人才、用好人才等方面遇到的难题。实施特殊政策、建立特殊机制、提供特优服务,在人、财、物方面给予全面保障,通过重大任务大力支持研究型人才进行技术研究和自我提升,实现自我价值和提升自身素质。

3．检验研究型团队的凝聚能力　树立以用为本的人才发展理念,着力解决新人才不适用、不够用、不能充分使用的问题,让团队中每个成员都有展示才智的机会。尤其要重视培养一线创新人才和青年科技人才,把中青年骨干适时地用到负有重要责任的岗位上,让其在实践中摔打磨炼,在勇挑重担中脱颖而出,增强他们对团队认同感。应建立鼓励创新、宽容失败的学术氛围,让研究型人才更好发挥专业所长,激发个人潜能,与团队共同成长进步,在团队的发展中实现个人的发展。

三、辅助人才配置

（一）辅助人才内涵界定

研究型人才团队的发展需要核心人才的引领,但亦离不开辅助人才支撑。如何匹配好团队的辅助人才,首先要明确辅助人才的内涵界定。

根据"韦尔奇框架"对员工的分类，员工分为四类（图 7-4）。纵坐标表示能力高低，横坐标表示文化亲和力的大小。Ⅰ类员工：属于文化亲和度高、能力强、德才兼备的人，即前一小节提到的核心人才。这部分人符合"二八定律"，人数占到组织的 20%，却发挥了 80% 的作用。Ⅱ类、Ⅲ类员工：可以理解为是组织运行和发展的辅助人才，这样的员工同样可贵，可以通过有效的培训和激励使他们与组织发展相一致，提高其效用。Ⅳ类员工：就是能力与文化亲和度都差的人员，属于末位淘汰制下即将被淘汰的人员，主要通过淘汰制激励他们努力提高自己的实力。

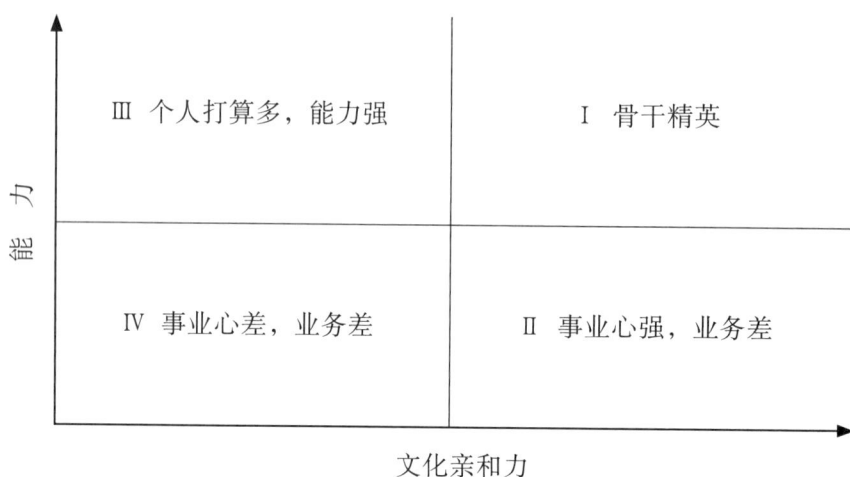

图 7-4 "韦尔奇框架"对员工的分类

根据上述员工分类的理论，我们对医院辅助人才的概念有了更宽泛的认识。可以把辅助人员界定为：除了团队核心人才以外，其他具有一定专业知识或专门技能，在各自岗上进行创造性工作，对团队建设发展做出贡献的人才。其中既要有科研能力很强的科研型人才，也要有工作能力很强的临床型人才；既要有高技术的实用人才，也要有高学历的后备人才；既要有业务能力很强的技术人才，也要有组织指挥能力很强的管理人才。

（二）辅助人才配置原则

1. **兼纳并蓄** 随着医药卫生体制改革的进一步深化，医疗服务市场竞争激烈，医院作为知识密集型的单位，如何汇聚各类人才，发挥人才队伍的最大效用，是医院建设和发展的关键因素。要做好各类人才的选配和储备工作，保证人才队伍不缺项、不断档，保证将人力资源作为团队长期发展的强大推动力。

2. **发挥所长** 树立"人人都是人才，人人均可成才"的理念，强调能够发挥自身特长，在岗位上努力工作的，就是需要的人才。学科带头人要有宽广的胸襟，用人所长，容忍所短，发现和挖掘每个人的优势长处，把他们放到能够发挥长处的岗位上。

3. **梯次合理** 随着现代医疗科技的发展，研究型医院对各类人才的需求也在不断提高。匹配辅助人才时，应该充分考虑到团队整体的年龄结构、知识结构、素质结构、专业结构、能力结构等多种因素，使不同的岗位与不同职别的人相对应，努力构建合理的老中青人才梯队。

4. **精干高效** 研究型人才团队是医、教、研工作的主要承担者，团队人才数量、质量、结构影响到其效用的发挥，因此，辅助人才的科学、合理配置至关重要。要遵循精干高效的原则，科学测算人力，定岗定编，减少冗员，激发团队成员最大潜能。

5. 团结协作 要考虑人才的喜好、脾气、个性等因素，合理安排科室和岗位，使其能在学科带头人领导下，与其他成员和谐相处，互相协作，取长补短，优势互补，发挥团队整体合力。

（三）辅助人才培养使用

1. 全面提高和重点配备相结合 医学人才的培养不同于一般人才的培养，培养周期长，专业要求高，特别是当前医学人才短缺现象加剧，医院对人才的需求更为强烈。要加大对现有人员培养力度，通过学历教育、送出进修、岗位练兵等多种形式，提升专业技术和业务能力，多培养"一专多能"的人才，优化团队结构和质量，提高人才队伍水平。在关注新增人才培养和引进同时，也要积极内部挖潜，用好老专家、老教授队伍，继续让他们在一线岗位发挥余热，起到传帮带作用。用好研究生队伍，在教育指导他们高质量完成学业同时，发挥他们在临床和科研工作方面的生力军作用。用好进修生队伍，可从进修人员中招收优秀人才补充到临床和科研一线，期间享受一定待遇，使进修生在完成学业的同时也为医院医疗、教学和科研任务贡献力量。对于重点学科和紧缺专业要优先保障，想方设法引进相关专业人才，满足团队核心能力的提升和可持续发展的要求。

2. 量才适用和重点培养相结合 德国管理界有一句名言，叫做"垃圾是放错位置的人才"。这句话一语道破用人的关键。是不是人才，关键看你把他放在什么位置上，让他去做什么事，只要他在这个位置上能够做好，能做出成绩来，他就是人才。对于一个科室来说，有病房工作人才、手术工作人才、门诊工作人才、科研工作人才、教学工作人才，他们能力不尽相同，但各有优势，因此，应当量才适用，才尽其用，既不小材大用，也不大材小用。要对团队成员进行综合考评衡量，结合工作性质和岗位特点选用人才，做到岗有所需、人有所值，让合适的人做合适的事。同时，为了实现量才适用，要坚持用发展的眼光用人，要综合制定人才培养规划，对于有潜力的人重点进行培养，帮助他们制定培养计划，把短期方案和长期规划结合起来，明确短期内要解决的问题和今后要达到的目标。对青年人才要严格执行住院医师规范化培训和"三基三严"培训，通过加强培训、严格考核，提高其业务素质，为医院发展储备人才。对业务骨干积极创造条件，让他们提升专科知识和业务技术水平，同时给他们压担子、架梯子，为他们参与团队管理提供平台，使他们在工作实践中增长才干，尽快脱颖而出，承担更加艰巨的重任。可以对大专科细化方向，对成熟专业专病化，引导人才向精深发展，助推人才快速成长。

3. 自我追求和团队激励相结合 研究型团队成员要以团队核心人才为标杆，志存高远，追求卓越，加强学习，勇于实践，吸收所在团队的养分，努力实现自我价值。同时也要采取物质激励和精神激励相结合的办法，保护和激发工作热情和创造性。在保证物质利益满足的同时，要充分考虑满足研究型人才尊重、成就、自我实现等需要。要打破旧思想、旧观念，即把品德、知识、能力和业绩作为衡量人才的主要标准，不唯资历、学历、职称以及身份，只要有突出贡献和实际能力的人才都要大胆使用。要引进竞争机制。用人要五湖四海，不能亲疏有别。科学合理、公平公正、公开透明地进行全面考核，让优秀人才互相比贡献、比技术、比能力、比人品，优胜劣汰，以利于人才辈出。要建立考评体系，对表现优秀做出突出贡献者要给予立功、嘉奖、评先评优，调动大家的积极性，激发他们的创造力，同时增强团队的凝聚力和竞争力，最终有利于实现个人目标和团队目标。

第二军医大学附属长海医院消化内科成立于1976年。2000年成立第二军医大学胰腺病研究所，2000年被批准为全军消化内科专科中心（2006年升级为研究所）和全军消化疾病研究重点实验室，2001年被批准为国家重点学科、军队"2110"工程重点建设学科、上海市医学重点学科。学科带头人李兆申教授在医院支持下，针对重症胰腺炎和胰腺癌的早期诊治这一难题，依托学科内镜技术优势，借助普外科治疗特色，联合病理、中医、营养、实验诊断科等科室，广泛开展学科联合协作攻关，形成了以胰腺疾病为诊治链、分工明确、互相协作的优势学科群。同时，大力推进学科群的人才梯队建设，为青年骨干和学生搭建成就事业的舞台，按每个人的特点，定方向、找课题，做到人尽其才，才尽其用。现有主系列人员40名，其中主任医师、教授6名，副主任医师、副教授11名，主治医师、讲师14名，平均年龄37.6岁，其中90%获得博士学位，80%有国外学习经历。学科内的众多人员已成为所在领域的知名专家，形成了年龄结构合理、研究方向明确、优势专长互补的优质人才团队。获得总后育才金奖1名、伯乐奖1名，该团队2011年成为国家教育部创新团队。

四、构建创新团队

自主创新能力是当今衡量一个国家综合实力的重要标准。我国提出了建设创新型国家的发展战略，将提高自主创新能力摆在全部科技工作的突出位置。自主创新归根结底是人才队伍建设，其核心是优秀科技创新团队的培育和管理制度的变迁。创新团队是科研攻关和科技创新的载体，构建优秀的创新团队对提高科技资源整合效率、科技创新效率，增强单位核心竞争力，有显著的促进提升作用。

（一）定义

狭义的科技创新团队，主要指由科技管理部门或学术部门根据科技项目研制的需要组织起来的科研单元。广义上说，是由学术带头人领导下的群体结合而成的科研单元。常见的科技创新团队有课题组、研究组、项目组（863、973）等。科技创新团队以国家或省级重点实验室、工程技术研究中心、重点学科等为主要创新平台，围绕优秀领军人才组建科技团队，实现科技资源的有机整合：主要从事对经济社会发展、高新技术产业、国家安全等具有重要战略意义的基础研究和支撑引领作用的应用性研究。

创新团队的学术水平在同行中应具有明显优势，所从事的研究应具有明确的产业化前景或知识产权目标，技术路线和研究方案具有创新潜力且具体可行。创新团队应具有共同的价值追求，厚实的创新素养，清新的治学学风，专业、年龄结构合理形成优势互补，任务分工明确，合作机制良好，对团队所承担的研究任务能投入足够的时间和精力。

（二）特点

1. 共同的价值观　团队成员之间形成共同的价值追求。创新团队的文化之魂是价值观，和而不同，求同存异，共同进步是科技创新团队文化的精神内涵，这既是团队成员志同道合的思想基础，也是献身科学的精神动力。

2. 良好的创新素养　创新团队重在"创新"二字，团队成员在科研活动中的创新意识、创新理念、创新方法等行为表达以及争创一流的学习精神，是团队建设努力的方向。

3. 严谨的治学学风　良好的学风是治学、研究、做人的风气，是科技创新团队的灵魂、气质和立足之本。优秀的创新团队营造的是学术包容、自由平等的学术风气和融洽的学术氛围，有益于成员之间擦出思想创新的火花，使创新研究的氛围更浓厚。

4. 浓郁的合作氛围 团队精神的核心是协同合作。创新团队要在充分尊重个人兴趣和成就的基础上大力弘扬团队合作精神，在追求共性的基础上尊重个性，营造协同攻关、顾全大局、和谐共进、团结奋斗的氛围，增强创新团队的向心力和凝聚力。

5. 开放的文化理念 创新团队中要倡导具有高远的全球视野，重视不同文化的兼容并包，大力加强科研合作和学术交流。开放的文化理念对以创新为己任的团队而言，是一种氛围、一种动力，更是一种优势。有利于团队成员将工作中的新发现、新设想和新见解，从而形成新理论、新技术和新方法。

（三）标准与流程

1. 标准

（1）优秀科技创新团队必须有卓越的团队领军人物为核心。领军人物是学科中的帅才，是学科发展的灵魂，能够统领团队，应具有一流的管理协调才能，能汇聚一流的人才，充分调动团队的积极性；应具有坚定的理想信念和宏伟的目标愿景，有良好的道德品质，做到求真务实和创新精神的统一；应具有海纳百川的博大胸怀，具有淡泊名利的高尚情操。

（2）优秀科技创新团队必须有明确的研究目标和稳定的研究方向。创新团队必须围绕国计民生重大需求，提出科学前沿问题，特别是在某一领域有明显的创新潜力，并源源不断地提出创新的思想、方法和技术；有足够的吸引力，凝聚一批人为实现这个目标而共同奋斗，实现成员在科研活动中的自我价值；坚持人才培养和科研产出并重，形成良性循环的可持续发展团队。同时，团队必须要有充足的科研经费作为保障，坚持多渠道筹资的原则，例如由国家、省部级相关资助计划获得，也可由自身单位给予支持资助。

（3）优秀创新团队必须有一支结构合理、素质互补的高水平的学术梯队。学科交叉和资源共享是优秀创新团队的关键。合理的学术梯队配置是科研创新团队的精髓，有利于团队形成多元的思维方式和优势互补。一支梯队一般要有 1 名学科领军人物，2~3 名学术带头人，若干名学术骨干和多名学术发展力量。团队内部不同学科、不同层次的知识"碰撞"会产生更多的新观点和新理念，获得更大的创新动力，充分发挥团队的整体合力和团队优势，产生 1+1>2 的团队效应。

（4）优秀创新团队必须有一套灵活、可行有效的管理制度作保证。必须有职责明确、评价科学、开放有序、管理规范的团队进行管理，从而有利于激发团队成员的创新热情，规范团队成员的行为。优秀的创新团队应该进行合理的分工与授权，既能使权利、义务与责任相统一，又能充分调动各方面的积极性和创造性，并且具有有效的激励、考核制度，从而可以使团队成员人尽其才，充分实现团队成员个人的价值及团队价值。

（5）优秀创新团队必须形成固定的团队精神。要最大限度地发挥个人潜能，需要一种团队创新精神进行引领，激励团队科技人员进行全方位的创新。只有在优秀的团队精神的作用下，成员的个人才能与个性发挥才能统一在团队整体目标与整体利益之中，通过整体规划与统筹运作，将个人的劳动成果转化为组织功效。也只有在优秀团队精神的作用下，才能陶冶出杰出的学科领军人物，造就有一定知名度和影响力的学科带头人，产生一批高水平的人才和成果，推动团队朝着更高的科技高峰不断迈进。

2. 流程（图 7-5）

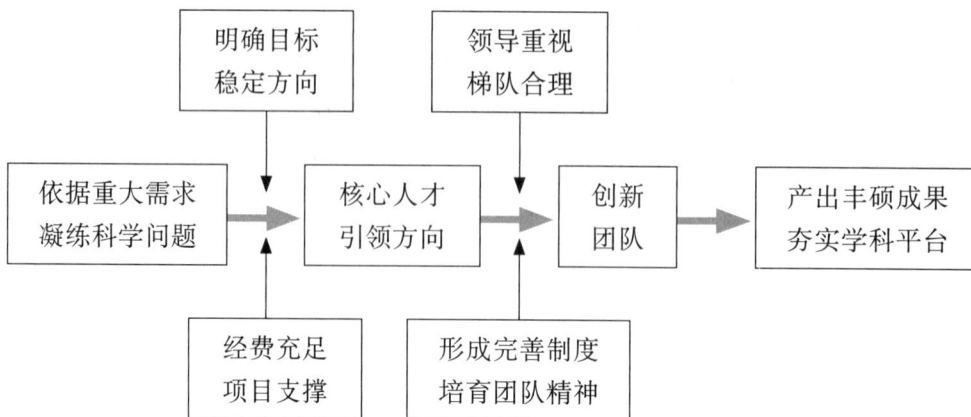

图 7-5　构建创新团队流程

（四）实证研究

我国医学科技创新过程中，涌现出很多优秀的科技创新团队，他们通过科技创新，不仅取得了杰出的科技成果，而且培养出一批优秀的科技人才。

案例一：第二军医大学肝癌临床与基础集成化研究创新团队。本团队由吴孟超院士领衔，成员为王红阳院士、郭亚军教授、杨甲梅教授、杨广顺教授、沈锋教授、周伟平教授、钱其军研究员和卫立辛研究员。团队始建于1958年，历经组建肝胆外科、入选国家首批重点学科、成立东方肝胆外科医院与研究所，直至目前牵头建设国家肝癌科学中心和国际上规模最大的肝胆专科医院。团队现有院士2人，获得国家最高科学技术奖、国家科技进步一等、二等奖各1项，自然科学二等奖2项，技术发明二等奖2项，3人获何梁何利奖，3人次担任国家973科学家。团队以提高肝癌综合诊治疗效及探讨重要分子机制的集成化研究为目标，强化协同创新和集成攻关，取得了系列重大标志性成果。创立和完善了肝脏外科的关键理论技术，解决了肝癌诊疗中的一系列关键理论和技术，极大地提高了手术成功率和术后生存率；建成了国际最大、院所合一的肝胆肿瘤诊疗和研究中心，为国内外培养2000余名肝胆外科专业骨干人才，推动了我国肝脏外科整体发展；发现了多种肝癌发生发展关键机制，提出了调控抗肿瘤特异免疫反应的新理论等，全面提升了我国肝癌诊治的基础研究水平，奠定了我国肝癌临床诊疗的国际领先地位。

实证分析：团队瞄准影响国民健康重大健康问题——肝癌，在吴孟超院士的带领下，坚持基础与临床科研相结合的发展模式，培养造就了一支高素质复合型人才队伍，抢占国际肝癌研究领域的制高点。继2005年获得国家最高科学技术奖之后，该团队于2012年又获得国家首批设立的国家科技进步创新团队奖，全国仅3家。

案例二：第二军医大学医学免疫学青年创新团队。本团队由曹雪涛院士领衔，自1995年以来，形成了以田野苹、于益芝、万涛、陈国友、李楠、张明徽、郭振红、陈涛涌等青年骨干为代表的创新研究群体，获得了国家自然科学基金委员会创新团队项目资助和跟踪资助，通过国家重点实验室建设验收。多年来，立足本土，瞄准医学免疫学前沿热点问题，主攻"树突状细胞研究"，形成了细胞免疫学、分子免疫学、蛋白质纯化等比较系统的研究小组，相互借鉴成熟的技术体系和力量，形成了稳定的特色和研究方向。十几年来在《自然·免疫学》《科学》、《细胞》等国际著名学术期刊发表学术论著120余篇，获得国家自然科学二等奖、军队和上海市科技进步一等奖等多项高等级科研奖励。有 13 项国家发明专利获得授权，4 种新药分别获得临床试验批文和国家新药证书，在国际上产生广泛学术影响。

实证分析：第二军医大学免疫学教研室坚持自主创新，在国际免疫学领域取得令世人瞩目的成就，他们的实践证明，大力提高原始创新能力，是推进中国特色军事变革，加速国防和军队现代化建设,抢占科技竞争制高点的关键所在。团队创新实践表明,在日益激烈的科技竞争中,如果没有原始创新，仅靠跟踪、模仿，最终还会受制于人。只有坚持从源头创新，在关键技术上率先实现突破，才能牢牢把握科技发展的主动权。创新实践还告诉我们，只有打造和谐攻关的团队，携手攀登，并肩前进，才能在抢占科技创新前沿的征程中始终保持领先。

第八章

转 化

成果 · 临床 · 实验

第一节 转化医学发展历程

发展转化医学是研究型医院与非研究型医院的本质区别。转化医学作为研究型医学模式之一，其发展需要以研究型医院建设作为载体和平台，而研究型医院建设则需要转化医学发展作为动力和抓手，两者相辅相成、相互促进。

一、基本概念

转化医学又称为转化研究（translational research）。1992年，Choi DW. 在《Science》杂志首次提出了"从实验室到病床（bench to bedside）"的概念。1996年，Geraghty J. 在《Lancet》杂志第一次提出了"转化医学"这一新名词。2003年美国国立卫生研究院（NIH）的 Zerhouni 在《Science》杂志上首先全面阐述了转化医学的概念：它是指一类医学研究，能够将基础研究与解决患者实际问题结合起来，将基础研究的成果"转化"为实际患者的疾病预防、诊断和治疗及预后评估。其核心是将医学生物学基础研究成果迅速有效地转化为可在临床实际应用的理论、技术、方法和药物，即从实验室到病床（from bench to bedside，B to B），再从病床到实验室的连续过程（from bedside to bench，B to B），为实验室和病床之间架起一座便于迅速沟通和转化的桥梁，从而推动基础研究成果的快速临床转化和反馈。因此，转化医学不是单向的，亦不是封闭的；而是双向的，开放的；"从实验室到临床"的转化是指将基础研究的成果转化为患者的疾病预防、诊断、治疗和预后评估，旨在致力于弥补存在于实验室研发与临床治疗之间的鸿沟。"从病床到实验室"的转化是指从疾病诊疗、预防实际工作中发掘需求，凝练出科学问题，针对来自临床医师的观点和假设，设计基础研究实验并加以检测和验证，深入开展基础研究，使研究成果得到快速应用。它是一个不断循环向上的永无止境的研究过程。因此，转化医学并不是一门独立的学科，而是倡导多学科交叉合作，要求基础与临床科技工作者密切合作，整合各学科资源，其实质是理论与实际相结合，是基础与临床的整合。

二、产生背景

转化医学概念的产生是有时代发展的历史原因的，主要体现在以下几个方面：

（一）基础研究与临床应用脱节的状况亟待改变

随着科学技术的不断发展，人类在生命科学领域取得了长足的进步，但基础研究与临床应用之间脱节的现象也日渐凸显，基础科研成果转化遭遇瓶颈。例如大量的基础研究偏离临床实际，科研领域人力、物力的投入与问题解决之间并不对应，形成了科研投入与产出严重失衡的局面，造成了极大的浪费。患者在短期内难以体验到基础医学研究带来的益处。以肿瘤研究为例，分子机制研究取得了多项突破，发表的论文数以百万计，但肿瘤患者的长期生存率并未得到明显提高。这种研究与应用之间的脱节势必成为生命科学继续快速发展和前进的障碍。产生这种脱节的原因是多样的。基础医学、临床医学和药物研发都迅猛发展，但它们之间的障碍也日趋显著。临床医师和基础科研工作者之间缺乏广泛而有效的交流与合作，从事基础研究的科学家，大多不是从临床应用为出发点进行研究，其研究成果不能转化应用于临床；另一方面，临床医生也并未积极主动地将日常工作中发现的问题凝练成为科学问题，并对此进行系统的研究。另外，研究方法上的差异也是造成脱节的另一个重要的原因，科研工作者通常使用细胞系或动物模型进行基础研究，而它们并不能完全真实反映临床患者真正的组织学变化和疾病特征，人的很多生命现象和生命过程不可能在实验室被设计出来或重复出来。如果没有临床医生的努力，没有临床医学的实践，任何重大疾病研究都不可能取得真正突破。

（二）人类疾病谱的转变的迫切要求

随着社会发展及生活方式的改变，疾病谱在不同的国家存在很大差异。发达国家往往以慢性病为主，发展中国家以传染性疾病和营养缺乏病占主导。随着我国经济的快速发展，疾病谱已从急性病转向以慢性病为主，兼有发达国家和发展中国家的特征。随着寿命的延长，慢性疾病如肿瘤、心脑血管疾病的发病率日益增高，使医疗消耗不断增加，医疗负担越来越沉重。因此，疾病的预防和早期干预将是一个重要的课题。而这类疾病除了与人体结构和功能相关外，还涉及环境、种群、生物圈、心理等因素之间的相互作用，是多因素导致的，因此，传统的单因素研究方法已无法满足这些慢性病的防治需要。慢性病的防治需要包括基础和临床等多学科的合作研究，采用多因素研究模型的思路。由于遗传背景的差异以及疾病的特异性，对同样疾病用同样方法治疗所取得的疗效和产生的毒副作用完全不一样，基于分子分型的个体化治疗的需求明确地提出来了。

（三）基础科学研究积累的海量数据需要解析

基因组学、蛋白质组学等各种组学的发展积累了大量的数据。但对这些数据的分析和利用还停留在初级阶段。如何将大量的数据转化为解决医疗问题的有用信息是迫在眉睫需要解决的难题。例如，人类基因组计划（human genome project，HGP）曾被寄予厚望，为新药的开放，为预防、诊断和治疗疾病提供了前所未有的潜在机遇。但在人类基因组草图初步完成后，我们发现生物本身的复杂性使这样的希望变得很渺茫，拥有大量遗传信息数据并不意味着已经了解这些遗传信息的功能和机制。艰苦的工作才刚刚开始，难题的破解需要生命科学、数学、计算机科学和医学领域专家的有效合作与交叉研究，梳理遗传信息数据之间纷繁复杂的关系及真正作用，从而使科学研究中获得的数据真正运用于医疗实践。

三、国外转化医学现状

转化医学这一概念一经提出，就引起了世界各国的高度重视，成为医学领域的热点话题。美国、英国及欧共体均提出了转化医学发展规划和鼓励计划，建立了综合性转化医学中心。

（一）国外转化医学发展

1. **美国** 转化医学在全球的推广得益于美国国立卫生研究院（National Institutes of Health，NIH）。随着基因组计划的完成，NIH 认识到进入新世纪的医学研究正面临着前所未有的机遇和挑战，创造机会促进基础研究成果向临床应用转化是当前及今后医学发展所必需的。为此，2003 年 10 月，NIH 提出了 21 世纪医学研究的工作路线图。该路线图的第 3 个主题，即是转化医学在临床医学研究系统重建中的作用。2006 年 10 月，NIH 设立临床与转化科学研究基金（Clinical and Translational Science Awards，CTSAs），并成立国家临床与转化科学基金联盟，其目的主要是为新研究模式提供基础资源，提供在跨学科和学科内部交叉形成的、有利于转化型研究的新知识和新技术，致力于在研究所（中心）、地区和国家水平上构建临床与转化型研究科学体系，其主要使命是将基础医学研究中获得的前沿知识更有效地应用于临床实践，从而改善公众的健康水平。

目前，美国受 CTSAs 资助的医学院校或研究机构已从 2010 年的 46 家增加到 2012 年的 60 个中心，投入资金达到 5 亿美元，所有的转化医学研究中心连接在一起共同开展工作。在资金投入方面，美国国家层面启动了 RO1.GCRCs（general clinical research centers）和临床转化医学奖励计划 CTSA（clinical and translational science award）。这些项目从资金投入、建立基础设施、组织各方合作机构和营造有利的文化环境等方面促进了转化医学的发展。目前，NIH 每年投入约 130 亿美元（占 NIH 年度预算的 35%）资助应用和临床研究。

2. 欧盟　在欧洲，大约有 20 个国家级的科研机构和政府机构正在通力合作，打造一个欧洲版的 CTSC 项目。而欧洲高级医学转化机构（European advanced translational infrastructure in medicine）打算以现有的研发中心为基础，再投资数百万欧元在全欧洲打造一个生物医学转化网络。2007 年 1 月，欧盟开始实施第 7 个框架研究计划，总预算达 500 亿欧元，该计划统筹和确定了 2007−2013 年内，欧盟重点发展和关注的科研领域，每年用于健康相关的转化型研究预算为 60 亿欧元。

法国卫生部门设立临床研究中心，1993 年，法国卫生部首次制定临床研究项目，法国大学教学医院的生物医学研究方式得到明显改变。临床中多学科、技术交叉性的研究项目面临的困难日益增多。为保证项目质量、良好的临床实践和项目安全，由特殊人员组成的临床研究平台相继成立。这些名为临床研究中心（clinical investigation centers，CICs）的单元，对学术和产业研究人员开展的针对患者和健康志愿者的医学研究工作开放。CICs 的研究活动与大学医院研究项目密切相关，同时为本地临床和基础研究团队提供服务，它鼓励所有研究者使用中心密切相关的研究设备，充分满足专业临床研究最佳状态时的需求。2008 年，法国已建立覆盖全国的 23 家临床研究中心网络，并且接受专业机构每 4 年一次的评估，其研究经费来自国家各级卫生部门、各类基金会和医药企业。

2007 年英国医学研究理事会（MRC）投资 1500 万英镑，新建 6 个科技转化中心。2007 年 1 月，英国政府成立健康研究战略协调办公室（the office for strategic coordination of health research，OSCHR），整合医学研究理事会（MRC）和国家健康研究所（NIHR）的研究工作，确定转化医学研究战略，构建英国健康研究新策略，制定研究主题和优先领域。OSCHR 职责包括转化医学研究、公共卫生研究、电子健康档案研究、方法学研究、人力资源发展等 5 个方面，明确提出基础研究新发现，转化为新的治疗方法、服务于临床实践的医学研究战略。2007−2008 年，OSCHR 投入为 14 亿英镑，2010−2011 年增加到了 17 亿英镑，其中转化医学研究预算 1610 万英镑，约占 0.95%。英国在过去 5 年内已投资 4.5 亿英镑用于转化医学中心的建设。2012 年 5 月，英国皇家转化与实验医学中心宣布成立。该中心整合了英国医学研究理事会（MRC）临床科学中心，投资 7300 万英镑，拥有可容纳 450 名科学家的实验室，以及可开展临床试验的专业设施，两者紧密结合。

（二）国外转化医学的特点

1. **建设贯穿转化医学研究各阶段的实体研究单元**　为保证科学研究的续贯性和服务保障的及时性，美国的临床与转化医学中心多根据转化医学研究的不同阶段，划分为数个相对独立、有机统一的实体研究单元，提供从临床前研究到社区应用的"多节点、全链条"保障服务。例如，杜克大学转化医学中心建立了转化研究所、临床研究病房、临床研究所以及社区研究中心，分别承担临床前、临床Ⅰ期、临床Ⅱ～Ⅳ期以及社区应用研究工作；哈佛大学临床与转化医学中心以10个学院、18个医疗保健中心、波士顿大学护理学院、麻省理工学院、剑桥健康联盟、哈佛清教徒医疗保健中心和众多的社区合作伙伴为单元，建立了一个跨越多学科、多机构和转化医学各阶段的合作研究网络。虽然以上研究单元或隶属于转化医学中心或隶属于其他学院（系），但共同特点是都属于不断递进的转化医学研究链的一部分，并在其中发挥着不可或缺的作用。

2．搭建服务转化医学研究各领域的技术服务平台　各临床和转化医学研究中心，均以构建满足转化医学研究需要的技术服务平台成为第一要务，相继建立了多类通用技术平台和专业技术平台。其中，专业技术平台多是根据转化医学中心自身的学科基础和特色优势设立，如梅奥的心血管生理平台和神经生物平台、杜克的止血及血栓形成实验平台和脑成像分析平台等。通用技术平台方面，斯坦福转化医学中心成立了基因组学、蛋白质组学、生物影像、人类免疫监测等平台；梅奥转化医学中心成立了基因组学、药物基因组学、蛋白质组学、代谢组学和生物影像等平台；芝加哥大学转化医学中心、杜克大学转化医学中心都分别成立了基因组学、蛋白质组学、药物代谢组学、生物样本库、生物影像、生物信息分析以及cGMP实验室等平台。以上通用技术平台大都引入了"开放、联合、共享、高效"的运行机制，按照研究对象和服务领域可划分为四个类别：一是分子水平研究平台，包括基因组学、蛋白质组学以及代谢组学平台等；二是细胞水平研究平台，以cGMP实验室为代表；三是生物影像支持平台，包括光学影像平台、分子影像平台等；四是临床实验支持平台，包括生物样本库、药物代谢组学以及药物基因组学平台等。

3．整合保障转化医学研究顺利施行的协作资源　除了注重实体研究单元和技术服务平台的建设，美国的临床与转化医学中心还在提升转化医学研究软实力方面做了大量工作，其中要点之一是对内、对外不断挖掘协作资源。对内方面，主要表现为盘活智力资源。例如，为了促进早期的研究发现能够走上科学的转化轨道，杜克大学转化医学中心成立了专门的项目咨询部，提供免费的项目管理和咨询服务。项目咨询部由20余位顾问专家组成，专业涉及生命科学、药物研发、卫生政策、统计、伦理、哲学等多个领域，可从战略角度帮助研究者联合不同学科，形成研究团队，并一起制定转化研究过程中的关键环节。类似的，芝加哥转化医学中心成立了人口科学部，为科研人员提供从研究开始到结束的方法论服务，在研究设计、生物统计学、流行病学、医学伦理、健康结果分析等多个方面提供智力支持。对外方面，主要表现为强强联合，以及争取政策、资金和产业资源。"麻省理工学院－哈佛博德研究所（Broad Institute）"以及波士顿地区十多家学校、医院、实验室以及健康保健组织建立的临床应用技术研发组织"医学与创新技术中心（CIMIT）"就是强强联合的代表。此外，哈佛大学临床和转化医学中心通过参与全美转化医学研究的顶层设计和政策制定，积极引导本中心转化医学研究方向，并在中心内部成立基于网络的非实体"基金中心（Grant Central）"，帮助研究人员遴选和申请外部资金支持。

4．开展引领转化医学发展的专项教育培训　确立了"系统的转化医学教育和培训是产生一流临床和转化研究人才的基础"的理念，美国的临床与转化医学中心大都立足自身特点，开设了多类教育培训课程。哈佛大学临床与转化医学中心将人才培养纳入哈佛整体规划，非常注重培养具有交叉学科背景的优秀人才，使他们成为未来转化医学事业的中坚。每年18%左右的MD（临床医学博士）学生将进入与其他兄弟学院合作的联合学位项目，如：MD-PhD（基础科学、社会科学及工程科学）、MD-MPH（公共卫生硕士）项目等，目的就是要培养具有发展转化医学能力的人才。杜克大学转化医学中心根据不同研究者和专职转化医学人才的不同需求，分别开发了转化医学培训课程。目前，该平台有9位兼职的临床研究专家组成，开设22门必修或选修课程，教育和培训内容涉及基础研究到临床转化的全过程。芝加哥大学转化医学中心开设博士、硕士学位转化医学教育课程和多种短期培训课程。课程由临床和转化科学委员会制定，包括多学科研讨会、临床研究培训项目、TL1培训计划（博士生和应届毕业生）以及KL2职业学者计划（职业发展的临床医生和基础科学家）。

5. **构建激发转化医学创新思想的虚拟协作网络**　虚拟协作网络是发布和响应转化需求的网络平台，是美国临床与转化医学中心的基础设施。例如，哈佛虚拟协作网络平台下汇集了哈佛大学全部教师和科研人员的信息，通过它不仅可以查到研究者的姓名、联络方式以及以往研究成果、机构或研究领域等详细信息，还可以显示其他的合作研究者以及与其在同一个院系的研究者的链接，检索到潜在的合作伙伴；也可将用户与一系列有价值的信息资源连接起来，如正在进行的临床试验、基金资助导航以及多学科资源等。这种高效、畅通的协作渠道促进了多学科、多机构、跨领域、跨地域的交流与合作，极大拓展了转化医学研究的协作空间。

6. **建立助力转化医学人才成长的评价机制**　为了提高学校科技人员从事转化医学研究的积极性，美国临床与转化医学中心在转化医学人才评价、考核和奖励机制方面做了大量探索。2007年9月哈佛大学医学院第21任院长履新后，随即开始积极推进面向引领未来的哈佛大学医学院的改革，积极推出了新的"教师聘任和晋升方案"。该方案的核心内容是，促进以"医学基础研究与临床的交互和整合"、"促进基础研究与临床需求的相互转化"为理念聘任和晋升教师。之后，建立了更加科学有效的人才评价机制，为转化医学的实施进行人才培养、选拔和储备。主要工作包括建立基础医学、临床医学家、生物信息学家、统计学家、工程师以及产业专家等在内的专家库，来承担对哈佛大学人才评价的责任，评价内容是其里程碑式的贡献或在多学科组织中的工作能力。通过以上努力，建立了有利于转化医学人才发展的"微环境"，从源头上提高了研究者从事转化医学研究的热情。

四、国内转化医学发展

（一）基本情况

2010年12月，以"加快中国的医学模式转换，促进中国医药卫生体制改革"为主题的香山科学会议在北京举行，吹响了我国转化医学发展的号角。转化医学在我国虽然起步较晚，但发展速度很快。2011年颁布的《医学科技发展"十二五"规划》（简称《规划》）已明确地将"突出临床转化、提高诊疗水平"作为重点任务，计划建立30～50个国家临床／转化医学研究中心，并依托北京、上海等地建立国家转化医学大科学设施。2011年，国家自然科学基金"十二五"发展规划也提出了"重点支持转化医学以及整合医学的研究"。"健康中国2020"战略中指出，"推动有利于国民健康的医学模式的转化"。2013年，《国家重大科技基础设施建设中长期规划（2012-2030年）》中也提出围绕重大疾病发生、发展与转归中的重大科学问题。

从2009年起，我国陆续成立了一些转化医学中心，根据《转化医学》杂志最新统计数据显示，截至 2013 年 4 月底，全国 21 个省、市、自治区的高等院校、三甲医院和科研院所等建立了各类临床和转化医学机构多达 129 家。2013 年 8 月，科技部、卫生计生委和总后卫生部联合启动了首批 13 个国家临床医学研究中心。首批中心围绕恶性肿瘤、心血管病、神经系统疾病、呼吸系统疾病、慢性肾病以及代谢性疾病 6 个重点领域，根据整体战略部署，将主要承担起以下任务：一是紧密结合本领域重点疾病防治的发展现状和趋势，研究提出本领域国家重点研究任务和实施方案；二是搭建专业化的临床研究公共服务平台，培育临床研究的领军人才、学科带头人和技术骨干，探索并优化临床研究的组织和管理机制；三是搭建协同研究网络，重点组织开展大规模、多中心、高质量的临床诊疗规范研究；四是开展新技术、新产品的评价研究和基础与临床紧密结合的转化医学研究等；五是拟订诊疗技术规范，开展基层卫生人员的技术培训，优化服务模式，建立有效的技术推广机制，指导和提升基层卫生人员诊疗服务能力。应该说，由于转化医学这一热点领域兴起时间较短，我国也具备一定基础，如果给予足够的重视，相信在未来的几年中，我国必将在该领域中获得具有典型和独创性的重大成果。

我国现有的转化医学中心具有两大特点：一是强大的科研平台。硬件与软件设施的有力保障，使得转化医学机构下属各研究室以及研究人员都能通过功能强大、资源丰富的科研平台进行互助合作。如上海儿童医学中心儿科转化医学研究所为科研工作者配备贵重仪器共享平台、生物样本库和动物实验室等资源平台；北京大学分子医学研究所人类群体遗传研究室已建立遗传分型技术平台，非人类灵长类动物研究中心配备有 SPF 级以及带有室外阳光活动区的清洁级猴饲养区，设有心脏外科手术室、病理室、细胞室、分子生物学实验室等配套设施，具有慢性疾病模型研究的实验与技术条件。二是具有精良的科研团队。转化医学机构成员大部分具有高学历与高级职称，其中主要研究成员几乎都具有国外留学背景（Ph. D.、M. D.），甚至有院士组成的核心专家团队为科学研究提供强有力的保障，如上海血液研究所拥有 3 位院士级专家，分别在血液学、分子遗传学和基因组学领域具有世界领先水平。

（二）存在问题

我国转化医学的快速发展为推动生物医学科研成果转化，更好地提高疾病诊治水平奠定了基础。但与国际先进国家相比，我国转化医学的发展尚处于起步阶段，缺乏国家层面明确的顶层设计和务实性的实施方案，导致国内转化医学中心在数量上快速崛起，但在建设质量和成效方面却进步缓慢，在全面推行转化医学中还面临着一些实际问题。如转化研究缺乏统一规范的标准且思路不明确、理念不清晰、过程不规范；基础研究者与临床医生之间的交流与合作还很缺乏；临床转化过程中涉及的伦理学问题尚待进一步解决；缺乏国家层面转化医学基金导向；尽管转化研究机构拥有了重要的技术、管理和研究方面的支撑，但仍存在技术人才单一，涉及学科狭窄，管理模式老套，科学研究内部动力不足，临床医学研究缺乏足够的基础，缺乏能应用到转化医学中的基础科学研究等问题。

另外，一方面，转化医学并非传统意义上的一门学科，它包含了来自各个领域、各个学科的各种知识、经验和研究成果。碎片化、效率低下、缺乏条理性和连贯性是影响转化医学发展的主要障碍。在全球一体化的大背景下，要解决各自为政的碎片化格局需要有全球化的视角。另一方面，转化医学专业人才的匮乏也是制约转化医学发展的重要因素。在所有参与转化医学的研究人员当中，应该有一群专业的、具有全球视野的、精通国际领域问题的"领航员"，负责指导整个研发过程，这样的人才是我们急需的，也是最紧缺的，但目前还没有真正形成一个完整的教育知识体系。

第二节 转化医学体系机制

一、运行体系

（一）建立转化医学体系

1. 建立转化医学文化体系 研究型医院开展转化医学首先是理念的转变。如何使医院科技人员真正转变观念，以转化医学的理念来指导医学科学研究是首先要解决的问题。转化医学的概念不是凭空产生的，有其深刻的历史原因。不仅仅是一种价值回归和理念的重塑，传承的是"一切理论是为实践作指导"这一亘古不变的真理。因此，必须从促进全球健康的高度重视转化医学研究的目的和意义，探索符合医院实际的转化医学之路。

（1）树立转化医学理念。破除转化医学认识上的一些误区，如临床医生只是"诊疗疾病"，实验室人员只是"做实验、报项目、出文章"。事实上，无论临床工作还是基础研究，最终目的都是为患者服务，都应该思考自己的工作如何能更好、更快地为社会和人类服务。只有真正具备转化医学的理念，理解转化医学的内涵，临床工作者和基础研究人员才能真正相互沟通，基础研究才能紧密围绕临床重大问题展开，最终使基础研究成果解决临床问题。而作为研究型医院的管理者也需要转变观念。所谓"思维决定定位"，传统临床型医院在医学经验的传承、医院管理制度的完善、诊疗技术的规范方面有其优势，但其基础研究和实际解决临床问题脱节的弊端也暴露了出来。而转化医学概念的提出，应促使管理者的医疗服务理念发生巨大的变化，需要从理念、机制、管理上不断创新，促进基础和临床更加有机地结合。

（2）浓厚转化医学氛围。转化医学研究是一项长久实践的宏伟工程，需要以医院的文化为保证。医院需要大力宣传转化医学理念，使全院人员深刻理解转化医学的内涵和精髓，把思想统一到发展转化医学的重大意义上来，真正用转化医学的理念来指导医学科学研究和患者治疗工作。通过组织经常性主题学术交流、邀请国内外知名专家学者来院讲座、搭建科研合作平台等措施，浓厚学术氛围，促进学科间的交流与互动。通过建立专门的转化医学网站，创办发行转化医学刊物等方式，及时推介世界前沿转化医学资讯，使科技人员及时了解和掌握全球范围内有关转化医学研究的最新动态。

（3）优化转化医学发展环境。在组织领导上，医院要把转化医学摆上突出的位置，健全组织管理机构；在政策制定上，要加大扶持力度，出台相关管理制度，使资源向转化医学倾斜；在疑难病和重大疾病的救治上，医院要组织科研人员和临床工作人员成立团队开展攻关，成立专病诊治中心；在科研选题上树立以临床需求为牵引的观念，在课题验收上考核成果转化情况；在人才评价上，把转化医学工作作为重要指标等，做到"课题来源临床，科研结合临床，成果服务临床"，形成人人知晓转化医学，人人实践转化医学的良好环境，有利于推动转化医学的健康可持续性发展。

2. 建立转化医学管理体系 研究型医院发展转化医学，要建立一整转化医学管理规范，形成统一的战略规划和宏观指导。转化医学研究不只是医学领域的事情，它是一个跨学科多部门的协同作战，必须要有决策者的大力支持，有顶层设计和战略规划，有路线图，有促进合作的政策机制，有长期作战和分阶段实施的思想准备。

（1）建立健全组织管理机构。由于转化医学研究涉及不同部门、不同学科、时间周期长、协调难度大，需要医学及各相关学科的共同参与，需要融合各学科的优秀人才，因此，建立完善统一的领导组织机构显得尤为重要。作为研究型医院，应建立健全转化医学的组织管理机构。可在医院管理层面设立专门职能机构，如转化医学办公室，统筹协调全院转化医学工作，为医院的科学家、临床医生、技术人员甚至临床研究受试者提供服务，统筹抓好转化医学发展的决策、实施、管理和监督工作，主要负责建立标准化的质量管理和质量控制体系，加强临床试验的科学管理，实行临床试验的注册制度与报告规范，建立各类样本库，制定相关管理制度，并对相关管理流程进行规范等。在临床各科室，应设有专人负责转化医学管理的相关工作，掌握本科室转化医学研究相关动态，监督并指导本科室转化医学研究的组织实施。

（2）加强顶层设计和统筹协调。转化医学作为新兴的医学发展理念，现在国内外基本上处于摸索和发展的状态，因此，当前发展转化医学的一项迫切重要的任务，是立足实际、着眼医学前沿、制定转化医学发展规划和管理体系。作为研究型医院，应围绕学科建设需求，从顶层设计着手，紧追国际国内发展趋势，按照突出重点、点面结合、整体推进的原则，制定发展规划、实施方案和管理制度，明确发展的目标任务、路线途径、投入机制、管理保障等具体内容和促进措施，有计划、有组织地推进转化医学发展。协调医疗与科研工作、投入与产出的关系，将转化医学研究作为医院科研的重要组成部分，完善相应制度，调动临床科技人员开展转化医学研究的积极性，增强转化医学研究相关平台的建设，提供有力的转化医学研究保障，最终推进转化医学的发展。

3. 建立转化医学培养体系 研究型医院开展转化医学需要以转化医学人才为支撑。2007年《Clinical Science》杂志发表《转化医学未来》一文，提出了应加大转化研究教育培训，转化医学需要同时具有相应的临床及基础科研背景的人才。因此，需要制定一整套转化医学研究人员培养体系，在这种体系下培养出来的人才，无论从思维模式上，还是从科研方法上都应具备转化研究最基本的素质，既具有较高水平的临床实践经验，又具备基础研究的头脑和扎实的实验操作技能，真正成为集基础研究和临床应用于一身的转化医学研究人才。作为研究型医院，在现阶段应通过人才培养和人才引进相结合的方式，凝聚国际一流的转化医学高层次人才。

（1）培养转化医学专门人才。重点做好三方面工作：一是立足自身，开发面向医院不同层级科研人员的转化医学教育课程和短期培训课程，探索早期接触临床与基础的渗透式培养、双导师制以及 MD-PHD 联合培养等模式，促进临床医生、临床学生形成高度结构化的转化医学知识体系；二是放眼世界，通过与国内外高水平大学、医院、研究机构建立合作往来，联合培养高端转化医学人才；三是健全转化医学人才考核评价机制，确立合理的评价方法及有效的实现手段，提高临床科技人员从事转化医学研究的积极性，并尽可能为青年人才脱颖而出创造条件。

（2）引进高水平转化医学人才。根据医院转化医学研究的需要，多渠道引进高层次人才，重点引进一批具有世界前沿水平的战略科学家、高级工程技术人才和中青年骨干专家。重点做好两方面工作：一是借助医院与科研机构、大学的战略合作关系，加大对国际高层次转化医学人才的引进力度；二是及时发布岗位需求，聘任高层次转化医学人才，以点带面，促进医院转化医学研究队伍水平的整体提升。

（二）构建转化医学机制

1. 建立转化医学导向机制 研究型医院应建立相应的转化医学导向机制，充分调动广大科技人员参与转化医学的积极性。当前医学研究的激励引导焦点主要集中于个人的课题申报、论文产出、专利申请和成果报奖等，对研究的转化应用、研究团队的协作攻关则缺乏相应的引导机制，使研究成果的转化率偏低，研究者在协作中不能甘当配角，在很大程度上影响了转化医学研究的进展。

（1）建立突出实用的导向机制。研究型医院坚持临床和科研并举，在开展临床工作的同时，从患者实际需求出发，紧密结合临床开展转化医学研究，将重大疾病的临床问题转化为生物学科学问题，以现代科学技术手段开展研究，并将这些研究成果转化为临床研究，进而揭示重大疾病的发病机制，为新的诊断技术及治疗方法提供理论依据；转化医学的发展目标要强调研究成果的临床应用，创新技术能够适用于临床，能够切实解决临床实际诊疗问题，提升患者的健康水平，真正体现实用性和价值性。为此，以需求和应用为导向，并贯穿于整个转化医学研究全过程，建立并形成有效的机制，是推动研究型医院转化医学创新发展的必然要求。

（2）探索科技评价的导向机制。中共中央、国务院印发的《关于深化科技体制改革加快国家创新体系建设的意见》中指出，要建立以科研能力和创新成果等为导向的科技人才评价标准，改变片面将论文数量、项目和经费数量、专利数量等与科研人员评价和晋升直接挂钩的做法。中科院等高等科研院所和学校也探索建立了如重大成果产出导向等科研评价体系，进一步确立了新的科研价值导向。作为研究型医院，应创新考核评价机制，优化人才成长微环境，凸显技术、产品、标准、规范、指南、被采纳的决策建议等转化应用性成果在科技评价、人才评价的地位，探索量化"学术代表作"和"里程碑式贡献"等评价制度的方式方法，可以将完成一定评估价值科技成果的科研工作量等同于在一定级别刊物发表论文的科研工作量，也可以将其作为一个独立的科研工作量考核指标，为每一个级别的职称评定条件设立不同的科技成果评估价值数额要求，完成了相应价值的科技成果，就可视为达到相应的科研工作量要求；从而鼓励科技人员开展科技成果转化应用。

（3）完善奖励激励的导向机制。医院应进一步完善科研成果转化激励机制，提高个人成果转化收益比例，以充分调动广大科技人员从事转化医学研究的积极性。另外，还可采取一些倾向性奖励措施，包括研究生导师遴选时优先考虑，提拔科室领导的必备条件，奖金系数适当的增加等，通过适当的激励机制，形成参与转化医学的良好氛围。

2. 建立转化医学协同机制 研究型医院推动转化医学发展应建立协调创新机制，做到"内联外合"。转化医学概念的提出即是为了理论与实际的结合，基础与临床的整合，其实质是促进多学科的交叉融合，跨领域的团队协作，应该说，开放创新、协同创新是转化医学组织管理的内涵要求，也是推动转化医学发展的关键环节。随着科学技术的发展和医学研究的不断深入，人们已经认识到靠单一某个学科的力量是远远不够的，医学模式由单向模式转化为多向模式，各学科间的联系越来越密切和广泛。任何一项重大科研项目的突破，都离不开多学科、多专业团队的合作。

（1）加强内部协同。医院应加强内部的统筹协作和互动交流。①探讨建立基础研究人员和临床医生进行双向交叉、相互兼职、定期交流、联合查房、共同研究和统一教学的协作机制。②应以研究项目为牵引，打破原有行政管理模式和学科界限，跨单位、跨领域组建协同创新科研合作团队。改变基础与临床之间人员的"松散型"合作模式，建立以课题组长负责制为核心、以转化医学项目为纽带、以课题组为基本活动单元的"紧密型"合作模式。课题组实行目标管理，允许课题组长不受科室行政框架的限制，跨学科、跨科室择优聘用课题组成员，从政策上为临床科技人员进行多学科间的合作创造条件。

（2）拓展外部协同。对外，医院应以课题为纽带、人才为依托，多层面、多渠道、多形式地开展交流与合作，全面提升医院转化医学研究水平。①与国际著名研究机构建立合作关系。充分发挥国际合作对转化医学建设发展的引领和推动作用，探索和构建国内外转化医学领域合作交流的新机制和新模式，在拓展合作领域、创新合作方式和提高合作成效等方面取得突破。②与国内著名研究院所开展合作共建。充分重视利用国内研究资源，加强军民融合、院际联合、院校合作，促进跨领域、跨地域学科交叉、优势互补和资源整合。特别要着眼于研究型医院建设，持续推进医院的各项工作。③与国内外相关企业建立医产学研同盟。以新药创制、器械研发、诊疗技术改进为目标，更广泛、更深入地挖掘产业资源，充分发挥企业在资金投入和带动转化方面的强大实力，以及医院在临床资源方面的特色优势，促进医药联合、医工结合，构建高水平、高效益的医产学研联盟，为医院转化医学建设发展提供产业支撑。

3．建立转化医学运行机制 医院是临床医疗行为开展的场所，这一事实注定医院在开展转化医学研究中将发挥不可替代的独特作用。医院的患者是转化医学研究的中心环节；医院是临床问题和临床方案的产生地；医院不同的科室可进行狭义的多学科融合；医院是转化研究的起点、临床问题的产生基地；医院是转化医学研究成果的验证场所和实施场所。因此，医院应充分发挥在转化医学发展中的不可替代的优势，探索建立转化医学研究的运行机制，确保转化医学实施的正确方向。

（1）建立管理运行机制。跨单位的院（医院）所（研究所）结合，在大学内部建立转化医学中心，独立医疗机构建立研究型医院实现医院转型是当今发展转化医学机构的几种主要通行做法。作为某一研究型医院，应结合自身情况，可通过与其他院所、机构合作的方式组织推进转化医学，或者选择条件较为成熟、有一定转化医学基础的科室先行试点，在取得一定成功经验的基础上逐步推行。应该说，一个专科医院，一个专科中心，甚至一个科室本身就是一个很好的转化医学的平台。

（2）形成研究运行机制。美国国立卫生研究院认为医学研究尤其重视从临床到基础的过程，鼓励由医院的临床医生凝练科学问题，交给基础医学研究者去解决。转化医学最重要的第一步就是要发现临床问题。因此，医院开展转化医学研究应首先以患者为中心，针对临床中的诊疗难题，选取临床科研问题，再以项目为牵引，指定临床 PI 负责，落实目标责任制，形成以临床 PI 领衔的多学科协作的研究团队，制定研究策略，实施转化工作，开展基础研究，再将研究成果放到临床中加以验证并推广应用，进而产生学术性、应用性和商业性研究成果，同时在实施过程中不断发现产生新的问题，形成良性循环，从而建立了转化医学研究的运行机制。

4．建立转化医学保障机制 经过近年来的实践，研究型医院建设取得了显著的成就，获得了大量的研究成果，积累了雄厚的技术实力，因此，应充分利用研究型医院建设的成果和经验，在学术指导、伦理审查、项目管理、经费投入等方面建立保障制度，为转化医学的发展提供智力支持和物质条件，促进医院转化医学的健康持续发展。

（1）发挥学术委员会咨询指导作用。医院转化医学的建设与发展，离不开转化医学研究水平的不断提升。成立转化医学学术委员会，可为医院转化医学研究提供咨询、决策与支持，同时发挥委员的模范作用、把关作用及帮带作用，积极倡导转化医学创新，促进学科之间的联系与协作，努力繁荣转化医学氛围，进而推动全院转化医学事业的发展。

（2）发挥伦理委员会审查监督作用。转化医学研究始终离不开涉及人的生物医学研究，需要伦理审查的把关，且在研究中涉及很多前瞻性探索性工作，该类研究是往往立足高起点、瞄准医学前沿的重要课题，但也面临着很大的挑战，前期可参照经验少，可能会出现新的棘手的伦理问题，需要在伦理审查中进行规范；另外转化医学研究涉及领域十分广泛，对专业知识要求水平高，伦理审查有其特殊性。为此，医院应建立一支独立、公正、公认、专业的伦理审查专家队伍，负责转化医学研究的伦理审查管理工作，通过规范的伦理审查，既保护一些前瞻性探索性研究，又保护受试者的合法权益和安全，从而确保转化医学研究的健康可持续发展。

（3）发挥科技中介服务支持作用。转化医学发展的最终目标是将成果转化为临床应用或预防，转化率是衡量转化医学发展的重要指标，但作为科技人员对成果转化的市场、政策等因素了解有限，因此，医院应充分发挥科技中介服务机构的作用，完善以科技中介、企业、协会等社会力量为主体的科技成果推广平台，把研究人员手中的技术与企业的现实需求联系起来；建立专业化的知识产权服务模式，为全院科技人员提供高质量的科技成果评估、孵化和推介服务；同时要大力引进风险投资、加深院政校企长期战略合作，以市场需求和产业资源为推动力，提高医院成果转化效率和成功率。

（4）加强转化医学项目的科学管理。医院应实行转化医学项目的立项备案制度，形成医院转化医学项目库，实现转化医学项目的培育、孵化、转化的一体化管理。①加强应用研究课题的立项指导。特别是对重大产业化项目，如863计划、新药创制重大专项等，在选题立项时，应指导科技人员开展市场需求的深入调查，并做好成果知识产权的战略布局分析，确保科技成果的转化价值。②做好转化医学项目的动态过程管理，在项目实施过程中，提供技术指导和专业服务，从基础的实验室研究到临床试验研究，从标本、动物到人体，从前期的立项到后期成果的产出转化，进行全程跟踪督导，促进项目的实施和转化应用。对于重大项目，可在全院范围内集结智慧、整合力量，开展联合攻关。③做好科技成果跟踪评估。对结题科研项目、获奖成果项目开展实时跟踪和专业化的评估，遴选出市场前景大、转化价值高的成果作为成果转化的重点关注和培育的对象，协助对接风险投资、政府和产业资源。

（5）拓宽转化医学研究的经费渠道。转化医学研究涉及众多环节，十分复杂，需要大量经费的投入。经费来源可为企业资助，医院通过与企业签订合作协议，资助院内临床研究的开展；也可为政府科研课题基金，符合国家重点研究方向的项目获得政府资助；或可为医院自设的转化医学专项基金，对有潜力的项目进行优先资助。在此基础上，设立专门机构监督管理经费使用情况，保证专款专用。

二、模式路径

（一）转化模式

转化医学研究一般可分为4个阶段，在不同阶段存在不同的转化模式：

T1，研究成果向人的转化（translation to Humans），探讨基础研究成果潜在的临床意义及可能的应用前景，获得关于基础研究成果与人类病理生理过程相关性的知识、获得观察和影响相关病理生理过程潜在方法的知识，研究内容包括临床前研究及动物模型研究、人类病理生理学研究、以人为对象的初步研究（健康志愿者研究）、基础研究成果在人体的验证以及Ⅰ期临床研究。

T2，研究成果向病人的转化（translation to Patients），是在一个相对严格控制的环境下对基础研究成果的应用方式进行探索和优化，形成临床应用的指导方案，T2 期研究主要是获得达到最优化应用的各项条件设置的知识，主要研究内容是 Ⅱ 期和 Ⅲ 期临床研究。

T3，研究成果向医学实践的转化（translation to Practice），研究者根据推荐的应用方式探索通常情况下临床实际应用的方法，获得在实际工作中有效使用方法的知识. 其主要研究内容是 Ⅳ 期临床研究、健康服务研究，包括对成果应用的宣传、交流和广泛应用以及临床实际效果的评估研究。

T4，研究成果向人群健康的转化（translation to Population Health），主要是研究分析影响人群健康的因素和研究提高人群健康的综合方法，T4 期研究最终是以提高人类健康水平为目标，研究内容包括以大人群为基础的效果评估、影响健康的社会因素等。

也有某些国外转化医学中心（如美国 Tufts 大学临床与转化科学研究所）将转化医学分为如下 4 个阶段。

T1（translation phase 1）：将基础研究成果用于数量有限的患者，通常为病例研究和 Ⅰ、Ⅱ 期临床试验。T1 旨在回答某种实验室发现的新疗法能否用于一家医院的少量(如 10 例)患者。

T2（translation phase 2）：将基础研究成果用于更大规模患者，通常为观察性研究和 Ⅲ、Ⅳ 期临床试验，或某些调查研究。T2 旨在回答某种实验室发现的新疗法能否用于多家医院的较大量（如 100~1000 例）患者。

T3（translation phase 3）：旨在通过传播和执行一系列研究来回答某种实验室发现的新疗法能否真正用于更广泛人群，同时关注这种新疗法相关的临床问题和阻碍。

T4（translation phase 4）：涉及一系列政策研究，旨在找到一种最佳方式使临床医生和患者了解并启用某种新疗法（如通过一项国际性政策）。

（二）转化路径

从"理论"和"实践"两个角度来进行分析。"学术路径"即转化医学的理论发展路径，一般采用期刊论文、学术会议等形式来推动转化医学的发展；"转化医学研究中心路径"即转化医学在实践上的发展路径，目前美国和欧洲等主要国家一般都是通过成立转化医学中心来加快发展转化医学的。

1. **学术路径的发展** 学术路径的发展阶段学术路径是转化医学发展最早的路径。1992 年美国 Science 杂志最先提出"从实验室到病房"的单向通道概念，1996 年英国 The Lancet 杂志正式提出"转化医学"术语，而后 Science 和 Nature 等著名杂志开辟专栏来介绍转化医学；2003 年 Zerhouni 发表 Medicine.The NIH Roadmap 使转化医学受到人们的关注，首个国际转化医学期刊 Journal of Translational Medicine 也于同年成立，Science Translational Medicine 和 Translational research 等学术期刊随后陆续创刊。为促进转化医学发展，便于研究人员、临床医生间的交流，国际性的转化医学学术团体（International Society for Translational Medicine，ISTM）成立。随着转化医学的理念不断得到国际学者的认可，首届国际转化医学学术会议于 2010 年 12 月在澳大利亚召开，会上主要讨论转化医学发展面临的资金流向、合作组织架构和国际转化研究团队等热点问题。

我国转化医学起步相对较晚，2011 年 5 月国际转化医学学会在上海交通大学成立；我国大陆第 1 本转化医学研究领域的学术期刊——《转化医学杂志》于 2011 年 12 月在海军总医院创刊。

虽然国内专门的学术期刊较少，但众多的医学期刊中都开辟了"转化医学"栏目，相关文章有逐年增长态势。这些都体现了我国对这一新兴领域的关注，表明我国转化医学学术路径的发展较为迅速。

2. 学术路径的发展程度　学术期刊目前国际上关于转化医学的学术期刊已有 20 种。其中，4 种为综合性转化医学期刊，如 Journal of Translational Medicine 和 Science Translational Medicine；16 种为专科性的转化医学杂志，如 Journal of Cardiovascular Translational Research 和 Translational Research Oncogenomics 等。在 4 种综合性期刊中，The Open Translational Medicine Journal 是开放式杂志，该杂志具有公开获取、阅读的特点，便于人们交流转化医学最新的思想。Journal of Translational Medicine 杂志编委会于 2006 年、2008 年先后设立"转化医学杰出奖"和"病房到实验室奖"基金，基金委员会采用美国国立卫生研究院最初使用的 1（最优）~5 分（最差）计分系统，从科学价值、创新性、清晰性、转化医学研究相关性、研究设计、研究方法 6 个方面进行评估，以此评选 5000 美元基金奖项，从而鼓励学者积极投身于转化医学研究。

目前，国内转化医学研究领域的学术期刊有《转化医学杂志》和《转化医学研究（电子版）》。《转化医学杂志》采用网络媒介和纸质读本及时报道中国和国际转化医学研究领域的新进展、新观点、新技术、新方法和新成果，积极推动国内转化医学的研究工作。

学术论文关于转化医学的论文，从其涉及学科领域来看，基本涵盖医学的各个分支学科，同时兼有信息学、管理学、人文科学等很多领域；从论文数量来看，不仅总量庞大，而且论文增长量也呈上升趋势。通过以"转化研究"或"转化医学"为检索词，在美国国立医学图书馆生物医学信息检索系统 PubMed 数据库里进行检索，共检索到 6008 篇论文（截至 2011 年 5 月）。

学术会议随着转化医学的快速发展，从整体来看呈现由点及面的趋势。2003—2009 年，学术会议主要以高校或某个研究中心来组织，与会学者大都限于美国、英国，而且会议数量较少，从区域分布来看呈散点状分布。2010 年 1 月至 2012 年 8 月，学术会议出现新变化，组织者除高校、医院、研究中心外，还出现转化医学学会、企业与科研中心、多个研究中心承办会议，会议学者涉及多个国家，多组织、多区域举办转化医学学术会议，使得会议的数量大幅增加，呈面状分布。这样的分布格局，加强了区域间转化医学的纽带关系，交流了学术思想，加强了国际化合作，共同推动转化医学的发展。

我国积极参与并组织国际转化医学学术会议，原国家卫生部多次组织国内学术界进行转化医学领域的研讨会。2007 年，北京协和医院组织承办了国内首个"转化医学国际会议"。2010—2013 年由中国工程院、美国国立卫生研究院、中国医学科学院和美国全球医生组织联合举办了 4 期中美临床和国际转化医学研究论坛。2012 年 6 月，由美国全球医生组织、上海交通大学转化医学研究院干细胞与再生医学转化基地和上海交通大学附属第九人民医院联合主办"转化研究的国际前沿动向、规范与准则"研修班，传播了先进的思想，在较大程度上提升了我国转化医学的发展。

3. 研究中心

（1）研究中心发展概况。转化医学研究中心是专门从事转化医学的研究机构，目前在多个国家启动并得到了较快发展。自 2006 年 1 月至 2011 年 8 月，美国在临床和转化医学基金的资助下已经建立了 61 个研究中心，超出原计划"到 2012 年将达到 60 个"的目标，形成了全国统一的网络。2008 年英国在国立卫生研究院（National Institutes for Health Research）的推动下也积极筹划转化医学研究计划，到 2012 年 4 月 1 日已建立 20 个生物医学研究中心。由于英国实行全民医疗保险，建立了较完善的信息网络，这样便于转化医学研究中心的信息化建设。2008 年德国由教育科研部资助医学院校和医院设立了综合研究与治疗中心，旨在促进基础医学、以患者为导向的研究及临床应用间的转化。

我国政府和医学界积极关注转化医学的发展，在主管政府部门的支持下，2006 年以来，据不完全统计，转化医学研究中心已达 50 多家。这些转化医学研究中心既有高校之间的合作，也有高校（或科研机构）与医院之间的合作，还有企业与高校（或科研机构）、医院间的合作，这种多部门间的合作能有效促进转化医学的发展，提升转化医学的发展质量。

（2）研究中心的管理机构。美国专门设置了管理转化医学研究中心的机构——临床和转化科学基金会（Clinical and Translational Science Awards, CTSA），该机构隶属于国家研究资源中心（National Center for Research Resource, NCRR），而国家研究资源中心是美国国立卫生研究院（National Institutes of Health, NIH）的一个部门。临床和转化科学基金会内部组织机构一般由 7 部分组成：研究中心总监咨询委员会（Institute Center Directors Advisory Board）、国家研究资源中心主任（NCRR Director）、国家研究资源咨询委员会（National Advisory Research Resource Council）、CTSA 指导委员会（CTSA Consortium Steering Committee）及 CTSA 执行委员会、CTSA 战略目标委员会（CTSA Strategy Goals Committee）、CTSA 关键职能委员会及利益团体（CTSA Key Function Committee and Interest Groups）、CTSA 儿童健康监管委员会（CTSA Child Health Oversight Committee）。其中，研究中心总监咨询委员会和国家研究资源咨询委员会影响下的国家研究资源中心主任负责基金的项目，CTSA 指导委员会负责基金的领导及管理，具体事务由 CTSA 执行委员会负责； 基金的战略目标及关键职能由 CTSA 战略目标委员会和 CTSA 关键职能委员会及利益团体实施。而 CTSA 儿童健康监管委员会通过基金项目为 CTSA 调查人员及美国国立卫生研究院的科学家提供合作来促进儿童临床及转化医学的发展。研究中心总监咨询委员会为国家研究资源中心主任提供建议并为基金项目的实施提供指导。国家研究资源咨询委员会是由 18 名来自 NCRR 的科学家、健康政策人员、法律界、经济界、管理界的人士组成，负责基金项目申请的复审及提供建议。英国也有类似的管理机构。

我国国家自然科学基金委员会 2012 年设立了医学科学部，促进转化医学研究。但目前还没有成立统一的管理机构，大多由各高校、科研机构或是企业根据机构的科研水平自行管理，缺乏统一的领导，在质量上存在良莠不齐的现象。

（3）研究中心的资金来源。从研究中心的资金来源看，美、英、法等设置了转化医学研究专项基金，美国以每年 2 亿~5 亿美元的资助力度支持转化医学的研究；英国确定了转化医学战略，明确经费预算资助转化医学研究，预计 2010-2011 年预算达 1610 万英镑。目前，我国设立转化医学专项基金科研院所还为数不多，资金来源主要依靠科研课题基金及与企业合作资助，从国家层面还没有建立对推进转化医学有特别重要作用专项资助。从资金的使用来看，英国国家医疗服务体系（National Health Service, NHS）细化了资金的合理使用范围，包括研究人员的工资、培训、转化研究的费用以及间接产生的住宿费、劳务费等。从资金的监督来看，美国的 CTSA 基金指导委员会及 CTSA 执行委员会，专门负责监督基金的使用情况。

4．**转化医学发展中两个问题** 转化医学在发展的过程中，有两个问题需要引起重视：一是转化成果的来源问题，即转化医学与基础医学的关系问题；二是转化医学的持续发展问题，即转化医学与知识产权的关系问题。

（1）转化医学与基础医学的关系问题。当人们以极大的关注聚焦在转化医学这个新兴领域时，也有专家呼吁转化医学不要盲目投入，不能忽视基础医学的研究。基础医学是转化医学发展的源头，只有基础医学产生大量有价值的研究成果，转化医学才能将研究成果顺畅地应用到临床中去；同样，忽视转化医学的研究则不利于科研成果的转化。因此，我们在重视转化医学研究工作的同时，要协调好基础医学与转化医学的关系，使基础医学与转化医学相辅相成，和谐发展。

（2）转化医学与知识产权的关系问题。从微观角度看，转化医学致力于弥补基础实验研发与临床和公共卫生应用之间的鸿沟，为开发新药、研究新的治疗方法开辟出一条新途径，实现从实验室到病房的一个连续、双向、开放的研究过程。这个过程不可避免地涉及智力成果的产生、传播、利用，而这一过程也恰恰是知识产权的创造、经营、利用的过程。因此，从知识产权的角度而言，狭义上的转化医学也可以说是知识产权的经营过程。在转化医学的发展过程中，如何合理协调转化医学中知识产权的创造者、传播者及使用者三者间利益分配问题，不仅直接关系到转化医学团队的凝聚力问题，更事关转化医学的持续发展问题。因此，我们要积极鼓励医学、管理学、法学、经济学以及社会学等领域学者加强合作，为转化医学的发展建言献策。

从宏观上看，转化医学也可以说是整个医药卫生行业的重要组成部分。据了解，在我国医药科技成果的转化率则不足 8%。医药科技成果转化率低，已使我国在新药、新器材研发领域，与国际先进水平的距离不断拉大。新型生物标志物的发现、新的医疗器械的发明以及新药的研发等技术创新，经过转化医学将新技术转化为切实的疾病防治手段或方法应用于临床或公共卫生领域，将会为医药行业带来重大的变革。在医药卫生行业的技术创新与技术转化过程中，知识产权保护作为重要的法律手段贯穿始终。加大知识产权保护力度，有效推动、协调知识的生产与传播，激励、规范医药技术创新和转化的过程，能够推动整个医药行业稳定快速发展；同时，技术创新与转化是知识产权形成的前提和基础。因此，从整个医药卫生行业而言，促进转化医学的发展要充分调动与知识产权的联动关系，发挥知识产权在转化医学发展中的激励、保护和促进作用。

三、载体平台

（一）搭建基础技术支撑平台

转化医学强调基础与临床相结合，突出了基础实验平台在医学研究中的重要性。构建满足转化医学研究需要的基础技术服务平台是转化医学管理机构的第一要务。通过优化增量、盘活存量，建立开放、共享、协同的技术支撑平台。以专业性和通用性的技术平台建设为重点，不断更新科研设备，强化科研管理，整合科技创新资源，改善科研支撑条件。

医院应根据自身学科基础和特色优势设立专业技术平台，如心血管生理平台、止血及血栓形成试验平台、脑成像分析平台等；在通用技术平台方面，重点建设组学技术平台（基因组学、转录组学、蛋白质组学和代谢组学）、生物信息分析平台、高通量药物筛选平台、分子影像平台、生物样本库以及临床级细胞 GMP 实验室；完善、升级和整合医院现有技术平台。基础技术支撑平台作为医院转化医学管理机构的基本单元，通过实行"科研合作、科研协作和全委托式科研服务"等多种方式，实现仪器设备、实验材料、实验方法和实验数据以及科研技术人员的共享，为全院各学科临床科技人员提供基础技术支持服务。

（二）搭建临床试验研究平台

作为研究型医院，临床试验研究是重要的组成部分。医院应依托临床研究基地，打造一批跨学科、跨地域的专科临床协同研究网络体系；通过临床协同研究网络体系，系统建设临床样本资源库、疾病注册登记共享平台、临床随访数据管理系统以及临床研究数据资源和知识管理中心等，加强医学资源和诊治信息的集成、整合、共享、挖掘和分析，建立从疾病发生、发展、诊治、转归到预后的具有本院特色的疾病防治研究资源库群，实现转化医学研究资源大尺度的整合；注重加强循证医学研究平台和能力建设；发展大型队列研究基地等。

临床试验平台建设应以注重转化、系统整合、突出临床转化、提高诊疗水平为主旨，优化临床研究模式，重点开展新型诊疗技术研究、适宜技术研究、规范化诊疗方案研究、个体化诊疗技术研究、数字化医疗技术研究、中医药（民族医药）诊疗技术研究等。同时需要注意吸收引进先进的国际标准、伦理方面平台的建设及其安全性、科学性、技术性问题，实现临床试验数据及结果与发达国家双边或多边互认，全面提高临床试验平台的实力，最终为转化医学研究提供临床试验平台支持。

（三）搭建大数据服务平台

数据和信息是转化医学的宝贵资源，现代医学的发展使健康医疗领域的信息呈海量样增长，加上近年来互联网、云计算、移动和物联网的迅猛发展，加快了医学领域"大数据时代"的来临。2014年，美国政府就如何充分利用生物医学大数据，启动 Big Data to Knowledge(BD2K)计划，这是继2012年美国国家大数据计划实施后新一轮面向生物大数据的基础研究计划。在医院，随着信息化、数字化、可视化和智能化建设，图片、图像、文本、声音、视频等数据信息类型繁多，数据生成的多维性，来源的多元性，种类的多样性，结构的复杂性，均影响着医院的建设和管理。作为研究型医院，应深刻认识到大数据带来的机遇与挑战，以及大数据所蕴含的价值与作用，搭建面向海量数据采集、存储、管理、传输和分析利用的信息服务平台，创新数据分析利用方式方法、优化数据质量、强化数据应用，深化数据管理，充分发挥大数据在推动医院转化医学建设中的支撑作用和带动作用。

大数据服务平台主要包括三大部分：临床数据中心、组学数据库及分析平台、合乎科研设计要求的各种病例标本和正常对照标本资源库，同时，可扩展到多个相联的信息系统，包括：科研电子病例系统、随访信息管理系统、实验室信息管理系统、生物信息分析平台、组学数据库、药物临床试验信息平台等。这些数据系统一方面可以辅助医学治疗、诊断决策，另一方面为医院决策者、管理者、业务主管、以及具体的科员等提供管理决策。在数据服务平台的建立过程中，数据的标准化和质量管理是建设的核心，数据管理的宗旨是确保资料收集的完整性和正确性，以获得全面、可靠、安全的数据，从而支持统计学对实验结果进行富有逻辑的阐述和解释，做出合理的结论和正确验证假设。我国临床医生心灵手巧，手术操作堪称一流，但在科研数据的质量管理和质量控制方面仍略显薄弱。因此，医院应规范数据的采集处理过程，以满足 RIS、PACS、HIS 及 CIS 等系统数据的协同与共享，并积极引进生物信息学专业人才，提高信息数据的分析能力，为医院转化医学发展提供信息服务与支撑。

（四）搭建协作交流平台

多学科交叉协作作为转化医学的一个重要特征，也是医院推进转化医学发展的关键所在。传统的条块分割、各自为战的研究模式，严重制约着转化医学的发展。转化医学所指的多学科协作，是更加广义上的协作，除了临床医学与基础医学研究的合作外，还要和理工科、计算机、信息等学科进行深入密切地合作。

因此，医院要充分发挥科室的主观能动性，针对临床问题，有重点、有方向地进行宏观设计和系统引导，加强各科室临床工作的统筹协调合作，促进全院临床研究资源优化配置、综合和高效利用；注重学科领域整合，以交叉学科研究中心等方式促进临床研究的快速发展，开展多种形式的学术交流与互访，实现学科交叉融合；重视对研究力量整合，促进医产学研的有机结合，推动临床转化医学研究中心、技术创新联盟等建设；重视临床研究资源整合，加快临床研究协同网络平台及相关资源库、信息库的建设；重视医疗服务模式的优化整合，加快推进数字化医疗、远程医疗、移动医疗等技术发展，优化建立各科室间协同医疗、整合服务的新模式，实现医疗服务资源的系统高效利用。

（五）搭建教育服务平台

通过建设为培育和实施转化医学研究提供软服务的综合性平台，不断满足临床科技人员对转化医学研究相关信息的需求，提升临床科技人员的综合素质、增加人才储备、进而提高临床研究的转化应用水平。作为研究型医院，一是要建立相关的转化医学服务咨询平台，为其提供转化医学研究相关信息支持，包括有关转化医学研究设计、生物统计学、流行病学、医学伦理等相关方法论的服务、转化医学相关政策法规、前沿动态、研究进展、学术会议等各类新鲜咨询的服务、与转化医学研究密切相关的专业数据库提供高端信息情报的服务、依托中介机构提供知识产权分析评估、跟踪预警、转让推广等专业化知识产权管理的服务等。二是要建立转化医学教育培训平台，为有需要的临床科技人员提供培训，开设多类教育培训课程，进一步强化转化医学意识，培养转化医学研究临床思维、锻炼转化医学研究技术能力；开展多种教育培训形式，采取出国进修、机关代职、与国内外知名高校、医院联合培养等，为医院培养转化型人才。

第三节 中医转化医学

中医学是发祥于中国古代的研究人体生命、健康与疾病的科学。它在长期的临床医疗实践中，积累了丰富的经验，形成了独特的理论体系，是我国优秀传统文化的结晶。转化医学是近年来国际医学健康领域出现的新概念，其主要目的是打破基础医学与药物研发、临床医学之间的固有屏障，在其间建立起直接关联，从实验室到病床，把基础研究获得的知识、成果快速转化为临床治疗新方法。中医学在整体观念和辨证论治指导下的"临床实践－临床经验－指导临床"的诊疗方式，折射着朴素的转化医学思维，在医学成果转化方面具有天然的优势。但与此同时，中医学强调个性化的辨证论治，且具有动态调节、复杂干预等特点，加之标准化、规范化的基础相对薄弱，可重复性不高，其成果转化与应用又同样面临着巨大的挑战。

一、中医学与转化医学

中医药学注重临床经验，中医药理论也都来自中医药临床经验的总结和抽提。中医学治疗疾病就是在整体观念指导下，将四诊所收集的资料、症状、体征，通过分析、综合、归纳，判断为某种证，然后根据证制订出相应的治法和方药。在整个诊疗过程中以患者为中心，以临床为基础，根据中医学典籍或个人经验，对四诊资料加工、辨证，同样也是根据典籍或经验确定治则和方药，而后施治于患者。归纳起来，中医学的诊疗模式为：以临床为基础，临床－典籍（经验）－临床之间的转化。在这个转化链中，典籍或经验就好比现代医学的实验室，起到联系临床的纽带作用。但典籍或经验又不同于实验室，它是古代劳动人们在与大自然或疾病的斗争中总结和积累的用于防病治病的临床经验，后经各代医家根据自身的认识和临床经验不断总结完善而成，归根到底也来源于临床。

（一）中医学中的转化医学理念

转化医学作为近10年来国际生物医学领域出现的新概念和重点研究方向，试图在基础研究与临床医疗之间建立更为直接的联系——双向转化通道，从而推动基础研究成果的快速临床转化和反馈。同时，作为一种新理念，转化医学倡导学科间交叉整合、学组间交流协作，引领更多医学研究聚焦临床疾病的防治，最终将科学研究成果应用于特定的患者，实现个体化医疗。中医学尽管在理论与技术体系上与现代医学存在根本的不同，但与转化医学强调基础与临床结合、从系统生物学角度看待生命、实现个体化诊疗等的观点等殊途同归、不谋而合，折射着朴素的转化医学思维。

1．**转化医学与中医学的运行模式相同** 转化医学的提出，很大程度上源于现代医学模式的"瓶颈"——即基础学科的发展与应用学科发展的分离。中医学的发生和发展却一直未曾脱离理论与实践相统一的轨道，临床实践一直是中医学产生、发展、繁荣的根本原因，从临床积累的经验中抽提理论，再用理论指导临床实践的过程是中医药发展的经典模式。虽然传统中医学不进行实验室研究，但其"临床－理论－临床"这个螺旋上升的模式与转化医学的运行模式是一致的。

2．**转化医学与中医学的理念统一** 现代西方基础医学与临床医学存在着方法论方面的差异，临床医学以系统论为导向，基础医学则以简化论为基础。转化医学研究的对象是人，人的健康除与自身结构与功能相关外，还涉及自然环境、社会环境因素等的外界作用，这决定了转化医学必然是一种复杂性研究系统。以转化医学为基础的系统生物学应用系统工程的概念、定量分析生物系统若干组成部分的动态相互作用，通过反复计算和（或）数学建模及试验来研究复杂的生物系统。中医学是借助古代哲学、自然科学和临床实践发展起来的一种系统科学，其蕴含的"整体观"、"天人合一"等思想与系统生物学的理念相统一。

3．**转化医学与中医学所倡导的治疗方式相同** 现代疾病谱逐渐向慢性非感染性疾病方向转变，由于该类疾病发病原因多样且机制复杂，以往的单一治疗方法难以奏效。转化医学针对这一问题提出了基于患者遗传、分子生物学特征和分子分型的个体化治疗方案来寻求突破。而中医学临床诊疗的基本原则——辨证论治，其本质就是朴素的个体化医学，体现了现代个体化医学的特征。

（二）现代医学助推中医学的转化医学理念

1．**中医学的转化需要先进的手段优化完善** 一部分人认为中医学是一门彻彻底底的临床医学，似乎中医学不用实验室就可以诊疗疾病，其转化思维也是不同临床形式之间的转化而已。这种认识还是有其局限性，中医药在长期的临床实践中积累了丰富的经验，一方面如果能通过更科学的临床实验设计进行相关机制的探索，寻找其内在的本质规律，最终指导临床实践并提高临床疗效；一方面就临床实践中所形成的验方和诊治技术提出基础问题，通过在实验室进行验证、优化和完善，并进一步开发，形成新药和新的诊疗设备，应用于临床，相信会有更多的患者受益，同时还会带动和促进中医药产业更与时俱进的发展。

拿中药开发为例，某一种中药或复方经临床应用证明有效，随后进入实验室进行药理毒理研究、制备工艺研究，最后应用于临床，是通过临床－实验室－临床模式，所以对研究人员的临床能力都有很高的要求，实验室只是研发后期完善和批量生产的阶段。因此，临床是中医药转化为现实生产力的基础，只要处方有效，转化只是时间和技术的问题（图8-1）。

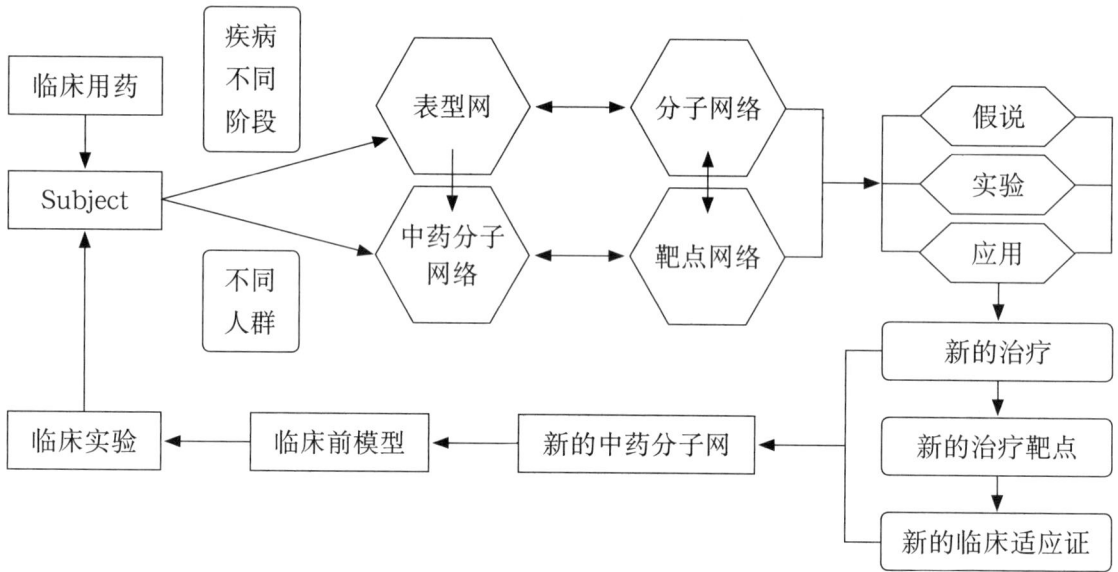

图8-1　中药创制的转化医学思路

2. 中医学结合现代转化医学的案例　对于中医而言，其体质学说也是中医的重要组成部分，中医体质学对体质的概念进行了界定，提出体质研究的3个关键科学问题，即"体质可分"、"体病相关"与"体质可调"，构建了中医体质理论的总体框架。将体质分为9种基本类型，即平和质、气虚质、阳虚质、阴虚质、痰湿质、湿热质、血瘀质、气郁质、特禀质。是从临床角度出发，根据发病群体中的体质变化、表现特征以及与疾病的关系等方面作出的分类。在形成体质分类的理论后，运用分子生物学、基因组学、代谢组学等表观人类遗传个体差异性的方法对体质分类进行研究，发现9种体质类型都具备特征性的生物学基础。因此，中医体质分类法较全面地反映了人类生命状态的生物特征、生理学特征和心理社会特征。由于考虑到体质与疾病的相关性就可达到调体防病，中医体质学对体质的分类，可以有效地指导疾病预防、健康管理和临床实践。如生理情况下小儿为"纯阳"、"稚阴稚阳"之体，脾肾不足，心肝有余。所以，对小儿施药需注意药物的寒凉，药饵以及药物的剂量，应多调节饮食，再给予药物的确切治疗。又如老年人体质特点为虚、痰、瘀，所以老年人用药当以补虚为主，兼补兼消，方大量小，以图缓收之功。

（三）中医转化医学的优势与挑战

转化医学的兴起和发展给中医药的发展带来了新的机遇，由于传统中医药学一直以病人为核心，围绕临床遵循着"临床实践－临床经验－临床推广"的发展模式，在数千年的发展过程中形成了中药、方剂、针灸、推拿等多元化且疗效卓著的优秀临床成果。尤其是浩如烟海的中医药古籍是传承中华优秀文化基因和血脉的重要载体，也是中医药学传承数千年绵延至今的知识载体，是振兴中华文化的重要源泉，更是现代中医药科技创新和学术进步的源头和根基。近年来青蒿素的研究成果就是中药青蒿成功转化的典型范例之一，砒霜用于治疗白血病的临床作用被全世界认可后，其作用机制进一步被陈竺等科学家揭示，这些都是中医药与转化医学相结合的优秀范例。同时，由于中医药与转化医学在理念和实践上的契合性，将使其在参与临床成果转化中具有无法比拟的先天性的自身优势。

与此同时，由于中医药理论和研究手段与现代医学差距较大，这也为中医药成果的开发和推广应用造成了巨大障碍。如中医学长期以来善于对宏观机能的观察，却对微观结构的认识略显不足，即"详于气化，略于形迹"。中医学要发展，就必须同现代科学的发展方向接轨，引进利用既定性又定量的现代化方法和手段，以弥补临床观察及直觉领悟的不足，增强其科学性与说服力。另外，由于中医药成果形成源于长期乃至数代人的临床实践，缺乏高效的实验室研究，这种"转化"的成果上升速度显得缓慢、规律探寻不强。因此，中医学走向世界的模式需要扬长避短，把已经实现"转化"的技术手段，如中药、方剂、针灸、推拿等进行推广性研究，并通过增强现代实验室基础性研究推动技术改进和推广，使其"转化"高效高速。

二、中医转化医学战略

（一）中医转化医学战略

中医转化医学有两种模式：从临床经验到基础研究再到临床应用；另一种是从古典文献到基础研究再到临床应用（图 8-2）。

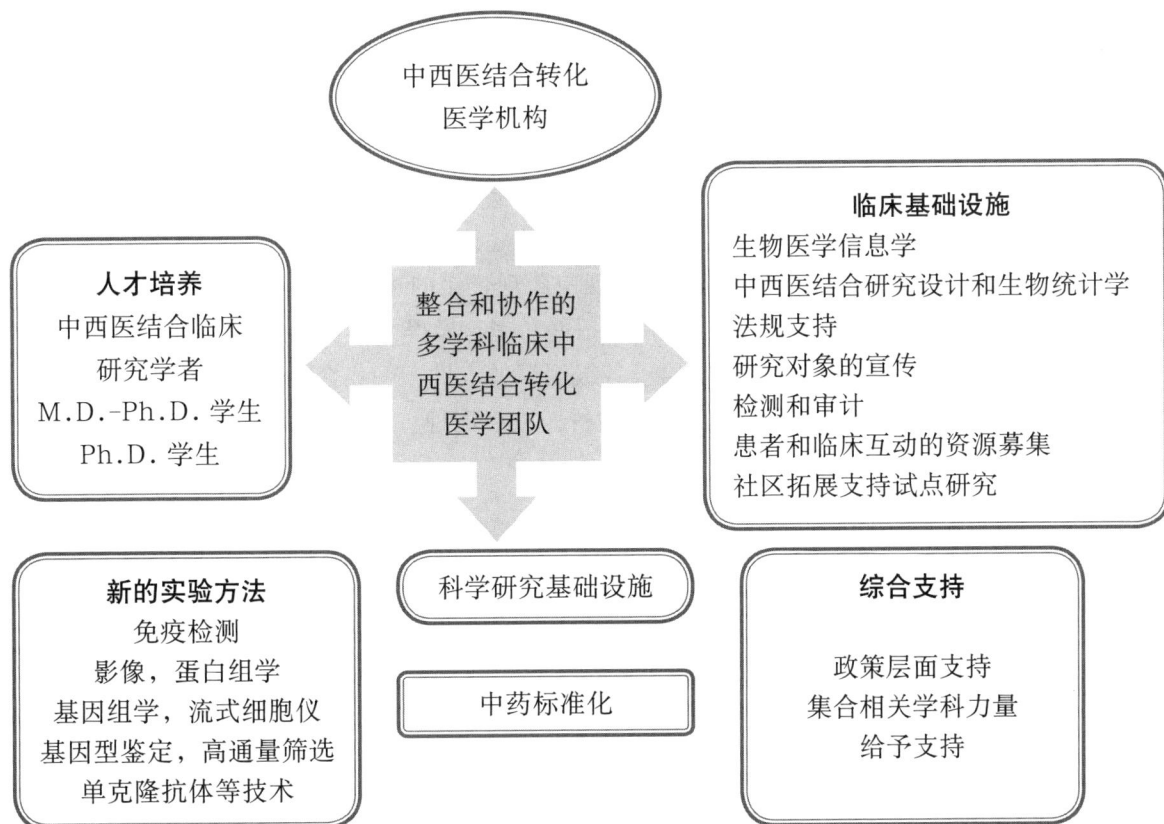

图 8-2　中西医结合"转化医学"战略

1．**调整医学模式**　随着国家医疗卫生体制的不断深化改革，中医药学在我国受到越来越多的重视，国家政策为其发展提供了强有力的支撑，在当今转化医学蓬勃发展的形势下，中医药学的传承与发展，需借助转化医学模式，宏观着眼，具体着手朝向基层、面向社区方向发展。这些更需要研究型医院的帮助，研究型医院需要研究常规疾病并使之诊疗更规范化，为基层医院提供理论依据。随着当今医疗技术水平的发展，疾病的治疗手段也多种多样，但缺乏有效的统一性及规范性。在研究型医院的条件下，通过先进技术手段及实验研究，对疾病的本质有着更为深刻的发现和认识，从其发病机理及致病原因入手，寻求更为有效的治疗手段成为可能。一些常见疾病，如冠心病、高血压及恶性肿瘤等，借助"转化医学"模式不断地研究及探索，逐渐形成基层好操作的中西医结合规范化的治疗方案，演变成医学界共同接受的治疗指南。这样，根据指南的指导，各医疗机构，尤其是医疗条件较差、技术水平有限的基层医院，也可以在其指导下进行疾病的治疗。避免了因经济发展不平衡、医疗资源分布不均所产生的种种弊端，比如大医院看病难、看病贵，小医院无人问津的尴尬局面。使得病人常见病甚至一些较重疾病也可在基层医院的得到救治，减少了人们求医看病到处奔波之苦。

2．**引进现代实验手段**　利用既定性又定量的现代化方法和手段，以弥补临床观察及直觉领悟的不足，增强其科学性与说服力。同时促进中西医结合，将传统中医学用现代通用的语言加以诠释、用精确的数据予以科学表达。例如临床中发现活血化瘀药物的运用明显减轻和减少了晚期肿瘤DIC的发生率，发现此临床现象后，需进一步制定较科学的临床观察CRF表，通过规范的临床实验科学地证明活血化瘀药预防DIC的确切疗效，同时组织研究生对此临床现象进行基础实验设计来进一步明确其机理。

3．**发挥中医药优势**　发挥中医的整体医学、个体化医学，预防疾病等特色，使现有中医临床行之有效的技术、方法和手段得以保留、诠释、传承和发扬。同时积极参与到现代生命科学领域之中去，寻找中医药发展新的突破口，不断闯出新道路。例如临床中观察到艾灸相关穴位可明显改善肺癌患者的咳嗽、气喘症状；改善肝癌患者腹水、腹胀等症状。在此临床实践基础上设计CRF表检测患者的相关指标，通过与现代医学结合更科学的阐释中医特色治疗的可能机制。

4．**中药研发及标准化**　中药标准化是实现中药现代化的重要步骤，是推进中医药转化医学发展的先决条件。因此对于中药标准体系的拓展和完善显得尤为重要。①需要政策层面的倾斜：为中药标准化工作开展扫平道路，给予各级组织的资助；②集合相关学科力量给予支持：加大交叉学科整合力度；③集中精力对重点学科、重点病种、关键科学问题制定标准化策略、规范等。

（二）中医转化医学的实施

中医药转化研究是中医药现代化研究的需求，有助于更好地促进和加快中医药向更深层次水平迈进。中医药转化研究的开展应紧密结合中医特色和优势，在实践中重视以下几个方面。

1．**重视中医经典的指导作用**　2006年颁布的《中医药创新发展规划纲要》，明确了中医药发展的"继承、创新、现代化、国际化"四项基本任务，强调在"继承"基础上加以丰富发展、充实完善，才会有中医的创新。

2．**推动经典复方的方剂组学研究**　以中医经典有效方剂作为研究内容，以提取物的质量控制为前提，以临床疗效为基础，然后应用基因组学和蛋白质组学等现代技术阐明其作用靶点、研究其调控机制。

3．协作进行病证结合的转化医学研究 西医的病因病理诊断与中医辨证的病证结合充分体现了中西医两种医学的优势互补，是中西医结合的最佳模式。

4．注重结合中医临床 进行中医药转化研究时，必须充分体现中医整体观及辨证论治的特色，针对证候的分类、治则治法、方药选用、证候转变、疗效评价等关键环节，应用各种现代医学科学技术，筛选出整体、细胞、基因、蛋白等不同层面的变化与证候发生发展、辨证分类、治法方药和疗效评价相关联的敏感性生物标志物群。同时，为推动中医药转化工作的效率，应该在有条件的研究型或教研型中医药大学、研究型医院或国家中医临床研究基地建立中医药转化研究中心，并吸引相关企业共同参与。在此基础上，加强对既懂中医又具有现代西医科学实验技能，并有转化医学理念的复合型人才的培养。而政府除了要在政策上加以倾斜和扶持、引导大型企业赞助中医药转化研究外，还应制定有效的体制、规定，将各学科、各部门紧密地联系在一起，形成团结高效的中医药转化研究团队。

三、中医药成果的转化应用

（一）中医药成果的定义与内涵

中医药成果，即中医药科技成果。根据科技成果的基本概念和特征，我们可将中医药科技成果定义为：源于中医药学（含中西医结合医学、民族医学）理论、技术或实践经验，利用中医药或多学科方法，针对具体的研究对象进行科学技术研究活动，产生的具有实用价值或学术价值的创造性结果。

由于中医学领域的科技研究目的在于为防病治病服务，主要任务在于研究危害人类健康最主要的常见病、多发病的预防和诊疗方法、措施，因此，中医药科技成果具有如下两个特点：一是多数不表现为实物形式，不具备商品性。如理论、文献研究、临床研究、预防研究和应用基础研究成果占大多数，这类成果往往表现为临床、防治工作的新技术、新方法、新理论和经验总结。这些成果虽有科学和技术价值，但多数不表现为实物形式，不具备商品属性，因而不能转化为商品和产品，以社会效益为主，能产生一定的经济效益。二是可转化为商品、产品的成果少。如新药、医疗器械等，这类成果在中医科技成果中所占比例较少。

目前我国的中医药科技成果呈现出数量很大，形式多样的特点，有经验或实验的成果，有模糊或精确的成果，有理论或临床的成果。根据中医药科技管理的现状和规律，结合中医药科技活动的性质，经专家充分论证，可将中医药科技成果大致分为五类，具体为：

1．基础研究成果 以人或动物、植物等为研究对象，产生的包含中医、中药、中西医结合、民族医药等学科的基础理论、基础数据、基本规律等并具有学术价值或潜在实用价值的创新性结果。

2．临床研究成果 以患者为研究对象，产生的具有可直接用于临床，能提高诊断、治疗水平的结果，表现为新的诊断方法、治疗方案、新方药等。

3．研究开发成果 以研发为目的产生具有实用价值的结果，如诊疗设备、新药（含中药新品种）、新工艺、新技术（中药加工、炮制、种植繁育等）、新的生产加工装备、新的活性物质、中药新辅料等。

4．软科学研究成果 经过充分调研、专家咨询等，产生的结果被有关部门采纳，产生广泛效益的论文、调研报告、战略研究报告、建议等。

5．方法学研究成果　为各种研究提供新的方法学支撑，提高了相关基础研究、临床研究、产品研发、政策决策水平的研究结果。

（二）中医药成果转化的意义

中医药成果的转化应用，关键在于中医药科技成果的合理、有效地进行转化。中医药科技成果转化是指为提高中医药理论、防病、治病水平，对中医药科技成果进行的后续理论研究、转化使用、开发应用直到形成新理论（学说）、新疗法、新方案、新药、新设备的过程（活动）。成果转化是连接研发与生产的纽带，是产品化到商品化的桥梁，是潜在生产力转化为实际生产力的跨越。加强中医药成果的转化研究，有助于实现与技术研发并重，提升成果成熟度、适应性、操作性，提升科技服务能力及市场竞争能力，形成技术及市场优势，推动成果面向应用、走向市场，实现科技市场化、商业化、产业化，实现科技与经济社会发展一体化，有效解决科技与经济社会发展脱节问题，这既是医药科技创新可持续发展的重要科学命题，也是当前科技工作亟待加强的薄弱环节。

中医药成果转化是我国中医药界面临的重大任务，这关系到中医药现代化建设事业能否顺利实现，关系到中医药与现代科技、社会经济能否有机地结合，关系到我国中医药高新技术产业能否在世界科技经济一体化的竞争舞台上有一席之地。同时，中医药成果转化的还有助于全方位更新观念，使各级政府、高校、医院、企业以及舆论部门，加快改革步伐，建立更适应成果转化的机制，继续加大投入，制定配套政策，促进成果转化，充分发挥科技资源优势，在更高的平台上进行整合，从而保证越来越多的中医药成果问世。

（三）中医药成果转化的瓶颈

近些年来，我国科技事业发展迅速，支撑、引领着经济社会发展及创新型国家建设，但是科技成果在转化的过程中问题日益凸显，表现为重研发、轻应用，重技术、轻市场，重水平、轻效益，与市场经济体制不适应，与经济社会发展相脱节。一些科技成果甚至被束之高阁，已经成为制约科技事业发展的瓶颈。统计资料表明，随着时间推移，我国的中医药科技成果数量呈加速增长趋势，"十五"期间中医药科学研究方面有登记的成果达到1034项，其中国际领先水平的科技成果达到180项，属于原始创新的科技成果有159项。其中部分科技成果已转化为产品，并在生产应用中获得了较好的社会效益和经济效益。但仔细分析我国中医药成果转化的总体情况，尚存在明显的利用率低和转化周期长等问题和瓶颈，形势依然紧迫而严峻。

具体来看，制约中医药成果转化的瓶颈主要包括。

1．科技与生产应用脱节　长期以来，许多科技人员重科研、轻转化，重学术、轻实用，重理论、轻实践，选题没有切中中医药发展的实际需要，尤其是当前经济建设发展的需要，缺乏市场导向和灵活的转化观念，缺乏实用性。所以，许多中医药研究成果不能转化应用，或者不能为企业所利用。

2．成果技术含量不高　部分中医药科技人员一味追求市场效应，热衷于开发一些短、平、快项目，研究不够深入，技术含量较低，附加值较低，尽管有的成果已形成产品推向社会，但经不起检验，利用率低，很快就被淘汰，从而影响了中医药科技产品的可信度，给成果的转化带来困难。

3．缺少中试基地　一般来说，一项中医药科研成果的开发与转让，需经历由立项经实验室研制获得小试结果，再将小试结果扩大进行工业化实验获取完整的工艺技术以完成中间试验，最后将中试的结果推向社会，推向企业，实现商品化或产业化这三个阶段。大多数高等中医院校由于条件所限，缺乏中试基地，很难独立一次性完成直接用于生产实践的成果。

4．**缺乏技术创新能力和开发资金** 由于体制的原因，中医药科技队伍大多数集中在高等院校和科研院所，企业的科技力量较为薄弱，难以承担技术创新各阶段的重任，即使受让科技成果，也很难进一步开发成产品推向社会，这就大大制约了中医药科技成果的转化。而资金投入是实现科技成果转化的物质保障基础，资金投入严重不足是制约科技成果转化的关键因素。一些很有前景、技术含量高、附加值高的科技成果由于资金缺乏，延误了转化周期，失去了转化价值。中医药科技成果的开发，需要的资金投入较大，一般的中小型企业，常常因为缺乏资金而使科技成果的转让受到一定的限制，科技成果只停留在实验室阶段，造成科技与产品之间的隔绝，从而难以实现科技成果真正的转化。

（四）中医药成果转化的前景

中医药是我国最具有原始创新潜力和可能的学科领域，若将中医药的资源优势转化为产业和经济优势，必将全面提升中医药防病治病能力和我国的自主创新能力，成为推动民族医药产业发展的重要力量。因此，中医药转化医学也代表了中医药未来发展的重要方向之一。在我国，中医药成果转化、转化已成为国家在医学领域里一个重大的政策。《中共中央关于制定国民经济和社会发展第十二个五年规划的建议》辅导读本中指出："以转化医学为核心，大力提升医学科技水平，强化医药卫生重点学科建设。"我国已将其纳入"健康中国 2020"科技支撑战略。2010 年我国第一个中药转化医学研究中心——中国中医科学院中药研究所转化医学研究中心成立，标志着我国中医药成果转化进入新的阶段。我们相信，在国家大力扶持和政策支持下，中医药与转化医学密切结合，切实加强理论创新和技术创新，将会产生更多、更新具有自主原创性的中医药成果，通过创新支撑和成果转化，将不断提高我国中医医疗服务能力和中药产业技术水平，提升中医药对我国经济和社会发展的贡献率，巩固和加强我国在中医药领域的优势地位。

总之，中医药在数千年的发展中积累了丰富的经验性成果，如果能够借转化医学之机，包容、吸纳现代生命学科的新进展，实现临床与基础双向对接，推动其成果的转化应用，必将迎来中医药学跨越式的大发展。

第九章

教　学

实践 · 问题 · 启迪

第一节 研究型教学的基本内涵

研究型教学是一种创新性的教学方式。较传统教学方式而言，研究型教学强调用研究性的思维与行动开展教学活动。具体地说，就是教师要通过研究性的教学过程，引导学生进行研究性的学习，达到培养学生研究能力和创新能力的目标。

一、概念定义

什么是研究型教学？目前尚未有一个被学术界一致认可的定义。研究型教学既是一种理念，又是一种模式，还是一种方法。有的学者认为，研究型教学是教师指导学生从自然、社会和日常生活中选择和确定与学科相关的专题进行研究，使学生在独立的主动探索、主动思考、主动实践的研究性学习过程中，吸收知识、应用知识、解决问题，提高学生素质、培养创造能力的一种教学互动的实践活动；有的学者认为，研究型教学是一种将教与学、课内与课外、教材与参考、辅导与自学有机结合，并达到完整、和谐、统一的教学；有的学者认为，研究型教学实质上就是研讨式教学、启发式教学和参与式教学，是指教师以课程内容和学生的学识积累为基础，引导学生创造性地运用知识，主动发现问题、研究问题和解决问题的一种教学。

不管哪种界定，学者们对研究型教学内涵的认识基本一致：一是实行教学与研究的有机结合，人才培养与学科建设的有机结合；二是发挥学生的主动性，让学生参与研究工作，培养其创新意识和研究能力；三是教学过程中通过优化课程结构，建立一种基于研究探索的学习模式，在教学与科研相结合的氛围中，实现师生互动；四是提供给教师和学生研究问题的条件，激发其创新的欲望；五是教学目标不在于必须得出一定结果，而在于突出研究与探讨的过程，培养学生的综合能力。

二、表现形式

研究型教学倡导以学生为主体，学生通过在教学活动中主动发现问题、思考问题、解决问题，从而获得知识、形成能力、发展个性。其表现形式主要有以下几点：

(一)激发兴趣

学习兴趣是学生学习的内在需求的突出表现。它是指一种带有感情色彩的渴望获得知识的个性心理特征，是个人学习活动的一种积极认识倾向和情绪状态。学生有了学习兴趣，学习活动就不再是一种负担，而是一种享受、一种愉快体验，有兴趣的学习会达到事半功倍的效果。激发兴趣的方法多种多样。比如在教学过程中，有目的地引入或创设具有一定情绪色彩、以形象为主体的场景，使教学内容具有新奇性，充分调动学生的多种感官，激发好奇心和求知欲，使其全身心地投入到知识获得和运用的参与性实践活动中去，达到知识和能力的内化与外化的辩证统一，更好地提高学习效果。

（二）启发思考

孔子曰"不愤不启，不悱不发。"（《论语·述而》）这一论述恰恰与研究型教学中启发思考的教学要求相契合。在研究型教学活动中教师提出问题，让学生自己去思考。如果学生没有积极主动地思考，教师不要急于告诉学生任何解决问题的思路、方法，等到学生处于"愤"的心理状态，教师再适时指导；如果学生没有经过主动思考并对某一问题形成自己的认识时，教师就不要告知学生任何结论，要等到学生处于"悱"的心理状态，教师再进行点拨。通过这一过程培养学生主动思考问题的习惯与能力。此外，研究型教学最普遍的形式可以用"读书无疑者，须教有疑；有疑者，却要无疑，到这里方是长进。"这一论述所概括，也就是以问题为纽带进行课堂教学，让学生带着问题走进教室，带着问题走出教室，在教师引导下，依靠独立思考获取知识。

（三）自主探究

自主探究，是指以现行教材为基本内容，以周围世界和生活实际为参照对象，为学生提供充分的自由表达、质疑和讨论的机会。这种形式的课堂教学，特别重视开发学生智力，发展学生创造性思维，引导学生学会学习。当然，自主探究不是孤立的，它应与情境创设、启发思考、合作交流等有机结合，让学生大胆地去想、去看、去说、去画、去做，引发学生依靠自己的思考，敢于对权威、对教材、对教师提出质疑，在不断探究中提升对知识的感悟与内化。

（四）合作交流

在研究型教学活动中，采用小组学习的方式，由学生自动组合、自愿分工、自由讨论，优势互补，互教互学，最大限度地挖掘潜能，展示才华，将学习过程变为一个认知深化的过程。每个学生的学习能力和知识水平是有一定区别的。只有在经过认真的积极思考、自主探究后，才有可能进入高质量的合作交流阶段。教师在此过程中起到的是组织、协调、引导的作用，唤醒学生的"主角"意识，自觉地参与到小组讨论中去。

（五）归纳总结

知识的内化离不开归纳总结。通过总结，把教材知识面、教师讲授知识点和自己原有的知识线加以融会贯通，更好地消化、吸收，加深理解，入脑入心，实现知识总量的深化、迁移与提高。归纳总结有承前启后的作用，最终目的是要得心应手地使用知识。研究型教学要求学生主动自己动手、动脑进行归纳、总结知识，使知识记忆得更牢固，运用得更熟练。通过归纳总结，构建丰富的知识网络，促进知识系统化，学一点懂一片、学一片会一面，进一步提高学习效率。

三、主要特点

研究型教学通过启发学生积极思考，引导学生主动运用所学知识去积极探索新知识，在教学活动中既能发挥教师的主导作用，又能发挥学生的主体作用；既能培养学生的学习兴趣，又能培养学生分析、解决问题的能力；既能使学生掌握系统扎实的基础知识，又能培养学生的实际操作能力。与传统的教学模式相比，有其鲜明特点和优势。

（一）问题性

研究型教学的宗旨，就是要求师生共同参与类似于科学研究的教学活动，通过自主发现问题、分析问题、解决问题，从中获得科学研究的亲身体验，激发探索、创新的热情，培养解决问题的能力。然而，教学活动中所涉及的问题并非都是值得深入研究的科学问题，教学活动中需要的是能够回答和解释某种现象，并且符合学生知识水平和教师的指导能力的问题。一般来说，有意义的问题应具有如下特点：比较明确，而不是含糊不清；涉及多个变量，而不是单一变量；具有科学依据，而不是虚无缥缈；通过研究可能解决，而不是高不可攀。

（二）实践性

研究型教学方法，目的就是要变"以课堂和书本为中心"为"以实践和问题为中心"，把理论和实践结合起来，把学习知识与应用知识统一起来，把传授知识与培养能力统一起来，让学生接触学科前沿，通过亲身实践，扩大知识视野，获得科学研究的基本训练，形成基本的研究技能。实践环节既是研究型教学的一个重要着力点，也是研究型教学一个必不可少的过程，还是检验研究型教学是否成功的终端。要把传统的灌输式教学过程转变成自主式、对话式、探究式的教学过程，自始至终都离不开学生的参与和积极的探索。

（三）自主性

研究型教学强调以学生为主体，教师主要充当指导者、引导者、辅助者的角色，让学生在科学研究式的学习活动中，培养创新意识，激发创造动机，灵活运用知识和能力。研究型教学模式的关键，一是学生的主体地位是否充分体现，二是教师的主导地位是否充分体现，前者更为重要。所谓自主性，就是强调要以学生的直接经验或亲身体验为基础，使兴趣和需要成为学习的动力之源，这也是实施研究型教学的重要保证。

（四）创造性

杨振宁先生比较了中美教学方法后指出，中国的教学方法重演绎、推理、按部就班，但缺乏创新意识；美国的教学方法重归纳、分析与综合，注重创造能力培养。两种方法的差异，可能是导致人才创造性高低的主要原因。因此，中国的教育变革既要继承我国的优秀教育传统，同时也要借鉴外国的先进经验。所以，研究型教学强调教师要在教学内容和教学活动的设计、安排、组织、实施过程中，着重体现知识的再发现、再整合；学生应由死记硬背"金科玉律"的被动式学习，向着以发展创造力为核心的研究性学习转变。

（五）开放性

研究型教学的开放性体现在：一是教学内容拓宽了，不是单学科而是多学科交叉，不是纯理论而是更重视实践，不是单纯课堂而是课内与课外相结合；二是教学的空间拓展了，突破封闭或规范的课堂区域，面向社会，师生得以在更广阔的视野中寻找与发现；三是教学的方式灵活了，师生共处于互动、多元的教学环境中，双方的积极性与能动性都得到了更好的发挥。研究型教学本着大科学观，将静止不变的"封闭式"教学，改变为全方位、多角度的"开放式"教学，把教学变成一个动态的、变化的、不断生成的过程，为学生提供了更多的发展创造能力的机会。

四、基本要求

研究型教学意味着教师、学生要共同追求、营造"开放的教学目标、开阔的教学视野、开明的教学氛围、开创的思维品质、开拓的求索意识"，这并不是一件容易做到的事，需要多方面齐心协力，合作共进。

（一）对教师观念的要求

1. **角色意识** 教师应转变在教学活动中的角色，从一个知识的传授者、灌输者转变为学生探索知识和发现知识的组织者、指导者、帮助者和促进者，引导学生把学习的过程当作一种研究的过程，组织学生积极参与教学全过程，教师要从传统的"传道、授业、解惑"者向"设计师、引路人、推进者"转变。

2．问题意识 教师要努力把握研究型教学的精神，本着开放化的知识观，加强基础性知识和前瞻性知识的有机结合，经常性地积累"问题"，并把自己对"问题"的思考渗透于教学之中，有意识地从问题入手，运用现代信息技术，通过多种表现形式，展现知识的形成过程和科学理论的研究过程。

3．创新意识 研究型的教学过程，就是师生之间、学生之间、教师之间互相合作、彼此欣赏、共同创造的过程。教师首先要有创新意识，善于利用情境、合作、会话等学习环境要素，充分发挥学生的主动性、积极性，最终达到有效建构新知识的目的。其次要把提高学生的创新能力作为最核心的目标努力追求，理解、欣赏学生的创新意识，及时发现学生的聪明才智。

4．民主意识 在研究型的教学中，要求师生之间彼此信任、互相激励，把各自的思想、情感真诚地投入到教学全过程，形成一种愉快、宽松、民主、和谐、平等、合作的教学环境。在强调教师主导作用的同时，突出学生的主体地位，使二者相辅相成，互为促进。

（二）对教师素质的要求

1．扎实的知识功底 苏霍姆林斯基说："学生眼里的教师应当是一位聪明、博学、善于思考、热爱知识的人，教师的知识越深厚，视野越宽广，科学素养越全面，他就在更大程度上不仅是一位教师，而且是一位教育者。"研究型教学不仅强调教师要有"一桶水"，而且应是"一桶活水"，必须不断地进行知识更新，更多地领略相关前沿性知识与问题图景，实现知识融通，吐故纳新。

2．灵活的教学方法 研究型教学并不是漫天撒网，信马由缰，而是要根据课程、学生的特点，把基础性与创造性相结合、原则性与灵活性相统一。讲授的内容源于教材，但又别于教材、精于教材、高于教材、新于教材。得心应手地运用问题式、案例式、开放式等教学方法，既展得开，又收得拢，运筹帷幄，科学掌控。

3．鲜明的教学个性 教学个性源于教师作为学者所追求的学术个性，而不仅仅是组织课堂教学的那些技巧层面的东西。只有通过先进的课程理论学习和系统的教学方法训练，加上自身的科研实践和知识积累，才能形成各具特色的教学风格，有效地把研究型教学组织好，真正实现提高学生创新能力的目标。

4．较强的科研能力 研究型教学就是融教学与科研为一体的教学，因此，教师必须参加科研，以科研促教学，教学科研相长，以深厚的学术功底支撑高质量的教学，将科研的最新成果转化为教学资源，拓宽学生的视野，引发他们的好奇心。

（三）对教材建设的要求

1．要体现开放性 教学内容要适应科学发展日新月异和交叉、渗透、新兴学科越来越多的发展大势，以某一领域为主体，兼顾文、理，涉猎其余，使相关知识相互渗透，有机融合，合理交织，培养学生综合运用各学科知识和方法的能力。

2．要体现时代性 要有意识地将学科知识转化为有利于学生思考和探究的问题，把科研工作的思维方法及最新成果与应用实例融入其中，使教材内容时刻呈现学科发展的最前沿。如果教材编写互相抄来抄去，永远也超不出历史的知识范畴，只能是越来越落后。

3．要体现灵活性 转变教材仅仅是一个文本的观念，除了编写基本教材之外，还要编写、制作图谱、动漫、影视作品等不同形式的拓展、补充、辅助材料，使教材这一教学内容的知识载体和教学活动的基本工具更加立体化、多样化，让师生因地、因人、因时地进行选择性的教与学。

（四）对教学条件的要求

1. 丰富的图书资料　加强图书资料建设，给师生提供更多阅读空间，活跃思维，扩大知识视野，增加知识储备。

2. 完备的信息系统　研究型教学的过程也是信息技术手段充分运用的过程。要加强网络教学平台建设，实现网上集成理论教学、实验教学、课外辅导等教学环节。

3. 完善的实验室建设　研究型实验教学体系应由基础实验、综合试验和研究试验三阶段构成。要努力建设一批具有较强创新性、应用性和研究性的精品实验项目，并以此带动其他实验项目的建设。减少验证性实验，增加设计性实验、综合性实验和创新型实验，引导学生通过自己的独立实验，培养良好的学习方法和研究品质。

4. 适宜的课外教学基地　根据教学内容的需要，选择建立能够提高教学效果的院外教学基地，包括科研院所、三级医疗卫生体系、社区卫生服务中心等。

5. 其他要求　以课程建设为核心，构建适应于研究型教学的新型教学内容体系；鼓励教师研究、撰写研究型教案并推广学习，丰富研究型教学的活的资源；大力加强具有高尚道德情操、丰富教学经验和良好实验技能的教职员工队伍建设。

（五）对教学管理的要求

1. 要建立研究型教学的管理机制　制定研究型教学的鼓励政策，组织研究型教学的推进和实施；动员广大教师、学生以及管理人员参与研究型教学，赋予相应的职责和任务；制定研究型教学实施的要求，规划研究型教学的行动流程；加强教师培训，提高研究型教学能力等。

2. 要建立研究型教学的运行机制　一是要以人才培养模式的多样化和创造性人才的培养为目标编制人才培养方案，并从制度上加以固定；二是要合理配置资源，保障培养方案的顺利实施，重点搞好教师的配置以及教师的科研水平、教学技能和水平、工作态度和工作规则；三是要教学活动要有一定的宽松度和自由度，在保证科学性、规范性和共性的同时，充分体现艺术性、创造性和个性；四是要"以育人为本"，使教学运行机制由刚性为主向刚柔相济转变，体现教学活动的适度弹性。

3. 要建立研究型教学的保障机制　在保证正常教学秩序的同时，努力创造良好的教学条件；构筑丰富的教学文化、建设优秀的师资队伍、搭建学生展示能力的平台等；充分利用第二课堂，大力开展以知识创新和技术创新为主题的课外活动；教材建设中全面体现研究型教学的精神，用研究性、探索性的教材促使教师进行研究型教学，引导学生开展研究性学习。

4. 要建立研究型教学的评估机制　对教师的考核评价，一是要鼓励研究与创新，逐步摆脱呆板的程式化的教学方式；二是注重课堂教学，更注重课外指导；三是注重向学生传授知识，更注重对学生的能力培养。对学生的考核评价，一是改变"一考定全局"的传统终结性评价模式，实行全程评价；二是积极探索多样化、多重标准的评价方式，提倡开卷、半开卷、口试和论文答辩等多种形式的考试方式；三是要突出对学生研究和创新能力的评价，改变唯分数论的评价标准，以评价促进学生个性的全面发展。

开展研究型教学，是创新人才培养的重要途径，也是高等教育改革发展的重要方向。在我国，研究型教学虽然已经受到各方面的关注，但是受诸多因素的限制，还没有能够广泛应用。

特别是医学教育领域行动更为缓慢，医学教育工作者有必要就研究型教学这一理论进行更为深入的研究，积极寻求更为广泛的应用，这也是研究型医院建设的重任所在。

第二节 研究型教学的主要方法

研究型教学是研究型教和研究型学的统一体，是教学活动中密切联系、相互作用的两个侧面。教学相长，教法会促进学法，学法也会加强教法。因此，教学双方都要不断研究、应用、适应研究型的教学方法。在这里，重点介绍案例式教学、问题式教学、实践性教学、个性化教学和慕课（MOOCs）。

一、案例式教学

形象生动的案例式教学，可以培养学生良好的爱伤观念、高度的责任感、开放的临床思维能力及准确的应急能力，学会如何进行医患沟通。案例式教学不仅可以在课堂教学中经常使用，更能在实践性教学如临床见习、实习等床旁教学以及教学查房中广泛开展；不仅可以在临床医学本科及长学制临床医学教育中充分应用，还能在研究生教育、任职教育中积极运用。

（一）基本内涵

案例式教学是一种以案例为基础的教学法（case-based teaching），最早由美国哈佛商学院倡导，之后迅速成为一种全球公认的最行之有效的培训方式之一。案例式教学可以促进隐性知识与显性知识的不断转化，通过具体的情境，将隐性的知识外显，或将显性的知识内化。根据教学目标和要求，教师使用典型案例，将学生置入案例情境中，通过查阅、学习相关资料文献，掌握相关内容，提高分析、解决问题的能力。它与传统教学方法的区别在于，教学内容有着独特的来源，要求教师和学生都要有相当大的行为变化。教师要把抽象的理论以情景式表达呈现，变灌输式为启发式。学生要化被动为主动，变"要我学"为"我要学"，始终处于积极参与的状态。

（二）实施要点

1. **更新教学理念** 传统的教学只告诉学生怎么做，并不关注为什么要这样做，一定程度上损害了学生的积极性和学习效果。案例式教学不急于告诉学生应该怎么做，而是要让他们自己去思考、去创造。要使实施案例教学行之有效，教师必须改变传统的注入式教育观念，树立现代启发式教育观念，把学生置于教学主体地位，教师退居其次，处于引导地位。但这并不意味着教师就可以撒手不管，而是要以高度的责任心和过硬的素质，引导教学活动的进行。

2. **丰富精品案例库** 案例教学的核心是"案例"，好的案例具有综合性、思考性、启发性，可以把相关医学概念、疾病的诊断与鉴别诊断、诊治方案等有机的串联起来，直观性及针对性强，学生易于理解、接受。一个好的案例教学，可以有效地把书本知识转化为学生解决问题的能力，实现理论知识与实践能力的有机结合。因此，教师必须重视经典案例的积累，从临床工作、医学期刊甚至日常生活中不断挖掘、丰富与发展。根据教学内容的不同，可以采取不同的案例形式，如典型案例、特殊案例、错误案例、教训案例等。

3. **提高教师掌控能力** 基础医学与临床医学的交叉融会，是医学发展与医学教育改革的趋势。把基础与临床教学工作融为一体，能有效提高课堂教学实效和医学人才培养质量。因此，案例教学不但要求教师具备相关领域的基础知识，而且要具备相关的临床经验，还要熟悉案例教学法的实施技巧，提高对课堂教学的掌控力；既能够创造轻松、民主、热烈的课堂氛围，又能在关键节点上正确引导，保证整堂案例教学课按计划有序进行，避免出现"放羊式"无序失控的情形。

4. **融合传统教学** 案例式教学虽然可以广泛运用于教学之中，但是需要学生掌握大量的名词概念、理论知识，在此基础上才能进入实质性的案例教学阶段。因此，教学活动中不能只讲案例，不讲理论，否则案例教学就会变成空中楼阁、无源之水。传统教学的优势在于系统性、理论性、集中性，因此要充分利用两种教学方法的优点，优势互补，才能做到理论性和实践性相结合，严谨性和创新性相统一，真正地把理论知识和临床实践融会贯通。例如在临床医学五年制本科《内科学》教学中，每个系统的理论知识采取传统教学法，每一种疾病学完后采取临床见习、以真实病例加强学生对理论知识的理解，每一个系统学完后采取精品案例教学法，通过精品案例讨论，加深学生对疾病特点的理解，并把一个个独立的疾病有机串联起来，同时也把理论知识从书本转化到学生头脑。

5. **灵活应用** 目前，案例教学法广泛应用于课堂教学中，解决了医学课程的抽象性、综合性、理论性、实践性特点不易掌握的问题。临床教学活动不只是课堂，教学查房是许多教学医院采用的有效的教学形式。在教学查房中引入案例教学法，更能启迪学生思考，培养良好的批判性、分析性临床思维能力，提高疾病诊治能力。

（三）实施流程

1. **案例准备** 案例式教学是一种开放的教学模式，最大限度开发学生自主学习的能力。首先，教师要根据教学目标和内容，精心设置临床案例及问题，提前3~5天发给学生，让学生有充分时间预习，查阅相关文献资料，准备上课时的讨论发言。以内科学为例，在讲授循环系统心力衰竭这节内容时，授课教师准备了一个关于心力衰竭的临床案例，并提出了一系列问题。

案例：患者男性，72岁，退休干部，突感持续胸闷伴气急2小时来我院急诊。患者参加朋友婚礼时突感胸闷、气急、咳嗽、咳痰，伴大汗、四肢发冷，无发热、胸痛、恶心、呕吐、腹痛、腹泻，含服救心丸无缓解，急叫救护车送诊。既往有高血压病史30余年，最高达180/100mmHg，不规则服用降压药，血压控制情况不详；吸烟史800支／年；无糖尿病、高脂血症史；父亲因"心脏病"于50岁病故。查体：血压145/95mmHg，呼吸26次／分，脉搏122次／分，全身皮肤湿冷，端坐呼吸，精神紧张，口唇轻度发绀，颈静脉稍充盈，双肺满布湿啰音，心界向左下扩大，心率122次／分，律不齐，偶闻及早搏，第一心音减弱，未闻及明显病理性杂音。血常规：白细胞11.8×10^9/L，中性粒细胞0.76，淋巴细胞0.24。肌钙蛋白20ng/ml。附心电图（略）。

围绕该病例，教师提出以下问题：①该患者病史特点怎么概括？②该患者的诊断考虑什么？③在症状上需与哪些疾病相鉴别，心电图表现需与哪些疾病相鉴别？④该患者发生了哪些并发症？⑤急需采取哪些治疗措施？⑥进一步需做哪些检查，检查目的是什么？

2. **小组讨论** 案例式教学的小组讨论阶段是最关键的一步，无论是在课堂还是病房，教学过程中都要体现主动性、互动性、激励性。在课堂上可将学生分成几个小组，每组8~10人，由每个小组推选的人员作中心发言，其他同学在此基础上可以做补充性发言。在病房中一般以小组的形式带教，8~10人为宜，1~2人作中心发言，其他同学作补充性发言。在讨论阶段，教师要适时进行正确引导、鼓励，及时纠正偏差。

以上述心力衰竭病例为例，由此引出一些基本概念、基本机制以及临床表现，并按照预设的 6 个问题，一步一步培养学生分析问题的能力。通过该案例教学，学生明确了急性 ST 段抬高型心肌梗死和非 ST 段抬高型心肌梗死发病机制的不同、治疗方案的不同，明确了高血压病的危险分层，心律失常、心力衰竭的治疗原则，并通过不同的鉴别诊断思路，明确了梗阻性肥厚型心肌病、急性心包炎、急性肺栓塞、急性主动脉夹层等疾病的特点，把循环系统大部分内容串联起来，学生的兴趣明显激发，课堂结束仍围住教师提出很多问题，这些问题都是由案例衍生出来的。

3．归纳总结 案例式教学，教师的作用主要在于引导、归纳。可以在各个小组发言时，及时记录要点或亮点，在最后总结阶段，先带领学生一起分析相关问题，然后再一一点评各小组的发言情况，重在发现亮点，多表扬、鼓励，少批评、挖苦。这样能加深学生的印象、激发求知欲望，激发更大的兴趣。例如，通过设置上述心力衰竭案例进行授课，让学生懂得临床工作中遇到类似病人如何思考才是正确的。

二、问题式教学

问题式教学运用在临床医学中是以病例为先导，以问题为基础，以学生为主体，以教师为导向的启发式教育，以培养学生的能力为教学目标。其精髓在于以学生为主体、发挥问题对学习过程的指导作用。

（一）基本内涵

问题式教学又称"以问题为导向的教学方法"或"基于问题的学习"（problem-based learning，PBL），是基于现实世界的以学生为中心的教育方式，1969 年由美国的神经病学教授 Barrows 在加拿大的 McMaster 大学医学院首创。与传统的以学科为基础的教学法有很大不同，问题式教学强调以学生的主动学习为主，而不是传统的以教师讲授为主；将学习与更大的任务或问题挂钩，使学习者投入于其中；设计真实性任务，强调设置复杂、有意义的问题情景，通过学习者的自主探究和合作来解决问题，从而掌握隐含在问题背后的科学知识，形成解决问题的技能。它通常以学生发现问题开始，而问题又经常被构想成故事情境，用于模仿现实生活中的复杂情况。但不同于课堂上的问题解答，不是（或者不完全是）以设问来组织课堂教学，也不是由教师带领学生分析、寻找解决问题的办法。这一教学过程的结果，既可能是对原有知识经验的丰富、充实，又可能是对原有知识经验的调整、重构。问题式教学始终诱导和鼓励学生发现"较复杂、较深层的问题"，把学生提出问题的多少、问题思考的广度和深度等作为重要的评价标准。

问题式教学符合研究型教学的要求和方向，有助于达到更理想的教学效果。临床医学是一门实践性科学，在临床实践中发现问题、解决问题，然后再发现新的问题、再解决问题，由此循环，不断推动医学的发展。具体到某一个病例，临床诊治的过程也就是医生不断解决问题的过程。所以，问题式教学非常适用于临床医学，通过不断的设置问题、回答问题，培养医学生科学的临床思维能力。

（二）实施要点

1．问题情境的生成 问题是推动科学进步的重要工具。任何一个有意义的问题的提出与解决，都或多或少地丰富了人类的认识与技能。医学发展史其实就是一部"问题解决史"，正是因为在临床诊治中出现这样那样的问题，有的能够解决，有的在当时无法解决，从而推动一代代人去寻求问题的真相，最终推动了医学的发展与进步。

PBL 理论认为，学习是问题情境中认知和社会真实情况互动的结果。问题情境是整个 PBL 教学环节的核心所在，问题情境设计的好坏直接影响到学习效果。问题情境在 PBL 实施过程中往往以学习案例的形式表现出来，学习案例的来源是多方面的：教师、报纸杂志、课本、相关著作、网络等。一个好的学习案例所设计的问题情境，作为学习的最初动机和挑战，它的结构不明确，没有简单、固定、唯一的正确答案，不仅能激活学生以往的知识经验，而且能提供知识本身产生新含义的机会，同时还能模拟现实情况，让学生在问题情境中不断地学习、应用知识。这些问题情境不是静态的，而是动态的或发展的，当学生对一幕一幕的问题情境进行探究学习时，通过持续不断地讨论，对问题情境进行不断地澄清、扩展、限制甚至改变，从中不断的体验自身已有知识与解决问题所需新知识的差距，促进学生积极的获取新信息，寻求解决问题的方法，探究新领域。但问题求解并不是 PBL 的最终目的，问题情境只是作为 PBL 的一个媒介，学习知识和获得解决问题的技能才是 PBL 的最终目的。

2. 学生主体地位的确立 PBL 基于人的发展理论，根据学生的发展需要，通过设计开放、和谐、宽松、民主的教学环境，有目的、有计划进行规范的教学活动，大胆地让学生自己提出问题、确定学习计划、实施学习方案、评价学习效果，走自主学习之路。在 PBL 中，强调学生是学习真正的主体，通过解决实际问题来进行学习。学生作为学习者，需要自觉担负起学习的责任，不断挖掘独立学习和团结协作的能力，在学习和相互交流的过程中不断发现问题、提出问题，积极主动地分析问题，识别问题的症结所在，理解问题的现实意义，并努力探求解决问题的良好办法，成为解决问题的"主人"。

3. 教师主导作用的发挥 PBL 认为，知识是依靠学生主动建构获得的，教师不是现成知识的拥有者和传授者，而是学生建构知识的促进者和指导者。在 PBL 中，教师并不是将知识直接传授给学生，而是通过质疑学生在解决问题情境时所遇到的各种真实问题，将专家的思维过程和策略表现出来，在教学活动中与学生共同建构知识。作为学生学习的促进者，教师要积极旁观，真切地感受学生的所思所想、所作所为；掌握教学策略，创设丰富的教学环境，为学生提供各种便利条件，包括心理上的支持和精神上的鼓舞，建立一个接纳、支持、宽容的学习氛围；注意激发学生的学习动机和兴趣，培养学生的自主学习能力和团队协作能力，与学生分享各自的情感和想法，促进学生积极主动地去学习。PBL 所涉及的学习空间和内容具有广泛性和不确定性，学生提出的问题和分析所得出的答案也具有开放性，甚至超出了教师的专业范围，教师往往不具有专业知识的优越感。因此，在 PBL 教学中，教师不再是知识的拥有者和灌输者，而是为学生选择、管理、组织和加工知识的指导者。因此，教师也要全面更新教学理念，与时俱进，具备开创性及发散性思维，摒弃传统式教学中教师绝对权威的观念，在课堂上主动创设和谐、民主、平等的教学氛围，让学生克服被动、害羞、胆怯、茫然的心理，敢想、敢说、敢干，这对于问题式教学的开展至关重要。所以，教师平时就应该做适当的铺垫工作，有意识地培养学生的问题意识和提问能力，帮助学生养成良好的学习习惯。同时，要结合学生的智商、情商等因素，对不同学习能力的学生，有针对性地设计教学目标和问题情境，使之既不流于形式，又不缺乏创新，使不同层次的学生都能从中受益。教师在指导学生解决问题的过程中，要始终遵循自主性和探索性原则，把自己的一切教育行为定位于支持和帮助学生自主学习和自我解决问题。并预测学生可能遇到的问题，做好前期调控，避免学生走弯路；在学生感到困惑或遇到仅仅依靠自身确实难以解决的问题时，给予适度指导和分析，帮助学生摆脱困惑，做出正确选择。但教师在指导时必须适度，点到为止，将思考和想象的空间充分留给学生，引导学生不断质疑、探索和创新。

4．问题方式的多样化 PBL的核心是"问题"，要考虑到对象的整体性和层次差异性，鼓励提出创造性问题，如"为什么"、"怎么办"等较深入的问题，激发学生的创造性思维，尽量避免简单的问题"是什么"、"有什么"，"对"或"错"，"是"或"不是"等。根据不同的问题类型，可以分别采用直问、曲问、正问、反问或追问的方式，必要时分解问题，引导学生逐步探究。对于学生思考后提出的问题，教师可以不忙于正面回答，可以反过来通过提问的方式一步一步引导学生的思路，把学生的思维引向深入，最终让学生自主思考得出正确答案。例如，在急性心肌梗死这一章节的学习中，典型症状是胸骨后压榨性胸痛，教师可以围绕"为什么会胸痛"，"怎样区别不同性质或不同部位的胸痛"，"胸痛了怎样治疗"，让学生深入思考，把急性心肌梗死的发病机制、诊断与鉴别诊断、治疗原则等知识很好地建构学习，提高诊治能力。

教师对学生的回答要给予建设性的评价，让学生及时明白自己思考的对与错，激发其学习的积极性和主动性，增进愉悦感和成就感，有利于下一步的探索，有利于教学相长，有利于提高教学效果。

问题可以口头提出，也可以利用现代多媒体手段，如通过幻灯片展示等。特别是一些难点、重点问题上，更要充分利用好多媒体的辅助作用。例如学习各种缺损性先天性心脏病（如房间隔缺损、室间隔缺损、动脉导管未闭）时，可以制作3D解剖图，直观地显示心脏的正常及异常结构，便于理解。

5．小组学习的组织

（1）分组原则。分组并不是按学号或学习成绩进行搭配，也不是没有目的的随意划分。从学生分组过程中自主性的高低程度来看，有教师分组和学生自愿结合分组两种方式。从学生认识水平、学习风格的异同性来看，有同质分组和异质分组两种方式。小组划分的基本原则是"组内异质，组间同质"，这样每个小组由认知特点、能力倾向、性别、个人喜好等不同的成员组成，每个成员之间存在一定的互补性，而各个小组间的总体水平则基本一致。小组成员在一定时期内保持稳定，以便形成团队关系。但在一学期中，应至少重新分组两次，让每一个学生参加至少两个不同的PBL小组，以利于小组成员在不同的学习团队中尽其所能地发挥个人的智力水平，加强团结协作。

（2）角色分配。根据PBL的教学特点，在一个问题小组内根据任务确定相应成员的角色。在通常情况下采取学生自我推荐和教师指定相结合的方式进行角色的分配。在每组中确立组长、记录员、汇报员等基本成员。组长由小组中协调和管理能力比较出色的成员担任。其作用是对整个小组进行有效而合理的管理，充分调动每个成员的积极性，使每个成员都能发挥应有的作用。记录员的工作是在小组讨论时将各个成员有价值的观点记录下来，同时在相应的记录栏内记录有关问题的进展。汇报员的任务是将小组成员的看法整理成相应的书面材料，在小组间交流和全体班级成员间开展讨论时进行交流。

（三）实施流程

问题式教学的实施程序一般是：教师创设问题情境、学生自主学习并生成疑惑、学生自主探究并在教师指导下解决问题。

1. 创设情境 问题是 PBL 的起点和焦点,设计、呈现恰当的问题情境应注意体现以下特征:尽量引出与所学领域相关的概念、原理,尽量设计结构不良的、开放的、真实的问题情境,如真实的事例、实际的临床问题等等,只有这样,才能激励学生去探索和学习;同时在设计问题情境时还应注意两个问题:第一,让学生卷入问题中来,让他们把问题看成是自己的而不是别人的;第二,保证问题情境所提供的条件没有暴露问题的关键部分。

如:张先生,男性,今年 43 岁。反复胸痛半年,近两周发作频率明显增多且发作时间延长。张先生起初并不在意,因为发作间期他自我感觉一切正常。但最近电视中多次报道名人猝死家中,他的家人很担心。因此,他趁公休来到医院内科门诊就诊。张先生单独驾车来到门诊,体形较胖,面色红润,交谈时语速很快,并在候诊期间与其他病人因就诊次序发生争执。

这部分内容描述了一位中年男性因反复胸痛就诊。教师注意:①该患者早在半年前就感到了不适,但缺乏必要的医疗常识并未及时就诊。作为未来的医生,应该从早期建立预防为主的医疗理念。②胸痛的原因很多,包括:心血管疾病、肺部疾病、消化道疾病、胸廓(包括皮肤、肌肉、骨骼)病变、周围神经疾病、心理疾患。③疾病的诊断首先依赖于对病史的详细询问和系统的体格检查。对张先生的胸痛程度、持续时间、起止、部位和伴随症状都应详细询问,既往疾病史,吸烟史,家族史也要询问,同时进行系统的胸部体检,这样就可以排除大部分可能性不大的疾病。再通过必要的辅助检查得出初步诊断。

2. 确定问题 在呈现的问题情境中选择与当前学习主要问题密切相关的真实性事件或者问题作为学习的中心任务(让学生面临一个需要立即去解决的现实问题),选出的事件或者问题就是"锚",这一环节的作用就是"抛锚",因此有时候 PBL 也被称为"抛锚式教学"(anchored instruction)

提示问题:①你能从上述情况中找到哪些关键信息? ②你认为张先生目前的身体状况正常吗? 如果是异常的你认为主要是什么问题,出现这种情况可能原因有哪些? ③你还想了解张先生的哪些信息来帮助你进一步判断?

引导学生关注主要讨论要点:

(1) 从医学社会学角度讨论张先生为什么没有及时就诊。

(2) 引起胸痛的可能原因有哪些?

3. 自主学习 教师不直接告诉学生如何去解决面临的问题,而是向学生提供解决该问题的有关线索。例如,需要搜集哪一类资料、从何处获取有关的信息资料以及现实中类似问题是如何解决的等。重点关注培养学生的以下几种能力:①确定学习内容的能力(学习内容是指为完成与给定问题有关的学习任务所需的知识点);②获取有关信息与资料的能力(即知道从何处获取以及如何去获取所需的信息与资料);③利用有关的信息与资料并对之进行评价的能力。

4. 小组协作 学生分成小组学习、讨论、交流,通过不同观点的交锋,补充、修正、加深每个学生对当前问题的理解,一般由 3~5 个人组成一个小组来共同讨论、解决眼前的问题。他们还需要搜集哪些资料,学习哪些知识,当所有资料都搜集好后小组就被解散,然后,组与组之间交换组员,组成新的小组。这样他们就可以在新的组内共享信息,在此基础上,根据整理好的材料提出解决问题的各种方案,最后选择出一个最佳方案。

5. 效果评价 PBL 要求学生解决面临的现实问题,学习过程就是解决问题的过程,即由该过程可以直接反映学生的学习效果,因此,对这种教学效果的评价往往不需要进行独立于教学过程的专门测验,只需要在学习的过程中随时观察并记录学生的表现即可,当然,这也不是绝对的。一方面教师引导学生总结整个解决问题过程中的体会或收获，反思解决问题过程中的不足，也包含学生评价自己及合作伙伴的表现；另一方面教师也要对小组协作、学生独立自主学习分别做出总结和评价。同时注意学生对 PBL 教学的反映，征求学生的意见，了解学生在学习中的困难。

三、实践性教学

医学是一门实践性和社会性均很强的学科，通过临床应用实践，不仅可以巩固掌握理论知识，更能理论联系实际，增强学生主动学习的意识，培养学生学习能力、发现和解决临床实际问题的能力。

（一）基本内涵

实践教学是指高校根据自己的专业培养目标，按照教学大纲要求，组织学生通过基本技能训练、实践能力培养来获取感性知识为教学目的的各种教学形式的统称。实践教学在医学生培养中的重要作用已经得到广泛的认同，其学习方式的实践性、学习环境的现场情境性、教学活动的系统性、学生学习的主体性以及实践教学活动的完整性均能更有效地促进教学目标的达成。根据教学计划应当有序地安排不同的临床技能培训内容、不同的学习阶段针对性进行实践性教学设计，努力达到高等医学教育基本标准。

（二）主要形式

1. 床边教学　这是以临床带教教师为主导、医学生为主体、病人为中心的临床教学，在培养医学生人文关怀、医患沟通、采集病史、体格检查、临床思维等方面的能力方面发挥了重要作用，一直以来是世界各国医学院对实习医生和低年资住院医师实行的重要教学方法，备受推崇。为使医学生在临床实习过程中更好地将理论知识灵活地运用于临床诊疗，更快地建立临床思维模式，从感性认识上升到理性认识，就必须丰富床边教学的内容，抓好床边教学质量。尽管有许多模拟教学方法的进步，但没有任何手段和方法可以替代床边教学，国际上也越来越呼吁床边教学的回归。床边教学必须坚持以病人为中心，切实培养学生的职业态度、情感、价值观、行为和伦理、爱伤观念、交流沟通等人文素质。

2. 模拟教学　医学模拟教学，是利用各种模拟手段，再现临床医学工作场景，为学习者提供一个无风险的学习临床知识和技能的条件和环境，可最大限度满足临床教学资源的匮乏。近年来，模拟教学法在医学教育领域的运用越来越广泛，借助各种模拟手段，通过反复模拟训练，帮助学生在接触真实病人之前学会规范熟练的医疗技术手法，在既降低病人风险的同时也增加了学生开展实际工作的自信心。

（1）借助模拟环境教学。医学生早期阶段，借助中心模拟病房、模拟手术室、各种医疗器械，使学生早期了解医院，了解医生职业，了解医疗辅助设备的使用管理等。

（2）借助模型教学。在临床实践教学过程中，借助临床教学模型进行临床技能强化培训。如诊断学的听诊、触诊、叩诊等体格检查技能教学；见习期间各类护理基本技术、穿刺技术、急救术、外科基本技术、妇产科检查基本技术与产房技术的教学等。

（3）借助动物教学。外科基本技术的教学在狗等动物上开展外科手术，帮助学生了解手术过程、学习术前术后处理、外科无菌术、切开缝合、伤口处理等外科基本操作、肠腔吻合等基本手术方式。

（4）借助标准化病人（SP）教学。建立 SP 队伍，培训 SP 在诊断学问诊教学、内科、儿科见习教学、实习资格多站考试中进行运用。发展医学模拟教学 提供临床实践能力。

3．门诊教学 医疗服务大部分发生在社区或医院门诊，住院病人约只占 5%，传统的医学教育训练却多集中在医院的病房，因此门诊教学作为病房教学的有效补充、愈益受到重视。门诊教学要做好各方面准备。

（1）教学环境准备。设立足够的独立的诊察空间、良好的观察设施等，使学生能更好地融入医疗环境。

（2）病人准备。让病人了解住院医师训练之必要，明白住院医师和主治医师照顾病人的责任与分工，了解病人的权利与安全不受影响等。

（3）学生准备。知识与技能的准备、自我学习态度、向病人学习、主动参与发问、要求教师给予回馈。

（4）教师准备。了解门诊教学技巧，了解学生的需要，安排较充足的时间，适当的心理调适。

（5）门诊人员准备。了解门诊教学对医师养成的重要性，接受住院医师成为门诊医疗团队的一员，让住院医师了解门诊作业流程与提供训练协助及提供适当的回馈等。

在门诊教学中，教师要依据学生能力提供适当的学习经验、询问重点问题来推测学生对问题的理解，坚持以学生为中心，努力改变学生的态度与行为。

4．标准化操作 为了让医学生熟练掌握基本技能操作，避免错误和事故的发生，通常在实际操作之前，先复习操作基本要领、观看临床技能操作录像，然后在模型上练习、带教教师亲临指导。最后实习医生独立操作，带教教师全程观看和指导，必要时充当实习医生助手。通过标准化的模拟和实践，逐步提高临床操作能力，为以后的临床工作打下坚实基础（图 9-1）。

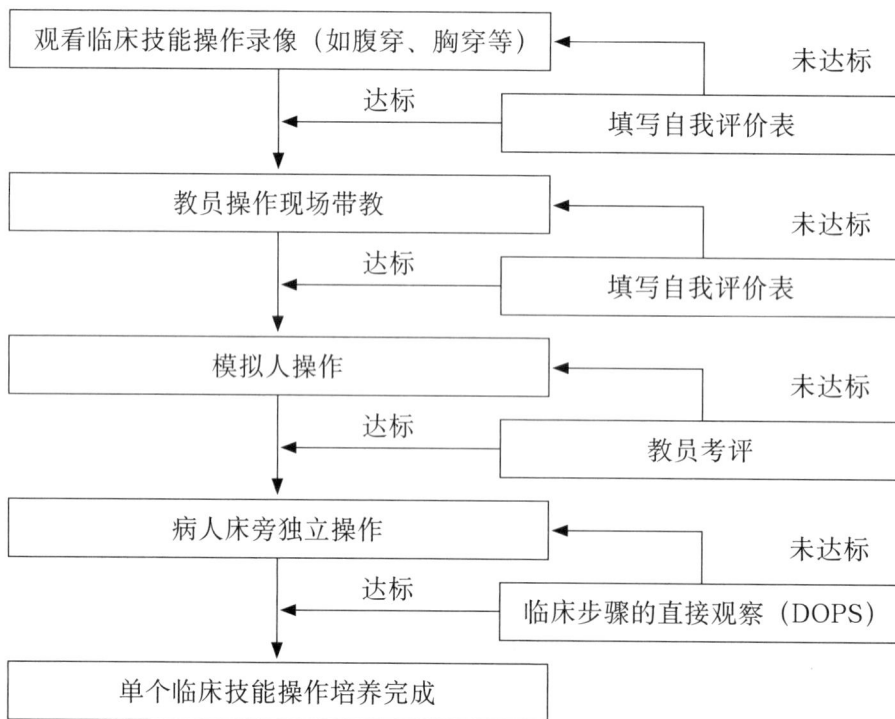

图 9-1 临床技能操作带教标准化流程

对要求掌握的临床技能操作，例如胸穿、腹穿、腰穿等，按照标准临床带教流程进行；采用录像教学、现场观摩及标准化模型人多渠道相结合的方法，全面训练医学生的临床操作能力。

（三）实施办法

1. **晨会交班和值班** 医学生进入临床实习后，在带教教师指导下参加科室日常诊疗工作，并轮流参加科室值班；积极参与危重病人抢救过程，及时写好抢救记录；学会动态、全面地观察危重病人的病情变化；学会纵观全局，了解掌握全科病人情况，锻炼管理病人的能力。熟悉科室每日交班的形式和内容，写好交班记录。在科室晨会交班时向全科医生汇报值班情况，不断提高医学术语表达的能力。

2. **医疗查房** 在主诊医师组织下，上级医生带领实习医生每日对所负责床位进行查房，早、晚各1次，节假日坚持早查房。要求实习医生必须提前到达病房，勤于和患者交流，了解患者每日病情变化，掌握患者第一手临床资料。查房时要求实习医生主动汇报病史、各项检查结果及病情变化，主诊医师给予点评，指导实习医生分析各项实验室检查结果、阅读X线、CT和MRI片等影像学资料，指导做出合理的治疗方案。实习医生在每日查房过程中不断学习积累临床知识，逐步提高对疾病病因、病理、诊断及治疗等各方面的认识。同时在住院医生规范化培训中推广每日早查房带教制度，利用常规医疗工作前的时间了解患者病情变化、掌握患者第一手资料、进行小讲课、讨论分析等。

3. **教学查房** 对于典型的临床病例，由主管教学的带教教师组织教学查房，全体实习医生参加。由床位主管的实习医生采集并汇报病史、体格检查、提出初步诊断、做出必要的鉴别诊断，最后提出治疗方案。带教教师精心备课，调动学生的主观能动性，引导学生系统全面认识疾病，强化知识点之间的联系，纵向和横向深入，阐述诊疗疾病的"一元化"思想，从正向和逆向两面思考，反复论证。带教教师应指出学生的缺陷和不足，指导治疗方案的改进。最后，带教教师进行系统归纳总结查房的内容，鼓励实习医生提出自己的看法和见解，辅以讲解国内外最新研究进展，融入循证医学的证据，拓展知识面，进一步帮助实习生建立健全思维体系。

4. **病例/病理讨论** 病例讨论是在临床实践中培养学生进行诊断、鉴别诊断、治疗、预后判断等临床思维的重要教学活动之一。病例讨论的组织实施过程中，要求实习医生首先汇报病史，独立做出诊断，说明诊断依据，并提出治疗原则和方案，要鼓励各级医生积极踊跃地发言，表达自己对于疾病的见解。上级医生在下级医生发言后进行指正与点评。临床教学中通过典型病例讨论课的实施，可以促使学生学习相关医学基础和临床课程的知识，锻炼基本技能，培养正确的临床思维，从而提高他们分析和解决临床问题的能力，获得良好的互动学习效果。研究型教学医院还常常组织大型的临床病理讨论会（CPC），以病理科为主干，综合内外妇儿等各专科，不单单针对学历教育，对于任职教育同样可以达到整体提升质量的目的。在具体实施过程中，对教育者而言，选择何种病例，选择怎样的切入点，是考验教育者水平和影响教学质量的重要的环节，在具体操作过程中，不同专业课程之间选择病例的需要相对统一的准入标准，避免片面化、局限化，最大程度保证教学质量。

四、个性化教学

医学因为其学科的特殊性，研究对象的多样性，决定了在医学教育中，尤其是临床教学中需要强调人文关怀，不单单体现在向被教育者灌输给予患者人文关怀的理念，同时应该强调的是对被教育者本身的人文关怀。研究型医院从事临床医学教育的工作者，探讨如何实施个性化教学，正是知识传递过程中人文关怀精神的集中体现。

（一）基本内涵

个性化教学就是尊重学生个性的教学，根据每个学生的个性、兴趣、特长和需要施教，简单说就是学生需要什么，教师便授予什么。个性化教学要求对被教育对象进行综合调查、研究、分析、测试、考核和诊断，根据社会或未来发展趋势、被教育对象的潜质特征和自我价值倾向等，定制目标、计划、方案和管理体系。同时在教学过程中，关注教育对象的心态、观念、思维、技能、经验等。

（二）关键要素

个性化教学需要满足五大要素：即关注学生、关注教师、关注课程、关注评估和关注同伴。

1．**关注学生** 临床医学受教育者群体年龄结构复杂，知识背景多样，教学内容起点不同，人格特性存在差异，对个性化教学提出了极高的要求。施教者要系统审视学生的个性化特点，充分结合个体的文化背景、语言习惯、学习兴趣偏好、学习准备程度等进行有针对性的教学，使受教者能够客观地认识自我，不断修正自我，使自身潜能得到有效发挥。所以，个性化的教学要贯穿于学历教育、任职教育等各种形式的培养之中。

2．**关注教师** 教师的文化背景和知识储备对个性化教学的成功与否起着关键性的作用。对教育管理者来说，要全面考量、准确判断一个教师是否具备开展个性化教学的能力。比如，某教师善于调动学生积极性，课堂气氛活跃，经常性组织小组讨论，初看非常合适开展个性化教学，但如果他仅仅理论基础扎实而实践技能欠缺的话，许多形象思维或动手能力较强的学生也许并不喜欢，他们希望有更多的实践课程。所以，教学管理者要积极谋划，通过课程设置、教师配备等环节加以协调，以达到不同层次、不同需求的学生均能获得有效培养的目的。

3．**关注课程** 个性化教学能否成功实施，课程建设是根本所在，如何确保所有学生均能获取可以应用的原理，需要教师、学生以及管理者多方的协调配合。根据教学形式、学生就业形势、专业方向的需求等多方面信息，综合设置开展个性化教学的课程，并需要兼顾个性化教学在不同课程中权重比例和实施方法。譬如在内科疾病症状学的课程设置中，基础构架是采用案例式教学的方式，但也可以整合小组学习的策略，以发挥学生的主观能动性；而在急救医学的课程设置中，则可以选择采用门诊、急诊教学的模式，采用学生在教师监督下独自接诊的方式进行，以期为后续评估打下基础。

4．**关注评估** 个性化教学是否能深入拓展，评估环节是重中之重。兼顾到教学活动可能影响到的方方面面，教学评估者、实施者、学生三方面都应该积极参与，综合评估。合理恰当的评估应该在保证文化敏感度，即重视学生感受、教师感受的前提下进行，而并非评估者本身的主观臆断或课程结业考试的一孔之见。必要时可将评估环节延展到教学活动结束之后的跟踪随访，以期提高评估质量。

5．**关注同伴** 这一关注贯穿于个性化教学实施环节和评价环节，个性化教学并非单纯强调个性的张扬，在教学活动中需要有效地得到来自不同背景、具备各种技能和观点的教育同行的帮助。最后希望通过合理有效的评估机制，及时分析查找不同个体在知识、能力方面的不足，这一方式同样适用于不同层级的学员，如实习医师、规范化培训的住院医师、专科培训的医师及主治医师，利用差异化的评价方式，不断寻找和弥补各自的不足，最终实现提升。

（三）实施要点

1．以需要为导向 针对传统教学方法的"重知识轻人文"弊端和学员将来走上工作岗位的现实需要，依据医学教育人才培养方案，参照全球医学教育最基本要求（GMER），制订不同专业层次的《课程标准》，着重强调在理解和运用医学知识的同时，特别注重人文素养的培养；素质教育和技能培训并重，加强情感态度和价值观的培养。组织早期接触临床；开设医学沟通与医学礼仪选修课；临床教学中言传身教践行以人为本与医德医风。《诊断学》教学"大班理论"与"小班技能"相结合：基本理论采用大班课教学，在学员掌握诊断学基本理论、基本方法的基础上，技能采用小班课教学，学员相互做模拟病人，教员与学员面对面、手把手交流学习，始终强调医患沟通与爱伤观念；多元化考核评价：体检、听诊、心电图阅读、病历书写、理论考试等，注重理论与技能相结合、知识－技能－态度并重的综合评估。

2．以学生为中心 个性化教学要求对学生进行综合调查、研究、分析、测试、考核和诊断，根据学生的潜质特征和自我价值实现，定制目标、计划、方案和管理体系。如针对本科生的个性化教学，应该因势利导，注意学员不同的兴趣爱好，夯实基础，注意培养通识能力，在此基础上，针对部分学员的兴趣爱好，开展课外科研实践，使学有专长的人在"挑战杯"、"医学生技能大赛"、"国际生理学竞赛"等高层次的交流平台中展现自我；针对研究生的个性化教学，应不拘泥于导师的课题方向，在发掘个人兴趣的同时，积极寻求课题导向和研究生兴趣点的有机结合，避免资源浪费；任职教育具有更强的目的性，教师对受训者的心态、观念、思维、技能、经验等更要准确把握，对学生的需要既要设法满足，但又不能一味迎合。譬如某进修医生希望来某三甲医院学习开展某专业技术以返回当地开展，但实际学习过程中该医生综合素养并不符合这一专业技术的需要，反而和另外一项专业技术的需求较为契合，故而应建议其调整进修方向。

3．以教师为主导 个性化教学与传统教学的核心区别是改"教师想怎么教、学生该怎么学"为"学生想怎么学、教师该怎么教"，因此转变观念的主体在教师。教师要摒弃狭隘的"师道尊严"观念，切实尊重学生的个性，结合人才培养方案、使命要求，定制个性化的培养手段。要做到这一条，教师首先要在学科专业上知识渊博、学识深厚，与教学内容相关的知识知道得多，懂得的多，洞悉知识的来龙去脉，"知人所不知、识人所未识"，真正有文化、有学问。教师的个性化教学还体现在教学的艺术性上。教师如何准确、灵活地把握制约教学的主观因素，能动地选择教学内容、确定教学的重难点、设计教学程序、对教材进行再创造、怎样设计教学情景、运用启发式教学等等。教学的创造性，并不是在教学中某些具体的教学方式、方法的变革，也不是教师在实际教学中偶然的心得体会，而是在教学活动整体中表现出来的，贯穿于教学全过程的教学智慧，是教学水平的综合反映，更是教师执着追求和苦心经营的结果。

五、慕课式教学

慕课是一种全新的教育模式，它的出现，打破了大学"围墙"，以较低的教育成本将丰富的知识通过在线教育平台让全球学生学习，对教育领域的发展有着重要的意义，必将给人才培训的方式方法带来革命性的变化。

（一）基本内涵

2008 年，加拿大曼尼托巴大学开设了一门"连接主义与连接知识"在线课程，由此创造了"慕课"一词。"慕课"是英文"MOOCs"的中文音译，Massive Open Online Courses 首字母缩写，意为"大规模开放在线课程"。2011年以后，慕课逐渐引起世人的关注。目前，慕课发展迅速，除了平台中最有影响力的"三大巨头"：课程时代（Coursera）、教育平台（edX）和勇敢之城（Udacity）外，FutureLearn、可汗学院、点对点大学、人人学院等机构也都在迅猛发展。慕课正成为无数大学生和社会白领汲取知识、拓宽视野的重要方式。

当前高等教育存在的两个主要问题是资源共享及学习模式问题，慕课平台可以帮忙我们共享全球的优质课程，实现更大范围的资源共享。教师需要更多的思考和实践如何运用好这一模式为高等教育服务，而学生则要面对如何学习、怎样有效学习的问题。当然，在线课程不可能完全取代传统的课堂教学，但它会冲击现行教育体制、推动教育的巨大变革，对教师和学生都是一种挑战。高等医学教育如何加入慕课阵营、如何设计幕课课程、如何引导医学生自主利用慕课平台进行学习，是研究型医院教学变革应当关注的热点问题。

（二）主要特点

1. 开放的教学平台　幕课最大的特征是大规模、开放的、在线课程，任何人都可以利用这个平台在线学习，上课地点不受局限。无论身在何处，都可以花最少的钱享受一流大学的一流课程，只需要一台电脑和网络联接即可，极为便利。这一特点特别适合于医学继续教育的广泛开展。医学院校的医学生、研究生、规范化培训的住院医师，甚至专家、教授等，都可以利用幕课平台在线学习，既能学习相关领域的基础理论、基本技能、基本操作，也能学习到前沿进展、最新观念。

2. 灵活的学习安排　在慕课平台上，学生可以根据自己的不同兴趣、不同学习准备情况、自己的时间等来注册自己需要的课程；完成注册后，在课程的开放周期内，可以观看教学视频、完成并提交作业、在社区讨论、互评作业、参加测试；如按要求完成以上学习环节，甚至有可能取得证书乃至学分。在线课程直面学生和市场的考量与选择，教学质量评估在自由选择的市场环境中变得简单而公正，学生用投票来评估教学质量变得通行无阻。

3. 良好的补充途径　幕课的学习材料多种多样，最常见的有视频、讲义、作业和项目的组合。充分利用好课程提供的所有学习材料至关重要。名校、名家的课程，当下最迫切、最需要的课程等，都是对正常教学的有益补充。学习者可以从兴趣出发，从需要出发，从这个平台里找到知识的源泉。对于五年制或八年制医学生来说，从基础医学课程到桥梁学科，再到临床医学课程，教学大纲规定了学习的课程进度和内容，学生在不同的阶段结合学习的课程进行选课，利用幕课平台加强自主学习，就能起到事半功倍的效果。对于临床实习阶段或规范化培训、专科培训阶段的医生来说，结合各专业学习要求，慕课是一种有益的补充学习手段，有助于更好的理解、掌握医学专业知识。

（三）实施要点

1. 以网络学习为主　以网络学习为主、课堂教学为辅既充分利用了慕课的先进性，又保留了传统课堂教学的优点，两者优势互补，达到了"1+1>2"的教学效果。在高等医学教育领域，这种方式颇受医学生欢迎。大学生已经具备相当的自学能力、自我管理能力，教师若是结合所教授内容，提供慕课信息资源给学生注册、自主学习，课堂上再针对难点、要点作重点阐释或结合经典案例教学，把学生学到的理论知识转化为实践应用能力，必定能获得单纯课堂教学所没有的教学效果。

例如，在《内科学》原发性高血压这一章节的学习中，高血压的概念、流行病学，病因、发病机制，诊断标准和危险分层，临床表现和靶器官损害，降压治疗的目标值，非药物治疗和药物治疗，高血压危象的概念和高血压急症的处理等内容都可以让学生通过幕课的"高血压课程"自主学习。在课堂教学中，教师可以实行案例教学法，以典型高血压病例，再引导学生掌握应用所学知识，再强调继发性高血压鉴别诊断的重要性，重点讲解高血压急症的危害性和紧急救治的方案、原则。通过网络学习和课堂教学的结合，学生能更好地掌握高血压的理论知识，也能培养实践诊断和治疗能力，达到理想的教学效果。

2. **与翻转课堂结合**　所谓翻转课堂，是指学生课前预先通过网络微视频学习，完成进阶作业，教师根据学生作业完成情况在课堂上有针对性地帮助学生完成知识的巩固强化、梳理总结及拓展深究。幕课平台的出现，有助于更加轻松的实施"翻转课堂"，实现教学模式的变革，为拔尖创新型医学人才的培养创造良好环境。

幕课和翻转课堂的紧密结合对传统教学模式产生了很大挑战。幕课学习是实施翻转课堂的前提，而翻转课堂是幕课学习必不可少的环节。两者结合最大的优势是符合学生的学习规律，先学后教，相对传统课堂教学的先教后学，这种教学模式更加生动活泼，能够吸引学生学习的兴趣，为大班课背景下的个性化学习提供了可能。幕课实现"先学"，一般的知识讲解由视频代替，学生完全能够掌握，但作业时遇到的困难和困惑可以留到课堂上请教老师，通过作业完成情况，教师课前也掌握了学生学习的掌握程度，清楚学生的不足和弱点在哪里；翻转课堂实现"后教"，教、学双方都清楚困难和困惑在哪里，有针对性地辅导、答疑和拓展，实现教学相长的目标。

3. **合理管理时间**　幕课虽然已经发展成为一种引领潮流的时尚，越来越多的大学和教育机构加入幕课阵营，越来越多的优质课程不断涌现，越来越多的参与者热情高涨，但一个不争的事实却是：幕课不是万能的，行业内对幕课的评价是毁誉参半。主要就在于幕课参与者的高辍学率和低完成率，实际成效往往受到质疑。的确，当学习完全变成一种自主行为，不再受到外在因素的约束，加之免费开放的特征，也会让学习者轻易放弃，不能做到持之以恒的学习。高质量地完成幕课课程学习，关键在于学习者的时间管理。一些学习者在计划开始时雄心勃勃、热情高涨，一次性选了很多幕课课程，现实生活中又有较多的事务和工作需应对，学习时间不能保证，疲于应付，结果必然导致辍学。因此，在幕课学习过程中，学习者应当合理计划幕课课程学习，合理分配自己的时间，同时以顽强的自制力和意志力坚持幕课学习，这样才能达到预定的效果。

第三节　研究型教学的组织实施

实施研究型教学，推动研究性学习，是建设研究型医院的重要内容。医院的临床教学对象层次繁多，起点不一，标准不同，必须针对不同类型的学生，制定有针对性的培养目标、培训内容、培训计划，在研究型教学新思维的引导下，采用不同的培训方式，实现研究型人才的培养目标。

一、研究生教育

研究生教育是医院最高层次的教育。它以培养优秀医学人才为目标，以加强临床、科研能力训练为关键手段，注重综合素质的生成与提高。作为医院教学工作的重要组成部分，继续医学教育的一种重要形式，医院的教学变革首先要从研究生教育抓起。

（一）调整培养目标

培养目标是指通过教育使培养对象在素质上所要达到的基本要求和规格标准，即关注培养什么样的人。研究型医院需要高层次的临床、科研复合型人才，研究生培养必然要转变模式，由单一走向多元，不断深化或拓宽培养方式，无论是硕士层次还是博士层次，都应当以多元化培养目标为出发点。首先，要奠定坚实的基础知识，洞悉未来的发展趋势。其次，要加强创新思维训练，提高研究生对信息加工处理、重新组织的能力。再次，要加强临床科研转化能力的培养，增强研究生发现新问题，产生新思路，设计新方案的能力等。

（二）修订培养方案

培养方案必须包括研究方向、学习年限、课程设置、考核方式、学位论文等内容。各项内容应明确、具体，具有可操作性。同时，医院根据设置学位的不同（专业学位或科研学位），个性化修订培养方案，突显特点，体现专长。基本原则包括：一是要遵循研究生教育规律，结合医院的学科特色和优势，突出各专业最新进展，合理规划研究方向。二是要注重基础课程教学，加强应用型课程设置。三是要努力体现因材施教的原则，注重发挥研究生的个人才能和特长。四是要优化课程体系，注意专业性与交叉性、稳定性与前瞻性的统一。

从修业年限来说，博士研究生的基本修业年限为 3~4 年，在职博士生可酌情延长 1 年。硕士研究生的基本修业年限为 2~3 年，在职硕士生可酌情延长 1 年（全日制硕士研究生的学习年限为 2.5~3 年，在职硕士生的学习年限可酌情延长 1 年。非全日制硕士研究生的学习最长不超过 5 年。少数学业优秀、临床或科研工作突出的硕士研究生，在完成培养要求的前提下，可适当缩短）。硕博连读研究生学习年限为 5~6 年，若 5 年内不能完成学业，可适当延长，但一般不超过 6 年。

培养方案一般应在研究生入学后 3 个月内，在导师和教研室（科室）指导下制定完毕，经导师和所在教研室（科室）领导审核通过后实施。

（三）完善培养内容

研究生的课程设置，要注意专业知识领域的进一步深入，并结合当前国际前沿研究动态，及时介绍最新科学知识和先进技术。在美国，研究生教育中的知识体系既包括推动科学进步的原创性高深知识，也包括解决现实复杂问题的应用性知识，更包括满足产业界新增岗位所需要的"软技能"知识等（包括职业道德、表达和写作交流能力、团队合作能力、批判性思维、问题解决能力以及社会责任感）。研究生作为未来医院发展的中坚力量，学习内容必须与上述要求相吻合。

1．**科学设置学位课程**　课程学习实行学分制，修满专业培养方案所要求的最低学分要求。

（1）马克思主义理论。按照原国家教委颁发的《关于高等学校研究生马克思主义理论课（公共课）教学的若干规定》安排教学和考试。

（2）外国语。按原国家教委《非英语专业研究生外国语学习和考试的规定》执行。

（3）基础理论课和专业课。研究生在学期间一般应学习不少于 2 门的高级研究课程（专业基础与专业学位课），可以采取听课或规定内容自学的方式学习，但均需通过严格的考试，也可采取包括基础理论和专业知识的综合考试，考试内容应有一定的覆盖面。若采取规定内容自学的方式学习，需要由本学科和相关学科 3~5 名副教授以上专家小组进行考核。博士阶段的学位课程应力求与硕士阶段的学位课程分清层次，体现进一步拓宽和加深专业基础的要求。

（4）实践环节。研究生在学期间还应完成培养方案规定的实践内容（教学实践、医疗实践、社会实践、社会调查等）和学术活动（作学术报告、参加学术报告会、前沿讲座，以及各种专题研讨班等）等培养环节。

（5）选修课。研究生在学期间根据需要应选修部分课程，特别是跨一级学科或跨专业的课程。

2．**加强科研思维训练** 研究生的科研能力可通过参与导师的科研项目来锻炼、提高，依靠导师的传、帮、带，把学习和研究紧密结合起来，从被动接受知识变为主动研究问题，进而熟悉医学研究的基本思维、方法、步骤和相关动手能力。导师不仅要指导研究生完成课题研究的各项具体工作，更要注重研究生科学精神、科学态度、科学方法和科学作风的培养。

鼓励硕士研究生在导师指导下，尽早进入课题研究，在培养科研能力的过程中推动有关专业课程的学习，进一步拓宽知识面。博士研究生应在导师指导下，选择和确定科研课题，制定科研计划，开展各种科研工作，加强科研训练并通过科研考核。提倡和鼓励博士研究生申请各种科研基金，对优秀的博士学位论文苗子和课题研究在经费上给予专项资助，切实提高博士生的科研能力和学术水平，提高研究型博士生的培养质量。临床学位研究生则应该在导师指导下，从临床工作中发现难点、疑点，并将其转化为科研问题，在强化临床思维的基础上不断强化科研思维。

3．**突出临床能力训练** 研究生应根据本专业培养方案的转科规定，也可依据培养方向，由导师依据培养目标安排训练科室，完成学习任务。以二级学科各专业范围内进行临床技能训练为主，兼顾其他相关科室。在本专业三级学科进行临床能力训练1年（临床专业研究生2年以上），掌握本专业基本诊断、治疗技术，本学科常见病、多发病的病因，发病机制、临床表现、诊断和鉴别诊断、处理方法，学会门诊、急诊处理，危重病人抢救，接待病人，病历书写，临床教学等技能；培养严谨的工作作风和高尚的医德。

4．**提高学位论文质量** 学位论文是检验研究生培养质量最直接的评价依据。导师和教研室（科室）应注意抓好学位论文选题、开题报告、课题检查、组织预审或预答辩、答辩等几个关键环节，共同把好论文质量关。

（1）硕士学位论文。硕士生要在导师及导师小组的指导下，用至少1年时间，独立设计和完成某一基础科研课题或临床科研课题，培养独立的科研工作能力。

（2）博士学位论文。博士生应集中主要精力进行学科研究和撰写博士学位论文。导师要鼓励、支持并指导博士生选择对学科发展有重要意义或实际价值的研究方向及内容作为学位论文课题，并在学习期间用至少2年时间取得创新性研究成果。

（四）改进培养方式

德国的研究型研究生培养、美国的专业型研究生培养、英国的多样化研究生培养，从不同侧面展示了其研究生教育的成果。在科技高度发达的今天，单一的研究生培养方式已难以满足社会与经济高速发展的要求，多元化是研究生教育发展的必然趋势。

1．**转换培养理念** 完善研究生培养整体机制就要打破过去长期存在的招生资源分配上的平均主义、资金配置上的僵化和低效率等状况，通过改革实现优化资金配置，树立全方位的、科学的研究生招生管理机制和培养管理机制，充分鼓励导师和研究生从事科学研究的热情，培养符合时代要求的创新型人才。

2．**突出科研导向** 研究型的教学变革，体现在研究生的培养上，就是要培养研究生的学术兴趣、学术热情和学术钻研精神。立足自身学科专业特点，设立研究生科研基金，专门用于资助在校研究生（重点是博士研究生）从事高水平的科学研究工作，并针对研究生学术课题的难易程度和创新性，分级、分层给予资助。

3. **提供宽阔舞台** 随着研究生教育国际化程度的日益提高，拓展国际视野，提升国际性已成为研究生教育的重要战略。要与全球高水平的医学院校、科研院所广结对子，为研究生提供接触学科前沿和国外最新学术成果的机会，使他们能够将国内的研究与国外的学习、研究有效结合，开拓学术视野，增长见识，活跃思维，全面提升科学研究的国际水准。

4. **拓展培养模式** 根据我国研究生的培养目标，硕士研究生教育主要定位于培养学术专业人才和科研技术人才，博士研究生则着重于培养教学与科研型的高级人才。从这个意义上说，专业型培养模式是比较适合硕士研究生培养的主要模式，而学徒式培养模式则有利于保证博士研究生的高质量教育。因此，在以上主要培养模式的基础上，还应该引入其他模式作为补充。例如，在硕士生培养过程中可引入协作型培养模式的一些元素，导师根据学生的特点或者未来工作意向，通过适当的安排科研课题，使得研究生在求学过程中，不仅可以掌握专业的相关基础理论，而且能够积累初步的职业知识和专业技能，不仅能很好地满足社会需要，而且在职业竞争中也将具有更大优势。

（五）改革考核评价

1. **课程考核** 考核分为考试和考查两种。必修的学位课程（包括公共学位课、学位基础课和学位专业课）和第二外国语必须进行考试；选修课可采取考试或考查。研究生课程的考核，可根据课程教学的实际及有利于测试研究生知识和能力等方面的要求，分别采取口试、笔试，开卷考试或闭卷考试等不同的形式。

2. **中期考核** 按照本专业培养方案所完成的学业，从品德思想素质、理论知识水平、临床实践能力等方面进行全面的总结、检查和考核，博士生的中期考核还确定该研究生是否具有继续攻读博士学位的资格。

3. **毕业考核** 研究型医院研究生的毕业考核可采取课程论文的考核方式，课程论文写作有利于培养研究型医院研究生多方面的能力：运用课程所学知识分析问题的能力、运用基础理论解决问题的能力、文献查阅与综合概括能力、逻辑思辨与创新能力、文字表达能力等。在实际应用中，要严格控制论文质量，以"观点正确，理论明确，论据充分，资料翔实，论点与论据紧密结合"等为考核评价指标，杜绝没有消化理解、没有自己观点的综述性论文。

二、进修生教育

我国的医师进修制度是在 20 世纪 50 年代沿用苏联模式建立起来的，这种模式对提高医生的技术水平有着不可低估的作用，目前发达国家也依然存在这种制度。进修教育也是医学继续教育的一种形式，进修人员在上一级医院参加临床诊疗和相关的教学、科研活动，达到以提升临床能力为主并能全面发展的目的。因此，作为研究型医院，应当把进修教育当作教学工作的一项重要任务，用研究型教学的模式贯穿其中，有针对性地做好每项工作，促进进修生的顺利成长。

（一）调整培养目标

通常，进修教育的主要目的是提升受训者的临床技能，包括临床知识普及。但研究型医院的进修教育，除了让受训者熟练掌握本专业临床诊疗技能、专项诊疗技术以外，还要鼓励进修生适当参与临床科研活动并掌握科研的基本方法。更重要的是，培养学生终身不断自我教育的能力。基层医院因条件有限，大部分进修生科研意识淡薄，基础科研能力较差，进修人员都是选送单位重点培养的对象，是科室未来的主力军和学科带头人，因此，抓好进修生的科研工作就是进修生培养的工作重点。

（二）修订培养计划

根据受训人员特点，以"拓宽更新、按需施教"为原则，分专业定内容、定时间，分层次定标准，缺什么补什么，需要什么教什么，制定出符合进修教育规律的教学计划。

1．进修 1 年的学员，完成门诊和病房工作各 6 个月。

2．进修人员按本院住院医师职称安排岗位，参加门诊和病房的交班、查房、手术、病历撰写和值班。

3．病房工作期间，应撰写病历，跟随带教医师完成查房、换药、手术等日常医疗工作。逐步熟悉、掌握本科室常见疾病的诊断、鉴别诊断、手术指正、术前检查、术前准备、基本的手术步骤、手术并发症的处理原则等。参加病房疑难及危重病例讨论。

4．进修结束前完成综述或论文 1~2 篇。

（三）完善培养内容

根据专科发展方向，临床工作需要，以及进修人员的不同需求，在加强"三基"训练的基础上，以"科学、先进、实用"为基本要求，抓好新知识、新理论、新技术、新方法的针对性教育。注重发展学员的思维能力，着重培养自学能力、分析能力、创新能力和动手能力，在教学实践中引导他们去独立思考，在思考中学习，在实践中领会。

1．理论培训　讲授本专业基础理论、基本知识、基本诊疗技术，本科常见疾病诊断、鉴别诊断、治疗及相关学科的临床诊疗基础知识及诊治技术。

2．临床能力培训　每周参加科室交班及科研汇报、科室业务学习，参加住院医师规范化培训早查房，参加教学或疑难病例讨论，参与危重病人抢救。

3．科研培训　参加每周一次的科室讲课及其他区域性学术活动。实行"导师"负责制，进修生在导师指导下，从书写临床个案报道开始，逐渐发展到撰写临床病例总结、论著摘要、综述、论著等。有发展潜力的进修生，鼓励参与相关科研工作。

（四）改进培训方式

用循证医学的原则指导进修教育工作，充分体现以下几个观念：①从传播临床知识转变为教会学习；②指导进修生从死学转变为巧学；③进修生应从被动接受转变为主动求学；④形成从短期"充电"意识转变为终身的教育意识。

1．组织专题教学　组织科室主治医师、住院医师和相关专家对进修人员进行专题授课，针对临床和科研上存在的疑难问题进行教授探讨，将本专业的新技术、新理念、新方法及研究成果传递给他们，促进知识积累发展和进步。有组织、有准备地经常开展病案分析、病倒讨论、专题讲座等活动，用讨论、辩论等方法来活跃思维，提高分析问题的能力，积极开展医疗新技术操作训练，使理论和实践紧密结合起来，不断提高操作技术，充分利用现代教学手段配合教学。

2．实施联合教学　和医科大学、医学科研等单位进行交流和学习，依托区域性综合教学、科研优势和条件，进一步开阔进修人员的视野，在有限的时间内更多接触本学科的前沿，提高进修学习的效率。

3．因人因材施教　进修生的生源质量参差不齐，知识面的宽窄程度、临床技能的熟练程度、科研能力的高低都有很大的不同，必须量身定制培训方法，有效弥补他们在理论和操作以及临床思维方法中的不足，才能最大限度地提高培训效果。比如一个基层的普外科医师进修泌尿外科，如果没有泌尿外科腔道镜操作的经验，就必须首先应让他对尿道解剖有了比较详细的了解，然后教会他运用尿道探子，最后才是操作膀胱镜。

4．教会学习方法　引导进修医师带着问题学习，并在实践中加以运用，得到检验，从而产生深刻印象，并成为今后独立工作时解决类似难题的重要手段。带教老师既要传授疾病诊断和治疗的经验，也要分享自身的教训与心得，以现身说法加深进修生的感性认识，提高自我学习的能力。

5．教学与科研相结合　建立以课题为中心，多学科合作攻关的培养模式，组建导师团队和研究团队。当涉及学科交叉的课题研究时，可以围绕研究内容，指定不同学科的导师组成导师团队，指导课题的完成，有助于进修人员改善知识结构，扩展思维方式，培养创新能力。鼓励进修人员参与科学研讨会和学术会议，参与本医院科研活动，培养进修人员科研主动性和积极性，提高科研水平。

（五）改革考核评价

对进修人员的培养，不只是提高他们的临床工作能力，也是培养各方面优秀的骨干人才，所以，对进修生的评价也应从理论水平、操作能力、研究成果、医德医风等多方面综合考量，全面评价培训质量。

1．3个月后进行临床技能考核：重点考核各类外科操作技能、临床查房等技能。

2．半年后继续进行临床技能考核，以及学术讲课、论文编写等。

3．1年后全面考核临床及科研等技能和业绩。

三、实习生教育

临床实习是医学教育的一个重要阶段，是医学生从学校走向社会的重要转折点，是理论联系实际，进一步学习、巩固医学基础知识，熟练临床基本技能和培养独立工作能力的综合性训练。研究型医院的临床实习教学，应充分体现以病人为中心的思想，积极实践生物－心理－社会医学模式，培养学生养成良好的医德，树立全心全意为人民服务的思想。

（一）调整培养目标

通过实习教学，使学生能对常见病进行独立诊治，对较复杂的病症及急症能进行急救和一般处理；学会对患者的人文关怀、尊重，养成良好医德；充分运用心理学、语言学、伦理学为患者营造一个舒适、安静、安全、自信的医疗环境；经受科研理念熏陶，不断提高临床决策、自主学习、获取信息及基本的科研能力，为成为研究型医师奠定基础。

（二）优化培训内容

1．巩固基本理论　以复习常见病的病因、发病机制、病理与病理生理、临床表现、诊断、治疗、预后及预防，巩固基础理论知识，熟悉常见疾病的临床表现和发生、发展规律。

2．培训基本技能　包括病史采集、医疗文书书写、院内感染、抗生素的合理应用、药品选用、处方书写等，初步掌握诊断基本方法和诊疗技术。

3．建立临床思维　理论联系实际，循序渐进，不断提高解决临床问题的能力以及基本的临床思维方法和临床决策能力。

4．培养综合素质　包括人生观、价值观、医德医风、学术道德、医疗法规等教育；包括医患沟通技巧、爱伤观念、团队合作能力、信息获取能力以及循证医学、转化医学新理念的学习与运用。

5．形成科研意识　包括个案报道、文献综述、病例总结等基本的临床研究内容与方法。

（三）改进培训方式

五年制本科生实习教学：采用"三习合一"的教学模式，融"理论学习、临床见习、医疗实习"于一体，要求医学生在病房或门、急诊参加临床医疗工作，通过临床实践教学，了解医生职业内涵，敬畏生命，增强医学生的使命感和责任感。根据各实习科室制定相应的计划和教学内容，采取以下6种教学组织形式：

1．大组课（可采用PBL或CBL等教学方法实施）　以内科组、外科组或专科组为单位集中组织教学，主要讲解常见病、多发病的临床表现。

2．床边教学　即带教老师在床边结合病人实际，以形态学表现为主或具有典型症状、体征的病例进行教学以及临床操作训练。

3．讨论课　在老师主持下，以本科室轮转学习的学员为单位针对典型病例、疑难病例、死亡病例等组织讨论，并辅导答疑。在各组轮转出科前，至少应安排1次全年级参加的综合病例讨论或全院性的CPC病理讨论。

4．讲座与选修课　临床医学院可以有针对性地安排讲座和选修课，以讲授学科前沿领域的新知识、新技术、新疗法为主要内容。

5．第二课堂　即学有余力的学生在老师指导下，围绕某一研究方向，开展的课外科研活动。主要用于培养学员的科研思路和方法，是提高学生综合素质和创造力的一个重要途径，学生可以根据个人兴趣爱好自主选择参加的一种教学或学术活动。

6．自学　即学生根据教学大纲和教学指导，借助教材和其他工具书、文献资料、网络媒体，结合临床，自主学习。简单易懂的教学内容应以学生自学为主，带教老师适时提问，了解学生的学习情况，帮助学员巩固并加深理解。

八年制学生实习教学：

第5、6学年的培训方式，原则上按照五年制本科生实习教学培训方式执行。

第7、8学年时，紧紧围绕长学制医学生的培养目标，坚持以"拓宽基础、强化实践、提高能力、注重创新"的培养原则。要求医学理论应对疾病本质的认识更强调掌握分子生物学和遗传基因学，养成阅读相关杂志的习惯、参与医学讲座及交流；鼓励学生积极参与临床实践，接触更多病人，加强理论与实践的紧密联系；熟练掌握采集病史、体格、实验室检查和各种诊断治疗操作，对每一疾病都要注意归纳、总结疾病的特点，找出疾病发生发展的关键环节或疾病的本质。引导学生了解国内外研究现状，提出自己感兴趣的学科研究方向，利用图书馆、互联网查阅资料、参加各项学术会议、让学生耳濡目染、亲身体验创新氛围。充分发挥教师的主导作用和学生主动参与的积极性。

（四）改革考核评价

1．考核方法　结合各学科的具体特点，采用理论与实践、笔试与口试等多种形式相结合的考核方法。

2．考核时机　各科室出科时，均应组织出科考核。

3．考核形式　包括出科考核、实习中期考核和毕业技能考核等：出科考核由所在科室组织，可以采取口试、笔试、操作、提交论文综述等相结合的形式。中期考核是在学生实习中期

（每年 12 月中旬）进行的临床"三基"综合性考核，考核内容主要为内科或外科的临床病史采集、体格检查、综合病例分析、临床技能操作、医疗文书书写、专家现场提问等内容。毕业技能考核是指学生实习结束后，采用"多站式考核"方法，主要考核学生的"三基"水平，以及临床思维能力和医疗整体观念。

四、住院医师规范化培训

住院医师规范化培训是毕业后医学教育的重要组成部分，是培养高水平临床医学专业人才的重要手段和必经途径。将研究型教学理念应用于住院医师规范化培训，有利于住院医师的个性化发展，为将来成为临床专家打下坚实基础。

（一）调整培养目标

住院医师规范化培训的总体目标是培养具有良好的职业道德、扎实的医学理论、专业知识和临床技能，能独立承担本学科常见疾病诊治工作的临床医师。

参加规范化培训的医学毕业生（含本科、硕士、博士生）完成培训后，即将成为独立工作的住院医师。本着研究型医师的培养方向，从规范化培训时起就要贯彻这一理念，采用研究型教学的方法，将临床能力的提升与科研素质的培养有机结合在一起，不仅培养他们扎实的医学专业知识和临床技能，同时也要培养良好的职业道德、高度的工作责任心以及良好的医患沟通能力。更重要的是，在培训过程中要充分体现研究能力的提高。

（二）完善培训方案

融理论学习、临床实践、科学研究为一体，以二级学科轮转为基本形式，依据《住院医师规范化培训细则》，3 年内完成相关学科轮转，进一步积累知识、培养能力、锻炼思维，为今后的职业生涯打下坚实基础。确定轮转方案时，在保证住院医师能力培养基本需求的前提下，结合研究型医院的学科特色，有重点地适当增加特色学科的轮转时间，让受训医师更多地接受研究型学科、研究型人才的全面熏陶。

为了保证住院医师的规范化培训真正落到实处，避免"重用轻用"甚至"只用不训"现象的出现，着手建立住院医师导师负责制。由导师为学生制定个性化培训计划，监督各施训基地加以落实，确保规范化培训的效果，使参训者真正学有所获，学有所成。

（三）充实培训内容

除了培训大纲规定的学习、掌握本学科常见病和多发病的病因、发病机制、临床表现、诊断和鉴别诊断、处理方法；重点和区域性传染病（包括食源性疾病）基本防治知识及正确处理流程；危重病症的识别与紧急处理技能；基本药物和常用药物的合理使用；熟练规范地书写临床病历等基本内容以外，还要适当增加培养参训人员研究型临床思维讲法、提高临床科研转化能力等相关内容。

1. 临床思维训练　训练住院医师以研究者的行为从事临床诊疗工作。
2. 前沿知识引导　让住院医师尽可能多地了解各学科的最新进展。
3. 研究能力训练　适当安排住院医师参加导师组或轮转科室的课题研究，从中学习基本的临床研究方法学。

（四）改进培训方式

针对住院医师的特点，结合培训目标要求，采取灵活多样、富有成效的培训方式。

1. 临床轮转 参照《住院医师规范化培训细则》制定临床轮转计划，原则上 3 个月安排一个轮转单元。除了细则中要求的基本轮转科室外，重点关注研究型医院的研究型科室，可以结合教学双方的意向进行个性化安排。

2. 技能培训 培训内容分为内科、外科、急救技能及辅助诊断培训 4 个模块，培训对象根据自己的培训阶段选择相对应的培训模块。按照"外科治疗微创化、内科治疗外科化"的理念，对轮转学员适当进行微创技术等技能的培训。

3. 教学查房或病例讨论 以培训科室为单位组织，由副高职称以上人员主讲，选择临床有意义的病例进行教学查房或病例讨论。病例讨论可以拓展到全院乃至更大范围。高年资轮转学员可以安排主持病例讨论，检验并促进临床思维水平的进一步提高。

4. 临床病理讨论会（CPC） 组织受训医师统一参加全院性的临床病理讨论会（CPC），要求提前做好准备，会上积极发言。病理讨论的专题既可以是本院医师培训的内容，也可以专门针对规范化培训医师设立。

5. 学术讲座及读书报告 学术讲座以基础理论、基本知识、学术进展及人文知识为主，根据不同年资的受训医师制定阶梯式讲座内容；读书报告则由受训住院医师主讲，自由选题，主题为读书心得、行医感悟等。创造机会，让受训医师有更多机会，参加全国乃至国际性的学术交流活动，开阔眼界，提高境界。

（五）改革考核评价

通过规范的住院医师培训考核，达到标准化要求。

1. 入门考核 由医院毕业后医学教育委员会组织实施，考核对象为参加培训的硕士和博士研究生，根据临床能力测评成绩确定硕士和博士毕业起点培训对象的培训年限。

2. 公共科目考试 由医院医教部门统一组织实施，包括卫生法律法规、循证医学、临床思维与人际沟通、重点传染病防治知识和职业病诊断知识等。

3. 日志考核 培训对象需将平时培训过程中的出勤情况、临床工作量、听课记录、带教及科研情况等，全部记入《住院医师培训记录册》，并由带教老师签字确认，轮转出科时由科主任审签。

4. 出科考核 各科室培训小组按照《住院医师规范化培训标准细则》的要求，对培训对象在本科室轮转期间所掌握的该学科的相关临床基础知识与临床技能进行笔试及床边考试，考核成绩记入《住院医师科室轮转考核表》。

5. 临床技能考核 住院医师需参加每项操作的一次示范观摩、两次分组训练、一次考核，不及格者补训。技能考核合格是参加年度考核的必备条件。

6. 年度考核 医院毕业后医学教育委员会统一组织培训对象进行年度考核，考核培训对象该年度应完成的培训和各项考核是否达到要求，两次年度考核不合格者，停止培训资格。

7. 结业综合考核 由医院医教部门具体组织实施，包括专业理论知识、临床技能操作等考核，是对住院医师综合能力的检测。

五、全科医师培训

全科医师培训是住院医师培养的一种形式，但培养目标不同，培训内容也有差异。全科医师主要从事社区医疗卫生工作，负责居民健康管理、社区康复、社区心理卫生、预防医学等，因此，研究型医院在实施全科医师培训时，要紧紧围绕上述目标和内容，以研究型教学的思维，拟制培训目标，精选培训内容，科学组织实施，注重综合评价，确保培训效果。

（一）调整培养目标

全科医师基本培养目标是以培养研究型的全科医师为出发点，在实现"医疗、预防、保健、康复、健康教育和计划生育技术指导"六位一体的全科医生培养目标的基础上，着重提高全科医师分析问题、解决问题的能力，为社区卫生事业深入、健康、可持续发展提供强有力的人才支持。

（二）优化培养方案

根据全科医师知识结构特征，实施分段式培训，循序渐进，由理论到实践，通过多形式、多渠道的临床教学和实践，并引入科学研究的基本要素，全面提升学生知识、能力和素质水平，着力培养其批判性、创新性思维能力和解决问题的实际能力。

第一阶段：脱产理论学习 2 个月，突出全科教学理念，注重医学人文精神的学习和传授，提高学生综合职业素养。内容包括全科医学相关理论和全科医师综合素质课程。采取集中授课和自学的方式进行。

第二阶段：临床实践 26 个月，按培养大纲要求，参加内、外、妇、儿科、急诊和相关临床科室、疾病控制中心的轮转，从事日常医疗活动。全程突出四个强化：①强化"基本理论、基本知识和基本技能"训练，夯实基础，"干中学"，培养学生系统性、完整性的临床思维能力和有效的人际沟通能力；②强化学习能力，提高自主学习和善于学习能力，奠定可持续发展的动力；③强化科研意识，引入科研基本要素，把学习、实践和研究有机结合起来，培养其探索发现的创新性思维和创新性精神；④强化防病、促进健康宣教，培养其健康守门人的职责，提高临床综合能力。

第三阶段：社区实习 8 个月，在社区培训基地具有师资培训合格的医师一对一的指导下开展全科医疗和社区卫生服务工作，锻炼学生社会适应能力和实际职业能力。

（三）完善培训内容

为达到良好的培训效果，在培训内容设置和组织实施上要注重科学、可行（表 9-1）。

（四）改进培训方法

1. 及时教学法（just in time tearching，JiTT）　提倡引导、设问和启发式课堂教学与利用网路引导学生自主学习，并及时反馈相结合的教学方法，激发学生学习兴趣和积极性，更好、更灵活地掌握基础、专业及交叉学科理论知识，拓宽知识面。

2. 临床方法学教学（clinical method tearching，CMT）　结合以解难为本/问题向导学习（PBL）、病例为基础学习（CBL）、病例/病理讨论、小讲课、教授现身说法、情景模拟、角色扮演和包括日常查房、教学查房、疑难危重病例查房等各类查房，实施多元化教学，并将教学内容模块化整合，全面、系统地培养学生"以人为中心"，善于思考，善于提出问题、解决问题的全科逻辑思维和批判性思维能力，提高病史询问、体格检查、病史特点归纳和促进健康的能力，提高临床实际操作技能和疾病诊治的能力，提高有效人际交流沟通的能力。重点培养学生常见病、多发病、慢性病的诊断、鉴别诊断和防治，重危症的救治原则和院前急救。

为了确保社区带教的规范化，提倡录像自评法，通过接诊过程的录制，组织自评和点评，达到督促和有效提高社区教学及整体医疗服务水平的目标。

3. 载体化学习　借助于各种载体如媒体、标准化病人、模拟人及上机等途径进行人际沟通、体格检查、急诊急救技能、心电图识别、常见影像读片、外科无菌术、胸腹穿、腰穿等各项基

表 9-1 全科医师培训主要内容和组织实施

项目	岗前培训	入科教育	公共知识及专业讲座	临床思维和技能培训
时间	1周	半天	定时定期贯穿	全程贯穿
组织者	教务科	科室	教务科和教研室	教研室和科室
内容	①医院管理制度、医德医风，仪表仪容教育等 ②培训要求和细则、图书馆信息资源的利用等 ③医疗安全及纠纷防范、医患沟通的基本技能 ④医疗文书和技能病案书写规范及要求；诊断基本技能培训；外科手术基本技能培训；急救基本技能培训；社区服务护理技能培训等 ⑤全科医疗临床诊疗思维模式和思路；标准化社区卫生服务中心参观 ⑥临床科研设计和论文撰写的基本要点和方法	介绍： 科室环境及设施 科室医疗特色 常用药物和检查 带教及管理老师	①人文素质及医德修养 ②医患沟通技巧及纠纷案例解析 ③诊察模式和技巧 ④实用卫生统计与流行病学原理、方法等 ⑤三级查房中住院医师的责任与角色 ⑥各种血液、化验检查及其临床意义 ⑦常见症状学的诊断和鉴别诊断 ⑧常见病、多发病的诊治 ⑨社区常见病的转诊指征 ⑩常见慢性病的管理和健康宣教等	详见培训方法

本技能的训练和强化。

4．**开放化训练** 组织全科医师参加每月1次的区域性全科医师学术交流，并定期参加社区沙龙病例讨论、社区宣教及科普竞赛等，融入社会和社区，增强全科医师的组织、管理、沟通、团队协作和职业核心力等综合实力。

5．**科研指导** 营造科研环境，倡导和鼓励学生尽早参与科学研究和实践创新，结合临床实际和流行病学特征，通过一个完整的研究流程，撰写论文，熟悉研究活动的TPIC过程，即主题选择（topic）、问题导向（problem）、论文构思（idea）、具体工作（concern work），培养和提高学生的科研思维与科研动手能力。这是研究型全科医师具有创新性能力和竞争力不可缺少的基本元素，也是社区开展疾病筛查和流行病学调查必备的组成部分。

（五）改革考核评价

采用三结合原则：①卷面知识考核和临床实践能力考核相结合；②教师考评和学生自评相结合；③过程考核和定期考核相结合，以多样化考核形式，建立全面、科学、有效的考核评价体系。

1．**考核项目** 包括政治思想、职业道德、理论知识、临床技能和基础科研能力等。

2．**考评方式** 实行多变量动态考评（表9-2），包括日常考核、月考核、季度考核、出科考核、年度考核和综合考核五种形式，重视考核结果的有效评价和分析，规范考核评估操作流程。

表 9-2 全科医师培训考核评估方式和实施

名称／项目	日常考核	月考核和出科考	季度考和阶段考	年度考核	综合考核
组织者	科室带教	教研室	教研室	教务科 基地主任	省级或国家分管部门
内容	日志（培训工作量化登记本） 出勤率 活动参与	理论知识（笔试） 实践技能（床旁） 日常工作	同左， 病史采集、体格检查、病例分析、健康指导及专项技能操作	同左 重点（工作成绩、职业道德及完成培训内容的时间和数量	统一考试 多站式考试（OSCA）
评估者	兼职管理人员	基地教研室	基地教研室	基地教研室	专家组
审核及督导	基地主任	教务科	教务科 专家组	教务科 专家组	省级或国家分管部门
考评成绩		基础分（50%），活动及出勤（20%），月考核（30%）	同左	同左	分站计分
建档	基地教研室 考核记录本	基地教研室 考核记录本 （奖惩情况）	基地教研室 考核记录本 （奖惩情况）	基地教研室 考核记录本 （奖惩情况）	省级或国家分管部门
3 年培训结束，通过省级或国家全科医学教育培训中心组织的统一考试者，获得《全科医师规范化培养合格证书》和《卫生部住院医师规范化培训合格证书》。					

3．**考评方法** 引入美国 ABIM Mini-CEX (Mini-Clinical Evaluation) 考评方法，采用 3 等级 9 分制式评分记录单，方便、有效、快捷地科学考评全科医师 6 个核心能力，包括临床实践能力和其爱伤观念、医患沟通技巧等医学人文综合素质。由于 Mini-CEX 不受场地限制，且能床旁进行，又能及时反馈，教学效果好。360°评估调查表，包括自我评价、同行评价、指导教师评价、管理者评价、护士评价、患者评价，临床能力 （诊断、诊疗、临床思维等）评价、沟通技巧评价、临床综合素质评价等，能对学生进行全面考核评价。考核评价结果作为学员评优选先及发放奖励的基本依据，并将评价结果存档。

六、中医师承制教育

中医师承教育一直是中医得以延续和发展的主要形式，在几千年的薪传过程中，形成了独具特色的中医人才培养模式。作为一门应用性、实践性很强的科学，中医学具有高度的经验性、技巧性，许多经验和诊治技巧往往难以表述，常常要通过言传身教，结合长期的临床实践反复体验，方能掌握。中医师承制教育模式对于学生的培养充分体现了个体化，这与现代高等教育中所强调的"因材施教"和"突出个性化教育"的发展理念相吻合，也与研究型教学的理念相吻合。

（一）调整培养目标

中医学的发展既需要具有扎实临床经验的医生，也需要研究人员进行学科创新与发展的研究。因此，师承制教育不仅要使受训者具有坚实的中医基本理论，能运用中医思维和方法诊治常见病证，综合运用理法方药解决临床疑难问题，成为一名功底扎实的临床名中医，同时还要培养他们的创新精神，成为在继承中发展，在创新中前进，不断吸取现代科学技术的新经验、新思想、新成果，丰富和发展中医药理论与实践，保持中医药的生机和活力，努力推进中医药现代化的中医学人才。

（二）完善培养内容

中医师承教育一般没有固定的教材，教学内容由教师根据自己的学派与爱好择定，并且掺入自己的经验与见解。老师通常不进行理论讲解，而是结合一个个具体的病人即病案，运用中医理论口传身带、手把手地进行临床技能的教授，使徒弟学会正确地望、闻、问、切，正确地辨证论治。师承教育承袭了传统思维模式，将临证贯穿于教学过程，将理论教育与临床教育合二为一。理论教育并不刻意追求形式的固定、规范和内容上的系统、完整，学生在每天随师临证的过程中，将书本理论结合老师的经验相印证，深化对中医概念的理解，把间接经验转化为直接经验。除了基本知识和技能的传授外，重视学生对老师经验的"体悟"，同时注重"医德"教育和传递，学生可以师承老师的临床习惯、学术思想、严谨治学的态度、治病救人的精神等。

1．加强中国传统文化学习　传统文化的学习，是提高学生综合素质的有效方法之一。学习中医文化是一种基本的素质教育，难以获得眼前的利益，但可以提高一个医生的基本素质，这也将促进中医教育与现代医学人文教育密切结合，积极促进医学人文教育。

2．加强中医经典著作学习　经典著作是中医药学的内涵与精髓，包涵着理、法、方、药等丰富的理论，反映了中医药学诊治疾病的思想方法，与全球积极探究之生命科学密不可分，对于中医药研究与临床实践有着重要的指导作用。认真学习《内经》《难经》《脉经》《伤寒论》《金匮要略》等中医经典著作，力求弄通原文，理解原意。

3．加强临床实践及诊疗技能训练　通过名老中医工作室、学术沙龙、专题讲座、病例讨论、整理医案等多种形式，拓宽学生的知识面，不断提高其理论水平和实践能力。随师侍诊是师徒传授的一种主要形式，在临床上老师可以随时结合病情讲授理论知识以及书本上难以学到的实践经验，并解答学生的疑问。通过这种直观形象的教学方式，可以促进学生对理论知识的理解和掌握，强化临床技能的培养。

4．加强中医中药科研思维训练　传统中医学有许多理论和治疗方案具有先进性，同时也具有不可知性。这一特点在一定程度上阻碍了中医中药的发展。在老师指导下，在现代科研团队的帮助下，通过对传统理论知识点或中药有效成分进行仔细分析，依托现代的科研方法、科研技术对知识点或药物成分进行科学研究，加强学生中医中药的现代科研思维。

（三）改进培养方式

一般来说，中医教育分为基础理论学习和跟师学习两大阶段。而师承教育则不安排专门的基础理论学习，直接进入跟师学习，融理论学习与临证于一起。可以分四个阶段来进行：

第一阶段，导师应重点抓好学生专业思想培养工作，通过罗列课余必读书目增进学生对传统文化的认识，通过带领其临床观摩增强对中医的感性认识和兴趣，指定诵读中医经典知识，培养学生初步的专业思维。对于低年级学生，让其跟师早临床、多临床，通过临床观摩、课间临床见习、实践研习等形式，让学生体验中医理论对临床的指导作用，观察和体验中医药的实际疗效，不仅可以增进学习兴趣，巩固专业思维，更可有效启发学生思考，并为后期的临床课学习奠定牢固的基础。

第二阶段，导师应结合中医诊断学、中药学、方剂学等课程的学习，带领学生通过临床见习，使其掌握初步的中医诊断观、辨证观和防治观，具备基本的中医临床思维能力；通过对现代医学知识的学习，学生能够自觉比较中西医的差异，明确各自的优势和不足。在此阶段，导师可通过临床见习内容启发学生思考课堂上所学知识，通过此方式提高学生主动思考的积极性。学生已学习过基础课程，具备独立思考的知识储备，但因其临床课程学习尚不充分，可能存在独立思考结果不够全面或错误的现象。导师不应急于干预学生的主动思考，待学生主动思考和主动学习后，导师再进行问题解答，并对学生解决问题的思路和方法进行指正，逐步引导学生养成正确的中医临床思维模式。

第三阶段，导师应结合学生对中医临床经典课程的学习辅以临床见习，达到培养学员具备较为牢固中医药诊治思维的目的；通过中医临床各科课程的学习，学生初步掌握使用中医药诊治临床常见病证的思维和实践能力。在面对临床病人的时候，学生能够自主进行思考、辨证、治疗。导师要鼓励学生在中医临床知识储备的基础上更多地进行自主探究，学生可就自主探究的结果与导师进行交流，在导师的引导下完善自己的中医临床思维和实践能力。同时，在这一阶段，导师可将临床中遇到的问题指导学生进行再思考，应用现代科研方法对问题进行课题研究，逐步指导学生具备中医中药的现代科研思维。

第四阶段，学生通过系统的临床各科轮转，巩固所学知识，强化实践能力，成为具有较高中医药思维和临床、科研能力、具备一定现代医学临床诊治能力的高素质中医药人才。

在每一个阶段，老师都要教会学生善于观察、善于总结，不断提升自己的领悟力，并在长期的观察总结中逐渐形成自己的诊治风格，为将来摸索、创设"独门绝技"打下坚实基础。

（四）改革考核评价

师承制教育方式，在中医教育的历史上发挥过重要的作用。新的形势下，师徒授受的传承教育有了新的内涵。因此，对教育成效的评价也应相机调整。要根据中医师承培养规律和特色，加强评估指标体系与方法的研究与探索。在注重基础知识的考察上，同样注重临床知识、临床技能的考察，特别强调学生融会贯通中国传统文化的能力，密切结合临床进行理论与技术研究的能力，将理论与实践相结合弘扬发展中医的能力。更重要的是，要将受训者的临床研究能力作为一个重要的评价标准，充分体现研究型医院中医师承教育的特色与优势。

第四节　研究型教学的组织管理

研究型教学是一种实践性较强的教育教学活动，强调知识的联系与运用，有助于培养学生的创造性、实践性，发展学生的社会性，培养学生的自主学习能力。为了达到研究型教学的最终目标，要通过科学的管理，为研究型教学的实施提供有力保障。研究型医院教学管理的关键是分权，适度扩大科室教学管理的权限，使科室成为教学管理的重心，使其在专业学科建设、课程与教学设置、学生管理等方面享有更大的自主决策权。研究型教学管理的特点在于，要把握好刚性与弹性的度，妥善处理好教学控制与教学自由的矛盾。

一、教学资源管理

研究型教学要求学生不仅在课堂上要主动参与，课余时间更要积极查阅资料或者进行实践，还要求医院从经费、设备、资料、场地等方面为师生提供有利条件。正如《前进之路》所言："美国研究生教育的基石主要在于：世界知名的教职人员、国际顶尖水平的研究设施、图书馆、实验室和专业设备。这一切为学生提供了独一无二的机会。"

（一）教材资源

研究型教学教材应从内容和形式上区别于传统教材，内容上应将科研工作的思维方法及前沿的学科发展等融入其中，形式上应突破文本教材的限制，可采用音频、视频、软件、交互式教材等不同形式，或将多种形式紧密结合，形成立体化教材，方便师生开放性、选择性的使用。

（二）信息平台资源

完善的信息技术综合平台，主要包括医学资源库、网络教学平台及研究型教学实验室。一是成立医学知识管理中心，建立医学资源库。研究型教学医学资源库不仅要包含医学知识，还要及时更新医学前沿信息，提供医学科研技术相关知识。二是建设网络教学平台，构建含有多种载体形式（文字、图片、视频、医学教学软件）的知识共享平台及教学平台，实现网上集成理论教学、实验教学、课外辅导等教学环节。

（三）硬件资源

包括教学场地、教学设备等。教学场地主要有教室、实验室、课外教学基地、学术交流场地、小组式学习场地，以及临床科室等。一是要按照研究教学的要求，对上述场地进行改造、建设，使之满足研究型教学的需要；二是要实施开放式管理，充分提高其使用效能。

（四）智能化资源

为培养学生自主学习、自主科研的能力，应提供数量足够的智能化教学设备，供学生进行实践操作和实验研究。这类设备至少要符合两个基本要求：一是智能化程度高，能够起到更好的辅助教学效果；二是贴近学生，利于学生自主学习。目前，标准化病人SSP（students standardized patients，SSP）作为一种比较完善的智能化教学资源，能增加学生接触病人的机会，提供标准统一、客观公正的教学和评估方法，有利于培养良好职业态度、行为举止和人际沟通技巧。同时便于教师根据教学需要，灵活采用全体教学、分组教学和个别辅导等多种教学方式，加强学生的临床技能训练，弥补教学资源的不足，因而有着较好的应用前景。同时还要本着这一理念，不断引进乃至研发其他类型的智能化教学资源，丰富研究型教学的手段。

（五）其他共享资源

不同的医院有着不同的优秀教育资源，包括优质生源、导师资源、课程资源、实验设备等，可以进行共享和利用。探索建立院校联合、院院联合、院所联合等灵活机制，如建设开放性、共适性的基地平台和创新实验中心等，使研究型医院的教学工作置身于更为开放的大环境，提高优质资源的利用效率和效益。

二、教学主体管理

教师与学生是教学活动中的两个主体。为保障教学活动的顺利实施，需要本着研究型教学的理念，对教师队伍和学生群体进行科学管理。

（一）教师管理

实施研究型教学的关键在于建设一支具有实践精神、创新精神、科研精神的高素质教师队伍。要加强教学团队建设，打造结构合理、团结进取的研究型教学团队。基于建设研究文化、培养创新人才的总体目标，为教师搭建教学研究平台；完善教师研修制度，优化教师成长环境，引导教师在研究型教学中提升专业素养，丰富学科教学知识，提高专业发展水平。

教师是实施创新教育的最重要执行者。研究型医院的教师要充分认识到自身在教育中的主导地位，引导各类受训者进入研究性的学习状态，激发他们的兴趣，让他们充分体会到医学科学研究的乐趣和成就感。

（二）学生管理

研究型教学成功实施的另一个关键要素，是能否开展研究性学习。如何加强学生管理，引导学生进行研究性学习，对研究型教学的顺利实施非常重要。

研究型教学管理中要凸显学生的主体地位，在教学实施过程中，要明确针对不同类型学生的培养目标，采取多样化、针对性的培养方式，并适时做出合理调整。

在政策和制度上引导学生参与科研活动，让学生在开放性的、自由和谐的情境中主动探索研究，养成严谨的科学态度以及健康人格，开发潜能，促进创造性人格特征的逐步形成。

三、课程体系管理

为各类受训人员设置一个科学的课程体系，是教学管理的一项重要内容。特别是对研究生、规培生等在院时间长的受训者，应组织管理部门、临床专家乃至聘请基础医学相关专家，共同研究、拟制分别适应于各类受训者的课程体系，并根据形势的发展及时做出调整。

（一）把握核心

课程设置要基于"核心课程"的理念，以基础知识、理论和科学研究方法为主要内容，体现课程结构的系统性、完整性、连贯性和层次性，同时加强课程的宽广性、综合性、交叉性和前沿性。强调以核心课程为主，突出专业必不可少的学科领域主要知识的学习。

（二）突出重点

在课程设置中贯彻研究能力培养的理念，创建以研究为本的教育体系。例如设立创新研究基金，鼓励学生跨学科选题，提早进行科研训练；组织引导开设跨学科的科研前沿系列讲座，制度层面与措施层面鼓励开设新生讨论课，专业导论课等，供学生进行研讨式学习；提供学生参与科学实验、课题研究、社会调查、技术开发以及社会服务活动等多种途径，引导学生基于问题进行学习，提升实践能力和创造能力；打破实验教学依附于理论教学、实验项目着重验证理论的传统模式，从培养学生动手能力、创造能力和综合素质等方面构建相对独立的实验体系和课程；推进课程信息化，鼓励教师应用现代教育技术开展教学，促进信息技术与课程教学的有机整合。

（三）融汇其他

在积极构建以培养学生研究、创新能力为特点的课程体系的基础上，坚持将医学人文教育评价指标融入医学专业教学评价中，努力建立覆盖范围广，学校与附属医院互动，前期基础和后期临床紧密联系，理论教学与实践操作相辅相成的医学教育课程体系。

四、教学环境管理

这里指的是创造适合于研究型教学的软环境。好的教学环境,可以使师生从中受到熏陶,主动、有效地接受来自各种途径的信息,培养善于思考、乐于创新的精神。

(一)营造开放宽松环境

加强医院文化建设,推动个性化教学模式的深入发展。美国硅谷文化的一个重要特色就是鼓励冒险、宽容失败。所以,要坚持以人为本,鼓励冒尖,营造一个百花齐放、百家争鸣的学术环境,形成自由平等的学术氛围,促进潜能开发。

(二)浓厚科学研究氛围

大力宣传研究型教学模式,改变医院教师教学理念,依托研究型医院的学科人才优势,不断推进医研、教研并举,使研究意识充分渗透于教学之中,激发研究探索的动力。

(三)强化团结合作意识

全院人员一盘棋,医教研一体化,以实施研究型教学、培养研究型医生为最高目标,共用资源,共享成果,交流合作,共同推进,确保研究型教学的顺利实施。

五、教学运行管理

研究型教学运行管理的目的,是保证教学工作运行稳定和教学质量不断提高,主要包括研究型人才培养方案的制定、研究型教学的课程设置、教学计划的实施与评价、教学场地和教学设备的使用安排、考务管理等。

制定人才培养方案要紧贴培养目标、培养内容,在课程设置方面突出教学与研究的有机结合,理论知识、实践能力、科研能力并重,培养学生的综合能力。

教学计划的实施要严格,同时保有一定的灵活性,以符合研究型教学创造性、开放性的特点。

教学过程管理、教师安排、场地设备使用均要符合教学内容,理论教学、实验教学、实践操作教学、临床教学安排合适的教师,配备需要的教学设备,对教学过程进行适时评价和调整,保证研究型教学质量。

六、教学评价管理

建立与研究型教学相适应的评价体系。本着多元化、过程性、发展性原则,调整对教师、学生、课程、教材等全方位的评价系统,形成更加科学、合理、有效的评价体系,准确判断研究型教学的成果,达到以评价促教学的目的。

(一)教师考核评价管理

对教师的考核评价,采取教学督导评分和学生评教双规评价模式,主要考核评价内容为:发挥研究型教学中教师的引导作用;鼓励学生进行研究与创新;采用先进教学方式;注重课堂内、外教学的结合;重视学生的个体化培养。

(二)学生考核评价管理

对学生的考核评价实行全程评价,积极探索多样化、多重标准的评价方式,突出对学生研究和创新能力的评价，同时注重发展性评价，发挥评价对学生学习的促进作用，在关注共性的基础上突出个性化发展。

1. **全面推行学分制** 应用柔性化管理保障学习的弹性，根据不同专业和学生特点因材施教，充分体现学生的个性，发现、保护学生的创造性。

2. **引进先进评价机制** 医学实践技能考试是评价医学生临床能力的重要手段，以标准化病人（SP）为载体的客观结构化临床考试（objective structured clinical examination，OSCE）能够提供一种客观的、有序的、有组织的考核框架，在这个框架中每一个培训机构可以根据教学大纲，加入相应的考核内容。这是目前公认的合理和先进的临床考核和评价方法之一。

3. **计算机自适应测试**（computerized adaptive test，CAT） 依受测试者答题情况，不断计算其当前能力值和信息量，实时调整试题水平，然后选取符合被测试者能力的下一道题进行测试，达到预定的测试精度要求后，考试结束。相对于传统考试，CAT 具有很多优点，最重要的是，它的测验结果在不同测验中具有可比性，并有基于认知诊断的自适应测验，适合应用于研究型教学考核评价。

研究型医院建设，离不开研究型的教学。通过实施研究型教学，必将促进医院的学科建设、临床研究和医疗工作，尤其是在研究型医生队伍的培养上，作用不言而喻。当然，就当前的实际而言，如何在医学教育领域推进研究型教学，尚不能急功近利，也不可一蹴而就。要在顶层设计的指导下摸索前进，在实施过程中发现问题、研究问题、解决问题，一步一步地推动研究型教学向前发展，为研究型医院的建设增添强大动力。

第十章

护 理

人文 · 整体 · 精准

第一节　研究型护理

一、研究型护理的内涵

护理模式是指人们对人、健康、环境、临床护理及康复等护理问题的思维方式和处理方式，是医学护理实践的产物，随着医学模式、护理实践的发展而发展，我国的护理模式经历了功能制护理、责任制护理、系统化整体护理等不同的护理模式与阶段。现代整体护理观念不仅要求关注疾病，而且需要关注患者及其家庭和社会环境，关注患者的心理需求和人格尊严的完善，注重对生命的内在质量的关怀。从发展来看，护理学的本质属性就包含着人文性，是研究并最终服务于人的科学，它与人的生命、健康、幸福、安慰及社会文明进步密切相关，是自然科学与人文科学高度综合的复合体。研究型护理工作模式，即以"生物－心理－社会"医学模式为理论指导，以患者为中心，以整体护理为基础，形成以现代信息化手段为支撑的、人文化、个性化、规范化护理。

（一）研究型护理的定义

研究型护理就是以护理服务标准和护理技术规范的产生和传播为使命，立足临床实践，重视科学研究，在护理创新中不断培养高层次护理人才，不断提高护理服务水平，充分发挥护理专业价值，为医疗卫生保健事业和人类健康做出应有的贡献。

这个定义包含四层意思：一是强调护理服务标准和护理技术规范的产生和传播，经过实践检验、科学凝练、行业认可的服务标准、技术规范有助于保证护理工作质量，提高护理工作效率；二是强调临床实践与科学研究的关系，护理科研离不开临床实践，科研源于临床，服务于临床，通过科研促进临床护理方法的改进、护理技术的提高、护理结局的改善；三是强调人才培养在推进研究型护理中的重要作用，人才是事业发展的不竭动力，技术优、能力强、素质好的高层次护理人才不断涌现，能够为护理专业的发展提高保证；四是强调护理的专业价值，使护理服务适应和满足患者生理、心理、社会、精神、环境等诸方面的健康需求，为维护和提高人的健康水平发挥作用。

（二）研究型护理的特征

概括说来，研究型护理一般应具备以下四个特征：以提高护理服务质量为目的，以持续护理创新为动力，以造就高层次护理人才为关键，以发挥护理专业价值为己任。

1. **以提高护理服务水平为目的**　推行研究型护理的根本目的是提高护理服务水平、提升患者满意度。护理工作是一项服务性很强的工作，在医院这个特殊环境里，护患双方联系最多、接触最频繁，病人不仅需要从护士那里得到医疗技术服务和生活方面的照料，还希望从护士那里获得精神支持和心理上的安慰。因此护士的崇高职业道德其实就体现在点滴平凡的工作中，体现在对病人的一言一行上。在以人为本的整体护理模式下，护士的职业功能正在发生着深刻的变化，对护士的职业道德水平也提出了更高的要求，一切从病人利益出发、尊重和关爱病人成为护士职业道德最基本的原则和要求。作为服务的提供者，如果不能适时转变服务理念，增强服务意识，就无法得到患者的信赖，就无法适应医疗市场的竞争环境。

2. 以持续护理创新为动力 在科学技术突飞猛进、医学发展日新月异的今天，赋予了护理学科更广阔的空间，也给每一位护理工作者带来了前所未有的机遇和挑战。如何适应人们不断增长的健康需求，拓展护理服务的领域，深化护理服务的内涵，提供优质的护理服务，是新形势下护理工作者必须思考的问题。对此，只有扎实的临床专业基础，掌握护理科研的方法，了解护理学科前沿进展，才能发现问题、提出问题、解决问题。要以创新的思维、发展的眼光，立足临床实践，积极开展护理研究，通过临床护理问题的解决，不断推动护理工作质量的提高。

3. 以造就高层次护理人才为关键 进入21世纪，医学新业务、新技术的开展，现代材料学的进步，疾病谱和健康观的改变，对护理专业提出了更高的标准，对护理人员的教育准备、专业化程度和终身持续学习也提出了更高的要求。因此，培养造就一支素质全面、理论扎实、技术精湛的护理人才队伍更为迫切。要构建以开展高级护理专业技能培训为牵引，以夯实基本素质培训为起点，以强化基本技能培训为基础，以拓展专科护理技能培训为支撑的高素质的专业化护理人才队伍，提高护理水平，推动护理学科发展。

4. 以发挥护理专业价值为己任 护理作为一门与人的生命和健康密切相关的专业，在时代发展和人类健康需求不断提高的过程中，其专业内涵、实践领域、任务目标都在不断变化，这种变化的核心就是从以被动执行医嘱为工作主线转向以人的健康为中心开展工作，提供更为整体化、连续化、专业化、个性化、人文化的护理服务。要从整体人的角度出发，履行专业照顾、协助诊疗、健康指导、心理支持、沟通协调的护理职责，通过特定的专业知识、技能和与专业实践相符的价值观、伦理道德来服务于人群及整个社会，为维护和提高人的健康水平发挥作用。

（三）创建研究型护理的主要思路

1. 更新发展理念是前提 有什么样的理念就有什么样的发展模式，理念更新是建设研究型护理的关键。我们认为，研究型护理应该树立这样的理念，以病人为中心，以提高护理质量为核心，以护理人才培养为关键，以学科发展为引领。在这一理念的指导下，我们明确了护理服务宗旨，即"用我们的爱心、耐心、细心、热心和奉献精神创造一流的护理质量，全心全意为病人服务，竭尽全力提高病人的健康水平和生命质量"；确立了护理工作目标，即"为病人提供规范、快捷、安全、高效、优质的护理服务，尽最大努力满足病人的需求"。

2. 创新管理机制是关键 2010年初，在深化医改、推进公立医院改革的背景下，卫生部在全国卫生系统启动"优质护理服务示范工程"，要求各级各类医院推行优质护理服务，实质是医院护理服务模式和护理管理改革，就是通过加强科学管理，建立起一个优质服务常态化、调动积极性、保障可持续的管理体制和运行机制。研究型护理新模式需要更加科学、高效、灵活的保障管理机制，营造更加和谐创新的工作氛围，推动护理工作水平的不断提升。

3. 集聚创新人才是根本 人才是事业的基石，没有一支强有力的人才队伍，何谈创新？何谈变革？首先要保证临床一线的护士数量。各级医疗机构要在国家规定的护士编制标准的基础上，按照护理岗位的任务、所需业务技术水平、实际护理工作量等要素科学配置护士。其次，要优化护士队伍学历结构。建立院校教育－在职教育－岗位培训为一体的护士教育培训、资质认证体系，全面提高护士队伍的专业素质。第三，要加强临床专科护士培养。依托具有培养专科护士条件的医院和重点护理领域，如重症监护、创伤救护、器官移植、肿瘤化疗、糖尿病护理等，有计划地培养临床专业化护理骨干，作为护理队伍的中坚力量，提高专科护理技术水平，促使护理学科与临床诊疗工作的发展同步。

4. 构建科研平台是保障 护理的日常工作非常繁忙，而科研工作也是需要耗费大量的时间和精力的。没有良好的科研平台和环境不利于科研工作的发展。一是鼓励护理人员提高学历层次，脱产或在职参加本科、研究生层次学习。二是加强护理科研知识培训，邀请院内外专家讲授科研选题方法、医学统计学、文献检索和论文书写等科研知识，选派有科研能力的人员外出学习，参加各种学术会议和培训班。三是定期组织召开护理学术论文交流会、立项课题汇报会、护理创新成果汇报会等。四是医院建立有效的激励机制，对发表护理论文、获国家专利和科研成果的人员给予奖励，同时作为评优、评先、岗位竞聘、职称晋升的优先条件。设立护理科研专项资金，鼓励护理人员开展科学研究，取得上级资金课题，医院给予相应的配套资金支持。

二、研究型护理的意义

（一）回归护理本质

护理的定义，现在更为广泛接受的是 1980 年美国护士协会关于护理学的定义：护理学是诊断和处理人类对存在的或潜在的健康问题所产生的反应的科学。这个定义与医生工作的定义区别就在"反应"二字上，医生针对的是"健康问题"，是给病人明确诊断和进行治疗，而"健康问题的反应"则是指这些疾病给病人带来的反应，护理是对病人的这些反应进行观察和判断，进而报告并协助医生进行治疗处理。现代整体护理强调在诊治伤病的同时，观察、判断和处理病人伤病的反应，尽量满足和缓解伤病或治疗过程给病人在情感、心理、功能等整体方面所带来的个性化需求和改变。因此，与医生形成互补的是，护士的职责正是全面、连续地观察病情，她们关注的焦点是病人疾病的反应和病情的变化趋势，她们工作的核心是运用人文、社会、自然科学知识，运用科学的护理程序工作方法，了解和评估病人的健康状况和需求，对人的整个生命过程提供照顾，以实现减轻痛苦，提高生活质量和健康的目的。

（二）洞悉护理内容

传统护理模式下，护士工作更多的是被动地执行医嘱，打针输液、观察生命体征等护理内容。研究型护理的内涵远为广泛，它包括生活护理、治疗处置、教育指导、心理护理、监护观察、功能训练和专业护理等七项内容，对护士的专业技术水平也提出了更高的要求。生活护理的内涵是专业的照护，焦点是判断病人的生活自理能力，并要观察病人身心情况；治疗处置的核心是执行科学的操作规范，并将护理评估、心理护理、健康宣教贯穿其中；教育指导在于选择关键时间节点，实施个性化指导，提高病人的依从性；心理护理应根据每个病人的具体心理反应不同而进行，缓解病人的无助、紧张、焦虑或恐惧等不良情绪；监护观察要求及时、量化、动态；功能训练要有明确、量化的训练计划；专业服务的核心要尊重病人、方便病人，才能使护理工作更加贴近临床、贴近患者、贴近社会。

（三）改善护理结局

研究型护理的核心意义在于通过专业的护理、优质的服务、技术的创新，促进病人的康复，包括治疗的效果、疼痛的减轻、心理的慰藉等。研究型护士具备敏锐的观察能力、娴熟的评估技术、专业的护理能力、复杂的决策能力，通过密切观察病情，及时评估，实施预见性护理，减少或避免并发症的发生；通过专业的康复训练，加快病人的恢复速度，缩短平均住院日，减少由于住院时间而产生的费用，同时，也加快床位的周转，使医疗资源得到更加有效的利用；通过及时掌握患者病情变化，减少不必要的输液及用药，降低药品费用；通过有效的出院准备及出院后延续照顾减少病人住院天数和降低再次住院率，减少医疗支出。

三、研究型护理的创新

(一)护理服务新理念

传统的功能制护理是以工作任务为中心,将护理活动分解成若干任务,根据各个护理人员的工作能力细化分工,各项任务由专人承担。虽然分工明确,易于组织管理和节省人力,但造成护士一味以完成工作任务为中心,她们往往只熟悉自身的工作内容,缺少与患者的沟通交流,不能掌握患者的全面情况,无法为患者提供全面、连续、整体的护理服务。责任制整体护理的提出让"患者"成为护理的中心,责任护士对分管患者的所有工作全面负责,它既包括患者身心的健康,也包括疾病的预防、保健、康复指导等。这种护理服务模式,让患者更好的感受到护士的关心,得到心理上的安慰,从而达到更好的治疗效果,同时它也是实现"优质护理服务"的基本保障。"优质护理服务"是以病人为中心,通过强化基础护理,落实责任制护理,深化护理内涵,达到提升护理服务的整体水平。推行优质护理服务,是创建研究型医院的必然发展阶段。为紧跟时代潮流,护理工作者需要不断创新服务理念,在为患者提供护理服务的同时,要充分了解患者的心理,理解患者的心情,尊重患者的合法权益,主动地为患者提供帮助,有预见地满足患者治疗及心理需要,尊重患者个性化的需求,为患者提供超出他们心理预期的服务。极致化护理服务理念的提出,让护理服务更加完美,护理工作有了更高的追求,它不仅是一种理念、一种模式、一种努力的方向,更是护理工作者为患者提供服务的最高行动指南。

(二)护理技术新进展

随着疾病的复杂化和科学技术在医疗卫生事业中的发展,开展临床新技术及新治疗方法已成为医疗机构提高医疗服务水平、增强核心竞争力的重要手段,它对护理工作也产生了一定的影响。静脉留置针、PICC 等新工具的应用改变了原有的输液方式,较传统钢针相比,它延长了留置时间,减少了护士穿刺的次数,减轻了患者的痛苦,同时它可以减少静脉液体外渗或药物刺激性静脉炎的发生率,保证了患者的静脉用药安全,提高了护士的工作效率。战创伤救治护理技术是对急危重症病人及时无误地做出评估并迅速、准确、有效地实施救护,为患者的生命赢得了时间,默契的医护配合、专业的护理团队,直接关系到病人的安危和抢救的成败。危重症监护护理技术的研究旨在建立危重病病情评估体系,探索心、肺、脑、肾、肠等器官功能监测和维护的有效护理措施,从而进一步提高危重症和多器官功能监护技术。随着越来越多的护理技术应用于临床,护理工作者应该考虑到它们在给患者带来益处的同时,也存在技术风险及护理安全的隐患,因此,需要建立规范的临床护理新技术准入评估指标体系和严格的资质准入标准,客观地评价护理新技术的有效性、安全性及被患者和护理人员的接受、认可度,是实施护理新技术准入管理的基础,也是提高护理质量,保障患者安全的有效措施。

(三)护理教学新方法

临床教学是护理教育的重要组成部分,是护理实习生实现理性认识到感性认识的中间环节,是培养高质量护理人才的关键。循证护理教学法是培养护生用批判性思维的方式,思考和解决问题。随着社会进步和学科发展、护理工作范围的扩展、护理环境的复杂,护理人员面临着更多的挑战,循证护理教学能够培养护士主动获取知识和自我导向的学习能力、科研能力、评判性思维能力和教学能力。PBL 教学法是以疾病问题为基础、以学生为中心、教师为引导、学生自主学习的教学方法,它加强了基础医学与临床的联系,极大地培养了护士的创新能力和解决问题的能力，目前已成为全世界医学院校公认的一种教学方法。PDCA 教学法通过引导护士经计划、实施、检查、处理、分析 5 个阶段，将学习分为分析教学质量、找出问题，查出产生质量问题的原因，找出影响质量问题的主要因素，制订具体的计划，实施，检查结果，总结经验、教训，把遗留的问题转入下一循环这 8 个步骤，通过精心安排及科学管理，充分调动护生的积极性，使其有的放矢地完成实习计划。目标教学法，是一种以教师为主导、以学生为主体、教学目标为主线的教学方法。它改变了以往教学的随意性，有助于师生共同准确把握实习目标。教师期待效应理论是教师以激励的教育方式诱导护士产生内趋力，从而把教师的教育要求内化为护生的自觉行为，以使护士获得生动、活泼、主动地发展。情景教学法，通过导读、导思、导能，创设语言情景、问题情景及临床模拟情景，使护士有难必思、有疑必问、有理必讲，大大提高护士的综合素质。

（四）护理管理新手段

在当前全球化及社会多元化的新形势下，传统的护理管理机制很难满足医疗护理服务的需求。护理管理者必须在临床经验管理的基础上，将现代化管理经营策略、人力资源的有效利用，以及信息转化和使用等管理理念和管理方法应用于护理管理实践之中，不断创新护理管理机制，提升护理管理实效。护理质量是衡量医院服务质量的重要标志之一，它直接影响着医院的临床医疗质量、社会形象和经济效益等。在医疗市场竞争日益激烈及人们生活水平不断提高的今天，如何把握护理质量管理的重点，确保护理质量的稳步提升，提高患者的满意度，是护理管理者的中心任务，也是医院护理工作的主要目标。2012 年 4 月 28 日由原卫生部颁布的《卫生部关于实施医院护士岗位管理的指导意见》提出了绩效管理和岗位管理，对医院而言，可以提高管理和运营效率，稳定护理人才队伍，层层落实并推进医院战略目标的实现；对护理人员而言，绩效管理可以评估其工作成果，提高士气，完善护士自我成长，是激励的有效手段；对护理管理者而言，绩效管理是一项有效管理手段，可通过规范化的工作目标设定、沟通、绩效考核与反馈工作，改进和提高护理管理者的管理效能。护理岗位管理则是以护理工作中的岗位为对象，科学地进行岗位设置、岗位分析、岗位描述、岗位监控和岗位评估等一系列活动的管理过程，它是在实行责任制整体护理的基础上加强护士队伍科学管理的手段，是公立医院改革中完善人事和收入分配制度的任务要求，是持续推进优质护理服务的重要举措，也是国家护理专业临床重点专科医院应当探索和实践的工作任务。有效的岗位管理可以节约护理成本、提高工作效率的管理目标，让护士有了明确的职业发展前景，真正体现多能多得，多劳多得，调动了护理人员工作积极性，有效地推动护士队伍建设，最终达到为患者提供更优质的护理服务的目的。

第二节　研究型护理人才

仪表整洁、举止端庄。真诚微笑、主动问候。护理及时、体贴周到。动作轻柔、技术娴熟。善于沟通、热情服务。这是国内一家医院提出的《护士形象十条标准》。外在形象赏心悦目，内在素质不断提升，努力做到内外兼修，这是对当代护士的最基本要求。以温柔之手相扶，以诚善之心相待，以开拓之力进取，以高瞻之态远望。新的历史时期，给了我们新的机遇，如何塑造研究型护理团队，是摆在我们面前的一个新命题。

以开展高级护理专业技能培训为牵引，以夯实基本素质培训为起点，以强化基本技能培训为基础，以拓展专科护理技能培训为支撑，从基本护理技能到专科护理技能、从单项护理技能到综合护理技能、从初级护理专业技能到高级护理专业技能的医院护士全方位多元化教育培训体系的构建，为护士素质的提升搭建了广阔平台，为研究型护理人才的培养开通了有效路径。

一、选拔准入

准入制度是我国加入 WTO 以后从国外逐步引进的管理制度。由于其具有规范市场行为，降低成本，合理有效地使用资源，最大限度地消除可能给社会伦理、道德方面带来的负面影响，保护消费者利益，提高科学决策能力等优点迅速应用于各行各业。1993 年，国家卫生部颁布了《中华人民共和国护士管理办法》，就护士执业行为进行了规范与管理，2002 年《医疗事故处理条例》的出台又进一步明确没有取得护士执业证书者不得从事护理工作。国内多家医院开始实施护士资质准入制度。

（一）护士资质准入

护理工作是一门实践性较强的专业，仅有一定的理论知识是不够的。通过了护士执业考试，意味着一名护士具有了从业的资格，但是否能够胜任工作岗位、是否能够为患者提供安全、满意的护理服务，这是医院更加关注的问题。在实际工作中发现，个别护士虽然取得了执业证书，但临床业务、操作技术和服务水平还不具备单独工作的能力，如果仅凭一纸执业证书就让这样的护士走上岗位，护理工作质量是无法保证的。国外护士在开始新的正式工作之前，都要在护理部和科室的双重安排下进行岗前培训，以便于他们熟悉工作环境和业务流程，杜绝安全隐患。医院护理部需加强护士独立上岗工作能力的审核，从专业知识、基本技能、工作表现等各方面进行全面考核，考核完毕由科室申请，临床部审核，护理部审批后才能独立从事护理工作。经过三级把关，可确保独立工作护士的素质。

（二）岗位资质准入

护士资质审核准入后，并不一定能胜任所有岗位的护理工作。不同护理岗位的工作标准不同，特别是监护室、急诊科、手术室、血液净化中心等重点部门，要求护士具有广博的理论知识，精湛的专科护理技能以及处理各种疑难复杂问题的能力。因此，对这些重点岗位上的护理人员就不能与普通岗位护士同等要求，应该制订特定的岗位资质标准，才能确保特殊岗位的护理质量。因此护理部需制定急诊科、监护室等特殊护理岗位资质准入标准，从护士的学历水平、个体素质、专科理论、业务能力以及培训经历上进行明确规定。为使特殊岗位护理人员能够达到岗位资质要求，应对其进行全面系统的专业化培训，对培训考核合格者给予资质准入。

（三）技术资质准入

随着医学科学的不断发展，各种新业务、新技术层出不穷，对护理工作也产生了一定影响。静脉留置针、PICC 等新工具的应用改变了原有的输液方式，微创外科、显微外科、介入治疗等的发展改变了传统护理方法。但新技术的应用在给护理工作带来便利的同时，由于缺乏必要的培训和规范，也可能会给患者带来一定的风险。面对这种状况，护理新业务、新技术准入制度的建立，无疑为患者也为护士都提供了某种意义上的安全保障。新业务、新技术的安全性和可行性需经过充分论证后方可准入，而在进入临床应用前，需对执行者进行严格的培训与考核，明确规定执行人员的专业技术资格、工作年限、接受培训情况，还需规定在有人带教的情况下完成一定次数的操作，经考核合格后才能具备独立操作的资格。这种技术资质准入管理制度，可避免新技术应用后不良情况的发生。

二、分层培训

多年来，由于我国取消了高等护理教育，严重影响了护理人才的培养，限制了护理学科发展。近30年高等护理教育的恢复才使护理学科重新焕发了生机与活力。然而护理人才梯队不合理的现象在各家医院都比较明显，高层次护理人才缺乏使护理学科始终在低水平徘徊，无法实现飞跃。如何尽快形成合理的人才梯队，使各个层次的护理人员都能发挥相应的专业职能？经过长期的实践探索，形成了分层次培养的新模式，在护理人员的成长道路上修建了不断上升的阶梯。

（一）新护士考核取证制度

刚毕业的新护士虽然经历了系统的基本功训练，但课堂上的学习容易浮在表面，不能很好地转化为护士真正的"内功"。为了帮助年轻护士练好基本功，在常规"三基"培训的基础上，还要形成基本护理技术达标考证制度。新毕业的护士在一年内要完成规定项目的基本护理技术考核，全部达标后方可获得合格证书，延期拿到证书或拿不到证书都会影响晋升上一级专业技术职务。这项制度能促使年轻护士不断强化自身基本功的学习，在临床工作中主动寻找实践机会，使学习成为一个主动自觉的过程，为顺利迈上新台阶打下坚实的基础。

如解放军总医院在对新护士的培训上，编写出版了《新护士岗前培训教材》，内容涵盖医院规章制度、护士形象标准及细则、技术操作等内容。见习期内，要求所有新护士必须完成"规范化服务培训基地"（以心内科为依托）一周，"静脉穿刺培训基地"（以门诊治疗室为依托）一周的学习，要求新护士无论学历高低，都必须在第一年内取得"十五项基本护理技术操作合格证书""规范化服务培训基地"和"静脉穿刺培训基地"培训三个合格证书，以此作为以后晋升护师及规范化考评的硬性条件之一。为了加强新护士十五项操作的培训效果，所有新护士还必须参加护理部考试，并将考试成绩与科室目标考评挂钩，临床科室也派专人负责新护士操作考试。护理部在各部选拔优秀教员作为技术操作教员，先由临床部组织每项操作考试，护理部则按照30%的比例进行抽考。

（二）护师监护室轮转制度

护理工作是靠具有掌握全面专业理论和技能的护士去完成的，如果护士一辈子只会打针输液，那么护理学科的发展也无从谈起。护士在打下坚实的基本功后，更重要的是应该向专业化方向发展，掌握扎实的专业知识和技能，能够较好地解决复杂疑难的专业问题，因为这种能力是其他专业人员所不能替代的。专业能力的提高一方面靠个人的努力，另一方面还需要医院在培训上给予条件和支持。

为了提高护士的专业技能，解放军总医院护理部制定政策，每名护理人员在护师技术职务的任职期内，须到重症监护室轮转学习4~6个月，学习重症监护理论和技能，轮转结束经考核合格达到技术职务的任期学分要求后，才具备晋升主管护师资格。未参加轮转学习者一票否决。此项培训政策的出台，不仅在几乎没有任何投入的情况下培训了大批护理人员，而且还起到了缓解重症监护室护理人员紧张的问题。

（三）主管护师急诊科轮转制度

从护士到护师，从护师到主管护师，从低年资到高年资，每一名护士的成长过程，都是在岁月的积累中不断磨砺，护理工作实践性强，在日复一日的常规工作和临床操作中，护理技能不断增长，专业知识不断积累，护理理念不断更新。但是，医学的飞速发展，不允许医务工作者有丝毫懈怠，学无止境是每一名护理工作者都必须深刻理解的概念。

为了提升高年资护士的技能水平，解放军总医院建立了主管护师轮转急诊科制度。每名护士在主管护师任职期内，需要完成1~3个月的急诊科轮转，取得相应培训证书后，作为晋升上一级职称的条件之一。轮转过程中，护士们在急危重症病例的抢救、多功能监护仪器的使用、急诊分级救治理念的实施等方面，都有了较大提升，为护士综合能力的提升夯实了基础。

（四）定向培养拔尖护理人才

尺有所短，寸有所长。用人之道在于人尽其才，物尽其用。每个人在发展道路上都可能表现出在某一方面突出的才能，在临床工作中也经常能看到有的护士很善于解决临床实际问题，有的护士则擅长带教讲课，还有的爱动脑筋喜欢研究问题……扬长避短，发挥每个人的优势是一种管理艺术，更是培养人才的最佳途径。每个人都有被认可被赏识的情感需求，发挥了自己的长处才能充分实现自身价值。医院护理队伍中可谓人才济济，因此挖掘人才、培养人才、合理使用人才最关键。

在对中级以上专业技术职务人员的培养使用上，医院通过定向培训，挖掘和发挥护理骨干的专业特长，带动护理学科深入发展。科室成立临床质量评价小组、科研小组、教学小组，为各有所长的护理骨干搭建发挥专长的平台，同时医院也要不断创造机会培养护士们的技能。比如选送具有造口、监护护理等方面有一技之长的护士参加专科护士培训班，使她们在自己的专业领域内更上一层楼。同时，护理会诊制度的建立为她们发挥专业才干搭建了更广阔的平台。为培养更多专科护士，护理部还设立专项培训基金，每年有计划地选送护理骨干进行定向培养。人无我有、人有我精，科有特色、人有专长，应该成为医院在护理人才、技术方面追求的目标。

（五）发挥高级职称护理人员作用

由于我国护理学科的发展经历了一段时间的停滞，甚至倒退，护理人才严重断档。尽管1980年重新恢复了护理专业的技术职称系列，但全国大多数医院都没有按照护理技术职称设置明确的层次岗位，因此导致许多已经取得高级技术职务的护理人员依然没有明确岗位职责，严重制约了高级技术职务人员的专业发展。如何安排使用、发挥其作用是作好护理管理工作的一件大事。

对于高级技术职务人员来说，首先要明确她们的工作岗位和任务。目前，全国绝大多数的高级护理人员都不在临床岗位工作，基本上安排在管理岗位和教学岗位。这种安排存在的弊端主要是在一线为患者直接服务的还是初中级护理人员，而有着丰富临床护理经验的护理人员却逐渐脱离临床、脱离患者，致使临床护理服务质量提高不明显，而教学科研也存在着与临床脱节现象。为患者提供高层次的护理服务应该是护理工作追求的目标和不变的宗旨，必须发挥好高级技术职务护理人员在这方面的优势。为此，医院应本着这种理念，将高级技术职务护理人员的岗位定位于立足临床兼顾教学科研。这样做，不仅能为患者提供更好的护理服务，不断提高护理质量，而且使教学科研也跟临床工作紧密结合，让高级护理人才有了发挥专业特长的用武之地。医院要把高级护理技术职务的人员按照临床护理专家要求培养，明确她们的工作岗位和工作范围，授予她们专业职能权限，提出相对严格的工作要求。根据专业范围，让她们承担专科护理会诊和专科护理门诊任务，承办专科护理学习班，开展专科护理健康教育工作。如解放军总医院的肾病科在全国最早开设了护理门诊，肾病专科的护理专家不但每周出门诊为患者咨询、答疑，还指导患者如何在家中做好自我护理。内分泌科的糖尿病护理专家，承担着病房的护理查房、门诊患者联合会诊、糖尿病健康教育和全国糖尿病护士培训等重要的专业性工作……这些高层次的护理人员，每天都服务在患者身旁，不论是住院患者还是门诊患者都受到她们的精心护理和专业化照顾，承担着其他专业人员所不能替代的专业角色。

三、继续教育

离开校园，步入工作岗位，虽然已经不再是学生，但作为护士，学习将伴随其整个职业生涯。尤其对于研究型护理人员来讲，对"书山有路勤为径，学海无涯苦作舟"的理解应该更为深刻。只有在医学殿堂里不断积累，在临床实践中不断总结，才能紧跟现代护理事业发展的步伐。可见护士的继续教育尤其重要，不可或缺。通过继续教育活动，可不断充实专业知识和技能，提高批判性思维能力，为扎实的临床实践奠定基础。同时，继续教育也反映了护士自我导向学习能力的高低。

（一）继续教育内容

早在 20 世纪 60 年代，美国护理教育就引入了社会科学和人文科学，20 世纪 80 年代以后进一步加强。继续护理学教育的内容是建立在护士原有知识、技能、态度的基础上的与护理相关的概念、原理、研究结果及理论，所涉及的内容均与护理实践相关。医院每月举办 1 次护理继续教育课程，授课教师由医院的护理教育者担任。授课内容主要分为 3 大类：临床护理产品的使用、符合法律的正确医疗护理记录、临床护理技能培训。参加培训的学员可以获得学分，时间均为业余时间，不得占用上班时间。此外，美国的一些团体，如美国医学会、疾病预防控制中心、突发事件护理教育协会（Nursing Emergency Preparedness Education Coalition，NEPEC）等，开发了一些灾难护理教育项目，对护理人员进行突发事件护理和灾难救援护理的培训。

目前，我国继续护理学教育的内容主要涉及护理管理、基础护理、专科护理、护理人文、护理教育、护理科研等方面。以短期学习为主，除培训专业知识外，还考虑到规范行为，提高修养等方面，如加强护理美学、护理伦理学、法学、心理学等知识的学习。还有学者认为，继续护理学教育应重视护士自身的心理健康教育。同时有必要把在职护理人员的灾难护理继续教育作为培训重点，以应对突发公共卫生事件和灾难事件医疗救援工作的迫切需求。继续护理学教育注重"以人为本"，强调哲学概念和职业观念对护理行为的影响力，课程设置体现专业性、社会性及时代性，形成自成体系的特色护理学课程。

（二）继续教育形式

美国的继续护理学教育形式灵活多样，如参加学术会议、专项技能训练、讨论会、听专题讲座、自学等。也可借助计算机、多媒体等技术，通过因特网、数据库、图书馆网、计算机辅助教学软件、虚拟实验室、虚拟图书馆等方式进行实时交互远程教育，达到了教学资源共享。这些方式也确实有利于护理人员及时方便地完成继续教育的规定。美国设有专业的学习和教育网站，如美国危重症护理护士协会首选继续教育（American Association of Critical-Care Nurses Premier Continuing Education Selections）、医学网景之护士继续教育中心（Medscape

Nurse Continuing Education Center）等。在发达国家，协会介入制度对护理人员的继续教育起到了非常重要的作用。美国护理学会（ANA）为护理人员的继续教育提供了许多学习和提高的项目和机会，包括专门的课程培训计划、研讨会、短训班等。

我国继续护理学教育活动分理论和实践。具体形式包括授予 I 类学分的学术会议、学术讲座、专题讨论会、专题讲习班；授予 II 类学分的撰写综述、学习新教材、进修、发表论文、出版著作、出版录像教材和幻灯片、获成果奖、出国考察报告、国内专题研究、发表护理译文、学术活动和新技术的主讲人等。授课形式以传统的面授为主。1999 年，天津医科大学护理系与加拿大渥太华大学护理学院合作开发的中加两国远程教育网络，首次将现代远程教育方式用于我国的护理教育。目前，我国在上海、天津等高等院校开始应用一种客观结构化的临床考试方法（Objective Structured Clinical Examination，OSCE）进行临床、护理技能考核，但其在国内护理继续教育领域的研究和应用正处于探索阶段。

解放军总医院在多年的实践中，逐渐完善了护士分层次继续教育培训机制。即按照护理人员不同级别设置继续教育课程的时间和内容，使授课更有针对性。在时间安排上，每周一个晚上 2 学时进行初级职称护理人员的继续教育讲课，每两周一个下午 2 学时进行中级职称以上人员授课。继续教育课程的授课教师，除了邀请院内外的医学护理专家，也特别注重从医院自身的护理群体中培养教师队伍。如通过举办教学观摩、授课比赛，开展主管护师以上人员"人人上讲台"等活动，既可以极大提高护士们的教学能力。又可从各项活动中挑选优质课件，充实继续教育课程。这些来源于临床，贴近护士工作的内容，不但丰富了授课内容，而且解决了师资问题。从科室到临床部，从临床部到护理部，多种层级的授课平台，也给广大临床护士提供了锻炼与提升的机会。

为了鼓励大家的积极性，医院还将继续教育课与规范化考评挂钩，要求全院护士每年至少听满规定次数的继续教育课程，才能拿到继续教育单项学分。随着护理队伍教学能力的提高，各个临床部也开始开设自己的继续教育课程。继续教育内容除了临床护理外，还邀请医院管理者、医学专家、护理专家、统计学专家等讲授各个领域的知识，还包括护理法律、护士心理减压、护理美学等。精彩的继续教育课程逐渐吸引了越来越多的护士把学习当成一种自觉。

四、学历教育

我国护理学科发展起步较晚，1983 年，天津医学院开展了护理专业本科教育招生，1985 年首批 7 所医学院校开展护理专业本科教育招生，学制为 5 年。1992 年起我国开始开展护理学硕士研究生教育，北京医科大学护理专业于同年正式开始招收护理专业硕士研究生。2004 年起，中南大学、第二军医大学护理学院开始招收第一批护理专业博士研究生，标志着我国内地护理专业博士研究生教育开始起步，我国护理教育的层次基本齐全。2011 年 3 月，国务院学位委员会第二十六次会议修订学科目录，新增护理学为一级学科。

教育先于临床，护理学成为一级学科后，一把抓的护理教育模式必将被淘汰，护理教育专科化将成为护理教育发展的趋势。不能简单地将护理学分为内科护理学、外科护理学、儿科护理学等，以免成为"临床医学"的影子。作为一个比较完善的学科，学科分类应细化，从理论和实践两个层次来考虑。有学者根据学科形成的机制和研究层次，将护理学的学科体系分为护理学基础学科、技术方法学科和应用学科三大类。根据我国现阶段护理学教育的发展状况，本科、专科护理教育应偏重于实践和应用学科，护生将来多半从事临床一线护理工作，解决实际问题。故本、专科护理教育方向可按照工作环境分为内科护理学、外科护理学、妇产科护理学、儿科护理学、精神科护理学、肿瘤护理学、社区护理学、危重症护理学、急救护理学、老年护理学等；如按照护理的功能可分为健康教育学、护理教育学、护理管理学、护理心理学和康复护理学等。对于护理博士或硕士研究生教育应偏重于采用抽象的理论认识问题。博士、硕士研究生教育的方向可从基础学科和技术方法学科中探索合适的学科分类，各高校可根据自身的师资力量、教学条件等，培养护理哲学、护理史学、护理逻辑学、护理理论、护理伦理学、护理美学、护理社会学、护理信息学、护理研究方法等学科的高级护理人才。学科的细化分类能更好地展现护理学科的科学性，满足社会对护理人才的需求，同时让护生感到学有所专、学有所攻。

截止到 2010 年，我国各层次护理学专业的招生数量比例为中专 50%，专科 30%，本科 20%。与发达国家的护理教育相比，我国高层次的护理人才培养力度仍然明显不足，如美国、澳大利亚注册护士的起始学历均为本科。大力发展高等护理教育，是中国护理事业发展的必然趋势。

五、护理查房

护理查房是临床工作中为了提高护理质量而采取的一种工作方法，也是一种临床护理教学模式。护理查房通常是上级护士对下级护士，老师对学生的护理方案的检查、讨论、修正和指导的过程，是促进护理质量提高和学习的过程。护理查房过程是动态的、连续的，是进行临床分析判断和综合训练的有机结合。是提高和增强护理工作者的知识水平、临床思维能力、职业责任感、体格检查和技术操作技能、健康教育能力的过程。护理查房还可作为评价护理质量的有效方法之一，也是理论指导实践，不断提高护理专业水平的必要手段，护理查房对提高整体护理质量，坚持以病人为中心，发挥团队参与合作的精神，提高护理人员理论、技术水平、改善护患关系等有着实践指导作用。

护理查房可分为临床业务性、临床教学指导性、临床常规评价性等几类。临床业务性护理查房即护理个案查房，是以临床罕见病例、特殊疑难及危重症病例、复杂大手术、新业务新技术开展项目、特殊检查、护理工作中经常遇到的护理问题及工作中的经验教训等为主要学习内容，以学习解决复杂疑难问题为主要目标的护理查房。临床教学护理查房是在临床老师指导下，结合学生自己所管患者，对其病史、查体及实验室结果进行整理，得出诊断、鉴别诊断、治疗方案、护理方案等，并用简洁、正确的语言做好病例报告，锻炼学生分析问题和解决问题的能力，提高临床思维的重要方式。临床常规评价性护理查房即专科临床护理查房，一般安排在床头交接班或者某一时段内，是护士长通过查看护理工作实施和落实的情况，监督评价护理措施、护理效果，评价日常护理工作，及时查找和处理工作中的问题，从而顺利完成和改进护理工作，提高护理质量，促进病人健康为主要内容的护理查房。

在查房形式上，目前国内采用较多的仍然是医生查房与护理查房各自进行。医护联合、医护技联合、多学科联合查房在临床的推广与应用，在研究型护理学科建设中，应占有重要地位。

解放军总医院在多学科联合护理查房中，做了一些尝试。如开展了"老年监护学科联合护理教学查房"活动。此次活动，整合各个科室的护理教学优势，组织心内监护室、呼吸监护室、外科监护室三科联合教学查房，打破了以往传统单一的查房形式，结合多媒体教学及情景展示，上下互动。通过这种联合形式的教学查房，可促进护士们向一专多能方向发展。有效解决了临床分科较细、护士知识掌握不全面的问题。多专科联合教学查房很快得到全院推广，成为解决临床疑难护理问题，对护士进行继续教育的一种有效手段。

六、专科培养

进入 20 世纪下半叶后，世界护理进入了一个加速专业化或者说是专科化发展的阶段。这种专业化的一个鲜明标志就是在许多国家如美国、英国、德国、加拿大、澳大利亚、日本等兴起了高级护理实践（advanced nursing practice）活动。高级实践护士（advanced practice nurse，APN）实践的特点为：拥有专门的知识和技能，具有临床判断能力，能熟练地进行自我创造性的护理以及在工作中具有强烈的探究精神。其中，临床专科护士（clinical nursin specialist，CNS）是发展最快，也是最具有代表性的。很多国家已经建立了临床专科护士准入与管理制度，其中包括培训形式、入选条件、培训目标、课程设置、资格认证、管理及使用等。这一世界性的崭新护理实践活动带给护理学科的最大利益是：护理学的学科边界向广度、纵深移动和扩展；护理学科的知识、技术向更加先进、复杂、高级化发展；获得更高的教育准备、更专门的实践范畴、更独立地行使职能的高级护士优秀群体的形成。

专科护士指在某一专科领域有较高理论水平和实践能力，专门从事专业护理的人员，如监护室专科护士、手术室专科护士、急诊专科护士等。目前国外确定的专科护理领域主要有：专业静脉治疗护理、手术专科护理、麻醉护理、精神科护理、肿瘤护理与癌痛控制护理、骨科护理、腹膜透析护理、艾滋病护理、糖尿病护理、造口护理（包括造口、伤口及失禁护理）、急救护理、感染控制、心脏康复、损伤护理、临终关怀、儿科护理、老年护理及器官捐赠者护理等。

在我国，高级护理实践的发展还处于起步阶段，浙江邵逸夫医院借鉴美国罗马琳达医学中心的管理经验，于 2000 年率先在国内设立了高级临床专科护士角色，培养了一位糖尿病专科护士和伤口／造口专科护士，迈出了我国高级护理实践的第一步。目前，第二军医大学附属长海医院、上海交通大学附属第一人民医院、中国协和医学院附属医院以及南方医科大学等相继开展了 CNS 的实践活动，并以伤口造口、麻醉、糖尿病、肿瘤、疼痛等领域的专科护士发展最快。而且，专科护士可以独立开门诊，为患者解决许多复杂而又实际的护理问题，受到广大患者的好评，也为医院节约了人力成本，对医疗保健体制产生了深远的影响。例如，第二军医大学附属长海医院 2013 年造口护理门诊就诊量已逾 1 万人次。

七、临床实践

（一）实习生培训管理

临床是理论和实践相结合的场所，无论是教学技能实习还是临床技能实习，临床实践是学生知识积累、获得能力必须经历的学习过程。通过临床实践，使学生在知识、态度、行为发生转变的过程。教育作为护理学科发展的先行和基础，是临床护理获得长期效益的投资。教书育人是临床带教的职责，不仅仅对实习生学业水平的提升给予教导，更主要的是关心学生的身心健康，促进成长。创造出让学生感觉被接纳、被尊重、被重视的真诚的学习环境。医院在护理实习生培训过程中，需要不断完善制度，改进方法，始终以培养合格的临床护士为己任。

　　护理部按实习批次分别组织实习生岗前培训。实习生入科后每周组织一次集中授课，并安排专人按护理部要求的项目及时间逐项进行基础和专科护理技术操作的训练。出科前由教学组长负责组织教学小组成员对实习生进行各项考核，完成实习鉴定，反馈评价意见。护理部每周组织全院实习生理论授课 1 次，每月组织全院本科实习生理论授课 1 次，定期组织考核工作。每轮实习出科后由护理部组织临床教学问卷调查，并对双向调查结果进行统计分析。实习中期组织实习生进行实习体会交流。

　　每年年初，科室都要制定教学计划并严格落实。每年护理部组织一次临床带教教师资质审核和准入，科室带教教员必须持有资质。要求科室安排实习生参加护理查房。教员授课课件需由教学组长审核，试讲后方可安排授课。带教教员要为人师表，关心爱护学员，不得安排实习生在工作期间做非临床工作。为确保实习生按时转科，出科前一天不得安排夜班。要求实习生出科评价与考核公平公正，实习生评价在每轮实习最后一周反馈至护理部，如未按时反馈，与科室目标考评及评选教学先进单位挂钩。

（二）进修生培训管理

　　进修生教学代表着医院综合实力和学术影响力，是衡量学科水平的一个重要指标。通过进修生教学不仅能扩大医院影响力、提升医院形象、培养教学骨干、推广新业务新技术，而且对医院和护理学科的发展都具有重要意义。国内护理岗位初期的进修生教育，跟新护士的岗位带教相似，是挑选优秀的教员进行带教，进修生带教教员跟新护士带教教员标准也基本一致。为适应研究型医院的发展战略，解放军总医院在护士进修生管理上，进行了一系列改革。首先，制订出《进修招生工作实施细则》、《进修生指导教师制度》等相关规定。在此基础上，为进一步提高总医院护理进修生教学质量，明确进修生导师职责，规范进修教学带教行为，护理部下发了《护理进修生指导教师岗位职责》，完善了护理进修生临床带教制度。

　　科室根据进修生情况制定详细的教学计划，安排具有进修生导师资质的人员进行教学，进修生入科两个月后，经科室考核合格者，可申请独立工作资质，经临床部审核，护理部批准后，方可独立值班。科室和护理部定期组织针对进修生的集中授课或专科护理技术操作训练。进修生在带教期间和独立值班期间如发生护理问题，导师负有指导失职的责任，与目标管理考评挂钩。进修生导师每年为进修生理论授课不得少于规定学时，并指导进修学员撰写学术论文，同时认真做好进修生的思想管理、行政管理、劳动纪律管理。

（三）轮转生培训管理

　　新毕业护士培训是护理管理的重要组成部分，轮转制度的建立，对拓展新护士的知识范围、提高临床实践能力、提高人文素质起到良好的助推作用。国内很多医院已经建立了规范的轮转生培训机制。

　　轮转护士入科后，科室带教采用目标教学法，由护士长和带教老师制订理论目标和技能目标，并且在轮转期间不断评估目标完成情况，出科前对照目标进行考核和综合评价。考核情况包括理论及操作考核。综合测评内容包括劳动纪律、工作态度、学习态度、应急能力、沟通能力、爱伤观念、协作精神、专业理论、操作能力、护理文件书写能力等，每一项内容都有相应的标准分值，轮转科室针对标准打出实际得分，并作出全面、客观的书面评价。在轮转结束后，护理部根据轮转科室的考核评价，提出护士的使用、职业发展指导建议。新护士通过轮转，不仅可以学习各科室的长处，而且可以弥补自己的不足，达到取长补短的作用。

（四）研究生培训管理

护理研究生分为科学学位与专业学位。科学学位的硕士研究生培养目标是培养具有本学科坚实的基础理论和系统的专业知识，具有创新精神和从事科学研究、教学、管理等工作能力的高层次学术型人才以及具有较强解决实际问题能力、能够承担专业技术或管理工作、具有良好职业素养的高层次应用型专门人才。专业学位培养目标是培养具有本学科坚实的基础理论和系统的专业知识、较强的临床分析和思维能力，能独立解决本学科领域内的常见护理问题，并具有较强的研究、教学能力的高层次应用型、专科型护理人才。护理学博士研究生的培养目标是培养德智体全面发展，在本门学科上掌握宽广的基础理论和系统精深的专门知识，具有独立从事科学研究工作的能力，在科学或专门技术上做出创造性成果的高级科学人才。

研究生的临床教学不同于其他护理带教，在学习期间，由导师按照培养目标，制订每个研究生的培养计划，包括选修课程的安排、临床实践轮转计划等。各层次、类别护理专业研究生均须修满规定的学分，通过课程考核，并在导师指导下完成课题研究，撰写学位论文，通过论文答辩。经过这样一个系统、规范的培养过程，使研究生的科研能力、发现及解决问题能力都得到全面提高。在护理研究生培训管理方面，解放军总医院探索了独特的培养模式，除培养研究生的临床实践能力之外，着重加强了对科研思维的培养与训练，如在学习期间开设研究生大课堂，让研究生根据自己的专业方向检索文献，汇总信息并以开题汇报的形式进行信息共享，最后由导师给予点评指导，通过这种方式，极大地提高了研究生的科研能力。

第三节 研究型护理服务

一、从功能制护理到整体性护理

护理工作模式的发生、发展受不同历史时期经济、政治、社会价值、管理思想等的影响，具有鲜明的时代特征。随着医学模式的不断发展，出现过许多与之相适应的护理工作模式。其中具有代表性的护理工作模式包括个案护理、功能制护理、小组制护理、责任制护理及以患者为中心护理工作模式。在这些模式的基础上，又衍生出一些相关的护理工作模式，如在小组制护理的基础上产生的固定小组护理、在责任制护理的基础上产生的联合责任制护理、小组责任制护理及病例管理模式等。

功能制护理产生于 1940—1960 年，其突出特点是以疾病为中心，将护理工作机械地分成若干任务分工，护理人员按照各个任务分工独立完成工作。功能制护理需要注册护士较少，各级护理人员对自己分工任务相对熟练，节省了时间和人力，便于进行组织管理。功能制护理较好地解决了护理工作者严重短缺的问题。随着医学模式的转变，功能制护理的弊端也日益显现。首先，患者缺乏连续、全面的护理服务，整个护理过程显得支离破碎。第二，护理工作以技术操作为主，忽视了对患者的整体情况，如病情、疗效、心理状态等方面系统的了解。第三，护理人员缺乏自主权、缺乏独立和批判性思维，并最终限制了个人发展。在当今西方发达国家，这种模式仍在急诊或救灾过程中发挥其作用。

新中国成立后至 2010 年开展"优质护理服务示范工程"活动之前，大部分医院以功能制护理为主。其特点是将整个护理工作的内容归纳为处理医嘱、打针发药、巡回观察、重症监护等若干功能类，每一功能类由 1~2 名护士负责。功能制护理工作模式在我国持续时间较长，为我国护理事业发展做出了贡献，但随着生物医学模式向生物－心理－社会医学模式转变，其弊端日趋明显。1980 年，美国波士顿大学护理研究院美籍华人李士鸾博士在第一期高级护理进修班讲学时，将护理程序的概念及责任制护理的有关理论引入我国，其后全国多家医院开始实施责任制护理试点。1986 年，全国第一届护理工作会议中将责任制护理作为大会交流的重要内容。1989 年，卫生部在全国推行"责任制护理"，将其纳入到医院分级评审标准中，将护理工作模式改革由医院、学术团体推向全国。责任制护理的实施及推广，体现了护理服务理念从"以疾病为中心"向"以患者为中心"的转变，推动了护理观念改革。

1994 年，美国乔治梅森大学护理与健康科学学院袁剑云博士来中国讲学，并根据中国国情提出了"系统化整体护理"理论，并在国内多家医院建立了试点。1995 年，卫生部提出用"整体护理"取代"责任制护理"，并在全国逐步完善和推进，然而实施的效果也不令人满意。在20 世纪初医院市场化和产权改革过程中，部分医疗机构的公益性质逐渐淡化，为了片面追求经济利益，出现减少护士配置，增加护士工作职责（如将每日清单、科室药品及卫生用品的核算等划入护士工作职责中）等不利于护理工作模式改革的措施，部分医院护士的配置、待遇一度有所降低，导致整体护理工作模式的普及、深入受到严重影响。近年来，医疗体制改革的不断深入为护理改革提供了宝贵机遇，《护士条例》和《中国护理事业发展规划纲要》等相关法规的颁布和实施，为护理工作的发展营造了良好氛围，经济社会发展为护理服务产业提供了广阔的发展空间。

近年来，我国护理事业发展迅速，护士总人数大幅度增加，受过高等教育的护士越来越多，他们要求护理工作模式应更加专业，并且能充分发挥其自主性、体现其责任感。同时随着经济发展水平的不断提高，患者的需求日益增多，对护士的要求也越来越高。这些内外部条件日趋成熟，为护理工作模式改革提供了机遇和挑战。

2010 年 1 月底，卫生部在南京召开全国护理工作会议，对护理工作提出了"服务改革大局，夯实基础护理，改善护理服务，树立行业新风，促进医患和谐，提高患者满意程度"的总体要求，并提出在全国卫生系统开展"优质护理服务示范工程"活动，以促进各级医院切实加强临床护理工作，改革护理工作模式，实施责任制整体护理工作模式。

（一）强化以人为本是深化整体护理的动力

观念的转变是所有转变的动力和源泉，整体护理以人为本，强调以病人为中心，以病人的利益和需求为中心，把病人看成是具有生理、心理、社会、文化等各种需求的整体的人，它是对病人系统、全方位的护理。影响整体护理进一步向纵深发展的因素很多，而贯穿这些因素中的人文精神是最为重要的，它是整体护理发展的内在动力和灵魂。通过强化人文精神的教育，深化护士对整体护理内涵的认识，使护士变被动为主动，主动自觉地将人文精神贯穿于护理程序中。

责任制整体护理工作模式较好地体现了我国的国情和现阶段护理事业发展水平，在临床实施过程中取得了很好的效果。患者对责任护士及护理工作的满意率均有显著提升。当然，任何事物的发展都需要时间来验证。责任制整体护理工作模式在我国实施的时间还较短，需要在实践中不断发现问题，总结经验，并进行创新性的探索和研究。同时，护理管理者仍然需要对责任制整体护理工作模式进行反思。

首先，护理教育要适应和配合工作模式的转变，要先行或同步进行，加强相关知识的培训力度和广度。建立和完善包括岗前培训、毕业后教育及继续教育在内的分层终身教育培训体系，加强高素质护理人才及专科护理人才培养，形成适合护理工作发展需求的人才培养模式。

其次，以责任护士为中心开展护理工作，从患者角度出发，重新组织协调各学科与护理相关的工作。给予责任护士更多的自主权，独立进行更多的临床判断和决策，加强护理人员的认同感及责任感。帮助护士规划及完善职业生涯，使护士有更明确的职业发展目标和方向，体现其专业价值、人生价值和社会价值。

最后，对护理工作提供更好的保障和支持。配备专职护理辅助人员，如专职护理管理员、专职护理辅助人员。其中专职护理管理员的主要任务是参与讨论、制定临床护理路径，评估、监测及追踪患者的护理效果，指导责任护士工作。专职护理辅助人员在责任护士的指导下工作，主要进行患者生活护理，如饮食、起居、床单位整理、病室清洁、记录出入量等。研究、制定和完善临床护理路径。使护理人员可以有计划、有步骤、有预见性地主动完成每日护理工作，避免可能的工作遗漏，保证治疗、护理工作的延续性和一致性，简化护理记录内容，提高护理记录质量和工作效率。

（二）提升护士素质是深化整体护理的关键

整体护理作为一种新的工作模式，是随着社会的发展，医学模式的转变应运而生的。为了满意人们的健康需求，整体护理要求护士不但要具有良好的职业道德及扎实的专业基础理论和技术操作能力，还必须具备良好的职业素养。护士职业素养，是指从事护理职业者在从业时所必须具备的综合素质和涵养，是在从业过程中表现出来的综合品质，是护理职业内在的规范和要求。护士职业素养主要包括职业道德、职业意识、职业技能、职业行为、职业作风。护士职业素养的基本特征包括伦理性、职业性、修养性、慎独性。伦理性又包括全人类性与人道性、继承性与时代性、规范性与可操作性。职业性意为护理有别于其他职业，有其独特的职业性，主要体现在对服务对象的照顾、帮助、人道三个方面。护士修养性是指职业素养并非与生俱来，而是通过有意识、有目的的不断修炼而习得或养成的。慎独性指人们在独自活动、无人监督的情况下，凭着高度自觉，按照一定的道德规范行动，不做任何有违道德信念、做人原则之事。

护士职业素质内容包括思想品德素质、科学文化素质、专业素质、心理素质、身体素质。

护士职业是集人类心灵之美、行为之善、双手之巧、意态之柔于一体的综合展示。护理专业的价值体现在服务价值、知识价值、技术价值和艺术价值。护理的服务价值难以用价格来衡量。而知识价值是要通过不断学习、不断更新知识，实践经验积累来体现的。护理技术的专科性强，熟练的护理技术是护士自身价值的展现，也是护理专科发展的根基。护理的艺术价值，重在精美，重在细微，重在人文关爱，重在抚慰身心。

（三）建立质量标准是深化整体护理的基石

护理质量标准化管理，就是制（修）订护理质量标准，执行护理质量标准，并不断进行护理标准化建设的工作过程。制定护理质量标准的原则包括可衡量性、科学性、先进性、实用性、相对稳定性等。常用的护理质量标准分为以下几类。

1. **护理技术操作质量标准** 护理技术操作质量标准包括基本护理技术操作和专科护理技术操作。总标准：严格三查七对；正确、及时，确保安全、省力、省物；严格执行无菌技术操作原则及操作程序，操作熟练。每一项护理技术操作的质量标准可以分为三个部分，即准备质量标准（包括病人和工作人员的准备，物品和环境的准备）；过程质量标准（包括操作过程中的各个环节）；终末质量标准（即操作完毕时所达到的效果）。

2．临床护理质量标准　临床护理工作要体现个性化服务，要体现患者知情同意与护士对患者隐私保护的责任；基础护理与等级护理措施到位；护士对住院患者提供规范的用药、治疗服务；对手术患者实施规范的围术期护理，并有规范的术前访视和术后支持服务制度与程序；提供适宜的康复和健康指导；各种医技检查的护理措施到位；密切观察患者病情变化，根据要求正确记录。

3．护理文书书写质量标准　护理文书包括体温单、医嘱单、护理记录、病室报告本及各类护理评估表等。《病历书写规范》规定，护理记录分为一般患者护理记录和危重患者护理记录，手术患者还包括手术护理记录。军队各级医院根据各自的护理工作特点，使用住院病人评估表、病人压疮风险评估表、病人跌倒风险评估表及病人健康教育评估表等多种形式的护理表格规范临床护理行为。护理文书书写要求项目填写齐全，文字工整，字迹清晰，表述准确，语句通顺，标点正确，客观、真实、准确、及时、完整的反映患者的病情变化、护理措施及效果。

4．护理管理质量标准　为了进行质量管理，需要对有关的计划、决策、控制、指挥等管理职能制定相应的标准，即护理管理质量标准。总体要求认真贯彻执行国家、军队有关法律、法规和规章制度，健全医院各项工作制度，加强科学管理，保障医院正常执业活动，确保医疗安全，改善医疗服务，提高运行绩效，不断提高护理质量，促进医院健康、可持续发展。其中应包括：依法执业，专业技术人员具备相应岗位的任职资格，不得超范围执业；护理人力资源管理标准，护理人员的数量与梯队（含年龄和学历层次）结构合理，满足保证护理质量的需要；质量责任制管理标准（规定质量责任制应达到的要求）；护理业务管理标准（业务范围、职责权限、工作制度、工作程序、工作方法及这些方面应达到的要求和考核办法）；护理技术管理标准；护理质量管理方法标准（如质量检查、控制、评价等）。

护理质量标准是质量管理的基础，是护理实践的依据，是衡量整个工作或单位及个人的工作数量、质量的标尺和砝码。因此，制定质量标准是护理质量管理的基本任务。实施护理工作标准化，技术操作规范化，优质服务常规化管理，建立科学的护理质量标准体系，是护理管理者的一个重要职责。

二、从被动性护理到预见性护理

随着现代科学技术的发展，人们对健康的认识日益深化，护理学的地位、任务、作用、目标已经发生了很大变化，促使护理观念逐渐转变。现代护理观念认为，护理人员是医生的合作者，与医生共同参与完成医疗和护理任务。护士除完成各种护理技术操作外，还担负着心理、社会治疗的任务，还要求致力于预防疾病，把工作对象从病人扩大到健康人。护士的工作场所不仅是医院还要扩大到社会、社区、家庭，对社会人群开展卫生保健和健康教育咨询。

护理工作首先要尊重人、关爱人，以人为本。护士必须注重对患者的人文关怀，善于从患者的眼神、表情、言语、体态中读懂他们的痛苦、渴望和需要，并能尽力满足他们的需要。从"需要我去做"到"我要去做"，从"完成我的工作"到"我的病人感受是否舒适"，从"病人告诉我"到"我感受我的病人"，从"我只能做这些"到"我还能为病人做哪些"，从"机械的服务"到"主动"呵护，从被动性护理到预见性护理……护理理念的转变绝非一朝一夕，护理事业的发展任重而道远。

（一）理清被动性护理思维

第一是单向性思维方式。临床护士思维偏重于感性认识和经验，具有直观的特点，单向性思维方式往往经验层次成分多于理论层次。第二是封闭性思维方式。是一种习惯性思维。临床护理长期以来沿用的护理常规、操作常规、分工负责流水作业、按医嘱进行的护理行为都是形成封闭性思维的基础。由于思维长期缺乏启动因子，面对护理改革中遇到种种难题，不是主动思考，深入研究，潜心解决，而是依赖权威或行政指令，即便是言不在理也听之任之，任其自然。第三是机械性思维方式。长期习惯于流水作业的临床护士多以操作为主，把护理程序也当作任务来完成。如从资料的收集到诊断结论，不是从资料的整理、归纳、分析、推理、得出结论，而是用习惯的护理诊断来套用。用这样的方法来进行整体护理的实践，只不过是传统护理模式的现代注解而已，逐渐使护理学的实践远离了理性。

（二）形成主动性服务意识

要把单一护理的观念，改变为整体护理的观念，要把被动性护理转变为主动性护理。需要全盘考虑，综合计划，转变思维，对病人实施全身心、全方位、全过程、多渠道的系统护理。

1．**学会从直观到分析** 病人的病情可以从其体态举止、体检、理化检查、语言交流中反映出来。护士通过感官获取的信息具有直观的特点，它往往为正确诊断提供线索和依据。这种直观获得的病情资料是护士的感性认识过程，但是这并不是认识活动的结束，而是通过感知进入理性认识阶段。不要把这些有价值的资料进行简单的罗列或交给医生，而是通过理性分析由浅入深、由表及里、去伪存真，分析事实，解释事实，对临床资料进行新的综合和科学的推理，最后得出正确的结论。学会运用这样的思维工具才能使我们认识病人出现的健康问题的因果规律，才能使我们从实践中学到新的知识，积累丰富的经验。

2．**学会从单向到多向** 人是一个多系统多层次的整体。不同的个体又有不同的生理、心理、社会、精神文化背景，随着自然、社会环境的变化，不断地进行调整、改变、适应以维持生命及满足各种生存质量的需求。人的机体会因此受到各种内外因素的影响而导致疾病。顺应这种规律，现代医学正在向着生理–心理–社会整体医疗模式转变，学科的发展也呈现出泛化与交叉的态势。面对这种发展趋势，临床整体护理仅从一个视觉、向度去思考问题的方式显然是不能适应的。临床思维也必须向多向思维转化，去思考和分析影响病人健康的原因以寻求对策。

3．**学会从封闭到开放** 科学的态度是必须摒弃封闭、保守和单向的思维方式，对以往传统的或引进的观念和理论不能不加以批判的全盘接受。科学的进步，理论的发展都是在某种程度上对既往理论的否定，否则就无须创新。创造活跃的学术氛围，鼓励批判精神，提倡学术争鸣，使人们的思维方式处于自由开放、活跃、多向状态。同时，护理的理论体系还不够完善，独立解决病人问题的能力还很有限，必须通过引进边缘学科的技术和方法进行移植、嫁接或创新，才能使临床整体护理得到有力的支撑。

4．**学会从经验到理论** 经验性的思维方式往往给人带来缺乏进取、安于现状与墨守成规等消极倾向。而理论性思维的特点要求对每一个现象、每一个问题、每一个信息都问一个为什么？ 要解决为什么的问题，就要不断地补充新的信息、新的知识，并在实际中不断寻求解决问题的办法，这样不断地发现问题、解决问题推动实践不断地深入。

主动性和被动性，是护理人员工作的两种服务意识。护理人员在工作中表现出的主动性不是盲目的，而是以护理程序为基础，通过护理评估，制定护理计划，采取良好的护理措施，使各项护理工作井然有序的进行。护理工作的主动性，要求护理人员积极主动，明确自己的岗位职责，对待患者要热心接、细心问、精心做、主动帮、亲自陪。护理人员主动的服务意识是以患者为中心理念的体现，同时也会使患者对护理人员产生信任感和安全感，有利于疾病的康复。

以患者为中心，提供满足其生理、心理需求的具有主动性的护理是临床护理的重要内容。主要表现在以下几个方面：及时巡视患者，观察病情变化，了解患者的需求及治疗疗效；主动与患者进行情感交流沟通，掌握患者的心理状态，并给予适当的心理护理；指导患者配合治疗及护理，适应环境，进行功能锻炼；积极开展疾病卫生、保健知识宣传等。

近年来，各家医院都在主动服务方面下大功夫。纷纷推出各种举措。如为出院病人制备连心卡。连心卡是对病人健康维护、开通健康绿色通道的重要措施之一，更体现以病人为中心、方便病人复诊、提高出院后的自我护理能力，同时作为社区护理的延伸点。连心卡内容有：封一为爱心嘱咐语、病人姓名、诊断、急救电话、咨询电话。封二为健康教育内容，包括饮食、休息、心理、复诊时间、注意事项、药物指导等。连心卡也可作为科室的宣传媒体，对科室的技术力量、设备等作简单扼要的介绍。连心卡在病人出院时赠予病人，让其感受到医护人员在其出院后仍关注着他的健康，使之感受到温馨的服务，增强了病人院外自护能力和保健意识。

又如某医院推出的"十个数字"举措：一声问候，晨会时强调礼貌用语；两个关键，主要观察执行力和有效率指标；三个落实，具体包括新任务、责任人和时间点；四个必看，要重视新入院患者、危重症患者、手术患者和有纠纷隐患的患者；五个到位，重大抢救、重要手术前、疑难病例会诊、死亡病例讨论和重大检查前务必做到缜密；六个坚持，坚持首问负责制、每天巡视病房、医护晨会大交班、护士长例会、科主任和护理部例会、质量督查和信息反馈；七个必报，及时上报意外事件、突发事件、有创检查治疗、护理差错事故、纠纷患者、特殊患者和传染病患者；八个掌握，掌握重点患者的基本资料、入院诊断治疗情况、当天的阳性指标、现存的护理问题、潜在并发症、观察要点、措施落实和康复计划；九个做到，对患者问一声、嘱一句、指一向、留一言、帮一下、助一力、扶一把、送一程、谢一声；十个承诺，对每位患者入院有迎声、治疗护理有轻声、巡视病房有问声、患者合作有谢声、护理差错有歉声、患者询问有答声、主动服务有笑声、患者意见有回声、病区环境少噪声、患者出院有送声。

（三）做好预见性护理服务

1. **针对需求　有的放矢**　预见病人的需求，就是在病人没有开口之前，护士能洞察其心理，揣测其所需，提供恰到好处的服务。人各有异，每一个个体都是独特的，提供人性化个性化的服务，是现代护理追求的目标。

每个病人的需求都是不同的。①从年龄层次看。少年儿童恐惧感、孤独感特别明显，虚荣心强。需要鼓励、夸奖、爱抚。青年病人最害怕疾病影响升学、婚姻、就业等，重视外表美，需要理解关心。老年病人语言啰唆，最关心疾病对晚年生活的影响，能否治愈、长寿。需要尊重、体贴。需求护士充当"女儿"的角色，有耐心、多解释、不厌其烦地听取他们的意见，护士言行要礼貌、举止要文雅，尽量尊重老年病人的意见。尤其是孤寡老人，有的对疾病本身反而不十分关心，迫切需要的是护士从生活上、感情上多关心体贴。②从文化程度看。文化程度较高的病人最关心疾病的诊断、治疗、有无并发症、后遗症，对工作生活有无影响等，疑病心理较常见。需要护士实事求是地、详细地给他们解释，以便消除心中疑虑。文化程度较低的病人，多满足于痛苦少，生活护理好，对疾病的预后考虑则较少。这就要求护士在生活上给予无微不至的关怀，减少他们的痛苦。③从性格类型看。性格内向的病人，表现沉静、孤僻、反应迟缓，不喜欢与人交谈，对周围事物观察细腻，对需要又不主动提出。护士应主动征求意见，问寒问暖，通过察言观色来了解病人的心理活动，语言要求文雅自谦。性格外向型者，对周围事物表示关注、开朗、善于交际，与人交谈直言直语。护士要多为病人提供各种信息，讲话直爽，动作敏捷、利索。④从疾病的严重程度看。急性病人恐惧心理多见，最担心的是生命的安危。慢性病人疑虑心理，消极心理最常见。最关心的是诊断是否正确，有无特效治疗办法和更先进的诊断手段。⑤从诊断、治疗、护理措施过程看。病人多表现出恐惧疑惑的心理，急于想了解各种检查治疗护理的目的、意义、注意事项和结果。⑥从饮食方面看。疾病期间病人迫切需要护士做饮食指导。患病期间，什么食物可以吃，什么食物不宜吃，有何特殊的注意事项。⑦从环境角度看。病人需要有一个舒适的休养环境。护士应充分考虑到影响病人休养的各种因素，如天气转凉应及时给病人增加御寒工具等。⑧从病人的处境看。如外地出差的病人患病后，举目无亲，住院后更加思念亲人。护士要主动担负起与其亲人联系的工作，如代写信件、打电话等，为其安排好生活所需物品。

除此之外，病人的需要还会因不同民族、不同风俗的习惯、个人习惯、个人经历、职务高低、疾病的种类等不同而异。由于心理变化的复杂性，要准确地预见每一个病人的需求，要求护士有高度的同情心，机灵的头脑，敏锐的眼力、准确的判断力、随机应变的能力。这是一个合格护士综合素质的体现，是在临床实践工作中不断培养和磨砺出来的品质。只有真正用心去体验病人的经历，才能做到针对所需，有的放矢。

2. **有效防范　降低风险**　预见性护理是护士针对患者的具体病情进行综合分析判断，运用医学知识，找出现存和潜在的护理问题，采取相应的护理干预措施，有效地防范护理风险。在医疗护理的各个环节中，以疾病的生理变化及各种疾病的发展规律和临床表现为依据，主动对患者进行评估。有预见性地采取防范措施和应对方法，从而有效地降低护理风险。

在某医院老年病区，住院患者平均年龄在80岁以上，老年患者病情变化快、可能发生的意外因素多、存在的安全风险大，因此护士们将老年患者的安全作为关注的焦点，对每一位新入院患者都系统地进行护理风险评估，根据评估结果进行预见性护理。如对于脑血管病后遗症的患者，护士会相应地采取防摔跤、防误吸、防压疮等护理措施。这种工作模式在保障患者安全的同时锻炼了护理队伍，提高了护士发现问题、分析问题、解决问题的能力。由于预见性护理做得好，各种防范措施及时有效地实施，避免了很多可能出现的护理问题，使很多疑难危重患者顺利地闯过了一个又一个关口，延长了生命，提高了生存质量。有一名长期卧床机械通气的患者，在长达10余年的住院时间里未发生过任何护理并发症，可以说创造了医疗界的奇迹。

"奇迹"的发生不是源于偶然，她们的"秘诀"在于对护理风险管理的重视。护理风险管理是指对患者、工作人员及探视者可能产生伤害的潜在风险进行识别、评估并采取正确行动的过程。它包括风险识别、衡量与评价、处理和管理效果评价四个阶段。如何强化护理风险管理，尽早发现风险隐患，规避护理风险，已成为护理管理者工作的重要内容之一。采用护理风险隐患评估表进行管理，无疑是在风险管理方面的一种有效尝试。现在临床使用的多项危险评估表，在护理质量提升的过程中，发挥出巨大作用。如导管滑脱危险度评估表、静脉液体外渗危险因素评估表、跌倒危险因素评估表（表10-1，表10-2）、压疮危险因素评估表（表10-3，表10-4）、营养评估表、疼痛评估表等。

表 10-1 跌倒（坠床）危险因素评估表

姓名_____ 科室_____ 年龄_____ 入院日期_____ 住院号_____

评估内容	危险因素	评估时间					
年龄	≥ 65 岁或 ≤ 9 岁						
跌倒（坠床）史	过去的 3 个月内曾有超过一次的跌倒（坠床）史						
疾病因素	外伤、出血、手术后及各类疾病引起的虚弱无力、眩晕						
活动能力	活动受限、退行性改变、脑血管病后遗症、残障等引起的行动不稳、感觉运动功能障碍						
视觉功能	视物不清、视野缺失、偏盲等						
使用特殊药物	麻醉、止痛、镇静、催眠药						
	降血糖药						
	降压药						
	其他易引起跌倒（坠床）危险的药物（ ）						
精神状态改变	各种原因引起的嗜睡、模糊、定向力失常、躁动等						
其他方面	长期卧床后开始下床活动						
评估护士签名							

注：有以上 1 项者则为易跌倒（坠床）危险人群，须采取防跌倒（坠床）护理措施

表 10-2 预防跌倒（坠床）护理措施

日期							
根据病人情况可采取的护理措施备选项目		措施	措施	措施	措施	措施	措施
1	使病人掌握防跌倒（坠床）注意事项和方法：下床、行走、移动、如厕时有人陪同，病人行走时应穿防滑拖鞋，外出时不可穿拖鞋；裤脚长度不超过脚背						
2	向陪护人员讲解预防跌倒（坠床）措施并交代离开病人时要向护士报告						
3	教会病人使用呼叫器并将其放置于病人床头						
4	向使用特殊药物的病人讲解药物的不良反应和注意事项						

5	床旁加床挡并保证其固定好						
6	固定病床轮子						
7	确保病人易于拿到随手用物						
8	教会病人"三步"起床法，每步至少 30s						
9	卧床超过 1 周，下床时确保有人陪护病人						
10	病区内不放置过多的杂物等						
11	保持病区内一定的照明光线						
12	地板光滑或刚拖过的湿地板要有醒目的标志						
13	征得病人家属同意情况下使用约束带						
14	将病人安排在靠近护理站的房间便于观察						
其他措施							
护士签名							

表 10-3 压疮危险因素诺顿评分表

患者姓名_____ 科室_____ 年龄_____ 入院日期_____ 住院号_____

评估项目	4 分	3 分	2 分	1 分
营养状况	良好	一般	差	非常差
神志	清醒	嗜睡	模糊	浅昏迷
活动	自如	协助行走	卧床可活动	卧床不可活动
行走	完全	少许限制	非常限制	不能行走
大小便失禁	无	有时失禁	经常失禁	失禁

注：评分≤14 分，为易发生压疮危险人群，须采取预防压疮的护理措施

表 10-4 预防压疮护理措施

时间						
评估得分						
根据病人情况可采取的护理措施备选项目	措施	措施	措施	措施	措施	措施
1 告知患者或家属存在的压疮风险和防范措施						
2 保持床单位清洁、干燥、平整无渣屑						
3 给予铺气垫床						

4	受压部位垫海绵垫或体位垫						
5	易受压部位予以贴预防压疮膜保护						
6	定时协助翻身每 1~2 小时 1 次						
7	翻身时动作轻柔，避免拖拽，防止皮肤擦伤						
8	保持肛周及全身皮肤清洁干燥						
9	翻身时注意观察受压部位，如有异常应及时处理						
10	加强床旁交接班，对皮肤情况进行认真交接						
11	病情不允许翻身或制动不能翻身，每隔一小时协助患者减轻受压部位压力，避免持续受压						
12	教会术后病人如何移动身体，防止皮肤损伤						
13	给予饮食指导，增强营养						
其他措施							
护士签名							

三、从重身护理到重身重心护理

（一）解析"健康"，重身重心

早在 1946 年，世界卫生组织（WHO）将健康定义为：健康不仅是免于疾病和衰弱，而是要保持躯体方面、精神方面和社会方面的完美状态。1978 年 WHO 又在阿拉木图宣言中重申健康不仅是疾病与体弱的匿迹，而且是身心健康、社会幸福的完美状态。根据这一定义，健康的标准可以概括为 3 个条件，即身体健康、心理健康和良好的社会适应能力。一个人只有同时具备了上述条件，才能称得上是一个健康的人。从人的个体而言，躯体健康是生理基础，心理健康是促进躯体健康的必要条件，而良好的社会适应能力则可以有效地调整和平衡人与自然、社会环境之间复杂多变的关系，使人处于最为理想的健康状态。就人的群体而言，WHO 又提出了道德健康的概念，强调遵守社会公共道德，维护人类共同健康，要求生活在社会中的每一个人不仅要为自己的健康承担责任，而且也要为群体健康承担社会责任。

在生物医学模式统治医学的历史时期内，医学领域内形成了技术至上的观念，不仅产生了对技术的盲目追求、过分依赖和不当使用等表面层次上的现象，同时也深深影响着护理理念。传统医学模式认为技术是万能的，只有依靠技术，人类才能达到战胜疾病的目的，以至于人们把自己的健康寄托于技术发展的未来。技术至上的观念使医学过度生物化，失去了应有的人性，原本人与人之间的关系，变成了人与技术的关系、人与机器的关系。其理念也限制了护理工作者思维能力的发挥和提高，认为只有精湛的护理技术才是护理的内涵，在临床实践中难以用现代医学模式的观点对病人的心理、精神、行为方式等方面予以关注。

现代医学已经认识到：疾病是无法被消灭的，消灭了一种疾病，又会有新的一种疾病出现，人们无法通过物理的或化学的手段从人体中彻底将他们驱逐出去。疾病的致病原因是复杂的，许多慢性疾病、老年病、非感染性疾病的致病原因不是纯生物学的，而是生物、心理、社会、环境、行为习惯等多种原因共同作用的结果。可以用手术刀解剖人体细微的结构，但无论何种先进的手术也解剖不了人的心灵；现代的脑科专家可以提示人脑的各种功能，但他们的技艺再高超也无法创造人的思想；各种层出不穷的免疫剂，可以使人类避免某种疾病的发生，但任何强大免疫制剂都不能抵制社会心理因素对人体的干扰；威力无比的药物可以使各种致病菌屈服，但它无法代替宽慰的心灵给机体带来的修复与安宁；被人们寄予无限希望的人类基因组计划，可能制服许多遗传性疾病和其他疾病，但仍无法阻止不同环境、社会条件对基因影响的不同修饰和不同表达。因此，无论对于疾病的预防还是治疗，传统的方法都不能真正地全部解决问题。医学要发挥作用，必须改变其单纯的技术性操作，由关注技术和疾病到关心完整的病人及其生活。从注重躯体疾病的诊治到心理健康的维护。

长期以来，中国的护理工作总体上处于以疾病为中心的水平，在护理工作定位方面，对护士的角色和护理的功能定位存在偏差，体现在注重技术操作，忽视文化能力的培养和发挥；注重治疗性措施的落实，忽视病人的生活护理、心理护理和康复指导；导致护理人员见病不见人，重身不重心。而我们应该明晰的观念是技术护理是必备基础，科学护理是安全保障，人文护理是核心价值。技术护理回答"是什么"，科学护理回答"为什么"，而人文护理回答"应当怎么样"。

（二）更新理念，身心并护

现代护理工作模式，实现护理观念的转变不是一个单纯解决服务态度、微笑服务、做好基础护理与生活护理的问题。实施整体护理就需要重新认识护理的概念和内涵，也就是对人、环境、健康、护理的综合理解。护士也应由执行型、操作型向思考型、主动型转变。

近些年来，很多医院结合自身实际，以不同形式、不同路径积极探索，在重视身心护理方面取得了很大成效。特别是推行"优质护理服务"以来，给医院管理注入了新的内容。如"身心并护"护理模式的实施。2011年国家卫生部全面推行优质护理服务，强调护理工作应能及时准确评估、满足患者需求、遵循服务流程。为进一步深化优质护理服务，探索适合我国国情的护理工作模式，深层次提升护理质量，解放军总医院率先探索实施了"身心并护"护理模式。即以"生物－心理－社会"医学模式为理论指导，以整体护理为基础，以临床护理路径为护士工作的主线，将针对患者的护理内容全部贯穿其中，同时注重科学评估、预防性护理、全程护理等理念。可以说，"身心并护"是医学模式的转变，人道主义在医疗领域的深化，体现了护理对人的尊重，对健康的关爱。

在"身心并护"护理模式中，心理护理应该融会贯通于"身心并护"护理模式中，其独特职能和效用不可被其他护理方法所替代，但因理论教学、研究方法、操作技能的滞后，心理护理的独特效能尚未在临床护理中得以凸显。国内有关心理护理的研究与应用起步较晚，虽然对心理护理研究有长足进展，但在临床应用中仍存在一定问题。"身心并护"护理模式充分应用心理学方法，护士为患者提供心理护理，包括满足患者的心理需求和情感支持、调控患者的心理状态、提供咨询、减轻患者的心理负担等。

"身心并护"护理模式是以整体护理为理论基础，形成结构、过程、结果3个层面指标的框架。结构指标包括：确定科室护士配备人数和实行责任护士分管患者的排班方式。过程指标包括：①制订临床护理路径。按照不同的疾病，制订从患者入院到出院的临床护理路径，将患者住院期间的各项治疗、基础和专科护理措施、对患者的评估、健康教育、心理护理、出入院指导等均纳入临床护理路径中。同时，结合医生制订的临床路径，确定护理路径的完成时限。②制订临床护理路径的执行标准。对临床护理路径所包含项目的执行方法、执行人资质、执行时间等均提出具体要求。例如：临床护理路径中"入院介绍"项目的执行标准，包括环境介绍、设施设备使用、作息时间、探视规定等，由责任护士执行，最少用15min，避免护士因为各种原因而仓促完成工作。结果指标：改变原有的质量控制方式，按照临床护理路径的内容及执行标准，检查是否按照规定的内容、人员和时间完成护理工作。

（三） 临床实践，暖身暖心

在"身心并护"护理模式的临床实践中，医院各科室均推出一系列改进措施。以期真正将"护心"落到实处。外科病房坚持以患者为中心。责任护士全面履行护士职责，重点做好三个层次的护理工作。第一个层次：疾病护理。包括落实基础护理、执行医嘱、健康教育等。第二个层次：专科护理。包括病情观察、专科疾病护理和康复指导等。第三个层次：个性化整体护理。根据不同患者的个性特点、心理需求和社会文化背景，给予个性化的心理护理服务。另外，在患者住院期间重点抓住入院、术前、术后、出院前四个关键环节，对患者实施全程、无缝隙的优质护理。并且将"七心"和"四个第一"服务流程运用于全程护理服务中。"七心"即：热心接待，耐心倾听，细心观察，精心护理，贴心服务，暖心沟通，虚心改进。"四个第一"即：把病人的呼声作为第一信号；把病人的需要作为第一需要；把病人的利益作为第一考虑；把病人的满意作为第一标准。充分体现了"一切为了病人，为了病人的一切"的服务理念。

在老年病房，为了更加全面地了解老年人的心理需求，护士们制作"患者情绪晴雨表"，分为性格、情绪、原因、沟通策略四个部分。责任护士用面部表情表示患者当天的情绪状态，用红黄蓝绿简要标示患者的性格，将情绪变化的原因或沟通中需要注意的问题用即时贴标注其上，班班交接。提醒夜班护士或其他医护人员都能及时关注到患者的情绪变化，提供有效、针对性的沟通交流。针对部分长期住院老人情绪抑郁、生活刻板的现象，她们开展了"音乐理疗师"服务，活跃其精神生活。如为听力差的患者播放画面精美、文字幽默隽永的心理健康知识图片；为视力差的患者提供大自然减压音乐；为气管插管、昏迷等不能交流的患者提供评书、歌曲等唤醒服务；为查体患者提供专业肌肉渐进放松治疗，缓解他们因繁忙的工作或次日检查而紧张焦虑的心情。为了加强护患之间的心理互动，开发了适合老年患者的手指活动操和手指按摩操，促进输液患者手部血液循环，锻炼老年患者的手眼协调能力和手指的灵活性，受到了住院病人的热烈欢迎，很多患者家属也主动参与进来，和护士、患者一起做，在笑声中拉近了护患距离，在互动中和谐了病房氛围。看到患者拐杖打滑，细心的护士赶紧在拐杖头上装上胶皮垫，以防走路滑倒。为便于年老的病人服药，每次送水前，护士先在自己的手背上滴几滴，确保温度适中。为给卧床的病人解闷，护士们有空就前来陪说话，讲小故事、小笑话，还给老人带来自己做的小纸鹤、小塑料猫。有些病人食欲差，护士们自己从家里熬好稀饭或者包好饺子端给老人……

从情绪关注到心理互动，从认知调查到个性化需求的满足，护士们不断丰富和补充着身心并护的措施和内容，从单一的音乐治疗到地方戏曲、评书、歌曲的加入，从单纯的手指活动到保健手法的加入，临床一线的天使们在身心并护的道路上不断总结和修正，逐渐探索出一条心理护理临床路径表，用实践践行着"人本化、标准化、个性化"的优质护理服务。

在介入科，由于造影机运转等原因，导管手术间的室温要控制在21℃左右，低于正常手术间24~26℃的温度。为防止患者感到寒冷，护士们用恒温箱对盖被进行预热后再给患者盖上。而在环境设置中，也进行了一系列改进。患者进入血管造影间就能感受到优美的环境布局和轻松的音乐播放，双声道音乐枕是量身定制的个性化音乐，天花板上的视频有效分散患者治疗过程中的注意力，能使其在不经意中完成手术。肢体语言的适当应用，在身心并护的临床实践中，也可谓"小动作、大效果"。如手术进展顺利，护士会用食指和中指向患者打成功手势，如手术进行得不顺畅，则向患者竖起大拇指，鼓励患者坚持，赞美患者坚强勇敢等。通过抚慰患者肩膀、上臂或握手，给予患者信心。

"身心并护"在为患者提供全程精细的护理服务的同时，也在护理队伍建设中提出更高要求。以人为本，科学管理，打造一支"眼中有爱、口中有德、胸中有诚、脚下有风、手上有情"的优秀队伍，抓作风、重团结，树立"可敬、可学、可爱"的良好形象。积极开展人文关怀、心理护理、个性服务、延伸护理为主题的护理服务，不断提升护理工作满意度。新型护理模式的推出，促进了护理服务"贴近患者、贴近临床、贴近社会"，提高了医疗护理服务的连续性、协调性、整体性，面向社会提供高质量的护理服务。同时也强化了护理人员对生命的尊重、人性的满足、个性化的服务、人文的回归，护患心灵的融合。"身心并护"不仅为优质护理服务给予了最完美、最准确的内涵诠释，重要的是让中国护理与世界同行。

第四节　研究型护理质量

一、健全质量管理体系

护理质量管理就是要求医院护理系统中各级护理人员层层负责，用现代科学管理方法，建立完整的质量管理体系，满足以护理质量为中心的护理要求，一切从病人出发，保证质量的服务过程和工作过程。

对护理质量实行控制的目的，旨在使护理人员的业务行为活动、职业道德规范各方面都符合质量的客观要求和病人的合理需要。通过质量控制，阻断和改变某些不良状态，使其始终能处于对工作、对病人有利的、良好的符合质量标准要求的状态，用最佳参数、最短时间、最好的技术、最低的成本，达到最优化的合理效果，使病人得到康复。

三级护理质量控制体系由科室、临床部、护理部三级质量控制组织构成，各级质控基本内容包括病区管理质量、急救物品管理质量、消毒隔离管理质量、护理措施落实质量、护理主动服务质量、健康教育落实质量、护理文书书写质量。在此基础上，科室护士长每周制定跟班检查内容，坚持每日上午跟随各个班次，检查各级护理人员履职情况及各项护理工作完成情况；临床部总护士长和护理部按照每周一项重点监控内容进行检查，并由护理部负责每日安排两名护士长进行重点时段护理质量的全面检查与督导。临床部和护理部分别对所属科室和全院护理质量进行全面控制。各级质量控制组织均应制定相应的质量目标，定期进行质量分析，提出改进措施，促进护理质量的不断提升。

（一）三级护理质量控制方法

1. **科室自查** 即在病区护士长领导下，成立病区护理质量控制小组，每月对本病区各项护理质量进行自查。护士长每周确定重点跟班检查内容，通过跟班检查指导改进工作质量。

2. **临床部检查** 即在总护士长领导下，成立临床部护理质量控制组和护理质量分析改进委员会，每月对所属病区各项护理质量进行检查，总护士长负责对检查结果进行汇总、分析、反馈。

3. **护理部抽查** 在护理部主任领导下，成立若干院级护理质量控制组，负责病区管理、急救物品管理、消毒隔离管理、护理措施落实、健康教育落实、护理主动服务、护理文书以及手术室、导管室、消毒供应室、辅诊科室的护理质量检查。

4. **其他形式的检查督导** 护理部机关每日对科室护理工作的抽查督导以及护士长每日对重点时段护理质量的检查督导由护理部负责安排并组织实施。临床部总护士长的检查督导和临床部护士长值班检查督导由总护士长安排。临床部值班护士长对值班期间临床部各护理单元的护理工作负有检查、指导、协调职责。

（二）促进护理质量改进措施

1. **科室制定整改措施，组织整改** 护士长每月汇总分析各级检查中发现的问题，组织病区护理质量控制小组进行讨论分析，制定上报整改措施，组织整改；各级检查组织对检查发现的问题进行必要的复查，了解整改效果。

2. **检查结果与科室管理目标考评挂钩** 临床部对各病区的检查结果要与临床部对科室目标考评相结合；每月护理部抽查、护士长和机关巡查结果由护理部负责汇总和反馈，缺陷项目与科室目标考评挂钩。通过加大目标考评力度，促进护理质量的不断改进。

3. **定期召开质量管理委员会例会** 建立护理质量管理委员会例会制度，护理质量管理委员会每月召开一次质量分析会，对近期检查中发现的重点质量问题进行分析讨论，提出改进措施，对出现的新问题进行研究，修订完善新的质量标准。由护理部、临床部、科室组成的三级护理质量控制体系的构建，在临床护理质量控制中，发挥了至关重要的作用。与之相配套的总护士长例会、全院护士长例会、每日科室早交班会的三级讲评制度，已经成为环节质量监控的一大法宝。

二、推行全面标准化管理

护理质量标准化管理，就是制（修）订护理质量标准，执行护理质量标准，并不断进行护理标准化建设的工作过程。

（一）制定护理质量标准的原则

1. **可衡量性原则** 在制定护理质量标准时，要尽量用数据来表达，对一些定性标准也尽量将其转化为可计量的指标。

2. **科学性原则** 制定护理质量标准不仅要符合法律法规和规章制度要求，而且要能够满足病人的需要，有利于规范护士行为，有利于提高护理质量，提高医院管理水平，有利于护理人才队伍的培养，促进护理学科的发展。

3. **先进性原则** 因为护理工作对象是病人，任何疏忽、失误或处理不当，都会给病人造成不良影响或严重后果。因此，要总结国内外护理工作正反两方面经验和教训，在充分循证的基础上，按照质量标准形成的规律制定标准。

4. **实用性原则** 从客观实际出发，掌握医院目前护理质量水平与国内外护理质量水平的差距，根据现有人员、技术、设备、物资、时间、任务等条件，制定质量标准和具体指标，制定标准值时应基于事实，略高于事实，即标准应是经过努力才能达到的。

5. **相对稳定性原则** 在制定各项质量标准时要有科学的依据和群众基础，一经审定，必须严肃认真地执行，凡强制性、指令性标准应真正成为质量管理法规；其他规范性标准，也应发挥其规范指导作用。因此，需要保持各项标准的相对稳定性。

（二）制定护理质量标准的方法和过程

制定护理标准的方法和过程可以分为三个步骤。

1. **调查研究，收集资料** 调查内容包括国内外有关标准资料、标准化对象的历史和现状、相关方面的科研成果，实践经验和技术数据的统计资料与有关方面的意见及要求等。调查方法要实行收集资料与现场考查相结合，典型调查与普查相结合，本单位与外单位相结合。调查工作完成后，要进行认真的分析、归纳和总结。

2. **拟定标准，进行验证** 在调查研究的基础上，对各种资料、数据进行统计分析和全面综合研究，然后着手编写关于标准的初稿。初稿完成后要发给有关单位、人员征求意见，组织讨论、修改形成文件。须通过试验才能得出结论的内容，要通过试验验证，以保证标准的质量。

3. **审定、公布、实行** 对拟定的标准进行审批，须根据不同标准的类别经有关机构审查通过后公布，在一定范围内实行。

三、完善质量评价体系

评价一般指衡量所定标准或目标是否实现或实现的程度如何，即对一项工作成效、质量、进展、对策正确与否等方面做出的判断。护理质量评价是一项系统工程，是收集资料，将资料与标准比较并做出判断的过程。评价的主体是由病人、工作人员、科室、护理部、医院、院外评审机构等构成，评价的客体是由护理服务项目、护理文书、护士行为、科室和医院构成的系统绩效。

（一）护理质量评价对象

传统的护理质量评价主要是将护理服务项目作为评价对象，如特护、一级护理质量、护理技术操作合格率、健康教育覆盖率等。目前，病人满意度评价、护理人员满意度评价和医院护理质量管理体系的评价亦成为重要的评价对象。

（二）护理质量评价指标分类

目前，军队医院参照中国人民解放军总后勤部卫生部军用标准《医院整体护理规范》、《军队医院医疗工作规则》、《军队三级综合医院等级评审标准和细则》、《军队医院护理质量主要评价指标》、《医疗护理技术操作常规》以及各省、市、地区卫生部门相关规定，制定军队医院护理评价指标。

1. **按照评价护理工作的性质分类** 分为工作质量指标和工作效率指标两类。

（1）护理工作质量指标。这类指标是护理工作质量的指标，表明护理工作实际效果与标准符合程度。如护士培训率、考试及格率、技术操作合格率、年度压疮发生数、病区管理质量合格率、消毒灭菌合格率、急救物品合格率、陪护率等。但是这些的护理工作质量标准的设定都留有一定余地，比如危重、一级护理病人合格率为 95%，即是允许出现 5% 的护理缺陷可能，这会使护士认为 5% 的护理缺陷是不可避免的。不仅使病人得不到 100% 的优质护理，也容易增长护士视工作出纰漏习以为常的惰性，有碍于形成良好的职业道德及质量意识。而新的《军队三级综合医院等级评审标准和细则》增加了反映病人最终得到护理效果的评价指标，如健康教育知晓率、护理缺陷发生率、医院感染发生率、患者对医务人员工作满意度、社会对医疗服务的满意率等。

（2）护理工作效率指标。这类指标基本上是工作量的指标，表明护理工作负荷程度。主要包括：护士人数、病房床位与护士比、收治病人数、展开床位使用率、展开床位周转次数，重症护理日均数及科室重症患者人数与科室同期患者总人数的比例、健康教育人次数、健康教育覆盖率等。以往护理质量管理侧重于工作质量指标的评价，忽视了工作效率指标的评价。因此，评价后，护理工作负荷量大的科室工作质量上暴露的问题较多，护理质量综合评价分低；而护理工作负荷量小的科室则往往暴露问题相对少，护理质量综合评价分却较高。目前，评价指标已有改变，体现"质量优先，兼顾效率"的原则。

2. 按照护理质量评价指标内容与方法分类　可分为要素质量评价指标、环节质量评价指标和终末质量评价指标三类。

（1）要素质量评价指标。要素质量评价是对构成护理服务要素质量基本内容的各个方面进行的评价，包括组织结构、物质设施、资源和仪器设备及护理人员的素质。具体表现为：①环境，病人所处环境的质量是否安全、清洁、舒适，温度、湿度等情况；②护理人员工作安排，是否选择合理的护理方式，人员质量（资历）是否合乎标准等；③器械、设备是否处于正常的工作状态，包括药品、物资基数及保持情况，要根据客观标准数量进行检查计量；④病房布局、病人情况、护理文书、各项登记统计资料是否完整等。要素质量评价方法有现场检查、考核，问卷调查，查阅资料等。

（2）环节质量评价指标。环节质量评价即对护理过程的评价。这类标准可以评价护士护理行为活动的过程是否达到质量要求，可按护理工作的功能和护理程序评价。具体包括：正确执行医嘱；病情观察及治疗结果反应监测；对病人的管理；对参与护理工作的其他医技部门和人员的交往和管理；护理报告和记录的情况；应用和贯彻护理程序的步骤和技巧；心理护理，健康教育，身体和感情健康的促进等。环节质量评价方法主要为现场检查。一般采用 5 级评价方法：一是护理人员护理过程的自我评价；二是同科室护理人员护理过程的相互评价；三是护士长的检查监督评价；四是总护士长的指导评价；五是护理部组织的综合质量评价。

（3）终末质量评价指标。终末质量评价是对护理服务的最终结果的评价。评价护理服务结果对病人的影响，即病人得到的护理效果的质量。一般选择患者满意度、静脉输液穿刺成功率，事故发生率等。根据现代医学模式要求，终末质量还应从生理、心理、社会等方面加以考虑。终末质量一般通过问卷调查、护理查房、第三方评价等方法进行。

（三）护理质量标准的修订

以往的护理质量评价标准偏重于基础质量和终末质量，缺乏对环节质量的控制，不能主动地去控制护理质量的结果，使护理工作处于相对被动状态。解放军总医院近年来大力开展标准化建设，以标准建设年、标准落实年、标准验收年为主题，在医疗、护理、后勤保障等各层面实施标准化运行。如在护理管理运营指南中，明确制定管理目标囊括的内容：人员管理、护理质量、临床管理、护理安全、制度、护理规划、护理人员管理、护理技术管理、护理服务管理、护理质量管理。并细化每一项内容，使该指南具有可操控性。

与此同时，我们也应清楚地看到，在全国的护理行业中，质量标准尚未形成自己的体系，标准确切性不够。近来有管理者和卫生行政部门已关注此问题。王建荣等用层次分析法构建护理过程质量标准。该标准的体系分为1级标准4项，2级标准12项，3级标准5项，见图10-1。

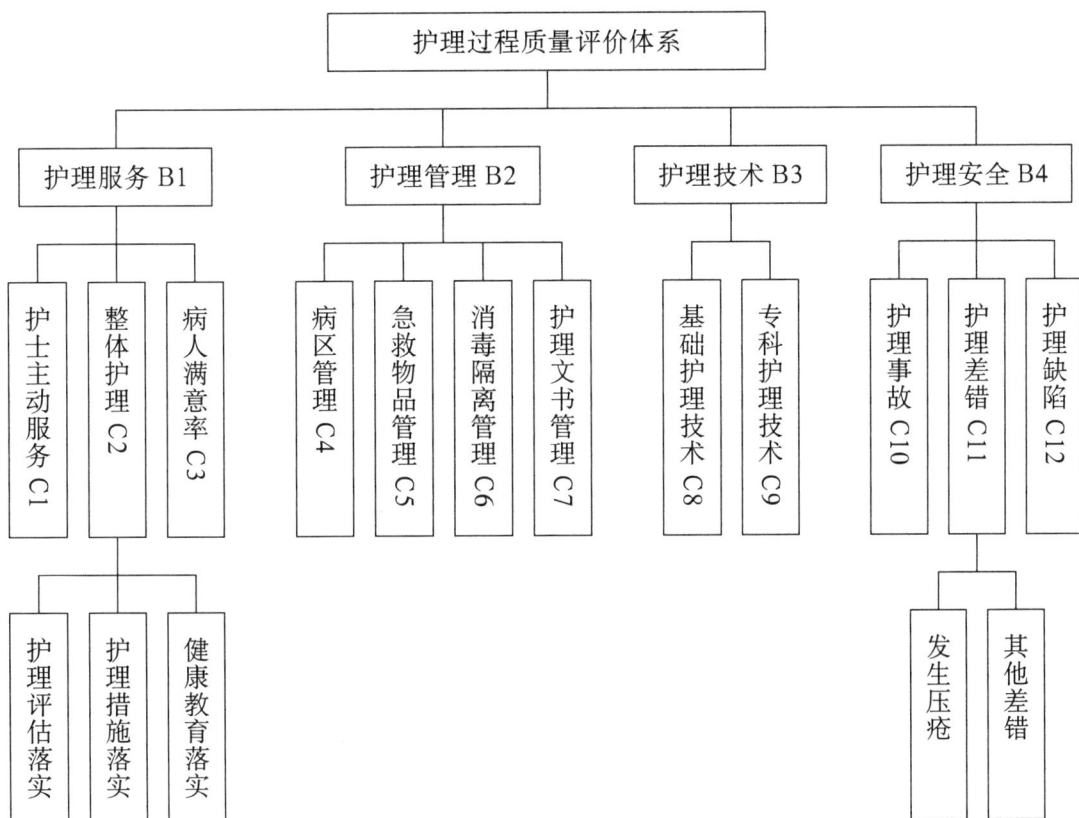

图 10-1 护理过程质量评价指标体系

2011年总后卫生部印发了《军队三级综合医院等级评审标准和细则》，总分1100分，护理标准占100分，包括确立护理管理组织体系、护理人力资源管理、护理质量管理与持续改进、护理安全和特殊护理单元质量监控5个方面，31个评审项目，119个评审要点。其中"护理质量管理与持续改进"，规定军队医院必须依据《护士条例》、《护士守则》、《综合医院分级护理指导原则》、《住院伤病员基础护理服务项目》、《基础护理服务工作规范》与《常用临床护理技术服务规范》，制定符合医院实际情况的具体制度、流程与操作规程，规范护理行为，实施分级护理，提供优质护理服务；完善护理质量评价标准和持续改进措施，建立质量可追溯机制；建立专科护理常规和危重伤病员护理计划，保证护理措施落实到位，伤病员安全措施有效；加强手术部（室）、介入诊疗室、消毒供应中心（室）、新生儿室和产房、重症监护室、血液透析室、急诊科（室）等特殊护理单元质量管理与监测。

（四）护理质量评价结果分析

护理质量评价结果的直接表现形式主要是各种数据，但用这些数据尚不能直接对护理质量进行判断，必须进行统计分析。护理质量评价结果分析方法有许多，可根据收集数据的特性采用不同方法进行分析。常用的方法有定性分析法和定量分析法两种。定性分析法包括调查表法、分层法、水平对比法、流程图法、头脑风暴法、因果分析图法、树图法和对策图法等。定量分析法包括排列图法、直方图法和散点图的相关分析等。

1. **统计分析表法** 统计分析表是用于系统地收集、整理分析数据的统计表。通常有检核表、数据表和统计表等。如住院病人对护士工作满意度调查表属于检查表，表10-5为某医院2014年第一季住院患者对护理工作不满意项目属于统计分析表。

表 10-5　某医院 2014 年第一季度住院患者护理工作不满意项目统计表

不合格项目	频数	频率（%）	累计频率（%）
基础护理不落实	48	50.53	50.53
健康教育不到位	28	29.47	80.00
病房环境卫生差	10	10.53	90.53
护士穿刺技术差	4	4.21	94.74
护士服务态度不佳	3	3.16	97.90
其他	2	2.10	100.00
合计	95	100.00	

2. **分类法（分层法）** 通过护理质量评价方法收集的定性和定量数据，由于产生数据的条件不同，导致数据性质有差异。若把不同性质的数据混在一起，就不能用统计方法找到其中的内在规律。例如，同一种护理方法，用于老年患者和青年患者可能会收到不同的效果；内科和外科的护理工作数量和质量具有不同性质，大医院和小医院的数据常常不具可比性。因此，应按不同性质区别对待所收集到的数据，按照不同目的加以分类，把性质相同、在同一条件下搜集到的数据归纳在一起，后面的统计处理都要在同质性的基础上进行。

3. **因果图法** 是分析和表示某一结果（或现象）与其原因之间关系的一种工具。通过分层次地列出各种可能的原因，帮助人们识别与某种结果有关的真正原因，特别是关键原因，进而寻找解决问题的措施。因果图因其形状像鱼刺，故又称鱼骨图，包括"原因"和"结果"两个部分，原因部分又根据对质量问题造成影响的大小分大原因、中原因、小原因。其制作步骤是：①明确要解决的质量问题；②召开专家及有关人员的质量分析会，针对要解决的问题找出各种影响因素；③管理人员将影响质量的因素按大、中、小分类，依次用大小箭头标出；④判断真正影响质量的主要原因。例某院护理部分析手术感染率增加与护理工作的关系，找出各种原因，做出因果图，如图10-2。

4. **排列图法** 又称主次因素分析法、柏拉图（Pareto Charts）法。它是找出影响质量主要因素的一种简单而有效的图表方法。柏拉图法是根据"关键的少数和次要的多数"的原理而制作的，也就是将影响质量的众多影响因素按其对质量影响程度的大小，用直方图形顺序排列，从而找出主要因素。其结构是由两个纵坐标和一个横坐标，若干个直方形和一条曲线构成。左侧纵坐标表示不合格项目出现的频数，右侧纵坐标表示不合格项目出现的百分比，横坐标表示影响质量的各种因素，按影响大小顺序排列，直方形高度表示相应的因素的影响程度，曲线表

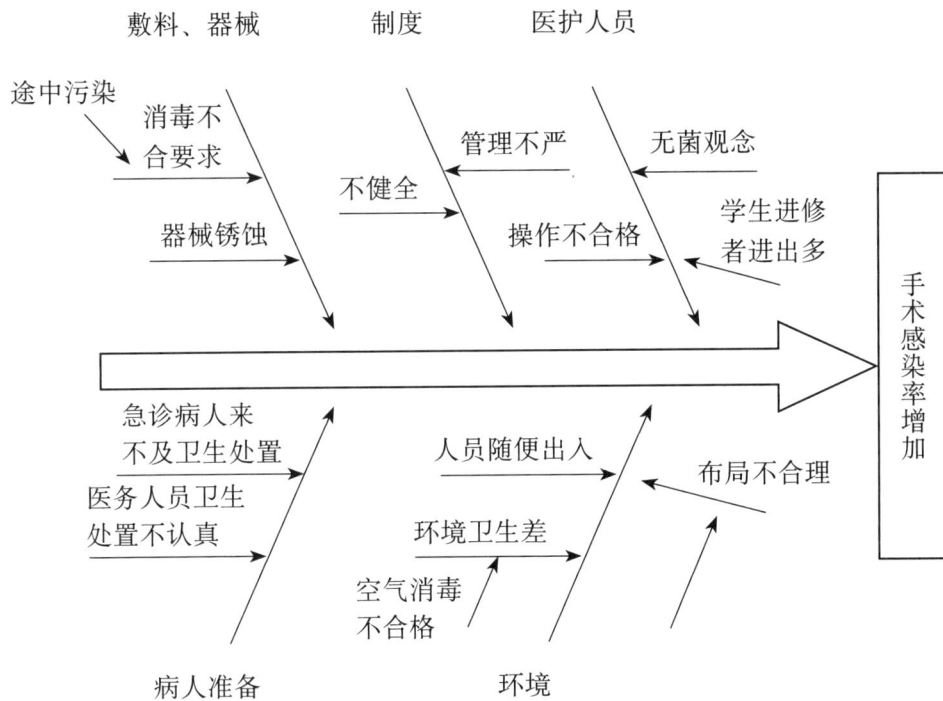

图 10-2　某院手术感染率增加因果分析图

示累计频率（也称柏拉图曲线 Pareto Graphs）。

它的作用：①确定影响质量的主要因素。通常按累计百分比将影响因素分为三类：累计百分比在 80% 以内为 A 类因素，即主要因素；累计百分比在 80%~90% 为 B 类因素，即次要因素；累计百分比在 90%~100% 为 C 类因素，即一般因素。由于 A 类因素已包含 80% 存在的问题，此问题如果解决了，大部分质量问题就得到了解决。②确定采取措施的顺序。③动态排列图可评价采取措施的效果。

某医院对 2011-2012 年住院患者 145 起投诉原因进行统计，见表 10-6。

表 10-6　某医院 2011-2012 年住院患者投诉原因

投诉原因	频数	百分比（%）	累计百分比（%）
服务态度差	66	45.5	45.5
病室环境不安静	53	36.6	82.0
护士穿刺技术差	11	7.6	89.6
收费不合理	5	3.4	93.0
治疗不及时	3	2.1	95.1
液体渗漏	3	2.1	97.2
其他	4	2.8	100.0
合计	145	100.0	

根据表10-6中的数据，制作排列图，见图10-3。

从排列图可以看出，145起住院患者投诉原因主要是服务态度差、病室环境不安静，此两项累计的百分比达80.2%，属于A类因素，故一旦这些问题得到纠正，大部分质量问题即可消除。

5．**直方图法**　直方图是用来整理数据，将质量管理中收集的一大类数据，按一定要求进行处理，逐一构成一个直方图，然后对其排列，从中找出质量变化规律，预测质量好坏的一种常用的质量统计方法。如图10-3所示。

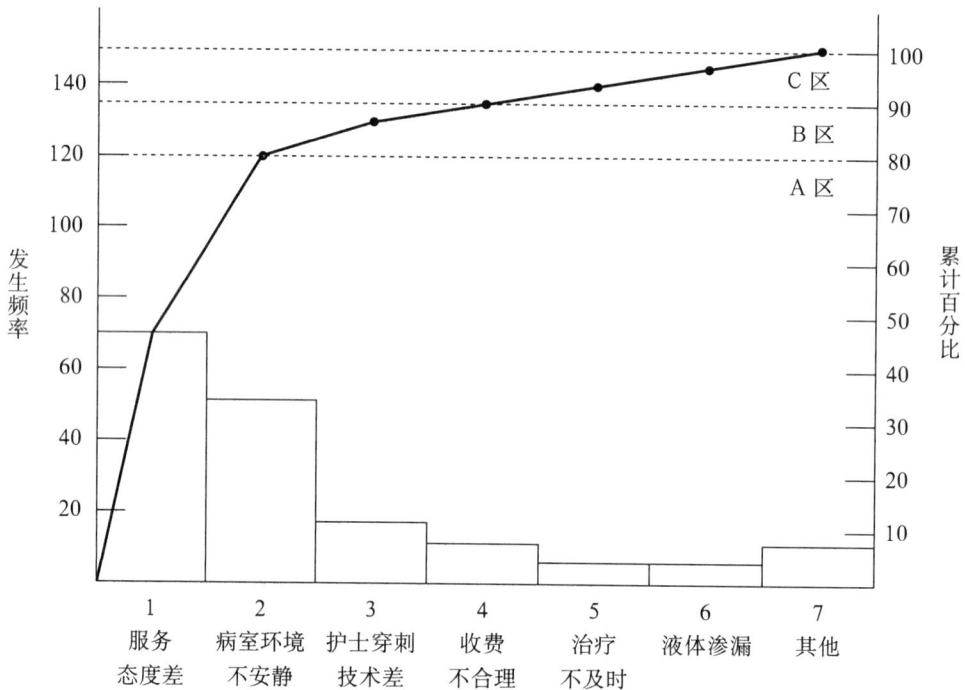

图10-3　某医院2011-2012年住院患者投诉原因

6．**控制图法**　控制图（control chart）又叫管制图、管理图，适用于对动态指标的分析和评价，是一种带有控制界限的图表，用于区分质量波动是由于偶然因素还是系统因素引起的统计工具。区分两类波动的界限就是控制图中的控制线。控制图的结构，纵坐标表示目标值，横坐标表示时间，画出三至五条线，即中心线（cntral lne，CL）、上控制线（upper control line，UCL）、下控制线（lower control line，LCL），上下警戒线。UCL、CL、LCL统称为控制线（control line）。中心线是所控制的统计量的平均值，上下控制界限与中心线相距数倍标准差。当质量数据呈正态分布时，统计量中心线（以总体的均值 μ 表示）、上下控制线（μ±2σ），上下警戒线（μ±σ）。见图10-4。

应用控制图的注意事项：本图用于分析治愈率、合格率时，指标在 μ±σ 以上说明计划完成良好；但在分析床位使用率时，超过上控制线时，说明工作负荷过重，应查找原因，予以控制。当用于分析护理缺陷发生率时，指标在 μ±σ 以下表明控制良好，一旦靠近警戒线时应引起高度重视。

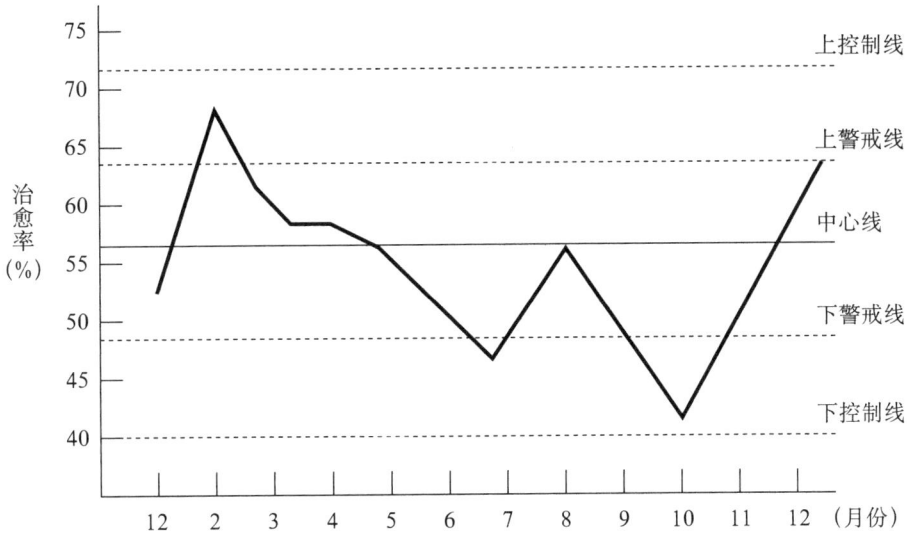

图 10-4 治愈率控制图

7. 相关图（散点图）法 相关图是表示两个变量之间变化关系的图。在质量管理中利用相关图分析两数据的关系有三种情况：一是质量特征（结果）和质量因素之间的关系；二是质量特征（结果）和质量特征之间的关系；三是质量因素和质量因素之间的关系。相关图由一个横坐标、一个纵坐标和散点组成。从散点的分布状况可以分析出两个变量之间是否有相关关系以及关系的密切程度。

质量管理工作中，经常需要分析两事物间的相关性。如将表 10-7 中（2）、（3）列的数据绘成散点图（图 10-5）。由图可见，随着住院日增加，住院费用相应增加，散点呈直线趋势。这种直线关系的方向和密切程度，可以用直线相关系数 γ 来描述。

表 10-7 XXXX 年某医院疝治愈患者住院日与住院费用

住院日（天）X （2）	住院费（元）Y （3）	X^2 （4）	Y^2 （5）	XY （6）
3	13	9	169	39
6	17	36	289	102
7	26	49	676	182
8	29	64	841	232
9	31	81	961	279
10	28	100	784	280
11	36	121	1296	396
13	46	169	2116	598
67	226	629	7132	2108
$\sum X$	$\sum Y$	$\sum X^2$	$\sum Y^2$	$\sum XY$

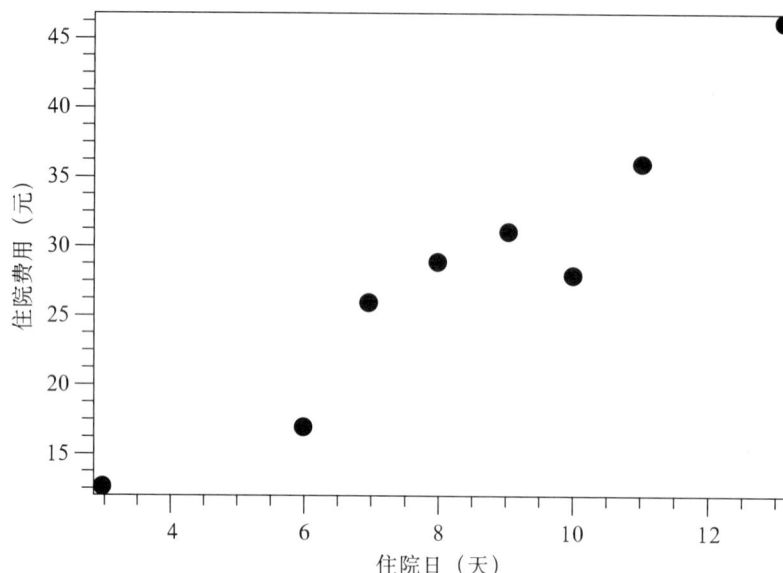

图 10-5　XXXX 年某医院疝治愈患者住院日与住院费用

四、持续提升护理质量

护理质量持续改进是质量管理的根本出发点，致力于增强满足质量要求的能力。以问题为路径进行护理工作改进，旨在对现存和潜在的护理质量问题采取纠正和预防措施。质量改进不仅纠正偶发性事件，而且要改进长期存在的问题。为了有效地实施质量改进，必须对质量改进活动进行组织、策划和度量，并对所有的改进活动进行评审。

（一）护理质量改进程序

通常采取"发现问题－归因分析－要因确认－提出方案－修订方案－形成规范"6 个步骤。发现问题和归因分析采取头脑风暴等形式，集临床护士智慧；要因确认需用因果关系矩阵图及主因确认法；解决问题的方法可循证 A 级证据或临床研究成果，鼓励临床一线护士探索科学有效的护理工作方法。

（二）护理质量改进内容

护理质量改进素材获取途径用"加、减、乘、除"表，即"加"是把外行业成功的质量管理元素加入护理工作中；"减"是如何减少护理工作中常犯的错误；"乘"是摆脱传统观念束缚，创新护理工作模式和方法；"除"是剔除司空见惯、无效的护理工作程序，如护理工作流程重建、护理工具改革、护理措施改进等。

（三）护理质量管理工具

护理质量常用的管理工具有 PDCA 循环、D×T×A 模式、QUACERS 模式、美国 JCAHO ten steps 质量管理模式和品质圈（QCC）等。

1. PDCA 循环模式　PDCA 循环又称戴明环（Deming Cycle）"，是全面质量管理最基本的工作程序。包括计划（plan，P）、实施（do，D）、检查（check，C）处理（action，A）四个阶段，是解决复杂和多方面临床护理质量问题的一种系统的、逻辑的和准确的管理方法。

（1）PDCA 循环基本工作程序。每一次 PDCA 循环都要经过 4 个阶段，8 个步骤，如图 10-6。

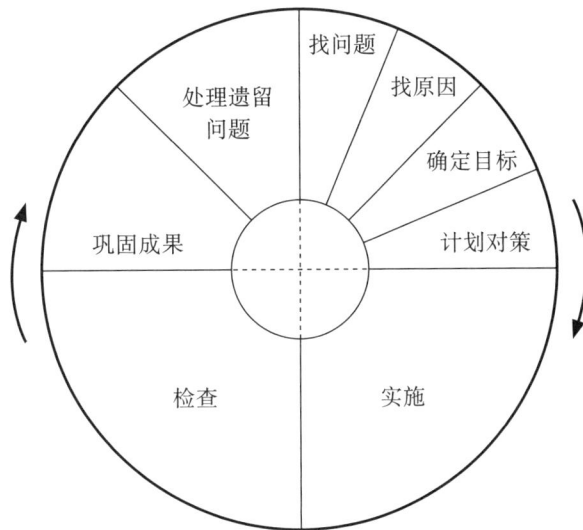

图 10-6 PDCA 循环八个步骤

计划阶段：第一步分析质量现状，找出存在的质量问题；第二步分析产生质量问题的原因或影响因素；第三步确定质量管理目标；第四步针对影响质量的主要原因研究对策，制订相应的管理或技术措施，提出改进行动计划，并预测实际效果。措施应具体而明确，回答 5W1H 内容：为什么要这样做（Why）？做什么（What）？谁来做（Who）？什么时间做（When）？在什么地方做（Where）？怎样做（How）？

实施阶段：按照预定的质量计划、目标、措施及分工要求付诸实际行动。此为 PDCA 循环第五步。

检查阶段：根据计划要求，对实际执行情况进行检查，将实际效果与预计目标作对比分析，寻找和发现计划执行中的问题并进行改进。此为 PDCA 循环第六步。

处置阶段：对检查结果进行分析、评价和总结。具体分为两个步骤进行。第七步把成果和经验纳入有关标准和规范之中，巩固已取得的成绩，防止相似问题再次发生。第八步把没有解决的质量问题或新发现的质量问题转人下一个 PDCA 循环，为制定下一轮循环计划提供资料。

（2）PDCA 循环的特点。PDCA 循环具有完整性、统一性、连续性的特点。以大环套小环，小环保大环，相互联系，相互促进，适应于各项管理工作和管理的各个环节（图 10-7）。护理质量管理体系是整个医院质量体系中的一个小的 PDCA 循环，而各护理单元的质量控制小组又是护理质量管理体系中的小循环。通过 PDCA 循环把医院护理工作与各项工作有机地组织起来，彼此促进。

PDCA 循环具有不断循环，不断提高的特点。每次循环，都有新的目标，都能解决一些问题，就会使质量提高一步，接着又制定新的计划，开始在较高基础上的新循环。这种螺旋式的逐步提高，使管理工作从前一个水平上升到更高一个水平，图 10-8。

2．**质量管理圈**（quality control circle，QCC） 质量管理圈也叫作品质圈、团结圈，是全面质量管理中的具体操作方法之一，是由相同、相近或互补的工作场所的人员或者工作性质相近的同事，自动自发组成数人一圈的小团体（通常 6 人左右，又称 QC 小组），然后全体合作、集思广益、互相切磋，按照一定的活动程序，运用简单有效的质量管理方法与理念，持

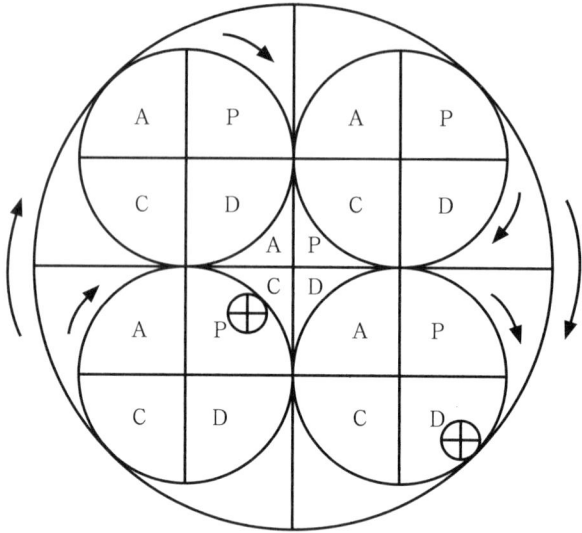

图 10-7　大环套小环示意图

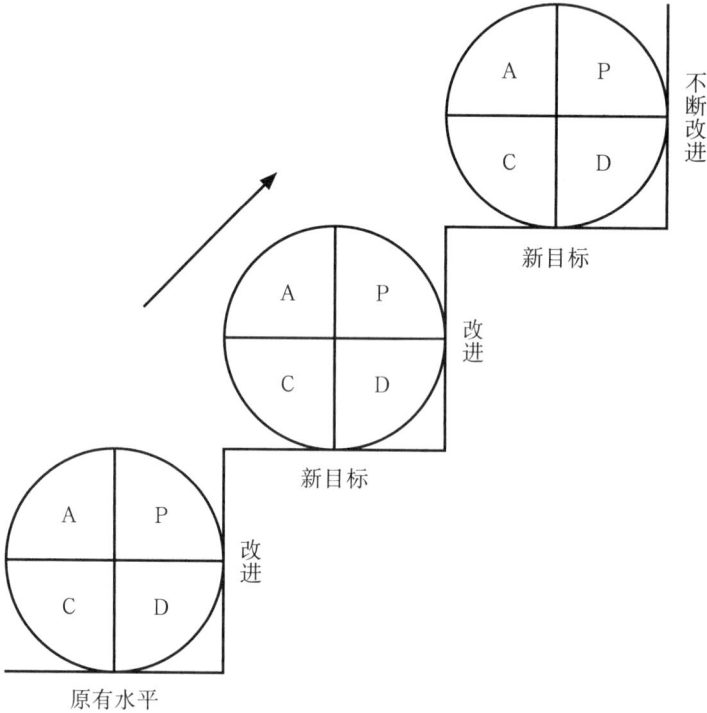

图 10-8　PDCA 循环螺旋式上升示意图

续解决工作现场、管理、文化等方面所发生的问题及课题。它是一种比较灵活的质量管理形式，特点是参加人员强调领导、技术人员、员工三结合。QCC 通常按照 8 个步骤进行，依次为组圈、选定主题、现况分析、制定活动目标、检查对策、实施对策、确认成果及标准化。如今已广泛应用于病房管理、专科护理、健康教育等护理质量管理的各个层面，实现了护理管理以物为中心的传统管理模式向以人为中心的现代管理模式的转化，体现并强调了全员、全过程、全部门质量控制的全面质量管理理念，对促进护理人才队伍发展有重要实践意义。

实行质量管理圈，应遵循以下原则：①圈员来自同一科室或一起工作者，是自愿的且可以轮换；②圈员利用上班时间每周开会一次，或者每个月至少2次，每次约30min至1h。遇有临时问题则随时开会，每次20~30min；③圈长应注意主持会议的技巧，利用指名发言、接力发言或反问等方式引导全体成员发表见解。遵守有效开会的原则，准时开会，尊重不同意见；④圈员应尽量学习并运用分析及解决问题的质量管理技巧；⑤质量控制小组人员负责督导质量管理圈的进行，激发员工的创意。

3. D×T×A模式 D×T×A模式是相当简单而有效的品管架构，此模式将品管的成效视为资料（data）、工具（tools）和态度（attitudes）三者交互作用的结果，"×"是个乘式符号，也就是说当其中一项等于"零"时，那么质量管理的成效也将等于"零"。所以当质量管理失败时，应该回过头来从这三个方向寻找失败的原因。

4. QUACERS模式 1981年阿妲儿（M.N.Adair）提出QUACERS模式（the quality assurance, cost effectiveness, risk management, and staff needs），确认护理质量管理的四个重要方向，并确保质量管理的均衡发展（图10-9）：①做好患者照顾的质量保证（quality assurance）；②有效掌握医疗照顾的成本效益（cost effectiveness）；③做好患者及工作人员的安全措施，有效运用危机处理技巧（risk management）；④满足工作人员的需求（staff needs），包括薪水、升迁机会、专业成长与成就感等。

5. 美国JCAHO十步质量管理模式 美国医疗照顾机构评鉴联合委员会（JCAHO）建议医疗机构采用十个步骤制定质量管理计划，以落实质量管理工作，见图10-10。

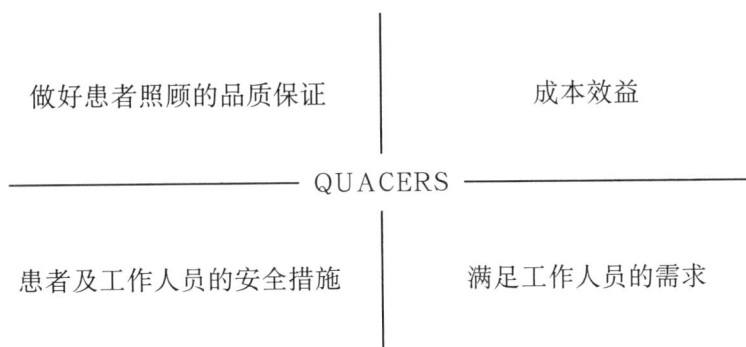

图 10-9 QUACERS 模式

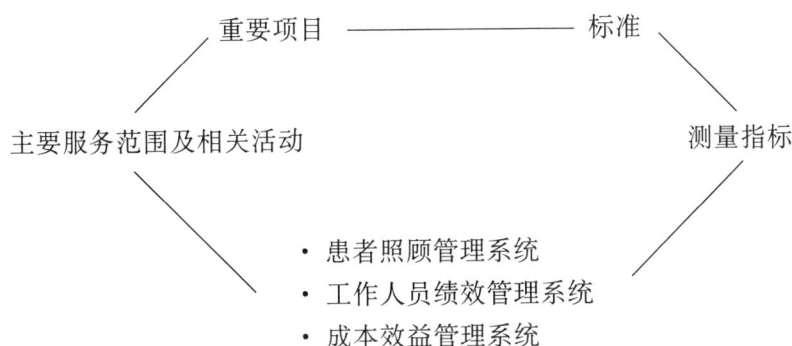

图 10-10 美国 JCAHO 十步质量管理模式

①审视机构的理念、目标、目的及管理模式，以界定质量管理的责任；②在患者照顾、工作人员绩效、成本效益三个监测管理系统责任区内，辨识主要功能及措施；③确定主要服务范围及相关活动，须以患者种类、检查治疗形态与基本临床护理活动来考虑，并以该活动是否具有高危险性、多量性、潜在性问题及高成本的特点，作为选择重要质量监测项目的依据；④建立标准及确定测量指标；⑤建立阈值；⑥收集及组织资料，需考虑资料收集的频度、样本数及方法；⑦分析、评价其变异因素并与常态做比较；⑧选择及执行行动，优异表现应予鼓励，有问题时应寻求解决、改变与修正并追踪；⑨追踪评价，并妥为记录；⑩质量控制效果沟通和整合。内容需呈现正、负面结果，并提出总结与建议。

6. 6-Sigma 管理模式 "Sigma"来源于希腊字母"σ"，意为标准差，在统计学上用来表示质量管理中一个过程或产品数据与平均值的离散程度。比如，某一手术消耗的纱布要求在 10~20 块之间，如果若干次手术所用纱布在 11~19 块之间，那这个偏差就达到要求。而如果用的纱布从 9 块到 40 块，这就意味着偏差太大，不符合要求。

6σ 是对缺陷的一种测量评价指标，也就是我们常说的西格玛水平。它体现百万分之出错率，来确定一个过程或产品的表现水平。在护理质量管理领域中，6σ 意味着"每 100 万个操作仅有 3.4 个缺陷或失误，即是 99.9997% 的合格率。6σ 也是以数据为基础追求完美的质量管理方法，它的管理要点是将所有的工作作为一种流程，采用量化的方法分析流程中影响质量的因素，找出最关键的因素加以改进，从而实现更高的客户满意度。

一个完整的 6σ 改进过程包括定义、测量、分析、改进和控制 5 个阶段，即完成一个完整的 DMAIC 流程 (define measure analyze improve control, DMAIC)。6σ 管理中应注意重视人员培训，贯彻持续改进，保证全员参与，并注意总结宣传。该流程用于护理工作每一个环节的改善，适用于提升患者满意度和改进护理工作流程。

第五节　研究型护理文化

一、树立以病人为中心的理念

病人满意度是病人对医疗服务和照护的期望与实际感受到的服务和照护间的一致性程度。也就是，病人满意度是病人在接受医疗服务后，所产生对医院服务的主观态度。社会的进步，行业竞争的加剧，人们健康知识的普及以及人们对健康服务需求的渴望，都在无形之中影响着病人的满意程度。以人为本，推行优质护理服务，实施整体护理，是护理事业发展的必然趋势。

（一）人文关怀护理理念的应用

人是护理专业最为关注的因素，护理中认为人是生理、心理、社会、精神、文化的统一整体，护理学关注的是病痛中挣扎的、最需关怀和帮助的人，护理学被认为是最具有人文精神的学科，所以培育护士人文理念尤为重要。然而，多年来由于护理过于技术化的倾向以及人力资源不足，限制了其作为一种特殊服务业所应体现的人文关怀，因此，护理工作要深入了解护理服务理念现状，培育临床护理人员人文关怀护理理念，正确认识人的价值，理解生命的意义，理解人文关怀的内涵。如何尊重病人的权利和情感、人格和隐私，满足病人的个性和需求，关心和爱护病人，实现对人的整体关怀，这一系列的问题都是现代社会发展对护理工作提出的新要求，在临床开展基础护理工作中要深化"以病人为中心"的服务理念，将人文关怀思想紧密联系护理实践，最终服务于病人，营造关心病人、爱护病人、尊重病人的氛围，为病人提供体贴入微、技术娴熟的人性化服务，以满足广大人民群众对健康的需求。

1. 就医环境以人为本 提供整洁、安静、舒适、安全的环境。便捷的就医流程，醒目的标识，大厅内绿色的植物，病区内清新的色调，齐全的设施，各种温馨提示周到，如"请勤洗手"、"小心慢行"、"小心烫伤""小心跌倒"等，营造从细节关注病人的医院文化。

2. 服务规范以人为本 将护理服务规范要求作为护士岗前培训的课程，制定服务要求：热情接、耐心讲、细心问，精心做、主动帮、亲切送。问有答声，错有歉声，微笑服务，语言亲切，仪表端庄，着装整洁。

3. 尊重病患以人为本 加强护患之间的沟通，为病人提供相互尊重和信任、相互理解和配合的连续的责任制护理服务。力求满足不同层次病人的需求。如考虑到新疆多民族不同的文化习俗，尽可能安置同一民族病人居住一室，儿童病人尽可能调到同一病室等。

4. 关注细节以人为本 如进病房前敲门，晨交班时主动向病人问好，各项检查前的详细告知，尽可能将需特殊准备的项目预约准确，操作前的告知，操作完毕给病人摆好体位、盖好被子，在发药、翻身、擦浴、输液注射等过程中，护士并非简单地去完成这些例行的工作或程序，而是要耐心地倾听和细心的观察，切实感受病人需要，并让他们得到所需要的关怀。

（二）舒适护理理念的应用

舒适护理模式是由中国台湾地区医学专家萧丰富提出，其理念是使人在生理、心理、社会、灵魂上达到最愉快状态或减轻痛苦和不愉快的程度，真正从生理、心理、社会、精神四方面达到舒适的目的。舒适是病人最希望通过护理得到的基本需要之一。包括环境舒适、心理舒适、饮食舒适、体位舒适、睡眠舒适等，这些要求与基础护理实施的工作范围是一致的，满足病人舒适的需求是护理人员的责任。

由于舒适是病人的主观感觉和体验，护士很难确切估计病人的舒适或不舒适的程度，这就有赖于护士在日常护理工作中全面评估病人，用心护理每一位病人，通过细致观察其表情和行为，认真倾听病人的表达和家属提供的线索，善于思考分析，才能及时发现病人的不舒适，如输液时的肢体位置，监护仪袖带的松紧度等。针对引起不舒适的原因，利用自己具备的专业知识及技术技能，更科学、更专业地采取最恰当有效的护理措施为病人解除痛苦，使病人在治疗的过程中感受到舒适，增加病人满意度，提高护理服务质量。

（三）感动服务理念的应用

感动服务是现代服务理念的又一次推进，是建立在"满意服务"的基础上人性化的无止境的创新服务。它促进服务行为从被动转变为主动，由标准化向个性化迈进，是医疗单位为病人提供超过期望值，使其达到惊喜程度而深受感动的服务。在国家大力提倡卫生行业要以人为本，构建和谐医患关系的时期，感动服务应该成为医院管理新的服务理念。实施基础护理就是让护理工作贴近病人，贴近临床，贴近社会，为病人提供安全、有效、满意的护理服务。

在护理工作中，感动服务应通过3个层次来实践和体现：①病人没想到的，护士想到了，病人需要的，护士做到了；②病人想到了认为护士做不到而没有指出的，护士主动做到了；③病人认为我们已经做得很好了，我们要做得更好。这3个层次的感动效果是逐步增强的。在达到服务的最高境界——感动服务时，护士就要急病人所急，想病人所想，帮病人所需，设身处地为病人着想，为病人提供多层次的护理服务。

（四）BEU服务理念的应用

医疗服务的"BEU"理念的提出是以病人心理需求为基础的，以满足病人的需求为出发点和归宿点。对病人而言，医院所提供的服务可分为三个层次：Basic service（基本的服务）、Expected service（病人期望的服务）和Unexpected service（超出病人期望的服务），根据英文单词的首写字母，我们将"为病人提供多层次、全方位服务"这一理念简称为医疗服务的"BEU"理念。例如医院为病人提供安静、卫生、舒适的住院环境等方面可称为Basic service（基本的服务）；为入院的病人尽快安排好住院检查、明确诊断，并给予及时、有效的治疗等可称为Expected service（病人期望的服务）；坚持"以人为本"、"以病人为中心"，尽最大可能给予病人无微不至的关怀等可称Unexpected service（超出病人期望的服务）。感动服务亦是本服务理念的具体体现。

要做一名好护士，搞好医疗护理工作，可以有三个层次的升华：第一层次，是把护理仅当作一种职业，在自己的岗位上勤勤恳恳，任劳任怨；第二个层次，是把护理当作一项事业，全身心投入，孜孜以求，探索规律，努力奉献，追求成功；第三个层次，是把护理当作一门艺术，博采众长，不断创新，寓医于理，寓医于情，寓医于乐，不断追求新的境界。

二、探索以护士为主体的实践

幸福感大致可以概括为：追寻幸福，敬畏生命。可从三个方面来加以把握，首先是追求与满意感：个人的积极心态和基本需要是否得到了满足，最基本的是积极乐观，身心健康；其次是协调现在和未来：真正的幸福应该是当下有意愿的快乐与未来的幸福协调一致，即活在当下也期盼明天；最后是幸福感的来源：物质带来的幸福感短暂而且有可能有害，情感带来的幸福感持久且多多益善，如亲情、友情、爱情等人际关系。精神世界的丰富则更能带来幸福感的提高，如信念、信仰、自我实现、内心世界的丰富等。

（一）营造温馨和谐管理氛围

谦让、包容、竞争、和谐、尊重、交流、激励，管理者本着善心、爱心、进取心去经营团队，以积极的心态、平等的态度、关爱的语言与护士交流，良好的管理氛围，其核心就是和谐。这种和谐不是简单的一团和气，而应是谦让、包容、竞争的有机统一体。和谐包括上下级之间的和谐、同事之间的和谐、与病患之间的和谐、与合作伙伴——兄弟科室之间的和谐。

1. **互相尊重、没有歧视**　平等是团队中最为重要的特质。如果一个等级观念很强的团队，管理层养尊处优、高高在上，基层人员唯唯诺诺处处受压，很难想象这样的团队会存在"和谐"二字。作为护理团队中的核心管理人员，护士长的作用极为重要。针对护理工作的琐碎、忙碌以及与家庭的冲突，同时可能出现的困难和心理问题，谁工作压力大、谁心情不好，谁家有困难，护士长都要洞察秋毫，及时给予关爱，必要时给予经济上的帮助。对于护士有负面情绪又无法解除时，护士长更要及时有所警觉，并针对性的努力提高其心理调适能力和耐受力，加强意志锻炼。

护士的排班工作是科室一项常规工作，同时也是牵扯到每一名护士切身利益的工作。护士长在排班之前，可根据科室实际设计护士排班需求表，护士可提前一周反映班次需求，护士长综合考虑统筹安排，对于家在外地、参加各种专业考试、家庭有小孩或哺乳期的护士，在不影响工作正常运行的情况下，按护士的需求排班，同时允许适当使用积休或调休。当她们需结婚、旅游或家事请假时，尽量安排连休。将心比心，以心换心，这样做的结果往往能收到事半功倍的效果，遇到科室工作量较大或有危重患者需加强人力时，护士长临时安排休息的护士上班，得到的将会是支持和积极的声音。

护士层次参差不齐，护理工作辛劳烦琐，虽然我们的希望是医疗护理工作中尽力做到万无一失，但难免会有疏漏发生。实施护理不良事件上报制度，就是鼓励护士主动填写工作中不良事件发生的原因、经过、教训、对策，病区护士长组织"对事不对人"的讨论，便于管理者分析和致力于改善系统。实施"奖惩并行"并侧重奖励的差错管理方法，对于隐瞒不报者的惩罚力度应更大。而对于主动上报者，根据事件的性质、主客观原因给予不同程度的轻微处罚，以达警示与提醒作用。同时对于及时查遗补缺的护士给予一定奖励。

2. 交流分享、温情感知 团队内部是否愿意交流分享，对于团队的成长和团队成员的归属感极其重要。我们为什么愿意在一个团队里长久地待下去，一定是因为我们在这团队能够学到很多东西。一个团队中大家愿意彼此交流分享，而不是以邻为壑，那么这个团队便是积极的阳光的，团队成员便可以避免重复地闭门造车般的高成本学习。如果团队内的每个人都是在集体智慧的基础上向上探索，然后探索的结果又充分分享，那么这样的团队，学习成本将大大降低。

在一个护理团队中，交流分享同样重要。科室可定期召开交流会，大家可以开诚布公、畅所欲言，让护士深感自己是科室的主人。科室对各项制度的建立、临床工作的改进、服务质量的提高等采取"抛出话题，接受建议"的方式，护士可以署名也可以不署名提出意见建议，然后汇总进行讨论，在原有内容基础上进一步修改与完善，再反馈给全科护士，无异议后定稿并落实执行。对被采纳的意见、建议、方法，给予当事人通报表扬及奖励，对不合理的给予解释说明。让不同层次的护士参与、制定护理工作管理决策，不仅能增强护士的主人翁责任感，同时，对提升护士的自信心及工作积极性大有益处。

情感的沟通与交流，在营造和谐的工作氛围中，也发挥极为重要的作用。建立病区的天使微信群，搭建沟通交流的平台。在此基础上，本着自愿原则，上一级护理管理者公开自己的微信号，科室护士可用网络名也可以真实姓名与其成为"好友"，通过这一渠道，管理者可以倾听护士的心声，觉察护士的情绪波动，感受护士的思想。护士也可畅谈各自的理想、工作、学习与生活，可说出当面无法或不愿表达的想法，从而及时化解工作上的误会与矛盾，增进彼此的理解与支持，对于管理者来说，同样也是一个发现问题解决问题的手段。

3. 爱意浓浓、团队归属 增加科室凝聚力，是每一名护理管理人员的职责。情况允许的条件下，科室可定期组织聚餐、郊游等娱乐活动，同时鼓励大家积极参加医院组织的各项活动，如演讲比赛、文艺会演、趣味运动会等，释放压力调节情绪。遇到科室护士生病住院，科室领导及时给予关爱，护士长还可安排与其关系较好的同事陪护，对需做特殊检查的护士，护士长亲自陪同，协调安排、悉心照料，让护士找到一种有家的温暖。当护士因考试成绩不理想而自责时，给予适时安慰及勉励。当护士因个人婚恋受挫时给予疏导帮助。当后进的护士有所进步时，给予及时地肯定、认可与表扬。在护士生日的当天，护士长送上一条"爱心祝福"短信。还可每个月组织一次生日会。这些举措，都能有效增加科室凝聚力。

4. 激发荣誉、集体凝聚 庆祝团队取得的每一个成功，这是激发团队成员的集体荣誉感、团队归属感很不错的一招。也是让大家发泄情绪放松压力很有效的方法。因为，一个越成功的团队就是面临任务压力越重的团队，集体的庆祝能够很好地释放这种压力，让大家始终保持一种轻松愉快的心境。

科室人员可集思广益、共同提炼科室精神及科训。如"团队至上，崇医厚德，图强创新"的科训，如"心里有话讲出来，遇到困难冲上来，关键时刻站出来，攻坚战时一起来"的科室精神，通俗易懂，朗朗上口，可有效激励每位工作人员，增强全体医务工作者的集体归属感、自豪感与自信感。

（二）形成现代管理思维模式

1. **善于授权**　授权是变革型现代护理管理者的重要素质，它可以摆脱日常忙碌的事务，集中精力研究、解决组织中的重要问题，调动下属的积极性，发挥其创造力，增强责任心、成就感，发挥下属的专长，培养其工作能力，锻炼人才；对部分复杂的要求、指示、命令，可以简化缩短沟通路线，提高工作效率。我国护理管理实践中，传统的管理模式是护士长兢兢业业，一管到底，这是导致护理队伍不稳定、士气较差、凝聚力不强的原因之一。近年来，随着整体护理模式的推广，护理管理者必须认识到"授权"在护理工作中的重要性。

2. **会用激励**　激励是激发鼓励之意，可以充分发挥其工作的主动性、创造性，提高组织的竞争能力，更好的实现组织目标，只要采取适当的技巧和方法，就可以收到事半功倍的效果。激励就是一种很好的方法：①使护士的特长、教育水平、技能与临床工作要求相适应，使她们在护理岗位上充分发挥自己的特长；②使护士对患者的直接护理成为基本责任，而不是要求完成大量的非护理性工作，真正体现以护理为中心的护理模式；③注意以下影响护士的角色和环境的满意度的因素，即自主性、工作压力程度、护士长的领导方式及交流情况、角色冲突、工作成就反馈、被承认感，任务的常规性及学习与晋升的机遇等。

3. **人本原则**　在管理学中，人本原理是指在管理活动中要重视人的因素，一切管理活动均应以调动人的积极性，做好人的工作为本。在护理管理中，强调以人为本的原则，目的是使各级护理管理者在实施其管理职能时，要首先考虑护士，围绕护士在工作、学习、生活等诸方面的要求展开工作，协调好方方面面的关系，并注意把握实施检查、评分、惩罚等管理手段的适时、适当的原则，以求最大限度地调动各级管理人员的工作积极性，从而顺利实现管理者所要达到的管理目标。①提高护理管理者的人本意识。因为人在管理诸要素中占有首席位置，就目前我国护理管理现状而言，仍存在着"被动管理"现象，而最佳的管理目标为"防患于未然"，把问题化解在萌芽状态。②要把人本原理灵活地运用于护理工作中，护理管理者良好的自身素质，是人本原理能否真正贯穿管理过程的首要前提。从护理发展的角度而言，我们的护理管理者的确需要进一步提高文化素质、知识层次及决策的正确率，才能适应飞速发展的现代社会，在护理管理过程中，一定要以护士为中心。随着医学的进步，科学的发展，护理管理在医院管理中越来越受到人们的重视，在实践中注重"以人为本"，使领导行为合乎人们的各种需要，关心人、了解人、尊重人，努力创造一种适宜的环境和工作条件，使得人们能在这种条件下充分挖掘自己的潜能，发挥自己的聪明才智。广大护理管理者，一定要更新观念，加强自身修养，提高管理技巧和管理水平，努力做一名新型的护理管理人才。

领导艺术是非规范化的个人经验，具有较强的实用性和个体差异，是丰富多彩的、具体的领导才能。领导工作是科学和艺术的统一，领导艺术的高低，很大程度上决定着领导水平的高低。一位具有管理艺术的管理者，善于用简练的语言表达自己的意图，善于做思想工作，抓住对方心理，即使批评对方也能使其接受，达到预期的效果；善于交往，能与持各种不同意见判断的人沟通，善于明察秋毫，明辨是非，具有敏捷的思维和准确的洞察力，能及时发现问题，做出正确的决策；病房危机能应付自如，工作效率高且成功率高等。成功的护理管理人员，必然是以身作则，以德服人。对待下属多用情、少用权。以护士为根本，在和谐温馨的工作氛围中，不断提升护理工作质量，不断提升护士的幸福指数。

三、建立良好的新型医护关系

随着研究型护理的提出，护士在疾病预防、治疗、康复中的重要作用将会日益凸显。护士兼具了照顾者、教育者、咨询者、管理者、研究者和改革者等多重角色。新的专业结构的形成和护士形象的提高，使得医护关系由最初的主导－从属模式逐渐向并列－互补模式转变。《医师法》和《护士条例》的先后出台，对医生、护士的专业角色和职能划分给予了更明确的司法界定。医疗活动过程中，医生和护士发挥着同等重要的作用，二者是密不可分、缺一不可的。医护关系的好坏直接影响医疗服务质量，乃至患者疾病的转归。

（一）努力构建理想的医护关系模式

理想的医护关系模式应是交流—协作—互补型。即：①有关患者的信息应及时互相交流；②医护双方对工作采取配合、支持、协作的态度，尤其在患者病情突变或需急救时，能相互协作应急处理；③医护双方要按照尊重、信任、协作、谅解、制约、监督的原则办事；④在科主任负责制的医院管理模式下，护士长应多与医生、科主任交流，让他们了解护理工作的新模式、新内容。制定护理计划、工作制度、职责范围，安排护理人员外出培训学习时，应与科主任商量，征求科主任意见，取得科主任的理解与支持。

医护关系模式由主导—从属型逐步形成并列—互补型的新型医护关系模式后，并列—互补型中并列是基础，互补是保障，而患者是并列—互补型中的受益者。长期的医疗护理实践表明，医护关系的优劣，直接影响着医疗护理工作的质量。要融洽医患关系，首先要融洽医护关系。故建立良好的医护关系既是医护人员医德修养的具体表现，也是医学事业发展的需要。

医疗与护理既有分工又紧密合作，各自发挥自己专业的特长，不能相互替代；但是，医护的服务对象相同，工作目标一致，为了使患者获得最佳医疗效果，医护有必要相互交流意见、反馈有关信息并密切配合与协调，减少和避免彼此埋怨、指责给医护工作和患者带来的不利影响，和谐医护关系的建立需要医护双方的共同努力。医护双方真诚合作，相互配合，互相帮助，取长补短，乐于奉献，互相关爱，定能推动医院全面发展。

（二）解读新型医护关系中的角色期望

1. **医生对护士的角色期望** 医生往往期望护士能非常默契地了解医生的医嘱，有较熟练的护理操作技能，有较高的医学急救知识，能够迅速地执行医嘱，及时而详细地报告有关患者的病情变化。能对患者进行科学的护理，做好患者及其家属的解释与心理沟通工作，以保证医疗过程的顺利进行和成功。

2. **护士对医生的角色期望** 护士期望医生首先要精通专业业务，有高度的责任心，抢救患者分秒必争，医嘱及时明确。诊断正确、治疗得当，尽可能按病房医疗护理工作时间表的规定开医嘱、做各种临床处置。医嘱执行过程中若有问题能给予适当的帮助，在必要与可能时，对医嘱做出修改。还希望医生能认识到护士在医疗团队中的重要作用，在患者面前尊重护士的工作，帮助护士提高医学知识水平。

（三）明确医护人员在合作关系中的作用

1. **护士在新型医护关系中的作用** 护士每天接触患者的次数和时间较医生为多，在日常护理过程中，常能发现一些有价值的病情线索，从而为医生正确判断病情提供帮助。同时，护士还是医疗计划的具体执行者，也是医疗计划的查漏补缺者。患者更愿意把隐私或生活压力告诉护士。因此，通过医护沟通，医生能及时掌握护士提供的患者心理状态、饮食等问题，使患者出现的各种情况得到及时有效的解决。

2. **医生在新型医护关系中的作用** 有研究表明，多数人认为，在医院，护士比医生地位低。要改变这种传统观念，一方面要求护理人员提高自身的素质和技术水平，也需要医生的支持和配合。护士工作满意度与医生对医护关系重要性的认识程度有关。医生对护理工作的理解和支持可以提高患者对护士的信任。通过医护联合查房，护士能及时了解医生对病情的分析、对护理的建议、更改医嘱的情况，同时可以从医生的查房和交流中学到更多的知识。在相互沟通中，随时请教医生，提高护士分析问题和判断问题的能力，有利于全面查找患者的护理问题，以便采取措施进行有效的合作，作出更准确的护理诊断，达到满意的护理效果。

（四）建立良好新型医护关系的原则

1. **患者第一的原则** 患者第一的原则就是要把患者的生命、健康和利益即把患者治疗上的需要和安全放在首位。在这个原则下建立起医护双方的相互平等、在不同环节有主有从的和谐关系。护士严格执行医嘱，这是符合患者治疗上的要求的，所以是必需的。但是如果医生给出了危害患者的错误医嘱，按照患者第一的原则，护士可不执行，这不能认为是破坏了医护关系，而应该认为是在根本上维护了医护关系，因为这种关系的最高原则是患者的生命安全和康复。

2. **尊重他人的原则** 尊重他人的原则意味着护士尊重医生，同时也意味着医生尊重护士，因为医护关系是双向的，所以尊重也是双向的。这种尊重表现在许多方面。例如医生和护士都要意识到医护关系是一种平等的合作共事关系，任何一方都不应轻视、贬低另一方，同时，医生护士都应该尽可能地在患者面前树立对方的威信，使患者对整个医疗护理过程充满信心。

（五）建立良好新型医护关系的对策

1. **以理解尊重为前提** 医护之间应相互信赖，团结协作。从人格上相互尊重、从业务上相互关心。在医疗过程中互相学习、取长补短，形成相互理解、相互支持的氛围。在相互尊重的基础上，由于工作性质的不同，还要分清各自的责任。患者的诊治过程，是一个医护协作的过程，但由于医生和护士因学科划分和担负的任务不同，各自主管不同环节、不同方面的医学任务。医护双方要理解对方的工作特点，分清医疗、护理过程中的责任，尊重对方的人格，信赖对方的能力。作为合作者，要善于发现对方的困难，并在力所能及的范围内给予真诚的关心与帮助。通过相互体谅与帮助，可以使医护关系更加默契，不断提高互相合作的层次。

2. **以教育培训为手段** 对医护人员宣传行为准则和指导方针，快速一致的执行政策，及时反馈所有相关内容。支持和鼓励各种形式的教育方式。对医护人员进行教育和培训（如感受性训练、表达训练、冲突管理、合作技巧、压力管理、时间管理、电话礼仪训练，同时强调礼貌相待，互相尊重，反应敏捷和准备充分），以增强其团队工作的意识和发展良好的工作关系。应加强护理人员的在职教育。在对医生的教育中，要适当增加有关护理学科的发展状况及新的医学模式下对护士职责的要求，使医生充分认识到护士独立职责的重要性。从而在临床工作中不仅仅把护士当作配合者或合作者，而更应该尊重护士的独立职责。其教育方式可以多样化，可以任命一名医生为组长来负责这个教育和培训计划或让医生融入护理团队中，直接体会到护士的职责和工作流程。医学、护理院校应在课程设置中考虑专业间的合作教育，以促进医护间相互依赖、相互补充的合作关系的建立，而在加强同一种文化氛围下的医护合作关系的同时，也不能忽略不同文化间的医护合作关系的提高。

3．**以良好心态为基础** 医护人员要特别注意培养自身积极向上的品格和稳定的情绪，努力矫正个性弱点，养成良好的行为模式，保持良好的心态，使自己能经常设身处地替对方着想。医护人员对自己的不良情绪要及时发现，随时进行疏导和矫正。

4．**以职业形象为标准** 一个合格的医护人员必须是热爱自己的职业，深刻认识、评价职业价值和意义的人。要善于培养职业道德的涵养力、情绪行为的自制力、医护关系的亲和力，医生言谈举止要沉稳、谦逊，善于思考，给人一种信赖感。护士则应是语言得体细腻，细致体贴，给人一种亲切感。

5．**以思想共识为桥梁** 医护人员都要转变观念，深刻认识开展整体护理的必要性和必然性，在思想上达成共识。并应根据轻重缓急的原则进行沟通与交流。

6．**以沟通交流为纽带** 医护工作是否能形成你中有我，我中有你的密切型关系，很重要的一个方面是依赖于医护沟通的效果，而沟通技巧是影响沟通效果的一个因素。因此，医护双方应在尊重对方职业人格的基础上，学会艺术的沟通技巧和方法。方式上要讲究技巧，临床上医护沟通的机会较多，既可以利用晨间交接班和查房的机会，又可随时直接交谈或集中问题后约定时间座谈。虽然医护间就共同服务对象的某些问题进行沟通、交流与研讨是一件严肃的事情，但是说话语气、表达方式等还应予以注意，以便取得满意的沟通效果。在特殊情况或场合下，如在抢救危重患者时，医护双方要克制个人的情绪，照顾到对方平时的性格特点，尽可能做到既沉着冷静、又平和顺从。抢救无论成功与否，均不应在抢救现场责怪对方。如确有经验不足、操作技术不熟练等问题，也宜在事后心平气和地、善意地给对方指出，并帮助对方改进。

7．**以规范文书为重点** 加强规范管理，护理文书记录到位，护理病历应与医疗病历记载一致，认真核对医嘱开出的具体时间，当医生开出的医嘱有漏写、误写时应及时指出。提高书写质量，严格限制口头医嘱使用范围，一般只能在抢救或手术中使用，过后督促医师及时补记。

8．**以制度管理为保证** 首先在制度上要确立恰当的护士职能范围，还可在公开论坛、小组讨论和合作场合创造更多医护交流和合作的机会。如整体护理查房、责任护士组长随医生小组查房及在科主任查房会上，除主治医生报告病情外，责任护士组长也要报告，这样做既可体现护士的工作成绩、提高护士的地位，又可使护士得到锻炼与提高。

医学是最能充分体现人类互助精神的领域，而医生与护士的精诚合作，建立良好的医护关系既是医护人员医德修养和医德实践的具体体现，也是完成医疗过程，解除病人疾患，促进病人康复的重要保证。因此，作为新型的医护关系，应是以同心同德、互相支持、真诚合作的道德规范为基础。建立良好的医护关系，就是建立相互平等的同志关系，主从有序。建立相互信赖的合作关系，分清责任。建立相互支持的业务关系，共同提高。建立相互体贴的真诚关系，自重自爱。

构建互相协作、互相信任、互相尊重的新型的、和谐的医护关系，是研究型医院建设的迫切需要，是发挥医院整体效应，提高医疗质量和服务质量的保证，也是医院服务社会的使命。

四、塑造内外兼修的护士形象

医院的发展离不开良好的就医环境，良好的就医环境离不开良好的医德医风建设，护理人员作为医院所占比重最大的部分，其整体素质和形象，在医患和谐发展的天平上，有着举足轻重的地位。研究型护理，更加注重护理美学视域下护患和谐关系的构建。

孙思邈在《备急千金要方》的《大医精诚篇》指出："凡大医治病，必先安神定志，无欲无求，先发大慈恻隐之心，誓愿普救含灵之苦，……见彼苦恼，若己有之。"护理界的同仁，应具备一颗善良恻隐之心，以拯救患者于疾苦为毕生追求，以自身健康的情感去消除患者焦虑、忧郁、悲观等负面情绪。使患者产生良好的心理感受和美的体验，促进心境宁静，达到防病治病、增进身心健康的目的。

护患关系模式主要有以下三种类型：①"主动—被动"型。这种模式是把患者置于被动地位，护士处于主导地位的一种模式。护患之间没有相互作用，事实上患者丧失了表达意愿和主动行为的可能性。此种模式适用于新生儿、全麻、昏迷、休克等患者；②"指导—合作"型。这个模式护士是主角，患者是配角，包括常规指导、随时指导、情感指导。这一模式的特征是告诉患者做什么。适用于清醒的急性病患者和病情较严重患者；③"共同参与"型。这是一种以平等关系为基础的护患关系，护患双方具有相等的主动性。目的在于调动患者的积极性，即帮助患者自护。适用于慢性病或疾病恢复期患者。

（一）护理美学的具体体现

从护理美学角度来看，护理工作中的美主要体现在以下三个方面：自然美、社会美、艺术美。而三者都在构建和谐护患关系中起着重要的作用。①自然美是指各种自然事物呈现的美，是社会性与自然性的完美契合。其社会性指自然美来源于实践；其自然性指自然事物的某些属性和特征（如色彩、线条、性状、声音等），是形成自然美的必要条件。②社会美是指以社会事物、社会现象和社会生活作为审美对象而展现出来的美，其核心是人的生命活动。而其体现在护理活动中的美包括护士外在形象美、内在心灵美和医院形象美。③护士的艺术美主要体现在熟练的操作技能以及规范的护理文书方面。熟练、精湛、快捷、优雅的操作技巧，是护士艺术美的具体体现，也是护士取得患者及家人信任的前提。护理文书能提供患者病情变化和诊治的原始信息，是患者疾病转归的客观反映，是评价治疗效果的科学说明，也可在一定程度上体现医院护理服务质量的高低，可为教学和科研提供统计学方面的资料。

合理运用护理美学知识，可在一定程度上提高护理服务的质量，同时为患者营造舒适温馨的就诊环境，在一定程度上使得护患关系有了质的飞跃。这些既是医护人员应尽的职责，也是医护人员和广大患者的共同心愿。

（二）内外兼修的护士之美

护士形象是指护士全部内涵的整体形象。内在美与外在美的有机结合，能表现出护士的美丽天使形象。内在美是人的本质、精神层面的美；外在美是借以显示人的本质和精神所外露的美；内在美和外在美是美的内容与形式的统一。一名优秀的护士，就像一颗美丽的种子，随处都可以盛开出仁爱之花。当在工作中表现出爱心、同情、温和、知识、睿智时，无形中就诠释着护士职业美的形象。一言一行可让患者信赖，能够感染人、吸引人、征服人，体现出护士的职业魅力。不仅使护士对自己从事的职业充满自信，也使患者对护理服务充满信任。

1. **内在美的培养** 心灵美是保证护理工作顺利开展的基本条件。在护理工作中护士的心灵就像一面镜子，真实地反映出护士的情操。著名文学家冰心曾言："爱在左，同情在右，走在生命的两旁，随时撒种，随时开花"。这正如护士的职业灵魂，守护生命，恢复健康。在护理实践中，面对的是生理、心理都处于弱势群体的患者，付出爱心，安慰受病痛折磨、情感脆弱的患者，一视同仁，对患者怀有高度的责任心和同情心，这正是护士职业层面的高度，是护士优秀品格的升华。诚实是做人的美德。护士的工作特点，决定了在多数时间都要独立工作。因此，无菌操作是否严格，查对工作是否严谨，对待患者是否真诚，完全靠良心和慎独精神把关。作为职业女性的护士，工作的压力与繁重的家务叠加，难免有不顺心的时候，学会"忧在心而不形于色，悲在内而不形于声"，只要身在工作岗位，就应以豁达宽厚仁爱处之。

2. **外在美的塑造** 形象美是展现护士素质、增强患者信任感的必要条件。护士形象代表着对医学态度的严谨，是与患者及其家属接触时最重要的人际吸引，也是展示护士风采和文明程度的重要标志。整洁的服饰、端庄的仪表、稳重的步伐、得体的行为举止，是护士职业美的体现。一个亲切的微笑，一个关切的动作，一个友善的眼神，都会给患者留下美好的印象并成为信任的基础，会给患者带来无限温暖和信心，并唤起交流、沟通的愿望，产生一种温暖的美感。这种美感，具有药物无以比拟的特殊作用。微笑表现着人际关系中友善、诚信、谦恭、宽容、和蔼、融洽等最美好的感情因素。微笑是一剂良好的镇静止痛药，自己微笑是自信，向别人微笑是宽容。患者希望从护士的仪态中读出平静、优雅、稳重、温和，护士端庄优雅的仪态不仅展示着良好的职业形象，也体现了对患者的同情与尊重。语言美是改善护患关系，减少护患纠纷的直接条件。语言是护患之间沟通的桥梁，也是护理实践中促进和谐护患关系的重要保障。患者因疾病常出现烦躁、害怕、恐惧的心理，我们护理人员和蔼的态度、认真的倾听、恰当的语言与患者进行思想、情感交流，对患者来说是一种完美的精神享受和心灵安抚，在进行交流时要做到语言轻柔、温和、语速平稳、语态诚恳，与患者接触时使用礼貌性语言，进行治疗时使用指导性语言，患者受到病痛的折磨时使用保护性语言，从而使患者在心理、精神上感到放松、尊重，树立战胜疾病的信心，塑造护士的自身完美形象。动作轻柔、朝气蓬勃、健康自信，良好的仪态传达出的是严格的工作纪律、严谨的工作作风、高尚的医护情操。

3. **内在美与外在美的结合** 孔子曾言："质胜文则野，文胜质则史，文质彬彬然后君子"。意指一个人如果具备了良好的品质，而不太注意言谈举止的礼貌规范，就会显得粗野；若只重视外表，而缺乏内在质朴的品德与修养，则会显得轻浮和浅薄。完整的"美"是内在和外在美的完美结合。内在美不能脱离外在美而独立存在，外在美缺少了内在美的内容，即为"无源之水"，美好的外在形象是美好心灵的展现和延伸，二者相互并存，协调发展，才能达到职业形象美的高度。患者说"某护士长得很漂亮，但是在给我输液时，她的表情冷冰冰的，还说我的血管怎么这样细，真难扎，这让我很紧张，情绪很低落。""某护士技术很好，操作中也面带微笑，可让我感到意外的是，她竟然对着患者坐在凳子上跷起二郎腿，说着一些不认真的话，让我很不放心。"。

医学是人类最美的职业，美不仅仅只在于外表，而在于美的心理，其所创造的是健康之美、生命之美、至善之美、仁爱之美，将其运用到护理工作中，不仅可以优化诊疗环境，还能促进和谐的医患关系。以美为源，形象是知性贤淑的，以美为本，工作是紧张有序的。当今社会，护士职业形象的塑造还需要一个长期的过程，拥有美的情感与健康的人格，并在工作中不断传递美、展示美、创造美，是研究型护理人才肩负的责任与使命。

第十一章

质　量

严格 · 标准 · 监控

第一节 质量管理战略

质量是医院的永恒主题。从全世界范围看，目前医院质量与患者安全面临着严峻挑战。根据国际上有关医疗差错的大型流行病学调查研究，住院患者中 3.5%～16.6% 曾经发生医疗不良事件，其中有 30%～50% 的不良事件被认为是可以预防的。据美国医学研究所（IOM）1999年的报道，美国人每年因医疗差错而死亡的人数高达 44000～98000 人，均高于因交通意外事故、患乳腺癌和艾滋病而死亡的人数；因可预防的不良事件而造成的损失达 170 亿～290 亿美元，其中一半是医疗服务成本。在我国，虽然没有医疗不良事件的准确数字，但可以料想这一形势并不容乐观。

作为一种新的医院建设发展模式，研究型医院在提高医院服务质量方面责无旁贷。本章运用完整的战略管理过程来布局全文：第一节介绍如何确定质量管理战略；第二节介绍提升医疗服务质量的具体方法，即质量管理战略的实施；第三节介绍如何通过标准化管理实施质量管理；第四节介绍医院质量评价，即对战略实施开展评价。

一、全方位的质量管理理念

人们逐渐认识到，医院质量管理不仅仅是单纯医疗技术层面的质量管理，而是发展成为涵盖医疗质量管理、经营管理、科技管理、医疗业务管理等医院各方面工作的质量管理，因此在医院质量管理中，首先要树立全方位质量管理的理念。全面质量管理是各行业的通用模式，而在研究型医院管理中的具体运用，是通过加强医疗质量提升患者安全。

全方位的质量管理，首先涵盖了全面质量管理这一现代质量管理理论的基石。所谓全面质量管理，是把组织管理、数理统计、全程追踪和运用现代科学技术方法有机结合起来的一种系统管理。全面质量管理理论认为，质量由各个过程构成，其中各部门、各环节、各要素互相联系、互相制约、互相促进、不断循环，形成一个有机整体。

（一）树立系统预防理念

全方位的质量管理需要树立系统质量观。全面质量管理就是对质量形成的全部门、全员和全过程进行有效的系统管理。传统的管理观念认为，从事生命攸关工作的医务人员是不能也不应该出错的，因此一旦发生了医疗差错或事故，往往把个人诊疗行为的错失作为责任追究的重点。然而，美国医学研究所 2000 年所著《孰能无错》（To Err is Human）一书指出，人人都会犯错，个体的人不可能百分之百地避免失误，极少有人能确保其医疗行为始终保持完全正确。同时，正常情况下人不会故意犯错，很多严重的质量问题不能一概归咎于缺乏医疗专业知识、培训或者医务人员不够努力；导致人行为差错的因素是多方面的，而医疗服务系统中存在的问题是患者安全的主要隐患，有研究发现，75%～94% 的医疗问题来自于医疗服务系统的失误（system errors）。

1. 系统思考的范围：整个医疗服务系统 医疗安全问题的发生，可以用瑞士奶酪模型解释，其核心思想是：组织活动可以分为不同层面，每个层面都有漏洞，不安全因素就像一束光，刚好能透过所有这些漏洞时，事故就会发生。这些层面叠在一起，犹如有孔奶酪叠放在一起，所以被称为"瑞士奶酪模型"（图11-1）。该模型说明，当出现问题时，一定有一系列错误需要找出来修补。奶酪中的孔洞来源于两种原因：主动失效和潜伏失效。主动失效是人所做的不正确的行为，潜伏失效是来自组织系统内不可见的原因，比如说高层的决策、设计不到位的程序、不够完善的制度等，这些潜伏因素可能在工作时带来人为错误，从而引发事故。潜伏失效会一直隐藏在系统中，直到与系统中主动失效因素结合造成事故。

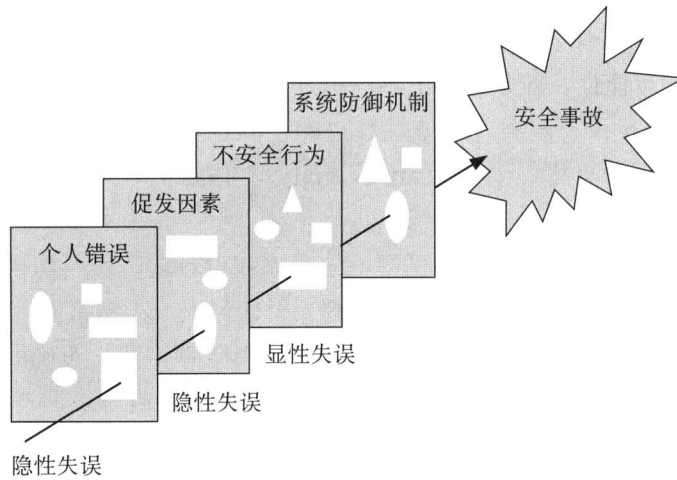

图 11-1　医疗事故瑞士奶酪模型

20世纪90年代美国的一家医院里医生在忙乱中错将乙醚当氧气给病人输入，造成病人当场死亡。医院分析认为，这里的关键问题是由于乙醚接头与氧气接头可以通用而造成的，在紧急情况下医生难免出错，这是医院的管理有问题。吸取这一教训，全美的氧气插管接头均换成专用接头。这样，如果医生即使在慌乱的抢救中抓错了氧气插管也无妨，因为那是插不进去的。

2. **系统思考的涵义：寻求问题根源**　医疗质量安全问题可以用"冰山理论"来理解（图11-2）。在医疗服务过程中，暴露出来的质量问题或故障，如病历书写中的问题、非计划二次手术、过度用药等，通常是"冰山一角"，而大量未暴露的质量隐患恰恰是"冰山暗礁"。根据

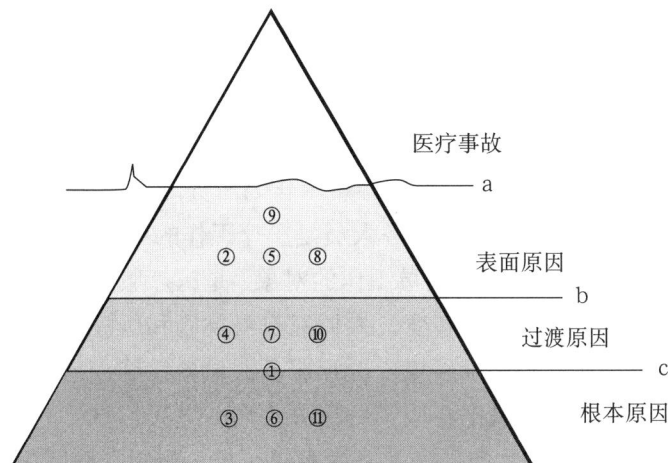

图 11-2　冰山理论示意图

冰山理论，医疗质量问题可以分为以下几类：①露出于水面之上的称为警讯事件（sentinel event），如非预期死亡、非自然病程中永久性功能丧失等；②水面以下第一部分冰山体部，称为不良事件；③水面以下第二部分冰山体部，称未造成伤害的事件（no harm event），即错误已经发生但未造成病人伤害；④冰山根部，称迹近错失（near misses），即因及时介入而使伤害未能发生。系统性的预防，即是针对隐藏于水下的冰山采取的管理活动。

医院管理者应树立以人为本的管理理念，正视人皆会出错的现实，建立系统预防的理念，一旦出现质量问题，首先不是责怪个人，而应从整个系统设计上寻找原因和隐患，有针对性地弥补系统的缺陷，建立完善不易出错的系统和机制，在造成伤害前即可发现并避免，最大限度降低威胁患者安全的可能性，在此基础上不断提升医疗质量（Leape，1994）。

3. 系统性改进的方法与原则 系统性改进的步骤包括：①医疗不良事件调查；②分析错误的本质，开展根本原因分析（Root cause analyse，RCA）；③系统性思考；④解决潜在失误条件；⑤回馈与经验分享；⑥教育训练。

系统性改进的内容，应从医院质量的提高进行系统性预防，可从医院的价值导向、环境氛围、团队精神、人员理念、职业道德、行为准则、个性习惯、人格素质等方面着手考虑。

系统性改进的方法，包括运用标准化方法开展质量管理、建立正确的质量安全文化、重新设计医疗服务系统、重新组织诊疗空间、开展深入科学的质量教育培训，以及信息技术的运用、医疗资源的优化配置等。

系统改进中很重要的是运用避免人为因素原则（human factors principles）设计工作任务、过程和服务系统。该原则强调从提高效率、创造性、生产率和工作满意度的角度正确处理人与其所在系统的关系，使错误发生最小化，这些原则包括：①避免依赖人的记忆力；②工作可视化；③工作过程简化；④通用工作流程标准化；⑤运用工作项目核查清单；⑥避免依赖人的警觉；⑦创建约束机制和方法；⑧倚重于反馈机制；⑨运用自动化技术；⑩通过团队合作解决错误，等等。

比如，手术安全核查中，要求医生、护士、麻醉师三方分别于术前、术后、患者离开手术室前共同对所用物品进行清点，即是这种原则的具体运用。当医疗质量出现问题时，研究型医院的各级管理者和医务人员应自觉运用这一原则对医院系统进行反思和针对性地改进。

（二）树立患者中心理念

以患者为中心是全面质量管理的首要原则。以患者为中心是现代医院质量管理的基本原则和核心所在。WHO对医疗质量的定义指出，医疗质量是卫生服务部门及其机构利用一定卫生资源向居民提供医疗卫生服务以满足居民明确和隐含需要的能力综合。不论是服务行业的评价标准ISO9001，还是专门适用于医院服务质量和整体管理水平评审、为世界卫生组织所认可的JCI标准，均把以顾客为中心、满足顾客要求作为服务的核心和精髓。

以往在医疗活动中，一直认为医务人员是医疗工作的组织者，处于主体地位，发挥着主导、能动、积极的作用；而患者是医务人员工作的对象，是医疗服务的客体，处于从属、被动的地位。随着现代医学模式和诊疗模式的转变，人们对自身健康和医疗服务的需求日益多元化，不仅仅关注疾病诊治水平，而且对医疗环境、医疗服务、设备设施、后勤服务等有着更高的期望。有调查表明：85%的患者及家属都希望了解相关疾病的健康信息；87%的患者及家属希望从医护人员那里获得健康信息；93%的患者及家属希望医护人员制订诊断治疗方案时征求患者的意见。研究型医院质量目标和质量方针的树立，各项质量活动的开展，均应以病人为中心，以满足病人需求为出发点和落脚点。

树立以患者为中心的理念,首先要明白患者对医疗服务的期望是什么。美国医学研究所归纳了患者的这些期望。

1. 方便就医 不论何时,只要有就医需求就能随时随地得到医疗保障。能以多种方式得到帮助,不仅仅是面对面就诊,还包括通过互联网、电话等渠道。

2. 个体化 患者由于性格、国籍和种族的多样性及源于宗教和文化信仰的多样性造成了不同的需求,他们的不同选择和倾向医务人员都应该关心和尊重,并根据其不同需求调整服务项目以满足其需求。

3. 参与 大多数患者想参与到治疗方案的制订过程中,并要求了解有效的可供选择的治疗方法,事实上这种参与活动有利于提高诊疗效果。

4. 信息 患者想通过各种方式了解更多与诊疗相关的信息,如病历等,这也有助于诊疗效果的提高。

5. 科学 拥有最科学的诊疗服务,不因医生或就诊医院的变化而发生不合逻辑的改变;医疗机构能够提供科学正确的医疗服务。

6. 安全 医疗服务中的错误不会伤及患者,患者在整个医疗服务系统中是安全的。

7. 透明度 患者的医疗服务是保密的,但对患者本人开放。患者本人能够知道他想知道的医疗内容。

8. 预测 医疗保健系统将能够预测患者需求,协助患者找到所需的帮助;患者会体验到超前的帮助,而不仅仅是对需求的回应,以获得康复和保持健康。

9. 价值 医疗保健系统不会浪费病人的时间和金钱;患者将从不断改革中受益,增加患者的医疗保健价值。

10. 合作 医务人员之间,医务人员与患者之间相互合作与协调,打破专业与机构间的阻隔,使患者的就诊服务无缝衔接。

医院应通过多种方式了解掌握患者的具体需求。比如,国内医院通常通过出院患者回访、设立意见箱等形式,收集患者的意见建议。获得 2003 年美国国家质量奖的圣鲁克医院的管理者通过一个正式的顾客倾听和学习途径(表 11-1),识别出影响患者满意度的三个关键因素,即:等候时间、对顾客抱怨的反应及时性和医疗服务与诊疗结果,从而明确了管理与服务的改进目标。

研究型医院应围绕病人服务提高服务质量改进组织流程,注重在临床科研各项工作中通过优化流程,使病人感受到质量的提升。国外研究型医院均十分注重以病人为中心的质量管理。美国梅奥诊所在预约就诊日程表安排上根据此原则专门做了改进。之前,梅奥大多数门诊部只有两个可以预约的时间:早晨 8 点和下午 1 点。这样一来,预约为同一天的病人中,排在后面的病人需要等待较长时间才能就诊。因此,这种预约方式不是以病人为中心,而是以医师为中心,因为它确保医师不会因病人就诊的顺序而浪费时间。20 世纪 90 年代以后,梅奥诊所摒弃了这种预约方式,改为向每位病人量身定做预约就诊,且病人等待时间不会超过 15 分钟。我国的解放军总医院在国内率先开设 365 天无假日门诊,全年所有双休日、节假日均开诊,为广大病人提供了更多更便利的就诊机会,同样也充分体现了以病人为中心的理念。获得 2004 年美国鲍德里奇国家质量奖的约翰逊大学附属汉密尔顿医院建立了病人关注模型(图 11-3),在管理中将病人放在所有工作的中心位置,确保以病人需求驱动决策,以内部团队工作支持病人关注。

表 11-1　圣鲁克医院顾客倾听和学习途径

顾客	倾听和学习	频率
患者及家属 ・住院患者 ・门诊患者 ・急诊患者	・正式的患者满意调查 ・出院后的电话询问 ・患者协助部门 ・管理人员候召 ・焦点组访谈 ・护士反馈 ・投诉管理	每周 每日 每日 每日 每半年 每日 每日
住院医师和学生	・院外服务和拜访 ・项目（数字）评估 ・绩效评估 ・日常互动 ・国家考试 ・公布的研究数据 ・满意度调查	每日 年度 每月 持续 年度 持续 年度

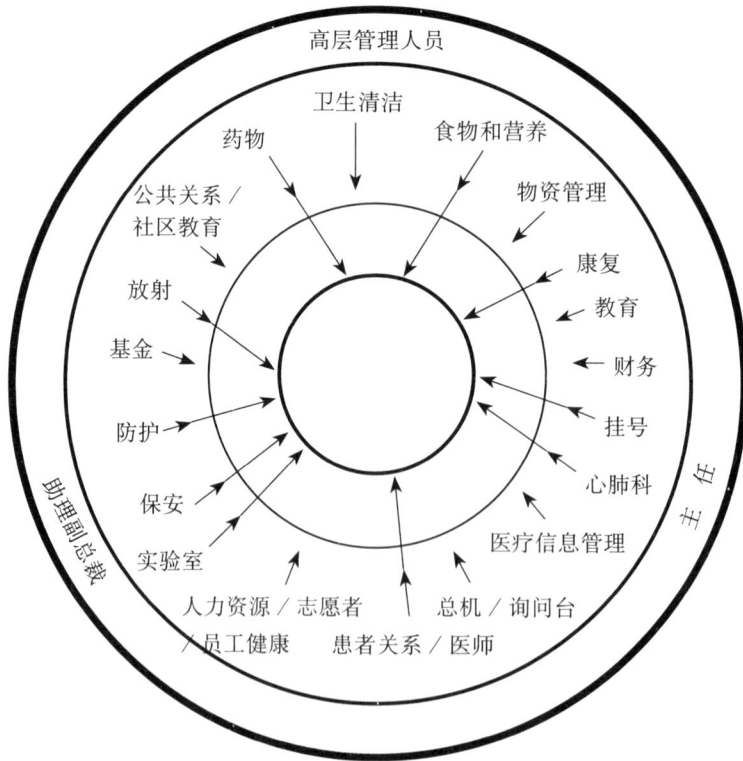

图 11-3　美国汉密尔顿医院病人关注模型

国内医院同样在落实以病人为中心理念中创造性开展工作。比如，解放军总医院为方便全国各地病人挂号预约，与工、农、中、建四大银行联合开通了"银医一卡通"系统，使银行借记卡被赋予医院诊疗卡的功能，客户持借记卡即可在全国任何地方通过网上银行或自动取款机上挂号、预约就诊，而无需提前几天甚至数周到医院窗口挂号，极大方便了广大病人；同时，一卡通还可使病人直接在诊室、检查室、药房等费用发生地直接缴费结算，无需再次前往缴费窗口，简化了就医流程，节约了就诊时间，使病人享受到院内外就医一站式服务。再如，第二军医大学附属长海医院推出"掌上医院"，患者在手机上下载并安装 APP（应用程序）后，即可通过手机预约挂号、取报告单，可以智能分诊、接受健康宣教，还可实时查询实时叫号情况，让原本复杂的就诊过程变得简单、省时，受到患者好评。

研究型医院要特别注意倾听参与科学研究的患者的需求。在涉及到人的科研活动中要遵守以下四项基本的伦理原则：一是尊重原则，必须尊重人的尊严、自主性、知情权和隐私权；二是风险（伤害）最小化原则，尽量减低对受试者的身体伤害（包括疼痛和痛苦、残疾和死亡）、精神伤害和经济损失，尽量减少对人群的公共卫生风险或危险，以及对生态环境的危害等；三是有利原则，科学研究要能促进人类科学知识的增长，开发新疫苗、新疗法、新医疗设备、新药来提高人类生活质量和生命质量，增加人类社会福祉；四是公正原则，要坚持正义与公道，公平合理地分配科研资源，在程序、回报、分配等方面公平对待受试者。

（三）树立全员有责理念

1. **医院质量改进需要各部门全体员工共同参与** 医院是由多学科、多专业、多岗位若干子系统构成的较为复杂的系统，包括领导与管理机构，各临床医技科室、各护理单元，物资供应保障部门、信息管理部门、物业管理部门、保洁部门、基建部门、行政安全部门等，这些部门不是相互独立的，而是存在密切联系：领导与管理机构起头对各科室资源协调配置的作用，而保障部门则为医疗服务提供保障，这些部门均通过病人服务这一主线相联接，一个患者的诊疗护理服务，往往涉及多个学科、专业和岗位，各个环节都有可能发生安全问题。这些部门及其成员在质量形成中均发挥着重要作用。因此，医院质量的改进不仅仅局限于医生和护士，不仅仅是医疗部门的事情，医院全体员工对于医疗质量和患者安全都负有相应的责任，全员共同参与，各部门协调配合，才能从整体上推进医疗服务质量、护理服务质量、后勤保障质量、经营管理质量。每个岗位都明确其影响医疗质量和患者安全的因素，消除院内一切安全隐患，不留死角。这是全面质量管理的重要原则。

2. **全员参与的重点是各部门协调配合确保服务连续性** 作为医院管理者，应当更加关注各部门之间的交互作用，而不是单独考虑各个部门的作用。JCI 医院评审标准第一部分"以病人为中心的标准"，将医疗服务的可及性与连续性（ACC）作为第一章予以强调："医疗机构应把它提供的服务看作是由一体化服务系统、医疗护理人员和各个层次的医疗服务组成的连续的医疗服务的一个组成部分，其目的是使现有的服务与病人的医疗护理需要相匹配，协调在医疗机构内为病人提供的医疗服务，并安排出院与随访，从而改进病人的结果，提高现有资源的效率。"病人在从入院至出院期间，会涉及到多个科室和部门，以及不同的医务人员。为使病人诊疗过程尤其是在急诊与入院、诊断与治疗、手术与非手术治疗、门诊治疗项目、转运过程中得到无缝衔接的服务，医院应依据既定的转科或转院标准、相关制度、指南而制订并实施相关程序，保证医师、护士以及其他医疗服务为病人提供优质医疗服务。同时，医院应指定医疗协调服务负责人，并负责所有病人的治疗（如在科室之间）或个别病人的治疗（如病例管理）。

3. 全员参与特别要关注医院外包服务的质量　国内医院的不少内部服务项目，比如环境保洁、物流递送、后勤服务等实行了社会化保障，承包给社会公司提供服务。确保这些社会化保障服务的质量是不少医院面临的一个问题。美国医院协会把提供外包服务的公司员工同医院的员工统一起来，获得统一的文化和质量，并共同参与以提高医院服务质量。即使是餐饮业，也应该获得病人的满意，这也是质量的一部分，每个人都应该知道医院有一个高质量的文化氛围。在签订承包合同的关系时，应对公司服务质量标准有明确规定，同时明确达不到这一标准的处理方法。在美国和其他的一些国家，他们和最高管理层签订合同，列出补偿的各种职责，以及还制订出系列目标，为未来或者更长一段时间列出服务保障目标。服务质量和病人安全的目标，作为补偿或者是公司计划的一部分。如果这是机构文化的一部分，对于这些人所获得的报酬和补偿，同整个机构实现的目标或者取得的成就联系在一起了，每一个公司的领导者在这个合同关系当中，有其利益所在。因此，建议设立专门的联系机构来处理质量问题，要反复强调在出现不良事件的时候，要主动报告，主动防范。

4. 医院质量的提高和患者安全的保证需要全社会共同努力　从更广泛角度来说，医疗行政、医学教育、研究开发、药品设备、信息系统、支付方式、医务人员劳动力供给状况等，以及卫生行政部门、相关媒体、社会相关部门，乃至整个国家的宏观管理部门等院外环境也会对医疗质量和患者安全产生不同程度的影响。比如，目前我国医院临床医师和技师临床服务负担较重，特别是在高级别医院更是如此。数据显示，2010 年三级医院执业医师、技师人均担负入院人次分别为 77 人次、494 人次，均高于一级医院（分别为 62 人次、284 人次）；按医院隶属部门看，在部属、省属、地级市属、县级市属和县属医院这五类医院中，部属医院（多为大医院）日均担负诊疗人次最高，县属医院最低。中国医师协会 2011 年开展的全国执业医师调查显示，有70% 的医师认为其"工作量特别大"，三级医院、城市医院尤甚；按职称分，中级称职医师工作负荷高于高级称职（图 11-4）。在医师的工作负荷处于"超载"状态下，医疗质量必然会受到很大影响。因此，改善医院质量，需要运用系统的视野，从宏观角度出发，制订行之有效的卫生政策缓解大医院工作负荷重的现实问题。医院管理工作者一方面要强化医院内部管理，另一方面也要积极呼吁有关部门、产业，强化医疗质量与患者安全是大家共同责任的理念，为提升医疗质量，保证患者安全创造良好的社会环境。

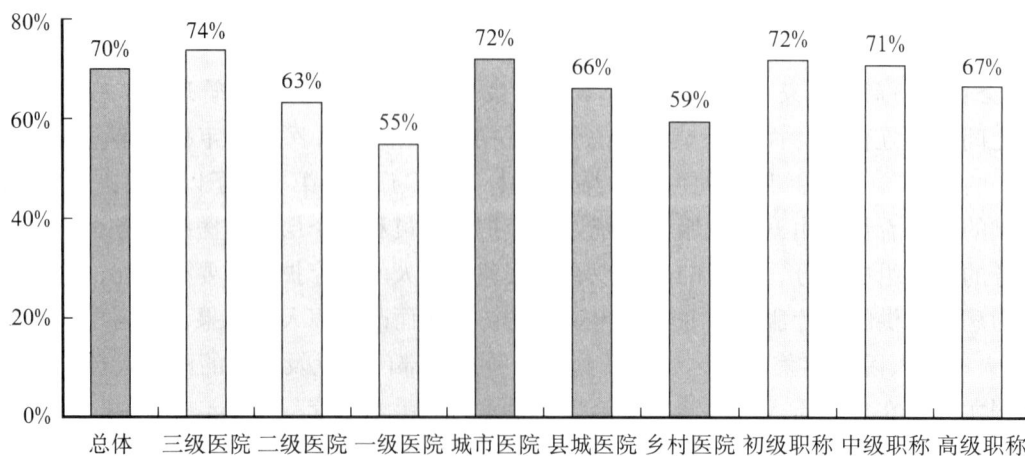

图 11-4　2011 年我国不同类型医院医师回答"工作量特别大"的比重

数据来源：中国医师协会《第四次医师执业状况调研报告》

（四）树立持续改进理念

医疗质量和安全管理的完善与改进是一个永无止境的持续过程。持续质量改进，是在全面质量管理基础上发展起来的更注重过程管理、环节质量控制的一种质量管理理论。持续质量改进是全面质量管理的重要原则之一，可以使医院始终保持其他竞争对手所难以模仿的优势。诊疗技术和服务模式的创新对于保持竞争优势的贡献很有限，因为这些创新很容易被模仿，但持续不断地改进则会积累大量的竞争优势。国内外的实践经验和研究发现，医疗质量的持续改进具有以下作用。

1. **提高患者诊疗服务效果** 解放军总医院检验科急诊生化报告及时率往常只有69.4%，通过持续质量改进，对65条标准和21项指标开展追踪调查与问题整改，及时率达到了90.4%；放射科门诊影像报告及时率也由2013年4月份的60.9%上升到6月份的90%。美国犹他州大学通过对一个生命支持装备的改进，将患急性呼吸窘迫综合征的患者生存率从12%提高到42%。

2. **提高医院员工的工作满意度** Counte等人1992年对美国芝加哥Rush-Presbyterian-St.Luke医学中心开展了2年全面质量管理项目进行评估，发现员工的内在工作满意度得到了显著提升。

3. **提高医院收益和收益率** Harkey和Vraciu（1992）的研究发现，医院员工、医生和患者感知的质量（perceived quality）的提高，有利于提高收益率且具有统计学意义。Nelson等人（1992）研究认为医院质量能够解释运营净收益和资产回报率变异的10%~29%。

4. **节约医院成本** 西雅图西北医院（Nothwest Hospital）在开展持续质量改进的前几个月里，节约了30万美元成本，且平均住院日缩短了1天。一些中层管理岗位被取消，每年可节约75万美元（Burrus，1993）。

开展持续质量改进具有良好的投资回报率。持续改进项目虽然可能为医院节约成本，但项目本身是需要投入的，然而从总体来看具有较好的投资回报率。这种投入产出关系，可以用McLaughlin等人（1994）的图11-5表示：质量改进的初始，投入可能会高于回报，但随着时间推移，投入的增长速度逐渐下降，而回报逐渐上升，且其增长速度高于投入增长速度；最终回报将高出投入。

开展质量持续改进需要建立规范化程序，建立保证医疗质量和患者安全的长效机制。JCAHO提出质量持续改进的10步流程图，清晰地表述了持续质量改进的全过程，包括：确定护理服务、病人、病人的期望；描述当前过程；测评和分析；确定根本原因；选择解决问题的方法；监控改进措施的执行；评价效果；得出结论；修订标准；巩固改进结果等系列活动。

质量改进和病人安全是以数据为基础的，而大多数医院资源有限，如果对所有的活动加以监控和改进将会超出人力和其他资源所能承受的范围。因此，医院应根据医院宗旨、病人需求和服务项目，选择最重要的临床和管理流程和结果来监控，集中于那些高风险、高频率或有潜在问题的流程。JCI标准要求医院制定监控职能科室和管理部门的重点监控指标，要求在临床领域的监控标准主要有11项，包括：病人评估、实验室服务、放射及影像服务、各类外科手术程序、抗生素及其他药物的使用、给药差错及潜在差错、麻醉和镇静药使用、全血和血制品使用、病历的提供和使用、感染控制及临床研究；以及9项医院管理领域的监控标准：涉及病人所需日用品和药品供应、法律法规要求的活动上报、风险管理、医疗资源合理使用、病人及其家属的满意度、员工满意度及期望值、病人群体统计和诊断、财务管理以及预防和控制危及

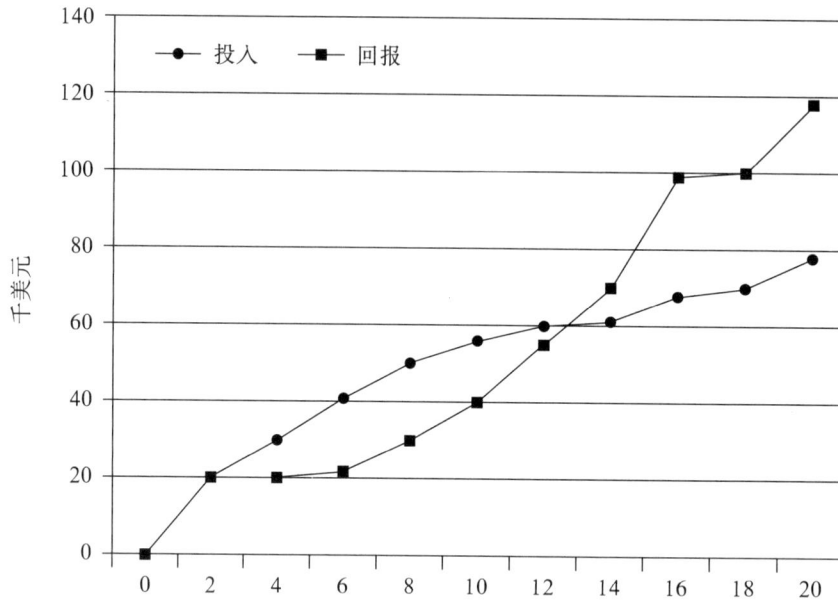

图 11-5　质量持续改进中随时间增长投入和回报的对比

来源：Curtis P. McLaughlin, Arnold D. Kaluzny. Continuous quality improvement in health care: theory, implementation and applications. Aspen Publishers, Inc., 1994

病人家属和员工的事件和国际病人安全。根据 JCI 标准的要求，医院质量管理与安全委员会商议确定医院监控指标，包括指标定义，负责科室，检查频率以及目标。这些测量要素涉及到了医院管理的方方面面。从这 20 项监控领域出发，医院对每一领域设计至少一个监控指标，进行流程监控，注意以科学知识和相关证据为基础，关注经常出现的问题、工作量较大、高风险的流程或程序，得到相关数据。

对于质量改进的方式和质量改进项目的选择，医院应根据自身目标探索一条适合发展和实践特点的质量改进途径。其中，管理学家戴明博士提出的 PDCA 质量持续循环即计划（Plan）、执行（Do）、检查（Check）、行动（Action），是一种典型的持续改进流程，医院需要在原有质量基础上，找出最薄弱与最急需要改进的质量环节或项目，进行 PDCA 循环，使质量持续改进、螺旋式提高。通过不断地信息收集、数据分析，使医疗质量、病人安全和服务品质得以持续改进，医疗风险得到降低。同时，持续质量改进近年来还形成了美国医疗改进研究院（Institute for Healthcare Improvement，IHI）的 PDSA 模式、精益模式、六西格玛模式、鲍德里奇国家质量奖模式等，具体内容见表 11-2。

二、系统性的质量管理规划

规划就是指个人或组织制订的比较全面长远的发展计划，是对未来整体性、长期性、基本性问题的思考和考量，是设计未来发展建设整套行动的方案。医院要想持续发展，就要重视各项工作的发展战略规划的确定与制订。谋划医院建设，必须把发展的阶段性和连续性统一起来，把快速发展和可持续发展统一起来，既要注重发展的现实需要，量力而行，有所作为，用发展的办法解决制约医院建设的重大问题，又要着眼发展的长远后劲，在抓长远性、基础性、根本

表 11-2 几种先进的持续质量改进战略归纳

模式	概述	CQI 主动性类型	例子	参考
PDSA 模式	强调计划行动研究执行（PDSA）的研究方法应用，来建立目标，明确问题，确定成功方法，并且在尽尽短的周期内进行系统检测	· 强调过程和结果 · 最适用于了解细化的问题 · 是一种渐进的，递增的 CQI 方法 · 是实现小而快赢利的理想选择；把吸取新的理想选择，把吸取新的教训应用到到新的循环周期中，并且确定最好的操作方法	Big Sandy 医疗保健用 PDSA 来试点新的病人人口	· 美国健康照护改善学会（IHI） · 明尼苏达州卫生部门
精益模式	通过排除多余和不必要的消耗来减轻过重负担和过程中出现的矛盾	· 强调过程 · 简化复杂过程，关注相关性 · 最适用于了解复杂方法是整体系改革的已知问题 · 综合整个组织和实践 · 是大型复杂医疗保健组织和使多单位多地点操作标准化的实践系统的理想选择	群体健康组织用精益模式来使 PCMH 过程在 26 种不同操作方法中实现标准化	· http://www.lean.org/whatslean/ · http://asq.org/learn-about-quality/lean/overview/overview.html · http://www.lean.org/WhoWeAre/HealthcarePartner.cfm · 实践白皮书 · 创立精益模式实践操作
六西格玛模式	强调确定和去除错误的原因并且使制造和商业过程的多样性最小化。使用统计方法在一个组织内专改这些方法的用户（六西格玛黑带，绿带等）	· 强调过程和结果 · 最适用于多样性复杂的程序因——药物的记录，标准化参照程序等 · 是 CQI 的一种定量方法 · 能适用于对特定程序的针对性的改变 · 当焦点在在效率和质量上时，经常和精益模式相结合 · 对安全，质量和成本效益上严格要求的操作方法是理想选择	一个综合性医疗机构的网站用六西格玛模式来减少糖尿病护理的预约次数	· 六西格玛 · 六西格玛在线 · 如何发展精益型六西格玛模式 · θ sigma.us/ · 美国质量协会（ASQ） · 六西格玛的智慧
鲍德里奇国家质量奖模式	强调确定问题和建立团队来求得所有权。通过以团队为基础的 7 个评判区的自我评估来提升可持续改善的卓越文化。它很少关注实现改善的具体步骤	· 强调结构和结果 · 最适用于实践操作范畴的问题评估和目标设定 · 在战略时代是 CQI 的一种整体方法 · 是建立一个新 CQI 系统或详细检查存在系统的理想选择	中南部基金会用鲍德里奇国家质量奖模式去重新设计病人护理和实现最高等级的 PCMH 识别	美国国家标准技术研究所（NIST）——鲍德里奇，鲍德里奇奇概况

来源：The National Learning Consortium (NLC). Continuous Quality Improvement (CQI) Strategies to Optimize your Practice. April 30, 2013

性工作上下功夫，打牢长远发展基础，防止急功近利。建设研究型医院，必须坚持着眼长远抓当前，做到长计划短安排，扎扎实实地做好当前的事情，为长远发展提供条件和基础；同时立足当前，谋划长远，搞好远景规划，为当前建设提供目标方向，使当前建设成为实现长远目标重要步骤，努力实现当前建设与长远发展的科学统一。

研究型医院的质量管理规划，首先不能脱离研究型医院建设发展的基本特征。研究型医院的建设主旨是质量建设与内涵发展；根本目的是持续提高临床诊治水平；核心要求是临床医学科技创新并举；基本方法是临床与科研有机融合；价值追求是为人类健康做更大贡献。以上五项基本特征，深刻的诠释了研究型医院发展战略要转向以病人为中心，强调临床与科研并举，最终目的是提高为病人服务的质量和技术水平。因此，研究型医院的各项管理规划，应当紧紧围绕研究型医院的基本特征进行拟定，而质量管理规划是整个研究型医院战略管理的核心谋划内容。

长期质量管理规划的特点是具有谋划性、战略性、目标性、可行性和持续性。其内容包括指导思想、质量目标、质量方针、规划重点、规划内容、实施步骤、规划对策与措施等。质量战略规划是以质量战略为前提制订的，它侧重于定量分析，是质量战略的延伸和具体化。

研究型医院的质量管理规划的特点，首先它具有以上质量规划的基本特点，同时也具有研究型医院质量管理的基本原则，即病人至上、员工满意、质量第一、持续改进和费用合理的原则；疾病管理以预防为主，不断提高医疗质量的原则；质量监测评估采取标准化和数据化的原则；质量控制强调全过程，全部门和全员的系统性管控原则；质量管理是科学性与实用性相统一的原则等，研究型医院质量管理规划是对二者基本特点和管理原则的一体化的有机结合。因此，它是科学管理体系的综合体现和系统管理原理的集中展现。

医疗质量管理是研究型医院的发展建设的核心内容，因此科学系统的质量管理规划是确保实现研究型医院持续发展的纲领性文件。管理学中提出管理的规划，是指有关组织今后发展方向长远性、全局性的重大决策，又称长期战略决策。因此，医院质量管理战略规划的定义，应当是医院今后发展方向的长远性、全方位和系统性的重大规划，也称质量管理规划。该规划重点突出的是管理学的系统原理。系统性研究型医院质量管理规划，不仅为认识质量管理的本质和方法提供了新的视角，而且它所提供的观点、方法广泛渗透到人本原理、责任原理、效益原理和伦理原理之中，在管理学原理中起到有机体统帅作用，符合研究型医院发展建设的特质。总之，研究型医院的质量管理规划，它是研究型医院质量管理过程中一定时期的长期规划。内容应当包括规划的目标、方针、内容、实施、评估、考核、奖惩等要素，同时格式上应当为规划背景、指导思想、基本原则、主要目标、规划内容、各项重点工作以及保障规划落实的资源及措施。

（一）背景调研

研究型医院质量管理规划是根据当前医院发展情况，制订出符合研究型医院战略发展建设的客观规律，有显著研究型医院特征和创新性的质量管理战略规划。制订规划前首先不能脱离研究型医院建设发展的基本功能，包括以产出创新性的临床应用技术成果和培养高层次临床医学人才为目标；以新的医学知识和医疗技术的产生与传播为使命；以制订和参与制订国内、国际临床医学标准和规范为己任；以常规医疗工作为基础，解决疑难专病诊治和回答临床复杂问题为特色，推动医学科技进步和临床诊疗水平的持续提高，产生良好的经济效益和社会效益。紧扣时代背景、社会背景、医院发展背景等主题，深入调研质量管理中存在的缺陷与问题，才能科学的评估目前医院面临的社会、经济和医疗环境，从而制订出符合自身科学发展规律的质量管理规划。

1．**背景调研**　背景调研首先是参照国际上先进的研究型医院质量管理发展的经验；其次要符合我国时代国情，适应人民群众不断增长的健康需求，适合经济社会发展的要求；最后应当是适合研究型医院质量管理创新与发展的趋势。例如根据《国家的国民经济和社会发展规划纲要、深化医药卫生体制改革意见（中发〔2009〕6号）和国家深化医药卫生体制改革规划暨实施方案的通知（国发〔2012〕11号），为背景编制我国的医疗卫生事业建设规划。包括前期文献检索分析、医院各部门的实地调研、总结质量问题和缺陷评估、制订战略质量规划模型等核心内容。

2．**指导思想**　研究型医院质量管理战略规划的指导思想，首要贴近中国特色社会主义，坚持"救死扶伤、服务人民"的方向和宗旨，坚持以建设研究型医院为目标，坚持以推动医院科学发展为主题，以加快转变卫生事业保障力生成模式为主线，坚持研究型医院办院理念，坚持精致服务、精确导航、精细管理、精益求精的价值追求，进一步采取盘活观念、盘活资源、盘活项目、盘活人才的行动；积极推进发展目标向研究型医院转变，发展模式由数量规模型向质量效益型转变，发展理念由传统的"治已病、救伤员"向"治未病、重康复"拓展转变，发展战略由"高效率、快节奏"向"好"字当头、"准"字为先的优质发展转变，发展途径由依靠自身体系运转向军民融合发展转变，进一步统筹协调市场与保障战场、速度规模与质量效益、当前建设与长远发展、基础设施与学科人才，以"聚势效应"和"品质效应"取胜。

3．**基本原则**　研究型医院质量管理规划的制订应当坚持以下原则。

（1）与经济协调发展的原则。医院质量管理与医院经济的发展是密不可分的，没有经济无法做好质量，没有质量，经济也难以良性发展。研究型医院质量管理的发展更是要遵循经济协调发展的原则，这是研究型医院质量管理战略发展的基础，没有经济的高速发展就没有研究型医院质量管理战略的高速发展。研究型医院质量管理战略的发展需要与经济发展、产业布局相协调。

（2）统一规划、分步实施的原则。研究型医院质量管理规划需要遵循统一规划、分步实施的原则。例如医院建设上，可以把医院院区、医学中心、配送中心的建设作为规划需要掌控的重点，优化协调重点区域、重点医院质量活动的投资建设，按规划、分步骤地建设一批具有示范效应、较强辐射功能、相应层次功能的医院质量主题年活动。

（3）整合与构建相结合的原则。研究型医院质量管理规划，应当根据各城市差异化的区位优势和资源优势，充分利用现有医院质量的基础条件，优化资源组合，运用现代电子信息网络技术和先进管理手段，使现有医院质量资源从功能和利用效率上得到全面提升。以整合医院质量资源为基础，以构建现代医院质量服务体系为目标，坚持整合与构建相结合，促进现代医院质量的有序良性发展。

（4）政府引导医院为主的原则。紧贴政府卫生政策、瞄准国家医改方向，用政策引导和支持研究型医院的质量长期发展，营造研究型医院质量发展的良好环境和必要氛围，充分发挥"研究型"管理内容在医院质量活动中的主体地位，鼓励具有骨干龙头作用的研究型科室在医疗技术竞争中的自主创新，提高服务质量，增强医院核心竞争力，尽快做大做强。

4．**规划方式**　研究型医院质量管理规划制订的方式主要是，领导层思想智慧的结晶，自上而下逐级制订；领导层建立规划部门，由规划部门制订；委托负责、守信、权威的咨询机构制订；医院与咨询机构合作制订。在实际制订规划的过程中，往往相互结合操作。具体问题具体分析，运用一切可用资源来制订规划，以实现医院质量战略目标和重点。

5. **规划目的** 研究型医院质量管理规划制订的目的，包括六项：剖析医院的外部环境、了解医院的内部优势和劣势、帮助医院迎接未来发展的挑战、提供医院未来明确的"研究型"的"质量"目标及方向、使医院每个成员明白研究型医院的目标、拥有完善战略经营体系的研究型医院拥有更高的成功概率。

6. **规划特性** 研究型医院质量管理战略规划的有效性包括两个方面，一方面是战略正确与否，正确的战略应当做到组织资源和环境的良好匹配；另一方面是战略是否适合于该组织的管理过程，也就是和组织活动匹配与否，一个有效的研究型医院质量管理战略一般有以下特点。

(1) 目标明确。医院质量管理战略规划的目标应当是明确的。其内容应当使人得到振奋和鼓舞。目标要紧贴质量、确保先进、具有研究型医院质量管理的特色，经过努力可以达到，语言描述应当坚定和简练。

(2) 可执行性良好。好的研究型医院质量管理战略应当是通俗、明确和可执行的，它应当是各级领导的向导，使各级领导能确切地了解它，执行它，并使自己的战略和它保持一致。

(3) 组织人事落实。制订具有研究型医院质量管理战略的人往往也是执行战略的人，一个好的质量管理战略规划只有好的人员执行，才能实现。因而，研究型医院质量管理战略规划要求一级级落实，直到个人。高层领导制订的研究型医院质量管理战略一般应以方向和约束的形式告诉下级，下级接受任务，并以同样的方式告诉再下级，这样一级级的细化，做到深入人心，人人皆知，保证研究型医院质量管理战略规划的个体化实施。

个体化的研究型医院质量管理战略规划明确了每一个人的责任，可以充分调动每一个人的积极性。这样一方面激励了大家动脑筋想办法，另一方面增加了组织的生命力和创造性。在一个复杂的组织中，只靠高层领导一个人是难以识别所有机会的。

(4) 灵活性好。一个组织的目标可能不随时间而变，但它的活动范围和组织计划的形式无时无刻不在改变。研究型医院质量管理战略规划只是一个暂时的文件，应当进行周期性的校核和评审，灵活性强使之容易适应变革的需要。

总之，制订研究型医院质量管理规划试图回答做什么、何时做、如何做的问题。简单地说，发展研究型医院，落实质量管理战略规划的制订就是回答一个问题：在现有的条件下和未来的条件下，如何达到研究型医院质量发展与管理的既定目标。

（二）目标设置

1954年，由管理学大师彼得德鲁克（Peter F. Drucker），在《管理的实践》（The Practice of Management）一书中提出目标管理（MBO），他指出："管理人员不能只顾低头拉车，而不抬头看路，最终忘记了主要目标"。MBO的一个重要概念是：研究型医院战略规划不能仅由几个高管来执行，所有管理人员都应该参与进来，这将更有利于战略的执行。因此，研究型医院的质量管理规划目标的制订应当由医院院长、各级医院管理者、业务专家等管理人员和专业人员共同参与讨论后，根据医院自身实际，制订出符合研究型医院质量管理发展特质的目标。目标分为总目标和分项目标，目标制订应当符合研究型医院质量管理规划的一般特性，包括长远性、全局性、战略性、方向性、概括性和鼓动性等。也具有研究型医院的科学性、创新性和系统性。

1. **目标设置原理** 质量的战略管理是个过程，它包括：战略准备、战略制订、战略规划、战略方针。目标管理视为 Value Based Management（价值管理）的前身，没有目标，研究型医院的发展就没有了方向。研究型医院战略质量规划之前，首先应当进行现况评估，查找出当前问题，才能有的放矢的规划。研究型医院战略质量规划过程的第一步就是选择战略模型。例如，强迫选择模型（forced-choice model）适用于刚进行战略规划、没有多少战略规划经验的医院。

研究型医院质量管理规划的目标，首先是确定医院质量战略目标，然后是制订医院质量战略规划，最后对制订好的战略规划文本进行评估、审批，如果有需要的话还要进行修改。根据步骤逐项解说，第一个步骤是如何确定医院的医院质量战略目标。确定医院质量战略目标的第一步是对医院的现状进行分析，最常见的是进行 SWOT 分析，所谓 SWOT 分析就是分析医院的优势、劣势、竞争对手是谁，以及竞争对手的长处和短处，机会在什么地方，市场状况等等，然后基于分析的结果给出一个判断，主要是考虑在这样一个分析结果下，在未来的三年、五年（根据你制订战略规划的周期长短）如果医院不进行变革，那么医院上级管理机关、病人群体和医院内的领导者们是否会满意？如果都满意的话，就保持医院质量管理的现有战略，不做变革；如果不满意，那么就要考虑在分析结果的情况下，医院可以对内部做哪些变革，再分析一下医院可以对外部做哪些变革，将内部和外部变革所能导致的结果与不变革的结果进行比较，寻找变化和差别，通过制订改进变化和差别目标的逐项制订，判断是否能使医院满意，最后再来决定是不是要变革，怎么变革，并确定变革的目标。当医院决定变革，而且考虑好怎样变革后，就把这些变革的决定写成正式的文件。以上就是确定医院质量战略目标的步骤。

2. **目标设置原则** 参照目标管理中的 SMART 原则，分别由 Specific、Measurable、Attainable、Relevant、Time-based 五个词组组成。这是制订工作目标时，必须谨记的五项要点。

S 即 specific，代表具体的，指绩效考核要切中特定的工作指标，不能笼统；实施要求：目标设置要有项目、衡量标准、达成措施、完成期限以及资源要求，使考核人能够很清晰地看到部门或科室月计划要做哪些那些事情，计划完成到什么样的程度。

M 即 measurable，代表可度量的，指绩效指标是数量化或者行为化的，验证这些绩效指标的数据或者信息是可以获得的；实施要求：目标的衡量标准遵循"能量化的量化，不能量化的质化"。使制订人与考核人有一个统一的、标准的、清晰的可度量的标尺，杜绝在目标设置中使用形容词等概念模糊、无法衡量的描述。

A 即 attainable，代表可实现的，指绩效指标在付出努力的情况下可以实现，避免设立过高或过低的目标；实施要求：目标设置要坚持员工参与、上下左右沟通，使拟定的工作目标在组织及个人之间达成一致。既要使工作内容饱满，也要具有可达性。可以制订出跳起来"摘桃子"的目标，不能制订出跳起来"摘星星"的目标。

R 即 relevant，代表相关性，指实现此目标与其他目标的关联情况；实施要求：目标之间要有互相关联、内外包含，使拟定的工作目标在部门及工作之间形成层级网状。目标的相关性是指实现此目标与其他目标的关联情况。如果目标之间完全不相关，或者相关度很低，那么这个目标即使被达到了，意义也不是很大。

T 即 time-based，代表有时限，注重完成绩效指标的特定期限。实施要求：目标设置要具有时间限制，根据工作任务的权重、事情的轻重缓急，拟定出完成目标项目的时间要求，定期检查项目的完成进度，及时掌握项目进展的变化情况，以方便对下属进行及时的工作指导，以及根据工作计划的异常情况变化及时地调整工作计划。

Smart 是确定关键绩效指标的一个重要的原则。无论是制订团队的工作目标还是员工的绩效目标都必须符合上述原则，五个原则缺一不可。同时，SMART 原则还有另一种变体——SMARTER，前五个字母与上述原则相同，而后两个字母"E"和"R"则分别对应了单词 Evaluate（评估）和 Reevaluate（再评估）（图 11-6）。

因此，研究型医院的质量管理规划目标的设置，必须遵循质量发展规律、具有管理学内涵的同时，具有显著的创新性和系统性，使医院有一套与发展战略相适应的战略规划。

3. **总体目标** 总体目标也称为战略目标，是整个研究型医院质量管理规划的核心内容的方向性指向，要体现出"研究型医院质量"的意义，具有纲领性和全局性的特征。研究型医院质量管理战略目标设置的过程，与企业质量管理战略目标的设置过程相近（图 11-7），但其对前期数据的收集、问题查找、质量分析和远期发展的预测等方面更加注重创新技术方法学的应用，因此其发展预测更接近远期发展结果。

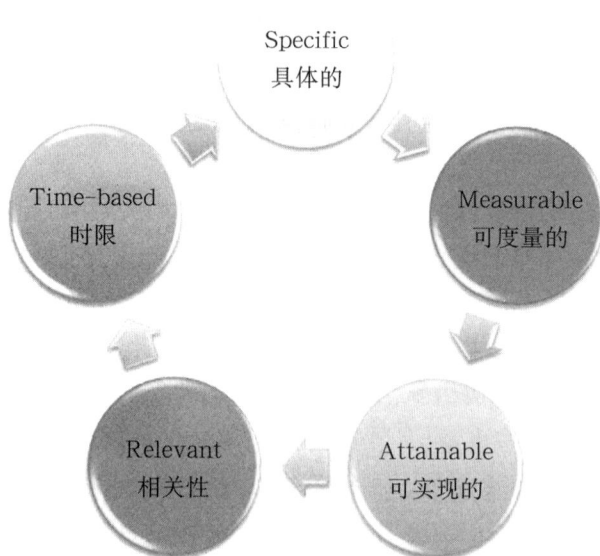

图 11-6　SMART 目标管理原则图

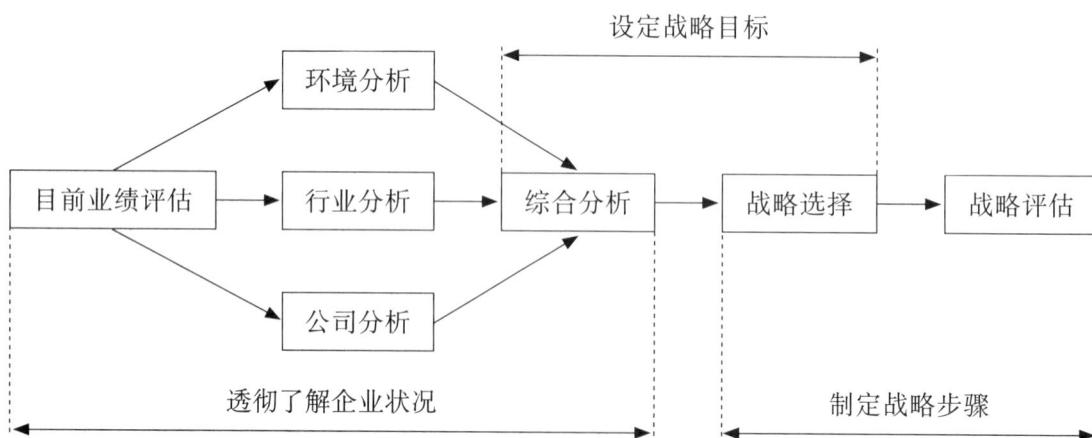

图 11-7　企业战略目标设置图

研究型医院质量管理总体目标的特性包括，一是宏观性，着眼点是整体而不是局部。它是对研究型医院未来的一种较为理想的设定。它所提出的是研究型医院整体发展的总任务和总要求。它所拟定的是研究型医院整体发展的根本方向。因此，人们所提出的研究型医院战略目标总是高度概括的。二是长期性，质量规划的战略目标是一种长期目标。它的着眼点是未来和长远。战略目标是关于未来的设想，它所设定的，是研究型医院职工通过自己的长期努力奋斗而达到的对现实的一种根本性的改造。战略目标所规定的，是一种长期的发展方向，它所提出的，是一种长期的任务，绝不是一蹴而就的，而是要经过研究型医院职工相当长的努力才能够实现。三是相对稳定性，战略目标既然是一种长期目标，那么它在其所规定的时间内就应该是相对稳定的。质量管理战略目标既然是总方向、总任务，那么它就应该是相对不变的。这样，研究型医院职工的行动才会有一个明确的方向，大家对目标的实现才会树立起坚定的信念。当然，强调质量管理战略目标的稳定性并不排斥根据客观需要和情况的发展而对战略目标作必要的修正；四是全面性，质量管理战略目标是一种整体性要求。它虽着眼于未来，但却没有抛弃现实，同时还有重视过去。是对基础质量、环节质量和终末质量的整体部署。对提高学科人才和文化建设水平，增强医院核心竞争力具有重要的促进作用。

典型案例：解放军总医院在"十二五"规划中的总目标是，到 2015 年，研究型智慧医院理论体系逐步完善。建立完整配套的标准、模式、路径和评价体系；医疗服务水平全面领先，多样化卫勤保障能力大幅提高，数字化医院建设水平整体跃升；学科人才结构优化、水平一流，医学科技创新有重大突破；基础设施、仪器设备等支撑条件先进配套，医院文化建设独具特色；整体环境绿色、畅达、包容、和谐；物质文化生活丰富多彩；真正实现诊疗保健技术有新飞跃，医学科技创新有突破，医院信息化管理有新成效，医院员工和病人的幸福指数新增长。以上目标既具有长远性、创新性也具有可持续性，是对医院全面质量管理内涵的高度概括。

4．目标内容 在医院使命和医院功能定位的基础上，医院质量战略目标可以按四大内容展开：市场目标、创新目标、盈利目标和社会目标。

（1）市场目标。一个医院在制订医院质量战略目标时最重要的决策是医院在市场上的相对地位，它常常反映了医院的竞争地位。医院所预期达到的市场地位应该是最优的市场份额，这就要求对顾客、对目标市场、对产品或服务、对销售渠道等作仔细的分析。①产品目标。包括产品组合、产品线、产品销量和销售额等。②渠道目标。包括纵向渠道目标，即渠道的层次，以及横向渠道目标，即同一渠道成员的数量和质量目标。③沟通目标。包括广告、营业推广等活动的预算和预算效果。

（2）创新目标。在环境变化加剧、市场竞争激烈的社会里，创新概念受到重视是必然的。创新作为医院的医院质量战略目标之一，是使医院获得生存和发展的生机和活力。在每一个医院中，基本上存在着三种创新：技术创新、制度创新和管理创新。为树立创新目标，战略制订者一方面必须预计达到市场目标所需的各项创新，另一方面必须对技术进步在医院的各个领域中引起的发展做出评价。①制度创新目标。随着生产的不断发展，引起新的医院组织形式的出现。制度创新目标即对医院资源配置方式的改变与创新，从而使医院适应不断变化的环境和市场。②技术创新目标。这一目标将导致新的生产方式的引入，即包括原材料、能源、设备、产品等有形的创新目标，也包括工艺程序的设计、操作方法的改进等无形目标。制订技术创新目标将推动医院乃至整个经济广泛和深刻的发展。③管理创新目标。管理创新涉及到经营思路、组织结构、管理风格和手段、管理模式等多方面的内容。管理创新的主要目标是试图设计一套规则和程序以降低交易费用，这一目标的建立是医院不断发展的动力。

（3）盈利目标。这是医院的一个基本目标，医院必须获得经济效益。作为医院生存和发展的必要条件和限制因素的利润，既是对医院经营成果的检验，又是医院的风险报酬，也是整个医院乃至整个社会发展的资金来源。盈利目标的达成取决于医院的资源配置效率及利用效率，包括人力资源、生产资源、资本资源的投入——产出目标。①生产资源目标。在通常情况下，医院通过改进投入与产出的关系就可以获利。一方面，提高每个投入单位的产量；另一方面，在单位产量不变的情况下，成本的降低同时也意味着利润的增加。②人力资源目标。人力资源素质的提高能使医院的生产率得以提高，同时还能减少由于人员流动造成的成本开支。因此，医院的医院质量战略目标中应包括人力资源素质的提高、建立良好的人际关系等目标。③资本资源目标。达成医院盈利目标同样还需要在资金的来源及运用方面制订各种目标，一方面，确定合理的资本结构并尽量减少资本成本；另一方面，则通过资金，资产的运作来获得利润。

（4）社会目标。现代医院越来越多的认识到自己对用户及社会的责任，一方面，医院必须对本组织造成的社会影响负责；另一方面，医院还必须承担解决社会问题的部分责任。医院日益关心并注意良好的社会形象，既为自己的产品或服务争得信誉，又促进组织本身获得认同。医院的社会目标反映医院对社会的贡献程度，如环境保护、节约能源、参与社会活动、支持社会福利事业和地区建设活动等。①公共关系目标。这一目标的着眼点在于医院形象，医院文化的建设，通常是以公众满意度和社会知名度为保证的支持性目标。②社会责任目标。常常是指医院在处理和解决社会问题时应该或可能做什么，如在对待环境保护、社区问题、公益事业时所扮演的角色和所发挥的作用。③政府关系目标。医院作为纳税人支持着政府机构的运作；同时，政府对医院的制约和指导作用也是显而易见的。这一目标的达成往往会给医院带来无形的竞争优势。

在实际中，由于医院性质的不同，医院发展阶段的不同，医院质量战略目标体系中的重点目标也大相径庭。同一层次医院质量战略目标之间必然有先导目标。

5．研究型医院质量战略目标　围绕医院生存和发展所需要的医院质量活动目标，这些目标医院质量活动又可以分解成业绩目标和能力目标两类。业绩目标主要包括收益性、成长性和安全性指标等三类定量指标。能力目标主要包括医院综合能力、研究开发能力、生产制造能力、市场营销能力、人事组织能力和财务管理能力等一些定性和定量指标。第二类是用来满足与医院有利益关系的各个社会群体所要求的目标。与医院利益关系的社会群体主要有顾客、医院职工、股东、所在社区及其他社会群体（图11-8）。

（1）在思想政治建设方面，研究型医院的核心价值理念，应当深入医院全员的人心，全院人员政治坚定、思想稳定、崇尚荣誉、遵纪守法。树立和培育国家或军队级的重大典型和先进党委等，积极推动医德医风管理工作，患者满意率应当在95%以上，思想政治建设的方式、方法应当借鉴国际先进经验和科学工具。

（2）在医院文化发展方面，践行院训、弘扬院风、唱响院歌。建成两馆（院史馆、文体馆）、办好一报（院报）、一网（门户网站）、一节（文化艺术节）、一刊（专业期刊），形成具有医院个性化特色的历史文化、学术文化、园林文化、走廊文化、橱窗文化、雕塑文化和室内文化，使健康向上、充满激情、允忠允诚、至精至爱的人文精神和哲学价值观根植人心。

（3）在人才建设培养方面，培养和造就规模宏大、结构合理、素质优良的高层次人才队伍，突出培养研究型科技人才和保健人才，重视培养领军人才和复合型人才，大力开发重点领域急

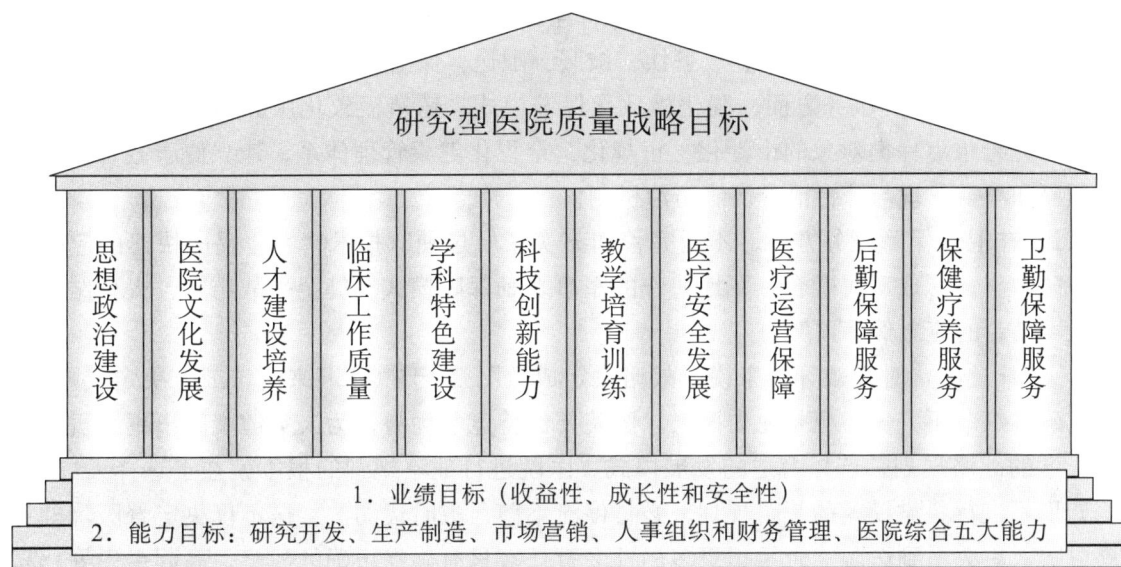

图 11-8 研究型医院质量战略目标

需紧缺人才，统筹抓好指挥人才、管理人才、实用人才。培育院士苗子，培育名医、新秀、研究型人才，引进国外拔尖人才、高端人才，院各级机关干部考核优良率 85% 以上。

（4）在临床工作质量方面，形成符合研究型医院要求的医护数质量标准体系，住院病人 CD 率达 75%、危重病人抢救成功率 90%、临床路径覆盖率达到 90%、外地病人就诊率 70%、药费占比控制在 40% 以内、平均住院日控制在 10 天以内、感染率控制在 5% 以内、病人满意率达到 98% 以上。

（5）在学科特色建设方面，学科建设布局、优势和特色得到全面加强和整体跃升。医院有国家重点学科、国家重点实验室、省部级重点学科，设立研究型科室、医学研究所、医学专科中心；设有博士学位授予点、硕士学位授予点。重点学科建成 5~6 个亚专科、一般学科建成 2~3 个亚专科，90% 的学科建立亚专科。

（6）在科技创新能力方面，转化医学模式、科研支撑条件、自主创新能力得到全面加强。传统医学发展模式远不能满足现代的医学发展，若想成为世界医学前沿的领军医院，必须将医院更多的医疗资源投放到生物医学科技创新及临床应用转化工作上来，创立生命科学院和转化医学中心，将临床应用研究与生物学基础研究紧密结合，加快研究成果向临床转化，真正做到将传统经验式临床医学转变为基础的生物医学。

（7）在教学培育训练方面，办学条件持续优化、教学体系全面规范、岗位培训系统完善。建立研究生院，加强国家、军队住院医师、专科医师规范化培训示范基地和留学生培训基地建设，各专科成立专项技术培训中心。

（8）在医疗安全发展方面，实施全方位、全时空的综合安全管理，确保不发生有影响的政治性问题，不发生恶性案件和重大行政事故，不发生重大医疗责任事故，不发生失泄密问题。

（9）在医疗运营保障方面，建立完善的现代医学保障体系。新建射线与高能粒子治疗中心、制剂楼、动物中心、组织资源库等现代化医疗用房和设施。大型设备完好率 85% 以上、药品器械下送下修率 100%、药品耗材"零"库存等。

（10）在后勤保障服务方面，工作生活条件全面改善，服务质量不断提高。保障医务人员住房，设有综合文体馆和幼儿园，完成餐饮、被服、配送、保洁一体化改革。

（11）在保健疗养服务方面，强化极致化保健模式，铸造极致化服务品牌。建有保健、疗养基地；完善重点保健对象的个性化、正规化、全程化健康管理体系，建立健康教育指导、亚健康预警和早期发现与综合治疗疾病防治机制。

（12）在卫勤保障服务方面，不断完善和充实素质过硬、技术精良、反应快捷的应急机动卫勤分队力量，形成军民融合、军地协作的军事卫勤保障模式。健全平战结合、人装结合、勤务与技术结合的应急保障预案。

6. 方针设置　对于领导层来说"战略决定成败"，对于执行层来说"细节决定成败"。战略不正确，细节再完美，也是无力回天。医院要保持竞争优势，为人类健康做出更大贡献必须制订科学的战略规划，选择合适的发展模式。医院进行战略规划的根本就在于选择发展模式。医院如果不进行科学模式的战略规划，必将停滞不前，被时代淘汰。这不仅决定着医院自身的发展成败，更关系到医院能否承担更多的社会责任。只有确立正确的战略，高起点谋划、高规格布局、高水平建设，才能实现医院的内涵式创新发展。

医院质量管理战略规划，就是制订组织的长期目标并将其付诸实施，它是一个正式的过程和仪式，主流商管课程如 MBA、CEO 必读 12 篇及 EMBA 等均将医院质量管理战略规划与执行作为对管理者进行教育的一项重要模块包含在内。建立可靠的计划和考核体系，实现3Cs——持续、沟通和清晰。

当医院决定变革，而且考虑好怎样变革后，就把这些变革的决定写成正式的文件。以上就是确定医院质量战略目标的步骤。

（三）内容制订

1. 规划内容必备要素　研究型医院质量管理规划的内容包括三个要素。

（1）方向和目标。医院院长在设立方向和目标时有自己的价值观和自己的抱负。但是他不得不考虑到外部的环境和自己的长处，因而最后确定的目标总是这些东西的折中，这往往是主观的，一般来说最后确定的方向目标绝不是一个人的愿望。

（2）约束和政策。这就是要找到环境和机会与自己组织资源之间的平衡。要找到一些最好的活动集合，使它们能最好的发挥组织的长处，并最快地达到组织的目标。这些政策和约束所考虑的机会是还未出现的机会，所考虑的资源是正在寻找的资源。

（3）计划与指标。计划的责任在于进行机会和资源的匹配。但是这里考虑的是现在的情况，或者说是不久的将来的情况。由于是短期，有时可以做出最优的计划，以达到最好的指标。医院院长或管理者们以为做到了最好的时间平衡，但这还是主观的，实际情况难以完全相符。

研究型医院质量管理战略规划内容的制订处处体现了平衡与折中，都要在平衡折中的基础上考虑回答四个问题：我们要求做什么？（What do we want to do？）我们可以做什么？（What might we do？）我们能做什么？（What can we do？）我们应当做什么？（What should we do？）这些问题的回答均是领导个人基于对机会的认识，基于对组织长处和短处的个人评价，以及基于自己的价值观和抱负而做出的回答。所有这些不仅限于现今，而且要考虑到未来。

研究型医院质量管理战略规划是分层次的，正如以上所说医院质量管理战略规划不仅在最高层有，在中层和基层也应有。一个医院一般应有三层战略，即医院级、业务级和执行级。每一级均有三个要素：方向和目标、政策和约束以及计划和指标。这九个因素构成了医院质量管理战略规划矩阵，也就是医院质量管理战略规划的框架结构（图11-9）。

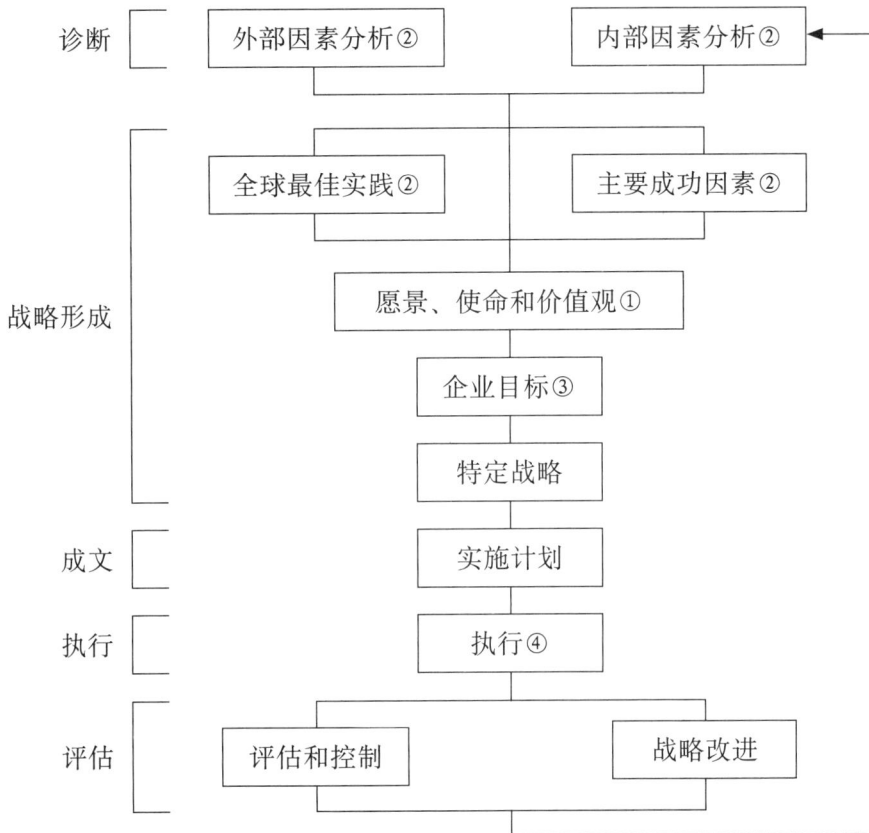

图11-9　研究型医院质量管理规划框架结构

总的结构是：上下左右关联，而左下和右上相关，上下级之间是集成关系。这点在计划和指标列最为明显，这列是由最实在的东西组成，上级的计划实际上也是下级计划的汇总。左右之间是引导关系，约束和政策是由目标引出，计划和指标则是由约束和政策引出。

2．规划内容制订的步骤　研究型医院的质量管理规划的基本内容由两部分组成，第一部分是质量。包括医院服务的及时性、有效性和安全性，又称诊疗质量；同时它不仅涵盖诊疗质量的内容，还强调病人的满意度、医疗工作效率、医疗技术经济效果（投入产出关系）以及医疗的连续性和系统性，又称医院（医疗）服务质量。从管理学角度说侧重"质"，包括目标、计划、控制和问题改进等定性层面；从经济学角度说侧重"量"包括数量、率和指标体系等定量层面。第二部分是规划。规划的基本意义一是"规"包括法则、章程、标准、谋划等战略层面；二是"划"包括计划、合算、核算、刻画等战术层面，"规"是起，"划"是落；从时间尺度来说侧重于长远，从内容角度来说侧重（规）战略层面，重指导性或原则性。总体看，研究型医院质量管理规划的制订分以下5个步骤。

第一步是战略环境的分析和预测。

一般来说就是要分析一下医院的经营特征，简单来说就是要回答一个问题，即我们是谁？很多人觉得这个问题很简单，其实不然，当你长期工作在一个环境里，对医院周围都习以为常的时候，你不一定能很准确的回答这个问题。比如说某汽车医院，大家都可以看出这家医院的业务特征是以制造业为主的，可是在我们把该汽车医院的各个业务模块和它的各个事业单位进行分析了以后，才发现该汽车医院最大的利润来源不是它的制造业，而是它的金融行业，这是很让人吃惊的一个分析结果。对于这样一个结果我们应如何来认识？是不是说该医院可以忽略它的制造业，而主要关注它的金融业的发展？当然不是，如果这家汽车医院的金融业没有制造业做基础的话，它将失去品牌和商誉，也将失去盈利的能力。故此，对于这家汽车医院来说就一定要把它的制造业发展好，而且它必须很明确它的主要利润来源是金融。通过这个例子，我们可以看出医院要认清自己并不是一件容易的事情。

除了对自身的情况进行分析之外，还要分析宏观环境，对社会、经济、政治、文化、技术等各个领域现在或将来可能发生的变化情况也要有所了解。在此基础上，寻找市场机会并识别出把握市场机会将遇到什么障碍，会有什么缺陷，这是对战略环境进行分析和预测的目的所在。

第二步是要制订目标。

这里所指的目标和我们前面提到的"确定医院质量战略目标"中的"目标"有所不同，那个"目标"是我们要做变革，怎么样做变革，以及我们想达到什么样的结果，但是那些描述都是定性的，并不是一个量化的目标。我们所制订的战略规划，落脚点应该是可评估、可衡量、可操作的规划，量化的目标是做到这一点的基础。比如说，对于医院来讲，它的市场份额要达到多少，销售额要达到多少，利润又要达到多少，要达到这些目标的时间是怎么控制的，何时实现这些目标，这些都是对目标的量化。

第三步是要确定战略执行过程中的重点。

研究型医院的综合战略，它的重点是确定医院使命、划分事业单位、确定关键单位的目标。像前面提到的那家汽车医院，就要在医院综合战略中确定其制造业单位的目标和金融业单位的目标，这是最高层次的战略。对于事业战略，它的重点是如何贯彻医院使命、环境分析、二级单位的目标，以及实现目标需要的具体措施；次战略则更加详细，重点是如何贯彻目标并细化，对于目标的细化，包括发展目标、质量目标、技术进步目标、市场目标、职工素质目标、管理改进目标、效益目标等等，以及具体措施；最后是战术，它的重点是划分阶段并制订计划，对每个阶段可能遇到的风险进行分析，对每个阶段可能的变数进行分析，以及应对风险和变数的措施。

第四步就是制订战略执行过程的行动计划和措施。

研究型医院的质量战略计划和措施，是整个研究型医院医疗质量规划的落脚点。其要具有操作性强、细化细则内容易懂、全面体现战略内容和能够检查评估等特点。其中检查评估是关键，要落实研究型医院的质量服务目标，就要在执行过程做到能够衡量、审查及控制，形成评价结果。因此，研究型医院的质量管理规划的最后一步就是把选中的各项检查评估方案形成文件提交给医院高层，进行审查和批准。

3. 规划的模式与方法

（1）规划的模式。4C战略模型由锡恩集团创始人姜汝祥博士提出并创立的，是一个探寻医院持续兴盛的操作框架和模型，回答了如何使医院长盛不衰的四个基本的问题：第一，如何凝聚员工？第二，如何在时间上让业务获得持续？第三，如何基于客户价值战胜竞争对手？第四，医院如何在客户与员工的基点之上，获得核心竞争力？

参照4C模型的内容，修订研究型医院质量管理规划中，主要解决既往医院质量管理战略问题包括：①缺乏长远发展规划，没有清晰的发展战略和竞争战略；②随意性较大，缺乏科学的决策机制；③领导兢兢业业、员工任劳任怨、但是医院就是停滞不前；④对医院战略的判断仅仅依靠领导者和管理者个人的直觉和经验；⑤对市场和竞争环境的认识不足，缺乏量化的客观分析；⑥盲目追逐市场热点，医院投资过度多元化，导致资源分散，管理混乱；⑦医院上下对未来发展方向没有达成共识，内部存在较大的分歧；⑧战略制订没有在组织内部充分沟通和交流，导致既定战略缺乏组织内部的理解和支持；⑨医院质量战略目标没有进行充分分解，也没有具体的行动计划，无法落实到医院的日常经营管理活动中，成为空中楼阁；⑩缺乏有效的战略执行手段和保障措施,在组织结构、人力资源规划、财务政策等方面与战略脱节等突出问题。

（2）系统规划的方法。一是面向低层数据的规划方法；二是面向决策信息的规划方法；三是面向内部流程管理的规划方法；四是面向供应链管理的规划方法。其中①面向低层数据的规划方法包括企业系统规划法（business system planning，BSP）、战略系统规划法（strategic system planning，SSP）。②面向决策信息的规划方法编辑战略目标集转换法（strategy set transformation，SST）；关键成功因素法（critical success factors，CSF）；③面向内部流程管理的规划方法编辑：业务流程再造（business process engineering，BPR）、价值链分析法（value-chain Analysis，VCA）；④面向供应链管理的规划方法编辑: 战略网格模型法（strategic grid model，SGM）。

（四）活动实施

1. **战略实施就是将战略转化为行动** 战略实施是为实现医院质量战略目标而对战略规划的执行。医院在明晰了自己的医院质量战略目标后，就必须专注于如何将其落实转化为实际的行为并确保实现。成功的战略制度并不能保证成功的战略实施，实际做一件事情（战略实施）总是比决定做这件事情（战略制订）要困难得多。主要涉及以下一些问题：如何在医院内部各部门和各层次间分配及使用现有的资源；为了实现医院目标，还需要获得哪些外部资源以及如何使用；为了实现既定的医院质量战略目标，需要对组织结构做哪些调整；如何处理可能出现的利益再分配与医院文化的适应问题，如何进行医院文化管理，以保证医院战略的成功实施等。

2. **战略实施步骤** 战略实施是一个自上而下的动态管理过程。所谓"自上而下"主要是指，医院质量战略目标在医院高层达成一致后，再向中下层传达，并在各项工作中得以分解、落实。所谓"动态"主要是指战略实施的过程中，常常需要在"分析－决策－执行－反馈－再分析－再决策－再执行"的不断循环中达成医院质量战略目标。

经营战略在尚未实施之前只是纸面上的或人们头脑中的东西，而医院战略的实施是战略管理过程的行动阶段，因此它比战略的制订更加重要。在将医院战略转化为战略行动的过程中，有四个相互联系的阶段。

（1）战略发动阶段。在这一阶段上，医院的领导人要研究如何将医院战略的理想变为医院大多数员工的实际行动，调动起大多数员工实现新战略的积极性和主动性，这就要求对医院管理人员和员工进行培训，向他们灌输新的思想、新的观念，提出新的口号和新的概念，消除一些不利于战略实施的旧观念和旧思想，以使大多数人逐步接受一种新的战略。对于一个新的战略，在开始实施时相当多的人会产生各种疑虑，而一个新战略往往要将人们引入一个全新的境界，如果员工们对新战略没有充分的认识和理解，它就不会得到大多数员工的充分拥护和支持。因此，战略的实施是一个发动广大员工的过程，要向广大员工讲清楚医院内外环境的变化给医院带来的机遇和挑战、旧战略存在的各种弊病，新战略的优点以及存在的风险等，使大多数员工能够认清形势，认识到实施战略的必要性和迫切性，树立信心，打消疑虑，为实现新战略的美好前途而努力奋斗。在发动员工的过程中要努力争取战略的关键执行人员的理解和支持，医院的领导人要考虑机构和人员的认识调整问题以扫清战略实施的障碍。

（2）战略计划阶段。将质量战略分解为几个战略实施阶段，每个战略实施阶段都由分阶段的目标，相应的有每个阶段的政策措施、部门策略以及相应的方针等。要定出分阶段目标的时间表，要对各分阶段目标进行统筹规划、全面安排，并注意各个阶段之间的衔接，对于远期阶段的目标方针可以概括一些，但是对于当前阶段的目标方针则应该尽量详细一些。对战略实施的第一阶段更应该是新战略与旧战略有很好的衔接，以减少阻力和摩擦，第一阶段的分目标及计划应该更加具体化和操作化，应该制订年度目标、部门策略、方针与沟通等措施，使战略最大限度的具体化，变成医院各个部门可以具体操作的业务。

（3）战略运作阶段。医院战略的实施运作主要与下面六个因素有关，即：各级领导人员的素质和价值观念；医院的组织结构；医院文化；资源结构与分配；信息沟通；控制及激励制度。通过这六项因素使战略真正进入到医院的日常生产经营活动中去，成为制度化的工作内容。

（4）战略的控制与评估阶段。战略是在变化的环境中实践的，医院只有加强对战略执行过程的控制与评价，才能适应环境的变化，完成战略任务。这一阶段主要是建立控制系统、监控绩效和评估偏差、控制及纠正偏差三个方面。

3．战略规划的执行　　如何执行好战略规划，也是战略规划的主要内容，这叫作战略规划的操作化。战略规划的实现和操作存在着两个先天性的困难。

（1）这种规划一般均是一次性的决策过程，它不能预先进行实验。用一些管理科学理论所建立的模型与决策支持系统，往往得不到管理人员的承认，他们喜欢用自己的经验建立启发式模型。

（2）参加规划的专家多为医院人员，他们对以后实现规划负有责任。由于战略规划总是要考虑外部的变化，因而要求进行内部的变革以适应外部的变化，这种变革又往往是这些医院人员不欢迎的，这样他们就有可能在实行这种战略规划时持反对态度。

为了执行好战略规划，应当做到以下几点。

①做好思想动员　　让各种人员了解战略规划的意义，使各层干部均能加入战略规划的实施。要让高层人员知道吸收外部人员参加规划的好处，要善于把制订规划的人的意图让执行计划的人了解，对于一些大医院战略计划的新思想往往应当和医院的文化的形式符合，或者说应当以旧的医院习惯的方式推行新的内容。只要规划一旦制订，就不要轻易改动。

②把规划活动当成一个连续的过程　　在规划制订和实行的过程中要不断进行"评价与控制"，也就是不断的综合集成各种规划和负责执行这种规划的管理，不断调整。一个好的战略管理应当包含以下几个内容：建立运营原则；确定医院地位；设立医院质量战略目标；进行评价与控制。这些内容在整个运营过程中是动态的和不断修改的。

③激励新研究型医院质量管理战略规划的重要核心应当说是战略思想，往往由于平时的许多紧迫的工作疏忽了战略的重要性，这就是紧迫性与重要性的矛盾。激励新战略思想的产生是医院获得强大生命力的源泉。

为了能产生很好的战略思想必须加强医院领导中的民主气氛，发扬职工的主人翁精神。应做到：明确研究型医院质量管理思想的重要性，改变职工的压抑心情，改变医院的精神面貌，上下级应思想沟通。一般来说医院应当将老的管理方式注入新的规划，然后再去追求老的方式的改变。转变思想过程中中层管理起着关键的作用，要特别重视。要奖励创造性的战略思想，克服言者有罪的现象。对医院战略思想有贡献的人应给以奖励；对于提了很好建议而一时无法实现的人，要做好工作，不要挫伤积极性。有些医院经理不仅不扶植新战略思想的苗子，反而为创造思维所激怒，造成恶劣影响。因而在选择医院经理时应把对待创造思维的态度或有没有战略思想当成重要条件。

（五）评估考核

研究型医院质量管理规划的评价就是对质量管理战略的评价，通过评价医院的服务成绩、运营业绩，审视战略的科学性和有效性。

战略调整就是根据医院情况的发展变化，即参照实际的经营事实、变化的经营环境、新的思维和新的机会，及时对所制订的战略进行调整，以保证战略对医院经营管理进行指导的有效性。包括调整医院的战略展望、医院的长期发展方向、医院的目标体系、医院的战略以及医院战略的执行等内容。

研究型医院质量战略管理的实践表明战略制订固然重要，战略实施同样重要。一个良好的战略仅是战略成功的前提，有效的医院战略实施才是医院质量战略目标顺利实现的保证。另一方面，如果医院没有能完善地制订出合适的战略，但是在战略实施中，能够克服原有战略的不足之处，那也有可能最终导致战略的完善与成功。当然，如果对于一个不完善的战略选择，在实施中又不能将其扭转到正确的轨道上，就只有失败的结果。

在完成了确定医院质量战略目标制订战略规划的步骤之后，研究型医院质量管理战略规划工作，进入到评估医院战略规划阶段。如何评估医院战略规划？具体来说有5个步骤。

第一步是对制订战略规划的背景情况进行评估；这里的背景情况是指，对医院经营的历史是否提供了足够的背景资料，或者是否还需要补充更多的信息；宏观环境是否被充分地估计；另外，你的能力能否被透彻地审查，主要是指审查你规划的那些人有没有能力对你的能力给出一个客观充分的评估。

第二步是有关商业机会的评估；包括是否寻找到了最好的机会，所有的机会和不利的风险是否都被识别出来。有时候目标看上去很完美，但是由于遗漏了对某些风险的考虑，最后可能导致很多目标无法实现。

第三步是和财务相关的情况的评估；例如：建议医院质量活动是否必要？是否提供合理的资金保证，财务资料是否清晰而连贯？特别是对于中短期的战略规划，更有必要把财务情况写得详细些。

第四步是对战略的可操作性进行评估；写得非常好的战略规划应该具有可操作性，比如说：执行标准和控制方法是否已经具备，是不是符合医院目标的要求；战略计划与现行员工的态度、兴趣与观念（即医院文化、形象）能和谐共存吗，因为战略规划的实施必然导致一定程度的变革，那么这些变革所达到的目标和医院文化是否能和谐共存。举个例子：某著名IT医院曾经在最困难的时候制订过一个战略规划，规划中的一项变革实施是让所有的销售人员没有自己的办公桌，所有销售人员共享一个办公场地，作为销售当你需要办公桌时，哪里有空位子你就在哪办公。这项变革的目的是希望所有的销售尽量多的到社会上去跑单子，而不是坐在办公室里。这样一项变革和医院原有的医院文化有没有抵触？可以说肯定是有抵触的，但是关键是看这种抵触能否被接受，而且这种变革会产生什么样的效果，这是最重要的。另外，当意外情况发生的时候，这个战略计划是否具有防御能力。通过这五步的评估，我们基本可以确认研究型医院质量战略规划是否可行。

建立可靠的考核体系。美国银行是美国第三大银行，他们选择 Hoshin Kanri 技术和 Six Sigma 来实现业务流程的优化。在达成一致的意见并制订统一的计划之前，银行各部门都各自拥有一套流程优化的方案，却根本没意识到需要与其他部门沟通和整合。而新的计划体系保证了银行组织内部的协调，同时 Six Sigma 的启动也强化了其核心业务，并在以后相当长的时期里持续在美国银行里发挥作用。

一是使用战略规划激发员工责任感和合作精神。MEDRAD 医院战略规划的两项主要目标就是强调合作和责任感。MEDRAD 医院是一个医学装置和能够提高图像程序的医生服务的领导供给者。MEDRAD 医院是一家领先的医疗设备制造商，为用户提供医疗成像技术方面的设备和服务。他们通过绩效管理系统将医院质量战略目标以瀑布式分解，即将医院绩效与个人绩效对应并衔接起来。这种瀑布式的分解过程就驱使员工必须具备高度的责任心和合作精神。同时，医院还让员工能够清晰地认识到有助于自身提高和成长的机会。在绩效考核的 12 项指标中，合作精神和协调平衡能力被标定为最高的管理级别。

二是尽量让每一位同事参与计划制订过程。这是 Palmetto GBA 最为信奉的一条经验，他是位于南卡罗莱那州的 BlueCross BlueShield 子医院的拥有者。Palmetto GBA 坚信并非所有员工对医院早在 1998 年制订战略仍保持认同。因此，医院开始向评估管理型组织转型，努力创造一种能够驱使整个组织达成共同愿景的战略。他们在整个医院内部以新的合作方式制订计划，并不断加入到员工的绩效考核指标中。越多员工参与这种新的计划制订方式，这种计划也越具备可执行性。

三是获得每个业务相关人员正式的认可。Siemens 医疗医院质量活动组坚信"一致"是至关重要的，这将保证组织所有成员在目标和策略上达成共识。例如，当 Siemens 服务事业部制订商业战略时，就在所有业务线 – 从业务单元到各职能部门中达成"一致认可"。在某项流程形成之后，各个区域的代表将在一份正式协议上签名，并且这份协议将作为其跨国组织间的一项标准执行。因此，该协议是医院的一份正式文件，它将描述某项业务如何形成，以及为达成其预定目标所必需的工作和职责。

建立研究型医院医疗质量的考核评估体系，把对医疗质量影响较大的过程和环节与科室、医师的利益相挂钩，进行检查和考评，是保证工作质量的一种有效措施。为此，研究型医院应当结合自身实际建立一套比较科学的医疗工作目标考评方案。

一是方案主要内容。研究型医院医疗质量的考核评估应当兼顾医疗工作数量指标完成情况、终末质量和环节质量，在数量指标上考评门诊量、收容量和手术量完成情况；在终末质量上考核诊断符合率、三日确诊率、治愈好转率、抢救成功率、无菌手术甲级愈合率、并发症发生率等 20 余项指标；在环节质量上考核请示报告制度、值班交接班制度、病案管理制度、三级检诊制度、手术和抢救制度、查房制度、会诊制度、临床病例讨论制度和门诊工作制度等 10 余项重点规章制度落实情况。

二是指标确定的原则。研究型医院医疗质量的考核评估应当在纳入方案的指标选择上，本着突出重点、操作性强和突出时效性的原则。突出重点，就是突出质量和管理两个重点，把各项工作质量的检验和规章制度落实作为目标考评的重点内容，细化考评项目；操作性强，就是要求凡是列入考评方案的项目都是必须考评的，都是可以进行客观检查、评价的；突出时效性，就是要利用考评工作及时评价工作的优劣，发现问题，兑现奖惩，改进工作，因此要求列入的考评项目务求能够当月检查，当月讲评，当月兑现。

三是三级考评组织。研究型医院医疗质量的考核评估应当发挥三级考评组织作用。为落实检查考评工作，医院组织成立院机关、职能部门和科室的三级考评组织：各科室为一级考评单位，成立考评小组，由科主任、护士长和管病房医师组成；各职能科室为二级考评单位，成立考评委员会，人员组成包括职能科室领导、医务助理、各科室领导和部分老专家；院目标考评工作领导小组为三级考评单位，成员包括业务副院长、机关部门领导及业务处领导、职能科室领导。

四是检查与评价。研究型医院医疗质量的考核评估应当由各级考评组织按分工实施检查：科室考评小组指定专人对本单位日常工作进行检查和记录，全面检查各级医务人员规章制度落实情况；对发现的问题，分析原因，明确责任人，在科室质量管理记录本上详细记录。职能科室考评委员会每月对所属科室的医疗工作进行全面考评，重点是全面检查各项规章制度的落实情况。机关一方面考核科室医疗数质量指标的完成情况，另一方面每月组织 1 至 2 项重点工作制度落实情况的专项检查，检查范围覆盖全院科室。三级考评组织通过召开考评会的形式，对一个月的考评情况进行汇总、分析，并逐级上报。院考评领导小组对全院考评情况进行联审、汇总，分析一个月医疗工作总体形势，对发现的问题分门别类向下逐级反馈，对普遍性、倾向性问题责成有关单位制订改进措施，最后形成奖惩意见。

这种多层次的质量管理控制方式，使机关、职能科室、科室直至每名医护人员都成为质量管理的执行者，促使医院质量管理向规范化、标准化、程序化方向发展，也保证了医疗质量的持续改进。有位管理专家说过，"质量是制造出来的"。的确，程序合乎标准，结果就会合乎标准。当这种医疗质量的控制过程逐渐成为一种普遍的习惯，质量就会达到最优的水平。

三、多层级的质量管理组织

为达到研究型医院医疗质量管理全方位、全过程、全视角的战略目标，微观与宏观相结合，根据医疗质量形成特点建立相适应的纵向、横向、多维角度、多层次的质量管理体系，相互促进和牵制，实现质量愿景。

（一）领导作用下的四级纵向质量管理体系

研究型医院的医疗质量管理组织体系，是以一种纵向的管理方式，各个层级管理以一种等级制的方式联系起来，为实施全面质量管理提供组织保障。研究型医院以质量建设为主要宗旨。医院院长统领挂帅，通过建立层级质量管理体系，实现全院"以病人为中心"意识转变，开展质量活动，达到持续改进。研究型医院质量管理体系应与医院机构组织相一致，包括院领导、机关职能部门、职能科室、临床科室和行为个人的四级质量管理体系，质量目标是以病人为中心，实施安全医疗、规范性的研究型医院医疗质量、集成医疗、温馨医疗和持续改进，确保病人满意度、员工满意度、同行满意度均大于 95%。

1. 建立院级质量管理组织 ①医院医疗质量管理委员会，院长为第一责任人，是全院医疗质量管理的决策层。包括医疗质量管理委员会、安全管理委员会、病案管理委员会、感染管理委员会、药事管理委员会、伦理委员会、制度仲裁委员会、输血管理委员会、护理质量管理委员会、医疗服务价格委员会，各委员会由院、部、科三级人员组成，依据章程定期开展质量管理活动，组织结构图、任期与组织产生办法等有明确规定。各委员会每年至少召开 2 次会议，研究质量管理问题，提出质量持续改进措施，记录质量管理活动过程，为院领导决策提供支持。

各委员会设立协调与联席会议制度，由分管业务的副院长负责，对医院重大质量事件采取共同决策。医疗质量管理委员会由院长和分管医疗的副院长分别分担质量管理委员会主任和副主任，委员由经验丰富的医学专家、教授，以及机关、职能科室部门负责人担任。主要任务为制订年度质量管理规划、确定质量目标和控制措施。下设医疗质量管理办公室作为常务机构，负责日常医疗质量管理工作。②质量职能部门。由医疗质量管理科、医疗风险科、医疗统计科、卫生经济核算科、医院感染管理与疾病控制科、挂号收费科、病案管理科、医德医风管理办公室等机构组成，负责医疗质量运行监测、控制、检查、分析和评价，建立执行部门与监管部门交叉协调管理机制。

2. **发挥质量管理部门作用**　研究型医院质量管理体系应当发挥质量管理部门作用。形成医疗质量的综合管理层次，由医务管理、院务管理、护理管理等部门组成，负责制订医疗质量规章制度和建设规划，重点针对落实核心医疗制度，组织开展院级医疗、护理和医技质量管理指导，实施医疗质量监管、考核和奖惩；各直属单位负责本级日常医疗质量管理。医院的办公会应当定期专题研究医疗质量和安全工作，组织制订持续改进方案，每年不少于2次。每年至少进行一次覆盖全院质量管理体系的内部质量审核（两次间隔不超过12个月）。审核和质量改进信息须传达到质量管理组织全体成员，并以通讯、宣传板、会议等有效途径开展定期信息公开（信息发布遵守"国际病人安全目标"）。每月召开质量分析会，对本月度质量问题进行分析讨论，提出改进措施。

3. **临床科室的质量管理**　研究型医院质量管理体系的根基是科室质量管理小组。科主任和护士长是质量管理的一线责任人。要对所属人员的医疗行为负责。职责为组织落实质量管理的各项规章制度，并根据科室实际情况制订质量控制措施，发现问题，及时纠正。科级管理最重要的内容就是科级质量管理。因此，优化科级质量管理，不断提升科级质量管理效能，推动临床水平持续提高，是打造"研究型医院"质量内核的必然要求。

4. **医务人员的自我管理**　研究型医院质量管理体系应当充分调动各级医务人员的医疗质量自我管理的能力和水平。积极引导实施医务人员的自我约束，同时发挥相互影响和监督作用，落实医疗制度，做到自查自控。各科质控员（质控医师、质控护师、质控技师）严格按照医院的规章制度、质控标准和质控员工作表实时监控本科和相关部门的医疗质量内容，如检查各项规章制度、技术操作规程的贯彻执行、医疗文件书写质量，报告本科的医疗差错情况以及提出改进医疗质量的合理化建议。

（二）诊疗流程牵制下的横向质量管理系统

研究型医院全过程的质量管理战略，要求病人就诊流程各实施单位间的横向合作和协调，达到病人就诊的可及性和连续性。

1. **医疗可及性和连续性**　美国医疗机构评审国际联合委员会（Join Commission International，JCI）对医疗可及性和连续性作如下解释：医疗机构应把它所提供的治疗看作是由服务、医务人员和各层次的治疗形成的有机体系的一部分，构成连续的医疗服务，其目的是使现有的服务与病人的医疗需要相匹配，协调医院为病人提供的各种服务，并做好出院与随访。最终结果是改进病人的治疗结果和提高现有的资源的利用效率。研究型医院吸收借鉴JCI标准内容，创新和整合诊疗资源，实施安全医疗、规范性的研究型医院医疗质量、集成医疗、温馨医疗。随着人们对环境和生态平衡的关注，改善就诊环境、保障清洁的医疗、达到畅通的服务流程、更加关注病人安全、提倡不良事件上报和处置，主动减少医源伤害，体现病人至上。

充分尊重病人的人格与尊严、尊重病人的个人隐私权与知情同意权，体现对病人的尊重、理解和关怀，保障关键就医流程的诊疗质量和服务效果。

2. 就诊流程各单元间协调 中共中央国务院《关于深化医药卫生体制改革的意见》指出，公立医院要"坚持以病人为中心，优化服务流程"，努力建立良好的服务机制。包括服务目的、服务架构、服务项目、服务时间、服务成本等要素，包含核心业务流程、行政管理流程、后勤支持流程。核心业务流程指医护、医技等完成医院服务功能的流程；行政管理流程指医院战略决策管理、人力资源管理、财务管理等提高核心业务流程性能的流程；后勤支持流程指信息系统、设备、后勤保障等为其他流程提供支持的流程。"优化服务流程，改善服务质量"是病人需要，是构建研究型医院的重要方面。各流程单元是横向质量管理的基础，流程各单元间，相互牵制，单元自控和相互影响相结合，质量输送和反馈相促进，达到质量管理全过程。系统内各单元内和单元间建立流程图，设定标准和要求。各程序间建立相应管理制度和指南，如人员资质管理、信息管理、病历书写管理、围术期管理等。并有专门人员负责协调，实现就诊横向质量管理的畅通和质量保障。如急诊体现救治至上原则，建立绿色救治通道，实施分区救治和优先救治，加强感染防控和预防；门诊以解决病人"看病难"为出发点，实现便捷医疗，推进多渠道预约机制，推行"一卡通"服务，出诊医师达到资质要求；病区服务以个体评估、安全服务为原则，保障治疗质量期望值的实现；检查、检验科室以快速、精确为准则，保障诊断质量，检验治疗效果；营养及被服等日常生活需求温馨服务，增加病人期望值。

研究型医院"以人为本"的服务流程改变了以往就医时让病人适应医院流程的各个环节，首先是为病人提供最便捷、最准确的医疗服务。其次是以医院信息化建设为基石，建立规模不同、层次不同的信息管理系统，实现有效的医疗质量过程实时监控，为操作人员提高效率，减少无效工作。如实施临床路径管理，从接诊到治疗都有完善的路径，针对不同的病人选择最优化的诊疗流程，开展优质护理服务活动，确保病人获益最大化，深受病人好评，吸引更多病人就医。医院实施精益管理，在门诊明示住院、药房取药、出院带药流程、就诊预约、价格查询、B超室分诊预约等流程，在住院明示手术室开台、接台流程以及各科室业务工作流程等，采取多项措施搭建形式多样的医患互动平台，通过医患沟通了解病人的真正需要。如推行的"一卡通"就医，改善了病人就医模式，实现病人在家挂号，自我掌控时间。服务流程的改进，克服了目前质量管理只重"治"的缺点，建立一个对病例质量、医疗费用、医疗质量有效的"防治结合"的质控系统，实现循环往复的改善，有力地促进服务机制优化，有效提高整体工作效率，为患者提供更优质、安全、高效、适当的医疗服务。

（三）三维角度的质量管理获得质量保证

1. 梅奥诊所的线索管理 梅奥诊所将经验线索设为重要的管理方式，其中以经验管理中细节管理的三个类型线索管理，成功的提供了个性化且病人至上的医疗服务。功能性线索关注服务的技术质量，是可信赖度和功能性；机能性线索来自无生命物体；人性线索存在于服务提供者的行为和外表。研究型医院以发展技术创新为主线，倡导人道主义的文化、权利的文化和科学文化，从而解决医院"是什么""为了谁"和"怎样为"三大问题。从深度和广度上挖掘质量内涵，提升为病人服务质量。

2. 三维角度的质量管理 研究型医院为全面落实质量战略，学习国际先进医院管理经验，建立与三条线索相对应的三维度质量管理，分别为技术维度、制度维度和态度维度，相辅相成，在医疗过程中发挥着重要作用。技术上建立技术准入制度和新业务、新技术、新药物、新耗材的论证审批制度，保证技术安全性；承接转化科研成果，在临床应用实践创新，推动医疗技术持续发展；以核心制度为主题，建立门诊工作制度、收费工作制度、挂号工作制度、输血工作制度、不良事件报告制度、目标考评制度、信息安全制度、危急值报告制度、医患沟通制度等各项制度，只有三维融合方能保障质量落实。建立服务考核体系，设立医德医风监测系统和签订医德医风责任书，设立服务标兵，在态度维度上体现效果。

研究型医院是一种全新的医院发展模式，该模式的发展必然要求相应的组织模式与之相适应。推进内部管理创新，建立完善配套的现代医院管理制度，是建设研究型医院的重要保证。华西医院的组织管理创新具有借鉴意义，该院现在施行的是一种全新的纵横结合的导向协作式组织架构，这套架构体系的特点是柔性的协调和互动，能够以员工的效率和品质为核心，充分调动员工的积极性，并能及时发现一线所产生的问题。2003年9月华西医院成立了国内首个运营管理部。2011年广东人民医院建立的医院前线服务中心，实施一站式服务。

四、精细化的质量管理内涵

以数据为基础，用数据说话是现代质量管理特别注重的，没有数量就没有准确的质量概念。因此，开展定量化、精细化管理，是开展质量管理的基本内涵，也是质量管理的基础工作。

（一）精细化的质量指标体系

在医院这个被视为流程最复杂的组织中，如何向病情千差万别的病人提供同质、优质的医疗服务是医务人员和医院管理者面临的难题。在医院质量管理中，建立一套质量评价指标体系，从核心指标、病人服务、医疗管理、医疗保障、医院文化等方面实现精细化的质量监测与控制，是提高医院质量的关键。

1. **建立医院质量评价指标体系的依据与原则**　以国家卫生法律法规、医院规章制度为依据，从医院业务流程和质量管理的关键环节中，确定质量指标，组成质量评价指标体系。在指标确定中，遵循SMART原则，即，指标必须是具体的，而不是笼统的；是可通过某种方式测量的，是准确的，具有可操作性，同时是具有时限性要求的指标。

2. **指标体系的内容**

（1）指标体系框架。质量评价指标体系分为5个一级指标，即：核心绩效、病人服务、医疗管理、医疗保障、医院文化；每个一级指标又包括若干二级指标、三级指标，比如，核心绩效下设5个二级指标、53个三级指标；病人服务有12个二级指标、646个三级指标。整套指标体系共有36个二级指标、1334个三级指标（表11-3）。

（2）指标示例。核心绩效指标中的关键绩效指标可根据医院具体情况设定。比如，某医院2011年提出"五率"指标，2012年提出"十率"指标，2013年开始监测"十率±X"指标（表11-4）。所谓"十率"，是指10个涉及全院科室的质量、效率、效益、安全指标，比如平均住院日、成本率、满意率等；所谓"±X"，是根据各临床、医技科室特点，对其独有的指标进行监测，比如对于手术科室，增加了非预期再次手术率。对每个有明确数量要求的三级指标，均规定了其目标值，比如，平均住院日不超过9.5天；对于每个三级指标明确了考核方法，这些方法包括统计监测、现场调查、随机抽查、问卷调查和综合调查；明确了标准依据，即指标的来源，包括法律法规、规章制度、国家医院评审标准等；明确了指标属性，即均值、率、比、时限、定性等。

表 11-3 标准化运行评价指标体系框架

一级指标	二级指标	三级指标数量	一级指标	二级指标	三级指标数量
核心绩效与总体指标	关键绩效指标	18	医疗保障	财经保障	84
	主要工作量	4		药品保障	75
	标准体系组成	6		医用材料保障	32
	标准体系运行	19		医疗器械保障	47
	标准体系考核	6		消毒供应保障	23
病人服务	病人安全管理	15		后勤物资保障	9
	急诊服务	5		环境与设施保障	3
	门诊服务	12		信息化保障	35
	住院服务	228	医疗管理	医疗质量管理	38
	手术麻醉服务	139		护理质量管理	63
	重症监护服务	25		医院感染管理	7
	健康体检服务	11		教育培训管理	49
	临床用药服务	33		临床科研管理	36
	实验室服务	45	医院文化	总体规划	6
	医学影像服务	10		精神文化	12
	特殊诊疗服务	111		行为文化	14
	营养膳食服务	12		制度文化	12
医疗保障	人力资源保障	75		物质文化	15

（3）指标的分类。该指标体系中的指标，可以分为三类、四级。三类指关键绩效指标、过程绩效指标和行为绩效指标。关键绩效指标，是反映医院或科室全局的指标，抓住了这些指标，就对医院或科室整体运营情况有了大致的了解和控制，如："十率±X"、主要工作量。过程绩效指标是某项操作过程中的环节性指标，抓住了这些指标，就能够更加精细地对业务活动的流程进行控制；如：药房药品抽检合格率100%、术前访视落实率100%。行为绩效指标是对某个岗位、某类人员的行为和活动进行监测的指标，抓住了这些指标，就能够对全院医、药、护、技、管理者等各级各类人员的行为进行控制，如：科主任医疗查房每周≥1次。四级，是指医院KPI、科室KPI、科室PPI和员工BPI。医院KPI，如医院"十率±X"；科室KPI，如科室"十率±X"；科室PPI，如入院记录完成时限；员工BPI，如主管医师查房≥1次／日。

将指标分为三类四级，是为了将所有指标落实到位，责任至人，让每位人员知道哪些指标需要自己负责落实；让考核人员清楚各项指标应该考谁。

同时，这些指标还能够从以下维度进行分析（表11-5），包括：时间维度，如年、月、周、日；部门维度，如各职能科室；科室维度，如各科室；病种维度、病人身份维度、费别维度等。有了这些维度，就能够分析出一些具体的管理问题。比如，通过分析科室维度的抗菌药物合理使用率，可以对某些科室提出抗菌药物使用的建议或对策；通过分析不同身份病人医疗费用情况，可以有针对性地提出改进建议或对策。

表 11-4 某医院"十率 ±X"指标

一级指标	二级指标	三级指标				
		序号	指标名称	目标值	考核方法	指标属性
核心指标	十率±X	1	平均住院日（天）	≤ 9.5 天	统计监测	均值
		2	24 小时重返住院率（%）	≤ 2%	统计监测	率
		3	药费比（%）	≤ 40%	统计监测	率
		4	抗菌药物使用率（%）	≤ 60%	统计监测	率
		5	成本率（%）	≤ 80%	统计监测	率
		6	满意率			率
		7	病人满意率（%）	≥ 95%	统计监测	率
		8	工作人员满意率（%）	≥ 95%	统计监测	率
		9	医院感染现患率（%）	≤ 8%	统计监测	率
		10	病原学送检率（%）	≥ 30%	统计监测	率
		11	不良事件发生率			率
		12	不良事件上报率（%）	每百床≥ 20 例次	统计监测	率
		13	非预期再次手术率（%）	≤ 0.2%	统计监测	率
		14	住院死亡危重率（%）	≥ 95%	统计监测	率
		15	入出院第一诊断符合率(%)	≥ 70%	统计监测	率
		16	会诊及时率			率
		17	常会诊及时率（%）	≥ 95%	统计监测	率
		18	急会诊及时率（%）	100%	统计监测	率
		19	医疗文书质量合格率			率
		20	甲级病案率（%）	≥ 90%	统计监测	率
		21	疑难危重环节病例核心制度落实率（%）	100%	统计监测	率
		22	床位使用率（%）	≥ 95%	统计监测	率

表 11-5 质量评价指标统计维度

维度	示 例
时间	年、月、周、日
部门	外科职能科室、内科职能科室、肿瘤中心、医技部等
科室	内分泌科、血液病科、消化科、心血管内科等
医生	医生姓名：张 XX、李 XX 等
病种	糖尿病、高血压、冠心病、头颅损伤、急性胰腺炎等

3．指标的应用

（1）应用方法。有了这些指标，可以运用一些质控工具开展质量控制和环节干预，比如，作质控图。以十率 ±X 中的药费比为例，假设药费比的目标值是小于40%，预期均值为38%；如果对全年每月的药费比作趋势图，正常情况下，药费比应该围绕38%上下波动。而当出现连续5个月药费比超过其均值时，应高度关注这一指标的变化；当连续6个月超过均值时，应开始调查原因；当连续7个月超过均值时，则判断为异常状态，需采取措施。当药费比连续7个月呈现上升（或下降）的趋势时，应判断为异常状态；当药费比显示出周期性的变化时，有必要开展调查以确认是否存在异常。

（2）应用范围。建立这样一套指标体系，一是可以用于医院的绩效考核。特别是核心绩效指标、工作量指标，根据年初制订的目标，开展过程信息导航和目标考评，最终根据目标实现情况进行绩效考核。二是用于自查和内审。定期运用指标，对医院、科室、员工三个层面标准落实情况进行监测与考核，发现偏差不断纠正，达到持续改进，最终形成一种常态机制。三是用于医院的外部评审的准备，如国家、军队组织的医院等级评审等。

（3）应用形式。一方面，可根据这些指标编写传统的统计分析报告。特别是对于全院性KPI指标，比如十率 ±X，目前医院能够做到任意时间区间的查询，并提供日报、周报、月报，以满足医院、各科室各级各类管理者的需求。另一方面,也是医院标准化建设中的一项重要工作,就是目前正在开发的标准化运行监测与信息服务平台,主要目的是通过该平台,实现对关键指标的信息化监测。

（二）精细化技术病种质量管理

1．制订核心技术与操作目录，实施量化管理　根据全院各临床医技科室确定核心技术。对科室核心技术重点考察科室人员掌握核心技术程度和科室收治病人中核心技术的普及程度。

（1）核心技术评价管理的主要内容。对各科室核心技术进行确认，并分别登记各技术的编码、水平等级、开展时间、开展次数、成功率、技术难度、风险程度、ICD-10编码、手术或操作编码（表11-6）。

其中：技术水平是指项目的先进程度，分为如下等级：国际先进、国内领先、军内领先、本地区领先。技术难度是指由项目的复杂程度、技术投入程度及操作者技术要求等因素确定的该技术相对难易程度。参照国家发展和改革委员会价格司、卫生部规划财务司颁布的《全国医疗服务价格项目规范（2012年版）工作手册＜征求意见稿＞》标准填写。技术难度由字母和数字组成。字母代表系统或专业，a- 外科系统、b- 内科系统、c- 医技系统、d- 综合、e- 放疗、f- 牙科、g- 精神、h- 理疗、j- 康复、k- 麻醉、m- 中医；数字代表技术难度分值，根据在本系统或专业内由易到难按1-100分赋值。

风险程度是指依据综合评估操作中病人发生并发症概率及产生不良后果严重程度确定的该技术相对风险程度。参照国家标准填写。风险程度由字母和数字组成，参见技术难度。

（2）临床核心技术的评价指标。对临床核心技术的评价主要有两方面，一是考察科室人员核心技术掌握的普及程度，二是考察科室核心技术应用的普及程度，分别通过科室人员开展比例、操作项目开展比例两项指标反映。

①科室人员开展比例是指掌握科室某项核心技术人员数与科室应掌握该技术人员数的比值。国家重点学科20%；军队重点学科15%；北京市重点学科15%；全军专科中心和医学研究所10%。

表 11-6 普通外科临床核心技术开展情况

序号	ICD-10 编码	手术或操作编码	名　称	水平	开展年度	技术难度	风险程度	开展例（次）数	成功率（%）
1	C16		热休克蛋白 gp96 自体免疫治疗胃癌	国际先进	2011			10	100
2		44.9501 43.8907 44.3803	病态肥胖症的微创外科治疗	国内领先	2010			30	100
3	C50	85.3301-85.3602	乳腺癌保乳手术联合术中放疗	国内领先	2011	a63	a40	20	100
4		85.1101 00.3201	磁共振导航下乳腺病灶活检术	国际先进	2011	a27	a53	15	100
5	K44.901 K21.001 K21.901 K21.903	53.7 03 44.6701	腹腔镜下食管裂孔疝修补及食道反流病治疗	国内领先	2011			50	100
6		06.9501	甲状旁腺保护及术中自体移植术	国内领先	2011	a45	a27	60	100
7	Z51.101 Z51.006		直肠癌超低位保肛的新辅助放化疗	国内领先	2011	a90	a70	20	100
8	Z51.803		手术联合靶向治疗胃肠道间质瘤	国内领先	2011	a73	a59	100	100
9		54.4 04	腹膜后肿瘤分次切除术	国际先进	2011	a82	a59	600	100
10	C16	43.5 43.6 43.7 43.9 00.3504	达芬奇机器人胃癌根治术	国际先进	2011			100	100

②操作项目开展比例是指科室接受核心技术病人数占科室全部病人数的比值。国家重点学科 15%；军队重点学科 10%；北京市重点学科 10%；全军专科中心和医学研究所 8%。

2. 将质量管理细化到病种，对单病种诊疗全过程实施监测与控制　医院以单病种进行质量管理，既有利于提高医疗质量管理水平，又能相对准确地进行质量评价，便于医院及地区之间的横向和纵向对比，推动医院分级管理。因此，深化单病种质量管理的研究，是目前医院管理部门和统计工作者重点研究的课题。

现行的传统的医疗质量指标，如入出院诊断符合率、治愈率、好转率、死亡率、平均住院日、病床使用率、病床周转次数等指标，近年来受到较多的批评，认为其缺乏客观性、可比性，不能全面、真实地反映出医院医疗质量的全部情况。为适应医疗保障制度改革的需要，建立以单个病例为评价单元，具有质量、效率、医疗消耗三大指标特征的医疗质量管理和评价系统，实现新形势下医疗质量管理模型的转变。单病种医疗质量管理的质量单元是患同一种疾病的一组病例。其着眼点是患同一种疾病病人在诊断、治疗以及愈后的过程中所表现出的共性，这种共性是客观存在的。因此，尽管单个病例的具体情况千差万别，但对于患同种疾病的一组病例来说，必然会表现出某些医疗质量指征的统计学特征。例如：住院病人总数，病人的愈后情况、平均住院天数以及医疗费用的分类情况等。单病种的医疗质量管理是医院医疗质量监控体系中的一个重要内容。由于它具有较好的统计学特征，因此便于纵向（医院内部）与横向（医院之间）比较。统计结果直观、明确，在一定程度上反映了医疗的变化趋势，从而能辅助医院领导或卫生行政主管部门的决策。

单病种管理的核心，即是以转归，平均治愈天数等为主要评价指标，以最低费用获取最佳疗效为准则，提高临床诊治水平。当前我国实行医疗保障制度改革，也就是根据当地医疗资源配置水平，按国家规定的基本临床诊疗项目和用药，向全民提供的与疾病诊疗有直接关系的临床医疗和护理服务以及相关的医院设施。因此，单病种质量管理可以研究单病种的治疗费用情况，控制医疗费用的过度增长，提高医院的社会效益，为政府或保险机构提供定额预付补偿制度和保险赔付提供依据。

单病种质量管理的标准。在卫生部医政司的直接领导下，由中国医学科学院和北京市卫生局牵头共同组织编写了病种质量控制标准（试行草案），选入各科常见病、多发病102种作为全国病种质量管理的评价范围。曾广泛征求全国各地的意见，并邀请各地有关专家认真修改补充，具有较强的科学性、代表性和权威性。北医一院制订单病种质量控制标准，北京协和医院根据住院病人疾病谱的前50种疾病，每年有＞30人次的病例个数，同时可达到35%以上的覆盖率的原则选择单病种。兰州军区总医院是根据美国编制的ICD-9临床修正本（ICD-9CM）和我国疾病分类合作中心等单位编写的ICD-9常见疾病分类手册作为病种选定的蓝本。在确定单病种时，应遵守的原则是：选取多发病、常见病种；病种病例的覆盖面应大于30%，覆盖面越大越好。

单病种质量管理的评价方法。目前常用的单病种质量管理的评价方法有：①病种分型质量效益评价（CD率）法，如第二炮兵总医院将每个病种的病例分成4种类型，A型（一般病例）、B型（急症病例）、C型（疑难病例）、D型（危重病例），将病种质量管理进一步细化，解决了同种病不同病情可比性较差的问题，使单病种质量管理更科学、更完善。②单病种综合指数评价法，如某医院运用该方法，免去许多烦琐的计算过程、能做出相对准确的评价，同时还可进行因素分析，此外还有秩和比法，如石家庄河北医学院第二附属医院和武汉市儿童医院；模糊数学模型，如四川省达县地区人民医院和长春第一汽车制造厂医院；和几何均数指数法，如潍坊医学院运用该方法计算病种费用。

（三）精细化的质量管理信息手段

随着数字化医院的实现，利用医院信息管理系统对医疗质量进行实时动态监控是近年来的一个新的趋势，医院应基于HIS系统及ERP人财物管理的网状信息系统建立医疗质量信息管理系统，通过网络随时准确地捕捉和报告相关的医疗服务过程，加强各医疗环节缺陷的防范，使医院质量管理网络化、信息化、数字化、平台化，提高了质量控制的效率与水平，保证指标数据可视、标准落实可查的有效工具。某医院应用"十率导航"信息系统，医疗质量监测系统，医院感染监测系统、医院标准化运行监测与考评信息服务平台，临床路径管理平台，绩效考核平台、医德医风考评系统等从全方位，全过程监测分析指标数据，保障标准落实。医疗质量管理职能部门每日进行基础医疗质量、环节病历质量、终末病例质量，感染指标、手术质量、重返指标及运营指标监测、检查和分析，实施信息数据的上报和导航，每月进行监测报告，综合分析质量效果，提高了对质量问题的预警与应变能力。

未来，信息化将渗透至医院管理的方方面面，大到宏观管理决策，小到微观管理服务。它将给医院带来一场管理模式上的巨大而深刻的变革，并将为医疗质量目标的实现提供最有力的支持和保障。如，各种决策支持系统可自动辅助决策者进行宏观决策；方便快捷的通讯方式可促进办公自动化；各种信息系统、监控系统能帮助管理者随时跟踪质量情况、发现质量问题、实施质量控制、进行质量评价，传统的终末质量评价与管理方式将会逐渐转向过程质量的实时跟踪质量控制；咨询、导诊、检索服务也将为广大的医务人员提供更多方便，查房将电脑化，甚至远程医疗也将更为普遍；延伸至各个社区的医疗网络也将有效缩短病人诊治时间，医疗引导系统、查询咨询系统等都将更好地为病人服务。

第二节　医疗服务质量

医疗质量是医院生存与发展的命脉，质量建设是贯穿医院整体管理的主线，同时也是医院服务质量的核心内涵。面对高标准的、复杂的医疗质量管理，研究型医院的医务管理者必须树立正确的质量管理理念，坚持国家医改"安全、有效、方便、价廉"的质量目标，树立医疗质量、服务质量、管理质量三位一体的"大质量"观；必须坚持以病人为中心，以质量为核心，基础医疗质量、环节医疗质量、终末医疗质量并重，自我控制与全面督导并举；必须关注质量管理的关键环节，抓好质量检查监督和制度落实，坚持持续改进医疗质量，确保医疗安全。

一、环节式管理手段

医院质量管理是医院的核心，是医院各个工作质量的综合反映，受诸多因素的影响。为正确有效地实施医院质量管理，研究型医院医务管理者除了借鉴国内外企业质量管理的先进理论和方法，结合医院所面临的国家卫生改革的新形势、新要求，还应对医疗质量的关键环节进行全过程全方位的管理。只有抓住了医疗质量形成的这些关键环节，管理工作方能事半功倍。

（一）诊断治疗工作

诊断治疗工作是整个医院质量的基础，其中门诊、急诊、病房和手术等各部门都要严格落实核心医疗制度，体现出研究型医院的医疗质量。

1. 责任制

（1）首诊负责制。首诊负责制是指首诊医师或首诊专科不得以任何理由拒诊病人，而应热情接待，详细检查，认真书写病历，提出诊断及处理意见。门急诊是病人在医院诊疗的最初方式，其特点是病人数量多、工作节奏快、医师流动性大，落实首诊负责制对保证门急诊工作质量具有举足轻重的作用。

门诊首诊医师负责制　医师接诊病人后，要认真询问病史，详细进行查体，合理安排检查，对疑难危重病人以及两次复诊不能确诊者，应提请本专科副主任医师以上人员复诊；对涉及多专科的疑难重症病人，经首诊专科副主任医师以上人员检诊后，报请门诊部、医疗处组织多专科联合会诊。当接诊病人为非本专科疾病病人时，也应详细询问病史，进行必要的体格检查，认真书写病历，并在门诊病历中注明建议就诊的科室，必要时首诊医师应与有关专科直接联系，做好病情交接。对复合性疾病病人，也应由首诊医师负责诊疗，并请有关科室会诊，严禁相互推诿。

急诊首诊专科负责制　首诊专科医生须对来诊的病人详细询问病史，认真检诊，尽快做出诊断或拟似诊断，及时给予相应处置，完成各项记录。如遇复杂病例需多个科室协同抢救时，首诊专科医师应首先实施必要的抢救措施，严密观察生命体征，避免延误救治时间。对患多种疾病的病人或多发伤、复合伤病人，由首诊专科向门诊部办公室报告，组织联合会诊，明确主要伤病和负责科室；在尚未明确转交其他专科前，仍由首诊专科继续负责，按照会诊意见，完善相关检查，落实治疗措施。

（2）主诊医师负责制。医院以诊疗小组（主诊组）为考核单元，建立院级、科主任、主诊医师三级管理框架，充分调动科主任、主诊医师、年轻医务人员三方的积极性，强化各自的责任意识，强化医疗质量管理、行政管理、基础管理，实现医生对病人实施全程负责的主诊医师负责制新模式。研究型医院推行主诊医师负责制，就是要运用市场化的产权制度、竞争机制、分配机制、效率机制等手段和方式来深化医院内部改革，调动全员的积极性，为病人提供温馨、便捷、优质的医疗服务。

科学设置主诊医疗组。结合医院的具体实际，确定主诊医疗组的设置模式：一是以床位数量为依据，原则上每个主诊医疗组不得少于 15 张。每个主诊医疗组设 1 名主诊医师，1~2 名主管医师，若干名经治医师；二是设置专病病区，病区设 1~2 个主诊医疗组，结合专业、专病分组，下设 2~3 个主管医师岗位（每 10~15 张床位设 1 个主管医师），每个主管医师分管若干名经治医师。

确定各岗位医师的基本资质。主诊医师须具备副主任医师以上专业技术资格，并具有 10 年以上专科工作经历，能熟练掌握本专科各种疾病的诊治方法、实施各种手术和操作；主管医师须具备主治医师以上专业技术资格，并具有 5 年以上专科工作经历；经治医师须具备执业医师资格，并取得处方权。

明确各岗位职责。主诊医师在科主任领导下，全面负责本组医疗、保健、教学、科研及行政管理工作。负责接待和妥善处理本组发生的医疗投诉和医疗纠纷；负责本组医师门诊、病房工作安排以及病人的收容、诊疗、会诊、转科及出院等工作；具有本组人员超额劳务补贴的二次分配权。主管医师在主诊医师领导下，落实本组各项工作，协助主诊医师做好本组的日常医疗、保健、教学、科研及行政管理工作。对本组病人的医疗质量与安全负责，经常向主诊医师请示、汇报工作，按时检诊、巡诊、查房，指导并督促经治医师完成各项医疗工作，指导下级医师进行诊疗和技术操作；经治医师在上级医师的指导下，分管本组一定数量病人的诊疗工作，及时完成检诊、巡诊、查房、治疗、手术、抢救、病案书写和出院准备工作。

推行主诊医师负责制，充分调动医院现有人力资源的积极性。实行这项制度可以提高医务人员内部竞争力，更好地体现多劳多得、优劳优得的分配原则；同时，可以进一步理顺和明确各级医务人员的责、权、利。在传统科主任负责制的管理模式下，一方面存在高级职称人员富余且工作常常互相排斥、难以协调的局面，医疗质量管理责任很难落实；另一方面高级职称人员存在"不在其位，不谋其政"的思想，除完成本职工作以外，认为对科室医疗服务质量等问题与己无关，积极性难以调动。建立主诊医师负责制的医疗服务模式，既能实现病人选择医生的要求，又能缩短服务流程，为病人提供更方便、快捷、周到的服务。更重要的是这项制度赋予主诊医师更多的质量管理权、技术把关权，可以充分调动主诊医师的积极性。

（3）主刀医师负责制。手术工作是医疗工作的重要组成部分，具有损伤大、风险高等特点。为了强化手术责任，提高手术质量，确保手术安全，医院在落实主诊医师负责制和手术准入管理制度的基础上，又推出了主刀医师负责制，作为主诊医师负责制的补充完善。各科室主任对本科室手术工作负总责，各主诊医师对本医疗组病人手术工作负主责，术者对手术工作负全责。院手术管理委员会和质量管理委员会对主刀医师负责制实施情况进行监督检查。落实四个质量环节：

①术前：术前各项准备工作在主诊医师的指导下，由主刀医师负责指导相应的下级医师具体完成；术前谈话由主刀医师亲自完成；主刀医师提出拟定的手术方案，由主诊医师负责最终审定。

②术中：由主刀医师本人实施手术主要操作，遇特殊问题需变更手术方案发生时，主刀医师要及时报告上级医师，共同确定新的手术方案，并亲自与病人家属进行沟通，签署手术知情同意书。

③术后：主刀医师须亲自书写手术记录，术后病情观察和其他各项医疗工作要由主刀医师本人或指定人员负责，主刀医师必须每天查看手术病人。

④出院指导：主刀医师负责向病人告知出院后的注意事项，并负责病人出院后的追踪随访工作。

责任就是动力，责任就是使命。医院首诊医师负责制和主诊、主刀医师负责制的建立和完善，对解决医疗质量问题，保证医疗安全起到了决定性的作用。

2．**查房**　查房是医院医疗安全管理中一项不可缺少的核心制度。查房能第一时间发现和解决医疗安全中存在的问题，不断增强全体医务人员的凝聚力，提高医疗质量管理水平，确保医疗安全和医院快速发展，是保证医疗安全的重要管理手段。

（1）三级医师医疗查房。医院质量查房是医院医疗安全管理中一项不可缺少的核心制度，质量查房能第一时间发现和解决医疗安全中存在的问题，不断增强全体医务人员的凝聚力，提高医疗质量管理水平，确保医疗安全和医院快速发展，是保证医疗安全的重要管理手段。

三级医师查房是各级医师进行医疗工作时必须遵守的基本医疗制度，是医院医疗质量控制、各级规章制度和规范贯彻落实的重要环节。经治医师对新入院病人2小时内及时进行初步检诊，每日至少上、下午查房各1次，对危重、疑难、术后前三天病人进行重点巡视。主管医师对所分管的新入院病人必须在48小时内（急诊留院观察病人留观后24小时内）完成检诊，对所分管的病人必须做到每日巡查，每周重点查房1次。主诊医师每周至少查房1次，对新入院病人一周内进行检诊。危重、疑难病例，每周必须查房，必要时随时查房。

（2）教学查房。教学查房的目的是使学生掌握一个病种的临床表现、诊断和处理方法，因此就要注意突出重点，紧扣主线，融理论于临床病例之中。教师的作用是要讲清某一种疾病的重点和难点，不能面面俱到，泛泛而谈，同时要善于运用启发性语言制造悬念引起学生的兴趣，使其积极主动思考。通过这样的教学查房，学生不仅深入理解了所讨论的病种，而且掌握了对临床不同病例进行正确分析和处理的方法，为将来成为一名合格的医师打下了坚实的基础。

部分带教老师将教学查房和医疗查房混淆，究其原因在于对教学查房的要求不清楚。教学管理部门要制定详细的教学查房的要求和标准，印发到每个临床科室，要求广大临床教师特别是青年教师认真学习。同时定期邀请医院老专家、科主任进行示范性教学查房，由科室主治医师、住院医师和实习生一起观摩，不断加强规范化培训。

（3）科主任查房。科主任查房既能解决病危、疑难和新入院病人的诊断及治疗问题，又是检查医疗护理质量的重要环节，同时也是临床教学的主要手段，对提高医务人员技术水平起着十分重要的作用。科主任每周至少查房1次，重点对疑难、危重及特殊病例进行查房，侧重教学查房（表 11-7）。

表 11-7 内科科主任查房 行为质量评估表（试行）

评估内容		评估标准	分值	扣分点	评分
1. 查房准备	三备	备病例：所选病例是本专科疑难复杂（需明确诊断治疗），或危重病例（需评价调整治疗方案），或有医疗纠纷隐患的病例	5	病例选择不当扣1~3分	
		备资料：病历、检查检验报告准备齐全	3	病历不全扣1分，检查报告不全扣1分，病历书写错误扣1~3分	
		备器材：查体器械准备齐全	2	准备不全扣1~2分	
2. 病情报告（床旁或讨论室）	三报	经治医师全面报告：报告患者基本情况、病史全面清楚、思路清晰；主动报告诊治中的疑难问题	8	不流畅扣2分；漏报重要内容扣5分；未报告需解决的疑难问题扣3分	
		主管医师补充报告：分析病情简明扼要，诊断治疗有依据	10	分析思路、诊治依据不清扣3~5分	
		主诊医师综合报告：能对病史、体征、检查综合分析，归纳诊断依据，进行鉴别诊断，对疑难问题初步分析	12	分析思路、诊治依据不清扣3~5分；无鉴别诊断扣2分；无对下级医生所提疑难问题的分析扣3分	
3. 科主任问诊	三问	问病史：耐心、全面、细致	5	不细致认真扣1~3分	
		问疑点：能对下级所提疑问，进行针对性问诊	6	无针对性问诊扣2~4分	
		问感受：询问患者对入院后治疗与服务的感受	5	相关询问草率扣1~3分	
4. 科主任查体	三重	重视全面查体：顺序正确、手法正确、要点齐全	5	手法错一处扣1分，遗漏要点一处扣1~3分	
		重视专科查体：有针对性，能查出重要体征	8	重要体征漏查扣1~3分	
		重视患者保护：注意人文关怀、保护患者隐私	3	忽视患者保护扣1~3分	

（续　表）

评估内容		评估标准	分值	扣分点	评分
5．病例讨论（讨论室）	三讲	讲病情：科主任分析病因清楚，对病史、体征、检查检验报告综合分析，点评前期三级诊疗工作质量中的问题、病历质量，指出病程记录不足	5	分析不全面系统扣1～3分；未点评前期治疗工作扣1～2分	
		讲疑难：科主任能分析2个以上鉴别诊断；能解答下级疑难；明确诊断、下一步诊治意见及治疗护理注意事项	5	少一个鉴别诊断扣1分；未能解答下级疑点扣1～2分；诊治意见不明确扣2分	
		讲知识：科主任能结合病例拓展相关知识和新进展	3	相关准备不足扣1～2分	
6．查房环境	三对	出入病房顺序对：按照科主任、主诊医师、主管医师、经治医师、护士长、责任护士、其他人员顺次进出	5	每错1人扣0.5分	
		查房人员站位对：科主任站在病人右侧；经治医师站在科主任对面；主管医师站在经治医师左侧；主诊医师站在科主任右侧；护士长站在床尾；其他人员以扇形站在床尾护士长两侧或后方	5	每错1人扣0.5分	
		防护要求能做对：病房整洁安静，无闲杂人员，手机呼机处于静音状态；每查一患洗手消毒（必要时戴口罩、穿鞋套、换隔离衣）	5	病房环境不整扣1分；手机呼机发声，扣1分；未执行手卫生要求扣2分	
总　计			100		
其他评估意见： 评估人签名： 　　　　　　　年　月　日					

表 11-8　外科科主任（病区主任）教学查房 质量评估表（试行）

评估内容		评估标准	分值	扣分点	评分
1．查房准备	三备	备病例：所选病例为本专科常见病、多发病及疑难病，以新入院、大手术前后、诊断不明及治疗上有问题的病人为重点，具有教学示范意义	5	病例选择不当扣1～3分	
		备资料：病历，相关检查结果、影像学资料、检验报告及讲授幻灯准备齐全	3	病历不全扣1分，检查报告不全扣1分，病历书写错误扣1～3分	
		备器材：查体器械、物品准备齐全	2	准备不全扣1～2分	

（续　表）

评估内容		评估标准	分值	扣分点	评分
2．病情报告	三报	经治医师全面报告：报告患者基本情况、主诉、现病史、既往史、过敏史；报告查体及专科查体情况；报告特殊检查结果；报告初步诊疗意见	5	漏报病史项目，每一项0.5分；漏报查体项目扣1分，缺初步诊疗计划扣1分	
		主管医师补充报告：能有条理地分析病情特点，提出诊疗计划	7	病情特点不清扣3分、诊治计划不清扣3~5分	
		主诊医师综合报告：能对病史、体征、检查、病情变化进行综合分析；能说出诊疗方案、手术计划的依据，进行疑难问题分析	7	分析思路、诊治依据不清扣3~5分；无鉴别诊断扣2分	
3．科主任问诊	三问	问病史：耐心、全面、细致	5	不细致认真扣1~3分	
		问巡诊：向患者了解三级医师巡诊情况	5	无针对性询问扣2~4分	
		问感受：询问患者对入院后治疗与护理的感受	5	相关询问草率扣1~3分	
4．科主任检查	三查	查病历：是否记录，各项记录是否及时完整，是否排列有序	4	缺项一处扣0.5分，病历排列无序扣1~2分	
		查医嘱：用药是否合理，各项检查是否规范落实	5	相关询问不到位扣2~5分	
		查疗效：检查术后恢复情况、伤口愈合情况、护理措施及复查结果等	5	检查不细致扣2~4分	
5．科主任查体	三重	重视全面查体：能进行示范性、指导性查体，顺序正确、手法正确（视、触、叩、听）	5	缺示范指导性扣2分，顺序手法错误扣1~3分	
		重视专科查体：能体现专科特点，对体征进行必要的分析，具有教学示范性	7	缺示范针对性扣3分，重要体征漏查扣1~3分	
		重视患者保护：注意人文关怀、保护患者隐私	3	忽视患者保护扣1~3分	
6．组织讨论	三讲	讲三级诊疗质量：科主任对病史、体征、检查检验报告综合分析，点评前期三级诊疗工作质量中的问题	5	分析不全面系统扣1~3分；未点评前期治疗工作扣1~2分	
		讲病情诊疗方案：启发式集体讨论诊疗计划，科主任综合意见确定诊疗方案及手术计划	5	讨论不认真走形式扣2分；诊治及手术意见不明确扣3分	
		讲相关知识进展：科主任能结合病例拓展相关知识和新进展	3	相关准备不足扣1~2分	

（续　表）

评估内容		评估标准	分值	扣分点	评分
7. 查房环境	三对	出入病房顺序对：按照科主任、主诊医师、主管医师、经治医师、护士长、责任护士、其他人员顺次进出	5	每错1人扣0.5分	
		查房人员站位对：科主任站在病人右侧；经治医师站在科主任对面；主管医师站在经治医师左侧；主诊医师站在科主任右侧；护士长站在床尾；其他人员以扇形站在床尾护士长两侧或后方	5	每错1人扣0.5分	
		其他要求能做对：军人内着军装，非军人内着正装，外着白大衣；病房整洁安静，无闲杂人员，手机呼机处于静音状态；每查一患洗手消毒	4	不按规定着装扣1分，病房环境不整扣1分；手机呼机发声，扣1分；未执行手卫生要求扣1分	
总　计			100		
其他评估意见：					

评估人签名：

年　月　日

加强对科主任队伍的培训和管理：①定期举办科主任管理知识培训班，教育引导科主任树立整体观念、发展观念、竞争观念、质量第一观念、病人至上观念、优质服务观念、质量效益观念及"立体化"管理观念，提高其综合素质和管理技能；②定期举办医疗质量分析会，用数据和实际事例说话，通过横向及纵向比较，让科主任认识到所在科室在全院业务建设中所处的位置及差距，明确改进目标；③将科主任查房考核作为重点常规工作，从"提高思想认识、规范查房程序和要求、加强技术准备和严格标准"等方面对下级医师进行管理与监控，将科主任查房考核工作纳入到医院综合目标责任制管理中，从制度上给予制约和保障；④重视加强发挥质控部门的检查督导作用，由医院质控科组织资深专家集中进行病案内涵质量的评审、帮带与整改，定期组织科主任教学查房的观摩和培训；⑤将科主任查房质量考核结果与所在科室年度考评、本人任期考评及职称晋升挂钩，杜绝重经济效益、轻学科建设的现象；⑥建立健全公众监控机制，利用院周会、局域网及医院质控简报的形式，定期通报各科主任查房质量情况，以促进科主任查房质量的不断提高。

（4）专家督导科主任查房。督导查房由主管医疗质量的副院长和专家组组长带领，老专家和机关相关工作人员参加，全程观摩科主任查房，最后由专家全面讲评查房质量，提出改进意见。

专家督导科主任查房是一次检阅，全院科主任不但进一步明确了查房的目的和程序，更重要的是体会到高质量的查房要求科主任有较高的专业素质，较好的管理能力，还要有较强的教学意识。科主任必须做到肚子里有"学问"，手上有"准头"，脑子里有"思路"，才能善于抓住疑难危重病人病情和诊治的主要矛盾进行辩证思维，将前沿进展与临床实践融会贯通，提出解决临床问题的办法，同时起到较好的示范和教学作用。

专家督导科主任查房是一座桥梁，连接着机关和科室，使机关和科室之间的信息传递更快，提高了工作效率，促进了医院的和谐发展。提高三级检诊质量不仅是临床科室的事情，他需要其他多个部门的协调帮助和共同参与。专家督导、点评科主任查房工作，充分地发挥了专家组老专家对科主任的传、帮、带作用，是抓质量建设切实可行的好办法。

（5）行政查房。医院行政查房是对门诊、临床、医技科室的医疗、护理、科研、教学、医德医风、劳动纪律、医保政策、后勤服务等各项工作进行的全面检查。医院行政查房由院领导带领院机关、职能科室负责人深入各科室，进行调查研究、检查指导，是及时发现问题和解决问题的有效途径，医院行政查房是医院管理的常规性工作，是临床科室与职能科室之间面对面交流，也是加强科室建设的有效形式。通过医院行政查房来督促门诊、临床、医技等科室目标管理的实施，加强医院的管理力度，使医院管理规范化、制度化。

3．会诊 随着现代医学科学技术的发展，临床学科划分越来越细，不同学科间的会诊日益凸显出其重要性。会诊既是一项重要的医疗活动，又是一项重要的医疗核心制度。会诊质量的高低直接影响医疗效果及病人的满意度，急会诊质量甚至会影响病人的救治效果及生命安全。研究型医院医务管理者应重视会诊工作，通过加强会诊管理，健全完善的会诊管理模式和制度，有效加强学科间的合作和学科间的交叉互动，可以减少医疗资源浪费、提高临床诊疗水平，增加医患信任，提高医疗质量，防范医疗纠纷，提高病人的满意度。对会诊的有效管理，能够体现研究型医院的特色。除了引导科室间互相支持、配合外，更需要有制度的约束。以会诊系统作为基础平台，通过信息化手段，对会诊情况进行跟踪与分析，为会诊质量管理提供决策支持。会诊种类：一般包括科间会诊、急诊会诊、院内联合会诊、院外会诊等。

（1）建立会诊专家库，提高会诊的权威性。会诊质量的高低，一定程度上取决于参加会诊的专家的技术水平。设立会诊专家库，除本院专家外，还可邀请本市和周边城市的外院专家参加，可供申请医师和病人家属参考选择，设立各专业 AB 角专家，确保专家的在位参与会诊率。对病情危急的，涉及国内顶级专科治疗的，必要时可以及时开通远程会诊信息网，提高会诊的权威性、高效性。

（2）及时提出会诊，提高会诊的时效性。在首诊医师负责制的基础上，如在门诊复诊 3 次不能确诊，或在多个专科诊治未能明确的病人，由经治医师及时提出会诊。医院在门诊可设立疑难病例专家会诊办公室，由专人负责登记、协调、记录。提出会诊的医师、科室必须明确会诊要求，包括会诊的目的、人员、时间等等。便于组织者能够协调通知相关专业的专家会诊，提高会诊的时效性、目的性、针对性。

（3）完善会诊前准备，提高会诊的有效性。医院必须制订明确的会诊制度，科室在会诊前必须完成相关的病案整理（病史记录、体温单、医嘱单、护理记录、辅助检查等等），便于会诊专家进行查阅，使会诊更加真实、全面、细致，提高会诊的有效性。

（4）建设会诊立体网络，完善会诊的信息化平台。加强网络化管理，通过信息化手段完成网上申请、定时提示未完成的会诊申请，对完成好的会诊科室和医师给予奖励，对在时限内未完成的会诊给予惩罚。对紧急会诊，由于时间紧迫，来不及填写申请单，需要会诊申请系统支持补录紧急会诊申请及完成的相关信息。

（5）建立会诊反馈制度，提高会诊的准确性。对于会诊结果，往往一次不能得出明确的诊断和治疗效果，往往在会诊结束后需要完善检查，进一步临床治疗验证诊断结果。明确的会诊反馈制度，以便不断提高会诊的准确性。会诊专家可以通过医院信息系统查看病人疾病的诊断及预后，通过定期召开医疗质量分析讨论会，提高会诊专家对疾病的了解和判断的准确性，提高医院的医疗质量水平。

（6）创新集中会诊模式，提高会诊的效率。由于病区散布在不同楼宇、不同楼层，会诊医师经常需要往返奔波，花费在路上的时间大于会诊时间。对申请会诊较集中的科室，可在适当位置设置会诊区，可形象称之为"病房里的专科门诊"，安排会诊科室的医师坐诊。会诊区可安排该区域所需会诊的不同专科医师共同出诊，免去了申请多学科会诊时互相等待的时间。这种集中会诊模式既节省了会诊医师的时间，又大大提高了会诊效率，使病人能够得到及时会诊，特别适合外科术前常规会诊和多学科联合会诊。

（7）开展会诊质量互评，提高会诊的有效性。会诊除了时间方面的要求外，更应该对申请医师、会诊医师的资质有所约束。实际过程中，经常出现来会诊的医师不符合资质，或能力不够，不能解决问题，只好再请更高级别的医师，浪费了时间。而作为申请方，也经常发生会诊标准把握不严，责任心不强，不需会诊时盲目申请会诊，或会诊医师来后没有符合资质的医师在场介绍病情，浪费会诊医师的时间等情况。对此，首先对申请、会诊的医师资质进行限定；其次，通过会诊后双方对申请和会诊的必要性、会诊质量进行背靠背互评。对频繁出现会诊质量差的科室和医师进行提醒，并逐步将会诊质量指标纳入监测和考评范围。

（8）开展远程会诊，提高会诊的辐射力。随着多媒体计算机通讯网络、现代医学影像传输系统的迅猛发展，IT 医学产业技术的不断提高，远程会诊成为一种新型的医疗服务保障模式。解除了时空地域的限制，把照片、声音、病历资料、影像图片资料、检查化验结果等通过远程会诊系统在多个站点进行传输，实现异地多站点非现场会诊，省时省力，及时快捷，资源共享，从而解决边远地区基层医疗条件落后、平战时期医疗所（队）机动条件下、边远干休所、基层连队、离退休干部行动不便等就医困难的问题。2008 年汶川特大地震，全国性的专家异地远程会诊，大大提高危重病人的抢救成功率，较好地证明了远程会诊的功效。

对会诊的有效管理，能够体现研究型医院的特色，对病人治疗和安全起到非常重要的作用。除了引导科室间互相支持、配合外，更需要有制度的约束。以会诊系统作为基础平台，通过信息化手段，对会诊情况进行跟踪与分析，为会诊质量管理提供决策支持。

4. 病例讨论 医疗工作是一个不断总结、提高的过程，临床医学是门实践的学问，坚持病例讨论制度既提高了医疗质量，又培养了人才。当前，现代医学朝着更加专业、分工更加明细的方向发展，然而疾病的发生、发展却不是按照系统、专业的划分进行的，同时临床医生不可能对相关学科的知识面面俱到，这就要求临床各专业之间必须进行相互的补充和交流。建立科室内、学科间病例讨论制度，可以通过具体病例来认识疾病，做到学以致用，活学活用，这也是培养临床医生能力、改善知识结构、扩大知识面的较好方法。

（1）疑难病例讨论制度。对科室三级检诊仍不能明确诊断，或经常规处置后疗效不明显需要重新调整治疗方案的病例进行讨论，以便提出明确诊断和治疗方案。专科疑难病例讨论，如神经内科疑难病例讨论，放射诊断科疑难病例讨论等。

（2）死亡病例讨论制度。所有死亡病例，要求在死亡后 1 周内完成病例讨论，总结经验教训。

（3）全院临床病例（病理）讨论制度。对临床疑难病例，特别是有病理结果的，定期组织全院范围内的讨论会，各相关专科讨论发言，将病理资料与临床资料进行对照，总结治疗经验教训，规范诊疗措施，形成广泛共识，进一步提高诊疗水平。

（4）术前病例讨论制度。凡是需要手术的病例均要进行术前讨论，内容包括诊断、手术适应证、术前准备事项、手术方案、麻醉方式、意外情况处理等。

（5）出院病历讨论制度。定期进行出院病历的集体讨论，以检查、总结前一阶段的医疗工作，积累经验，不断提高医疗质量。

5. 危重病人救治 加强危重病人管理是提高医疗质量、预防差错事故发生、确保医疗安全的关键。医院应对危重病人进行全方位、科学化、规范化、精细化的管理，促进各个科室之间工作的紧密配合，医疗工作质量持续改进。

危重病人专科检查原则上在病人床旁进行，常规会诊应在48小时内完成会诊，急会诊10分钟内到场。危重病人的择期有创检查或手术，应当由主诊医师主持讨论后，由主诊医师负责实施；需行急诊手术，由主诊医师或三级值班医师负责实施；手术科室应当在术前尽量完善病人的各项术前检查，因病人病情原因确不能进行检查或检查结果不能及时回报时，应预留标本，麻醉手术中心暂按阳性结果安排手术；危重病人的抢救工作由主管医师以上人员或二线值班医师组织实施，遇到困难时，负责医师应当及时请示上级医师，上级医师应当在接到报告后30分钟内到场。

（1）制订流程，医药护技行政人员全面参与。管理措施要求危重病人的管理不仅与临床一线医、护人员、医技人员相关，更应有行政人员的参与，全方位对危重病人进行干预、督查与把控。

（2）院领导参与，严格监管考核体系。管理措施规定医务部作为危重病人管理的首要负责部门，对危重病人进行全盘把控，分管院领导如亲自对病情特别危重或存在安全隐患的病人的诊疗进行总调度，则使医院危重病人得到足够的关注度与重视度，大大提高了危重病人抢救成功率。

（3）提前干预，杜绝不良事件发生。加强危重、疑难病的床边交接班、查房、讨论及会诊制度，在危重症病人的管理中对可能发生的隐患，提前干预，杜绝潜在的不良事件发生。

（4）常态管理，确保危重病人安全。在危重病人的管理中，医务部从常态化管理入手，从加强总值班每天坚持危重夜查房制度，到对每位危重病人的抢救做到有指导、有督查，每天将危重病人情况做好交接，确保病人安全

6. 值班

（1）临床值班

①值班人员资质如下。

各病区（含急诊科）一线值班医师由医院具有处方权的医师担任，24小时住科室；二线值班医师由医院具有主治以上专业技术职务人员担任，24小时住科室；三线值班医师由医院具有副主任医师以上专业技术职务人员担任，接到抢救、急（会）诊等通知后15分钟内到场。

单独值班护理人员应为注册护士；新来院护士和进修护士经培训、临床带教、考核合格并由护理部进行资质审核后方可单独值班；未取得执业证书和未经资质审核的护士一律不得单独值班。

②工作要求如下。

一线、二线值班医师必须在岗在位，三线值班医师保持通讯通畅；值班医师如需承担急会诊、急诊手术等应急任务，必须及时报告，由上级医师指定其他人员替班。

值班人员应当做好交接班工作，对危重病人进行床旁和书面交班；值班人员接班后要逐一对病人查房，全面掌握病区病人情况，重点查看危重、术后、急诊和新入院病人。

（2）院级值班。明确院级医疗总值班员职责①负责医院重大、突发医疗事件的接报、记录、上报、指挥、联络、协调等工作；②监督检查临床医疗值班岗位情况；③接收上级机关指令及有关部门传真通知，做好记录、并进行处置；④接待部分现场投诉、电话投诉、来电咨询，做好记录、解释、答疑、协调、处置工作；⑤接收并安排外院会诊邀请事宜，联系院内联合会诊；⑥答复科室、临床有关工作请示；⑦其他院内交办的临时性任务。

结合医院实际，按照值班员管理规定和工作流程标准开展值班工作。

7. 知情同意　知情同意权是指患方对疾病诊断、治疗等真实情况的被告知、了解、选择、拒绝和同意的权利。随着《侵权责任法》《执业医师法》《病历书写基本规范》等新法规的陆续出台，医疗法制环境发生较大变化，规范性的研究型医院医疗质量知情同意工作的重要性日益突显，医院必须实现规范医务人员诊疗行为，指导医疗知情同意工作合法、规范、有效开展，以进一步提升医疗质量、确保医疗安全。

（1）履行知情同意手续。应尽量做到"全面告知、准确告知、通俗告知"，医院提倡各专科根据本专业的特点，有针对性地制订本专业的知情同意书。知情同意告知内容包括：医院的基本情况，主要医务人员的职称、学术专长，重点专病等；医院规章制度中与病人诊疗工作有利益关系的内容；诊断手段、诊断措施。如 CT、B 超、X 线等诊断仪器和对体液的化验等诊断方法的准确性，有无副作用，副作用的大小，检查结果对诊断的必要性、作用等；所采用的治疗仪器和药品等的疗效、副作用等问题；手术的成功率、目的、方法、预期效果、手术过程中病人可能要承受的不适。以及手术中可能预料到的后果、潜在危险等；病人的病情，即病人所患疾病的名称、可能的病因、病情发展情况、需要采取的治疗措施以及相应的后果等；病人所患疾病的治疗措施，即可能采取的各种治疗措施的内容、通常能够达到的效果、可能出现的风险等；预计需要支付的费用；出现医疗纠纷时的解决程序。

（2）行使知情同意权的程序。对病人实施需履行书面知情同意手续的诊疗项目时，经治医师首先应当询问病人和其近亲属，如果全面如实向病人告知拟实施的诊疗项目的风险情况，病人本人是否具备足够的心理承受能力和理解能力；如果病人表示能够自己履行知情同意权，则由病人亲自与医院履行知情同意手续；如果病人表示因心理承受能力和理解能力等因素，不能自己履行知情同意权时，则请病人委托代理人代为履行知情同意手续。病人表达自己意愿的情况，必须在病程记录中如实记录。对恶性肿瘤病人，医师可以直接建议病人委托代理人代为履行知情同意手续。

委托代理人应按照病人配偶、父母、成年子女、其他近亲属的先后顺序进行。无直系或近亲属的病人，可由其所属单位、街道办事处或村民委员会指定人员担任。

病人具有完全民事行为能力的，在不违反保护性医疗制度的前提下，应直接告知其本人；必须履行书面签字手续的，由其本人签字。病人虽具有完全民事行为能力，但如实告知其病情、医疗措施、医疗风险后可能造成病人不安，进而影响医务人员开展诊疗工作的，或者不能理解诊疗的内容和程序、不能权衡它的利弊得失、不能对所有诊疗方案作出评价、不能根据自己的知识和能力作出决定、不能理解自己所决定的行为将产生的后果的，由病人委托代理人代为行使知情同意权。

（3）知情同意诊疗项目界定。包括：经批准在研究型医院应当首次开展的新业务、新技术；在未得到正式批准或普遍认可的情况下试用于人体的新技术、新方法、新器材、新药物等临床实验性治疗项目；在急诊或处于抢救状态情况下的危重病人，病人或其亲属要求终止治疗、出院、转院的；经医院批准，必须履行知情同意签字手续的其他诊疗项目；医院业务主管部门可根据学科专业技术发展需要适时增加的诊疗项目。

（4）履行书面知情同意手续的要求。医务人员在实施本办法规定的必须履行书面知情同意的诊疗项目前，实施者必须亲自向病人或其监护人、委托代理人告知病情、所采取的医疗措施、可能出现的医疗风险，征得同意后履行知情同意签字手续，不得安排他人替代。几种特殊情况的知情同意如下。

实施急诊、危重病人、拟抢救性诊疗项目时，在无法与其委托人取得联系或其委托人在短时间内不能来院履行知情同意手续且病情又不允许等待的，经治医师应及时提出处置方案［填写《检查、治疗（手术）志愿书》等］，经科室领导签署意见，职能科室、医技部领导审核，医务部或院领导批准后即可实施

急诊、危重病人，正在实施抢救性治疗措施，委托人要求终止治疗时，经治医师应将委托人意见立即报告科室领导，由病人所在科室主治医师职称以上人员充分向委托人告知终止其治疗可能带来的不良后果，并明确告知对此医院将不承担一切责任。以上情况经办医师要用专用病案纸另纸书写，经经办医师和病人亲属签名，即时存入病历档案。

对靠人工辅助器械维持生命的病人（如：气管插管、呼吸机辅助呼吸等），如委托人不要求出院，只要求停止使用人工辅助器械（如停止使用呼吸机、拔出气管插管等）继续留院治疗的，病人所在科室应婉言拒绝。病人亲属要求出院的，由病人所在科室主治医师（本院）以上人员依照规定办理手续后，可满足病人亲属的要求。

委托人不同意医院拟对病人实施抢救性检查、治疗措施时（如急诊手术，气管插管等），由病人所在科室主治医师职称以上人员向委托人明确告知不实施有关抢救性检查、治疗措施可能出现的一切不良后果，以及医院对此不承担任何责任的意见，并依照规定履行签字手续。

手术中需临时改变手术方案，按本办法要求重新办理手术知情同意签字手续；临时决定实施手术中冰冻切片快速病理检查的，必须办理知情同意手续。

尸检的知情同意，患方对病人的死因有异议的，所在科室必须向患方明确提出在规定时间内进行尸检的要求，经患方同意并履行尸检知情同意签字手续后，安排尸检。若患方拒绝或拖延尸检的，经办医师应及时告知对方超过尸检规定时间，影响对死因判定的，医院不承担责任。对拒绝尸检的，应由患方在病历上签署意见；对拒绝尸检又不签字者，由经办医师将谈话的内容、时间、地点以及参加人员等情况记录在病历上。患方对病人的死因无异议的，医务人员也应向患方提出尸检要求，经患方同意并履行尸检知情同意签字手续后，安排尸检；对不同意进行尸检的，应由患方在病历上签署意见；对拒绝尸检又不签字者，由经办医师将谈话的内容、时间、地点以及参加人员等情况记录在病历上。死者生前患有胰腺炎、肠炎等感染性疾病；死者生前做了开颅、开胸和剖腹探查手术的情况必须在48小时内、尸体冷冻保存前进行尸检。

8. *医疗纠纷调处* 随着国家经济社会发展、医疗保障体制改革以及法律环境变化，医疗纠纷的原因、形式都呈现出新的变化趋势，需要我们更新观念，有效应对。某医院于2013年成立院医疗纠纷调处中心，下设仲裁专家委员会和医疗纠纷调处办公室，在体制、机制上规范和健全医疗纠纷处理模式，以整合资源，优化流程，建成比较完善的医疗纠纷调处工作系统，理顺工作关系，明确职责，积极开展工作，建设快速反应、高效快捷的医疗纠纷调处工作管理体系。

医疗纠纷调处办公室是具体执行部门，下设纠纷调解和法律事务两个职能小组。纠纷调解

组安排工作人员轮流值班，负责受理投诉、建立健全投诉档案等工作。接待投诉时认真倾听患方意见，作好登记工作，详细解释并告知患方医疗纠纷处理程序。根据患方要求，结合案件实际，力争通过和解使患方息诉。如果不能调解结案，则引导患方通过诉讼途径解决纠纷。法律事务组组织科室主任和涉案人员参加法院举证、鉴定及法庭辩论。定期举办医疗纠纷处理策略和技巧培训班，重点对新聘和续任的科主任进行医疗风险培训，提高科主任处理医疗纠纷的能力和水平。

（1）纠纷调处机制

①报告机制：患方到职能科室进行投诉，职能科室在 12 小时内向医疗纠纷调处办公室报告（电话 939671 向全院公布），由医疗纠纷调处办公室进行备案登记。对于重大医疗纠纷事件，科室应立即向职能科室和医疗纠纷调处办公室报告。 医疗纠纷调处办公室每月汇总纠纷投诉情况，向院部领导呈报。

②调解机制：医疗纠纷调处应关口前移。医疗纠纷调处办公室将投诉病例转发各职能科室先行处理，各职能科室负责本单位法院诉讼前的纠纷调处事务。如果职能科室处理有困难，向医疗纠纷调处办公室递交书面报告后，由医疗纠纷调处办公室介入处理。对于应急事件，如患方在病房内闹事、在医院门口打横幅、暴力威胁医务人员、到总部上访等，由医疗纠纷调处办公室组织军务处、保卫处、职能科室和科室协同处理。

③诉讼机制：及时启动医疗纠纷仲裁会，明确责任性质，并根据鉴定结论进行法庭辩论。组织科室作好法院诉讼前的准备工作，包括复习病历资料、科室集体讨论研究案情、法庭预辩论等。

④仲裁机制：组织仲裁专家委员会对重大医疗纠纷进行责任定性，明确医疗缺陷等级。汇总仲裁结果，呈报院部领导，并将鉴定结论存档备案。

（2）防范和调处方法

①清理超长住院，维护正常诊疗秩序。超长住院病人占用床位资源，存在严重纠纷隐患，部分已经发生纠纷的病人在病房蓄意滋事，严重影响正常医疗秩序。医院进行集中清理，成立工作领导小组，明确职责范围和工作重点，定期召开分析会，推进清理工作；调动一切社会力量，军地联动、军警联动，人性化、灵活性相结合，统筹协调形成合力，全方位做工作；对于病情较重的，加强诊疗工作，实施集中会诊，促进病情康复出院；存在纠纷的，加紧调处，解决争议出院；对于生活困难不能出院的，适当减免住院费用，给予部分经济补助，有的与当地政府协调，给予扶助政策，解决困难出院。通过分析总结超长住院形成原因，制订防范预警措施，建立了工作长效机制。其中一例病人，医院联合国家卫生部、国家信访局、海淀公安分局、病人所在地政府等 7 家单位，与患方进行了 10 余轮协商，最终使病人顺利出院。

②加强检查督导，形成纠纷防范体系。一要加强检查督导，解决规章制度落实不严，医疗作风粗疏的问题。针对医疗工作重点人群、重点场所和重点环节，每周开展机关夜查房、手术室刀碰皮、病案质量等检查，促进各项规章制度落实。二要加强排查预警，解决医疗安全隐患发现不及时的问题。严格开展二次（多次）手术、手术并发症、欠费、超长住院病人监测，继续开展疑难危重病例巡查，死亡病例分析讨论，及早发现、解决问题，化解医疗纠纷隐患。三要建立手术及临床有创操作资质准入标准，建立应急处理预案，并要求落实"五不"，即不能带问题进手术室，不能带疑点做手术，没有把握的手术不盲目做，没有参加术前讨论者不得擅自做，术前准备不充分的不仓促手术。四要狠抓医德医风，加大对违反医德医风责任人的惩处

力度，明确对索取红包回扣、私自外出会诊及手术的主要责任人除按规定给予行政处分外，还将受到延缓晋职和晋级，暂停处方权，一定时期内不能外出参加学术活动、进修、出国考察等处罚，并承担一定的经济责任。

③外聘律师维权，形成纠纷调处合力。为适应《侵权责任法》实施以来，医疗诉讼案件明显增长的形势，有效维护医院合法权益，加强医疗诉讼工作，医院实施了外聘律师和卫生法学专家工作。与专司医疗纠纷诉讼的律师事务所签约，负责承接部分医院诉讼案件。一是解决医院专职人员奇缺问题；二是拓展医院维权渠道；三是拓宽人才库，可以根据不同诉讼类别，选择有经验的律师。实施以来，为医院诉讼工作打开了新局面。院内相关管理人员可以腾出更多精力负责纠纷调解、法制教育和医疗安全监管等工作。

④举办法制培训，提升医患沟通技巧。纠纷调处中全面详细了解病情是前提、学习掌握通科的医学知识是关键、专家咨询意见是依据、法律法规是法宝，需要良好的沟通能力、政策理解能力、说服能力、决策能力。医护人员平日忙于临床工作，需要进行有针对性的专业培训，以适应医疗纠纷调解的复杂性，掌握医疗纠纷调处过程中的方法和原则。一是耐心细致倾听对方的陈述意见，并告知对方解决医疗纠纷的程序，引导双方合理合法解决问题；在未查清楚事实之前，个人不应随意表态、认定是非对错或作出不切实际的调处决定。二是积极主动组织相关专家讨论，通过调查研究，透彻分析医疗纠纷的详细情况，并作好记录，要在尊重事实和法律面前人人平等的前提下，因地制宜，确定对策，争取解决医疗纠纷的主动权。三是沟通谈判的过程中掌握策略，针对不同的情况，要留有余地，分级调处，争取妥善处理，力争达到双赢的效果。有的因为未进行充分沟通，病人存在误解，以教育说服为主；有的需要即时了结，不留后患；有的依托司法，及时控制局面；有的病人一时思想上不能接受现实，需要暂时搁置争议，诚信处理，营造医患互信的氛围；有的借口医疗责任乘机敲诈院方，需要坚决打击医闹。

9. **危急值管理** 危急值（critical values）最早是由美国 Lundberg 于 1972 年提出的，他将危急值定义为提示病人的生命处于危险状态的实验结果，此时应立即采取适宜的治疗抢救措施。临床危急值也称警告值，是指一旦出现这样的检验结果，就需要将其立刻报告给临床医师，以便其立刻采取相应的治疗措施；否则将会因为错过最佳的治疗时机而使病人的生命安全受到威胁。为加强临床危急值管理，医院应当制订相应管理规定，使临床危急值得到及时、准确的报告和处理，确保医疗安全。

制订危急值的相关管理规定，确定医学影像检查危急值的报告范围和检验危急值报告项目和警戒值。所有临床检查、检验项目，只要其结果说明病人可能正处于生命危险地边缘状态，均应当结合临床实际纳入临床危急值管理范畴。常规临床危急值由检查、检验科室根据专业范围提出；特殊病种的危急值由各临床科室根据专业疾病特点，结合临床治疗抢救需要提出；必要时可由医务科结合医疗安全管理需求提出。周期性地评估危急值界限，根据危急值发生数及临床救治效果来调整界限值。危急值报告登记本由管理部门统一下发，保证临床危急值管理的规范化、制度化。

临床、医技科室要认真组织学习危急值报告制度，人人掌握危急值报告项目与危急值范围和报告程序。科室要有专人负责本科室危急值报告制度实施情况的督察，不得瞒报、漏报或延迟，确保制度落实到位。

危急值管理应当列为科室医疗质量管理评价的一项重要考核内容。质控科、医务科、护理部等职能部门将对各临床、医技科室危急值报告制度的执行情况和来自急诊科、重症监护病房、手术室等危重病人集中科室的危急值报告进行检查。各临床、医技检查与检验科室质量管理团队应当定期对危急值管理情况进行总结，提出危急值报告制度持续改进的具体措施，不断完善危急值报告制度，为病人的治疗和抢救赢得时间。

10. **医疗安全不良事件** 医院中的不良事件，就像海里的冰山，其中水上冰山只占冰山的八分之一，暴露的是严重问题；而更多潜在的不良事件往往隐藏于海面下的八分之七，是严重事件的前期阶段。医疗安全不良事件包括可能影响病人的诊疗结果，增加痛苦、经济负担和可能引发医疗纠纷或医疗缺陷的因素及事件；可能影响医务人员人身安全的因素及事件；可能影响医疗工作正常运行的因素和事件。不良事件的报告与监测，贯彻自下而上、分级负责的原则，实行科主任负责制和属地化管理，医务部为主管部门。

不良事件分为四个等级，其中Ⅰ级（警告事件）、Ⅱ级（不良后果事件）属于强制性上报事件；Ⅲ级（未造成后果事件）、Ⅳ级（隐患事件）属于鼓励上报事件。发生（发现）已导致（可能导致）医疗缺陷的不良事件时，应当先救治、再报告，立即采取有效措施，防止损害扩大；应当早发现早报告，可采取电话、网络、口头以实名或匿名形式上报。

不良事件应当按照"主动、保密和公开"的原则上报。主动性：各部门、科室和个人发现不良事件应当主动上报，培养不良事件报告文化，发挥个人质控作用。保密性：对报告人员、当事人员、处置人员以及管理人员等个人信息，应当保密。公开性：不良事件信息和分析结果，在医院内部网络和文件上由主管职能部门公开共享，用于医疗质量的持续改进和管理。公开的内容不涉及报告人和事件所含的个人信息。

院机关负责考评与奖惩，对主动报告不良事件的当事人和当事科室，视不良事件的严重程度和处置是否及时给予一定的免责处罚；对恶意错报、漏报、瞒报、延报情况，按不良事件严重程度给予相应目标考评扣分处理。已构成医疗缺陷的不良事件，按照相关规定处理。每年年终设立优秀报告奖和优秀单位奖。

全国全军有专业的组织机构，负责处理涉及药品、医疗器械、输血和院内感染的不良事件上报，并组织分析和定期印发专刊供同行学习和防范。英国医疗质量委员会（Care Quality Commission, CQC），是英国各级医疗机构监管的主体，负责处理全国不良事件上报和组织分析、学习和防范。

11. **急诊质量管理** 医院急诊工作贯穿院前急救、医院急诊、危重症监护等医疗过程，学科范围包括心肺复苏、现场急救、创伤急救、急性中毒、儿科急诊、急危重病、灾害救援的理论和技能等。急诊医疗的主要任务是对不可预测的急危病（症）病人的主诉进行初步评估判断、急诊处理、治疗和预防，或对人为及环境伤害给予迅速的内、外科及精神心理救助。

急诊医疗基本原则是"救人治病"，将抢救生命作为第一目标。急症抢救有很强的时限性，要尽可能减少院前和（或）院内医生救治时间的延误。"黄金时间"更要强调从致伤、发病起计算时间，缩小时间窗。根据急诊病人的就诊特点，建立急诊病人筛选制度，制订统一的急诊病情分类标准。依据疾病的轻重缓急，给予分级安排就诊。只有生命指征稳定，才能赢得确定诊断和针对病因治疗的时机，要在医疗制度和抢救流程上规定救命优先的原则。可以说，急诊救治真正反映一个医院的综合医疗水平，也折射出一个社会对生命尊重的文明程度。急诊质量控制的要点包括以下几点。

（1）急诊分级检诊：急诊危重病人必须经住院医师、主治医师、主任医师的三级检诊，保障病人病情判断准确，急诊处理得当。必要时进行全院多专科联合会诊，以求最佳的诊疗效果。

（2）急诊检验、会诊时间要求：根据急诊医疗工作制度的要求，在规定时间内完成检诊和（或）会诊工作，确保急诊救治及时有效。

（3）急诊收容：急诊实行首诊负责制，病情为专科问题可请专科医师会诊，涉及多专科情况应组织院内外联合会诊。遇到病情复杂收容困难时，急诊主诊医师有权决定专科收容。

（4）急诊医疗文件：急诊医疗文件的规范化是医院急诊保护性医疗的重要措施，完善的医疗记录、保管和利用有利于医疗质量和医疗安全，可有效规避医疗风险，有助于医疗纠纷处理，也可为社会区域疾病控制提供有益信息资源。

（二）医政准入管理

1. **"准入"管理** "准入"，两个看似简单的字眼，却对医疗质量起到了不同寻常的作用。这里的"准入"包含"专科医师临床准入"、"临床新技术准入"、"手术分级准入"三方面内容。做好准入管理工作，将大幅度促进医疗质量的提高。

（1）专科医师临床准入管理。随着医学技术的进步，医学逐渐演变成包括50多门学科和数百个分支学科的庞大体系。为适应病人越来越高的专业化、个性化医疗服务要求，研究型医院应重视专科医师临床准入管理工作。

建立和完善适合我国国情的专科医师培养与准入制度

发展专科医师培养与准入的必要性：①非专科医师资质的医疗卫生人员从事专科诊疗工作，不仅造成卫生资源的极大浪费，增加病人经济负担，且更容易带来医疗事故和纠纷；②专科医师制度在国外已有100多年的历史，欧美国家已经建立了必要完善和同意的专科医师培养、准入和管理制度。实践证明，这一制度的建立和实施，对于规范临床医师的培养、准入和管理，保证医师的基本临床技术水平和服务质量，满足居民健康需求和促进医学科学发展具有非常重要的作用。随着世界经济全球化和区域经济一体化，医学技术交流和人员跨境流动越来越频繁，医学人才培养和准入标准国际化的趋势越来越明显，要求我们发展专科医师培养和准入制度，与世界接轨。

发展中国研究型医院特色的专科医师培养和准入制度。

在当前深化医疗卫生体制改革的环境下，我们一方面要寻找医患利益的契合点，实现医患共赢，另一方面要改革公立医院的人事分配制度，建立绩效考核机制，变"多收多得"为"优劳优得"，调动医务人员的积极性，为群众提供高效的医疗服务。其重点就是"建立专科医师培养和准入制度，提高医务人员的医疗服务能力和医疗技术水平"，变"以药养医"为"以技养医"。

（2）临床新技术准入管理。没有新发明、新思路、新方法，医疗实践就没有进步。临床新技术的开发和应用是医院提高医疗水平和医疗服务质量的重要途径，也是医院构建和不断增强核心竞争力的关键。临床新技术的准入管理是通过对临床新技术本身、科室及项目团队及个人进行评估、论证，以确定其是否具备在临床运用的条件。

①临床新技术准入管理内容如下。

人员：对申请开展临床新技术的人员进行资质、能力水平以及临床创新经验等方面的评估管理。

技术：是主要着眼点。其准入重点是技术的科学性、安全性、适用性和经济性，以及是否符合法律法规、伦理道德等。

制度机制：新技术的实施需要多学科协作，需要医院完善的制度机制予以支撑。这些制度包括检诊查房、知情同意，质量控制、技术协作、应急处理等。

②临床新技术准入管理层次如下。

分类准入：即针对临床新技术的不同类别进行准入管理。根据管理实践需要，将临床新技术分为引入、集成、原创三类，不同类别根据不同要求进行准入管理。引入类新技术主要指在院外其他单位已成熟开展，其科学性、安全性、伦理性等没有争议，技术路线成熟稳定。这一类技术的准入管理重点主要是设备支撑平台和技术掌握程度的评估；集成类新技术的创新之处在于将某一专业、系统的成熟关键技术扩展应用领域或者将多项成熟技术集成、融合，解决疑难临床问题。由于技术集成的效果不是独立效果的简单叠加，这一类技术往往需要应用多个学科的技术资源，实施难度较大，技术风险较高。其准入评价的重点在于评估每一项相关技术的掌握程度，以及技术集成的科学性和安全性；原创类新技术是指关键技术为本机构首创或者国内外开展极少，技术资料和操作经验缺乏，用以解决重大、疑难临床问题的一类新技术。原创类新技术创新性强、不可预知因素多、安全风险高，其准入应该包括前述 3 个方面所有细节。在科学评估的前提下，既要鼓励创新，又要从严把关，确保项目质量和医疗安全。

分级准入：即根据管理层级，确定不同的准入管理重点和权限。一是科室论证推荐。要求所有临床新技术的开展必须经过科室专题论证，利用专科专家的集体智慧，对技术的科学性、技术稳定性、临床有效性等方面进行重点论证，并对项目负责人的业务水平及技术能力等进行综合评价，确保新技术的开展能够解决病人的实际需求。原则上，引入类新技术的准入管理主要由科室把关。二是医院审核把关。所有新技术项目必须经过医院机关的行政审核、临床专家组的技术评定和医学伦理委员会的论证评估。对于引入类主要对诊疗范围等程序性问题进行审核； 对于集成类或原创类则需要全面审核把关。三是卫生行政部门审查批准。主要对所有原创类和具有重大影响的集成类项目进行审批。审批内容主要包括论证资料的完备性等，并重点对安全性、合法性和伦理性进行审查，同时综合评估技术布局需要和要求。

分阶段准入：根据新技术立项、实施和拓展应用 3 个阶段的不同特点，实施针对性的准入管理。立项准入管理，主要围绕项目的必要性（科学和经济价值）和可行性，从科学性、先进性、安全性、伦理性等方面进行综合评估，以确定其是否具备项目实施的基本条件，通过审核即予以立项；实施前的准入管理，主要在项目正式进入临床实施前，综合评定项目实施准备情况，包括前期动物实验、技术攻关和训练、技术平台建设等能否满足项目实施要求，同时对实施方案的可行性、应急预案的有效性等进行重点审核，确保项目质量和医疗安全；拓展应用准入管理，项目在严格质量标准和保障条件下实施到一定阶段，组织专家对阶段应用情况进行综合评估，重点评估技术路线的稳定性、临床疗效的确定性和拓展应用的可及性（经费和条件要求）等方面是否具备转入常态应用和管理。

（3）手术分级准入管理。外科手术作为一种侵入性有创的治疗手段，具有高风险、高技术要求和群体协作实施的特点。手术技术是否成熟、手术医师的技术操作能力直接影响手术工作质量和病人的生命安全。研究型医院为保证手术质量及手术安全，降低手术风险，必须对外科医生的技术水平进行客观的评价，实行手术分级准入管理。实施"手术分级准入管理"改变"小医生"做"大手术"的不合理状况，改变过去具有高学历、高职务而手术技术尚有不足的医生承担高难度手术的现象，从技术层面和管理层面降低外科手术的风险，保证外科手术质量，减少因手术质量问题而引起的医疗纠纷。

成立院、科两级手术分级准入管理组织。研究型医院医务管理者需高度重视手术分级准入管理工作，医院应分层级对手术分级准入进行监督管理。成立院级、科级手术分级准入管理组织，出台手术分级准入管理制度文件，明确各级准入管理组织工作职责和任务，规定审批、审定、审核手术项目及人员准入的权限。

建立手术分级准入授权与信息化监管平台。①建立外科医师技术档案；②动态评审、管理外科医师手术项目、完成情况、操作流程，将手术权限化、动态化、档案化管理，确保手术分级准入管理落到实处；③动态监管评价手术医师工作数量和质量，作为医师绩效考评基础。

建立奖惩机制。对于手术分级准入管理制度落实好的科室进行年终表彰奖励；对于高风险病例技术及发生医疗缺陷的病例技术，院级手术分级准入管理组织定期召开会议审定、暂停或取消手术项目、手术者资格。对于多次出现手术并发症、医疗缺陷、二次手术等情况的术者停止此类手术资格，待重新审查、考核后方可恢复。

2. 临床科学用血 输血作为一门科学是在不断发展的，医务人员必须要对输血知识不断地进行更新。输血医学历经多年的探索与发展，已经从传统输血发展成为今天的成分输血时代，但仍有不少临床医生存在输人情血、安慰血、营养血等错误观念。科学、安全、有效输血是新时期对临床输血提出的新要求，它推动我们摒弃旧的观念，接受新的信息，建立科学的输血理念。

（1）临床输血三项基本原则和三项要求。三项原则是：①不可替代时选择原则。要求只有在出现组织供氧不足，以及根据手术的出血情况或病情发展将要出现组织供氧不足时，才考虑给病人输注适量的红细胞。同样，只有在机体出现凝血因子或血小板缺乏、凝血功能紊乱，以及根据手术的出血情况或病情发展将要出现凝血因子或血小板缺乏、凝血功能紊乱时，才考虑给病人输注适量的血浆和（或）血小板。至于因为血浆中含有白蛋白、免疫球蛋白，而选择使用血浆，以提高机体免疫功能、纠正"低蛋白血征"等，均违背此项原则。因为，上述情况可以通过输注氨基酸、脂肪乳、白蛋白和免疫球蛋白等来解决。况且，血液（浆）中相关成分的含量较少，通过输注几百毫升血液（浆）纠正不了"低蛋白血症"和"免疫功能低下"。②满足基本生理需要原则。要求在纠正组织供氧不足、凝血因子缺乏、凝血机能紊乱时，对于补充红细胞、血小板和血浆（凝血因子）数量的把握，并不要求完全补充到正常水平，要根据病人的年龄、重要脏器功能和疾病情况，将相关成分补充到可以满足其机体基本生理需要的水平就可以。留给机体一个逐步调节代偿到正常水平的时间和空间，尽量降低随着输注血液量的增加，而同时增加的各种输血风险。③规避风险原则。决定输血前要对病人的性别、年龄、疾病和重要脏器功能进行综合分析，科学评估病人的失（贫）血的耐受性和代偿能力，然后再决定输不输血、采取什么方式输血、输什么血、输多少血。要尽量规避输血风险，做到"尽量不输血、尽量少输血、尽量输自体血"。三项要求是成分化（机体缺什么血液成分就补充什么血液成分）、自体化（条件允许，应该尽量选择输自体血）、个体化（制订个性化的科学合理的输血治疗方案）。

（2）临床输血过程管理。对临床用血，科室应根据病人治疗需要制订科学、合理的用血计划，按规定时限和要求将输血申请单送交输血科。①输血申请单由经治医师填写，按用血审批权限审签。②申请单和血标本标签的填写应项目齐全，字迹清楚，内容准确无误，对有输血史、过敏史的病人要求特别注明。对不符合规定的，输血科应要求科室重新填写合格后方可安排备血。③长期治疗用血和择期手术用血的申请单和血标本必须于计划用血前一日送达输血科实验室，以保证输血科有时间调配血液并完成输血相容性检测工作，确保临床用血安全。④申请急诊用血时，必须提前与输血科电话联系，双方达成一致意见后方可提交输血申请单和血标本，输血科应按约定的时限提供相应的血液成分。⑤临床常规用血申请超过 24 小时、临床备血申请超过 72 小时，仍需继续用血时，须重新填写输血申请单。配血标本 72 小时内有效，超过 72 小时后需重新抽取血标本。对于产生不规则抗体的病人，则按需留取血标本。

（3）输血相关医疗文书管理。①病历首页：血液成分名称、数量、是否自体输血及数量需要填写准确、完整。②输血治疗知情同意书：必须严格签署，内容准确，不能漏项、涂改。一次诊疗过程或一次住院过程中进行多次输血治疗的，可以只签署一份输血治疗知情同意书。③输血申请单：内容填写完整，数据准确，输血前检查严格按最近一次检验结果填写，严格执行三级审批、签字制度，按照医师用血权限提交输血申请。④输血医嘱：输血治疗必须有对应的医嘱，护士严格按照医嘱完成相应输血治疗。⑤取血单：经治医师下达输血医嘱后，通过医生工作站（或手工）开出取血单并签字盖章，医护人员持取血单到输血科取血。输血科工作人员审核取血单后，按照取血单约定的内容进行发血。取血完成后取血单由输血科留存备案。⑥发血单：应包含输血相容性检测结果，并有取血者和发血者签名。临床医生应按照化验单标准将发血单粘贴到病历中。⑦病程记录：每次输血都应在病程记录中进行详细记录，内容应包括三个部分，即输血前评估（输血前临床症状及实验室检查指标描述）、输注过程描述（输注成分、数量，输注过程中、输注后有无不良反应发生）、输注后疗效评价。⑧护理记录：应包括明确的输血时间、输血量、输注过程描述。⑨手术记录：病人术中输血，手术记录中必须有准确的输血相关记录。⑩麻醉记录：病人术中输血，麻醉记录中必须有准确的输血相关记录。⑪手术护理记录：病人术中输血，手术护理记录中必须有准确的输血相关记录。⑫术后病程记录：要求同手术记录。⑬出院记录：应对住院期间输血情况进行说明，如果进行过多次输血治疗，可以将相关记录进行汇总描述。

（4）输血监管措施

①临床输血管理委员会：贯彻临床用血管理相关法律、法规、规章、技术规范和标准，制订临床用血管理的规章制度并监督实施；评估确定临床用血的重点科室、关键环节和流程；定期检测、分析和评估临床用血情况，开展临床用血质量评价工作，提高临床合理用血水平；分析临床用血不良事件，提出处理和改进措施；指导并推动自体输血等血液保护及输血新技术的开展；监督职能部门对医务人员进行临床用血管理法律法规、规章制度和临床合理用血知识培训与考核。

②建立临床用血公示、评价及奖惩制度：医疗处以科室、病区、单病种、主诊医师为考评对象，定期检查、公布临床用血情况，将检查结果纳入医院目标考评体系。输血评价的内容包括：手术备血规范性评价；手术备血合理性评价；内、外科输血指征合理性评价；输注过程评价；输血后疗效评价；血型差错；临床输血相关医疗文书完整性、规范性评价等。对节约用血、规范用血以及积极推广自体输血、互助献血的单位或个人进行表彰；对不合理用血、不规范用血进行处罚；对在采、供血工作中有违反《中华人民共和国献血法》的单位和个人，将依照《中华人民共和国献血法》和国家、军队有关法规进行处罚。

③建立并实施临床输血准入制度：对所有参与临床输血活动的医护人员实行准入管理，由培训部门与输血科共同编写《临床医护人员输血知识培训大纲》及配套辅导材料，内容应该涵盖：输血相关法规、输血适应证的选择、输血知情同意、输血申请与审批、标本采集与运送、血液成分输注前的保存、输注前的核对、输血流程管理、输血不良反应的临床表现及处理原则、

输血疗效评估及输血相关记录要求等。并每年组织对临床医护人员输血理论与操作规范的培训及考核，考核合格后颁发《临床输血资格证书》。定期组织临床医师输血相关知识的继续教育培训，培训记录存档备查。连续三年以上无继续教育培训记录者，暂停输血资格，直至补充培训后恢复资格。以此作为监管机制，推动临床医师规范化输血。

（三）病案质量管理

病历书写质量反映着医院的医疗质量与管理质量，是医院重点管理工作。病历书写质量监控是全过程的即时监控与管理，以便及时纠正在诊疗过程中影响病人安全和医疗质量的因素，促进医疗持续改进，为群众提供安全可靠的医疗服务。

1. 病历质量四级管理

一级管理：由科主任、主诊医师、主治医师组成一级病案质量控制小组。对住院医师的病案质量实行监控，指导、督促住院医师按标准完成每一份住院病案，是病区主治医师重要的、必须履行的日常工作之一。要做到经常性的自查、自控本科室或本病区的病案质量，不断提高各级医师病案质量医师和责任心。"一级质控小组"是源头和病案环节管理最根本、最重要的组织。

二级管理：医院病案管理科负责病案资料的回收、整理、编码、质量检查、归档、保管、供应和复印等。病案科质控医师所承担的是日常质量监控工作，应对每份出院病案进行认真严格的质量检查，定期将检查结果向有关领导及医疗行政管理部门汇报，并向相关科室和个人反馈检查结果。

三级管理：医务部是医疗行政管理主要部门，每月应定期或不定期地抽检各病区和门诊各科病案。严格要求和督促各级医师重视医疗质量，认真写好病案，管理好病案，发挥好三级病案质量的监控作用。重点关注并参加医疗缺陷、纠纷、事故及死亡病案讨论。定期院周会通报病案质量，将医师病案书写质量纳入奖惩和绩效考评管理中。

四级管理：医院病案质量管理委员会是病案质量管理的最高权威组织，应定期检查全院各科病案，审查评估病案质量，特别是内涵质量。并对缺陷病案进行鉴定、仲裁；对管理制度进行修订、完善等。

2. 病案管理目标　①甲级病案率≥95%，无丙级病案；②病案首页诊断填写完整，主要诊断的正确率达到100%；③一般病案三日归档率≥97%，死亡病案七日归档率100%；④疾病诊断分类编码正确率≥90%、手术与操作名称分类编码正确率≥90%；⑤病案扫描、装订、归档正确率100%；⑥门诊病案供应传送时间≤15分钟，当日回收率≥96%；⑦检查、检验报告单等正确粘贴率100%；⑧按规定借阅住院病案，归档及时率100%，病案信息泄露发生率为0。

3. 电子病案质量管理

（1）电子病历书写基本要求。①应当客观、真实、规范、完整；②符合国家病历书写基本规范的要求；③建立统一的书写格式包括纸张规格和页面设置；④使用经过职能部门审核的病历书写模板，理想的模板应该是结构化或半结构化的，避免出现错误信息。同一病人的一般信息可自动生成或复制，不同病人之间的资料不可复制。

（2）电子病历修改。①医务人员应按照卫生行政部门赋予的权限修改电子病历；②修改时必须保持原病历版式和内容；③病历文本中显示标记元素和所修改的内容；④必须标记准确的修改时间。

（3）修改签字。①电子病历修改后需经修改者签字后方可生效（电子签名正式实施前系统自动生成签名并不可修改）；②对提供的客观病历资料进行修改时，必须经电子病历当事人认可，经签字后生效；③签字采用法律认可的形式。

（4）电子病历质量控制方式。现阶段质量控制包括对网上病历信息和打印的纸质病历实施的质量控制。应用病历质控软件，采取终末质控和环节质控相结合的方式，实现实时控制质量，做到问题早发现、早纠正。

（5）质量控制重点。①将危重死亡病历、复杂疑难病历、纠纷病历和核心制度等内容作为质量控制重点，实施专题抽查，重点突出；②将病历书写的客观性、完整性、及时性、准确性、一致性以及内涵质量作为监测内容，防止电子病历实施后出现新的病历质量问题。

（6）病历质量检查。对网上病历检查、准终末病历检查（下达医嘱24小时内）预评的乙级和丙级病历，通过网络提示、局域网邮箱、短信和缺陷通知单等形式通知科室医师修正。抽检终末病案，根据"病案检查评分标准"，评出甲级、乙级、丙级病案。

（7）病历质量反馈。①每月将科室存在的具体问题发送至科主任、科秘书邮箱；②每月完成《病案质量管理简报》，报机关和院部领导；③医疗处网页、病案管理科网页发布《病案质量管理简报》全部内容；④院周会医务部讲评；⑤不定期与科室面对面沟通；⑥每月一次目标考评；⑦每年一次病案展览。

（四）感染控制管理

医院感染管理就是针对在医疗、护理活动过程中不断出现的感染情况，运用有关的理论和方法，总结医院感染发生规律，并为减少医院感染而进行的有组织、有计划地控制活动。医院感染管理是医院管理中的重要组成部分。

1. 医院感染管理体系的建立与运行

（1）医院感染管理体系的建立。医院感染管理不仅贯穿于医疗、护理活动的全过程，而且涉及医院管理的诸多方面，并且与全体医护人员、科研技术及后勤人员密切相关，也涉及临床医学、微生物学、流行病学、卫生学、护理学、建筑学等多学科，任务十分艰巨，因此建立健全完整的医院感染管理体系是做好医院感染管理工作首要的组织措施。一般的医院感染管理体系如图11-10所示。

（2）医院感染管理体系的运行。借鉴管理学的理论和医院质量管理的实践经验，将医院感染管理纳入医院管理大体系之中，其体系运行必然也符合质量管理的过程，采取相似的流程和方法，工作流程也必须在PDCA循环中进行。医院感染管理职能同样体现在计划、组织与协调、控制、指导和教育、学习和提高等方面。①进行全院医院感染管理的规划，明确组织机构与领导作用、制订详细的管理计划。②利用各种手段，加大预防医院感染宣传力度，努力做到人人皆知，全员参与。③各负其责，分工合作。医院感染管理工作涉及全院各个部门，要求各部门明确职责，针对存在问题，要在调查研究的基础上，相关部门共同研究，避免关键环节的推诿现象。④建立完善的监测系统，必须有专职人员负责定期的监测工作对存在问题提出改进意见，并进行信息反馈。⑤医院应根据实际情况，每年有计划的解决1~2项关键性的医院感染问题，专业人员应发挥骨干作用。⑥实施奖惩制度。医院感染管理三级组织的信息交流如图11-11所示。

2. 医院感染管理委员会 住院床位总数在100张以上的医院应当设立医院感染管理委员会和独立的医院感染管理部门。住院床位总数在100张以下的医院应当指定分管医院感染管理工作的部门。医院感染管理委员会由医院感染管理部门、医务部门、护理部门、临床科室、消毒供应室、手术室、临床检验部门、药事管理部门、设备管理部门、后勤管理部门及其他有关

门诊部
预检、分诊，救治
感染病例的筛查、隔离
门急诊环境卫生学管理
常规消毒、室内保洁

住院部
入、出院卫生处理
病区感染防控措施落实
感染病例筛查与隔离
特殊情况的应急处理
病区环境监测与职业防护
手部卫生与无菌操作

医技部门
标本处理与生物安全
手卫生、无菌操作
耐药菌监测

供应室／手术
特殊感染物品消毒、灭菌
下收下送过程的感染控制
器械清洗消毒灭菌过程控制
环境卫生学
职业暴露与职业安全
一次性物品的管理与监测

后勤部门
建筑卫生学标准
医院废弃物处理
被服清洗消毒
饮食、营养卫生（营养室）
尸体卫生处理
环境卫生管理

医院感染管理委员会
院长
医院感染管理科／办公室
科室医院感染管理小组

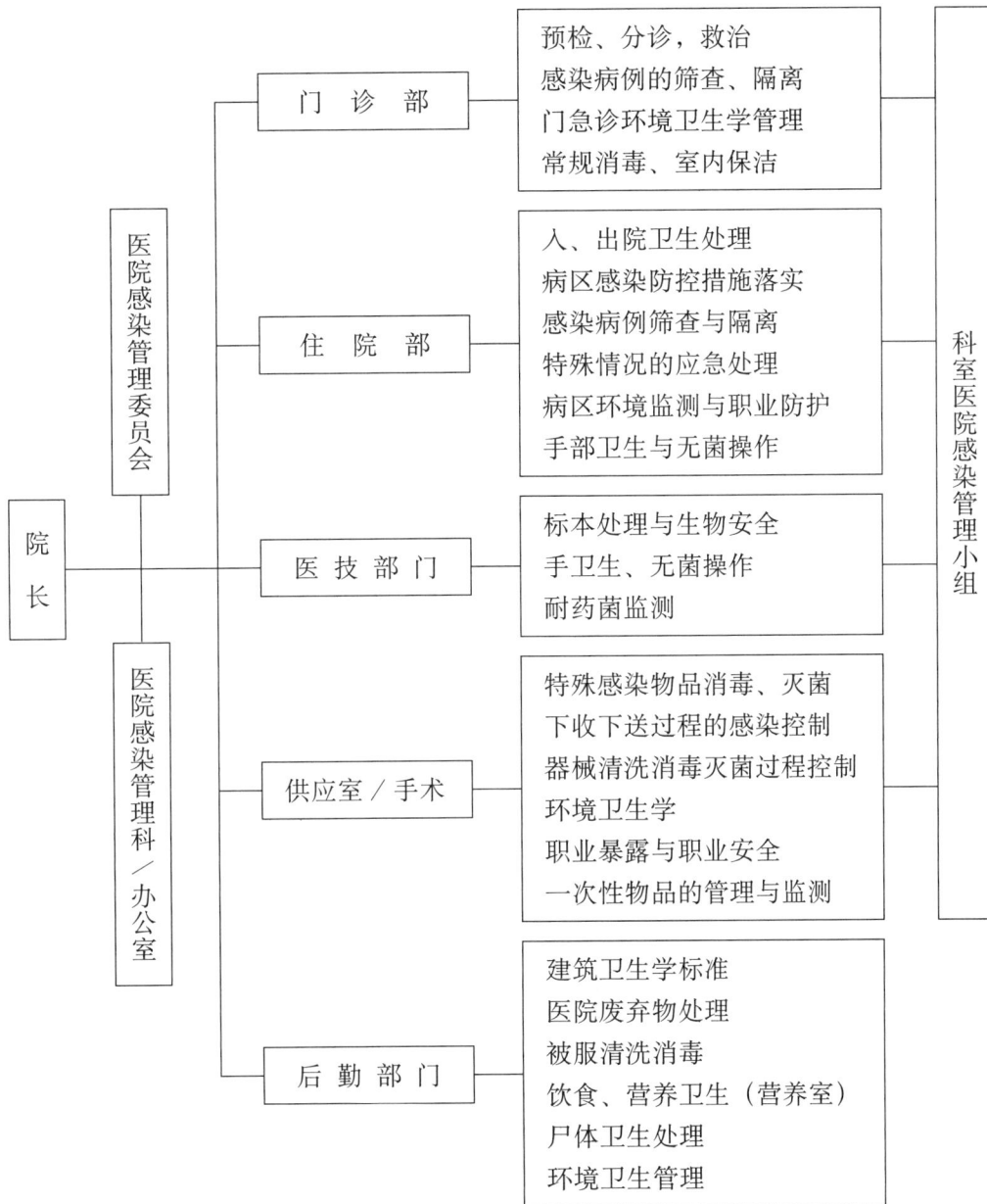

图 11-10 医院感染管理体系图

部门的主要负责人组成，主任委员由医院院长或者主管医疗工作的副院长担任。

医院感染管理部门、分管部门及医院感染管理专（兼）职人员具体负责医院感染预防与控制方面的管理和业务工作。医院感染管理科在医院领导或医务部（处）领导下开展工作，是具有管理和业务的职能科室，承担全院医院感染控制的技术指导、管理与监督工作。医院应按每200~250张实际使用病床，配备1名医院感染管理专职人员。

3. **医院感染管理的教育培训** 随着现代医学科学的发展，引起医院感染发生的因素越来越多。首先，抗生素的滥用造成了大量的耐药菌株，直接导致了感染的发生。其次，近年来大量新技术、新疗法引进医院，各种监护仪、导管、插管、内镜等侵入性操作大大增加了病人感染的机会。再次，器官移植、免疫失衡性疾病治疗、肿瘤的化疗放疗等，都使病人机体抵抗微

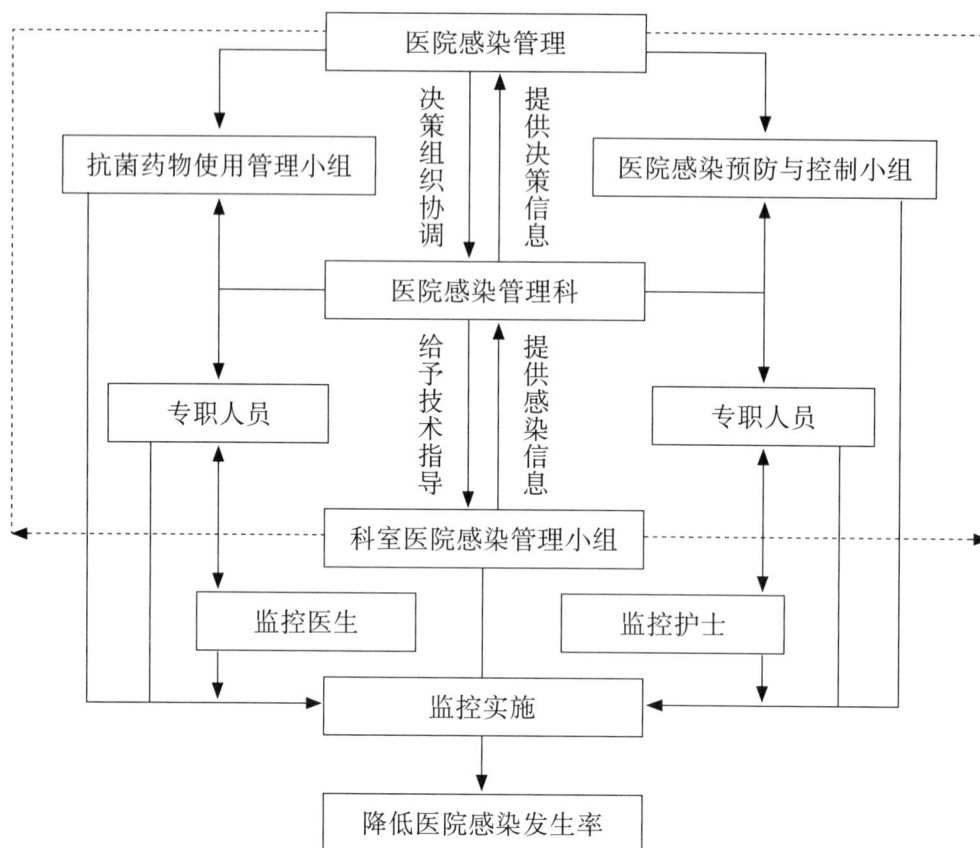

图 11-11　医院感染管理三级组织的信息交流

生物的能力减弱，使感染的发生率大大增加。最后，也是最主要的原因，就是医院管理者、医院各级各类医务工作者，对医院感染的认识水平、知识能力不能适应控制和降低医院感染的要求。因此，加强医院感染管理知识和技术的培训，特别是医院感染专业人员的培训，显得尤为重要，更是搞好医院感染管理的重要前提和保证。

二、流程化管理模式

追踪法（tracer methodology）是客观、科学、公正评审评价医院的一种方法，是美国国际联合委员会（Joint Commission International，JCI）在医院评审评价过程中广泛使用的评审评价方法，欧洲医院评审评价、我国医院等级评审应用也应用了追踪方法学。研究型医院医疗质量流程化的管理模式，应当借鉴应用国内外先进的质量方法学进行。其中追踪方法学是一种关于过程管理的方法学，评审评价者通过收集各种来源数据优先聚焦流程（Priority Focus Process，PFP）来聚焦医院的重要区域，用以开展评审评价、追踪病人的治疗、护理、服务等经历，这种追踪整个医院病人医疗服务经历的方法就是追踪方法学。追踪方法类型包括个案追踪和系统追踪。

（一）个案追踪

个案追踪，又称病人追踪，即调查在被评审评价过程中接受过治疗、护理或服务的病人的实际就医经历。

1. **追踪访查内容**　①依据病人接受医疗服务的路径追踪；②观察单位间、部门间交接情形；③确认提供哪些重要的诊疗服务；④评价不同服务间之整合及协调成效；⑤确认服务过程中潜在问题。

2. **追踪重点环节**　①住院病人病历；②医疗服务过程，直接观察病人诊疗、给药过程，院内感染预控、诊疗计划；③工作人员在环境安全中的角色职责；④营养评估、疼痛评估、医疗仪器设备维护等；⑤对工作人员访谈；⑥对病人或家属访谈；⑦到急诊室访查。

3. **绘制追踪地图**　个案追踪地图分为管理组、医疗组、护理组三类。

4. **制订追踪检查表**　追踪检查表是为评审专家和相关检查人员提供的工具表，依据个案追踪目的和标准内容，制订审核评价表，列出核查内容、考核标准之外，还有检查标准条款是否落实，落实的程度，以及存在的问题。

（二）系统追踪

系统追踪是把医院作为一个整体系统来评估的，侧重于整个组织的高风险过程，审查医院的工作流程。通过检查围绕医院共同目标的不同部门之间的协同工作情况，评审评价者可以评估医院的组织系统功能如何实现以及实现的程度，强调与医疗安全、优质服务、标准遵循相关的要素和部门间协作，规避潜在漏洞。

系统追踪以个案追踪为基础，但又有别于个案追踪，个案追踪中调查者需要对病人诊疗的整个进程进行跟进，评审其诊疗过程中的各个方面，而非单个系统。

系统追踪内容：①评审评价相关过程的绩效，关注独立但又相关过程的整合与合作；②评审评价学科和部门之间的沟通；③识别相关流程的潜在问题。

系统追踪包括单位访谈，用以评审评价系统过程的实施，审查对护理和治疗的影响因素；还包括涉及调查者和相关人员进行的互动交流，内容要点包括：①整个医院的过程流，包括对危险因素的识别与管理、关键活动的整合、与过程相关人员／科室的交流；②流程的优势和劣势，以及在需改进领域可能采取的行动；③在其他调查活动需要进一步探索的问题；④关于是否符合 JCI 国际标准和国际病人安全目标（IPSG）标准的基线评估。

（三）综合追踪

根据需要也可将个案追踪与系统追踪相结合，从横、纵两个方向对标准及其落实情况进行审核。

三、信息化监控体系

（一）分级质量控制

质量控制是质量管理的基本手段。研究型医院的质量控制应当根据医疗质量管理组织层次实施分级质控，包括个体质量控制、科室质量控制、院级、职能部门质量控制、区域性的专业学科质量控制四个层次展开。

1. **个体质量控制**　研究型医院的质量控制应当具有独立操作、独立实施各种诊疗服务的临床医护人员的自我控制是医疗质量管理最基本的形式。职业责任、敬业精神、学识、技能和经验占有重要作用。个体质量控制一靠工作职责；二靠规章制度，工作标准和技术规范；三靠作风养成，扎扎实实日常工作养成的习惯。个体质量控制既有自我约束作用，又有互相监督作风，形成一种协调约束机制。

2．**科室质量控制**　从某种意义上说，科主任的技术水平和管理能力决定了该学科的质量水平。研究型医院的质量控制的环节质量控制、终末质量检查和评价是科主任经常性工作，也是科主任职责所在。

3．**院机关及职能部门的质量控制**　研究型医院的质量控制应当发挥医院领导和机关职能部门在医疗质量管理中主要是组织协调作用。一是通过日常诊疗活动进行质量检查组织协调；二是根据医疗质量计划和标准，定期组织实施全院性的医疗质量检查，进行质量分析和讲评；三是针对医疗工作中发现的缺陷和问题进行跟踪检查分析，制订改进措施，并运用正反典型事例向全院进行教育；四是注意掌握各专业质量管理的关键点及关键点相联系的例外情况；五是质量保障组织服务工作。

4．**区域性的专业学科质控中心**　由该领域学术水平较高的单位牵头，集合该区域有影响力的专家，组成质控专家小组。制订质量控制标准、设计质量检查方法、进行质量检查、开展质量活动、召开质量会议、评价检查结果。

（二）系统质量控制

1．**全面质量控制**　研究型医院根据全面质量管理思想，医疗质量控制必须实行系统性全面质量控制，病人从入院到出院的整个医疗过程，要实行不间断的质量控制，对这一过程中的各部门、各环节及全过程中的各项治疗、护理、技术操作和其他医疗生活服务工作都要进行连续的全面质量控制，实行标准化、程序化、规范化、制度化的管理。

2．**全程质量控制**　研究型医院提高医疗技术水平，控制病人的医疗支出，改善服务态度和措施，最终提高病人的满意度是国内外医疗管理研究的热点问题。只有对病人步入医院，直到接受医疗服务后步出医院的整个过程实施全程监控，实施包括医疗技术水平、病人医疗支出、服务态度和措施三个方面医疗质量指标的全程质量控制，是加强医疗安全，提高医疗质量，促进医院发展和加强医院社会竞争力，以及保障病人利益的有效手段，最终达到提高病人满意度的目的。如检验实施全过程控制。ISO15189明确指出医学实验室的服务包括受理申请、病人准备、病人识别，样品采集、运送、保存，临床样品的处理和检验及结果的确认、解释、报告并提出建议。这些服务实际就是每个标本检测的全过程。这个过程可分成三个阶段，前六个环节是分析前阶段，后四个环节为分析后阶段，中间为分析中阶段即实验室检验阶段。过去只看重"分析中"，而忽略了分析前环节对标本的影响，导致分析结果的偏差；也忽略了分析后过程，发出的报告临床医生不能完全正确地分析实验数据、准确地用于疾病的诊断和治疗的监测，不能在临床工作中发挥更大作用。在准备ISO15189认可过程中，医院工作人员认识到，过去是研究检验方法及如何能出准确的数据，而现在，不仅要准确检测标本，更要透过标本看到疾病和病人，医院提供的不仅是简单的数据，而是有效的诊断和治疗信息，这启示检验工作者必须与临床相结合，深刻体会从"医学检验"向"检验医学"发展的深层内涵。

3．**重点质量控制**　医疗过程中的重点环节是检诊、查房、病案书写、会诊、大手术、抢救、新技术新业务开展等。诊疗的重点对象一般指疑难、危重、抢救、监护病人。在全过程性控制中抓住重点环节，选准关键点，及时发现和处理与关键点相联系的例外情况，质量控制就能成为一个相对封闭的良性循环。

（三）常态化环节质量控制

环节质量控制是指医疗过程中如诊断、治疗、手术、护理、抢救等过程，易发生过失的环节质量进行控制。环节质量直接影响着整体医疗质量，所以，研究型医院强化对环节质量的监控，对改善医疗质量起着至关重要的作用。对医疗服务组织机构而言,医院实行的一线医护人员、科室、职能科室和院机关构成的四级质控，为提高医疗质量提供了基本保证。但是，各个层次或环节在质量管理实践中能否发挥作用，起到实际效果，还需要对以上各个环节的医疗质量随时进行测量和控制，判定是否达到预期要求。研究型医院应重点把握五个环节。①重点医疗核心制度落实，如首诊负责制、三级医师查房制、疑难病例讨论制、会诊制度、危重病人抢救制度、术前讨论制度、查对制度等 13 个医疗核心制度；②重点科室部门，如门急诊、产科、醉科、ICU 等；③重点人员和技术，如新毕业人员、新调入人员、医疗差错频发人员和纠纷投诉较多人员。完善各项新技术、新项目操作常规，制订各项新技术的准入制度。严格掌握实施新技术的适应证；④重点病人，如疑难危重病人、大手术围术期病人、复合伤多发伤病人、特殊诊疗处置病人等；⑤重点时间段，如节假日、夜晚。

1. **常态化督导检查** 为切实提高环节质量，研究型医院注重转变机关工作作风，改进医疗质量管理模式，加大了对质量管理中各环节的动态检查和评估，建立并施行了医疗助理员下临床工作制度；对每天疑难、危重和抢救病例，提前介入干预，了解病情和诊治中的困难，及时组织本院专家或邀请外院专家会诊；对 3 日不能明确诊断的病例，认真分析原因，及时指导科室做出进一步检查计划；对乙类及以上的手术病例，严格监督检查，强化术前讨论、知情同意制度的执行；对新入院病人和新手术病例，突出检查首次病程记录、入院记录、手术记录完成的及时性和规范性；对归档病例突出检查死亡病例和危重病例的死亡讨论记录和抢救记录的规范性；对门诊工作侧重检查门诊病历书写情况和处方的规范性；对医技科室侧重检查报告的规范性和质控情况以及大型仪器的阳性率等。上述检查情况要在全院周会上进行通报，并以《质量简报》的形式下发，对发现的问题及时反馈给相关科室，限期整改和复查。实践证明，以机关下临床的形式加强质量中间环节管理，是控制和提高医疗质量的有效途径。

2. **重视病人随访反馈** 医疗质量的改进，单靠医院一方是不够的，还需要充分发挥病人在质量改进过程中的积极作用。因为病人是医院的服务对象，最有权利对医疗质量进行评价。及时了解病人的反馈意见，是医院加强医疗质量管理和促进医疗质量改进的一个重要手段。

研究型医院应重视倾听病人的意见和建议，定期组织有关人员深入到门诊和病房向病人了解情况，开展问卷调查，征求病人对医疗服务质量等方面的看法和建议。这对医院医疗质量建设起到很大的作用。医院可成立院级随访中心和科级随访小组，通过上门走访和电话征询等方式对出院病人进行跟踪调查，倾听病人的"心声"，让病人敞开心扉说实话。

实践证明，让病人帮助医院查找问题的方法对医院改进医疗质量起到了重要的促进作用。建立随访中心加强质量跟踪，成为医院加强医疗质量建设的一个助推器。

3. **科室绩效管理考核** 十八届三中全会提出对政府组织"严格绩效管理"，在医疗领域"建立科学的医疗绩效评价机制"。绩效管理于 21 世纪初在中国公立医院系统推开，是我国公立医院迈向管理现代化的重要标志。毫无疑问，绩效管理将进入公立医院领域。

绩效管理就是管理者通过一定的方法和制度确保组织及其子系统（包括部门、流程、工作团队和员工个人）的绩效成果能够与组织的战略目标相一致，并促进组织战略目标实现的过程。绩效管理的最终目的是让组织能够可持续地发展，并且在发展的过程中员工的绩效不断地提高。要将绩效管理有效地运用到我国公立医院管理中，必须明确绩效管理在我国公立医院运用的"道""法""术"。"道"：治理、平衡和竞争；"法"：解决在我国公立医院绩效管理中什么最重要、什么次重要、什么不重要的问题；"术"：即绩效管理中具体的管理方法，以三种典型的绩效管理工具为例：如360度反馈法、平衡计分卡、KPI等。

公立医院绩效管理的两个层面：政府如何考核医院和医院如何考核科室和医生，即外部评价和内部评价。建立绩效考核指标体系，也应根据这两大板块进行设计。绩效管理是管理者与员工就工作目标与如何达到工作目标达成共识的过程，是管理者对员工的教练与辅导过程、是不断交流和沟通的过程、是持续改进工作绩效的循环过程。

科室绩效管理的步骤一般包括确定医院的目标，设定科室目标和员工目标并制订岗位说明书与绩效标准，持续监督绩效进度，实施绩效考核与沟通，应用绩效考核结果。主要工作效率指标包括：工作效率指标表示医院业务工作的负荷程度，用以评价医院工作效率的高低，主要指标有人均门诊业务量、人均出院业务量、病床使用率、病床周转次数、病床工作日、出院者平均住院日等；医疗质量指标表示医疗质量水平，用以反映医院医疗质量的高低。主要指标有诊断符合率、治愈率、死亡率、院内感染率、并发症等；财务状况指标表示医院财务效益、资产运营和偿债能力水平，用以评价医院的财务状况。主要指标有净产收益率、总资产报酬率、总资产周转率、流动资产周转率、资产负债率、收入成本率、每床年业务收入、每百元固定资产收入等；发展能力指标表示与医院发展能力相关指标的水平，用以评价医院自我发展的能力。主要指标有资产保值增值率、固定资产更新率、固定资产收益率、人员培训费用率、科研成果及发表论文水平等；信誉指标表示与医院有关的信誉指标水平，用以评价医院社会信誉状况如何。主要指标有服务满意率、医疗纠纷发生率，病人负担指标表示病人负担水平，用以评价医院病人负担水平状况。主要指标有诊次（床日）收费水平、单病种收费水平、病人人均出院费用等。

科室绩效管理的流程：一是制订绩效指标，确定指标权重。制订关键绩效指标并层层分解至部门和员工；根据对医院价值的驱动程度，设定关键绩效指标的权重；二是确立绩效目标，签订绩效协议。制订绩效目标，起草绩效协议，审批并签订各个层面的绩效协议；三是实施绩效考核，衡量绩效结果。召开月度、季度、年度绩效审核会议，实施绩效考核。对照绩效目标，确定绩效完成情况；四是沟通绩效结果，制订下期计划。沟通考核结果，上下达成共识。总结成功经验，发掘失败原因，调整行动计划。

（四）信息化质量控制

1. **"十率"指标导航作用** "十率"导航指标包括平均住院日、药费比、感染率、满意率、收益率、出入院诊断符合率、临床与病理诊断符合率、不良事件发生率、会诊及时率和床位使用率等关键医疗运营指标，是研究型医院实现信息化管理的重要抓手，也是提升医疗质量安全的重要举措。通过"十率"导航高标准、高质量、高效率完成工作任务，提高科学管理水平，提高效率效益，持续质量改进，降低医疗风险，使工作上有目标，管理上有抓手，考评上有尺度，措施上有办法，质量上有标准，安全上有保证，较好地完成以医疗为中心、保健为重点的各项工作任务。

2. **决策管理平台** 研究型医院建立综合性、完整性ODS统计信息资源库，为管理者提供集成的、一致的决策管理平台。内容集HIS、CIS、LIS、RIS、PACS、EMR、ERP、医技工作站、科研训练等各类业务系统KPI为一体。为不同层级的管理者提供集成的、一致的决策管理平台。使管理者在一个平台上即可获取所需的管理信息。

3. **三级用户门户系统** 研究型医院建立面向院、部、科三级用户的门户系统,提供医疗管理、运行管理全过程、全方位、全要素的信息服务、决策支持和各部门工作任务指标等信息的导航服务。面向院部领导的信息导航门户系统：以驾驶舱、仪表盘和统计图表形式，提供医疗管理、运行管理全过程、全方位、全要素的信息服务和决策支持；面向各业务处的信息导航门户系统：以实时查询、报表和趋势图形式，提供满足不同机关各业务处管理工作信息需求；面向各职能科室和科室主任信息导航门户系统：以实时查询、报表形式，提供各部门十率指标、工作任务指标、病种术种指标的明细信息和不良事件预警信息等导航服务。

4. 临床数据中心 研究型医院围绕重大疾病，基于电子病历和医嘱信息，建立基于循证诊疗的临床数据中心。围绕重大疾病，基于电子病历和医嘱信息，建立重大疾病数据知识库，利用医院网络平台向全院医务人员开放，为临床提供循证诊疗与病历研究、住院医师诊疗培训、临床教学与科学研究、临床路径与费用管理、药品、材料、设备应用分析等信息服务。

5. 实时数据查询 研究型医院建设集成性、一体化的信息服务平台，实现了关键医疗运营指标的跟踪和医疗数量质量指标的实时查询。功能包括信息查询、统计报表、分析比较、专题报告等内容。实现了统计日报、周报、月报、快报的跟踪，医疗数量质量指标的实时查询。

6. 医院质量控制体系 随着数字化医院的实现，利用医院信息管理系统对医疗质量进行实时动态监控是近年来的一个新的趋势，医院应基于 HIS 系统及 ERP 人财物管理的网状信息系统建立医疗质量信息管理系统，通过网络随时准确地捕捉和报告相关的医疗服务过程，加强各医疗环节缺陷的防范，使医院质量管理网络化、信息化、数字化、平台化，提高了质量控制的效率与水平，保证指标数据可视、标准落实可查的有效工具。研究型医院应用"十率导航"信息系统，医疗质量监测系统，医院感染监测系统、医院标准化运行监测与考评信息服务平台，临床路径管理平台，绩效考核平台、医德医风考评系统等从全方位，全过程监测分析指标数据，保障标准落实。医疗质量管理职能部门每日进行基础医疗质量、环节病历质量、终末病例质量、手术质量、重返指标及运营指标监测、检查和分析，实施信息数据的上报和导航，每月进行监测报告，综合分析质量效果，提高了对质量问题的预警与应变能力。

医疗质量监控系统包括医疗质量指标展现、手术质量管理、基础病案质量、医疗不良事件、重返指标管理、医疗环节监控六个模块。根据国际 IQIP 指标体系和 2011 年度卫生部颁布的《三级综合医院医疗质量管理监测指标》《三级综合医院等级评审标准与实施细则》等国家、军队规定的医疗质量服务与管理指标，研究确定符合医院实际的指标和目标值，按照规定监测管控。主要包括：诊断质量指标、治疗质量指标、管理质量指标、病种术种质量指标、重点部门指标等。系统自动展现，并向院部领导及科室推送。

手术质量管理，主要监控非预期再次手术、手术并发症、并发症预警，系统设定管理模块和科室反馈模块，管理者进入系统进行手术后病人并发症及非预期再次手术的监测。科室通过反馈系统模块进入查看科室手术并发症预警和非预期再次手术病历，进行讨论评估，分析原因，并将分析情况通过系统填报"非预期再次手术分析表"，通过系统提交到管理平台。职能部门在监控同时，和主管医师进行沟通，了解病人状况及处置方式，并及时将数据上报到机关医疗部门通报讲评，反馈到职能科室组织专家讨论处置。手术质量管理系统的应用和非预期再次手术的通报讲评，促使科室在病人围术期制度上做到扎实落实，做好术前评估、术前认真讨论、术中仔细操作和术后仔细观察，有效的防范手术并发症和非预期再次手术的发生。

基础病案质量监控，主要包括终末死亡病例评审模块、在院环节病历评审模块、和评审专家模块。根据国家卫生部医政司颁发的《病历书写基本规范》设定评审标准，从评审专家模块中根据专业抽取专家评审。环节病历监测选定大手术病历、危重病历、妇幼病历等重点病历、病种、人群抽取，职能科室设专人实施监测、反馈和督导整改。死亡病历实施每月评审，职能部门根据病种匹配专家，从诊断质量、治疗质量、护理质量、病历书写及专家评审指导意见方面实施评审。职能部门将专家评审意见推送到科室，组织科室再讨论、再分析，达到质量持续改进的目的。

医疗不良事件上报及处置管理。医疗（安全）不良事件是指医院运行和各类人员的医疗活动中，任何可能影响病人的诊疗结果，导致增加痛苦、经济负担和可能引发医疗纠纷或医疗事故的因素及事件；或者是影响医务人员人身安全和医疗工作正常运行的因素和事件。医疗安全不良事件管理系统，分为上报、处置和管理三大模块。目前已将报告形式由单一的填写纸质表单，转变为网络、口头和电话报告等多报告模式，通过医疗安全不良事件管理系统平台，初步实现了医疗不良事件的及时报告、专项处置、按时反馈、综合分析的信息化管控模式。根据等级医院评审要求，设定每百张床位30例的目标，医疗安全不良事件为鼓励性上报事件。

重返指标管理，重返类指标指病人在短时间内非计划再入院、手术病人在短时间内重返手术室等情况。重返住院指标设出院24小时内重返住院、1~7天重返住院、2~15天重返住院、16~31天重返住院。按《三级综合医院医疗质量管理监测指标》设定重点病种、重点手术重返住院监测。由职能部门实施每日监测、反馈，并督导科室进行原因分析。

医疗环节监控，主要针对会诊质量、资质符合情况实施监测。职能部门设定专人进行会诊制度落实及会诊质量的监测、监督和跟踪。建立和会诊医师动态联络机制，通过系统提醒会诊医师任务完成情况，警示未完成量和时间，督导会诊制度落实。资质符合情况监测，建立医师资质动态库，包括医生姓名、年龄、学历、职称、手术分级、操作项目类别，并和操作项目建立联动，智能提醒不符合资质操作项目。

职能监控部门每日监测、反馈，并提交机关进行通报批评。

7. **医院感染实时监测预警干预**　基于HIS的医院感染实时监测预警干预系统（Real-time Nosocomial Infections Surveillance System，RT-NISS），在Oracle10.0数据库和Tomcat6.0运行环境上，利用医院管理信息系统（HIS）和实验室信息管理系统（LIS）、医学图像存储与传输系统（RIS）等，实时采集医院感染相关信息，将医生的医嘱、临床检验、临床体征、手术记录、病人电子病例和护理记录等各种病人信息元素进行整合。通过准确、高效的预警机制和临床反馈-干预机制，创新了医院感染监控的工作模式，实现对病人从入院到出院的全过程感染信息追踪，全面提高了研究型医院感染管理信息化水平。

一是通过感染病例智能判别，实现了实时监测和及时干预。解决感染病例实时、自动监测问题，实现医院感染的动态监测，大大节约了感控专职人员筛查病例的时间，使感控专职人员有时间带着监测数据到临床进行重点干预，避免了过去直到出院后才了解病人是否感染和无法干预的情况。

二是通过住院病人全过程监控，实现了感染防控关口前移。使感控专职人员了解感染危险因素的全况，如每天的感染现患率、感染发生率、抗菌药物使用率、呼吸机使用情况、血管插管情况等；这些数据都可以具体细化到科室或病区，及时反馈到临床科室，切实为临床科室提供预防感染的提示，强化了过程监控，使感染控制的关口前移。

三是通过病原学和症状监测，实现了暴发实时预警和早期控制。早期发现感染阳性指标，及早采取控制措施，提高了对医院感染重点科室的进行感染控制行为干预，防止感染传播及加

```
                    ┌──────────────┐
                    │   开  始      │
                    └──────┬───────┘
                           ↓
       ┌──────────────────────────┐      ┌──────────────────┐
       │   制定年度质量管理计划       │←─────│  参与计划，反馈意见  │
       └──────────────┬───────────┘      └──────────────────┘
                      ↓
┌──────────┐  ┌──────────────────────────┐
│ 制定修改   │→→│  建立质量指标、标准及检查细则  │
└────┬─────┘  └──────────────┬───────────┘
     │                       ↓
     │        ┌──────────────────────────┐
     └───────→│     下发质量管理文件         │
              └──────────────┬───────────┘
                             ↓
                ┌─────────────────┐      ┌────────────┐
                │    组织培训        │→────→│  培训记录    │
                └────────┬────────┘      └────────────┘
                         ↓
                ┌─────────────────┐
                │    实施检查        │
                └────────┬────────┘
                         ↓
                ┌─────────────────┐      ┌──────────────────┐
                │    基础质量        │→────→│  检查、督导、自查改进 │
                └────────┬────────┘      └──────────────────┘
                         ↓
  ┌──────────┐  ┌─────────────────┐      ┌──────────────────┐
  │ 选择性参加 │ │    环节质量        │→────→│  检查、督导、自查改进 │
  └──────────┘  └────────┬────────┘      └──────────────────┘
                         ↓
                ┌─────────────────┐      ┌──────────────────┐
                │    终末质量        │→────→│  检查、督导、自查改进 │
                └────────┬────────┘      └──────────────────┘
                         ↓
                ┌─────────────────┐      ┌──────────────────┐
                │  月例会分析讲评     │←─────│  汇报，月检查分析自评 │
                └────────┬────────┘      └──────────────────┘
                         ↓
                ┌─────────────────┐  ┌────┐  ┌──────────┐
                │    是否达标        │→─│ 否 │→→│  组织改进  │
                └────────┬────────┘  └────┘  └──────────┘
                         ↓
                     ┌──────┐
                     │  是   │
                     └───┬──┘
                         ↓
  ┌──────────┐  ┌─────────────────┐
  │ 审核讲评   │→→│   年度综合质量评估  │
  └──────────┘  └────────┬────────┘
                         ↓
                ┌─────────────────┐
                │    实施奖惩        │
                └────────┬────────┘
                         ↓
                ┌─────────────────┐
                │    年终总结        │
                └─────────────────┘
```

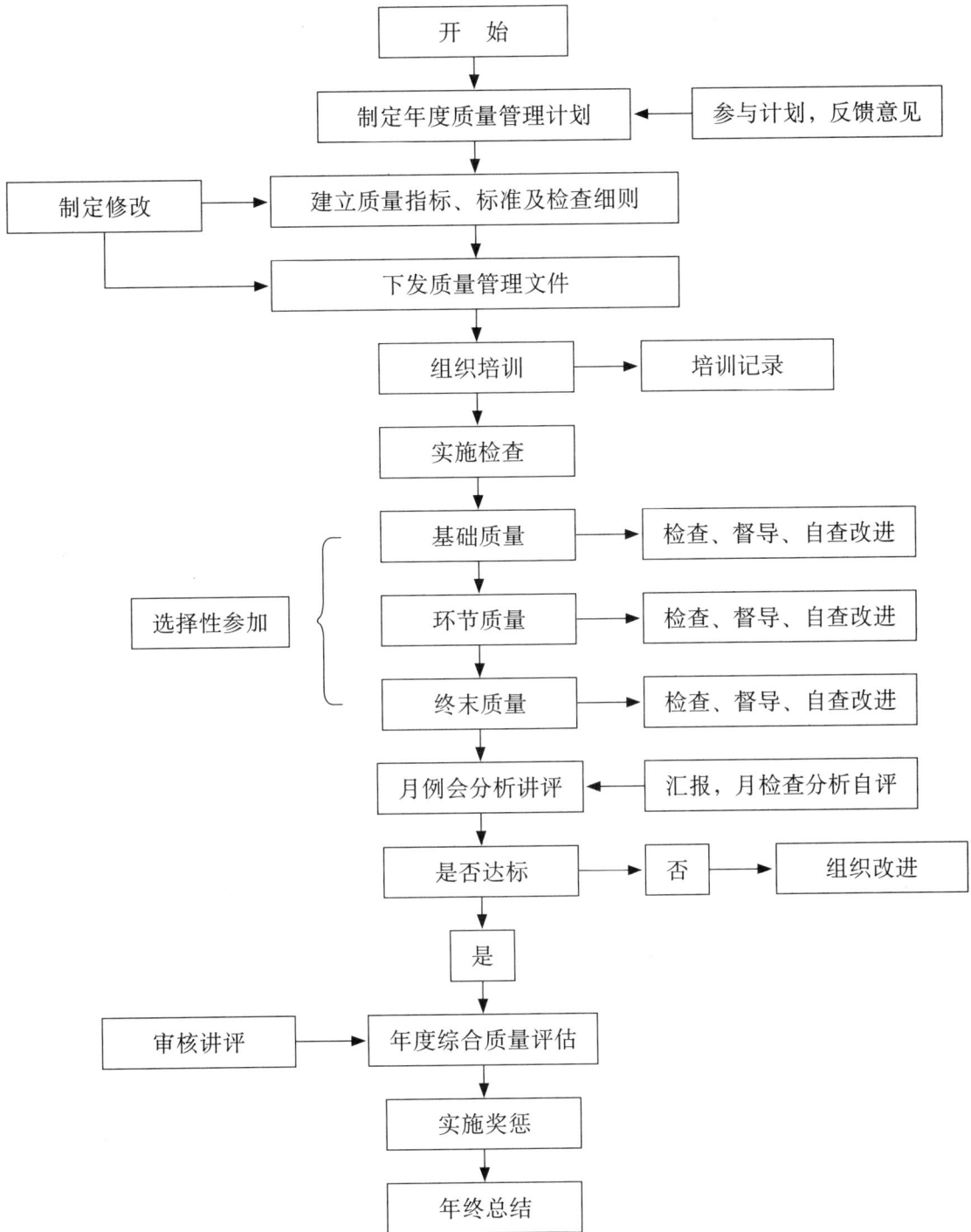

图 11-12 医疗质量管理工作流程图

重。及时发现医院感染聚集性病例和暴发苗头，进行现场调查和处置，在暴发事件初期及时采取应急措施，防止暴发事件的扩大，确保医院医疗安全。

四是通过交互平台的应用，实现了与临床的实时沟通与干预。"交互平台"为感控专职人员与临床医生提供交流沟通平台，增加感控专职人员了解疑难病例的感染情况的渠道，为临床医生提供针对预防控制措施进行干预，督促医生规范治疗和及时进行病原学检查，强化了过程监控，督促医生积极参与到感染防控工作中来，提高感染控制效率，实现了感染预防控制的"关口前移"，创建了国内医院感染新的工作模式。

由于医院感染的重要性增强和 RT-NISS 系统能够提供准确详实的数据，使得医院感染现患率、病原学送检率、抗菌药物使用率成为全院"十率"之一，成为领导层决策的重要参考信息和主要抓手，"用数据说话"，有了准确数据，领导决策有了依据，管理措施有的放矢，实现决策支持科学化。

8. 病案书写质量监控

（1）门诊病案供应、归档。①凭挂号供应门诊病案。送达时间小于 15 分钟。门急诊和急诊住院病人病案由专人负责供应；由值班人员送至住院管理科或急诊分诊台。围产及门诊手术预约病案根据预约清单供应。②接诊医师负责暂时保管病人门诊病历，不得交由病人带走，诊区护士每隔 30 分钟到诊室回收并集中保管。病历传送员每天定时到各诊区回收。③归档病案厚度超过 3cm 时，应分册装袋、注明册号。

（2）住院病案回收。病案回收时应严格按照"三查一对"制度，对病案资料完整性、打印质量和人员签字等情况进行初审，与临床科室主班护士交接，签收合格病案，不合格病案应在 1 日内由科室补充、完善后送达病案管理科。

（3）住院病案整理归档。回收病案当日完成整理、复审、归档工作。按病案归档排列顺序及时间先后进行整理；对复审不合格病案，电话或发送缺陷通知单通知科室，1 日内完善。

（4）住院病案借阅。住院病案借阅应按规定办理借阅手续。因科研、教学或纠纷借阅病案时应出具由主诊医师以上人员或风险科签字的借条。借阅人对病案须妥善保管，不得涂改、转借、拆散、复制、丢失或以各种形式散布病案信息，并于 1 周内归还。

（5）病案数字化。对每份归档的住院病案及急诊留观、放疗、手术等门诊病案逐页扫描、拍照，对数字化病案的图像进行处理、分类；纸质病案装订成册归档。

（6）病案保管。①门诊病案保存期限不得少于 15 年，住院病历保存期限不得少于 30 年。封存的病案、特保病案专册登记、专柜存放、专人保管。②遵守保密制度，不得透露病人就诊、病案资料信息；病人的所有病案资料均应按规定出入库登记，严禁私自将病人病案资料带离工作场所。③病案库房环境温度 14~22℃，相对湿度 45%~60%，有防潮、防火、防尘、防虫、防霉、防鼠和防盗等措施，定期对库房进行安全巡视和清洁。

（7）病案首页疾病诊断和手术操作编码。①疾病诊断、手术与操作分类编码符合《疾病和有关健康问题的国际统计分类》及《国际疾病分类手术与操作》要求。②按国家、军队要求填写病案首页，不合格的首页项目通过电话、网络或缺陷通知单通知科室，限 3 日内纠正、完善。

9. 临床路径信息化 临床路径对于降低平均住院日、增加床位周转次数、减少平均住院费用、提高医院经济效益和社会效益、贯彻整体护理理念、规范诊疗行为、增进病人满意度等有着明显效果。实施临床路径有助于提高医疗品质：建立标准化、规范化和程序化的疾病诊治计划；规范出合理的住院天数及其相关检查与治疗项目；减少病人住院期间因医护人员治疗程序和方法的不同而导致结果的差异。通过实施临床路径，加强对病人及其家庭的教育与沟通，使其积极参与治疗过程，增加对医疗的满意度，同时引入了病人参与监督控制的机制，加强了住院诊疗质量的控制力度。将临床路径研究与电子病历系统相结合，实现临床路径的编辑、执行、变异管控等功能，通过临床路径的信息化管理，有助于医疗质量进一步提升。一是规范诊疗行为。临床路径作为一种先进的质量效益型医疗质量管理模式，既是一个平台，又是一个管理的工具，很多关于医疗质量的改进措施，例如抗菌药物的合理使用、均次医疗费用的控制、院内感染的控制等，都可以借助这个平台实现。二是提高工作效率。临床路径的指导化医疗，减少医务人员时间与劳动的浪费，其规范医疗，减少了工作误差，提高了工作效率，减少了住院天数，促进医院资源的有效利用。三是控制医疗成本。临床路径为医疗成本核算提供客观的依据，减少不必要的医疗行为，减少病人住院治疗费用，从而控制了病人的就医成本。四是促进质量提升。临床路径的实施，不但能使院内各部门、各专业人员更好地了解病人的医疗服务计划，明确自己在诊疗过程中的作用和地位，促进他们做好沟通合作，而且也让他们充分发挥自己的专业特长，主动参与服务的设计、实施及检查监督，更好地调动了他们的主观能动性，及时发现住院管理系统中的不足，有助于促进质量持续改进，有利于不断改进工作。

举例：全员全面目标管理考评

目标考评把对医疗质量影响较大的过程和环节的质量与科室、医师的利益挂钩，进行检查和考评，是保证工作质量的一种有效措施。强化目标管理考评工作，有利于调动各部门、各单位、各级各类人员积极性，确保医院各项工作有序开展和各项工作目标顺利实现，促进规章制度落实，实现持续质量改进，推进医院建设全面、稳定、健康、快速发展。

目标考评实行缺陷管理，开展分级考评，即各科室、班组、机关处（室）自评；机关职能部门对口考评；院级考评联审。特别强调发挥基层单位的主观能动性和机关职能部门的检查主体职能。根据各部门、各科室工作实际和特点，制订不同的考评项目和分值标准，力求考评工作有章可循。对包括各科室门诊、收容、手术完成指标数量指标，平均住院日、药费比、不良事件发生率等质量指标，门诊工作制度落实等环节质量指标，经济管理、医院感染管理制度等综合业务指标，护理工作指标等质量指标进行缺陷管理，对医务管理工作、运营管理工作和应急处突等表现突出的工作进行单项奖励。

（1）考评主要内容。兼顾医疗工作数量指标完成情况、终末质量和环节质量，在数量指标上考评门诊量、收容量和手术量完成情况；在终末质量上考核诊断符合率、三日确诊率、治愈好转率、抢救成功率、无菌手术甲级愈合率、并发症发生率等20余项指标；在环节质量上考核请示报告制度、值班交接班制度、病案管理制度、三级检诊制度、手术和抢救制度、查房制度、会诊制度、临床病例讨论制度和门诊工作制度等10余项重点规章制度落实情况。

（2）指标确定的原则。在纳入方案的指标选择上，本着突出重点、操作性强和突出时效性的原则。突出重点，就是突出质量和管理两个重点，把各项工作质量的检验和规章制度落实作为目标考评的重点内容，细化考评项目；操作性强，就是要求凡是列入考评方案的项目都是必须考评的，都是可以进行客观检查、评价的；突出时效性，就是要利用考评工作及时评价工作的优劣，发现问题，兑现奖惩，改进工作，因此要求列入的考评项目务求能够当月检查，当月讲评，当月兑现。

（3）三级考评组织。为落实检查考评，医院成立院机关、职能科室和科室三级考评组织：各科室为一级考评单位，成立考评小组，由科主任、护士长和管病房医师组成；各职能科室为二级考评单位，成立考评委员会，人员组成包括职能科室领导、医务助理、各科室领导和部分老专家；院目标考评工作领导小组为三级考评单位，成员包括业务副院长、机关部门领导及业务处领导、职能科室领导。

（4）检查与评价。各级考评组织按分工实施检查，科室考评小组指定专人对本单位日常工作进行检查和记录，全面检查各级医务人员规章制度落实情况。对发现的问题，分析原因，明确责任人,在科室质量管理记录本上详细记录。职能科室考评委员会每月对所属科室的医疗工作进行全面考评,重点是全面检查各项规章制度的落实情况。机关一方面考核科室医疗数量质量指标的完成情况,另一方面每月组织1~2项重点工作制度落实情况的专项检查,检查范围覆盖全院科室。三级考评组织通过召开考评会的形式,对一个月的考评情况进行汇总、分析,并逐级上报。院考评领导小组对全院考评情况进行联审、汇总,分析一个月医疗工作总体形势,对发现的问题分门别类向下逐级反馈,对普遍性、倾向性问题责成有关单位制订改进措施,最后形成奖惩意见。

这种系统的质量管理控制方式,使机关、职能科室、科室直至每名医护人员都成为质量管理的执行者,促使医院质量管理向规范化、标准化、程序化方向发展,也保证了医疗质量的持续改进。有位管理专家说过,"质量是制造出来的"。的确,程序合乎标准,结果就会合乎标准。当这种医疗质量的控制过程逐渐成为一种普遍的习惯,质量就会达到最优的水平。

四、持续性改进机制

(一)以医疗质量的超严要求为目标

对医院而言,其严格的质量要求就是"零纠纷、零缺陷"。虽然从本质上讲它是根本无法达到的,但却是一种志气激励,一种理想目标。这种超严目标意味着医院质量要求将向更深、更广、更高标准的方向发展,如诊断治疗质量的提高、病人满意度的提升、医疗效率的提高、纠纷和缺陷率的减少等。其中降低纠纷和缺陷率将引导医护人员的医疗行为,尽可能地向更高的目标挑战。在实现医疗质量超严要求的目标时,要同时注意防止四个倾向性问题。

1. **聚焦医疗质量,防止和克服弱化基础的倾向** 医疗质量管理强调的是质量,注重的是基础。如果这一本质要求在临床工作中没有很好地体现,将直接影响了打基础的扎实性和有效性。经验证明,最基本的,往往是最管用的,也是最难做好的,常见的基础问题有:病历质量不高,病历书写不及时、拷贝模板不修改、大量粘贴检查化验结果而没有分析等问题;基础医疗技术水平不高,出现术前准备不充分、术中操作不细致、术后观察处理不认真,导致并发症多等一系列问题。

提升基础医疗质量,一要加强检查督导,解决规章制度落实不严,医疗作风粗疏的问题。针对医疗工作重点人群、重点场所和重点环节,每周开展机关夜查房、病案质量等检查,促进各项规章制度落实。二要加强排查预警,解决医疗安全隐患发现不及时的问题。严格开展二次(多次)手术、手术并发症、欠费、超长住院病人监测,继续开展疑难危重病例巡查,死亡病例分析讨论,及早发现、解决问题,化解医疗纠纷隐患。

2. **紧扣医疗安全,防止和克服制度不落实的倾向** 研究型医院的发展思路是以患者为中心,医疗服务为重点,医疗服务工作是以医疗安全为前提的。严格落实医疗核心制度,一要定期检查科室早交班制度落实情况,督促三级检诊、查房、值班等核心制度落实;二要检查周末及节假日交班情况,并在早交班会上及时发现不安全因素,跟踪解决问题,避免医疗隐患;三要针对目前医患沟通和交流存在的问题,编写《医疗诊疗工作规范用语》。梳理诊疗工作中需要与患方沟通交流的重点环节、关节环节,编写规范用语,指导医务人员如何面对患方的提问。

3. **注重医疗标准,防止和克服降低标准的倾向** 医院等级评审作为标准化建设的重要内容,将评审要求标准化,以标准化促进医院管理常态化,是推动研究型医院内涵发展与质量建设。加强科室的标准化内涵建设，推荐基础好、示范性、代表性的科室作为试点；明确试点病区的诊疗流程，加强重点诊疗环节的质量追踪；补充完善试点病区各类制度、资料和记录等文件，对全部文件进行分类管理，做到实用、不烦琐；在试点的基础上，推广试点病区的好做法、好经验，同时鼓励各科室提出个性化持续改进意见，推动医疗质量的整体提升。

4. 坚持医疗监管，防止和克服松散懈怠的倾向　研究型医院医疗质量的提高离不开监管，而且常抓常太平。建立医疗质量的纠错和问责机制，一是通过仲裁委员会、医疗缺陷委员会、临床病例讨论会专家指导组、危重疑难病例专家巡视组等机构，充分发挥医院老专家的指导把关作用，全面研究、分析、评判，形成了良好的纠错和问责机制；二是科室出现严重的纠纷和诉讼，科主任要当责任人，负一定的责任；三是对于因手术适应证把握不严或操作失误，发生重大不良并发症，导致病人长期不能出院的科室和个人，给予通报批评和一定的经济处罚。

（二）以质量管理的数字化为基础

大数据时代的到来，研究型医院医疗质量管理也将发展成为数字化质量管理。大到宏观管理决策、小到微观管理服务，数字化将渗透到研究型医院管理的各个方面。它将给研究型医院带来一场管理模式上的巨大而深刻的变革，并将为研究型医院质量目标的实现提供最有力的支持和保障。如，各种信息系统、监控系统能帮助管理者随时跟踪质量情况、发现质量问题、实施质量控制、进行质量评价，现在传统的终末质量评价与管理方式已经逐渐转向过程质量的实时控制；移动的医生、护士工作站将查房电脑化；远程医疗服务将覆盖区县医院；延伸至社区的医疗网络将有效缩短病人诊治时间，提高现有优势、核心医疗资源的享用率。因此始终要把信息化基础建设作为重要内容来抓，加大对网络、数据中心等基础设施的建设投入，合理布局，充分考虑信息平台的通用性、兼容性和标准化，确保信息系统具有较强的扩充能力和运行效率。

1. 拓展信息平台功能　着眼研究型医院发展需求和全军信息化建设标准，完成好现有信息系统升级改造和医疗业务流程再造，健全通讯网络体系、安全保障体系、标准规范体系、技术支撑体系，建立全员覆盖、全程控制、实时传输、指挥决策于一体的信息传输系统、精确化保障系统和智能化操作系统。

2. 加大信息资源整合利用　完善医院数据中心建设。在医疗上，实施病人诊疗全过程信息管理；在保健上，实施集预防、治疗、康复为一体的健康信息管理；在科研上，实施以循证医学信息为支撑的科技创新；在教学上，实施给予教学资源库的网络化教育；在医院运营上，实施对人流、物流、财流的精确制导，精细保障、精准服务。

3. 推进信息标准化　积极参加国家和军队卫生信息化标准的研究和制订，围绕疾病诊疗规范、病种临床路径、电子病历功能规范等，推动信息采集、传输、存储、交换、共享、利用等标准建设，"十二五"期间发布5～10项重大疾病诊疗数据国家标准，发挥医院数字化医院示范作用。

4. 促进数字化向智能化转变　积极推进医院的应急指挥中心建设，调整医院信息系统的基础架构，加强医疗、辅诊、保障、后勤等各方面信息系统的融合，着眼医院科学发展，积极推动医院管理更加人性化、自动化。

（三）以质量管理融合创新为手段

质量管理融合创新是适应日益激烈市场竞争的有力武器，是实现规范、安全、集成、温馨医疗目标的重要手段。来自于病人、社会公众、国家政府、医疗保险部门和医院自身的高质量需求都要求医院必须不断地进行质量管理融合创新。质量管理融合创新要求我们的医务管理者们突破惯性思维，寻求一种更新、更有效的质量管理方式，从省时、省力、增强个体适用性等角度加以考虑，目的是促进医院质量质的飞跃，确保医院的可持续发展。

1. 提高规范性的医疗质量核心能力　注重完善制度，注重标准落实，注重基础医疗质量，注重医疗监管，对医疗行为的各个环节实施标准化、信息化的管理，使各项诊疗工作都有科学监督和考核依据，实现制订规范、落实规范和持续优化规范。一是科室层面，结合研究型医院应当实际制订主要收治病种诊治规范，科主任对科室所有主诊医师和主管医师进行集中培训和考核；每日职能科室、科室、病区早交班会中专门增加主要收治病种病人管理情况的小结报告，提高同病同治标准。二是职能科室层面，成立主要收治病种诊治规范检查督导组，每天由专人对前一日全部收容病人进行归类，确定主要收治病种病人人数、所住科室病区，逐一检查，发现问题，分析原因，立即纠正，逐步推进职能科室主要收治病种规范管理工作。三是医务部层面，常态化开展"五个一"，每月常态举办一次医疗质量分析会、医疗纠纷仲裁会、全院病例讨论会、科主任查房观摩和医疗质量巡查，以进一步促进医疗质量提升、确保医疗安全落实、加强管理队伍建设、建立医疗标准规范、浓厚医疗学术氛围。

2. 加强医疗安全隐患控制　从病人诊疗的各个环节入手，通过环节管控、缺陷仲裁、警示教育、问责处罚、沟通培训，消除医疗隐患，确保医疗质量与伤病员安全。在科室层面，要重点在加强质量控制，落实三级检诊、术前谈话、不良事件上报、医疗资质准入、纠纷调处三级预警等方面下功夫，通过组织病区间病案质量互查，召开科内纠纷隐患排查会、医疗质量分析会、疑难复杂病例讨论会等活动，促进医疗质量不断改进。在职能科室层面，要重点在落实医疗质量巡查、加强超长住院管理、强化纠纷预警处置等方面加大力度，通过组织科间在院病案质量互查、部内主诊医师查房观摩、部级医疗纠纷仲裁会、临床病例讨论会等活动，加大督导力度；通过组建医务办助理员与科室主管医师、医务办主任与科室主诊医师以及部领导与科主任这三个联合调处梯队，加强纠纷的沟通调处。在机关层面，要重点在狠抓死亡病历质量、非预期再次手术、急会诊质量、合理用药、重点部位感控等方面强化管理，通过深入开展"五个一"活动、组织制度法规培训、强化目标考评管理和质量监管队伍建设、加强信息监控预警与纠纷联动处置等工作，加强医疗风险防控。

3. 建立集成医疗协调机制　整合三大核心要素，通过学科集成、人才集成、资源集成，发挥综合医院优势，为病人提供最佳诊疗方案，提升技术服务水平。一是学科集成。整合学科和技术资源，以重点临床专科培育和成立专病中心为抓手，以病种、技术为纽带，建立专病诊疗中心门诊、诊疗技术中心，组织关键诊疗技术联合攻关，提高专病集成化诊疗水平，为病人提供最优选择的个体化诊疗方案；打破学科、病区壁垒，深化肿瘤中心、中医院、心血管、脑血管一体化建设，探索以病人为中心的收治模式改革；设立网上联合远程会诊，开展联合门诊和专病特色门诊，提高门诊疑难病诊断水平。二是人才集成。发挥研究型医院专家资源和病例资源优势，每月举行全院临床病例（理）讨论会；对疑难危重病人及时组织专家巡查、联合会诊、联合手术，推广联合门诊、专病特色门诊等集成医疗模式；大力扶持临床创新技术项目开展，使病人获得最佳治疗方案，使优秀专家的临床思维及临床经验得以传承，达到促进学科交流和提高研究型医院整体临床、保健水平的目的。三是资源集成。大力推广达芬奇机器人手术、杂交手术室、介入超声治疗、术中核磁、术中放疗、NK 细胞生物治疗，推进基因检测与治疗、新型生物材料等高新技术的临床研究与应用；高效应用射波刀、PET-MR 等先进仪器设备，提高研究型医院疑难危重病例的诊治水平。

4．丰富温馨医疗建设手段 以病人为中心，顺应生物、社会、心理模式，坚持技术和服务两手都要硬，通过专科治疗规范化，治疗方案个性化，医患关系换位化，病区环境人性化，医疗管理科学化，实现员工和病人双满意。一是环境温馨。新门诊楼按疾病系统设立内外结合的联合诊区，将病种相近的学科设置在一个诊区或相近诊区，实现挂号、就诊、检查、取药、治疗、入院等"一站式"全程服务，推行自助终端系统辅助医院就诊流程，提供自助式服务平台，使广大病人能够更方便、快捷地完成就诊过程，营造以人为本的和谐氛围。二是沟通温馨。强化以医患沟通为重点的教育培训，规范知情同意和医疗行为告知内容，提高尊重病人权益意识；建立"医患沟通平台"，使用诊疗服务项目规范用语与病人沟通，注重将情感关怀和心理安慰融入医护服务之中，住院服务耐心周到，医务人员礼仪得体；各科室根据自身特点提供优质服务，建立温馨示范病区，进一步完善医德医风评价系统，方便病人对医院的服务进行真实、快捷的评价。三是服务温馨。病人就医流程、路线设计合理，各类标识清晰醒目，门诊导医服务优质高效，无效候诊时间缩短，手续办理简便快捷，各类检查认真细致；推广南楼"极致化服务"经验，推行窗口单位温馨服务标准。

研究型医院医疗质量持续改进，必须认识到目前国家对公立医院在医疗质量和安全工作尚存在诸多问题，需要有"壮士断腕"的勇气和气魄进行改革。研究型医院的领导只有高度重视医疗质量的内涵建设，树立"大质量"观念，不断完善各项规章制度并狠抓落实，建立健全内部医疗质量管理，控制及评价体系，不断优化服务流程，才能持续改进医疗质量，从而为病人提供安全、有效、方便、廉价的医疗服务，增强我们的核心竞争力。在医院管理越来越受到重视的今天，在社会对医院质量的期待越来越多的现在和未来，我们有理由相信，医院医疗质量管理的发展前景是美好的。

五、前瞻性发展预测

前沿性的医疗质量发展是研究型医院医疗质量发展的特色与特点。紧紧围绕医疗质量的规范性、安全性、集成化和温馨化的特性进行发展的研究与预测。

研究型医院应当在总结巩固继承医院建设发展成果的基础上，建立规范各项医疗行为，进一步推进卫勤实战、为军服务、卫勤研究和遂行卫勤保障"四个能力"建设，全力实现发展方式向质量内涵转变，发展目标向研究型转变，发展理念向"防未病、治已病、重康复"转变，发展战略向优质高效转变，发展途径向军民融合转变。

（一）规范性的医疗质量

研究型医院医疗质量应当具有规范性，应当依据国际先进质量管理理念、方法，根据等级医院评审标准，整合医院各项保障医疗运行中的规章制度、政策法规，建立形成具有研究型医院特色的医疗质量管理规范系列文件。涵括研究型医院医疗质量管理、业务标准、员工行为、质量考核等规范化的管理体系，建立以"医疗质量"为核心的研究型医院医疗质量服务和管理的标准。总之规范性的研究型医院医疗质量既是规范各项医疗行为规范制度，也有建立研究型医院的医疗业务系列的标准。

指导研究型医院所属科室开展前沿性的医疗质量建设，指引科室坚持研究型医院质量发展宗旨和核心价值观为基础，提出求真务实、和谐创新的科室质量发展建设的前沿预测目标，积极开展规范性的研究型医院医疗质量标准化工作探索，在规范各级医师、护理人员的医疗护理行为时，使用提前预警、预测的方式方法，使常态工作习惯变升为更加规范化、制度化，并将规范的原则应用于实践中，起到引导临床工作、确保病人安全，提高医疗护理质量的作用。积极探索以下研究型医院质量管理的前瞻性研究：

1. **行医资质法制化**　积极探索研究型医院各类人员资质严格审查机制及监管体系的前沿管理路径；由科主任负责本科室的审查职责，机关医疗行政部门严格审查各级医务人员的资质与考核上岗培训，确保各类人员的行医合法化与合理性，此是规范性的研究型医院医疗质量的基础。探索研究前瞻性的行医法制化内容数据的信息化监测、监控与管理，确保常态化管控。

2. **制度落实标准化**　积极探索研究型医院各项医疗质量制度落实的标准化研究；特别是探索十三项核心医疗制度和病人安全目标等制度的落实上，形成制度规范制订的标准化、制度落实的路径的标准化、制度落实管控的标准化研究。例如在查房制度落实中，探索临床查房"3+2"模式，即严格的三级检诊＋每周全科疑难病例讨论＋每周科主任疑难危重病例查房模式。突出重点做好查房，主要对诊断不清的疑难杂症病人、危重病人和存在一定医疗风险隐患的病人等，确保病人病情直接有效的控制和治疗方案的调整，降低可能发生的医患矛盾和不满。

3. **综合考核常态化**　积极探索研究型医院的各类综合考核考评体系的前沿方法研究；包括对外单位入院人员的"进修生、研究生、实习生"严格上岗考核、评估能力、制订计划、因材施教等；对单位内部人员坚持岗前培训、规范病历书写及查体手法，持续的再培训与教育的多样式教学与培训，例如专科知识授课、病历讲评、英语交班、教学查房及英语查房等形式。

4. **病人服务精细化**　积极探索研究型医院的医疗质量病人服务宣教培训的多样化研究；在坚决贯彻执行研究型医院病人服务质量相关规定的基础上，积极探索病人服务质量的精细化方法与途径，实现"三尽"标准的研究，既尽全力满足病人门诊就诊流程的便捷性、尽全力满足病人住院诊疗质量的精准性和尽全力满足病人出院后治疗方案的持续追踪性，真正实现研究型医院医疗质量的全要素、全过程、全结果的精细化前沿内容的探索，重点对医疗护理、身体心理等多方面综合诊治，切实提高病人服务质量。

5. **规范管理惯性化**　积极探索研究型医院的医疗质量形成规范管理的惯性化研究；将规范的原则应用于实践中，指导临床工作，使规范形成每个医护人员的习惯，从而保证病人的安全，提高医疗护理质。推进临床路径广泛实施：建立单病种的全路径管理的同时，借鉴国际临床路径管理模式，探索基于疑难病种的路径管理方法，以临床路径理念为抓手，切实落实病种术种的路径化操作流程管理。

6. **宣教培训多样化**　积极探索研究型医院的医疗质量宣教培训的多样化研究；包括培训教育的内容、方式、方法和考核结果的动态管理等。例如采用平板电脑进行入院宣教、教学查房的信息化与网络化、实现远程教学及会诊等，为提高全国兄弟专科医疗人员的医疗水平和技术的大培训做出具有贡献意义的研究。通过规范培训、考核制度，督促各级医师进行业务学习，提高了各级人员相关专业知识和技能，通过定期考核（进修生及研究生），从理论及临床操作技能均有显著提高。以临床促科研、从临床工作中发现问题、寻找解决问题方法，间接培训科研思路及技能。

（二）安全性的医疗质量

研究型医院医疗质量应当具有安全性，严格落实医护人员分级、分批、分类集中培训、考核制度，使"三基""三严"训练常态化、制度化；建立医疗质量、医疗纠纷预警机制，完善手术、有创检查安全预警制度；健全医疗纠纷投诉分级处理机制，充分发挥医院高级专家的检查指导、监督把关作用，从源头上消除医疗安全隐患；全面加强院内感染防控，强化医护人员职业防护，建立医院工作人员职业伤害防护保障机制。按制度、路径指导医护行为，使每个诊疗环节在规范和医疗力量保障下实施。

1. **贯彻落实各项规章制度** 积极探索研究型医院医疗质量各项规章制度的全面落实路径，宗旨是打造作风优良、技术过硬、凝聚力强、团结和谐的医疗工作团队，为实现安全医疗奠定坚实的基础。例如：高风险疾病的诊治应当充分体现集成医疗与精兵团队相结合的系统工程，包括涉及医疗、护理、重症监护、麻醉、体外循环、超声等多个工作性质不同的岗位，治疗效果很大程度上取决于团队建设的好坏。

如何探索研究型医院医疗高风险科室的不同工作性质人员有效的凝聚力，充分发挥各个部门和岗位的主观能动性，形成最大合力，为病人实施最好的诊疗效果的方案拟定、治疗实施等，是考验研究型医院质量建科的管理水平和管理能力的重要指标。积极开展有利于规章制度落实的"主题年活动"，将医院党委推出的各项医疗质量举措和十三项医护核心制度实现全面落实。例如：从劳动纪律、医护质量与安全、岗位职责等多方面科学管理，在全院范围内树立"以病人安全为中心"的工作理念，形成具有研究型医院医疗工作作风和团队素质的质量文化。

2. **医疗风险全过程控制** 积极探索研究型医院建设应当紧密围绕"提高医疗质量，保证各项诊疗的治愈率"这一核心目标。尤其是对手术风险应当通过严格把控"七大关口"来提高手术质量，即手术资质关、手术指征关、手术责任关、手术纪律关、手术规范关、术后管理关以及业务学习关。

严把手术资质关。研究型医院应当积极探索对于手术程序复杂、难度大、技术要求高的手术操作技能的提高，加强对医院手术工作的规范化管理，因此对术者资质的考核和确认非常重要。如：采取成立由科主任、副主任及麻醉体外循环负责人组成的手术准入管理小组、制订手术分级标准，考核手术技能、定期评价手术结果等措施严格把好手术资质关，从源头上保证手术质量安全。

严把手术指征关。研究型医院应当积极探索如何更准确、及时的实现对新入院病人、急危重症病人手术指征的掌握及术前准备方案的科学化部署，严格贯彻"双指征"原则，即强调病情手术指征和术者手术能力的具备，保证手术安排的合理性和科学性。如：实行科主任亚专科负责制、定期举行手术病例讨论会。

严把手术责任关。研究型医院应当积极探索如何通过保证手术团队的精诚协作、培养手术责任意识来提升手术质量与安全，加强全员警觉意识、对医学的敬畏意识，养成严谨科学的医疗作风。如：实行主刀医生负责制的同时强调助手责任，提高助手的责任意识和主观能动性；对手术操作或围术期中的问题、严重并发症及死亡病例组织集体讨论。

严把手术纪律关。研究型医院应当积极探索如何通过严明的手术纪律在术中意外或术者处理困难时能迅速启动手术应急预案。如：术中发生意外情况，第一时间要向科主任报告请求支援。

严把手术规范关。研究型医院应当积极探索如何引进国内、外先进的各项诊疗技术，并结合医院实际，实现手术的规范化操作，避免意外情况发生。如：对全院手术医生实施正规化技术培训。

严把术后管理关。研究型医院应当积极探索对于术后病情变化快、并发症发生概率高、后果严重的高风险科室的风险预防，加强术后病人的严密监护。如：不论年龄和资历的高低，术者夜晚应当查看当日手术病人病情，病情不稳定的要"床旁看守"。

严把业务学习关。研究型医院应当积极探索复合型医学人才的培养，在加强医护人员专业业务学习途径的同时，不断加强对麻醉、体外循环、超声等相关学科的知识，保证医护人员对病情变化的及时反应和正确判断。如：定期组织常见病以及最新指南文献的学习、最新前沿进展了解。

3．医患沟通零距离　研究型医院应当积极探索温和、有效的医患沟通渠道，严格履行各项告知义务，科学严谨的解释病情及医疗风险，合理控制病人及家属的预期，高风险科室尤为重要。如：经治医生和术者要对所有手术病人实行双重谈话，反复强调手术风险及医疗工作的局限性，使病人家属充分理解并能够积极配合治疗。

总之，安全性的研究型医院医疗质量应当严格遵循"允忠允诚办医院、至精至爱为病人"的办院理念，致力于以病人为中心的安全医疗，以"安全第一、预防为主"为指导思想和行动准则，全面贯彻落实各项医疗制度、实施医疗风险全过程控制以及医患沟通零距离的医疗安全措施，，积极探查医疗隐患，以保障病人安全、提升医院形象、降低医疗风险。

（三）集成化的医疗质量

实施集成化的医疗服务模式确保研究型医院医疗质量。研究型医院实现集成医疗服务的内容主要包括整合学科和技术资源，以病种、技术为纽带，积极创立专病诊疗中心门诊、诊疗技术中心，组织关键诊疗技术联合攻关，提高专病集成化诊疗水平，为病人提供最优选择的个性化方案；特别是打破学科、科室、病区的壁垒，深化肿瘤疾病、传统医学、心脑血管等慢性疾病的一体化诊疗模式的建设；探索以病人为中心，质量为先的多收快治收治模式改革；建全院前急救制度、流程和部门，提高紧急救治率、抢救成功率；开展多学科的专病联合会诊模式，确保专病的优质治疗；整合关键、前沿、核心技术，形成集成化的诊疗技术优势，挖掘新手术技术、治疗技术、术中检查导航和功能成像技术、新型微创腔镜技术等尖端技术的应用水平和覆盖率；推进基因检测与治疗、新型生物材料、脑功能与认知科学等高新技术的临床研究与应用。

集成医疗是指发挥研究型医院各综合学科齐全、人才密集、设备先进的优势，整合医疗资源，为病人提供最佳诊疗方案。从病种的适用对象，选择相关会诊科室，组建会诊专家库，以国内外相关指南为依据，制订联合会诊流程，共同讨论病人治疗方案。

专病科室应当首先对医护人员进行集成先进理念的教育，灌输医护人员疾病综合治疗的理念，建立疾病进展趋势确定肿瘤治疗目标；通过多学科会诊，选择合适技术，确定合理治疗顺序及制订治疗方案，同时兼顾治疗规范及最新进展。积极创新，不断优化疗效。

研究型医院注重优势人才、信息集成，疾病专科通过每日主诊例会制度，对每一位新入院病人共同讨论、制订方案，促进了治疗理念的一致性及治疗方案的合理性。在疾病专病治疗中心开展多学科查房，组织成立肺癌、乳腺癌、胃肠道疾病等多学科协作组，积极推广综合治疗理念，提高集成医疗效果。同时开展治疗优势的辐射力，积极传播优势疾病集成诊疗新方法、新技术，提高学术影响力和技术的推广力。

研究型医院的医疗服务更加注重医患沟通与配合，医患和谐是集成医疗的最终目的。总之研究型医院的集成医疗就是通过优势学科、优势人才的集成，在病人配合、信息完备的情况下，利用研究型医院优势硬件及技术，在综合治疗先进理念的指导下，为每一位病人制订个体化综合治疗策略，提高了疗效。

通过数质量指标检验集成医疗效果，实施质量管理。开展平均住院日、药费比、手术并发症、临床路径等指标的比较分析，探索集成医疗质量管理方法，搜集集成医疗优质的数据信息，科学分析、评判集成医疗的优越性。建立研究型医院的集成医疗系统，以疾病诊疗技术为核心，以相关学科为资源点，积极推动学科间的主动互动、优势迭代递进、系统循环进化。实现研究型医院跨学科、无界限、网络化扩展，最终形成一个学科技术更加融合、诊治流程更加有序、资源管理更加高效的网络化疾病集成医疗平台。研究型医院的集成医疗服务应当拓展集成模式，积极联络院外优势将这种医疗模式向社会辐射，以国际一流、国内领先的诊治疗效造福更多的病人。

（四）温馨化的医疗质量

温馨化的医疗服务模式是研究型医院医疗质量的升华。研究型医院医疗服务应当是医护技三位一体的服务模式。应当将温馨医疗的理念贯穿于临床各项医疗、护理和辅助检查检验工作中，让病人真正感受到研究型医院浓郁的人文关怀和精益求精的办院理念，着力为病人打造了温馨的住院环境，提供优良的诊疗技术和身心并护的优质服务。

温馨化的医疗服务模式，包括创建舒适的就医环境和方便快捷的就医流程，营造医患沟通和谐的氛围，做到就诊病人有水喝、有椅凳坐、有电视看、有就医引导；医院患者就医流程、路线设计合理，各类标识清晰醒目，无效候诊时间缩短，手续办理简便快捷；住院服务耐心周到，医务人员礼仪得体，各类检查认真细致，医患沟通及时平等。注重将情感关怀和心理安慰融入医护服务之中，尊重各类患者的心理需求、个性化要求，把服务范围从病区延伸到入院登记和出院随访，拓展到家庭、社区、干休所的健康咨询服务，实现由"护身"向"身心并护"转变。温馨化的医疗服务模式的主要内容如下。

1. **严格落实标准规范，以优良的技术让病人放心** 温馨医疗的核心是让严谨科学的医疗过程弥漫着温情安宁，让病人体会到来自医护技人员的理解、重视、亲近与认同。研究型医院在提高专科技术和质量标准上下功夫，应当将关心爱心体现在诊疗工作的每一个环节。

为了保障病人治疗的可及性、系统性和连续性，强化医师对医疗工作的精益求精精神，准确判断主要病情、科学制订诊疗方案，为保障病人治疗的安全性和规范性，重点摸索疾病治疗配套个体化方案，制订预见性诊疗方案。坚持核心医疗制度的常态化落实，认真仔细观察病情，治疗及时准确，对危重病人的抢救具有高度的预见性。同时应当着力提高专科操作技术质量，例如确保每一次骨髓穿刺都一针到位，每一次静脉输液都一针见血，使医护人员提供的服务舒适化。

研究型医院的温馨护理工作是指为病人提供从门诊到病房，从入院到出院，全方位立体式团队诊疗护理服务。对病人的病情转归、治疗护理情况了如指掌，充分利用有限的床位资源，科学有序地安排病人住院治疗，尽力满足病人的诊疗需求。

2. **实施身心并护服务，以优质的服务让病人暖心** 研究型医院的护理工作，倡导身心并护的结合，着力提高医患沟通艺术，包括加强医护之间、医患之间和护患之间的沟通。根据病人临床特点，制订标准化的咨询、宣教、操作的规范化礼貌用语；以拓展病人或家属关心、关注的话题为切入点，用耐心、爱心、细心、暖心的方式使得病人及家属愉快的接受一系列的诊断和治疗措施，胜任病人生命的托付。

不断拓展温馨医疗服务内涵，结合专科专病的具体特点，创新性地开展音乐理疗、阅读治疗、个体化康复锻炼等服务，增加心理支持和情绪交接。为病人读报纸、念笑话、做康复锻炼，积极应用润物细无声的暖心关怀。开展专业的音乐放松训练，努力减轻病人的不适症状，构建美好欢快的诊疗时光，增加疾病治疗期间的积极性情绪。

研究型医院提倡加深医护人员对病人性格、情绪、服务细节的关注和印象的关注与管理。利用色彩心理学知识和卡通表情将病人的身份、性格、情绪分类标识，设计开发病人情绪晴雨表，并获得了国家发明专利，做到了关注病人情绪，增加心理支持。

3. **营造温馨如家的氛围，以优美的环境让病人舒心**　如何对病人舒心贴心，是研究型医院护理工作持续追寻的答案。在病区设置"书吧"，打造住院文化交流平台；积极开展院区、科室病区的方便、体贴病人的新举措。真正做到待患如亲，为病人精心打造安全舒适、温馨如家的住院环境。

研究型医院建立的围术期安全管理流程、病人住院诊疗管理流程以及病人门诊诊疗服务流程示例图（见图 11-13~图 11-15）。

第三节　质量管理标准体系

一、质量管理标准

既往公立医院由于受到卫生政策、体制和非市场因素的影响，医院管理方式长期停留在经验管理阶段，管理思想、理论和观念滞后，缺乏管理模式和管理标准的系统化集成创新，往往用经验管理替代以数据、标准和信息为基础的系统化科学管理。随着医院床位数量的急剧增加和经营规模的扩大，医院硬件水平与发达国家的差距缩小，甚至在某些方面已经优于发达国家，但运营管理方面明显存在重"硬件"轻"软件"、重"临床"轻"管理"、重"收益"轻"质量"、重"人治"轻"法治"的偏颇，这种长期粗放式管理或仅仅依赖改变单一要素的"散装"式的改革，使医院难以真正走出数量规模型困局，因此研究型医院管理必须依赖数据、标准和信息等要素对管理体系进行系统化改造和集成创新，才能建立有别于传统经验和制度管理的粗放式运营模式，建立研究型医院质量管理标准体系，真正走向质量内涵型发展之路。

（一）质量管理体系标准定义

1. **系统管理科学的发展**　研究型医院管理学应该是一门涉及多学科领域知识和要素的系统科学。系统是客观事物普遍存在的一种形式。系统一词可以一直追溯到古希腊唯物主义者德谟克利特（公元前 540－480 年）一本没有留传下来的著作《宇宙大系统》。韦氏大词典中系统（System）被解释为"有组织或被组织的整体所形成的各种概念和原理的综合，以有规则的相互作用、相互依赖的形式组成的诸要素的集合"。但系统一词真正得到广泛使用还是 20 世纪 40 年代，随着运筹学、控制论和计算机科学的发展，系统工程在各行各业、各个领域才得到了广泛应用，收到了良好的效果。20 世纪 60－70 年代，由于系统论、信息论和控制论的发展，系统科学的重要性进一步为人们所认知，系统管理学的研究与应用曾盛极一时，美国阿波罗登月计划就是系统管理取得成功的实例，该计划涉及 40 多万人、历时 11 年，整个组织管理采用了系统工程的方法和步骤，确保了阿波罗计划在最短的时间最经济地完成了全部目标。但从 20 世纪 80 年代开始，由于系统管理学不能满足来自多方面的更高期望，其发展逐渐出现衰落迹象。而 1987 年 ISO9000 国际质量管理体系标准第一版的发布，给人们带来新启示，ISO9000 系列标准不仅是标准化与管理学融合的产物，也是系统科学方法论的简化和应用，其目标导向的思

图 11-13　围手术期安全管理流程图

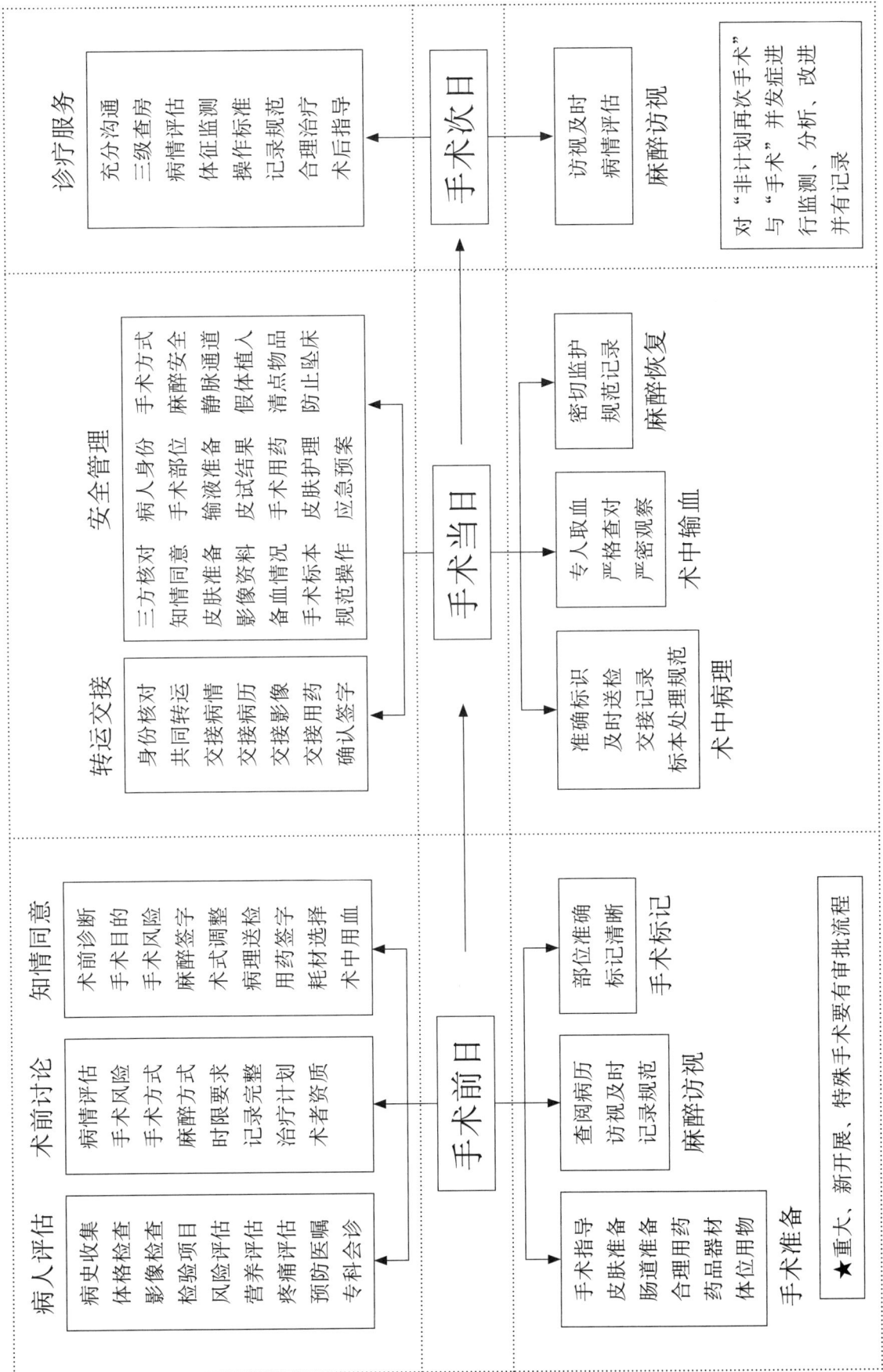

病人评估
病史收集
体格检查
影像检查
检验项目
风险评估
营养评估
疼痛评估
预防医嘱
专科会诊

术前讨论
病情评估
手术风险
手术方式
麻醉方式
时限要求
记录完整
治疗计划
术者资质

知情同意
术前诊断
手术目的
手术风险
麻醉签字
术式调整
病理送检
用药签字
耗材选择
术中用血

手术前日

查阅病历
访视及时
记录规范
麻醉访视

部位准确
标记清晰
手术标记

手术指导
皮肤准备
肠道准备
合理用药
药品器材
体位用物
手术准备

转运交接
身份核对
共同转运
交接病情
交接病历
交接影像
交接用药
确认签字

安全管理
三方核对　病人身份　手术方式
知情同意　手术部位　麻醉安全
皮肤准备　输液准备　静脉通道
影像资料　皮试结果　假体植入
备血情况　手术用药　清点物品
手术标本　皮肤护理　防止坠床
规范操作　　　　　应急预案

手术当日

密切监护
规范记录
麻醉恢复

专人取血
严格查对
严密观察
术中输血

准确标识
及时送检
交接记录
标本处理规范
术中病理

诊疗服务
充分沟通
三级查房
病情评估
体征监测
操作标准
记录规范
合理治疗
术后指导

手术次日

访视及时
病情评估
麻醉访视

对"非计划再次手术"
与"手术"并发症进
行监测、分析、改进
并有记录

★ 重大、新开展、特殊手术要有审批流程

图 11-14 病人住院诊疗管理流程

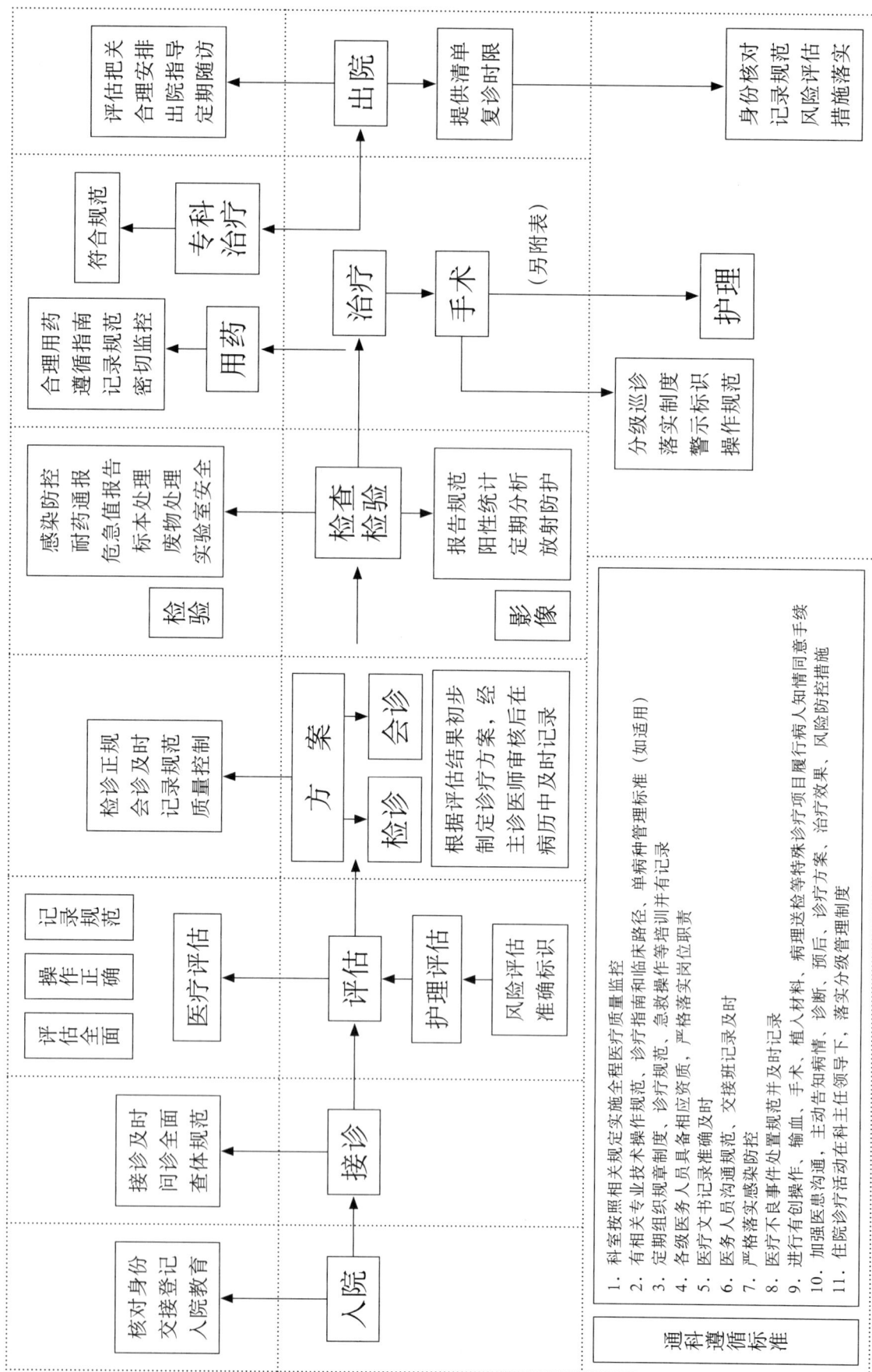

入院 → 核对身份 交接登记 入院教育

入院 → 接诊

接诊 → 接诊及时 问诊全面 查体规范

接诊 → 评估

评估 → 医疗评估 → 评估全面 操作正确 记录规范

评估 → 护理评估 → 风险评估 准确标识

方案 → 检诊
方案 → 会诊

方案 → 检诊正规 会诊及时 记录规范 质量控制

方案 → 根据评估结果初步制定诊疗方案，经主诊医师审核后在病历中及时记录

方案 → 检查检验

检查检验 → 检验 → 感染防控 耐药通报 危急值报告 标本处理 废物处理 实验室安全

检查检验 → 影像 → 报告规范 阳性统计 定期分析 放射防护

检查检验 → 治疗

治疗 → 用药 → 合理用药 遵循指南 记录规范 密切监控

治疗 → 专科治疗 → 符合规范

治疗 → 手术 →（另附表）

手术 → 护理 → 分级巡诊 落实制度 警示标识 操作规范

专科治疗 → 出院

出院 → 评估把关 合理安排 出院指导 定期随访

出院 → 提供清单 复诊时限 → 身份核对 记录规范 风险评估 措施落实

通科遵循标准

1. 科室按照相关规定实施全程医疗质量监控。
2. 有相关专业技术操作规范、诊疗指南和临床路径、单病种管理标准（如适用）。
3. 定期组织规章制度、诊疗规范、急救操作等培训并有记录。
4. 各级医务人员具备相应资质、严格落实岗位职责。
5. 医疗文书记录规范、交接班记录及时。
6. 医务人员沟通规范、交接班记录及时。
7. 严格落实感染防控。
8. 进行有创操作、输血、着人材料、手术，主动告病情、诊断、预后、诊疗方案、风险防控措施。
9. 加强医患沟通，主动在科主任领导下，落实分级管理制度。
10. 住院诊疗活动在科主任领导下，落实分级管理制度。
11. 住院诊疗活动在领导下，病理送检等特殊诊疗项目履行病人知情同意手续。

图11-15 病人门诊诊疗服务流程

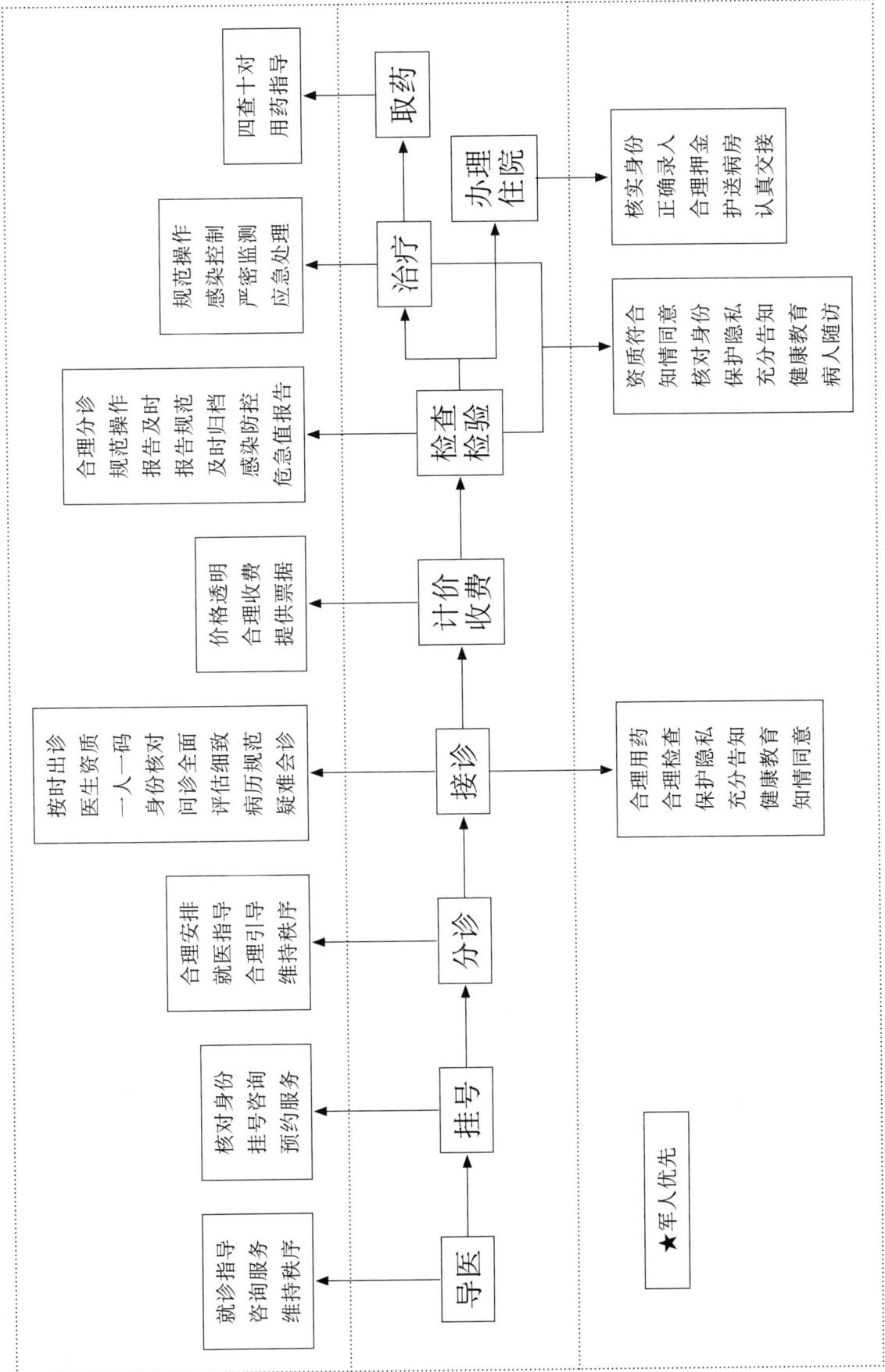

导医 → 挂号 → 分诊 → 接诊 → 计价收费 → 检查检验 → 治疗 → 取药

导医：就诊指导 咨询服务 维持秩序

挂号：核对身份 挂号咨询 预约服务

分诊：合理安排 就医指导 合理引导 维持秩序

接诊：按时出诊 医生资质 一人一码 身份核对 问诊全面 评估细致 病历规范 疑难会诊

接诊：合理用药 合理检查 保护隐私 充分告知 健康教育 知情同意

计价收费：价格透明 合理收费 提供票据

检查检验：合理分诊 规范操作 报告及时 报告规范 及时归档 感染防控 危急值报告

检查检验：资质符合 知情同意 核对身份 保护隐私 充分告知 健康教育 病人随访

治疗：规范操作 感染控制 严密监测 应急处理

取药：四查十对 用药指导

办理住院：核实身份 正确录入 合理押金 护送病房 认真交接

★军人优先

543

想、八项管理原则、过程方法、测量分析与改进以及"体系"的概念等都体现了系统科学管理的最基本思想。如今质量管理体系已成为现代企业必不可少的一项管理工具，如何借助于标准化质量管理体系提升医院运营管理水平，而又不简单地将第三方质量管理体系认证的模式套用到医疗行业，需要医院管理者综合运用系统学、管理学、标准化、信息化和认知科学领域的理论知识进行系统化的集成创新，从而建立基于信息化的质量管理体系标准。医院管理的现状恰恰是管理职能分散，机关各职能部门在整体运营管理中发挥的作用有限，管理方式落后，管理手段单一，导致运营管理系统性不够，流程衔接不畅。随着国家医改的深化，医院规模的扩大，管理难度的提高，运用系统管理思想和系统科学方法论管理现代化医院将是必然趋势。

2. 质量管理体系标准　什么是标准？汉语中标准的"标"有目标、靶心的意思，"准"有准心、瞄准的意思。这两个字结合起来，就是"找到目标，对准靶心""有的放矢"。古人云："器范自然，标准无假""行有防表，谓有标准也"。这就是说，标准是防止人类活动出现偏差的一种标杆。1983年，国家标准GB 39第5.1条《标准技术基本术语》中，对标准的定义：标准是对重复性事物或概念所做的统一规定，它以科学、技术和实践经验的综合成果为基础，经有关方面协商一致，由主管部门批准，以特定形式发布，作为共同遵守的准则。而在GB/T20000.1-2002中的定义：为在一定范围内获得最佳秩序，经协商一致制订并由公认机构批准，共同使用和重复使用的一种规范性文件。从定义中可以看出，标准的内涵和外延已经超出了规范性文件的范畴，上升到了社会科学范畴和更高的意识形态，成为统一和协调人们认知活动、生产活动和社会活动秩序的载体。体系（system）概念源于系统，泛指一定范围内或同类事物按照一定的秩序和内部联系组合而成的一个整体。在ISO9000术语中，体系的定义是："一组相互关联、相互作用而又相互影响的要素构成的一个有机整体"。自然体系遵循自然法则，而人类社会体系则要复杂得多，其影响因素除了人性外，还更受到人的文化传统和社会治理结构的影响。因此，解决质量问题就不能仅依赖单一手段，而需要考虑全员、全要素和全过程管理，即需要上升到系统管理的层面，这就需要建立质量管理体系。质量管理体系就是对质量有影响的一系列要素实施整体管理，针对整体管理所制订的标准就是质量管理体系标准，其典型代表就是ISO9000系列标准。ISO9000质量管理体系标准是管理学和标准化两个学科融合的产物，也是系统管理学走向实用化的重要标志，如今ISO9000质量管理体系标准所倡导的管理原则、系统方法、过程方法、反馈方法、信息方法和持续改进的思想已广泛应用于管理学的众多领域，成为系统改造组织管理问题的重要工具。但ISO9000更适合应用于服务业和制造业，对于医院而言过于通用，它需要在认证机构的指导下建立《质量管理手册》、众多的《程序文件》和《作业指导书》，因为医院涉及的法规、制度密集，医疗服务分工高度流程化和专业化，而且不仅涉及质量、安全问题，还涉及财务、运营和环境安全等，所以，基于ISO9000构建医院质量管理体系难度较大，容易导致"两张皮"的现象，对整体管理的改进效果不一定理想。因此，医院基于数据、标准和信息等要素进行系统化集成创新，建立医疗行业专用的质量管理体系标准，才能推动行业变革，这也是研究型医院的使命所在。

（二）质量管理标准体系构建

1. 质量管理标准体系特征

（1）系统性。研究型医院质量管理体系是相互关联和相互作用的有机整体，包括①合理的组织机构和明确的职责、权限及其协调的关系，其中"岗位"是组织的最基本单元；②规定到位的、文件化的程序和作业指导书，是过程运行和活动的基本依据；③有效运行的过程，而"流程"是过程方法落地和持续优化的工具；④人员、资金、设备、设施、材料、能源、技术、资讯和方法等是必需且适宜的资源。因此，可以说这种系统性和全局性决定了质量管理体系必然是医院"战略"层面上的事情，最高领导者发动，管理层日常推行，全员参与是质量管理体系常态化运行和持续改进的关键。

（2）唯一性。医院运行需要规则体系，而规则体系要具有唯一性，所以，"制度"这一最基本的规则应当是质量管理体系所包含的要素之一。

（3）符合性。符合各方需求，尤其是病人需求，以及法律、法规等方面的要求。

（4）一致性。写、说、做、查、考、评和激励一致，依赖日常行政管理常态化驱动。

（5）有效性：管理体系运行应全面有效，且具有客观性评价"指标"和"标准"，既能满足病人需求和内部运行管理要求，还能满足第二方认定、第三方认证要求。

（6）预防性。对潜在的风险有一定的预见性和分析能力，并采取适当的预防措施。

（7）高效性。综合考虑医院利益、成本和风险，有效运用"信息"化手段管理各类资源和服务实现过程，以获得最佳秩序和运营"绩效"。

（8）继承性。医院标准体系应当能够持续继承，持续改进，不断推动体系向更高层次进化，从而形成独具特色的医院"文化"。

综合研究型医院质量管理体系上述八个方面的主要特征，我们可以抽象出质量管理体系应该具有"岗位""流程""战略""制度""标准""信息""绩效"和"文化"等基本要素，与传统管理学人、财、物等实体要素相比，这些新的管理要素与组织结构、性质和大小无关，更能体现管理学的一般性和"软"科学特性。

2．**质量管理标准体系组成**　世间万物运行依赖于规则才能有序、有机，而研究型医院质量管理标准体系就是这一个有机的规则体系，即标准体系，唯有如此，研究型医院的运行才能达到安全、质量、效率和效益同步提升的高效运营目标。该体系通常以"流程"为核心，以"岗位、制度、绩效和标准"为基石，以发展"战略"和"文化"为引领，以"信息"为支撑体和倍增器，并通过标准化、信息化双因素的融合与集成，形成一个全新的有序和有机整体，驱动和管控研究型医院的科学化有序化运行。

（1）流程体系。以信息化手段优化整合医院流程，建立以医疗服务流程为重点、以管理和保障流程为两翼的现代化流程管理体系，建立流程库和流程信息化管理平台，形成流程型的医院管理文化，全面提升医院运营管理水平和服务数质量与效率。

（2）岗位体系。以岗位管理为基本单位，进行岗位分析、岗位设定、岗位资源配置和授权，持续调整和优化医院组织结构和人力资本结构，建立完善的岗位管理制度、岗位库和岗位说明书，实现组织机构和岗位管理的信息化。

（3）制度体系。科学地规划和改造医院现有的规章制度体系，应当注重制度设计的简易化、人性化和可操作性，尽可能地使制度条款与流程环节、工作岗位相关联，建立基于流程的三级制度体系，实现制度设计和落实监督的信息化。

（4）绩效体系。以公益性需求为导向，基于客观性、实效性、公平性、可操作性和差异化等原则设计医院绩效指标体系，建立指标库、考核库和标准库，并持续优化绩效考评体系，使之成为落实战略、激发积极性，达成管理目标的驱动力。

（5）标准体系。建立医院标准化部门，积极转化、吸收和贯彻国际、国内先进标准，制订、实施和修订医院管理标准和技术标准，建设和持续优化并完善医院标准体系，使之成为传承和固化医院文化的载体，促进同质化服务的抓手。

（6）战略体系。制订医院发展战略和发展目标，围绕着战略进行定位和配置发展资源，建立党委议事程序和战略管理制度，使战略规划、战略部署、战略执行和战略调整制度化，以保持政策的连续性、发展的平稳性和决策的科学性。

（7）文化体系。医院文化包括精神文化、管理文化、服务文化和物质文化。建立医院文化体系，使医院文化"内化于心、外化于行"，融入员工的思想、融入制度、融入行为，形成"精医尚德、爱患如亲"的良好文化道德风尚。

（8）信息体系。以全要素、全过程、全时域信息化管理为目标，以标准化提升信息化，以信息化落实标准化，建设数字化、智能化医院，建立医院标准化运营管理体系平台，实现医疗服务全程信息化、管理全要素信息化和决策支持智能化，实时监测和反馈医院运营各类数据、数质量指标和各类信息，用于持续改进基础医护质量和流程绩效。

（三）医院标准建设与实施要点

研究型医院标准建设与实施分为流程体系建设、服务管理标准建设、绩效体系建设和标准体系建设等阶段，其实施路径是以"流程"为突破口，以信息化推动标准化建设。启动之初主要依靠行政管理手段推动"贯标"，然后逐步实现绩效考核信息化推动"贯标"，再到全员自觉行动的文化"贯标"等阶段。

1．**医院流程体系规划建设阶段**　该阶段"以患者为中心"，全面系统地对医院管理、医疗服务和保障支持等流程进行梳理、分类、分级，借助于网络平台实现全院流程的在线管理、使用和维护，并组织专业运营管理团队持续再造、优化和完善医院流程体系、岗位体系以及组织结构，建立流程库、岗位库、组织结构树图和岗位说明书，使医院各类管理活动、业务活动路径清晰、职责明确，奠定流程型医院管理文化的基础。

2．**医院服务管理标准建设阶段**　该阶段主要是制订医院各类业务流程环节指标和相应制度，包括关键绩效目标、流程环节指标和各类岗位的工作标准及要求，梳理国家、行业和主管部门发布的各类现行法规、制度和指标，建立制度库、指标库，将指标分解、细化、落实到流程环节和工作岗位上，使制度能够人性化、个性化使用，并对制度的重点条款和标准的关键指标进行实时监测、分析和考评，从而实现量化管理。

3．**医院绩效体系建立完善阶段**　该阶段以"岗位"为基本单位，以核心业务增值流程为主线，通过运营管理体系平台与业务信息管理系统实现对接，实时获取各流程环节和工作岗位的运行数据，建立开放业务数据库，对其进行定向统计、分析和趋势跟踪，然后测算流程环节绩效、个人工作绩效和科室绩效基准以及各指标的权重，建立医院绩效考评指标体系和考核库，然后再通过绩效系统的模拟运行、试点运行逐步实现全员绩效管理和信息化考评，并与分配制度挂钩，从而实现"闭环"管理。

4．**医院标准体系拓展完善阶段**　该阶段医院标准化运营管理体系及其信息化平台的建设基本完善，医院管理和医疗服务有了先进的信息化平台来支撑、集成和融合，医院基本进入惯性运行阶段，医院管理成本和运行效率大大提高，系统化管理的思想和标准化运行的模式已为全员认知、认同和倚重，标准化的威力显现。医院投入精力和资源建立和完善标准体系的动力更足，积极性更高，可以在管理和服务标准的基础上，进一步深化拓展标准库的建设，盘活更多的人类知识资源，例如建立"医疗云数据资源库"、医学知识库、专业领域工具库（质量管理工具、科学研究工具、数据挖掘工具），以及教材库、课件库和试题库等，不断提升医院的软实力,从而实现数据与知识驱动创新和发展的良好局面。

研究型医院管理的标准化、系统化是质量建院的一项长期而又艰巨的任务,研究型医院标准体系建设与完善是一个"化繁为简、以简驾繁"的持续改进和不断优化的过程。该质量管理体系要素之间的逻辑关系和系统化管理模式的实施效果也有待于进一步验证。总之,医院只有坚持"科学发展观"的指导思想,坚持"以人为本"的服务理念,坚持"持之以恒"的创新精神,努力推动医院管理模式变革,实现组织结构扁平化、运营管理科学化,不断提升运营管理和服务水平,才能在激烈的市场竞争中赢得一席之地。

二、患者服务标准

医院的核心工作是医疗工作,患者是医院最主要的服务对象。医院质量管理标准应坚持"以患者为中心"的原则,树立为患者提供高质量服务的思想,通过对患者服务整个流程和流程上各项活动的梳理,建立患者服务标准,保证提供同质、安全、高质的诊疗服务的同时,最大限度地满足患者就医的合理需求。

(一)患者诊疗标准流程

1985 年,哈佛商学院的迈克尔·波特教授在其《竞争优势》一书中提出价值链的概念,认为"每一个企业都是在设计、生产、销售、发送和辅助其产品的过程中进行种种活动的集合体。所有这些活动可以用一个价值链来表明。"这些价值活动可以分为基本活动和辅助活动,这些互不相同但又相互关联的生产经营活动,构成了一个创造价值的动态过程,即价值链。波特提出了基本的价值链结构模式(图 11-16),他认为通过价值链的优化整合,可以提高响应和满足顾客需求的速度,优化供应链体系,提高企业整体运作效率与质量,降低企业经营成本与费用,建立竞争优势。

在 20 世纪 90 年代,由美国的 Michael Hammer 和 Jame Champy 提出业务流程重组概念得到管理界推崇。他们认为"对企业的业务流程进行根本性再思考和彻底性再设计,从而获得在成本、质量、服务和速度等方面业绩的戏剧性改善",可"使得企业最大限度地适应以顾客、

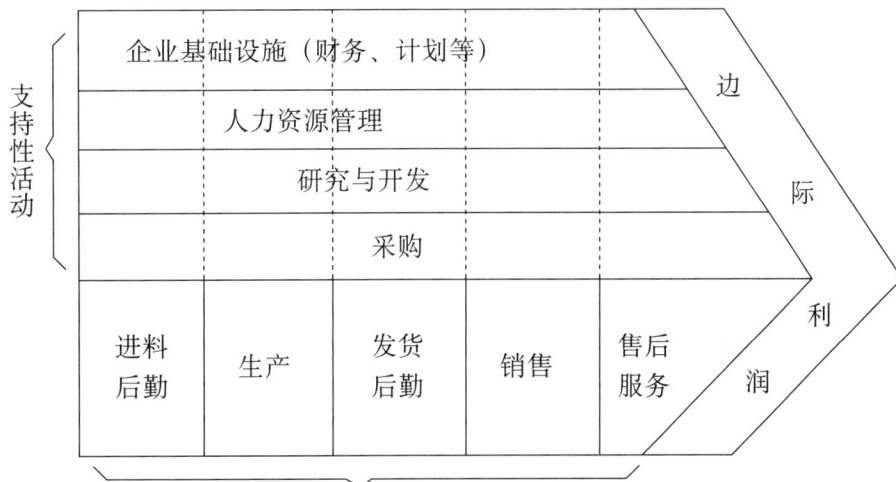

图 11-16 波特价值链结构模式

竞争、变化为特征的现代企业经营环境"。波特价值链理论引入医院管理，延伸出患者价值链概念，即医院为患者以及其他顾客创造价值所进行的一系列活动的总称，是医院价值链的核心。20世纪90年代末，基于价值链理论的医疗业务流程重组理论受到我国医院管理专家和学者的广泛关注，并应用于医疗卫生服务和卫生管理。

医院标准化管理是以规范化的医院服务流程为中心，以服务流程上的各项工作标准、技术标准、管理标准和行为规范为基础，以持续提高医院整体绩效为目的的系统化管理。医院服务流程是以患者医疗服务需求为脉动，以关注患者医疗服务增值为目的，通过有机整合医院各类资源、各方面优势和能力，打破医院传统的职能边界，从"横向"视角把医院看作是一个以医疗服务为中心的过程网络系统，通过对这一过程网络系统中的工作流、物流、资金流和信息流的管理，达到医院关键业务流程运行可控和持续优化目的，是提高医院医疗服务和管理品质，提高患者满意度，提高医院运营效率，节省医院运营成本及实现以患者为中心的医院管理模式的有力保障和途径。患者服务标准是以诊疗流程为主线建立的医院业务管理标准。患者诊疗服务主流程包括急诊服务流程、门诊服务流程、住院服务流程、手术服务流程、医技辅诊服务流程、营养服务流程等，囊括了从患者入院至出院所接受的直接医疗服务活动、辅助医疗服务活动和间接保障服务活动。

（二）患者服务标准

患者服务标准以流程梳理为基础，基于业务流程形成的诊疗服务网络系统中的各项活动，定位活动中的岗位，明确岗位资质、职责、技术、时限以及与其他岗位关联，制订岗位工作标准、技术标准、行为规范和管理标准。每项标准均明确"5W1H"内容，即每项标准以做什么、为什么做、在什么地方做、什么时候做、谁去做、怎么做为内容。患者服务标准的主要包括以下10个方面。

1. **患者安全目标** 作为患者服务标准的首要内容，患者安全目标旨在对易发的安全问题提出警示，降低患者就医全过程的医疗风险，减少意外伤害。核心内容包括：①正确识别患者；②确保手术患者、部位、操作正确；③保证高警示用药安全；④减少医疗感染风险；⑤减少患者跌倒所致伤害的风险；⑥临床危急值及时报告并处理；⑦不良事件及时报告并实施管理；⑧医务人员沟通有效。

2. **急诊服务** 急诊患者诊断是否正确，疾病治疗是否及时、有效，都直接关乎医院的质量。急诊具有患者危重、病情复杂且变化迅速、救治任务紧急的特征。其服务标准应包括急诊分诊，传染病筛查，分区分级救治，特殊情况处理，急诊接诊，急诊会诊，急诊抢救，急救物品管理，急诊留观，急诊收容，急诊转院，院前急救和费用结算等。图11-17为某医院急诊服务流程及其标准要点。

3. **门诊服务** 门诊就诊患者数量大，疾病谱广泛，病种繁杂，其质量安全对医院的品牌影响重大。门诊服务标准内容包括门诊导医、门诊挂号、门诊分诊、门诊医师资质、门诊接诊、门诊处置、门诊用药、发热（肠道）门诊、门诊收费、门诊退费和门诊结算交帐等。图11-18为某医院门诊服务流程及其标准要点。

4. **住院服务** 住院服务是医院核心工作，这一服务过程涉及部门多，流程复杂，是医院质量管理的关键所在。按照住院服务流程，住院服务标准内容包括患者住院申请，住院登记、住院手续办理，患者入科，患者三级检诊、医嘱、用药、有创操作、查房，疑难病例讨论、手术病例讨论、死亡病例讨论、临床病理病例讨论、出院病历讨论、疑难危重护理病例讨论，患急诊服务流程图：

| 预检分诊 | 急诊接诊 | 急诊抢救 | 急诊手术 | 急诊分流 | 院前急救 |

上方标注：
- 预检分诊：快速分诊、特殊情况处理
- 急诊接诊：首诊负责、绿色通道
- 急诊抢救：到场时间、抢救方法、抢救准备
- 急诊手术：术前准备、手术范围
- 急诊分流：急诊留观、急诊住院
- 院前急救：出诊范围

下方标注：
- 预检分诊：三区四级、重大情况处理
- 急诊接诊：接诊处置、急诊会诊
- 急诊抢救：紧急抢救
- 急诊手术：医疗文书、术前讨论
- 急诊分流：急诊转院
- 院前急救：出诊职责

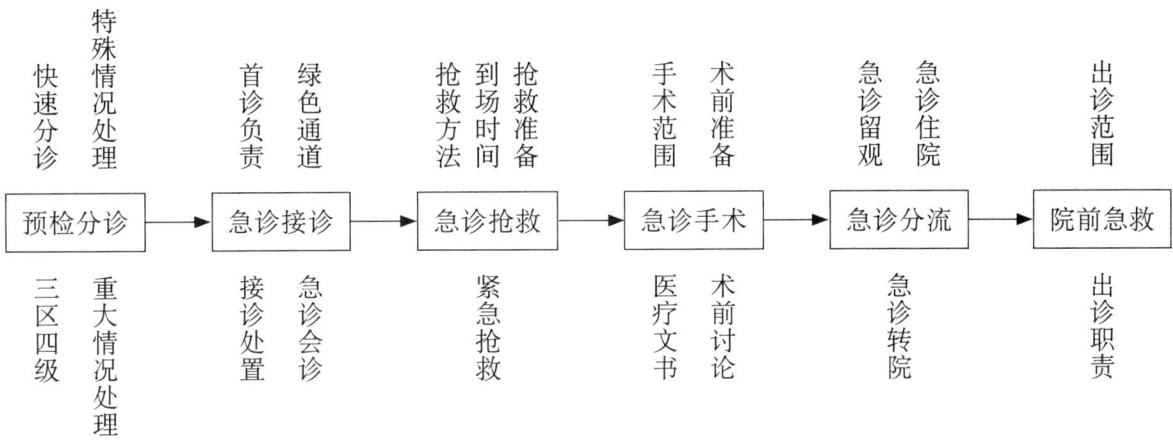

图 11-17 急诊服务流程及其标准

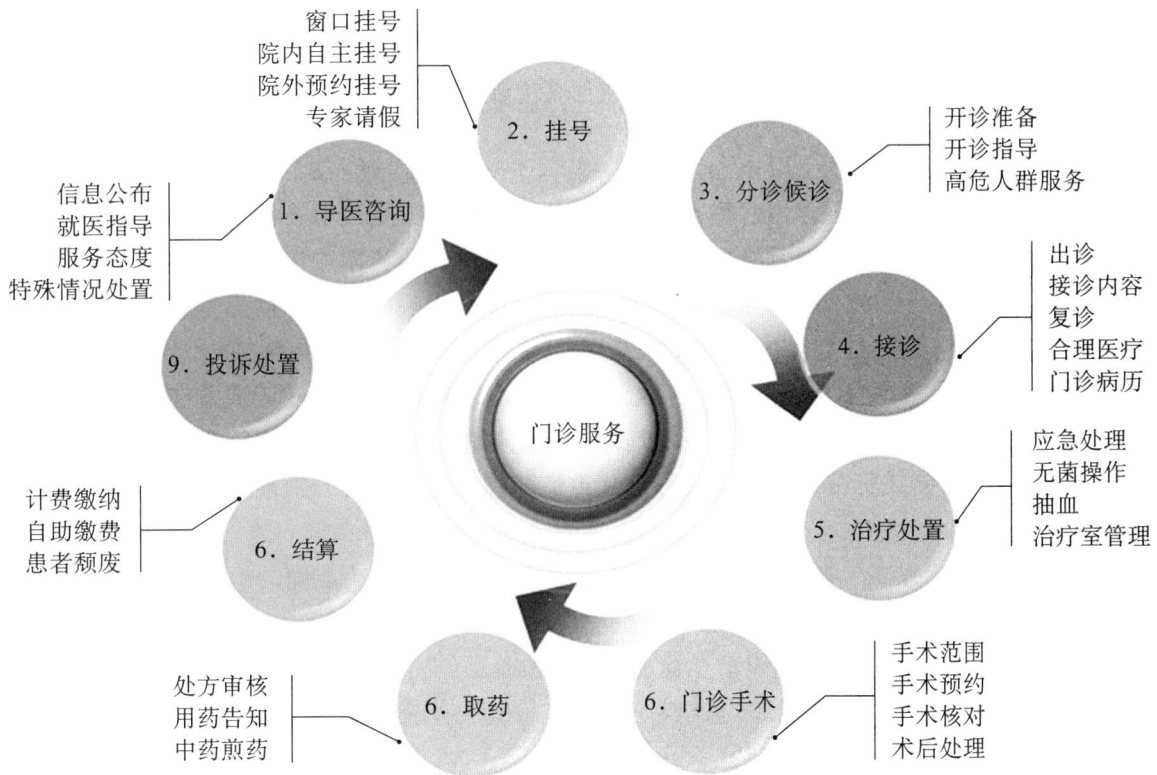

门诊服务流程图（中心：门诊服务）：

- 1. 导医咨询：信息公布、就医指导、服务态度、特殊情况处置
- 2. 挂号：窗口挂号、院内自主挂号、院外预约挂号、专家请假
- 3. 分诊候诊：开诊准备、开诊指导、高危人群服务
- 4. 接诊：出诊、接诊内容、复诊、合理医疗、门诊病历
- 5. 治疗处置：应急处理、无菌操作、抽血、治疗室管理
- 6. 门诊手术：手术范围、手术预约、手术核对、术后处理
- 6. 取药：处方审核、用药告知、中药煎药
- 6. 结算：计费缴纳、自助缴费、患者颜废
- 9. 投诉处置

图 11-18 门诊服务流程及其标准

者抢救，会诊等标准，还包括责任制护理、护理评估、等级护理、基础护理、健康教育、护理文书、护理安全、病区管理标准，患者转科标准、转院标准、出院标准，患者随访标准，值班和交班标准，住院费用预交、费用结算、退费、结账与交帐标准等。图 11-19 为某医院住院服务流程及其标准要点。

5.**手术麻醉服务** 手术麻醉是医疗高风险活动，也是医疗纠纷和事故高发环节。手术麻醉工作规范将有利于避免医疗风险发生，确保患者安全，保证诊疗质量。手术标准按照术前、

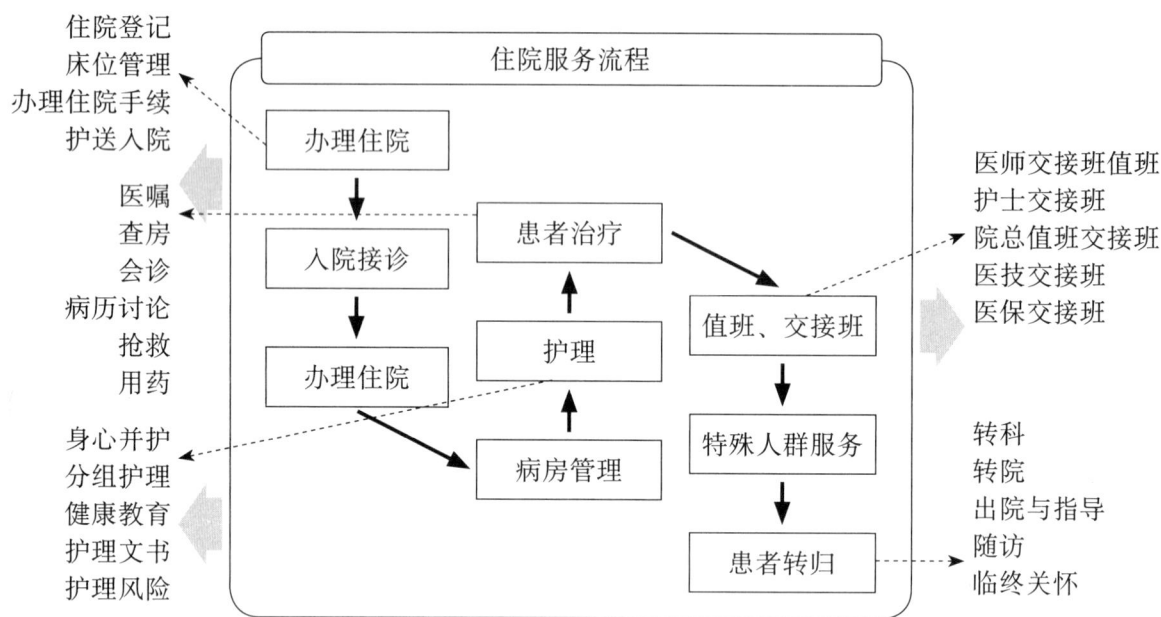

图 11-19　住院服务流程及其标准

术中和术后划分，包括术前评估、手术申请与审批、告知与知情同意、手术部位标记、病房术前准备、手术室准备、手术患者接送标准，术中手术安全核查、术中决策与管理、术中特殊情况处理、手术标本处理、术中输血、手术物品清点标准，术后转送、术后患者处置标准，麻醉标准等。

6. **重症监护服务**　重症监护科除了收治患者危重之外，还具有患者转入、转出频繁，医疗风险好发于互转的衔接处，这一环节特别需要建立规范。重症监护服务标准包括重症监护收治范围标准，患者转入标准，重症治疗标准，重症陪诊（检）标准，镇静镇痛标准和重症转出标准等。

7. **临床实验室服务**　临床实验室的任务是为临床提供及时、准确的检验结果，以服务于疾病的诊断、治疗、预后和预防。临床实验室服务标准主要是对分析前、分析中和分析后活动进行规范，包括临床实验室检验申请、标本采集、检验预约、标本接收、标本检验、报告出具、报告时限和质量保证等。图 11-20 为某医院检查／检验服务流程及其标准要点。

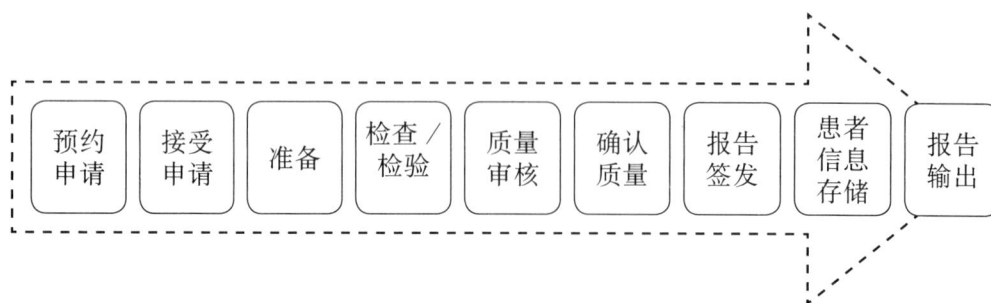

图 11-20　检查／检验服务流程及其标准

8．**医学影像服务** 医学影像服务标准制订除关注检查前、检查中、检查后质量规范，还要关注人员安全防护，设备计量与维护等安全标准，具体包括医学影像检查申请标准，分诊预约标准，检查准备标准，检查实施标准，现场急救标准，报告出具标准，报告时限标准和人、机安全管理标准等。

9．**放射治疗服务** 三维适形放射治疗作为一种精确放射治疗手段，提高了肿瘤局部控制率，减少了放射反应和后遗症，而且具有较好的成本效益，被放射肿瘤学术界认为是21世纪初的发展方向，是放射治疗技术发展的主流。三维适形放射治疗标准是放射治疗每个环节的正确实施的保证，其内容包括门诊分诊标准，门诊接诊标准，定位前准备标准、体位固定和皮肤标记标准、放射治疗CT定位标准、放射治疗计划设计标准、铅块制作及验证标准和放射治疗实施标准等。

10．**营养膳食服务** 是医院为住院患者提供营养、膳食服务需要遵循的标准，其内容包括营养门诊、营养评估、营养治疗，如膳食医嘱和治疗膳食等，营养会诊、营养配餐，如配送管理、饮食安全检查和食品毒物检测等。图11-21为某医院营养服务流程及其标准要点。

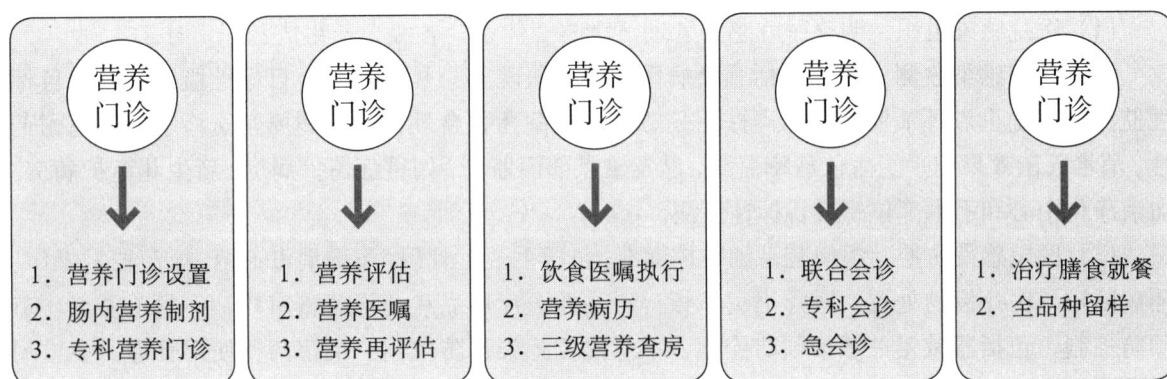

图 11-21 营养服务流程及其标准

三、医疗管理标准

医疗管理是医院的核心工作，是以临床为主线，以围绕医疗活动的各项管理活动为内容，旨在最大限度地保证患者安全和医疗质量，以及医院运营效率和效益。如果将患者服务标准是从"横向"梳理医疗活动形成的标准，那么医疗管理就是从"纵向"按照能梳理的管理活动标准，由此形成了医疗标准体系。医疗管理标准是对医疗工作中，每个岗位、每个部门要求做什么、怎么做、做到什么程度的制度性管理标准。其表现形式有各级各类人员职责、岗位责任、医疗管理标准、各项制度规章、各种技术操作常规和规程，及其管理目标、监测分析与考核标准。医院依据医疗管理标准对医疗质量安全实施全面的、系统的、科学的和定量的管理，即形成医院质量管理标准。医院标准化管理是以管理标准和技术标准为基础，将标准化渗透到医院管理、技术和保障工作的各个流程、各个环节之中，覆盖于医院医疗保健工作全员、全要素和全过程。

（一）医疗管理标准

1．**医疗质量管理**

（1）医院质量管理组织。明确医院质量管理组织组成，质量管理目标，各级质量管理组织职责，管理、会议和工作标准等。

（2）医疗质量运行监控。规范质量监控办事机构、监控指标、监测内容，以及医疗质量运行监测、反馈、报告和讲评机制。

（3）质量持续改进。明确医疗质量管理各级组织，医疗质量持续改进规划与计划的制订，三级质量管理组织在质量持续改进中的分工，以及各级年度质量持续改进培训任务。

（4）临床路径管理。明确医院临床路径管理组织、职责分工、管理制度、目标、监控手段、会议制度、报告制度和培训方案。

2. 护理质量管理

（1）质量管理组织。明确三级质量管理组织任务及其职责分工，护理质量管理相关制度、护理质量管理目标和护理质量问题处置流程。

（2）护理质量控制。明确护理质量管理三级质控机制，三级质控组织组成原则、职责分工和工作标准。

（3）护理质量培训。界定护理质量培训组织、培训内容、培训周期和考核标准。

3. 医院感染管理

（1）医院感染组织。明确医院感染管理三级防控体系，各级人员组成和职责分工。

（2）医院感染监测。内容包括感染病例监测、医院感染暴发监测、目标性监测，其中目标性监测要明确重点环节监测，如器械相关感染、抗菌药物合理使用、病原学送检率、细菌耐药性、消毒灭菌效果和手卫生依从率监测，以及重点部门监测，如重症监护病房、新生儿监护病房、血液净化中心和手术部位感染目标性监测。

（3）医院感染防控。①规范基础防控标准，包括手卫生管理、清洗消毒灭菌、无菌技术操作、隔离防护、医疗废物处置、医疗用房审核、一次性医疗用品和消毒药械审核；②规范重点环节预防控制，包括器械相关感染预防控制、手术部位感染预防控制、抗菌药物使用管理、多重耐药菌感染控制和医院感染暴发的预防与控制。

（4）传染病监控。内容包括突发公共卫生事件处置、报告、演练标准，突发公共卫生事件与传染病疫情监测信息报告标准，日常传染病筛查，传染病报告和防控督导，传染病疫情现场处置和报告以及传染病网络信息管理等。

（5）职业防护。内容包括接触特殊感染与传染病患者防护，化疗药物配制防护、锐器伤暴露防护和职业暴露案例分析并持续改进等。

（6）医院感染培训考核。包括各级各类人员岗位规范化专业培训计划、培训内容和考核标准，医院感染控制宣传教育、预防咨询等。

4. 医疗文书质量管理

（1）病历书写质量。包括病历书写基本标准、门（急）诊病历质量和住院病历质量标准等。①病历书写基本标准，病历书写质量符合国家、军队病历书写质量规范，明确病历书写的基本要求，明确病历书写内容、书写人员资质与授权、书写用笔、病历打印、病历更正修改、病历签名、知情同意签署人等。②门（急）诊病历质量标准，其内容包括门（急）诊病历组成、分类、记录人、记录完成时限、抢救记录、有创操作及知情同意、门诊会诊申请与记录、检查／检验申请、住院申请和转院病历摘要等标准。③住院病历质量标准，其内容包括住院病历组成，以及入院记录、首次病程记录、再次或多次入院记录、病程记录、查房记录、疑难病历讨论记录、交（接）班记录、转科记录、阶段小结、抢救记录、有创诊疗操作记录、会诊记录、术前小结、术前讨论记录、麻醉术前访视记录、麻醉记录、手术记录、手术安全核查记录、手术清点记录、术后首次病程记录、麻醉术后访视记录、出院记录、24小时入出院记录、死亡记录、24小时死亡记录、死亡病历讨论记录、病重（病危）护理记录、病危（重）通知书、医嘱记录、体温单和辅助检查报告记录内容、记录人员资质和完成时限标准。

（2）病案管理。标准内容包括病案管理基本要求、病案质量管理目标、病案质量管理控制体系基本要求、病案质量管理控制体系、病案科（室）建设基本要求和病案质量控制标准。①病案管理基本标准，明确的病历书写权限、书写格式、质量评估与改进活动、职能科室设置和借阅服务管理标准。②病案质量管理目标，明确病案质量管理目标及目标值，如甲级病案率、主要诊断正确率、常规病案3日归档率、死亡病案7日归档率、疾病诊断分类编码正确率和手术与操作名称分类编码正确率等。③病案质量管理控制体系基本标准，明确病案三级质控部门及其职责分工。④病案管理部门建设的基本标准，建立病案管理科各岗位职责、工作流程、人员培训、质量监督与评价标准。⑤病案质量控制，包含门诊病案提供、归档、住院病案回收、住院整理归档、住院病案借阅、病案数字化管理、病案保管、病案首页疾病诊断和手术操作编码、病案质量检查考评、病案管理质量反馈相关标准。

（3）病案服务。包括病案复印、科研、教学放射影像资料复制、病历检索等。①病案复印标准明确服务范围、申请人条件，以及为公、检、法和医疗保险机构提供病案服务，为临床和管理人员提供病案服务相关标准。②科研、教学放射影像资料复制审批程序和服务范畴。③病历检索服务规定检索预约、提供方式和检索要求。

5．医疗风险管理 医院设立专职部门负责组织医疗风险的识别、评估、防范和处置，其标准包括医疗风险识别、评估、防范和控制等。

（1）医疗风险识别。风险识别分为管理风险、诊疗风险和行为风险识别三类，标准内容包括风险识别机制、警讯事件报告、警讯事件处置等。

（2）医疗风险评估。包括评估组织体系、各级职责分工、风险管理目录，医疗安全（不良）事件与缺陷上报和分析讲评标准。

（3）医疗风险防范。包括风险防范的教育培训机制，纠纷预警流程和工作标准，医疗风险警示监督标准，医疗重点环节监控标准和医患沟通标准等。

（4）医疗风险控制。重在医疗缺陷鉴定和仲裁、院内纠纷调解、院外纠纷鉴定、诉讼、投诉管理和质量监督标准等。

（二）教育培训管理标准

1．组织与职责 设立教育培训委员会和院、部、科三级培训组织，按照职责分工负责本级培训计划制订和人员培训，明确培训对象、内容、要求，以及教研室和学员管理等。

2．教学管理目标 明确教育培训目标，如员工岗前培训参训率100%，员工岗前培训合格率≥95%，专业技术人员年度规范化培训考核合格率≥90%，教学计划执行率≥95%等。

3．教育培训管理 明确各类人员知识结构和技能，培训项目，接受在职教育，选学送学标准。具体包括员工岗前培训、住院医师规范化培训、主治医师规范化培训、护理系列人员规范化培训、专职临床药师规范化培训、特殊专科技能规范化培训、员工继续教育培训、研究生教育与本科生培养、进修生培训等。

4．教育培训质量 明确教育培训遵循的制度，专家师资库资源管理、教学质量评估、教材规划、全程考核淘汰、教学质量督导、教学条件建设、教学成果评审与奖励、教学调研和联合培训等。

（三）临床科研管理标准

1. **科研管理组织与职责**　明确医院医学科学技术委员会、科研管理部门和院、部、科三级管理架构和职责，制订会议和选举标准，以及科研条件建设等。

2. **科研管理目标**　为临床提供理论和技术支持，提高医疗保健水平，促进医院可持续发展，明确医院科研管理目标和目标值，如省部级以上课题数目，省部级二等奖以上奖励项目数，论文发表数量，科技成果转化金额等。

3. **科研管理内容**　明确课题管理、科技成果管理、专利管理，科技论文管理、学术会议管理、学术任职管理、成果转化管理和科研档案管理等。

4. **科研质量管理**　制订医院科技创新规划，组织论证实验室建设发展规划，确保实验条件满足科研需要。建立科研监管、追踪、评估与持续改进机制，规范科研记录和检查。制订科技创新奖励规定和科学技术研究工作行为规范。规范重点学科、重点实验室、药物临床试验条件配置，规范药物临床试验和临床试验药品管理。明确科研实力统计指标。

（四）信息化管理标准

医院信息化建设是医疗保健服务的支撑体和医疗数质量及服务效益的倍增器，信息化管理标准应当包括管理、建设、服务3个方面。

1. **信息化管理**　明确医院信息化组织领导及其职责，制订医院信息化管理制度，规范信息安全和数据质量保证措施，明确纳入信息化管理的各项管理工作和业务工作范围。

2. **信息化建设**　规范信息化建设需求分析标准，信息系统设计标准，信息系统定期评估标准，系统立项管理标准和项目实施管理标准、项目验收标准、项目交付标准等。

3. **信息化服务**　内容包括信息服务平台服务、运营管理支持服务、医疗管理支持平台服务、决策支持平台服务、诊疗支持服务、诊疗辅助服务、诊疗知识服务、患者信息服务、远程会诊服务、官方网站服务、病房电视服务、临床保障服务、科研信息服务、和教学信息服务。

第四节　质量评价体系

医院是我国医疗卫生服务事业的主体，居民的医疗保健服务绝大多数是由医院承担的。随着国内外医院管理由粗放型经营转向内涵质量建设、构建集约型医院的转变，关注医疗质量成为医院管理的一项重要焦点问题。

研究型医院往往是大型综合医院，具有流程繁复，救治任务重，患者数量大，关注威胁人类健康的重大、疑、复杂性疾病，肩负不断创新临床理论、新技术、新疗法，形成国际、国内领先水平的现代医疗技术使命，是疑难重症的诊疗中心，以为患者提供优质高效的医疗服务为目的。研究型医院建设始终瞄准国际医学前沿，以重大疾病防治为牵引，以临床研究为重点，以基础研究为支撑，以重大科研项目为纽带，以高水平成果为标志，不断创新，加快科研成果向临床的转化。研究型医院又是以培养优秀的医学人才、促进医学知识的传播为己任，树立国际视野，着力锻造一批国际有较大影响、在国内领先、具有核心竞争力的医学专家和学术团队。这些特点决定了研究型医院的医疗安全、医疗质量管理相对于其他医院任务更艰巨、管理难度更大。

研究型医院在我国发展至今尚未建立一套科学、可推广的医疗质量评价体系，但是，随着研究型医院理论的日趋成熟，以及为国内越来越多的医院所接受且将其作为了医院发展战略目标，建立一套研究型医疗质量保障和持续改进的科学的评价指标体系、高效的质量评价机制、有效且可操作的评价方法，是推进研究型医院管理的科学化、规范化、标准化进程的保证。

一、国内外医院质量评价体系比较

加强医疗质量管理，保证和提高医疗服务质量，是国内外医疗机构面临的首要任务。医院质量标准化是质量管理的前提，而标准化的关键就是科学的评价指标体系。各国在探索医疗质量管理手段方面不断推陈出新，在医疗质量指标体系研究上也取得一些成果。

（一）国外医疗质量评价指标体系

美国潘顿于 1928 年提出 9 项医疗质量考核指标，美国 Megibony 于 1962 年将潘顿的 9 项增加到 20 项。1985 年美国马里兰州医院协会在发布病人死亡数据及与之相关的医疗数据时发现，由于各医院均采用自己的医疗质量指标体系，相互之间难以进行比较和分析，因此建立了简单、实用、有效的医疗质量指标体系（quallity indicator project，IQIP）。IQIP 包括 10 个住院质量指标组，已经成为美国最主要的医疗质量指标系统之一，也是唯一在世界范围内使用、国际上最大的医疗质量指标体系，至今有 60 多个国家，2000 多所医疗机构参加了这个计划。IQIP 共有 250 个经过科学验证的有效指标，分布在急性病治疗、慢性病治疗、精神病治疗、家庭保健 4 个临床范畴。国际医疗质量指标体系中的指标分为 3 类：第一类是直接反映医疗结果和患者安全的指标。如住院死亡率、新生儿住院死亡率、围术期死亡率、手术部位感染率、重症监护室中与使用医疗器械相关的医院感染发生率、因相同或相关疾病非计划再入院率、压疮发生率、患者在医院内的跌倒发生率及其伤害程度分级等指标；第二类是经研究证实与医疗结果高度相关的指标。如外科手术前预防性使用抗菌药物的时间、非计划重返重症监护室发生率、非计划重返手术室发生率等指标；第三类是侧重反映患者利益的指标。如重症监护室中镇静／或止痛药物使用率、患者身体约束使用率、已挂号患者取消当日门诊诊疗安排发生率、剖宫产率等指标。医疗服务质量评价贯穿在临床服务评价过程之中，IQIP 既注重医疗服务的结果和患者利益，更加关注"负性事件"，更加强调指标的"可比性"，指标的选择标准也更严格。

澳大利亚于 1989 年开始开发和使用全国统一的临床服务质量指标（clinical indicator，CI），既包括医院整体的医疗质量指标，也包括各临床专业的技术质量指标，临床技术指标有 23 组分类，308 个可操作、可分析和可比较的临床质量指标。23 组指标包括药物不良反应，麻醉，日间手术／内镜，皮肤病学，急诊医学，胃肠镜，家庭中的医院服务，全院指标，感染控制，重症治疗，内科，住院患者心理卫生，社区心理卫生服务，产科，妇科，眼科和准分子激光，口腔卫生，儿科，病理，肿瘤放射，放射科，康复医学和外科。澳大利亚每年发布全国医院 CI 评价结果报告。

英国卫生部开发了绩效管理指标系统 UKQIP，共有 250 个经过科学验证的有效指标，分布在急性病治疗、慢性病治疗、精神病治疗、家庭保健 4 个临床范畴。1999 年，美国卫生政策研究所（AHCPR）发布的医疗质量评价计算机系统（CONQUEST）提出了 1197 个质量考核指标。

（二）国内医疗质量评价指标体系

中国郭子恒提出 15 项指标，1989 年卫生部《综合医院分级管理标准》中对终末质量提出了 23 项指标，2005 年卫生部《医院管理评价指南》中提出了 46 项指标，卫生部《医院管理评价指南（2008 版）》提出了 47 项指标，中国医院协会提出 79 项指标建议。2008 年在借鉴国际经验、结合中国国情，研究出中国医疗质量评价指标体系（China healthcare quality indicators system，CHQIS），提出 44 类医疗质量评价指标，包括 730 个单项指标和 2610 个复合指标。该指标体系可通过计算机系统自动采集数据和自动分析获得。2011 年卫计委为建立完善适合我国国情的医疗质量管理与控制体系，促进医疗质量管理与控制工作的规范化、专业化、标准化、精细化，改善医疗服务，提高医疗质量，保障医疗安全，组织制订了《三级综合医院医疗质量管理与控制指标（2011 年版）》，包括住院死亡类指标（inpatient mortality indicators）、重返类指标（patients return indicators）、医院感染类指标（hospital infection indicators）、手术并发症类指标（operation complication indicators）、患者安全类指标（patient safety indicators）、医疗机构合理用药指标（rational use of drug）、医院运行管理类指标（hospital performance indicators）7 大类指标。

（三）国内外医疗质量评价指标体系比较

1. 国外医疗质量指标体系具有以下特点。

（1）指标选择细致：指标明确具体环节或重点部位、重点科室，如 IQIP 指标体系中关于"感染发生率"指标表述之一为"重症监护室中与使用医疗器械相关的医源性感染发生率"等。

（2）指标可比性强：国外医疗质量指标体系既可以用于医疗机构内部质量评价与质量改进，又可以用于与国外其他医疗机构进行横向比较，有益于医院管理者掌握自己医院医疗质量指标的纵向变化，又可以掌握自己医院的医疗质量在国际同行业中的地位。

（3）指标科学性高：国外质量评价指标体系多是经过研究证实与医疗结果高度相关的指标，如外科手术前预防性使用抗菌药物的时间较少采用一些中间结果或者间接指标。

2. 与国外医疗质量指标体系相比，国内目前使用的评价医疗质量的指标与国际指标设计原则之间存在较大差距，存在着以下不足。

（1）指标设计有偏差：医疗质量评价指标体系设计应以患者为中心和注重医疗服务结果为基本原则，国内医疗质量指标设计较少关注国际通用的直接反应患者利益和服务结果的指标，如新生儿住院死亡率、外科手术前 30 分钟预防性使用抗菌药物的比例等指标。国内医疗质量评价使用的传统指标中，侧重医疗质量与效率指标，而忽视反映患者利益与服务结果评价的指标，如国内质量评价中使用的床位使用率、床位周转率、每床日门诊指数、门诊出院诊断符合率等。

（2）评价体系欠系统性：目前国内还没有成熟的、可用于全国医院医疗质量评价和质量控制公认的、统一的指标体系。传统的医疗质量评价指标往往指标数量多，不便操作，也没有经过深入、科学的实证，客观性不足，不适合当前发展的需要，对医疗质量改善指导的权威性不够。

（3）评价指标客观性不够：国内传统医疗质量评价指标主观判断性较强，准确性不足，如"处方合格率""治愈好转率"等，需要人为判定后给出结果，主观性强，缺乏客观性，也影响质量评价的准确性。

我国医疗质量评价指标体系起步晚，国际上较为成熟的评价指标体系可以成为构建我国医院质量评价指标体系的重要参照体系，同时科学的评价方法得出的结果可以预测及确定我国医疗质量水平在国际上的位置，从而更好地为医药卫生体制改革服务。国际医疗质量指标体系为研究型医院质量评价体系建立提供了有益的借鉴，但是，研究型医院特征决定了研究型医院除了满足其他医院医疗救治质量要求之外，还应结合研究型医院的核心任务，突出临床与研究的结合，规避由于疑难危重、新技术、新业务开展而带来的其他医院没有面对的医疗风险，保证医疗质量。

二、研究型医院质量评价原则

研究型医院质量评估是以准确反映研究型医院的特征为主旨，使之成为引领研究型医院建设的风向标，推动和促进研究型医院的建设和发展。在研究型医院评估中应轻视规模数量，重质量内涵。

所谓医疗服务质量，是指利用医学及相关科学的知识与技术，在现有条件下，医疗服务在增加患者期望结果和减少患者非期望结果方面所达到的程度，这一概念在国内已逐渐被接受，这与美国卫生机构资格认证联合委员会（JCAHO）的定义，即医疗质量是指医疗卫生服务可以提高满意结果可能性和降低不满意结果可能性的程度，是一致的。研究和建立一套科学的、全面的、既与国际接轨又符合我国具体国情的研究型医院医疗质量管理与评价指标体系势在必行。

关注质量评价的主要目的是改进医疗工作，随着医疗质量评价观念转变，医院质量评价的原则也需要转变，根据医疗服务质量的概念，设计医疗质量评价指标体系应是以患者为中心和注重医疗服务结果的基本原则。作为研究型医院的质量评价体系的设计，则还应当遵循从评价研究型医院重点工作出发，兼顾评价客观性、实效性、公平性、可操作性和差异化等原则，切实使研究型医院质量评价成为落实研究院医院质量战略、保障医疗安全、提高医疗质量、激发员工积极性、保证管理目标达成的有力工具。

研究型医院是一个技术高度密集型组织，具有业务流程复杂、部门层级多、协作关系繁复的特点，这就要求医疗质量评价应具有多层次、多指标的复合体系。在这个复合体系中，各层次、各指标的相对重要性各不相同，每个部门和岗位的贡献程度有差别，设计医疗质量评价标准是一个共性与特性统筹考虑、循环改进的过程，需要结合研究型医院管理，其也是一个不断探索与实践的过程。

根据研究型医院的定位和特征，将研究型医院评价体系标准分为5个方面：人才指标、支撑条件、科研投入，产出成果和学术声誉及社会认可度。连斌认为人才队伍、科研项目、标志性成果、科研基地是研究型医院的4大要素。针对研究型医院特征，医疗质量评价指标体系设计应突出以上特征。

（一）指标设计的一般原则

1. **科学性** 必须客观、准确反映评估结果的实际。

2. **政策性** 必须以国家政策、医院制度和要求为准绳，评估医疗服务成本的经济性，效率性与效益性，充分体现科室、医院和被服务者三者利益的一致性。

3. **实用性** 必须符合科室实际情况，方法简便实用，具有可操作性。

4. **可比性** 要在时间上和科室之间及同行业内具有可比性。

5. **确定性** 指标是在综合分析现有研究成果基础上建立的，是与影响临床科室综合效益的相关因素筛选的指标，确保指标选取的可靠性和权威性。

（二）医疗质量指标设计的特殊原则

1. 强调过程和持续改进　医疗质量评价既要有关注结果评价的终末性评价指标，更要关注医疗运行中标准落实的过程监测，做到静态与动态相结合。

2. 注重科学合理和可操作　医疗质量评价是用全面的过程管理的方法，对全院全方位质量的每一个过程都进行严格控制，质量评价标准的内容来源于医院质量标准体系，关注重点环节上的质量标准要素和标准条款的落实。评价标准应抓关键，考重点，具有科学性、合理性和可操作性。

3. 强调证据定量定性的结合　医疗质量评价应强调证据，以数据说话。这就要求质量评价标准尽可能选取量化指标，做到定量与定性相结合。

4. 突出岗位特色可比可控　根据不同部门、不同岗位的工作要求和岗位要求设置质量评价标准，包括工作强度、工作效率、诊断和其他治疗质量等方面的质量评价标准，并依据工作重要性分别赋权，权重大小为一个弹性参考值范围，做到数据可比、可控。

（三）研究型医院医疗质量指标设计原则

研究型医院质量评价指标设计既要符合 SMART 原则，遵循简单、量化、可及、合理和时效性，又应当体现研究型医院发展战略。具体原则是：

1. 指标体系应体现质量内涵　研究型学科评价指标体系是围绕研究型医院对学科建设的内涵要求进行量身打造的，反映了军队医院整体发展转型的思考，反映了新形势下医院内涵建设的基本需求，更是新的学科建设模式的内在体现，整个评价体系中对医院及学科的规模数量指标没有硬性要求，主要从学科建设的内涵角度进行设计与评价，是学科建设转型发展的重要体现，更是医院发展模式转型的重要标志。

2. 指标体系应体现转化医学　研究型学科评价指标体系的建设理念是"围绕临床搞科研，科研成果为临床"，强调了医学科技创新，并将研究成果向临床转化，不断提高临床技术水平，实现临床与科研的互动。医院应大力推进转化医学发展，将科学研究成果运用到临床实践中，影响和指导临床医生的临床诊疗思维模式向循证医学和转化医学发展，形成以临床问题促科学研究提升，以科研成果促临床医学的发展和进步，形成临床与科研的良性循环。

3. 指标体系应体现临床技术创新　指标体系在设计上突出 3 个方面的创新特色：一是重点突出临床救治水平的提升，指标体系应特别强调医疗品质、特色和创新等，突出基础医疗质量，强调核心技术的重要性和临床技术创新。二是重点突出自主创新能力的提升，指标体系强调学科稳定的发展方向，具备较完善的研究平台，强调高等级课题、成果及产出，形成国际竞争实力。三是重点突出研究型学科创新性管理，通过强有力的监督和管理，为研究型学科建设提供强有力的支撑。

中国医院协会评价与评估部主任王吉善指出：科学完善的医院质量评价体系应该是一个从结构、过程、结果全方位的评价体系。总的来说，可用 1 个核心，2 个评价，3 个层面，4 项内容来概括。1 个核心就是以提高医疗质量为核心。2 个评价就是对学科和行业内部的评价。3 个层面就是医院层面、学科建设层面以及单病种层面。4 项内容就是安全、质量、服务、绩效管理。此外，再加上循证医学的理念，这样就能对医疗质量进行全面科学的评价。中国医院协会会长曹荣桂指出：　应当建立一些体现"以病人为中心"意识的指标，例如病人对治疗过程和护理的满意度，以及病人所承担的经济负担等。

考核与评价的指标要符合国际上医院质量管理的总体趋势。在医疗质量评价指标的选择上，既要借鉴国外相对成熟的质量指标，又要结合国内医院实际。在指标选择上应注重以患者安全为目标、注重环节质量、关注关键指标、医院感染控制、各种原因引起的死亡率、非计划入院、抢救失败率等指标； 重视过程指标的控制。在指标的公式和计算方法上应与国际接轨，为医院提供科学的数据支持和理论依据。

三、研究型医院质量评价指标

Donabedian 于 1980 年提出医疗服务质量受医疗机构的组成结构、医疗服务流程和医疗结果三者的综合影响，他指出好的医疗服务应该是以最小的风险和最低的成本为患者提供最适宜的服务，Donabedian 认为在医疗质量服务评价中，最重要的是结果质量的测量。因此，参照国际医疗质量指标体系，在国内医疗质量指标体系的构建中应侧重对医疗质量结果的评价和环节质量控制指标的监测。

（一）评价指标设计步骤和测量方法

质量评价指标设计一般步骤包括工作分析、特征分析、理论验证、调查反馈和调整修订。质量评价指标类别可分为关键绩效指标、流程考核指标和行为规范指标三大类，评价指标的层级分为院、部、科和岗位四级指标。质量评价指标的评定应兼顾定量与定性指标，明确指标定义、计算方法、基准值和权重，明确不同类别绩效指标的评定方法和评定等级，明确不同层级绩效指标评定的分配比例。

医疗质量指标的测量方法，国际上不尽相同，通常质量指标主要从医疗服务的"结构"、"过程"以及"结果"三个角度来界定。"结构"可以定义为医疗服务提供的情形以及医疗服务过程中使用的医疗资源，包括实物资本，如设备、资金、器械以及药品等；智力资本，如医疗技术、信息系统等；人力资本，如医疗专家等。"结构"评价方法是通过评价医疗资源的配置是否能够提供优质的服务，包括医院的人力资本、设备配置等来评估医疗质量。"过程"是指使用医疗资源，提供服务的过程，可以分为患者相关的过程以及组织层面的服务过程。"过程"指标代表医疗服务的提供行为，是否给患者提供适当的服务。"结果"是指医疗服务对患者或者人群健康状况的影响，例如最终的结果指标，如死亡率、生活质量，也包括中间结果指标，例如血压、体重、个人健康、功能等。但是"结果"衡量的质量指标最大的问题在于同样的服务过程可能产生不同结果，导致绩效水平的不稳定性。

（二）医疗质量评价指标体系

研究型医院评价指标体系的建立既要兼顾国家、军队质量评价指标体系，又要突出研究型医院特色，满足研究医院质量发展战略需要。解放军总医院医疗质量评价体系分为三类，分别是关键质量评价指标"十率±X"指标、重点终末和环节质量监测指标、研究型医院特殊要求质量指标。

1. **关键质量评价指标"十率±X"指标** 通过关键质量指标"十率±X"运行监测与评价，实现对医院重点关注的质量指标，实现"全要素、全过程、全时限"精细化管理，其中"十率"为通用指标，"±X"为部门间差异化指标。

（1）"十率±X"指标设计。根据研究型医院战略目标和年度质量工作计划，结合医疗工作特点，围绕质量、效率、效益和安全四个维度进行设计，保障全员与医院总体目标一致。

（2）"十率±X"指标内容。十率±X"指标设定明确了指标内容、所属层级，指标目标值和适用部门，见表11-9所示。

表11-9 解放军总医院"十率±X"指标及院级目标值

指标内容	目标值	说　明
"十率"指标		
1．平均住院日（天）	≤ 9.5 天	适用内、外科临床科室
1.1　24 小时重返住院率（%）	≤ 2%	平均住院日的子指标，适用内、外科临床科室
2．药费比（%）	≤ 40%	适用内、外科临床科室
2.1　抗菌药物使用率（%）	≤ 60%	药费比子指标，适用内、外科临床科室
3．收益率（%）	≥ 20%	适用所有科室
4．满意率		
4.1　患者满意率（%）	≥ 95%	适用所有科室
4.2　员工满意率（%）	≥ 95%	适用所有科室
5．医院感染现患率（%）	≤ 8%	适用内、外科临床科室
5.1　病原学送检率（%）	≥ 30%	医院感染的子指标，适用内、外科临床科室
6．不良事件管理		
6.1　不良事件上报率（%）	100%	适用所有科室
6.2　非预期再次手术率（%）	≤ 0.2%	适用开展手术的科室
6.3　住院死亡危重率（%）	≥ 95%	适用内、外科临床科室
7．入出院第一诊断符合率（%）	≥ 95%	适用内、外科临床科室
8．会诊及时率		
8.1　常会诊及时率（%）	≥ 95%	适用所有临床科室
8.2　急会诊及时率（%）	100%	适用所有临床科室
9．医疗文书质量		
9.1　甲级病案率（%）	≥ 90%	适用内、外科临床科室
9.2　疑难危重环节病历核心制度落实率（%）	100%	适用内、外科临床科室
10．床位使用率（%）	≥ 95%	适用内、外科临床科室
"±X"指标		
1．尸检率（%）	≥ 20%	适用保健科室
2．工作量		
2.1　检查／检验人次	去年同期值	适用检验／检查类科室

指标内容	目标值	说 明
2.2 门诊人次	去年同期值	开设门诊的医技科室
2.3 治疗人次	去年同期值	设有门诊治疗的医技科室
2.4 标本数（件次）	去年同期值	适用病理科
2.5 采血／输血量	去年同期值	适用输血科
3. 报告及时性		
3.1 报告时限符合率（%）	≥ 95%	适用医技辅诊科室
3.2 当日检查通过率（%）	去年同期值	适用医技影像类科室
3.3 当日报告通过率（%）	去年同期值	适用医技影像类科室
3.4 危急值报告及时率（%）	去年同期值	适用医技辅诊科室
4. 诊断质量		
4.1 报告与影像诊断符合率（%）	去年同期值	适用医技影像类科室
4.2 漏诊／误诊率（%）	去年同期值	适用医技影像类科室
5. 治疗质量		
5.1 治疗有效率（%）	去年同期值	适用医技治疗类科室
5.2 并发症发生率（%）	去年同期值	适用医技治疗类科室
6. 报告／记录书写合格率（%）	去年同期值	适用医技辅诊科室
7. 输血管理		
7.1 采血与供血比例（%）	去年同期值	适用输血科
7.2 急诊输血配血时限符合率（%）	去年同期值	适用输血科
7.3 血液供应及时率（%）	去年同期值	适用输血科
7.4 血液库存量	库存控制限	适用输血科
8. 医疗设备使用率（%）	去年同期值	适用医技辅诊科室

2. 重点终末和环节质量监测指标　参照 2011 年国家卫计委发布《三级综合医院医疗质量管理与控制指标》，包括 7 个大类指标，分别是住院死亡类指标、重返类指标、医院感染类指标、手术并发症类指标、患者安全类指标、医疗机构合理用药指标、医院运行管理类指标。

（1）住院死亡类指标。包括住院总死亡率、新生儿住院死亡率、手术患者住院死亡率、重点病种住院死亡率、恶性肿瘤手术患者住院死亡率、重返手术室再次手术患者住院死亡率、重点手术麻醉分级（ASA 分级）7 组指标，见表 11-10 所示。

（2）重返类指标。包括住院患者出院 31 天内再住院率、重返手术室再次手术发生率，重症监护室患者转出后重返重症监护室总发生率等 4 组指标，详见表 10-11 所示。

表 11-10 住院死亡类指标

一级指标	二级指标	三级指标
住院总死亡率		
新生儿患者住院死亡率	新生儿患者总住院死亡率	
	新生儿手术患者住院死亡率	
	新生儿非手术患者住院死亡率	
	新生儿患者出生体重分级住院死亡率	出生体重≤750克的新生儿患者住院死亡率
		出生体重751~1000克的新生儿患者住院死亡率
		出生体重1001~1800克的新生儿患者住院死亡率
新生儿患者住院死亡率		出生体重≥1801克的新生儿患者住院死亡率
		新生儿医院感染患者住院死亡率
手术患者住院死亡率	手术患者总住院死亡率	
	手术患者围术期住院死亡率	手术患者围术期住院死亡率
		择期手术患者围术期住院死亡率
		麻醉分级（ASA分级）围术期住院死亡率
	手术并发症患者住院死亡率	
	重点手术住院死亡率	冠状动脉旁路移植术（CABG）患者住院死亡率
		经皮冠状动脉介入治疗（PCI）患者住院死亡率
		脑血肿清除术患者住院死亡率
		剖宫产手术产妇住院死亡率
		髋关节置换术患者住院死亡率
		心脏瓣膜置换术患者住院死亡率
重点病种住院死亡率	创伤性颅脑损伤患者住院死亡率	
	急性心肌梗死患者住院死亡率	
	脑出血患者住院死亡率	
	消化道出血患者住院死亡率	
	脑梗死患者住院死亡率	
	败血症患者住院死亡率	
	肾恶性肿瘤手术患者住院死亡率	

（续 表）

一级指标	二级指标	三级指标
恶性肿瘤手术患者住院死亡率	肝恶性肿瘤手术患者住院死亡率	
	肺恶性肿瘤手术患者住院死亡率	
	胃恶性肿瘤手术患者住院死亡率	
	直肠恶性肿瘤手术患者住院死亡率	
	结肠恶性肿瘤手术患者住院死亡率	
重返手术室再次手术患者住院死亡率		
重点手术麻醉分级（ASA 分级）住院死亡率	ASA 分级冠状动脉旁路移植术患者住院死亡率	
	ASA 分级经皮冠状动脉介入治疗患者住院死亡率	
	ASA 分级脑血肿清除术患者住院死亡率	
	ASA 分级剖宫产手术产妇住院死亡率	
	ASA 分级髋关节置换术患者住院死亡率	
	ASA 分级心脏瓣膜置换术患者住院死亡率	

（3）医院感染类指标。包括医院感染总发生率，与手术相关医院感染发生率，手术患者肺部感染发生率，新生儿患者医院感染发生率，手术部位感染总发生率，择期手术患者医院感染发生率（择期手术患者医院感染发生率，择期手术患者肺部感染发生率），手术风险分级（NNIS分级）手术部位感染率，重症监护室与中心静脉置管相关血液感染发生率，重症监护室中与呼吸机相关肺部感染发生率，重症监护室与导尿管相关泌尿系统感染发生率，与血液透析相关血液感染发生率。

（4）手术并发症类指标。包括手术患者并发症发生率，手术患者手术后肺栓塞发生率，手术患者手术后深静脉血栓发生率，手术患者手术后败血症发生率，手术患者手术后出血或血肿发生率，手术患者手术伤口裂开发生率，手术患者手术后猝死发生率，手术死亡患者手术并发症发生率，手术患者手术后呼吸衰竭发生率，手术患者手术后生理／代谢紊乱发生率，手术患者麻醉并发症发生率。

（5）患者安全类指标。包括住院患者压疮发生率；新生儿产伤发生率；阴道分娩产妇产伤发生率；输血输液反应发生率（输血反应发生率，输液反应发生率），手术过程中异物遗留发生率，医源性气胸发生率，医源性意外穿刺伤或撕裂伤发生率，医院内跌倒／坠床发生率及伤害严重程度（医院内跌倒／坠床发生率，指定伤害严重程度发生率），剖宫产率。

表 11-11　重返类指标

一级指标	二级指标	三级指标
住院患者出院 31 天内再住院率	住院患者出院当天再住院率	
	住院患者出院 2～15 天内再住院率	
	住院患者出院 16～31 天内再住院率	
	重点病种患者出院 31 天内再住院率	不稳定型心绞痛患者出院 31 天内再住院率
		脑出血患者出院 31 天内再住院率
		急性心肌梗死患者出院 31 天内再住院率
		消化道出血患者出院 31 天内再住院率
		脑梗死患者出院 31 天内再住院率
		肺炎患者出院 31 天内再住院率
	重点手术患者出院 31 天内再住院率	冠状动脉旁路移植术患者出院 31 天内再住院率
		经皮冠状动脉介入治疗患者出院 31 天内再住院率
		子宫切除术患者出院 31 天内再住院率
		剖宫产手术产妇出院 31 天内再住院率
		心脏瓣膜置换术患者出院 31 天内再住院率
		脑血肿清除术患者出院 31 天内再住院率
重返手术室再次手术发生率	手术患者重返手术室再次手术总发生率	
	重点手术患者重返手术室再次手术发生率	冠状动脉旁路移植术患者重返手术室再次手术发生率
		经皮冠状动脉介入治疗患者重返手术室再次手术发生率
		脑血肿清除术患者重返手术室再次手术发生率
		剖宫产手术产妇重返手术室再次手术发生率
		髋关节置换术患者重返手术室再次手术发生率
		心脏瓣膜置换术患者重返手术室再次手术发生率
	择期手术患者重返手术室再次手术发生率	
重症监护室患者转出后重返重症监护室总发生率		
经皮冠状动脉腔内成形术后同一天进行冠状动脉旁路移植术手术率		

（6）医疗机构合理用药指标。①处方指标，包括每次就诊人均用药品种数、每次就诊人均药费、就诊使用抗菌药物的百分率、就诊使用注射药物的百分率、基本药物占处方用药的百分率；②抗菌药物用药指标，包括住院患者人均使用抗菌药物品种数、住院患者人均使用抗菌药物费用、住院患者使用抗菌药物的百分率、抗菌药物使用强度、抗菌药物费用占药费总额的百分率、抗菌药物特殊品种使用量占抗菌药物使用量的百分率、住院用抗菌药物患者病原学检查百分率；③外科手术预防用药指标，包括术前预防性抗菌药物百分率、术前预防用抗菌药物人均用药天数、术前 0.5~2.0 小时内给药百分率、重点外科手术前 0.5~2.0 小时内给药百分率、髋关节置换术前 0.5~2.0 小时内给药百分率、膝关节手术前 0.5~2.0 小时内给药百分率、子宫肌瘤切除术前 0.5~2.0 小时内给药百分率。

（7）医院运行管理类指标。①资源配置指标，实际开放床位、重症医学科实际开放床位、急诊留观实际开放床位，全院员工总数、卫生技术人员数（其中：医师数、护理人员数、医技人数），医院医用建筑面积；②工作负荷指标，年门诊人次、健康体检人次、年急诊人次、留观人次，年住院患者入院、出院例数，出院患者实际占用总床日，年住院手术例数、年门诊手术例数；③治疗质量指标，手术冰冻与石蜡病理诊断符合率，恶性肿瘤手术前诊断与术后病理诊断符合率，患者放弃治疗自动出院率，住院手术例数、死亡例数，住院危重抢救例数、死亡例数，急诊科危重抢救例数、死亡例数。④工作效率指标，出院患者平均住院日，平均每张床位工作日，床位使用率，床位周转次数；⑤患者负担指标，每门诊人次费用（元），其中药费（元），每住院人次费用（元），其中药费（元）。⑥资产运营指标，流动比率、速动比率，医疗收入／百元固定资产，业务支出／百元业务收入，资产负债率，固定资产总值，医疗收入中药品收入、医用材料收入比率。

3．研究型医院特殊要求质量指标 突出评价研究型医院临床疑难危重诊疗能力、抢救能力，以及临床科研、教学开展情况等指标。分为诊断类指标、治疗类指标、临床科研类指标、教学类指标、科室建设类指标。

（1）临床诊断水平和诊断质量指标。包括完成政府指令性任务比例，门诊与出院诊断符合率，入出院诊断符合率，手术前后诊断符合率，临床主要诊断与病理诊断符合率，三日确诊率。

（2）临床治疗能力和质量指标。急危重症抢救成功率，治愈好转率，清洁手术切口甲级愈合率，清洁手术切口感染率，重点科室、重点部位医院感染发生率，外科手术前预防性使用抗菌药物的时间，择期手术患者术前平均住院日。

（3）体现医院技术水平的质量指标。 包括疑难危重病例构成比（CD 率），大手术占手术总例数比例，病种或专科病死率。

（4）体现医技服务水平的质量指标。包括大型设备检查项目自开具检查报告申请单到出具检查结果时间，CT 检查阳性率，MRI 检查阳性率，大型 X 线机检查阳性率。

（5）门诊医疗服务水平的质量指标。包括大型设备检查项目自开具检查报告申请单到出具检查结果时间，大型设备检查阳性率，门诊首诊病人比例，门诊病人住院率，已出院患者对医疗服务满意度。

（6）临床科研水平和科研质量指标。临床科研课题数，临床科研课题占比，临床科研成果转化数，国内论文数 ISSN、国内论文数及被引用数次（以中国科技核心期刊发布信息为准）、SCI 收录论文数。

（7）临床教学水平和教学质量指标。包括每周教学查房次数，月度教学查房落实率，教学查房规范符合率，年度带教"四生"（研究生、轮转生、进修生、实习生）人数，"四生"授课学时数，开展学术讲座次数。

（三）医疗质量评价指标标准化

用于研究型医院评价指标需要进行指标的标准化描述，以便不同医院使用后，评价结果具有可比性。参照澳大利亚医院评价指标描述规范，每组评价指标描述要素、描述方法标准化描述格式如下。

1. **名称** 采用中英文表示，以便进行国际比较和交流。

2. **指标意义** 为什么要设立这个指标，以及指标中的关键名词定义。

3. **指标分子和分母** 便于理解指标含义，并便于具体指标的操作。

4. **维度** 即指标所指的质量或安全概念。

5. **期望水平** 对指标值在质量改进过程中的意义。

（四）医疗质量评价指标权重测算

量化评价指标的关键在于合理地分配指标的权重。指标权重的确定可采用 Delphi 法，权重设定步骤如下。

1. 选定一定数量的具有一定学术水平与管理经验的专家，向专家介绍评价目的、评价指标体系，要求他们根据对指标的理解和个人经验给指标体系中各层级指标分别赋予相应的权重。

2. 各专家根据经验和判断标准，填写事先设计并下发的调查表。为了使专家意见集中，也可预设权重参考值供专家参考。

3. 汇总全部调查表，运用统计学方法，将全部资料列表统计，计算各级指标权重的平均估计值。

4. 计算每位专家的估计值与平均估计值的偏离值，偏离值越小越好。若发现个别专家估计值过高或过低，即评分偏离多数专家的平均值太大，可作为偏憎偏爱予以剔除。

5. 对专家意见进行汇总整理和统计分析，确定一级指标、二级指标、三级指标权重。

在医疗质量标准化管理过程中，要结合实际情况，借鉴比较国际医疗质量指标体系的建设，不断进行实践与创新，探索与完善适合我国的质量指标体系，使其不仅可以进行内部的纵向比较，更重要的是与其他医院进行横向比较，在此基础上指导改善国内医疗机构的医疗质量，提升我国医疗质量管理的标准化水平。

四、研究型医院质量评价方法

医院质量评价工作是一项经常性的管理工作，领导应高度重视，全员应提高认识，将 PDCA 模式引入医院质量管理，实现医疗质量和安全的持续改进。

（一）PDCA 管理模式

将 PDCA 模式用于医院自我评价工作中，其流程如下。

1. P（Plan）——计划 医院要组建以院长为一把手，机关、科室领导、技术骨干为成员的医院医疗质量管理委员会，精读医院质量标准，掌握评价原则、评价指标和评价标准，制订各个科室的质量管理工作实施细则，明确做什么、什么时间做、怎么做、谁来做、做到什么程度等，并形成科室质量管理常态化制度。

2. D（DO）——执行 确定质量目标后，要确保落实到位，责任到人。科室和个人按规定实施计划，包括个人自主执行与院、部、科室三级督促执行。

3．C（Check）——检查 医院医疗质量管理委员会定期派专家到科室、临床一线检查质量管理计划的执行情况，要以质量管理标准为依据，将已经完成的计划同质量管理目标值比较，检查目标达成情况，帮助查找原因，指导并协助制订整改措施，并跟踪问效。

4．A（Action）——处理 对实施的效果进行总结和归纳，对不能完成的各项计划，总结原因，根据需要重新修订并完善计划，进入下一轮 PDCA 循环。

（二）制订医疗质量报告制度

医院制订专职科室负责医疗质量监测与评价工作，定期向院、部、科报告医疗质量运行分析报告。医疗质量分析报告的形式主要包括：

1．年度报告 该报告于年末或新一年度之初公开向全院发布，分析总结一年中院、部、科三级在医疗质量管理中的问题，以及医疗质量年度评价结果，以促进改进为目的，为避免负面影响可以不公开报告各单位医疗质量评价排名结果。

2．个体报告 该报告将评价结果直接提供给每单位，包括该机构的单位的各项质量指标完成值，以及与同类科室、全国平均水平的比较结果。该报告的读者是医院、部门管理层和科室领导，他们可以通过个体报告发现本单位存在着的质量问题，以及出现问题的具体单位、环节、项目和个人，有利于该单位制订具体的质量改进计划。

3．进展报告 该报告通过网络向各单位发布，其内容是介绍医疗质量专题性、及时性的阶段性评价结果和研究进展，并鼓励各单位、个人参与讨论和研究。该报告具有时效性，可以克服年度报告周期长的缺陷，而且研究的深度和针对性也很强。

4．质量学术讲座和培训活动 通过学术研讨、讲座和培训等形式，推广质量标准及其应用，并搜集对质量评价指标体系的反馈意见和建议，进一步完善质量评价指标体系。

（三）搭建信息化监控平台

医院通过搭建医疗质量信息化监控平台，对医疗质量评价指标进行日常监控与管理。通过信息化平台每年定期收集医院医疗质量、医疗服务等基本信息，逐步实现数据的动态管理，全方位动态监控医疗质量运行状况。

【案例】解放军总医院为加强对医疗质量的日常监控与管理，自行研发了"医疗质量监测系统"，实现了对医疗质量、手术质量、基础病案质量、医疗不良事件、重返事件、医疗环节、会诊管理、危急值管理、医疗质量组织活动管理等的信息化监控、日常管理和分析报告（见图11-22）。

1．医疗质量监测子系统 纳入了国家要求监控的 7 大类质量指标，包括住院死亡类、患者安全类、手术并发症类、重返事件类、合理用药类、医院感染类、医院运行管理类的重点监测指标。

2．病历质量监测子系统 包括终末归档病历质量、运行病历质量、死亡病历质量等管理。

3．医疗不良（安全）事件管理系统 设置医疗、护理、医技、感染、后勤等共计 28 个单位不良（安全）事件管理员，整个报告系统有 9 个大类、49 个子类和 153 个小类，实现了由数据上报、信息核实、分工处置和效果追踪功能。

4．医疗质量组织活动管理子系统 包括医院医疗质量组织体系人员库、部级质控活动登记、科室质控小组活动登记、院级质控组织活动评价等模块，做到人员有分工，活动有记录，数据可分析。

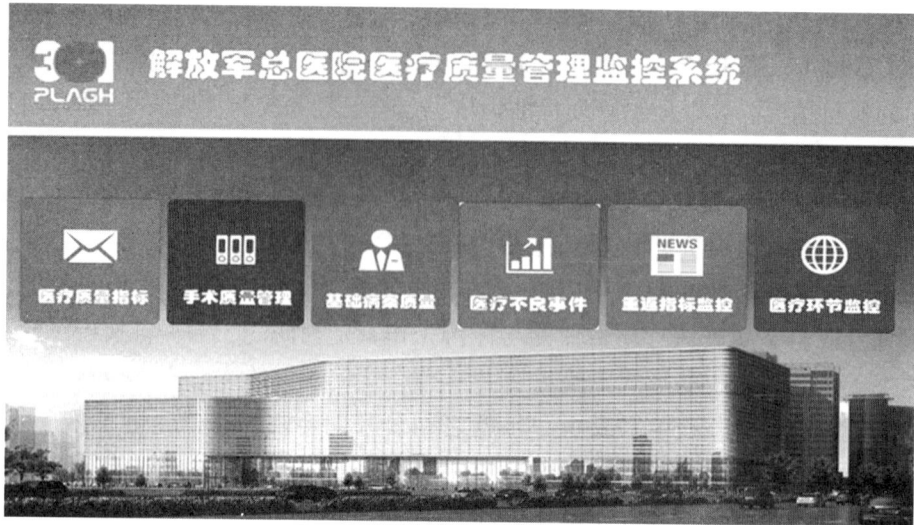

图 11-22　解放军总医院医疗质量管理信息化平台

医疗质量信息化监控平台以利用数据和信息来促进医疗技术质量的改进。医院应重视临床技术指标的分析、运行结果的沟通和发挥信息化监控在质量管理中的决策支持作用。

科学、合理、有效的医疗质量评价体系不仅能够使每项服务的提供者通过自我监测提高其服务质量，而且能够实现不同医院相同类别科室间的横向比较，也可以评价医疗服务提供者的服务质量绩效。总之，医疗质量评价要求采用科学、客观、准确的指标，科学、实用的管理方法，先进的统计和分析软件，通过数据资料的搜集、整理和分析研究，才能深入了解医院医疗质量的现状和发展过程，通过将指标数据转化为有用的管理信息，才能达到帮助医院各级部门找出自己工作中存在着的问题、更深刻理解问题产生的实质，并最终采取有效措施解决问题，同时，还可为医院提供规范化、制度化、标准化的国际交流和经验共享。

（四）形成质量管理闭环

坚持 PDCA 支持改进理念，采用多种质量改进工具，使得医疗质量标准、制度、规范落到实处的同时，形成医院"闭环管理"机制。具体做法如下。

1. **医疗质量控制与管理经常化**　利用所建立的"三级质量控制体系"，根据各级职责实施分级质控。

2. **医院质量评审常态化**　根据医院评审标准、医院管理标准定期、分步开展医疗质量标准的落实，通过科室自查、部门内审、院级验收三个步骤按期完成医院内部审核，聘请外部专家按照医院评审标准对医院落实进行暗查，确保研究型医院医疗质量。

3. **医院质量评审科学化**　医疗质量评审坚持信息化监测与专家评审两手抓，信息化监控实施医院运行过程中信息化可监控到的质量标准的日常监控，其作用是过程监控，及时发现问题，即时预警，专家评审重在对工作现场检查，审核技术规范、员工行为、环境设施、流程衔接、服务提供等相关标准落实，保障研究型医院标准落实不留死角。

4. **多种质量分析工具组合应用**　平衡计分卡、目标管理、关键指标监控、绩效奖励等实施自上而下管理，信息化监控、三级质控、医院四级评审实现质量问题的管控，品管圈、根因分析、6S 管理等质量改进工具实现了问题分析、对策制订与检验、标准化等，完成了跟踪问效、持续改进、完善标准、细化管理的过程，形成了"自上而下"、"自下而上"的管理闭环。

第十二章

服　务

人性 · 温馨 · 极致

第一节 人性化服务模式

医疗服务是医院的中心工作，服务的品质是医院品牌形象的重要标志，是医院形成核心竞争力的重要因素。创建研究型医院，就是要通过构建人性化服务模式，打造患者满意度流程，建立机制化服务机制，为患者提供优质的服务。

人性化服务策略作为一种新的服务理念，是服务策略与服务艺术的有机结合。人性化服务理念是强调就医者在医疗服务提供中的主体利益，是以患者为中心管理模式的具体体现。它既是适应医学模式转变，实现以人为本的要求，也是适应医疗市场竞争，塑造医院品牌的要求，同时又是推动医院全面建设和发展，获得良好效益的要求。

一、研究型医院服务理念

建设综合能力强，患者满意度高的现代化大型医院，创新服务理念是前提。长期以来，医疗服务忽视了患者在就诊过程中的内心感受，这种状况不仅影响医疗效果，而且还容易产生医患矛盾和纠纷。如何进行人性化服务、构建和谐医患关系，是医院必须关注和思考的重要问题。

研究型医院服务是指医院在医疗服务过程中贯彻以人为本的理念，一切制度、设施、流程、环境、言行等均以患者的需求为出发点，注重为患者提供情感的、精神的和文化的服务，最大限度地满足患者就医过程中的各种需求，让患者感到优质、方便、快捷、舒适。

（一）医院服务的内涵

1. **服务的概念** 服务指产生于人、机器、设备与顾客或顾客的设备、货物之间互动关系的有机联系，并由此形成一定的活动过程。服务是不可感知却可使期望得到满足的活动。服务的目的就是为了满足顾客的需要，并且需要一次把事情做好。顾客的需要包括在组织内的有关规定中，也包括在服务提供过程中。服务的条件是必须与顾客接触。服务的内容是发生在组织和顾客接触面上的一系列活动。

2. **医院服务的内涵** 医院是以诊治疾病、护理患者为主要目的的医疗机构，是对公众或特定人群进行疾病预防和保健康复的场所。医院以患者和一定的社会人群为主要服务对象，以医学技术为基本服务手段，以满足医疗保健需求为主要服务内容，以蕴含生命健康和安全的医疗产出和非物质形态的健康服务为主要形式。从内涵上看，包括技术性服务和功能性服务；从外延上看，可分为疾病诊疗康复服务、亚健康人群的保健服务、健康人群的疾病预防服务等。对于研究型医院服务的内涵要有以下几方面的认识。

（1）医院服务是医疗技术的增值载体。医疗技术的价值体现一方面必须通过医疗服务来实现，另一方面优质高效的医院服务可以拉动医疗新技术、新项目的有效开展，使医疗过程更加人性化、亲情化，从而让每一位患者在医疗过程中"既能享受科技，又能享受生活"。

（2）医院服务是医院竞争的新要素。医疗市场的竞争日趋激烈，在医院管理者优化资源配置过程中，提升医院服务能力和水平能更好地满足患者的需求，可以吸引更多的患者，增强医院的竞争力。所以医院服务已经成为医院竞争的新要素，也是医院赢得医疗市场竞争的关键之所在。

（3）医院服务是医院适应现代化发展的新需要。高效快速的医疗、细致入微的护理、深入浅出的解释、合理有效的检查、舒适安全的病房条件、温馨舒适的绿色环境、周密完整的生活保障及和蔼可亲的服务态度体现在医院活动的方方面面。确立有形服务与无形服务相结合的全方位服务理念，是医院适应现代化发展的必然要求。

（4）医院服务是医院员工职业精神升华的体现。一所具有较高服务水平的医院，必然具有一支拥有良好职业素质的员工队伍。医院员工只有具备了崇高的职业精神，才会在医院服务中时时表现出一种"发自内心的主动"。"以顾客为中心"才可能成为我们所有工作的出发点和落脚点。

（5）医院服务是集聚医院优势、发挥品牌效应的平台。通过优化医院服务，能使医院的整体优势得以集聚，发挥出更大的效力，从而形成医院品牌效应。现代医院管理者日益认识到，技术与服务是医院发展的翅膀，医院要加快发展就必须使这两个翅膀都要硬。

（6）医院服务是永无止境的持续改进过程。社会的发展、时代的变迁已不容许现代医院管理者再把服务停留在传统的医疗行为的层面上来认识，而必须要把服务提升到战略的高度来把握，从服务理念、服务技巧、服务规范、服务流程等各方面层层推进，持续改进。医院服务是永无止境的持续改进过程。

3．**医院服务的外延**　医院服务就是医疗产出，包括医疗服务的实体及其质量，它们能够满足人们对医疗服务使用价值的需要。包括服务态度、服务承诺、医院形象、社会声誉等，可以给患者带来附加利益和心理上的满足感及信任感，能满足人们精神上及心理上的需要。

作为医疗服务的需方——患者所需要的服务的三个层次。

（1）核心服务。医院服务最基本层次，是患者需求的物质或服务的利益。如患者看病是为了得到高质量的诊疗，获得康复。

（2）形式服务。医院服务第二层次，是患者需求的医疗服务实体或外在质量。如医疗服务的项目、设备新旧、治疗质量等，它能满足同类患者的不同需求。

（3）附加服务。患者需求的医疗服务延伸部分与更广泛的医疗服务。如医学宣教、病情咨询、服务承诺、就医环境、生活方便、舒适程度等。

（二）研究型医院服务的理念

要用人性化服务树诚信、用"数字化服务树形象、用精细化服务树品牌、用规范化服务创一流"，进一步提高服务水平。创建研究型医院，就是要在为患者提供医疗技术保障的前提下，强化人性化服务理念，关心关爱每一位患者，帮助每一位患者，指导每一位患者，要充分了解患者的心理，理解患者的心情，尊重患者的合法权益，给予患者更多的体贴和关爱，用心去感动每一位患者。

1．**主动性服务**　所谓主动性服务，就是在患者没有要求的时候，主动为他们提供各种方便。要求每一位医生要站在患者需求的角度，设身处地地为患者着想，使患者对医院的服务感到满意。如医生在询问病情时，不仅要问自己专科的病情，还要问非本专科的病症，以便得到更为详尽的信息，为患者提供全方位的参考和诊治。例如，某医院临检科在检查一位患者的标本过程中，发现有项指标超常，本来患者没有申请做这项检查，但技师发现后便主动与主诊医生联系，一举解决了患者长期没有治好的一项顽疾。通过这种主动性服务，医务人员为患者考虑得更多，服务得更好、更细，努力做到患者"入院有人接、咨询有人管、手续有人办、检查有人陪、出院有人送"。不仅如此,医院还应增加一些上门服务项目,对一些常见慢性疾病患者和特定人群,不定期地上门检查和诊疗。

2. **预见性服务** 所谓预见性服务,就是对患者的医疗、生活需求要有预见性,提前予以考虑并给予满足。对患者的病情变化要有预案,检查治疗要有安排,出院复查要有计划,生活需求要有准备,心理问题要有预防,充分满足患者在院的一切需要。如为了给患者营造一个温馨的就医环境,医院可以在门诊大厅、候诊厅、检查室、治疗室、手术室及病房播放背景音乐,这样做既转移了患者的注意力,消除患者紧张、忧郁的情绪,有效地改善患者的心理,还在一定程度上减少了医患间的矛盾。医院还应特别尊重患者的知情权和选择权,根据患者的心理特征,尊重患者选医生的做法,消除患者心中的顾虑。

3. **个性化服务** 所谓个性化服务,就是尊重患者的个性化需求,将"人情"融入服务理念中,根据患者与病种区别、性别与年龄不同、诊疗与需求差别,有针对性地提供医疗、护理、饮食等服务,以满足不同类型、不同个性心理特征的患者需求。如为尊重患者隐私权,医院可以在妇科、皮肤性病科、不孕不育科等科室推出"一人一诊室制",使患者就诊检查时有 一个相对独立的空间,虽是举手之劳,但对保护患者的隐私却很重要,避免了过去患者和医生交流时因有其他患者在场而导致对病症难以启齿的现象,有利于医生抓准病根,对症诊治。再如,医院可以改变过去统一的查体方式,根据不同人群特点,制订因人而异的查体方案,根据患者的不同疾病、生活习惯、身体状况等制订不同的查体项目、检查流程和保障方式。

4. **超值性服务** 所谓超值性服务,就是提供的服务除满足患者正常的需求外,还有一部分是超出了患者正常需求和心理期望的服务。患者没想到的,医院能为他们想到、做到;患者认为医院做不到的,医院为他们做到;患者认为医院已经做得很好的,医院还需要做得更好。提供超值性服务,就是想方设法提供技术最精湛、流程最便捷、花费最合理、态度最热忱、环境最温馨、疗效最满意,超越患者心理期待的全方位医疗服务。如对患者亲切地呼其姓名尊称而不是简单地呼之以病号,显示出医患之间的平等意识;花一点时间将医疗过程中的细节告诉患者,进行充分沟通并获得知情同意,让患者明明白白"看病";患者出院时把患者送到电梯门口,表达对患者信任的感谢与尊重。在医疗市场竞争不断加剧的今天,树立超值服务思想,对赢得患者的信任、提高患者忠诚度、保留稳定的服务对象群体,具有十分重要的意义。医院注重加强与患者的沟通,使服务更加亲情化、更加温馨周到,对患者的健康状况实行全程化管理,把治疗的关口前移,采取预防为主的方针,加强对饮食、生活习惯的关注,减轻疾病及工作对心理的压力;指导健康的文体活动,宣传生活保健常识,正确指导患者的自我防护措施,使其积极配合医生的各项检查及治疗等。所有这些,为患者提供的不仅是融先进技术、显著疗效、优美环境和星级服务于一体的超值服务,还让患者在诊疗过程中感受到感动和惊喜。

(三) 研究型医院服务的策略

1. **医院服务的特征** 医院服务相比其他组织,有其自身特征。

(1) 无形性。只有当服务发生时,患者才能检验其质量。因此,患者在购买服务时,总感觉比购买有形产品承担更多风险。患者很难感知和判断其质量与效果,他们将根据服务人员、服务设施和环境等有形线索来进行判断。患者为了减轻购买的风险,通常他们相信亲朋好友的推荐、医院在社会上的声誉以及过去的消费经验。

(2) 同一性。医院服务中患者要直接面对医护人员,在大多情况下,患者要亲临服务的生产现场——医院,只有患者在场时,医生才能完成医疗的服务过程。

患者在接受治疗时，又不是被动无关的，他是医护人员的重要协作者，医疗的质量不完全由医护人员决定，而是很大程度上受双方的合作意识、指导接受能力及参与配合程度的影响。

（3）差异性。①由于医务人员的原因，如心理状态、服务技能、努力程度等的不同，同一医院中的医务人员提供的服务是有差异的，即使同一医务人员提供的服务在不同的精力条件下在质量上也可能会有差异；②由于患者的原因，如知识水平、经济水平、个人体质等不同，直接影响服务的质量和效果；③由于医护人员与患者间相互作用的原因，在服务的不同次数的购买和消费过程中，即使是同一医护人员向同一患者提供的服务，也会因双方当时的情绪等原因而存在差异。

（4）易逝性。服务则不具有实体特征，因而无法储存、运输，这就要求医院配备医务人员、医院设施和医疗设备，要以顾客的需求为依据。级别高的医院应该是顾客满意度高而不是规模大。

（5）伦理性、公益性。医院服务首要强调社会效益，医院要服务于全社会，使社会效益与经济效益有机统一。医院服务的伦理性、公益性决定了它必须坚持在以社会效益为首位的同时也要讲经济效益，以增强医院实力，提高为患者服务的水平与效果。

（6）随机性与规范性。同样的疾病、创伤，在不同的医疗机构诊治，可能得出完全不同的结果。同样的病在不同的个体症状、体征都不会完全一样，同样的病用同样的药物在不同个体的反应也不一样，有的反应常常不可预知。如大家熟悉的常用药青霉素，即使用前先了解过敏史，然后按操作规程做皮试，却也有人在做皮试时导致严重后果，这种伤害不能追究医院和医务人员的责任。

（7）时间性和连续性强。时间就是生命，在治疗与抢救患者过程中要分秒必争。医院要以方便就医来安排工作，周末正是多数患者可以自由支配的时间，医院服务不应有节假日之分。接受患者就诊、病情观察与治疗要求连续不间断，各种工作安排都应适应医疗工作连续性要求，例如建立病史档案、定期召开病友会与患者保持长期联系的制度等。

（8）广泛性。医疗服务面广，涉及四面八方、各行各业、男女老少。但是，他们对医院的服务选择最好是"别有病"。这样医院就存在着大量的具有潜在需求患者。医院应尽量满足社会医疗的要求，同时医院工作受到社会各种条件与环境的制约，也离不开社会各方面的支持，必须做好公关工作。

（9）难衡量性。对单个医院服务的测评是相当复杂的，由于医院的公益性，不能使用单一的指标（如最大化利润）来评估医院的业绩，理想的医院产出指标是较少的投入而使整个国家的健康水平有较大的提高。

（10）医患关系的特殊性。①在医患关系中患者处于脆弱和依赖的特殊关系，患者在大多数情况下没有使他们自己恢复健康的知识和技能，不得不依赖医生的专门知识和技能，并且无法判断医生提供的医疗服务的质量，患者只能了解医生对他的态度如何；②医生在治疗过程中了解患者的隐私，患者在治疗过程中为了治疗的需要把自己的一些隐私告诉医务人员。

（11）其他特性。 知识密集性、劳动密集性、需求的随机性、随时出诊性。

2．**研究型医院服务针对性策略** 针对以上特征，结合研究型医院服务的特点，我们提出以下策略。

（1）针对无形性的策略。虽然医疗服务具有无形性的特征，但医院可以采用"有形展示"的策略，将医院无形的服务通过有形的表现方式对外展示。有形展示是指使用一些有形的手段来使服务尽可能实体化，使医疗消费者获得感知和印象。如医院通过建筑、环境、设施、设备、医护人员、其他患者的反映等让医疗消费者产生印象，并影响他们对医院服务质量及医院形象的评价和信任度。

有形展示从构成要素角度可分为三类：实体环境、信息沟通和价格。其中，实体环境是由背景因素、设计性因素和社会性因素组成。

医院实体环境涉及的背景因素主要指医院的卫生、通风、气味、声音等因素。医院是患者集中的地方，尤其是在就诊高峰期，大量的患者以及陪伴人员、医院工作人员需要来回走动，健康人与患者相混杂，患者病因繁杂，病情轻重各异。因此，医院周围环境的管理非常重要，管理不善可能造成患者之间，甚至患者与健康人之间的交叉感染，医疗消费者从进入医院的那一刻起，这些环境因素即直接影响着他们对医院的认知和评价。所以医院必须做到清洁卫生、通风和减少异味，不能有任何的卫生死角。设计性因素主要指医院的导诊服务、服务窗口的布局、病房、病床的舒适程度等，患者从这些细微的设计性因素就能感受到医院的管理水平和服务态度，并直接影响对医院的评价。医院应针对自身的条件改善设计性因素，比如科室分布图设计美观、清晰、合理；墙壁用感觉舒适的彩色取代以前单调的白色；病房改造成家庭式的套房，方便患者的生活和疗养。社会性因素主要指各类服务人员的服务态度、服务技能等因素，由于医院人多拥挤、嘈杂，加上患者疾病的痛苦、行动不便等因素，特别容易产生焦虑不安、烦躁等情绪，医务人员处理不慎就会导致冲突和纠纷的发生，所以各类医务人员的服务态度、服务技能等社会性因素对患者的影响很大。加强医院服务社会性因素建设的重点是医院所有工作人员（包括行政管理人员、医护人员、医技人员和其他人员）的仪表、着装、行为、态度、谈吐及处理患者要求的反应等。

在医院的信息沟通方面，要实现服务有形化，就要把服务通过载体展示出来。一方面，医院可通过信息化管理系统增强医疗消费者在就诊过程中的信息交流，提供医患沟通效率和效果；另一方面，鼓励对医院有利的口头传播是实现信息有形化的有效方法。患者通常会向"老病号"和熟悉医院情况的人了解医院医疗技术的水平、服务质量和收费等情况，他们的口头宣传会产生"一传十、十传百"的效果，且在患者心目中的可信度远远超过医院的宣传。

在医院的价格方面，合理的收费可以为患者传递用药的准确信息，透明的收费则可以让患者加强对医疗价格的理解和认同，从而增强医院的竞争力。很多患者在医院看病后，常常会与外面的药店相比较，选择更实惠的地方购买药品。

（2）针对医疗服务不可分离性的策略。针对医疗服务不可分离性的特点，医院可通过信息网络技术等手段来解决在医疗服务提供过程中遇到的问题。在医院"排长队"候诊、交费、取药的经历，很多人都有体会，甚至在一些大医院"挂号"还有"号贩子"，这些都给医疗消费者带来很多不便。目前我国已有一些医院建立了"e门诊"服务系统。医院可采用网络挂号、电子银行等服务方式解决医疗消费者遇到的这些问题。

医疗服务一般都需要医疗消费者亲身参与，而且往往直接关系到消费者的身体健康和生命安全，这就增加了消费者的消费风险。医院需要运用先进的技术和设备，并选择高素质的人员提供服务，以确保服务质量。

因为医疗服务地域性较强，对每家医院而言，医疗消费人群相对较固定，所以，医院可以通过地域选择战略靠近主要消费人群。

（3）针对服务不可存储性的策略。不可存储性是医疗服务的重要特征，医院可以采用以下策略规避医疗服务不可存储性带来的问题。①通过信息预订系统调解就诊人员流量。医院可以采用"电话预约"等方式安排就诊人员合理分流，缩短候诊时间。②针对就诊人员的分布规律安排医务人员的岗位和就诊流程。比如，医院可以在每天上午（主要是十点前）安排较多的挂号窗口，而在中午和下午安排较多的收费窗口，这样可大大提高医疗服务的效率，减少医疗消费者在医院停留的时间。③医院可以通过宣传栏、网站等方式对外公布专家出诊时间，以积极方式引导医疗消费者合理安排就诊时间。

（4）针对服务易变性的策略。从医疗的技术层面看，医疗服务应该严格遵循医疗技术的理论体系、操作规范，做到技术服务的标准化；从医疗的服务层面看，医疗服务的不确定性因素很强，落实到具体的医生与患者交往的过程，是不确定的医生对不确定的患者采取多种可选择的治疗方案。

很多医院也采取了一些措施，尽量减少服务过程中的不确定因素。例如，对常见疾病制定规范的治疗和用药方案；对医生用药的种类、价格、药品比例都实行控制；对医务人员在每一种环境下接待患者的言行作出规范的要求。这些方法都在一定程度上改善了易变性的不足。

针对医疗服务的易变性，医院应该更加注重整个医疗市场或顾客的差异，针对不同群体的顾客采取不同的服务手段，使差异化、个性化医疗服务在服务中得到体现，同时提高服务流程中的灵活应变能力；岗位设置可以具有较大的灵活性，这对于有创造精神的员工有很强的内在吸引力，有利于医院引进人才，长期发展；另外，医院应对一线人员充分"放权"，给予足够的激励政策。

（5）针对服务个性化程度较高的策略。医疗消费者有不同的消费需求和服务需求。例如，收入高、工作忙的患者到医院就医要求医院提供的是简单、高效率的服务，能够为其节省时间成本；而年纪较大的患者则往往希望员工能够跟他聊聊天，拉家常，对自己的病情作详细的解释，没有太强的时间观念。因此，针对不同顾客的不同需求，医院要提供相应的个性化服务，无论身份、地位有多么不同的患者，让他们都会觉得这家医院是在为自己服务。医院可以采取的策略有：①组织员工培训，让员工对顾客的心态有很好的了解，能够把握顾客的心理变化，有一定的应变能力，适时提供顾客需要的服务；②在医院的总体管理规划上作出调整，例如，在确定会员制的管理分类时，事先做好市场调查，在推出会员制的前期就进行不同消费层次的分类，对顾客的个性化群体有所划分；③对医疗消费者有目的地进行共性归纳和引导消费。医院在对顾客的个性化进行区分时尽量将有共性的东西进行归纳，为总体人群提供有明确个性化的服务，这样，既满足了患者的个性化需求，又减少员工没有效率的重复工作，让员工有时间和精力投入更有效率的工作中。

医院提供个性化的服务会加大工作的复杂性，要避免顾此失彼的现象发生，这是对医院比较严峻的考验。

（6）针对服务专业性强的策略。医疗服务的专业性极强，在诊疗过程中，由于患者没有医学专业知识，常常不理解医生的诊治方案，医院应该加强员工培训，将医疗专业知识转化为患者所能理解的通俗语言；与患者进行有效的感情沟通，使员工重视与患者的沟通方式，让患者配合医生的诊疗，从而有利于患者的治疗。医院不仅要制定相应的策略，还要向社会开展全民教育，赢得社会、大众的认可。

（7）针对服务不易监督和评价的策略。针对服务不易监督和评价的特点，医院可以将多个目标进行有限目标细化，在不同时期有侧重性的进行医疗服务质量的督查；进行医疗服务质量工作的持续改进，在服务过程中实行程序管理和监督评价机制整改；充分发挥行政部门、科室主任、护士长的不同作用，各负其责，科室要开展自查自纠，落实整改措施。

（8）针对服务难以补救的策略。针对医疗服务的难以补救性，医院要开展岗前培训工作，教育员工保持严谨工作态度，提高思想重视度，有全员参与提高服务质量的意识；增强法律防范意识，严格规范病历书写等工作制度，加强医学资料的保管工作，严格履行患者告知义务；对于工作当中出现的问题要早发现、早更正；建立有效监督机制，教育员工积极配合，施行和加强动态检查；当有服务过失发生时，不要隐瞒，应及时进行补救，将责任减到最轻，并且医院要抱以真诚、尊重、积极明确的态度，与患者进行有效的人际沟通，取得患者的谅解，并给予患者一定程度的物质或者精神补偿，使患者有被尊重的感觉。

（四）研究型医院服务的要求

1. **服务从点滴做起** 现代医院服务思想发生了根本性的变化。从医院坐等患者服务到主动外出到社区服务，从生物医学模式到生物－心理－社会医学模式，从患者身体护理到整体护理，从医疗质量管理服务到全面质量管理服务，从不重视效益到重视医院服务效益，从传统的一般患者服务到为满足不同层次患者需求的个性服务，从患者的看病求医行为到医院服务使患者满意，都发生了深刻的变化。为患者服务必须从点滴小事做起，无论在门诊、急诊科、临床科室或检查科室，患者的健康就是我们的愿望的思想一定要树立起来，患者的需要就是我们的工作责任，从身体服务到心理安慰，都是医院应尽的义务和责任。

2. **服务从方便患者做起** 研究型医院各项制度的改革，服务设施的制定，医院的基础设施建设，服务流程的改进，都要从方便患者开始，如果服务措施理论上再好，但实际工作中让患者感到烦琐、费时、费力、费钱就不叫方便，方便患者应该是研究型医院现代服务工作的基本思路。

3. **服务从竞争做起** 由于医学科学的高速发展，原有的医疗技术差别越来越小，即无差异技术。医院服务则是无止境的。常规的胸、腹部手术，几乎县以上的医院都能做，研究型医院与其竞争的区别在于服务。同样的技术（如手术）再加上全优服务，才能提高医院的竞争力。通过竞争提高服务水平，服务水平又促进竞争，服务竞争最终的受益者是广大老百姓。

4. **服务从知识做起** 服务不是低层次的重复工作。研究型医院同时是预防疾病、健康促进的宣教地，医患共同应对病魔、祛除不良生活方式的主阵地。研究型医院要在全优服务中融入现代知识。医院有义务给患者提供健康知识、预防知识、健康管理知识。这就要求医院人员要有很高的知识人文素养，有很高的整体素质，才能满足患者的服务需求。

全心全意为患者服务，是医院第一位的职责和任务，是必须始终坚持且不可动摇的办院宗旨。医院根据疾病谱和死亡谱的变化，扩大预防，加强保健服务；重视心理因素和行为生活方式的控制，重视社会医学的作用，实现"无围墙服务"，实施治疗、康复和预防、保健为一体的连贯性医疗服务；更加重视患者的感受和社会评价，在向患者提供优质高效便捷的个性化、超值化、主动性、预见性服务的同时，突出对患者及其家属的人文关怀；努力改善患者的就医和疗养环境，注重收集患者及社会对医院的意见、建议和要求，提高患者的满意度和医院的社会美誉度，拓展更多的服务市场。实现医院功能和结构调整，加强基础硬件设施建设，培养专职医院管理人才，加强基础管理环节等措施，构建医院服务型文化，真正体现医院"关怀、服务"的宗旨，最大限度地满足社会需求。

二、研究型医院服务标准

标准是衡量事物的准则，标准化则是适应科学技术发展和合理组织生产的需要，在产品质量、品种规格、零件部件适用等方面规定统一的技术标准，叫标准化。服务标准就是衡量为顾客服务的准则。服务标准化，就是衡量这个服务标准技术，使之统一。对于研究型医院服务来说，既定的标准一般不能随患者的喜好更换，不能把适用的服务标准随患者的个性要求而改变，这是基本原则。但这并不能说明医院要舍弃标准和标准化。因为，有标准化的东西才有可能得到快速的复制和推广，高度统一的标准化服务管理加上先进的信息技术的应用，为标准化提供了强有力的支持，大大加快了其传播速度，降低了运营成本，有利于占据市场的主导地位（图12-1）。医院制定服务标准，不但有利于员工统一执行，而且有利于患者识别。因为标准是按患者需求而制定的，在下列情况中，患者服务的标准将发挥重要作用：能够被界定的患者需求，要在整个医院内贯彻统一标准；患者需求能够被转为医院员工与患者的共识；患者的标准是可以衡量的；医院要表明对患者服务的决心。

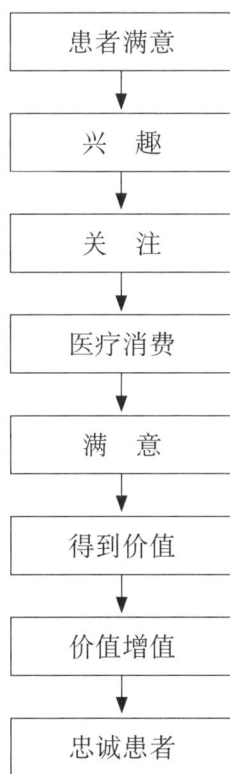

图 12-1 标准化服务后的忠诚患者

（一）制订服务标准的原则

首先，制订研究型医院服务标准要有利于在医院上下实施统一的患者服务标准。可以通过标准区分出患者认为重要的因素，医院可以将资源集中用于实现这些要求。服务标准还能够使患者看到需求得到的重视程度。

其次，服务标准应该体现那些患者认为是重要的业务方面。医院服务标准要包括日常工作当中，如礼节性服务、听电话或服务等，同时还包括各种科室的特殊患者的要求。服务标准是可以衡量的，让每个员工了解标准，鼓励员工超越标准，而不只是勉强达到标准。

再次，服务标准不是口号，必须切合医院工作规律。第一是员工能实行的，是日常工作服务标准；第二是患者能认可的服务标准；第三是简单有效的服务标准，要包括服务工作细节部分。

最后，服务标准是极易宣传且容易被顾客接受。要有明确的技术服务信息，而且要随患者需求变化而不断改进。服务标准是在充分了解顾客需求的基础上制订的。如沟通服务、按时服务、接听电话、仪器检查服务等。这些标准作为一整套服务标准得以确定并公布于患者，接受监督。

（二）决定服务标准的因素

1. 可靠性　服务的可靠性指提供服务的准确程度及患者的相信程度。对于研究型医院来说，服务的可靠性表现在三个方面。第一，医院服务要规范。每位前来就诊的顾客都应该感受到医院员工的仪表、服务形式、服务流程等方面的规范程度。第二，医院的财务数据与健康数据要准确。第三，在医院的服务管理流程中所有现场操作要准确。如在急诊科接到求助电话时派出的救护车到准确无误的地点接诊患者，对患者的操作要准确、专业，让患者在接受治疗时感到安全。

2. 响应性　服务响应性指医务人员对患者的需求在规定的时间内给予回应。如在及时服务方面，医院承诺在患者进入病房10分钟后服务，就不应该让患者在期盼中等待40分钟，有些员工"等一会儿"的口头禅会给患者带来很大的心理变化，员工一旦失言，易造成患者对员工的不信任，从而不利于医生的工作。在医院的电话咨询业务中，一旦承诺回复咨询，就应该在求证后迅速回复电话，让消费者感受到医院及时的服务。在医院管理中，往往还会存在医院响应性与员工响应性不一致的问题，如医院的决策反应迅速，但员工在执行中拖延，或是医院的决策反应慢制约了员工的工作热情。这就需要医院的管理者经常与员工进行沟通和协调，使医院的决策与员工的执行趋于一致同步。

3. 能力性　服务能力指员工掌握必要的技能与知识。医务人员与患者接触所具备的知识和技能在很大程度上决定了医疗服务质量的高低，这种能力包括了医学知识和交际知识两个方面。前者是硬件指标，即员工有能力对患者的病情作出准确的判断。后者则是软件指标，在辅助员工与患者交流、使患者更好地配合诊疗方面发挥巨大的作用。另外，医院的科学研究和创造能力会推动医院的医疗技术提高，有利于医院的长期发展。

4. 可接近性　服务可接近性指医院提供的服务对于消费者来说是易于接触和方便联系的。在医院的服务态度方面，应该给医疗消费者很容易接近的感受，如宣传内容要直观，科室排班要有系统性。在医院行为与个人行为方面，要进一步加强医院的流程改造，要从方便患者的角度出发合理设置医疗服务流程，如可以开展上门体检的项目。在时间安排方面，医院要重视患者接受服务所等待的时间长短，确定更方便于患者的开诊时间，如我国大部分医院已实行了365天开诊工作制，有的医院还开展了夜间门诊业务。这些都大大地提高了患者就医的方便程度，使医疗服务的接近性得到提升。在地点安排方面，医院还应该针对患者就诊过程中地点的便利性，在设置机构内部结构布局时要有所考虑。

5. 礼貌性　指医院要教育员工在与患者交流当中持客气、尊重、周到、友善的礼貌态度。客气指交流的语言和行为要有技巧；尊重指员工的仪表、医院的环境整洁，给患者以受到尊重的感受；周到指在为患者提供健康服务时，从患者的角度出发替他们着想，让他们感到医院无微不至的关怀；友善指员工从内心态度上就树立对患者的爱心。患者在与医院的短期接触中，他们会更加注重医院对他们的客气和尊重（如门诊患者）；在与医院的长期接触中，患者会根据医院的周到和友善程度评价医院的服务质量（如住院患者）。

6. **沟通性** 服务沟通指员工在与消费者沟通过程中，由于医疗专业的特殊性，尽量使用患者听得懂的语言表达，并耐心倾听和陈述。

7. **可信性** 服务可信性指医院要考虑患者的利益，使患者信赖医院。患者的信任感与满意感、忠诚感之间具有相互影响的作用，医院的声誉在于患者对医院的评价。医院的可信度很大程度上取决于员工的个人特征。医院要教育和引导员工认识到讲诚信的品质与医院及员工发展的密切联系。湖北某医院提出"替健康精打细算，为患者排忧解难"的服务理念，要求员工多从患者的角度考虑问题，受到了患者的好评。

8. **安全性** 由于医疗服务所涉及医学专业知识及服务对象的特殊性，使得医疗服务行业的安全性尤为重要。员工在提供服务的过程中不应有丝毫的疏忽和怠慢，否则，就有可能给患者带来身体或心理的极大危害。因此，医院的日常医疗、质控、科教、社康、门诊、医保等工作都需要强调安全性，采取有效措施防范医疗事故及差错的发生，让消费者感受到医院对医疗安全的高度重视，增强就医的安全感。

9. **移情性** 服务移情性指医院要设身处地为患者着想，理解患者的需求。移情性包括三个方面的内容：一是理解患者的特殊需求，医院要为有特殊需求的患者提供个性化服务；二是理解患者的不理解，由于患者身患疾病，但又不具备医学知识，有时会对医生所采取的治疗方案不够理解，这时需要医务人员给予消费者充分的理解，进行耐心的沟通，取得患者的支持与配合；三是理解患者的性格特征，理解不同性格特征的患者对待医疗服务的不同接受态度，医务人员应该有不同的沟通方式。

10. **有形性** 服务有形性指服务环境和服务过程的各种有形证据。医疗服务具有无形性的特征，但患者能够全程观察和体验到员工提供服务的过程，并对治疗检查结果有真实的感知。医疗服务是无形的，但这种无形的服务需要借助有形的产品来完成，消费者往往通过对有形产品的感受来评价医院的服务。例如，消费者根据"病房不整洁"评价"医院消毒不严格"，这种判断可能并不准确，但消费者却相信"眼见为实"。

（三）服务标准与服务质量

没有标准就没有质量。实事求是的标准都非常简单有用，复杂标准根本没法实施，服务质量与标准始终是一个车子的两个轮子，缺一不可，有质量就需要有标准，有标准就需要有质量。只有当患者认为医院建立起公认的衡量标准时，质量才是可靠的。这些服务标准应该是确定内容清晰、简洁、可观测、可实现的服务标准，这些标准也是对服务形象的期望，最终都是为了提高服务质量。

有些服务标准十分简单，如美国芝加哥圣克诺斯医院为整个医院和医院的每一个部门制定出一系列质量和服务标准。为整个医院制订质量和服务标准包括8个领域。①接电话礼仪：在电话铃声响起3声之内接电话，如果需要对方等待，首先要征得对方同意。②指路：把问路的人直接送到目的地，不要只是用手指指一下就算了事，主动向面有难色的患者提供帮助。③个人仪表和周围环境：姓名标签挂在胸前看得见的地方，遵守雇员衣着规则。④向患者提供信息：向患者全面地解释某一种程序前、中、后会怎样。⑤患者等待：不超过许可时间，或者每隔10分钟就向顾客提供一份病状报告。⑥叫号信息灯：3分钟之内闪一下。⑦隐私：不要在公共场合讨论患者。⑧态度：对患者态度友好亲善。该医院内还有一支雇员队伍也负责制订一些可行的标准，并把它们渗透到医院 1700 位员工的日常行为当中。每月都要有一项标准经过部门会议审议。每天员工们都要别着上面写有"问问我"字样的徽章，彼此提醒要多谈论服务质量和标准内容。医院经常有"便衣"来检查标准执行情况。此外，员工们还要参加有关这些标准掌握情况的笔试。服务部门通过考试成绩有重点地指导员工克服弱点，并决定究竟该加强哪些标准的实施。

（四）服务标准的属性模型

著名管理学家 Parasuraman 近年提出了用来测量服务质量的五大属性，其标准历经修改，已被广泛应用于服务管理领域。它主要包括五个方面：①有形性，有形设施、设备和员工的外貌；②可靠性，准确可靠地履行所承诺服务的能力；③响应性，对顾客给予帮助且迅速提供服务的能力；④保证性，员工所具有的知识、礼节及其传递信任与依赖的能力；⑤移情性，公司对其顾客所给予的关心与特别关照。

与医院的医疗服务相结合，我们提出研究型医院"五可"服务模型（图 12-2）。研究型医院应该强调的"五可"服务，分别指"可见、可靠、可及、可能、可亲"。医院服务的"可见"指医院服务的有形性，它包括医疗设施、设备的完备程度，医院结构、科室标识是否清晰，以及员工的仪表等要素；医院服务的可靠性则通过提供医疗技术及服务总体的准确安全程度来体现，即医院服务的"可靠"；医院在服务过程中的响应性是由医院管理决策及员工处理工作的迅速反应、畅通的联系渠道来表现，即医院服务的"可及"；医院通过可靠的技能体现其保证性，即医疗服务成为消费者接受的"可能"；医院服务当中的移情通过员工的诚意、设身处地为患者着想的体现，即医院服务的"可亲"。其中"可亲"是中心，医疗服务的"可见"是基础，只有患者感受到医院提供的服务是眼见为实的，才会认为这种服务是"可靠"的，而医疗服务的"可及"使得患者从心理上接受服务成为"可能"，而非被动地因为疾病被迫接受服务，每一个环节都让患者感受到医院提供服务的"可亲"，从而提高患者对服务质量的感知水平。此外，补救性措施也是服务工作的一个重要属性。在医院服务中，服务作用对象是患者的身体，出现差错或无法预见的问题之后，医院应尽快采取补救性措施，尽管医务人员要做到补救服务相当困难，但也要找出消费者可以接受的解决方法，做到一定程度的"补偿"。

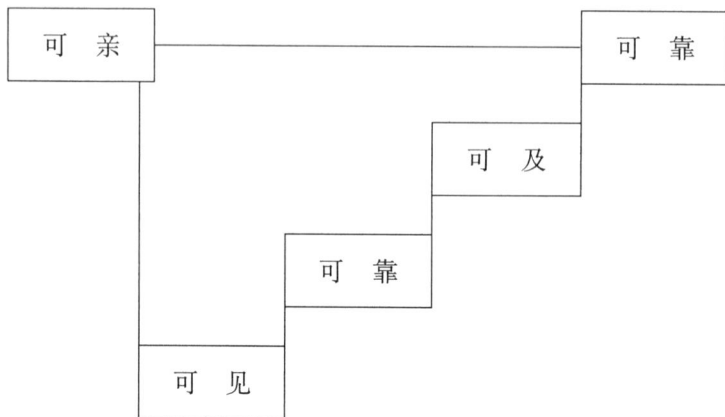

图 12-2　医院"五可"服务模型

（五）研究型医院服务标准

标准越宏观覆盖面越宽，越微观覆盖面越专业。以下标准是针对研究型医院的原则性的、宏观性的、全面的服务标准，如时限、流程、适应性、预见性、信息沟通、顾客反馈、控制考核等。

1. 时间标准　服务时必须向患者说明时间标准是什么，这个服务过程从什么时间开始，到什么时间结束，服务中间有什么情况发生等。在整个服务时限内，要不要分几个时限段，必须向患者交代清楚。

2. 流程标准　整个服务过程分几个流程，每个流程分几个环节，如何协调服务中的不同程序，它们之间是否需要停顿、整合程序，服务过程中如何避免流程运行中的阻塞和停滞现象发生。

3. 适应标准　在制造业中，标准不是适应标准，一旦确定，不能更改，就是说适应不能形成生产规模，在标准未确定之前，可以随时适当修改，一旦确立便不能改动。医院服务也如此，但医院服务大部分为软性服务，在坚持服务标准的前提下，不增加流程环节，不增加服务时间，不增加服务费用，在安全的情况下，按照服务标准的患者需求，恰当地灵活服务于患者。

4. 预见标准　在服务中要预见可能发生的情况，这些情况事先应告知顾客，如若顾客不同意，需要重新沟通。除此之外，还应向患者表明医院服务提供系统预测准确的可观测的指标是什么，要有科学的预测的依据。

5. 信息沟通　这是贯穿服务全程中的工作。应该明确，如果服务系统内部，以及你和患者之间不能进行有效和及时地沟通，那么服务系统就不能正常运行。你如何获得信息，做到充分、准确和及时的沟通、有效沟通的指标是什么？当有些原因不能沟通时怎么办？能反映服务活动中有效沟通的可测量性标准必须是科学的。

6. 反馈过程　你怎样了解患者的反馈？患者反馈系统如何用于提高服务质量？在服务过程中，怎样知道患者高兴不高兴，满意不满意，幸福不幸福，舒适不舒适？关于有效患者反馈系统的可观测的指标论据科学程度如何？

7. 控制标准　医院服务标准的控制与管理，如何依据标准由哪个部门或哪个人控制，由谁执行控制？如何评价与奖惩？怎样把服务标准控制结果告知员工与患者？这些都是实际需要解决的。

8. 持续改进　服务标准也要改进，如何持续改进？根据什么标准改进？

（六）研究型医院服务标准趋势

服务标准可分为若干类、若干种，但医院服务标准主要是服务态度标准，服务行为标准，技术操作标准，服务时效标准，服务设施、设备标准，诊疗效果标准，顾客满意标准等。医院普通服务与优质服务标准的区别见表12-1。

研究型医院服务标准趋势，是以为了患者健康为理念，将患者的真正需求当作我们自己的需求，当成我们自己的事。服务患者，满意患者，让患者感动，最终成为忠诚患者。

在服务标准方面，ISO9000标准的国际化大趋势已形成，已有160多个国家采用此标准。ISO9000的科学性、适用性已得到国际社会的公认；大多数国家已把ISO9000标准同等转化为本国标准。ISO9000适合于任何组织，国际组织界、国际企业界都在研究并实施ISO9000标准。服务业已认识到实施ISO9000标准是必由之路，ISO9000标准的实施，将标准作为组织绩效基础的重要内容。只有在实施ISO9000标准的基础上，才能有更理想的公认的卓越绩效。

表 12-1　内生激励与外生激励的区别

	医院普通服务标准	医院优质服务标准
及时性	患者进入服务区域时，很快听到招呼	患者进入服务区域内，在 20 秒内听到招呼
热　情	员工热情招呼患者	员工在距患者 2 米之内主动上前招呼帮忙
态　度	员工对患者态度友好	员工边引导患者边介绍情况
仪　表	整洁、标准、准备有序	员工着装完全按照医院规定的患者需要进行服务
仪　容	微笑服务	根据具体患者情况微笑服务
随　时	准备随时服务	主动巡视、主动寻找随时服务的机会
主　动	患者需不需要服务	立即上前搀扶或帮助患者服务
预　测	员工想法至少先患者一步	患者不必开口，椅子就挪到他的身旁
反　馈	被动听患者投诉	记录、专注、积极处理患者的不满
语　言	用普通话服务	以普通话服务为基础，依据患者具体的情况用合适语言
关　注	需要时立即服务	关注患者特殊服务，主动判断特殊服务的顾客
负　责	完成规定任务	完成任务并主动征求患者意见和记录以及持续改进

三、研究型医院服务流程

流程（process）是 20 世纪 90 年代初在美国兴起并逐渐引起全球关注并应用于 21 世纪管理的新理念，称为"流程为主"管理，全称为业务流程再造（business process reengineering，BPR），其基本思想是对竞争对手无力的企业或组织，业绩连续不断下滑的组织要进行彻底再设计或推倒重来。流程的定义是一组将输入转化为转出的相互关联或相互作用的活动。在这个流程中，正常一个过程的转入是其他过程的输出。医院服务流程指在医院服务中将资源（人、财、物、时间、信息等）输入转化为（流程转化、活动的增值过程）输出（顾客满意的价值）的相互关联或相互作用的活动。

（一）优质服务流程

优质的服务流程有六个环节，这六个环节环环相扣，都是为了提高医院的服务质量（图 12-3）。

1. *积极态度*　态度是心灵的表白。对顾客的初次见面热情、主动、善意微笑是非常重要的，对患者来说，到医院的第一时间能遇到第一位热心的服务者，心情一定是愉快的，为以后的合作打下一个好的基础。员工的服务受表情、思索和行为的影响。要记住的一句话是，你对别人什么态度，别人也会对你什么态度。第一印象是关键，因为优质服务没有第二印象可言。

2. *识别需求*　什么样的患者，需要什么样的服务，什么时间服务，服务的程度如何，需要谁服务，即患者需要什么，看什么病，属哪个科室，需要哪个专家，检查哪些部位，来医院是门诊看病，还是住院诊疗；患者年龄、性别、职业、体质、疾病程度等，都必须识别。此种

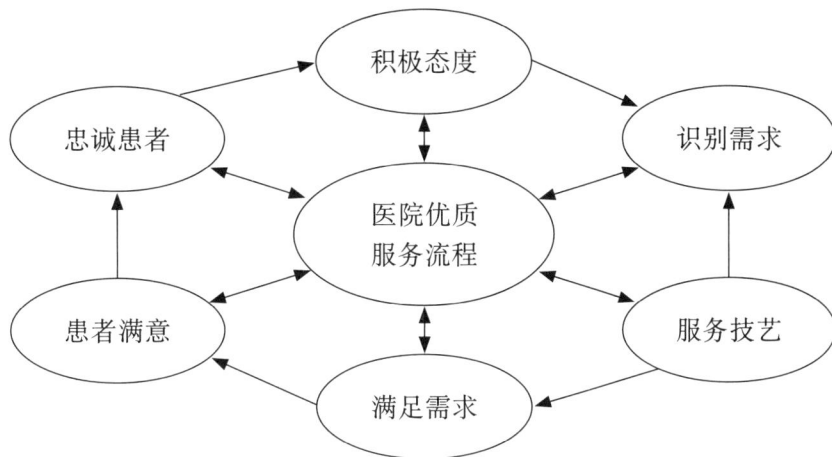

图 12-3 优质服务流程

识别一般在门诊就可完成，关键是要建立起一个联系着的网络。比如，患者初来就诊不愿住院，但是经检查原有病情进展较快，需要住院，患者可能即刻住院，也可能没安排好工作但需要几天后住院，这种情况就应有专人负责联系，把顾客的需求确定。有研究表明，头脑敏锐显示了积极的个人形象，识别需求就是要定位于什么需求，是即时需求还是以后需求，是简单需求（门诊）还是复杂需求（手术住院），是自己需求还是代他人需求。在医院服务应该领先顾客一步，即在每天服务前就预测当日有多少患者，上午多少，下午多少，应准备多少物品，备用多少东西，都必须了如指掌，才能达到识别需求的要求。

3. **服务技艺** 识别需求后就是充分展开服务的技艺，服务艺术的改进，这是服务操作过程，必须在为患者服务中熟能生巧，使患者有宾至如归之感，愉快地接受服务，有一个心情舒适愉快的诊疗、保健经历。服务技艺是衡量员工服务水平的关键，一切服务尽在服务技艺中展现。

4. **满足需求** 患者需求是不断变化的，即便准备一次性需求，如果员工服务好，患者心情舒畅也可能随时增加需求；反之，如果员工服务一般，患者心情不高兴，也可能临时减少需求项目，这都是正常现象。在社会上，一般顾客的四种基本需求是：被理解的需求、受欢迎的需求、受重视的需求、舒适的需求。医院患者需求也是如此。对医院来说满足需求，绝大部分是有准备的需求，少部分是特殊需求，极少数是医院没准备的需求（如医院专业科室等），以顾客为荣，就是要全满足顾客需求。即使少数是医院没准备的需求，如患者同意，创造条件也要满足需求。如有些手术不能开展可以满足患者需求，并请外院专家来院手术，有些检查不能做可能找替代设备检查等，设身处地为患者着想，满足患者需求。

5. **患者满意** 经过积极主动服务，识别患者需求，服务技艺应用，满足患者需求，就必须使患者全满意，这是服务收尾的关键工作。当然，在服务全过程中每一环节都非常重要，但服务接近尾声，患者满意更重要。比如，优质服务要掌握患者受服务的全流程，及时反馈信息，如果过程服务不满意，要向患者说明、补偿，在服务结束时完全可以弥补患者原有的不满意，使其全满意。

6. **忠诚患者** 统计显示吸引一个新患者所花的时间是保持原有患者的 6 倍多。为了忠诚患者，要始终喜欢（对患者有兴趣）患者，即使患者不喜欢你；不断欢迎患者对如何改善你的工作提出建议；和蔼主动地接受并处理任何纠纷问题，用爱心服务患者；即使你不高兴时，也能微笑服务；调整心态，平静地接受患者的不愉快表情和意见，设计并提供超出患者预期的惊喜服务，患者需要时，你的服务要恰到好处；持续与患者沟通，征询服务建议，让患者参与服务计划，学会称赞患者。

（二）服务流程创新

患者服务需求在变，服务流程也在变，不变的是永久在变，如 SERVLCE 服务流程也适合医院大多服务场合。服务岗位是无穷尽的，需求也无穷尽，流程也就无穷尽。

S 微笑服务：smile for every customer；

E 精通服务：excellence in everything；

R 态度友善：reaching out to every customer with hospitality；

V 特殊人物：viewing every customer on special ；

L 再度光临：leaving a warm atmosphere；

C 温馨环境：cresting a warm atmosphere；

E 表达关心：eye contact that shows care。

优质服务是一种战略思想，是一种经营的科学，是一种声誉的传递，是一种理念的执行，是一种文化的结晶；优质服务是一种负责的精神，是一种诚实的品质，是一种认真的态度，是一种付出的品德，是一种完善的追求；优质服务是一种水平，是一种责任，是一种奉献，是一种展示，是一种卓越的追求。

（三）服务流程学习

任何优质服务都是在不断学习中成就的，只有学习才有创新，只有创新才能满足患者不同层次的需求，现代医院要创建学习型组织，学习型机关部门，学习型科室，学习型班组，学习型员工。人人都在学习中，人人都在服务中。研究型医院要从服务中学习，向患者学习，向实践学习，向书本学习，在学习中服务，建立起终生学习的学习型医院和学习型科室与员工。

学习型医院的公式：

L（learning）＞C（change）＝D（development）

即：学习 ＞ 变化 ＝ 发展

L（learning）≤ C（change）＝D（die）

即：学习 ≤ 变化 ＝ 死亡

以上公式表明医院和员工学习的能力与速度大于（快于）变化的时间和能力，医院和员工就发展，就不断创新；医院和员工学习的时间、能力和速度等于、小于变化的时间、能力或速度，组织和员工就落后、衰退，甚至医院就可能倒闭（死亡）。

影响现代医院发展的三大力量是患者 （customer）、竞争（competition）、变化（change）。优质服务要求有不断学习的奋进意识，医院要有长久培养员工的意识和计划，医院员工要有可行的职业生涯发展机制。这样，就能保证医院可持续发展。

服务是一个五彩缤纷的世界，研究型医院不应说服务模式太多，只应恨服务流程太少，每一种服务就是一个流程，每一个项目服务就是一个流程，每一种需求就是一个服务流程。我们要根据研究型医院服务特征，认真总结研究型医院服务的新流程。

第二节 满意化服务流程

业务流程再造是指对业务流程进行根本性的再思考和彻底的再设计，以便在成本、质量、服务和速度等衡量企业绩效的重要指标上取得显著性的进展。其主要目的是提高经营效率和响应市场速度，使企业加速发展。流程再造被引入医院，目的是以业务流程再造理论为指导，以"流程导向"为目标，以"顾客满意"为标准，运用现代人文手段，通过建立流畅的服务链，对医院内所有的工作流程及医院外的沟通流程加以改造。随着人们生活水平和支付能力的提高，对医疗的需求也随之提高，并体现出多层次化。因此，通过借鉴业务流程再造的理念和方法，对医院服务流程进行调整，建立符合医院经营规律、适应患者需求及人性化的服务流程，具有重要的现实意义。

一、再造诊疗服务新流程

传统的患者诊治流程往往既浪费消费者的时间，又增加消费者诊治的痛苦。研究型医院要以服务患者的流程为价值链，对诊疗流程进行重组优化，并且克服传统流程以医疗为中心的缺陷，改为以患者需求为中心进行流程的重组和优化。

（一）现行医院服务流程的缺陷

1. 就诊时间集中　到医院就诊的患者多而且就诊时间比较集中，使医院门诊服务大厅内经常出现拥挤、混乱的现象，由此也带来了一些诸如小偷小摸等治安方面的问题。

2. 分工环节过多　患者到医院就诊，尤其是初次就诊，先要预检，领预检号，再要买磁卡、挂号，给患者平添了不少的麻烦。

3. 常排队和排长队　到医院排队似乎是司空见惯的事，预检要排队、挂号要排队、看病要排队、检查要排队、缴费要排队、取药要排队，致使患者等待的时间远比医生为其诊病的时间长，患者在痛苦中煎熬。

4. 空间设置不合理　医院为患者服务所设置的预检、挂号、缴费、就诊、检查等部门在空间设置上不够合理，上下衔接的科室距离远，患者多走回头路，医院提供的导向指示标识牌华而不实，不能为服务对象所利用。空间设置的不合理同样反映在医院后勤支持系统方面，物资仓储位置内部物品放置不合理，造成后勤支持系统效率低下，不能为临床医疗一线提供有效保障支持。

5. 人员职责不确定　许多医院的门诊医生的排班表与实际上班的不是同一人，一些医院的医生既在住院部查房，也到门诊去坐诊，有的医生还肩负着急诊任务，这种"一人多事"以及随意换人的不确定性，使"患者选择医生"流于形式难以实现。

（二）医院服务流程再造的内容

1. 实现组织日常功能的核心流程，例如：医疗、护理、医技等业务流程。

2. 提高核心流程性能的增强流程，例如：行政管理程序、人力资源管理程序等。

3. 为上述两个流程提供必要支持的流程，例如：财务管理系统、信息系统、后勤保障系统。

以上各流程之间互为顾客关系，其中核心流程与增强流程是支持流程的顾客，核心流程与支持流程又是增强流程的顾客。而医院 3 个服务流程的共同顾客是患者，各流程的子流程间又互为顾客。这就是流程再造后建立的服务链。有研究表明，通过加强出院流程宣传、改变医生习惯、修改出院办理时间、减少出院办理环节、优化出院结算环节等出院流程改进方案的实施，降低了患者办理出院手续的时间，显著提高了患者的满意度。

（三）医院服务流程再造原则

1. **以理念与思维方式上的根本改变为开始** 主要以"超越患者的期望"为导向，营造医务人员与患者的"零距离"服务氛围。要求对医务人员进行相关的职业道德教育与人文素质培养，使其建立深厚的职业认同感与正确的职业行为；通过强化医务人员的职业技能培训，保持技术水平的先进性；进行规范的医务人员服务礼仪培训，培养医务人员的人性化服务理念，使其养成良好的服务习惯，逐步建立起医院特有的文化氛围。

2. **以医院区域布局与科室设置等硬件环境为主要体现** 医院在新建、改建和扩建过程中要按照流程再造的理念进行设计改造，真正做到"以患者为中心"，"以流程为导向"，进行组织设计与硬件建设，建立一流的现代化、人性化的服务流程。

3. **以服务制度和服务规程的改造与完善为保证** 一是明确每位工作人员的职责，坚持职、权、利相统一的原则，建立互不矛盾的职责体系，促进和保障人与事的最佳匹配，真正做到人尽其才，才尽其用，保证医疗机构内部的协调运转与和谐发展；二是要改造和完善制度，使其在保证工作健康开展的基础上，围绕流程导向进行改进，从而有利于从质量、效率、数量和效益上更好地服务于患者与医护人员；三是建立完善的服务规程，使医务人员在操作过程中真正有法可依，严格按照技术操作规程办事，保证服务质量，进而提高服务效率。例如，瑞典 Stcockholm 医院在手术流程再造中，通过建立手术准备室，并在手术室为患者适时进行预先麻醉的方法，成功解决了由于麻醉所致的两台手术之间衔接需要 59 分钟的问题。

（四）医院服务流程再造的策略与步骤

服务流程再造的策略就是消除流程中的非增值流程和调整核心增值流程。要在突破性再造与连续性改进中寻找平衡，并在不同阶段与不同环节上互为补充。其中废除对服务增值无效的环节是流程再造策略的主要任务，同时利用合并、分散、简化等方法，通过成本分析、流程中各环节所占用时间以及各环节协同时间的量化分析，以满足患者的需求为前提，尽可能减少非服务性的工作。比如，在住院护理流程再造方面，美国临床护理经理通过使用持续质量改进理论建立一个集中向患者提供健康照顾的系统，并把管理责任所有权交给注册护士，重新制订改进照顾系统的流程，使这个照顾系统更好地为患者及其家属提供照顾。

1. **策略**

（1）转变观念，以"超越患者期望"作为流程再造的导向。医院服务流程的再造首先应该是以思想观念和思维方式上的根本性改变开始的。首先，要充分认识到再造高品质医院服务流程的重要性和必要性，以"超越患者期望"为导向，明确再造高品质医院服务流程的目的是为了方便患者。所谓"超越患者期望"是指医院提供的服务超过了患者的期望，医务人员要有"患者看不到、想不到、听不到、做不到的，我们要替患者看到、想到、听到、做到"，让患者有"真没想到，医院的服务这么周到！"的感叹。其次，要营造医务人员与患者"心贴心"零距离服务的氛围。加强员工的职业道德教育，使他们树立起崇高的理想，学习和借鉴商场宾馆的服务礼仪，进行规范的礼仪培训，使他们养成良好的服务习惯，逐步建立起医院特有的医疗服务文化氛围软环境。再次，医院在新建、改建和扩建时，要以"自己是患者"为假设进行换位思考，围绕患者充分考虑医院各科室在空间位置上的合理性，对现有科室的布局依照高品质医院服务流程的要求进行必要的调整，逐步改善医疗服务的硬环境。

（2）明确方向，以"超越患者期望"为目标。明确再造医院服务流程的阶段目标和步骤。有患者才有医院，没有患者医院就失去了存在的价值。医院所有的工作都是直接或间接地为了患者的需求服务。因此，"超越患者期望"是再造医院服务流程始终不变的方向和目标。但是，在实践中我们还得通过一个个阶段目标来逐步地向这个理想的目标靠拢。医院经营者要把再造高品质的医院服务流程作为一个十分重要的课题，放到医院经营管理的议事日程上，列入医院的工作计划之中。在确定医院服务流程再造计划时，可以先来回答"5W1H"（What、Why、Where、When、Who、How）即回答做什么？为什么要做？在什么地方做？什么时候做？谁去做？怎么做？

（3）抓住要害，以医院服务流程的关键环节作为突破口。在对医院原有服务流程进行再造的时候，我们还需分析寻找关键的环节作为"突破口"，这个关键环节就是在整个流程再造中必须优先解决的子流程，解决了这个子流程，可以起到"立竿见影"、"以点带面"的作用。这些关键环节主要包括以下三个方面：①与患者关系最密切的流程，如门诊流程、急诊流程、入出院流程等；②不合理的、对整个流程再造阻碍最大的流程，如科室的功能设置、科室的空间布局等；③最容易成功，最能获得员工支持和参与的流程。

（4）以信息网络系统为纽带，高起点地整合医院服务流程。在分析医院服务流程的人流、物流、信息流和资金流时，我们会发现人流和物流是产生有形物体空间变化的主要方面，也是我们进行流程再造的重点方面。而信息流的有效整合可以减少人流、物流和资金流的流量变化，提高人流与物流的效率。①基于网络技术的"一卡通"的使用，使门诊的注册、分诊、挂号、交费等手续可以实现一次性完成，大大缩短了排队等待时间。②门诊医生工作站使"患者选择医生"成为现实。③PACS及电子病历的应用减少了病历档案存放空间，加快病历档案的传递。④信息系统可以使出院手续办理时间明显缩短。⑤利用INTERNET技术可以实现网上咨询和网上挂号等业务。⑥同样，建立一个完善的信息系统使医院经营者的控制能力得到大幅度的提升，促进医院的组织机构由传统的"金字塔"式向"扁平化"发展，从而促进其管理技术的现代化和管理流程的科学化。因此，我们在进行流程再造时，首先应当引进先进的计算机网络技术，以医院信息化系统为纽带，高起点地整合医院服务流程。

（5）健全机构，以强有力的组织措施和合理的激励机制作流程再造的保障。一个组织的管理机制，不外乎建立机构、制订制度、检查督促和奖惩措施等。目前不少医院尤其是国有医院存在着一个"通病"：做一项工作首先发个"红头文件"，上面该有内容都有，相应的规章制度也制定了，而在实际工作中遇到制度已有明确规定的事项时，不是绕道走，就是对制度和规章再修改。这种"做样子"搞形式主义一套，不是在管理而是"糊弄事"、"混日子"。同样，在进行高品质的医院服务流程再造过程中，要有健全的管理机制，强调制度的落实，更要强调任务的完成，强调目标的实现，强有力的组织措施和合理的激励机制是能否实现高品质医院服务流程的保障。

2. 步骤 根据企业实施业务流程再造所获得的经验，医院服务流程再造主要包括以下6个步骤。

（1）了解医院目前患者的诊疗流程，并绘制成诊疗流程图，流程图中应包括医院的后勤支持系统等。

（2）确定医院服务流程重组的目标，主要包括提高服务满意度、缩短服务流程循环周期、减少患者等待时间、降低服务成本、提升医院的经济效益等，并给予量化。

（3）确定医院服务流程再造机构人员与实施重组的方法。

（4）分析现有服务流程模式中的"瓶颈"，按照"轻重缓急"原则进行排序。

（5）确定解决的方法，建立医院新的服务流程并进行模拟运行。

（6）根据重组目标确定新的医院服务流程并加以实施。

二、实现医技检查零预约

所谓"零预约"就是患者任何时间都可以到医院进行相关医技检查，不用等待，随到随做。研究型医院一般经过历代专家教授的努力，在国内享有较高的声誉，其特殊的医疗地位吸引了众多患者慕名就诊，但在医疗市场竞争激烈、卫生资源不断调整分布的今天，如何以人为本、方便患者、及时诊治，给研究型医院这种历来"在店坐等"、"皇帝女儿不愁嫁"老大思想的大型综合医院提出了更高的要求。花大力气优化就医流程，重塑总医院形象，成为实现整体、跨越式发展中重点要解决的问题。

另一方面，随着人们生活质量和健康意识的提高，不仅对检查速度要求更快，对服务水准要求更好，对保健、诊治要求更精，同时对综合型大医院的依赖也更强。而随着就医患者的剧增，造成候诊待检的压力非常大，患者在医院做检查满院寻找，楼上楼下奔波，漫长的待诊已成为制约医院大发展的"瓶颈"。因此，面对众多候诊患者眼神中的无助与无奈，面对患者日益增长的高质量医疗、保健需求，面对市场与服务模式的改变，必须打破原来的惯性思维，必须牺牲局部、眼前、个人利益，来求全局、长远和集体利益最大化。面对新形势、新问题，医技科室要逐步全面实现"零预约"。

（一）医技检查零预约创新理念

1．用管理和运行机制保证"零预约"的实现　医院医技科室中放射科（普放、核磁、CT）、超声科等，是需要患者配合在位检诊的科室，候诊的队伍也更长。

（1）摸索一套适合自身特色的管理模式。例如建立主诊医（技）师制度和医疗总值班制度；建立研究生、进修生准入考核制度；建立医疗质量监控体系，加强三级检诊，确保有经验的医生工作在第一线；制定严格科学的操作规程；建立典型案例分析制度，查找在医疗流程各个环节中最容易出现的漏洞、差错，吸取教训；就近就便多点设立门、急诊窗口，打好开展"零预约"的基础。

（2）实行弹性工作制。在确保医疗质量的前提下，实现人员、仪器全负荷运转。每周前几天就诊病员较多，就需要根据实际情况动态调配人员和工作时间；中午不停机，让业务精、资质高、检查速度快的骨干排班上机；保证零预约，可采取早发报告，实现当日工作当日清；提前临检、生化、微生物科上班时间，延长下午标本检测时间，使下午抽血的患者当天就可以取到报告；放疗科连续开机；有门诊任务的科室通过开设双休日日间门诊、解决外地患者就医难问题；病理诊断多班运行，力争在 3 ～ 5 天内完成并发出报告。工作时间的弹性调整，为"零预约"起步做好制度上、时间上的保证。

2．从资源合理配置上促进"零预约"的实现　由于科室人员编制少，加之精简整编、经费紧张等会给"零预约"的实现增加很大的阻力。医务人员长时间超负荷工作,光靠热情和拼命难以持续长久。各科室要积极转变思路,可以通过高级人员研修机制和招聘合同制医、技师的途径来吸引高素质人员来学习、搞科研,同时也协助科室完成一定的工作任务。

资源合理配置还体现在设备的更新和合理使用上。患者的病种不均衡性,加之有的设备超期服役、经常出现故障待维修,新设备招标购置的流程跟不上医疗市场迅速扩张的需求等,都成为实现"零预约"亟待解决的问题。要高质量地完成"零预约",就要更为合理的使用现有的设备,灵活分诊,根据病种的多少及类型,从患者的角度更加人性化的统筹安排,随时调整,实行动态管理:上午尽量缩短空腹检查患者的等待时间;下午则多安排小器官、穿刺等病员。另一方面,医院领导也要下决心加大相关设备投入,从"武器"硬件的平台上缓解了矛盾,以保证"零预约"的全面实施。

3. 运用多种激励措施保障"零预约"的实现 工作人员的积极性已调动起来并投入"零预约"的实践,但如何保持这种热情,保持医疗高质量,完成"零预约",又避免"零预约"的"脆弱"和"虎头蛇尾",作为决策者,应在医院多劳多得、按劳分配的原则下以各种灵活形式的奖励及时兑现给大家,凝聚人心,用激励政策增加动力。职能部门积极协调,合理配置设备和人力,把好高质量的人才关,稳妥积极地引进必要设备;后勤和医学保障部门调整人力物力,充分发挥仪器设备的潜力,缓解患者增多给高精尖设备超负荷运转带来的耗损和故障压力。

服务要创一流,诊断也应该是权威的。怎样实现快速又保证质量,首先从确保准入门槛着手,包括新人、新技术的进入都按高标准和国际、国内一流设限。其次,推行严格的质量控制体系,临检科通过相关实验室认证,其他科室均通过 ISO9000 控制体系;放射、病理坚持集体阅片、报告单复核及疑难会诊制度;通过临床科室的满意度调查了解一线对检诊科室的意见,通过对出院患者的随访了解患方的需求和建议,建立立体的质量反馈网络,保证了"零预约"的质量、避免了医疗风险。

(二)医技检查零预约的实践

1. 网络化预约平台 医技检查网络化预约平台是个综合平台,集成了医技科室、门诊和病房的医技检查信息。医技科室、支持中心使用单独的医技预约软件,门诊和病区使用预约模块嵌入医嘱系统。实现以下功能:①医护人员可从预约平台系统查询科内患者检查预约安排情况,检查完成情况,系统同时提示该项检查的准备要求,如空腹、膀胱充盈等;②一旦电子医嘱保存后,医技科室预约平台系统将自动显示患者检查信息,如床号、门诊号、姓名、住院号、性别、年龄、检查部位、申请时间及特别提示等,医技科室工作人员即可根据患者病情、是否需空腹检查、有无其他检查项目等在预约时间栏录入时间段;③临床支持中心可根据日期查询全院患者检查安排情况,可分项目、分科室查询,并安排、落实护送的护理员。

2. 集中式预约检查 为了医技设备的优化利用,由各医技科室结合科内可承受的工作负荷量、住院患者申请数量、门诊患者动态流量、各项检查耗时情况等进行集中预约,便于统筹安排。预约遵循三项原则。①时间段预约原则。检查预约根据每项检查的耗时情况采用时间段预约的原则,5 分钟至 30 分钟不等,既明确检查时间又留有一定余地。②住院、门诊患者错时检查原则。根据不同季节对一周中门诊患者流量情况进行测算,按照测算结果有序安排住院、门诊患者,如早上开诊后安排住院患者为主,上午 9 点半后门诊患者高峰期以安排门诊患者为主。③集中与优先原则。预约安排选择在检查医嘱基本完成后再集中进行,便于了解检查总量,做到合理安排、统筹兼顾。对需多项目检查的患者做到时间安排相对集中,系统会自动显示其他项目预约的时间；优先安排需空腹检查的患者及重危患者，非空腹患者安排在下午进行，行动不便的患者避免安排在夜间。

3. **动态化住院检查** 在保证住院患者诊疗安全的基础上，对住院患者的检查时间进行相对预约。将住院患者检查时间与门诊分开，就可以保证在不改变医技科室布局与设备利用率的基础上，对住院与门诊患者的登记、检查等环节进行区分。在门诊患者检查高峰期时，限制部分病情稳定住院患者的检查，可以提高门诊患者检查的效率，缩短门诊患者检查等待时间。在门诊患者检查的低峰期则安排住院患者检查。这种相对时间限制，要建立动态机制，根据每天不同的门诊检查流量，实时查看医技科室患者检查等候情况，可以更加迅速、即时地安排住院患者来检查。

4. **无纸化信息登记** 逐步剔除人工查找检查申请单的工作环节，实现电子化检查登记。由于医生在网上直接登记的信息改造方案风险性大，目前对于信息系统的改造，主要是将住院检查信息通过信息系统记录在患者的就诊卡中，患者可以在登记时刷卡登记。这样将过去的查找纸制申请登记环节，简化为就诊卡电子登记。建立住院患者检查信息查询系统，实时更新住院患者检查信息，并可共享住院患者个人信息，以方便及时与患者沟通，为患者安排检查。对医生检查申请实行网络控制，提醒医生患者费用与相关检查。

5. **服务型工作模式** 将分散各个科室的检查服务中心员工集中管理，员工岗位进行重新划分，分为两个岗位：一个是负责沟通预约与实时监控住院患者检查更新情况的员工，这个岗位同时为住院患者合理安排检查项目的先后顺序，避免同一医技科室患者人数过多，其他医技科室检查患者人数过少设备闲置的情况出现；另一个是接受中心调度的员工岗位，对预约安排的住院患者检查实施护送。

"零预约"既是形式的创新，又是观念改变的尝试，也是大型医院在市场化大环境下优化医疗流程的选择。在大型医院里，任何一项举措都会牵一发动千钧，"零预约"是特定时期改革创新的产物，从时间来看是迫于外界形势的压力，从形式和内容来看却是主动挑战自我、挑战极限，实现非常规、大跨越发展的突破。实行"零预约"是阶段性的尝试，但非最终目的，还需不断完善和优化，如怎样才能在更短的时间内把检诊报告送达患者或医护人员手中，实现真正意义上高质量地全程"零预约"；怎样用好"单项奖励"的政策，不走样、不投机、不变味。以患者利益至上、高效率高质量的完成医疗流程，无疑是医疗管理追求的最高境界之一。"零预约"的实现，无疑也是医院管理者们面对新形势的新机遇和挑战，在传统管理理念与现代科学管理实践矛盾中的催生物，可供医院管理实践者们积极的思考。

三、塑造人性化服务新形象

制度是医院依法治院，规范行医，保持可持续发展的重要保证。人性化服务制度是现代服务理念的体现，是推动医院发展的动力。在服务行业竞争越发激烈的形势下，要赢得更多患者的信任和支持，构建更加和谐的医患关系，必须努力塑造崭新的服务品牌形象。

（一）医院人性化服务的内涵

在医疗保健活动中，实行人性化服务就是要以"患者为中心"，要满足不同层次的人的生理、心理以及感情上的正常的需求。医学是自然科学中最具人文性的，又是人文科学中最具科学性的。医院人性化服务就是指用医院充满人情味的就诊环境和服务举措，让患者、家属感到人文关怀。要为患者提供其所需的一切服务,包括生活、生理、心理、安全及精神等,也即衣、食、住、行等的各种服务,使其有一种温馨感、亲情感和家庭感,以便早日康复。

（二）医院人性化服务的构建

1．人性化服务语言行为

（1）要求医务人员的眼,始终用热情的眼光关注对方;脸,面带微笑,一种真诚的笑,友善的笑;头,通过点头表示理解患者、在倾听患者;手,不要做过多的手势,不要用指尖对准患者;口,和患者发生矛盾时,少说几句;耳,听患者、家属多说几句,拉近距离,化解矛盾;心,一种平常心,一种为患者服务的心,一颗忍让的心。

（2）把握患者心理,积极提供人文关怀,得人心者得市场。患者在患病过程中,迫切需要安全感、归属感、被重视和尊重感。因此,在医疗中,医务人员要主动与患者沟通,让患者尽量能了解自己的病情、治疗方案和原理以及愈后状况,并让其参与治疗方案的制订过程。

（3）尊重每一位患者。实行人性化服务就要重视、尊重患者,打破传统的护理常规、作息时间,实行弹性工作制,应该使用亲情称呼来取代实际中叫床号的生硬语言,让患者及其家属感受到尊重以及温暖与关怀。

2．人性化服务制度

（1）首诊负责制度。凡第一个接待患者的医院、科室和医师称为首诊医院、首诊科室和首诊医师。首诊者应对患者首先负责,不得以任何理由推诿、拒绝诊治患者,特别是当病情可能与其他专业有关时,更应该在询问病史,进行体格检查（包括生命体征的检查）的同时写好病历,并进行必要的紧急处置后,才能请有关科室会诊或转诊。

（2）岗位责任制度。医院内各个工作岗位均应建立岗位责任制,必须实行 24 小时值班制度,特别是急诊科、手术室和妇产科。要摒弃固定的 8:00～17:00 上班制与建立门诊医师设立连班制度,调整员工的上班时间,这样有利于工作效率的提高,如检验科可提前到清晨 6:00 或 7:00 上班,可避免一些需血检者空腹等到医师 8:00 上班才能抽血。

（3）药品明码标价和明细清单等公示制度。利用候诊大厅屏幕滚动地显示药品的价格并且推行药品清单制,提供诊疗费、检查费以及医药费等方面的清单,便于患者随时查询费用,这样可以让患者"明明白白"消费,同时也有利于社会对药品价格的监督。

3．人性化服务流程

（1）就诊咨询及导诊。要设立咨询台,为初诊患者提供选择性服务,如告之具体的就诊流程,应到哪个科室就诊及其具体位置。对于一些特殊患者,如一些老年、孕妇、急危重患者可以安排一些护士导诊或陪诊,把患者当成自己的亲人,这样可以让其有亲人般的感觉,也让其感觉就诊并不复杂,并且有一种安全感。

（2）挂号、候诊、就诊。为了简化流程,方便患者,缩短滞留时间,可以采取以下几种形式。一是集中挂号,就是在同一地点挂号。二是分散分科挂号,就是在各科门诊候诊接待处分散挂号,这样使挂号与候诊合并为一个环节。三是预约挂号,就是患者可以通过电话或手机短信等手段预订就诊的科别、医师、日期和时间,复诊患者也可在初诊现场预约挂号。

（3）划价、收费、取药。随着计算机技术的应用,将划价和收费合为一个环节。采取患者直接拿处方去收费处交费,收费员划一下就医卡,在收费单据上注明领药窗口,患者则坐在椅子上等,药来了,则广播和屏幕显示,这样简化了医疗流程,减少了患者跑路。

4．人性化服务环境

（1）本着方便患者的原则。如一些紧密联系的科室，应集中在一个小区，避免患者到处跑，墙壁上应贴有醒目的标识牌；挂号处、收费处、药房和化验室处等窗口的"铁栅栏"，应加以拆除，改为人性化的开放式服务柜台，拉近与患者的距离；设置特殊的窗口，方便一些个矮者或坐轮椅的患者；跟银行一样设置"一米线"外等候，避免相互拥挤以及一些特殊疾病的传染。在候诊室设置茶桌，24 小时供应开水、水杯、小食品和书报，利用电视播放一些健康教育片，可以让等候的患者和家属一边喝茶一边了解健康知识。住院部每层楼设置一个小社区，可以让患者家属根据患者的需要制作不同的营养品，以便早日康复；每个病房设置卫生间、洗衣房、阳台，体现出一种在家的感觉，卫生间还应装有挂钩，便于静脉滴注的患者能够独自上卫生间。

（2）保护患者隐私的原则。如实行"一对一门诊"，让患者、医生都比较轻松，医生可以更投入的问诊，患者也更积极的配合，有利于病情的诊治；设"哺乳专区"方便母亲哺乳，免除当众哺乳的尴尬；"注射室男女分开"、"病房分开"，避免面对异性而产生的尴尬；"装帷幔"，每个诊察床周围、抢救间、留观病房的床周围装有布帘帷幔，遮挡住患者的隐私，使患者有一个相对封闭的空间；"床头卡"不写疾病名称，如几级护理予以保留，确保无关人员看不到结果；"无纸化病例"，将患者的诊断结果，治疗、化验结果等一切输入电脑，保护患者隐私。

（3）本着患者舒适的原则。如"彩色病房"，病房里的暖色调，花窗帘以及花被褥让患者能感受到温馨的气氛，舒适的环境和满意的治疗。夏天，每张病床拉有蚊帐，让患者消除蚊虫的叮咬，也避免疾病的传染。对于儿科可放映小朋友最喜爱的动画片，开放游乐园供小朋友玩耍，墙壁上贴有不同的卡通图案和造型，使其消除恐惧感。"音乐疗法"，进入手术室，根据不同的需求，点播喜欢的音乐，使其消除紧张感，尤其对一些非全麻的手术患者。

（三）医院人性化服务的要求模式

医院"人性化服务"，就是为广大病员提供充分体现人的尊严、能够满足不同服务对象各种符合生活轨迹的服务；就是用充满人情味的服务与就诊环境，让患者、家属感到温暖。

首先，研究型医院人性化服务应具有"四性"要求。即：卓越性——医院为患者的服务达到并超过患者的期望；主动性——医院在为患者服务的过程中，常给患者意想不到的惊喜和满足；超前性——医院在为患者服务的过程中，永远比患者想在前面；差异性——医院在为患者服务的过程中，因不同患者需求而异，因不同时间而对患者采取不同的服务。

其次，研究型医院人性化服务应具有"十化"模式。①医疗护理质量最优化。要有优良的诊断、护理、医技检查和后勤保障效果。②患者利益最大化。最短的疗程、最少的痛苦、最小的损伤和最好的疗效。③医源性损伤、院内感染和医疗事故发生率最低化。④检查、治疗、用药、收费合理化。坚持因病施检、因病施验、因病施药。⑤服务流程简便化。⑥语言举止、仪表仪容礼仪化。在医疗服务中努力使用四种语言，即礼貌性语言、解释性语言、安慰性语言和保护性语言；杜绝使用"四失语言"，即失礼语言、失口语言、失职语言和失态语言。⑦关爱患者细微化。从细处着眼，从细处着手，细致入微，关爱备至。⑧保护患者隐私规范化。保护患者的合法权益，尊重患者、家属的人格和尊严。⑨与患者沟通亲情化。⑩接诊环境温馨化。努力营造"安静、舒适、文明、温馨"的诊疗环境。

以人为本，求真务实，实施人性化服务，塑造人性化服务新形象是医院管理中非常重要的一环。我国古代医家已有"夫医者，非仁爱不可托也，非聪明达不可任也，非廉洁纯良不可信也"这样的思想境界，那么在医学科学和技术高度发达的今天，则更应弘扬人文精神，使医院步入现代化特色管理。

第三节 极致化服务机制

所谓极致化服务，就是在做好标准化和个性化服务的基础上，更高层次、更大范围、更为精当地为患者提供所有可能做到的完美式服务。坚持以最精准的技术为先导、以最优质的服务为目标、以最优化的方案为保障、以最优秀的队伍为支撑，不断创新服务理念，改进服务模式，拓展服务内涵，被称为"极致化服务"。"极致化服务"，不仅是一种理念、一种模式、一种努力方向，更是为广大患者服务的最高行动指南。

一、营造极致化服务人文环境

随着经济的发展和医学科技的进步，人们对医疗保健服务提出了更高的要求。人们已经不满足于不生病、身体好，还要求合理的营养、健康心态和良好的生活质量。为适应医学模式的转变，着眼创建研究型医院的目标，医院应积极探索极致化服务新模式，以极端负责、精益求精、万无一失的精神，充分发挥医院学科的整体优势，保持部门、科室之间的无缝隙合作，努力做到用最精湛的技术、最优质的服务、最优化的方案、最完备的措施、最强的队伍，实现最佳的诊治效果。

（一）营造极致化人文形象

环境是作用于人类的外界事物，人类与环境是密切联系、不可分割的统一体，环境形象是通过组织和相关环境设施展现的形象。医院环境是指医院的内部状况与外部条件因素，具有重要的功能。

首先，它适应医学模式的转变，促进医学实践的社会化、人性化。从传统的生物医学模式转变为生物－心理－社会医学模式，在医疗服务方面要求医生不仅治疗生理疾病，还要注重了解患者的心理、社会背景，进行针对性的治疗，创造一个和谐优良的人际环境，有利于患者积极配合治疗，早日康复。

其次，它有益于提高医院的医疗服务质量，满足人们多元化的服务需求。随着医疗体制的改革，医疗保险制度的推行，生活水平的提高，人们对医疗服务的需求也越来越高，进医院不仅是治病，而且希望有个舒适优美的环境，使身心健康愉快。

再次，它有利于在市场经济下，提高医院的竞争力。优美和谐的环境能够树立医院的良好外在形象，赢得更多的患者就医，并有利于提高内部职工的凝聚力，调动工作积极性，促进医院的不断发展。

此外，由于医疗服务日趋社会化，医院环境形象的改善，不仅有益于社会公益事业的进步，也有益于社会生态环保事业的发展。因为医院不仅是救死扶伤的地方，也可能是污染源，如果医院环境治理不当，尤其是不能及时处理医用垃圾，会造成严重的社会危害，也危及医院的生存发展。

1. **医院环境形象的主要内容** 医院环境是医院从事医疗保健活动所处的一切外部条件，

包括医院自然环境、物质环境、工作生活环境、社会人文环境。环境形象是通过组织和相关的环境设施所展现的形象，医院环境形象是人们对于医院环境的总体印象与评价，医院环境形象包括以下因素。

（1）自然环境形象。包括医院所处的地理环境，根据地理位置的不同设计医院的环境形象。绿化环境，指医院内部、外部的花木绿化状况，设计新颖、布局合理、花木葱郁的环境使医院充满生机，令人赏心悦目，不仅使患者保持身心愉悦，利于治疗康复，而且也使医护人员身心愉悦，提高工作效率。但很多医院对绿化环境仍不够重视。医院要优化环境，应该重视环境的绿化、美化。建筑环境，指医院建筑总体布局以及建筑的色彩、风格特点，医院建筑应该摒弃单一的式样与单调的色彩，努力使医院建筑具有自身的个性特色，富有情趣，给患者留下深刻的印象，如儿童医院应活泼新颖，妇幼保健院宜温馨宁静等。医院应当更新观念，注重营造富有个性特色的医院建筑环境形象，给患者留下良好的印象。除了建筑外观，医院也应注重内部的美化，创造优美、轻松的诊疗环境，目前一些医院在病房摆有鲜花、盆景，甚至山水油画，在儿科病房布置卡通儿童漫画，在妇科、儿科病房使用淡黄、浅红、浅蓝等温馨色彩的床单、床罩等，很受患者欢迎。

（2）医技环境构建。医技环境是医院医疗、教学、科研各种设施，医疗仪器设备，医疗技术水平以及后勤、管理制度等的综合性反映，是医院赢得患者信誉的关键"硬件"因素，尤其需要重视加强。先进齐全的医疗设施设备，精湛的医疗技术，是医院竞争实力的象征，赢得患者的重要法宝。创造一个设备精良，医术精湛的医技环境，对提高医疗服务质量，扩大医院知名美誉度至关重要。同时，优良的医疗服务是以充足的后勤供给与高效的管理为保障的。完善的后勤保障是医院顺利诊疗患者，方便患者的重要条件，也是医疗服务水平的重要标志，是吸引患者就医的重要因素。

（3）人文环境氛围。医院的人文社会环境，是医院的"软件"因素，包括医院人际环境。人际环境系指人与人之间的关系，在医院表现为医务人员之间、医患之间的关系，医院与社会的公共关系的环境状况及心理状况。在医院人际环境中，医际关系是主体，良好的医际关系使医务人员加强团结合作，有利于医疗工作的开展；能使职工产生凝聚力，提高群体士气，推动医院的发展；能使职工心理和谐，相处融洽，有益于身心健康，为建立良好的医患关系以及医院和社会的公共关系奠定基础。医患关系是医务人员与患者及群众建立在一定义利基础上的相互关系，体现新型的人际关系，平等、友爱、互助、合作，良好的医患关系能使患者积极参与配合医疗护理工作，加强医患沟通，减少医患纠纷，提高医院的服务质量与信誉，促进社会安定，提高社会效益。医院与社会的关系，如医院与各级政府的卫生行政主管部门关系，与所在社区的关系，与其他医院、医学院校、科研机构的关系等，医院与社会的公共关系开展得好，能建立"人和"的外部人际环境，赢得社会公众的支持，推动组织的整体发展。医院文化环境，包括医院的医风医德、医疗服务风范、医院精神内涵与内部凝聚力，以及医院文化设施、文化生活状况等。它形成一种强烈的文化氛围，具有同化性，引导人们的言行与评价标准。医院文化精神，是医院生存的精神支柱，是医院的灵魂，具有强大的黏和力，能使职工产生归属感与自豪感，形成内在的凝聚力。优美和谐的人文环境，能形成良好的人际心理氛围，满足人们的精神情感需求，使人们心情舒畅，激励人们积极工作，奋发有为。医院人文环境具有引导、凝聚、激励、协调、辐射等功能。优良的人文环境，可以引导职工认同医院的价值观与发展目标、行为规范，把职工个体力量凝聚成一个合力，通过创造和谐互助、信任理解的文化氛围对职工进行精神激励，很好协调医患关系、医技关系，使医务人员积极合作，提高工作效率，营造"人和"的人际氛围，使医院良好的医德医风形象对社会产生辐射作用，提高社会效益。

2．医院人文环境形象的塑造　人文环境形象既然对医院的发展如此重要，那么，如何塑造医院人文环境形象？应从以下几方面着手。

（1）转变观念。①医院要营造优良的人文环境，首先要转变观念，树立市场经济下的新理念。医疗、环境的整体性观念，即改变传统医疗服务中重病轻人、重治疗轻环境的倾向，把环境、医疗看作有机联系的整体，它们之间是互相联系、互相促进的，从系统全局出发，认识到环境对医疗服务的重要影响，努力营造优良的环境。②竞争开拓、互利合作观念，要有危机感与竞争意识，吸收先进的管理机制，努力开拓卫生服务市场，提供令人满意的环境与服务，在市场竞争中才能立于不败之地。医院应打破封闭的体制，如环境绿化，后勤保障等可以在互利合作的基础上与企业进行合作，多渠道、多元化开展服务，既减少医院负担，又增强社会效益。③人本服务与义利统一观念。医院应转变医护人员的态度观念，变恩赐思想为服务理念，变看病不看人为以人为中心思想，树立医患之间义利统一的思想，严明法纪，进行文明礼貌服务，才能切实改善医患关系。

（2）提高管理水平，加强管理力度。医院应当树立"以人为本"的管理思想，建立健全规范的管理规章制度，尤其建立健全关于医院环境方面的规章制度，加强对医院环境的管理，应制订有关制度规范，建立奖惩制度，依法管理，纳入工作考核范围上，使医院环境建设科学化、规范化，切实提高医院环境管理水平。

（3）重视全员教育，加强双向沟通。医院环境形象的塑造有赖于全体医务人员的共同努力，医务人员的形象是医院人文环境形象的重要体现，所以，医院应对全体职工进行环境形象方面的教育培训，使职工树立较强的环境意识，自觉地以自己的言行维护医院的环境形象，并通过多种培训来塑造良好的形象，如医务人员职业形象培训，医护人员，尤其是护士职工礼仪培训，医护人员诊疗中与患者沟通能力培训，护工与病房环境工作的培训等。通过培训教育，形成一支高素质的医务人员队伍，在工作中为医院形象增光添彩。

此外，要加强双向沟通，因为医院人文环境的营造，主要依靠人际沟通，医院应增进职工之间及医患之间的沟通意识，提供良好的沟通环境场所，进行多元化、多层次的沟通，如患者及家属座谈会，设立意见箱，医患共建黑板报栏，开展各式民意调查，举办职工文化沙龙、俱乐部，办医院内部报刊，开展各种文化活动，建立意见反馈机制等信息，通过有效的沟通化解矛盾纠纷，团结合作，共同营造和谐的人际环境。

（4）创建医院文化，开展丰富的文化活动。人文环境的塑造有赖于医院文化，是文化的体现，所以要注重医院文化的建设。医院文化的核心是医院精神，要抓好医院精神的设计与实施，确立医院的价值观，进行灌输强化，形成人们内心的信念。制定医院道德规范与服务理念，整肃医风，优化服务行为态度，并形成培育人才、提高素质的文化氛围，通过办各种文化培训班，提高人的素质。塑造医院的良好形象，开展群众性的文化活动，如重塑"天使"形象活动，创一流技术、一流医风、一流服务活动，把形象塑造植根于学识、品德修养上，是内外统一的文化塑形方式。通过丰富多样的文化活动，引导职工的思想行为，满足他们的心理情感需求，激励他们奋发向上、提高自身素质，形成浓郁的医院文化氛围，塑造优美和谐的医院人文环境。

（二）探索极致化服务模式

1．开展健康状况综合评估　目前，我国已经步入老龄化社会。医院应适应社会发展，创建健康查体制度，对老年重大疾病进行异常指标重点监测。随着疾病谱的变化，根据不同层次患者的需要对年度查体项目进行完善，使查体标准更加科学、规范。医院应变被动保健为主动保健，积极拓展主动服务的项目和内容，运用模糊数学、计算机仿真模拟、循证医学等手段，建立健康评估体系，制定健康评估项目、标准和干预方法。从重视疾病转向重视健康，将医疗服务扩大到预防保健服务。重视疾病的"三级预防"，即在疾病未发生时，采取有效的措施避免疾病的发生；在疾病发生初期，做到早期发现、及时治疗；在患病后，做好疾病的治疗和康复，防止残疾。根据个人健康体检信息，建立健康评估、相关疾病预警机制，即采用科学先进的健康评价技术和方法，做出前瞻性的、个体化的量化分析与评价，经医院资深保健专家集体讨论审核，得出重点保健对象健康评估结论；确立保健对象健康与否、健康程度、患病风险及风险大小等问题，做出疾病预警，或评价疾病种类、程度、疗效，为主动的个性化干预方案及随访策略的制定与应用奠定基础。

2. 建立疾病预警干预机制　早期预警和干预是搞好服务的一个主动过程，通过对医疗保健对象健康状况的监控，及早发现疾病早期的征兆和苗头，或早期干预，或密切观察，或住院治疗，可以大大提高常见疾病的早期诊断率和治愈好转率，提升服务的质量和水平。医院注重从技术服务扩大到社会服务，除诊治疾病外，通过社会医学诊断，发现健康问题，进行健康指导和健康促进。对服务对象进行实时追踪，动态观察，切实做到健康提示、亚健康预警和患病后的早期发现与综合治疗。对重点人员做好个性化保健预案、亚健康评估及早期预警，对他们的各种微创检查、手术等制定个性化预案，实行内科、外科、手术、麻醉、介入、护理、后勤等多学科、多体系的综合保障，从更高层次上提升服务及保健工作的水平。

在健康评估与疾病预警的基础上，医院应用计算机专家系统为医疗保健对象提供主动性、预见性的个体化疾病干预和诊疗方案，包括健康生活方式指导（营养、运动处方）、疾病监控（确定随诊项目及间隔、定期会诊）、干预方案（酌情治疗计划）及随访策略。经医院资深保健专家研究审核，形成医疗保健对象的个体化健康计划，有效地控制了疾病的发展和恶化，促进了患者的生命健康。

3. 创新保健绿色通道　创新保健对象就医流程，实行第一时间获得保健对象健康信息，第一时间实施检测诊断，第一时间落实救治预案，做到反应迅速灵敏、技术储备完善、处置快捷高效。完善急诊心脑血管病症等绿色通道运行程序，完善各专科医师值班、听班及出诊体系，完善包括院前急救的心脑血管急症绿色通道体系建设，实现重点保健对象急诊、出诊、绿色通道的快速反应一条龙服务。

4. 拓展保健服务功能　从生理服务延伸到心理服务，在进行身体照顾的同时，更加注意患者的心理卫生服务。建立以心理咨询辅导、零距离亲情关怀、多形式活动为载体的系列保健体系。从院内服务扩大到院外服务。如对口支援和技术帮带，深入社区开展预防、医疗、保健、健康教育等卫生服务。完成全程医疗服务流程体系，建立出院后的医疗保健咨询服务系统，由在院服务延伸到家庭和社会服务。

5. 组织经常性健康教育　医院应积极开展疾病预防和健康教育，将服务从医院延伸到社区、延伸到家庭，形成家庭、社区、医院一体化的医疗保健网络。定期组织人员深入到社区、门诊部，开展健康教育讲座活动。通过医、患、家属、单位全方位的互动沟通，实现医疗、保健、预防和心理辅导于一体的"一条龙"服务，达到健康宣教、有效指导、提高医疗保健水平的目的，做到"无病早防、有病早治、快治早好"。定期举办培训班，组织医疗体系单位人员进行医疗保健基本知识、常见病处理、危急重症院前急救等培训，提高从事医疗保健工作人员的能力和水平，提升医疗保健工作院前和院后服务质量，丰富服务内涵。

各科室根据老年保健人群的特点，定期安排专病医疗保健知识讲座，邀请有经验的医疗保健专家讲授常见疾病的发病特点、早期症状、治疗方法、预后以及预防、饮食、运动调整等。充分利用现代信息手段，逐步开通糖尿病医疗保健网络咨询服务、电话咨询服务，方便医疗保健对象及时了解病情、进行自我调整。

6. 加强保健队伍建设 建立院内外保健会诊专家库，形成具有国家级水平的保健专家体系；建立综合外科各类手术风险评估和质量控制体系与各级人员各项数量、质量指标的考核和监控网络体系；健全年轻医师的轮转制度，建立保健人员的资质准入制度，提高保健人员资质要求。

（三）锻造极致化服务品质

研究型医院应以患者服务模块为基础，丰富服务内容。患者来医院看病已经不再是单纯的疾病诊断和治疗，而是追求在此基础上的超值服务，包括诊疗环境的美化，工作人员的微笑服务，方便快捷的诊疗服务，所有这一切都表示着医院可以提供更多的附加服务，提供给患者更多的有利于身心健康的物质和精神愉悦服务。在原有服务内容的基础上，在不增加患者费用或少增加消费者费用的基础上增加服务内容，也能为消费者创造更多的价值。例如，在患者空腹检查后提供免费的点心和饮料，为消费者免费提供检查结果邮寄服务，这些都无形中增加了服务价值，患者对医院的医疗收费也就更加能够接受了。

为确保"极致化服务"落实到医疗保健的各个环节和整个过程，医院应紧紧围绕中心任务，动员一切力量，追求卓越，永攀高峰，为使服务达到最高水平，做出不懈努力。

1. 确保及早诊治 定期健康体检，了解健康状况，做到有病早发现、早诊断、早治疗，成为现代人投资健康的最好方式。医院要全力维护患者利益，只要有百分之一的希望，就要尽百分之百的努力，用"早做一件事，就多一线生机"、"提前一分钟，就多一分希望"来要求每一名医务人员。凡是当天能够检诊的，一定不能拖到第二天，凡是当时能够确诊的，不耽误一分一秒。在工作中要求做到：无论患者情绪如何变化，都能正确对待；无论患者性格如何怪癖，都能主动适应；无论患者要求如何为难，都要尽力满足；无论受到多大委屈，都能自然如常，确保早期诊断的及时性、准确性。根据个性化健康管理需求，还应随时增加年度全面查体项目，切实做到早发现、早诊断、早治疗、早康复。

2. 不放过一个疑点 医院无小事，事事关系着人的生命；研究型医院更无小事，稍有疏忽就可能造成难以挽回的影响。在医疗服务过程中，医院尤其强调医务人员要心细如丝，诊断上不放过任何一个疑点，治疗过程中不疏漏任何一个环节，技术操作不违反任何一条规范，对危重患者不错过任何一线救治的希望。为此，无论给任何一位患者做检查或治疗，都要求一丝不苟，慎之又慎。

3. 组织最强诊治力量 医院在医疗过程中，特别注意统筹规划，精心组织，确保患者得到最好的治疗效果。一是有效地整合全院的资源。组织医务人员进行团队作战，切实使各种资源得到充分的利用。二是集中优势力量进行重点攻关。在病情诊治上下功夫，尽快使患者得到有效的治疗。三是加强组织领导。为开展攻关提供有效的物质保障。广大医务人员顾大局、识大体，自觉做到舍小家、顾大家，淡泊名利，甘愿奉献。

二、探索极致化护理服务标准

护理水平的高低,直接关系到"极致化服务"能不能真正达到极致。医院护理工作要围绕"精细"做文章,以"极致化服务"作为最高的工作标准,以让患者满意作为最高的工作追求。从服务的深度和广度上挖掘潜在服务、完善适时服务、拓展延伸服务,把简单工作的各个细节发挥到极致,把感情填进服务的每一道缝隙,努力做到"以一流的质量让患者放心,以一流的服务让患者称心,以一流的环境让患者舒心",悉心打造极致化护理服务品牌。

护理标准是护理专业中一个非常重要的概念,只有理解护理标准的概念,根据医院、科室和护理人员、患者等的具体情况制定相应的护理标准并根据情况的变化不断地更新,创建适合现代医学模式的护理标准,是医院进行有效管理、提高护理人员的技术和服务水平、为护理对象提供高质量护理、满足护理对象需求的基本保障。

(一)构建新型护理标准

1. **护理道德准则** 护理道德准则是全美所有护士所应遵循的职业道德和伦理规范。护理道德准则的内容包括3部分:患者及其与护士的关系,护理实践与责任,护士的职业与公共角色。它强调人的尊严和卫生保健,并要求护士参加到有利于推进护理事业发展的专业活动。这个标准的主要作用是帮助护士在护理工作中做出符合职业道德伦理的决定,使其行为符合职业道德的准则。护理道德准则的建立指明了护理专业所应具有的责任和义务,深刻影响着护士的职业态度、对护理的理解及其职业行为,并提高了公众对护理专业的信任和信心。

2. **护理实践标准** 护理实践标准是关于基本护理程序及专业表现的标准,内容包括评估、诊断、明确结果、计划、实施、评价、护理质量、工作评价、教育、对专业的影响、信念、合作、研究、资源利用、领导能力15项。此类专业实践标准又分为高级实践与基础实践标准两个水平,建立此类标准可以为规范研究性医院临床护理实践起到积极的作用。

3. **临床实践指南** 临床实践指南以循证为基础,是对科学证据的综合和评价。它针对特定的临床情况,系统制定出帮助临床人员做出恰当处理的指导性意见。在美国,20世纪90年代初循证开始运用于护理,并建立了循证护理相关的专业机构及循证护理杂志,许多专业机构都采用循证的方法来制定指导临床实践指南,经过十多年的发展,循证护理已渗透到了临床护理实践的各个方面。临床实践指南可指导研究型医院护理实践由经验型向科学实证型转变。

(二)梳理护理标准特征

护理是医学中的一个领域,是诊断和治疗人类对现存的和潜在健康问题的一种反应,而标准是适用于不同领域不同行业的一种规范和准则。护理标准可以认为是标准概念的狭义范畴,是将标准应用在护理领域并对其进行衡量的准则与规范。由此笔者认为护理标准应同时具备护理和标准概念的范畴,应至少具备以下几个方面的特征:

首先,护理标准是一种衡量事物规范和准则,必须具备标准的特征,即统一和简化,且是限定在护理专业方面的标准。

其次,应具备护理专业的特色,是针对涉及护理相关的管理、人员(比如护士、医生、患者、家属等)、服务(比如对患者提供的打针、输液、管道的护理等服务)和质量(如各项操作、服务等)等各方面的标准。

最后,因护理服务的对象为人,而每个人除具有一定的共性外更多的表现为其独特性和复杂性，因而决定了护理标准的特殊性，应在护理标准的范围内灵活运用，而不是照搬。

由这些特征决定可以将护理标准的概念初步界定为诊断和治疗人类对现存的和潜在健康问题的反应时应遵循的规范与准则，是由有关卫生单位合作起草并一致或基本上同意，以科学、技术和经验的综合成果为基础的技术规范或其他文件，由国家、区域或单位公认的机构批准通过，其最终目的在于提高护理质量，满足护理对象需求。

（三）规范护理标准分类

标准按其标准化对象大体可分为管理标准、技术标准、工作标准和服务标准 4 大类。

1. **护理管理标准** 护理管理标准是对护理领域中需要协调统一的科学管理方法和管理技术所制定的标准，通过合理组织、安排护理中的各项工作使其规范化、制度化，其目的是为了保证护理技术标准的贯彻执行，保证护理质量、提高护理服务水平。根据内容主要可分为管理制度标准、各级护理人员岗位职责标准、护理质量标准等。管理制度标准如病房管理制度、分级护理制度、探视陪伴制度、护理文书管理制度、查对制度、安全管理制度、药品物品等的管理制度等。各级护理人员岗位职责标准如按不同岗位、职称制定相应的职责范围，每位护理人员必须根据标准执行，履行自己的职责，按标准完成规定的任务。护理质量标准是护理管理的重要依据，是衡量护理工作优劣的准则，也是指导护士工作的指南。建立系统的、科学的和先进的护理质量标准体系，有利于提高护理质量和护理管理水平，有利于护理学科的发展和护理人才培养。护理管理标准的制定，使护理工作有章按序进行，使护理人员的责任明确，增强和调动了护士的责任心，保证了护理服务的质量，使护理工作能顺利高效运转。

2. **护理技术标准** 护理技术标准是现代化医院建设的重要内容，是医疗领域综合性的基础工作，护理技术工作的标准化可提高医疗质量、保障医疗安全，防止差错事故的发生。护理技术标准在临床环境下主要为技术操作规程标准，可体现在基础护理中的各项操作上，如清洁、消毒、灭菌、铺床、灌肠、导尿、鼻饲等操作，每个操作都有相应的评分体系即标准来评价。以灭菌为例，灭菌的标准为经过灭菌后的物品对其进行检验时检查不到任何微生物才是无菌的，即符合灭菌标准，反之，当检验发现仍有微生物存在时则为没有达到灭菌标准。护理技术标准随医院不同其所包括的范围有所不同，有医院还规定了新业务、新技术的实施标准，以及不同职称人员撰写论文的篇数和学术水平的要求等。

3. **护理工作标准** 护理工作标准是按工作岗位制定的有关工作质量的标准，是对工作的范围、构成、程序、要求、效果、检查方法等所做的规定，是具体指导某项工作的规范和操作规程，该标准主要针对护理人员的工作质量而言。

4. **护理服务标准** 护理服务标准指规定护理人员提供的服务应符合什么要求的标准。在临床上，根据科室、疾病、护理对象等的不同有其不同的标准，如根据病变部位的不同有口腔护理标准、手术护理标准、精神科处置标准。根据患者病情轻重的不同可分为不同的护理等级标准，按其等级标准规定分别实施相应的护理，在临床目前主要分为特级、一级、二级和三级护理 4 个等级，每级护理都规定其相应的标准，如特级护理标准中要求护士观察病情要细致、准确，随时测量和遵医嘱记录生命体征变化，明确临床护理、生活护理的具体内容，护士要熟悉各种抢救药物的使用，掌握患者的病情和主要护理问题。还具体规定护士完成各项生活护理的频率，如每日为患者清洁口腔、洗脸 2 次，病情允许经医生同意，2~4 小时为患者翻身 1 次，根据季节每周为患者洗头、温水擦浴 1 次或 2 次等。护理服务标准是一种自控管理的有效办法，有利于护士在实际工作中做到心中有数，掌握自己的工作目标，规范其护理服务行为，使其护理服务功能到位，确保患者从入院开始就有一个系统、规范、连续的护理服务，保证患者获得满意的护理服务，使护理服务的各项工作确实得以落实。

（四）护理服务创新理念

1. **主动换位**　在服务过程中，护理人员要不断进行换位思考，用"假如我是一名患者"和"假如我是患者家属"的心态去对待患者、服务患者，用一名患者的眼光加以审视，不断提出要求，完善自己，为护理服务赢得主动。

2. **主动沟通**　加强护患之间的沟通，给患者更多心灵上的关爱和慰藉。沟通的方式是多样性的：一是语言沟通；二是形体沟通；三是心灵上的沟通，这是沟通的最高境界，是护患之间的一种默契和心灵的共鸣。

3. **尊重患者**　护理人员要平等待人，尊重每一位患者的人格和权利。尊重患者的人格尊严和健康权利以及个人隐私，把尊重患者的一切言行自觉地融于日常护理工作中，不单局限于"患者第一"的服务宗旨，还要做到让患者家属满意，要尊重家属的意愿和需求。

4. **个性服务**　护理服务人员要从细微处来关心和贴近患者，精确地了解和提供每个服务对象希望得到的个性化服务，尊重患者的个体差异，满足不同患者的多元文化需求，使护理服务关系进入更深的层次

5. **延伸服务**　为患者传播及普及医学保健知识，开展心理咨询辅导、健康教育讲座等服务项目。对在医院就诊过的患者，进行电话健康回访、指导等系列工作。

6. **便捷服务**　简化服务流程，提供各种便民服务措施，咨询、检查、治疗、开药、手术、住院、结算，一切布局合理、井井有条。倡导"人人是窗口、人人是医导"的全新服务理念。

7. **透明服务**　重视医疗服务过程中患者的参与权和知情权，公示医疗服务价格、公开医疗服务过程，让每位患者亲身感受到医疗护理活动的真实性，让每位患者"医的放心，治的舒心"。

8. **承诺服务**　公布医疗服务质量和效果的标准，护理服务承诺对护理过程的各个环节、各个方面落实到位，让每位患者放心医治。

9. **温馨服务**　通过不断的室内建设、改良，更新标示系统、导示系统，给每位患者营造一个温馨的就医视觉环境和听觉环境。

10. **救助服务**　对于老、弱、孕妇及行动不便的患者，门诊时主动给予帮助。对于家庭困难的患者，要给予同样的尊重，尽量地减免其费用。

三、提供全方位高层次的服务

当代医学模式的转变，使医院功能任务不再仅仅是治疗，而是必须集预防、保健、治疗和康复四大功能于一体，向患者提供全方位高层次的优质服务。服务质量不再仅仅体现为治好病，还要在服务方式、预防保健、设施环境、医疗费用等方面让患者满意，得到社会的认可，实实在在地把"以患者为中心"贯穿在整个医疗过程之中，努力实现服务理念人文化、服务质量标准化、服务模式多元化、服务环境现代化。

传统的医疗服务模式在服务的过程中侧重于院内服务，对院前和院后服务则重视不够；在服务内容上侧重于医疗服务，对预防、保健、康复、健康促进和心理、社会、文化、生活服务则重视不够，因此，缺乏整体性和全面性，已不能满足患者和社会的需求。为适应社会的进步、医学模式的转变和人民群众多样化、多层次的健康需求，拓展医院的服务功能，实现服务过程

全程化、服务内容全方位化，更好地为人民群众健康服务。

（一）全方位高层次服务模式概念

"全方位高层次服务模式"包括"全方位"和"高层次"两个方面。"全方位"包括"全程服务"和"全面服务"。"全程服务"包括院前、院内和院后全过程的服务；"全面服务"是指包括医疗、预防、保健、康复、健康促进和生理、心理、社会、文化、生活等全方位的服务。

全方位高层次服务模式的概念可表述为："全方位高层次服务模式"是在生物—心理—社会医学模式和"以人为本"、"以患者为中心"理念指导下，为患者和社会公众提供院前、院内、院后全过程和医疗、预防、保健、康复、健康促进以及生理、心理、社会、文化、生活等全方位的服务。

（二）全程跟踪服务模式

1．**概念** 全程跟踪服务模式指将各个渠道得到的消费者信息集中在一个数据库里，建立"医院－其他医疗机构－消费者－医务人员－数据中心管理员"五个方面的数据交换和管理。让单一科室对消费者的服务变成全院参与对消费者的关怀，让"消费者在医院的间断服务"，变成"全程为消费者导航的连续服务"，并组织专门部门、专门人员定期与消费者联系，医院随时随地为消费者提供服务和咨询，逐步树立消费者对医院的信任感和忠诚感。但医院要抽调专门的人力、物力建立畅通的医患关系服务平台，需要各部门积极、共同的配合工作。

全程跟踪服务模式要求医院跨越各部门的消费者信息中心，建立统一共享的消费者资料库。资料库把与消费者诊疗前、诊疗中、诊疗后所接受的服务连接起来，提供对所有消费者和消费者相关事件的综合查询与管理。

全程跟踪服务模式有利于建立良好的医患关系，有利于发现医院自身存在的问题，有利于提高医疗技术水平，并且帮助医院有效挖掘潜在的能够宣传与推广医院的机会，从而有利于更好地服务于患者。

2．**内容**

（1）任务管理：对经过认定的患者进行委派、跟踪，相关任务的执行历史和服务进程的显示。

（2）记录意向消费者的消费信息：单位、联系人、意向医疗服务、就诊的医药费用、购买紧迫程度、需求特点等。

（3）接触管理：医务人员、行政人员、服务人员与患者的接触计划、接触时间、地点、方式、联系方式、接触对象以及消费者接触内容与结果的描述（包括对消费者的拜访、电话记录等）。

（4）服务宣传：通过各种联系方式介绍医院的相关专科与专家、治疗特色、医疗水平、服务质量、收费情况，为消费者提供就医指导。

3．**模块**

（1）建立消费者信息档案。个人资料包括：病案号，姓名，性别，年龄，出生日期，身份证号，民族，籍贯，职业，婚姻状况，家庭电话，手机号码，家庭住址，邮编，通讯地址，E-mail地址等。就诊资料包括：就诊次数，入住院日期，住院天数，出院科室，疾病名称，是否手术，门诊医师，主治医师，住院医师，疗效，总费用及明细，付款方式等。

（2）回访。分为电话回访和登门回访。首次回访时间一般为出院后一周内，电话回访100%覆盖（医院可采取各种措施，保证电话记录的准确性），针对特殊情况可安排登门拜访。回访内容包括患者愈后情况调查、患者满意度调查、医院新服务项目介绍等。具体回访计划包含两方面内容。

第一，根据年度出院消费者计算回访人数，按每月 24 个工作日计算，每天每位员工可电话回访 40 个出院消费者，并以此核定员工工作量。如果医院开展会员制服务，还要分别制定对各级别会员的回访人数计划。

第二，将回访的结果分类汇总后反馈到相关科室，对于满意度调查中消费者的投诉进行调解，不能解决的问题，反馈给医院相关部门，并与责任科室绩效挂钩。

4．实施

（1）记录。建立规范的出院消费者随访登记本，记录消费者出院日期、床号、姓名、入院诊断、治疗转归、出院地址、电话等，随访方式和内容均作详细记录。

（2）随访过程。消费者出院前由分管责任组长对消费者进行详细的出院指导，同时认真填写消费者随访登记本，给予出院指导及交代注意事项，一般消费者出院一周内回访，以后视病情恢复情况而定。

（3）回访内容。回访时，必须全面及时了解消费者的全面情况和一些特殊情况，根据疾病的种类有针对性地进行指导。例如，高血压病患者要按时服药，服药时要定期监测血压并保持情绪稳定；肢体瘫痪者要加强肢体功能锻炼；对失语者要进行语言功能锻炼。另外，还要提醒消费者注意饮食，对消费者提出的咨询情况，要求给予详细的答复。

（4）电话回访注意事项。①语气亲切柔和、语速要慢；②回访内容包括对医护人员技术与服务的评价、疾病现状、医院信息发布等三个方面；③每个电话的时间控制在 3 分钟内，在电话中讲不清楚的问题，可介绍消费者到相关科室咨询。

（三）医疗保健会员模式

1．概念 自 21 世纪开始，医疗保健会员模式服务在我国逐步兴起，目前还处于探索阶段。该服务模式顺应了医学服务模式的转变，使医院与客户关系上升为结构层次关系，符合健康新概念和医疗消费心理，它是在对消费者变化的需求分析中，根据市场营销理论而对传统医疗保健服务模式作出的创新性变革。

医疗保健会员模式借鉴了市场经济条件下服务零售业已普遍使用的"会员制"销售的经验和方法，以此为依托，集合预防、保健、养生、治疗、康复、急救等功能，面向有特定需求的人员，提供全程、系列、高效、优质或优惠的医疗保健服务。其服务理念是：以消费者需求和期望为中心，实现真正的人性化、个性化服务和延伸服务，建立新型医患关系，提高消费者消费性价比和满意度，将医疗保健服务由个人向家庭及社会快速延伸。它的具体操作是医院或医疗集团依托内部机构（如特需医疗服务部门、部分专业科室）或医院间协作网络，面向社会，发行会员卡（或以其他形式确定会员资格），向会员提供特定的优质或优惠的服务，从而提高医疗消费者忠诚度，扩大医院品牌影响，获取稳定的经济效益。

2．优点

（1）医疗保健会员模式可以促进医院和患者的双向交流。医院有更多的机会及时了解客户需求的变化，以及他们对医疗技术、就医环境、服务质量、医德医风等方面的意见，为医院适时调整营销策略提供客观依据。另一方面，客户也可以通过会员俱乐部发行的健康信息资料及时了解医院动态，有针对性地选择医疗服务项目。

（2）有利于消费者疾病的诊治。由于会员制使得消费者与医院建立起长期的关系，医院更能够对消费者有针对性地开展咨询和诊疗服务，更有利于消费者疾病的诊治。

3．形式 会员俱乐部是由已患某种疾病或某病的高危人群，或到特定的医院就诊者，或享受某一医疗服务的人们组成一个俱乐部式的会员团体。加入会员俱乐部的条件可以是交纳了一小笔会费，或接受了相应的治疗，或提交了有关的申请表格、证明材料等。会员的资格期一般是1~3年，成为会员后，就可以在一定的时期内，在医院享受折扣就医的优惠或其他特殊的服务。

医院以会员制的形式向其会员客户提供特殊服务，当会员希望接受医疗服务时，能够有资格享受到比普通消费者优越的服务，如减少等待时间、获取足够信息等。此外，某些慢性病的医疗消费具有长期性、周期性的特点，希望有方便交流经验的社团。为满足上述消费人群的需要，增强其群体归属感与主动参与的意愿，可以建立起以专业、病种为纽带，以相关疾病诊治为基础的会员制组织，典型的如乳腺疾病诊疗会员制、肿瘤康复会员制组织等。

4. **类别** 开展会员制服务的目的是稳定和发展一批忠诚消费者或高消费需求消费者，并通过会员的辐射和影响，带动更多的潜在消费者消费医疗服务，更好地为患者提供有针对性的服务。因此，医疗保健服务的设计和推广与其他服务一样，必须建立在对相关需求分析的基础上，对消费者主体对象类别有所区分，制定不同的管理形式，从而成功实施会员制（表12-2）。

表 12-2　医院各类会员制服务简要对比

消费主导因素	典型会员制形式	医院成本及服务特点	消费者成本及服务期望
收入和消费能力	高级会员俱乐部	成本较高，一般为综合性医疗服务，并提供超值医疗保健服务的全程、全方位优质服务	较高，注重细节，要求医院的服务尽可能舒适、方便，希望有复合型和个性化服务，坚决要求维护消费者权益
专业和病种	口腔诊疗会员制	略高，提供较好的就医环境	略高，要求部分服务优先权
	肿瘤康复联谊会某职业病会员制	不高，提供交流渠道和信息为主	不高，有沟通和获取新知识的需要，要求定期活动和收到信息资料
性别区分	孕妇保健会员制	略高，提出相关系列服务产品组合	略高，要求及时提供检查，随时给予专业指导和咨询服务
年龄划分	老年病联谊会	略高，提供相关系列服务产品组合	不高，有沟通新知识的需要，要求定期活动和收到信息资料
	地中海贫血患儿健康促进会		略高，要求及时提供检查，随时给予专业指导和咨询服务
趣味性	营养食疗会养生中医协会	不高，由营养科、中医科等专业科室提供特色服务	不高，要求获得定期的知识传授与指导和咨询服务
地域性	社区医疗保健会员模式	较低，保证基本服务功能	较低，要求以团体消费者身份获得相关服务

创建研究型医院，提高服务水平，必须更新服务理念，坚持以人性化服务和极致化为追求目标，发挥医疗服务的整体优势，保持部门、科室之间的无缝隙合作，建立健康评估、疾病诊治、康复保健为一体的新模式。提高服务水平，必须规范服务流程，简化服务环节，实现快捷高效的医技检查零预约；提高服务水平，必须从患者的需求出发，创新健康预警新模式，进行实时跟踪，动态观察，切实做到健康提示、亚健康预警和患病后的早发现和早治疗，为患者提供全方位、高层次的服务。

第十三章

信　息

数字·网络·智慧

第一节　研究型医院的数字化

信息是研究型医院的重要支撑，研究型医院的信息建设既承担对医院创新工作的平台支持，同时要成为医疗行业信息化建设的引领者和创新者。随着信息技术的发展，研究型医院信息化建设必须在新的视野下，从医院实体空间的信息化转变到实体空间＋虚拟空间的共同信息化，从院内范围的信息化转变到世界的、国家的和城市视野下的医院信息化，从服务医院各工作人员的信息化转变到服务患者、服务社会的医院信息化。三个转变的实现，将促进医院的信息化建设从信息辅助转变成信息经济建设，实现信息投入的经济效益产出。

研究型医院信息化建设分为数字化建设、数据化建设、网络化建设和智慧化建设四个层面。数字化建设解决医院信息的计算机可表达、可处理问题，数字化建设是基础；数据化建设解决医院信息的标准化、资源化、可共享问题，数据化建设是数字化建设的更高形态，它使数据在更大范围、更长时间得到应用，使数据更具有生命力和价值；网络化建设解决医院信息的联通性、安全性、可访问问题，网络化建设是数字化建设、数据化建设的载体，它为数据采集、存储、应用提供远距离、大容量的通信链路和带宽，让设备连起来、数据跑起来；智慧化建设解决医院信息的知识发现与应用、主动协同、实时服务推送等问题，智慧化建设是目的，它向服务使用者提供体验更好的服务，向系统使用者提供工作平台。四个层面建设的有机结合，为医院创新工作提供全方位、随时随地的优质体验的信息服务和平台支撑，使信息的潜在价值转变成真正的经济效益和社会效益。

一、数字化系统

（一）数字化与数字化系统概述

随着现代信息技术的快速发展，信息处理技术现在已广泛应用于人类社会的各个领域，深入人们生活和工作的每一个细节。数字化作为信息处理技术的导因和发展的动力，引起人们愈来愈多的关注。而作为各类尖端技术高度集中并且和人们健康息息相关的研究型医院，自然也成了各类信息技术的交相辉映的舞台。于是，数字化医院应运而生，这一概念经过逐步发展已日趋成熟，国内许多医院都在积极尝试数字化建设，数字化医院已经成为我国现代医疗发展的新趋势。

在探讨、研究数字化的研究型医院建设中，必然会涉及现代医疗管理理念、教育理念、学习理念，现代信息技术、网络技术、多媒体技术、医疗技术、教育技术等诸多理论与实践问题，而"数字化"作为现代人的生活方式和生活态度，作为现代信息、网络和媒体的技术支撑，自然就成为首先要厘清并认知的问题。

数字化是指利用传感器和计算机信息处理技术把声、光、电、磁等信号转换成数字信号或把语言、文字、图像等信息转变为数字编码，形成可以度量、处理的数字、数据，再以这些数字、数据建立起适当的数字化模型，引入计算机内部，进行统一处理，这就是数字化的基本过程。数字化是多媒体技术的基础：数字、文字、图像、语音，包括虚拟现实及可视世界的各种信息等，实际上通过采样定理都可以用 0 和 1 来表示，这样数字化以后的 0 和 1 就是各种信息最基本、最简单的表示。数字化是软件技术的基础，是智能技术的基础：软件中的系统软件、工具软件、应用软件等，信号处理技术中的数字滤波、编码、加密、解压缩等等都是基于数字化实现的。数字化是信息社会的技术基础：数字化技术还正在引发一场范围广泛的革命，各种信息处理设备都将向数字化方向变化。

研究型医院的数字化是指以医院创新为关注焦点，将与之相关的机构、人员、物资、设备进行数字化处理，以数字的形式获取、描述、存储、处理和应用一切与医院医疗、教学、科研及与之相关的实体信息，在虚拟空间建立对应的数据描述。

医院数字化系统就是将先进的计算机网络及数字技术应用于医院及相关医疗工作，实现医院内部医疗和管理信息的数字化采集、存储、传输和后处理，以及各项业务流程数字化运作的医院信息体系，是由数字化医疗设备、计算机网络平台、医院业务软件、运行管理软件等组成的一体化综合信息处理平台，比如医院信息系统（Hospital Information System，HIS）、办公网自动化系统（Office Automation，OA）、医学影像存档与传输系统（Picture Archiving and Communication Systems，PACS）、放射科信息系统（Radiology Information System，RIS）、检验信息系统（Laboratory Information Management System，LIMS）等多种子系统的有机融合。

医院数字化系统是医院业务软件、数字化医疗设备、计算机网络平台所组成的三位一体的综合信息系统。它是一个复杂且庞大的系统，不仅需要最先进的计算机技术作为支撑，而且还需要与其他学科成果协同作用。计算机技术作为核心，包含了大型数据库技术、图形图像处理技术、模数转换技术、网络通信技术等；同时运用临床医学、药理学、检验学等相关学科的知识和最新科研成果。医院数字化系统最大的优势是高效整合聚集相关的人力资源、技术资源、管理资源，从而为患者提供高效的医疗服务。要实现医院全面的数字化，需要完整的联机业务处理系统（On-Line Transaction Processing，OLTP）、医院信息系统、临床信息系统（Clinical Information System，CIS）、远程医学系统（Telemedicine System）等相应信息技术的整合和支持，实现医院内部资源最有效的利用和业务流程最大限度优化。

医院数字化系统的特征是多系统全面高性能网络化，医、教、研多方面整合的全面性，医院、社会、患者、资源等的全关联性。医院数字化应用的目的是实现医院运营的无纸化、无胶片化、无线网络化，数字化医院工程有助于医院实现资源整合，流程优化，降低运行成本，提高服务质量、工作效率和管理水平。

数字化系统在医疗领域已扮演着不可或缺的重要角色，成为研究型医院的主要标志。

（二）数字化医院发展现状与趋势

人类跨入 21 世纪，社会正在由工业化向信息化过渡，信息化的应用推动了经济的发展和人民生活水平的提高，同时也使人们的生产方式和生活方式发生了深刻的变化。医院的数字化建设正是适应时代潮流，促使医疗活动和服务活动从形式到内容上发生结构性的变化，竞争态势、市场结构、医疗行业结构、医院结构、业务流程和管理模式等也随之发生革命性的变革。

我国从 20 世纪 90 年代末开始对建设数字化医院进行探索，医院数字化系统的发展进程与我国整体信息化建设基本保持在一个发展水平。近年来，国内信息化建设整体发展水平的提高和计算机技术与信息技术的迅猛发展，给医院信息化建设带来了巨大的动力，国内一些大型医院加快了开展数字化系统建设的步伐。北京、上海、重庆、沈阳、成都等多个城市的多家军、地医院在开展数字化医院建设方面都进行了积极的探索。一些医院利用几年时间，建成了包括医院信息系统、医学影像存档与传输系统、检验信息系统、临床管理信息系统、放射科信息系统、区域医疗卫生服务（GMIS）、医院财务管理系统、后勤管理系统等在内的多个子系统的集成。目前，可实现患者通过网络（包括手机终端）预约挂号、缴费、查询检查结果。北京大学人民医院已在国内率先通过了美国 HIMSS 评级 7 级，可以说信息化的神经在未来将会遍布医院的各个角落。另一方面，一些中小型医院也在小范围尝试应用 HIS 系统、PACS 系统，LIS 系统等。在未来几年我国将有 70%~80% 的医院实现信息化管理，联结成一个庞大的医疗信息网络。

数字化医院不单纯是医院的信息化，它是将患者在诊疗过程中一系列系统数据以及诊疗经过进行一元化管理，这样医院的各项指标就都实现了数字化。数字化系统的全面实现能够使医院各部分之间的信息共享，从而起到提高效率，降低消耗的作用。然而，实现这种数字化，则对医院的信息化系统提出了高要求，即医院内所有系统之间，设备之间的链接都要无死角，并且能够高度集成。

医院数字化系统已经成为现代化医院必不可少的组成部分，但全面建设数字化医院对于我国的大部分医院来讲仍存在不少困难。首先，数字化医院的建设是触动管理理念，变革医院流程、机构等生产关系的一场革命，它的实现将是医院发展的重大突破。其次，随着医院信息化的发展逐渐产生了 HIS、PACS、LIS、EMR、OA 系统、药品信息系统、财务系统等一系列医院信息系统，这些系统大大提高了医院的工作效率和服务质量。 然而，随着这些系统的产生与不断发展，新的问题也应运而生：各个系统间的信息不共享，形成了一个个信息孤岛，不能实现信息的互联互通等问题。再次，由于医院信息安全体系的薄弱，患者隐私保护的要求，医院数字化系统还是一个封闭系统，与支付系统、电子商务的联结还非常缺乏。

数字化医院是医院现代化的必由之路，医院只有充分利用数字信息技术，才能解放劳动力，使其在激烈的市场竞争中取得成功。医院通过数字化将加快医疗、管理、服务、体制等各方面的创新。医院的数字化建设应紧紧围绕医疗服务体制改革、医院改革和医疗保险制度改革三大主题，打破医院的围墙，使医院从医疗型向保健医疗型扩展，从点向面辐射，向社区延伸，从而为中国老百姓提供更加全面基础的医疗保健服务，以适应人民日益增长的医疗服务需求，实现全面提高医院管理水平和整体竞争能力的根本目的。

二、数字化建设

（一）医院数字化系统的建设

1. 建设的理念　建好数字化医院，要有较好的理念和思路。医院数字化系统建设务必要按照"以人为本，提高质量和效率"的建设理念进行建设。首先，"以人为本"就是以患者为中心，医院数字化建设主要目的是要提高对患者实施的医疗、服务的质量和效率。其次，"以人为本"是以医护人员为主体，医院的主体就是医护人员，主要的使用者也是医护人员，医院数字化建设只有充分满足他们的要求，能够帮助他们提高工作质量和效率，降低劳动强度，使他们觉得好用并且爱用，系统才有生命力，才能取得成功。再次，"以人为本"是以医院管理者管理思维为轴线，医院的数字化建设要体现管理者的管理思维，有利于提高医院的管理、运营的质量和效率，成为医院管理者得心应手的工具。最后，对于研究型医院，信息化建设还要注重方便于持续改进的设计，实现多重闭环管理，促进医院各项工作的持续改进，是研究型医院数字化系统建设的灵魂和重要体现。

2. **建设的必要性** 数字化系统，把医院原有资源进行高效整合，改变医院原有的工作模式。"数字人"的出现更加说明了医院数字化系统建设是未来发展的必然趋势。"数字人"研究是运用信息科学先进的计算机技术和网络技术，将人体结构数字化，在电脑屏幕上出现看得见的、能够远程传输、可以调控的虚拟人体形态（即"数字人"）；进一步将人体功能性信息附加到这个人体形态框架上，经过虚拟现实技术的交叉融合，这个"数字人"将能模仿真人做出各种各样的反应。若设置有声音和力反馈的装置，还可以提供视、听、触等直观而又自然的实时感。而影像、实验室检验类项目，实现结果上传网络，避免资源浪费，重复检查，使医疗资源得到最大的发挥，为患者提供了更加便利、快捷的医疗服务。通过互联网信息平台，实现远程医疗，使患者的就诊不再被空间所限制，开展远程会诊，最大程度发挥医疗资源的作用。而互联网预约挂号的实现，更是为患者节省了看病时间，使医疗流程更加合理化。

医院数字化系统的实现能更好地为患者服务。其中以"一卡通"为载体，实现挂号、预约、就诊、缴费、取药、打印等功能的为患者服务的医疗平台，节约了医疗成本，提高了就医效率。数字化系统的实现，使诊疗过程透明化，患者能够更加确切地了解自己的病情、用药、诊疗费用。增加了医疗安全保障，减少了医疗事故的发生，更好的方便患者。医院数字化系统，为全民电子健康档案的实现，提供了强大的数据支持。

医院数字化系统，为医院的医护工作人员，提供了医疗、教学、科研等领域的便利条件，提高了工作效率。电子病历系统的建立把患者的病历信息、影像信息、费用等融合到一起，丰富了患者的病案信息，提高了医疗、教学质量。使医生能更加准确地掌握患者的全部病程变化，并且可以通过知识库等系统提供的资料，进行病历的比对分析，调整治疗方案。通过医院管理信息系统能在医院内部实施医疗疑难案例、相关医学知识和医学文献等信息的共享，为医疗、教学和科研提供了平台。

目前，许多医院已经实现住院医嘱处理流程的数字化，医院信息系统支持通过应用自动识别、移动医疗、物联网和自动化等技术，可使医嘱过程从医生下达医嘱、护士核对医嘱、药房摆药管理、医嘱执行以及用药确认等环节形成一个闭环链路，为医务人员提供方便的同时，对医疗质量、工作效率和管理效益等产生了重要影响。医院数字化系统是医务人员作为医疗主体的体现。

从医院整体管理角度来说，医院数字化系统，提高了管理者的决策准确性。数字化系统中，主要用于医院管理的系统有：人力资源系统、成本核算系统、预算管理系统、财务管理系统、物流管理系统和绩效管理系统等。通过互联网连接，把各个部门的业务数据准确地传送给管理者，让管理者能够准确地掌握日常运营情况，提高工作效率。通过数字化系统，把医院中医疗、财务、物资等几大重要信息模块整合，实现信息的互联互通，从而能够对医疗人员、财务、物资等进行更加优化的配置和更加科学合理的安排。提高管理水平，使医院利益最大化。医院数字化系统对医院的管理运营提供了强有力地保障。

（二）医院数字化系统总体架构与布局

医院数字化系统涵盖的内容是医院业务软件、数字化医疗设备和计算机网络平台所组成的三位一体的综合信息系统。网络硬件和数字化信息系统是医院数字化系统建设的两大主体。医院在进行数字化总体设计时应与医院的整体建设相匹配。网络硬件包括计算机、语音及影像进行传输和交换的硬件网络设施，可靠性、安全性和管理性是网络硬件建设的主要侧重点，医院整体的设计与医院的规模有着密不可分的关系。

1. 数字化信息系统的主要构成

医院信息系统（HIS）：HIS 就是应用计算机和网络通信等高科技手段对医院内大量信息进行数字化管理的现代信息系统，它能提供全院的经济运行状态、医疗质量状态、工作质量状态等等，以及获取各部门的信息反馈，从而使各部门的管理者进行计划决策、组织实施、协调控制。HIS 是整个应用系统的主干，也是数字化医院的数据中心，起到了整合其他辅助系统的作用。

临床信息系统（CIS）：CIS 主要目的是实现医院电子病历的全程管理。主要解决以下问题：电子病历的法律地位及技术标准；全程实现电子病历的业务流程标准；表格化医学文档标准格式；建立医学字典库集；国际系统医学术语（SNOMED）的改造和汉化，医学术语汉字输入法研究。临床信息系统（CIS）主要包括：门诊和病房医生工作站、电子病历（ERP）、图像储存和传输系统（PACS）、检验信息系统（LIS）、放射科信息系统（RIS）、危重病员监护系统（CCIS）等。

医院财务系统（Financial Information System，FIS）：它导入 HIS 中采集的诊疗收入和成本支出数据。集成标准化财务分析系统，正确评估医院的资金运作状况。

医院智能决策支持系统（Intelligent Decision Support System，IDSS）：IDSS 由定量分析为主的决策支持系统和定性分析为主的专家系统结合组成。IDSS 以模型库系统为主体，其模型库中包括数学模型、数据处理模型、图形模型等多种形式。涵盖医院的管理、医疗、科研等多种内容。IDSS 将多个广义模型有机组合起来，对数据库中的数据进行处理和挖掘，使其辅助决策能力从运筹学、管理科学的单模型辅助决策发展到多模型综合决策。通过 IDSS 为医院管理者提供客观、详尽的决策帮助。

远程会诊系统是数字化医院系统中的重要组成部分。自 1998 年 WHO 正式提出明确其定义至今，随着全球网络化信息和卫星通信等技术的进步，远程会诊系于近 10 余年得到迅速发展。远程会诊可以实现即时的视频传输和信息共享。在欧洲已建立了远程会诊的管理系统，互相联网医院可实现统一的远程会诊的管理系统。

2. 医院数字化系统的综合集成

医院数字化系统的理论架构由三个层次组成。第一个层次是医院的职责和发展目标，对医院的业务流程起到总体的指导作用。第二个层次是由不同种类的服务业务构成的服务流程，例如检验、检查等，每位患者的服务业务都是不同的，所以医院的服务流程不仅与患者有关，与医疗知识也有相应的关系。第三个层次是由医院不同服务构成的医院一般业务流程。

根据医院的流程特点，医院数字化建设是需要实现不同层次业务流程，同层次不同服务业务的数据交换，信息共享。通过系统间数据的业务交流来支撑整个医院数字化系统的实现。

医院数字化系统是需要通过系统集成技术来实现对业务流程无缝支撑。主要的集成方法如下。

（1）用户界面集成。提供用户统一的一个界面，使用一个标准界面来替换一些残留的终端口和 PC 图形界面。进入这个集成系统的所有用户（患者、医师、护士、药师、行政后勤）只能通过这个界面进入，基于 WEB 浏览器的图形与这个程序中所有的终端功能窗口做一一对应的用户界面设计。

按照每个用户的角色不同，对用户进行授权管理，同时，将系统功能划分归类，每个用户进入系统后根据自己的角色设置不同的用户界面。以电子病历 EMR 为例就集成了 HIS、LIS、

PACS 等系统。根据医院的实际需要，将各个系统集成为一个界面。基于 WEB 的应用可以采用 J2EE 技术、AJAX 技术实现动态刷新等等。

（2）数据集成。为了实现不用应用程序之间数据的共享，实现数据与数据库之间的集成，为解决跨平台、异构数据的集成提供了一条途径。数据集成过程是一个从分布的数据源（包括数据库、应用系统）抽取数据，进行交换、集成和传输，以目标系统希望的数据形式加载到目标系统中的过程。若两个应用程序为了从一端数据源获得数据，在数据层次响应流程的处理，比如手麻系统，为了从 HIS 端获取患者的基本信息、患者的手术申请单，创建视图就可以实现数据的共享，不需要 HIS 做接口改造。其次也可以用数据中间件技术，数据复制等方法。数据集成优点是实现简单，执行效率较高，不需要应用程序进行改动，一次录入多次使用，保障数据的一致性和完整性，提高了工作效率。但是由于它是直接访问数据库，存在安全隐患。

（3）应用接口集成。为了实现现有程序功能复用、修饰技术差异，通过函数和方法完成了在网络环境中跨平台应用程序之间的应用到应用的集成。跨系统、跨区域是个辅助的有机体，需要实现跨系统的操作，通过应用接口集成，将不同系统间应用整合，实现信息协同。比如：为了实现医保结算，医院端跟中心端做对接，调用中心提供 API 完成各类交易结算，中心端撰写 SQL 过程，包体，触发器等各类技术实现实时结算。

（4）业务集成。包括了内部业务流程集成和跨医院流程集成，为现有应用程序提供面向业务的接口，各个集成的程序之间互相约定规范联系起来。相对于应用接口集成，它是与业务处理联系在一起的，而不是孤立的，能够为业务处理提供完整的支持。

SOA 架构（Service-Oriented Architecture，面向服务的架构）把系统能够实现的功能划分为粒度不同的服务，通过发布接口为其他的应用程序提供服务，系统之间的功能调用转变为服务的调用。SOA 是一个组件模型，需要具体的技术来实现。常见的有 Microsoft 的 DCOM、OMG 的 CORBA 以及 WebService，WebService 是广泛普及的。WebService 并不是什么新技术，只是一个建立在现有技术和规范的基础上的标准，这些现有技术和规范包括：HTTP、XML、WSDL、SOAP、UDDI。在 Web 服务中描述了一些接口，这些接口用来提供一定的功能。SOA 是的医院的各种应用系统基于服务而不是对象去组合应用。从而，提高了安全性，可重用性高。

3．医院数字化医疗的概念框架 根据数字化系统的理论架构，可以给出一个概念模型，如图 13-1 所示。此模型从组织目标层、业务服务层、业务活动层以及系统功能层明确给出了医院各个不同层次间的相互协同作用，实现无缝交互。在组织目标层中，充分反映出医院的职责与发展目标。使数字化系统可以根据此来智能化运作医院。在业务服务层中，数字化系统能够根据每例患者的不同而给出相关的诊疗流程支持。在业务活动层中，数字化系统能够支持系统间的互操作，科室间的相互协作以及医院各信息系统功能交互。在系统功能层中，市医院系统功能之间互相发送消息以支持业务活动层中的活动。

（三）医院数字化系统安全保障

国内医院数字化建设进程相对于国外来说起步较晚，但从 2002 年 4 月，国家卫生部制定了新的《医院信息系统基本功能规范》后，更多的国内外软件公司加入到国内医院数字化体系的开发行列，我国医院的数字化建设才进入高速发展时期。

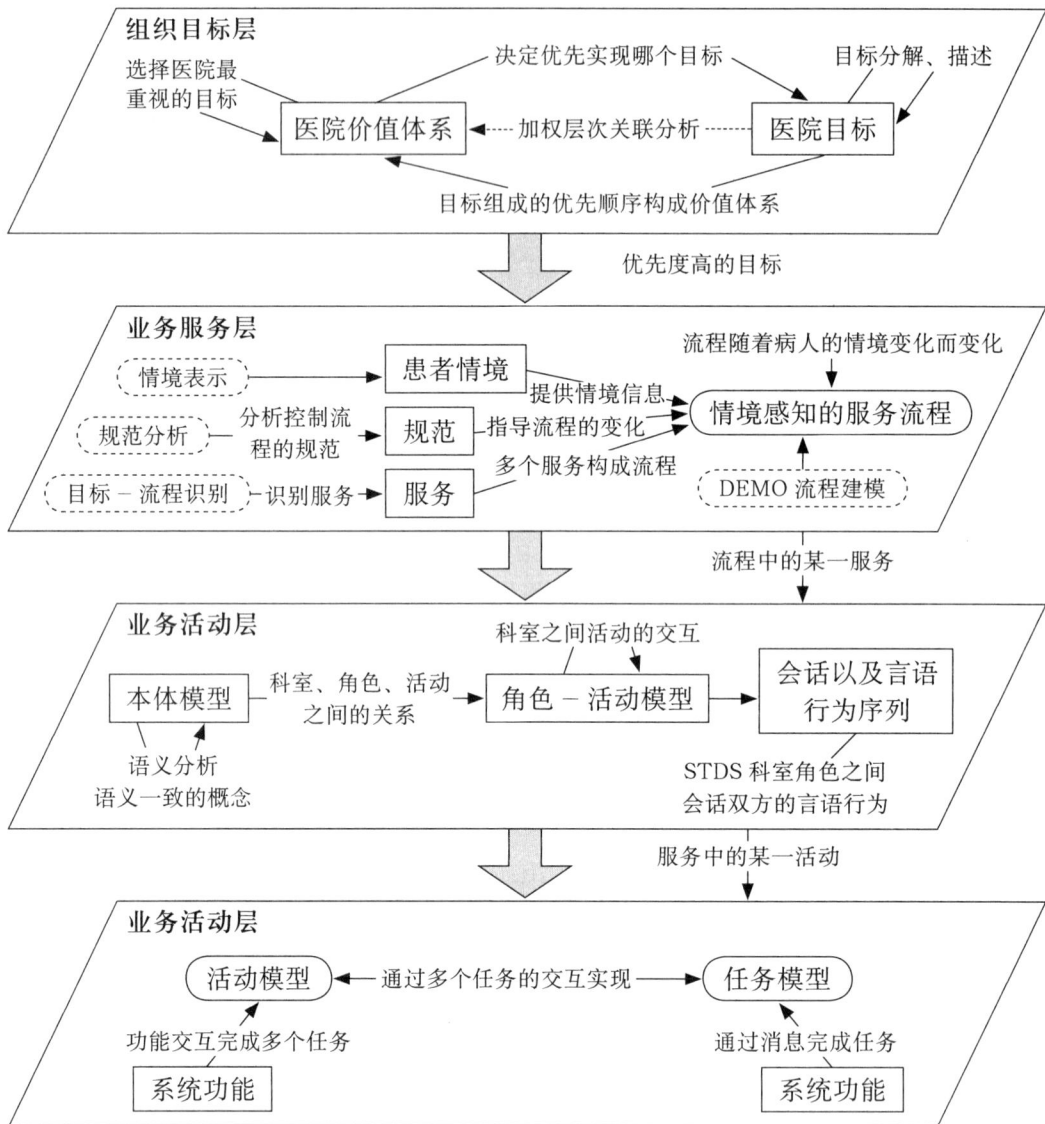

图 13-1　数字化医疗的概念框架

数字化的医疗体系有助于医院实现资源整合、流程优化，降低运行成本，提高服务质量、工作效率和管理水平。这些实实在在的好处也使得国内的各种数字化医院如雨后春笋般的纷纷涌现。但在高速发展中如何保障医院数字化系统安全稳定的运行，却往往是决策者不经意间忽视的问题。

数字化系统的安全总的来说分为三大类：人、软件、硬件。

1. 人的方面　所有的医院数字化系统不可避免的都是为人服务，由人操作，在数字化系统的信息采集、存储、传输、访问全过程中操作者的非法性以及对信息的非法破坏等都会影响数字化系统的信息安全，每一个可操作的环节都可能发生安全问题，而每个这样的环节中潜藏的安全隐患的最终来源都是人。

（1）内部员工的泄密。内部人员泄密已经完全打破了我们传统意义上所认为的只要我们的安全产品足够齐全、策略足够严密就可以保证系统安全的初期意识。

（2）人员离职带来的隐患。目前大多数医院存在人员离职流程不合理的情况，人员离职环节不会涉及信息部门签署意见，这就使信息部门不能及时得知人员离职的信息，不能立即注销或停用其在信息系统中所对应的权限，使系统中存在大量过期的多余账户，而这些账户正给一些不法分子留下了可乘之机，成了入侵我们内部系统的一个便捷通道。

（3）系统开发或第三方人员存在的安全隐患。在医院数字化系统开发、完善、并且与第三方软件交互的过程中，系统开发人员与第三方人员在开发或合作中都不可避免的或多或少会获取到医院的部分数据信息。如果不能管控好这些开发人员或第三方开发人员的日常行为，他们可以比任何人都轻松地获取到医院内部的数据资料。

2．**软件方面** 所有的医院数字化系统都是软件，同时所有的数字化系统又都依赖于操作系统软件以及数据库软件。只从这3点来看，我们就同时面临着操作系统、数字化系统、数据库、网络通信以及终端管理的安全隐患。

（1）操作系统的安全隐患。①启用多种与业务无关的服务，如DHCPClient、Remote Registry、Task Scheduler、Telephony等。开启多个不必要且易受攻击的端口，如135.139、445.593.1025.2745.3127、6129等。②具有超级用户权限的账号密码设置简单且不定期更换。③未保持承载医院业务的服务器的操作系统的稳定性，没有及时地对系统漏洞进行修补。④未将与系统业务与日常维护无关的账户禁用，给攻击者留下可乘之机。

（2）网络通信协议存在不可忽视的缺陷。①用户身份鉴别。TCP/IP协议只能从IP地址上鉴别通信，而不能对结点上的用户进行有效的身份验证，因此服务器不能有效地鉴别登录用户的合法性。②路由协议鉴别认证。在IP层上缺乏对路由协议的安全认证机制，可修改路由信息修改网络传输途径，误导网络分组传输。③TCP/UDP缺陷。如利用TCP三次握手的SYN攻击缺陷，如利用TCP连接初始序列号假冒合法主机IP连接服务器，UDP无连接控制缺陷，以及TCP/IP应用服务协议缺陷等等。

（3）终端管理。据统计，有一半以上的信息安全事件都发生在终端，可见终端安全对于整个信息系统的威胁不可轻视。就像木桶理论说的那样，一只木桶能盛多少水，并不取决于最长的那块木板，而是取决于最短的那块木板。而终端正是我们医院数字化系统安全中的一块短板。所以医院的终端管理都会或多或少的存在以下问题。①移动介质的不可控，会导致大量内部数据的外泄。②终端设备无法实现专人专用，专网专用而内外网混接，让内部数据可以毫无阻碍的分享给任何外网终端。③内部终端外联无法阻断审核，外来终端入网无需认证授权，缺乏管理机制。④可以随意安装各种与业务无关的软件。

3．**硬件方面** 其中又分为网络硬件环境以及服务器介质硬件环境。这是医院数字化系统是否能正常稳定运行的重要环节，随时可能发生的意外，设备、链路的老化、故障、损坏，灾难性的破坏，都会对医院数字化医疗系统造成沉重的打击，直接或间接地造成医院的经济损失。

（1）设备老化，突然损坏，没有备用，链路意外断开，没有备用。导致局部医疗系统无法运营，造成医患矛盾纠纷。

（2）服务器故障，没有热备服务，系统需停机。造成医院数字化系统全面瘫痪，巨大损失。

（3）存储故障，数据意外丢失。

有研究报告显示，企业的信息系统可能遭遇的各类灾难中，发生自然灾难的概率仅为3%，而有超过95%的数据丢失是发生在本地站点，其中，47%是硬件级别的故障，还有高达53%的"软"错误引起的灾难，如数据误删除、系统崩溃、黑客病毒攻击等。

2001年的"9·11事件"，美国世贸中心大楼发生爆炸。爆炸前，约有350家企业在该楼中工作。一年后，再回到世贸大楼的公司变成了150家，有200家企业由于无法存取原有重要的信息系统而倒闭。

2003年，国内某电信运营商的计费存储系统发生两个小时的故障，造成400多万元的损失。这些还不包括导致的无形资产损失。

面对以上种种的威胁、攻击、漏洞、隐患，一个个真实而残酷的案例就摆在眼前，我们该如何应对？如何营造一个安全稳定运行的数字化医疗系统环境呢？

①建立完整的信息安全管理体系。这是目前绝大多数数字化医院都缺少的。也许大多数的管理者认为只要有了各种先进的安全设备产品，医院的系统就是坚不可摧了。那么上面一个个鲜活的案例也会使人明白除了先进的设备，更需要科学系统的管理。管理者应该积极的引导、制定完成医院整体的信息安全规划、制度以及流程。根据国家颁布的《信息系统安全等级保护基本要求》按三级或以上标准逐项对医院现有的数字化系统进行安全评测，找出存在的漏洞或不足，根据医院的业务需求制定符合医院自己数字化系统的安全制定和流程。

②加强全员的信息安全意识教育。加强安全意识，不仅仅是加强信息部门的人员意识，而是全体人员的信息安全意识，目前面临的大量安全问题，往往由信息部门以外的其他员工本身的安全意识淡薄引起的。管理者应该将制定好的安全制度流程通过培训、讲座或外聘讲师等方法贯彻下去。并且加大全员安全意识的考核力度。

③加强数字化系统各方向的监管。通过对网络、系统、数据库日志的定期查看，及时发现潜在的风险。定期分析整理总结。另一方面通过各种方法手段将与主业务无关的服务应用端口全部关闭，不予可乘之机。

④增强终端的安全建设。将终端的安全管理标准化，全面实现自动化、系统化、科学化，实现可知、可控。如严格控制内外网终端交互，严格控制移动存储设备使用，严格确保接入终端合法性，严格做到数字化医疗系统操作的专人专用。并且能够实现全面终端的行为审计功能。确保网内信息不泄漏，设备失窃不失密。

⑤做好全面应急预案与灾备。为了能够在意外发生后，尽量减少损失，应该做好各个方面的应急预案，并且能够实现本地容灾和异地容灾，使得医院能够在任何意外发生的情况下通过灾备系统将医院数字化系统迅速的恢复稳定正常。

科技在发展，人类在进步，医院数字化系统建设任重而道远，而有效的保障医院数字化系统安全稳定的运行，要从现在开始。

（四）医院数字化建设中存在的问题

医院数字化系统是一个庞大的功能，随着近年来信息技术的不断发展，医院信息化系统的建设也为实现医院数字化系统奠定了一定基础。但是与一些国外医疗机构相比，我们仍然有一些问题需要思考与改进。

数字化系统的建设是非常复杂的，涉及整个医院各部门、系统和人员之间的协同作用。然而国内的大多医院在数字化系统建设中没有整体框架规划。基础数据规范化设置就成了前提，虽然各个系统间都预先留有可连接的端口，但是实际操作起来困难还是真实存在的。所以一个完善的数字化系统总体规划，就成了各系统间是否能实现无缝连接的关键所在。

在我国，大部分医院都建立了规模不等的信息系统，比如HIS，LIS，PACS，OA等，但是由于这些系统和相应设备来自不同的厂家，由于没有统一的数据标准，所以各个系统软件的信息共享度差，多数软件只能实现软件内部数据交互，部门间数据不能共享，导致数据相对孤立，形成了一个个信息孤岛。缺乏统一的数据标准已经成为制约我国医院数字化系统发展的决定性条件之一。

制约我国数字化系统的另一原因是资金的相对匮乏，医院数字化系统的建设是一项投资金额较大且需要持续性投入的项目。数字化系统涉及方面较多，无论是硬件更新还是信息软件系统的开发。这部分的资金投入是传统医院建设未涉及的而且更新速度是非常快的。因此数字化系统的投入，需要医院做好长期的规划，逐年增加，注意顶层设计，整体推进，突出重点。

医院信息人才的缺乏也是我国医院数字化系统发展的一个问题。在医院信息部门工作的人员，多数都是技术人员，缺乏对医疗流程、医疗业务的认识与理解，不能满足医院、医疗、教学、科研的需求。因此，医院的信息技术人员应该充分了解医疗业务流程，认清临床对医院数字化系统的真实需求，同时医护工作者，也应该充分认识到信息化的效果。这样就能充分体现出数字化系统带给诊疗的便捷高效。

三、数字化应用

随着技术的进步和建设实践的积累，数字化系统在医院各个工作领域中的应用日趋深入。从基础的财务管理、后勤服务到进一步的医疗管理如电子病历系统、临床路径系统、影像检查、实验室检查、护理管理，以及患者随访管理、药品信息化管理、手术机器人系统等，数字化系统的应用深入到医院日常工作的每一个方面。

（一）数字化系统在医疗管理方面的应用

传统的医疗质量管理是一种质量的现场管理和事后管理，管理手法单一，管理范围狭窄，管理时效性差，质量评价指标不规范，很难做到医疗质量的实时、科学规范管理。同时传统的医疗质量管理不能对医院整体运营进行监控，工作效率低下，很难满足医院发展需要。当前医疗卫生改革的环境变化，医疗卫生行业安全环境变化和医院自身科学管理的环境需求变化，都迫切要求建立一种全新的医疗质量管理模式，来实现医院医疗质量管理的科学化、规范化、现代化。

数字化医院医疗质量管理是指在医院数字化建设理念的指导下，在医院综合信息系统计算机网络平台的基础上，通过各种信息系统应用软件，借助于现代计算机技术、数字医学技术、信息系统等手段，通过完善相关管理制度和医疗质量评价指标体系，实现涵盖医院医疗运行指标、诊断治疗质量、医技工作、药品管理、医院感染、卫生经济管理质量，以及对医疗服务的效率与效益、可及性与连续性、患者满意度等在内的全程医疗质量的监督与管理。

1. 数字化医院医疗质量管理控制模块

（1）自动反馈式质量管理系统。通过设立电子病历自动质控项目，每天凌晨开始对全部在院病历自动运行质量检查，包括基础病历书写的质量和核心制度执行情况，形成缺陷报表，以短信和消息的形式，发送到各级经治医师手机，提醒和督促及时改进并纠正缺陷，达到基础医疗质量持续改进的目的。

（2）人工质控平台。通过建立人工电子病历检查反馈系统，为医院各级质量控制人员通过电子病历开展质量内涵检查，记录和反馈质量缺陷，建立便捷高效的质控平台。同时达到监督临床一线人员及时纠正质量缺陷、提高医疗质量和监督管理各级质控人员开展质控工作的双重目标。可通过输入住院号，输入查询条件（在院、出院时间范围、住院天数、危重评分、护理级别、科室、手术患者、死亡患者等）筛选病历，筛选的病历可选择全部检查，也可根据数量或百分比部分检查。质控员通过 Web 直接查阅电子病历各项记录，发现病历质量的缺陷内容。系统中具有维护缺陷字典，涵盖核心制度执行、诊治常规、围手术期安全、病历书写、合理用药等常见的病历质量缺陷内容及扣分标准。质控员手工评分的病历质量缺陷内容可以通过质控短信直接反馈到三级医师的手机中。各科室三级医师组人员及相关信息在系统中预先维护，信息自动即时反馈。质控人员分为医院、科室两级质控员，分别负责院、科两级质量控制。质控员工作量可以通过"人工质控专项检查管理"查询监督。

（3）出院电子病历自动评分系统。出院登记触发自动评分系统，电子病历质控系统对在院期间病历自动记录的质量缺陷进行处理，得出每本病历的评分，继而得出科室及全院在任一时期内出院病历平均分与甲、乙级病案率，以此开展科室（全院）的出院病历质量评价。

（4）质量数据查询统计。住院患者抗菌药物使用率、抗菌药物使用强度、一类切口手术预防用药率、会诊制度检查（会诊完成、会诊投诉）、交接班缺陷、三级医师查房、语音查房、死亡病例讨论记录、疑难危重病例讨论、重症抢救记录等医疗质量管理相关查询。

（5）其他信息化医疗质量管理项目。如住院时间超过 30 天患者的信息化管理、非计划再次手术的信息化管理、重点病种、重点手术质量查询、新生儿患者住院死亡率查询、送检率统计查询、出院患者随访工作站、危机值信息化的 PDCA（短信通知与医生处理信息短信回复）、医疗不良事件上报（医疗、护理、药品）查询、单病种质量指标信息化上报、手术分级人员授权的动态管理、高风险手术、操作人员授权管理、手术分级的程序控制（电子手术申请单）、电子手术风险评估、全程电子手术患者安全核对等。以重点病种及重点手术质量监测为例，在医院管理系统中建立了重点病种以及重点手术质量监测查询模块。系统可以对重点病种 ICD10 编码和手术编码的数据库维护。可以检索出相应时间段内的重点疾病和手术相关质量监测指标。显示对应疾病或手术患者的明细。这些管理项目的展开，将信息化建设与医疗质量管理需要紧密结合起来，已经取得明显的成效，为系统全面的质量管理数据积累和分析提供了平台。

2. 医院数字化医疗质量管理流程 以患者在医院数字化医院门急诊就医流程和住院流程为主线，将医院各项运营活动和患者的诊疗信息，包括患者的个人基本信息、诊断信息、治疗信息、数字化设备检验、影像诊断信息以及个人及医疗保险信息，全程纳入到医院的综合信息网络体系中。通过对上述各项信息的管理，实现医疗质量管理。医院数字化医疗质量管理主要涉及医院工作的决策者、信息工程技术人员，以及质量管理人员和广大临床医护人员。所以在数字化医疗质量管理的建设实施过程中，要充分调动各级各类人员的积极性，加强这些人员的信息知识教育和培养，使其充分明白自己在医院数字化医疗质量管理过程中所扮演的角色及承担的任务，努力成为合格的数字化医疗质量管理的决策与管理人才。

3. 医院数字化医疗质量管理特点 医院数字化医疗质量管理是一种全程化、实时化、全方位的医疗质量管理，其不仅仅是一种管理方式的创新，更是一种管理理念的变革。其鲜明的医疗质量管理特点为如下。

（1）全程化监控。医院数字化医疗质量管理是一种全程化的质量管理，从患者入院开始，到患者就医结束，整个就医过程所有的诊疗信息都处于监控之中。

（2）实时化质控。医院质量管理人员可以随时通过网络对各科室患者进行监控，检查每一例患者的用药、处置情况和医生记录，调阅每一例患者的各类检查数据和影像资料，并通过网络与医生及时沟通。借助于数字化质量管理系统，建立有效的预警机制，避免医疗过程中的医疗失误，有利于医疗质量的改进与提高。

（3）全方位监控。医疗质量监控范围涉及临床医生、护理、后勤物资管理、行政办公等各个方面，是一种将医院的各项活动纳入监控范围的管理方式。与传统方式相比，数字化医疗质量管理系统一方面创新了医疗质量生成模式，另一方面规范医疗质量科学管理，具有很大的优越性。

4．**医院数字化医疗质量管理目标**　医院数字化医疗质量管理目标就是借助现代信息技术手段，实现医院医疗质量的全方位和全程管理，提升医院医疗质量管理的科学水平，最终实现医院整体医疗质量的提高。主要体现在优化就诊流程，改善服务环境，数字化医院业务管理，数字化规范化的数据采集，以电子病历为核心的医疗管理，以经济核算为核心的费用管理，以成本控制为核心的物流管理七个方面。

（二）数字化系统在护理管理方面的应用

医院护理信息化管理是护理管理创新与发展的方法和手段。医院的信息化建设在很多方面对护理工作起到了重要的支撑作用，先进的信息化平台多角度全方位保证了把时间还给护士，把护士还给患者，有效促进了护理服务水平的提升，为患者提供准确、安全、便捷的优质护理服务。真正体现了医院信息化建设为医疗护理工作服务，为患者服务的本质和初衷。

1．**移动护士站**　移动护士站是以医院信息系统（HIS）为基础平台，以掌上电脑（PDA）为应用工具，实现 HIS 向病房的扩展和延伸。PDA 的使用改变了原有的护理工作方式，大幅提高了工作效率，并降低了错误的发生率，在临床使用中取得了良好的效果。随着 HIS 的不断发展，作为移动终端的 PDA 的功能得到了拓展与延伸，PDA 在原有准确识别患者身份、床旁录入生命体征及病情变化的基础上，又增加了利于护士更好回归患者身边的功能，减少护士的非直接护理时间，体现了护理管理的精细化。

（1）床旁采集生命体征，录入患者病情变化信息。护士随身携带 PDA，可以在患者床旁观察并动态采集体温、脉搏、呼吸、血压等生命体征数据及患者的病情变化信息，床旁录入保存后可在 HIS 系统即时生成体温单、护理记录单等，并可自动生成信息采集的时间及护士的签名，提高了书写速度和书写质量。这使护士每天用于书写护理文书的时间不超过半小时，大大提高了工作效率，真正地回归到患者的护理上来。

（2）扫描二维条码腕带，准确识别患者身份。在国际病人安全管理目标（International Patient Safety Goals）中规定，使用患者姓名及住院号进行身份确认是患者安全有效的接受治疗护理的基本保证。引进用于住院患者的一次性专用腕带，可对住院患者身份采取条码化管理。患者入院时由住院收费处将患者姓名、住院号、性别、年龄打印在腕带上，并以住院号为索引生成二维条形码，由各病房接诊的责任护士将腕带戴在患者的手腕上。当护士使用 PDA 扫描患者的腕带后，即可获得该患者的综合信息。同时，患者的给药（输血、输液、口服药）标签、检验标本的条形码均通过医院计算机网络与患者腕带上的身份标识条形码信息相关联。执行输血、输液、口服药及标本采集等处置时，护士手持 PDA，扫描患者腕带条码，获得相关信息，再扫描用药签条码，二者相匹配后保存，启动用药过程并生成开始时间及执行者；若不匹配系统会自动生成提醒。当输液结束后，扫描患者腕带条码及用药签条码，系统确认后结束用药并自动生成结束时间及执行者。同时护士在患者床旁可随时查询该患者的医嘱执行情况，决定患者是继续用药，还是结束用药，避免医嘱遗漏或延误执行时间。PDA 的使用节省了护士反复查对时间，确保医嘱执行的准确性、及时性，降低了护理差错的发生率。

(3) 床旁执行医嘱，自动生成医嘱卡片。以往的工作模式中，护士执行医嘱需要在纸质医嘱单上签字，并转抄医嘱卡片。应用医院护理信息化管理系统，护士执行电子医嘱，保存后可以自动生成医嘱卡片。通过应用 PDA 扫描患者佩戴的二维条形码的腕带，进行医嘱的床旁终端确认与执行，实时查看医嘱执行情况，已执行医嘱可以自动生成医嘱卡片，节省了护士签写与转抄医嘱的时间，减少了护理差错可能发生的环节，保证医嘱执行的及时性与准确性。

(4) 电子化输液巡视卡，优化巡视流程。通过 PDA 扫描输液袋上与患者腕带的身份标识条形码信息相关联的用药签条码可以进行输液巡视，自动生成输液巡视时间与巡视者，输液情况及输液速度可以通过 PDA 来选择输入，输液巡视与开始、更换输液的用药签条码扫描可以同步实现，自动提示填写巡视内容。不仅可以避免护士手写输液巡视卡字迹潦草、更换输液遗漏签写巡视卡的问题，而且可以减少纸张浪费，延长资料保留时间，简化输液巡视形式，提高护士工作效率。

(5) 特色标识智能提示，重视过程质量。进入 PDA 患者列表界面可以看到不同颜色与形态的标识，分别代表不同的含义。不同护理级别，新入、手术、出院患者和医嘱执行状态等都有相应的标识，未执行医嘱在 PDA 上会有提示，这些辅助功能会提供重要的线索，帮助护士及时了解重点信息，做到心中有数，可以更好地安排工作，指导护士工作有序进行。

2. 智能化电子临床护理路径　临床护理路径 (Clinical Nursing Pathway, CNP) 是患者在住院期间的护理模式，是为患者制订的有针对性的护理计划，是对特定的患者群体，以时间为横轴，以入院指导、入院时诊断、住院中的检查、用药、治疗、护理、饮食指导、活动、教育、出院计划等理想护理手段为纵轴，制成的一个标准流程，是一种包容了循证医学、整体护理、质量保证以及持续质量改进的标准化护理方法。比如中国医科大学附属盛京医院实施的临床护理路径，它是将电子化的临床护理路径通过网络与护理工作相关联，自动生成路径的执行确认，避免了护士的重复劳动。智能化临床护理路径系统还会对护士工作中的遗漏项目给予及时的提醒。临床护理路径的实施，使护士遵循路径所预定的标准程序进行护理工作，保证了护理工作的连续性，有效提高了护理服务质量。

3. 护理工作量绩效评价软件　如何公平公正地分配绩效津贴是护理垂直管理的一个重要内容，护理工作量的量化统计结果是分配的主要依据，因此构建科学的绩效评价分配体系非常必要。例如 2007 年中国医科大学附属盛京医院通过近半年的科研，将临床 87 项护理操作项目赋予权重分值，自行研制了护理工作量统计软件，每个护理单元的护理工作量为该单元所有护理操作项目的权重分值与该项操作的频次乘积相加得来。护理工作量在绩效津贴分配中占60%，统计数据与自动收费相链接自动生成，结果能够客观反映临床护理工作情况，以公平的数据为着力点，以充分调动护士积极性为着眼点，有效激励了全院护士，取得了预期效果。

4. 护理不良事件及医疗隐患上报分析系统　为了健全护理安全文化，倡导无惩罚、无责备的意外事件呈报制度，创建护理不良事件、医疗隐患上报分析系统。该系统具有非惩罚性、保密性、独立性、时效性、定期统计分析、匿名公示、及时反馈等特点，通过统一模式的信息化平台，使护理不良事件、医疗隐患的管理更加规范化和科学化。上报内容分为不良事件上报表单和医疗隐患分类表单两种，包括患者的一般情况及发生护理不良事件和医疗隐患的时间、部门，事件的性质、经过、原因分析、纠偏措施等。根据不良事件、医疗隐患的名称、种类或性质进行查询，可以统计发生的例数和比例，并对事件所有内容进行查询、统计、分析，总结发生原因及其规律。通过网络平台，使护理不良事件和医疗隐患实时上报，层层监控，及时处理，匿名公示，教训警示，共享解决问题的经验，预防类似事件的发生。通过护理不良事件、医疗隐患的全面报告，大量数据的统计分析，使护理制度、工作流程更趋于合理和科学，彰显护士在维护患者安全中的角色作用。

5. 基于OA系统的护理人员培训、考核查询系统　在OA系统中，护理部提出对护理人员的管理项目录入的申请，由计算机中心制作录入程序，然后护理部专职人员按程序分类输入护理人员信息，用于随时查询和掌握全院护理人员的全部信息。包括每个护士的基本信息、工作经历、培训经历、考核成绩等完整信息，其中培训与考核信息作为护理人员职业生涯管理的重要依据。

6. 基于人力资源库的护理人员管理　在OA系统中，护理部主任被赋予护理人力资源管理的权限。护理人员调动流程为临床填写调动表格，护士长、科护士长、调动本人签字后，护理部秘书负责在OA系统输入调动信息，护理部主任审批确认后自动转入人力资源部的全院人力资源库。OA系统中，护理人力资源的管理，保证了护理人力资源库的准确，并与人力资源部的全院人力资源库保持一致。护理人员的排班形成电子版，自动生成出勤管理、夜班数统计管理、岗位管理、带薪休假申请审批等。

7. 科学化护理质量管理系统　在医院信息管理系统（HIS）上创建了护理质控报表上报系统、查询及反馈系统，并能对各项高风险因素评估结果进行分析统计，运用PDCA循环管理模式对具体问题进行原因分析，并制定纠偏措施，确保护理质量与安全。

8. 其他系统　在每个病房安装一台住院患者费用自动查询机，取消耗时耗力的一日清单，可更好地满足患者及家属随时了解费用状况的需求，增强收费的透明度，同时也节约了打印、发放一日清单所消耗的人力、物力资源。另外，配液中心、自动摆药机的应用，在有效保证用药安全的基础上大大提高了护士的工作效率，让护士从繁重的非护理工作中解脱出来，有更多的时间留在患者身边。

上述所有，都是以强大的信息化平台为支撑，因此，医院的信息化建设是优质护理服务的有力保障。

（三）数字化系统在教学管理方面的应用

教学信息化建设是医院总体信息化建设的重要组成部分，研究型医院往往承担着知名大学的教学任务，其信息化建设水平不仅体现着医院的综合教学实力，也在一个角度上反映了医院整体的信息化建设程度。随着网络信息技术的快速发展和高校教学改革的不断深入，教学信息化建设应用和医学教学模式改革的重要性越加凸显，自20世纪90年代以来，世界各国（包括发达国家与发展中国家）无一不把数字化作为促进各级各类教育改革与发展的重大战略举措。美国2010年发布的《国家教育技术计划》（NETP 2010）后，引起了世界各国的强烈反应，许多国家政府因此相继制订了本国数字化教育计划，纷纷启动数字化教育工程，利用计算机和Internet来支持和推动教育教学改革，加快实现教育的现代化步伐。例如，1993年，英国公布了Our Information Time（《我们的信息时代》）的政策宣言，强调要在教育领域中推广应用现代数字化技术，重视培养学生的信息能力，满足高等教育和继续教育所有用户的需要，为英国教育信息化的发展提供世界一流的学术研究环境和服务。1999~2000年，日本政府连续提出了"教育的信息化工程"、"信息化教育立国工程"两个报告，旨在通过信息数据化改变学校、家庭、地区间的合作方式以及学校本身的营运方式，并且专门拨出经费推动建设。而同为亚洲国家的韩国，其政府为了解决传统教育体制中存在的问题，设置了总统直属咨询机构——教育改革委员会，并发表了"为建立引领世界化和信息化时代的新的教育体制"的教育改革方案，该方案与同期韩国社会各个领域中实施的信息化的各项事业一起，成为实现教育改革的关键。教学信息化建设主要内容可分为以下四个方面。

1. **教学数字化系统的建设理念** 互联网的发展和数字化的潮涌势不可挡，每一个机构、单位和社会人都必须接受这个现实，并努力适应它、利用它。作为研究型医院，更要勇立潮头，因势利导，高度重视信息化建设工作，结合学校的发展，采用先进的网络信息技术，加大教育信息化建设力度，要利用信息化这一"利器"，充分利用互联网上的信息流、知识流、思维流，以信息化促进教学改革建设，以信息化提升教学质量，让每位学生享受教育信息化带来的益处。对此，医院管理者需要高度重视、整体规划、精心设计，并按照设计分步实施。

2. **教学数字化系统的建设目标** 教学数字化系统的设计，要立足于加强教师教育技术培训，提高教师教学水平，推进教学模式改革。转变教学资源建设形式方法，推进教学模式改革。建设多种媒体的数字化资源，从单一文字向综合多种感官参与转移，从线性知识编排到网状非线性编排，从静态、单维向动态、多维转变，从关注学生外在行为向关注学生内心体验和学习策略培养转变，要精选数字化教学资源内容，关注学生学习质量。

3. **教学数字化系统的建设重点** 教学的核心问题是对学生的培养，因此，在教学数字化系统的建设工程中，要注重加强对于学生学业的指导，促进学生学习模式转变。高度重视大学生数字化学习（E-learning）环境和条件建设。在加快数字化教学资源建设的同时，要加强对学生的学业指导，积极探索课堂现场学习和利用网络不限时空学习有机结合的"混合式"学习模式，发挥学生主动性和创造性，促进学生自主性、合作性、探究式、批判性和网络化学习，提高学习效果。

4. **综合性网络教学平台的建设与应用** 以学生学习成才为中心，构建集教学资源（网络课程）快速建设、辅助教师教学、促进学生数字化学习、优化教学管理和展示教学成果等为一体的综合性网络化平台，建设有助于推进数字化教与学的一体化环境。该平台和环境的建设应该经过整体规划设计，统一部署和分步实施，并由多套统一标准的软硬件系统有机组成。搭建的网络教学平台可从以下四个方面建设，形成集"建、教、学、管"为一体的综合性网络教学平台。

（1）教学硬件设施的信息化。作为知名学校的教学医院，每年承担的教学工作量都比较大，而学校对其教学质量也有着相当高的要求。比如中国医科大学附属盛京医院，每年承担着七年制、五年制临床和影像专业、留学生班以及临床医药学院等总共1000余人的教学工作。医院目前配备了5个多媒体教室，2个网络教室，以满足学生日常的理论教学和影像学的教学使用。若没有高速的医院网络环境、一定数量的多媒体教室和智能教室等硬件基础设施，教学信息化将成"无米之炊"。

（2）教学信息资源的数字化。教学信息资源的数字化是教学信息化建设的"基石"，也是教学信息化建设的软实力。中国医科大学附属盛京医院的平台中囊括了在线考试系统、在线网络课堂、教师备课室等功能模块，包含的资源格式有图片、音频以及视频等。根据不同学科专业和教学对象，力求形式多样、丰富多彩，注重建用结合，强化辅助教学和导学、助学功能，提高教学资源的建设水平和使用效果。

（3）教学过程的信息化。教学信息化不仅要重视教学信息资源的数字化建设，特别是各门课程的相关资源信息化，更要注重在教学过程中的实际应用。教师是实施教学信息化的主体，因此，要转变教师教育教学理念，改变重建设、轻应用现象，培养和提高教师信息网络技术和现代教育技术应用水平，采用边建设边应用策略，并以信息技术带动教学模式和教学方法手段改革，不仅在课堂上采用多种媒体进行教学，提高课堂教学效果，而且要充分利用互联网和数字化教学资源开展辅助性教学，培养学生自主性、网络化学习习惯，提高学生信息素养，提升课程教学质量。

（4）教学组织和教学管理的信息化。教学管理的信息化是教学信息化的有机组成部分，也是推进和保障教学信息化建设和应用的重要支撑。教学管理信息化主要有教学改革建设、教学组织机构、教务教学运行、教学工作评价和教学状况分析等建设内容。要充分利用先进的计算机和网络信息技术，完善教务教学管理信息化系统和教学组织机构网络化建设，强化与教学信息资源数字化建设系统的有机整合，促进教学信息化的实际应用，优化教学管理流程，提高管理工作效率，努力实现教学教务管理的科学化、精细化、可视化和人性化。

5. Portfolio 电子学档系统的应用 电子学档（E-learning Portfolio，ELP）是指教育信息化环境下，学习者以个人的方式运用信息手段表现、展示和反映自己在学习过程中关于学习目的、学习活动、学习成果、学习业绩、学习付出、学业进步以及关于学习过程和学习结果进行反思的有关学习的一种集合体。借此，可培养学习者学习的自主性和自信心。它既是一种评价工具，也是一种学习工具。

我国基础教育评价改革明确提出：要重视过程性评价，以评促学，使评价融于学习过程之中。通过对学生学习过程的评价，帮助学生认识自我，建立自信，促进学生的发展。电子学档是信息化教学中出现的新事物，它以可视化的形式详细记录了学生的整个学习过程，提供了学生学习质量的证据，为实施过程性评价提供了依据。它具备以下几个特点：①体现了"以学习者为主体"的思想；②实现评价与学习过程的融合；③实现评价主体的多元化；④强调质性评价，指标不设权重，结果不需要量化；⑤提高学生的自我反思和自主学习能力；⑥资料收集的实时性、及时性、真实性。

通过网络电子学档系统，使每位学生和老师都参与其中，在该系统中为每位学生建立学档系统，学生通过记录自己的学习过程的方方面面，积累成一个系统的学习培养记录，在这期间，教师参与及时地指导，学生之间也可以进行交流。由于系统地记录了学习过程，有利于学生及时的发现自己的不足并进行有针对性的调整和改进。同时，通过这个详尽的记录过程，学生、老师乃至第三方都可以很直观地了解其反思能力、自我学习能力以及不同侧面反映出来的该名学生的方方面面，有利于科学而综合地对学生进行不同角度的评价。结合自己院校的实际特点，通过该系统的应用，能够进一步实现学生学习的过程化积累及管理，更好的整合学习资源，实现学生的开拓性学习，推动医学教育信息化的蓬勃发展。

（四）数字化系统在科研管理方面的应用

近年来，随着我国医疗整体水平的发展及医院科研能力的提高，科研成果不断涌现，使科研管理部门任务越来越繁重。传统的管理方法已经成为制约科研管理、学科建设和人才发展的瓶颈。在医院信息化管理的大趋势下，如何充分利用医院强大的计算机网络系统，依据学科发展建设需要及科研管理工作实际需求，如何搭建高效的科研管理平台，实现科研管理的精细化、网络化管理；如何梳理一条以科研人员为主线的科研管理信息链；如何实现各项科研数据的实时查询、统计，以更好地为上级科研管理部门的科研决策提供数据支持；如何提高科研管理效率，更好地为一线科研人员搭好平台，做好服务；如何让具有统计学意义的对比数据起到对科研人员激励和鞭策的作用，已经成为新时期科研管理工作者亟待解决的重要科研课题。

综合型医院的科研管理工作主要包含：科研项目管理、科研成果管理、学术交流管理、研究生教育管理等几部分，有些还会涉及临床药物试验管理和医学伦理管理等。科研项目管理又包括科研项目信息管理、科研经费管理。科研成果管理包含科技成果、科研论文和投稿介绍信管理。学术交流管理主要包含医学各类学会的学术任职和杂志书籍等编委任职情况管理，随着科研评价体系的变化和发展，学科带头人及学术骨干的学术任职情况已经在学科评价中占据重要的位置。本文将从以上几方面分别阐述信息化建设如何开启科研管理工作的新格局。

1. **数字化科研管理信息系统设计初衷与功能** 数字化医院科研管理系统的建设以医院科研人员为主线，以科研实际工作需求为基础，以医院计算机网络为依托，以科研项目管理、科研成果管理、科研经费管理、科研论文管理、投稿介绍信管理、研究生管理的有机整合为纽带（图13-2）。目的是实现各模块间数据的个性化管理和数据的整体联动，以此来支持科研决策、学科人才梯队建设和医院整体科研水平的发展，实现医院由临床型向科研型综合医院的完美过渡和转变。医院其他职能部门乃至临床各科室自主维护的信息，实现以人员信息为纽带的数据共享和实时联动，是打造最完美的科研管理信息系统的重要基础。

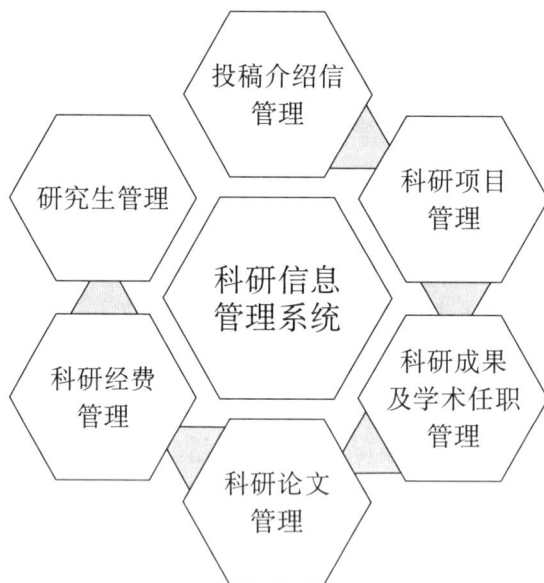

图 13-2 数字化医院科研管理信息系统基本模块

2. **数字化科研管理信息系统的内容架构**

（1）以科研项目为中心的经费管理模块。随着国家和各医院科研水平的进步，医院取得的来自国家、省、市各渠道的各级各类科研课题不断增加，同时为鼓励医院科研人员的积极性，一些医院还会设立院内资助科研项目。科研经费的来源及种类多样化，且项目预算科目各不同，结题审计标准不同。传统的管理方式过多的追求科研项目立项，没有跟踪经费使用的合理性和使用效益及实现课题成果化，造成科研项目管理与科研经费管理脱节现象。以科研项目为中心的经费管理系统即建立一套以项目管理及经费管理为一体的管理系统，增加了科研项目立项、项目进展、项目结题与项目经费管理之间的联系，保障经费的合理使用，发挥科研经费的最大价值，达到科研成果最大化。项目管理包含：项目申报、项目立项、项目进展、项目结题等子模块。经费管理包括：经费预算、科研试剂药品的集中采购模块、经费报销模块及超支预警系统。

①科研项目管理流程：见图13-3。

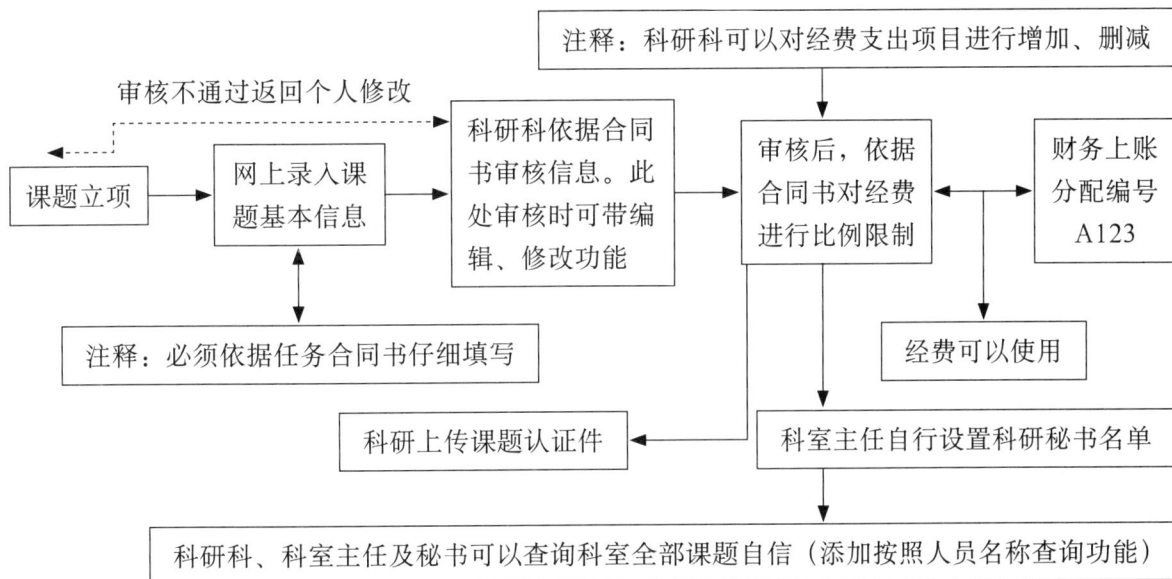

图13-3　数字化科研信息管理系统科研项目管理流程图

a．项目申报并且立项后，将科研项目在科研管理系统中进行项目基本情况的录入，包括：项目名称、负责人、执行期限、项目来源、参与人员、获批经费等信息。

b．科研管理部门根据项目申请书及项目任务合同书进行审核。财务部门（科研管理部门）按照项目合同书中的经费预算情况进行项目经费的比例划拨。

c．科研管理部门上传项目批件、资助计划书。项目负责人定期上报进展报告、结题报告等。

②科研经费管理流程

a．经费实际到账后，财务部门将经费与项目匹配并进行比例确认。项目负责人根据项目实验进展的程度进行相应的经费报销。

b．经费报销流程严格实行三级审核（研究生实行四级审核）制度。

课题负责人申请→科研管理部门一级审核→科研管理部门主任二级审核→主管院长三级审核（达到院财务要求的情况）。

研究生申请→研究生导师一级审批→科研管理部门二级审核→科研管理部门主任三级审核→主管院长四级审核（达到院财务要求的情况）。

③科研试剂耗材的集中采购流程：科研管理部门为更加精确掌握追踪科研经费的动态，实现科研经费管理的精细化，医院委托医院产业管理部门对医院医务人员的整体科研用试剂与耗材进行整体招标采购，科研人员不必在试剂采购、结算方面浪费时间，而且保证了试剂耗材的品质，同时可以杜绝假发票等行为，实现科研经费高效利用的最大化。

④科研经费超支预警提示：科研经费超支预警系统是指按照国家、省、市科技主管部门对科研经费使用管理办法要求，对受资助项目支出科目（包括研究经费、国际合作与交流经费、劳务费和管理费等）根据资助任务合同书的要求进行一定比例金额设限，同时对合同书未涉及

的支出条目进行程序限制，当经费使用超过之前的经费比例划分或超出支出条目范围时，系统将自动结束其报销操作。

以科研项目为中心的经费管理系统能最大限度地为科研项目的顺利进展、顺利结题保驾护航，同时也最大程度发挥科研经费的使用效益和效率，实现科研经费转化科研成果的最大化。

（2）以论文为核心的投稿介绍信及论文报销审核模块。见图13-4 随着科研项目的增加及成果扩大化，医院科技论文数量逐年增加。据中国科学技术信息研究所和美国科学技术信息研究所两大机构的统计数据显示：全国乃至全世界的科技论文数量正在以高速率逐年增加，逐年增长的庞大论文数据需要科研管理部门进行精细化的管理。近年来学术不端现象屡见不鲜，如何从管理层面加强知识成果产权管理，提高全体科研人员的知识产权意识，将学术不端行为扼杀在摇篮里，同样也是科研管理人员和数字化科研管理信息系统应该解决的重要问题。

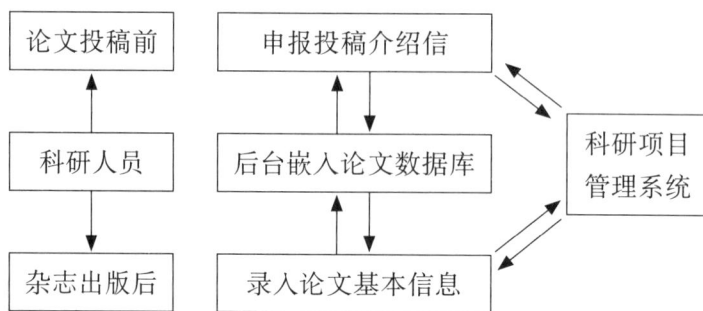

图 13-4　数字化科研信息管理系统科研论文管理流程图

科技论文在向杂志社投递之前，首先在系统里进行知识产权备案，即签署知识产权承诺书，承诺书需要科室主任（研究生导师）及科研管理部门的双重批复。其次，系统应将中国科技论文统计源期刊数据库和SCIE数据库嵌入后台作为基础数据，实时对科研人员所投递论文的题目、投递杂志、第一作者、科研项目资助等信息进行核实判断，一旦出现近期内期刊重名、论文题目相似现象，系统自动提示终止，以此起到防止学术不端行为的作用。最后，依据各个医院管理制度的不同，应将医院给予报销的期刊杂志整理成库嵌入系统后台，在科研人员申请时给予提示是否符合医院报销规定，以实现高效管理。

期刊正式发表之后，第一作者（通讯作者）在管理系统中录入文章的基本信息，具体包括：文章题目、刊名、年卷号、页码、作者、受资助科研项目等信息。同样应将中国科技论文统计源期刊数据库和SCIE数据库嵌入后台。以实现科研人员和管理部门对数据的实时统计、查询，为科研决策提供依据。

（3）以导师为中心的研究生培养模块。数字化的医院信息管理系统同样应实现为研究生的培养教育留下记录，将研究生的培养计划、培养过程及实验记录，研究生科研成果（论文）等实时的在网上做一记录，实现培养留痕，实验记录真实的目的。研究生信息与导师密切关联，不仅进一步丰富了导师信息，同样也对今后导师评价提供数据支持。

3. **数字化科研管理系统的升华——学科自主评估系统**　以网络支持下的数字化医院科研管理模块之间的数据为基础，以科研人员为纽带进行数据联动、整合，同时共享医院人力资源管理部门的人员部门信息，即能实现各科室科研人员梯队建设情况、科研项目与科研成果情况，以及各学科（各科室）间和各学科（各科室）内部一定时期内的科研增量的幅度变化的动态查询与对比，以用于进行医院科室及所属学科间的纵向及横向评价，从而找出医院内相对优势学科及学科内部相对处于优势地位的学科带头人。动态的管理数据将会以一种无形的力量激励着各学科的前进，同样也为医院制定学科倾斜政策和打造优势学科，为提高医院的科研水平提供了强有力的支持。

4. **数字化医院科研管理信息化系统应用的价值**　数字化医院科研信息管理系统，充分利用医院的网络资源通过搭建整合管理模块，加强了科研人员基本信息、科研成果管理、科研经费管理、科研项目管理、研究生培养系统等模块间的内在有机结合，梳理了一条以科研人员为主线的科研管理信息链。该系统以人员基本信息为纽带，与医院的其他各类管理模块进行数据交换、共享，具有实际应用价值。

数字化医院科研信息管理系统具有灵活、精细化的管理功能，克服传统管理方式中手工填写，电话及邮件通知等方式带来的信息延迟和数据遗失的瓶颈，使得科研工作流程规范化、标准化、科学化、现代化，节约大量的人力、物力、财力，最大限度的提高了管理效率，节约了管理成本。

数字化医院科研信息管理系统实现了科研项目基本信息库管理与科研经费分别管理的有机整合，规范了科研经费支出项目，严格按照国家及省、市科技三项经费使用规定，结合医院实际情况，将报销项目分为三大类：实验相关费用、差旅费用、劳务费用。其中实验相关费用包括：实验动物费用、实验耗材费用、实验试剂药品费用、小型仪器设备购置费用、测试化验加工费用、查新检索费用、翻译费及润色修（审）稿费用、检查费用、打印复印装订费用、邮费、购书及相关资料费等。科研人员通过信息平台可以随时查询项目经费使用和结余情况，科研管理部门依据任务合同书和经费管理办法，通过系统规范了项目经费的支出范围和比例，大大减少了项目负责人对经费使用的盲目性，促进科研经费管理的透明化、科学化，最大程度发挥了科研经费的使用效益和效率。

数字化医院科研信息管理系统的应用做到研究、管理留痕，便于各级科研及管理人员对信息的统计、查找、对比分析，结合每个医院特设的科研指标、科研奖励机制职称晋级方面的政策，对提升科研人员的科研水平、提升知识产权意识及推动多学科的交叉发展、重点研究领域的攻破、为上级科研管理部门的科研决策提供理论依据、提高科研精细化管理，对医院新时期学科发展建设及科研管理发挥着至关重要的作用。

（五）数字化系统在医院财务管理方面的应用

财务管理信息化是指在财务管理的各个环节，充分利用现代信息技术，建立信息系统，挖掘各种信息资源，使财务信息得到集成和综合，从而提高财务管理水平和经济效益，实现财务目标的过程。财务管理信息化的目的不仅仅是提高财务部门的工作效率，而是要通过信息化优化工作流程，进行"流程再造"，通过提高效率来增加效益。通过财务信息化建设做到"数出一门，信息共享"，把时间留给财务人员，真正发挥其参谋助手作用。医院借助数字化系统加强医院财务管理，是医院主动适应市场经济并不断发展完善的重要举措。

1. **财务信息化系统构成概述**　首先，医院提出数字化医院的整体规划，其中财务信息化是其重要的组成部分。医院信息一体化要求财务管理系统与医院运行的其他系统能够实现信息共享、数据交换与整合，并不是独立在其他系统之外形成信息孤岛。因此，医院财务管理信息系统必须与临床科室的 HIS、LIS、PACS 系统的动态网络连接，及时接收有关收入、工作量等数据。

财务系统主要由 HIS 系统中的财务分系统、医院运营系统、预算管理系统和财务会计总账系统等组成，并与业务网内的各业务系统、办公网内的各系统实现接口。HIS 中的财务分系统主要解决医疗收入问题，包括门诊和住院的收费、交账、收入监管等功能，医院运营系统主要解决财务的支出问题和运营调控管理，包括科室的支出、成本核算、内部服务定价、固定资产管理等功能。相关的系统分别有 HIS、LIS、PACS、医院运营系统和会计总账用友 U8 系统，系统间接口的顺利实施使这些系统有机的融合在一起，成为医院信息化的一个整体，实现了全面的数据共享，实现"资金流、物流和信息流"的统一。

2．**预算的信息化管理**　近年来，预算管理越来越突显出全面性和复杂性等特点，因此利用信息技术，构建全面预算管理信息系统，实现预算管理的信息化，是保障全面预算管理高效实施的必然选择。

预算信息化管理主要实现预算申报、审批和报销审核，分为医疗预算管理和科研教学预算管理两部分。医院以电子经费卡为载体，实现全面预算管理信息化。强化医疗、科教支出的计划管理，控制整个医院的财务运营，构建事前计划、事中控制、事后监督的全过程的内部控制管理机制。打造精细化财务管理平台的数据应用，整合库存物资、预算管理、会计核算、成本核算等财务电子信息系统模块，强化不同类型经费的统一管理，对科室领物，水、电、气消耗，洗衣、用车、消毒服务，折旧、维修等进行计价，并支持月底将科室成本费用以 Excel 电子表格批量导入会计核算系统。

3．**固定资产动态管理**　在建设数字化医院的背景下，对固定资产实行信息化管理受到越来越多的关注和重视。固定资产管理的信息化建设，在及时掌握资产结构、提高资产利用率、增强资产管理时效性与准确性等方面发挥着十分重要的作用。实行固定资产的动态化管理，是做好医院信息化建设的必然要求。

（1）建立固定资产卡，"一物一码"为每台设备贴上固定资产条码标签，按照"统一管理、各负其责"的思想实现条码化管理的固定资产管理新模式。

将条形码技术引入固定资产管理中，对所有固定资产实行"一物一码"，制定条形码编制原则，利用条形码的信息介质，在资产入库时即赋予每个固定资产唯一的"资产全息身份证"，对固定资产进行全程跟踪。条形码管理能够准确识别实物，从而达到固定资产的可视化、唯一化管理。每一个固定资产从入库、出库、转移、调拨、维修、报废、清查等各环节的工作流程中，都能使用条形码得到监控，实现固定资产管理的信息化、规范化和标准化。

对条形码标签上的内容、布局、号码采用统一规范进行编制，每张条形码都包含资产所在地点、设备类别、条形码和条形码号、科室名称以及固定资产名称等若干项信息。

固定资产采用条形码管理，在固定资产清查工作中，能帮助医院准确高效地完成清查工作。资产清查工作是固定资产管理中的重要环节，经数据终端扫描过的条形码标识，利用手持数据终端，实现了现场数据的采集和录入，能随时查询设备相关信息，实现数据采集和录入的准确性、及时性。利用条形码管理可以省去传统手工方式下进行的资产清查、逐条登记及财务核对等工作，既提高整体工作效率，又从根本上杜绝了以往人工资产清查时难以避免的错查、漏查、重查等现象。

医院资产从开始购入到资产报废、折旧的整个生命周期，条形码管理系统都能对该资产进行跟踪管理，解决了资产管理中卡、账、物不符，资产不明，设备不清，空闲浪费，虚增资产等问题。通过固定资产的动态管理，及时全面地掌握各部门固定资产的配备和使用情况，及时调配固定资产，提高固定资产使用效率。

（2）通过使用用友财务软件进行固定资产卡片管理，可实现对固定资产卡片的计算、分类、汇总、统计、查询、折旧等功能，并生成相关会计凭证和财务报表等，实现财务部门对固定资产的数据跟踪管理。

通过系统的数据查询功能，使固定资产的基本信息、使用情况、核算办法、折旧情况等信息，都能在同一系统中得以体现。不仅提供对资产的管理功能，更提供资产管理的分析与决策功能，使资产管理的决策水平更加科学先进。

以上两种系统为医院的资产管理工作提供了全面、可靠、高效的动态数据和决策依据，实现了资产管理工作的信息化、规范化与可视化管理，全面提升了医院资产管理的管理水平与工作效率，使固定资产的管理变得轻松、准确、方便和快捷。

（六）数字化系统在后勤服务方面的应用

1. 原有后勤服务模式与管理体制存在的问题 后勤服务保障服务项目可分为维修服务、物资供应（医用车、床、台、架，以及办公家具、维修材料）、绿化保洁服务、水电气能源供应服务、物品运输及患者转运服务、导诊、导乘、送检、陪检、基本建设等服务，在众多的服务大项中，每一大项又有无数的服务小项与之相关联，与此同时每一小项又对应一个服务与管理团队，当医疗科室的无数个服务需求在后勤保障不同部门和不同服务团队之间传递时，往往会出现因服务需求界定不清或服务部门职责不清、责任心不强等造成服务需求推诿扯皮现象。同时，也存在着医院规模庞大，各保障服务范围分工较细，医疗科室在报修、报告、申请以及特殊服务需求过程中，由于医疗科室缺乏与服务提供者之间的沟通途径，或无法了解并分清后勤的专业分工，导致医疗科室某一服务需求、物品申请需采取多种联系、通信方式、寻找多人才能完成。如果引进了社会化队伍参与医院的维修服务保障，在维修服务中由不多的人完成不同的维修项目，而在同一项目中又有价、量的区分。这种项、量、价的区分只有专业管理人员才能完成，鉴于这种特殊情况，完全依靠医疗科室人员来界定是无法实现的。由于服务需求无标准化、规范化和信息的多元化，导致了大量的服务需求信息在多个项目服务与管理部门之间滞留，由于服务与管理部门不能在第一时间得到及时准确的服务需求信息，就不可能对服务需求信息进行有效的实施，更不能随时监控从信息申请—检验—分类—实施—完成—反馈这一系列规定动动作的质量、效率等。这种滞留造成了服务信息无记录、无跟踪、无反馈、无结果，从而导致医疗科室以多次投诉和多个部门的领导的参与调解而结束。

2. "一号通"一站式服务模式 为了解决目前后勤服务存在的问题，可以考虑将常用的各种通信方式（互联网、办公电话、语音信箱）统一为一个新的数字化网络接口，对外只需提供一个通信服务协议，就可以将多种通信方式有机结合起来，消除了多个通信方式带来的通信障碍，该业务又称商务一号通。医院后勤服务保障"一号通"一站式服务，实现了后勤服务保障一个通信方式和后勤服务项目有效整合。通过这种服务模式尽量减少烦琐的服务过程，以最短的时间提供优质的服务，为前来办事的医护人员带来方便快捷。

后勤服务"一号通"一站式服务模式的逻辑框架需要通过"前台（一号通）与后台（一站式）"的功能设置及前台与后台的双向互动来实现。这种逻辑框架模式体现后勤服务保障工作重心的转移，即自身的被动式服务向以患者为中心、以临床一线为中心的服务转移，"一号通"一站式服务模式的前台提供后勤保障职责范围内的静态服务，它以接收临床一线服务需求（网上申请、电话申请）和各类服务项目的信息同时，还要为临床一线提供个性化、多元化的动态服务，同时还要承担服务结果的反馈等职责。后台则在规范化、标准化、信息化的基础上实现其业务服务与管理形式的一体化暨后勤保障服务需要改变传统的以职能为中心的、分散化管理模式进而创设一体化的后台数字化管理模式。

3."一号通"一站式服务模式的应用

（1）统合通信方式、整合服务资源。从理论上讲，"一号通"一站式服务实质是服务的集成整合，也是服务流程的整合与服务内容的整合。从现实上讲，由于医院规模的庞大，现有的服务保障模式已不适应医院发展的需求和临床科室的服务需求，即不能满足现代医学模式发展对后勤服务保障工作的需求。以患者为中心、以员工为本、满足医疗流程的需求，提供人性化的优质、高效、低耗的后勤服务保障服务，把问题留给自己，把时间还给医务人员，让医护人员为患者服务。后勤保障质量与保障安全是医疗基础质量的基本元素，提高后勤保障质量，确保医疗安全是后勤人的责任和义务。这是后勤服务保障工作的指导思想和原则。"一号通"一站式服务就是践行这一指导思想和原则基础上的产物。可以选取若干大专以上文化的年轻同志作为前台服务人员。另选拔具有丰富的服务与管理经验且具有较强沟通与协调能力的人，与社会化保障单位的主要管理人员共同组成后台，形成前后与后台联动办公。医院后勤服务保障"一号通"一站式服务前台，在提供其职责范围内的静态的公共后勤服务保障信息的同时，还要针对不同医疗科室和不同的患者服务需求，提供多元化的、动态的服务保障（以医院信息化平台为依托）。即前台既要提供服务需求的接收还要提供服务结果的信息反馈和服务质量的调查职责。而后台则要求各保障项目组织之间，在规范化、标准化的基础上实现其业务服务的一体化，既有分工负责、又协同一致地完成服务需求的处理。改变以传统的职能为中心、分散化、单打一的服务与管理模式，探索一体化的后台后勤服务保障管理模式。

（2）方法与措施。后勤服务保障"一号通"是以一站式服务模式为依托，主要完成以下几项任务。

①通过"一号通"信息平台与医疗科室进行双向沟通。以医院信息建设为基础，多渠道接收服务需求信息，分别对信息进行分类、检验与分析。其中，双向服务与沟通是以医疗科室对后勤服务保障的需求为主线，如需维修服务时，了解并记录维修内容、时间、地点、报修人等重要信息，同时将上述信息发布给指定的维修人员，待维修工作结束时，迅速将信息转给前台接收人员，接收人员将结果反馈给报修人员并了解维修质量、效率、态度等。与此同时，前台接收人员将每一步骤的过程与结果通过网络系统反馈在后台LED显示屏上，后台人员可动态地监控每一项维修工作的进展，可对每一项数据进行动态分析后将其存入数据库。如有其他应急事件，后台则对该问题进行事件化管理。

②对于物资申请，可从通过整合的通信协议直接向"一号通"申请，并由"一号通"完成报批和物资的配送。

③对于特殊的个性化预约服务项目，前台与后台联动服务，准确回答服务的需求，减少交叉环节和过程。对患者提出的服务需求，在能力范围内提供优质、低价的服务保障。

④充分利用医院信息化网络建设，监控后勤保障范围内水、电、气供给和对给水、排水量及水温、室温、空调、冷库等大型机电设备的运行的监控。通过监控提高设备运行安全，并及时将设备运行状态信息反馈给相关责任人，该监控方法对提高后勤保障质量与保障安全起到了决定性作用。同时，对水、电、气及机电设备运行数据监控与储存并建立服务保障信息库，为实施后勤保障工作规范化、标准化、科学化、精细化提供理论依据，以及为相关职能部门全成

本核算提供标准数据统计。可以通过医院信息平台对水、电、气等机电设备的监控为医院改扩新建提供战略成本信息，为医院战略发展奠定基础。

⑤事件化处理是指"一号通"一站式服务按着后勤服务保障各团队的工作流程和工作职责，协调后勤与全院各科室之间的沟通与协调，主要体现以下两点：协助后勤各团队及相关职能部门按事件化管理及自反馈式管理的要求，修订并完善各项工作制度及流程；协助后勤服务保障各团队及相关职能部门各项工作按标准流程运作，使后勤人员更好地为患者和临床一线服务。

（七）数字化系统在综合管理方面的应用

在研究型医院，数字化系统的应用可以说是"无微不至"，除了前文所表述的几个重要方面以外，还有一些重要的方面，都可以通过网络信息化系统进行优化管理，下文将进行阐述。

1．**医院人员、科室数据库建立**　研究型医院为了实现精细化管理，建立人员、科室的数据库至关重要。该数据库，不仅要包括人员基本信息，如：姓名、性别、出生年月日、婚姻状况、学习工作经历、入职时间、所属科室等，还应包括全部人员的执业信息、职称信息、职务信息、继续教育信息等。如果管理者需要，还可加入奖惩信息、调查投诉信息等需要的内容。

该数据库作为医院办公自动化平台（OA系统）的核心数据库，几乎全部基于办公自动化平台的功能实现，如：文件流转、通知发布、工作流建立、餐卡车卡应用、签到管理、服务评价等一切无纸化办公的内容，都将使用到该数据库。

2．**医院服务综合评价**　医院服务综合评价可以包括医院的精神文明管理、服务流程管理等多项内容，是医院服务管理的重要组成部分，对于研究型医院尤为重要。运用适宜的信息化管理平台（如OA系统），对于医院服务的实现监督检查、评价公示、反馈改进等环节，行成自反馈式闭合管理环。通过科室间互评、追踪问卷、员工评价、患者评价，评价结果汇总公布、公示，并督促相关科室反馈，来不断推进医院的服务质量、服务作风、服务信誉、服务环境的不断提升，持续改进服务流程。

3．**医院文件管理**　文件管理是办公室日常管理工作中重要的内容之一。文件管理分为上级下发的文件和院内下发的文件。数字化系统在文件管理中的应用解决了原有纸质版本件流转的烦琐、丢失等弊端，使管理更加快速便捷，提升了办公效率。基于办公自动化平台（OA系统），建立上级文件传阅模块和院内文件下发模块，根据日常转办上级文件和下发院内文件的流程，制定在信息化系统中的转办流程，相关主管领导和相关部门只要登入系统，依照流程，批转或下达相关指示，从而达到完善文件管理的目的，使工作更加简便，同时，还可以在系统上保存整个批转的流程和每个批转人的意见，如果需要纸质版存档，只要打印就可以实现和文件同时存档的需求。对于需要领导传阅的文件，也可以实现网络传阅。

在编制文件的过程中，也可以通过相应模块，申请发文部门提请相应各级领导审阅。如果所拟文件不合格，则转回申请部门修改，转回时，还可附带对于修改意见的文字说明。修改后申请部门再度提交领导审批，直至合格发文。

4．**工作流程建立与修改**　在办公自动化的实现过程中，根据实际工作需要，往往需要建立一些工作流程。这些工作流程，有的可能是永久的，有的则是临时性的，有的则可能会短期更改。这样，在办公自动化系统中加入工作流程建立与修改模块，这个问题，便迎刃而解，给工作带来了极大便利。如，员工请假流程（病假、年假）、员工出国申请流程，前文所提到的办公文件批办传阅流程，以及其他自由流程（请示汇报等）。

5．**会议室借用**　会议室在大型医院中几乎每天都需要用到，从临床到医辅医技再到机关，每个科室都有借用的权利，而频繁的学术交流也会利用到医院的学术报告厅等大型会场。会议室的借用虽然不是重要的工作，但是如登记借用信息不完善、忘记登记等差错，势必会给科室间会议室的利用带来不必要的麻烦。在办公自动化平台中建立会议室借用的模块，各个科室可以随时登录填写会议借用计划，同时，对于借用情况进行实时公示，有效避免了人工手动记录重复借用的错误。对于一些大型学术会议，往往需要多科室的协同工作，这些信息和需求都可以通过信息化系统进行录入并供多部共享，这就充分体现了数字化系统在该项工作中的全面、便捷的优势。

6. **停车管理** 近年来，随着城市汽车保有量的不断快速增长，医院停车方面的压力日渐增大，大型医院的内部和周边往往是车满为患。如何保证医院绿色通道的建立，保证员工车辆及医院公务车辆进出不受影响，对于停车的管理势在必行。目前，大多数医院门口都设有车辆出入智能管理系统，该系统可与办公自动化平台进行关联，从而实时读取医院员工车辆和公务车辆信息。值得一提的是，对于公务车卡，不仅可以登记每张卡的使用信息，还可以根据需要随时延长使用期限或者停用，并对停车收费标准进行选择。

7. **数字化系统在其他方面的应用** 根据管理的实际需要，通过数字化系统实现的管理，可以遍及医院的方方面面。

研究型医院的管理，离不开各项周密的管理规定，同时，各个部门也有一些资料需要长期提供给全院员工学习，分享。在办公自动化系统平台中建立"资料柜"，便能够很好地解决这个问题。

医院需要实施发布公告通知，而传统的"布告"模式，往往不能覆盖全体员工。通过办公自动化平台的告知，便可以解决这个问题。员工每天登录自己的系统界面观看通知，使信息传达既全面，又及时。各部门还可以根据通知受众不同，选择发布给不同的人群。同时，员工也可以查找既往发布的通知。

对于各个部门排班考勤的管理、带薪休假的申请也可以通过办公自动化平台来实现。通过人员数据库的关联，还可直接将各部门的排班考勤结果与工资和绩效津贴挂钩。

此外，投票调查、问卷答题、住院医师培训、员工授课等各种研究型医院管理所需要的功能，均可通过数字化平台予以实现。

（八）数字化健康管理信息系统应用

数字化健康管理系统是个体健康管理的数据化、信息化，它对个体的健康信息进行全面的采集，通过自动或半自动方法对个体健康信息进行监测、分析和评估，向健康个体提供健康咨询和指导，对健康危险因素进行干预效果评估。健康管理信息系统以健康档案数据标准为数据核心，以体检信息系统为基础，集成社区卫生服务管理系统（CHSS）、HIS、PACS、LIS、CIS、疾病管理系统等信息系统，形成完整的个人健康档案；以穿戴式设备为检测手段，使用物联网、穿戴式检测设备为特征的家庭健康信息采集网系统为代理，通过 3G/4G、无线网络、互联网进行联结，依托大数据使用人工智能算法对个体健康指标实时监测数据进行自动筛查、分析和评估，使低成本、广覆盖的个体化健康管理成为现实。

健康管理信息化是研究型医院将传统以疾病救治为主的医疗模式转变为健康管理、保健和预防为主的新型医疗模式转变的信息依托，是普惠式医疗得以持续的基石。数字化健康管理信息系统的特点：集电子健康档案和电子病历为一体，健康信息采集依托穿戴式设备，物联网、WIFI、人工智能技术信息传输运用。

欧盟五国14个单位共同制定了健康照护行动计划，目的是在健康照护领域开发与实验新型行动加值服务，使得病患恢复健康。日本 NEC、Hitachi、Toshiba 和 Panasonic 等多个知名企业也对互联网技术在慢性病家庭健康管理中的应用进行了研究投入。

武汉民政局与乔亚集团联合推出一项健康管理信息化模式，老年人进行各种无创伤性的慢性病指标自主测量，然后通过无障碍网络将数据自动同步到客户服务中心后台，建立起个人电子医疗档案库，医疗团队定期出具个性化的保健、饮食、运动指导和心理辅导等，并由系统及呼救人员提供24小时的实时监控服务，协调救治。中国医科大学附属盛京医院探索以第三方健康管理服务机构为主体，联合政府、医院、社区卫生服务中心等机构的健康管理服务模式，研发依托互联网的个人健康管理服务系统，实现健康监测、健康数据智能分析、健康指导、就医咨询、远程医疗协助和健康信息检索等功能。

（九）数字化系统在研究型医院中的其他应用

除了在临床的电子病历系统、临床路径系统、影像检查、实验室检查、护理管理等方面的应用，数字化系统在其他方面也应用广泛。

1. 达芬奇机器人手术　数字化系统在外科手术中的应用在很多方面都有所体现，腹腔镜手术目前已在多项手术中得到应用，而机器人手术则成为前沿性的代表。

机器人手术系统是集多项现代高科技手段于一体的综合体。外科医生可以远离手术台操纵机器进行手术，完全不同于传统的手术概念，在世界微创外科领域是当之无愧的革命性外科手术工具。

机器人手术系统主要由控制台和操作臂组成，控制台由计算机系统、手术操作监视器、机器人控制监视器、操作手柄和输入输出设备等组成。手术时外科医生可坐在远离手术台的控制台前，头靠在视野框上，双眼接受来自不同摄像机的完整图像，共同合成术野的三维立体图。医生双手控制操作杆，手部动作传达到机械臂的尖端，完成手术操作，从而增加操作的精确性和平稳性，这是一种新提出的主－仆式远距离操作模式。该技术的发展及创新，使医生可以在地球的一端对另一端的患者实施手术。从一定程度上来说，机器人手术几乎完全依赖于数字化系统。

利用机器人做外科手术已日益普及，美国仅2004年一年，机器人就成功完成了从前列腺切除到心脏外科等各种外科手术2万例。利用机器人做手术时，医生的双手不碰触患者。一旦切口位置被确定，装有照相机和其他外科工具的机械臂将实施切断、止血及缝合等动作，外科医生只需坐在通常是手术室的控制台上，观测和指导机械臂工作就行了。

2. 患者随访管理　对于一名患者的多次随访结果，目前我国医院通常采用传统的纸质病历保存，存在资料共享性差、查找速度慢、病历存放占用空间大、安全系数低、大量的医学信息无法萃取利用等问题。完全依靠手工操作，就会出现效率低、差错率高、信息遗失甚至资料丢失等情况，严重的将出现威胁患者生命安全的失访。因此，建立基于数字化管理的对随访患者的数字化管理系统，对该类病历实施有效、准确、安全的管理，就成为随访人群管理的首要问题。

建立专科随访患者病历实行数据库，可以及时准确的筛选、查询、计算和分析庞杂的临床数据团，维护了数据的一致性，保护了数据的安全性，大大降低了记录多次随访同一患者完整资料的工作量。有利于提高临床随访效率，有利于临床资料的快速总结，从而发现其中有价值的规律，以更好地指导临床实践。另外，建立良好的人机交互界面，可减轻输入时的错误率，提高数据输入的有效率，为准确、快捷的科研统计提供保障。数字化管理是医院管理现代化和规范化的有力手段，对提高医院自动化管理程度，诊疗管理的质量、效率及科研水平具有十分重要的意义。是今后医院管理发展的趋势。

3. **药品信息化管理** 药品信息化管理主要是针对药品在医院的业务流程而设置，从业务流程上可以分为：药品采购、药品入库、药品出库、药品发放、药品盘点和结存。传统的药品管理存在工作程序复杂、药品流通环节烦琐、管理水平低下、药品易丢失漏用等不足，而信息化的药品管理系统具有快捷、精确、灵活、双向互动等特性，极大地优化药品管理流程，使得医院药品管理工作更为准确和高效。药库信息化管理进一步规范了医院药品的管理，保障医院用药安全、合理、有效，使医院药剂科的物流保障、经济管理、药学服务达到更高的水平。

数字化系统在药品管理中的应用在很大程度上提高了工作效率和管理水平，减轻了库管的工作负担，优化了原来的物流程序，封堵了传统管理中的疏漏，药品管理工作极具优越性。

第二节　研究型医院的数据化

研究型医院的医疗、教学、科研、护理及围绕业务保障工作的开展，业务工作基础上的服务、质量、安全和人才建设都需要信息建设的支撑和引领。医院运营、过程监测、效果评价、战略决策同样离不开信息的收集与分析。信息建设的核心是数据，是承载信息的标准化数据；信息建设的效益是数据的应用。

研究型医院的数据化基础是数字化和网络化，只有先将医学对象信息数字化，然后通过网络系统进行传输、加工、存储及信息整合才能得到医学对象的数据化。数据化的医学对象及其集合可以在网络上进行传播、复制、存储和再加工。通过可视化工具对数据化医学对象进行展现，供医学研究者进行科学研究、诊断、手术模拟和医学训练。

研究型医院的数据化是一个复杂和长期的过程，它依赖于医学科学的进步和信息技术的发展。同时，研究型医院数据化建设不同于软件系统开发，也不同于应用系统使用，它必须在信息化战略指导下从物理空间、设备建设，网络建设、存储建设、运算能力建设、大数据应用等超前进行一致性规划。

一、数据化概述

在日常生活中，经常使用数字（digit）、数值（numerical value）、数据（data）、信息（Information）等词汇，其差别：有一定格式的数据是信息，数据是有计量单位的数值，数值由数字表示。如 0、1、2、3、4 是数字，而由 0、1 组成的 10 是数值，带上计量单位"片"后，"10 片"是数据，增加名词"维生素 C_1"即"10 片维生素 C_1"则是信息，而"服用 10 片维生素 C_1"信息更加明确。早期，将这些文字手写在纸上进行保存、传递和交流。

在以计算机为代表的信息技术中，只能处理 0、1 两个数字，以 8 位二进制为一个字节（byte），一个字节可以表示一个英文字母，两个字节可以表示一个汉字。这是一条摘自纸质病历的医嘱"处方 97 年 1 月 26 日 8:00 0.9%NS 250ml 青霉素 640 万 U VD 1/ 日"；当输入计算机后，计算机存储器中表示为比特流"1011010010100110101101111011110100100000001
1100100110111110001001110101000110001110101001000010011000011011011001000110
0101010011000001110100011000000110000010000000110000001011100011100100100101010
0011001010011001000000011001000110101001100000110110101101100001000001100011111
1000001100001101110011100101111011000001000000011011000110100001100001100110111
1100100101010100100000010101100100100001100010010111110010001101010101"，
这一串由0、1构成的数值，可以以文件的形式存储在硬盘、U盘中，也可以在互联网上传输。
这样将信息或数据从手写变成计算机中0、1表示的数值并进行约定的转换就是最简单的数据化。

当显示程序收到"1011010010100110101101111011110100100000001110010011011111000
100111010100011000100110010001101101100100110101010011100000
1101000110000001100000010000001100000010111000111001001001010100111001010011001
0000000110010001101010011000001101101011011000010000011000111111000001100001110
11001110010111101100000010000000110110001101000011000011001101111100100101010100
10000001010110010001000100000001100010010111110010001101010101"比特流时，屏幕上
就显示"处方 97年1月26日8:00 0.9%NS 250ml 青霉素 640万U VD 1/日"。这样的
屏幕可以是台式机上的液晶显示器，也可以是智能手机或笔记本的屏幕；当激光打印机收到
"1011010010100110101101111011110100100000001110010011011111000100111010100011000
11101010011000010010000110110110010011010101001110000011101000110000001100
000010000000110000001011100011100100100101010011100101001100100000001100100011010
1001100000011010110101011000000110001111110000011000011101111001110010111101100
000100000001101100011010000110000110011011111001001010101010010000001010110010001
0000100000001100010010111110010001101010101"时，纸上就印出"处方 97年1月26日8：
00 0.9%NS 250ml 青霉素 640万U VD 1/日"。数据通过显示程序、打印机进行简单的展
示，变成了信息。数据化后，信息变成了比特流，比特流通过程序展现，还原成可以阅读的信息。
当然，研究型医院数据化会更复杂，如何建设和应用，这就是下文力图解答的问题。

（一）数据化内涵

数据化是将客观信息数字化后形成的均匀、连续的数字比特流进行结构化和标记化后，形
成标准化的、开放的、非线性的、通用的表达客观实体属性的数据对象，是基于不同形态与类
型的数据对象，通过可视化工具实现相关应用，开展相关活动。它是对数字化的比特流进行收集、
解析、转换、标记、整理、融合和存储，将无意义的比特流处理成有意义的数据，拓展和增加
数字化比特流的价值。

数据化是数字化进程中的重要跃升，是数据作为独立资源的必然要求。如DR机传感器形
成的比特流被控制台计算机收集后，按照DICOM3标准进行结构化和标记，与计算机中患者
数据进行匹配融合，保存为数据文件；这样的数据文件表达了患者的一张X线片，它是有价值的，
是对患者X线检查的数据化。形成的数据文件可以独立长期保存、无成本复制与传输，克服了
X线片对空间和资源的消耗，也克服了时间长河对X线片质量的侵蚀。PACS系统浏览工作站
在显示屏上对该数据文件进行展示，在屏幕上就是一张患者的X线片，医生就可以进行读片和
书写检查报告，数据文件的价值得到了体现。

所以，数字化是通过对连续时空对象进行离散化实现的，它是内生于数字化，数据化关注

的焦点更多地集中在比数字比特更复杂、更高级的存在形态上，先有数字化再有数据化。

研究型医院数据化（Research-Oriented Hospital Datamation，ROHD）是医院实体在虚拟空间的表达，是应用数字化、网络通信和计算机技术收集、存储和整合医院各部门及国家、地区和个人的健康信息，通过可视化工具展示，充分满足研究型医院自主创新、临床与科研结合对数据挖掘、信息分析需求的数据集合体系，数据集合体系的形成就是研究型医院的数据化过程。

研究型医院更加强调科研为临床服务，通过科研促进临床技术的自主创新，增大科研在经济增长中的份额，促进人才培养和担当社会责任。这五方面的内在要求，决定了研究型医院不同于其他医院的特点和要求，也是研究型医院数据化建设不同于其他医院的地方，围绕研究型医院科研工作，提供支撑的数据化建设是研究型医院数据化建设的中心内容。

（二）数据化特性

广义讲，研究型医院数据化是数据化在研究型医院的具体应用，它具有其他一些实体企业的数据化共有特性。

1. 它们主要以数据库结构化及非结构化数据为核心，以网络化、数字化为支撑环境，数字化过程可以在设备层进行，如 CT 机、B 超、心电图机；也可以在计算机处理系统层进行，如文档扫描系统、试卷读取系统。连接网络可以是互联网、局域网、移动互联网、物联网及 WIFI 网络。

2. 它们大多以信息系统为采集、更新、完善数据的手段，提供工作岗位的事务处理计算机工作平台，提高工作质量、工作效率，提高服务水平；同时，形成最基本数据，供进一步加工、融合，形成更高一级数据形态，供数据分析和利用，发现知识、发现关联，改进管理。

3. 按一定应用目的，划分成若干专题领域数据集合，各集合间应能有效进行信息交换，真正实现信息资源共享。

4. 研究型医院数据化建设技术复杂、建设周期长，跨地域收集，长时间积累，是一项只有开始没有终结的工作。

研究型医院数据化属于企业级数据化最复杂的一类，它既要满足一般医院运行对人流、财流、物流的追踪管理，支持以患者医疗信息记录为中心电子病历，同时，还要支持以临床医疗创新的科研活动和管理。其复杂性表现在：

（1）支持 HIS 信息系统长期稳定运行，无停机时间。

（2）数据量大，且不断增长。任何一个患者的医疗记录、健康档案都是多种数据类型表达出来，既有文字、图形、图表还有图像等；同时，这些医疗记录需要长期保存。

（3）数据的安全、保密性要求高。患者隐私、有关人事的、财务的保密数据都体现在数据化了的数据中。

（4）临床数据的集成、融合关系复杂。由于早期缺乏医疗信息处理标准，有的系统收集的临床数据不能进行数据交换，或语义定义不清晰，其他公司的处理工具不易读取，更不易集成。

（三）数据化信息建模

模型是研究和解决医院建设过程中遇到的种种问题，对医院客观实际经过思维抽象后用文字、图表、符号、关系式以及实体模样描述所认识到的客观对象的一种简化表示形式。

在界定好建设目标、主要任务和职能边界后，根据研究型医院的科研、医疗需求，分析、描述出业务需求、数据需求和信息系统功能需求，采用统一建模语言（Unified Modeling

Language，UML）通过业务用例、业务场景建立业务模型。

业务用例、业务场景描述业务活动，通过用例分析描述业务需求，通过活动图描述每个业务用例中的业务流程以及过程中每个部分的执行者，通过结构分析与行为分析建立消息模型和交互模型，最终形成消息与功能说明。

结构分析与行为分析在建立信息系统消息模型和交互模型时，对系统静态结构和交互行为进行梳理，分别产生静态信息模型和动态信息模型。静态信息模型以类图表示实体类、业务类以及相互间的关联关系，它反映了信息的静态结构；动态模型则反映了信息的交互，以时序图表示对象的动态行为，包括信息对象的方法、协作和活动等。

信息建模的成果是得到一套业务系统的信息模型，它刻画了组成业务系统的实体的属性、对象的处理方法及信息的交互。使得业务系统开发者和业务部门人员对对象属性及信息的交互有一致性理解，在此基础上才能构建成无歧义的信息系统。

信息模型中的对象属性及信息交互状态，通过逻辑设计可以转换为实体－关系模型，进一步可以转换为关系数据库中的表。

（四）数据化目的与意义

研究型医院数据化目的是量化医院的科研、临床、教学工作，量化医院的患者、工作人员，量化建筑、设备、资源，在虚拟空间中表达研究型医院的一切实体，使得对实体的信息进行处理、展现不受时间和空间的限制，降低实体信息存储、处理和展现的成本，更好地服务于研究型医院各级业务的开展。

研究型医院数据化的意义：在虚拟空间表达了医院的一切实体，可以在两个空间中经营医院的品牌。

二、数据化建设

我国在医院信息化的快速发展过程中，医院信息系统（HIS）、社区卫生服务系统（CHSS）等不断被开发和应用。这些医学信息系统往往由不同的医疗机构自行开发或采购，执行的是不同的私有数据标准，积累了大量来自于不同系统、不同机构的异构数据资源。由于数据结构标准和数据管理标准的差异，现有医学信息系统的互联互通存在重重障碍，信息孤岛问题十分突出，这使得个人健康信息在各医疗机构之间不能方便及时地互相交换，医疗数据重复利用率低，导致重复检查、重复化验等不必要的医疗资源浪费，且进一步加剧了"看病贵、看病难"的现状。

（一）数据标准化

1. 医疗数据相关国际标准

（1）医疗健康信息传输与交换标准 HL7。目前，国际上最具影响力并被广泛使用的医疗系统标准是由美国非营利性机构 Health Level Seven Inc. 研究开发的 HL7（Health Level Seven），它是基于消息实现数据传递的标准规范，可以应用于多种操作系统和硬件环境，也可以进行多应用系统间的文件和数据交换。它是医疗领域不同应用系统之间电子数据传输的协议，主要目的是要发展各型医疗信息系统间，如临床、检验、管理及行政等各类医疗数据交换的标准。

美国政府规定国内全部医院信息系统在 2004 年 5 月以后必须支持 HL7，该规定得到了绝大部分医疗机构和医疗器械厂商的积极响应，HL7 已经成为美国政府强制执行的标准。目前，HL7 组织已经吸纳了美国以外的世界上几十个国家及地区，包括中国、澳大利亚、新西兰、德国、荷兰、英国、捷克、立陶宛、阿根廷、加拿大、芬兰、土耳其、瑞士、韩国、日本、印度、南非以及中国台湾地区等。

HL7 在 1987 年 7 月份正式颁布了 1.0 版本，到今天它的版本已经发展到 3.0 版，HL7 3.0 版本是一套在 2.x 版本基础上发展起来的新的标准体系，目前仍处于发展和完善的过程中。HL7 标准所涉及的内容也由最初定义的病患信息、住院、出院、转院和医嘱录入等少数几方面内容，发展到今天整个医疗业务活动的方方面面。

HL7 是建立在开放系统互连标准第七层（应用层）的应用标准，针对 HIS 的应用要求，HL7 建立了 HIS 的基本应用模型，采用消息传送机制实现不同应用系统之间的数据传输和功能调用。

①消息结构：在 HL7 协议中，消息（Message）是各应用系统之间数据交换的基本单元，它是系统间传输数据的最小单位，每个消息都是用一个消息类型来表示其用途。一个消息由一组规定次序的多个段（Segment）组成，每个段都有相应的名称。一个消息中的第一个段总是消息头段（Message head segment），它指明了发送和接收的程序名称、消息类型、唯一的消息 ID 号等。而一个段又由多个数据字段（Data Field）组成，段是数据字段的一个逻辑组合，用一个唯一的三字符代码所标志，这个代码称作段标志。

② HL7 接口引擎：HL7 接口引擎由发送 / 接收模块（Send/Receive module）、转换模块（HL7 Adaptor module）、应用接口模块（HL7 API module）、HL7 资源模块（HL7 Resource module）和对照模块（Mapping module）等几部分组成。

发送 / 接收模块：支持 TCP/IP 通讯协议，医疗系统向数据中心发送符合 HL7 标准的医疗数据信息。数据中心接收并解析信息，将解析后的信息存到数据中心的数据库中，完成后回复发送端一个 ACK 确认信息，确认信息已经发送成功。

转换模块：检查验证发送 / 接收医疗数据信息格式的正确性和完整性，实现字符串格式数据与 XML 格式之间的相互转换。

应用接口模块：提供符合 HL7 标准的应用接口，医疗应用系统可以通过调用应用接口函数，并按照 HL7 标准格式填写参数，实现向其应用系统发送数据。

HL7 资源模块：对各类实际应用的 HL7 医疗信息事件提供支持。

对照模块：可以按照应用系统的需要进行定制，提供翻译对照功能。

（2）医学数字成像和通信标准 DICOM。DICOM（Digital Imaging and Communications in Medicine）即医学数字成像和通信，是医学图像和相关信息的国际标准，它定义了质量能满足临床需要且可用于数据交换的医学图像格式，用于解决不同生产厂商不同型号的设备产生的图像格式不一致、不同设备之间信息资源难以互用的问题。随着以 CT 为代表的数字成像诊断设备在临床得到广泛应用，美国放射学院（ACR）和国家电气制造协会（NEMA）在 1983 年成立了一个专门委员会，开始制定医学图像存储和通信标准，以达到以下目的：推动不同制造商的设备之间数字图像信息通信标准的建立；促进和扩展图片归档及通讯系统（PACS），使它可以与其他医院信息系统进行交互；允许广泛分布于不同地理位置的诊断设备创建统一的诊断信息数据库。

ACR-NEMA 联合委员会于 1985 年发布了最初的 ACR-NEMA1.0 版本，又分别于 1986 年 10 月和 1988 年 1 月发布了两个校订版本。1988 年该委员会推出 ACR-NEMA 2.0 版本，由于技术不成熟，这些版本没有得到广泛采用。到 1993 年发布的 DICOM 3.0 标准，是在

ACR-NEMA 2.0 版本的基础上，增加了通信方面的规范，并且重新修改了图像格式中部分信息的定义，目前，DICOM 3.0 标准已发展成为医学影像信息学领域的国际通用标准。

① DICOM 数据结构和文件格式：DICOM 标准的数据结构在它的第五部分进行了介绍，定义了数据集（Data Set）来保存信息对象定义（IOD）。这里，IOD 是信息实体的抽象，是 DICOM 命令的作用受体。数据集又由多个数据元素（Data Element）组成，每个数据元素描述一条信息，如患者姓名、图像类型等。DICOM 数据元素由八位十六进制数的标记唯一确定，如八位十六进制数"0008，0016"，前四位表示组号，后四位表示元素号。DICOM 数据元素分为两种，即：

标准（Standard）数据元素，组号为偶数，含义在标准中已定义。

私有（Private）数据元素，组号为奇数，其描述信息的内容由用户定义。

② DICOM 标准组成：DICOM 标准由多文档组成，共分为以下 18 部分。

第一部分，引言和综述。简要介绍了 DICOM 标准的概念及组成，并简要介绍了其他部分的内容。

第二部分，兼容性。详细定义了 DICOM 的兼容性概念，要求制造商精确地描述其产品的 DICOM 兼容性，即构造一个该产品的 DICOM 兼容性声明，它包括选择的信息对象、服务类、消息传递、数据编码方法等。

第三部分，信息对象。此部分定义了信息对象和信息对象类，包括普通信息对象和复合信息对象。许多信息对象定义中有若干组属性是类似的，这些组被集中在一起形成了一系列多个信息对象定义都可以使用的公共模块。

第四部分，服务类规范。定义了一些服务类，服务类详述了作用于信息对象上的命令及其产生的结果。

第五部分，数据结构及编码。描述了怎样对信息对象类和服务类进行构造和编码。

第六部分，数据字典。数据字典是所有表达信息的 DICOM 数据元素的集合，它定义了数据元素及其标识符、值类型、数据类型等。

第七部分，信息交换。定义了 DICOM 命令的结构，以及进行信息交换通讯的医学图像应用实体所用到的服务和协议。

第八部分，信息交换的网络通讯支持。说明了在网络环境下 DICOM 如何支持 TCP/IP 协议和 ISO-OSI 协议。

第九部分，信息交换的点对点通讯支持。说明了与 ACR-NEMA 2.0 兼容的点对点通讯的服务和协议。

第十、十一、十二部分，定义了医学影像信息的存储媒体和数据交换的文件格式。

第十三部分，打印管理的对点对点通讯支持，它描述了打印提供者在点对点连接情况下支持 DICOM 打印所需的服务和协议。

第十四部分，灰度图像显示函数，它描述了灰度图像显示的标准函数，说明了如何调整灰度图像和显示系统。

第十五部分，安全性和系统管理，它定义了 DICOM 安全模型。

第十六部分，绘制资源目录。

第十七部分，信息解释。

第十八部分，Web 获取 DICOM 永久对象。

（3）国际疾病分类标准编码 ICD-10。国际疾病分类（International Classification of Diseases，ICD），是世界卫生组织制定的国际统一的疾病分类方法，它根据疾病的病因、病理、临床表现和解剖位置等特性，将疾病分门别类，并用编码的方法来表示的系统。目前，全世界通用的是第 10 次修订本《疾病和有关健康问题的国际统计分类》（ICD-10）。

ICD 主要依据病因、部位、病理及临床表现（包括：症状体征、分期、分型、性别、年龄、急慢性发病时间等）4 个主要特征对疾病进行分类。ICD 疾病分类的基础是对疾病的命名，没有名称就无法分类。疾病又是根据它的内在本质或外部表现来进行命名，因此疾病分类的依据就是疾病的本质和表现，分类与命名之间存在一种对应关系。当对于某个疾病名称赋予一个唯一编码时，这个编码就表示了该疾病的本质和表现。

疾病分类编码的操作方法包括 4 个步骤：首先要确定主导词，相当于在图书馆中检索时所用的主导词。确定主导词后，在第三卷字母索引中查找编码。再把查到的编码在第一卷类目表中核对编码。由于肿瘤要求有两个编码，因此，需要重新操作一遍。

（4）观测指标标识符逻辑命名与编码系统 LOINC。观测指标标识符逻辑命名与编码系统（Logical Observation Identifiers Names and Codes，LOINC）由 LOINC 委员会及 Regenstrief 医疗保健研究院负责其开发和维护工作，LOINC 数据库旨在促进临床观测指标结果的交换与共享。其中，LOINC 术语涉及用于临床医疗护理、结局管理和临床研究等目的的各种临床观测指标，如血红蛋白、血清钾、各种生命体征等。

LOINC 数据库实验室部分所收录的术语涵盖了化学、血液学、血清学、微生物学（包括寄生虫学和病毒学）及毒理学等常见类别或领域；还有与药物相关的检测指标，以及在全血计数或脑脊髓液细胞计数中的细胞计数指标等类别的术语。LOINC 数据库临床部分的术语则包括生命体征、血液动力学、液体的摄入与排出、心电图、产科超声、心脏回波、泌尿道成像、胃镜检查、呼吸机管理、精选调查问卷及其他领域的多类临床观测指标。

2．国内卫生信息数据标准化建设　2006 年，国家卫生部组建了卫生部卫生标准委员会卫生信息标准专业委员会，负责卫生数据标准的研究、起草、制定和推广应用工作。在卫生数据标准化的研究与数据标准推广应用过程中，数据集这一新的医疗数据组织方式在我国得到了应用和推广。数据集是具有一定主题、可以被标识并能够被计算机处理的数据集合，是一种基于主题进行数据资源收集与组织的新型数据组织方式和数据资源的"封装"单元。2012 年，卫生部颁布了《卫生信息基本数据集》、《卫生信息数据元目录》、《卫生信息数据元值域代码》，其中，《卫生信息基本数据集》主要由《基本信息数据集》、《疾病管理基本数据集》、《疾病控制基本数据集》、《卫生管理基本数据集》、《医疗服务基本数据集》等几部分构成，为解决不同领域、不同层次的医疗卫生数据标准化奠定了基础。

（1）数据集与卫生信息数据集

①数据集：数据集是具有主题的、可标识的、能被计算机处理的数据集合。

主题：围绕着某一项特定任务或活动进行数据规划和设计时，对其内容进行的系统归纳和描述。数据集主题具有划分性和层级性，划分性即对主题进行分门别类，主题间通过不同的命名，将相同属性的主题归并在一起形成相同的类；层级性是指主题可被划分成若干子主题或子子主题。

可标识：即可以用规范的名称和标识符对数据集进行标记，以供识别。

能被计算机处理：即可以通过计算机技术（软硬件、网络），对数据集内容进行发布、交换、管理和查询应用。

数据集合：即按照数据元所形成的若干数据记录所构成的集合。

②卫生信息数据集：卫生信息数据集是在医疗卫生领域，为满足政府卫生决策、业务处理、科学研究、信息发布与绩效评价等需求，按照数据集概念设计、归纳、整合的主题信息集合。卫生信息数据集主要分为业务系统建设类的基本数据集、信息发布类统计数据集、为满足特定目的收集整理制作的数据集三种类型。

业务系统建设类的基本数据集：包括医疗、公共卫生、卫生监督等领域为了满足业务信息系统规范化建设和领域内部以及领域间数据交换与共享需求，设计归纳的各系统或功能模块所包含的最小数据元素的集合。如个人健康档案、住院患者入出转、儿童出生登记、食品卫生许可等。

信息发布类统计数据集：如中国卫生统计年鉴中卫生机构设置、卫生人员资源分布、卫生经费的筹集及分配等数据集，各类卫生机构的统计月报、年报等。

为满足特定目的收集整理制作的数据集：包括通过调查、监测、检测、实验等方式获取的满足科学研究、业务咨询或卫生服务决策等需求的数据集。如医药卫生数据共享数据集、卫生服务调查数据集、疾病及危险因素调查数据集等。

③数据集标识符编码规则：数据集标识符编码采用字母和数字混合编码，其结构为"DCC.VI"，其中DCC是数据集类目编码，采用长度9位的字母和数字混合编码，按业务领域代码，一级类目代码，二级类目代码，顺序按从左到右排列，结构图如图13-5。

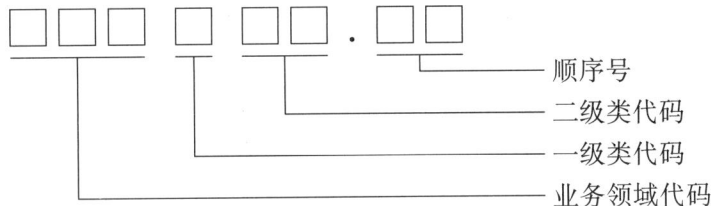

图13-5 数据集标识符编码规则

"VI"是版本标识符，版本标识符由四部分组成："V"+"m..m"+"."+"n..n"，其中"m..m"表示版本号，"n..n"表示次版本号，"m..m"和"n..n"由阿拉伯数字组成。如果数据元更新前进可以进行正常的数据交换，则更新后主版本号不变，次版本号等于当前版次号加1。如果数据元更新前后不能进行正常的数据交换，则更新后主版本号等于当前主版本号加1，次版本号置0。

④数据元描述规则：数据集由数据元组成，数据元在特定数据集中的唯一标识代码用内部标识符表示，采用长度13位的字母数字混合码，其中包含2位小数点，内部标识符如图13-6所示。

其中，数据元顺序号用3位阿拉伯数字表示，代表数据元在特定数据集中的序号，从001开始顺序编码，数据元顺序号与数据集分类编码之间用"."分隔。

（2）电子病历数据标准。2009年，国家卫生部颁布了《电子病历基本架构与数据标准（试行）》，它是我国卫生领域制定、发布的首部国家级具有中西医结合特点的电子病历业务架构基本规范和数据标准。主要包括两部分内容，第一部分是"电子病历基本架构"，第二部分是"电

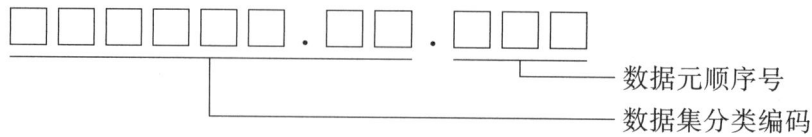

数据元顺序号
数据集分类编码

图 13-6　数据元描述规则

子病历数据标准"，其中，电子病历的数据标准包括四项内容：电子病历数据结构、电子病历临床文档信息模型、电子病历临床文档数据组与数据元标准、电子病历临床文档基础模版与数据集标准。

①电子病历数据结构：电子病历主要由临床文档组成，临床文档中的数据存在着一定的层级结构关系，其中有包含与被包含的关系，也有按同类属性相互嵌套的关系。电子病历数据结构用于规范描述电子病历中数据的层次结构关系，即电子病历从临床文档到数据元的逐步分解，或从数据元到临床文档的逐步聚合关系。电子病历数据结构分为四层（图 13-7）。

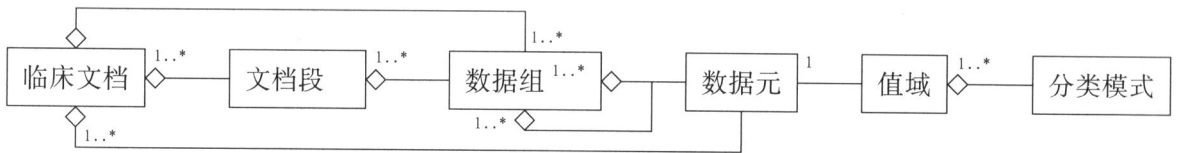

图 13-7　电子病历结构图

临床文档：位于电子病历数据结构的最顶层，是由特定医疗服务活动产生和记录的患者临床诊疗和指导干预信息的数据集合。如：门急诊病历、病案首页、会诊记录等。

文档段：结构化的临床文档可拆分为若干逻辑上的文档段，为构成该文档段的数据提供临床语境。文档段由数据组组成，并通过数据组获得特定的定义。

数据组：由若干数据元构成，数据元集合体构成临床文档的基本单元，具有临床语义完整性和可重用性特点。

数据元：是可以通过定义、标识、表示和值域等一系列属性进行赋值的最小、不可再细分的数据单元，它位于电子病历数据结构的最底层。

②电子病历临床文档信息模型：临床文档信息模型是为电子病历中不同来源和用途的医疗业务活动记录建立标准化的数据表达模式和信息分类框架，实现临床文档的结构化表达和数据元的科学归档，方便电子病历信息的快速理解和共享。

临床文档由文档头和文档体组成，文档头可理解为临床文档的元数据，用于临床文档交换与共享时的标识、定位和管理。文档体是临床文档的具体记录内容。文档头和文档体分别由承担不同角色和作用的两级嵌套结构数据组构成。其中，文档头由 10 个一级数据组和 2 个二级数据组构成；文档体由 16 个一级数据组和 48 个二级数据组构成。

③电子病历临床文档数据组与数据元标准

数据组标准：数据组是构成临床文档的基本单元，是按一定的业务规则将相关数据元聚集、形成的一种复合数据结构。依据 WS/T 303-2009 卫生信息数据元标准化规则，数据组标准规定了电子病历临床文档中所有数据组的分类代码和数据元构成。根据电子病历基本内容规范和临床文档信息模型，共制定了数据组 76 个。

数据元标准：数据元是电子病历数据标准化的最小单元，分为简单数据元和复合数据元两种类型。数据元的命名以及相关属性定义必须遵循统一的卫生信息数据元标准，才能进行无歧义的信息交换和协调运作。针对电子病历临床文档中的 76 个数据组，共制定了 465 个数据元和 76 个数据元值域代码表。

④电子病历临床文档基础模板与数据集标准

临床文档基础模板：临床文档基础模板是根据临床文档信息模型以及各类医疗服务活动的业务规则，通过对数据组和数据元的基数约束以及数据元允许值约束，生成各类实际应用的结构化、标准化临床文档，保证电子病历数据采集和交换的一致性，它是用于指导临床文档数据创建的形式和方法。

一个临床文档基础模板可生成对应的一个或多个临床文档，其基本构件是可重用的数据组、数据元及数据元值域。针对医疗服务中与电子病历相关的 14 类、57 项业务活动记录，共制定了 17 个临床文档基础模板。

临床文档基础模板数据集标准：临床文档基础模板数据集标准是对临床文档基础模板中所包含的各数据组和数据元，按照统一的属性描述规则进行有关限制性说明，包括数据元及数据元值域代码标准。一个基础模板一般对应一个数据集，共制定了临床文档基础模板数据集标准 17 个，其中包括 3 个住院病程记录基础模板数据集。

（3）健康档案数据标准。2009 年，国家卫生部发布了《健康档案基本架构与数据标准（试行）》，主要包括两部分内容。第一部分是"健康档案基本架构"，第二部分是"健康档案数据标准"，其中，数据标准部分又包括健康档案相关卫生服务基本数据集标准、健康档案公用数据元标准、健康档案数据元分类代码标准。健康档案的各项标准是一个不断完善的过程，将随着医疗业务发展和实际需要不断补充和完善。

①健康档案相关卫生服务基本数据集标准：与健康档案相关的每一个卫生服务活动均对应一个基本数据集，基本数据集标准规定了数据集中所有数据元的唯一标识符、名称、定义、数据类型、取值范围、值域代码表等数据元标准，以及数据集名称、唯一标识符、发布方等元数据标准。

该标准已制定了 32 个健康档案相关卫生服务基本数据集标准。按照业务领域分为 3 个一级类目：基本信息、公共卫生、医疗服务。其中"公共卫生"包含 4 个二级类目：儿童保健、妇女保健、疾病控制、疾病管理。

表 13-1 列出了健康档案相关卫生服务基本数据集标准部分目录，如：《儿童健康体检基本数据集》的数据集标识符为"HRB01.03"，表示该数据集标准属于"健康档案领域（HR）"中的一级类目"公共卫生（B）"下的二级类目"儿童保健（01）"，数据集顺序号为"03"。

②健康档案公用数据元标准：健康档案 32 个相关卫生服务基本数据集中共包含 2252 个数据元。其中两个或两个以上数据集中都包含的数据元，称为公用数据元。健康档案公用数据元标准中共包含公用数据元 1163 个，191 个数据元值域代码表。公用数据元是不同业务领域之间进行无歧义信息交换和数据共享的基础。健康档案公用数据元标准规定了健康档案所必须收集记录的公用数据元最小范围及数据元标准，目的是规范和统一健康档案的信息内涵和外延，指导健康档案数据库的规划设计。

表 13-1　健康档案部分数据集

一级类目	二级类目	数据集标准名称	数据集标识符
B 公共卫生	01 儿童保健	出生医学证明基本数据集	HRB01.01
		新生儿疾病筛查基本数据集	HRB01.02
		儿童健康体检基本数据集	HRB01.03
		体弱儿童管理基本数据集	HRB01.04

③健康档案数据元分类代码标准：从信息学角度对数据元进行科学分类和编码，目的是为健康档案中来源于各种医疗卫生服务记录的所有信息（数据元），建立一个统一的、标准化的信息分类框架，使得不同的信息（数据元）根据其不同的特性，能够分别定位和存储在相应的层级结构中，方便健康档案信息利用者的快速查找和共享。

（二）数据中心建设

1. 临床数据中心　随着卫生信息化建设的深入，内部的信息化建设逐步加强，但医疗机构之间的总体协同效果差，没有统一的数据交换标准，缺乏数据共享相互协作的机制，没有统一的数据采集交换平台。医疗机构之间数据普遍存在数据结构不一致、数据不完整、医疗数据不能进行有效共享和交换等一系列问题。研究型医院临床数据中心（Clinical Data Repository, CDR）的主要任务就是获取各个医院各信息系统产生的数据，并进行数据标准化处理，为数据交换和共享做准备。它通过统一的数据标准定义、统一的数据中心构架以及集中的数据管理，实现在众多异构数据库中进行数据采集、数据标准化、数据分析、数据集成和利用，从而达到临床医疗数据共享和交换的目的。

（1）CDR 的架构。临床数据中心包括四个层面的建设内容，底层是数据存储层，实现数据的统一存储和管理；中间层是数据服务层，通过数据服务层的数据访问接口实现对数据库的读写操作，这些服务接口作为医疗临床信息的服务总线对外提供访问服务，起到隔离和解耦的作用，保障数据的安全和机密性；顶层是数据展现应用层，通过专业的集成视图直观形象地展现临床数据中心的数据；还有一层是采集层，采集层起到的作用从分散在医院各个角落的信息源采集需要的临床数据到临床数据中心，这些采集接口作为医疗临床信息的数据总线进行管理。整体系统架构图如图 13-8 所示。

底层的数据存储层包括在线生产库、ODS 长期存储库、临床文档库和多媒体医学影像存储库四个组成部分，分别负责不同类型临床数据的存储和管理。

①在线生产库：在线生产库是主要用于支撑日常医疗业务运作，基本包括一体化医护工作站集成终端 Pride 和所有基础 HIS 系统，如患者登记、挂号、收费、取药等。随着多年的系统应用，在线生产库的数据规模日渐增大，为了优化性能，通常的做法是将统计周期之外的历史数据迁移出该库，如一年之前的检验结果数据。这样也使得很多在临床医疗过程中，对于一线医护工作者甚具参考价值的历史病历信息无法被实时地获取。为此，建设临床数据中心一个重要的工作就是，建设一个能有效存储和管理这些历史病历信息，即 ODS 长期存储库。

② ODS 长期存储库：ODS 长期存储库作为一个长期永久存储和管理历史病历信息的关系型数据库，不仅仅存储上述从在线生产库迁移出的历史数据，也包括在不同时期建设的信息系统，由于系统的更新换代，这些被弃用的信息系统中存储了大量有价值的临床信息。为此，将

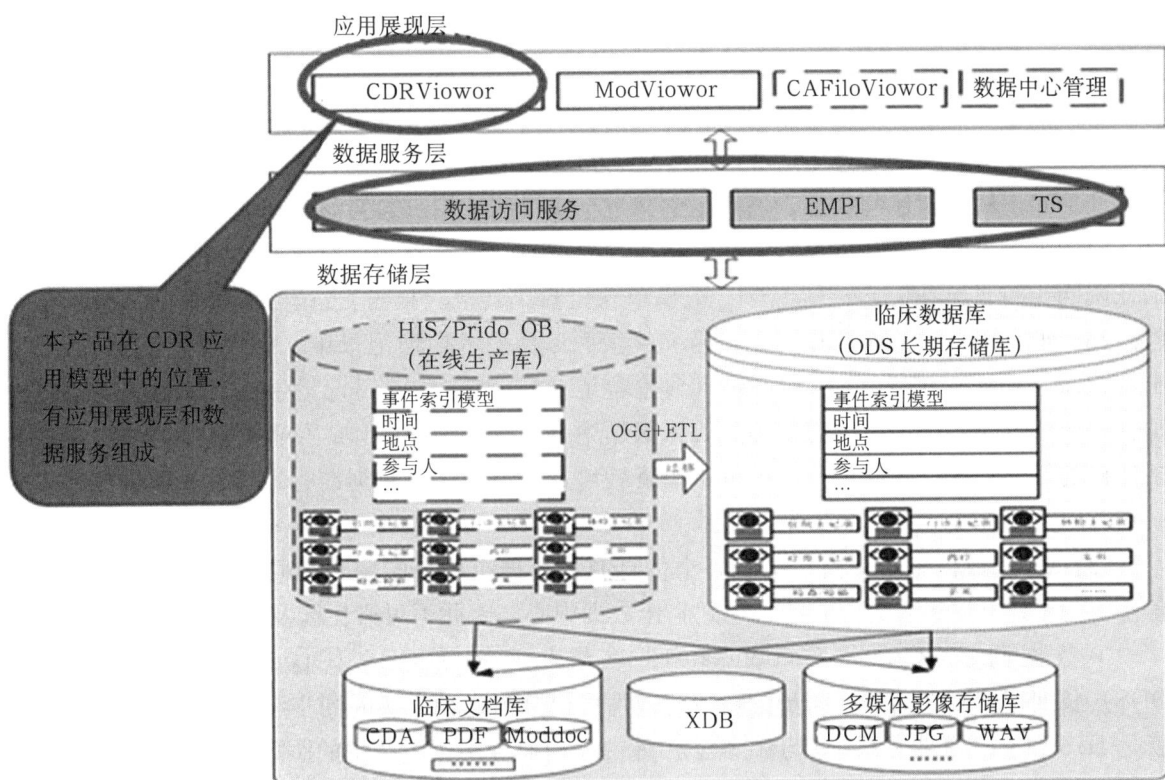

图 13-8 临床数据中心架构

这些不同时期、不同厂商的信息系统的临床数据，经过必要的清洗、术语转换，最终永久存储到 ODS 库。根据从生产库到 ODS 迁移的策略不同，一个患者的所有临床数据根据所属就诊的状态不同，分别分布在生产库和 ODS 库，两者之间可能会存在一些冗余，但两者之和将覆盖该医院所有临床数据。

③临床文档库：在现阶段，受限于电子病历标准化和结构化技术的发展，病历文书中的大部分内容还无法实现完全结构化，仍然只能以自由文本的形式进行表达，以文件为单位进行存储和管理。这些文档可能包括使用 Meddoc 文书编辑器产生的临床病历文书；用于跨医疗机构文档交换的符合国际标准的 CDA 格式文档；以及引入数字签名 CA 技术后，真正实现无纸化存储的类 PDF 文档，CDR 将使用专门设计的文件服务器存储这些临床文档。

④多媒体医学影像存储库：除了存储于关系型数据库中的结构化数据和文件格式的病历文书以外，医学影像（包括静态和动态）是一类比较特殊的临床数据。通常，医院在建设院级 PACS 系统时，就建有院级影像中心，这类数据大部分已得到影像中心的统一管理。同时，一方面，它们的数据量非常庞大，在患者的一次就诊过程中就可能会生成数以千计的 CT 图像，可能还包括各种高分辨率的 CR、DR 影像，可以预见，随着医学成像设备地不断发展，数据量还会越来越大；另一方面，在医学影像领域，PACS 相关的数据存储技术已经非常成熟，DICOM 标准也得到了广泛的应用，大量医学影像的应用软件都在不同程度上支持 DICOM 标准接口。出于这两方面的考虑，在建设 CDR 时通常不会在物理上重建一个影像中心，因为相关硬件投入是巨大的，CDR 中将管理已有影像中心中所有影像的访问索引。而对于那些未纳入已有影像中心管理的多媒体影像文档，如心电检查的波形数据，部分医技辅诊系统产生的动

态视频（如内镜检查录像、手术过程录像），这些文档需要在 CDR 中存储或管理，CDR 提供专门设计的文件服务器存储。

（2）临床数据中心数据存储内容。在我国现行的《病历书写基本规范》中，明确了病历是指医务人员在医疗活动过程中形成的文字、符号、图表、影像、切片等资料的总和，其内容包括门（急）诊病历和住院病历。该规范中又进一步说明了门（急）诊病历内容包括门诊病历首页（门诊手册封面）、病历记录、化验单（检验报告）、医学影像检查资料等；住院病历内容包括住院病历首页、住院志、体温单、医嘱单、化验单（检验报告）、医学影像资料、特殊检查（治疗）同意书、手术同意书、麻醉记录单、手术及手术护理记录单、病理资料、护理记录、出院记录（或死亡记录）、病程记录（含抢救记录）、疑难病例讨论记录、会诊意见、上级医师查房记录、死亡病例讨论记录等。临床数据中心中既要存储门诊、住院等临床数据，还要包括体检的健康数据，为此，临床数据中心将针对具体需求，对数据内容进行建模和数据库表的设计。

（3）CDR 数据整合。由于医院各个信息源对数据有各自的定义，同时也分散在医院各个角落，为了建立以患者为中心的集中式临床数据中心，因此不可避免涉及数据的整合利用。

① 数据同步（Oracle GoldenGate）：在线生产库和 ODS（Operational Data Store，ODS）长期存储库之间数据同步策略按时效性可以分为两种，实时同步和延时同步。实时同步就是 HIS 和 CIS 等业务系统基于在线生产库的任何业务操作所产生的医疗数据都将在毫秒级的时间内同步到 ODS 长期存储库；延时同步方式，两库之间数据同步的时机可能是在患者就诊完毕或每天某时刻（如深夜）定时同步。目前为了能及时展现患者的诊疗信息，这里我们推荐采用实时同步方式。鉴于同步内容数据量大，实时性要求高，这种应用场景下已不适宜采用基于集成平台的通过消息交互的应用集成方式。消息集成方式往往需要一个发起方和接受方，而发起方和接受方往往需要一些额外的支持，如发起方需要调用接受方提供的接口等，期间可能还涉及一些消息转换、反馈、确认等复杂的来回交互，最主要的是，消息集成在数据量很大的情况下，处理速度不是很快，因此，我们这里将使用数据集成的方式来实现数据同步。

为了避免抽取过程对生产库造成不必要的性能影响，这里会结合同步工具（Oracle GoldenGate）使抽取过程对生成库的影响降低到最小，采用 Oracle GoldenGate 同步的最大的好处是几乎不会增加对生产源的任何负载，同时还很灵活的决定从什么时候开始抽取同步、还可以重复抽取和分发。

Oracle GoldenGate 涉及需要数据同步的包括两个部分：在线生产库和 ODS 长期存储库映射区。我们采用 GoldenGate 实现在线生产库和 ODS 长期存储库之间的数据同步。其基本结构图如图 13-9 所示。

从上图可以看到发生在在线生产库上的相关数据变化通过 GoldenGate 实时同步到 ODS 长期存储库。Oracle GoldenGate 将在线生产库变化数据捕获、传递和复制到 ODS 长期存储库。当 HIS 数据库发生数据变化的时候，如医嘱下达、校对医嘱之后，此时运行在 HIS 数据库服务器上的 GoldenGate 将捕获该功能业务对应的变化数据，并通过网络传递到 ODS 长期存储库，ODS 数据库接收到这些变化数据之后，运行在 ODS 数据库服务器上的 GoldenGate 解析这些变化数据并应用到 ODS 数据库。

通过 GoldenGate 可以很好地实现在线生产库和 ODS 长期存储库之间的独立和联系，使他们各尽其职，分工明确，一起很好地共同支撑整个医院的正常运营。

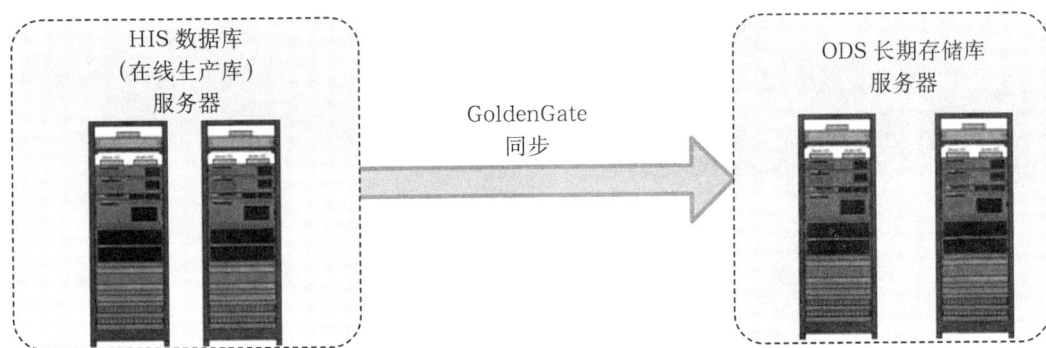

图 13-9 数据同步

② ETL（Extract Transform Loading，数据抽取转换装载）：数据整合意味着需要对数据进行抽取、转换和加载等工作，这其实是完整的 ETL 过程。ETL 负责将分布的、异构数据源中的数据如关系数据、平面数据文件等抽取到临时中间层后进行清洗、转换、集成，最后加载到 ODS 中，成为联机分析处理、数据挖掘的基础。该工作是 CDR 实施过程中最重要也是最烦琐复杂的工作，占到整个 CDR 设计工作的 60% ~ 80% 作用量，甚至更多。

数据整合的基本过程：首先使用 Oracle GoldenGate 将生成库的数据变化实时同步到 ODS 库的数据映射区域，然后再对变化的数据进行 ETL 处理，最终将数据按照特定的规则和要求装载到临床数据中心。

经过对 ETL 工具成本、易用等角度的考察，这里我们会采用 Kettle 进行数据抽取。Kettle 是一款国外开源的 ETL 工具，纯 JAVA 编写，绿色无需安装，数据抽取高效稳定。Kettle 中有两种脚本文件，Transformation 和 Job，Transformation 完成针对数据的基础转换，Job 则完成整个工作流的控制。

（4）基于临床数据中心的展示应用。在临床数据中心的基础上，通过开放式的医疗信息平台以及电子病历集成终端，为医护人员提供一个更方便、快捷、准确和智能化的数字工作环境。

①电子病历集成视图（CDRViewer）：电子病历集成视图意在通过一个图形化的界面，即可方便、快捷、准确地将患者的病历资料、各种影像资料、检查、检验资料集中展现，实现快速浏览，极大地提高工作效率。系统如图 13-10 所示。

电子病历集成视图为医、护操作者在一个界面上，提供了可查询、浏览各医护文书、特护记录、辅诊检查资料的快捷方式。且界面以直观方式显示患者当前各生命体征（体温、脉搏、血压、呼吸）、检查检验、医嘱等患者重要的观察指标，并能以时间方式查询此前任意上述指标的情况、相互关系和趋势。在该集成视图中，各种电子病历数据的前后、因果关系一目了然，医护人员不仅可以观察患者的上述各类指标，从整体上把握其病情发展情况，还可以直观地查阅在病情不断变化的情况下，对患者所进行的各种处置护理情况，诊疗计划的制定、执行情况及其临床效果等等，同时也可以轻松地翻阅患者的历史病历数据，为下一阶段的诊疗工作提供极其丰富的参考信息。这样的集成视图真正体现了"以患者为中心"的观点，在很大程度上改善了传统形式病历固有的缺陷与不足。

②数据综合浏览视图：数据综合浏览视图用于实现对各种医学影像（X 线、CT、MRI、超声、胃肠镜）、心电图、监护数据和麻醉监护数据等在内的多种医疗数据的综合阅览分析，在

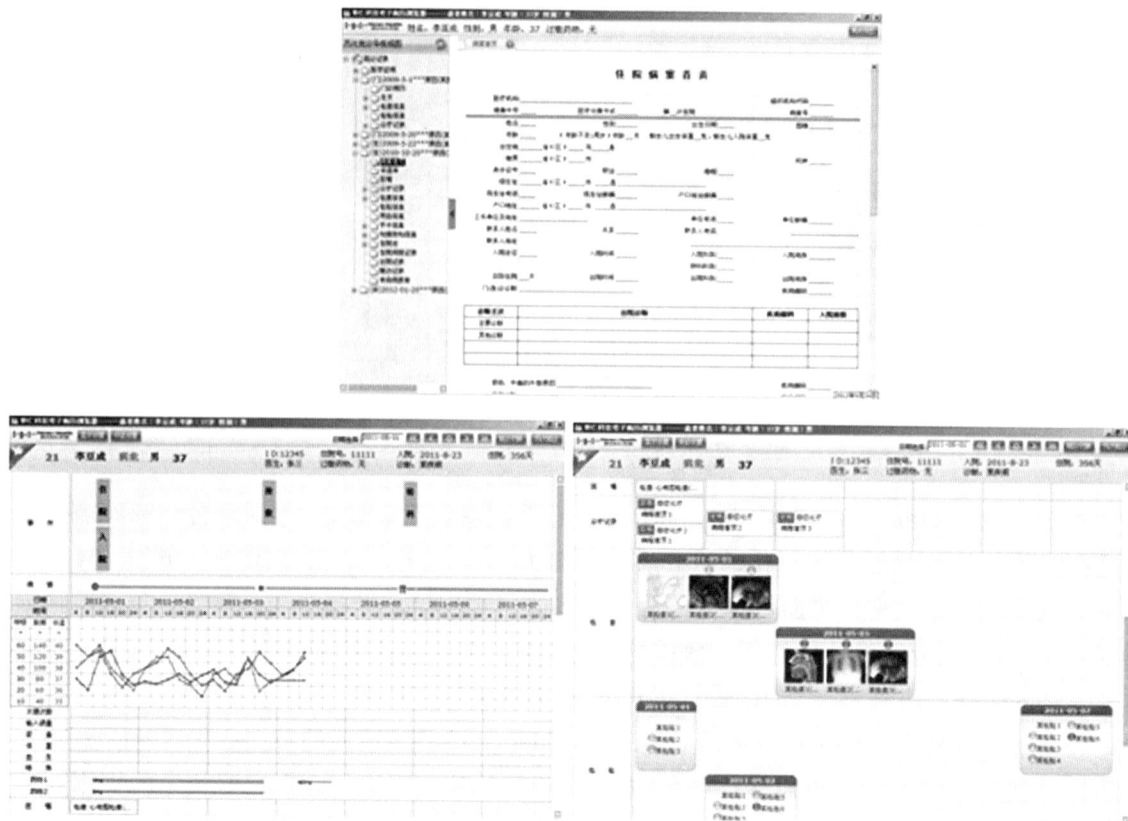

图 13-10　时间轴连续临床数据集成视图

大量富有价值的参考信息的基础上，开展下一步的诊疗工作。该视图完全打破了科室的界限，使全院所有医生、护士以及医务人员均采用统一的界面进行多种医疗数据的浏览和操作，改变了各科室数据分散而孤立的现状，跨科室实现了所有医疗数据的集成和整合。借助于数据综合浏览视图，医护人员可以对集中视图中任意部分进行独立显示。系统如图 13-11 所示。

2．**影像数据中心**　随着数字化医学影像设备在医学诊断中的应用越来越广泛，它与临床各学科的结合也日益紧密，在医疗诊治工作中发挥着相当重要的作用，而基层医疗机构医学影像设备缺乏和诊断能力相对较低的现状也一直存在。许多医院在建成了全院 PACS 系统后，医学影像数据呈海量增长，其管理和使用成为急需解决的问题，因此，以研究型医院建设为契机，构建影像数据中心，是解决这一难题的有效途径。

影像数据中心建设的总体目标是实现跨部门、跨机构、跨区域的数字医学影像的数据存储与广泛共享。通过医学影像数据中心数据区域化共享和利用，各个医院之间可以互相调阅被作为重要诊治依据的医学影像资料、诊断结果、电子病历等相关医疗数据，对患者在不同医院和不同时期的就诊信息进行跟踪和比对，有利于避免重复检查，降低医疗成本，提高治疗效果。汇集到医学影像数据中心的数据还可以为更多的机构服务，如医学院可调阅数据中心医学影像数据，起到了医学影像教育和培训平台的功能。科研人员可以根据需要调阅影像数据中心某类疾病的影像资料，对该疾病的发展演变研究提供影像数据支撑。

（1）影像数据存储方式。医学影像数据中心的建立解决了医学图像数据存储、管理和共享的难题，在集中统一存储和管理的架构下，依据影像数据存储要求和数据量，采用三级存储结构，

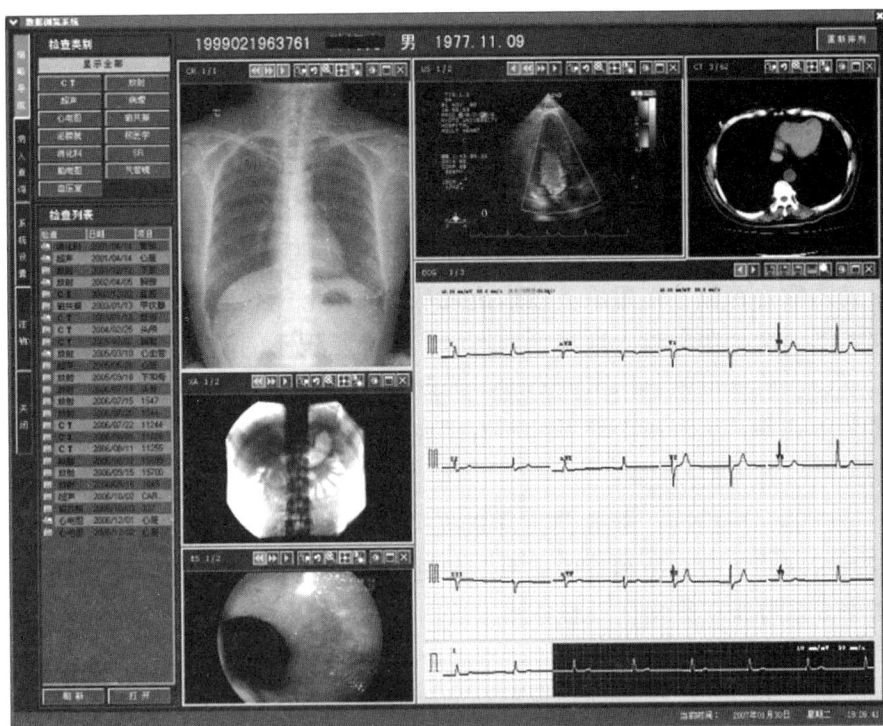

图 13-11　数据综合浏览视图

即影像在线存储、近线存储、离线存储三级，三级存储方式在一定程度上很好地解决了海量影像数据的长期存储与管理问题。

①在线存储：用于集中存储区域内各医疗单位近期内（如 3 个月）的在线影像数据，供各医院医生、科研和教育工作者等快速方便地通过网络实现医学影像数据的调阅。在线存储需要大容量、高性能存储器，能满足用户高频率的访问、读取、写入请求。

②近线存储：某一时刻存储设备中只有少数影像数据在线存储供用户随时访问，对于各医疗机构产生的超过一定期限、用户访问频率相对较少的影像数据采用近线存储方式，在用户需要访问采用近线存储的影像数据时，通过各种优化算法将其加载到系统中，实现安全、及时、准确的数据访问。近线存储的影像数据精确定位及存取所耗费的时间较长，需要采取一定的手工操作和管理。

③离线存储：对于医疗机构产生的时间较长（5 年以上）的过时医学影像数据交由医疗影像数据中心统一存储和管理。医院的 PACS 系统与医学影像数据中心管理平台相连接，通过 VPN 专线将影像数据定时上传至中心。离线存储在安全性、大容量等方面的要求更高，存储介质可采用磁带库和光盘，将影像数据刻录在磁带或光盘存储介质上，按时间顺序保存，实现医学影像资料的永久性海量存储与管理。

（2）影像和数据访问解决方案

①数据流分析：当患者在放射科进行登记后，影像设备即可通过访问所属前置服务器来取得 RIS 中存储的患者 Worklist 信息，并将检查状态反馈给前置服务器，前置服务器随之更改保存在中心服务器 RIS 系统中的患者检查状态。

当患者完成检查，技师将图像发送给设备所属前置服务器后，前置服务器对图像数目进行确认，并与 RIS 中保存的患者文本数据进行匹配，确保患者信息与图像信息的一致性；随后前置服务器对图像进行标记，并将图像压入图像归档队列；安装于各个前置服务器上的队列管理器实时监测图像归档队列，按照预定义规则将队列中的图像送至中心服务器，并对归档过程进行监控，当发现归档失败时队列管理器可以自动按照预定义规则处理错误，以保证中心服务器和前置服务器之间数据的一致性；归档过程完成后，在医生调阅患者本次或历史影像时，所有的调阅请求均先提交给中心服务器调度管理程序，调度管理程序查阅中心数据库中保存的数据迁移记录，查询图像是否已从前置服务器迁出或从中心服务器迁回，按照就近分配原则指示客户端从前置服务器或中心服务器上取得所需图像，通常情况下的图像分配策略是，患者本次检查的各种图像（一次检查可以包括不同类型，如既做 CT 又做超声或 MRI）将从所做检查对应科室前置服务器上获得，患者历次检查的所有图像将从中心服务器（无预约时）或所属科室前置服务器上获得（患者提前预约时）。

②数据一致性的保障措施：服务器集群系统实际上采用了一种集中＋分级的混合型结构，综合了分布式系统网络负载均衡和集中式系统数据统一管理的优点，同时避免了分布式系统数据不一致和集中式系统所有终端直联服务器导致网络和中心节点负载过大的问题。

在服务器分级体系架构中，可以通过以下两个策略保证节点之间数据的一致性。

首先，所有用户可以访问的数据（报告和图像）索引只保留一份，均直接存储在中心服务器上，客户端直接与中心服务器进行交互，然后按照中心服务器的指示从集群内指定节点上（通常是前置服务器）取得所需数据，这样既可以保证不同前置服务器所属的终端客户均访问的是同一份数据，又可以保证因图像传输而产生的大量数据流均保持在科室服务器和所属工作站之间，大大节省了中心网络带宽。

其次，所有可能导致在多个节点之间需要进行同步数据的更新操作（如管理员手动修改了图像中的姓名，医生将对图像所作标注保存到服务器上等）也直接由客户端向中心服务器提交，中心服务器收到数据更新请求后，首先按照操作内容更新本地影像数据，并修改中心数据库中相应数据记录，以保证所有对已修改数据的访问请求均直接从中心服务器本地影像中获得响应，随后再将所作更新操作广播到集群中每个节点上，保证整个集群内部数据的一致性；即使因为网络故障等原因导致个别节点的更新操作不能进行，系统也可以日志方式通知管理员，同时由于更新操作涉及的图像均可以直接从中心服务器本地阵列中获得，该部分"脏"数据用户永远也不可能访问到，从而确保了整个系统数据的统一。

（三）数据专库建设

1. **慢性病随访库**　慢病随访是通过专业的技术手段定期向慢病患者发送与其疾病相关的随访内容，掌握其疾病康复和治疗情况，并在用药、饮食、运动等各方面进行专业性的指导，帮助患者快速、有效地进行疾病控制和治疗。研究型医院可以建立慢病随访库，采集来自不同医疗机构或卫生管理部门上传的慢病数据，患者本人也可以自己采集体征数据并上传到慢病随访库。通过建立慢病随访库，可以对采集的慢病数据进行科学管理和利用，为预测慢性病发展趋势、评价治疗和防控效果提供科学依据，为医院制定慢性病控制决策提供监测指标。

慢病随访库的数据可以通过医院 HIS 系统或社区卫生服务平台将数据上传到重点慢病随访库；没有医院 HIS 系统、社区卫生服务平台的地区可以由录入人员手工录入慢病收集的信息到系统中，慢病患者自己也可以在家里通过穿戴式设备、远程心电监护仪等设备将血压、心跳、血糖等生理参数通过网络发送到慢病随访库。用户可以根据权限对慢病随访库的数据进行查询、查看、修改、删除、合并等操作，并可根据慢病患者的情况进行随访信息的录入。

慢病随访库数据资源体系包括如下内容。

（1）基本数据集：①脑卒中、恶性肿瘤、高血压、糖尿病、冠心病等重点慢病个案最小数据集，包括人口学信息和疾病相关信息等；②审核、订正基本数据集；③质控数据集，包括及时率、完整率等。

（2）监测指标数据：包含时间、空间、人群分布维度的以下监测指标。①发病率：指选择的报告日期范围内的发病数／相应地区当年平均人口数×100%。②患病率：指患病数／相应地区当年平均人口数×100%。③慢病死亡率：指选择的死亡日期范围内的死亡数／相应地区当年平均人口数×100%。

（3）管理指标数据：包含时间、空间、机构分布维度的以下监测指标。①管理率：指管理数／相应地区（高血压或糖尿病等）的患者的人数×100。②规范管理率：指规范管理数／相应地区（高血压或糖尿病）的患者已管理的人数（已管理指患者有随访信息）×100。③控制率：指控制数／相应地区（高血压或糖尿病等）的已管理的患者人数（已管理指患者有随访信息）×100。

2. **生物标本库** 近年来大量生物学实验的数据积累，形成了当前数以百计的生物信息数据库。它们各自按一定的目标收集和整理生物学实验数据，并提供相关的数据查询、数据处理的服务。随着因特网的普及，这些数据库大多可以通过网络来访问，或者通过网络下载。

一般而言，这些生物信息数据库可以分为一级数据库和二级数据库。一级数据库的数据都直接来源于实验获得的原始数据，只经过简单的归类整理和注释；二级数据库是在一级数据库、实验数据和理论分析的基础上针对特定目标衍生而来，是对生物学知识和信息的进一步整理。国际上著名的一级核酸数据库有 GenBank 数据库、EMBL 核酸库和 DDBJ 库等；蛋白质序列数据库有 SWISS-PROT、PIR 等；蛋白质结构库有 PDB 等。国际上二级生物学数据库非常多，它们因针对不同的研究内容和需要而各具特色。下面简要介绍著名的基因和基因组数据库。

（1）GenBank 数据库。GenBank 数据库包含了所有已知的核酸序列和蛋白质序列，以及与它们相关的文献著作和生物学注释。它是由美国国立生物技术信息中心（NCBI）建立和维护的。它的数据直接来源于测序工作者提交的序列；由测序中心提交的大量 EST 序列和其他测序数据；以及与其他数据机构协作交换数据而来。GenBank 每天都会与欧洲分子生物学实验室（EMBL）的数据库、日本的 DNA 数据库（DDBJ）交换数据，使这三个数据库的数据同步。GenBank 的数据可以从 NCBI 的 FTP 服务器上免费下载完整的库，或下载积累的新数据。NCBI 还提供广泛的数据查询、序列相似性搜索以及其他分析服务，用户可以从 NCBI 的主页上找到这些服务。

GenBank 库里的数据按来源于约 160000 个物种，其中约 17% 是人类的基因组序列（所有序列中的 64% 是 EST 序列）。每条 GenBank 数据记录包含了对序列的简要描述，它的科学命名，物种分类名称，参考文献，序列特征表，以及序列本身。序列特征表里包含对序列生物学特征注释如：编码区、转录单元、重复区域、突变位点或修饰位点等。所有数据记录被划分在若干个文件里，如细菌类、病毒类、灵长类、啮齿类，以及 EST 数据、基因组测序数据、大规模基因组序列数据等 18 类，其中 EST 数据等又被各自分成若干个文件。

GenBank flatfile（GBFF）是 GenBank 数据库的基本信息单位，也是最广泛地用以表示生物序列的格式之一。DDBJ flatfile 格式与 GBFF 格式是相同的，EMBL 格式则与之有所差异。

所有这些格式实际上都是由更结构化的 ASN.1 生成的。但是主要由于历史的原因，许多用户在工作中使用 GBFF。

GBFF 可以分成三个部分，头部包含关于整个记录的信息（描述符），第二部分包含了注释这一记录的特性，第三部分是核苷酸序列自身。所有的核苷酸数据库记录（DDBJ/EMBL/GenBank）都在最后一行以"//"结尾。

头部是记录中与数据库关联最大的部分。各个的数据库并不一定在这一部分包含相同的信息，而可能存在着微小的差别。但各数据库已作出努力以在彼此之间保证信息兼容。所有的 GenBank flatfile 开始于 LOCUS 行。这一行中的第一项是 LOCUS 名称。历史上曾用这个名称来表示本记录描述的基因座，提交者和数据库工作人员花费了无数的时间来设计这一名称。这一成分开始于一个英文字母，总长度不能超过 10 个字符。第二个字符以后可以是数字或字母，所有字符均要大写。LOCUS 名称在以前是最为有用的，那时大多数 DNA 序列记录只表示一个基因座，这样在 GenBank 中寻找一个可以用少数几个字母和数字来代表生物体的独特的名字是很容易的事。为了可用起见，LOCUS 名称在数据库中必须是独一的。因为几乎所有有意义的命名符都被使用过了，所以今天 LOCUS 名称已不再是一个有用的成分。LOCUS 行中的下一项表明生物分子的类型。"分子类型"通常是 DNA 或 RNA，但也有少量其他类型出现，以表明生物分子的最初来源。

LOCUS 行中的日期是数据最后被公开的日期。在许多情况下，也是第一次被公开的日期。记录中包含的另一个日期是序列提交给数据库的日期。

DEFINITION 行（也称为"DEF"行）在 GenBank 记录中用以总结记录的生物意义。这一行将出现在 NCBI 的 FASTA 文件中，这样任何人进行 BLAST 相似性搜索时都会看到这些信息。但是，用一行文字来说明生物背景并不总是可行的，对此不同的数据库采用了各自的解决方法。其中有一些共识，并且每个数据库也都了解其他数据库的解决方法，并尽力与之一致。

检索号在记录的第三行，是从数据库中检索一个记录的主要关键词。这个号码将在参考文献中被引用，并始终和序列在一起。就是说，当序列被更新（例如更正一个核苷酸）时，这个号码不会改变。检索号码采取下列两种方式之一：1+5 或 2+6 格式。1+5 格式是指 1 个大写字母后跟 5 位数字；2+6 格式是指 2 个大写字母后跟 6 位数字。绝大多数新近加入数据库的记录采取后一种方式。所有的 GenBank 记录都只有一个单独的 ACCESSION 行，行中可能有多个检索号码，但绝大多数情况只有一个检索号。这通常称为主检索号码，其余的是二级检索号码。例如：AF010325.1，这表明序列第 1 版，检索号为 AF010325，gi 号为 2245686。

KEYWORDS 是另一个有趣的历史遗留物，并且不幸地在很多情况下被误用了。给一个记录加上关键词通常并不十分有效，因为在过去的年月中有许多作者选用了不在受控词表中的词，并且在整个数据库中用法也不一致。因此，NCBI 不鼓励使用关键词，但在查询时加入关键词是可以的，特别是那些没有在其他记录中出现过的词，或以一种受控的方式来使用的词（例如：对于 EST，STS，GSS，HTG 记录）。

SOURCE 行中有生物的通用名或科学名称。有些情况下也有其他来源的信息。现在正在一致努力以保证来源特性中包含所有必须的信息（不同于现在的 SOURCE 行），并且所有关于分类的信息（SOURCE 行和 ORGANISMS 行）可以从来源特性以及 NCBI 分类服务器中获得。对于系统族或关于分类的其他方面感兴趣的读者可以访问 NCBI 的分类主页。这一分类被所有核苷酸序列数据库以及蛋白质数据库 Swiss-Prot 所采用。

每个 GenBank 记录至少要有一篇参考文献,许多情况下有多篇。未发表的论文标记为"未发表"或是"已投",如果将来文章发表的话则将代替于此。参考文献提供了科学证据以及一个背景来解释这个特定的序列为何会这样确定。当参考文献发表时,通常会有一个 MEDLINE 标识符,正如下面例子中一样,提供了指向 MEDLINE/PubMed 数据库的链接。在 1998 年末,又加入了一个新的行,以及其标识符 PubMed,允许指向 PubMed 数据库以及发表者在线全文电子版的链接。

GBFF 记录的中间部分,也是最重要的一部分,就是注释,它直接表达了记录的生物背景知识。也许有人争辩说生物背景在记录所引用的参考文献中有最好的表现,但不论怎样,记录中的一整套注释有助于快速地抽取相关生物信息,并允许提交者指出这一记录当时为什么会被提交到这个数据库中。这里对于注释的选择就十分关键了。特性表文档详细描述了合法的特性(允许使用的注释),以及这些特性的允许限制词。不幸的是,这里经常有一些非法的,推测性的或由计算得出的注释。如果一个注释仅是由计算得到的,它作为记录说明的可用性就大打折扣了。

来源(source)是唯一一个必须在所有 GenBank 记录中出现的特性。所有的特性都有一系列合法的限定词,有些是强制性的 [例如来源中的 /organism(生物体)]。所有的 DNA 序列记录都有出处,即使是合成序列这样极端的特例也一样。大多数情况下一个记录只能有一个来源特性,并带有 /organism 限定词。限定词 organism 包含属和种的科学名称,有些情况下还可以在亚种水平描述。

CDS 指示读者如何将两个序列连接在一起,或如何根据核苷酸序列以及基因编码得到氨基酸序列。GBFF 以 DNA 为核心,通过 DNA 序列坐标系统映射所有特性,而不是从氨基酸的角度。在分析这些数据时,我们必须从 DNA 坐标推导出氨基酸位置,并且我们对于所编码蛋白质的了解也将仅限于从对 DNA 特性的描述中获得。这一限制可被 Sequin 克服。这一例子也显示了数据库交叉索引(db_xref)的使用。这一受控限制词允许数据库将另一个外部数据库的序列(第一个标识符)与一个在本数据库中使用的标识符交叉索引。允许 db_xref 的数据库都是合作数据库所维护的。正如上面提到的,NCBI 给每个记录赋予一个 gi(geninfo)标识符。这意味着翻译产物蛋白质序列(不是简单附属于 DNA 记录,如同在 GenBank 记录中显示的),也有自己的 gi 号码。一个特定的标识符当且仅当序列更改时才更改。蛋白质 gi 号码现在作为 PID db_xref 或蛋白质标识符出现。

(2)GenBank 二级数据库

①表达序列标记数据库 dbEST:EST(Expressed Sequence Tags)方法已被证明是识别转录序列的最有效方法。在 1990 以前,关于人类基因序列的数据主要来自于对单个基因的研究,EST 数据的出现是生物信息学发展历史上的一个里程碑。EST 序列大约覆盖了人类基因的90%。EST 序列中含有大量的基因信息,利用这些信息可以发现新的基因,阐明基因的功能。dbEST 是 GenBank 的一个部分,该数据库包括不同生物的 EST 序列数据及其他相关信息,主要是从大量不同组织和器官得到的短 mRNA 片段。通过 WEB 页面可以查询有关 EST 的数据和相关报道,也可以通过 FTP 下载 dbEST 数据库。EST 数据库的主要作用是通过搜索比较,给实验新得到的一条 cDNA 序列或基因组序列赋予公认的功能。通过对 EST 数据库的逆向分析,能识别与疾病相联系的基因。

②基因聚类数据库 UniGene:UniGene 数据库将 GenBank 中的序列进行自动分类,形成

面向基因群的非冗余集合。每个 UniGene 群包含代表一个唯一基因的多个序列，附有该基因相关的信息，如基因表达的组织类型、定位图谱。除了基因的序列之外，还包括大量的 EST 序列。UniGene 既可以作为发现新基因的数据源，也可以作为生物学研究人员进行大规模表达分析的辅助工具。需要指出的是，自动分类的过程还有待于进一步发展和完善。目前，UniGene 中包括人类、小鼠、水稻、小麦等生物的相关数据，因为这些生物有大量的 EST 数据。

序列标记位点数据库 dbSTS，UniSTS：STS（Sequence Tagged Site）是序列标记位点。dbSTS 是 NCBI 的一个数据源，也是 GenBank 的一个部分，包含已知的序列标记位点组成和定位信息。可以通过 BLAST 搜索 STS 序列，或者直接通过 FTP 下载序列。

基因组数据库：随着核酸测序技术的迅速发展，人类已经得到一部分生物的全基因组数据，如人、小鼠、大鼠等。这些数据对于我们认识基因组信息组织的奥秘、了解生物体的生长发育的规律是非常重要的。国际上有专门的组织收集和管理这些数据。NCBI 基因组数据库 Entrez Gonomes 所收集的基因组数据量非常大。该数据库还提供了一个基因组数据浏览工具 Map Viewer，利用这个工具，用户可以很方便地得到所需要的数据。

单碱基多态性数据库 dbSNP：遗传学研究的一个重要方面是建立生物分子序列变化与可遗传表型之间的联系，其中最常见的序列变化就是单核苷酸多态性 SNPs（Single nucleotide polymorphisms）。在人类基因组中，在 500 到 1000 碱基长度范围内，就会出现一次单碱基的变化。SNPs 对人类遗传学研究和医学应用具有重要的意义，无论对于人类种群遗传学的研究，还是疾病易感性分析、药物基因组研究或个体化医疗，都需要深入地研究 SNPs。找出人类基因组中所有的 SNPs 是基因组研究的一个组成部分。某些特定的 SNPs 等位基因被认为是人类遗传疾病的致病因子，在个体中筛选这类等位基因可以检查其对疾病的遗传易感性。SNPs 也可以作为遗传作图的遗传标记，帮助定位和鉴定功能基因。目前，科学家在 SNPs 筛选和发现方面正在做大量的工作，由于大规模基因组序列分析及其相关技术（特别是基因芯片技术）的不断提高，同时，也由于生物信息学及计算机技术的发展，使得检测和分析 SNPs 成为可能。

单核苷酸多态性数据库 dbSNP 是由 NCBI 与人类基因组研究所合作建立的，它是关于单碱基替换以及短插入、删除多态性的资源库。

（3）EMBL 核酸序列数据库。EMBL 核酸序列数据库由欧洲生物信息学研究所（EBI）维护的核酸序列数据构成，由于与 GenBank 和 DDBJ 的数据合作交换，它也是一个全面的核酸序列数据库。该数据库由 Oracal 数据库系统管理维护，查询检索可以通过因特网上的序列提取系统（SRS）服务完成。向 EMBL 核酸序列数据库提交序列可以通过基于 Web 的 WEBIN 工具。

（4）DDBJ 数据库。日本 DNA 数据库（DDBJ）也是一个全面的核酸序列数据库，与 GenBank 和 EMBL 核酸库合作交换数据。可以使用其主页上提供的 SRS 工具进行数据检索和序列分析。可以用 Sequin 软件向该数据库提交序列。

（四）数据化建设对教学和科研的支撑

1. 课程数据化 自 2012 年以来，大型开放式网络课程（massive open online courses，MOOC）日益受到世人的瞩目，它突破了传统课程时间、空间的限制，世界各地的学习者都可以通过互联网在家学习国内外著名高校课程，受到了广泛的欢迎。目前，世界顶尖大学都陆续设立了网络学习平台，在网上提供免费课程。MOOC 改变了传统学校传授知识的模式，提供了一种全新的知识传播和学习方式，在教育观念、教育体制、教学方式等方面都有着深刻影响。

MOOC 大规模、开放和在线的特点，为自主学习者提供了方便灵活的学习机会和广阔的空间。目前比较主流的 MOOC 平台包括 Sakai、Coursera、Udacity、edX 等，语言以英语为主。其中，Sakai 架构于 J2EE 之上，具有严格的分层结构和门户系统的功能，支持 Plugin 机制，它所有的工具都可以看作是 Sakai 的一个 Plugin，因此 Sakai 不管是应用还是架构上都有着独到的优势。

（1）Sakai 应用概述。Sakai 是由美国印第安纳大学、密西根大学、斯坦福大学和麻省理工学院于 2004 年共同发起的一项开源课程管理系统（CMS）计划。该项目的主要目标是，开发 Sakai 程序的系统架构，将之与已有各种 CMS 工具和组件整合为一体。这些工具与组件既可用于课程管理，也可作为原有 CMS 模型的扩展插件，因此与现有的其他 CMS 产品相比，Sakai 更具竞争力。

在中国采用 Sakai 的案例中使用规模比较大的学校有复旦大学、重庆大学、上海交通大学、第三军医大学、北京邮电大学等。第三军医大学西南医院将开展 MOOC 课程教育视为研究型医院数据化建设成果应用的重要方面，该院从 2013 年就采用 Sakai 作为远程网络教育的教学平台，并承担了西藏等边远地区部队的临床远程教学任务。截止到 2014 年 3 月，已经累计有数千人在 Sakai 平台上进行学习和交流，受到了广大学员的欢迎。西南医院 Sakai 网络课程充分利用了该院数据化过程中建立的各类医疗数据库、各类专库等数据资源，这些数据资源为开展大型开放式网络课程提供了宝贵的医疗数据来源和数据支撑。

Sakai 作为一个帮助师生和研究者创建网络课程学习站点的开源软件，在优化教学上提供了很多方便的工具，不需要懂得 HTML 知识就可用 Sakai 提供的工具创建满足自己需要的学习站点，管理自己的学习或教学任务，发布通告信息，开展网络讨论、测试等。

（2）Sakai 基本架构。Sakai 是轻量级的 J2EE Servlet 容器（container），具有严格的分层结构，即面向用户界面（GUI）的工具集、面向设计人员的 API 服务／组件，以及面向服务和设计人员并提供工具集、服务和权限的框架（图 13-12）。系统采用面向用户界面的工具集与数据层隔离，支持插件机制，每一个工具都可以看作是 Sakai 的一个插件，通过 Spring Beans 集合统一接口，提供工具和服务注册的框架以提供各种服务。Sakai 服务共分为 3 种：核心服务、标准服务和接口。其中用于应用开发的 Sakai 核心服务（Coreservice）有处理用

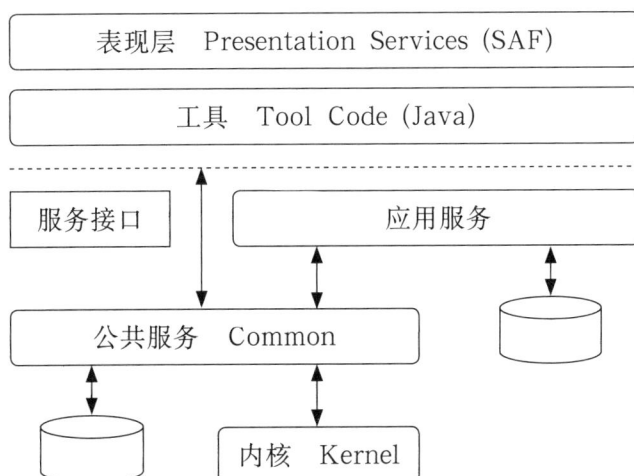

图 13-12 Sakai 的 J2EE 框架

户信息查询（UserDireetoryService）、处理用户会话 （SessionManager）、用户权限检查验证（SecurityService）、站点整合（SiteService）、查找用户位置和工具信息（ToolManager）、为开发新功能和新工具提供注册管理（FunctionManager）等；标准服务有把添加用户信息（UserDirectoryProvider）、增加群用户（GroupProvider）、添加课程和部门相关信息（CourseManagementProvider）等；以控制实体的 URL、属性、导入和导出的特殊整合功能接口有添加用户应用实体支持器(EntityBroker/Provider)、创建或者探测事件(EntityBroker/Provider) 等。

在插件管理分工中，Sakai 基金会负责维护核心插件集合，其余插件作为贡献（Contribution）发布。插件文件结构主要有 4 个目录，分别是基于接口变量的 API、基于安装应用的 Impl、基于组件定义的 Pack 和实现插件界面功能的 Tool。

组件是对 Sakai 服务接口函数的具体实现，Sakai 组件管理容器 Component Manager 借用 Spring 容器对 bean 管理来创建、注册和维护 Sakai 组件，以及对组件生命周期进行管理。为保持各部分自身的独立性和减少对其他层的依赖，禁止不相邻层的直接通讯，Sakai 框架采用三层应用架构，它们分别是表现层、业务逻辑层和数据访问层（图 13-13）。表现层主要是用户交互、用户界面（GUI）或者是基于浏览器客户端的外观层；业务逻辑层包含信息、数据处理的逻辑规则，也叫中间层；数据访问层主要对数据持久化进行物理存储以及对数据库或者文件系统的访问进行管理。

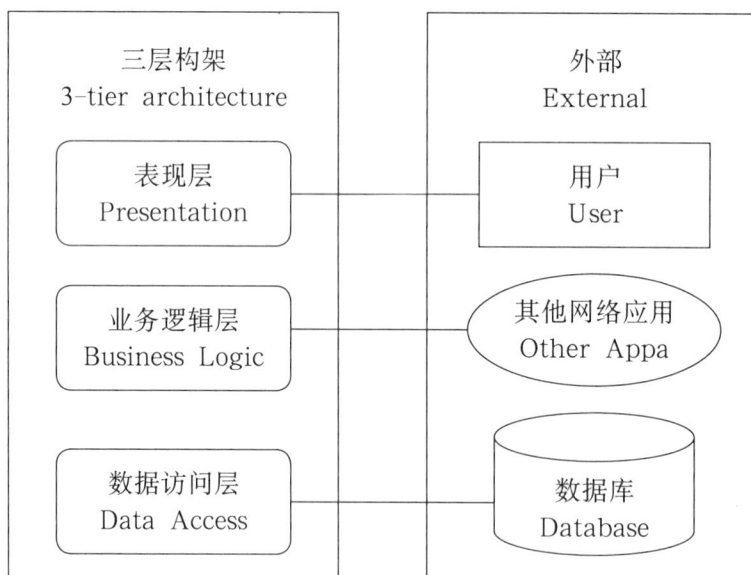

图 13-13 Sakai 三层架构

2．科研资源数据化

（1）文献资源数据化。文献资源是指以文字、图形、符号、声频、视频等方式记录在各种载体上的知识和信息资源。它包括：图书、连续出版物（期刊、报纸等）、小册子以及学位论文、专利、标准、会议录、政府出版物等。

文献资源的演变：文献资源信息记录着无数有用的事实、数据、理论、方法、假说、经验和教训，是人类进行跨时空交流，认识和改造世界的基本工具。这类信息经过加工、整理，较为系统、准确、可靠，便于保存与利用，但也存在信息相对滞后、部分信息尚待证实的情况。从整体上说，这类信息是当前数量最大、利用率最高的信息资源。按照各种标准，可以划分出文献的各种类型。按加工情况分，可有一次文献、二次文献和三次文献；按载体形式分，可有书写文献、印刷文献、缩微文献、音像文献、机读文献等；按内容的学科范围分，则有社科文献、科技文献等。一种具体的文献可能具有两种或两种以上文献类型的特征，如《南京大学学报（社科版）》既是期刊，又是一次文献，也是印刷文献和社科文献。国家标准《文献类型与文献载体代码》（GB3469-83）根据实用标准，将文献分成 26 个类型，即：专著、报纸、期刊、会议录、汇编、学位论文、科技报告、技术标准、专利文献、产品样本、中译本、手稿、参考工具、检索工具、档案、图表、古籍、乐谱、缩微胶卷、缩微平片、录音带、唱片、录像带、电影片、幻灯片、其他（盲文等）。按文献表现形式特征有 11 类：图书、报刊、学位论文、会议资料、专利文献、科技报告、产品资料、科技档案、标准资料、政府出版物和网络文本。

文献资源数据化建设（document resources information building）是指依据文献信息服务机构的服务任务与服务对象以及整个社会的文献情报需求，系统地规划、选择、收集、组织管理文献资源，建立具有特定功能的文献资源信息化体系的全过程。它是一定范围内的图书馆及其他文献情报机构对文献资源进行有计划的积累和合理布局，以满足、保障社会发展和国家建设的需要的全部活动。

（2）临床资源数据化。生物组织样本库的定义主要指标准化收集、处理、储存与应用健康和疾病生物体的生物大分子、细胞、组织和器官等样本或经处理过的生物样本（DNA、RNA、蛋白等）以及与这些生物样本相关的临床、病理、治疗、随访、知情同意等资料及其质量控制、信息管理与应用系统。通过生物样本库这一重要平台，将基因组学、蛋白质组学和代谢组学等领域大量的基础研究成果快速应用于临床，真正实现转化医学的目标：理论与实际相结合；基础与临床相整合；实现分子、细胞、结构、功能、表型、发病机理、生理病理、环境遗传、预警诊断、预防治疗、医学信息的系统分析，并最终提高临床诊疗水平。对恶性肿瘤等重大疾病的研究起着至关重要的推动作用，是众多重要科研成果快速产业化、应用到临床的重要保证。

生物样本库的类型：生物样本库（Biobank）有多种类型，常见的组织、器官库（Tissue bank），如血液库、眼角膜库、骨髓库，到拥有正常细胞、遗传突变细胞、肿瘤细胞和杂交瘤细胞株（系）的细胞株（系）库，近年来出现了脐血干细胞库、胚胎干细胞库等各种干细胞库以及各种人种和疾病的基因组库（Genome bank）。

生物样本库的发展趋势：近年来，美国、欧洲以及国际卫生组织都投入了大量资金建立大型生物样本库。①英国样本库（UK Biobank）。是世界规模最大的人类遗传队列研究样本库。由英国卫生部、医学研究理事会、苏格兰新政院、惠康信托医疗慈善基金会出资启动资金 6200 万英镑进行建设。全英有 20 多所著名大学参与建设。已收集样本量 50 多万份。收集范围包括癌症、心脏病、脑卒中、糖尿病、老年痴呆症等高风险人群。②美国国家癌症中心生物资源和生物样本研究办公室（OBBR）。该组织 2005 年成立，隶属于美国国立癌症研究所（NCI）。主要作用在于协调内部及外部开展癌症研究项目中有关样本库建设的标准、政策、法规等。③欧洲生物样本库与分子生物资源研究机构（BBMRI）。该机构是由欧洲 54 个会员机构组成，会员来自欧洲 30 多个国家的生物样本库相关组织；收集的样本已超过 10 万份。我国于 2003 年启动了国家自然科技资源共享平台建设项目，建成一系列具有代表性的生物组织样本库，包括：中国医学科学研究院建立的"中华民族永生细胞库"；国家科技部牵头建立的"中国人类遗传资源平台";中国医学科学院的癌症组织样本库;国家"重点新药创新"专项临床标本资源库和北京市科委牵头建立的"北京重大疾病临床数据和样本资源库"等。

研究型医院生物样本库建设:从研究型医院的科研管理层面以及科研项目整体规划的角度,探索适合我国国情的研究型医院样本库应用管理体系,并向国内大型综合性三甲医院进行试点推广。研究型医院生物样本库建设内容包括:①基于样本库的科研整体规划和项目流程管理;②临床科室、样本库、科研平台的协调配合管理;③样本使用的评估和监督管理;④配套临床资料、随访信息和研究成果的共享与管理;⑤使用效益的后期监督与评估。在此基础上,制订研究型医院生物组织样本库应用管理规范,开发相关软件,并作为功能模块整合进入已有的医院综合信息管理/生物组织样本库管理系统中,举办应用管理培训班,以期在更大的范围内推广使用,提高我国生物样本库资源综合利用效率和水平。

(3)科学研究数据化。科学研究数据化是充分利用信息技术、促进科技资源交流、汇集与共享、变革科研组织与活动模式、推动科技转型的一个重要手段,它正在引发21世纪科学与工程的变革。在这个信息爆炸的时代,科研活动之间的交流、科研信息的获取和处理,都在发生着许多新的情况和新的问题。因此,最大限度地满足科研机构和人员之间交流与协作的需要,有效共享浩如烟海的信息,是现代信息通信技术给传统科研带来的巨大变革,而"e-Science"的出现正是这种变革催生的新技术手段。

中国科学院有学者指出,"e-Science"的实质就是"科学研究的信息化",是信息时代中科学研究环境和科学研究活动的典型体现。它不仅包括采用最新的信息技术,如Grid等,建设起来的新一代的信息基础设施,更有在这种基础设施和相关支撑技术构成的平台上开发的科学研究的应用,以及科学家们在这样一个前所未有的环境中进行的科学研究活动。"e-Science"的实现将为科学家们提供一个信息化的科学研究环境,改变他们从事科学研究活动的方法和手段,甚至直接影响到一些学科的发展。

"e-Science"给科学研究活动所带来的变化是前所未有的、革命性的,其可能产生的深远影响也是绝对不容忽视的。最重要的一点就是"e-Science"使得一种崭新的从事科研活动的方法和模式成为可能,这包括全球性的、跨学科的、大规模科研合作,跨越时间、空间、物理障碍的资源共享与协同工作等等。可以预见,如果e-Science能够实现,那么对于科研信息在整个科学界的充分共享,缩小科学研究领域的数字鸿沟,加速发展中国家的科技进步,以及人类科学研究的更快发展,将具有划时代的意义。因此,也可以预判,e-Science对于研究型医院科学研究的跨越式发展具有特别的意义。

(4)科研管理数据化。科研管理是将基础研究和应用研究的结果与国家和社会需求相结合,并对其进行引导、规划和控制的综合性工作。研究型医院具有开展科学研究、知识创新和科学成果的转化职能。研究型医院的科研管理即针对研究型医院职能对医院内部各种资源进行合理配置,优化组织,协调控制,达到科学成果产出和转化的效率最大化。

科研管理数据化是应用于各个科研院所及高校等研究机构进行科研项目管理、科研成果管理及绩效考核管理等全方位科研管理的一套信息化体系。科研管理数据化带来了管理观念的革新,它突破了条条框框的旧有科研管理模式,而将整个组织的资源、信息有机地组织在一起,不仅可以拓宽管理者的视野以及管理工作的深度和广度,而且也可以增强广大科技工作者之间的交流和理解,从而可以激发他们的创新精神。

(5)临床科研专病数据库。面向临床科研项目管理、数据采集和统计分析的临床专病数据库建设，内容涵盖临床科研中科研项目管理、病例报告表单设计、科研数据采集、查询和导出等主要过程，支持临床科研的回顾性和前瞻性两种类型的研究。实现对整个医疗机构的临床科研的集中统一管理以及单个科研项目的个性化支持；基于规范的临床试验业务流程开发；支持针对不同科研项目的需要，自行定义数据采集，支持多种数据录入方式和数据质量校验；支持从 HIS、EMRS、LIS 和 RIS 等第三方系统中自动化采集数据，不需用户重复查找和录入，极大地减轻了科研工作量，更能充分利用医院既有信息系统中的数据，避免产生临床科研的"信息孤岛"。针对不同学科制订不同的 CRF，符合目前国内针对重大疾病、慢性病等课题收集样本的习惯，集成流行病调查、检查检验、随访等多种信息，极大地丰富了样本的附加信息，避免了纸质病例报告表错填、漏填、不规范的缺点，方便进行数据的统计、分析。

2013 年美国医疗行业八大信息技术预测中，大数据的Ⅰ临床数据分析和"有意义地"使用数据位列其中。通过研究建立临床数据中心重新规划临床研究中数据的获取和应用方式，运用Ⅰ临床分析，医生能发现最普遍的疾病和状况、不同治疗过程的康复率。就医院而言，也为其提供了运用数据发现罹患慢性病如糖尿病、哮喘和高血压患者的方式。临床分析提供的信息帮助更好地应对疾患，降低昂贵的就诊随访费用，为转化医学研究提供强有力的数据支撑，更有助于提升医疗质量。对医疗机构来说，临床分析都是第一要务，海量数据正开始从研究步入主流。有意义使用数据（meaningful use）是所有医疗机构电子健康档案的应用达到以下要求：改善质量、安全、效率，降低健康差异；将患者和其家庭成员纳入健康管理；改善医疗服务合作；改善人口与公共健康；维护隐私和安全。按要求，医疗机构须实现让患者在 36 小时内能够浏览住院信息并下载相关数据。只有真正让这些数据得到最有意义的使用，才能将临床问题与实验室研究更好地结合，从而促进科研成果向临床应用的转化。

（五）医疗数据交换平台

1. **基于 HL7 的医疗数据交换平台应用** HL7 已经逐渐发展成为了一个医疗数据交换与共享的国际标准，在发达国家得到了广泛推广和应用。如美国的资深医疗信息产品厂商 InterSystems 公司发布的 Health Share 产品，就是基于 HL7 标准设计的医疗信息交换平台（Health Information Exchange Platform），该平台可以实现全美国范围内的医疗信息的安全交换（secure health information exchange，SHIE），美国罗得岛州、长岛患者信息交换中心（LIPIX）等都采用了 Health Share 系统为其医疗卫生信息交换提供服务。

在我国，由于历史的原因，国内医疗信息系统在建设初期大都缺乏良好的框架和详细的战略规划，导致目前国内的大多数医院信息系统之间的硬件平台和数据结构都不一样，无法进行跨区域、跨部门、跨行业的医疗数据共享和交换。我国从 2000 年加入了 HL7 组织，从那时才逐步开始重视 HL7 标准的推广和本地化工作，经过了几年的努力，在国内医疗机构、科研单位、高校和相关厂商的大力推动下，HL7 才逐步得到人们的认识，取得了一些基于 HL7 的医疗数据交换的研究成果和少量基于 HL7 标准的产品。虽然国内对 HL7 的研究和应用还处在起步阶段，但是随着研究型医院数据化建设的推进，将会有越来越多的医疗信息系统面临医疗数据交换和整合的需求，同时也将会有越来越多的部件和系统采用 HL7 标准，这将大大推动 HL7 标准在医疗信息系统数据交换中的发展。

2. **数据交换平台的网络结构** 数据交换中心负责维护一个基本的医学信息标准库，管理患者索引、电子病历结构树、病历摘要等信息，并为各网关系统提供注册和信息检索等服务，采用 ID 号作为患者的唯一标识（图 13-14）。网关主要负责 HL7 标准的消息格式和内部系统

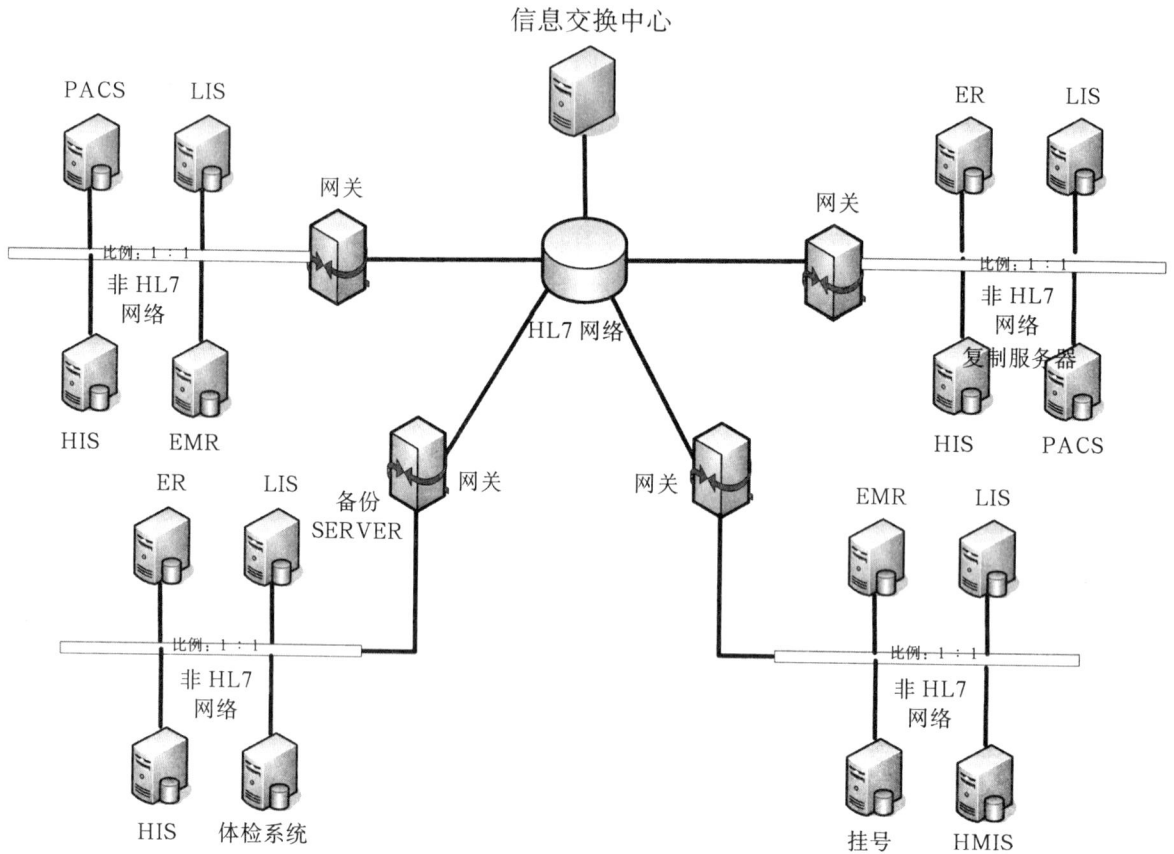

图 13-14　数据交换平台的网络结构

之间的转化工作，以及消息的路由工作。为满足各个业务系统对信息标准的需要，网关从数据交换中心读取最新的医学信息标准，数据交换中心负责管理各网关信息和各网关下面所连接的系统信息。网关还要从数据交换中心读取电子病历信息结构库，在聚合电子病历的时候，网关要把各医疗业务系统检测的实时数据变为患者病历摘要信息，保存在交换中心。

3. **基于 HL7 协议的数据交换平台架构**　基于 HL7 协议的数据交换平台可采用 HL7 应用层、Web Services 基础架构层和传输层三层架构进行设计，医疗数据以 HL7 临床文档架构（Clinical Document Architecture，CDA）为载体，封装在 HL7 消息中进行传输。对于具有特殊的二进制格式大量的医学影像数据和图片，可以通过带附件的 SOAP 规范来实现传送，从而实现各类医疗数据在数据交换平台上自由交换。

现有医院 A 电子病历内容转成 HL7 标准，可以通过调用数据交换平台的 WebService 方式将 HL7 消息传输到数据交换平台，格式采用 XML，可以保证所有信息交互系统的调用和数据交换。Web Services 层通过 SOAP 协议来实现，以超文本传输协议 HTTP 作为数据传输的方式，以 XML 格式描述数据内容。医院 B 接收 HL7 标准的信息后，解析 XML 文档即可获取所需要的信息（图 13-15）。

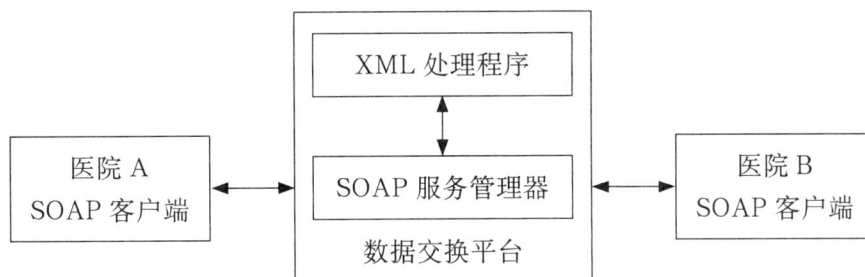

图 13-15　数据交换平台架构

三、大数据应用

研究型医院数据化全面采集个体健康数据，形成具有跨区域收集、时间连续，以病例为核心的面向科研应用的临床数据。使用智能型的检索工具，实现多维度检索、筛查及复杂的数据挖掘；使用专业性数据可视化工具，以图表、图形、图像方式实现数据融合显示，从多维度、不同视角观察数据；使用虚拟现实和模拟仿真技术，融合多种来源信息，以影像方式实现客观对象的重建，从多层面观察了解客观对象，使用多参数模拟客观对象的变化。这些应用为临床科研工作开展提供了强有力的支撑。

（一）数据化应用

研究型医院数据化应用工具主要有搜索引擎、智能检索工具、数据挖掘工具、可视化工具、三维重建与模拟仿真工具。

1. **商业智能应用**　商业智能（Business Intelligence，BI）是指通过对数据的抽取、转换、融合、分析使数据成为可用的信息，通过直观、更好地理解的形式，获得必要的洞察力和理解力，更好地辅助决策和指导行动。

BI 是数据仓库、联机分析处理和数据挖掘等相关技术走向商业应用后形成的一种应用技术。它主要处理数值型数据，用于发现数据间关联关系。

医院商业智能系统由三个子系统组成，即医院联机分析数据仓库系统、决策支持系统和报表查询系统。决策支持系统提供医院运营分析、医疗质量分析、人员绩效分析、设备效益分析；报表查询系统提供运营状况报表、质量分析报表、绩效报表、物资情况分析报表、院感分析报表、合理用药报表等。

通过采集医院 HIS、LIS、PACS 等业务系统数据，进行信息匹配、转换、加工和融合形成联机分析数据仓库；进行数据动态分析，通过钻取（roll up 和 drill down）、切片（slice）和切块（dice）、旋转（pivot）、交叉钻取（drill across 和 drill through）等功能实现对数据仓库的动态访问；多角度呈现分析数据，分别按患者层面、科室层面、时间层面、费用层面及物资层面展现质量、绩效、住院、门诊、用药等分析结果；展现形式以驾驶舱方式，集仪表盘、警示灯、数据表为一体，直观、易理解，让决策者方便迅速决策。

（1）BI 系统逻辑架构。医院 BI 系统逻辑架构是一种开放式的系统架构，如图 13-16 所示。从这个架构中，可以比较清楚地看出目前 BI 架构的模式，包括数据层、业务层和应用层三部分。数据层基本上就是 ETL 过程。业务层主要是 OLAP 和 Data Mining 的过程。在应用层里主要包括数据的展示，结果分析和性能分析等过程。

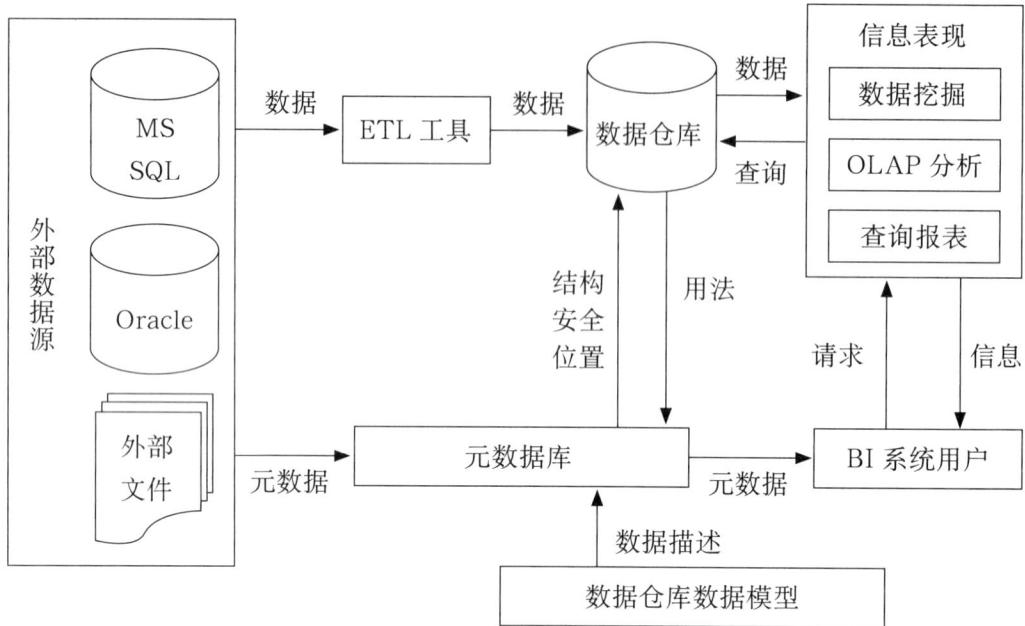

图 13-16 BI 的基本过程

（2）BI 的数据存储技术——数据仓库（DW）。数据仓库是一个过程而不是一个项目；数据仓库是一个环境，而不是一件产品。数据仓库提供用户用于决策支持的当前和历史数据，这些数据在传统的操作型数据库中很难或不能得到。数据仓库技术是为了有效的把操作形数据集成到统一的环境中以提供决策型数据访问的各种技术和模块的总称。所做的一切都是为了让用户更快更方便查询所需要的信息，提供决策支持。

①数据仓库的组成

数据仓库数据库：数据仓库的数据库是整个数据仓库环境的核心，是数据存放的地方和提供对数据检索的支持。相对于操作型数据库来说其突出的特点是对海量数据的支持和快速的检索技术。

数据抽取工具：数据抽取工具把数据从各种各样的存储方式中拿出来，进行必要的转化、整理，再存放到数据仓库内。对各种不同数据存储方式的访问能力是数据抽取工具的关键，应能生成 COBOL 程序、MVS 作业控制语言（JCL）、UNIX 脚本和 SQL 语句等，以访问不同的数据。数据转换都包括：删除对决策应用没有意义的数据段；转换到统一的数据名称和定义；计算统计和衍生数据；给缺值数据赋给缺省值；把不同的数据定义方式统一。

元数据：元数据是描述数据仓库内数据的结构和建立方法的数据。可将其按用途的不同分为两类，技术元数据和商业元数据。技术元数据是数据仓库的设计和管理人员用于开发和日常管理数据仓库时用的数据。包括：数据源信息；数据转换的描述；数据仓库内对象和数据结构的定义；数据清理和数据更新时用的规则；源数据到目的数据的映射；用户访问权限，数据备份历史记录，数据导入历史记录，信息发布历史记录等。商业元数据从商业业务的角度描述了数据仓库中的数据。包括：业务主题的描述，包含的数据、查询、报表。

元数据为访问数据仓库提供了一个信息目录（information directory），这个目录全面描述了数据仓库中都有什么数据、这些数据怎么得到的和怎么访问这些数据。是数据仓库运行和维护的中心，数据仓库服务器利用它来存贮和更新数据，用户通过它来了解和访问数据。

访问工具：为用户访问数据仓库提供手段。有数据查询和报表工具；应用开发工具；经理信息系统（EIS）工具；联机分析处理（OLAP）工具；数据挖掘工具。

数据集市：为了特定的应用目的或应用范围，而从数据仓库中独立出来的一部分数据，也可称为部门数据或主题数据。在数据仓库的实施过程中往往可以从一个部门的数据集市着手，以后再用几个数据集市组成一个完整的数据仓库。需要注意的就是再实施不同的数据集市时，同一含义的字段定义一定要相容，这样在以后实施数据仓库时才不会造成大麻烦。

②数据仓库的ETL：ETL是数据抽取、转换、加载的简写。它的一般过程是将数据源抽取出来，中间经过数据的清洗、转换，最后加载到目标表中（图13-17）。

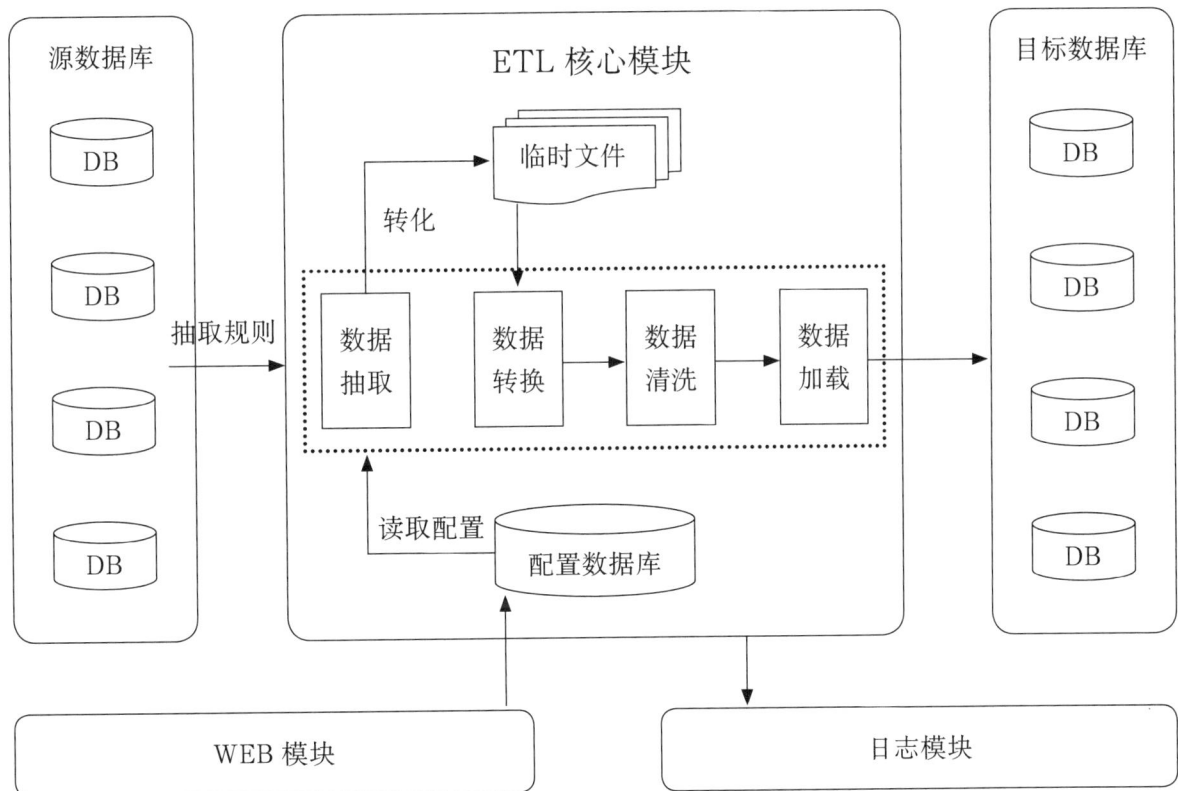

图 13-17　数据仓库的 ETL 过程

数据抽取：数据抽取就是从源系统中获取业务数据的过程。数据抽取时需要考虑很多的因素，如抽取时间、收取方式、抽取周期等。数据抽取有以下几种情况：如果业务操作系统数据库和数据仓库质检的数据库管理系统完全相同，只需要建立相应的连接关系就可以使用ETL工具直接访问，或者调用相应的SQL语句或者存储过程。若数据仓库系统和业务操作型数据库的数据管理器不相同，比较简单的方式是使用ETL工具导出成文本文件或者Excel文件，然后再进行统一的数据抽取。如果需要抽取的数据量非常的庞大，此时必须考虑增量抽取。

数据清洗：数据清洗就是选择出有缺陷的数据，然后再将它们正确化和规范化，从而达到用户要求的数据质量标准。

数据转换：数据转换就是指从业务系统中抽取的源数据，然后再根据数据仓库模型的需求，进行一系列数据转换的过程。数据转换是ETL过程中复杂度最高的过程，包括对数据不一致性的转换、业务指标的计算和某些数据的汇总，为决策系统提供数据支持。

数据加载：需要保证加载工具必须有高效的性能去完成数据加载，同时还需要考虑加载的周期和数据加载的策略。数据加载包括：时间戳的加载方式，是比较常见的一种加载方式，全表对比的加载方式、通过读取日志进行加载的方式、全表删除后再进行加载的方式。

ETL日志：ETL日志非常重要，它记录了ETL执行过程中的每一步信息，帮助系统维护人员进行监控。

（3）BI的数据分析技术—OLAP。OLAP即联机分析处理。联机分析处理系统是数据仓库系统最主要的应用，专门设计用于支持复杂的分析操作，侧重对决策人员和高层管理人员的决策支持，可以根据分析人员的要求快速、灵活地进行大数据量的复杂查询处理，并且以一种直观而易懂的形式将查询结果提供给决策人员，以便他们准确掌握医院的经营状况，了解对象的需求，制订正确的方案。

联机分析处理是共享多维信息的、针对特定问题的联机数据访问和分析的快速软件技术。它通过对信息的多种可能的观察形式进行快速、稳定一致和交互性的存取，允许管理决策人员对数据进行深入观察。决策数据是多维数据，多维数据就是决策的主要内容。OLAP专门设计用于支持复杂的分析操作，侧重对决策人员和高层管理人员的决策支持，可以根据分析人员的要求快速、灵活地进行大数据量的复杂查询处理，并且以一种直观而易懂的形式将查询结果提供给决策人员，以便他们准确掌握医院的经营状况，了解对象的需求，制订正确的方案。联机分析处理具有灵活的分析功能、直观的数据操作和分析结果可视化表示等突出优点，从而使用户对基于大量复杂数据的分析变得轻松而高效，以利于迅速做出正确判断。它可用于证实人们提出的复杂的假设，其结果是以图形或者表格的形式来表示的对信息的总结。它并不将异常信息标记出来，是一种知识证实的方法。

（4）医院BI实施步骤。实施BI系统是一项复杂的工程，涉及企业管理、动作管理、信息系统、数据仓库、数据挖掘、统计分析等众多知识。因此，用户除了选择合适的BI软件工具外，还必须按照正确的实施步骤才能保证项目顺利实施。BI项目实施步骤如下。

①定义需求：需求分析是BI项目最重要的一步，需要描述项目背景与目的、业务范围、业务目标、业务需求和功能需求等内容，明确企业对商业智能的期望和需要分析哪些主题等方面。其中项目背景主要描述已有系统的当前现状，包括不同的历史时期，它的业务需求分别是什么。这些独立的信息系统的特点一般是缺乏统一的整体规划和标准，数据分散，每个业务之间不能共享信息，报表展示功能单一，各业务系统之间存在数据不一致的现象，医院领导层无法从全局的角度对业务进行综合分析等。

BI项目最重要的目的就是解决各个业务系统之间数据集中整合的问题，避免数据不一致的现象，为医院管理人员提供高效的数据查询和强大的报表展示功能，能够进行多维度的深入分析和数据挖掘，对企业未来的经营状况作出准确的预测。

②数据仓库模型的建设：模型是对现实世界的抽象。数据仓库模型是在需求分析的基础上建立起来的。数据模型的设计流程是：在系统设计开发之前，业务人员和设计人员共同参与概念模型的设计，核心的业务概念在业务人员和设计人员之间达成一致；在系统设计开发时，业务人员和设计人员共同参与逻辑模型的设计；最后设计人员以逻辑模型为基础进行物理模型的设计。

③数据抽取、清洗、转换、加载（ETL）

数据抽取主要负责将数据仓库需要的数据从各个业务系统中抽取出来。如果每个业务系统的数据情况各不相同，可能对每个数据源都需要建立独立的抽取流程。每个数据抽取流程都需要使用接口将源数据传送给下一阶段的清洗与转换阶段。通过数据抽取程序，可以从业务源系统中不断地将数据抽取出来。

清洗阶段是对业务源数据的清洗和确认，检查抽取的源数据质量是否达到数据仓库的规定标准。数据清洗大致有两种方式：一是不同业务系统间各自专用的清洗程序；二是不同业务系统间有满足数据仓库清洗需求的通用程序。从不同业务系统抽取的数据有可能存在数据不一致的情况，可以使用相关规则和标准检查业务源数据的质量。

转换是对源系统的数据做最后一步的修改，包括对源数据的聚合以及各种计算，是整个ETL过程的核心部分。

加载是将数据加载到最后的目标表中，其复杂度没有转换高，一般采用批量装载的形式。

④建立商业智能分析报表：商业智能分析报表通过对数据仓库的数据分析，使医院的高层领导可以从多个角度查看医院的运营情况，并且按照不同的方式去探查医院内部的核心数据，从而更好地帮助医院决策人员对医院未来运营状况进行预测和判断。

2. 可视化与虚拟仿真应用　可视化的基本含义是将科学计算中产生的大量非直观的、抽象的或者不可见的数据，借助计算机图形学和图像处理等技术，以图形图像信息的形式，直观、形象地表达出来，并进行交互处理。医学数据可视化是可视化技术在非空间数据领域的应用，可以增强数据呈现效果，让医护工作者以直观交互的方式实现对数据的观察和浏览，从而发现数据中隐藏的特征、关系和模式，有利于进行科研创新和临床诊断。

可视化的数据分为以下几类：一维数据、二维数据、三维数据、多维数据、时态数据、层次数据和网络数据。CT、MRI、PE是一组二维断层图像，通过计算机重构人体器官或组织的图像，可以看到器官或组织的三维立体图像。超声、病理也同样可以形成二维图像。将多种模态的图像进行空间融合，可以准确地确定病变体的空间位置、大小、几何形状，以及与其他生物组织之间的空间关系，从而为科研和诊断提供准确的依据。

在虚拟仿真环境中，建立数字人模型，借助跟踪球、HMD、感觉手套，学生可以进行直观学习、操作训练、模拟手术；在虚拟仿真环境中，用个体的器官或组织信息代替数字人模型，医生可以进行手术推演、复杂手术计划安排、手术后果预测等应用。

3. 信息检索　搜索引擎主要用于互联网上信息的收集，常用有百度、谷歌等。

智能检索工具是从自然语言处理，基于概念的方法、代理的方法和本体的思路实现信息的检索智能化。从检索内容划分，有基于文本的检索、基于图像的检索、基于多媒体的检索。主要用于病例资料的检索、信息资源库的检索。

它用于发现本体间的关联关系，如IBM的TextMiner工具。

（二）大数据医疗

在医疗上，研究型医院以健康管理为前哨、临床诊治为中心、康复医疗为后援的大健康观，在个体健康信息数据化上体现为个人健康档案和电子病历。

1. 医疗大数据的主要来源

（1）电子病历。是医疗大数据首要来源，它是在医护人员对患者进行诊断和治疗中产生，以患者为中心构建。包括患者基本数据、入出转数据、电子病历、诊疗数据、医学影像数据、医学管理、经济数据等，是患者医疗过程的原始记录。

（2）个人健康档案。是医疗大数据的另一主要来源。它是生命个体的身心健康（包括正常的健康状况、亚健康的疾病预防健康保护促进、非健康的疾病治疗等）过程的规范、科学记录；是以个体健康为核心、贯穿整个生命过程、涵盖各种健康相关因素、实现信息多渠道动态收集、满足个体自身需要和健康管理的数据资源。它的数据来源于社区医疗、妇儿保健、健康体检等机构，通过区域卫生信息平台进行汇集、保存和交换。医院信息集成平台通过交换协议可以从区域卫生信息平台获得个体健康档案数据。

（3）医疗大数据的其他来源

①医院信息系统数据：它主要记录医院及其所属各部门的人流、物流、财流，围绕医疗活动的各个阶段产生的相关数据，包括门诊数据及病房数据两大主数据流，伴随这两大主数据流，又生成许多辅助数据，例如教学管理数据、科研管理数据、预防工作数据、医技科室数据、药房管理数据、财务管理数据、医疗器材管理数据、人事管理数据、物资管理数据等。

②实验室信息系统数据：实验室信息系统主要功能是将实验仪器传出的检验数据经分析后，生成检验报告，通过网络存储在数据库中，使医生能够方便、及时地看到患者的检验结果。其数据主要包括检验标本的流转数据、检验结果数据、相关仪器管理数据及人员考勤情况数据等。

③影像存储与归档系统数据：它主要是医院影像科室 DR 检查、CR 检查、CT 扫描、磁共振成像、多普勒超声波、内镜检查、解剖学、病理学、超声波心动描记术、各种红外仪、显微仪等设备产生的影像数据。

2. 医疗大数据的特点

（1）数据量大。数据类型更加多种多样。如电子病案中关于人口学特征的数据为纯文本型；检验科中有关患者生理、生化指标为数字型；影像科中如 B 超、CT、MRI、X 线片等图像资料。传统医疗数据只考虑结构化数据，大数据时代非结构化数据这种比结构化数据大的多的医疗数据带来了存储量大、计算量大的新问题。

（2）数据多样性。以患者为中心，结构化和半结构化、标准化和非标准化并存。多样性还体现在医疗数据的完整性和综合性，大数据所包含的医疗数据不仅包括医院通过自身服务所获得病员、医生和护士的各项数据，还包括患者个体在医院自助时创造的数据；同时，信息来源单位，还有其他社会的、经济的、政治的、自然的方方面面的数据。

（3）医疗数据的开放性和公共性。因为完整的、综合的医疗数据不可能是一家医院、一群人、一个行业或社会管理者所能够制造并获得的，大数据必然产生于一个开放的，公共的网络环境之中。

（4）医疗数据的动态性和实时性。医疗数据时刻都在产生，而且不间断，每一时刻产生的医疗数据都在变化。

（5）医疗数据的内在关联性。由于不同采集系统所收集的医疗数据可能指向同一事物或事件，这种相互的关联是由于医疗数据所描述的对象所决定的，每一医疗数据之间存在着天然联系。所以医疗大数据的获取、管理及分析挖掘都不同于传统方法。

3. 医疗大数据采集与过滤

（1）医疗数据采集

①医疗物联网采集。物联网由感知层、网络层和应用层构成。数据采集终端设备、保证数据安全接入的 AP 和网关物联网的感知层；中间件、网络管理软件和信息采集、汇聚、分析和

发布软件都属于物联网的网络层；感知层、网络层负责客观环境数据采集和传输，通过多传感器数据管理模块的采集模块把数据解析成统一格式，将传感器关联实体进行匹配后，整合相关信息进行业务处理和数据库数据写入；电子病历、HIS、LIS 等医疗物联网的应用划分为医疗物联网的应用层。

终端设备如下。

物联网呼吸监测仪：仪器以低功耗 MCU 为控制核心，采用压力传感器采集人的呼吸信号。该仪器能有效地提取呼吸信号，并从中得出呼吸暂停的次数。与标准仪器所测的数据作对比发现，本仪器所得的各参数准确度大于 98%。基本满足临床上睡眠呼吸暂停综合征患者早期诊断的需求。

物联网健康秤：体重指标也是健康管理的一项重要指标。该秤以低功耗 MCU 为主控单元，采用压力传感器采集体重信息，经单片机处理后，通过 GPRS 模块，把数据发送到目标服务器上。测量误差 ±0.1kg，无人操作自动睡眠待机。

物联网心电测量仪：针对心脏病患者设计的便携式的心电图测量仪，可以为医生研究患者的病情分析和治疗提供参考。由传感器模块、放大电路模块、A/D 转换模块、显示模块完成心电信号测量和显示。

采用三级级联放大，能够对微弱的心电信号进行采集、转换成适合 A/D 转换模块转换的模拟信号，A/D 转换模块把模拟信号转换成数字信号并交给单片机，单片机处理数据后经无线模块发送出去。

物联网血压计：家用血压计现在已很常见，该物联网血压计是在其基础上增加了无线联网模块，是将采集的血压数据实时上传到服务器，作为健康指数供医生研究，不正常的血压信号会及时得到医生帮助。

物联网血糖测试仪：血糖参数对某些疾病也是一个重要的参考数据。常用血糖采集有电化学法和光反射法，后者技术比较成熟。检测反应过程中以试条的颜色变化来反映血糖值，通过酶与葡萄糖的反应产生的中间物（带颜色物质），运用检测器检测试纸反射面的反射光的强度，将这些反射光的强度，转化成葡萄糖浓度，再由单片机将有效数据通过物联网络发送出去。

物联网脉率检测仪：仪器以低功耗 MCU 为控制核心，通过红光和红外光照射人的手指等部位采集脉搏波信号。该仪器能有效地提取脉搏波信号，由单片机做响应时间的脉搏统计得出脉搏参数，并通过无线模块实现数据交换。

一体化设计，采用电池供电，满足移动要求；可测量脉搏、血管、血液、微循环等方面参数，实时显示脉搏参数，也可打印信号图纸；操作简便，可存储多组测量数据，内置电池可连续使用 10 小时，更适合户外健康检测活动。

②移动互联网数据采集：移动互联网是移动通信和互联网技术的结合，为移动终端提供信息服务的互联网。智能手机、平板电脑都是常用的移动终端，接入终端的链路层可以是 2G、3G、4G、WIFI 等。终端应用程序统称为 APP，目前已开发出能代替温度计、听诊器，能检测脉搏、血压、活动步数、消耗的卡路里和睡眠时间等健康数据的手机 APP；能进行心电图检测的手机。开发出基于智能手机的穿戴式移动监测系统，实现心电、呼吸、体温以及体位／体动等多项基本生理参数的低负荷获取。

③其他数据采集：系统日志采集医疗数据，医疗信息系统和卫生信息交换平台都有完备的日志，记录系统运行、数据改变的操作和状态。通过分析日志自动提取医疗数据，其工作流程

如下：收集并分析日志格式和语义，不同系统的日志可能有成千上万种可能的格式，同一种系统由于设置不一样，日志格式也不尽相同；编写脚本或软件，自动解析日志数据成标准数据格式；将日志文件导入分布式系统；按相关主题，提取数据存入存储系统。

通过数据库触发器、WEB 服务、搜索引擎等采集医疗数据。通过搜索引擎采集医疗数据，首先建立一个网络专题信息的目标样本库，在此基础上，建立一整套用于专题信息特征提取和词频统计的总词典。这些词典要根据医院工作的需要制定，要有不断自动补充新词汇的功能，才能做到系统总词库的自动更新；其次根据目标样本的词频分布，从总词典中提取挖掘目标的特征信息，由系统自动确定信息采集的范围，运用信息过滤技术从网络中获取与事先制定好标准的相关信息；最后提取源信息的特征向量，运用匹配算法和相关模型将获取的网络信息与用户需求模板的特征向量进行匹配，将符合要求的信息提取出来，存入存储系统。

（2）医疗数据整理与隐私保护。医疗数据汇集成大数据后，由于其收集范围广、长时期保存、信息完备性，通过数据关联分析，可以准确定位到个人。因此，个人信息的隐私极易暴露。如何保护隐私是大数据医疗面临的问题之一。

医疗大数据来源多样，积累时间长。存在数据不完整、有重复数据、标准不统一等问题。在使用前需要按应用主题，进行数据整理和过滤，消除不一致的数据、失效数据和无用数据，融合相关信息。

医疗大数据整理有十大目标：①数据有明确和准确的定义；②数据有明确的责任方；③数据内容符合标准要求；④数据内容符合质量要求；⑤数据的成本与价值可计量；⑥数据集中存储与管理；⑦数据有合理的存储期限和方式；⑧数据进行统一的加工和整合；⑨数据是易访问的；⑩数据访问有安全控制。

明确数据的责任方是数据整理的核心，只有建立健全数据认责机制才能稳固数据整理成果，数据标准则为数据认责提供了"权责清晰"的保障。

按数据标准进行整理是保证数据价值和质量的基本要求。数据标准的制定、元数据模型及元数据管理平台的搭建、数据质量的管理以及数据生命周期的管理是数据整理的基础条件。

整理内容主要有：数据清洗、填补、平滑、合并、规格化以及检查一致性等处理，并对数据的多种属性进行初步组织，从而为数据的转储、分析和挖掘做好准备。

4. 医疗大数据的应用 大数据概念来源于"商业智能"，它天然地与应用联系在一起。医疗大数据主要在五个方面应用。

（1）临床医疗。基于治疗效果的比较研究。通过全面分析患者特征数据和疗效数据，然后比较多种干预措施的有效性，寻找针对患者个体的最佳治疗途径。

①基于疗效的研究包括比较效果研究（Comparative Effectiveness Research，CER）。研究表明，对同一患者来说，医疗服务提供方不同，医疗护理方法和效果不同，成本上也存在着很大的差异。精准分析包括患者体征数据、费用数据和疗效数据在内的大型数据集，可以帮助医生确定临床上最有效和最具有成本效益的治疗方法。医疗护理系统实现 CER，将有可能减少过度治疗（比如避免那些副作用比疗效明显的治疗方式），以及治疗不足。从长远来看，不管是过度治疗还是治疗不足都将给患者身体带来负面影响，以及产生更高的医疗费用。

世界各地的很多医疗机构（如英国的 NICE，德国 IQWIG，加拿大普通药品检查机构等）已经开始了 CER 项目并取得了初步成功。2009 年，美国通过的复苏与再投资法案，就是向这个方向迈出的第一步。在这一法案下，设立的比较效果研究联邦协调委员会协调整个联邦政府的比较效果的研究，并对 4 亿美元投入资金进行分配。这一投入想要获得成功，还有大量潜在问题需要解决，比如，临床数据和保险数据的一致性问题，当前在缺少 EHR（电子健康档案）标准和互操作性的前提下，大范围仓促部署 EHR 可能造成不同数据集难以整合。再如，患者隐私问题，想要在保护患者隐私的前提下，又要提供足够详细的数据以便保证分析结果的有效性不是一件容易的事情。还有一些体制问题，比如目前美国法律禁止医疗保险机构和医疗补助服务中心（Centers for Medicare and Medicaid Services）（医疗服务支付方）使用成本／效益比例来制定报销决策，因此即便他们通过大数据分析找到更好的方法也很难落实。

②临床决策支持：临床决策支持系统可以提高工作效率和诊疗质量。大数据分析技术将使临床决策支持系统更智能，这得益于对非结构化数据分析能力的日益加强。比如可以使用图像分析和识别技术，识别医疗影像（如 X 线、CT、MRI）数据，或者挖掘医疗文献数据建立医疗专家数据库（就像 IBM Watson 做的那样），从而给医生提出诊疗建议。在美国 Metropolitan 儿科重症病房的研究中，临床决策支持系统使用两个月就削减了 40% 的药品不良反应事件。

此外，临床决策支持系统还可以使医疗流程中大部分的工作流流向护理人员和助理医生，使医生从耗时过长的简单咨询工作中解脱出来，从而提高治疗效率。

③医疗数据透明：提高医疗过程数据的透明度，可以使医疗从业者、医疗机构的绩效更透明，间接促进医疗服务质量的提高。

根据医疗服务提供方设置的操作和绩效数据集，可以进行数据分析并创建可视化的流程图和仪表盘，促进信息透明。流程图的目标是识别和分析临床变异的来源，然后优化流程。仅仅发布成本、质量和绩效数据，即使没有与之相应的物质上的奖励，也往往可以促进绩效的提高，使医疗服务机构提供更好的服务，从而更有竞争力。

数据分析可以带来业务流程的精简，通过精益生产降低成本，找到符合需求的工作更高效的员工，从而提高护理质量并给患者带来更好的体验，也给医疗服务机构带来额外的业绩增长潜力。美国医疗保险和医疗补助服务中心正在测试仪表盘，将其作为建设主动、透明、开放、协作型政府的一部分。本着同样的精神，美国疾病控制和预防中心（Centers for Disease Control and Prevention）已经公开发布医疗数据，包括业务数据。

公开发布医疗质量和绩效数据还可以帮助患者做出更明智的健康照护决定，这也将帮助医疗服务提供方提高总体绩效，从而更具竞争力。

④远程患者监控：从对慢性患者的远程监控系统收集数据，并将分析结果反馈给监控设备，查看患者是否正在遵从医嘱，从而确定今后的用药和治疗方案。

2010 年，美国有 1.5 亿慢性病患者，如糖尿病、充血性心脏衰竭、高血压患者，他们的医疗费用占到了医疗卫生系统医疗成本的 80%。远程患者监护系统对治疗慢性病患者是非常有用的。远程患者监护系统包括家用心脏监测设备、血糖仪，甚至还包括芯片药片，芯片药片被患者摄入后，实时传送数据到电子病历数据库。举个例子，远程监控可以提醒医生对充血性心脏衰竭患者采取及时治疗措施，防止紧急状况发生，因为充血性心脏衰竭的标志之一是由于保水产生的体重增加现象，这可以通过远程监控实现预防。更多的好处是，通过对远程监控系统产生的数据的分析，可以减少患者住院时间，减少急诊量，实现提高家庭护理比例和门诊医生预约量的目标。

⑤对患者档案的高级分析：在患者档案方面应用高级分析可以确定哪些人是某类疾病的易

感人群。举例说，应用高级分析可以帮助识别哪些患者有患糖尿病的高风险，使他们尽早接受预防性保健方案。这些方法也可以帮患者从已经存在的疾病管理方案中找到最好的治疗方案。

（2）付款／定价。对医疗支付方来说，通过大数据分析可以更好地对医疗服务进行定价。以美国为例，这将有潜力创造每年 500 亿美元的价值，其中一半来源于国家医疗开支的降低。

①自动化系统：自动化系统（例如机器学习技术）检测欺诈行为。业内人士评估，每年有 2%～4% 的医疗索赔是欺诈性的或不合理的，因此检测索赔欺诈具有巨大的经济意义。通过一个全面的一致的索赔数据库和相应的算法，可以检测索赔准确性，查出欺诈行为。这种欺诈检测可以是追溯性的，也可以是实时的。在实时检测中，自动化系统可以在支付发生前就识别出欺诈，避免重大的损失。

②基于卫生经济学和疗效研究的定价计划：在药品定价方面，制药公司可以参与分担治疗风险，比如基于治疗效果制定定价策略。这对医疗支付方的好处显而易见，有利于控制医疗保健成本支出。对患者来说，好处更加直接。他们能够以合理的价格获得创新的药物，并且这些药物经过基于疗效的研究。而对医药产品公司来说，更好的定价策略也是好处多多。他们可以获得更高的市场准入可能性，也可以通过创新的定价方案，更有针对性疗效药品的推出，获得更高的收入。

在欧洲，现在有一些基于卫生经济学和疗效的药品定价试点项目。

一些医疗支付方正在利用数据分析衡量医疗服务提供方的服务，并依据服务水平进行定价。医疗服务支付方可以基于医疗效果进行支付，他们可以与医疗服务提供方进行谈判，看医疗服务提供方提供的服务是否达到特定的基准。

（3）科学研究。利用大数据能够提高科学研究的水平和效率。以美国为例，每年创造超过 1000 亿美元的价值。

①预测建模：医药公司在新药物的研发阶段，可以通过数据建模和分析，确定最有效率的投入产出比，从而配备最佳资源组合。模型基于药物临床试验阶段之前的数据集及早期临床阶段的数据集，尽可能及时地预测临床结果。评价因素包括产品的安全性、有效性、潜在的副作用和整体的试验结果。通过预测建模可以降低医药产品公司的研发成本，在通过数据建模和分析预测药物临床结果后，可以暂缓研究次优的药物，或者停止在次优药物上的昂贵的临床试验。

除了研发成本，医药公司还可以更快地得到回报。通过数据建模和分析，医药公司可以将药物更快推向市场，生产更有针对性的药物，有更高潜在市场回报和治疗成功率的药物。原来一般新药从研发到推向市场的时间大约为 13 年，使用预测模型可以帮助医药企业提早 3～5 年将新药推向市场。

②提高临床试验设计的统计工具和算法：使用统计工具和算法，可以提高临床试验设计水平，并在临床试验阶段更容易地招募到患者。通过挖掘患者数据，评估招募患者是否符合试验条件，从而加快临床试验进程，提出更有效的临床试验设计建议，并能找出最合适的临床试验基地。比如那些拥有大量潜在符合条件的临床试验患者的试验基地可能是更理想的，或者在试验患者群体的规模和特征二者之间找到平衡。

③临床实验数据的分析：分析临床试验数据和患者记录可以确定药品更多的适应证和发现副作用。在对临床试验数据和患者记录进行分析后，可以对药物进行重新定位，或者实现针对其他适应证的营销。实时或者近乎实时地收集不良反应报告可以促进药物警戒（药物警戒是上市药品的安全保障体系，对药物不良反应进行监测、评价和预防）。或者在一些情况下，临床

实验暗示出了一些情况但没有足够的统计数据去证明，现在基于临床试验大数据的分析可以给出证据。

④个性化治疗：另一种在研发领域有前途的大数据创新，是通过对大型数据集（例如基因组数据）的分析发展个性化治疗。这一应用考察遗传变异、对特定疾病的易感性和对特殊药物的反应的关系，然后在药物研发和用药过程中考虑个人的遗传变异因素。

个性化医学可以改善医疗保健效果，比如在患者发生疾病症状前，就提供早期的检测和诊断。很多情况下，患者用同样的诊疗方案但是疗效却不一样，部分原因是遗传变异。针对不同的患者采取不同的诊疗方案，或者根据患者的实际情况调整药物剂量，可以减少副作用。

个性化医疗目前还处在初期阶段。在某些案例中，通过减少处方药量可以减少30%~70%的医疗成本。比如，早期发现和治疗可以显著降低肺癌给卫生系统造成的负担，因为早期的手术费用是后期治疗费用的一半。

⑤疾病模式的分析：通过分析疾病的模式和趋势，可以帮助医疗产品企业制定战略性的研发投资决策，帮助其优化研发重点，优化配备资源。

（4）新的商业模式。大数据分析可以给医疗服务行业带来新的商业模式。

①汇总患者的临床记录和医疗保险数据集：汇总患者的临床记录和医疗保险数据集，并进行高级分析，将提高医疗支付方、医疗服务提供方和医药企业的决策能力。比如，对医药企业来说，他们不仅可以生产出具有更佳疗效的药品，而且能保证药品适销对路。临床记录和医疗保险数据集的市场刚刚开始发展，扩张的速度将取决于医疗保健行业完成EMR和循证医学发展的速度。

②网络平台和社区：另一个潜在的大数据启动的商业模型是网络平台和大数据，这些平台已经产生了大量有价值的数据。比如PatientsLikeMe.com网站，患者可以在这个网站上分享治疗经验；Sermo.com网站，医生可以在这个网站上分享医疗见解；Participatorymedicine.org网站，这家非营利性组织运营的网站鼓励患者积极进行治疗。这些平台可以成为宝贵的数据来源。例如，Sermo.com向医药公司收费，允许他们访问会员信息和网上互动信息。

（5）公众健康。大数据的使用可以改善公众健康监控。公共卫生部门可以通过覆盖全国的患者电子病历数据库，快速检测传染病，进行全面的疫情监测，并通过集成疾病监测和响应程序，快速进行响应。这将带来很多好处，包括医疗索赔支出减少、传染病感染率降低，卫生部门可以更快地检测出新的传染病和疫情。通过提供准确和及时的公众健康咨询，将会大幅提高公众健康风险意识，同时也将降低传染病感染风险。所有的这些都将帮助人们创造更好的生活。

第三节　研究型医院的网络化

一、网络化概述

（一）网络化内涵

网络化是指利用现代通信技术和计算机技术，把分布在不同地点的计算机及各类电子终端设备互联起来，按照一定的网络协议相互通信，以达到共享软件、硬件和数据资源的目的。现在，计算机网络在医疗、交通、金融、企业管理、教育、邮电、商业等各行各业中，甚至是我们的家庭生活中都得到广泛的应用。目前各国都在致力于物联网及三网合一的开发与建设，即将计算机网、通信网、有线电视网合为一体，将来通过网络能更好地传送数据、文本资料、声音、图形和图像。

研究型医院网络化是指将医院的各种信息资源，如服务器、计算机、交换机、数字化医疗设备、打印机、平板电脑、PDA 等，通过有线或无线网络连接起来，形成一个信息共享与交换网络。研究型医院网络化不仅实现院内信息的互联互通与全数字化的工作流程，并对外提供网络化服务，通过建设网上预约挂号、患者诊疗信息查询、双向转诊、远程诊疗、远程教学、健康管理等，实现医疗数据共享与区域化应用。

（二）网络化特征

综合来看，研究型医院网络化应该具备以下基本特征。

1. **创新性** 自主创新能力是研究型医院发展的决定性因素，也是研究型医院的重要特征。研究型医院网络化的创新主要体现在网络化建设时，要综合运用各种网络新技术如物联网、云计算等，通过网络架构设计将院内网络与院外网络进行安全互联，构建全方位的医学信息化平台，用于支撑医院如网上预约挂号、患者诊疗信息查询、区域医疗协同及数据共享、生物样本库建立、网络医院、远程医学中心、远程会诊与学术交流、健康管理等创新性工作的开展。

2. **共享性** 医院数据由各个业务子系统构建，如门诊挂号系统记录患者姓名、年龄、身份证等基本数据，门诊和住院收费系统记录患者的费用数据，医生工作站记录患者的病历、诊断、医嘱等数据，护士工作站记录患者生命体征、护理记录等数据，检验系统和影像系统记录患者检验和检查结果。这些数据进入信息系统后，通过构建网络化的平台，可以被各个子系统共享应用，如医生在电子病历系统中书写患者病历时，能够查询和导入检验检查结果，用户无需再次录入，也无需再另开一个程序去进行查询。这样，既提高了医护工作者工作效率，又克服了因重复录入可能带来的数据不准确性和不一致性问题。

3. **开放性** 传统医院的网络化建设仅仅局限于医院内部的局域网，研究型医院建设要求医院与国际国内同行建立信息交流平台，要让最新的医学信息在医院能够方便、准确和及时的获得，要成为国际医学情报信息网络的一个重要"站点"。同时，要为区域医疗数据共享、双向转诊等建设提供有力支持，要让医生与患者之间可以方便地进行远程诊疗活动、健康管理，医生与医生之间可以方便地进行远程会诊，形成完整的、健全的、共享的信息网络系统，让患者获得更及时、更准确的医疗服务。这些就要求医院网络必须支持网络协议的开放性、医疗数据标准的开放性等，将使医院从传统的网络信息孤岛走进浩瀚的信息知识海洋。

4. **安全性** 随着研究型医院多元化的发展，网络的开放程度也越来越高，医院数据不再只是院内使用，更多的数据将会与其他医疗机构或患者个人共享，由于涉及患者的隐私和医院业务机密，因此对网络的建设有严格的保密和安全要求。在实际建设中，可以通过构建核心交换机冗余机制、虚拟局域网（Virtual Local Area Network，VLAN）划分、虚拟专用网（Virtual Private Network，VPN）通道、入侵检测与安全审计系统运用、防病毒系统和网管软件部署、认证授权技术、防火墙（firewall）和网闸应用，以此来保障医院信息数据的安全。

（三）网络化发展历程

我国医院网络化经过 30 多年的发展，大体经历了 4 个阶段。

第一阶段，单机单用户应用。始于 20 世纪 70 年代末 80 年代初，这一阶段开始是以小型机为主，采用分时终端方式，当时只有少数几家大型的综合医院和教学医院拥有。80 年代初期，随着苹果 PC 机的出现和 BASIC 语言的普及，一些医院开始开发一些小型的管理软件，数据库存储和用户使用的都是一台电脑，如工资软件、门诊收费、住院病人费用管理、药库管理等。

第二阶段，部门级系统应用。20 世纪 80 年代中期，随着 XT286 的出现和国产化，以及 DBASEIII 和 UNIX 网络操作系统的出现，一些医院开始使用简单的网络设备以及五类双绞线建立小型的局域网络，并开发出基于部门管理的小型网络管理系统，如住院管理、药房管理、门诊计价及收费发药系统等。然后是全院级系统应用阶段。

第三阶段，院区全域网络应用。进入 20 世纪 90 年代，快速以太网和大型关系型数据库日益盛行，完整的医院网络管理系统的实现已经成为可能，于是一些有计算机技术力量的医院开始开发适合自己医院的医院管理系统。一些计算机公司也不失时机加入进来开发 HIS。这一阶段的 HIS 在设计理念上强调以患者为中心，在实现上注重以医疗、经济和物资三条线贯穿整个系统，在应用面上坚持管理系统和临床系统并重，力争覆盖医院各个部门。这一阶段，随着大型以太网交换机和先进数据库服务器的应用，开发出了全院数据充分共享的门诊、住院、LIS、PACS、药品、卫生经济、物资、固定资产等系统。

第四阶段，区域医疗网络建设。随着网络信息化技术的不断发展，近几年，国内一些地区和大医院开始发展区域医疗信息化，在一定区域内实现医疗机构间医疗信息交换和共享。通过建设基于网络化的跨医院的信息交换平台，更好的开发使用网上预约、信息查询、双向转诊、远程医疗、远程教学、健康管理、分级医疗等应用系统，进行不同医疗机构间协同医疗服务创新。

二、网络化建设

传统的网络化建设已经不能满足研究型医院的创新发展，这需要医院走出院内局域网模式，建设和发展内外网互联的共享信息化网络平台，最终将医院建设成为一个高起点、高质量、高水平、高融合、高安全的具有示范性的一流研究型医院网络。研究型医院网络化建设已从简单的院内数据业务应用逐步发展到数据、语音、视讯、远程等多业务统一承载。医院临床诊疗信息的实时快速传输要求计算机网络能够稳定高效地运行，要求具备出色的网络服务质量实现迅速的响应；医疗业务之间数据的依赖性和互联性要求网络具备高速、高可靠；医院内外网数据互联互通的共享性和交互性也要求网络具备高可靠性、高带宽、高扩展性、高安全性。因此，建设安全稳定高效的医院网络化平台有利于提高医院整体工作效率，有利于提高医疗质量与医疗安全，有利于提高医院创新性工作建设，也能够更好地为患者提供诊疗服务。

（一）医院网络规划与设计原则

为达到建设安全稳定、性能先进、技术成熟、功能完整的研究型医院网络系统的目标要求，在网络化平台设计构建中，应坚持以下原则。

1. **可靠性**　网络系统的稳定可靠是应用系统正常运行的关键和基础。在网络化设计与选型中，必须选用高可靠性、高稳定性的成熟产品，合理设计网络拓扑结构，对网络流量进行负载平衡设计，最大限度保证网络的可靠性。

2. **冗余性**　医院对信息系统要求 7×24 小时不间断稳定运行，而网络是信息系统运行的基础，这就要求网络具有估值自愈的能力。在设计中除了对采用的高带宽、高性能、高交换容量与交换能力的核心交换机要运用虚拟化技术做好冗余备份机制，保证当一台网络核心设备出现问题时另一台能迅速进行接管，从而最大限度地保证网络的稳定运行。

3．**先进性与实用性**　深度了解医院信息系统的传输特点，在满足医院系统业务的同时，又要在网络设计中把先进的技术与现有成熟的技术和标准结合起来，充分考虑到医院网络应用的需求和未来技术发展的趋势。

4．**高性能**　设计中必须保障网络及设备的高带宽及高吞吐能力，保证各种信息(数据、语音、图像)的高速、高质量传输。在网络设备选型上，根据客户端用户数据以及业务量计算核心交换机及汇聚层交换机的交换容量，在一定冗余的基础上选择合适档次的交换机。

5．**标准开放性**　支持国际上通用的标准的网络协议，有利于保证与其他网络(互联网、公共数据网、教育网等)及设备之间平滑连接与互通，以此保证将来医院网络自身的扩展。

6．**可扩展性**　在网络设计时必须考虑到核心、汇聚交换机插槽和接入设备端口的冗余，为将来医院业务增长带来的终端数量的接入增长作必要的预留。同时，在医院网络化建设中既要考虑有线网络接入，也要考虑医师、护士移动查房的应用需求带来的无线网络建设。

7．**可管理性**　对医院全网设备(交换机、路由器等)可选用合适的网络管理平台软件进行管理，提供及时的故障报警和日志，提高设备故障维护响应速度。所选取的网络设备必须支持标准的网络管理协议，支持标准的管理软件，支持 WEB 界面管理方式，真正做到每台设备都可管理、可维护，为后续的网络管理维护奠定良好的基础。

8．**安全性**　通过制定可靠、稳定、冗余的骨干网安全策略，VLAN 策略和过滤机制，保障网络平台的整体安全性。首先，对医院网络进行严格的 VLAN 划分，服务器、PACS 系统单独划分 VLAN，其他区域按科室和楼宇单独划分 VLAN，从而防止病毒跨 VLAN 传播。其次，设置合理的防火墙和网闸策略，配合入侵检测系统，内网用户可以通过防火墙有选择性的访问外网资源，外网只有通过认证的用户才能访问医院内网资源，从而最大限度地保障医院内部网络的安全。

（二）医院内网结构设计

在医院内网拓扑结构设计中，全网采用万兆骨干、千兆汇聚、百兆到桌面的组网方案，既能满足当前医院业务的发展，又能满足医院未来扩展的需求。模块化的设计能使全网应用层次清晰，各业务应用自成体系，整体的拓扑结构如图 13-18 所示。

根据医院实际应用考虑，网络架构采用二级和三级混合组网方式。服务器群需要为全院医疗业务提供数据访问，要求转发高效稳定；PACS 系统需要处理大量的影像数据，对带宽要求较高，故这两部分在设计时均采用二级组网方式，直接采用万兆光纤与核心交换机相联。其他楼宇均采用三层组网方式，通过接入交换机、汇聚交换机与核心交换机连接。

核心交换机是院内网络的交换中心，也是整网的路由中心，全院业务数据交互通过核心交换机全线速的多层处理特性以及高带宽来实现保证。两台核心交换机通过最新的网络虚拟化技术，将两台设备虚拟化为一台，实现双机冗余热备，负载分担。这种虚拟化双核心冗余热备的组网方式，不仅大大提高了核心网络的安全性，而且还提高了网络的高效转发性能，为医院业务快速有效的交互提供了必要的保障。

网络模块化设计，不仅方便网络管理，也为网络的安全提供了条件，即使局部网络出现故障，也不会引发其他区域出现故障，有利于问题的定位和排查。根据医院业务功能和楼宇位置，将医院网络模块划分为服务器群网络区域、PACS 服务器群网络区域、楼宇网络区域和无线网络区域四大部分。

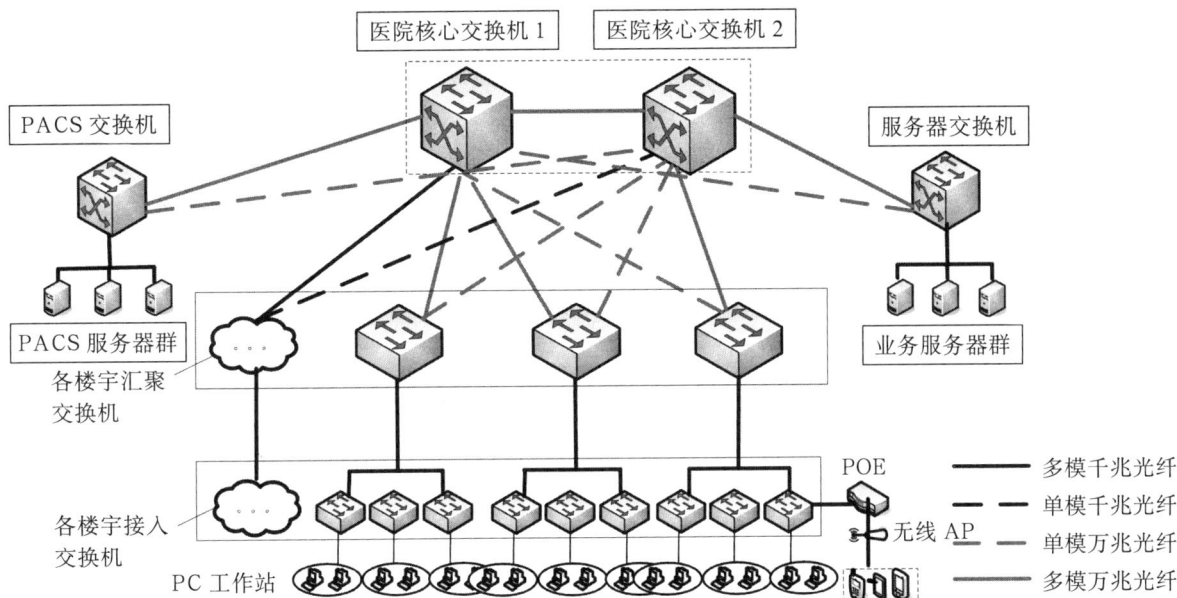

图13-18 医院内网拓扑结构

1. **医院服务器群网络设计** 医院服务器群是医院业务系统运行的数据基础，一旦出现故障医院业务将无法进行，因此服务器群的带宽和链路冗余特别重要。服务器群采用高性能的千兆到桌面、万兆上行的汇聚交换机；通过调试设备链路聚合端口与两台核心交换机冗余相联，起到网络数据负载分担、链路冗余备份、带宽增加的作用。该汇聚交换机链路聚合端口能够均衡分担与核心交换机数据交互流量，当其中一条链路出现故障时，另一条链路将会继续运行，保障网络的不间断工作。

2. **PACS服务器群网络设计** PACS系统区域网络需要传输大量的影像文件，在业务高峰时间段影像信息流量可以达到50G以上，对网络带宽的要求非常高。基于这种需求，PACS系统汇聚交换机需要选择具有万兆传输能力直连核心交换机，提供高速的传输链路。这种两层结构的万兆骨干千兆到桌面的组网方式保障了大量影像图片的高速转发，提高了传输效率。同样在汇聚交换机上调试链路聚合端口，保证在一条链路出现中断时另一条链路仍能正常工作，保障了业务的连续性。

3. **楼宇网络区域设计** 楼宇网络区域采用网络中比较常用的三层架构（即核心层、汇聚层、接入层），对于业务量比较大的楼宇同样采用万兆上行，链路聚合端口与核心交换机联接，对于业务量比较小的楼宇则可采用千兆连接核心交换机。在这种网络模式下，需要对接入层交换机和网络模块等做冷备，一旦接入层交换机发生故障，将不会影响整个网络，只要查询汇聚交换机相应接入的指示灯就能发现故障所在位置，及时更换备份模块或交换机就能解决故障问题。

4. **无线网络设计** 无线网络承载着移动查房等业务，由于业务的特殊性，该网络必须具有很好的信号覆盖能力和无缝漫游功能，以及对接入终端的控制能力。因此，医院设计一套安全稳定的无线网络作为有线网络的互补是非常必要的。在设计中，无线AP通过POE交换机上联到接入层交换机，同时POE可直接向无线AP供电，不需另外部署电源，给工程实施带来了便捷。采用"无线控制器＋瘦AP的模式"，医院网络中的所有AP只能通过无线控制器进行管理和维护，实现了AP的集中管理，给后续维护带了极大的方便；对需要联入无线网络的客户端，必须进行相关的授权和认证，相关认证码由无线控制器进行控制达到无线准入标准，以此保障无线网络的安全。瘦 AP 模式为用户在 AP 之间无缝漫游提供了条件，用户手持无线终端可在不同 AP 间穿行，无线系统支持 AP 间的自动切换从而保持无线信号的连续，保证移动医疗业务的不掉线。

通过对医院网络进行功能分区规划设计，有利于提高各区域网络工作效率，为后续的网络管理和维护奠定基础，同时也提高了整个网络的安全性和稳定性。在实际建设中，医院可以根据自身特点，合理规划和设计网络，在安全、稳定、易管理的前提下部署切合医院实际应用的优质网络。

（三）医院内外网连接结构设计

为满足研究型医院网络化应用，医院内部的业务网与院外医疗信息必然存在数据交互。在医院内外网互联的拓扑结构设计中，采用基于网闸的网络安全数据交换平台，整个网络架构由三部分组成，外网区域的网络建设、中间的网络安全交换平台建设和医院内网的网络安全建设。外网网络建设主要由政府和网络运营商主导建设，中间的网络安全交换平台则由医院信息部门和网络安全厂商共同设计建设，内网网络建设主要由医院信息管理部门主导。整体的拓扑结构如图 13-19 所示。

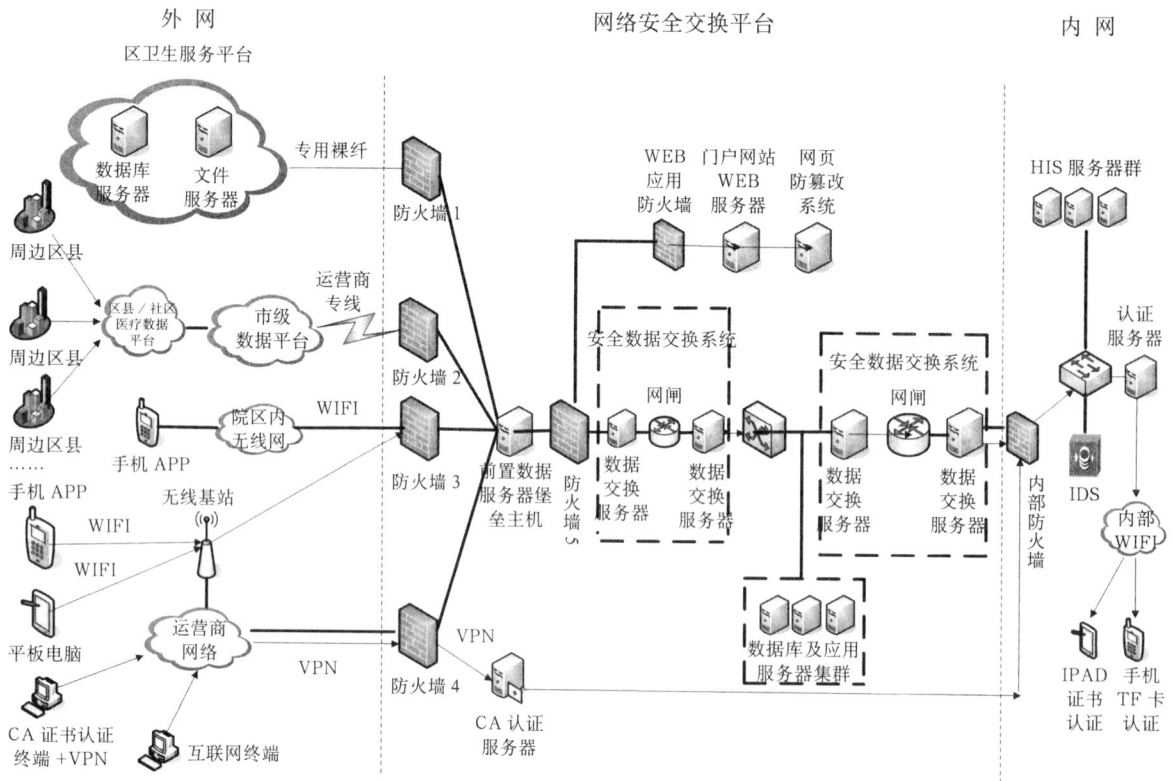

图 13-19　医院内外网互联拓扑结构

该网络化平台主要基于网闸与数据交换服务器组成的安全数据交换系统构成。在核心交换机前由三级防火墙组成，2 级 DMZ（隔离区）域形成网络层的重点防护区域，同时配合安全数据交换系统和网页防篡改系统，对门户网站和数据库应用服务器集群形成有效保护；网络安全交换平台与医院现有数据中心内部防火墙再次形成 DMZ，再利用安全数据交换系统和网闸、光闸等单向传输控制设备形成应用层信息级单向过滤，不受需求越来越大的共享数据影响，充分保护现有医院业务系统正常运行和对外数据交互的安全性。

院区外医院合法用户可以通过营运商网络与网络安全交换平台建立 VPN（虚拟专用网络）通道，并通过 CA（Certificate Authority）认证服务器证书验证便可远程对共享的医疗信息进行相关工作，既满足了合作医疗单位和本院工作人员的业务需求，又保障了医疗数据交互的安全性。

医院合法用户在院区外活动时，可以利用 WIFI、3G、4G、有线互联网等手段，通过营运商网络与网络安全交换平台建立 VPN（虚拟专用网络）通道，并通过 CA 认证服务器证书验证为我院合法用户，便可远程进行医疗相关工作，如下医嘱、进入医院管理平台等。

患者也可使用移动终端连接互联网 WIFI，通过防火墙和认证短信访问前置机，查询与己相关的医疗信息。

内网网络安全主要由防火墙和入侵检测系统构成，内网服务器只负责将部分公开数据

传输给网络安全交换平台的前置服务器，除了通过 CA 认证服务器认证的合法用户访问内网外，其余外网地址或用户对内网建立的访问都将被阻止。内网用户可通过移动终端内置的 TF 卡认证合法后访问医院数据库数据，进行医疗数据的读写。

通过对医院内外网互联的网络化平台的设计与建设，使医院不再是一座信息孤岛，而是融入了互联网的浩瀚海洋。该平台不仅能满足医院内网的信息系统运行和安全，还能够实现医院内网与互联网医疗共享数据交互，不仅为医护人员和患者提供了便利，也为研究型医院的创新性工作得以顺利开展打下坚实基础。

（四）医院物联网设计与应用

1. 物联网的概念　物联网（Internet of Things, IOT），是在计算机互联网的基础上，利用射频识别（RFID）、无线网络、红外感应器、激光扫描器、蓝牙（BuleTooth）、短距离无线通信（ZigBee）等信息传感设备和技术，通过 Internet 相连接，进行信息交换和通信，以实现对物品的智能化识别、定位、追踪、信息采集的一种网络。

2. 物联网的组成

（1）全球产品电子代码编码标准。电子产品代码（Electronic Product Code, EPC）编码标准是新一代的与全球贸易项目标识代码（Global Trade Item Number, GTIN）兼容的编码标准，它是全球统一标识系统的拓展和延伸，是全球统一标识系统的重要组成部分，是 EPC 系统的核心与关键。该编码为使用协议版本号、物品的生产厂商代码、物品的分类代码及单个物品的 SN 序列编号这四部分的数据字段所组成的一组数字。EPC 的号码数量近似无穷大，达 2n 次级，足以分配到全球每个物品。EPC 存储在 RFID 标签上，这个标签包含一块硅芯片和一根天线。读取 EPC 标签时，它可以与一些动态数据连接，例如该产品的原产地或生产日期等。

（2）射频识别系统。射频识别（Radio Frequency Identification, RFID）系统是实现 EPC 代码自动采集的功能模块，它由 EPC 电子标签天线及阅读器组成。EPC 电子标签是产品电子代码（EPC）的载体，附着于可跟踪的物品上，从而实现全球跟踪流通。阅读器与信息系统相连，是读取标签中的 EPC 代码并将其输入网络信息系统的设备。EPC 标签与阅读器之间通过无线感应方式进行信息交换。

（3）信息网络系统。信息网络系统由本地网络和互联网组成，是实现信息管理、信息流通的功能模块。该系统建立在网络基础之上，通过 EPC 中间件、对象名称解析服务（Object

Name Service ，ONS）、实体标记语言（Physical Markup Language，PML）实现全球"实物互联"。

EPC 中间件：负责过滤、整合阅读器送来的标签或传感器的数据流。

ONS（对象名称解析服务）：可提供 EPC 查找服务，将给定的 EPC 代码转化为一个或多个含有物品信息的主机的统一资源定位器（Uniform Resoure Locator，URL）地址，以获取 EPCIS 服务器上更多的物品相关信息，其功能类似于互联网中的域名解析系统（Domain Name System，DNS）。

EPC 信息服务（EPCIS，旧称 PML 服务）存放了大量制造商生产的所有物品相关数据信息的 PML 文件。

3. **物联网的体系架构**　从体系架构上看，物联网主要分为三层，即感知层、网络层和应用层。

（1）感知层。感知层由各种传感器、控制器和传感器网关组成。它的主要作用相当于人的五官和皮肤等神经末梢，用于感知和识别物体，采集和捕获原始信息，将传感器收集的数据发送到网关或将应用平台控制命令发送到控制器件。

（2）网络层。网络层的作用相当于神经中枢和大脑，负责传递和处理感知层获取的信息。它包括核心网络和各种接入网。核心网络是在现有互联网的基础上，融合电信网、广播电视网等形式的面向服务、即插即用的栅格化网络；而接入网则包括 2G/3G/4G 网、集群、无线城域网、移动互联网等。

（3）应用层。应用层主要是通过分析、处理和决策，完成从信息到知识、再到控制指挥的智能演化，实现处理和解决问题的能力。它是物联网和用户（包括人、组织和其他系统）的接口，它与行业需求结合，实现智能化的应用和服务任务。

4. **医院物联网的设计与应用**　物联网可以帮助医院在药品和医疗设备管理、新生儿标识和安全管理、移动急救业务、区域医疗平台、远程医疗及健康管理应用等各方面，大大提高医院的运作效率，提升医疗质量和服务水平。其拓扑结构如图 13-20 所示。

该网络架构主要借助 RFID、WIFI、BuleTooth、ZigBee 等无线传输技术，通过部署阅读器、智能接收器等传感设备，将获取的信息通过控制器或网关传输至物联网中间件这一可扩展平台，该平台支持"不同厂家，不同型号，不同通信方式，不同数据格式"的物联网终端设备，摆脱非标准化带来的不便，有利于维护和应用扩展，从而构建一个全方位的医院物联网智能管理应用平台。

（五）医院移动互联网设计与应用

1. **移动互联网的概念**　移动互联网（Mobile Internet，MI），就是将移动通信和互联网二者结合起来，成为一体，它包含移动终端、移动网络和应用服务三个要素。从广义角度理解，移动互联网指用户使用手机、平板电脑、笔记本等移动终端，通过移动或无线网络访问互联网并使用互联网服务；从狭义角度理解，移动互联网是指用户使用手机通过移动网络获取访问互联网权限并使用互联网服务。

2. **移动互联网关键技术**　移动互联网包含网络、终端和应用三大要素，围绕这三个要素组成了一个庞大的技术体系支撑，包括互联网技术和移动通信技术，下面介绍几种关键技术。

（1）HTML5。万维网的核心语言，标准通用标记语言下的一个应用超文本标记语言（HTML）的第五重大修改。它是移动互联网终端与应用平台系统进行信息沟通的共同语言。

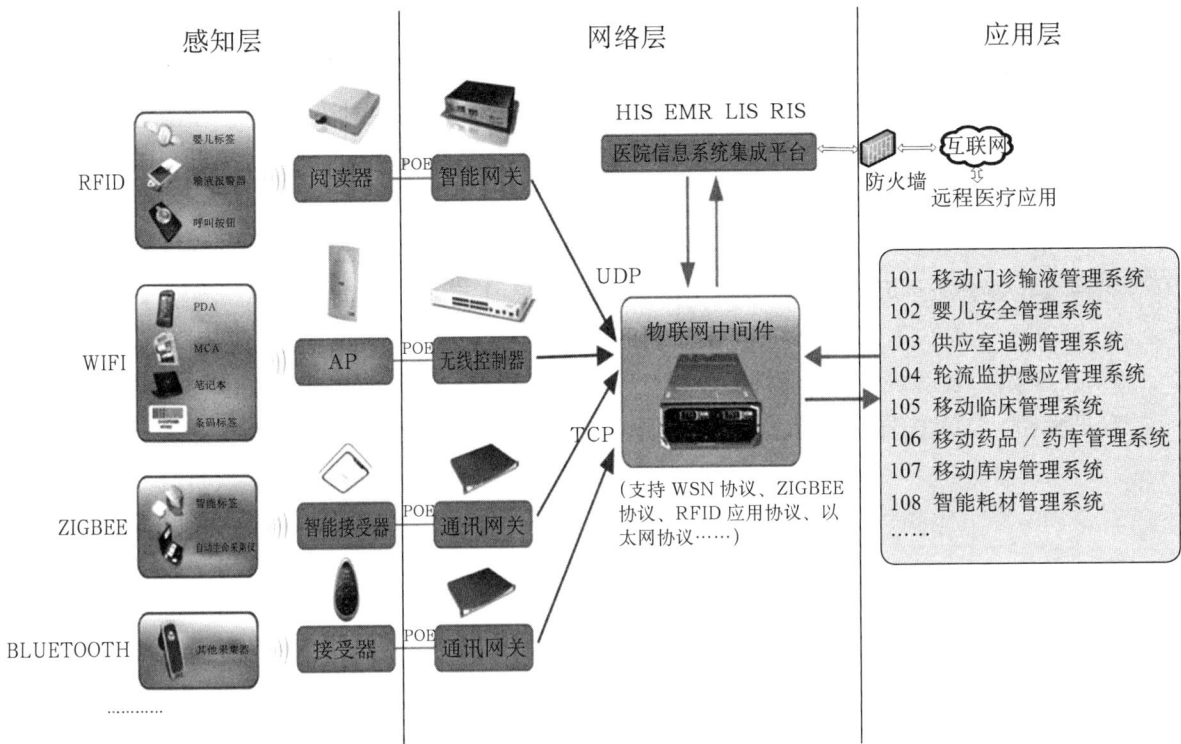

图 13-20　医院物联网网络架构

（2）IPv6。IPv6 是 Internet Protocol Version 6 的缩写，其中 Internet Protocol 译为"互联网协议"，因其巨大优势，被改写为 MIPv6，成为移动互联网的基础协议。

（3）3G。是第三代移动通信技术，指支持高速数据传输的蜂窝移动通讯技术。3G 服务能够同时传送声音及数据信息，速率一般在几百 Kbps 以上。3G 是指将无线通信与国际互联网等多媒体通信结合的新一代移动通信系统，目前 3G 存在 3 种标准：CDMA2000、WCDMA、TD-SCDMA。

（4）4G。指的是第四代移动通信技术，该技术包括 TD-LTE 和 FDD-LTE 两种制式。4G 是集 3G 与 WLAN 于一体，并能够快速传输数据、高质量、音频、视频和图像等。4G 下载速度极快，比目前的家用宽带 ADSL（4 兆）快 20 倍，并能够满足几乎所有用户对于无线服务的要求。此外，4G 可以在 ADSL 和有线电视调制解调器没有覆盖的地方部署，然后再扩展到整个地区。

3．**医院移动互联网的设计与应用**　移动终端通过 3G/4G/WIFI 等互联网网络由防火墙 1 开放合理端口进入医院内网前置机读取相关信息和数据，安全交换系统负责为前置机传输开放的数据，只能单向读取开放的数据。网页防篡改系统配合入侵检测系统（IDS）负责对网络中的入侵行为进行实时检测，防止网络病毒的攻击。需要说明的是，所有外网用户只能访问到前置机，不能通过防火墙 2 访问医院内网数据库。其拓扑结构如图 13-21 所示。

医院移动互联网的应用可以帮助医院实现网上预约挂号、专家介绍及出诊信息查询、智能分诊、楼层导医服务、电子账单查询与费用支付、检查检验结果查询、个性化用药提醒，健康评估与干预、健康状态监测，疾病管理与电子病历查询等应用。不仅提高了医院的运作效率，还帮助患者通过移动终端实时查询自己在医院的诊疗信息，提升了医院医疗服务水平和服务品质。

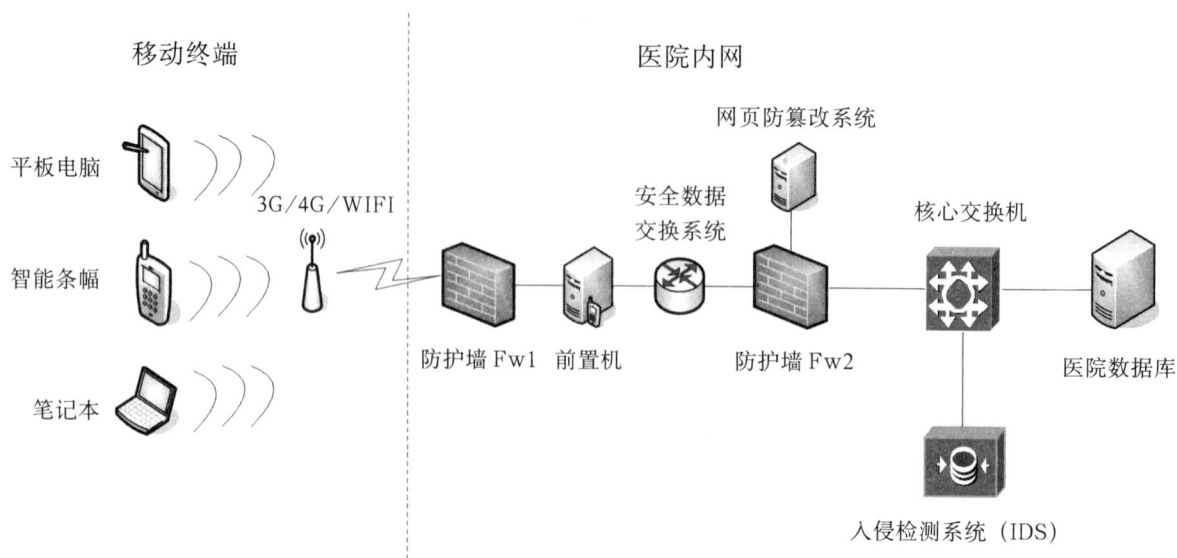

图 13-21 医院移动互联网拓扑结构

三、网络化远程应用

研究型医院网络化主要是服务于数字化的工作流程，以及医疗、科研、教学和后勤管理等，目标是为工作人员提供数字化的工作平台，为患者提供数字化的就医环境。同时，要为院外的患者和其他医疗卫生服务机构提供远程网络化服务。

我国医疗卫生资源分布和医疗水平发展不均衡，造成基层医院患者纷纷涌入中心城市的大医院就医，加重了大医院的负担，造成床位紧张；而基层医院资源闲置，并进一步造成发展的不平衡和资源浪费，加剧患者看病难、看病贵。通过研究型医院网络化建设，大力开展远程医疗服务、远程健康管理和远程医院网络化建设，将大型综合性医院丰富的医疗资源辐射到基层医疗机构，让欠发达地区的患者在当地基层医院就能享受到大医院专家的服务。同时，三级医院的优势医疗资源，特别是智力资源也能得到最大限度的利用。

（一）远程医疗服务

远程医疗服务是指通过计算机技术、通信技术与多媒体技术，同医疗技术相结合的一种新型医疗服务模式，旨在通过协同提高诊断与医疗水平、降低医疗开支、满足人民群众多样化的医疗与保健需求。

目前，远程医疗技术已经从最初的电视监护、电话远程诊断发展到利用高速网络进行数字、图像、语音的综合传输，并且实现了实时的语音和高清图像的交流，为现代医学的应用提供了更广阔的发展空间。

国外在这一领域的发展已有 40 多年的历史，而我国只在最近十余年才得到重视和发展。

1. 国内外远程医疗发展历程

（1）国外发展历程

第一代远程医疗：20 世纪 50 年代末，美国学者 Wittson 首先将双向电视系统用于医疗；同年，Jutra 等人创立了远程放射医学。此后，美国不断有人利用通信和电子技术进行医学活动，并出现了"Telemedicine"一词，现在国内专家统一将其译为"远程医疗（或远程医学）"。20

世纪60年代初到80年代中期的远程医疗活动被视为第一代远程医疗。这一阶段的远程医疗发展较慢。从客观上分析，当时的信息技术还不够发达，信息高速公路正处于新生阶段，信息传送量极为有限，远程医疗受到通信条件的制约。

第二代远程医疗：自20世纪80年代后期，随着现代通信技术水平的不断提高，一大批有价值的远程医疗项目相继启动，其声势和影响远远超过了第一代技术，可以被视为第二代远程医疗。1988年美国提出远程医疗系统应作为一个开放的分布式系统的概念，即从广义上讲，远程医疗应包括现代信息技术，特别是双向视听通信技术、计算机及遥感技术，向远方患者传送医学服务或医生之间的信息交流。从Medline所收录的文献数量看，1988-1997年的10年间，远程医疗方面的文献数量呈几何级数增长。在远程医疗系统的实施过程中，美国和西欧国家发展速度最快，联系方式多是通过卫星和综合业务数据网（ISDN），在远程咨询、远程会诊、医学图像的远距离传输、远程会议和军事医学方面取得了较大进展。

第三代远程医疗：主要特点是逐步呈现走进社区、走向家庭，更多的面向个人，提供定向、个性的服务。第三代远程医疗与智能手机等移动互联网应用发展紧密同步，随着物联网技术与智能手机的普及，远程医疗也开始与云计算、云服务结合起来，众多的智能健康医疗产品逐渐面世，远程血压仪、远程心电仪，甚至远程胎心仪的出现，给广大的普通用户提供了更方便、更贴心的日常医疗预防、医疗监控服务，远程医疗也从疾病救治发展到疾病预防的阶段。

（2）国内发展历程。我国从20世纪80年代才开始远程医疗的探索。1988年解放军总医院通过卫星与德国一家医院进行了神经外科远程病例讨论。1995年上海教育科研网、上海医大远程会诊项目启动，并成立了远程医疗会诊研究室。目前全国二十多个省市的数十家医院网站远程医疗网络已经为大量各地疑难急重症患者进行了远程、异地、实时、动态电视直播会诊，成功地进行了大型国际会议全程转播，并组织国内外专题讲座、学术交流和手术观摩数十次，极大地促进了我国远程医疗事业的发展。

解放军总后勤部、卫生部2001年启动了"军卫二号"工程，即全军远程医学信息网。全军远程医学信息网的成立为提高偏远驻地官兵医疗服务水平方面发挥了十分重要的作用。在我国远程医疗应用过程中，解放军总医院等部队医院开展了大量远程医疗实践与应用，这些医院的远程医学中心着眼引领全军远程医学应用系统，将部队医院医疗优势资源辐射服务于边防哨所官兵、灾区群众、边远贫困和欠发达地区群众。在2008年四川汶川地震和2010年青海玉树地震抗震救灾中，远程医疗会诊车发挥了巨大作用，在灾区实施应急机动条件下的远程会诊、视频会议、信息传输等多项任务，提高了抢救效率和现场救治水平。

2．远程医疗技术应用范围及技术特点　远程医疗技术旨在通过信息通信技术在体系内各级医疗机构之间实现医疗资源共享，使中小医疗机构在医疗业务中遇到技术问题时，通过现代通信网络获得相关的技术支持。同时远程医疗系统的建成也能极大地提高各种形式的医疗卫生资源援助的力度和及时性，并且极大地降低成本，提升援助的深度和广度。

远程医疗技术所要实现的目标主要包括：以检查诊断为目的的远程医疗诊断系统、以咨询会诊为目的的远程医疗会诊系统、以教学培训为目的的远程医疗教育系统和以家庭医疗服务为目的的远程病床监护系统。应用的目的和需求不同，在远程医疗系统中配置的设备和使用的通信网络环境也有所不同。远程医疗诊断系统主要配置各种数字化医疗仪器和相应的通信接口，并且主要在医院内部的局域网上运行。终端用户设备包括电子扫描仪、数字摄像机及话筒、扬声器等。远程医疗教育系统与医疗会诊系统相似，主要是采用视频会议方式在宽带网上运行。

无论哪一种远程医疗系统，计算机和多媒体设备都是必不可少的。

远程医疗中多媒体技术的应用有赖于各种各样多媒体数字设备的支持。在远程医疗中多媒体技术主要包括媒体采集、媒体存储、压缩／解压缩、图像处理、用户界面设计等。远程医疗中传送的医学信息主要有数据、文字、视频、音频和图像等形式。远程医疗主要涉及的通信技术有网络接口、网络协议、视频传输、音频传输、静态图像（片）传输、病历档案传输、传输网络建设等。

3．远程医疗服务模式

（1）远程会诊

面向基层的远程会诊：是指上级医院专家会同基层医疗机构患者主管医生，通过远程技术手段共同探讨患者病情，进一步完善并制定更具针对性的诊疗方案。异地的医生通过清晰流畅的音视频交流，甚至是共享的电子病历互操作系统对患者出具诊断意见和推荐治疗方案，并写入患者电子病历中。同时，还可以实现不同医疗机构之间的深度远程协作。围绕患者全过程的诊疗活动，采取远程查房、管床、诊断、病历大讨论、手术指导等形式，形成"医生—医生"、"科室—科室"、"医院—医院"之间的紧密型的区域协同医疗服务关系。通过面向基层的远程会诊，可以直接减少基层患者医疗费用、减少延迟诊断和误诊、减少基层医务工作者的培训费用，同时避免患者盲目涌向大医院就医，有效引导一般诊疗下沉基层，缓解大医院患者"扎堆"现象，提升医疗资源的综合利用效率。

远程院前急救：专家通过数字化远程终端设备同基层医院医生对患者进行即时的现场协同救治。建设院前急救远程医疗协同系统，包括院前急救专家库、院前急救资源库、院前急救小组活动管理子系统、远程救助指挥与调度子系统、远程可视化子系统等。基层医疗机构发生院前急救业务并需要中心医院医疗资源支持时，利用该系统进行远程医疗指导、早期抢救准备等。院前急救小组可以通过无线网络接入区域医疗协同平台。此外，通过远程视频系统和数字化医疗远程终端设备（如远程听诊器、远程心电图仪、远程血气分析仪等），第一时间远程采集患者的生命体征数据，并将数据通过网络传输给远程专家，使实施急救的人员能采取针对性很强的抢救措施，为抢救患者生命赢得宝贵时间。远程院前急救的主要特点是汇聚专业医疗团队、及时响应、数据实时传输和良好的交互性。

远程手术：将虚拟现实技术与网络技术结合，可以使得医生亲自对远程的患者进行一定的操作，同样的过程应用于手术，就是"远程手术"了。也就是说，医生根据传来的现场影像来进行手术操作，其一举一动可转化为数字信息传递至远程患者处，控制当地的医疗器械的动作。当然，这种手术对专家的操作技巧与相关设备的要求也是很高的。世界上首例实验性远程手术已经在1999年成功地进行。远程手术应用主要表现在远程手术指导、远程手术示教和远程手术操作三方面。鉴于目前拥有的硬件支撑条件，利用目前代表先进医疗技术手段的手术机器人，远程专家通过互联网和手术控制系统为本地的患者进行远程手术操作。

（2）区域辅助检查应用

区域PACS：通过区域PACS（医学图像存储与通信系统）共享和协同平台的建设，完成区域所有医疗设备的影像管理，负责处理所有的业务流转机制，为联网医院院内和跨院的影像业务提供技术支撑。支持基层医院根据需要随时将影像数据化，并传输给上级医院或者其他医院的专家，及时得到专家的诊断意见和报告，并可以进行实时网络会诊。通过影像共享平台对医院数字化影像及其报告进行数字化分步存储管理，实现影像会诊时医院与医院、医院与社区、社区与社区之间影像及报告的互相调阅。通过区域化多级分布式存储管理架构方式，实现影像数据数字化传输、集中存储和管理调用，使得数字医疗影像信息服务于各家医院和社区卫生机构，满足影像会诊时各方对医疗影像数据的互联互通需求。

区域代理检验：各种生理生化指标是临床诊治的重要依据之一，由于受资金和技术限制，基层医疗机构无力购买大型检验设备，但在区域医疗协同的条件下，基层医疗机构完全有条件利用大型医院的资源，将采集到的病人标本送到大型医院检查，结果通过区域医疗协同网络返回到送检单位中。由于区域医疗协同网络已建立起居民身份识别的唯一索引，因此在技术实现上区域LIS与传统的院间送检、结果返回有较大的区别。在区域协同的条件下，大型医院检验的标本结果不是点对点返回到送检医院，而是直接发送到区域数据中心，成为区域电子病历的一部分。区域代理检验将标本采集、标本运输、实验数据存取、报告审核、打印分发、实验数据统计分析等繁杂的操作过程智能化、自动化和规范化管理，有助于提高基层医疗机构的整体检验水平，提高检验质量。

远程心电：利用计算机及现代通信技术远距离采集、传输、监测心电图，这类监测可捕捉偶有或一过性出现症状时的心电图，弥补了常规心电图与动态心电图的不足，可进行远程会诊。远程心电监护从有线电话传输，转入无线手机和网络传输。远程心脏监护技术从远程心电监护发展到远程血压，远程血糖，远程血氧，远程睡眠，远程呼吸监护。监护对象从大医院应用，扩展到社区基层医疗机构。从心脏监护的医疗行为发展到保健预防行为，深入到家庭和个人的健康保健。随着心电信息技术的发展，远程心电信息系统实现了不同厂家的心电图机数据集中管理连接，将心电图信息永久存储，帮助医生建立心电图诊断标准数据库，解决了目前国内医院信息化建设中心电图数字信息化孤岛的问题。

病理远程诊断：通过数字切片扫描系统，在高倍物镜下，把整张病理切片快速扫描后存储在电脑里，全切片图像质量完全符合诊断需要，而且是全视野，医院或患者再通过网络，将数字切片与相关病史上传到诊断平台。专家登录平台，对患者的病情进行分析和讨论，进一步明确诊断，指导确定治疗方案。"远程病理"从概念提出距今已有近20年的历史，国内进行计算机病理远程会诊主要有以下三种模式，一是由申请医师通过与显微镜相连的数码相机在病变部位获取数字化图像，以电子邮件的形式或通过FTP发往会诊医师处进行诊断；二是远距离遥控自动化显微镜诊断模式，操作者可将动态图像生动的传输到服务器和当地的电脑屏幕上，使远距离操作者能够完全控制所观察的图像，会诊双方同时以动态方式浏览同一张切片；三是利用WSI（Whole Slide Image，全视野数字切片）扫描技术，和以WSI为核心的远程会诊和交流中心，通过观察WSI进行远程会诊时，可以事先将需要会诊的WSI发送到会诊平台，通过网络在线寻找合适的专家，进行快速地会诊，无时间和空间限制。这三种模式各有优缺点，医院可以根据自身情况选择适合自己的模式。

（3）远程科教

远程专题教学与培训：大医院向基层医院提供远程医学继续教育、远程专题讲座、远程学术研讨等远程人员培训。省级医院资深专家针对基层医护人员的具体需要，结合临床大量案例进行授课，有效提高基层医疗服务质量。利用省级医院的学科权威资源，组织学科带头人对所有合作科室医生，通过实时收看、录像收看、网络点播等多种方式，接受远程培训教育，充分为合作医院提供与省级各学科带头人相互交流的平台。

远程科研合作：大型医院与基层医院开展大样本、多中心的科研合作，为医生撰写和发表论文、申报科研项目提供了有力支持，从而提高基层医院医护人员的业务及技术水平，致力于医疗新技术的研究、创新、推广和临床应用。

远程手术示教：远程手术示教利用计算机视频通信技术，对临床诊断或者手术现场的画面影像进行全程实时记录和远程传输，使之用于远程教学、远程观摩、远程诊断等，为远程的学习者提供廉价、便捷的手术教学培训。

4. 典型案例　中国人民解放军总医院（301医院）远程医学中心成立于1996年，是国内最早开展国际国内远程医学活动的单位。作为解放军总医院对外服务的窗口，经过16年发展，已建成一个综合性"多位一体"国内规模最大的远程医学中心，服务范围包括远程医疗会诊、影像会诊（包括心电、病理）、远程教育培训、远程学术交流、远程视频会议、远程医学监护、远程术前指导、疑难病历讨论、远程紧急救治以及远程医学科研等多种功能为一体的综合性医疗平台，形成具有自身特色的远程医学理论体系，积累了深厚的实践基础与技术储备。

系统基于301医院内部局域网络，通过部署防火墙等安全设备与院外医疗机构相连，设立中心服务器，在门诊、手术室、监护室、观摩室等主要科室和相关专家领导桌面建立医疗视频信息点，其中手术室和门诊达到1080P全高清清晰度，满足手术示教、专家会诊的高品质影像传输和分析的需求。为了满足院方领导和专家远程会议及指导的业务需求，系统还提供了多个软件视频点，方便远程会议、专家会诊和学员旁听。其系统架构如图13-22所示。

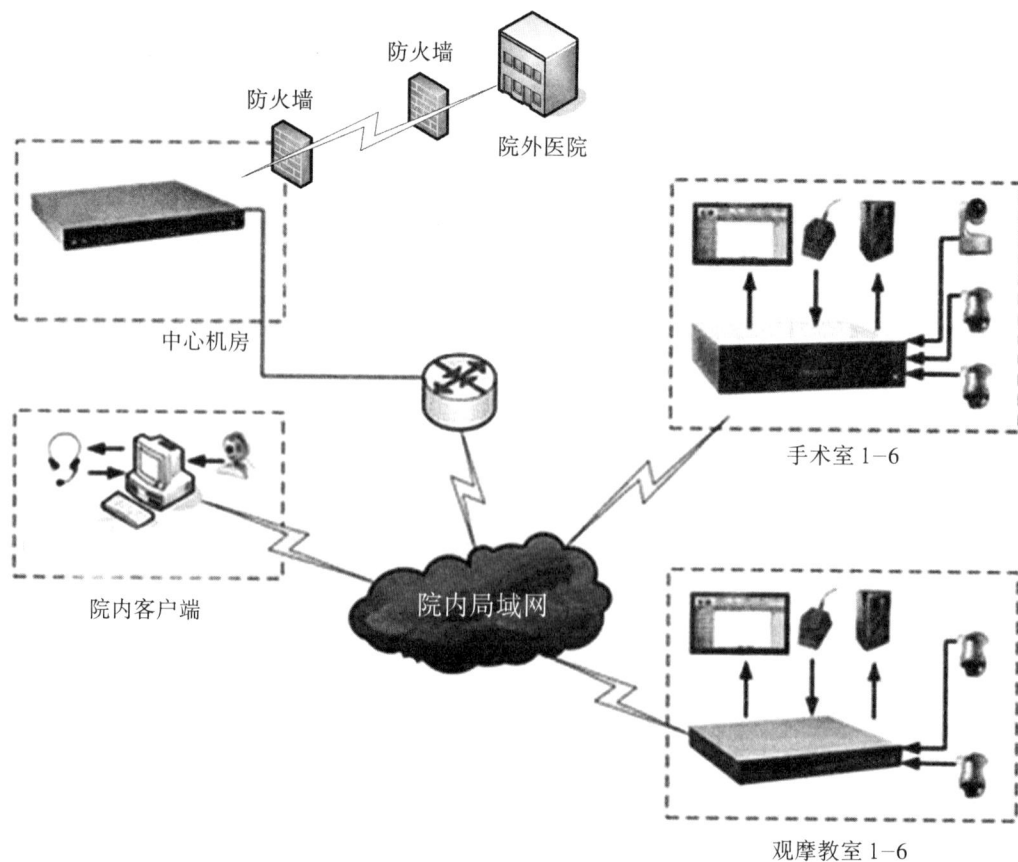

图13-22　301医院远程医疗服务平台架构

该系统的建设实现了各类医疗信息系统的高度集成以及各种检查、检验及治疗等医疗设备信息的采集，不仅实现了高质量实时音视频的远程手术指导与教学，而且也解决了远程会诊和远程学术交流等需求，减少了医患矛盾，提升了医务人员的专业素质和医院的整体医疗服务水平。

（二）远程健康管理

远程健康管理就是无论监测对象身在何地，都可以借助简单的智能终端设备通过 3G 等移动通信技术对其身体各项指标随时进行监控检测，检测结果会通过无线蓝牙和通信网络传输到后台服务器，后台会根据监测对象的检查结果给予各种的分析、评估、提醒和建议，并且建立永久的健康档案，通过全面的健康监控和健康管理，帮助监测对象及时的发现健康问题和解决健康问题。

1. **远程监护** 远程监护是通过通信网络将远端的生理信息和医学信号传送到监护中心进行分析，并给出诊断意见的一种技术手段。远程监护技术缩短了医生和患者的距离，医生可以根据这些远地传来的生理信息为患者提供及时的医疗服务和健康指导干预。临床上，患者监护一般有两个含义：一是对重要脏器功能损害严重的、手术中或手术后处于危险期的患者时刻进行监测，发现危情，立即报警，通知医生及时进行抢救，主要用于重症监护病房（ICU）、冠心病监护病房（CCU）、新生儿监护室（NICU）和手术室（OR）等；二是指某些病症现象出现时间短，需要作较长时间测量才能记录到异常现象，如 CCU 心律失常监护仪和 Holter 系统等。除 Holter 系统外，其他系统一般均为医院内监护系统，远远不能满足日益增加的院外患者监护的需要。

远程监护利用现代通信技术，将患者监护范围从医院内扩展到通信网络可以到达的任何地方，可以实现患者于诊所、诊所与医院或医院间医疗信息的传送。远程监护通过对被监护者生理参数进行连续监测来研究远地对象生理功能，它缩短了医生和患者之间的距离，医生可以根据这些远地传来的生理信息为患者提供及时的医疗服务。

（1）远程 ICU 持续监护。远程重症监护室配备实时视频/音频系统和临床决策支持系统，为医生提供实时的生理数据（动向、生命特征、预警和警报）来监控远方的患者，从而实现少数重症专科医生对多数远程患者进行监控的目的。通过多种信息技术、网络技术的综合运用和创新，构建新型区域医疗模式下的远程危重症持续监护系统，共享三级医院 ICU 资深专家资源，并使患者、设备、信息、专家紧密互联互动。可以实现床边灵活移动、音/视频互动交流、临床信息采集传输、生命体征信息实时采集、网络化患者数据收集和连续质控管理等关键功能，从而实时、动态地反映影响医疗质量安全的各种因素，以达到提高重症患者的生存率和治愈率的目的。ICU 远程持续监护能实现 24 小时不间断的远程重症监护，将远程医疗服务延伸至患者病床边，使专家突破地域、时间限制，为更多危重病患者服务，提高优质医疗资源利用效率。同时，建立能够由网络保持同步联系的多中心大样本的固定临床研究平台，通过网络完成患者入组和资料收集，从而进行连续的质控管理，提升重症医学科研效率和水平。

（2）家庭健康监护。家庭健康监护是一门新兴的技术学科，是当代高技术和医疗结合的产物。其主要内容是，将千家万户和医疗联系起来，实现医疗进入家庭；在配备先进适宜的医疗设备的条件下，在患者家中实施监护、诊断、治疗、康复和保健。通过远程监护仪、可穿戴设备等采集设备采集被监护人血压、心率、体重、血糖等体征数据并发送到远程监护中心。监护中心将收到的数据进行整合，对其当前健康状态进行判断，对于新发现的疾病或潜在的致病因素进行及时的健康干预和指导，从而达到预防和控制疾病发生与发展，降低医疗费用，提高生命质量的目的。家庭健康监护对个人的健康危险因素进行全面管理，其宗旨是调动个人、集体和社会的积极性，有效地利用有限的资源来达到最大的健康效果。远程家庭健康监护通过所采集的大量的个人健康信息，结合其生活方式、环境、遗传等危险因素与健康状态之间的量化关系，及时判断个人当前健康状态和在一定时间内发生某种特定疾病或因为某种特定疾病导致死亡的可能性，并据此提供有针对性的控制与干预，以帮助个人用最少的成本达到最大的健康效果。

（3）慢病监护管理。建立慢性病和疾病随访知识库，预设疾病干预生理病理指标警戒线，当社区医务人员随访采集的慢性病居民生理指标超过警戒线时，系统自动触发干预机制，按预设程序将干预信息发送到上级中心医院；上级医院获得相应任务后，医务人员将通过共享的电子病历系统查阅居民既往诊治信息，必要时可通过远程诊疗系统直接查看患者情况，或者与社区医务人员一起入户，拟定该居民后续干预措施。此外，慢病监护系统还可提供医护人员慢性病监护及疾病康复信息录入、查阅功能，提供居民健康自我管理信息录入门户，将区域内大型医疗机构丰富的医疗资源延伸到家庭。

2. 健康云　远程健康管理涉及大量实时动态数据的采集、存储、管理与应用，对传感设备、网络、数据管理等都提出了更高要求。随着云计算、物联网和大数据技术的兴起，健康云的概念应运而生。健康云是指通过云计算、物联网、移动互联网等技术手段，通过医疗机构、专家、医疗厂商等相关部门的联合、互动与合作，为医疗患者、健康需求人士提供在线、实时、最新的健康管理、疾病治疗、疾病诊断、人体功能数据采集等服务。

通过健康云，使每一次与健康有关的信息都会以数据的形式记录下来，社区责任医生会根据这些记录，帮助居民进行健康管理，提醒居民该注意哪些健康事项。同时，海量的居民健康信息的汇聚，也可以帮助疾控部门进行当地流行病学的统计，发现一些各地高发的疾病，开展高发病的防治工作。未来健康云的实现与普及，将大大提高诊断效率与治疗水平，为人类远程健康管理注入更多有利因素。健康云是一个系统工程，也是跨电子、通信、医疗、生物、软件等等不同行业的复杂系统，需要政府的引导与相关行业的进入与支持。目前国内所应用的医疗物联网设备、数字医院、远程诊断、家庭智能医生、智慧医疗、电子健康档案等等都会成为其重要组成部分。

3. 典型案例　重庆市于2010年开始启动重庆卫生云平台建设，预计到2015年，重庆卫生云将横向覆盖全市二三级医院、妇幼保健、健康教育、疾病预防控制、卫生监督等主要卫生医疗机构，纵向联接国家、市、区（县）、乡、村卫生服务机构，跨省联接部分西部省、自治区医疗机构，建成医疗卫生信息云服务平台，为公众、医疗卫生机构、各级相关管理部门、相关软硬件厂商、二次开发和增值服务商、各类信息利用者等提供按需分配、均衡适时、博采兼容、自主可控的各类服务；建成电子健康档案，电子病历、医疗卫生资源等基础数据库；建成集健康管理、远程医疗、保健监护为一体的健康信息云。

要实现该信息云平台，合理规划网络连接是必不可少的。本着节约成本、化繁为简的建设思想，重庆卫生云充分利用各大运营商已建好的现有网络，采用光纤租赁、VPN连接及接入互联网等形式构建整个卫生云的网络系统，实现重庆地域内医疗卫生机构、相关行政部门、村卫生室等的全覆盖，所有用户通过认证进入系统享用服务，该平台安全可靠、权责分明，其拓扑结构如图13-23所示。

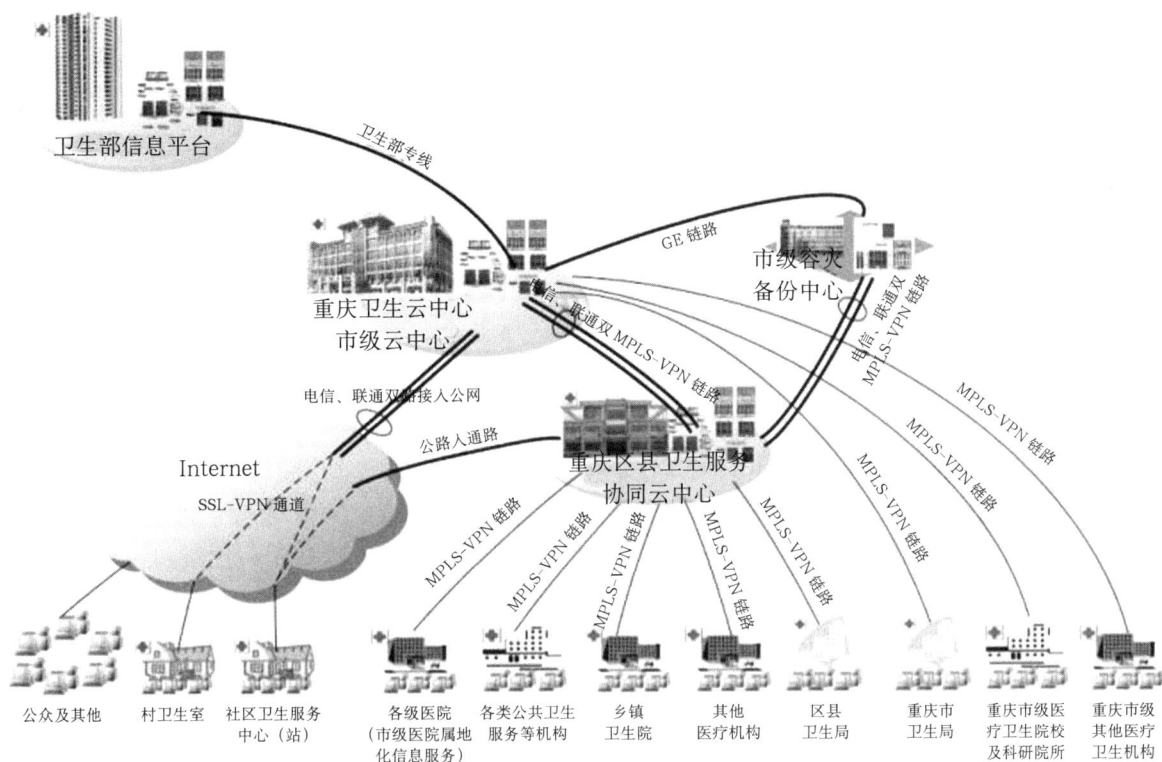

图 13-23　重庆卫生云网络架构

（三）远程网络医院

远程网络医院是研究型医院网络化建设的高级阶段，医院网络化应用首先从网络化业务的开展，如网上预约挂号、网上门诊、远程会诊等方面开始，逐步建立起区域医疗中心，最大限度发挥中心医院的资源优势，为区域内的网络医院提供协同医疗服务。

1. 远程网络医院的初步应用

（1）网上预约挂号。网上预约挂号是指医院利用固定电话、网站、手机 APP、短信等渠道方便患者预约看病所用系统。医院提供预约挂号系统对于方便群众就医、提高医疗服务水平具有重大意义。医院施行预约挂号服务，有利于提前安排就医计划，减少候诊时间，也有利于医院提升管理水平，提高工作效率和医疗质量。

（2）网上门诊。互联网网站已经成为医院树立形象、展示特色医疗服务等对外宣传不可或缺的重要手段。目前医院网站已逐渐告别静态页面的时代，更加追求医患网上的直接交流，实现"零距离"互动，从而拉近医患之间的距离。网上医疗咨询已经成为比较常见的网络医疗服务形式，一些大型"三甲医院"还推出了网上实时在线门诊。

（3）远程会诊。利用电子邮件、网站、视频电话等现代化通讯工具，为患者完成病历分析、病情诊断，以进一步确定治疗方案。

2. 区域医疗网络化应用

（1）区域医疗卫生信息平台。区域医疗卫生信息化平台，是连接规划区域内（医疗卫生机构、行政业务管理单位及各相关卫生机构）各机构的基本业务信息系统的数据交换和共享平台，是让区域内各信息化系统之间进行有效的信息整合的基础和载体，多元化子系统整合的一个综合业务平台。区域医疗卫生信息化平台建设目标是建立区域医疗卫生信息数据中心，实施全民健康档案系统，实现区域内医疗机构信息互联互通，实现区域一卡通、双向转诊等区域协同医疗服务，实现医疗、医保、新农合系统"三位一体"的运营平台。具体应用包括如下。

健康一卡通：包括建立医疗便民服务一卡通信息共享平台；建立便捷化的医疗服务体系；实现医疗信息资源共享；建立个人终身健康档案；建立社区健康服务与绩效考核；建立卫生行政部门掌握的医疗卫生信息。一卡通对区域卫生信息化来说是一个重点，主要通过一卡通使患者到各级医疗机构就诊和获取健康服务的时候能够获得身份确认，另外也为患者提供从挂号、交费、取药到检查等各个医疗服务环节更加快捷的医疗服务。

居民健康档案共享：按照国家标准，建立起统一的居民健康档案，主要采取健康档案树记录生命周期中的健康活动数据，实现数据集中存放和共享；把生命周期从胚胎发育到死亡过程的各个时间点对健康情况的干扰和措施进行全程记录，包括门诊、住院、妇幼保健等。通过居民健康档案实现区域内社区居民健康活动数据的集中收集、存储，实现对人整个生命周期健康信息的完整记录。居民在区域内不同医疗机构就医时，可以更方便的查看病史资料，为医生的诊疗活动提供全面信息支持。

院间双向转诊：主要是指根据病情和人群健康的需要而进行的医院之间的科室合作诊治过程。下级医院将超出本院诊治范围的患者或在本院确诊、治疗有困难的患者转至上级医院就诊；反之，上级医院将病情得到控制、情况相对稳定的患者转至下级医院继续治疗、康复。区域医疗卫生信息平台使医院信息系统之间进行高效率的"无缝链接"，第一时间接受转诊请求，并获取患者信息。患者在社区时候，医师就可以把转诊患者信息上传到平台，平台系统以即时短信的形式将患者初诊信息及上转需求发送至接诊医院相关负责人，上级医院第一时间安排好患者需入住的科室或者病床。上级医院诊断及手术完成，需进一步康复治疗的患者，医院亦可以通过同样的技术手段转诊回社区或家中康复。同时，可实现诊疗信息双向共享，各级医疗机构可将患者病案信息快捷、准确地上传或下传至平台，医疗机构间实现双向转诊单据的互传、检验预约、病床预约及转诊患者诊疗信息的共享，医院或社区医生可随时调阅转诊患者的诊疗信息。出院患者信息实时自动下传至所属社区卫生服务机构，实现社区卫生服务机构实时感知区域内所有的出院患者和慢性病患者，并主动随访，实现智慧、高效的健康管理。

居民自我健康管理：通过区域卫生信息平台，对个人健康档案统一管理。通过区域信息平台把健康档案进行统一标准、统一存储、统一管理。这样，居民能够及时了解健康信息的情况，通过区域卫生信息平台为每个居民提供服务，上网便能够了解到自身健康的情况，还可以达到健康教育，逐步达到健康干预的目的，做到疾病的早预防、早治疗和早康复。

公共卫生应急处理。通过区域卫生信息平台的共享和业务有机融合，为卫生指挥决策系统、检测预警系统、突发事件报告系统、应急处理系统等骨干应用系统的建设奠定坚实的基础，加强疾病检测预警能力和应急处理能力，同时提高卫生行政部门对各级卫生机构管理的效率。建立针对居民健康流行病学数据分析，为卫生部门和相关单位及社会提供一个预警信息、健康服务信息、居民健康信息，有利于对区域内疾病暴发流程状况和居民整体健康状况的及时把握。

（2）区域医疗数据中心服务。区域医疗数据中心建设的首要目的是实现区域内医疗信息的共享与交换，提供双向转诊、远程医疗、居民健康档案查阅和社区医疗服务等功能；其次是进行医疗数据分析和数据挖掘，为医疗和卫生管理一体化服务；最后是提供网络健康教育与咨询服务，实现医疗信息增值服务。医院的数据一般包括 HIS 核心系统数据、电子病历数据、

PACS 影像归档数据和其他系统数据等。为了数据存储的便利，通常又将数据分为结构化数据（即数据库数据）和非结构化数据（如普通操作系统文件等）进行分类保存。为提高数据存储的集中性和可管理性，可采用分类数据保存、集中进行管理的数据中心建设思想。

区域医疗数据中心设计建设的两项主要任务就是数据管理和服务功能。根据区域卫生信息系统的业务流程和体系结构特征，区域医疗数据中心提供服务种类主要包括就诊者注册服务、医疗机构注册服务、文档注册服务、医疗文档浏览查询服务、双向转诊服务、医疗资源查询服务、协同检查、检验、预约挂号服务，以及医疗监管服务等。

数据交换平台是区域医疗信息化综合平台的核心。该平台需要建立与多种数据源的信息交换接口，以消息队列的方式实现数据的双向传递，按照医疗卫生数据交换的业务要求，进行数据交换的事件定义，并且依照不同的医疗信息交换事件，进行数据交换格式及内容的规范要求。通过数据交换平台的应用，降低了数据交换的逻辑复杂度；增强了数据交换的集中控制；实现了数据交换的标准化转换功能。数据交换平台支持多种信息标准，尤其是专门针对医疗行业的数据标准，包括 HL7、DICOM、ICD-10 等。

（3）云计算在区域医疗信息化中的应用。云计算有望为区域医疗信息化的发展提供有力支撑，通过区域医疗云的建设，将促进医疗资源共享，实现统一的健康档案、统一的医疗协作和丰富的医学知识管理。同时，为个人提供健康门户和自我健康管理手段，与医疗机构之间建立更紧密的互动关系。区域医疗信息化平台业务需求量大、数据计算能力要求高，具有支持多医疗机构和大量用户同时使用的特点，需要具有支持大规模计算的基础架构，包括服务器和存储等资源等。利用云计算的超级计算能力，能够充分发挥区域内服务器的运算性能。例如对区域内单病种统计分析、慢性病分布及发展趋势的预测等都需要强大的计算能力。云计算还可以缩短统计查询时间，为数据结果实时性提供技术支持。随着云计算技术的不断成熟，云平台将成为区域医疗信息化更好的选择。

基于云计算的平台架构更侧重于整体性和统一性，统一的资源管理、统一的服务接口以及统一的管理方式。基于云计算环境的区域协同医疗平台不再是分布的数据中心，可伸缩的存储空间技术实现方式也不同，各数据中心的存储资源将被统一部署的云平台服务器进行整合，集中管理，也就是说协同医疗的数据可能会存储在任意一台可能的数据中心的服务器中，而用户根本感觉不到这种分布式存储的技术细节。患者的医疗数据，包括病历、检查检验报告、医学影像等数据都存储在云计算环境下的虚拟存储空间中，可以将这个统一的虚拟存储空间称之为云数据中心。各医疗机构通过服务接口与云数据中心互联互通，实现各类业务的数据存储。

3．移动网上医院

（1）移动互联网催生医疗服务变革。伴随 3G 技术的广泛应用、智能终端的普及和网民使用习惯的改变，移动互联网行业正迎来一个全新时代。据美国知名网站通讯流量监测机构 StatCounter 的研究报告，从 2009 年以来，移动互联网用户数量每年呈双倍增长，2012 年全球移动互联网使用率上升到了 8.5%。根据工业和信息化部的统计，截至 2013 年 5 月底，我国移动互联网用户总数已经达到了 8.17 亿。当前，如何通过方便、快捷、丰富的应用在移动互联网浪潮中运营，已经成为各行各业关注的焦点。医疗行业也不例外，世界各国针对移动用户的医疗健康服务业务也在不断扩展，一些应用正从初期的摸索尝试阶段发展为成熟的业务模式。通过苹果商店、91 手机助手、360 手机助手等移动智能终端工具，可以搜索到成百上千各种各样的医疗健康应用小程序。可以感觉到，移动互联网正在悄然改变着人们的生活，并给医疗健康信息化服务带来了新的变革。

在一些发达国家，远程医疗的应用非常成熟，而近年来利用手机等移动智能终端进行远程医疗的研究和应用也越来越多。2009 年，美国研究人员曾建立了一个 telestroke（远程脑卒中治疗与护理指导）系统，通过远程医学手段给那些急性脑卒中的患者提供及时治疗。该系统的主要作用在急症神经疾病发生时，通过便携式移动通信设备和对应支持系统，实时的为临床诊断与治疗提供高质量的临床信息和影像资料，从而达到辅助远程诊断治疗的效果。美国心脏协会建议那些在最初 24 小时内无法为患者提供及时治疗的医院都应用这一系统，后来日本也建立了类似的系统。德国应用推广了一个远程皮肤病学信息系统，用于皮肤病患者的远程治疗。患者通过智能手机上的应用程序，向医疗保健机构传输皮肤图像数据和生物反馈信息，医生通过部署在台式机或平板电脑上的数据分析平台为患者提供诊断。法国的 Eric Page、Serge Cazeau 等研究人员将低功耗嵌入式传感器用于移动医疗中，设计了一种新型可移植系统，通过双向传感起搏器对患者的重要生理指标变化进行实时监测，实现连续监护和异常情况报警。

（2）主要应用形式

医患交互型：ZocDoc 是一个基于地理位置的线上预订平台，用户可以在网站或者移动客户端通过该平台找到附近医生，并且根据医生的档案点评、资质认证、空余时间段等选择合适医生，再确认服务时间，完成预订服务。"春雨掌上医生"是一款专业手机医生问答软件，通过建立疾病数据库和整合医生资源，为用户提供移动的自诊或在线问诊服务，他们希望未来用户可像在淘宝上购物一样得到医疗健康咨询服务。还有"5U 家庭医生"是一个私人家庭医生模式的移动医疗服务平台，致力于让个人拥有私人家庭医生，并通过手机和网络，便捷获得家庭医生提供的健康管理和预约就医服务，目前重点在推广专业手机育儿问答服务。

知识辅助型：全球第一家上市的移动医疗公司 Epocrates 生产了一款能够让医生在智能手机和平板电脑上查找药物资料的应用软件，为医生提供临床信息参考，包括数以千计的药品信息和临床治疗数据库，目前有数十万名医生使用这款软件。"全科医生"是面向专业医护人员开发的掌上信息查询及决策工具平台，是基于知识库管理的临床决策支持系统（Clinical Decision Support System，简称 CDSS）。内容包括医学计算与临床评估、药物、检验、疾病、手术与操作、资源库等多个功能模块，它可以帮助临床一线工作者提高工作效率、降低差错。另外，还有直接面向患者的"家庭用药助手"，由国内医学专业网站丁香园组织开发，是一款专门面向大众家庭用户的药品信息查询工具，应用延续了医生版"用药助手"的权威用药数据和便捷交互设计等优势，提供孕妇用药安全警示，真假药品、保健食品鉴定、附近药店等功能。

综合服务型："健康西南"、"移动医院"和"掌上浙一"是利用智能手机终端由医院为患者提供的综合医疗服务平台，经过身份认证可随时随地得到对应医院的智能导诊、自助挂号、检查结果实时查询、个人健康档案记录共享、就诊时间提醒等网上医疗便捷服务。还如"医事通"健康平台是一款以预约挂号为主的智能手机终端软件，它整合了重庆市三甲医院的就诊号源，并与各家医院的 HIS 对接，患者在这一个平台上就能预约到全市三甲医院的专家号、教授号及普通号，通过手机能够实时从话费中扣除挂号费。

专病管理型：WellDoc 是一家致力于利用新技术辅助慢性病管理的公司，他们打造了一个手机＋云的糖尿病管理平台，患者可以通过手机方便的记录、存储和利用糖尿病数据，并将数据传到云端，由云端基于这些数据进行计算，为患者提供个性化反馈，还可以及时提醒医生和护士。有一家名为 ZEO 的公司，主要生产辅助人们提升睡眠质量的软件和硬件，如可以佩戴在人身上的腕带和头贴，它们通过蓝牙与手机相连，可以动态记录睡眠周期和相关质量参数，帮助人们查找睡眠质量问题，并提供个性化的睡眠指导。

最近，随着微信等社交平台的普及应用，通过微信服务号交互式的应用，可以同样提供预约、咨询、信息查询等服务。

4．建设远程网络医院的意义 通过远程网络医院的建设与应用，不仅可以大大提高医院的诊疗质量、提高服务效益，而且对提高医院未来竞争力会产生极大的影响。同时使医院管理透明度增强，赢得患者的信任，维护医院良好的社会形象。其优势表现在以下几个方面。

（1）改革了医院的运营模式。医院将不再仅仅是一个看病的场所，而是发展成为集医疗、健康管理及健康咨询为一体的服务型机构。它从根本上改变了医院的经营模式，从而也带动了医院经营理念的转变，使医院从原来的只注重设备及医疗水平，而转为既要注重设备及医疗水平，又要注重医院的现代化管理水平和服务水平。

（2）改变了医院的管理方式。医院管理者可以从大量琐碎的工作中解放出来，可以实时、准确地获取来自全院的各方面信息，从而及时将本院的各项管理调整到最佳运行状态。全院上下实现的无纸化办公及无胶片存储，大大地降低了医院的成本，提高了医院的工作效率。

（3）改进了对大众的服务。人们可以省去在医院排队挂号、划价、检查及取药的时间；可以选择自己信任的专家来为自己诊治；可以在家中向医生做健康咨询；可以随时得到医生的健康评估和干预指导；患者将真正成为医院服务的中心。

（4）改善了医院的医教研工作。医生可以通过网络了解当天患者的流量，而网络化的电子处方和电子申请单也大大简化了医生的开单过程，利用先进的数字化诊疗设备进行的影像检查数据准确，还可以通过网络及时传输到诊治医生手中，不仅对患者能做出及时的诊治，而且对复查的患者尤为有利。远程会诊及远程监护可以使医生实现足不出户就行医，医生的才能可以得到更大的发挥。同样数字化医疗赋予了医院日常教育和科研新的内涵，开辟了新的途径。

5．典型案例 由于大型综合医院与社区卫生服务机构的关系比较松散，特别是其信息化水平差距较大，导致它们的业务支撑系统难以互联互通，妨碍了医疗信息的区域共享。为了突破大型综合医院与社区卫生服务机构信息交互的藩篱，需要建立以大型综合医院为中心的医院联合体，达到促进医疗信息区域共享，提升卫生行政部门管理水平，改善对民众医疗服务的目的。

从 2007 年开始，北大人民医院以"医疗卫生服务共同体"为平台，致力于运用最新的远程医疗和信息化技术，促进和推动"医疗服务均等化，使城乡居民能无差别地享受同质的公共卫生服务、基本医疗服务和医疗保障。其共同体经过多年发展和成熟，仍在不断"扩张"，已经取得了一定的成果。

在平台建设方面，北大人民医院与 IBM 等多家信息技术公司合作，建立了信息交互平台。该平台可以实现三个功能：第一，协作医疗功能，对于基层医院符合转诊标准的患者，平台可以为其提供远程预约挂号、预约检查检验等服务；第二，平台可以为就诊患者建立健康档案；第三，平台可以实现远程会诊和远程教育等功能。

平台网络架构和平台功能架构如图 13-24 和图 13-25 所示。

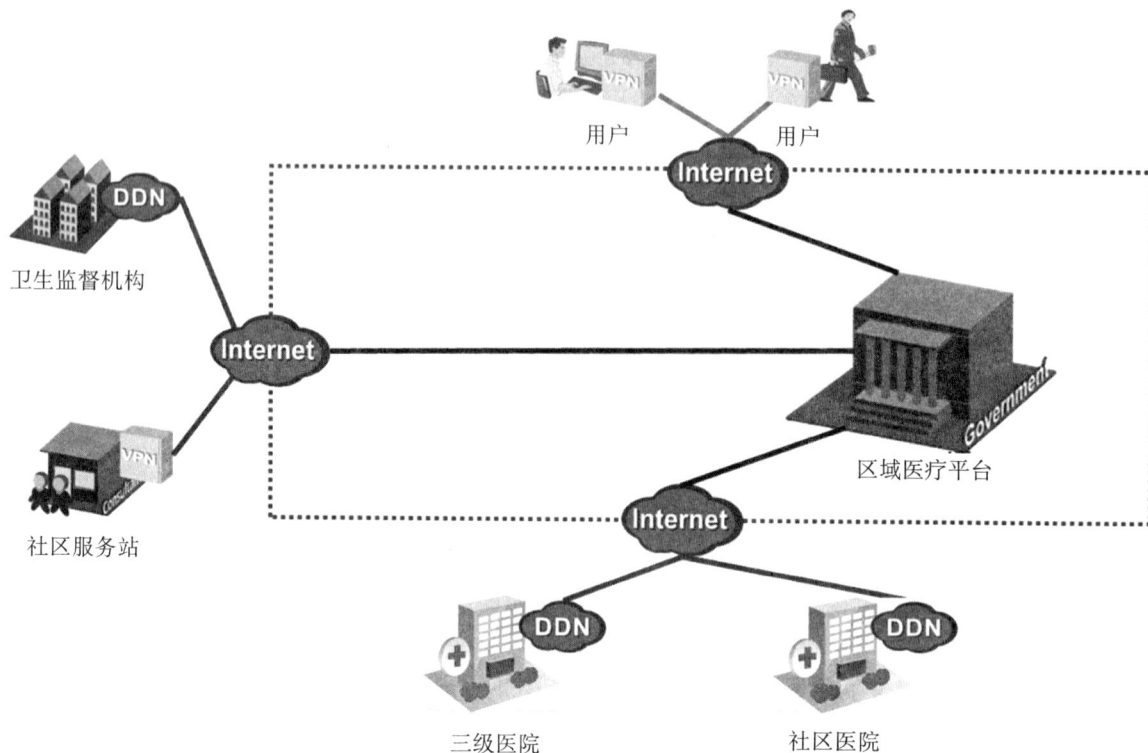

图 13-24 远程网上医院共同体网络架构

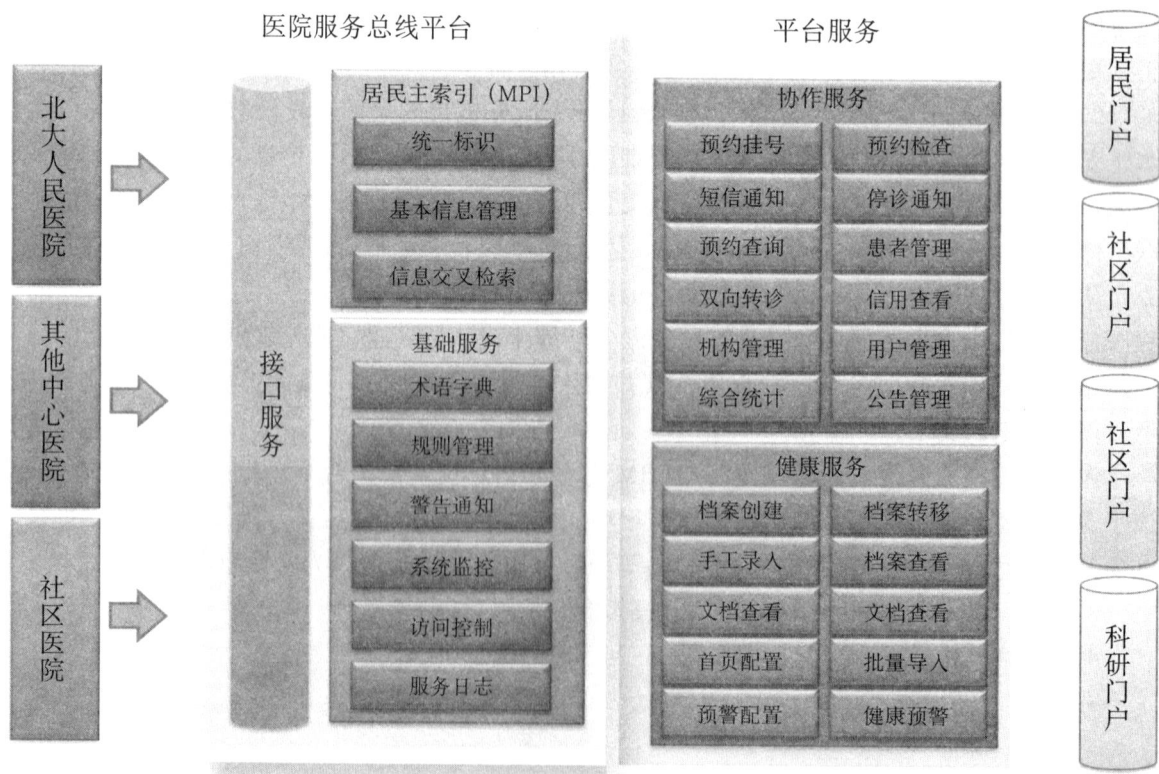

图 13-25 远程网上医院共同体平台功能架构

第四节 研究型医院的智慧化

基于 IT 新技术提出的智慧医院建设是研究型医院信息建设的主要目标，它是在数字化、智能化基础上，在更大范围、更深入应用人工智能技术、传感技术、物联网技术、移动互联网技术、云计算技术、智慧终端技术、虚拟现实技术和 3S（RS，Remote Sensing；GNSS，Global Navigation Satellite System；GIS，Geographic Information System）技术，以物联网、移动互联网为联通手段，由云计算平台、大数据医疗、全球卫星导航系统、地理信息系统提供技术支撑，以智慧医院信息系统、智慧移动／远程医疗系统、智慧区域医疗系统及智慧教学、科研管理信息系统等核心系统提供服务，以智能手机、IPAD、移动平板电脑为可视化操作工具，全面实现医疗信息的感知、医疗相关系统协同工作、医疗信息智慧处理、医疗服务的适时有效推送。它是智慧化建设到一定阶段的形态和体现形式。

智慧医院的建设将突破实体医院在空间资源、优质医生及精良设备的资源限制，利用数据资源的低成本复制、大数据医疗的智能性、互联网的广覆盖、智能手机的普及，通过自带设备及主动安装的 APP 软件实现由服务对象个体自助完成现在由医院工作人员操作完成的工作，在虚拟空间中放大、在更大范围内组合实体医院的优质资源，为更多、更大范围的健康者、患者提供健康管理、疾病诊治和疾病管理服务。实体医院成为智慧医院的内核，成为驱动、兜底智慧医院发展的基础和支撑。它将超越数字化医院、智能化医院，成为医院建设的新形态。

一、智慧化概述

（一）智慧化内涵

通常认为智能是知识与智力的总和，是通过思维活动表现出来的获取知识并运用知识求解问题的能力，这种能力是人们在认识和改造客观世界中，由脑力劳动表现出来的能力。具体地说，智能具有下述特征。

1. **具有感知能力和理解的能力** 感知能力是指人们通过视觉、听觉、触觉、味觉、嗅觉等感觉器官感知外部世界的能力，接受并理解文字、图像、脸谱、声音、语言等各种外界传给人的"自然信息"，也就是人有很强的认识和理解客观环境的能力。

2. **具有记忆与思维的能力** 记忆与思维是人脑最重要的功能。记忆用于存储由感觉器官感知到的外部信息以及由思维所产生的知识；思维用于对记忆的信息的处理，即利用已有的知识对信息进行分析、计算、比较、判断、推理、联想、决策等。

3. **具有学习的能力** 学习是人的本能，人都是通过与环境的相互作用，不断地进行着学习。并通过学习知识，增强才干，适应环境的变化，充实、完善自己。

4. **具有适应环境的能力** 对变化多端的外界环境，如干扰、刺激、突变事件等能灵活地作出反应，这就是自适应能力。人们在实践活动中，有时会遇到事先难以预料的情况，即便是处在千钧一发之际，人们也能根据以往的经验，针对现状迅速作出反应，及时采取应急措施或行动，有效地摆脱面临的困境。人们通常用语言或者某个表情、眼神及形体动作来对外界的刺激作出反应，传达某个信息，这称为行为能力或表达能力，它是自适应能力的表现形式。

人工智能或机器智能是人类智能在计算机或机器上的模拟，它研究如何构造智能机器（智能计算机）或智能系统，使其能听、会说、能看、会写、能思维、会学习、能适应环境变化、能解决各种面临的实际问题，透过智能机器和智能系统模拟、延伸、扩展人类智能。

人工智能系统通过搜索算法、知识表示、知识推理、知识获取、规划技术等智能技术的算法实现，构建专家系统、机器学习、模式识别、自然语言理解、自动定理证明、自动程序设计、机器人学、博弈、智能决策支持系统、人工神经网络和分布式人工智能等系统，将这些系统集成应用到各行各业的信息设备、信息系统中，就形成智能设备和智能信息系统。

随着信息化的发展，由于物联网技术的出现，将各种感应科技嵌入到客观物体中，使物体与物体在网络中互联互通，对感知信息通过人工智能系统进行加工，以自动或半自动的方式实现更加迅速、正确、灵活、节约的交流和反应，同时实现整个系统的低能耗，这样的系统可以称之为智慧系统。智慧系统的特点是有感知、能自动做出反应并进行交互、系统耗能最低，智慧系统的建立和应用过程称之为智慧化。

智慧化是人工智能技术、传感器技术、物联网技术、移动互联网技术、云计算技术、智慧终端技术、大数据技术和3S技术等新技术的综合集成应用。具体讲就是应用传感器技术、物联网技术对客观实体进行数字化改造，使得物质世界数据化，使信息与实体融合成一体，建立与实体世界对应的信息世界；信息世界的大量数据，通过在云平台上进行分析、整合、挖掘，可加工形成智慧化的数据产品，通过反馈到实体世界，或通过智慧终端进行使用，对实体世界的发展起到优化提升的巨大作用。

医院智慧化就是围绕医院中心工作，对医院建筑、仪器设备、院区设施等进行智慧化改造和建设，建立可感知、数字化的医院基础设施；使用物联网、移动互联网、局域网、WIFI等网络技术，建立院内、院外安全互连，信息互通的网络体系，使医院物质世界数据化、网络化；在此基础上，依托云存储、云计算，应用人工智能技术建立智慧医院信息系统、智慧移动／远程医疗系统、智慧区域医疗系统及智慧教学、科研管理信息系统，供医院各类工作人员、卫生事业管理者使用，向健康人和患者提供健康管理、疾病诊治和疾病管理等健康信息服务。

医院智慧化建设到一定阶段的形态表现就是智慧医院。

研究型医院智慧化建设更强调创新性和引领性，在技术上要敢于应用其他学科的新成果，结合数字医学、医学信息学的需求进行创新，在开发工作中要围绕医、教、研、护的创新工作开发智慧化新系统，在应用中要敢于进行服务模式的创新。

研究型医院智慧化建设，要从人才、技术、开发、实施和服务等维度聚焦到创新工作。首先是集聚起知识和技术创造人才，建设一支具有国际化视野、高水平的信息研究、开发团队；其次是在数字化、网络化基础上开发和应用最新的信息技术，建立智慧化的信息系统；再就是利用这些现代技术和先进系统对医院进行智慧化管理，为医院工作人员、卫生行业管理者提供使用方便、性能稳定的工作站，为健康者和患者提供智慧的在线监测、主动实时推送的个性化健康服务。

（二）智慧化特征

研究型医院在智慧化建设中集合了先进的信息技术和理念，为智慧医院的建设提供坚实的基础。综合来看，研究型医院智慧化应该具有以下特征。

1. **全面透彻的感知**　通过应用物联网、移动互联网、云计算等先进信息技术，将患者、医护人员、仪器设备、药品、医疗器械，以及计算机、楼宇建筑等一切医疗相关设施的信息进行全方位感知，获取传感器的一切数据，便于对医疗系统中的每个部分、每个个体、每个环节状态进行有效感知、观察和度量。

2. 信息在统一平台上全面互联融合 通过医院智慧化建设，使医院、个体、器械、机构等整合为一个协同整体，打破原有"信息孤岛"，将医疗信息资源进行跨系统、跨院区共享，使庞大的医疗信息通过极其简单的方式便可以随时获得，将临床医生、护士、研究人员、管理者、保险公司和患者联系起来协同工作，帮助解决患者看病贵、看病难问题。

3. 大数据支持的智能决策 医疗系统产生的海量数据通过智能化的程序进行持续分析，快速而准确应对变化，预测和优化未来的活动，提出智能解决方案，从而取得更好的成果。通过这一系列的决策，可对整个医疗资源优化配置，以满足不断变化的医疗需求，优化绩效，整合预测模型，为患者提供更高价值的服务。

4. 智能融合的应用 智慧化医院建设可以理解为以云计算为支撑，将物联网和移动互联网进行融合，将医疗物理设施和 IT 基础设施进行融合，将多级数据经过合成后形成一种全新的综合数据，通过智能化的分析和处理，以智慧化的形式应用于医疗行业的各个领域，既帮助医护人员提高了工作效率，减轻了工作量，又为患者实时掌握自己的健康状况提供了便捷的通道。

5. 以人为本的可持续创新 通过利用先进的信息技术，将医疗资源进行有效整合，通过智慧医疗信息平台为医疗专家提供数据支持和技术分析，在伦理和法律许可的范围内，变革传统的医学模式，推进临床技术和临床研究，激发更多医疗领域内的创新发展，为患者和医护人员提供更加优质的医疗服务和建设。

（三）智慧化发展历程

从技术上看，人工智能技术是医院智慧化软件的灵魂，物联网的出现是医院智慧化的必备条件，数字化、网络化是医院智慧化的基础。

从医院信息化战略发展上，先后提出过医院计算机化、网络化、数字化和智能化建设目标。随着 IBM "智慧地球"战略的提出，国家和各行业纷纷提出自己的智慧愿景，许多城市提出建立智慧城市、智慧产业、智慧企业，有的医院提出建立智慧医院的目标。研究型医院的信息化建设，将医院智慧化建设作为创新的主要内容，将智慧医院的建设作为信息化建设的战略目标。

医院智慧化发展分为以下几个阶段。

1. "系统化的智慧"应用阶段 过去 30 年，我国医院信息化主要是进行以事务处理为中心的信息系统建设，建立起了以 HIS、CIS、PACS、LIS、RIS 为代表的医院信息系统，开展了远程医疗的应用，进行了区域医疗、网上医院的探索。系统之间主要以数据交换实现互联，下一步应进行以系统智能化为基础的"横向系统化的智慧应用"的改造，达到系统间的有机协同和完整的智慧运作。

2. "体系化的融合"阶段 随着系统化的智慧应用阶段的出现，横向的"体系化融合"呈现出跨行政区域、跨国运作"一体化"融合，此阶段以便利化、系统化、集成化等特征。如医院患者账单的支付有支付宝、银医一卡通、社会保险等系统来支撑；政府监管服务体系相应地就是卫计委监管部门、药监局监管部门、金融监管部门、信息监管部门等部门的集成。

"体系化的融合"的优越性，是使服务对象更广、服务品种更丰富、成本更低、效率更高、品牌更响、安全性更强、市场开拓竞争能力的特色更突出。

3．"统一标准化"的发展阶段　此时，医院智慧化建设呈现系统技术标准与业务流程标准的"一体化"设计、构建，系统应用示范、全面推广相统一，防止和克服了"信息孤岛"，形成应用者、网络产品制造商、系统开发服务商以使用统一的标准为共同的追求。从医院系统智慧应用的业务流程来说，如产品认知的标准化、参与主体代码的标准化、服务过程各环节相关业务的统一的标准化等，都是这样的例子。标准化发展的规律是"领先者胜、服务对象共认者胜、高水平者胜"。

4．服务模式的自主创新与开放创新相结合的阶段　没有医院健康服务模式的创新，就没有"系统的智慧应用"。没有应用市场的开发创新和开放合作创新，"系统化的智慧"发展就可能成为无源之水。商业模式和服务模式的创新需要医院主体和政府主导相结合，"无形之手"与"有形之手"相协调，医院主体的活力与政府职能转变和管理体制调整完善相得益彰。服务模式创新着眼于便利化、系统化、一体化、标准化等方面的共同创新。

5．信息安全监管的技术手段与法律制度建设融合的阶段　目前信息化的发展正从偏重于技术手段，向重视规范化的法律手段与技术监管手段并重的阶段转变，如实名制度、信用制度、违法违规的追究制度、隐私保护制度、服务外包的安全保障制度等，都是法律和技术并重的监管手段。

二、智慧化建设

医院智慧化建设在技术上采用先进信息技术，实现医疗保健主要依靠仪器设备和工具化信息系统。通过对基础设施与传感器物联网的融合改造，构建智慧化医院设施；通过仪器设备的数字化，构建数字诊断治疗系统，使患者全数字化成为可能。在此基础上，通过数据化、网络化建设，开发整合人工智能技术的信息系统和服务平台，实现智能、全面、透彻、精确、可靠、便捷和无处不在的医疗信息应用，达到智慧医院的远景目标。

（一）智慧化建设核心技术

智慧化建设运用了当前最前沿的信息技术，下面简要介绍其中关键技术。

1．智能识别　智慧化建设围绕的核心是"信息"，包括信息的获取、传输和随时随地的共享等，这就注定建设方向与智能识别技术有着不可分割的紧密联系。智慧化医院有效运行需要智能识别技术实现医院设备、人、设施的自动识别，在哪里的准确定位，状态如何等信息的快速、准确获取，然后才有可能通过有线或无线网络帮助人们实现随时随地分享信息，智能识别技术成为智慧医院实现其价值的基础技术手段。

智能识别通过面向物联网的实际应用，综合采用多机制识别和感知技术，实现被监测对象准确的数据采集、识别、控制和定位。

（1）无线射频识别技术（Radio Frequency Identification，RFID）。RFID是一种非接触式的自动识别技术，系统由阅读器和电子标签（或应答器）组成。电子标签随附于所要辨认的物体上，该标签存放物品一系列资讯如产品类别、生产日期、位置等，阅读器通过射频信号自动识别目标对象并快速获取相关数据，识别工作无需人工干预，可工作于各种恶劣环境，提高物品的整体管理效率。

（2）传感器。传感器是一种检测装置，能感受到被检测物体的信息，并能将检测感受到的信息按一定的规律变换成为电信号或其他所需形式的信息输出，以满足信息的传输、处理、存储、显示、记录和控制等要求。它是实现自动检测和自动控制的首要环节。

（3）无线传感网（Wireless Sensor Netwrok，WSN）。WSN是一种由传感器节点构成的网络，能够实时的监测、感知和采集节点部署区的观察者感兴趣的感知对象的各种信息（如光强、温度、湿度、噪声和有害气体浓度等物理现象），并对这些信息进行处理后以无线的方式发送出去，通过无线网络最终发送给观察者。在传感器网络中，传感器节点具有端节点和路由的功能：一方面实现数据的采集和处理；另一方面实现数据的融合和路由，对本身采集的数据和收到的其他节点发送的数据进行综合，转发路由到网关节点。传感器网络主要研究的是传感器网络节点。

2．信息融合　智慧化建设要求"智能"，而智能信息处理是保障这一特性的关键技术，因此智能信息相关关键技术的研究对实现智能化具有重要的作用。

信息融合是智能信息处理的重要阶段和方式，是将多级数据经过自动检测、关联、估计及组合，形成一种全新的综合数据。数据集成是指各种异源异构、不同形态、不同尺寸、不同专业的数据在统一的标准框架下，以统一的空间定位为基础，以统一的规范和协议为标准的无缝集成。它能够获得比单一传感器更高的准确率，实现物联网多源数据的相互补充、信息的全面加工和协同利用，并最终获得对同一事物或目标更客观、更本质、更全面的认知。因此，在感知、接入、互联网和应用层均需要采取此技术手段。

信息融合一般可分为像素级融合、特征层融合、决策层融合。

（1）像素级融合。它是直接在采集到的原始数据层上进行融合，在各种传感器的原始测报未经预处理之前就进行数据的综合分析。

（2）特征层融合。特征层融合属于中间层次的融合，它先对来自传感器的原始信息进行特征提取（特征可以是目标的边缘、方向、速度等），然后对特征信息进行综合分析和处理。

（3）决策层融合。决策层融合通过不同类型的传感器观测同一目标，每个传感器在本地完成基本的处理，其中包括预处理、特征抽取、识别和判断，以建立对所观察目标的初步结论，然后通过关联处理进行决策层融合判决，最终获得联合推断结果。

3．移动计算　移动计算是随着移动通信、互联网、数据库、分布式计算等技术的发展而兴起的新技术，通过将计算机网络和移动通信网络相互结合，为物联网的应用提供了广泛便捷的展示和应用。

移动计算技术将使计算机或其他智能终端设备在无线环境下实现数据传输和资源共享。它的作用是将有用、准确、及时的信息提供给任何时间、任何地点的任何客户，这将极大地改变人们的生活方式和工作方式。

移动计算具有以下一些主要特点。

（1）移动性。移动计算机在移动过程中可以通过所在无线单元的MSS与固定网络的节点或其他移动计算机连接。

（2）网络条件多样性。移动计算机在移动过程中所使用的网络一般是变化的，这些网络既可以是高带宽的固定网络，也可以是低带宽的无线广域网，甚至处于断接状态。

（3）频繁断接性。由于受电源、网络条件等因素的限制，移动计算机一般不会采用持续连网的工作方式，而是主动或被动地间连，断接。

（4）网络通信的非对称性。一般固定服务器节点具有强大的发送设备，移动节点的发送能力较弱。因此，下行链路和上行链路的通信带宽和代价相差较大。

（5）移动计算机电源能力有限性。移动计算机主要依靠蓄电池供电，容量有限。经验表明，电池容量的提供远低于同期 CPU 速度和存储容量的发展速度。

（6）不稳定性。这与无线网络本身的可靠性及移动计算环境的易受干扰性和不安全性等因素有关。

4. **云计算**　智慧医院以无线网络为载体，通过运用物联网等先进技术，采集数据、分析数据，最后提供智能解决方案。突破物联网，在更大范围去帮助医疗更智慧地服务民生还需要互联网，需要大数据，需要云计算（cloud computing）来支撑更大的存储、实时的计算、智能的规划和决策。

云计算是基于互联网的相关服务的增加、使用和交付模式，通常涉及通过互联网来提供动态易扩展且经常是虚拟化的资源。

云是一种"资源池"，由一些可以自我维护和管理的虚拟计算资源构成，通常是一些大型服务器集群，包括计算服务群、存储服务群、宽带资源、软件和应用等。云计算将所有的计算资源集中起来，并由软件实现自动管理，动态创建高度虚拟化的资源提供给用户使用。可以简单地将其理解为一个数据中心，这个数据中心的计算资源可以自动地管理和动态分配、部署、配置、重新配置以及回收，也可以动态安装软件和应用。

同时，云计算也是一种计算模式，在这种模式中，计算资源、软件、数据、应用以服务的方式通过网络提供给用户使用。在云计算模式下，用户只需要连入互联网，借助轻量级客户端（如手机、平板电脑等），就可以完成各种计算任务，包括程序开发、科学计算、软件使用及应用托管。提供这些计算能力的资源对用户是不可见的，用户无需关心如何部署或维护这些资源，在用户看来，"云"中的资源是可以无限扩展的，可以随时获取、按需使用并按使用付费。"云"就像是一个发电厂，只是它提供的不是电力，而是虚拟计算资源，包括计算服务群、存储服务器、宽带资源以及软件、数据和应用。

在智慧医院建设中，基于云计算的技术，主要是指相关海量医疗信息的数据存储处理技术。智慧医院的云平台管理技术，具有包括系统技术和存储资源管理、数据管理和资源调度、虚拟机配置管理以及服务质量控制和优化等。基于虚拟化技术实现的虚拟资源配置和管理可以使系统硬件资源得到高效充分的利用，基于策略的数据管理和资源调度可以保证云应用平台总是能够获得合理的资源并保持高效地运行。

智慧医院的运营支撑管理也可基于云计算分布式环境实现，即针对患者信息模型的建立，在多医疗业务协同环境中，为医疗健康监测业务的营销、账务和计费提供相关支撑技术；根据订购关系，针对终端应用间的消息，按照某种策略，实现鉴权和路由转发等功能。

5. **协同化服务管理技术**　所谓协同，就是指协调两个或两个以上的不同资源或者个体，使它们一致地完成某一目标的过程或能力。从所基于的信息技术讲，协同则体现在三个层面：一是基于通信技术的人与人之间的协同；二是基于工作流技术的组织与组织之间的协同；三是基于单位或企业信息集成技术的系统与系统之间的协同。

协同技术包括四个主要元素：人、信息、流程及应用。其中核心是人的协同，体现以人为本的管理思想；此外还包括信息的协同，实现信息资源的高效整合与共享；流程的协同，完成相关流程的无缝衔接；应用的协同，达到不同应用系统之间的优化整合。信息、流程和应用的协同都是为实现人的高效协同而服务的。

基于标准化格式提供自治共享的服务管理技术，即面向 WEB 服务目录、安全、资源、

SOAP（定义简单对象访问协议）和 XML（可扩展标记语言）等基础公共服务，以支持服务的高效组织和发现、安全访问控制、资源统一表示、消息传输及数据展现等技术，可以为远程医疗服务平台提供高效、安全的运行支撑机制。

在智慧医院建设中采用业务协同技术，可使社区与医院之间通过业务协同平台互相传递和交换电子健康档案信息，基于各类医疗信息标准，将各类异构医疗信息节点的数据进行融合，提供统一的视图，实现上层医疗应用与各类异构医疗信息节点之间的互操作，以此充分实现数据资源的共享。通过共享可使各医疗服务机构获得患者全面的电子健康档案信息，以保证患者治疗的连续性和完整性。

6. **数据挖掘技术** 所谓数据挖掘（Data Mining，DM），是指从数据库的大量数据中揭示出隐含的、先前未知的并有潜在价值的信息的非平凡过程。数据挖掘是一种决策支持过程，它主要基于人工智能、机器学习、模式识别、统计学、数据库、可视化技术等，高度自动化地分析企业的数据，做出归纳性的推理，从中挖掘出潜在的模式，帮助决策者调整市场策略，减少风险，做出正确的决策。

在智慧医院建设中，基于数据挖掘技术，开展对数理统计、聚类、决策树和神经网络等挖掘算法等关键技术的研究，通过对海量历史数据的挖掘，发现共性特征和识别关键模式，为诊断提供有效参考，帮助医院做出正确的医疗辅助决策。

（二）智慧化建设总体架构设计

医院智慧化总体架构设计（图13-26）是在基于物联网建设基础上，综合运用云计算、移动互联网、协同化管理、信息联通融合、数据挖掘等先进技术，使医院从数字化向智慧化转变迈出重要一步。它的建设不仅对医院管理模式、管理理念带来变化，更对患者就医流程、医疗业务流程等带来前所未有的改变。同时也提高了医疗安全质量，给医疗安全管理模式带来了调整。

该架构的设计，不仅能实现院内医疗信息系统的智慧化，还能使医院与互联网上的其他医疗机构实现全面互通互联的信息化医疗系统，从而提升整个医疗生态圈的医疗水平和医疗服务。

该架构大体共分为三层，分别是感知层、网络层和应用层。

1. **感知层** 主要实现医疗健康场景下各种信息的采集，自动识别和智能控制。传统的医疗环境下各种物体本身不具有通信能力，需要传感器、执行器、智能装置和 RFID 读写器等网络节点设备，这些传感器终端可以组成相应的传感网络，如医院类传感网需要 RFID、电子标签、心电监测传感器等，车载类传感网需要便携类心电监测传感器、车载呼吸传感器、GPS 和摄像头等设备，个人／家庭类传感网需要心电监测传感器、血压传感器等，野外／救灾类传感网需要电子标签、GPS、血压心电传感器等。这些传感网络通过通信模块与网络层进行信息交互。

2. **网络层** 主要有有线和无线网络，包括双绞线、光纤、WIFI、移动互联网、卫星通信等。网关在网络层与感知层之间进行数据存储和协议转换，并通过接入网发送，具有对业务终端的控制管理能力。

网络层主要用于支撑终端及感知层的信息传递、路由和控制，为应用层的人与物、物与物之间提供通行支撑。

3. **应用层** 包括两部分，偏上层的平台为应用平台，主要是各种类型的系统应用，有院内的如药品、医疗器械跟踪管理系统、婴儿识别防盗系统、血液管理系统、移动输液系统等；院外的有家庭／个人心电血压监测系统、移动医疗救护系统、区域医疗信息系统等；偏下层的

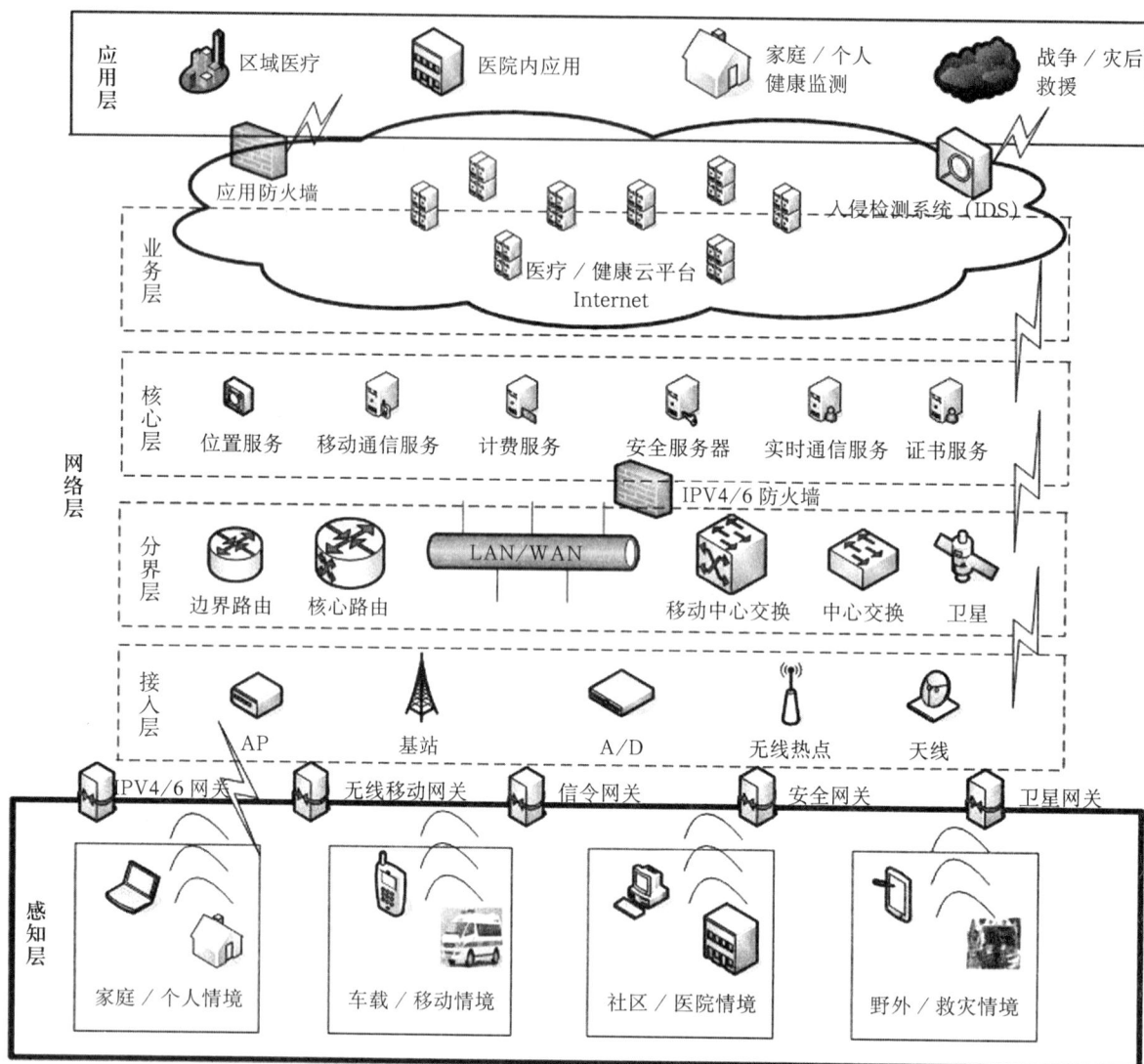

图 13-26　医院智慧化建设总体架构设计

平台为应用支撑平台，该平台主要以云计算为主，结合各种先进信息技术如智能感知技术、信息联通融合技术、协同化管理技术、移动计算技术等，实现整个智慧医院基础数据的整合和运营功能的应用。

（三）智慧化医院建设

1. 智慧医疗

（1）智慧化医疗质量控制。通过智慧化医疗行为质量管理，在医院信息平台上，对患者从入院就诊到治疗完毕出院，这一期间各个环节发生的一切诊疗活动，包括患者住院信息，药品信息，检查信息，手术信息等进行全过程的分析与监控。对常规病历质量进行自动质控，根据国家给出的病历规范管理条例，预先设置病历质量控制规则，通过时限监控以及医疗行为（如入院，手术，医嘱）为触发计时，统计某一段时间内医生书写和审签病历数量以及完成时间，根据不同的医疗文书规范来区分监控时限。结构化电子病历的可以实现对规定的书写内容自动进行"有"和"无"的监控，同时可以根据国家规范，对病历项目中的具体内容进行质控。设立流程控制的医疗流程标准，实际发生流程与标准流程产生差别即可定为缺陷，比如会诊接收时间，完成时间以及完成人资格等。信息化质量检查平台为实现病历质量管理的智慧化提供有效的数据支持，以电子病历为依托，开展医疗质量实时监控，把质量控制的重点放在运行病历上，把质量缺陷严重的病历列为质量管理的重点。根据上述病历质控结果，利用手机发布质控短信，真实有效地完成自动反馈式医疗质量管理。

针对重症患者，根据信息系统收集的患者客观生理指标和生化结果，对照预先设定的分数，汇总出患者的事实危重评分，并且给予预警信息提醒、自动抢救报告、重症报告等一套完整闭环的业务处理流程。通过上述数据分析处理，提高医院对重症患者的医疗救治质量，实现智慧化医疗质量管理。

在医院，药品管理始终是医疗质量管理的重中之重，在药房应用信息化系统，对药品的采购、入库、出库等所有环节进行透明监控。同时，采用电子医嘱和合理用药系统有效地监控医生用药的严谨性。

（2）智慧化身份管理与智能感应。"智慧医疗"是"物联网"在卫生领域的具体实现。医院中所有的医疗资源，从医院管理人员、医生、护士到病人、医疗设备乃至食品、药品等每一个物流环节都会有一个自己的身份标志——电子标签；有了身份之后，不但可以从流程上来进行追踪、定位，提高管理效率，而且还可以通过贯彻始终的身份验证环节来最大程度减少人为的操作失误，提高医疗服务水平；电子标签还只是一种静态的采集方式，它的重点是提供身份标识，同时提供物流追踪功能；与此同时，遍布于医院各个角落的各种大大小小的智能感应器，也在不断动态地采集各自的数据；而被采集的各种数据，最终将纳入到医院的自组感应网、WIFI、3G等无线网络中，并被传送到中央数据库，至此完成了信息系统的"数据采集"阶段。这些数据库中的数据，被各种医学知识库和工作流引擎加工处理，不断有各种规则、管理指令所控制的事件被这些采集的数据触发；同时这些采集数据也和下一步的被验证数据一起，形成一个有序的数据链条，被用来不断完善和优化各自的数据模型和事件触发规则。

（3）自反馈式护理管理。自反馈式护理管理是利用电子病历中的基础数据和护理行为过程等形成反馈的节点，然后利用网络技术提示护理人员，形成自我监控和管理。管理人员在可控制和选择的节点进行管理监控，调整监控内容，从而形成良性循环，达到进一步规范护理行为、保障护理质量和安全的目的。

①医嘱执行：护士如有当日医嘱未执行或有时间限定的药物医嘱未按时执行，系统会在PDA上自动提示。护士在执行试敏、输血医嘱后的规定时间内，执行医嘱的两名护士应在医嘱单上双签字。饮食与护理级别、特殊用药医嘱执行后应在当日班次完成护理记录。特殊医嘱如手术、生命体征监测、吸氧等护理记录应体现即时性，如医嘱在当日班次未完成或延迟完成将触发系统提示，如在规定时间内医嘱仍未完成系统将自动扣分。

②体温单：生命体征超过正常值范围的患者，系统会在患者列表中自动提示。若出现体温单未记录大小便、入院当日未记录血压和体重、手术当日未标注"手术"字样、体温脉搏漏画等情况，系统会自动触发提示，如在规定时间内未处理系统将自动扣分。

③安全管理：按照跌倒／坠床评估表、压疮风险评估表、非计划拔管评估表等对各类危险因素进行风险评估，如当日班次未评估系统会提示，超过规定时间仍未评估系统自动扣分；如未根据评估风险危险程度再次按时完成评估及记录，系统也会自动提示，超过规定时限仍未完成，系统将自动扣分；根据风险程度，未及时创建患者告知书系统会自动提示，超过规定时限

仍未完成，系统将自动扣分。

④护理记录：二级、三级患者入院评估单应在入院 24 小时内创建，如出现未及时创建、项目填写不全等情况，系统会自动提示，超过 24 小时未完成系统将自动扣分。

⑤护士交班本：项目不齐全超过 24 小时系统会自动扣分。

通过事前护理质控设计、事中质量监控和事后质控的检查、综合评价、反馈，形成质控 PDCA（计划、执行、检查、行动）持续改进循环，充分发挥信息化综合质量评价在护理管理中的作用。通过自反馈护理管理系统，病区护理单元的质量管理可以得到有效改进，进一步强化了护理人员的质量意识，有助于医院管理者和护理人员及时发现护理工作中存在的问题，从而提高护理质量，起到防微杜渐的作用。

2．医院智能建筑　所谓医院智能建筑，就是从医、教、研及管理需求的整体功能出发，对医院楼宇建筑、停车场、院区导航系统等进行综合设计，将绿色和智能化的理念贯彻于医院建筑的设计、施工、使用与管理等方面，通过对医院建筑结构的优化，系统的合理设置，高质量服务与高效管理的有机结合，创造出安全、舒适、温馨的院区环境。通过节省人力、降低能耗的运营方式，为患者提供快捷、便利的服务，为医护人员提供高质量的工作环境，大幅提升医院管理水平、提高医务人员工作效率和提高为患者服务水平。

根据现代医院的智慧化建设要求，医院建筑智慧化应包括以下几部分内容。

（1）楼宇自动化系统（Building Automation System，BAS）。楼宇自动化系统是利用先进的计算机监测技术对医院各种楼宇自动化设备进行集中监控，调节、控制建筑内的各种设施，包括医院大楼的排水系统、冷热源系统、空调通风控制系统、电力供应系统、变配电系统、公共照明系统、电梯系统、照明系统、消防系统、安保系统、能源管理等，检测、显示其运行参数，监视、控制其运行状态，根据外界条件、环境因素、负载变化情况自动调节各种设备，使其始终运行于最佳状态；自动监测并处理诸如停电、火灾、地震等意外事件；自动实现对电力、供热、供水等能源的使用、调节与管理，从而保障工作或居住环境既安全可靠，又节约能源，而且舒适宜人，为医务人员和患者提供舒适、便捷、健康的工作和就诊环境，并在此基础上通过资源的优化配置和系统的优化运行实现节能。

（2）结构化综合布线系统。传统的基于特定的单一应用的专用布线技术因缺乏灵活性和发展性，已不能适应现代医院网络应用飞速发展的需要。而综合布线系统是医院智能建筑的基础设施，它是将所有语音、数据等系统进行统一规划设计的结构化布线系统，为医疗业务提供信息化、智能化的物理介质，支持未来语音、数据、图文、多媒体等综合应用。

结构化综合布线系统是医院建筑物或建筑群内部之间的传输网络，能同时提供用户所需的数据、语音交换、传真、视频图像等各种信息服务的线路连接，它使语音和数据通信设备、智能数据处理设备、交换机设备、信息管理系统及设备控制系统、安全系统彼此相连，也使这些设备与外部通信网络相连接，以模块化的组合方式，将语音、数据、图像和部分控制信号系统用统一的传输媒介进行综合传输。

医院内所有办公计算机及通信网络均依赖综合布线系统作为网络连接的物理基础和信息传输的通道，主要包括建筑物到外部网络或电话局线路上的连线、与工作区的话音或数据终端之间的所有电缆及相关联的布线部件。布线系统由不同系列的部件组成，其中包括传输介质、线路管理硬件、连接器、插座、插头、适配器、传输电子线路、电器保护设备和支持硬件等。

与传统布线相比，结构化综合布线作为现代医院智能建筑的信息传输系统，其主要优点如下。

①传统布线方式缺乏统一的技术规范，必须根据不同应用选择多种类型的线缆、接插件和布线方式，造成线缆布放的重复浪费，缺乏灵活性并且扩展性差，不能支持医院新的应用需求而需要重新布线；结构化综合布线系统集成传输现代建筑所需的话音、数据、视像等信息，采用国际标准化的信息接口和性能规范，支持多厂商设备及协议，满足现代医院智慧化建设发展的需要。

②采用结构化综合布线系统，用户能根据实际需要或办公环境的改变，灵活方便地实现线路的变更和重组，调整构建所需的网络模式，充分满足医院业务发展的需要。

③综合布线系统采用结构化的拓扑布线方式和标准接口，大大提高了整个网络的可靠性及可管理性，大幅降低系统的管理维护费用。

结构化综合布线系统很好地解决了传统布线方式存在的众多问题，提供了先进可靠的解决方案。随着现代信息技术的飞速发展，结构化综合布线系统将成为现代医院智能建筑不可缺少的基础设施。

（3）停车管理系统。近年来，随着城市汽车保有量的不断快速增长，大型医院的内部和周边往往是车满为患，医院停车方面的压力日渐增大。如何保证医院绿色通道的建立，保证员工车辆及医院公务车辆进出不受影响，对于停车的信息化管理势在必行。停车场的信息化主要涉及停车场车位管理的信息化、车主管理的信息化、停车信息管理的信息化，做好信息化工作利于提高车位的管理效率、在停车场管理系统建设过程中，主要涉及固定车位信息、自由车位信息、空位信息、车主信息等，通过对以上各个环节的信息化，提高医院停车的规范化管理。

采用 RFID 技术可以大大加快医院停车管理的智能化进程，RFID 停车智能管理具有使车辆进出有序、手续简便、速度快、安全防盗、管理自动化和减少工作人员等特点。利用远距离RFID 无线射频技术对进出车库的车辆进行实时监控，当带有 RFID 标签的车辆进入车库时，在道口处 RFID 阅读器自动扫描 RFID 标签信息，快速识别车辆和启动栏杆机，大大节省了车辆出入车库的时间，并且极大地降低了车库管理的工作强度。当有车辆驶入或驶离车库时，停车管理系统自动更新该车库的空位信息，并刷新医院车位信息显示屏的空位数据。

采用先进的停车管理系统能实现对车辆有效的管理和控制，尽可能地缩短来院就诊的患者在停车上所花费的时间，从而保证良好的就医环境。

（4）院区虚拟地图导航。随着计算机技术的迅猛发展，计算机硬件性能的提高大大增强了计算机的数据处理能力，因此，人们对计算机的应用提出了更高的要求，希望在更自然化、现实化的环境下与计算机进行交互操作，这就使得虚拟现实技术应运而生，而医院院区虚拟地图则是虚拟现实技术在智慧化医院建设中的重要体现，院区虚拟地图超出了传统地图地理信息符号化、空间信息水平化和地图内容凝固化、静止化的状态，使得院区导航进入了动态、时空变换、多维的可交互的新型模式。

院区虚拟地图导航为患者提供了一种模拟现实或虚拟现实的操作环境，使用户具有仿佛置身于真实医院环境中一样的临境感，如三维视觉、听觉、触觉等多重感觉，同时，可以通过人机对话工具交互地操作虚拟医院中的物体。院区虚拟地图导航不仅可以使用户沉浸于医院虚拟现实环境中，还可以查询、浏览以及分析虚拟现实中的物体，以直观的三维地形、地物代替了抽象的地图符号，如医院地形、楼宇分布、院区道路交通、门诊诊室地理位置分布、住院病房分布信息等等，引导患者准确快速找到诊室、病房、检查室等目的地。

3．智慧化管理 利用现代化网络技术实现自反馈式管理是现代医院智慧化管理模式的创新。自反馈式管理系统就是把医院当成像人体一样的反馈体，使医院能和人体一样去运行。反馈是系统过去的行为结果返回给系统，以控制系统未来的行为。自反馈是系统内部自己把行为结果返回给系统，以控制自己的行为。自反馈式管理则是系统内运行的责任人通过系统反馈信息，来控制和管理自己的行为；管理者通过监督与调整反馈时点和反馈力度，达到医院智慧化管理的目的。

自反馈式管理系统给医院的运行带来全院参与、实时调整完善的管理机制。通过自反馈式医疗质量管理系统可以充分调动医护人员积极性，是一种适应社会发展与进步的医疗管理机制，有助于提高医院管理水平，保障医疗安全和医疗质量，保障医院的安全运行与可持续发展。

（1）自反馈式管理的意义。利用电子病历中的基础数据和医疗行为过程形成反馈的节点；利用现代化信息技术反馈到责任人——医护人员，形成自我约束和管理；管理人员在可控制和选择节点进行监控，调节反馈力度，形成良性循环；利用自反馈式管理机制，可以最大限度地使疾病治疗的实施者管理和约束自己的行为，从而最大限度地保障医疗安全和提高医疗质量。

医院通过自反馈式管理，形成闭环运行，最大限度地保障自律性医疗的运行；通过自己管理自己的行为，并且全部过程可监控，在医院管理中形成良性循环；通过不断调整反馈点和反馈强度，以适应新的法规和政策的要求；自反馈式管理可有效保障医院的良性运行和可持续发展。

（2）自反馈式管理系统的建设。通过自下而上的方式确定医院全部岗位的责任制，先由各级岗位自己制定岗位责任制，再由上一级审核后上报，从而不断完善医院管理制度，完善监督反馈机制，形成反应迅速的决策体系。自反馈式管理系统以电子病历及其关联信息形成底层数据，以物联网终端形成信息触角，以管理思维形成相关事件触发点，通过三网合一和短信平台构成反馈链，经过不断调整和完善，形成管理质量螺旋式上升的发展轨迹，最终实现整个管理体系的闭合。

自反馈式管理系统的建立使得医院管理更加公平化和规范化，在方便医患的同时也加深了医患的沟通，打开了医患和谐的良性循环。一方面，整个信息化系统通过三网合一的平台实现对患者的就诊和医疗服务的闭环式管理，形成一个"患者服务链"。医院用手机短信可以提醒患者查看检查、检验的结果。PDA则可以实现医嘱的变化管理，使得医患之间交流更加快捷直接。另一方面，通过这一系统将电子病历中记录的评价作为一个触发点，形成"医生服务链"。当医生在漏掉事项的时候，系统会通过手机短信、PDA、邮件等方式及时提醒，帮助其加强对患者医疗质量的管理和监测。

（3）自反馈式管理在医院智慧化建设中的应用。自反馈式管理系统不仅仅是一个软硬件相结合的信息化系统，更是一个管理网络与医疗网络相融合的综合系统。

自反馈式管理系统在医疗质量和安全管理方面均可以发挥巨大作用。医疗质量和安全管理包括事前、事中、事后的质量管理。事前进行质量控制设计，质控要从源头做起，做好事前预防，建立事前干预的信息化质量、安全控制体系；事中质量监控则对医疗过程中的所有环节进行严格的质量监控，排除质量环节所有的不良因素，保证质量安全；事后质量控制是对控制效果进行评估、数据分析、反馈改进和绩效考核。通过事前质控设计、事中质量监控和事后质控的检查、综合评价、反馈，形成质控PDCA持续改进的良性循环。

自反馈式管理系统除了在医疗运行中可有效保障医疗质量安全外，在医院运行的成本管理、耗材闭环管理、人力成本管理和物价闭环管理中也能起到举足轻重的作用。

4．**智慧化服务** 自反馈式医院服务是医院服务智慧化的具体实现，其主要体现在运用信息化管理平台，对于医院服务的监督检查、评价公示、反馈改进等环节形成自反馈式闭合管理环。

（1）自反馈式精神文明管理。医院的精神文明管理是医院服务管理的重要组成部分，也是医院文化建设的重要内容之一，它对于研究型医院建设尤为重要。

医院精神文明管理一般包括服务质量、服务作风、服务信誉和服务环境等四方面的内容，一般以月份或季度为单位进行检查、公示、评比，每年再进行一次表彰。

医院既可以建立专门的精神文明管理平台，也可以利用原有的信息化平台系统，如办公自动化系统来实现自反馈式精神文明管理。精神文明管理平台建立后，医院管理者可将管理分组和管理项目进行公示，如管理分组一般可分为内科组、外科组、妇产科组、儿科组、门诊护理单元、医技科室组、综合组等。管理项目可以包括病房质量、门诊质量、护理质量、预防感染、医德医风、医院总值班记录、医疗安全、物价管理、医保管理、安全管理、培训管理、排班管理、工作任务、重症病例、预约挂号、宣传报道、患者表扬、院长信箱、门诊患者调查问卷、住院患者全院查询机调查、出院患者全员电话回访等内容，这需要根据医院的实际情况和具体管理需求而确定。

根据管理分组和管理项目，定期将监督检查的情况进行上网公示。在公示时，要注意激励和保护并重，既要达到激励作用，又要实现对于检查者和被评价单位的隐私保护。最后，督促相关科室对于发现的问题和整改情况给予及时反馈和公示，接受患者和医院管理部门的持续监督。经过这个过程就实现了一个完整的自反馈式的医院精神文明管理。

在具体操作工程中，管理者可以根据医院实际需要和预算情况，灵活地选择精神文明管理平台的操作终端，如手机短信推送、手机或者 PDA 应用软件操作、传统的网页模式等。

（2）自反馈式服务流程管理。持续改进服务流程，使服务流程更加科学合理，符合实际工作需求，是研究型医院科学实现 PDCA 管理的重要方法。

在服务流程管理的过程中，可根据管理需要和经费预算，选择合适的数据采集终端，如手机、平板电脑或者笔记本等，当然也可以调查后再进行人工录入。

根据需要调查的内容，如挂号超过 1 小时患者的科室分布、特殊用药和大型仪器检查告知情况、候诊时间分布等，调查者要深入门诊、病房进行访谈调查和数据采集，同时进行数据录入。调查结果不但可以通过原始数据形式展示，还可以通过系统对数据进行自动处理，以直观形象的图形方式提供给管理者查询和使用。对于有意义的结果，管理者将其进行及时公示，指导相关部门研究下一步改进工作，改进效果通过下一次调查进行验证，从而实现了自反馈式服务流程管理。

（3）自反馈式医院后勤服务。后勤保障系统以现代计算机系统为平台，以物联网为技术支撑，以点、线、面和人、事、物相结合的方式提高医院的后勤保障质量。结合 PDCA 循环管理模式，树立后勤管理发现问题、查找原因、制定计划、整改反馈的自反馈式管理理念，提高后勤工作的质量和效率。

后勤服务保障是一个"需求与供给"的双向过程，医护人员和患者并不是行政管理人员，他们对哪个部门承担哪些职能并不感兴趣，他们只需要能享受到非常方便快捷的后勤服务质量就行。因此，医院后勤服务保障应该从医护人员的视角出发，充分了解医护的需求，为医护人员提供优质、高效、低耗的服务，使得医护人员在寻找服务项目上不必耗费太多的时间和精力来获得正常的服务。

这种服务模式规避了脸难看、事难办和医护人员寻求服务被拒之门外的问题。采用信息化服务平台，医院管理者可以随时监控各项服务需求的进展状态。自反馈式后勤服务保障充分体现了后勤服务保障工作"以患者为中心、以员工为本，服务为先，把问题留给自己、把时间还给医护人员，让医护人员有更多的时间为患者服务"的理念。

（4）掌上医院服务。随着移动互联技术的快速发展，手机应用软件服务不断细化、升级，乃至"无微不至"，掌上医院服务也越来越被患者和医院管理者所推崇。第三军医大学西南医院、浙江大学医学院附属一院、中国医科大学附属盛京医院、同济大学附属第十人民医院等医院在国内较早开发并应用了掌上医院系统或微信公共账号服务平台。

掌上医院服务系统包括预约挂号、看诊提醒、院内导诊、检查检验结果查询、院内专家介绍等功能。用户通过注册身份证信息，随时、随地都可以通过掌上医院系统进行预约挂号，极大地方便了患者，尤其是偏远地区患者的就医。在过去，患者在诊室外面候诊时由于担心错过就诊而不得不在诊室外面耐心等待，不得不忍受着嘈杂的环境，并且要面对院内细菌、病毒等。通过掌上医院的看诊提醒功能可以使患者随时了解前面的等待人数，估计就诊时间等，在即将就诊时手机会自动提醒患者到诊室外等待。就诊后如患者需要进行检查化验或取药，系统会自动提示所有检查、化验项目和取药的地点，提供准确的导诊功能。

三、智慧化应用

智慧医院是医院智慧化建设到一定阶段的表现形态，当前医院智慧化建设还处于初级阶段，医院智慧化系统还处于具有智慧特征单个系统应用。即便这样，它们的应用也减少了医疗事故的发生，优化了医疗诊疗流程，提高了医疗服务质量，提升了医疗信息化水平，为研究型医院的智慧化建设展示出诱人前景。

（一）区域医疗信息系统

区域医疗信息系统以网络化建设为基础，连接着区域内相关医疗机构和行业管理机构，通过公网还可以连接千家万户的网络终端。这些机构和个人用户通过数据中心的控制机制和索引机制，共享区域内的医疗卫生信息，用户之间还可以进行信息交互。对于医疗机构医生，通过区域医疗平台可调阅所属患者的病历信息，包括电子病历、检查检验报告，PACS图像等，患者也可以通过平台查看自己的诊疗和费用信息，还可以与医疗机构医生进行远程健康咨询。

区域医疗卫生信息化的核心是实现电子健康档案和电子病历共享，通过区域医疗信息平台，将所需要的医疗信息传送到该平台上，可以实现区域内几十家医院和上百个社区之间的信息互操作，如门诊预约挂号、远程咨询会诊、双向转诊、检查检验查询等，通过平台医疗业务协同，可以有效利用医疗资源，降低医疗成本，提高医疗质量。

（二）婴儿识别防盗系统

长期以来，对初生儿和婴幼儿在医院的监管一直存在着很大的漏洞，如初生儿被抱错、婴幼儿被盗等。这些事件既给孩子父母带来无尽的痛苦，也给医院带来非常大的困难。

将RFID技术引进医院新生儿管理，可以有效地提高新生儿管理的安全性和可靠性。该系统由RFID标签、RFID读写器、RFID中间件、数据库服务器、门禁系统、短信中心、安全监控中心、无线网络、医生护士站终端电脑等组成。

婴儿出生后带上镶嵌RFID芯片的特制的柔软腕带，芯片中带有人体感应传感器，里面的唯一性信息与其母亲的信息相对应。该标签在系统登记激活后，系统就开始对婴幼儿标签进行实时跟踪监护了，正常情况下，婴幼儿标签每隔 10 秒向系统发送一个激活信号，以表示该标签正常。同时在各个监护病房出入口布置固定式 RFID 读写器，每次有护士和婴幼儿需要通过时，通过读取护士和婴幼儿 RFID 身份识别卡，身份确认无误后监护病房的门才能被打开，避免婴幼儿抱错事件的发生。同时，护士和婴幼儿出入信息都被记录在数据库中，配合监控录像，保安能随时监视重点区域的情况。当标签被人为破坏时，标签立即向系统连续发送被破坏的数据信号，系统发出报警并显示标签位置，通知医护人员和保安人员立即处理；当婴幼儿被非法带出监护病房时，标签被出入口监视器唤醒，立即向系统发出报警信息，系统则立即报警并显示标签出口位置，通过短信或医生护士终端电脑报警通知医护人员和保卫人员立即处理，同时输出门控信号，将科室大门关闭，防止婴儿被盗。

（三）移动输液系统

移动输液系统的主要工作特点具体表现了智能识别及无线传呼等技术的应用。具体流程为将每位待输液病患的进行感应标示，以此来确认患者的身份及输液座位号等信息，同时相应标示其需要使用的药物，将患者的情况与药品一一对应，减少了医疗过程中的失误。针对传统的护士叫号存在的漏洞，采用无线传呼技术对其进行完善，减少输液室内噪声对患者的影响，为患者就医创造和谐的氛围，同时减少了护士的工作量，简化了患者输液的流程，给予了患者更加人性化的服务。

移动输液系统的应用，优化了门诊输液的秩序，保障了输液过程的安全性，避免了配液和挂液环节发生药物与患者不对应而引发的事故，降低了护士工作的精神压力，提高了护士的工作效率，为医院输液管理带来了方便性和实用性，成为医院智慧化应用的一大亮点。

（四）药品、医疗器械管理系统

在日常医疗工作中，药品、器械等具有很大的流动性，以往无法得到严格的管理和控制。通过物联网技术，可以把药物、器械从出厂开始，将生产、加工、运输、存储、销售、保存环境和期限、使用情况等环节的信息，都和 RFID 芯片进行一一对应后存储于大型公共数据库内。如果出现问题，可根据 RFID 芯片追溯全过程，确定问题发生环节，控制医疗事故的发生。

在药品存储环节，物联网可以根据温湿度的感应，来确定存储环境是否符合要求。通过物联网技术，医院产生的医疗废物也可以进行各个环节的全程监控，避免造成二次污染。

（五）供应室管理系统

将物联网技术应用于供应室的管理系统中，综合电子设计自动化系统及相关的智能识别技术，对医院内部每天流通的医疗器械在消毒供应室处理的各个环节进行记录，并对控制感染的重要工序实施监控，对过程处理中的问题进行实时的反馈，尽最大的努力来确保医疗用具消毒的彻底性，保障其使用的安全性。

在回收环节，通过在消毒环节给每个器械包贴上射频感应标签；其后，在回收过程中，经过自动化的扫描仪确定器械包使用时长是否在限定的范围内，进一步确认后便将其回收处理。

在打包的环节，通过对照早期记录在管理系统中的器械包信息对比，将其根据信息进行分类打包，并在系统中录入相关的打包信息。

在灭菌的具体环节，在器械包完成消毒过程后，将其通过管理系统检测，如果合格，则将灭菌信息登记到系统中，最后在器具发放的环节对其消毒情况进行进一步的确认，确保器具在消毒两天内发放到各个科室，否则需要重新消毒。

（六）个人／家庭健康管理系统

当前，老年人口和亚健康人群的增加，使个人／家庭健康管理业务成为了预防疾病的重要方面之一。该业务可以让医生通过远程技术监测患者的健康状况，让患者留在家中，减少来院诊疗花费的时间和昂贵的住院费用。

家庭里可以部署无线网络、摄像头和传感器设备，医疗传感器节点被用来测量各种人体生理指标，如心电、血压、体温、血糖和血氧等，传感器还可以对某些医疗设备的状况或者治疗过程情况进行动态监测，所获得的数据信息通过无线通信的方式被传输到健康监护网关。将这类家庭基站或病房基站设计为手持型设备，网关可以将收集到的传感器数据信息进行保存和处理，并将数据显示在该设备显示屏上。也可以根据需要采用多种方式进行远程数据传输通信，比如和 PC 相连的 USB 接口，或通过 3G、4G 接入互联网远程网络，传送到远程端的信息将由远程端的监护中心或医院管理中心的专业医疗人员进行统计与分析，并及时对患者进行信息反馈，提出建议或治疗方案。

（七）智能急救监护系统

当今，城市突发事件（如抗震救灾、战时救援等）应急急救体系对信息化提出了更高的要求，为了满足新形势下人们对更及时、更准确、更有效的急救服务的需求，智能急救监护系统成为了医疗发展的新趋势。

通过物联网和移动互联网技术，急救医疗机构和军队应急服务机构可以充分利用各种传感器和信息采集设备等各种新兴技术来实时监测伤员的血压、体温、心率、心电和体位等各种生命体征参数，并结合精确的地理位置信息和高清图像视频信息，通过光纤、WIFI、移动互联网（3G、4G 等）、专网、卫星等多种接入方式，借助具有一定安全保障的传输网络，将体征监测参数、地理位置信息和视频图像信息等多元化信息流发送至急救监护调度中心，调度中心服务器在收集伤员体征监测参数、位置和图像信息的基础上，结合医疗专家知识库甚至医生的实时参与，对以上信息进行融合、判断，制订出医疗急救方案，做出相应的远程急救干预等操作。对于需要转送后方的患者，在救护车上安装体征监测的传感器节点，通过网络实时传输患者的生命体征参数，可以使医院提前了解患者情况，指导救护人员进行及时、正确的救治工作，在某些危急病症的救护过程中赢得宝贵的抢救时间。

第十四章

保　障

合理 · 安全 · 高效

第一节　研究型医院药事管理

药事管理质量与患者的身心健康、医院的质量效益密切相关。医院的药事管理是以病人为中心，以临床药学为基础，对临床用药过程进行有效的组织实施与管理，促进临床科学、合理用药的药学技术服务和相关的药品管理工作。研究型医院应逐步形成以保障安全用药为前提，以提高合理用药水平为目的，以加强临床药学建设为根本，以着力新药研发为特色的医院药事管理模式。

一、基础：精确管理

药品管理是医院药事管理的核心内容，也是一项极其复杂和系统的工程。研究型医院的药品管理不仅要保证药品质量，而且要与现代科学技术有机结合，实现药品流通管理的标准化、智能化和数字化，充分保证药品供应，提高药品流转的便捷性和安全性，提升药品整体管理水平；还要利用现代化的信息技术平台和决策支持系统提供全面、专业、细致的药学服务，辅助医师及时、快速制订最佳给药方案，保障临床安全用药。

（一）药品流通数字化

1. **库房管理智能化**　药库作为研究型医院药品供应保障的核心，其主要任务是为临床提供安全、有效的药品。研究型医院的门诊量大、住院病人较多、病种较多、病人病情较为复杂，药品需求量大且层次差别很大，可采用"零库存"和"合理储存"相结合的管理方法。医院药品主要储存在各二级库（药房），仓储压力大的药品如大输液等实行"零库存"管理，优化药品供应保障流程，减轻库房储存压力。医院药库具有物流仓储特性，可将现代医药物流管理模式引进医院库房管理，利用医院药品合理库存管理系统，结合物流发展最新技术如二维条形码、无线移动手持等提高工作效率和准确率（图14-1）。

（1）建立合理库存管理系统。药品合理库存管理系统根据医院每种药品的使用频率和使用数量，自动计算出采购计划，并设置安全库存参数，储存的药品一旦低于安全库存，合理库存管理系统会自动生成补货清单。药房或药库工作人员可根据实际情况来修订药品最终采购量，然后按照药品集中招标采购程序进行采购。合理库存系统按照最接近的整包装数量进行采购；特殊贮存（如冷藏）药品适当减少采购量；紧缺药品适当增加采购量；手术药品通过与临床科室密切联系，根据手术安排灵活掌握采购量；急救药品保证基本库存量。药品的使用频率每月统计一次，对变化较大品种的单次采购量和库存限量做出相应调整，较长时间未使用（以3个月计）的药品应根据情况做好退货或更换工作。通过药品合理库存管理系统，可准确预测需求量，降低药品总储存量；在保证药品充分供应的前提下，提升管理效率、降低药品管理成本；还可根据中大包装计算最佳订货量，自动向整件靠拢，方便物流运输，节约物流成本。

（2）建立冷链自动化管理系统。为保证冷链药品质量，新的药品经营质量管理规范（good supply practice，GSP）要求对冷链产品全程温湿度实时监控。医院可借助物联网技术构建冷链自动化管理系统，通过无线射频识别（radio frequency identification，RFID）和无线传感

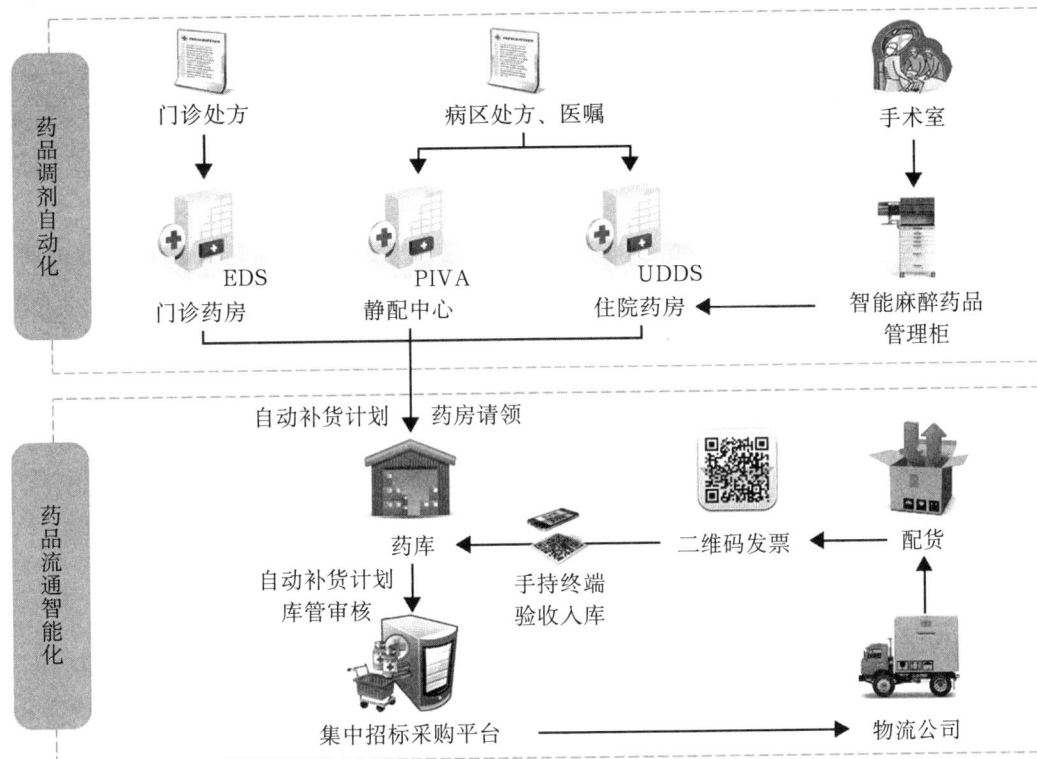

图 14-1 院内药品流通和调剂

EDS. 自动发药系统；PIVA. 静脉药物集中调配；UDDS. 单位剂量调配系统

装置实现对药库、药房储存和周转设备的低温医用物品及空间的全程、实时温湿度监测，系统应具有统计分析、自动报警、短信提醒等功能，无论是同一地点还是多个地点，监测记录均可实时准确地上传至系统的数据中心，可实现医用药剂从仓储运输到终端的全程冷链管理。这种一体化、自动化、智能化、数字化的管理方式，克服了使用温度计时无连续性温度记录数据、储存时使用人工抄写温湿度精准度与追踪性较差等问题，实现低温医疗物品和空间的全生命周期的高效管理，保证药品质量控制的真实性和有效性，是冷链药品管理模式和效果的重大突破，使医院药品、血液、试剂等更安全、可靠。

（3）建立药库条码管理系统。采用条码扫描识别技术，利用手持机完成药品入库验收、药房向药库请领、药库发药、药房配药、调拨、退药、盘点等工作，实现即刻录入、瞬间盘点。药库所有货位使用电子标签和 RFID 定位，实现一个药品对应一个货位，并且与数据信息关联。签收时使用条码确认，确认信息会形成统一表单传入中间库与医院信息系统（hospital information system，HIS）对接，快速办理药品入库信息；验收后利用货物定位和条码管理，直接送至指定货架；取药时可利用电子标签进行药品定位，更为快捷、高效；盘点时利用平板系统和 HIS 关联，实现盘点信息在平板上确认，确认信息同步至 HIS 系统并生成盘点信息表。利用该模式可提高药品入库、出库及盘点的效率和准确性，有效避免药品漏入、漏出、漏盘等人为原因产生的错误，节省人力成本，提高工作效率。

（4）建立二维码发票管理系统。开发二维条码发票管理系统，通过扫描发票条码即可记账，并自动生成入库单，更新药库库存。该系统简单、便捷、准确率高。

709

2．**药房调剂自动化**　传统的人工调配处方已难以适应研究型医院药房管理水平的提高和新时代对药房工作的要求，自动化、智能化的调剂系统可提高调剂效率、减少差错，是实现标准化药品管理的有效手段之一，有利于提高医院药学服务水平，保证患者用药安全。医院可在现有药房的管理模式下，通过实施门、急诊药房自动发药项目，住院药房自动摆药项目等实现药房调剂自动化。

门诊药房不仅担负着门诊药品的请领、调配、发放、保管，也负有指导门诊病人安全、有效使用药品的责任。自动化调剂系统根据合格处方信息自动调配药品，药品自动化率可达90%，信息化率可达100%，可大幅度提高调剂效率，缩短患者候药时间，解决了研究型医院调剂处方多的困扰。全自动智能传输系统数字药篮，具有自动判别篮内药物功能，配合智能化的药柜，可明显减少差错率。药师的工作强度降低，有利于药师的工作重心由原来的单纯"药品供应服务"向提供更多"药学技术服务"转变，从而在药物治疗中发挥着日益重要的作用，有效提高服务满意度。手持终端实时、快速、准确加药，智能显示的药品使用量和库存量，减轻了药房定期盘点的工作量，保证门诊药房供应。

住院药房单位剂量调配系统（unit dose dispensing system or unit dose distribution system，UDDS）是对单个患者每日所需的药品按单次剂量单独包装进行药品调剂，具有下列优点：一是减少药品调配差错的发生率，药品单剂量的包装上标识了药品的信息，包括药品名称、剂型、剂量、规格和服用方式等，可提高药师、护士核对的准确率。二是提高患者服用药品的准确性，患者服药前也可以根据包装标识的内容核对药品，保证药品服用时的正确性。三是减轻护理人员的工作负担，UDDS可节约护理人员的时间，使他们有更多的时间护理患者。四是便于药师对管理药品、控制库存，药品进行单剂量包装后统一放在药房，由药师根据临床需要进行适量储备，随时可以调整库存。五是降低与药品活动有关的费用，对停止处方、修改处方的药品，可以回收使用，可明显降低住院药房的药品费用，也避免了患者剩余的药品因无法安全保管而造成的浪费。

3．**病区药品管理精细化**　病区药品管理是医院药品管理工作的重要组成部分，智能药品柜和智能给药车可提高管理效率，保障患者用药安全。病区智能药品柜的利用可实现病区药品的全面监管。通过用药信息的及时获取，全程跟踪药品使用流向，有效防止药品丢失；也可精确到最小剂量包装药品的有效期、来源及去向，减少院内药品浪费；还可精确记录患者用药信息，保障临床用药安全；尚可完成无人值守时取药和补药需求的自动发送，使病区的基数药品管理更加规范可控。

通过与HIS系统对接，智能给药车可实现"三位一体"的给药模式，即：护士扫描患者腕带、电脑显示患者信息、护理药盒闪烁提示，全方位保障患者用药的安全性，并通过信息汇总实现药品的溯源管理。

4．**特殊药品管理可追溯化**　特殊药品管理是医院药品管理工作的一项重要内容。对有特殊药品的科室及药房使用特殊药品管理柜，采用双人、双锁、双开的模式；具备自动存减、自动清点、温度调控、效期报警等功能，使医院特殊药品管理更优化。手术室是使用特殊药品的主要场所，可通过特殊药品管理柜记录每个手术间的终端用药，实现麻醉用药品流通和应用的全程监管，直接关注患者的用药安全；并将医护人员从药品的领用、归还等出入库和供应方面的管理当中解放出来，专注于患者的临床用药。此外，特殊药品管理柜还可将麻醉用药品的使用与麻醉信息的记录互相验证，通过院内麻醉用药品基于批号的全程追溯功能，实现特殊药品的安全智能监管。

5. **静脉药物调配集中化** 静脉药物集中调配（pharmacy intravenous admixture, PIVA）是指医疗机构药学部门根据医师处方或用药医嘱，经药师进行适宜性审核，由药学专业技术人员按照无菌操作要求，在洁净环境下对静脉用药物进行加药混合调配，使其成为可供临床直接静脉输注使用的成品输液操作过程。《医疗机构药事管理规定》指出，肠外营养液、危害药品静脉用药应当实行集中调配供应。静脉药物集中调配具有以下优点：一是有利于保证静脉药物配制的质量，PIVA 可保证静脉输注药物的无菌性，防止微粒污染，最大限度地降低输液反应，确保患者安全用药。二是有利于保护医务人员的职业安全，由于层流净化装置的防护作用，可显著降低细胞毒性药物对医务人员的职业伤害。三是有利于促进静脉用药的合理使用，通过药师的及时审核，可防止配伍禁忌等不合理用药。四是有利于降低医疗成本，药品集中管理和配制可提高工作效率、防止药物过期失效，还可以"药品共享"，如小儿用药、胰岛素等病人直接按实际用药量结算药费，降低了患者用药成本，并节约了医药资源。五是有利于体现药事服务价值，PIVA 在静脉药物使用中将医、药、护整合为一体，是药师与临床医生探讨合理用药途径的良好时机，可充分彰显药学专业人员技术地位和价值。

（二）药学服务信息化

医院信息系统现有的管理功能不能满足日益提高的临床药学服务需求，医院可通过建立高效的医院药学服务信息系统，提升药学服务能力，协助医师合理开具处方，促进合理用药。药学服务信息系统应包括临床用药决策支持系统、合理用药监测系统、药物咨询及用药安全监测系统、处方审核与点评系统、临床药师工作站等临床用药支持系统（图 14-2）。

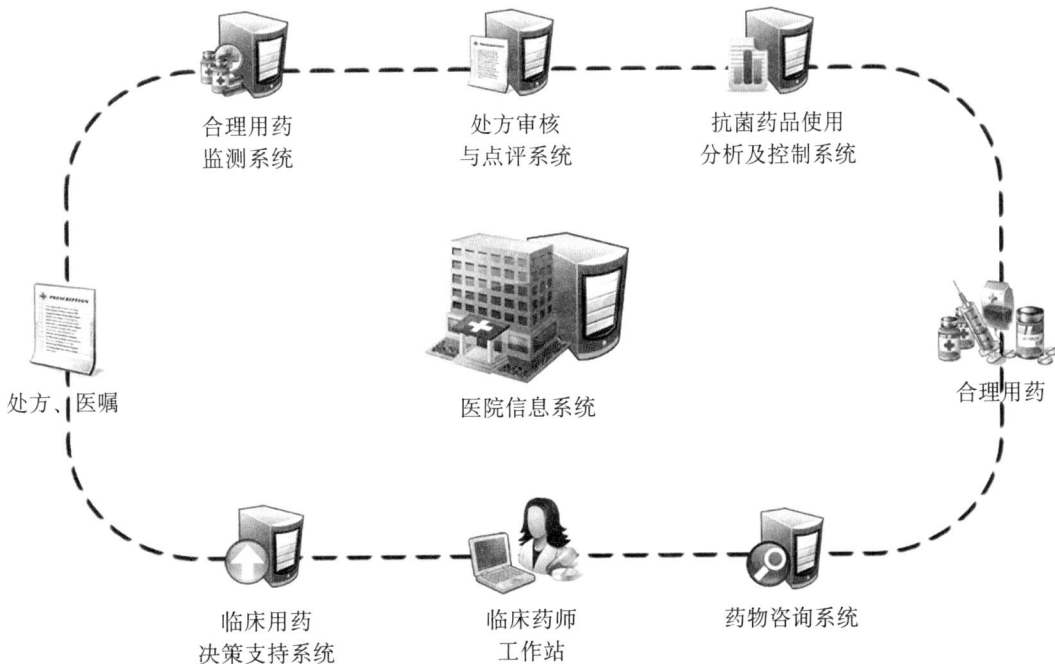

合理用药监测系统　处方审核与点评系统　抗菌药品使用分析及控制系统

处方、医嘱　　医院信息系统　　合理用药

临床用药决策支持系统　临床药师工作站　药物咨询系统

图 14-2　药学服务信息系统

1. **临床用药决策支持系统** 临床决策支持系统（clinical decision support system, CDSS）是以计算机为基础的人机交互信息系统，它能够综合利用各种数据、信息、人工智能和模型技术对相关数据进行分析，预测未来的变化趋势，为医生在 HIS 端输入的药品和诊断的用药方案做相应的判断说明，以避免处方错误和制订最佳给药方案。构建一套科学化、规范化、标准化的临床用药决策支持系统可加强医院管理，提升工作效率，改进医疗质量，是当前研究型医院发展必然方向。

由军队和地方合作研发的"临床安全合理用药决策支持系统（DRUGS）"以国家和军队医药管理方面的法律法规以及技术规范、标准为依据，由专业人员收集、整理和评估国内外医药学、临床用药研究证据，并以高度概括的形式和方便快捷的方式，在合理用药最需要的时间、节点向医务人员和监管者提供最好的决策支持，以此规避临床用药差错和医疗风险，提高医院诊疗水平，为实现药品使用有效的监督管理提供了技术手段。该软件包括六个模块：第一，治疗用药规范模块，涵盖了 26 个专业的 130 个病种的国内外最新的研究成果，对推动临床用药的规范化、标准化具有重要意义。第二，安全用药审查模块，涵盖药物相互作用审查、药品配伍禁忌审查、特殊人群用药审查、肝肾功能异常用药审查等 15 项审查，进行基于法律法规、循证医学资料的审查，保证患者用药安全。第三，合理用药监管模块，从医生、科室、全院等多角度统计 DRUGS 系统对医院门诊处方和住院医嘱的各种医嘱警示信息，为分析临床不合理用药提供科学依据。第四，处方监测与预警模块，自动完成《处方管理办法》所规定的相关统计指标，增强了药师审核处方（医嘱）的针对性，提高工作效率；监测处方（医嘱）用药异常的多种情形并按医院设定的预警值报警，实现了监管的时效性和有效性。第五，抗菌药物管理模块，通过抗菌药物分级授权管理、查询统计，规范抗菌药物临床应用与管理，有效改善医院抗菌药物使用。第六，在线医药知识库模块，提供药品说明书、治疗用药规范、标准治疗指南、卫生部临床路径等多项动态更新的医药法规、数据和资料，为医务人员实时在线学习和资料查阅提供了平台。

2. **合理用药监测系统** 合理用药监测系统（prescription automatic screening system, PASS）是一套能够对医嘱进行及时监测、向医生提供药物信息查询的软件系统，可与 HIS 系统对接，对 HIS 系统中医生开具的处方和医嘱进行审核，并将审核结果存储在数据库。美国专门用于审查药物相互作用和不良反应的计算机软件系统即药物处方计算机审查系统（drug therapy screening system, DTSS）可提供科学、权威、全面和深入的药物相互作用和不良反应信息，帮助医疗人员做出合理的用药决定，避免处方中 70% 以上的药物相互作用和不良反应问题，促进临床合理用药。医院常用的软件是在国家药典委员会和国家药品监督管理局药品评价中心监督下，由医药软件研究开发有限公司组织医学、药学、计算机等技术专业人员，对 DTSS 数据库进行了全面的汉化、开发的合理用药监测系统（prescription automatic screening system, PASS）。

在临床工作中，PASS 可对医师开具的医嘱进行监测，并将监测结果以不同警示颜色显示在每一条医嘱前提示给医师。警示颜色包括黑色、红色、黄色和绿色：黑色警示表示该医嘱药物的使用或使用方式对于该患者在医学理论上是被禁止的，如果使用将导致药品不良反应事件的发生，需要严重关注；红色警示表示该医嘱药物的使用或使用方式对于该患者可能发生较严重的药品不良反应事件，需要高度关注；黄色警示表示该条医嘱药物的使用或使用方式对于该患者可能发生药品不良反应事件，但发生的可能性相对较小，且后果的严重程度稍低，需适度关注；绿色警示表示通过 PASS 的监测，该医嘱药物的使用或使用方式对于该患者无明显不妥。药师通过 PASS 系统关注各级别、各类型问题医嘱的构成比例，临床不同科室黑色和红色警示问题医嘱的发生率，不同类别问题医嘱涉及药品排序，不同级别医师问题医嘱的发生率等，对临床用药进行干预，能够避免错误医嘱的发生，既体现了药师的价值，又提高了医院的整体医疗水平。

3. **药物咨询系统** 药物咨询服务系统（drug information service system，DISS）是医院管理信息的重要组成部分，它是一门利用计算机通信技术进行药物咨询服务的管理系统，也是以病人及医药工作者为中心的融合医疗业务与药学服务的信息管理系统。DISS 既可为临床医师、病人提供各种医药学信息服务，如药物相互作用、不良反应、病人药历、新药背景资料、药物流行病学资料、药物利用评价、药物知识教育、病人教育等；又可充分利用网络进行各种信息交流及研究，如新药研制、老药新用等。而且数据及评价更准确及时，临床服务也就更为细致周到。美国综合性大学、一些名牌公私立大学的医学中心等都配置有 DISS 系统，其与整个大学的医学中心网络成为一体，为临床治疗提供了强有力的技术支持，获得了良好的社会效益及综合效益。

在我国，DISS 系统的应用也日趋广泛。例如，厦门长庚医院将药物咨询与用药指导服务系统嵌于医院信息管理系统，发挥了较好的作用。该系统界面包括患者基本信息、询问者、询问方式、药物名称及剂量、服务时间、咨询项目、咨询说明及其他延展功能，通过对上述信息的录入或勾选，可完成线上通报。药师通过咨询窗口现场和 24 小时电话的方式接受咨询，并在门急诊药袋上印制咨询电话号码，将药物咨询工作拓展院外。咨询药师通过该系统，将接受咨询的内容做录入和存档，定期对药物咨询内容进行下载和汇整，通过阶段性的汇总、整理，分析该时期药物咨询的主要方向和问题，通过解决问题完善不足。此外，药师在药物咨询中如发现药品不良反应，通过系统与医院的不良反应通报系统对接，可将不良反应进行及时的线上通报。

4. **处方审核与点评系统** 处方审核与点评系统依据《处方管理办法》《医院处方点评管理规范（试行）》，通过处方预处理、处方审核、处方点评三个步骤对处方或医嘱进行有效干预，提高医院合理用药水平。第一步，系统完成对选定时期内的所有处方快速分类，分为合理的和疑似不合理处方，并将后者按不规范处方、用药不适宜处方及超常处方分类，即处方的预处理。第二步，由"处方点评小组"通过人机对话方式，对疑似不合理处方进行分析，确认其合理性及关注度，即处方审核。第三步，对已经确认的不合理处方，系统可根据全院、各科室、各级别医生、每个医生等条件进行归纳、分析，并按照规定生成"处方评价工作表"；由"处方点评专家组"对关注度较高的不合理处方进行深入点评，并给出合理用药的建议，对可能造成患者损害的，应及时采取措施，必要时向医院管理部门提出处理意见，即处方点评。处方点评通过对临床用药的基本情况进行统计分析，从不同层面和角度反映医疗机构的处方工作情况，为相关管理层实施有效决策提供科学依据。

5. **抗菌药品使用分析及控制系统** 国家 2011 年相继发布了《2011 年全国抗菌药物临床应用专项整治活动方案》《三级综合医院医疗质量管理和控制指标（2011 年版）》《卫生部抗菌药物临床应用监测网 2011 工作方案（新版）》，借助信息化手段，贯彻落实上述文件精神和内容对研究型医院是一个很大的挑战。抗菌药品使用分析和控制系统可通过数据导入的方式，将抗菌药品使用信息导入数据库，然后以统计报表和图示的方式显示分析结果，从而使医院获得日常抗菌药品管理工作的决策依据；同时，建立处方抽查审核信息化系统，为医院自查工作提供一个快速、高效的方法。该系统可使医院管理部门及时了解医院抗菌药品使用现状和发现问题所在，将常规手工抽检病例变为计算机自动抽检，降低医院监控抗菌药品使用的管理成本，减少医院抗菌药物的使用风险。

6. **临床药师工作站**　临床药师制度是提高医院合理用药水平的重要手段，可实现信息实时共享，数据自动分析和自动统计功能的临床药师工作站是提高药学服务质量的有力保障。该系统应具有处方审核和点评、临床药师查房登记、药历、治疗药物监测和药物不良反应监测等功能模块，通过与 HIS 系统的无缝对接，实现临床药师信息化办公，提高药学服务能力。目前国内的临床药师工作平台亟待完善和提高，研究型医院药学部门可结合实际工作需要，自主研发或与公司合作开发临床药师工作站，以提高药学服务的信息化水平。

二、目标：合理用药

合理用药（rational drug use）是以当代药物和疾病的系统知识和理论为基础，安全、有效、适当、经济地使用药品。合理用药也是临床用药管理的核心、基本出发点和归宿，其基本要求是将适当的药物，以适当的剂量，在适当的时间，经适当的途径，给适当的患者适当的疗程，达到适当的治疗目标。合理用药涉及每一个患者的切身利益，是全社会共同关注的问题。据 WHO 统计，全世界约 30% 的患者死亡与用药不合理有关。因此，建立合理用药模式对维护病人的身心健康、减轻病人的经济负担、节约卫生资源、提高研究型医院的社会效益和经济效益具有非常重要的意义。医院可从"建章立制"着手，加强合理用药中的重点、难点管理，切实提高合理用药水平。

（一）规范药品管理

1. **贯彻执行基本药物制度**　基本药物是满足广大民众主要医疗保健需求的药物，其遴选条件取决于公共卫生需求，药物有效性及安全性的证据以及可比较的成本 - 效益分析。普及基本药物临床应用知识与推广基本药物政策，是提高合理用药水平以及抑制药费增长的重要途径，对促进社会公平与和谐发展具有十分重要的意义。医院应一直把促进基本药物的使用作为药事管理的重要内容，从药品的引进、使用、监管等方面加强基本药物的管理。新药引进时，优先考虑国家和各省市基本药物；将基本药物优先纳入医院的基本用药目录，确保基本药物品种数量；利用信息系统加强基本药物管理，例如在药品词典中标注出国家和省级基本药物，并在医师选择药品时给予提示，增加基本药物的使用率；建立相应的激励政策，将基本药物使用情况与工作业绩挂钩，推动医务人员优先、合理使用基本药物。

2. **制订药品治疗指南和处方集**　建立和实施高效的和具有高成本 - 效果的处方集系统（包括《标准治疗指南》《处方集目录》和《处方集手册》）是药事管理和药物治疗学委员会的主要任务之一。标准治疗指南的制订务必遵循循证医学的观念，以随机对照研究开放性临床试验及文献荟萃分析结论为主要证据，并参考其他级别证据，使之具备科学性、实用性和相对稳定性。指南内容一般包括病症的临床特征、诊断标准、非药物或药物治疗（一线、二线或三线治疗药），相关处方信息如剂量、疗程、禁忌证、不良反应、药物相互作用、患者知情资讯、药物费用咨询以及参考标准等。建立在证据基础上、及时更新的标准治疗指南是制订医院基本用药目录的基础，亦是考察医师处方质量的根据，具有重要价值。

医院处方系统包括医院基本用药目录和处方集，以及在本院范围内的执行政策和措施。医院基本用药目录规定了保证本院患者医疗需要的药物品种，处方集则比较详细地提出了每种药品的使用原则。医院的基本药物目录和处方集应具有鲜明的本院特点：对药品、剂型、规格的选择必须能体现本院临床对药物的需求，具有先进性；对药品的用法、用量、注意事项等的表述要满足临床合理用药对药物信息的需求；处方集必须定期修改，更新陈旧的知识，补充新的内容。医院还应通过行政手段增强医院处方集和基本药物目录的权威性，使之成为医生、药师和护理人员在药物治疗过程中必须遵守的准则，充分发挥其确保药物使用质量、指导医务人员合理用药、优化药物治疗成本－效果的作用。

3. **临床用药分级管理** 将医院常用药品按照疗效和价格高低划分为三个等级，合理设置各级医师使用权限，可有效促进合理用药。住院医师只能选用疗效确切、价格低廉的一线药品，主治医师以上职称的医师有权选用安全有效、价格稍高的二线药品，三线药品即贵重药品或不良反应严重的药品只有主任医师或经主任医师同意的下级医师使用，实行上级医师指导下级医师用药的管理制度。针对抗菌药物，根据感染性疾病的种类、临床诊断依据、病原学诊断、致病原构成、抗菌谱等将抗菌药物循证、分级使用，有效规范抗菌药物使用。

4. **加强药品监督管理** 建立有效的监督管理机制，加强临床用药监控。医院专门设立药品监督管理小组，实行药品监督管理和供应、使用分离，形成管理小组、医务部和药学部、科室三维立体的药品监督管理体系。药品监督管理小组每周抽查处方和医嘱，每月向各科室通报药品费用的使用比例情况，每季度召开由医院领导和临床医学专家、药学专家组成的药物应用评价小组会议，对全院的药品消费比例、科室用药、个人用药情况进行总结评价。医务部、药学部设立专职药品监督员，负责药品使用的日常监督工作，发现不合理用药问题及时纠正，对可能的不良事件及时处理，并向管理小组每月报告分管部门的药品使用情况。临床科室建立合理用药小组，每月对科室用药情况进行讨论分析，尤其是对基本药物和医保用药重点加强管理，从使用源头加强药品监督管理。

（二）实施临床路径用药管理

临床路径用药标准是根据最新诊疗指南和循证医学，依据并经过专家组评估后制订的，对特定疾病的药物治疗方案，药物的选择充分体现了安全、有效、经济的原则，并参考了药效学、毒理学、药物利用研究和药物经济学研究的最新成果，其本身就是合理用药的典范。因此，推广和实施临床路径对合理用药具有强有力的促进作用。临床路径通过规范诊疗过程、标准化诊疗行为，突破了医师凭借经验和习惯为患者进行用药的传统医疗模式，有效避免医疗行为的随意性，更加有效地利用医药卫生资源，最终达到改善医疗质量、提高医疗效率、增进医疗效益的目的。

医院应成立临床路径管理委员会和临床路径指导评价小组，通过健全制度、加强监督、大力培训，促进临床路径的有序实施。除积极实施卫生部下发的临床路径外，研究型医院应充分发挥技术优势，选择发病率高、费用高、变异小的病种，组织多学科专家共同参与，应用循证医学的最佳证据，依据《临床诊疗指南》和《临床技术操作规范》，结合医院实际情况，制订并及时修改临床路径，逐渐形成具有本院特色的、可向其他医院推广的临床路径。对于已纳入临床路径管理的病种，通过医院信息系统与电子病历系统的接口，限制医师只能开立临床路径中预先设置的药品，在确保医疗安全、医疗质量的前提下，达到了控制医疗成本、减少医疗费用的目的。但临床路径实施过程中也存在一些问题：一是路径对病种要求较严，必须是单纯性疾病，不能合并其他病症，而作为大型综合性研究型医院，患者往往病情复杂，可能降低使用效率；二是患者对临床路径管理模式认识不足，对临床路径实施过程中出现的变异不理解，对临床路径能够达到的作用缺乏信任，对临床路径规定的诊疗项目、限价不接受，都增加了临床路径的推广难度。通过在实践中不断发现问题、解决问题，研究型医院才能探索出一条符合自身实际的临床路径管理之路。

（三）加强抗菌药物使用监管

抗菌药物是临床应用范围广泛的、品种繁多的一大类药品，在控制人类感染性疾病中发挥举足轻重的作用。正确、合理地应用抗菌药物是提高疗效、降低不良反应发生率以及减少或缓解细菌耐药性发生、降低医药费用的关键。目前，我国抗菌药物的不合理应用现象颇为严重，世界卫生组织建议抗菌药物在医院的使用率为30%，而我国的使用率约70%。抗菌药物滥用已成为一个重大公共卫生问题，因此，抗菌药物的规范应用已成为目前研究型医院合理用药管理中的重中之重。

1. 抗菌药物滥用的危害 随着抗菌药物在临床的大量广泛使用，尤其是不合理应用，导致许多不良后果。

（1）细菌耐药性增加。近年来备受关注的"超级细菌"一般指的是泛耐药（pan drug resistant，PDR）和部分多耐药（multi-drug resistant，MDR）细菌，包括耐甲氧西林金葡菌／耐万古霉素金葡菌（methicillin-resistant Staphylococcus aureus/vancomycin-resistant Staphylococcus aureus，MRSA/VRSA）、耐万古霉素肠球菌（vancomycin resistant Enterococci，VRE）、耐多药绿脓假单胞菌（multi-drug resistant Pseudomonas aeruginosa，MDR-PA）等。2010年在全球多个地区出现的超级细菌—产新德里金属内酰胺酶型（New Delhi metallo-β-lactamase-1，NDM-1）革兰阴性细菌又一次敲响了警钟，NDM-1是新发现的碳青霉烯酶，多见于大肠埃希菌和肺炎克雷伯菌，可导致广泛耐药。众多"超级细菌"的治疗成为抗感染治疗中的难点。

（2）不良反应增加。据我国国家药品不良反应监测中心统计，在监测到的病例报告中，抗菌药物的不良反应病例报告数接近中药及化学药品不良反应病例报告总数的一半，其数量和严重程度排在各类药品之首。目前，我国每年约有20万人死于药品不良反应，其中有40%死于抗菌药物的滥用。在我国近2000万听力障碍的残疾人中，约有一半是由不合理使用氨基糖苷类抗菌药物所致。因此，抗菌药物滥用带来的危害重大。

（3）医药资源浪费。抗菌药物的滥用，直接造成医疗成本增加和社会医药资源严重浪费，并加重患者和社会的经济负担。例如，不合理使用第三代头孢菌素就使我国每年浪费卫生资源7亿多元人民币。

2. 抗菌药物合理应用管理 作为抗菌药物使用主体的医院，应依据法律、法规，建立、完善抗菌药物合理使用体系，加强使用监管，最终促进抗菌药物的合理应用。可采取多环节管理措施。

（1）健全机构、完善制度。医院应成立由医院药事管理委员会、院领导、医务部、药学部、感染办、质控考核办等部门组成的抗菌药物合理应用管理领导小组，制订合理使用抗菌药物的规则及管理制度。制订抗菌药物治疗性合理应用、预防性合理应用、个体化合理应用、各类细菌性感染的治疗原则和规范，要求、督促临床医护人员严格执行，并组织实施与加强督察。根据每年院内细菌耐药率统计结果及临床使用效果调整制订医院用药目录，停用耐药率高的抗菌药物，控制重复品种购入；对新品种购入坚持严格审核、限制原则，每年严格限制新品种购入的品种数量。

（2）强化分级管理。依照抗菌药物的不良反应、疗效、细菌耐药性的产生、价格等因素将医院使用的抗菌药物分为非限制使用、限制使用、特殊使用3类。对不同级别医师抗菌药物使用的权限进行设定，从而加大管理力度。例如，特殊使用类药物必须由副主任以上的医师批准方可使用，其他级别的医师无法进入该系统。

（3）加强使用监管。在医院信息系统平台上构建抗菌药物合理应用与监控系统（详见本节第一部分），研究病原体构成分布及耐药趋势，指导医生合理应用抗菌药物，监控抗菌药物使用。

（4）强化应用培训。抗菌药物的临床使用具有严格的科学性和针对性，在坚持长期严格控制抗菌药物使用的同时，还应不间断地对医生进行教育，促进正确使用抗菌药物。可采取不同形式、分不同层次进行培训，有针对性地加强医护人员对抗菌药物应用原则、新型抗菌药物的特点及使用注意事项、抗菌药物使用国内外新动向、医院感染与抗菌药物合理使用等内容的了解。对于培训的效果在年终医疗质量与医院感染管理检查时及时考评。

（5）严格考核、科学评价。抗菌药物合理应用管理领导小组对临床科主任、临床医生制订考核条例，临床各科制订科内考核制度，通过层层负责，月月考核，考核结果与科室利益挂钩，加大对科室、医师不合理用药的处罚力度。并采取科学且具有可操作性的评价方法对监控结果进行评价，如通过定期统计各科抗生素使用率、联合用药率、微生物送检率、抗菌药物品种消耗量与药品总消耗比值，评价分析医院抗菌药物合理使用情况，并通过院内公布不合理用药典型病例，指出存在问题，提出改进建议，以达到持续提高用药水平的目的。

（四）加强药物不良反应监测

药物是一把"双刃剑"，其作用具有双重性，合格药品在正常用法用量下发挥治疗作用的同时可出现的与用药目的无关的有害反应，即药物不良反应（drug adverse reaction，ADR）。据世界卫生组织（WHO）统计，各国住院病人发生药物不良反应的比例为10%~20%，其中约5%的患者因为严重的ADR而死亡。资料显示，我国住院病人每年约5000万人，与ADR有关的可达500万人，而死于ADR的约有20万人。最新研究表明，67%的ADR、84%的致残性ADR和28%的危及生命的ADR是可以防止的。因此，防止发生可能或潜在的ADR、周密监控一些未知的ADR和正确处置已经发生的ADR，对保障人民的健康和生命安全、减少医药资源浪费等具有重大意义。

1.药物不良反应防范 药物治疗的目的是疗效最大化、风险最小化。可通过以下措施防范ADR。一是对新药提高警惕。药物临床前的毒理学研究结果不能完全外推到人，而新药临床试验对试验对象有严格的限制，且纳入病例较少。而新药一旦批准上市得到广泛应用，某些少见的、罕见的不良反应可能出现。二是对注射剂尤其是中药注射剂加强防范。近年来，中药注射剂安全问题频频出现。例如莪术油注射液、莲必治注射液、葛根素注射剂、双黄连注射液等，均对患者造成了较大的危害，因此，加强对注射剂的关注，可使更多的患者免受不良反应的伤害。三是个体化用药。根据患者病情进行个体化用药有助于ADR的防范，通过血药浓度监测制订个体化用药方案，通过药物基因组学测试确定影响药物作用的遗传变异，或者二者有机结合、优势互补。四是加强临床监控。B型药物不良反应是指与药物固有作用无关的异常反应，主要与人体的特异体质有关；其特点是与用药剂量无关，用常规的药理学和毒理学筛选难以发现，发生率低但死亡率高。对于发生B型不良反应的患者，之前在使用同一药物或同类药物时可能发生过类似反应。利用医院信息系统,记录患者既往 ADR 发生的情况,在医师开具处方(医嘱)时进行提示,可有效减少 B 型不良反应的发生。

2. **药物不良反应监测** 提高监测效率,尽早发现 ADR 是保障医院合理用药的重要举措。首先,要健全监测体系,完善配套监督管理措施。应成立药品不良反应监测管理小组,实行由管理小组、药学部、临床科主任、各科护士长组成的四级不良反应管理网络,网络中的各部门环节紧密协作、加强沟通,定期召开药品不良反应监测总结报告会。其次,要充分发挥药师在不良反应监测中的作用。药师的责任是为患者和医务人员提供药学服务,了解和掌握更多的药物不良反应监测知识是药师义不容辞的职责,药师应充分发挥专业特长,注重与患者和医护人员沟通,做好药品不良反应监测工作。最后,建立集中监测系统,积极呈报。与 HIS 系统对接的、高效的医院 ADR 集中监测系统可通过对临床用药实时监测及时发现 ADR,并对其进行描述性报告;也可应用统计学原理对历史数据统计分析,探索引起 ADR 的原因,并为进一步的病例对照研究或队列研究、药物流行病学研究和药物经济学研究等提供线索;还可在广泛收集、整理药品不良反应信息的基础上,建立医院的不良反应信息库,在医院内部共享,也利于接受院内、外咨询。通过该系统,将医院药物不良反应监测由传统的、单一的自发呈报方式向自发呈报与集中全面监测相结合的新模式转变,提高 ADR 监测的效率。

(五)推进个体化用药

现代医学对生命与健康规律的认识趋向整体、对疾病的控制策略趋向系统,医学模式也从治疗走向"4P"医学模式,即预防性(preventive)、预测性(predictive)、个体化(personalized)和参与性(participatory)。"4P"医学模式更加强调人的主动性,强调日常生活行为对疾病发生发展的重要性,从而强化对个体生活行为的干预以达到预防疾病、控制发展的目标。个体化医学是"4P"医学的先行领域,即药物治疗"因人而异"、"量体裁衣",在充分考虑每个病人的遗传因素、性别、年龄、体重等生理情况,合并疾病的病理特征以及正在服用的其他药物等基础上,制订安全、有效、适当、经济的药物治疗方案。个体化医学实现由"千人一药、千人一量"的粗放医疗向"以人为本,因人而异"的精细个体化医疗的转变,最大限度地提高疗效并降低药物的不良反应。

1. **提高临床药学技术能力** 高质量的临床药学技术能力是临床个体化用药的保障之一,重点要提高临床药师参与药物治疗的工作能力和药学服务能力。《医疗机构药事管理规定》明确指出药师要参与临床药物治疗,与医师共同对药物治疗负责,促进药物合理使用。研究型医院药师应"以患者为中心",紧密围绕合理用药,深入开展临床药学工作,提高药学专业技术服务的科学性、前瞻性、创新性,不断提高药物治疗水平。医院要严格临床药师管理,设定考核指标如专科医嘱审核条数占全部医嘱的比例、临床药师人均参与重大患者查房次数、专科临床药师重点患者药学监护例数、临床药师人均参与疑难重症会诊和危重患者的救治例数、临床药师人均对重点患者书写药历数量、有实效的患者用药教育和为临床医师、护师提供咨询服务等,充分发挥临床药师作用。此外,药师要全面提升药学服务能力,门诊患者用药交代率大于90%、新药上市后安全性评价每年人均要大于 2 项等,保障患者安全用药。

2. **提高个体化治疗方案设计能力**

(1)治疗药物监测。治疗药物监测(therapeutic drug monitoring, TDM)是以药动学原理为基础,运用现代分析手段在用药过程中测定血液或其他体液中的药物浓度并评价其与疗效、毒性的关系,从而调整临床用药方案,做到"量体裁衣"的个体化给药。在国外,TDM

已成为临床实验室的常规检测项目和临床医生的用药依据，然而，TDM 在我国还是任重道远。研究型医院作为国内医院的领军者，应把促进 TDM 的实施为己任，完善规章制度，设定考核体系，增加 TDM 品种和测定效率。对有效血药浓度范围窄、治疗指数低的药物、药动学个体差异大的药物、具有非线性药代动力学特征尤其是在治疗量下也有可能出现零级动力学的药物、特殊疾病状态下如肝肾功能不全或衰竭的患者使用主要经肝代谢消除或肾排泄的药物、因相互作用改变药动学特征的药物，通过测定血药浓度进而对治疗方案进行优化，达到个体化治疗目的。

（2）药物基因组学与个体化用药。药物基因组学（pharmacogenomics）是药理学与遗传学相结合发展起来的边缘学科，研究机体的遗传因素对药物代谢和药物反应的影响、基因多态性与药物作用多样性之间的关系，为个体化用药提供理论根据。药物基因组学进一步阐述了引起药物作用个体差异的机制，即药物靶标的基因多态性、药物代谢酶和参与药物代谢酶调控的核受体基因多态性、转运蛋白和结合蛋白的基因多态性等遗传因素参与决定了药物的疗效和不良反应。

药物基因组学的发展使人类对药物治疗的要求发生了重大变化，药物治疗模式开始由过去的诊断导向治疗向根据个体的遗传特征实行基因导向治疗的新模式转换，新治疗模式的基础即药物代谢、转运和作用靶点相关的基因多态性。在美国，与药动学、药效学相关的基因检测早已成为提高临床疗效、个体化用药的常规手段之一，FDA 已经公布的一系列的生物标志物供临床用药参考。但是由于种属的差异，有必要研究适合中国人群的生物标志物。作为新诊疗标准的制定者，研究型医院应前瞻性地运用患者特异性遗传信息来监测药物治疗，推进以药物基因组学为基础的个体化用药，增加用药相关基因测定品种和检测人次，并根据检测结果再开出基因合适的处方，从而提高临床治疗效果，减少不良反应。例如，抗肿瘤靶向药物曲妥珠单抗、伊马替尼、厄洛替尼分别对 Her 2 阳性的乳腺癌、费城染色体阳性的胃间质瘤、EGFR 阳性的肺癌效果较好，因此，基于基因检测的个体化诊断结果可作为临床用药的重要参考依据。

（3）表观遗传药理学与个体化用药。药物反应的个体差异与遗传变异关系密切，但相关基因多态性只部分解释了药物疗效的差异，越来越多的研究发现，表观遗传因素是导致临床药物反应产生个体差异的重要原因。表观遗传（epigenetics）是指细胞内除遗传信息外的其他可遗传物质发生的改变，即基因型未发生变化而表型却发生了改变，包括 DNA 甲基化、组蛋白修饰、染色体重塑及 RNA 调控等，这些改变在发育和细胞增殖过程中能稳定传递。表观遗传药理学（pharmacoepigenetics）是用表观遗传学的理论和技术来研究和阐述遗传药理学的新兴学科，从基因—环境相互作用的角度研究遗传因素与药物治疗的关系，为临床药物效应的个体差异提供了新的作用机制。

有关表观遗传机制对药物效应的影响的研究目前尚处于探索阶段，但近期研究显示，与药效有关的药物代谢酶、转运蛋白以及药物靶点均受表观遗传的调控。其中，对于代谢体内药物和外源性物质的最主要的酶—细胞色素 P450（cytochrome P450，CYP）基因功能的失活或诱导，表观遗传决定的基因表达模式和遗传多态性的影响同样重要。DNA 甲基化可影响 CYP 酶如 CYP1A1、CYP1B1、CYP2A6、CYP2C19、CYP2D6、CYP2E1 和 CYP2W1 等的表达，miRNA 可调控 CYP1B1、CYP2E1 和 CYP3A4 等基因的表达，故甲基化和 miRNA 被认为是除基因变化外的、导致的药物反应个体间差异大的主要因素。例如，研究表明降压药物相关基因的甲基化与去甲基化调控可能是影响降压药物疗效差异的分子机制之一，而且 DNA 甲基化是可逆的，这为高血压个体化治疗提供了乐观的前景。总之，表观遗传药理学的出现和发展将为遗传药理学的研究提供新的理论和技术武器，进而为临床个体化用药的开展开拓新的思路和做出更大的贡献。因此，及时把握国内外表观遗传药理学发展趋势，快速跟进最新研究成果，积极进行相关研究是提高医院个体化用药水平的重要途径。

三、途径：科技创新

创新是国家和民族的灵魂，是科技进步的动力。提高自主创新能力、加快科技创新步伐，是研究型医院建设国际一流的医院药学科技平台的发展方向。加强组织领导、有效整合科技资源、精心打造科技创新团队、建立科技创新机制、营造科技创新环境、培育和谐向上的学术氛围、加大经费投入力度是增强药学创新能力的有力保障，其中建立高起点科研支撑平台、培育高素质科技创新团队和建立高水平新药研发平台是提高科技创新能力的重要途径。

（一）建立高起点科研支撑平台

医院要根据临床药学学科发展现状，与临床优势学科紧密结合，加强与国内外的合作，建立优势互补、资源共享，多层次的科研协作机制，形成医药结合、基础与临床结合的科研攻关模式，实现科学研究的规模化、系统化、效益化。要高起点搭建科研创新平台，构建科技创新团队，建设具有国内一流研究水平的、开放式管理实验室，为科研创新提供良好的支撑条件。医院可采用自行投入、申请基金、与企业合作等多种方式筹措平台建设基金，打造高水平的临床药学实验室，配置高效液相色谱仪、气相色谱仪、质谱仪、多功能酶标仪、测序仪等大型设备，提高药学科研服务质量。还要建立Ⅰ期临床研究室，配置病房，设置观察床位和实验室配套设施等，积极开展Ⅰ期临床试验和生物等效性研究。

借助科研平台条件，积极开展高水平临床药学服务，开展治疗药物监测、药物利用分析、药物经济学研究、药物基因组学、药物代谢组学研究等，不断提高药学服务质量、提升药师在临床治疗中的作用，并以高水平服务创造价值，实现平台运转良性循环。

（二）培育高素质科技创新团队

加大自主创新，人才培养是根本。研究型医院既要紧紧依靠优秀的药学人才，又要不断造就新型的药学人才。依托重点医药学院校，通过多渠道育才、多方面选才、科学用才等手段源源不断地培养大批高素质的、具有创新活力和创新品质的药学人才，合理配置人才梯队，建设高素质的药学科技创新团队，从而促进医院合理用药水平的提高。

科技创新团队指在共同的科技研发目标下，以科技领军人才为核心，以团队协作为基础，依托一定平台和项目，在科学技术领域进行持续创新创造的科技人才团队。临床药学学科的科技创新发展，培育创新团队是重要途径，可从以下几个方面着手：一是选择优秀的学术带头人。优秀的临床药学学科带头人可以带出高水平的创新型团队，可以创造世界领先的重大科技成就。医院要探索学术带头人问责制，把科技创新意识、创新作为、创新成果作为考核和评价创新团队的重要标准，促进团队发展。二是确立科学目标。创新团队必须瞄准国际重大科学前沿问题，紧密结合临床药学学科发展前沿的重大问题，密切联系国家战略需求，从团队的科学积累、科研能力和队伍状况的实际出发，凝练具有战略意义的科学目标，勇于抢占科学发展制高点，力争实现科学技术的跨越式发展。三是坚持促进学科交叉融合。科学前沿的重大突破，重大原创性科研成果的产生，大多是多学科交叉融合的结果，促进学科交叉已成为科学发展的必然趋势。

因此,团队既要有药学研究人员、临床专家,也要有技术保障人员等。在共同的科学目标引导下,团队融会贯通、优势互补,产生创新思维的火花,并最终产生创新成果。四是切实加强团队建设,发挥团队合力。医院要通过探索新的科研管理机制、新的科研资源配置方式、新的科研任务分配模式,促进创新团队的实质合作和深度交流,最终形成知识结构、能力结构、年龄结构均合理,具有高度凝聚力的临床药学科技创新团队。

(三)建立高水平新药研发平台

医药产业的发展关乎人类生命健康,是国家优先发展的战略性产业。新药研发是医药产业技术进步的核心,也是各国科技经济竞争的战略制高点,我国在新药研发方面与制药强国还有巨大的差距。目前,中国已成为世界第一大原料药生产和出口国、第二大非处方药市场以及第三大医药市场,预计2020年中国将成为最大的医药市场。如何从制药大国走向制药强国,已成为国内药物研发专家时刻思考的问题。研究型医院应把自己的发展和国家的医药产业发展、社会的进步、人类的健康事业发展紧密联系在一起,以强烈的责任感和使命感,充分利用丰富的医疗资源,攻坚克难,打造新药研发平台,在新药研发上做出重大创新,不断驱动临床药学学科内涵发展。

1. **建立产学医研一体化创新平台** 研发产能不足成为药物研发模式的最大瓶颈,也是研究型医院新药研发面临的严峻问题。随着我国创新药物重大专项的实施,国家对新药研发的投入越来越大,产、学、医、研结合将更加紧密,研究型医院应紧紧抓住这一契机,以药物研发平台为依托,依靠药物研发专家、临床医生,与高等院校、科研院所、药企合作,打造产学医研一体化的技术创新群体,形成“医生参与、医药结合”的新药研发模式及“临床－动物－临床”的新药研发途径。通过加强新药研发领域内优势群体的对接与资源共享,促进相关学科的交叉和融合,更有针对性地研发临床急需的新药,形成具有自主知识产权的核心技术、产品及其标准,提高新药研发的软实力。同时,推动适合医院发展的新药研究平台的良性发展,培养我国医药研发高端人才,加速创制新药的研制,提高我国医药产业的整体技术水平。

2. **探索药物研发创新模式** 新药研制方向包括原创、结构优化,新剂型、新适应证和新复方,专利到期的通用名药物等。结构优化是新药研发的主要方向,也是新药研发的限速步骤,其主要特征是通过对同类药物化学结构中的缺陷进行有针对性的改良,使药物的临床疗效优于同类药物。优化后的仿创类新药都具有后来居上的不俗表现,甚至能成为同类最佳。国外的顶尖药企一直在从事着这样的实践,如拜耳公司研发的Sorafenib与Regorafenib,前者上市用于治疗肾细胞癌和肝细胞癌,后者是在前者基础上研发的、仅在前者结构的苯环上多了1个氟原子。在生物大分子抗体领域,罗氏(基因泰克)公司先研发了美罗华(抗CD20单克隆抗体)—全球首个被批准用于治疗非霍奇金淋巴瘤的单克隆抗体,又在其基础上开发了疗效更佳的GA101。

随着生命科学、材料科学及信息科学的快速发展,各学科之间交叉融合,开发新制剂、增加新适应证、开发复方创新药物对于新药研发具有重要的意义。制剂创新当前成为新药研发最热门的领域之一,具有研发周期短、疗效更好、安全性更高、风险更小等优势。根据“临床—动物—临床”的研发途径,将临床医生观察到新的药物疗效通过动物实验、临床试验逐步验证,即拓展药物的新适应证也是一个重要的新药研发方向。复方创新药物由针对多环节、多靶点、治疗目标一致、作用机制互补的两个或两个以上药物组成,在疗效上达到协同效果,其疗效优于单方剂型,且不良反应较小、患者依从性较好,也是今后新药研发的方向之一。

与科研院所、大型药企相比，研究型医院药学部门目前的研发实力相对较弱，应充分把握临床优势，明确突破方向。可采用"先仿制、后创新"的战略，以仿制类药物研发为基础，时机成熟后，以结构优化为主要突破方向，研究一批、开发一批、上市一批，力争产生具有同类最佳（Best-in-Class）潜质的新分子实体，引领世界潮流；储备研发实力，实现快速跟进（Fast Follow-on）；与国内外顶尖药物研发机构合作，开发首创类项目，逐步实现从仿制（Me-too）／仿创（Me-better）类药物的研发模式到快速跟进最终实现首创（First in class）类创新药物研发模式。

第二节　研究型医院的医疗器械管理

一、医疗器械的合理配置

医疗器械作为新技术的重要载体，已经成为医学技术发展的重要支柱，其合理配置是医疗器械管理的首要内容。医院为了提高自己的医疗技术能力，更新和添置先进的医疗器械成为一项必不可少的工作。医疗器械的合理配置无疑可以提升医院的综合实力，而如果决策无序、盲目引进、重复配置，就会给医院造成不必要的损失，甚至会导致过度医疗等问题的出现，造成患者就医费用的增加。因此，医疗器械科学合理的配置是医院管理者首先需要关注的事情。

研究型医院的医疗器械配置管理既要符合一般性的配置规则，也要突出研究型医院的特征，体现研究型医院的内涵，推动医院的技术创新，提升医院的技术能力，推进医院向更高层次迈进。

（一）医疗器械配置原则

1. 要适应医院的整体发展战略　研究型医院具有以下主要特征，包括以提高临床诊治水平为目的，以持续自主创新为动力，以造就医学拔尖人才为关键，以建设持续引领技术进步的优势学科为基础，以促进医疗卫生事业发展和人类社会做贡献为己任等。医院应紧紧围绕这些特征，结合自身的特点和现状，制订切实可行的总体发展战略，以及与之相一致的短期发展计划和中、长期发展规划，医疗器械的配置要符合医院的整体发展战略和发展规划。

2. 要有助于大力提升医院的技术能力　研究型医院的核心要求是临床医学科技不断创新，通过增强科技创新能力，不断提高医院的核心竞争力，并通过科技创新成果来推动临床诊治水平的不断提高，为患者提供更好的医疗服务，充分发挥研究型医院的人才优势，在全方位技术应用上真正做到人无我有，人有我优。因此，研究型医院在医疗器械配置上要以大力提升医院的技术能力为导向，使其成为疑、难、危重症患者的救治基地。

3. 要强化重点学科和优势学科群的建设　学科建设的强弱和优势学科群的建设水平，是评判研究型医院的重要内容。医院应加大对优势学科的投入，发挥重点学科、优势学科的辐射带动作用。一方面，要合理设置亚专科，使学科技术向高、精、深、专方向发展；另一方面，疑、难、危重症患者的治疗和大型科研项目需要多学科的配合和技术交融，需要医院的学科建设在广度上下工夫，建成一些以大科研、大团队、大协作为标志的优势学科群。研究型医院的医疗器械配置要紧密围绕上述的学科建设思路，政策上向重点学科和优势学科群倾斜，为医院的可持续发展服务。

4．要关注前瞻性技术和基础性研究 研究型医院的核心是创新，需要通过越来越多的科技创新成果来推动临床诊治水平的不断提高。因此，研究型医院要努力开展前瞻性和基础性的研究，要关注生命科学和医学科技的发展动态和前沿领域，在高时空分辨的分子成像技术、基因组学、代谢组学、生物信息技术，以及器械与药物的组合技术、微创技术等前沿领域给予大力支持，使医院真正成为最新医疗技术和医学科研成果的培育基地。

5．要有利于推进医院数字化建设 信息的实时采集、数字化存储和传输是开展科研工作的一个重要支撑，研究型医院需要提升医院的信息化水平，全方位建设远程医疗诊治、医学培训和健康管理等信息平台。建立包括生物数据库、临床样本库、电子健康档案库等大数据资源库，实现资源整合，搭建跨学科跨领域的研究平台。研究型医院的医疗器械配置要避免信息"孤岛"，以创建一体化信息平台为指导原则，大力推进医院数字化建设。

6．要符合经济性原则 除专门用于基础研究的仪器设备外，医疗器械的配置要为医院创造应有的经济效益。如果盲目引进的医疗器械得不到有效的利用，为了收回成本，就容易造成过度医疗，对医院和患者均会造成不必要的损失。因此，医疗器械的配置必须要经过科学的分析、充分的论证和必要的经济测算，对是否应该配备做出准确的判断。

（二）医疗器械的配置依据

研究型医院的医疗器械配置既要满足医院的发展需求，也要遵循国家的有关政策和法规。为合理配置和有效使用大型医用设备，控制医疗费用过快增长，维护患者权益，促进医疗卫生事业的健康发展，由原卫生部（现国家卫生和计划生育委员会）、国家发展和改革委员会及财政部于2004年12月联合颁布了《大型医用设备配置与使用管理办法》。该"办法"规定，大型医用设备的管理实行配置规划和配置证制度，甲类大型医用设备的配置许可证由国务院卫生行政部门颁发；乙类大型医用设备的配置许可证由省级卫生行政部门颁发。

甲类大型医用设备有：①正电子发射计算机断层扫描仪（PET-CT，包括正电子发射型断层仪即PET）；②伽玛射线立体定位治疗系统（γ刀）；③医用电子回旋加速治疗系统（MM50）；④质子治疗系统；⑤其他未列入管理品目、区域内首次配置的单价在500万元人民币以上的医用设备。

乙类大型医用设备有：①X线电子计算机断层扫描装置（CT）；②医用磁共振成像设备（MRI）；③800毫安以上数字减影血管造影X线机（DSA）；④单光子发射型电子计算机断层扫描仪（SPECT）；⑤医用电子直线加速器（LA）。

国家各级卫生行政部门定期制订国家和本地区的卫生资源配置规划，医院要依据规划制订自己的大型医用设备配置计划。另外，为配合开展二、三类医疗技术所需的医疗器械，医院需要依据《医疗技术临床应用管理办法》的规定，经技术审核机构审核同意并由省级以上卫生行政部门审定通过后，方能纳入医院的配置计划。

（三）医疗器械配置的论证

医疗器械的合理配置对医院的发展至关重要，医院应成立专门医疗器械配置论证管理委员会，委员会由医学工程部、医务部、计划财务与经济管理部等人员组成，委员会要定期进行医疗器械配置的论证。具体的论证事项如下：

1．配置理由 评估该项目对医疗、教学、科研等方面的预期作用，分析项目配置的必要性和急缓程度。作为研究型医院论证内容要重点关注项目是否能够服务于医院的总体发展战略；是否能够提升医院的核心竞争力；是否能够提高临床诊治水平；是否能够促进重点学科和优势特色学科群的建设；是否能够加速医院的一体化信息平台建设进程等关键问题。

2. **区域分布** 对医院具有相同或相近功能的医疗器械进行使用情况的分析和评价，避免出现重复购置或使用率低下的情况发生。对于大型医疗设备，还应了解服务区域内其他医疗机构同类设备的使用情况，以免造成浪费。

3. **人员技术能力** 评估医师、临床医技人员的配备和培训情况，是否具备国家规定的相关资质，同时还要评估医院医学工程技术人员自有的维修技术保障能力，能否保证器械的正常运行。

4. **经济效益评价** 根据预期的诊治人数和使用消耗，评价设备全寿命周期内的经济效益情况。对于投资金额不大的项目，经济评价指标可选择简便易行的静态投资回收期，而对于大型项目的论证，建议选择净现值作为经济评价指标，具体计算方法参见本节后的相关内容。

5. **社会效益评价** 研究型医院要以医疗卫生事业发展和人类社会做贡献为己任，服务社会是研究型医院社会责任的核心，因此，一个具有较高社会效益的项目，即使其经济效益并不显著，也可由论证委员会根据情况予以立项。

6. **安装条件评估** 对房屋、水电气的供应、排污措施、射线防护、电磁屏蔽、网络布局等环境条件进行评估，确定是否具备安装条件以及解决相关问题的途径。

7. **科室既往情况** 对于新增的医疗器械，要分析原有器械的技术效率、经济效益以及社会效益，评估是否予以配置；对于科室首次申请的设备，也要分析科室近几年购买的医疗器械使用情况，对于明显存在引进失误的科室，则决策更要慎重。

（四）医疗器械的技术评价

医疗器械的技术评价包括以下几项内容：①安全性，即根据医疗器械的原理和工作模式，判断其安全程度；②先进性，即了解医疗器械的原理与功能的技术先进程度；③可维修性，即评价制造商或其指定售后服务商的维修保障能力以及主要零备件的更换价格等问题；④节能性，即了解医疗器械的水电气消耗情况，并与同类器械进行比较；⑤环保性，即评价医疗器械的电离辐射及有害物质排放等情况；⑥整体性，即全面了解掌握医疗器械的整体性问题，以免由于缺少配套器械及配件而影响主机的正常使用。

（五）医疗器械的经济效益评价

经济效益评价是投资项目论证的重要内容。医院虽然不能片面追求经济利益，但如果不进行必要的经济效益评价，则容易造成购买决策失误。一方面给医院造成不应有的损失；另一方面也容易导致过度医疗，给患者造成身体的伤害或经济上的损失。经济效益评价指标分为静态评价指标和动态评价指标，下面介绍两个最常用的评价指标，即静态投资回收期和净现值。

1. **静态投资回收期** 静态投资回收期就是在不考虑资金时间价值的情况下，医院收回项目投资所需的时间。在项目投资开始一次性投入，设备使用期预计各年度收益额相等的情况下，其计算公式可以简化为：投资回收期（年）＝初始投资总额／年收益额，也就是说，只需要预期平均年收益和预计采购价格两个数字，就可以计算出项目的静态投资回收期。

例如：医院拟购买医疗设备一台，预计购买价格为300万元，每月治疗患者450人，收费为每人次200元，每次治疗成本为50元，年固定成本（设备维修费、房屋水电和人员费等）37万元，设备计划使用寿命8年，设备残值忽略不计。可以计算出，该设备的年收益额为收入减去成本，即年收益额＝450×12×200−450×12×50−370000＝440000（元），静态投资回收期＝3000000/440000＝6.8（年），即医院需要近7年可以收回全部投资。

可见，静态投资回收期的计算简单，表达意义清晰，因此，可以用来进行项目的初步评价。其缺点是没有反映资金的时间价值，也不能反映项目全寿命周期的真实效益，难以对不同方案的比较选择做出正确判断，所以在大型项目的论证时，仅可作为参考指标，不宜作为最终评价指标。

2. 净现值（net present value，NPV） 净现值的定义为项目计算期内各年净现金流量现值的代数和，即考虑到资金的时间价值，在项目的寿命周期内将每年的净现金流量按照一定的折现率统一折算到项目期初这一时间点，然后将其代数累加。如果 $NPV \geqslant 0$，则项目可行，而如果 $NPV < 0$，则项目在经济评价方面不可行。

假定设备投资为开始一次性投入，使用期预计各年度收入与成本保持不变，根据 NPV 的定义有：$NPV = -K + (B-C1-C2)(P/A, i, n)$。其中，K 为总投资，B 为年收入，C1 为年经营变动成本，C2 为年固定成本，i 为基准折现率（这里设为 6%），n 为使用寿命，$(P/A, i, n)$ 一项称为年金现值系数，其计算公式为：$(P/A, i, n) = [(1+i)^n - 1]/i(1+i)^n$，如果设基准折现率为 6%，则年金现值系数为 6.21。

还是以上题为例，将数据代入公式得：$NPV = -3000000 + (450 \times 12 \times 200 - 450 \times 12 \times 50 - 370000) \times 6.21 = -267600$（元）。因为 $NPV < 0$，所以，该项目未通过经济评估。

通过例题可以看出，虽然净现值法比静态投资回收期法稍显复杂，但事实上资金在不同的时间具有不一样的价值，因此净现值法更加科学准确。

有一点需要说明，在进行经济效益评价时，需要预测医疗器械的全寿命周期的收入与支出情况，因此，医疗器械的预计购买价格需要给予考虑，而医疗器械在全寿命周期的消耗（life cycle cost，LCC）则更需要重点关注。有些医疗器械公司的营销策略恰恰是降低整机的初始销售价格，而提高医疗器械的后期消耗价格，包括维修服务和常用耗材价格等。在这种情况下，如果不经过详细计算，就很难看清其暗藏的陷阱。因此，上述的经济效益评价方法也可以在多个方案选优时使用，以此甄别孰优孰劣。

（六）医疗器械的使用效率评估

对于大型医用设备进行使用效率评估，一方面可以了解设备的使用效率；另一方面可以根据现有数据做出是否需要增配同类设备的判断。常用的技术效率评价指标为年能力利用率，其计算公式为：年能力利用率 = 年诊治人次 /（日最大工作量 × 年可开机天数）。

例如：科室提出由于患者量大，原有的一台设备不能满足日益增长的患者需要，申请增购一台新机。该设备的年诊治人次为 1800 例，日最大工作量为 12 例，年可开机天数为 280 天，根据公式，其年能力利用率 = 1800 /（12 × 280）= 53.6%。

通过计算可以看出，虽然该设备每年诊治了大量的患者，也为医院创造了可观的经济效益，但由于其能力利用率仅仅过了 50%，说明该设备距离满负荷运转还有很大的提升空间，完全可以通过合理安排诊治流程来有效缓解设备表面上的"供不应求"，而无须增添新机。研究型医院不应只体现在高超的技术和研究能力，而且应表现出高超的管理能力。只有具备优秀的管理能力，才能实现研究型医院追求卓越的目标。

（七）医疗器械配置的计划管理

计划的定义是为决策目标和任务所做出的具体安排。管理的职能大致可以分为计划、组织、领导和控制四方面的内容，因此，可以说制订计划是行使管理职能的第一步。在制订医疗器械配置计划时，要始终明确研究型医院的总体目标和使命，计划要服从于医院的整体规划和发展战略，同时也一定要注意与国家相关的法律法规和行业规范相适应。

要在充分论证并落实预算资金的前提下，制订医疗器械的年度配置采购计划。年度计划要结合研究型医院的中长期发展规划，计划应包括项目的名称、数量、预算价格、完成时限，以及具体的实施措施。

（八）医疗器械的采购

医疗器械的采购必须依据《中华人民共和国政府采购法》等相关法律法规和政策。这项工作要求采购人员不仅要具备医疗器械方面的专业技术知识，而且要了解国家的相关政策法规，熟悉政府部门的工作程序。采购工作是一项受诸多因素影响和制约的复杂性工作，是医疗器械管理链条中十分关键的一环，是医疗器械质量控制的第一步。采购工作涉及的内容较多，包含技术文件的制订、招标与谈判、合同的签订和供应商的管理，进口医疗器械还涉及报关与纳税（或减免税）和商品的检验检疫等。采购工作的相关内容有大量的文献予以论述，具体内容本文从略。

二、医疗器械的维护使用

医疗器械作为直接或间接用于人体的仪器、设备、器具、体外诊断试剂及校准物、材料以及其他类似或者相关的物品（包括软件），其在使用过程中可能存在对患者和医护人员造成不必要伤害的风险，同时过度使用也会导致单病种费用的上升，增加诊疗过程中不和谐的因素。2010 年国家颁布了《医疗器械临床使用安全管理规范》（试行），对医疗机构在医疗服务中涉及的医疗器械产品安全、人员、制度、技术规范、设施、环境等的安全管理都做出了具体要求。因此，作为研究型医院，医疗器械使用管理必须严格执行《医疗器械临床使用安全管理规范》（试行），建立全面的使用管理控制体系，加强使用过程管理，降低使用风险，保证医疗安全，促使医疗质量的持续改进。

（一）医疗器械的质量控制是使用管理的核心

质量控制是指为达到质量要求所采取的作业技术和活动。医疗器械的质量控制旨在从论证、购置到使用、报废的整个使用寿命周期内运用科学的方法和管理手段消除或降低风险因素，以确保医疗器械在临床使用过程中的安全。

1. **健全完善组织机构和使用管理制度** 健全完善的组织机构和制度流程是研究型医院在医疗器械使用过程中，质量管理活动得以顺利实施的保证。因此，研究型医院应遵循医疗器械三级管理制度，成立由院级领导主管、职能部门落实、使用科室具体负责的医疗器械质量控制管理委员会。委员会的主要职能有四方面：①负责制订医疗器械质量控制方针、目标并监督落实；②负责组织新技术开展及大型医疗器械购置的论证评估；③负责医疗器械使用过程中的质量管理、使用操作规程培训的定期检查和评价；④负责对使用安全情况定期考核和评估，并指导职能部门和使用科室对医疗器械使用管理质量的持续改进。

国际医疗机构认证联合委员会（Joint Comission International, JCI）认证标准的原则是医院的管理制度要建立在标准之上，强调"制度和流程是质量改进的起点，流程是管理的重心"。因此，医疗器械使用管理中制度和流程的制订或完善，一定要依据《医疗器械监督管理条例》和《医疗器械临床使用安全管理规范》（试行），并根据医院的总体发展战略和管理目标适时调整，在制度和流程的执行过程中，及时发现问题，分析原因，不断持续改进，以确保医疗器械使用管理的科学性、系统性和规范性。

2. 开展对医疗器械购置前评估与使用评价 医疗器械购置前评估和使用评价是医疗器械质量控制的重要环节，它是基于质量控制和持续改进的原则，对医疗器械从购置到使用进行综合评价。一方面更高程度上保证了高品质的医疗器械进入医院；另一方面在使用过程中对不确定风险因素进行预估和管控，同时优化医疗器械合理配置，为医院医疗器械采购计划和规划提供决策依据。

（1）购置前评估。购置前评估是医院经过论证，形成采购计划后，在制订招标文件前所开展的评估工作，它是对同类医疗器械，不同品牌、不同型号进行评比的重要步骤，评估内容可供招标文件制订时参考。评估内容包括技术性评估和经济性评估。

技术性评估主要包括：①能否满足临床需求、环境和设施的要求，其性能结构、可靠性、整体品质、可维护性与现有医疗器械或医院网络系统相容性；②使用与安装的难易程度；③维修操作手册的完整性和使用培训、维护等方面。

经济性评估主要包括：①初始投入成本、使用寿命期间消耗成本和维护成本预测；②物价收费是否在医保范围内和预期收益等。

（2）使用评价。使用评价是在医疗器械购置后至使用寿命周期结束前，根据医疗器械的种类和用途定期开展的客观评价工作。研究型医院医疗器械评价样本量大，科学性强，所以其评价具有一定的社会指导意义，能更有效地促进医疗器械经销商和售后服务厂家的行为规范。因此，研究型医院建立医疗器械使用评价档案显得尤为重要。使用评价主要从可靠性、可用性、可维护性、不良事件、维修人工及零配件成本、经济效益、社会效益以及厂商售后服务质量等方面进行。

使用评价既是对购置前评估结果的验证，又是对医疗器械使用过程中调整维护方案、制订质量保证措施的依据；既能用于指导购置前评估工作的持续性改进，又能给医学工程技术人员研发工作的开展提供信息支持，为医疗器械升级、更新提供详实的数据分析。

（二）充分发挥医学工程技术人员在医疗器械使用管理中的作用

研究型医院医学工程技术人员的工作不仅仅是医疗器械维修的初级工程技术服务的提供者，其更主要的职责是应用生物医学工程技术和管理知识，来解决临床以患者安全为核心的医疗器械相关事务。工作内涵要围绕医疗器械本身展开，包括技术管理、质量保证、风险管理、使用培训、技术评估、研究开发、成果转化、应用推广、相应法规与标准的遵循等。同时，还要兼顾工作的外延即满足医疗器械正常使用、运行的相关因素，诸如场地设施、水电气管道、通风、照明、温湿度、辐射防护、噪音、震动等。外延工作的开展和改进，能直接影响医疗器械的可靠性发挥，只有将内涵与外延有机结合在一起，才能实现医疗器械的功能最大化。由此可见，医学工程技术人员在医疗器械的使用管理中责无旁贷，理应担此重任。

研究型医院要高度重视医学工程部门的建设和人才培养，给予基本的维修、质控检测场地空间，给予基本的维修检测工具、质控设备和人员配置。人员的配置要结合医疗器械的总量及类别，合理配置既有技术又懂管理的高素质人才，建立医学工程技术人员教育培训档案，并注重持续性教育培训，将绩效考核作为激励机制，激发工程技术人员工作的潜能和创造力，为医疗器械的高效、安全使用提供全面的技术支持。

（三）基于 HIS 系统对医疗器械的使用管理

医院信息系统（hospital information system，HIS），亦称"医院管理信息系统"，是指利用计算机软硬件技术、网络通信技术等手段，对医院各部门的人流、物流、财流进行综合管理，对医疗活动每一时段所产生的数据进行采集、储存、处理、提取、传输、汇总、加工生成各种信息，从而为医院的整体运行提供全面自动化管理及各种服务的信息系统。

研究型医院使用的医疗器械具有档次高、种类杂、数量多等特点，运用单机软件管理已远远不能适应其未来发展的需要。那么，开发基于院内 HIS 网络平台的医疗器械信息管理系统是很有必要的，该系统能够有效地整合医疗器械使用管理的各种工作流程数据，集人力、物力和计算机硬件、软件于一体，对医疗器械从购入到报废整个使用寿命周期的各个阶段进行动态管理，以确保医疗器械发挥最大的效能。

1. 验收管理　验收管理是医疗器械使用寿命周期管理的第一步，在整个使用寿命周期仅有一次，是医疗器械进入医院在使用前所进行的安全与性能的检查，是对可靠性与可用性的首次认证。

医疗器械的验收工作主要由医学工程部门的技术人员与临床使用科室来共同完成。验收内容要遵循院内医疗器械信息管理系统中的验收项目进行，并打印出验收单，用于验收现场填写签字。验收内容主要包括资质验收、外观验收、技术验收和培训验收。资质验收主要核对品牌、型号、制造或销售许可资料、安全标准证明文件、经销商承诺和随附文件材料；外观验收主要核对数量、外观、性能与安全相关标识；技术验收主要包括所有性能指标的调试、功能的验证（包括软件）及安全测试；培训验收主要包括厂商对使用者进行的使用前培训、操作规程演示讲解以及对使用者进行书面和操作考核。

验收的各项具体数据以采购完成后的中标文件为参考依据，其中有的性能参数验收，需要厂家用专用检测仪器进行检测，重要参数且无检测手段的项目应由厂家邀请权威部门进行检测，出具合格报告后方能通过验收。验收过程的所有项目测试结果均记录于验收单上，由三方（院方工程师、使用科室负责人、厂商工程师）签字确认后方能通过验收，否则针对存在的问题，写出情况说明，待其解决后重新验收。

2. 资产管理　医疗器械通过验收后，各项数据依照验收单录入管理系统，中标文件、相关资质文件和医疗器械照片扫描后存入相应数据库中备案。对于高风险医疗器械在保存原包装标识、标签、说明书、合格证明等原始资料的同时，还要将资料全部进行扫描存入系统，以确保这些信息具有可追溯性，然后网络提交使用科室审核确认，确认通过后，系统自动上账到使用科室的分户电子账和医院医疗器械电子总账上，同时生成该医疗器械编码，医学工程部将医疗器械编码打印（消耗材料除外），由资产管理员粘贴在医疗器械醒目处。

医疗器械编码是医疗器械的身份证，日后的各项管理都实行编码管理，比如在资产清查中，用扫码枪扫描编码，信息便进入系统自动核对，并显示核对结果。如果医疗器械退回、转科或者报废，只要在网上将医疗器械的编码录入申请单，该医疗器械的基本信息就自动出现在申请单上，然后按照各项工作的管理流程，网上提交申请、网上审核。通过网络信息系统的编码管理，使医疗器械的使用管理更加科学、规范，节约了人力，节省了时间，降低了工作量，提高了工作效率。另外，通过编码的输入就能查询到该医疗器械使用寿命周期所有相关信息，比如验收、维修、预防性维护、巡检、计量、质控检测及运行过程中产生的各项费用支出情况等等，这些信息的采集保证了医疗器械使用评估的公正性和客观性。

3. 维修管理　医疗器械的故障维修和日常维护是医学工程部门最基本的工作，研究型医院急危疑难患者量多，对医疗器械使用的依赖性较强，因此，畅通的维修流程，科学的预防性维护，合理的维修方式能够有效地保证维修质量，提高设备完好率，从而保障临床工作的有序进行。

（1）维修工作流程管理。当医疗器械发生故障时，使用科室人员可以在网络系统上填写故障现象并向医学工程部门报修，维修系统自动派工，负责该器械的维修工程师会在第一时间到达现场进行维修，如果需要更换配件或者厂家上门维修，维修费用可以在网上进行审批和确认。维修结束，工程师需要详细填写维修工作单，维修工作单由系统自动生成，包括故障医疗器械的基本信息、响应时间、停机时间、修复时间、维修方式、故障现象、维修过程（包含维修之后的性能安全测试）、故障分析、维修费用、维修工程师等。其中，故障分析要结合该医疗器械以往曾发生的故障维修，从而找出管理中的漏洞和不足，制订改进措施并落实。如果此次故障与使用科室管理疏忽或使用人员误操作有关，要在故障分析中说明，并与使用科室协商，制订培训计划。维修工作完成后，在维修系统上填写维修报告单并网上提交，使用科室对维修质量、服务质量进行评价和维修信息确认，此评价可作为工程师绩效考核的依据之一。

（2）预防性维护计划的制订。预防性维护是指工程师周期性地对医疗器械进行一系列科学维护工作，以确保医疗器械处于最佳工作状态。预防性维护周期的确定可参考 Mike Capuane 提出的医疗设备风险分析与评估六维度模型进行计算，该模型从设备属性、物理风险、设备特性、安全性能、致死状态和使用频度六个方面对医疗设备中存在的风险因素进行了量化分析。预防性维护的内容要根据医疗器械的原理、构造和性能，参考使用说明书、维修手册等来制订。一般来说，工程师要根据医疗器械的使用情况，在生产厂家技术支持下，制订科学合理的预防性维护方案，并录入网络管理系统，系统具有自动提醒功能（根据工程师要求设定的时间），届时工程师与使用科室协商确定维护时间，打印预防性维护工作单，并按要求逐项完成。维护完成后，网上提交工作单由使用科室确认。

预防性维护是维修管理中的一项重要内容，研究型医院的维修管理应该侧重预防性维护，不能流于形式，要建立监督评价机制。在预防性维护过程中发现问题要及时与相关部门沟通、解决并落实。如果预防性维护做得好，会很大程度地降低故障率、避免过度维修、减少运行成本。

（3）维修方式的选择。研究型医院医疗器械维修方式应该以自修为主，厂家维修为辅。自修是指由本院医学工程技术人员独立完成的维修、保养、诊断和修复工作。自修工作的明显优势是能够快速地解决医疗器械出现的故障，并能够有效降低维修和保养的费用，节约维修成本。自修是对临床工程师理论水平和实践能力的考验，但医疗器械种类、构造各不相同，若能够快速的诊断修复，必须要借助一些技术资料的帮助，因此，在采购标书的制订中不仅要约定零配件的价格折扣、人工费用、工程师维修培训、软件的升级等，还要附带含有足够资讯的维修手册。完整的维修手册应该包括规格型号、规范的操作程序、警告、功能原理图、性能验证步骤、模块与部件之间通信信号的传输流程、故障排除指引、线路图、结构图和零配件清单等。

尽管如此，有些医疗器械仍然存在技术和配件的垄断，医院根据具体情况只能采取厂家单次维修或购买保修的方式，比如一些使用率较高，医院停机损失较大的大型影像设备等，为保证其完好率，一般都购买厂家保修服务。由于研究型医院规模、技术在同行业中影响力很高，所以在保修谈判时，在价格和增值服务上占有一定主动权，医院要充分利用这一点，用较低的费用获得高品质的服务。

但无论是购买保修服务还是厂家的单次维修服务，医院的医学工程技术人员都要直接参与其维修、保养。一方面可以向厂家工程师学习，提高业务能力和技术水平；另一方面也要对厂家工程师维修、保养的质量予以验证，这也是对维修、维护费用控制和监管的重要手段之一。

4. **计量管理** 在医疗器械中计量器具占有一定比例，其可靠性和数据的准确性直接影响诊疗效果。为加强计量器具的质量管理，《中华人民共和国计量法》规定，属于计量器具的医疗器械在使用过程中必须要接受国家权威机构的计量检定。为此，医院要建立相应的管理制度，配合相关检测部门做好计量器具定期检测工作，以确保医疗器械计量准确，使用安全可靠。

研究型医院日常计量管理工作要严谨细致，医疗器械验收合格录入系统时，对需要定期计量检定的器械要特殊标注，系统会自动将该器械归到计量管理模块中，并按照设定的检定周期，提前提醒计量管理人员及时向检定机构申请计量检定。检定后，计量管理员将检定相关信息，比如检定日期、机构、人员、结果、合格证等录入系统备案。如日后需要查询，只要将医疗器械编码输入系统，该器械的所有检定信息便一目了然。

5. **报废管理** 医疗器械的使用科室在信息管理系统网络上填写报废申请，网上提交医学工程部，医学工程部组织工程师和临床相关专家进行医疗器械报废评估，报废评估可依据以下几点。

（1）技术过时。有的医疗器械虽然功能可正常使用，但现有功能技术已不能满足临床需求或现有技术已经被取代。

（2）可靠性下降。医疗器械可靠性下降对临床使用有致命危害，一般来说，医疗器械的技术寿命大概是 5~10 年，当医疗器械的使用期接近或超过其技术寿命时，在使用过程中潜在的风险就越来越大。一方面是配件老化，故障率增加，导致可靠性下降；另一方面是生产厂家已无法保证及时提供零配件，存在延长停机时间的可能。

（3）维护成本预估。在医疗器械使用生命周期内，信息管理系统记录了所有维修历史资料以及保养费用，通过这些信息，可以预估继续使用是否会导致维护成本的提高。

依据鉴定专家形成的书面意见，如果确定没有维修和继续使用的价值，工程师开具报废单，按照报废管理流程，网上提交逐级审核。审核通过的报废医疗器械按照国家相关规定上报当地国有资产管理局，以避免国有资产的流失。

（四）风险管理是使用管理的生命线

安全是医疗器械使用的永恒主题，安全的对立面是风险，要保证医疗器械在使用过程中的安全，就要考虑和防范在使用过程中的风险因素。虽然国家对医疗器械临床准入和评价有严格的监管制度，但因质量不合格、性能下降或操作不当而造成患者伤害的事件还时有发生。因此，如何防范并使风险降至最低，是研究型医院医疗器械使用管理的一项重要工作。

1. **质控检测** 医疗器械的质量检测是质量控制的重要环节，在医疗器械的使用过程中，定期检测各项性能参数可以最大限度地保证医疗器械的可靠性，降低医疗器械使用过程中因质量问题所导致的伤害，同时也为预防性维护周期和内容的合理改变提供参考依据。

研究型医院质控检测应该由医学工程部门设专人完成，医院应给予足够的重视和支持，配置相应的检测设备和场地，尤其是对于急诊急救和生命支持类风险级别较高的医疗器械，必须要定期检测。例如：除颤器、监护仪、呼吸机、输注泵、透析机、新生儿培养箱、麻醉机、高频电刀等。工程师要严格执行质控检测计划，并将检测数据记录在案，发现检测数据偏差过大，或有潜在隐患要立即停止使用，待校准、修复后才能使用。修复的医疗器械，必须经过质控检测合格后，才能交还使用科室正常使用。

目前，医院在质控检测方面还没有可遵循的统一标准，而且有的医疗器械没有质控检测的手段和方法。研究型医院应该不断积累经验，协助政府相关部门制订各类医疗器械的质控检测标准，逐渐完善国家授权检测机构所检测的医疗器械种类，从法律法规层面来规范医疗器械的安全使用。

2. **使用人员再培训** 医疗器械使用不当会导致故障率上升，甚至会造成对患者的伤害，因此，加强医疗器械使用过程的培训可有效减少故障的发生，降低使用风险。使用培训要遵循几个原则：①使用人员变动时，使用科室要提出培训申请，医学工程部门制订培训内容和形式，由专业技术人员给予培训，培训结束通过考核，才能允许上机操作；②发生人为操作不当或清洗消毒不当导致医疗器械故障时，分析故障现象和故障原因，找到症结，一对一进行培训，避免此类事件再次发生；③医疗器械升级（软、硬件）后，要重新培训上岗。

培训的目的是规范操作行为，培训不能应付、走过场，让每个使用者都能够懂得"我应该或我必须这样做"。

3. **不良事件监测报告** 医疗器械不良事件是指获准上市的质量合格的医疗器械，在正常使用情况下发生的，导致或可能导致人体伤害的各种有害事件。不良事件产生的原因大致有3种：①产品固有的风险，比如设计因素、材料因素、临床应用等；②性能、功能出现故障；③标识、使用说明书存在错误或缺陷。

医疗器械在上市（进口）前，要按照国家相关法律法规批准上市（进口），但被批准的医疗器械只能说明在现有的认识水平风险可接受，长期效应还需要经过大量的实践检验，因此对医疗器械使用阶段的不良事件监测有着重大意义。研究型医院样本量大，不良事件监测工作更应积极走在前列，按照国家相关规定要求上报。

目前我国已建立了完善的医疗器械不良事件报告体系，医院要借助这一平台，健全组织结构，畅通上报渠道，充分发挥研究型医院资源优势，实施对医疗器械不良事件发现、报告、评价和控制等一系列管理活动。

（五）建立院内医疗器械集中管理模式

研究型医院科室以亚专科为依据进行划分，突出专业特色，那么医疗器械在配置上如果满足科室"小而全"的要求，势必会造成医疗器械的重复配置，导致医疗器械资源的浪费，因此，在不违背临床诊疗流程和原则的前提下，尽可能实行医疗器械的集中管理。

1. **手术用医疗器械共用专管** 手术用医疗器械无论大小，价格高低统一由手术室管理，设专人负责保管、清洁、调配，制订使用制度。医学工程部门在手术室设专职工程师，负责手术室医疗器械的质控、保养、维修和使用指导，手术室在安排手术台次时，要充分考虑其所使用的医疗器械，避免同时需要使用的情况。手术共用医疗器械的折旧和收费归属可以根据各医院核算制度酌情制订。

2. **成立急诊急救和治疗护理类医疗器械调配中心** 临床普遍使用的监护仪、输液泵、注射泵、呼吸机、除颤等常规急诊急救和治疗护理设备，常因各科室患者数量的不确定性，导致时而闲置，时而急需。成立急诊急救和治疗护理类医疗器械调配中心，可以缓解这种矛盾。具体做法是将全院除ICU、CCU、急诊急救中心和麻醉科以外的上述常规急诊急救和治疗护理类医疗器械资源整合，按照使用科室地理位置、床位数、以往的使用情况等各种因素，配置基本数量，其余的收回到（急诊急救和治疗护理类医疗器械）"调配中心"统一管理。

"调配中心"选址要遵循路径最近、用时最短的原则，保证急需时，以最快速度、最短时间送达使用科室。人员配置方面，要根据调配医疗器械的数量配备人数适中的专职工程师和配送人员，主要负责"调配中心"的设备保养、消毒、维护、质控、计量检测、使用培训、配送等，呼吸机要加配呼吸治疗师，全方位保证"调配中心"设备使用的可靠性和安全性。

"调配中心"的设备可借给使用科室有偿使用，按小时计费，计费标准按照医院的具体成本核算制度确定，原则上以鼓励借用积极性为主，确保既能收回成本，又不增加使用科室负担。为防止设备出现损坏，推卸责任，"调配中心"取送设备要有验收交接记录，如果发现人为损坏，要按照医疗器械使用管理制度进行处理。

急诊急救和治疗护理类医疗器械调配中心的成立可以优化医疗器械的保障服务，节约采购成本，提高使用率，更可以作为应急预案，应对突发性公共卫生事件的发生，目前国内很多大型综合性医院已经实施，效果很好，值得推广。

三、医疗器械的研究开发

医疗器械制造技术的先进性和创新性在一定程度上反映了一个国家或地区的科技和经济发展水平，是研究型医院医疗器械管理的核心内容。越是发达的工业生产国家，人们对生活质量的要求越高，对健康的关心程度也就越强，从而就会推动医疗器械新产品的研究开发。改革开放以来，随着我国人民生活水平的不断提高，人们对医疗保健的要求也越来越高。虽然我国的国民经济增长迅速，科学技术也取得了长足的进步，可是医疗器械的生产制造水平却相对滞后。在三级甲等医院，大中型和中高端医疗器械以及高值医用材料仍然以进口为主，其购买价格昂贵，给国家和患者均带来了沉重的负担。

医疗器械产业具有高新技术应用密集、学科交叉广泛、技术集成融合等显著特点，是一个国家前沿技术发展水平和技术集成应用能力的集中体现，是带动和引领多学科技术发展的重要引擎。我国已初步建立了多学科交叉的医疗器械研发体系，产业发展初具规模，但与发达国家相比，我国医疗器械产业基础薄弱，产业链条不完整，整体竞争力较弱，基础产品综合性能和可靠性存在不足，部分核心关键技术尚未掌握，在产业竞争中处于不利地位，急需通过医疗器械产品的不断创新来提高产业竞争力。

高端医疗器械产品具有两大属性：一方面，它是高新技术的产物；另一方面，医疗卫生是其应用的领域。因此，医疗器械注定是医学与工程学的结合体。基于研究型医院的特点和使命，其在完成日常工作的基础上，有责任开展医学工程领域的研发工作，并把提升我国医疗器械产业竞争力作为我们的终极目标。

（一）开展医疗器械研发的模式

1. 模仿创新　模仿创新是已经公认的发展中国家首选的技术创新模式。日本就是依靠模仿创新起家而成为世界经济强国，韩国也是通过模仿创新，迅速改变其落后的面貌，一跃进入新兴工业化国家的行列。在宏观层面，我国医疗器械行业在近期还是应该将模仿创新作为自己的主要创新战略模式，而在微观层面，模仿创新也是医院行之有效的一种创新手段。研究型医院经常会最早引进刚刚进入市场的进口高精尖医疗器械，而这些产品完全可以成为我们模仿创新的参照对象。例如，解放军总医院周丹教授牵头的手术机器人研发项目，其最初的思想来源，就是我们所熟知的"达芬奇"手术系统。周丹教授的项目获得了国家财政的大力支持，是医学工程学科模仿创新的典范。

2. 院内合作　目前，我国医院里的医学工程技术人员是一个特殊的群体。一方面，他们具有良好的工程技术背景，在医院不可或缺；另一方面，他们又不直接服务于患者，是典型的幕后工作者。在西方多数发达国家，医科学生必须首先接受理工科的大学本科教育；在我国即使是一名有着博士学位的医生，也普遍没有理工科的大学教育经历，自然也就缺少理工科的思维方式。因此，先进的医疗设备在我国的医务人员手中不能物尽其用是十分普遍的现象。研究型医院的医学工程技术人员普遍具有较高的理工科知识素养，有条件能够发挥自身的优势，积极协助一线医务人员开展与医疗器械相关的诊疗工作，同时在工作中要善于发现问题，并针对所遇到的问题与临床医技科室合作开展相关的研发工作。

3. 院际合作 很多情况下，一个人、一个部门、一个医院在技术能力、资源和信息等方面总会有一定的局限性。因此，在这种情况下联合其他医院共同开展研发工作是比较明智的选择。我们知道，基于大数据、大样本的医学研究工作经常采取这种院际合作的方式。同样，院际合作也是研究型医院开展医疗器械研究开发的一种常见模式。

4. 产学研协同创新 推动产学研协同创新是建立国家创新系统的重要内容，通过相互合作，可以充分发挥各自优势，实现资源互补，从而提高创新成功的可能性。高校和科研院所是知识密集型单位，汇聚了大量的科技人才，这里不仅拥有强大的智力储备，而且拥有许多基础研发所必需的先进设备设施，但是高校与研究机构所欠缺的是对医疗行业以及医疗器械的熟悉程度。因此，研究型医院联合高校和科研院所开展研发，可以充分利用其高水平的人力资源和设备设施，实现技术资源的优势互补，大幅提高研发效率和研发的成功率。

经济利益是科技创新的主要动力源，作为一个经济型组织，企业一直以来都是技术创新的主要依托，更是把科技成果转化为高科技产品的最终实施者。因此，以企业为主导的产学研合作创新模式已经成为我国政府大力倡导的一种创新模式，各级科技管理部门一直把企业主导的科研项目列为优先支持对象。尤为重要的是，在产学研协同创新项目中，企业不仅是研发所需资金的主要来源，而且可以提供研发所必需的中试手段。在我国医疗器械的产学研协同创新方面，医院、高校和科研院所的表现相对比较被动，企业在这方面的姿态显得更为主动一些。例如，深圳迈瑞医疗电子股份有限公司不仅是我国医疗器械出口创汇最高的企业，同时，在产学研协同创新方面也积极开拓局面，公司同南方医院、江西省肿瘤医院、电子科技大学、哈尔滨工业大学深圳研究生院以及西安电子科技大学等单位都保持着良好的科研协作关系。一般来说，较大的研发项目都采用了产学研协同创新的模式，作为研究型医院，平时要积极搭建这样的科研协作平台，为协同创新做好必要的准备。

5. 独立研发 研究型医院独立开展研发工作，其自身要具备较强的研发技术能力和足够的资源。由于在研发过程中无法共享他人的资源和信息，因此，这是对自身要求最高而成功率却是很低的一种模式。当然，独立研发也有它的优势，一般来说，合作创新的成果由参与各方共享，而独立研发一旦获得成功，则研发者可以独自享有相关的知识产权以及研发成果可能带来的利益，因此，独立研发的收益也将是最大的。但医院往往受自身条件的约束，独立研发很难开展大的项目，也很难获得大的研发成果，一般独立完成的项目以小型技术改进为主。

（二）开展医疗器械研发的切入点

1. 结合临床实际需求 在日常工作中发现问题并设法解决问题，是研究型医院开展研发工作的主要切入点。在2013年全国医学工程学术年会的获奖论文中，南京军区南京总医院的"单孔四通道腹腔镜手术辅助装置的研制"、宁波市医疗中心李惠利医院的"可视喉镜冷光源的设计与应用"、无锡市第二人民医院的"俯卧位专用床的研制与临床应用"等文献报道的事例，均是研究型医院医学工程部门结合临床实际需求进行研发的结果。

在这方面，我国军队所属的研究型医院结合野战或重大灾害急救的需要，在医疗器械研发创新方面取得了一系列的成果。同样在2013年医学工程学术年会的论文汇编中，南京军区南京总医院"关于方舱医院移动式及多功能模块连续性血液净化装置的研制"、"带有血透生命支持系统方舱的研制"、解放军第174医院的"野战便携式内窥镜视频系统的研制"等项目，就是几个典型的代表。

2. 结合本部门工作　研究型医院的医学工程部门是一个集技术与管理职能于一身的特殊部门，承担着医疗器械全寿命周期的技术管理工作，包含引进论证、采购、验收、计量、维护、质控等工作范畴，工作的复杂程度较高，临床工程管理也在逐渐从粗放型向精细化迈进。研究型医院的临床工程部门在人力资源、物力资源等方面都有着一定的储备，因此，结合本部门的工作性质开展研究，一方面可以提高管理能力，另一方面也能够获得很好的研究成果。例如：解放军总医院关于医院HRP的研究，就是以临床工程部门的物流管理研究为基础所开展的全院资源规划研究；上海交通大学附属第六人民医院牵头开展的上海地区医疗器械供应商售后服务满意度研究，也是结合日常管理工作所进行的研究，并取得了系列成果。

在研究型医院临床工程部门的常规工作中，医疗设备的质量控制与风险管理工作越来越得到了广泛的重视，提高医疗器械的安全性和有效性、降低医疗器械的应用风险是临床工程部门的核心工作内容。这项工作关系到患者的生命安全与健康，因此，研究型医院围绕医疗器械的质量控制开展相关的研究是十分必要的。在这方面，华中科技大学同济医学院附属协和医院、首都医科大学宣武医院、内蒙古自治区医院、江苏省医院等都进行了不懈的努力并取得了一定的成果。

3. 结合科技发展前沿　研究型医院的临床工程技术人员要密切关注科技前沿动态，从中发现可以应用于医疗器械并使其性能得到改善和提高的技术。一个时期以来，科学技术发展突飞猛进，克隆技术、干细胞技术、基因及蛋白质工程等生物技术为医学取得突破性进展提供了可能，而纳米技术、智能材料技术、物联网技术、云计算技术则代表着人类最新的科技手段。作为研究型医院的一名医学工程技术人员，应该对这些新技术有一定程度的了解，同时还要培养敏锐的视角，力争让这些技术为己所用。例如前面提到的解放军总医院关于医院HRP的课题，就是集智能化信息处理技术、多传感信息融合技术、云计算等前沿技术为一体的综合研究项目。

4. 结合国家相关政策　研究型医院应时刻关注国家的有关政策，并以此指导医疗器械的研发与创新。例如，《国家中长期科学和技术发展规划纲要（2006-2020年）》中提出："重点开发新型治疗和常规诊疗设备，数字化医疗技术、个体化医疗工程技术及设备，研究纳米生物药物释放系统和组织工程等技术，开发人体组织器官替代等新型生物医用材料。"在2009年3月颁布的《中共中央国务院关于深化医药卫生体制改革的意见》中提出："建立实用共享的医药卫生信息系统，大力推进医药卫生信息化建设。以推进公共卫生、医疗、医保、药品、财务监管信息化建设为着力点，整合资源，加强信息标准化和公共服务信息平台建设，逐步实现统一高效、互联互通。"

广州军区总医院的"无线远程心电监护系统终端的设计与实现"和第三军医大学大坪医院的"可穿戴式无线体域网系统的研究"都是这方面的例子，很好地契合了"数字化医疗技术、个体化医疗工程技术及设备"、"加强信息标准化和公共服务信息平台建设"的指导方向。

5. 结合医院数字化建设　信息技术在人们的生活中扮演着无可替代的角色，从互联网到智能手机，人们无时无刻不享受着科技文明所带来的便利。同样，信息技术也在先进的医疗设备上发挥着重要作用，从呼吸机、麻醉机到 CT、磁共振，都是由 CPU 进行着控制，其图像和数据的存储和传输同样依靠的是信息技术。研究型医院全数字化建设势在必行，医学工程技术人员要抓住这一契机，在医疗器械新技术研究开发上拓展空间。

需要特别指出的是，由于研究型医院医疗设备种类繁多，其信息输出接口五花八门，输出协议不尽相同。大型三甲医院一般都设立了信息中心，负责医院的网络建设，而医疗设备的管理由医学工程部门负责，常常导致两者衔接的部分成为真空地带。由于信息中心的技术人员对医疗设备不甚了解，因此，医学工程技术人员要担负起责任，主动承担起医疗设备接口和中间件的研究与管理工作。

目前，医院数字化已经成为了研究的热点，在首届医学工程青年科研基金的申报中，苏州大学附属第一医院的"基于 Zigbee 协议的无线监护系统的设计及其在医院环境中的稳定性分析"；青岛大学医学院附属医院的"利用 IT 技术推进'临床早期预警评分'在临床上的应用"等申报项目，都具有良好的实用价值。

（三）开展医疗器械研发的措施

1．建立激励机制　研究型医院的医疗器械研发要坚持物质奖励与精神激励相结合的原则，最大限度地调动临床工程技术人员的积极性和创造性。在具体工作中，应依据研究型医院的总体发展规划，把不同级别的科研课题、成果、论文以及技术专利进行量化，在同一周期内，对不同职级的人员规定一个最低的完成指标，把研究开发成果纳入绩效考核。

2．搭建合作平台　研究型医院为便于产学研联合创新，在日常工作中要有意识地与相关高等院校、科研院所建立联系。主动加入（或创建）医工结合的学术组织，积极参加其学术活动，建立与企业沟通的畅通渠道，注重搭建合作平台，为开展合作创新打下基础。

3．加强硬件建设　临床医学工程的研究工作需要一些必要的硬件设备设施作为支持，因此研究型医院在着力打造创新团队、培养创新文化等软件建设的同时，也要逐步加强硬件的建设。例如：配备信号发生器、示波器、电源记录仪、气体检测仪、网络分析仪等专业设备，成立临床工程研究室、医疗器械质量控制室等。

4．聚焦医工结合　医学工程技术人员具有一个鲜明的特征，就是既要掌握工程技术技能，又要了解一定的医学知识。发达国家和地区对临床工程师的管理一般都比较规范，例如日本对单纯理工科受教育背景的人员，规定必须接受一定程度的医学继续教育才能获得临床工程资质。虽然在我国还没有相关的制度规定，但是我们要清醒地认识到这一点，主动地自学一些必要的医学知识，这对开展医疗器械的科技创新工作十分重要。医学工程技术人员要树立以临床需求为本的理念，始终明确临床工程服务的最终目标是患者。

5．加强人才培养与梯队建设　具备优良创新素质的医学工程技术人员是开展研究创新工作的关键性因素，因此必须坚持以人为本的思想，加强人才培养与梯队建设。

（1）开展业务学习。开展业务学习一定要持之以恒，这项工作只有长期坚持，才能收到良好的效果。

（2）创造专业培训机会。专业培训是提高临床工程技术人员业务能力的有效方法，医院要充分利用作为买方市场的有利条件，为本院医学工程技术人员参加厂商所举办的各种培训创造有利条件。工程师们争取医疗器械制造商的专业技术培训机会。

（3）鼓励参加学术会议。医院要积极鼓励临床工程技术人员参与学术活动。学术活动不仅能够开拓他们的视野，而且能够让他们感受学术氛围，激发他们的研究创新热情。

（4）支持继续教育。支持临床工程技术人员的继续教育，鼓励他们接受硕士、博士学位教育。通过继续教育，既可以丰富他们的理论知识，也可以通过完成学位论文的过程，提高自身的科技创新素质。

（5）拔尖人才重点培养。人才培养工作要注意全面培养与重点培养相结合的原则，对研究创新的骨干一定要加大培养力度，并给予一定的政策倾斜。

（6）加强人才梯队建设。研究型医院医学工程技术部门的人才引进和培养，要为技术创新的可持续开展做好储备工作。在培养自身创新人才的同时，必须适当引进硕士、博士或高层次专门技术人才。要制订一个全面的人才引进与培养计划，逐步建立起一个梯队结构合理的创新人才队伍。

四、医疗器械研发成果的转化应用推广

研究型医院在医疗器械的研究开发方面，相对其他医院有着人员、财力、设备和技术等方面的资源优势。近年来，北京、上海、南京、武汉等有些医院十分重视医疗器械的研发工作，有的成立了生物医学工程研究所，并且在专业期刊上也相继发表了研究论文，但遗憾的是很多研究项目仅停留在学术研究水平，科研立项、发表文章之后便没有了下文。因此，研究型医院在大力开展医疗器械研发的同时，更要注重研发成果的转化、应用和推广，将其作为研究型医院的重要内容来抓。

（一）建立医疗器械成果转化、应用和推广的长效机制

1. 让制度规范行为，让行为符合规范　医疗器械研发成果的转化、应用和推广离不开制度的保障。目前，很多大型综合性医院研发制度的建立都是针对临床的基础研究，大多数停留在学术研究层面，评价体系也主要靠 SCI 收录文章的数量、影响因子、中标课题数量和资助基金额度来衡量。而医疗器械的研发成果重在应用，如果研究成果没有转化、应用和推广，其研发就失去了意义。因此，为了将更多的医疗器械研发成果能够顺利地转化、应用和推广，建立完善的医疗器械研发成果管理制度是现代医院科学发展的必然。

制度的制订要以人为本，不同医院视具体情况，依据 PDCA 循环理论制订完善的管理保障制度。比如，对于在医疗器械研发方面刚刚起步的医院，制度的制订要侧重于激励，而对于医疗器械研究成果产出量大的医院，制度的建立要侧重于制约，尤其对成果鉴定的评价方面要细化，既要使有应用推广价值的研发成果脱颖而出，又要杜绝无实用价值的成果滥竽充数。

制度的健全和完善要贯穿于研发、转化、应用和推广的各个环节，既要有激励，又要有约束，既不能过于行政化，又不能没有专业人员的监管。只有这样，制度才能不仅规范了研究人员的行为，也能为成果转化提供畅通的渠道，使研究人员从研究过程和研究成果中获得在临床应用中的自身价值。

2. 重视研发团队建设，充分发挥医学工程技术人员的作用　医疗器械的研发与其他学科的临床研究相似，需要跨学科或多学科的合作，研发团队的成员有临床医生、医疗器械的使用者和医学工程技术人员。　实际工作中往往是临床医生或医疗器械的使用者提出需求，医学工程技术人员进行探索和研究，并在临床医生和医疗器械使用者的协助下，在理论和实践中反复进行研究、实验、总结、评估、测试，最终由医学工程技术人员将研发成果转化成新技术，应用于临床，因此研发团队的建设显得尤为重要。

早在1992年美国临床工程协会（American College Of Clinical Engineering, ACCE）将医院的医学工程技术人员称为临床医学工程师，并给出准确的定义："临床医学工程师是将工程学与管理技能应用于临床医疗保健行业，来保障、帮助和促进患者的医疗和护理的人"。可见，医学工程技术人员应该是医疗器械研发的主体。

当前，医学工程技术人员中有很多来自于工科院校的毕业生，他们更偏重于医疗器械硬件部分的研发，由于其相关医学知识匮乏，难免在医疗器械的研发和成果转化中遇到瓶颈。因此，研究型医院在积极引进高学历、高水平、高能力医学工程技术人员的同时，更要注重加强医学工程技术人员的再教育和再培训，按照培养全科医生的培训模式，即兼顾当前和长远发展，通过转岗培训和规范化培训培养出一支研发能力强、懂科技、懂法律、懂市场的复合型人才队伍。

3．医院的医教研部门为成果转化、应用和推广提供指导支持　研究型医院的医、教、研管理部门是促进医疗器械研发成果转化、应用和推广的催化剂，他们既要行使管理职能，更要有服务意识，主要表现在以下几方面：

（1）指导研发人员研究立题，在项目申报审核中重点关注它是否符合国家的相关法律规定，是否存在成果转化困难，转化后是否有临床应用和推广价值。只有符合临床实际需求的研发成果，才能保证在应用和推广过程中的各个环节顺利进行。

（2）做好医疗器械科技信息的搜集管理工作，并根据项目的进展情况适时为研发人员提供相关的科技政策和科技信息资源，为应用和推广提供窗口。

（3）建立合理的医疗器械研发成果评价体系和科学规范的评价程序，联合国内外医学工程领域专家共同制订成果的评价标准，使医疗器械研发成果的评价客观、公正，为成果的转化、应用和推广奠定良好的基础。

（4）及时整理、反馈研发成果形成的论文被权威期刊收录情况和引用次数，以及由此产生的社会效益和经济效益的各种评价，必要时可邀请同行专家对成果达到的水平层次和应用价值给予初步鉴定，以便为上一级部门的评审、鉴定、审查提供依据。

（5）建立医疗器械研发成果转化、应用、推广的考核机制，业绩考核不仅要看研究立项、论文数量，还要看转化效果，这样研发人员在立项之前就会充分考虑转化的可行性，同时在成果自我评价中有所兼顾。

（6）充分利用院例会和院刊院报及院内网站开展关于《科技成果转化法》、《合同法》、《专利法》等相关法律法规的宣教和学习，以指导相关工作人员在成果转化过程中有法可依，有章可循。

（7）创造各种推广机会，为研发人员与第三方中介、制造生产企业搭建桥梁或提供援助。

（二）加强转化应用中的过程管理

研究型医院医疗器械研发成果的显著特点是与临床应用紧密结合，强调应用性。它主要包括对在用医疗器械某些功能的开发，以及在医疗器械使用过程中显露出的缺陷、瑕疵进行改进或改造，用以满足临床所需。针对医疗器械研发成果的这一特点，在转化的过程中应该将人、机和环境三者作为一个系统进行分析、评价，只有整个系统达到安全稳定，才能保证医疗器械研究成果在转化应用过程中发挥整体最优效能。

1．可靠性评估　在医疗器械研究成果可靠性评估中，既要考虑到"人"的因素，比如患者的适应证、个体差异、是否与患者身体直接接触，是否存在感染的可能性，使用的材料是否安全无毒副作用等相关因素；医疗器械使用者操作难易程度，医生获取诊疗信息是否便捷、准确、清晰；工程师保养、故障维修和质量控制的可行性等。还要考虑到人机交互过程中其研究成果能否在规定的条件下（环境的温度、湿度等）完成规定的功能，其影响因素有哪些，对影响因素的敏感程度如何；部件与部件的连接，导线和接口的连接是否易造成不良事件的发生，各项技术参数是否有检测的手段，输出值是否与设定值相符，误差率是否符合国家行业标准。如果必要，还需请国家相关有资质部门进行检测并出具有法律效力的检测报告，以确保其在应用过程中的安全可靠。

2．**可用性测试** 医疗器械研发成果的可用性包括以下两方面：

（1）避免使用错误和误操作。据文献报道，美国食品药品监督管理局（U. S. Food and Drug Administration，FDA）曾对 1984-1991 年记录的大约 130000 例医疗器械事故原因分析调查，得出的结论是大约 60% 的事故原因是操作人员使用错误或误操作引发。因此，1996年美国将医疗器械的可用性设计纳入了医疗器械管理准入要求中，容易导致使用错误和误操作的设计主要包括专设特殊标识、错误报警系统和错误自动阻断系统。

（2）操作人员易于接受。在临床工作中普遍有这样一种现象，不同厂家生产的功能相同或相近的医疗器械，有的被争抢使用，有的受到冷落，造成这种结果的原因就是可用性的差别。它主要包括：外形结构是否合手，体积重量是否适中、操作难易是否便捷等。

可用性作为医疗器械研究成果的固有属性，在转化过程中需要接受鉴定专家和临床使用人员的测试。可用性测试的内容可依据 ANSI/AAMI HE74：2001《医疗器械中人为因素设计过程》和 IEC60601-1-6：2006《基本安全和可用性通用要求》。在方便使用的同时，考虑到如何避免误操作，或误操作发生后，医疗器械能否自动阻止这一行为的发生。

可用性测试因为操作者个性及行为习惯的不同，对可用性的评判结果也会存在差异，因此，在成果评价标准制订中要遵循医疗行为规范制订不同的测试内容。

3．**安全性评价** 医疗器械研究成果转化的目的是应用于临床，作为预防、诊断、治疗、康复、保健、护理的特殊产品。其在使用过程中必须要防范对人体产生伤害，将可能存在的风险降至可接受的程度，因此，安全性评价是医疗器械研究成果在转化过程中的重中之重。

安全性评价也称作风险性评价，评价内容要符合国家制订颁布的 YY/T0316-2008《医疗器械——风险管理对医疗器械的应用》标准，主要从成果的预期用途、工作原理（电、热、气体、机械能、激光、电离辐射、磁场）、构造部件（运动部件、悬挂质量、压力、振动，软件）、失效模式效应分析等方面认真查找、仔细分析，准确预测被评价系统可能产生的危害、危害程度和风险等级，以及危害发生的概率和每一种危害是否可控、是否处于可接受的范围等，全方位、多角度进行安全性评价，对于不能确定的因素要多次论证、多次测试，切忌马马虎虎、应付了事。如果通过了安全性评价，也要注意在应用中全程进行风险管理。

4．**经济性分析** 医疗器械研发成果在前期研究阶段存在着研发资金的投入，在使用阶段也会产生使用成本，所以在成果转化过程中，对成果进行经济性分析显得十分必要。

经济性分析主要是研发中投入的成本与使用后产出的效益的分析比较。投入成本包括研发成本、转化成本和使用成本。研发成本主要是指用于研究阶段的技术成本和零配件的购买、组装制造成本；转化成本是指后期成果的鉴定、测试，临床试验、技术检测等所需要投入的成本；使用成本是预测在投入使用过程中，所产生的配套设备、房屋、水电、耗材、人员工资、维修费用等成本。成果产出的效益分析，是分析成果仅供本院使用主要以社会效益为主，还是有良好的市场前景具有市场推广价值，形成产业化的经济效益。成果的经济性分析能够将成果合理定位，及早查新并于合适的时机申请知识产权保护，选择合适的转化方式，以进一步推动成果的转化、应用和推广。

（三）选择灵活多样的研究成果推广渠道

研究型医院医疗器械研发能力较强，随着研究制度的健全和完善，会有更多的关于医疗器械研发成果在临床应用并得到证实，但医疗机构不同于生产制造企业，缺乏商业意识和营销策略，默默无闻丧失了很多机会，与其让有价值的研究成果束之高阁，不如鼓励研究人员广泛寻求推广渠道，让研究成果有更好的发展空间。

1. 行业的学术交流 中华医学会作为权威性学术团体是我国医疗卫生机构行业间学术交流的重要桥梁和纽带，它的成立打破了医学科技知识和技术的垄断，也为科技成果的转化、应用和推广提供了平台。目前中华医学会有83个专科分会（其中包括中华医学会医学工程分会），50多万名会员，各分会的委员均是国内本学科领域的学术带头人。在中华医学会的推动和指导下全国各省均成立了各地分会，每年都不定期举行国内、国际学术交流会，继续教育培训，科技成果推广会，参加的不仅有医疗机构的专业技术人员，还有相关的国内外各医疗器械制造经销商，不仅有最先进的医疗器械推介，还有先进科技思想，创新思维的碰撞交融。

研究型医院作为医疗器械研发创新的前沿，更要重视和参与行业的学术交流活动，在交流活动中，即能开阔视野，又能了解本专业最新的科技动态，既能实现知识的更新和储备，又能展示自己的研发成果，在交流互动中，寻找志同道合的合作伙伴，从而推动医疗器械研究成果的转化、应用和推广。

2. 借助期刊的影响力加以推广和传播 因为医学期刊具有广泛传播医学各专业不断涌现的新思维、新技术和新理念，而日益受到关注。医疗器械研发成果与其他学科的基础研究不同，重在强调应用，要具有很高的实用价值和推广价值。它的发表主要是为了引起同行的共鸣，对其他医院有所启发和帮助。因此，在选择发表刊物上要注意以下几点。

（1）选择国内外正规出版社、具有权威性、影响因子高，被引用次数多，排名靠前的真正具有可读价值的核心期刊。

（2）注重刊物的特点、方向与自己研究成果应用领域相同的期刊。

（3）根据研究成果所处的阶段选择发表的核心期刊，比如有的成果已经取得了专利，就尽量找一些与专利推介相关的期刊等。发表的期刊档次越高，受到关注度就会越高，应用推广的价值也就越高。

3. 依靠医疗服务网络体系平台 研究型医院不仅致力于本院医疗、教学、科研等工作，而且还承担本地区医疗网络体系建设和完善的任务，包括服务网点医院医疗技术、人才培养、专科建设、质量控制、科室管理等多方面内容。因此，作为服务网络体系中心的研究型医院，可以有效利用这一资源，与服务网络医院建立医疗器械研发成果信息共建、共用、共享平台，借助适宜技术推广、业务指导、手术带教、质量控制等多种形式开展医疗器械研发成果的应用和推广工作。

4. 吸引合作伙伴提升研究成果的经济价值和社会价值 近年来，政府大力推行产学研相结合，其目的就是希望科研院所和企业双方都能走出来，以市场为导向，双向选择，寻求一个互利互惠双赢的平衡点。现在，各级医院有个共同的现象，很多医疗器械购入之后，并不是100%的功能都适用，都能被使用，从而说明，厂家研发器械的功能有些与医院的需求不相一致，还有些器械在长期使用中，会暴露出越来越多的缺陷，无论是使用功能，还是软件设计，抑或可用性方面,都需要改进或完善。研究型医院的医疗器械研究成果正是立足这一点,更接近临床,也更容易吸引合作伙伴。

2011年科技部发布了"医疗器械科技发展产业规划",随后,国家发改委也推出"加快医疗设备创新发展项目"等等,这些措施的出台,无疑是鼓励相关人员对医疗器械的自主研发和创新。企业与研究型医院在资金、技术、人才等方面各有优势,如果能够强强联合,打破以往的使用交集,医院在医疗器械研究立项时,就主动寻求企业合作,依据《合同法》《专利法》《成果转让推广法》等法律法规,签订合作合同,明确合作方式,合同内容要细化到研究资金的投入、成果分享、风险共担等。合作关系确立后,让企业参与立项、研究、结题、评价、转化、应用、推广等全过程,实现优势互补,那么无疑会极大地提高医疗器械研究成果的转化率,提升研究成果的经济价值和社会价值。在这方面研究型医院要开辟合作的先河,并形成一种氛围和趋势,让医疗器械真正起到服务于临床的作用。

(四)积极寻求政府相关部门的帮助和支持

研究型医院医疗器械研究成果的转化、应用、推广的关键不仅在于加大研究经费的投入和增加研发成果的产出,更在于研究成果的市场化,对其他医院以及医学科技的发展起到真正的推动作用。当前政府在成果转化中扮演着举足轻重的角色,在不同时期,不同阶段,不同地域都承载着重要的责任和义务,所以,政府部门的无形指挥棒在市场经济的环境中运用得当,就会发挥巨大的作用。

1. **争取成果研发及成果转化的政府性经费投入**　政府相关部门应制订短期及中、长期研究经费投入的预算,在经费渠道和资金管理上,研究经费一般由政府划拨,研究型医院的管理机构统一管理和分配。研究型医院和企业是医疗器械研究成果转化的执行者,而政府在整个过程的前期是调控主体,在法规政策、经济政策、行政审批以及社会价值上起到指导作用。通过政府牵头,可以使企业、研究型医院、科技中介和市场积极地参与到成果转化的各个环节中,协调各方利益,共同推进成果转化的产业化及市场化。因此,努力争取政府在研发前期的大力支持和关注能够给研究型医院及企业一个安全、稳定的运行环境,有明显的正向效应,政府能够运用系统的理论和方法,采取有效的政策指引,实现各个环节的协同及合作,推进成果转化的快速实现。

2. **邀请政府相关部门在最佳时机嵌入成果研发、转化的环节中**　针对研究型医院在研究项目中取得的成果(包括论文、专利、样机等),政府部门相关评价机构要根据这些项目是否有实际价值、是否有可操作性、未来是否有市场发展空间来直接进行研究经费的投入和付出,将经费投入到真正有价值的方面,而且要投入及时、监督有力。很多医疗器械研究成果在医院实现自我转化,虽然避免了转化中可能出现的合作障碍,但由于产业化条件、设备、人员及质量管理体系等各方因素导致产业化应用速度缓慢,影响了研究成果的转化效果。很多研究成果在研究开发阶段是领先的,但是等到实现产业化以后,在市场上已不具有竞争优势。因此,医院在研发突破后的转化过程中需要通过政府的支持与牵头,同时通过与转化机构、企业等相互传递,共同完成成果的转化。政府相关部门在此环节中应该早介入、早安排,创造机会替医院寻找有实力的企业和政府专项扶持资金,迅速嫁接。

3. **从管理层面和技术层面制订医疗器械研究成果转化评估标准和规范**　为促进研究成果的转化,国家相继出台了《促进科技成果转化法》《合同法》和《专利法》,这些法律明确规定了成果权的依据,保护了成果研究者的权益。但成果的转化过程是一项较复杂的系统工程,其中的每个环节都要有分析评估,目前政府对此还没有明确的规范和标准。各医院也仅能依据《医疗器械监督管理条例》和《医疗器械临床使用安全管理规范（试行）》等法律法规制订各自不同的评估内容和评价标准。这样难免在医疗器械研发成果的转化过程中，评估有失公正，转化动力不足而导致研究成果的短期行为。这就需要研究型医院协助政府相关部建立医疗器械研发成果评估的创新机制和创新工作模式，制订成果转化的评估标准和规范，使成果转化过程成为程序化、常态化，为研究型医院医疗器械研发成果的转化、应用和推广构建更好的环境。

第三节 研究型药品器材检验

药品、医疗器械新技术的不断涌现正在深刻地影响、改变、推动着现代医学的发展，成为医疗技术创新的主要推动力量，是研究型医院创立的重要支撑。基因治疗、3D 打印器官、可穿戴医疗设备、健康云诊断分析等一系列划时代的创新成果正在以令人惊叹的速度推开医学技术跨越发展的神奇大门，可以说，现代医学的每一个前进和突破都与药品、器材新技术的支撑和保障息息相关。但是，创新必然带来风险，医疗技术关系人的健康和生命，一分一毫的差错都会造成无法挽回的损失。研究型医院肩负着推进国家创新战略的重要使命，是新型药品、器材和以此为基础的医疗技术检验验证的前沿阵地，必须建立研究型的药品器材检验体系，构建全面的风险检验评估模式，完善药品器材的质量反馈和标准提升机制，培育医、药、技多学科融合发展，优势互补集智攻关的创新机制，确保临床治疗安全风险可控，为在医院建立高新技术研发基地构筑可靠保障。

一、重要意义

医学从诞生的那天起就与药品和医疗器械构成了不可分割的紧密联系，医学发展的需求引领着药品、医疗器械发展的方向，药品、医疗器械的技术突破推动着医学技术的跨越发展。研究型医院的一项重要任务就是把最新的药品、医疗器械研究成果应用到临床，以此加快医学技术的创新发展，并根据临床反馈情况提出更加科学严谨的药品、医疗器械技术标准。现如今，随着基因技术、生物技术、纳米技术、工程技术的飞速发展，大量新型药品、医疗器械和以新技术为基础的突破传统的新型治疗方法被迅速地推向临床，如何有效控制药品、医疗器械的安全风险，引导和推动药品、医疗器械创新和产品标准的提高，是我们建设研究型医院的过程中必须解决的问题。

（一）药品器材的进步是研究型医院发展的重要力量

最早的医术就是建立在原始人与各类疾病的斗争过程中使用植物（花、草、根、茎）、动物（皮毛、血液、内脏、骨骼）、工具等的经验总结的基础之上。在古埃及的埃伯斯纸草文中，记录了人类通过对数百种动物和植物的应用探索,总结的 205 种疾病治疗方法。在古巴比伦王国，金属的发现和应用产生了第一代的手术刀具，并推动了古代外科医学的蓬勃发展；古印度的医学经典《阿输吠陀》（Ayur-veda 意为"生命经"）记载了大量的药物和治疗方法，在医学分科中专门设立了解毒剂论、长寿药科和强精药科，并且详细记录了 100 余种外科器械；中国在春秋战国时期就已经形成中医理论，出现了解剖和医学分科，治疗方法中广泛使用了砭石、针刺、汤药、艾灸等药品和医疗器械；中国古代最早的医学著作《黄帝内经》分为《素问》和《灵枢》两篇，其中灵枢篇就是专门论述针灸这样一种医疗器械使用理论和方法的专著，同为中医四大经典著作的《神农本草经》收录了植物、动物、矿物药品 365 种，并提出了"君臣佐使""七情和合"的用药原则，使药学首次发展成一门学科。

近代，17 世纪，显微镜的出现和应用，使人类首次能够观察组织和细胞的结构，拓展了现代医学的领域，促进了实验医学的发展。18 世纪，英国乡村医生借鉴中国种人痘预防天花的方法，发明了种牛痘治疗。疫苗疗法最终帮助人类克服了大量病毒类疾病，挽救了无数人的生命。听诊器的发明推动了叩诊法和听诊法的发展，大大丰富了医学诊断的手段。麻醉药物的发明使复杂手术成为可能，大大推动了外科学的发展。热压消毒器的发明使外科手术进入无菌时代。

进入现代，医学的进步与药品、医疗器械的发展联系更加紧密。化学药物的研制使我们终于能够大规模的制造药品，抗生素、维生素对于挽救生命、维护健康发挥了巨大的作用。从 X 线机、心电图机到内窥镜、示踪仪、超声诊断仪再到 CT 扫描、核磁共振、正电子摄影（PET）等一系列令人目不暇接的新型医疗器械的应用，使现代临床诊断学进入了准确化、精密化、动态化、微量化、自动化、无创微创化的崭新时代。1990 年启动的人类基因组计划已经破译了人体 97% 的遗传基因密码，完成了 85% 的碱基对测序，发现并定位了 70 多遗传病基因，为基因药物治疗奠定了基础。

随着基础科学的不断进步，药品和医疗器械在推动医学发展中的作用将超乎我们的想象。"医生们开启芯片的一刹那就像是在黑暗的房间里点燃了一根火柴。这太不可思议了……，在术后的试验中，我能看到桌子上的物体，能看到亮光，大部分的时间里我还能看清时钟。"这段话是英国残奥会主席、前残奥会盲人游泳运动员蒂姆·雷迪什在接受视网膜芯片植入手术后说的。手术中使用的人工视网膜芯片，长宽均为 3 毫米，装有 1500 个感光像素点，能够取代视网膜中感光细胞视感和视锥工作。目前，全球有多个机构在进行有关视网膜芯片的研究工作，已经有几十名患者在临床试验中接受手术，重新获得视力。类似视网膜芯片这样，借助最新科技进展，创造性解决医学问题的新型药品、医疗器械技术正在快速批量涌现，正在或即将在不久的将来投入临床使用：以色列巴伊兰大学研究人员成功地用 DNA 链造出了一种纳米机器人，他们能在活动的物体内按照编制的程序执行逻辑操作，研究小组认为今后 5 年内，人们就可能造出用于人体实验的纳米机器人，并有望用于执行摧毁癌细胞的任务；美国华盛顿大学医学院的研究人员通过生物技术和工程技术的结合，开发出了医生佩戴的能够看到癌细胞的眼镜，可以减小手术规模，提高安全性，降低二次手术的风险，必要时还可以为医生提供手术指引；借助 3D 打印技术，美国科学家已经打印出人类心脏瓣膜和小血管，并在小鼠上进行了试验验证，研究团队期望在 10 年内实现利用自体细胞，打印出完整的能够用于移植的心脏，并进入人体试验阶段；苹果、谷歌、百度为代表的高科技互联网企业大举进入移动医疗领域，全民睡眠、饮食、生活习惯健康监测与分析的大数据时代即将来临。

纳米科技、基因治疗、3D 打印、信息技术、云计算，这些新兴技术如此激动人心，他们必将成就 21 世纪波澜壮阔的医学科技。研究型医院要在国家创新体系中占据重要位置，就要充分利用丰富的医疗资源在医学难题上集中攻关，重点突破。要在医疗技术上做出重大创新，就必须高度关注、主动参与、积极引领，把最新的药品器材技术与临床相结合。

（二）药品器材检验新技术有利于对风险进行评估和控制

很多诊断、治疗所使用的药品、医疗器械，琳琅满目、品种繁多。已经成为现代化医院的主要特点，其规模和先进性一定程度上成为衡量一所医院医疗技术水平的标志。但是创新，尤其是革命性的创新，往往与风险相伴。研究型医院在引用最新的药品和医疗器械、发展新技术的同时，必须高度重视药品、医疗器械可能产生的风险。

研究型医院需要面对的药品、医疗器械风险主要包括以下几类。

1. **药品器材自身的安全风险** 世界卫生组织指出，假药、劣药泛滥已成为世界性难题，在发展中国家，超过10%的药物可能是假药或低于质量标准的劣药。即便在美国、欧盟，假劣药的问题也不容忽视，2012年，加拿大和美国市场上发现假冒抗癌药物阿瓦斯汀（化学名贝伐单抗），成分只有淀粉和丙酮；一家美国药厂生产的类固醇被真菌污染，导致患者注射后感染脑膜炎，导致至少25人死亡；欧盟官方数据显示，在边境截获的违禁物品中，假药已占最大份额。我国药品、器材质量安全形势也十分严峻，生产经营企业诚信体系不健全、监管力量和技术支撑体系薄弱等问题突出，而且短时间内难以改变。

2. **药品器材使用中的安全风险** 经检验合格的药品器材进入医院后是不是就没有风险了呢？答案是否定的。药品、器材作为产品，其质量和性能会受到多种因素的影响，储存的条件是否适当，是不是进行了必要的维护保养。药品器材的损耗、使用不当等因素都可能导致严重的安全风险。

3. **探索性研究的安全风险** 研究型医院在以发展医疗新技术为目的探索性研究中，往往要借助创新的药品器材，或者把创新药品器材作为研究的成果。在进行研究探索的过程中是不是秉持了正确的价值导向，是否全面了解新技术正反两方面作用，能否对影响患者健康和生命安全等因素进行系统性评估，是否进行了足够数量的病例验证，在关注近期疗效的同时是否进行了长时间的愈后跟踪分析，有无预先设定容错的边界、制订挽救的措施，这直接关系着研究的成败，患者的生命。

（三）科学合理的药品器材检验有利于引导创新

科学技术的不断创新，推动着现代医学的变革，新的药品、器材和治疗手段与其潜在风险短期内大量涌入医院。如何分析、识别、控制、消除这些风险？用丰富的医疗资源，完善和提高标准，推动药品、器材技术发展，实现医疗质量效益的提升（管控风险、提升标准、引导研究），成为研究型医院管理的重要课题。传统的单一型的药品器材检验无法完成这样复杂艰巨的任务，因此必须构建科学合理的药品器材检验。

1. **在风险管理方面** 风险管理是专门研究控制和降低风险的学科，其含义是"识别面临的风险并选择最有效的方法来处理这些风险的过程"。药品器材在研发、生产、流通、使用的各个环节均存在风险，医疗机构作为药品器材使用的主要场所，是药品器材风险管理的终端，其重要性不言而喻。研究型医院要对药品器材存在的风险实施有效的管理就必须具备预防、识别、评估、控制和消除风险的能力、纠正和防范风险再次发生的能力，并将这些能力整合成完整科学的管理体系。

2. **在提升标准方面** 标准是科学技术和实践经验的总结。国家药品和器材标准是产品进入医疗领域必须达到的基本标准，其完善与否直接影响药品器材质量水平的高低，直接关系药品器材的安全性和有效性。国务院和有关部门高度重视到药品器材标准工作，在国家药品安全规划中提出了全面提高药品医疗器械质量标准的要求。研究型医院作为药品器材的应用机构，掌握着丰富的医疗资源，有责任在提升药品器材标准中发挥更大的作用。研究型医院要切实的参与到国家药品器材标准改进中去，具备掌握、了解政策法规和标准的能力、总结发现临床问题与不足的能力，获取、分析临床数据和药品器材检验数据的能力、提出改进和提升的意见的能力。

3．在引导和促进创新方面　创新是以现有的思维模式提出有别于常规或常人思路的见解为导向，利用现有的知识和物质，本着理想化需要或满足社会需求，而改进或创造新的事物、方法、元素、路径、环境，并能获得有益效果的行为。研究型医院作为落实创新型国家战略的重要基地，应该发挥自身优势，以创新思维和医疗需求为导向，引导和促进药品器材的创新，发展和创新医疗技术。要实现上述目标，研究型医院必须具备了解跟踪药品器材的最新技术进展、把临床需求与最新技术对接，联合产、研、检、医协同解决问题的能力。

要达到上述要求，不能单纯依靠医院的药学、医学工程部门完成药品、器材的质量检验，仅靠单个医院的自身力量，全面整合有很大难度。因此，我们必须构建科实合理的药品器材检验，他不受局部限性，而是在有机整合医院的医、技、药、护专业，纵向联合社会产、学、研机构，横向联合药品器材监管、检验机构基础上，形成的跨地域、跨学科、融合创新的药品器材检验研究体系。只有这样药品器材检验才能成为建设研究型医院的有力技术保障，成为国家创新体系的重要组成部分。

二、定义内涵

（一）研究型药品器材检验的背景

研究型医院的发展依赖于研究型人才、创新的科学技术和新的产品（药品器材）。药品器材是公民健康需求的基本保障，其质量是生命的保障。

科技的快速发展，多学科交叉融合，新思想、新理论、新技术、新形式、新用途、新组合、新方法和新途径等衍生大量新产品。药品器材呈现出复杂性和快速涌现两大特征，以符合为特征的现有药品器材检验难以保障质量，顺应研究型医院发展道路和世界科技进步发展趋势，针对临床医学模式、目标体系转变，理清研究型医院药品器材检验作用地位和职能，构建建立科学合理的药品器材检验。

未来科学合理的药品器材检验的构想：基于临床发生了哪些变化、概念如何延伸、内涵重构、更为严谨的思考，现有机制有何不足？如何改变？力图超越先前掌握的经验和信仰，对工作和情况提出问题。通过细致的考虑基于多视角分析做出选择。需考虑如下几个方面问题：

1．新技术的快速推广使用需要药品器材检测能力提高　现代医学的进展迅猛，基因组学、蛋白质组学、认知科学等生命科学的研究成果，不断向临床转化，让患者享用最先进的诊疗技术，扩大细胞治疗、基因治疗、分子治疗、免疫治疗、干细胞技术、微创技术、药械支持技术、组织工程技术、个性化药物治疗技术的临床应用，这些技术的应用很多不同于批量生产的药品器材，多是一些个性化特征明显的产品，一方面为治疗带来了机遇，但另一方面也带来了不确定的风险，技术与产品边界如何划分？质量如何保障？都是现实存在的难题，需要有新的思维、理念、专门的力量和机制系统地解决存在的问题。

2．医学模式的转变需要药品器材检测模式发生变化　新形势下，随着医学模式由"生物—心理—社会"向"生物—环境—心理—社会—工程"医学模式的转变，健康干预的效能就不仅限于药品器材，更是一种复合作用，如对环境的选择，心理的干预，社会的支撑，时间和节奏的选择，系统化的效能对药品器材的质量提出了新的要求。药品器材的质量已不是静态质量，更是具有动态特性的可控制量，药品器材的检验已不是简单的用前检验，更需要使用过程的无损检测，研究建立新型的药品器材检验任重道远。

3．医学干预目标的转变需要药品器材检测的变化　研究型医院正积极构建以预防医疗为主体的疾病预测干预体系、以个性医疗为核心的转化医学诊疗体系、以康复医疗为基点的健康维护促进体系，深化慢性病的基础与临床研究，研究制订精准、有效、安全的个性化治疗方案，推动医学干预目标由疾病治疗为主向预防、预测和干预一体转变，推动经验医学向转化医学、常规医疗向个性医疗转变，干预目标从参数指标向结局指标转变。这些转变也影响着药品器材检验目的从基于分析的精益求精向基于整体的追求效能的转变，如以基因诊断为前提的药物治疗，就需要建立与基因诊断相匹配的药物选择检测，为患者选择效果最好、副作用最低的药物。

快速发展必然带来更多转变和更多不确定性，不确定性特征给我们的思想观念、生活方式、行为方式带来了巨大冲击，医学高新技术是把双刃剑，可以提高救治能力，又可能被滥用而增加医疗风险；可以提高患者的幸福指数，也可能吞噬患者的养命之钱。药品器材检验面临着一个"重新适应"的问题。

解决这些问题，不能靠零敲碎打、头痛医头式的变革方式来实现，而要通过体系结构性调整来实现。资源和价值在医疗机构中合理定位是有效解决目前面临问题的基础性改革。研究型药品器材检验需要这样的体系结构性调整。

（二）研究型药品器材检验的定义

质量关乎生命，研究型药品器材检验在研究型医院的构建中应运而生。

研究型药品器材检验从质量和风险角度出发，以满足临床诊疗需求为目标，利用先进的技术和设备，研究拓展检测能力，无缝隙、全流程解析原料、研究或生产过程、成品及产品在临床使用中存在的问题，发挥质量把关作用；研究提出规范的要求，开展质量和风险培训，增强全员质量意识，探寻质量规律，增强控制水平，发挥质量预防作用和质量引领作用；参与新技术和新产品设计、生产或研究、标准制订、诊疗使用和检验，发挥质量改进作用；通过形成质量相关报告，使各级管理者及时掌握生产过程中的质量状态，评价和分析质量体系的有效性，做出正确的质量决策，发挥质量信息反馈作用；在自主创新中通过研究型药品器材检验的参与不断催生多学科交叉的高层次人才和高标准的新药品器材，推动临床诊疗水平持续提高，为研究型医院创新转化提供坚强的技术后盾。

（三）研究型药品器材检验的内涵

1．研究型药品器材检验概念形成背景　基于药品器材产业的迅猛发展，新技术、新产品、新材料及多途径来源的药品器材成为推动临床诊疗发展的不竭动力，同时也形成了质量问题的涌现和风险的增加。在现有架构下，无论从观念、思维角度，还是从领域、人员、技术、条件、流程等方面，常规药品器材检验已不能满足研究型医院建设的需要，需要根据职能转变、医学模式转变、干预目标转变、药品器材结构转变等构架新的药品器材检验，一方面针对检验开展研究拓展提升检测能力，属于能力构建，为能干什么；另一方面是研究型药品器材检验在研究型医院的作用发挥，属于功能构建，为该干什么。

2．研究型药品器材检验的特色　研究型药品器材检验工作思路必须基于临床需求研究，针对研究任务，以质量和风险为核心，根据需求工程原理系统化思考解决方案。工作目标是研究型医院创新转化坚强的技术后盾，破解常规使用药品器材、临床新技术、新产品及新用途所存在质量风险问题，需要的不仅是常规检验知识和检验技能积累，还必须具备将临床问题转变为质量研究课题的能力，是临床药品器材使用相关"问题"解决的会聚平台。技术能力建设同时对接国际国内强制性技术规范要求，以临床诊疗需求研究拓展检测能力。目前主要针对第三类医疗技术、医用生物材料及药械支持技术等拓展急需的检测能力。

3. 研究型药品器材检验的职能任务　研究型药品器材检验的工作职能不仅是研究型医院创新转化的技术载体，也是为临床相关研究提供技术服务的公共平台，将质量和风险意识深入临床和科研，打破传统单一纵向的体制格局，构架纵横交叉的矩阵式体制，促进科室之间横向联系与合作，结构生物、生物工程、化学生物、计算生物、磁成像、组织工程等各类综合实验室等相关领域的科学家将一同对风险和质量问题展开多视角全方位的研究，构建协同机制，培养人才、吸引人才、凝聚人才，发挥优秀人才规模效应，从而逐步实现结构合理、学科齐全、队伍一流的研究型药品器材检验学科优势，把优势重点学科作为建设研究型药品器材检验的制高点和着力点，作为医院生存发展的中坚平台和持续引领检测领域技术进步的领头羊。

药品器材检验的工作职能主要是承担医院购置药品器材的质量监测和风险预警任务；承担新技术和新产品检测能力拓展任务；承担医院"问题"药品器材的质量界定和探索性检验研究任务；为研究型医院从事药品器材研究提供质量设计、标准制订、过程控制及相关检测等技术服务；承担研究型医院药品器材相关大数据库建立及数据挖掘研究任务；承担研究型医院质量体系建设研究和质量相关技术培训。

4. 科学合理的药品器材检验的内涵分析

药品器材检验的定义包括六个方面。

取向：为临床需求服务，而不是简单的利益；目的：推动临床诊疗水平持续提高。

手段：围绕临床需求，研究药品器材与风险和质量有关的问题。

关键：培养具有临床经验的、多交叉学科背景的检验类高层次科研人才。

动力：自主创新和原始创新。

标志：具有高水平的满足临床需求的药品器材可转化成果。

上述定义是站在时代的前沿，以负责任的精神，担当起历史的重任，为解决"看病难、看病贵"服务，根据科学检验理论、系统理论和需求工程理论，改变思维、改变关系、改变目标，提出研究型药品器材检验的概念。

科学合理的药品器材检验，是顺应医药卫生发展的需求，以人为本，以临床为中心，以质量和风险问题为依据，创造性地依靠一切可用的资源，通过研究快速转化医疗成果为临床前进的动力，面对困境和问题，突出临床是实践的阵地，批判性思维护航创造性思维，使创新在正确的轨道上快速高效运行，避免片面或偏激，检验临床标准（诊疗标准关联产品标准）的适用性，构建优化形成精确、精准、精细、个性化的诊疗体系，将药品器材的质量内涵从产品本身扩展到使用前提、适用病症、使用时机、使用剂量、使用周期及使用目标等系统要素，将药品器材、研究人员、临床医师、临床检验师、护士和患者形成一体化，形成药品器材相关信息库，依据科学检验的内涵，通过怀疑研究（或观察）结果的正确性、指责所预设的初始条件和边界条件的集合有问题从而维护受检理论、修改辅助假说来维护受检理论或承认受检理论被研究观察结果所证伪等步骤，确保药品器材效能的恰当发挥，优选出恰当的选择，推广形成有效的规模化效应，解决看病难、看病贵的问题，使我国医药卫生事业实现跨越式发展。

研究型药品器材检验突破医院传统药品器材检验思想的禁锢，确立发展的高层次、宽视野、大胸怀，把所有与药品器材相关人员的思想和意志都汇集在内涵质量建设上，将新的产品（药品器材）、创新的科学技术和研究型人才同列为研究型医院的三驾马车，着力提升针对药品器材的风险意识，提高质量保障水平、服务临床质量和科技创新能力，从根本上提高综合服务水平。

研究型药品器材检验的目标不仅是合格，更应该是满足患者的需要。需要针对检验的目的、目标、对象、价值、范围、限度、划界、方法、预设、信念等系统思考，临床需求是研究型药品器材检验推动的原动力，临床问题是检验的核心，避免盲目无效率的泛泛检验。

研究型药品器材检验不同于目前临床医院的药品器材检验。

目前临床医院的药品器材检验是基于经可靠研究批准上市药品器材检验，判定标准是产品的质量标准（标准是基于 GMP 条件下生产建立），属于符合性检验。

科学合理的药品器材检验是在研究型医院背景下的药品器材检验，研究型医院不仅是上市药品器材的使用者，更是未上市新药品器材的验证者和新药品器材的发明者，不仅是产品的质量标准的使用者，更是已有产品质量标准的拓展者和新药品器材质量标准的创建者，研究型医院处在新药品器材的前沿阵地。在现有架构下，无论从观念、思维角度，还是从领域、人员、技术、条件、流程等方面，药品器材检验已不能满足研究型医院建设的需要，需要根据职能转变、医学模式转变、干预目标转变、药品器材结构转变等构架新的药品器材检验，即研究型药品器材检验。

宗旨：研究型药品器材检验的提出，基于创新，致力于打破仅依赖产品标准进行符合检验的局面，在临床实践中发现问题（药物与临床、结局与不良反应、毒性问题和疗效问题），将问题转化为研究课题，通过研究新问题，探索新思路、摸索新方法，在遵循现代生物医学、新型材料学和分析学基本原理的基础上，大胆尝试新的更加行之有效的技术疗法、经验流程，将行之有效的成果推广到全行业，形成该项技术的行业标准乃至世界标准。

目标：创建研究型药品器材检验是解决新技术、新产品及新用途存在的不确定性问题的最重要举措。就是要推动临床医疗与基础研究的有机结合，以科研为导向，为"会看病、能治病、治难病"提供质量保障为根本目的，使日新月异的基础生物医学研究成果、新型材料和新技术转化为改善人类健康的治疗措施和策略。

手段：打破基础医学与药物研发、临床及公共卫生之间的固有屏障，在其间建立起直接关联。从实验室到病床，把基础研究获得的知识成果快速转化为临床和公共卫生方面的防治新方法，通过多学科交叉全程提供有关风险和质量保障研究，为开发新药品、研究新的治疗方法开辟出一条具有革命性意义的新途径。

人才：传统型医院需要的是能依据标准进行产品检验的检验员，研究型医院由于其自身定位是以破解临床新技术、新产品及新用途所存在质量风险问题，需要的不仅是常规检验知识和检验技能积累，还必须具备将临床问题转变为质量研究课题的能力，确定什么样的人适合从事跨学科工作、如何处理不同学科之间的关系（方法、标准等）、什么样的组织结构适合跨学科研究等重要问题，培养选拔一批在医疗、药品、器械、材料和科研上都有建树的复合型跨界研究人才。

学科：突出研究型药品器材检验的跨界性质，为促进学科的交叉，专门组织了学科交叉专家委员会，整合相关学科，以临床为依托，打破传统单一纵向的体制格局，构架纵横交叉的矩阵式体制，促进科室之间横向联系与合作，结构生物、生物工程、化学生物、计算生物、磁成像、组织工程等各类综合实验室等相关领域的科学家将一同对风险和质量问题展开多视角全方位的研究，构建协同机制，培养人才、吸引人才、凝聚人才，发挥优秀人才规模效应，从而逐步实现结构合理、学科齐全、队伍一流的研究型药品器材检验学科优势，把优势重点学科作为建设研究型药品器材检验的制高点和着力点，作为医院生存发展的中坚平台和持续引领本领域技术进步的领头羊，实现优势重点学科主导的团队跨越式发展。

机制：建设研究型药品器材检验离不开转化与创新的左翼驱动，更离不开人才与学科的右翼支撑。人才培养和学科建设是医院全面建设的关键要素，二者相辅相成、相互促进，没有学科交叉融合的人才队伍，学科很难发展，没有好的学科环境人才则很难成长。学科建设水平高则人才培养层次高，人才培养水平高学科建设层次也会随之提高。

（四）研究型药品器材检验的主要任务

研究型药品器材检验系统思考"价值取向、视野、关系、工具和目标"，从风险和质量出发，以临床为中心，基于风险来源以减少不确定性为线索，围绕安全有效、稳定可控的质量目标，拓展视野，瞄准医学创新研究与医院创新管理的有机结合，在转化医学、循证医学和探讨检验能力建设"技术轨道"等重点领域，跨界思考，理、工、农、医、制造、机械、材料等多种学科相互渗透汇集，构筑强强联合、多方合作的创新机制，营造一个全新的科技协作舞台，开展原始性、创造性的科学活动，引领科学发展的最前沿，适应新技术革命需求，形成主要任务框架，开展创新性研究或检验。主要包括：

针对临床广泛使用且存在多来源途径的药品器材开展评价性检验，优选质优来源品种；如多厂家、多基地等。

针对存在多形态的药品器材开展评价性检验，优选质优来源品种；如多晶型、异构体、多级结构、纳米尺度等。

针对不良反应较多的品种结合临床开展系统性评价检验，明晰不良反应的系统性原因和偶然性因素，确定质量和风险边界；如人群敏感性、时机、剂量、速度等。

针对掺假或制假的检验研究。

针对临床经验方规范医疗机构制剂质量研究。

针对高危疾病用药械开展再评价研究。

针对疾病阶段用药械开展再评价研究。

针对干预目标结局开展药械再评价研究。

针对康复保健类产品开展评价研究。

针对需长期用药品种结合临床结局开展药械质量跟踪检验。

针对老旧品种利用新技术开展质量提升检验。

针对新上市品种开展与临床相关的跟踪检验，完善质量控制内容。

针对第三类医疗技术与临床结合开展风险和质量控制研究。

针对新医用材料开展质量相关检验研究。

生物医用材料是当代科学技术中涉及学科最为广泛的多学科交叉领域，涉及材料、生物和医学等相关学科，是现代医学两大支柱——生物技术和生物医学工程的重要基础。生物医学材料的应用虽已取得极大成功，但是，长期临床应用亦暴露出不少的问题，突出表现在功能性、免疫性、服役寿命等不能很好地满足临床应用的要求。深入研究生物材料的表面／界面，发展表面改性技术及表面改性植入器械，是现阶段改进和提高传统材料的主要途径，也是发展新一代生物医用材料的基础。

针对新工具在检测领域应用的研究。

针对新理念在检测领域应用的研究。

针对新领域建立新标准。

针对医疗设备全程质量安全监管模式开展研究。

如我国医疗设备管理的法规制度、体制机制、市场准入办法、临床管理规定等政策问题；医疗设备安全风险评估、预测预报、检查监督、不良事件监测报告、事故应急处置通报，以及问责制、封存制、召回制等重难点问题；以及影响和制约医院医疗设备高效高质运行、信息化建设要求、学科技术发展、人才队伍建设等现实问题。

针对医疗设备临床准入标准、技术操作规范、质量检测开展研究。

医疗设备和器械耗材已成为医疗质量管理、医疗风险防范和医疗成本控制的重要一环。落实规范化管理、使用和保障，除了需要前边所说的法规依据外，还需要研究制订大量的技术标准、规范和指南，实现医疗设备质量安全，促进和保障医院医疗诊治的安全有效。

开展医疗设备质量控制和医疗器械不良事件监测的教育培训研究。

要在医疗设备检验工作的培训标准、考核标准、培训模式等方面多做工作，在人员准入制度、考试题库研发、教材教具、教学大纲上下功夫，谋划建立医学工程保障人员的"三基"培训基地和资格认证授权方面有所突破、有所作为。

针对医院医疗设备检验方面的大数据开展收集、整理、分析和挖掘研究。

可以加大信息和数据共享平台建设，全面收集医院医疗设备质量控制及检测数据，对医疗设备实施精细化管理和保障，在确保医疗设备安全运行的同时，探索成本与效益的最佳平衡，为医院医疗质量的管理、评价和决策提供依据。

针对医疗设备检验、安全管理和临床评价开展循证医学研究。

根据医疗模式"以疾病为中心"向"以病人为中心"的转变，利用医疗设备检验技术手段，拓展循证医学的新思路和新方法，全面评价医疗设备临床安全和应用质量，促进医学、工程和管理的结合，形成多学科协同服务于临床、造福于病人的良好局面。

针对军事医学计量保障需求开展生物效应测试与评价研究。

如高新技术武器作业环境电磁、电离和次声对部队官兵健康影响的生物效应计量测试与评估；辐射防护装备防护效能的计量测试与评价；卫生装备复杂环境下（电磁、电离、高原、高寒、高湿等）保障效能的评价，以及临床使用风险的分析、识别与控制等，产生新理论、新技术、新方案、新标准。

针对临床医疗设备应用质量检验检测的重点工作内容和要求开展医疗设备检验技术研究。如研究制订新型医疗设备的质量检测技术，起草检测方法规范、临床标准操作规程；研制开发医疗设备检测标准装置和医用标准物质；建立医学计量校准与溯源技术体系，形成完整规范的质量标准、检测规范、技术指标和工作方案。

三、能力建设

随着科学技术和医药产业的快速发展，药品器材检验面临着新的变革，我们必须不断深化研究，坚持以人为本、服务临床、科技创新、开放融合的原则，加强检验基础能力建设，建立研究型药品器材检验人才队伍和条件平台；加强检验技术能力建设，建立创新型药品器材检验管理、风险控制和质量管理机制；加强检验创新能力建设，建立产学研、医药技融合发展机制，逐步实现由"单纯技能型"检验向"创新研究型"检验的变革，推动药品器材检验技术快速提升，促进药品器材和临床医疗的快速发展，全面满足人民群众健康用药用械安全有效需求。

（一）加快以人才队伍和条件平台为核心的基础能力建设

人才和平台建设是研究型医院药品检验能力建设的重要标志。

1. 做好人才队伍建设 人才是发展的第一资源，决定核心竞争力，是研究型检验的第一要素。良好的人才培养机制是开展研究型药品器材检验的关键。要坚持一手抓检验工作发展，一手抓人才队伍建设。药品器材检验人才是多学科交叉的人才，需要具备多领域知识的综合素质，既要具备坚实的基础医学、药学、工学知识，又要具备扎实的专业技能。我们必须要制定和完善尊重人才、吸引人才、培养和储备人才、激励人才和用好人才的制度，营造真抓实干、人才辈出、风清气正的良好环境，把各类人才团结凝聚到药品器材检验工作上来。

根据研究型药品器材检验学科特色，建设合理的学科梯队结构，在药品和医疗器械两个学科方向上，通过培养引进大师级学科带头人，带动学科发展和队伍建设。例如，南京大学为了加强分子医学学科的建设，从美国哈佛大学引进一名学科带头人，该学科目前始终站在世界前沿。及时建立学科带头人培养机制，通过确立培养目标，明确培养模式，建立激励制度等，尽快培养出在国内外质量标准、检验检测、安全评价等领域发挥主导作用、引领发展方向的科学家或学科领军人物。通过检验与科研实践加快培养年轻的学术技术带头人、后备带头人和专业技术骨干，逐步建立一支相对稳定、更加专业、在实践研究与理论研究领域均有良好基础的人才队伍。必须加强自主创新团队建设，随着科学技术不断发展，多学科专业交叉群集，多领域技术融合集成的特征日益凸显，靠单打独斗很难有大的作为，必须依靠团队力量集智攻关。同时把药品器材检验人才优势转化为学科建设优势，全面促进药品器材检验领域技术能力与科研水平不断提高。

2. 加快平台条件建设 研究型药品器材检验平台是做好药品器材检验的依托，要培养出一流的人才，取得一流科研成果，必须要有一流的条件平台。必须站在研究型药品器材检验事业发展的高度，强调系统思维和整体观念，进一步增强全国研究型药品器材检验系统发展的整体性、一致性和协调性。推动优质资源整合，搭建好系统工作、技术交流、科研协作、现代信息和文化建设等平台，强化区域、院际协作配合，为全面提高各级检验能力水平，为全面、深入和充分发挥技术支撑奠定基础。

以药品器材各专业特点为基础，严格按照实验室设置技术规范及条件要求，建设一批学科齐全、学术特色各异的重点实验室，全面提升检验条件。全面加强实验室管理，开展及时、有效的实验室间能力验证和实验室比对工作，特别是要加强与国际先进实验室的合作；确保检验用仪器设备的技术参数和指标设置合理，确保实验用试剂耗材的质量安全可靠，确保检验人员技术操作规范，准确无误。加强与高校联合，办好高校教学与实习基地，参与相关学科的教学计划制订，在相关学科的学生培养教学过程中承担更具体的教学与实习指导任务，可以参照临床医学等专业，逐步加大药品和医疗器械检验检测相关专业的实践教学。

坚持用现代信息技术改造和提升检验工作。充分发挥信息技术在管理，特别是在业务管理和运行中的主导作用，为确保检验过程及结果的准确可靠等提供技术保障。积极建设覆盖全国的网络体系和综合管理系统平台，努力开创药检器材检验数字化新时代。加快融入全国药品与医疗器械电子信息监管平台，实现医院药品器材检验信息与院外生产经营企业诚信记录、安全监管和不良事件监测的信息资源共享。

3．**凝炼特色学科方向** 学科方向是学科建设的基础，研究型药品器材检验学科建设必须根据医药产业科技发展和临床医疗需求，结合各研究型医院药品器材检验基础，确立学科发展的重点方向，并以此为基础形成学科特色，持续加强建设，成体系成规模发展。同时，根据研究型医院建设发展和药品器材技术变化，不断寻找新的发展方向，努力创新发展，保障药材检验学科始终充满生机，不断地为保障临床安全保驾护航。

研究型药品器材检验学科是在现代物理检测、理化分析、微生物检验和毒理学等学科基础上，集各种现代测试仪器设备和新技术、新方法于一体，融合多学科理论、方法和技术的交叉与应用学科。根据国家现有的学科设置，可以选择化学二级学科分析化学；生物学二级学科微生物学、生物化学与分子生物学；仪器科学与技术二级学科精密仪器及机械；药学二级学科药物化学、药剂学、药物分析学、微生物与生化药学、药理学；中药学（一级学科）；保健食品二级学科毒理学等作为发展方向。条件成熟后，还可以在学科目录以外，自行设置相关二级学科，例如，可以在中药学以下设置中药鉴定、中药炮制等二级学科。各研究型医院可以根据各自在不同专业所拥有的人才优势或技术优势，结合研究型药品器材检验学科主体，设立2~3个研究方向，形成学科群优势。同时选择一到两个方向作为药品器材检验工作定向培养人才的重点学科，在人、财、物资源的投入上给予重点扶持，建立系统的培养体系，促进药品器材检验学科快速发展。

（二）加快管理风险质量一体化的技术能力体系建设

研究型药品器材检验必须有效解决用药用械各类安全问题，消除不同安全风险，才能实现服务于临床诊疗安全，服务于人民群众健康的宗旨。通过建立系统化的技术管理机制、差异化的风险管理机制、科学化的质量控制机制，对药品器材全寿命、全过程、全要素实施检验，全面持续降低药品器材风险，有力保证临床诊疗安全。

1．**建立系统化的技术管理工作机制，强化风险意识和质量意识** 研究型药品器材检验必须贯穿于药品器材采购、储存、使用、报废等整个过程，涵盖医护人员和受众群体的全要素，每个环节都是药品风险与质量管理的相关责任人。必须通过建立技术型管理机制，包括日常检验管理和应急检验管理等不断提升科学化管理水平。研究型药品器材检验技术管理巩固工作是一项综合性工作，仅靠专业力量只是完成技术层面的保障工作，大量的经常性的工作需要靠完善的制度来调动和发挥各级机关及全体医务人员的积极性，共同参与，共同落实，形成全方位、多层面、多环节的监管网络，才能确保各项工作落到实处。

建立技术管理组织和制度体系。成立药品器材风险和质量管理领导小组，调动临床医师、药师、技师和药品不良反应、医疗器械不良事件监测人员在内的各级、各类医务人员的积极性和主动性，重视药品器材风险管理，制订实施计划，在人财物等方面给予大力支持。加大宣传教育力度，使全体医务人员认识到药品器材风险管理在研究型医院管理中的重要作用，明确风险管理是保障用药用械安全、提高合理用药、降低用药风险的重要措施。通过完善各类制度，补充、修订现有操作规程和管理制度，加强监督检查，提升研究型药品器材检验工作效能。例如，采购环节，要充分考虑药品本身安全性和生产厂家技术实力，甚至要关注到配送企业的资质和管理水平，从源头上保证进入医院的药品器材有着相对良好的质量和安全性。

建立药品器材应急检验机制。药品质量突发性事件的应急检验是一项实践性很强的系统工程，针对应急事件具有不可预见性，紧迫性和复杂性，应提高应急检验能力，常态化应对特殊事件，最大限度减少其带来的不良后果。如2014年3月某医院接收一名患者不明原因呼吸困难，经调查长时间服用一种中药制剂，停药后即出现该症状，为了找出发病原因，给患者提供最佳治疗方案，医院委托某药品检验所对患者之前服用的一种中药制剂进行检验，药检所迅速进行非法添加、急性毒性等一系列应急检验，1小时后检测出该药非法添加大量激素地塞米松，这一发现为临床开展治疗提供了宝贵的信息，最终制订了有效治疗方案。

应从以下几个方面建设应急检验能力：一是组建多学科专家组，包括生产、医疗、药品检验、临床医学等各专业的学者，在突发事件发生时，首先组织专家进行有目的、有重点的分析各环节可能原因，再有针对性查找原因；二是在本机构内组建检验小分队，主要是技术过硬，涉及药理、药分、药剂等不同药学和医疗器械专业人才，根据专家组分析的原因，从药学的角度查找，并用实验验证问题所在；三是加强对应急人员的组织培训，使其熟悉药品安全应急处置机制，提高应急人员的政策水平和药品安全事故的预测能力；四是定期组织应急药品检验的演练，可以在自己单位内部或是与其他单位联合演练，只有平时的积累中才能在突发事件案中体现出专业性强，训练有素的应急检验能力；五是积极进行检验能力的储备，应急的检验能力必须是建立在常规检验的基础上，又高于常规检验，必须具备熟练操作多种仪器的本领；六是观念的转变，常规检验是在正常状态下的无因检验，而应急检验是在非正常状态下的有因检验，两者使用的检验标准相同，但实施的思路截然不同，需要在思维方式上进行创新。

2. 建立差异化的风险管理工作机制，全面持续降低药品器材风险　风险管理是药品器材管理的基础和核心，在开展应用质量管理前，运用风险管理理论对药品器材进行安全风险分析，定期进行安全监测和建档，制订相应的管理措施，保证药品器材安全性事件信息的识别、报告、分析、评价工作的顺利实施，并积极配合有关部门的药品安全风险干预措施，才能保证药品器材应用的安全有效，降低药品器材的使用风险。风险管理的重点是风险识别、风险评估和风险控制等。

建立研究型药品器材检验的风险识别机制。通过收集和分析药品器材使用过程中的相关数据，尽快明确地判断药品器材风险信号。例如在药品方面，根据形成药品质量的过程，研究总结药品缺陷风险、供应风险和用药风险分析方法；根据药品风险可预测性，研究总结已知风险、可预测风险和不可预测风险分析方法；根据药品风险管理，研究总结可管理风险和不可管理风险分析方法；根据承担药品风险后果的主体，研究政府风险、个体风险、研制机构风险、生产企业风险、供应企业风险、使用机构风险和保险公司风险分析方法等，提高不同全体抗风险的承受能力。定期对药品风险进行识别、分析、评价，制订药品风险防范控制措施，达到减少药品危害，降低风险的目的。一般每半年进行一次药品危害识别和风险评价。此外，要加强医院研发生产的自制制剂的风险分析。通过临床应用过程中的反馈及时进行风险分析。重视对高风险注射剂安全性评价。加强对外购药品中高危药品的风险分析。参考ISMP公布的高危药品目录，并结合医院药品临床不良反应、差错回顾性分析，开展高危药品风险分析。

建立研究型药品器材检验的风险评估机制。对已识别出的明显的或潜在的风险因素做进一步分析，以评估这些风险因素造成损失的可能性大小和损失程度，判断风险可接受程度，评估结果被作为制订风险防范控制措施的重要依据，从而将损失降至最低。比如在医疗器械方面，必须进行仪器设备使用前风险分析防范，医疗设备器械使用人员和工程技术人员在设备器械使用前，应该深入了解、详细分析使用中可能出现的各种安全风险问题。参照设备器械使用说明中的各种警示内容，在具体的机房设计、设备安装、防护设施以及配套条件上加以考虑，落实风险防范措施。风险因素如放射线、高频电离辐射、高磁场；多台设备连接或联合使用危害及干扰，电气安全性能对人体可能造成的危害；使用环境湿度、温度、有害气体有毒气体、易爆物质对设备的危害；生命支持设备可靠性风险、残弱知觉反应病人对危害反应迟钝因素、操作失误及无关人员操作产生的影响与隐患及其他未考虑到的复杂风险。

建立研究型药品器材检验的风险控制机制。对产生的风险因素进行有效控制的过程。如采取一些减轻风险、预防风险、回避风险、转移风险和接受风险的措施。风险控制机制主要通过开展药物不良反应和医疗器械不良事件监测进行，在做好国家相关规定的同时，一是建立临床与药学、医工部门信息互通及反馈机制，通过信息系统，一线临床医生对药品医疗器械存在问题、使用需求、发生不良反应情况、用药个体差异情况、差错回顾性分析等内容及时反馈至药学、医工部门，由专人定期整理组织专家研究解决方案，对较难攻克技术问题，可联合科研单位、药品医疗器械检验机构、生产企业等共同攻关。二是各级风险实行分级管理机制，针对高危药品管理，建立完善的管理制度，包括储藏、发放等。

3. 建立科学化的质量控制工作机制，有效保障临床用药用械质量 研究型药品器材检验是在研究型医院建设基础上开展的，药品器材质量必须纳入医疗质量管理范畴，切实增强做好药品器材质量安全检测工作的主动性和自觉性，才能有效确保药品器材质量。

针对药品医疗器械研发与检验等技术实验室，应加强国际化质量管理体系建设，使专业研发与检验等技术通过建立完善质量管理体系，形成全闭环的科学规范管理模式，使质量管理由单纯数量型向综合体系型转变，由粗放式管理向精细化管理转变，由终末质量管理向全过程质量管理转变。最终确保药品与医疗器械研发、生产、转化、检验数据准确可靠，保证患者用药用械安全。检验实验室必须有效运行"实验室质量管理体系"，建立相应的管理体系文件，以保证检测质量和提供优质服务。依据《药品管理法》《计量法》及其《实施细则》，各级药检实验室均应制订各自的质量管理方针和目标，制订符合各自体系的《质量手册》，申请获得国家实验室认可。建立以负责人为第一责任人的实验室全面管理责任制，推进以效率为核心的检验时限管理，探索以准确可靠为核心的实验用仪器设备状态管理，加强以建立怀疑及纠错机制为核心的质控管理，不断提高实验室科学化管理水平。

药品器材质量控制主要做好三个方面的工作：一是采购，它是质量控制的首要内容，环节多，任务重，包括临床需求评估、计划制订、选型论证、招标采购、安装验收等过程。医院应组织临床需求和设备技术性能的符合性评定，还应充分考虑保障医疗设备质量控制工作所需的检测设备、人员培训、技术资料等。验收时，除常规检查外，还应对技术性能、参数指标进行检定、检测，并做好记录并归档。二是操作，用涉及制度和规范、标准等多方面的问题，需要管理部门和行业学会共同努力，制订从业人员准入、操作规范、标准，纳入医疗护理操作常规。医疗设备使用人员应经过设备性能、操作技术和维护保养等知识培训，经考核合格后，方能操作。医院应当定期对医疗设备进行检定、检测，严禁使用未经检定、检测或检定、检测不合格的医疗设备。同时，医院还应推行医疗设备用前检查制度，由使用人员依据操作说明书、通用程序或技术规范检查医疗设备运行的环境条件、附件、耗材或系统的配置情况，开机进行功能验证或完成设备的自检，证实设备是否处于良好的技术状态。三是保障，药品器材检验职能发挥的好坏直接影响到药品使用和医疗器材运行效率、关系到医院的医疗质量和经济效益。应进一步挖掘现有潜力，使其成为医院质量管理和临床服务的重要保障力量。在完善药品器材评价指标体系、管理制度建设、质量管理和检测标准以及保障信息化建设基础上，建立事故预防、检测监管、诊疗质量控制为一体的质量控制管理模式，药品器材质量控制的长效机制，保证医疗诊治安全。

（三）加快产学研、医药技融合发展的创新能力建设

药品器材检验是关系人民群众健康安全的关键领域，仅仅就检验而检验，无法满足临床医学需要，必须不断深入研究，创新发展。研究型药品器材检验要以向以"病人"为中心检验和"创新研究型"检验转变为契机，结合国家创新体系建设的要求，加快构建产学研一体、医药技融合的开放式药品器材检验模式，不断掌握核心技术、突破关键技术、研究前沿技术，从标准、产品、技术等方面，逐步提升药品器材检验、药品器材自身技术、标准和产品的提升，推动临床医学的快速发展。

切实打破学科专业壁垒和单位条块分割，积极探索研究型药品器材资源统管共用办法，打造学科交叉、信息融合、优势互补、流动竞争的创新体系，加强国内外的大协作，在规划计划上有机衔接，在工作机制上相互协调，在研发活动上紧密结合，使科研攻关由单向模式向复合模式转变、由分散自发向集中统一转变、由低层合作向高端合作转变，形成优势互补、强强联合、风险共担、利益共享、发展共赢的研究型药品器材检验发展模式。

1. **研究型药品器材检验促进标准规范研制** 研究制订新的检验标准。要瞄准和适时跟踪生命科学和科技发展进步带来的新产品、新技术和新方法，积极开展创新药物和医疗器械质量标准、标准物质、质量评价技术和安全性评价研究，加强对国际、国内和军内相关法规、政策及标准的研究，通过学习和借鉴，不断充实和完善医院医疗设备检验工作相关政策制度，特别对国际上先进的检定检测标准和方法，要加快消化吸收进程，尽早研发出与国际同步的标准，填补国家药品器材工作的空白。

做好老标准提高。以制剂标准提高为例，由于医院制剂的特殊性，国家标准收载的品种很少，标准的内容项目不易，处方检验方法各异且大都沿用几十年，几乎没有修订和改进，有些制剂的质量标准和检验商法上还有许多不妥之处，药品检验醒目和方法有明显的增多和改进，检验标准要求越来越高，广泛搜集资料，寻找制剂标准中的不足，利用新药典和制剂注册，结合各制剂的具体特点，修改和修订出既能反映出现代生产和分析检验先进水平且实可用的制剂标准，增加仪器分析的比重，加强相关物质检查、稳定性研究等，全面完整地控制制剂质量，不断提升制剂标准新进行、科学性与可操作性。

完善现有标准体系。近几年，在中药中违法添加化学药物或是以质劣药效成分替代优质的药效成分等隐蔽手段获取暴利，按照国家药品标准检验却无法发现，给检验者提出了挑战。同时，在药品评价抽验、药品标准起草及复核、药品医疗器械标准提高行动计划等，不仅要按质量标准检验，同时要还完成标准外研究，以使药品标准更加安全、有效、可控。通过对质量标准全面而深入的研究，一方面提高质量标准，另一方面提升科研创新能力。以检验为依托，提高科研水平，使科研为检验服务，使检验结果更科学，最终保证临床医疗用药用械安全有效。

做好临床准入和优效性标准制订。规范化管理、使用和保障除需要法规依据外，还需要大量的技术标准、规范和指南，国内在这方面是空白，致力于相关标准、规范和指南的研究和制订，推出自己的过硬知识产品，逐步树立权威性，创出品牌。同时，可根据掌握的大数据，对药品器材的有效性进行评估。例如，通过临床需求、功能验证、工程验收、维修、计量和市场反馈信息对其进行修正和维护，进而建立和完善医院医疗设备准入标准。通过采购环节的质量

控制，可使选型论证的决策信息更丰富、更可信、更科学，减少失误，从而有效降低医院运营成本、提高竞争力。

2. 研究型药品器材检验提升药品器材产品技术进步 在检验学科之间相互渗透时，研究型药品器材检验可为药物、医疗器械研发进程和药品器材检验产品技术做贡献。如，药理学的许多检测指标是通过生化技术的应用来实现的；中药中活性成分的分离促进了化药先导化合物的获得及其结构修饰后新药的诞生，中药复杂成分的分析推动了化学理论的发展和仪器设备的更新改进。

建立与院校、科研院所联合攻关机制，紧跟临床需求，研制适合于本单位学科特色的医疗机构制剂、新技术、新医疗器械，如解放军302医院作为肝病专科医院，研制复方茵陈注射液针对肝病治疗取得较好效果。

建立与药品、医疗器械生产企业合作机制。构建"临床问题－实验研究－临床治疗"循环新机制，形成医药结合、医工结合，研究与转化相配套的科技创新模式促进研究型医院成为疑难危重病症的诊疗基地、高新药物设备的研发基地、先进医疗技术的创新基地和医学科技信息的交流基地。使更多医疗资源投入生物医学科技创新及临床应用转化，持续催生疾病诊治的新知识新理念、新技术新业务和新药物新器械。

3. 研究型药品器材检验促进临床医学发展 在自身基础上，通过与药品检验机构建立协作机制，不断促进临床水平提升。例如，对新技术治疗如细胞治疗、基因治疗、分子治疗、免疫治疗开展质量安全标准研究，所采用新技术治疗符合国家相关标准，无安全风险。卢世璧院士、付小兵院士联合牵头成立再生医学中心，将干细胞基础研究与烧伤、糖尿病、风湿病、冠心病等治疗紧密结合，已成功破解皮肤汗腺再生这一医学难题。依托药品医疗器械检验机构，对药品、医疗器械风险管理进行研究，建立切实有效的安全风险管理体系，在个体差异用药风险分析时，通过基因检测技术，识别个体用药差异性，指导临床用药，降低用药风险。对于毒性较大的治疗肿瘤药物，治疗剂量与中毒剂量差异小的药物，通过研究分析，降低个体差异风险。此外，对于部分医院制剂检验室不具备检验能力的，与药检机构建立合作方式，进行每批全项质量安全检验，有效提升临床治疗水平。

第十五章

后　勤

人文 · 科技 · 生态

第一节　研究型医院后勤服务

　　研究型医院超前的发展理念，鲜明的时代特点和内涵特质，在后勤服务领域产生了新的需求，为后勤服务提供了新的环境与条件，对后勤发展有着广泛而深刻的影响。研究型医院后勤服务，是指按照研究型医院的全新需求从基础设施、经费、物资、衣食住行等方面，对以医疗为中心的各项工作和工休人员提供服务保障的业务活动。对研究型医院后勤作如此定义，主要有两个方面的含义：第一，研究型后勤在本质上仍然是一种服务活动，这种服务活动与其他后勤服务活动一样，主要是从基础设施、经费物资、安全稳定以及衣食住行等方面提供服务；第二，研究型医院后勤的服务对象虽然没有变化，但是研究型医院建设发展的模式发生了深刻变革，对后勤服务提出了更多层面、更高品质、更加多元的需求，推动后勤服务模式也应发生转型。

　　研究型医院后勤服务与传统后勤服务相比，既有相同之处，也有区别。两者均是服务活动，但研究型医院后勤服务有着更丰富的时代内涵。

一、后勤服务理念人文化

　　研究型医院是由患者及其家属、医护人员和管理人员等组成的全天候运营的一个社会小环境，它不仅是"人体修理厂"，更是"生命的加油站"，为人类的生命质量提供更好帮助是它的根本职能。研究型医院后勤服务理念的基本价值取向就是人文化，它包含两方面内容：一是围绕患者着力，化解诊疗的不适感。医院之于患者，既象征着希望，也在某种程度上是冰冷的代名词。研究型医院后勤服务理念的人文化，就是针对患者心理紧张、恐惧、家属精力疲惫，医院人多嘈杂的现实，重点化解患者对医院的"怕""烦""难"，让方便人、温暖人、愉悦人等服务理念渗透到医院硬件设施、生活服务等要素的每个细节，体现在就医流程的每一个环节，实现感观的赏心悦目、就医的方便流畅、生活的舒适温暖。二是围绕临床着力，化解工作不便感。现代医学已经从生物医学模式向生物、心理、社会医学模式演变。医学专业分科细，多学科综合性强，医疗技术设备更加先进和数字化，治疗模式更强调综合治疗，这就要求从社会、建筑、环境、设备等多方面为患者创造良好的人性化整体医学环境，在医疗、教学、休养等工作平台建设上，统筹今天需求与明天需求、功能需求与美观需求的关系，最大化为医院建设发展提供保障，最大化满足工休人员的需求。

二、后勤服务模式市场化

　　研究型医院的发展动力和发展方向均来自于人类对健康、对生活品质的追求，这也是市场的需求。从某种意义上说，市场是研究型医院发展的杠杆。后勤服务是研究型医院建设的基础、发展的动力，在医院发展建设中主动按照市场经济规则促进医院要素发展，让市场真正成为配置、融合后勤服务资源的重要力量，让那些有技术、有实力的企业真正成为推动融合发展的微观主体。一是依靠市场，打破"大而全""小而全"的医院办社会传统格局，转化医院市场需求优势，吸引地方企事业单位在医院投资设点，达到提升服务保障能力的目的。二是运用市场，少花钱多办事。后勤各要素在满足对临床、工休人员服务保障的基础上，扩大对外经营，摊薄服务成本，破解资金短缺等难题。三是利用市场，提升效费比。应当充分运用市场成果，避免重复建设和投资，以免造成浪费。

三、后勤服务手段数字化

数字化是研究型医院的一个重要特征，也是运营的重要支撑。后勤服务作为研究型医院的组成部分，应该围绕数据运用而运作，其服务决策、服务实施和服务效益，通过大数据、云计算和移动网络新平台实现对信息更深、更智慧的运用，由此变革后勤服务实施模式。一是需求实时感知。依托有线终端、无线通信系统和移动用户设备，构建纵向联通临床病房、门诊科室、公共服务区域，横向链接衣食住行、水电气暖、警勤等服务要素的网络架构，确保临床和工休人员的需求一键直达、服务保障单元任务种类、时间、配送地点一屏尽揽，需求实时直观感知。二是资源可视可控。在资产核查的基础上，依托仓库综合管理信息系统和各专业信息系统，集成人员、装备、物资设施数据，建立后勤全资产数据库，达到消耗、库存数据自动生成、实时查阅，物资存储流向智能定位、精确查找。三是配送可查可溯。运用跟踪定位系统，主动有效控制服务资源的流向和流量，实现"人员流""装备流""现金流""物资流"的全程跟踪追查，使各类物资"物畅其流"。

第二节 研究型医院基础设施建设

对于如何建设医院，以什么理念引导医院基础设施建设，为医疗、教学、科研等各项工作提供基础设施保障，一直是医院管理者及行业专家长期以来不断研究和探索的重大课题。研究型医院的提出，是现代医院管理理论的一次重大创新，将极大地促进我国医疗卫生事业快速发展。其中，医院基础设施建设也必须去适应研究型医院的更高要求，在建设理念、建设标准、管理流程、运行保障、评估体系等各方面进行更深层次的研究、探索和实践。

一、基本要求

医院基础设施建设是一项长期复杂的系统工程，为了达到研究型医院的基本要求，必须始终把当前建设与长远规划、快速发展与保证质量、扩展规模与打牢基础、重点建设与全面发展有机地结合起来。结合医疗、科研、教学的长远规划，在医院管理、医疗技术、信息系统、医疗装备等诸多方面反复研究和论证，制订基础设施建设的长远规划。当前建设遵循基础设施长远规划建设和实施，有步骤、分阶段地推进和逐步完善基础设施建设，在建设中重点解决好快速发展和保证质量的关系。确保弱的变强，强的更强。

（一）弹性

在许多情况下，医院最初的建设仅仅是为了满足当时的工作负荷和工作方法，没有考虑到未来的发展。因此，医院建筑设计中缺乏灵活性，难以满足日后不断变化的需求。目前，中国是世界上人口寿命增加第三多的国家，这造成中国人口的迅速老龄化，而且预计这一老龄化趋势将持续下去。特别是糖尿病、冠心病等生活方式疾病的大幅度增加，以及消费者期望值越来越高，意味着医院在提供医疗保健服务方面面临着前所未有的压力。因此，研究型医院作为创新型医院，考虑到这些可使设计更具可持续性，使医院经营者在未来具有更大的灵活性，并对新的发展更快地做出反应，帮助营造高效的医疗环境，适应将来医疗项目和服务的变化，实现投资效益的最大化。

（二）前瞻

医疗设备就像其他类型的设备一样，种类在增多，性能在改进，技术在提高。在实践中，这意味着医院房间设计每次都要改变，这会造成临床医疗服务的中断和产生大量的额外成本，所以，必须以前瞻的眼光推动研究型医院后勤保障。在基础设施建设中，解决好拓展规模与打牢基础的矛盾。医院的建设既要能够满足近期、中期工作的需要，又要考虑到未来的发展，使医院基础设施建设具有延展性，满足不断变化的需求。

（三）现代

一是设施装备的现代化。基础设施建设中，要考虑研究型医院的发展理念和需求，以及设施本身智能性、安全性和资源集约性要求，吸收引进国内外的新装备、新技术、新材料、新观念，提高装备水平、服务水平，促使基础设施达到技术先进、结构完善、服务高效、生态平衡。二是资金融合的现代化。基础设施建设中至关重要的是资金的筹集和使用，没有充裕的资金支持和成熟的投融资模式，基础设施现代化无法实现。要根据研究型医院创新性强的特点，善于找到投资方的结合点，根据基础设施类型不断创新投融资模式，推进基础设施加快发展。三是管理运营的现代化。基础设施的现代化更为重要的是管理运营的现代化，软件管理是硬件功效发挥和安全稳定运行的根本保障。提高基础设施管理运营的水平，要依靠完善的制度保障、资金保障、人才保障、技术保障作为支撑，不断改革创新、建立良好的保障机制。

（四）温馨

充分利用视觉、心理等多种元素，减少患者恐惧感、不适感，对环境进行美化，做到气氛清幽、绿色生机、文化艺术，使患者身心得到放松；围绕方便工休人员日常生活，提高生活品质，着力引进先进的设施设备，减少外界干扰。严格执行国家、行业的标准规范，根据医院自身特点，制订标准化管理体系，以标准化的管理确保各项基础设施高效运行，更好地服务工休人员。

二、主要特点

研究型医院基础设施建设，应该具有建设管理标准化、功能布局科学化、医疗流程合理化、楼宇管理智能化、环境条件人性化、设施设备节能化、运行维护便捷化、信息交流集约化等主要特点。在基础设施设计建造过程中，必须结合医院的医疗需求，充分体现以上特点和要求。在建设过程中采用现代化的管理手段，在新技术、新材料应用上进行充分的考察论证和创新性的探索，体现环保、节能等绿色医院的建设理念，因地制宜，协调发展。在为长期发展留有余地的前提下，充分满足现有各项医疗需求，达到研究型医院基础设施建设的标准。

（一）规划布局前瞻一流

现代医院在宏观总体规划、楼宇功能布局、地下管线和空间布置等方面，讲求分区合理、流程科学、交通顺畅，流线清晰、空间开敞，研究型医院作为创新型医院，规划布局除了具备上述特点和要求外，应该充分考虑未来发展，紧紧围绕医学技术发展前沿、医学模式发展转变、医疗设施设备更新等方面，做到更加前瞻、现代、一流，更具科学性、灵活性、可持续发展性，为营造舒适高效的医疗环境提供长远保障。

（二）设施设备先进高效

现代医院需要配备现代化的基础设施设备，以满足正常医疗、办公和生活需要，研究型医院的基础设施设备，除了在选用之初符合现代一流、安全可靠的要求外，还要有发展的战略眼光，考虑今后或相当一段时间内随着医院的建设发展，仍然处于智能可靠、先进高效的保障水平，所以要尽可能引进国内外成熟先进的新装备、新技术、新材料，提高整体运行保障水平，确保基础设施达到技术先进、结构完善、高效节能。

（三）诊疗环境高端温馨

科学合理的规划布局、美丽舒适的绿化美化、现代温馨的装修品质，是现代医院对诊疗环境的基本要求，研究型医院就医环境要按照"环境园林化、病房家庭化、服务人性化、办公智能化"的要求，为病人和工作人员提供全方位优质服务，确保病人来到医院能够在思想上放松，达到心理辅助治疗的效果，确保工作人员心情能够更加舒畅，全身心投入到医、教、研等各项工作中，激发更多的研究和创新灵感，助推研究型医院创新发展。

（四）管理维护实时超前

基础设施的现代化需要管理运营的现代化作保证，作为研究型医院，在基础设施管理和维护上，一要有超前的管理理念；二要有专业的管理队伍；三要有可靠的资金保障；四要有先进的管理手段，通过实时、全面、超前的维护管理，确保基础设施始终高效运转或及时更新，始终处于现代超前、一流领先的水平，始终满足研究型医院和现代医学快速发展的需要。

三、重点内容

（一）提供现代化的建筑平台

一是便捷高效的门急诊空间。门急诊规划建设要以学科发展为牵引，按照类别划分、医患需求、未来趋势，创建相对独立、封闭、安静，利于医患交流的接诊空间，既确保医生工作便利，同时兼顾患者私密性要求。要实现"一站式"服务，即按照功能模块，集问诊、收费、检查、商业服务功能于一体，让患者在一个楼层或最短的距离空间即可完成挂号、交费、问诊、检查等工作。要大胆引进吸收大型现代化楼宇建筑风格、空间布局模式，变封闭为开放，变局促为宽敞，提升档次和规模，为提升患者就诊环境，为医院门诊实行标准化、规范化管理，提供良好的空间场所。二是舒适温馨的住院楼宇。住院楼宇是病人在医院接受治疗和生活的空间，从外观到装修，从空间布局到设备选型、从绿化点缀到细节设置，处处都要以人为本，体现温馨舒适、安全环保，让"以病人为中心"的理念贯穿始终。三是标准现代的教学科研平台。研究型医院医教研工作高度融合，建设发展过程中不断产生新的医学知识和医疗技术，高度重视转化医学研究，基础设施需要按照教学、科研、行政办公的整体环境需求、技术标准进行规划建设，打造标准化的实验、科研平台以及教学、培训平台，为医教研工作提供良好、配套的硬件支撑。四是绿色节能的办公条件。办公楼宇、设施设备的建设和选用，室内外环境的装饰和美化，要本着绿色节能、舒适节约的原则，为工作人员营造一个舒适轻松的氛围，更加富有激情、富有创造性的推动研究型医院建设发展。

（二）建设园林化的休养环境

一是安全舒适的室外环境。园林绿化不仅要确保美丽的景观效果，更重要的是为病人创造一个有助于身体康复的自然休养空间。通过各种造园手法、特殊苗木选配以及园林小品、无障碍设施、背景音乐、紧急救护装置等设置，全面打造安全舒适的高品质室外环境。二是美丽和谐的室内氛围。在室内空间摆放绿植，利用采光中庭、屋顶空间建造景观花园，让病人足不出户便能欣赏到花园美景；通过家居化装修和布置，让病人感受到家庭般的温暖，处处见到绿色和阳光，让医院到处充满和谐，病人时时感到温馨。

（三）打造低碳化的宜居条件

一是高效的保障能力。按照统一规划、适度超前、合理布局、统筹推进的原则，加大电力、给排水、热力管网、垃圾、污水处理等建设力度，强化设施设备运行高效稳定、节能降耗，全面提升后勤服务保障力。二是绿色的工休环境。加强生活服务设施、文化设施、体育场所的建设。积极建设资源节约、环境友好、适宜人居的绿色、低碳院区。大力发展节能建筑与绿色建筑，推进医院节能减排战略，对供暖、照明、空调等设备，按照节能绿色要求及时进行升级换代，确保医院可持续发展。三是完善的交通设施。规划建设四通八达的医院交通网络，清晰完善的交通标识标牌，数量充足的地上地下停车位，人机交互的立体指挥疏导系统，使医院拥有较强的交通承载力。

四、建设路径

（一）多元化、前瞻化的规划和论证设计

研究型医院作为创新型医院，基础设施设计应更具可持续性。应具有模块化的灵活空间设置，多角度多方式的空间预留，使医院经营者在未来具有更大的灵活性，对新的发展能更快的做出反应，营造高效的医疗环境，适应将来医疗项目和服务的变化，实现投资效益的最大化。这就需要前期规划设计中，在致力于建设绿色环保、数字化、人性化、多元化医院这些具备研究型医院基本特征的方面进行充分的设计、调研、论证，体现研究型医院的建设特点，实现一次性规划、一次性建设的目标。

北大国际医院地处北京中关村国际生命园医疗区，规划占地面积297亩，总建筑面积44万平方米，总投资45亿元，设计床位1800张。北大国际医院最大的特点是一次性规划、一次性建设。项目从2002年筹备起就不仅围绕学科规划和建设开展了多轮专家调研论证，还专门邀请了美国JCI评审专家，美国NAVIGANT医疗流程专家，新加坡保健集团医院管理专家进行咨询，参与调研论证的专家总计4000多人次，历时9年，最终确立了总体规划方案。根据规划，北大国际医院在学科设置上遵循"大专科、大综合"的原则，根据学科发展速度和市场需求，各专科在建筑空间分配上可随之自然调整。同时，医院通过对病房、门诊、医技科室、空地及信息化的预留，为医院未来发展留足了空间。医院的智能化系统基于IP设计，全部为数字化的平台，未来可将各种系统进行整合，实现各种功能。另外在感染控制及流线设计，实现"以患者为中心"的设计理念等方面进行了详尽的规划设计，可以说，长期、周密的规划，为北大国际医院建设打下了坚实的基础，实现了规划长、工期短、品质高，突出了"多元化功能"的特点，值得研究型医院基础设施建设借鉴与研究。

北大国际医院的门诊楼按模块化设计，每个模块都如同一个门诊部一样，被分成诊区、专科检查区、医护人员的休息办公区、等候区，每个诊区的面积在600~800平方米。在每个诊区都设置了挂号和结算窗口，患者可以分散到各个诊区去挂号。在各个模块之间的衔接上，设置了三级等候空间。一级等候空间是指所有的公共空间，密布的显示屏会随时提醒患者，甚至可将相关信息发送到患者手机上，提示患者就诊时间。二级等候空间位于诊区入口，很多二级等候空间都有预检的设备，比如在心内科诊区的等候区，背对的位置是心电图室，患者可以预先做心电图，测量血压，从而节省时间。三级等候区域位于各专业诊室所在的区域，诊室的布置为两旁设走廊的方式，三级等候区域就设置在走廊旁边的凹龛里，这样的设计不但美观，而且明显分流了就诊人群。每个诊区还都设有小护士站，投入使用的护士站的数量可以根据门诊量多少进行调整。

医院建设作为民生工程和生命线工程，首先应确保其安全性，同时工程应确保其使用便利性、投资和运营的高效性。医院总体规划要有合理的功能分区、有序的内外交通组织、良好的环境设计、留有发展余地，对于研究型医院来讲，还应具备高适应性。研究型医院的快速发展，医疗需求不断变化，存在扩大规模的生长性发展和存量使用空间功能调整的有机更新问题，当前合理的今后未必合理。医院规划只有具有高适应性才能延长医院的使用寿命。

（二）打造人文化、便捷化的空间和诊疗环境

医院是为人们提供医疗服务的场所，病人的心理和精神状态会影响诊治和康复效果，所以在医疗建筑空间安排上首先塑造舒适的室内空间。充足的采光条件，丰富的内部装饰，创造亲切轻松的氛围，改变传统医院冷清、单调的形象，减轻病人的心理压力。

医院建筑中，医疗功能布局及流线规划设计人性化尤为重要。在感染控制及流线设计中，保证医生和患者有着独立的动线。其次在洁污物品的存放及动线设计中，必须要求绝对分离。还有在医疗流程和流线设计上，要求所有工作都真正做到以患者为中心，要想方设法让患者便捷的就医、结算。应尽量多设就诊等候空间，让所有患者有休息等候的场所。在条件允许情况下，设置美食街、咖啡厅、休息厅、购物空间、银行等满足各类人群需要的多样化设施。

青岛西海岸医疗中心综合楼，采用模块化设计，形成门诊模块，医技模块和病房模块。由于柱网整齐划一，门诊模块和医技模块可以相互调整，病房模块也可以转换成上述两种模块。医疗街将各个模块串联起来，主要管道井、公共卫生间、疏散楼梯都集中或贴边布置，形成稳定的使用空间，在各个功能模块中，也做了应对功能变化的综合管线布置等方面的准备，大大提高了医疗建筑的适应变化能力。

解放军总医院在内、外科大楼进行文化建设，针对不同需求，创建人性化温馨诊疗环境。在内、外科大楼一层大厅布置高大绿植，主题浮雕墙，院训等医院文化，在各层电梯厅安装大型院内人员摄影作品展示灯箱，在病区设置宣传栏、装饰画。对环境进行美化。做到气氛清幽、绿色生机、文化艺术，提高环境品质，充分利用视觉、心理等元素，减少患者恐惧感、不适感，使患者身心得到放松。另外针对不同需求，创建人性化温馨医疗环境。

实现特性化服务。内科大楼针对小儿科病患人员的年龄、心理特点，病房墙面、吊顶采用5种不同的涂料颜色，并设置独立的DVD播放系统，通过播放短片方式教育家长小儿疾病预防、康复知识，同时满足儿童的观看需求，寓教于乐，实现特性化服务。实现手术室环境体验。为缓解医护工作人员和患者在治疗时的紧张心理，内科大楼DSA手术室增设环境体验功能，安装了透明度电控调节玻璃等设施，改善了治疗与工作环境，保护了病人的隐私。实现患者观看电视人性化。内科大楼血透中心根据患者治疗时卧床时间较长的特点，在吊顶上设置可任意调解观影角度的电视推升系统，方便病人使用，实现人性化服务。

设置病房音乐和治疗背景音乐系统。将音乐送到每一个病人，可自由选择。另外在特定的治疗环境设置了治疗背景音乐系统，起到心理按摩师的作用，有利于病情的缓解。安装推拉式设计的医疗设备带。拉上后可掩盖起带给患者冰冷感的医疗设备带，取而代之的是优美的装饰油画。实现就诊环境人性化。门急诊综合楼充分考虑到医院对外窗口的服务功能，在室内设计及保障设施设置上，创造温馨、人性化的就诊、康复环境。在楼内设置餐饮、休息、超市等服务设施；在门诊区域设置绿色室内植物景观，并考虑将室外的光、水及绿化引入室内；设患者休息区域，候诊区域宽大温馨，并配备直饮水系统及手机充电区，设置大厅广播系统，播放柔和的背景音乐，缓解患者及家属焦躁情绪。

随着现代医学服务模式、诊疗流程的不断更新和发展，整体规划、功能布局、设施设备配置、环境美化亮化以及运营管理和维护等方面将会更加高端化、家居化、亲情化，患者除了需要医院提供精湛的医疗技术外，还希望更加现代亲切的诊疗环境和设施，得到更加温馨舒适的关怀和照顾，积极主动的接受和配合医生的治疗。在医疗设备、技术同等的情况下，服务品质将成为患者选择医院的重要因素之一，这在很大程度上依赖于基础配套设施的人文化和现代化。在不久的将来，进入医院，如同到了公园；步入大厅，如同置身于星级宾馆；穿越在各个楼层和功能区域，如同走进高级会所；入住病房，如同回到家里；漫步于休闲区域及文化长廊，如同徜徉在艺术馆，整个医院诊疗环境全面提升和改善。

（三）打造智能化、物联化的设施和设备

医院智能化系统已由过去的智能建筑，由机电设备管理和基础设施管理，向越来越宽的领域拓展。如今"互联网医院"建设已进入人们的视野，研究型医院建设，要适应时代的发展，当今世界科学技术发展的主要标志是 4C 技术（即 Computer 计算机技术、Control 控制技术、Communication 通信技术、CRT 图形显示技术）。将 4C 技术综合应用于医疗建筑中，部署和实施医院智能化系统，打造数字化智能型的智能医院。基础设施建设中，要考虑研究型医院的发展理念和强劲需求，以及设施本身智能性、安全性和资源集约性要求，吸收引进国内外的新观念、新装备、新技术、新材料，提高装备水平、服务水平，促进基础设施达到技术先进、结构完善、服务高效的标准。

解放军总医院内、外科大楼、门急诊综合楼等医疗楼宇规划理念先进，设计思路合理，建设管理科学，各专业系统便于维护管理，运行良好，实现了就诊流程、医疗管理和楼宇管理智能化，就诊流程信息化。设置信息化就医系统。患者挂号、就诊、缴费、医技检查、取药全部实现一卡通信息化管理。建立短信提醒功能，提示患者预约科室、就医时间、检查结果等。设置自助就医系统。设自助预约、挂号、交费、计价、打印和查询检查检验报告单，有效分流患者，减少等候时间。丰富完善门诊信息系统，所有信息均在计算机中保存，读卡器在 IC 卡上可以获得患者既往就医信息。实现门诊自助式健康教育。候诊区和休息区设置智能辅助系统，提供多种语言的导医服务、健康教育信息，开展诊前辅导、健康讲座等温馨服务。设置导医叫号系统。所有窗口均设电子显示屏，介绍、发布专家信息、新技术新业务、就诊等候信息等。

医疗管理智能化。使用先进的 PACS 医疗办公系统，能够与全院各辅诊科室联网，实现网上检查预约和报告查询。液晶阅片屏和掌上电脑为医护工作提供了极大方便，实现了影像诊断无胶片，处方无纸化。快速的物流传输系统的使用，最大限度地节约人力和物力。机器人自动

摆药系统，实现了口服药品单顿次包装、静脉药品单组次配液，减少差错、节省时间，提高患者用药的安全性。大楼的综合布线采用最先进的电子配线系统，所有的办公室、护士站、治疗室均设有足够的语音和数据点。医患护语音呼叫对讲系统，实现护士站与各病房双向呼叫、对讲。在床头、卫生间、活动室、医护值班室、办公室、会诊室等设置呼叫按钮，在护士站和病房走廊设呼叫显示屏，实现系统全病区的覆盖，确保了安全便捷。特殊病房探视系统。对于不宜直接接触外界的呼吸、心脏危重病人，设有专用探视走廊，来访人员可在病房探视窗口，通过可视对讲进行谈话。手术示教系统。具备手术室现场音频、视频的网络传输，可以在手术室外的会诊室等场所调用、观看手术现场情况，成为示教、观摩、会诊的平台。

楼宇管理智能化。楼宇自控系统，对楼宇运行的水、电、气、暖各种设备进行运行状态检测、控制及信息的显示与记录，保证设备正常运行，有效降低设备运行费用，提高管理效率。空调通风智能化系统，可准确、快速调整受控区域的温、湿度，对空调机组远程控制运行状态、故障报警，满足管理和节能要求。环境监测系统，对危险场所进行气体监测和报警；自动监测重要区域空气品质（二氧化碳浓度），保证室内空气清新。给排水监控系统，对各类水箱、水泵的工作状态及生活用水的水质进行监测和控制，保证设施正常工作。照明监控系统，对大厅、停车场、室外庭园等公共场所进行监测与控制，随照度变化自动开启或关闭照明设施，有效达到节能效果。医用气体监测系统，监测各类医用气体的工作状况（流量、压力检测），并对管路泄漏、压力超限等情况进行监测与报警。安全监控报警系统，对各主要出入口、电梯、走廊、药品仪器库、病案库、财务室、剧毒药品室等，进行入侵检测及报警。在护士站、挂号室设置了隐蔽的手动报警按钮。各报警信号可直接显示在监控中心电子地图上。设计安装了病房智能控制系统和信息终端。对于灯具、空调、电视等常用的设备，可以在护士站进行总控，也可以在房间里通过智能控制系统进行调节。信息终端使患者在床上就能知道包括公共信息、治疗方面信息和医院发布的其他信息，还可以完成点菜、点歌、上网等功能。机房监控系统。对综合中心机房（楼控、消防等集成功能机房）、监控中心机房（监控、门禁专用机房）、电视机房（卫星电视设备及自办节目设备专用机房）、医疗数据信息中心机房（网络设备、服务器专用机房），进行智能化综合管控。

德国格赖夫斯瓦尔德大学于1456年创建，格赖夫斯瓦尔德大学医院是格赖夫斯瓦尔德大学医学系附属医院。这所医院根据自身特点建设了楼宇自控和调节控制系统，该系统最为突出的特点是实现了多系统集成和多学科的监测控制。在该医院的手术部、住院部、解剖室、妇产科、皮肤科、生物所、药物研究所及消毒中心内设有上百台具有各自专业技术特点的医疗设备和装置，医院利用系统调节控制技术对这些专业性极强的设备和装置进行分学科独立控制、集中监测。楼宇自控系统不仅实现了对供热、通风、制冷、给排水、强、弱电系统、安保和门禁系统、消防系统的监控，还实现了对血浆冷冻机等重要医疗设备及装置运行情况、药物气体状态、不同系统的能量使用情况的监控。

研究型医院必定是数字化医院，是医学信息的集散地。对国内外医学科技最前沿的信息，能在最快的时间内采集、储存、运用、开发，为医疗、保健、教学尤其科研创新提供最新、最有价值的信息服务；并与国际、国内一流的情报基地建立对等的合作交流关系，成为国际医学情报信息网络一个重要的"站点"，为国内外同行获取情报信息提供良好的交流合作平台。随着建筑技术的不断发展、理念的不断更新，医疗建筑高度智能化将成为未来发展的必然趋势，也是研究型医院医教研工作创新开展的必然要求。楼宇自控系统、信息查房系统、无人值守系统、网络远程诊疗系统等各种信息智能设施设备在医院得到全面应用，医疗基础设施向配套集成、高度智能化应用发展。

（四）建设低碳、环保的绿色医院

绿色象征着自然、宁静与和谐，绿色空间有利于改善人们的健康和情绪。医院作为治病救人的地方，不仅要追求药到病除，还要积极通过花木种植、景观设计、营区整治等工作，为工休人员打造一个绿色场所，不断提升工休人员的幸福指数。医院建筑作为公共建筑中的耗能大户，无论对于哪个国家而言都是期望在保障病人治疗环境和医护人员工作环境的前提下，尽可能地减少能源消耗，减少对环境的污染，做到绿色、低碳。

国际上应用较广的绿色医院建筑评价体系有 4 种，分别是 2003 年美国"无害医疗"（HCWH）和"最大潜能建筑研究中心"（CMPBS）联合组织编制的 Green Guide for Health Care（GGHC）、2008 年英国建筑科学研究院（BRE）发布的（Building Research Establishment Environmental Assessment Method health Care2008）（BREEAMHC）、2009 年澳大利亚绿色建筑委员会（GBCA）发布的 Green Star-Healthcarev1 tool（Green Star HC）、2011 年美国绿色建筑委员会（USGBC）发布的 LEED 2009 for Healthcare（LEEDHC）。

我国 2006 年颁布绿色建筑评价体系《绿色建筑评价标准》GB/T50378-2006，但其适用范围中并不包括绿色医院建筑。中国医院协会会同有关单位编制了中国医院协会标准《绿色医院建筑评价标准》（以下简称协会标准），住房和城乡建设部科技发展促进中心会同有关单位编制了《绿色医院建筑评价技术细则》（以下简称中心细则）。为推进绿色医院建筑评价工作，中国城市科学研究会绿色建筑与节能专业委员会发布《绿色医院建筑评价标准》，编号为 CSUS/GBC2-2011，自 2011 年 9 月 1 日起实施。包括《公共建筑节能设计标准》GB50189-2005；《医院洁净手术部建筑技术规范》GB50333-2002；《绿色建筑评价标准》GB/T50378-2006。

国家标准《绿色医院建筑评价标准》现已完成初稿编写，此标准评价对象以医院建筑为主，适当考虑其他医疗建筑，《标准》的内容应既适用于改扩建医院建筑，也适用于新建的医院建筑。其内容主要包括：场地优化与土地合理利用、节能与能源利用、节水与水资源利用、节材与材料资源利用、环境与环境保护、运行管理、创新。

近年来，解放军总医院按照建设国际一流现代化研究型医院的要求，结合医院学科发展和患者要求，遵循"绿色节能、人性化、智能化"的要求，在绿色、低碳、环保方面进行了大量的探索与实践。在外科大楼、内科大楼及门急诊综合楼等医疗楼宇的规划建设中，规划设计时充分做到节能、节水、节地、节材，融汇高端科技，实现绿色生态与节能。一是要求设计院严格按照现行国家节能规范进行设计；二是在建设过程中在满足使用条件下，积极采用环保、节能、低碳的新技术、新材料、新工艺、新设备。在外立面的设计和材料选用上，要充分考虑降低玻璃幕墙能耗、避免光污染。大楼采用高精度单元式隐框幕墙，玻璃采用双银 LOW-E 中空玻璃，铝型材采用隔热型材，在工艺上和材料本身保证密封、保温、节能和降噪作用。为解决采光大厅夏季能耗过高的问题，在首层大厅上空设置遮阳百叶，降低自然光的透过率。引入屋顶绿化设计，屋顶绿化具有降温隔热、美化环境、净化空气、改善局部微气候，吸收雨水降低空气污染物的效果，为病患及医护人员提供良好环境。医疗建筑室内空气换气次数高，能量损失较大，采用排风余热回收装置，将排风中 60% 以上的冷热量转换给新风加以回收利用，节省了大量冷热源，并能杜绝风量交叉和感染。外科大楼安装冰蓄冷机组，空调制冷采用冰蓄冷，用电低谷进行制冰、用电高峰融冰制冷，有效降低电力高峰负荷，节约运行费用。采用变频冷冻机组和全自动不间断式冷凝器清洗系统，提高冷水机组动态换热效率，降低设备用电量、节省运行费用。采用新型冷却水旁滤设备，提高排污、过滤设备效率，增加冷却水的循环使用，降低用电负荷。电气方面公共区域照明均采用 LED 光源，减少电能消耗，提高照明质量，延长光源的使用寿命。医疗供电变压器采用有载自动调压技术，根据负荷情况对电压进行调节，保证医疗用电安全。采用国际先进水平的垃圾、污衣集中收集系统。垃圾、污衣通过封闭管道直接负压吸引至洗衣房或垃圾站，污衣洗净后送回使用，垃圾进入垃圾后在全封闭的情况下压缩进入封闭箱，由环卫局将垃圾密封箱外运。

解放军 302 医院是全国最大的三级甲等传染病医院，基于对环保要求的特殊性，医院更加注重绿色医院建设。近年来，医院先后投入 1.6 亿元对医院环境进行彻底整顿和全面改造，下大力进行环境基础设施建设。建成了日处理污水 800 立方米并达到国家二级排放标准的现代化污水处理站，使每天从病区排出的几百吨污水变成了净水注入城市排水管网。从国外引进 3 台新型节能燃气锅炉，取代燃煤锅炉，确保了医疗区空气不受锅炉废气的污染和影响。在国内率先引进具有世界先进水平的医疗污物处理系统，实现医疗垃圾"零污染"的目标。建成了国内领先的集万级中心摆药室和百级净化配液室为一体的"洁净药房"，使药品和制剂始终处于洁净状态。引进医用物流传输系统，通过 2000 多米长的封闭管道，将各个病区、各个辅诊科室、门诊部、药房、收费室等 30 多个作业站点连接成网，各种体液标本、药品、检验报告单和医疗费用单等均可进行快速自动传递，基本隔绝了各种病菌与外界的交叉传播。

绿色医院的概念最近几年在我国广泛流行开来，随着人们对绿色建筑认识水平的不断加深，社会各界开始普遍关注绿色医院的建设。绿色医院是在医疗建筑全寿命周期内，最大限度地节约资源，通过合理规划、精心设计、确保功能、遵守流程、安全配置各类设施、采取节能、节地、节水、节材等相关措施，最大限度地保护环境和减少污染，提供安全高效的使用空间，使之与自然和谐共生，满足医疗功能与建筑功能之间的辩证关系。发展绿色医院建筑是医院建设和运行管理中贯彻可持续发展理念的一个重要途径，成为未来医院建设的主导趋势。

第三节 研究型医院财经管理

财经管理是研究型医院管理活动的基础，也是医院经营管理的中心环节。在当前医药卫生体制改革的新形势下，医院财经管理工作者应突破原有思维模式，主动转型，建立以服务病人为根本的经费保障模式、以质量控制为中心的成本核算模式、以发展战略目标为导向的绩效分配模式，全面提升医院财经管理水平，达到挖掘内部潜力、降低医疗成本、提高医疗质量、优化服务流程、规范服务行为、完善监管机制的目标，为推进研究型医院建设提供有力支撑。

一、研究型医院经费管理

经费管理是医院管理的重要环节，保障是否有力直接影响医院的核心竞争力。经费管理必须围绕服务临床、保障临床，因此全方位、全过程、全要素的实施和落实经费管理是研究型医院建设的必然要求。

（一）经费管理要求

研究型医院经费管理的要求是紧跟卫生事业发展方向，在市场竞争中更新经营理念，主动调整策略，采取新的管理措施，在竞争中求得发展，实现社会效益和经济效益的统一。

1. **科学理财** 实现和谐财务管理目标是财务管理的前提。医院财务管理的目标是不断提高医院经营管理的社会效益和经济效益。《中共中央、国务院关于卫生改革与发展的决定》中明确公立医院的性质是社会公益事业单位，不以营利为目的，医院自身的发展也要求医院在坚持社会效益第一的前提下增收节支，用较低的成本提供最好的服务。因此，财务管理是医院各项管理中的重点和关键，是一个系统工程，就是充分利用、合理使用和科学配置医院的现有资源，有利于医院医疗服务水平的提升，以为患者服务为根本出发点，从而保证医院的生存、发展和稳定。对医院财务管理机构而言，科学地对医疗成本和医疗收入结构进行核算和分析，提高预算的科学性和合理性，是实现社会效益和经济效益协调的关键。

2. **多维管财** 医院作为防病治病的场所，以患者为中心，提供各项医疗服务，满足人们日益增长的医疗服务需求，已成为医疗资源基本配置的主体。医院如何在政策允许的范围内，既维持医院正常运转，又兼顾可持续发展，对医院资源进行合理配制和分配，这是对医院财务管理提出的客观要求；保持合理经费存量，确保医院资产负债率维持在合理范围内，有效规避运营风险，使医院能在激烈的竞争中立于不败之地，是对医院财务管理的基本要求；医院的发展离不开经费，从强化经费流入、统筹、分配、使用、监管及风险评估等多角度理财，是对医院财务管理的进一步要求；提高经费使用效率，达到资产的保值、增值目的，防止资产流失，对医院经济活动进行财务控制和监督，是对医院财务管理更高的要求。

3. **高效用财** 严格的审批制度是医院提高经费使用效率的重要举措。医院要努力提高经费的使用效率，就必须严格执行国家有关财经法规，建立严密的审批制度，按照审批后的预算和计划合理使用经费，严把经费审批权限、开支标准及开支范围。特别是在药品、医疗设备、耗材及后勤物资的采购中，建立闭环式的审批采购流程，首先要由采购部门组织专家论证并按流程报审后方可采购；库管部门对采购合同、入库单及采购发票逐一审核无误后方可办理入库手续；采购主管部门根据与供应商商定的付款条款制定付款计划，报主管领导审批后送至财务部门申请付款；财务部门在审核付款手续完备后方可支付款项，并对超计划采购和库存过大的物资采购有权拒付款，在满足医院物资供应同时，避免发生物资过剩积压造成浪费。在业务办公费、差旅费、特支费、科研费等开支中，更要严把审批关，预防违规违纪现象的发生，这样才能确保重点建设项目资金到位，有效保证医疗、教学、科研、保健等工作的顺利开展，把有限经费用到刀刃上，提高医院经费使用效益。

（二）经费管理作用

经费保障是对医疗服务全过程进行计划、组织、调节和监督，合理统筹人力、物力、财力资源，力求以尽可能少的耗费取得尽可能多的综合效益。

1. **发挥预算管理的统领作用** 全面预算管理要围绕医院发展的战略目标展开，通过全面预算使医院长期与短期计划得以沟通与衔接，使战略意图得以具体贯彻。它是一项综合性工程、一项严肃的管理制度和技术性很强的管理方法，又是一种运营机制和责任权力安排，能帮助管理者计划、协调、控制所有人力、物力、财力资源和综合业绩评价。研究型医院的预算管理必须在统筹兼顾、突出重点的基础上，坚持内涵发展道路，合理控制医院运行规模，始终与职能任务、战略目标、人力资源、技术水平和管理能力相适应，确保质量安全和运行高效。

发挥预算管理的统领作用，重点要做好以下三个方面。

（1）全面筹划。要充分考虑医院总体发展规划、实际资源状况、具有的发展潜力及历史相关数据，编制出符合医院财务管理要求的全面预算。首先是内容全面，预算涉及医院运营的各个层面，不仅有与日常医疗活动相关的业务预算和财务预算，还有与医院长期发展相关的资本预算。其次是参与编制的人员全面，医院运营目标和各部门科室具体预算编制都要求员工的全面参与，不仅有财务人员，还要有管理人员、医疗技术人员等。三是预算的全程性，全面预算不能只停留在预算指标的设定、预算的编制和下达，更重要的是通过预算的执行与监控、分析与控制、考核与评价，真正发挥预算管理的权威性和对医院运营活动的指导和管理作用。

（2）细化管理。可从岗位职责、管理制度、业务流程、管理工具、业务表单和管理方案六个维度进行细化管理。要对预算编制参与人员明确岗位职责，对预算管理流程、方法和业务表单进行科学设计和固化，对预算管理方案分类别、分项目、分时段进行拟制和细化。全面预算管理要将预算约束与预算激励对等地运用到各预算主体之中，充分细致地考虑到各个科室的实际情况，兼顾到整个医院的经济效益与总体发展平衡状况，对各项指标进行细化分割，分解落实到各个具体的科室和个人，并将预算责任逐级延伸，把预算控制的责任落实到各科室。

（3）突出重点。全面预算管理要坚持按目标抓建设、按标准配财力、按需求做保障。研究型医院经费投向投量区别于普通医院，本着重点突出、兼顾一般的原则，以临床科技创新为着力点，统筹好重点投入与一般保障的关系。各医院既要在核心要求上统一目标、统一标准，又要坚持因地制宜、因院制宜、因科制宜、因人制宜，在学科数量、技术特色、人才优势等方面，形成不同的预算计划，防止机械化、单一化和盲目化，集中财力，"有所为，有所不为"，找准医院战略发展的突破口，以重点建设推动医院整体发展。

2. 发挥物资管理的调控作用 物资管理是医院为完成医疗、教学、科研等工作，对所需各种物资进行计划、采购、保管、供应等各项组织管理工作。医院物资管理要跟上现代医学技术的飞速发展，必须加强计划预算管理，降低物流成本，提高库存周转率，减少库存资金占用和挤压浪费，优化物资管理流程，加强物资定额管理与信息化管理，通过有效节约和合理使用物资，实现资源共享和资源利用最大化，通过对物资采购计划、物资供应、物资存储以及物资消耗等方面的科学管理，发挥对医院成本的调控作用，实现医院资源的有效配置与合理使用。

发挥物资管理的调控作用，重点要把握好四个环节。

（1）采购计划。首先由科室按照预算管理的要求和方法，编制年度物资总需求，详细列出物资名称、品种、规格数量和经费需求；业务主管部门要对医疗市场进行分析调研，根据学科发展方向，审核科室提交物资需求的必要性与合理性；预算主管部门对各科室上报的物资采购需求，进行"本量利"测算，从应用性能、社会效益、经济效益等全方位论证需求的可行性与科学性；审核通过后报主管领导批准，并根据采购权限确定采购方式，通过严格的计划审查，从物资采购源头控制医院成本，把控医院学科发展方向。

（2）物资供应。采购计划制订后，物资供应要采用先进的物流供应链管理模式。医院是医疗服务机构，其供应链管理就是围绕医院的管理目标，在采购环节、保管环节、使用环节，通过物流、资金流、信息流将供应商、医院和最终用户（患者和员工）联系成整体的一种管理模式。从医院供应链管理的特征中可以看出，无论供应商、医院，还是患者，在供应链中最关心的都是物资价格、质量安全及流通效率。这与研究型医院的"提高医疗质量、保障医疗安全、降低医疗成本、提高运行效率"的总体目标是一致的。通过先进的供应链管理手段，将医院物资供应和管理有关的流程进行全面优化，从而提高物流流动效率，降低医院经营总成本。

（3）物资库存。库存是"具有经济价值的任何物品的停滞与储藏"，库存管理是医院供应链管理中的核心问题之一。医院首先要建立健全库存物资管理制度，优化物流流程、减少物流环节、防止库存物资的变质、积压和贬值。另外，还应对库存物资制订科学的物资储备定额，相关部门要根据医疗业务的需要，对药品、试剂、耗材、其他材料等物资储存规定额度，实行限额管理。

（4）物资消耗。医院物资消耗是在一定的医疗技术和组织形式下完成某一项目所被认定的合理消耗的物资数量的标准。对物资实行消耗定额管理可以使医院合理确定物资的需要量，为编制物资采购和成本提供依据。在物资耗用管理过程中，首先要做到管用配合，物资管理人员与科室使用人员共同控制，减少消耗，降低成本，加速运转，杜绝浪费。其次，要通过技术进步和操作改良，不断采用新材料提高工作质量和消耗，重视环境保护，尽可能使用环保绿色产品。第三，物资消耗应以定量分析为主，充分发挥计算机网络和电子商务的作用。

3. 发挥资金管理的核心作用 资金管理是医院对资金来源和资金使用进行计划、控制、监督、考核等工作，主要目的是组织资金供应，保证医院工作不间断进行；提高资金利用效率，节约资金；提出合理使用资金的建议和措施，促进医院管理水平的提高。研究型医院资金管理更要遵循资金流动规律，把握投资方向和具体项目，提高资金的利用效率，增强资金的灵活性，加快资金的周转，保证资金的活力，进一步强化资金管理在财务管理中的核心作用。

发挥资金管理的核心作用，重点要做好以下四个方面。

（1）制定资金计划。它是财务管理一个极为重要的工具。完整的资金计划包括，资金的收入、资金的支出、资金的余缺以及资金的筹集等。资金计划的编制，必须充分考虑医院的实际情况、资金状况及发展前景，科学安排资金投量和投向，调整不合理的支出结构，使有限资金取得最佳的经济和社会效益。

（2）加强资金控制。建立健全内部稽核制度、内部牵制制度、内部审计监督制度等医院内控系统，建立严格的资金授权批准制度，审批权限、审批程序、审批人员的责任要明确，严格执行不相容职务相互分离制度，达到相互牵制和监督作用。重要资金支付业务要集体决策，并建立责任追究制度，有效防范货币资金被贪污、侵占、挪用，确保资金安全和完整。

（3）强化资金监督。主要包括资金业务相关岗位及人员的设置、资金支付授权批准制度的执行、银行预留印鉴的保管、库存现金的账实相符等情况，收入支出是否取得合理合法凭据、是否及时准确记账、有无设置"小金库"等。

（4）加大资金考核。主要包括对资金计划编制质量和执行情况、资金内控制度制定和执行情况、货币资金的管理水平等进行考核，加大对资金使用情况和使用效果的监控和评估，更好地发挥资金效能。

4. 发挥财务风险的预警作用 财务风险预警是指借助风险预警工具，对医院的负债经营、资金使用、资产运营和财务收支运行动态进行监测，在警情扩大或风险发生前及时发出信号使其充分发挥"警报器"的作用。研究型医院更要适应医改政策和内部治理结构的变化，根据各项指标的变化制订负债经营警戒线，及时发现潜在风险，并提出有效的风险防范对策，为医院管理层做出正确的经营决策提供重要参考和政策建议。

发挥财务风险的预警作用，重点要做好以下四个方面。

（1）建立预警系统。预警系统主要包括工作数量、业务质量、成本水平、药品库存、收支结余等指标，财务人员根据系统提示的各类异常情况（如库存药品或材料激增、各类资金比例关系失衡、业务量下降、成本上升等），及时分析查找原因，拟定应对方案，确保资金调动灵活、供应及时、流向合理，保证财务工作安全和规范运行。

（2）坚持弹性管理。弹性管理即在追求准确和节约的同时，留有合理的伸缩余地。在财务管理中，通过保持合理的弹性，能够增强医院对资金的控制能力，提高财务管理人员的素质水平，提升财务预测、财务决策、财务计划的准确性。为此，就要求在财务管理的各个方面和各个环节保持可调节的余地。

（3）贯彻优化原则。优化原则是在持续地分析、比较和选择的财务管理过程中，不断实现最优的过程。主要包括如下三方面内容：多方案的最优选择、最优总量确定以及最优比例关系确定。

（4）合理风险控制。财务风险控制是指在财务管理过程中，利用有关信息和特定手段，对医院财务活动施加影响或调节，以便实现计划所规定的财务目标，回避风险的发生。合理风险控制要采取适当的财务控制方法，主要包括三种：防护性控制，是指在财务活动发生前，制订一系列制度和规定，把可能产生的差异予以排除；前瞻性控制，是指通过对实际财务系统运行的监控，运用科学的方法预测可能出现的偏差，采取一定措施，使差异得以消除；反馈性控制，是指在认真分析的基础上，发现实际与计划之间的差异，确定差异产生的原因，采取切实有效的措施，调整实际财务活动或调整财务计划，使差异得以消除或避免。

5. **发挥财务分析的决策作用** 财务分析是判断和评估医院过去一段时间经营情况的重要依据，也是医院财务管理工作的重要内容。目前医院财务分析报表主要包括业务收支汇总表、资产负债表、医疗收支明细表、基本数字表和药品收支明细表五种。通过对这些财务报表的分析，可了解医院的运营能力和发展潜力，为管理者确定医院战略发展方向提供决策依据。对于研究型医院而言，客观准确的财务分析还可以优化医院的资产结构，向医院确定的重点学科、临床高新技术、科研协作、人才培养等方向倾斜，充分利用各种资源，提高医院的综合效益，促进医院健康可持续发展。

发挥财务分析的决策作用，重点要掌握好以下分析内容与方法。

（1）财务分析内容。根据信息的使用者，财务分析内容分为内部分析和外部分析。内部分析主要是投资分析、筹资分析、经营状况分析、财务状况分析等，同时医院还可以根据需要对某一项内容展开专项分析；外部分析主要是分析医院的偿债能力、资产运用效率、盈利能力和医院的综合能力。

（2）财务分析方法。主要有比较分析法、趋势分析法、因素分析法和比率分析法四种。比较分析法主要是为了表明财务信息数据之间的数量差异以及数量关系，为下一步的分析奠定基础。趋势分析法主要是为了寻找医院的经营状况进而财务管理状况的变化的原因，可以使用百分比或者比率数据作为辅助。因素分析法主要是分析财务报表中几个相关因素对财务指标的影响作用，掌握医院经济运营状况。比率分析法主要是对财务的比率进行分析，了解医院的财务结构组成。

（三）经费管理内容

医院经费保障内容主要由医疗资源配置、实物资产管控、运营资金筹措、员工薪酬管理四个方面构成。

1. **医疗资源配置** 医疗资源配置主要指医院在资源使用方向和数量上的安排。研究型医院要充分考虑医疗资源的稀缺性，根据医院发展的战略方向，将有限的资源分配到医院最需要的地方去，提高医疗资源的投入产出效率，保证医院持续稳定发展。

（1）标准配置医疗资源。以价值量为标准配置资源，就是在有限医疗资源条件下，把医院各科室对全院效益价值的贡献大小，作为医疗资源配置的价值管理信息标准，引导医疗资源的合理流动，加大资源向效益价值较高的机构配置力度，减少向低效或无效机构的投入，提高医院整体创造价值的能力，符合价值管理的内在要求，是医疗资源配置的新导向。

（2）强化财务预算功能。运用管理会计的有关方法和技术，根据医院的资产关系，通过全面的预算和差异分析，提供医疗资源配置方式、配置成本、预期效益等预算资料。通过模拟编制资产负债表、损益表和现金流量表，反映医疗资源配置前后企业财务状况的变化情况，从财务的角度对医疗资源配置方案的优劣做出初步的判断，为资源配置方案提供决策依据。

2. 实物资产管控 研究型医院固定资产规模较大，研究性设备投入较高，加强实物资产管控，对提高工作人员节约意识，减少随意丢弃、损坏、更换等严重资产浪费现象，避免资产流失具有重要作用。

（1）资产配置标准化。医院必须建立一套适合自身规范、统一的资产配置标准体系，为确定实物资产的购置、调剂、转让和安排经费预算提供基本依据。研究型医院要进一步深化资产管理与预算管理相结合的改革，统筹资产调配与预算安排，实现资源的高效利用。资产配置标准化是医院精细化管理的重要一环，能从制度上避免医院资产管理中无序增加、随意处置、闲置浪费和损毁流失等。

（2）资产核算动态化。采用定期资产清查的方式，查找资产管理中的不足，再对资产管理细化到责任人，增强责任人对资产的使用及保护意识。大型资产按科室、按类别进行登记，分别计入科室成本，与科室效益和人员激励挂钩，对于意外损毁等人为因素，由科室承担设备成本。要牢固树立"钱物并重"思想，以购建费用、使用管理费用和残值变价收入为经费管控重点，实现从资产采购、使用、维修、保养、报废整个生命周期的动态核算。

（3）资产处置规范化。加强医院资产处置管理，就是要严格监控和规范处置环节，形成全过程资产动态闭环管理，要把好资产"出口"环节，严格执行"申报、审批、鉴定、评估、处理"的处置程序，落实好三方面工作：一是以年度预算为依据，杜绝随意性；二是按程序逐级报批，提高审批权限；三是进行性能鉴定，防止资产流失。

3. 运营资金筹措 研究型医院在信息化建设、医疗设备更新、基础设施改善等方面需要巨大的资金支持，医院自有资金远远不能保证医院建设大规模发展的需求，"借鸡下蛋，借船出海"是医院运营资金筹措的必然选择。

（1）争取政策支持。要保障日益增长的医疗需求和科研任务的经费需要，必须积极争取地方政府或上级财政支持。首先，密切关注国家、地方政府和上级主管部门政策导向及经费投向投量，做好医院顶层设计与规划；其次，组织专家认真采集数据、科学论证、精心设计，对项目的前瞻性、可行性以及未来的发展进行充分阐述说明，力争得到政府或上级部门的认可和批准。

（2）适度银行贷款。根据医院资金状况，适度考虑向银行申请贷款，按照经营状况和贷款用途，选择资金成本最低的贷款种类。在选择贷款银行时，首先考虑医院目前自身的运营情况以及还贷能力，可进行短期贷款、中期贷款和长期贷款；其次考虑银行所能提供的贷款优惠政策，如调整还款计划、用款数量、贷款时间及优惠利率等。

（3）实施强强联合。医院发展必须发挥设备、技术、人才等医疗资源的整合优势，积极推进"科科联合、科企联姻、科政联手"的广度与深度，为合作单位提供绿色服务通道，争取外部资金投入，促进临床科研转化，提升医疗服务水平，实现医院与合作伙伴的双赢。

4. **员工薪酬管理** 员工薪酬管理是指医院管理者对工作人员报酬的支付水准、发放水平、要素结构进行确定、分配和调整的过程。有竞争力的薪酬管理，能充分体现员工价值、公平竞争、尊重、职业价值判断等方面，是医院激励的重要手段，在吸引和留住人才、提升员工士气、提高医院的竞争力等方面具有重大作用，也是研究型医院特色体现的重要方面。

（1）薪酬战略。薪酬战略在医院管理中回答的是"如何支持医院取得竞争优势的问题"。没有薪酬战略做指导，医院薪酬设计只能简单停留在解决医院运营管理问题层面上，管理者要明确医院未来建立的竞争优势，建立符合医院现状和发展战略要求的薪酬战略。

（2）薪酬理念。薪酬理念是医院在薪酬管理方面的价值导向，是薪酬体系的灵魂。它不仅根据员工的行政级别、学历、工龄、职称、经济收入等要素来进行分配，还要对岗位所承担的责任和风险、员工的技能水平、员工的能力、工作量、工作质量等关键因素给予科学评估，使薪酬管理有力支撑医院发展。

（3）薪酬原则。医院在薪酬体系设计过程中，必须避免个别管理人员依靠传统经验进行判断，而是要对各岗位进行科学的价值评估，根据岗位之间的价值差异结果设计薪酬体系，使内部公平性得到充分体现。

（4）薪酬结构。薪酬结构即医院的薪酬组成，不仅包括现金发放，还应包括职工福利政策的支持，使医院的薪酬体系在运行过程中具有足够的灵活性，满足多数员工在薪酬方面的不同需求，特别是对员工的短、中、长期激励的组合效果产生影响。

（5）薪酬目标。医院薪酬管理是动态的，不仅跟经济指标关联，还要和绩效有效挂钩，驱动医院期望员工产生的绩效。在医院薪酬管理中，实行浮动薪酬的目的，就是让员工的薪酬和医院的经营业绩、团队业绩、个人业绩等绩效相关联，以实现医院和员工之间风险共担、收益共享的一种制度安排。

（四）经费管理理念

医院经费保障要紧跟卫生事业发展方向，在市场竞争中更新经营理念，主动调整策略，采取新的管理措施，在竞争中求得发展，实现社会效益和经济效益的统一。

1. **由传统的经验理财向现代的科学理财转变** 随着医院服务市场多元化及其拓展，医院之间的竞争也日趋激烈，除了靠自身良好的服务质量取胜外，还要积极应对医疗市场变革给财务管理带来的新问题、新挑战，转换视角，明确导向，不能简单地凭经验只看年度经费的收支平衡，而要科学的靠数据算清医院的投入产出。医院理财就是通过资金、成本、利润等价值指标形式，对医院在经营活动过程中的资金筹集使用，价值形成、实现及分配等进行管理，达到经营单位价值最大化的目标。

2. **由简单的会计核算向多维的运营管理转变** 医院经费保障需要新的、先进的管理理念作为支撑。传统的财务管理仅局限于对各项活动的事后反映，是以记账、算账、报账为主的核算型财务模式，不能跟上医院转型以及市场经济发展的需求，无法真实准确及时地反映医院财务的现实状况及未来发展趋势。管理型模式是从传统的财务核算中脱胎而出，完全冲破了传统财务会计条条框框的束缚，是在广泛吸收现代行为学、管理科学、现代数学和系统理论的基础上形成的理念，是通过预测、决策、计划、预报等环节提供有关未来信息的会计与财务。因此，财务管理只有从简单的会计核算转变向多维的运营管理型，才能充分发挥财务管理职能在医院经费保障中的作用。

3．由数据碎片化管理向全方位闭环管理转变　在数据已经渗透到当今每个行业与业务领域的今天，使用信息化的技术手段对财务数据进行收集、分析、挖掘与融合是建设研究型医院的必经之路。一方面作为医院各项经济工作的核心，财务信息管理通过财务信息的收集、汇总、分析，整合规范数据信息流，充分发挥财务数据信息的反映和监测作用，提升财务监管的精细化程度，以"信息流"反映和监测"经费流"和"资金流"，提高经济活动的透明度，使得医院内部管理者及时掌握医院经费使用及经营状况，并借此考核评价各科室的绩效，及时发现问题并制订改善措施，提高管理效益。另一方面加强数据分析利用，推动财务管理方式由"人控"向"技控"拓展，也为医院外部相关信息使用者提供完整、准确的信息资料，以便于各方更好地指导、监督医院工作，促使医院的业务顺利进行。

（五）经费管理发展趋势

随着市场环境和宏观政治经济相关政策的不断变化，医院经费管理的手段模式也随之调整，以适应日益激烈的市场经济竞争环境，确保医院获得良性可持续发展。

1．管理模式一体化　管理模式一体化是指通过建立健全消耗标准、调整优化供应标准、配套完善管理标准，解决经费管理与消耗脱节及管理效果难评价、管理考评缺尺度的深层问题。精确预知需求，精细搞好管理，精准核算效益，全程绩效考评，变管理模式由概略管理为聚焦管理，变管理手段由粗放管理为精细管理，变发展方式由要素投入型为管理投入型，实现后勤建设整体转型、协调发展，其本质核心是为更好地提高经费管理的针对性、主动性和有效性，实现应保尽保、适时适量，切实增强精确管理、精细管理水平。研究型医院管理模式一体化就是要通过供应、消耗、管理标准的明晰量化、整体联动，为科学制订标准、严格执行标准、加强绩效考核提供依据，强化责任意识和节约意识，精打细算、精细管控，促进经费管理质量效益提高。

2．管理手段信息化　管理手段信息化是指通过对医院原始数据进行科学的加工处理，将会计核算与成本核算、固定资产管理、物流管理、预算管理和绩效管理等综合起来，汇集医院的经费流、物资流、人力流成为信息流，然后运用一定的计算模型，产生相应的管理决策信息，可以达到事前、事中和事后的控制和分析，实现一个键盘掌握全院财务数据的功能，指导医院的经营和决策通过财务管理信息化的实施。信息化建设融入医院财务管理是当今医院财务管理发展的必然趋势，也是医院管理现代化的重要标志，特别是在新的《医院财务制度》《医院会计制度》实施后，对医院会计信息的质量提出了更高的要求。医院财务的集中管理，增强了财务管理控制能力和抗风险能力，最终达到权力的集中监控、资源的集中配置、信息的集中共享。

3．管理资金社会化　要促进研究型医院的建设发展，仅依靠政府的财政性经费投入是不够的，还需调动全社会在医学研究及临床治疗方面投入的积极性。目前，国家财政对医疗机构的补偿占医院总收入的比例逐年下降，如何筹措经费支持医院的建设和发展成为医院财务管理的重要内容，在当前医疗投融资大的环境下，非营利医院的融资方式多种多样，但是不管采用何种方式，医院就是要在政策许可的条件下，吸纳真正对自己发展有利的优质资本，在医疗资源与资本的充分"嫁接"中产生直接的经济效益与社会效益，主要是通过强调研究型医院在国家创新体系以及服务民生中的主体地位，建立多元化、多渠道的经费投入管理机制，加大与研究型医院投资有关的税收优惠政策力度，扩大医院及投资方的政策受益面，提高政策整体对社会经费投入研究型医院的激励程度，形成多元化、多渠道的经费融合新机制。

二、研究型医院的成本核算

成本核算是加快医院自身内涵发展，实现医院战略发展目标的重要手段。搭建与启动医院全成本核算管理模式，加强科学化、专业化、精细化管理，优化流程、降低成本，为患者提供安全、有效、价廉的医疗卫生服务是研究型医院建设发展的必由之路。

（一）成本核算的内涵

成本核算一词来源于企业，是指将企业在生产经营活动过程中发生的各项耗费按照一定的对象进行分配和归集，以计算总成本和单位成本，是企业成本管理的重要组成部分，对于企业的成本预测和企业的经营决策等存在直接影响。它是为提高经营成果而进行的多项经济活动，通常以会计核算为基础，以货币为计量单位。

医院成本核算是将临床医疗和科研教学活动作为核算对象，按照一定的原则和方法对其所产生的各项耗费进行分类、记录、归集、分配和分析，提供相关成本信息的一项经济管理活动，是对与医疗服务和临床科研教学相关活动过程中产生费用进行核算的过程，其目的是为了真实反映医疗服务和临床科研教学的财务状况和经营成果。目前，成本核算主要运用全成本核算方法。

全成本核算是指医院以医疗活动为核算对象，围绕一定时期内实际发生的医疗活动及科研教学的整个过程，对过程中各个环节、各个项目和各项工作所形成的费用或成本进行完整、系统地记录、归集、计算和分配，根据医院业务活动特点和管理要求，按照医院医疗活动的不同对象、不同阶段、不同项目，做出有关账务处理，计算总成本和单位成本，以确定一定时期内医疗活动及科研教学的成本水平，并加以控制和考核，为成本管理提供客观真实资料的一种经济管理活动，包括医院总成本、科室成本、医疗项目成本、病种成本等内容。

全成本核算主要包括三个方面的要素：一是核算目的，即为了真实反映医疗服务和临床科研教学的财务状况和经营成果，合理分配卫生资源，提高医院的经济和社会效益；二是核算内容，是指与医疗和科研教学活动相关的所有费用，包括了医疗服务、临床科研教学及其他资本性支出等不同对象、不同阶段、不同项目的总成本和单位成本；三是核算方法，即根据医院业务活动特点和管理要求，对一定时期实际发生的各项费用记录、汇集、分配、计算和分析，并进行有关账务处理、控制和考核。

（二）成本核算的作用

成本核算是指导医院医疗服务定价、完善政府补偿机制、适应医保支付改革以及提高医院运营效率、优化资源配置和加强内部管理的客观需要，对医院发展具有重要意义。

1. 控制医疗成本 全成本核算要对医疗服务活动相关的全过程、全要素和全员额的成本进行核算，确保核算结果的准确性。从医院层面来看，在进行院级核算时，对药品采购、材料采购、自制制剂生产到经营以及医疗服务和临床科研的整个过程进行科学严密的成本核算。从科室层面来看，各科室按照成本要素来核算成本，其中材料采购和人工成本都要细分为成本项目，使成本核算更加精细准确。通过院科两级成本核算，财务部门能够全面掌握医疗活动的各个环节、各个阶段、各个部门所产生的成本情况，对于一些支出异常的活动进行重点控制和矫正，有效地减少不必要的开支。同时，还能通过分析成本的结构和项目，了解不同成本结构和项目对医疗成本的影响，进而找到成本核算的控制点，并根据不同情况找出不同的解决方法，从而降低医疗成本。

2．压缩运营成本　　由于进行全成本核算时，成本被分摊到各科室，经济责任也就落实到各科室，从成本目标的制订、分解到组织实施、考核，都与各科室的责、权、利密切相关，因此，全成本核算能够强化医务工作人员的成本意识，使各核算单元和个人的责任更明确，使员工的自我约束机制与参与管理的自觉性增强，更好地调动员工的工作热情，使成本管理由财务部门的职责转变为全员参与的经济活动，为反映真实的成本核算情况提供了有利条件。同时，实行全成本核算还能通过经济利益的刺激，增强人员之间的竞争意识，从而促进个人工作效率的提高。因此，成本核算能够有效地压缩医院的运营成本。

3．评估管理效益　　财经管理工作的最主要目标就是有效控制成本，在保证医院的医疗质量和社会效益不降低的情况下，尽量降低成本。在提供相同水平医疗服务的前提下，医院的医疗和运营成本越高，就说明医院的管理水平越低，管理效益越差；反之，则说明医院的管理水平越高，管理效益越好。因此，通过成本核算并与其他医院或历史成本对比，可以有效地评估医院的管理水平和效益。

4．提供决策依据　　全成本核算的结果是医院管理者进行决策的重要依据，能及时客观地反映出医院成本变动情况，从而促进管理的科学化、规范化和精细化。医院在进行医疗和科研教学活动时，必然会大量消耗人力、物力和财力，医疗成本支出是否合理，对医院发展和内部管理具有深刻影响和引导作用。通过成本核算，与之前发生的成本情况进行对比，并分析产生差异的原因，为加强财务管理提供决策依据；将实际成本与目标成本进行对比，能够反映成本的控制情况，为决策层提供数据支持；将成本核算结果与其他医院进行对比，分析自身经营管理的优缺点，为医院长远发展提供建议。

（三）成本核算的原则

1．客观性原则　　客观性原则也称为真实性原则，是指成本核算提供的信息，必须以实际发生的交易或事项及证明经济业务发生的合法凭证为依据，做到内容真实、数字准确、项目完整、手续齐备、资料可靠。客观性是成本核算工作的基本要求。坚持客观性原则，一是要求在成本核算时，客观地反映医院总成本、科室成本、项目成本、病种成本的真实性；二是要求在进行成本核算时正确运用成本核算的原则和方法，准确反映成本的实际情况；三是要求所提供的成本核算信息具有可验证性，能够核实其真实性。

2．可比性原则　　可比性原则是指医院会计核算必须符合国家的统一规定，提供相互可比的会计核算资料。即医院在选择会计处理方法时，应选择国家统一规定的会计处理方法，在编制财务报告时，应按照国家统一规定的会计指标编报，以便不同的医院会计信息可以进行相互对比。医院根据相互间的对比分析结果，能够有效地判断经营的优劣，据此做出科学的决策。

3．一贯性原则　　一贯性原则是指医院进行成本核算时采用的会计程序和会计处理方法前后各期必须一致，不可以随意变更。成本核算中各种成本费用的计价方法、固定资产折旧方法、间接费用的分配方法等具体的成本计算方法，前后会计期间必须保持一致，不得随意变更。这样才有可能统一口径，前后连贯一致，相互关联，具有可比性。但在必要时，医院也可对所采用的会计程序和会计处理方法作适当的修改。

4．配比性原则　　配比性原则是指将医院的收入与其相关的成本、费用在同一核算期间确认；并将取得的收入与所发生的相关成本、费用进行配比，用来正确地计算核算期间的结余。

收入必须与付出的成本费用相匹配，如某科室医疗收入必须与该科室取得此医疗收入时付出的成本费用相匹配，某会计期间收入必须与该期间费用成本相匹配等。

5．**应计制原则** 应计制原则又称为权责发生制或应收应付制，是指收入、费用的确认应当以收入和费用的实际发生作为确认计量的标准，凡是本期已经决定并应列支的成本，不论本期实际是否已经支付，都应列入本期。本期支付应由本期和以后各期负担的费用，应当按一定标准分配计入本期和以后各期；本期尚未支付，应由本期负担的费用，应当预提计入本期，进入"待摊费用"和"预提费用"两个科目核算。根据权责发生制进行收入与成本费用的核算，能够更加准确地反映特定会计期间真实的成本支出及经营成果。

（四）成本核算的方法

成本核算是运用成本核算管理的方法体系，对医院全部成本项目进行会计归集，确定合理的消耗标准，构建科学的核算模式，提高医院精细化管理水平。

1．**明确核算目标** 医院成本核算需要清晰的目标来引导，通过目标导向来选择核算方法、规范核算程序、降低经营成本、提高综合效益、促进长远发展。按照医院制订的职能定位和战略目标进行成本核算，达到压缩单位项目成本、降低运营成本的目的，同时为单位管理层提供医院经济动态变化趋势。成本核算主要包括成本核算归集、成本核算结果、成本核算评价等内容，能够起到优化流程、压缩成本、提高效率等作用。具体可以将全成本核算的目标分解为三个。

（1）对被核算项目的经费使用是否经济、高效或有效执行有关政策。

（2）对被核算对象实现既定目标的程度和所造成的各种影响进行报告，为决策机构提供相关的评价意见。

（3）发现并分析核算对象在经济性、效率性、效果性方面存在的问题，提出整改意见。

2．**划分核算对象** 实施全成本核算，主要是根据医院实际情况，针对科室是医院的最小"收益体"这一实际情况，将科室作为成本核算的最小单元。实现核算单元的最小化，能够更好地做好医院最末级科室的成本核算工作，对医院全成本核算的准确实施有着重大影响。同时，要对人力成本、材料成本、管理成本、内部服务成本、公共成本等支出进行准确划分，才能有助于医院更好地进行成本核算。例如对于医院发生的医疗赔偿及鉴定等大额不确定性支出，原则上不纳入成本核算，以防其影响费用科室的健康发展，对于这部分支出产生的影响应考虑从绩效方面予以纠正。总之，合理地划分核算对象是医院实施全成本核算的基础工作之一，只有根据自身实际情况来划分确定，才能使得出的数据有利于医院财经管理。

3．**分摊核算费用** 在实施全成本核算时，要对医疗与科研活动中产生的各项费用进行分摊，主要采取四级分摊法，其流程见图15-1。

（1）医疗成本分摊。

①公共成本分摊（一级分摊）。公共费用是指在成本归集过程中，无法直接归集计入某个科室的费用，如清洁排污费、绿化费等，这些费用在各个科室里进行分摊。核算期间内公共成本的多寡反映了医院全成本核算的精度，即尽量使成本项目纳入直接费用科室而不使其经过分摊，公共成本数额的大小不仅能表现出一个医院实施全成本核算的力度还能表现出医院资源配置的能力及发展潜力。实现以上间接成本分摊需要应用的主要公式有：

公共人员成本分摊方法：各科室担负人员成本 =（科室在职人员数量／全院在职人员数量）× 全院应分摊人员成本；

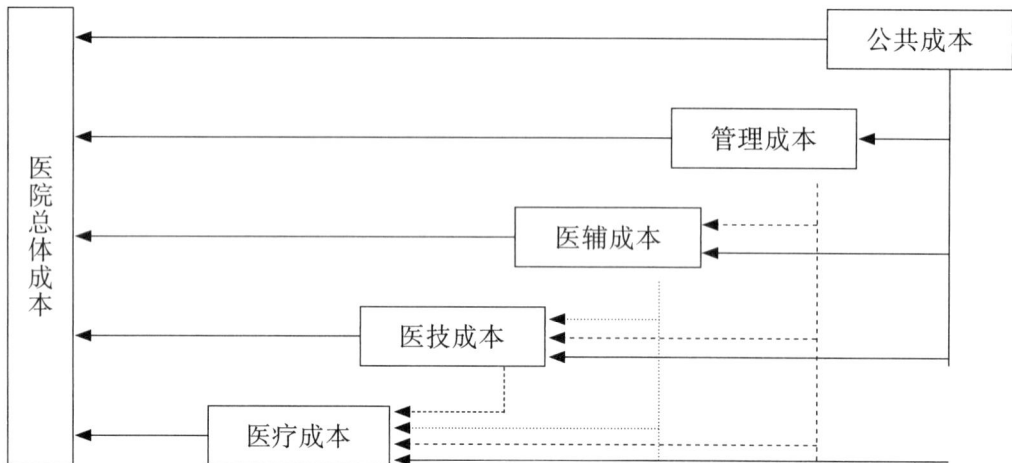

图 15-1　医院全成本核算流程

煤水电气分摊方法：各科负担煤水电气成本 ＝（科室医疗用房面积／全院医疗用房面积）× 全院应分摊煤水电气成本；

交通工具消耗：各科室交通工具消耗成本 ＝（各科室使用情况／全院使用情况）× 全院应分摊消耗成本。

②管理成本分摊（二级分摊）。管理类科室的全成本是由直接计入管理科室成本和公摊费用分摊部分构成。由于管理类科室主要是服务整个医院的，对于每个科室都是平等的，因此，应该按照人员数量来分摊管理成本。主要公式为：

各科室负担相关科目成本 ＝（科室在职人员数量／全院在职人员数量）× 全院管理科室相关科目成本。

③医辅成本分摊（三级分摊）。医疗辅助成本主要包括直接计入医疗辅助科室的成本，公用成本分摊部分及管理成本分摊部分构成，主要科室有挂号室、住院处、维修组等。主要分摊公式有：

各科室负担职能医辅成本 ＝（各收益科室接受服务内部价总量／有效科室接受服务内部价总量）× 相关服务科室相关科目成本总量；

各科室负担门诊、住院医辅成本 ＝（科室床日总量／全院床日总量）× 住院医辅科目成本总量。

④医技成本分摊（四级分摊）。医技成本包括直接计入医技科室的成本、公共成本分摊部分、管理成本分摊部分、医疗辅助科室分摊部分的总和。主要科室有手术室、B 超室、药剂科等，主要公式为：

各科室负担相关科目成本 ＝（各科获得相关医技服务收入／相关医技科室总收入）× 相关医技科室总成本。

（2）科研成本分摊。

医院的科研投入可分为有项目经费支持和无项目经费支持两种。

①有项目经费支持的，可按照国家相关科研经费有关规定进行开支和管理，无项目经费支持的且医院未开展内部定价进行核算的，可按照管理成本进行二级分摊。

②对于医院集中成立研究中心的，应当对研究中心的所有投入进行成本核算，其中无项目

经费支持的成本及设备投入，如房屋折旧、人力成本、水电气成本等，则按照提供内部科研服务的时间、项目、内容进行内部定价及成本转移，核算方法按照医辅成本进行三级分摊。

③对于医院各科室成立研究室的，应当对各科室研究室的所有投入进行成本核算，其中无项目经费支持的成本及设备投入，按照实际发生的成本进行计算，为鼓励科室开展科研的积极性，此类成本可作为绩效分配的参考指标，而不作为绩效分配的主要指标。

4．分析核算结果　成本核算以后，要及时对核算结果进行分析评价，并在此基础上形成核算结论，编写成本核算分析报告，发现医院经营过程中存在的问题，从而使领导层更好地把握医院经济脉络。编制医院全成本核算分析报告没有固定的格式，但是要以准确反映并分析经济情况为准则，主要包括医院整体收支情况、重要指标趋势分析、成本项目分析、医疗科室分析、医技科室分析、公共及管理成本分析、发现问题及相应建议等内容。

（五）成本核算的发展趋势

随着国内外医院财经管理复杂程度不断提高，财务管理手段不断创新，围绕医院成本核算方法创新的一系列研究也逐步展开，一些新的成本核算方法开始进入理论研究者的视野，虽然这些方法还存在计算繁琐、工作量大、技术手段不成熟等实际困难，但是反映了医院成本核算发展的新趋势和新方向。

1．**向项目成本核算发展**　项目成本核算是指按各项医疗服务项目计算成本，其目的是通过核算项目成本，正确计算各项医疗服务的实际消耗，合理安排预算，争取使医疗消耗得到应有补偿。医疗项目核算法在划分直接成本与间接成本的基础上，进一步将成本划分为人力费用、管理费用、业务费用、药品材料费用、大型设备折旧及一般修购费和低值易耗品消耗等六类。在核算过程中，成本不再是被分摊到不同科室，而是被分摊到不同的医疗服务项目当中，从而计算出各项医疗服务的实际消耗，争取获得政府的专项补偿。由于医疗服务项目种类繁多，计算烦琐，工作量大，在实践中无须针对所有医疗服务项目开展项目核算，应选取重要的、新开展的以及通科医疗服务进行项目成本核算。

2．**向病种成本核算发展**　国家医保的付费方式逐步由项目付费向病种付费过渡，通过病种成本核算建立的单病种诊疗标准成本，是病种付费方式的重要依据。病种成本核算是将每一病种作为核算对象，核算出单病种诊疗的实际成本，反映每一病种治疗效率和费用高低，将其与不同时期、不同医院对比，能体现医院医疗技术水平和管理水平的变化与差异；将其与标准成本对比，找出造成差异的原因，能帮助医院进行有效的成本控制。病种成本核算方法主要有两种：一是历史成本法，通过对大样本的病种或病例分型进行项目归集，计算出病种的实际成本。二是标准成本法，是对每个病种按病例分型制订规范化的诊疗技术方案，再根据诊疗方案所需医疗服务项目的标准成本进行病种医疗成本核算。

3．**向环节成本核算发展**　根据"作业成本法"的原理，环节成本核算就是将医院全部医疗服务、科研教学过程中所消耗的所有资源进行细化，将其分摊到医疗活动的每一个环节。在计算环节成本时，首先按医疗活动中发生的各个环节来归集成本，计算出环节成本；然后再按各个环节成本与成本对象之间的因果关系，将环节成本追溯到成本对象，最终完成成本计算过程。在环节成本法下，直接成本的计算方法与传统方法并无差异，只是范围更广，凡是能够追溯到医疗活动的材料、人工和其他成本都可以直接追溯，尽量减少不准确的分摊。不能直接追溯的成本，则先追溯或分配到有关医疗活动，计算成本，然后再将成本分配到有关医疗活动中的环节中。

三、研究型医院的绩效分配

医院具有社会公益属性，因此，要强调社会效益，不能以片面追求利润最大化为目的。医院功能复杂，是医疗、教学、科研、保健和预防疾病的基地，承担着更多的社会责任。医院的绩效管理不只是体现内部的行为和结果，还要关注社会相关利益者的评价和结果。医院、部门和个人绩效考核，应包括服务数量、服务质量、医疗流程、健康保障、创新能力、费用水平和成本效益等方面。通过建立科学的绩效评价体系，对科室和个人进行绩效考核与分配，引导员工把工作重点放在提高工作质量和效率上，追求技术的不断进步、努力创造社会效益上来，从而保证研究型医院战略目标的实现。

（一）绩效分配的内涵

绩效分配要以医院总体战略目标为导向，做好顶层设计，建立科学的绩效考核体系，将目标层层分解，通过绩效评价和薪酬分配，使科室发展和个人成长与医院发展相一致。

1. 绩效分配的概念　绩效分配中的"绩"指工作业绩，以数量为主，"效"指工作成效，含工作效率、效果和效益等。医院的绩效分配是根据不同岗位技术含量、责任大小、劳动强度和环境优劣确定差异系数，对不同岗位进行业绩考核，通过员工薪酬收入与个人业绩挂钩的方式，将激励机制融入科室目标和个人成长之中。绩效分配向绩优者倾斜，能够有效激发员工工作热情和积极性，提高工作效率，在组织内部形成示范效应，促进医院整体医疗服务质量和效率的提高。

2. 绩效分配的原则

（1）激励性原则。对符合医院战略发展方向的行为、业绩进行奖励，其目的是为了激励员工工作积极性，因此，绩效分配要体现员工贡献大小，合理拉开分配差距，鼓励员工通过竞争去获取丰厚的报酬，对于供给有限的稀缺型人才，使其获得的报酬优于同行业的平均水平，这样才能吸引紧缺人才。

（2）公平性原则。员工之间的薪酬结构、考核标准、考评过程及发放形式等要公平，只有在收入分配公平的前提下，员工才可能产生认同感和满足感，医院才能赢得员工的信赖，绩效工资才能发挥其应有的激励作用，体现出不同工作岗位、工作效率的价值，体现出个人劳动的多样性、能动性和劳动效率。

（3）经济性原则。绩效分配虽是激励员工的重要手段，但也是医院的重要成本之一，过低的分配标准对员工没有激励作用，过高的薪酬则会成为医院的负担。因此，绩效分配模式要用尽量小的薪酬成本获得最大的激励效应，实现激励作用的最大化，争取以最少的支出投入获得最大的激励效果产出。

（4）动态性原则。整体社会的经济状况和医院经营业务的不断变化，会导致医院用人政策的调整，从而使得绩效分配在运行一段时期以后与研究型医院的战略发展方向和激励重点不相适应，故此需要对医院的绩效分配体系及时进行调整，保证绩效分配模式的适应性。

3. 绩效分配的要求

（1）要与国家整体分配制度保持一致。我国是社会主义市场经济体制，市场在社会资源配置中起主导作用，市场经济重视效率，只有提高效率才能调动主体的积极性，提高服务的水平和质量，也只有提高效率才能为广大群众提供更好的服务，因此，绩效分配制度应与国家按劳分配制度保持一致。

（2）要随行业收入水平变化上下浮动。医疗机构在核定员工工资总额的范围内要充分发挥自主权，结合人事制度改革，调整工资结构，建立考评标准，根据个人条件，可高职低聘也可低职高聘，合理定岗、定编、定薪，岗变薪变，要根据社会平均工资水平和本单位经济效益的变化自主决定员工工资水平。

（3）要对各级各类岗位分配公正透明。对于挤占成本、冲减收入、滥发奖金、补助的违规行为进行彻底纠正；对于重大开支项目、计划安排和支出决算要充分发扬民主，接受各级主管部门和群众的监督。绩效分配既要分类指导，又要重点突出；既要大胆创新，又要稳妥推进；既要注重政策、抓好落实，又要实事求是、因地制宜。

（4）要与员工绩效考核结果紧密挂钩。合理拉开医护之间、不同专业技术职称人员之间，以及临床、后勤、行政职能科室三个系列之间的分配档次，向临床一线倾斜，向高技术岗位、高风险岗位及关键岗位倾斜，最大限度地调动员工的工作积极性。分配要重点体现管理要素、技术要素、责任要素，体现诊断、医疗、医技、护理等岗位的技术劳务价值；要充分发挥院、科两级负责制，尤其是科室主任负责制在经济分配中的重要作用。

（二）绩效评价指标体系

绩效评价实施源于绩效评价指标体系的构建。绩效指标体系是根据医院战略规划，将绩效任务细化分解到部门和个人，依据部门职责制订绩效计划及衡量标准，形成各级责任主体的绩效目标，是绩效分配的基础。

1. 科室绩效指标　科室绩效指标包括四个方面，主要用于衡量研究型科室建设程度和科室绩效工资分配总额。

（1）指标设计。绩效指标设计采用平衡计分卡原理，从财务指标、患者维度指标、内部流程指标、学习与成长维度指标四个方面，选取符合医院绩效考核原则的指标，对科室进行全面绩效考核（表15-1）。

①财务指标：医疗收入、人均医疗收入、床均医疗收入、百元创收、药占比、医疗效益、医疗效益率、人均费用、人均费用增长率、人均药费、人均药费增长率、临床路径执行率。

②患者维度指标：医疗赔偿、医保扣款、患者满意率、患者有效医疗投诉例数、医德医风考评、业务科室满意率、员工投诉例数、门诊患者增长率、住院患者增长率。

③内部流程指标：病床使用率、工作量增长率、平均住院天数、出入院诊断符合率、甲级病案率、医疗质量综合指标、院感质量综合指标、护理质量综合指标、医保质量综合指标、员工考勤完成评估、水电气空调管理。

④学习与成长维度指标：新项目新技术、科研项目、学术论文、继续教育、员工培训参加率。

（2）实施方案：以门诊为例，绩效考核内容主要包括：减轻患者负担（降低药占比）、门诊量（门诊患者增长率）、缺陷度（医疗赔偿、医保扣款）、信任度（患者满意率）、门诊质量综合指标等。考核目的是增强医生责任心，改善工作态度，降低患者费用，减轻患者负担，依靠精湛医术，较低的费用吸引更多的患者就诊。门诊绩效考评方案见表15-2。

表 15-1 科室绩效考评内容和指标

一级	二级	三级	单位	评测目的
财务指标	经济效益	医疗收入	元	考核科室的收入情况
		人均医疗收入	元	考核科室的人均收入情况
		床均医疗收入	元	考核科室的床均收入情况
		百元创收	%	考核科室每月百元固定资产为医院创收情况
		药占比	%	考核业务收入中药品收入所占比例，反映医院收入结构变化情况，引导医院由药品经济型向技术效益型转变
		医疗效益	元	考核科室的效益情况
		医疗效益率	%	考核科室的医疗收入"含金量"
	患者负担	人均费用	元	考核患者人均费用情况
		人均费用增长率	%	考核患者人均费用增长情况
		人均药费	元	考核患者人均药费使用情况
		人均药费增长率	%	考核患者人均药费增长情况
		临床路径执行率	%	考核临床路径执行情况，降低患者负担
患者维度指标	缺陷度	医疗赔偿	%	考核医疗赔偿情况统计，反映医院的医疗质量情况
		医保扣款	%	考核医疗患者医保扣款情况
	信任度	患者满意率	%	采用定期问卷调查百分率，反映病员对医院服务（医疗效果、护理质量、收费水平）的认可程度
		患者有效医疗投诉例数	次	考核患者有效医疗投诉例数，以无投诉为应达到的标准
		医德医风考评	分	考核科室是否有医德医风违纪问题
		业务科室满意率	%	采用定期问卷调查，反映各部门之间的协作关系
		员工投诉例数	个	考核行政科室与各部门之间的协作关系
内部流程指标	服务质量	门诊患者增长率	%	考核科室门诊患者增长率
		住院患者增长率	%	考核科室住院患者增长率
		病床使用率	%	考核科室病床使用率
		工作量增长率	%	考核科室工作量增长率
		平均住院天数	天	考核科室平均住院天数
		出入院诊断符合率	%	考核出入院诊断符合率情况
		甲级病案率	%	考核甲级病案率符合情况
		医疗质量综合指标	分	考核多个医疗质量指标综合评分，反映医院的医疗质量和管理水平
		院感质量综合指标	分	考核多个院感质量指标综合评分，反映医院的院内感染防范质量和管理水平

（续 表）

一级	二级	三级	单位	评测目的
学习与成长维度指标	服务效率	护理质量综合指标	分	考核多个护理质量指标综合评分，反映医院的护理质量和病房管理水平
		医保质量综合指标	分	考核医保质量综合指标综合评分
		员工考勤	分	考核医院员工考勤
		水电气空调管理	分	反映科室水电气空调管理情况
	科研技术	新项目新技术	分	考核新项目、新技术开展的项目数、效益创收、进度完成情况及其项目完结的鉴定情况。反映医院创新水平
		科研项目	分	考核科研项目的立项数、立项级别、进度完成情况及其项目完结的鉴定情况。反映医院科研创新的开展情况
		学术论文	分	考核论文的完成情况、合格率等
	员工成长	继续教育	分	考核专业技术人员继续教育完成情况
		员工培训参加率	%	考核员工参加医院业务培训情况

表 15-2 门诊绩效考评方案

一级	二级	三级	单位	责任科室	汇总科室
财务指标（30%）	经济效益（70%）	医疗收入（15%）	元	财务	财务
		人均医疗收入（15%）	元	财务	财务
		百元创收（10%）	%	财务	财务
		药占比（20%）	%	医教	财务
		医疗效益（30%）	元	财务	财务
		医疗效益率（10%）	%	财务	财务
	患者负担（30%）	人均费用（20%）	元	医教	财务
		人均费用增长率（30%）	%	医教	财务
		人均药费（20%）	元	医教	财务
		人均药费增长率（30%）	%	医教	财务
患者维度指标（30%）	缺陷度（30%）	医疗赔偿（70%）	%	社工	财务
		医保扣款（30%）	%	感控	财务
	信任度（70%）	患者满意率（10%）	%	党办	质管
		患者有效医疗投诉例数（10%）	次	社工	质管
		医德医风考评（10%）	分	党办	质管
		业务科室满意率（40%）	%	感控	质管
		员工投诉例数（30%）	个	相关职能科室	质管

（续　表）

一级	二级	三级	单位	责任科室	汇总科室
内部流程指标（30%）	服务质量（90%）	门诊患者增长率（15%）	%	医教	质管
		门诊与入院诊断符合率（25%）	%	后勤	质管
		医疗质量综合指标（15%）	分	感控	医教
		院感质量综合指标（15%）	分	感控	医教
		护理质量综合指标（15%）	分	护理	医教
		医保质量综合指标（15%）	分	感控	医教
	服务效率（10%）	员工考勤（50%）	分	人事	质管
		水电气空调管理（50%）	分	后勤	质管
学习与成长维度指标（10%）	科研技术（50%）	新项目新技术（60%）	分	医教	医教
		科研项目（20%）	分	医教	医教
		学术论文（20%）	分	医教	医教
	员工成长（50%）	继续教育（50%）	分	医教	医教
		员工培训参加率（50%）	%	相关职能科室	人事

2. 员工绩效考评

（1）方法选择。根据不同岗位的工作职责、工作内容的特点和实际，灵活选择评价方法。中层干部工作自主权较大，需要统筹安排的工作较多，适合述职评议法；普通员工工作范围和工作自主权均较小，可直接使用工作记录法、关键事件法进行评价，填写统一的个人绩效评价表（表15-3），而后按分配的权重进行累加平均。在个人得分确定之后，还要应用排序评价法、强制分布法以及等级评分法来进一步区分个人绩效的高低。

（2）等级划分。对员工进行考核打分后，根据结果划分不同等级。在划分评价等级时，既要能够明确区分不同考核对象之间绩效的差异，又要简便可操作，不能过于烦琐。可将绩效等级分为"优秀""良好""合格""不合格"四级，分别用 A、B、C、D 表示。不同绩效评价等级人员的比例分布，良好和合格的人员应占绝大部分。评价等级表如表15-4所示。

（三）绩效分配模式

医院绩效分配模式是根据财务、患者、内部流程、学习与成长四项指标考核结果建立的，科室和员工绩效分配是根据医院工作效率、经济效益实行总量控制，按照组织架构、人员类别进行考核。

1. 科室绩效分配　医院对科室绩效分配的基本原则是：以全成本核算为基础，结合平衡计分卡中的财务指标、患者、内部流程、学习与成长等关键业绩指标考核，确定科室的绩效工资总额。为确保医院的长远发展，在经济核算中对新成立科室及部分特殊项目给予适当扶持。有基础、效益好的业务科室，在核算中全部负担支出项目；基础薄弱的科室及新成立科室，在一定时间内给予适当照顾；确需扶持的科室，医院给予政策倾斜，如减免公摊费、房屋折旧和

表 15-3 员工绩效考评得分表

部门		职务		姓名	
关键评价指标		评价主体		权重	实际得分
德	职业道德				
	思想品德				
	……				
能	业务水平				
	创新能力				
	……				
勤	出勤天数				
	工作表现				
	……				
绩	工作数量				
	工作质量				
	……				
绩效等级				100	
改进建议					

表 15-4 绩效考评等级及比例分布表

等级	含义	比例
A	优秀	
B	良好	
C	合格	
D	不合格	

单价在百万元以下设备折旧，延长单价在百万元以上的固定资产的折旧期限。

2．员工绩效分配

（1）科室主任绩效分配。科室主任是医院担任科室管理职务的技术骨干，对科室发展至关重要。科室主任绩效分配方式不能等同于普通员工，不参与科室内部绩效工资分配，应由医院核发，但与个人绩效考核结果挂钩。

以某医院为例，具体测算科室主任绩效工资计算公式是：

科室主任绩效工资＝科室主任系数 × 科室主任绩效考核百分数＋职务风险津贴（正高职称科室主任系数 1.8，副高职称科室主任系数 1.7，中级职称科室主任系数 1.6，副主任在正主任的系数基数上下降 0.2 个点）

（2）其他员工绩效分配。员工绩效分配既要体现效率、质量、效益的原则，又要兼顾公平，还要正确处理医院、科室、个人三者关系。各科室要成立绩效考核、绩效工资分配小组（不少于3人），科室主任、护士长制订科室人员绩效考核标准，经绩效工资分配小组审核通过，对科室绩效工资总额进行二次分配。

以某医院为例，具体测算其他员工绩效工资计算公式是：①护士长绩效工资＝科室人员平均绩效工资 × 护士长系数 × 护士长考核百分数＋职务风险津贴（护士长考核百分数＝护理部考核 ×50%＋科室主任考评 ×50%）；②个人绩效工资＝科室人员平均绩效工资 × 个人系数 × 个人考核百分数。

各员工绩效工资系数：①护士长系数1.4，住院总系数1.3；②正高职称医师系数1.5，副高职称医师系数1.4，中级职称医师系数1.3，初级职称医师系数1.2；③助产士系数1.1，三班倒护士系数1.0，常白班护士系数0.9，主管护师系数及以上职称在原系数上提高0.1个点；④其他特殊岗位科室自定。返聘专家归科室管理，绩效工资与个人考核挂钩。

3. **核心人才绩效分配** 对于研究型医院而言，核心人才掌握了医院的核心资源，如诊疗手段、关键技术、患者口碑等，是对医院后续发展具有重要影响的员工。根据管理的"二八法则"，在医院创造主要价值的只有20%的核心员工，他们创造出医院80%的价值，因此，他们决定着医院发展的未来。同时这种核心人才培养的周期长，投入大，具有难以替代性，因此研究型医院要创建核心人才绩效评价体系，给予这些高技术含量、高风险、高业绩的核心人才高待遇。通常核心人才分为三类：一是高级技术人才。他们掌握着某项医疗核心技术，并在其专业领域具有出类拔萃的才华和持续创新能力，并是这个医疗领域或岗位上的技术专家。二是高级管理人才。他们从事医院管理的核心业务，具备超强管理能力和高超管理技巧，在组织中起到核心凝聚作用的中高层管理骨干。三是高级技能人才。他们身处医院的关键工序岗位，具备很强的专业操作技能，创造性的从事专业工作，在本职专业岗位起到核心带动作用，是该岗位的排头兵，在工作中发挥着重要示范带动作用。如针对核心人才，医院可设置岗位等级津贴和优秀人才特殊奖励，对有重大贡献的经营管理人才及专家学者引入年薪制，选拔最佳项目团队，并给予适当集体奖励。

（四）绩效分配发展趋势

研究型医院与传统医院相比，职能更加丰富，内容更加广泛，因此，绩效分配既要遵循已有规律，也要体现新的特点，适应新的形势，建立新的绩效分配模式。

1. **绩效指标由任务导向转变为战略导向** 普通医院的绩效分配只强调对任务完成情况的考评与激励，容易形成重效益、轻质量，重临床、轻科研的问题，不利于管理者实现医院长期战略目标。因此，研究型医院的绩效分配要注重医院的战略规划和长远发展，绩效指标应由任务导向转变为战略导向。设计绩效指标体系时，不仅要能够反映某个医疗活动或医疗研究为医院带来的直接效益，还要能体现其对实现医院战略目标产生的贡献。

2. **绩效分配由激励个人行为转向促进个人成长** 医院绩效分配在激励个人完成任务的同时，更加注重激励个人能力素质的提高和成长，确保员工个人发展与医院发展方向保持一致，对于工作绩效较差的员工，起到督促和鞭策的作用，对于工作成绩突出的员工，起到激励和补偿的作用。同时，还要注重加强绩效辅导与绩效改进，对因绩效分配结果始终不理想而丧失工作热情的员工，要进行全方位的深入分析和引导并制订绩效辅导计划，或做出合理的人力资源调整，帮助员工改进绩效。

3. **绩效激励由实际绩效转向潜在绩效** 研究型医院的核心任务是全方位地提高临床医疗科研质量和水平，发展潜力取决于医务人员的知识储备和创新能力。医院在发展中，应逐步从

"趋利型"转向"公益型",绩效分配的激励也要从实际绩效转向潜在绩效。虽然短期来看,具备大量知识储备的研究型人员难以产生实际绩效,但是长远来看,对于提升医院医疗水平、学科地位至关重要,因此要树立"工作绩效与发展潜力并重"的观念,重视科研人员已经具备的科研创新能力,并作为一种潜在绩效进行激励。

第四节 研究型医院的固定资产管理

一、基本思路

(一) 全程化

全程化管理是指对资产的全生命周期进行全程管理,从购买计划、到采购、进院、注册、使用维护到消亡的全过程,进行统一筹划、全过程协调控制,包括全程化费用管理和全程化技术管理。涉及从资产增加到使用、维护、折旧、变更、盘点到减少各个环节,参与的角色涉及从用户到供应商、财务部门、管理部门、领导等,要建立以使用单位为中心,发挥各业务管理部门监督职能,对需求申请、立项审批、资产购置、资产核验等资产形成过程,资产维修维护、回收退库、资产转移、报废、处置等资产使用过程,以及编制资产预算、实施资预结合,资产结算报销、折旧核算、盘盈盘亏管理、账务报废、台账信息等资产费用管理,实现全程跟踪,全生命周期管理,确保资产管理的标准化、精细化和效益化。

(二) 信息化

研究型医院资产管理信息化建设,主要目的是针对价值管理的特点,构建以数字化、网络化、智能化为特征的军队资产信息系统,实现资产信息共享、支持资产管理决策,促进资产管理效能和水平的提升。基本思路是按照"标准化数据格式、数字化信息采集、网络化数据传递、集成化系统结构、智能化信息服务"的原则,设计构建由一套信息系统、两条数据链、三项关键技术组成的资产管理信息化建设框架体系。一是研制开发由资产管理系统、资产预警系统和决策支持系统组成的军队资产信息系统,该系统整合了与预算编制管理、会计账务管理和基本建设费管理系统的相关功能,强化了系统对各使用过程的全程动态反映、实时监控和管理决策支持功能。二是连通两条数据链,把财务部门与事业部门资产信息、财务部门上下级资产信息连接起来,形成纵向一体、横向协调、整体联动的资产数据运行机制;三是应用三项技术,应用自动识别技术制作资产标签,把资产信息手工采集转变为数字化自动采集;运用数据管理技术,对庞大的资产数据按照科学的方式进行分类和管理,挖掘资产数据潜在作用;依托军队综合信息网络,提高资产信息数据采集、传输、查询、统计效率。

(三) 标准化

研究型医院资产标准化管理包括资产配置标准、经费标准和技术标准三个部分。资产标准是指医院为完成使命、任务应配备资产的种类、品名、数量、价值及使用年限等要素所做的统一规定,是构建、配置土地房屋建筑物、装备、设备器材、库存物资等物力资源的依据;经费标准是将财力资源在不同部门、不同科室、不同专业、担负不同任务之间,以及医院建设与发展的各专业领域、各具体用途之间进行配置的依据;技术标准主要是对医疗保健设备及其零部件的研制开发、生产、维修以及基础设备及建筑物建设等技术规范、方法的统一规定。资产配置标准是物力配置标准，经费标准是财力配置标准，资产标准与经费支出标准分别规范不同类别的经费开支。资产标准、经费标准配置功能的发挥，某种程度上需要技术标准配合支撑，比如医院要购置医疗器械以及制订相关经费标准，就必须充分考虑装备技术标准所明确的装备的技术性能。

二、基本特征

（一）集中性

医院管理层集中领导医院资产管理工作，对实物资产进行集中化管理，使资产的分配、使用、处置的权限相对集中。财务部门行使经费与资产的价值管理与监管职能，倾向于预算约束和集中统管，由于医院赋予了资产占有使用者和资产主管部门共同保持资产完整和提高资产利用效率的职责，财务部门作为资产主管部门对医院各级党委负责，主要是针对资产占有使用者规避资产管理的行为动机，行使集中统管职能。由于预算的有限性，财务部门作为医院经济资源的综合管理部门，必须着眼于保持预算平衡和提高经费、资金使用效益，对资产配置、使用、处置等行为进行监管。以强化预算约束和集中统管。因此，作为监管者，财务部门应当统筹所有的资产管理信息，包括存量信息与增量信息，并对资产管理进行规范、指导，对资产占有使用者在管理过程中的不当行为进行适时调整和规范。

（二）协同性

按照医院统管、业务归口、分工协作的总体要求，建立财务、资产管理、资产使用部门等共同参与、相互监督、彼此制约的"矩阵式"监管体制。一是发挥财务部门资产监管的职能作用，变资产管理部门"单线"审批为管理部门和财务部门"双线"审批。二是对符合评估条件的资产处置，资产管理部门会同财务部门，选择符合资产条件的评估机制，进行价值评估，由财务部门确认评估价值；对报废资产，资产管理部门组织技术鉴定和测评，确认报废条件，并会用财务部门组织残值评估并出具鉴定意见。三是土地等大型资产的处置，按有关规定，采取挂牌公示、公开招投标、公开拍卖等市场化运作方式，实现处置收益的最大化。四是采取经济手段和行政手段相配合办法，研究建立单位、部门间的有偿资产调剂机制，促进闲置资产的合理流动。五是资产处置收益实行"收支两条线"管理，收入由财务部门统一收缴，支出纳入单位年度预算，统筹安排使用。六是严把产权注销关，凡未经财务部门审查私自处置资产的，均为非法处置，财务部门不予产权注销。

（三）效益性

固定资产是有限的，而医院的需求是无限的，必须把提高资产使用管理效益放在一个突出的位置。要提高医院资产效益，须从资产投入、存量以及收益等方面着手加强管理。一是资产投入管理是资产管理的重要环节，关系到资产形成的规模是否适度、资产结构是否优化以及资产使用是否高效，包括建立科学的医院资产投入决策机制，加强资产预算管理。二是加强医院资产采购管理和工程建设管理，提高资产的转化效率，包括存量的产权管理和使用管理。资产存量的产权管理主要是通过清产核资、建立统计报告制度、规范资产处置等，在掌握资产存量底数和结构的基础上，优化资产结构，挖掘使用潜力；使用管理主要是建立实物等级制度、落实实物资产计价核算制度、完善资产使用管理制度，以明确资产使用管理责任。三是资产收益管理。是指合理利用医院凭借资产所有权取得的包括土地、空余房产出租、转让、换建、合建等收益，淘汰、退役医疗设备等变价收入，以及有偿服务收益等。

（四）制度性

医院资产法规制度建设，重点是要解决两个问题。一是关键要建立覆盖资产管理全部流程的法规制度，以明确医院管理层、财务部门、资产管理部门及占有使用部门的资产管理职责权限，规范资产购建、核算统计、评估、处置等管理行为，调节资产构建与处置过程中单位之间资产标准差异性和资产处置收益分配关系等；要建立资产管理条例、规章和其他标准制度相配套又衔接的法规制度体系。二是法规制度的权威性。关键是要用医院顶层规范建设，如《固定资产管理暂行办法》，以实现对医疗设备、房地产、科研设备、后勤装备等分享资产的管理条例的统领作用，提高资产管理法规的效力和等级，确保资产管理法规的权威性。当前，必须依托国家相关资产管理规定，推动医院资产管理条例立法，健全完善资产标准、核算、报告等管理规定。

三、基本内容

（一）资产配置

资产配置要以资产编配标准为依据，通盘考虑资产管理部门存量资产、任务需要、财力可能以及社会可利用资产等因素，将存量资产纳入资产配置考虑范畴，本着能够利用的不购建、确实需要的按标准保障、空余闲置的资产调剂利用的原则，合理安排资产购建项目。对于虽未达到资产编配限额（量）标准，但没有经费来源的实物资产购建需求，不得进行资产配置，对于淘汰报废实物资产未经批准的，不得以此为由新购资产；未经批准，各单位不得超标准购建实物资产。财务部门要认真进行实物资产登记、核算，及时、准确、全面地反映存量资产状况，在预算审查上财务部门应严格按照标准抓落实，对超标准购建、无经费来源、内部可调剂使用，以及通过改造可达到预期功能的资产，资产购建预算坚决压减，一律不批。资产预算一经批准，必须严格执行，任何单位和个人不得随意变更。

（二）资产核算

做好资产核算管理工作，资产计价是基础、会计确认是难点、核算方法是关键。主要做法包括：一是部分引入公允价值，改进资产计价方法。随着社会经济快速发展、技术更新速度加快，创新业务层出不穷，加上国家物价指数变化的影响，按历史成本计价的土地、房屋建筑物、仪器设备等资产价值，与当前的资产实际使用价值相差较大，因此，对资产报表中有关项目的数值，可采用公允价值计量，使使用者更好地掌握资产价值真实状况；二是逐步完善权责发生制，改进会计确认基础。完善权责发生制，能够实现医院资源的优化配置，收付实现制无法全面反映资源存量，医院管理层无法据以进行合理科学的决策，外部信息需要者也无法实施有效监督；能够有效控制医院经费支出，权责发生制能准确反映当期资产存量，避免各单位为了争取预算想方设法在年度终了追加支出的现象；能够提高医院的长期持续发展能力，在权责发生制下医院拥有的各种资源如土地、房屋、装备、仪器设备等都能得到清楚反映，有利于医院管理层进行合理的决策部署；能够及时核算反映大型工程、装备采购等在建项目的资产价值。三是改进资产核算与会计核算不同步的方法，因而要求会计核算在反映经费活动的同时，必须同步反映经费支出所形成的资产情况。

（三）资产盘活

效益是医院资产保障的首要原则。资产管理中蕴藏着巨大的效益和保障力，因而这就需要加强对闲置资产的利用，通过控制增量、调剂存量、盘活余量资产，促进存量资产的有效流动和高效使用，切实盘活资源，改变保障力生成过分依赖增量投入的传统做法，以缓解经费供需矛盾，提高有限经费的保障水平。要实时掌握资产状况与变动情况相关数据，结合标准进行分析，确定闲置资产数量与分布，有效调剂利用现有资产，促进科室、部门间资产的调剂使用，能盘活利用的不变卖。资产调剂也要参照资产标准和存量资产状况，打破部门界限，统一调剂使用，这样既能盘活资产存量，又能优化资源配置，提高资产、经费的综合保障效益。

（四）资产处置

通过深入总结资产处置管理的经验教训，借鉴国外好的做法，提出加强资产处置管理的总体思路为：以产权管理为"抓手"，以价值管理为主线，以法制化建设为保证，以信息化手段为推动，引入市场运作模式，健全激励约束机制，推行系统化、精细化管理。一是抓住产权管理核心，资产处置申报必须经财务部门审批，严格产权注销程序，抓好对资产处置管理的控制；二是做好价值管理。就是指财务部门在确定和计算各类资产的价格基础上，进行计价核算和费效控制，以提高资产的利用效率；三是加强法制规范。要规范好资产处置原则、条件、管理体制及分工、保护性和禁止性规定；要对资产处置中的职责，即所有权、占有权、使用权、处分权、收益权等相互关系和上下级关系的处理；要规范处置程序，规定处置申请的形式、内容、方法，鉴定评估机构的任务、要求，审批权限、内容和方法，资产转移、注销环节，以及资产原占有使用部门完成产权移交事项；四是大力加强信息化建设，推动信息公开透明，及时发布闲置、超标准资产信息，攻势大项资产处置情况，推动资产处置的公开透明；要将资产处置的审批、核销、处置收益管理全部纳入信息化管理，提高处置管理效率。

四、基本方法

（一）规范固定资产基础管理

固定资产的基础管理包括分类编码、登记入账、出入库保管与盘存、账实对照、资产处置和流失查处、资产统计与报告的方法，这是采集固定资产信息的基础性工作。

资产管理实行层级管理，一是财务部门设立专门的资产管理员，负责管理、核算和组织清查全院资产；二是将医院十大类资产按性质由相应主管部门专项管理，按使用科室设置固定资产明细台账；三是科室设立资产协管员，专人对固定资产实施管理，并建立科室固定资产卡片账；四是大型贵重医疗设备指定专人管理，制订操作规程，并建立设备技术档案和使用情况报告制度。医院相关管理部门定期或不定期地对固定资产进行清查盘点，并与财务部门定期核对账务做到账账相符，账实相符。医院通过资产清查，核查出按老办法管控不力的科室任意调配、转移及处置资产情况，在查明核增、核减及报废详细数据，经批准后，按新的规范化流程处理，切实达到了清查目的，并通过制度化、流程化防止"前清后乱"。

日常管理工作制度指的是指导和实施日常资产管理工作的具体规章制度。它主要包括各类资产的登记保管、出入库与盘存、运营、使用、收益处置、损失报废处理、统计报告和管理等方面的规章制度。经济管理制度是指在资产管理中，应用一些经济奖惩杠杆和手段进行规范化管理，以达成管理目标的方法手段。建立各类标准，保证资产管理工作有法可依。

（二）推行固定资产全生命周期管理

资产全生命周期管理是在传统资产管理的基础上不断创新、丰富和扩展的，帮助医院创建现代化的资产管理和考核体系，构建一个全面、全员、全过程的资产综合业务管理平台。通过资产的全生命周期管理，实现规划设计、采购建设、运营管理、技改退役生命周期四个阶段全过程管理；提供计划管理、项目管理、物资管理、设备管理、财务管理五大业务的一体化集成应用；实现计划与预算、运行与检修、实物与价值、业务与财务、战略与绩效五个一体化管理目标；全面管理资产的技术、价值、费用、收益四大属性。

开发固定资产反映系统，引进资产条码识别技术，摸清了医院资产底数和分布情况，建立了资产联网实时反映系统，实现了院、部、科三级联动管理，提升了资产管理的信息化水平，为合理配置利用资源提供依据。扭住信息化、精细化两个抓手，提升管理质量。一是研发固定资产管理系统。借助 ERP 信息平台，推行院、科两级统一的全成本核算，"实时、可视、完整、准确"反映医院和科室资产现时状态和运营状况，为领导决策提供信息支持，强化科室成本控制意识，提高医院整体运营效益。二是引进资产条形码管理。各类资产身份得以识别确认，摸清了资产底数和分布情况，建立了资产联网实时反映系统，实现了院、部、科三级联动式管理。

将微电子技术、计算机技术、人工智能等现代化高科技充分应用在资产管理领域，运用计算机及网络系统开发和运用相应的管理软件，对资产实行信息化和网络化管理，这是资产管理的发展方向。

（三）推进固定资产标准化配置

医院资产种类多样，各单位资产类型不一、应结合医院实际，按照"完善现有全军统一的、推广典型试点单位的、探索建立其他的"步骤，逐步配套完善资产配置标准。一是结合医院实际，完善国家统一标准。对应房屋建筑面积、医疗设备、文化装备等已有统一标准的，由国家机关会同相关职能部门，结合当前医院建设、任务和需求变化，进一步完善要素指标、修订调整配置标准，以更好地适应研究型医院建设发展的需要。二是推广试点单位经验标准。前几年，国家有关单位选取了一些不同类型单位进行资产管理与预算管理相结合改革试点。这些试点单位结合自身实际，制订了部分实物资产标准，医院可结合自身实际，参照其他医院做法，使之逐步成为通用性资产标准。三是探索建立其他资产标准。对于目前没有统一标准，先行改革试点单位也没制订标准的资产，应针对资产不同类型和使用性质，注重条块结合，采取先易后难，先试点后推广，逐步修订完善，最终形成医院统一的资产标准。

固定资产标准配置管理的重点应放在招标采购管控和日常管理环节相结合上。一是成立招标采购中心，建立了一套完善的招标采购流程，防止操作者的舞弊行为；二是各资产使用部门按照 ERP 资产申请流程提出需求，管理部门按照单位规模大小、任务需求、闲置回收资产再次利用价值、以及年初资产预算来评估使用单位资产购置需求，批准后方可自行或集中采购，批量资产或者大额资产必须通过医院招标采购流程集中购置，超标准不予配置；三是财务部门与资产管理部门重点做好以下几个方面的工作：对于大型医疗设备设施的购建编制"购入评估书"进行项目可行性分析，预算要求客观正确；对长期使用的医疗设备及建筑物的购建，运作过程中环境的变化进行科学预测，大型医疗设备的技术先进性及保质期是购置决策的首要考虑点，确属资产使用效益高的，可纳入标准配置。

沈阳军区自 2008 年 1 月 1 日起启动资产管理与预算管理相结合改革，沈阳军区总医院落实改革措施，一是建立了突出实用的资产配置标准；二是建立资产预算管理，把年初批复的资产预算全额录入，部门在购置资产时进行前端审核，没有预算不办理借款；三是明确各级按制度规定严把资产处置关口，首先实行处置涉密性资产安全评估制度，凡处理涉密硬盘、打印机等实物资产一律交保密部门集中处理，其次实行处置大项资产专业评估制度，杜绝低价贱卖军队资产。

根据各单位人员、保障任务需求建立各类资产配置标准库，在使用单位进行资产申请时，系统自动依据使用单位各类资产数量以及年初预算，判断资产是否应该购置，即把新购资产、资产预算以及资产存量有机结合。

第五节　研究型医院的生活服务

研究型医院生活服务是建设研究型医院的重要组成部分，其核心是从理念上、制度上、文化上进行生态环境培育与保障方式更新改造，为医院的主体——医患人员提供理想的、便捷的、优质的衣、食、住、行、用等全方位保障，以满足或促进医患个性化人文生活方式的保障，以及健康幸福的医学本质需求。要以促进病人康复健康为宗旨，体现以人为本、医患至上为原则，突出发挥在健康指导、健康保障、健康维护、疾病预防和康复等方面的辅助作用。应体现创新性、时代性、精确性、全面性和人文性，在心理上、生理上实现与临床医疗的高度互补，并让患者及员工实时享受到安全精准、高效经济的个性化服务。

一、丰富生活服务内涵

研究型医院生活服务的内涵建设，包括服务理念、服务模式、服务文化、服务品质等多个层面。由于医院发展方式的调整转型，转到"研究型"上来，这就要求生活服务的内涵建设也应随之从发展观念、发展方向、发展动力、发展架构上适时转变，使制度机制资源的导向性更加紧贴临床、服务临床，使服务保障模式必须引进时代技术、植入文化元素，激活创新管理，形成品牌特色。

（一）创新生活服务理念

究其本质是用先进的、技术含量高的、富含创新的生活服务模式服务医疗、服务员工、服务病人、服务研究型医院的一切创新研究，用创新技术探索医院生活服务模式，用研究成果解决生活服务难题，用多元化、智能化、生态化、一体化的生活服务方式方法实现全新的生活服务服务。

1. **以患者至上为原则**　主要体现在4个方面：①患者的需求至上要形成全员的价值观，融入医院生活服务组织的运营、政策、决策、资源配置以及文化之中。②患者的最大利益就是医院生活服务的关注点，要让所有患者都能享受到先进服务带来的好处。③对患者的需求，医院生活服务要能够随叫随到，及时准确。④患者对生活服务的需求是多样性的，医院都要尽量满足。

2. **以目的地服务为路径**　"目的地生活服务"是"目的地医疗"的延伸和完善。"目的地生活服务"可以配合医疗实施多项服务，以一种"系统"的思维方式运行，将资源、机构整合到一个组织架构中，按体系运转，其运作机制紧紧围绕为患者提供高效的生活服务预约服务进行，形成生活服务的"商品超市"。患者可根据个人喜好随时调研服务内容和服务档次。患者入院同时，相关个人信息将通过智能化信息平台传输到每个服务终端，由一个甚至多个服务单元同时提供相应保障，在最短时间内将患者的基本生活用具、饮食保障需求等系列保障项目送达床旁，并根据患者意愿实时进行调整。

3. **以全方位服务为标准** 研究型医院生活服务应在实现与医疗服务无缝对接的同时，解决患者的所有需求，而非其中一部分，应以全方位的服务标准，为患者提供全面具体的服务，要根据患者的需求，将各项生活服务项目结合起来，公示出来，尽量减少或杜绝患者盲目寻找、生活不适的问题。所有生活服务方面的先进理念引进、设施设备建设、服务方式变革等都应围绕患者的需求来进行。

4. **以超值服务为追求** 研究型医院生活服务目标，应定位在提供超出患者及员工期望的服务上。生活服务通过人际互动、环境熏陶，能有效地让患者与员工感受到尊重与敬意，创造性地提供超出预期的服务，可以极大提高他们对医院的信任度和忠诚度。美国塞萨尔·贝利参与设计梅奥诊所贡达大楼时说："我希望设计出的大楼能让患者感觉到迈进诊所的大门就预示着康复的开始。"研究型医院生活服务更加注重提高心理暗示、缓解压力、获取信任、提升信心的功能，更加关注细节，提供患者和员工想不到的服务。超值服务要体现10个要素：①建立生态、低碳的环境。②强调自然光。③减少喧闹，将噪音降到最低。④标识能力。⑤将拥挤感觉最小化。⑥便利的道路指引。⑦容留家属。⑧创造积极的娱乐活动。⑨使员工开心。⑩传递关怀和尊重。

（二）创新生活服务模式

研究型医院生活服务模式要突出多样性，要着眼解决问题，体现个性特色，地域不同、发展基础不同，医院层次、规模、性质不同，尤其是急危重症疾病多少不同，生活服务模式的选择和引入应该有所区别，不能搞一个模式，一切以医疗需要和建设实际为基础。最好的保障模式不一定是最先进的，而是最适合自己的。

1. **社会化服务模式** 社会化生活服务模式，是社会上专业性更强的优秀公司来共同承担医院生活服务的一种保障模式。医院生活服务社会化发展的方向，是实现行业化、专业化、产业化、集约化、集团化，用现代化手段建设现代后勤。实施社会化保障模式，可以选择有资质、技术力量雄厚的企业进行院企合作，必要情况下也可以联合其他医院进行院际合作，组建以物业管理、洗涤、餐厅、超市等各种"中心"联合组成的企业运作实体，实现医院后勤服务体系的实质性联合，充分发挥集团优势，给医院提供更高质量的后勤服务，以推动医院协调发展。

2. **共享服务中心服务模式** 20世纪80年代初，美国福特公司第一次提出共享服务中心模式。所谓的共享服务中心（shared service center，SSC），是向同一集团内部的不同公司提供一系列集成化的服务管理模式。共享服务作为一种新型的管理模式，不同于传统的集中式或完全分散的管理模式，它由一个独立的部门或实体为母公司下面的多个分支机构或分公司提供跨公司或者跨地区的专业服务。

研究型医院生活服务模式，可以以大型综合性医院为中心，联合区域医院，组建区域性后勤生活服务共享服务中心。共享中心模式的建立至少带来三个好处：①业务量非常大，统一管理和采购有利于降低成本提高效率。②有利于发挥大型医院的专业化优势，形成医疗行业的后勤生活服务体系标准，尤其能推动维保、洗涤、绿化、保洁、餐饮等方面流程的标准化，整体提高医疗行业生活服务水平。③有利于医院人事制度改革的推进。医院后勤人员的人力资源管理是个难题，而通过共享中心，医院可以尽可能减少自己的后勤服务人员数量。

在共享服务中心保障模式中，共享服务中心是核心部门，它将原先分散在各个医院内部的某些后勤业务模块分离，进行集中和整合，组成新的业务单元，为医院提供更专业高效的生活服务，使医院常规性后勤工作得到高效处理。事务性和常规运营性工作都可以进入共享服务中心的管辖范围，通过专业化模块分工，实现专业设备集中采购、专业人才资源共享、专业人员统一培训，通过标准化运作提高工作效率。

3. **委托式服务模式** 国内外医院后勤管理的经验告诉我们，目前世界上还没有一个公司具有全面管理医院后勤系统的能力。在医院生活服务整体社会化无法实现时，生活服务委托式管理就变成了社会发展、市场发展、医院发展的共同要求和趋势。

委托式生活服务模式，主要是对保安（消防）、保洁、医辅、机电运管等物业保障，园林绿化，家具管理，职工、患者餐饮供应，医用布类洗涤，医疗垃圾处理、污水处理、太平间、地下车库，电梯、空调、中心制氧设备维保等项目，分别选择有经验的专业化保障托管单位实施保障。这种模式的优势在于能各取所长、优势互补，同时降低医院支出成本。

4. **选择性外包服务模式** 生活服务外包是解决医院经营问题的重要策略和方法，通过建立战略合作伙伴关系实现合作共赢，从而提升生活服务的管理水平。外包后医院可以甩开后勤服务的一切琐碎事务，集中人财物，一心一意搞好医疗服务质量，规划好医院建设发展。医院进行外包生活服务时，应着重针对医院生活服务能力弱项，有选择地实施，在患者饮食保障方面尽量避免外包服务，既要考虑成本经济因素，更要考虑服务临床需要，降低可能出现的运行风险。

（三）创新生活服务文化

生活服务文化是研究型医院文化的重要组成部分。生活服务文化的核心是"健康、绿色、人文、创新"，更加强调树立"以患者为中心"的理念，突出"研究型"色彩，追求保障的不断创新和优质高效，追求超出预期的保障效果。

1. **建立人文生态** 建立起相互尊重、相互协作、相互信赖的服务与被服务关系。一要坚持仁爱善良与出众服务能力相结合。要求医院生活服务机构和人员心怀仁爱并发自内心地尊重患者和同事。二要有安全、到位的制度遵循。安全、舒适、精准是生活服务的首要要求，没有比按承诺进行生活服务，更能强化患者及员工对保障行为可信赖度的信心。要让患者和员工知道，他们的需求第一，服务保障机构的存在是为了给他们提供服务，如果有任何一种方法能够帮助他们解决问题，医院都会承担这项任务。三要有平等诚信自觉的沟通。要实现保障信息的对称性，充分尊重患者和员工的选择，不能把服务者的意志强加到保障对象身上。只有生活服务项目选择的不同，没有服务标准的差异。四要有温暖、和谐为根本的文化养成。生活服务文化的目标，就是让患者有家一样的生活感觉，像在家一样受到关爱和尊重，像在家一样舒适和自由；让员工有在家工作的感觉，每一刻都充满幸福感和责任，意识到自己的每一个举动都在为自己温暖的家做贡献。

2. **打造绿色环境** 适应国家环境建设与保障的形势，建立与之相适应的内外环境和管理体系，实现"从园林式医院环境"向"生态医院环境"的飞跃，打造一个无污染、生态绿化、节能环保的绿色医院，让医护人员感受到安全高效的工作环境，让患者享受到优雅舒适的医疗环境。①功能分区科学化。医院功能分区明确、完整，各区之间联系方便且互不干扰，清洁区与污染区分隔清楚，清洁流线与污染流线互不交叉，患者、医护、行政人员和家属各自出入，人流与车流互不交集，医疗区地面场所无机动车辆。②室外环境园林化。充分考虑与周边环境的协调，防止噪声污染、光污染及大气污染，充分利用资源搞好区域绿化，加强立体绿化，医院院区绿地率应达到60%以上，绿化率达到99%以上。严格执行国内医院环境噪声标准，白天平均不超过45dB，夜晚不超过35dB。强化标识系统和景观设计，做好各类风格绿地和景观的衔接，满足各类人员、不同季节的行为和心理要求。③环境质量洁净化。院区空气质量评价执行国家空气质量标准（GB 3095-1996），其监测结果达到医院所在城市的环境空气质量功能区最高标准。室内空气质量除了要达到国家室内空气质量标准（GB/T 18883-2002）外，其中以下几项具体污染物不允许超过括号中相应浓度: PM2.5（$0.075mg/m^3$）、PM10（$0.15mg/m^3$）、SO_2（$0.50mg/m^3$）、CO（$10mg/m^3$）、NH_3（$0.20mg/m^3$）、甲醛（$0.10mg/m^3$）、苯（$0.11mg/m^3$）、甲苯（$0.20mg/m^3$）、二甲苯（$0.20mg/m^3$）。

3. **提供健康饮食** 要坚持"上医治未病"的理念，专注于绿色有机食材的选用，包括围绕临床治疗的营养知识宣传和饮食行为干预。①食材供应基地化保障。蔬菜、水果、肉类等主要食材必须执行AA级绿色食品标准，食材生产地的环境质量符合《绿色食品产地环境质量标准》。每一种食材都实施基地化单一来源，集中供应。②尊重民俗习惯。能针对不同地域、不同民族人群实施不同的饮食服务。③坚持临床营养配餐。临床营养工作是医疗工作的重要组成部分。要坚持从"做什么就吃什么"向"想吃什么就提供什么"、"需要吃什么就提供什么"转变，实现全员额、全方位、全时制的饮食保障，以吃出营养、吃出健康、吃出文化为标准。

4. **畅通就医通道** 医疗通道、餐饮通道、物资保障通道形成立体交通网，信息平台集成，实物运输通畅。各类标识、导诊形成规范清晰的指引系统，实现全程引导就医、陪同就医，各类窗口、电梯零等待。

二、改进生活服务手段

创建研究型医院生活服务格局，必须对现有的保障方式进行彻底的革命，树立大健康观、大服务观、大协作观，要通过人文化、环保化、节能化、智能化等系列办法，不断提升生活服务的软实力和硬实力。

（一）人文

在建筑设计上，注重外观形象，引导患者对医院产生良好的第一印象，以更具人性化的细节，充分体现以病人为中心的理念。建筑设备要充分考虑不同年龄、不同身体状况及健康状况的人的使用，装饰装潢与周边环境协调，让首次就诊的患者，强烈地感受到医疗服务选择的正确性。在设施设备上，通过材料使用、颜色搭配、艺术品摆放以及文化娱乐设施建设，营造温馨的环境。在服务细节上，让每一件小事都体现医院生活服务对患者的尊重，比如整齐划一、赏心悦目的着装，按身材发放休养服，在一些移动设备上安装静音轮，关闭患者的房门，限制口头通知的音量，医生的椅子带有滚轮使得他可以很容易地移动到患者的身边，等等，当这些小细节被患者所体验，形成无处不在、无时不在的"细节洪流"时，便会产生强大的患者舒适度、信任度、忠诚度。

（二）营养

实施全程营养干预和治疗，坚持"五师服务临床"。"五师服务临床"对医疗模式的全新阐释，营养师与医师、护师、药师及心理咨询师共同为病人制订合理的治疗和膳食方案，是将现代医学模式即生物－心理－社会模式作为总策略付诸实践。营养治疗和营养干预在临床综合治疗中的作用和地位凸显，合理的营养干预能够有效维护机体健康状态，延缓慢性病的发生发展，提高人类生活质量。国外研究结果显示，提供适当的营养干预，如改善膳食结构比例、提供足够的能量和蛋白质、适当增加抗氧化物质的摄入等有利于降低肿瘤发生及相关疾病危险因素。营养健康维护是一个系统的、长期的、有序的干预行为，而现有的营养保健模式过于注重院内治疗阶段，对同样重要的院前预防和院后延伸阶段却忽略。为此，应将营养干预范围主动前伸后延，建立更为完善、更为有效的营养保健康复新模式。立足于研究型医院倡导的"大健康理念"的理论基础，结合营养流行病学、膳食暴露测量、营养宣教、营养治疗等方法，将院前预防（包括营养卫生知识调查，膳食暴露测量，营养状况评价，营养宣教等方式，进行疾病与膳食营养相关性的流行病学调查）、院内治疗（包括住院病人营养风险筛查，有针对性地制订营养治疗方案，并对治疗效果予以评价）、院后跟踪（入户或电话随访，对患者营养健康状况实行监测，边反馈，边修订干预方案），利用中西医结合营养治疗计算机专家系统（Nutrition System of Chinese Traditional Medicine Combining with Western Medicine，NCCW），建立营养健康电子数据库（包括一般状况和营养相关数据等，借以实现对营养健康的动态监测）等多种形式有机地结合起来，探索建立普惠式营养健康维护新模式，全面实现"大预防"理念，努力维护终生健康状态。

（三）节能

在医院的能源使用方面，水、电、热、气、材要实现低耗高效，同时调整能源结构，多用可再生能源，使用电能、风能、太阳能和天然气，少用或停用燃料煤、燃油。

1. 应用双效水源热泵系统　水源热泵是利用地球水体所储藏的太阳能资源作为热源，利用地球水体自然散热后的低温水作为冷源，进行能量转换的供暖空调系统。这使得利用储存于其中的近乎无限的太阳能或地能成为可能利用地球水所储藏的太阳能资源作为冷、热源，进行转换的空调技术。水源热泵利用的是清洁的可再生能源的一种技术。水源热泵技术的工作原理就是：通过输入少量高品位能源（如电能），实现低温位热能向高温位转移。以地表水为冷热源，向其放出热量或吸收热量，不消耗水资源，不会对其造成污染；省去了锅炉房及附属煤场、储油房、冷却塔等设施，机房面积大大小于常规空调系统，节省建筑空间，也有利于建筑的美观。水源热泵系统采用全电脑控制，自动程度高。近十几年来，水源热泵空调系统在北美及中、北欧等国家取得了较快的发展。但水源热泵系统在地下水丰富、环境条件适宜的地区方可采用，同时要特别注重环境保护。

2. 建设数字化水网　实现计算机实时监控用水，采用合理的用水量指标，医疗楼层按功能分区独立计量。绿化灌溉变自来水喷灌为用中水喷灌或滴灌，适宜采用滴灌的绿地，优先采用滴灌技术。

3. 建设雨水回收系统　统筹考虑传统与非传统水源的利用，降低用水定额。根据本区域水量盈亏平衡对雨水利用、渗透、排放进行合理分配。雨水利用系统包括截污、初期雨水弃流、收集、贮存、净化、消毒、循环等措施。

4. 实施电平衡改造　灯具采用高效节能灯具，大厅等公共场所采用集中分时照明控制系统，室外照明采用定时光控装置。大于15kW电机采用软起动装置，空调风机、生活泵采用变频设备。大于50kW电机实行单机计量，冷冻机组实现单独计量，各楼层设照明、动力、空调计量装置。对空调等季节性负荷采用单独控制。空调系统采用与变频结合的大温差系统，并设置余热回收系统，且在需夜间值班的部分区域单独设置空调系统，以便灵活控制，节省电力。空调主机大小配合，通过台数控制使机组始终运行于高效率区域，同时每套空调主机均配电脑控制器，自动调节每台机组的制冷量。

5. **实现管理控制** 设立智能建筑（intelligent building，IB）中心，综合计算机、信息通信等方面的先进技术，集中将电力、空调、照明、消防、监控、运输设备等综合监控，协调工作，实现建筑物设备运行管理与监控智能化，消防安全防范自动化。

6. **推广节能技术** 医院各功能区域可根据其使用的特殊性，在保障使用功能的基础上，采用特定的节能技术。①手术室节能技术。在楼宇自控系统的基础上建立手术室中央监控系统；在净化空调系统中采用二次回风等空调节能技术；建立夜间值班手术室独立空调系统，充分挖掘手术室这一耗能大户的节能潜力。②病理科节能技术。为清除病理科空气中的甲醛和二甲苯等有害气体，传统病理科排风系统采用大风量排风稀释室内空气，空调能耗大，空气质量难以得到保障。运用粒子反应原理的新型病理科空气净化系统，既能保障室内空气质量，又能降低空调能耗。③医用中央纯水系统节能技术。医用中央纯水系统在制作纯水的过程中，有大量的废水排出，建立废水回收系统，供大楼洁厕、绿化浇灌使用。④传染科区域节能技术。医院的传染科诊室病房区域，采用全新风系统，采用合理的余热回收技术，在新排风之间建立热交换，降低空调能耗。

（四）环保

医院生活服务环境建设，要坚持生态化理念，合理引进新技术、新手段，研究探索解决建筑环保、排污环保、能源环保、垃圾处理环保等方面的重大课题。

1. **建筑材料** 在新规划和设计的主要建筑中，选用新型环保材料。木地板、木夹板、涂料、胶粘剂、天然石材等材料中，都有可能造成室内环境的污染，应使用可改善室内空气质量的功能性装饰装修材料。如选择无毒环保的密封型胶粘剂，密封又粘接，可将甲醛等污染气体完全密封在夹板中。室内地面采用新型橡胶地板，提高对碘酒、酒精、酸、碱的抗污染性和隔音性能，减少静电释放现象。

2. **污水处理** 医院污水通常由医疗、卫生处置和病人生活三大部分污水组成，污水的成分有各种药物、消毒剂、诊断用剂和洗涤剂等，应进行单独预处理或进行二级生化处理。常用的污水处理主要分为4类：物理处理法、化学处理法、物理化学处理法和生物处理法。特殊污水处理包括两类：①医院放射性废水处理。一般多采用衰变法、稀释法和吸附离子交换法，但吸附离子交换法成本较高多不采用，可采用放射性污水自动处理系统，经放置衰变、稀释，排出污水达到环保排放标准。②核生化洗消污水处理。对核生化洗消污水应进行现场收集、处理和净化，实施无害化处理，防止残留的化学毒剂、致病微生物以及放射性物质进入环境中，避免对环境和民众造成二次污染，使处理后的水达到排放或回用标准。

3. **医疗垃圾** 医疗垃圾是指医疗机构在医疗、预防、保健以及其他相关活动中直接或间接产生的具有感染性、毒性以及其他危害性的废弃物。必须本着"无害化、减量化、资源化"的原则，针对医疗垃圾性质进行分类，分开单独加以销毁或回收利用。对治疗类废品、传染性废品、锋利物品、药品垃圾、化学废品、烟雾剂类等，应通过高温焚化销毁。对放射性废品处理，一是开源，直接使用放射性化学物质，但开源会产生放射性垃圾。二是密封源，在密封设备中间接使用的物质。

4. 空气质量　病房空气实施负压消毒净化，安装负压病房空气消毒设备，配备负压抽风机，连接装在病床的密封罩，随时将病人呼吸排出的废气抽走，进入装有植物源特效微生物消毒制剂的容器内，通过折流循环消毒灭菌处理，杀灭病人呼出的废气中携带的细菌病毒，安全达标排放。同时，由负离子消毒装置将富含 30%~50% 氧气的新鲜空气通过气体传输系统送入病床密封罩内，改善病房空气质量。建设生物自净厕所，每个厕所建成由负压消毒、换风、增氧系统和室内在线灭菌除臭系统，杜绝病毒细菌等病原微生物的扩散传播，确保室内空气质量标准。进行内外源污染隔离截留，对医院建筑内的隔墙在空间上封闭，杜绝空气在吊顶内互串，对门诊楼、住院部、干部病房、手术室、化验室、动物实验室等工作区科室，安装风压涡流截流系统，保持室内新风量的同时隔绝通道及外来人员携带的细菌病毒进入室内。对候诊区及医疗通道等公共区域安装气溶胶消毒机，实施消毒、除臭、降尘、富氧、留香，有效改善空气质量。在室内空调风机盘管出风口处加装气溶胶生物分子筛截留消毒系统，同时采用辐射冷暖吊顶加直流新风系统，通过有组织的送排风，新风经过冷却或加热从一个方向流向另一个方向，形成直流，解决病房排湿、排除污染物和预防感染等问题。

（五）智能

生活服务智能化是医疗信息化的拓展和补充，采用系统集成的方式，建立信息共享空间（information commons, IC），用户在此空间获得信息资源和信息服务，实现医疗服务、生活服务的有机结合。生活服务智能化主要包括 6 个方面。

1. 智能化基础设施　完整的智能化基础设施除智能化病房、门诊大楼、道路建设外，还可以将电梯系统、供氧系统、变配电系统、公共照明系统、排风系统、火警监控系统、空调系统、新风系统、安保系统、保洁系统、人员定位系统等，进行集中化管理和监控，以便达到管理便捷、节约能耗，给患者提供快捷、高效的医疗、生活条件。

2. 数字化膳食管理系统　通过视频交换、端到端流程等信息化手段，实现床头信息查询、点餐等可视化服务功能。患者入院个人信息直接存入膳食保障数据库，需要膳食服务时，医生下达治疗膳食医嘱或患者个人点餐，中央厨房收到指令后，送餐到床旁，基本流程如图 15-2。

3. 自动传送机器人系统　自动传送机器人系统的引入，将改变近百年来人工运送重要物品的模式。目前国内医院多采用气动物流传输系统进行物品运送。运用机器人系统解决物流问题，目前被视为超前的、最明智的方案。该系统不仅可以丰富病人救治，提高效率，同时还可提供质优价廉的生活服务。从国外实践看，机器人及相关系统将以安全、可信的方式为实验室运送样品、血标本及其他需传递的保障供应物品；可将计划的或根据情况调整的物品及时、可靠地运送到全院目的地；可以将餐饮运送到患者楼层并将食物垃圾带回厨房；在环境支持方面，机器人回收受污染的衣物、废弃物，保证清洁环境并控制感染。机器人系统能够帮助建立医院内部无缝供应链，减少寻找物品、运送物品的环节，降低服务成本，保证服务质量。

4. 数字化洗消配送系统　洗消配送系统要兼有洗涤、消毒、灭菌、配送服务功能，采取双门高温灭菌器和环氧乙烷灭菌，实用物流配送办法，供应全院无菌器械、敷料、被服。使用信息化管理手段对物品从清洗消毒、灭菌、发放到用于患者，进行全程跟踪管理，无论哪个步骤，哪个环节的问题，都可追溯，保证发放物品的安全，基本流程如图 15-3。

5. 数字化病床清洁管理系统　病房清洁管理系统是集医疗、护理、感控、洗消、保洁于一体的信息化平台，旨在为患者提供清洁的病房、病床环境。病床清洁服务主要在患者住院院中和院后实施，清洁指令由医师、护师或患者发出，主要流程如图 15-4。

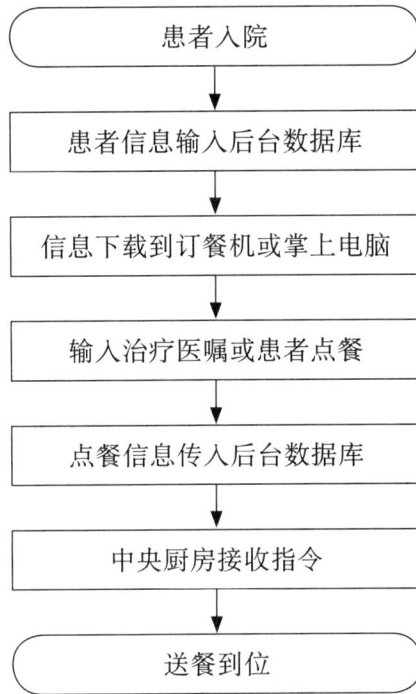

图 15-2 数字化订餐基本流程

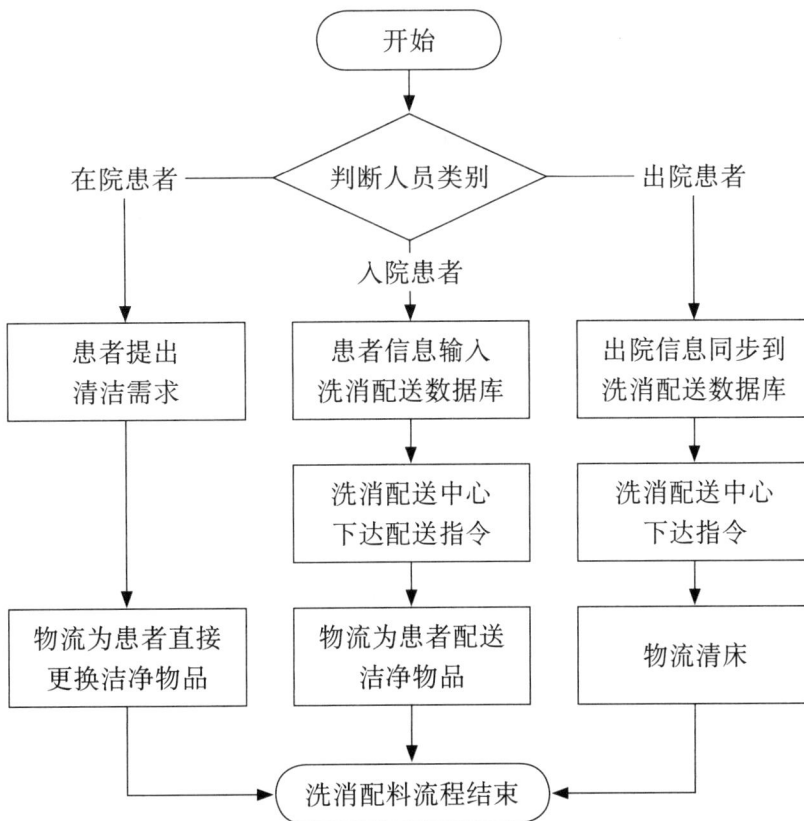

图 15-3 数字化洗消配送流程

```
                    ┌─────────┐
                    │  开始    │
                    └─────────┘
                         │
                         ▼
                 ╱─────────────╲
                ╱  判断出／入院  ╲──────── 出院患者
                ╲─────────────╱
                    │
                入院患者
                    │
         ┌──────────┐         ┌──────────┐
         │ 患者信息同步到 │         │ 出院信息同步到 │
         │  各数据中心  │         │  各数据中心  │
         └──────────┘         └──────────┘
                │                    │
                ▼                    ▼
         ┌──────────┐         ┌──────────┐
         │ 医护人员或管理 │         │ 管理部门发出 │
         │ 部门确定清洁需求 │         │  清床指令   │
         └──────────┘         └──────────┘
                │                    │
                ▼                    │
         ┌──────────┐                │
         │ 向各中心发出  │                │
         │   清洁需求   │                │
         └──────────┘                │
                │                    │
                ▼                    │
         ┌──────────┐                │
         │ 各中心到位保障 │◄───────────────┘
         └──────────┘
```

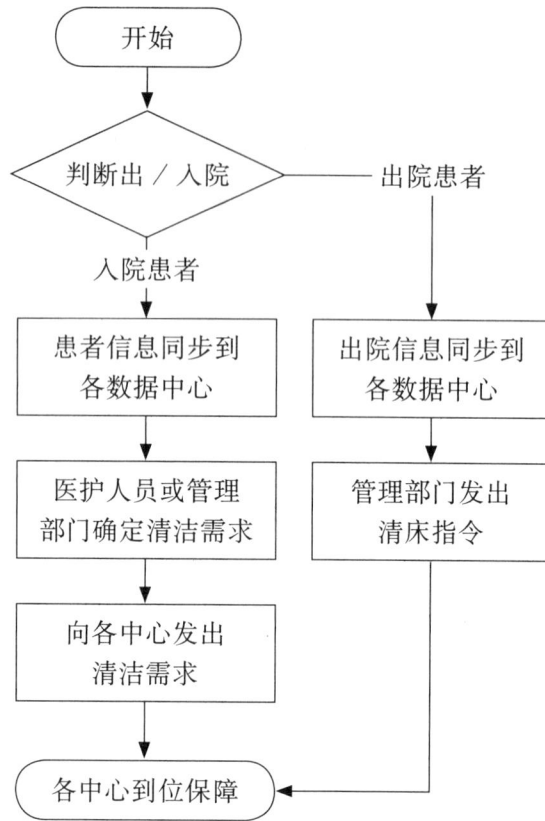

图 15-4　数字化病床清洁管理流程

6. **第三方物流系统**（third party logistics，TPL）　把第三方物流模式引入生活服务项目，主要应用于设备维修、被服制作、办公用品采购、生活用品供应、垃圾处理等方面，把各种保障的物流配送交由专业公司负责，回避医院保障机构弱项业务，减少内部非增值性流程，实现业务重组，建立快速、方便、安全、高效的生活服务系统。第三方物流系统的建立，要使信息流和物流过程完全结合，形成闭环，实现采供双方信息对称。第三方物流的运行，要求各种服务、配送信息经网上交易平台发布给相应的物流企业，物流企业在规定时间内上门服务、一对一服务。

三、打造生活服务品牌

服务品牌是医院服务文化、服务能力、服务质量的集中体现，也是医院对接触人群情感及服务的综合标识和质量承诺。它不仅体现着医院历史、服务标志、设计包装、形象宣传等实体内容，同时也蕴含着人们对医院服务产品的感性认识，如情感、印象、喜好、认可、满意度、信任度及口碑、赞誉等。研究型医院必须拥有自己生活服务的品牌。

（一）生活服务品牌定位

创建生活服务品牌的指导思想，应坚持"紧跟世界前沿创新求变"的基本要求，体现"以病人为中心"的服务理念，展示"高端、高质、高效"的品质内涵，要能够引起全社会共鸣、受到广泛认可。研究型医院生活服务品牌的核心要素是保障质量和保障文化，发展基础是保障设施和保障方式，生命力在于特色和专一。

1.**突出前沿特点** 能创造品牌，意味着是行业内的佼佼者，必须引领行业发展，体现创新性，提供的服务应该是别人没做到、没做好或者是不敢做的。

2.**突出普适特点** 品牌服务应该有最大限度的推广性、接受性，能够最方便地适应任何地域、任何国家的需求，保障理念和保障模式能够为最大多数人接受、认可甚至赞赏。

3.**突出医疗特点** 研究型医院生活服务最根本的目的是为医疗服务，保障特色应能够体现医疗特色，符合疾病诊治原则规律。

4.**体现公益特点** 品牌的服务应该惠及大多数人，良好的服务创意必然是低成本高效益的。

（二）打造生活服务品牌的方向和标准

打造医院生活服务品牌，需要有前瞻思维，也要有底线思维。要与研究型医院的目标追求相一致，也要达到研究型医院的基本要求。

1.**具有特色鲜明的标识形象** 导入3C战略，即企业形象战略（corporate identity，CI）、顾客满意战略（customer Satisfaction，CS）、企业文化战略（corporate culture，CC），展现"现代、文明、温馨、和谐"的综合性医院生活服务特征，传播、辐射和影响，以最佳效应、效果吸引并温暖服务于医者和患者。3C战略应用于生活服务，旨在让一切保障活动都以顾客的满意度为指针，从患者角度、用患者的观点来分析考虑问题，全面尊重、维护患者的权益和利益。各项保障工作要向医患的关注点驱动，通过推出新方式、新技术、新举措，创新服务项目、途径、手段，来不断满足医院与广大医患人员对日趋增长的物质、文化生活的期愿和需要。

2.**具有国际认证的标准水平** 研究型医院的质量标准不仅要符合"研究"、"创新"的特质，还要与国际通用的、公认的质量认证标准相接轨。质量管理标准体系在医院后勤领域的建立和运行，可以促进医院生活服务与社会（市场）共享和对接。在通行的国际、国内的质量认证标准中，ISO9000族标准为基础，其中ISO9001是用以组织（医院）证实其有能力提供满足顾客（患者）和法律法规、行业标准要求的服务，以及通过（医院）质量管理体系的有效应用，包括持续改进，增强顾客（患者）满意。美国医疗机构国际联合委员会（Joint Commission International，JCI）质量认证标准是目标，JCI是美国医疗机构评审联合委员会（The Joint Commission on Accreditation of Healthcare Organization，JCAHO）的一个分支机构，为美国以外国家的医疗组织提供认证和咨询服务。JCI标准强调组织水平在关键的功能性区域的表现，如病人的权利，对病人的治疗水平，感染的控制。要求质量控制应达到以下目标：安全性，平等性，实用性，及时性，高效率，以患者为中心。JCI标准完全从病人的利益和安全出发，向医院管理人员、临床工作者、后勤保障人员提出严格的要求，为病人提供完善、统一、安全的医学服务。

3.**具有自我优化的创新功能** 可以尝试引入PDCA循环模式，实现自我纠错、自我改进。PDCA循环又叫戴明环（Deming Circle），是美国质量管理专家戴明（W. Edwards Deming）博士依据管理工作客观规律首先提出。他将管理中的工作分为4个阶段：P（plan）是计划阶段，D（do）是实施阶段，C（check）是检查阶段，A（action）是行动（处理）阶段。PDCA循环可以适用于任何规模和形式的组织，按照PDCA循环顺序工作，把保障任务落实到各个环节，各个环节再按PDCA循环顺序工作，形成一个一环扣一环的服务流程，使各类生活服务服务不断完善、不断进步。

4. **具有协同服务的管理机制** 利用德尔菲法（专家调查法）确立业务关联矩阵，通过对生活服务领域内部"组织构成、业务运营、职能管理、服务保障"等层间的行为进行分析，识别医院生活服务系统内部协同机会；对与医院生活服务领域利益相关主体间的可能合作行为进行分析，识别医院生活服务外部系统协同机会。并通过运用数理理论和技术原理，规划好工作协同路线图，研究探索医院生活服务系统与医院医疗保障系统、医院生活服务提供商之间以及提供商与医疗卫生行政管理部门之间的均衡关系。加强内部、外部各层及彼此间的沟通与合作，实现互通、互动、互助、互信、融合，把医院交给的每一个项目做精、做细、做实、做出特色。

5. **具有精益化的过程控制** 运用"5S"方法抓精益管理，即：整理（seiri）、整顿（seiton）、清扫（seiso）、清洁（seiketsu）、素养（shitsuke。5S方法论是通过改善工作地点的组织和可视化管理来减少浪费的，主要目标是预防潜在的问题，并创造出合适的工作环境，使工作人员能以最高效的方式为病人提供最佳服务。整理（seiri）：找出医疗、保障区域内不再使用的物品、设备，减少不必要的场地建设和维护费用，放以合适的、必须的用品。整顿（seiton）：对剩余原料、设备以及新补充的必需品进行合理组织，确定每一项东西的使用频率，在行动浪费的减少和库存量增加带来的存放点增多之间找到一个平衡点。清扫（seiso）：清扫更侧重于发现设备故障、保障盲区、控制感染。清洁（seiketsu）：确保每项物品总是各就各位。素养（shitsuke）：形成标准化操作流程和绩效评估制度。"5S"方法是实现精益管理工具之一，是生活服务可持续管理系统的一部分，通过类似精益方法的实施，不仅能够降低浪费，更能体现对患者和员工的充分尊重，推动保障服务的持续改善。

6. **具有"一号通、一站式"的服务平台** 能够做到24小时不间断服务，对生活服务实施统一调度，统一管理，从水、电、气维修、保洁绿化到食堂订餐等实行多部门联动，第一时间为临床、患者提供服务，对需求实施统一接收、派遣、跟踪反馈。

（三）形成生活服务品牌的基本路径

1. **搞好顶层设计** 塑造紧贴临床的生活服务品牌，管理者必须要用抓建设的思路抓服务，把生活服务工程与医疗发展战略一起规划，确立一个科学的、恰当适用的、有前瞻性的"顶层设计"。生活服务的整体规划要有实施价值和实现的可能，既切合医院的实际，又符合发展的需求、患者的需求；规划应符合时代发展规律，符合研究型医院建设标准的高度和先进性要求；同时，要有阶段性目标和完成目标的时限性。规划的目标要具体、明确，并体现出易操作性和易管控的特性。规划要涵盖研究型医院所有的保障要素，具有战略思路和目标原则的指导意义。

2. **推进要素建设** 抓生活服务要素建设的具体思路：①从基础抓起。把功夫用在制度规范上，用在塑造保障文化上，用在保障管理系统的建立和完善上。②从观念抓起。只有全员统一的服务意识、自愿的服务行为，才会有高水平的生活服务质量。要把"给自己增加更多的麻烦，给别人带来更多的方便""做患者还没有想到、但却是最需要的服务"等形成全员共识，不断培养患者忠诚度、社会信誉度。③从需求抓起。生活服务的理念引进、环境改造、标准设定一定要按照实际需求去设计、实施，不能任凭个人的好恶，更不能朝令夕改。

3. **培养创新型服务团队** 生活服务需要各方协同，每一个服务环节都至关重要。研究型医院必须培养一支有着超强服务能力的团队，而服务能力来源于服务意识和执行力。要注重建立以执行力为核心的考评体系，选人用人要以执行力为重要条件；绩效考核要以执行力为重要标准；服务问责要以执行力为重要内容。要建立以提高执行力为主线的服务培训机制，通过经常性的培训，增强服务团队"不找借口完成工作"的意识；增强"做有创意的事"的本领，把创意体现在所有服务保障工作中，工作绩效体现在有创意的服务保障实践中。

四、生活服务实施路径

（一）推行营养化临床膳食保障

营养膳食保障是指在休养员住院期间，伙食单位严格执行国家的饮食服务规定，以搞好饮食保障为中心，以配合临床治疗、促进病人康复为重点，在营养医师的指导下，通过完善的组织架构、科学的配餐流程、精湛的烹制技术、精细的服务手段，保证住院病人吃得可口、吃得卫生、吃够标准，符合治疗膳食要求，努力为工休人员提供优质服务，不断提高饮食服务的保障水平的生产过程。临床膳食概括起来可分为基本膳食、治疗膳食、诊断用的试验和代谢膳食三大类。每种治疗膳食均有其特定的膳食原则及食物选择的特点，要做到既适合特定病情需要又符合营养原则。科学合理的营养膳食保障能够减少住院时间，降低住院成本。

1. **国内医院先进做法** 我国医院营养膳食保障主要通过营养室、营养餐厅、营养食堂等形式进行保障。已由满足吃饱、吃好、吃够标准的基本需求逐步向服务便捷、吃的营养、吃的安全、辅助治疗、强调绿色的多元化、人文化的服务方式转变。以解放军总医院为例，在营养膳食保障中通过深化体制改革，增强竞争活力的方式，整合以往以楼宇为单位的饮食保障单位，建立起统一组织机构，明确工作职责，形成了组织、计划、指导、监督的各项职能。解决了核算不一致、标准不统一、服务欠精细等问题，实现工休人员就餐满意度98%以上。在服务的功能上，建立了高端病人通过床头终端自助点餐、普通病人预约点餐的自动化管理体系。制订了《营养室工作手册》，涵盖了采购、加工、烹饪、配送等各个环节的标准化管理。引进自动分餐系统，实现标准化餐谱加工流水线。拓宽治疗膳食"私人助理"服务范围。为重点病人提供营养搭配、膳食禁忌等高端咨询。在治疗膳食方面，目前我国仅有解放军总医院、协和医院及部分三甲医院拥有营养医师指导的治疗膳食的保障，提供临床膳食，其他医院的临床膳食指导均未得到广泛的发展。

2. **国外先进医院做法** 中西方饮食观念的差异造成医院膳食保障的组织方式及保障形式迥然不同。国外医院伙食单位在组织上更注重流水线、标准化的加工方式、中央式的配送机制。在膳食搭配上注重食物所含的热量、蛋白质、脂肪和维生素的含量。不追求色、香、味、形的完美。在治疗膳食的指导方面，美国70%以上的医院设有由医师、临床营养师、药剂师和护士共同组成的"营养支持小组"，对病人实行肠道和静脉营养支持，营养小组与营养配餐员统一编制，共同管理，统称为 Nutrition department and food service。但是，由于国外膳食品种单一，临床膳食的应用多采用的是肠内营养制剂的形式，以食物为基质的提供方式较简单，多为汉堡和蔬菜沙拉之类。

3. **不断深化膳食保障体制改革** 本着增强竞争活力，提升保障质量，提高管理效益的总原则，按照宏观上计划性管理，微观上市场化运行，建立统分结合的双层经营机制，集约化经营、集团式管理的总体思路进行餐饮体制改革，是研究型医院膳食保障的发展方向。成立人力资源、物资采购、统计核算和质检监督等职能办公室和营养膳食加工部，明确职能单位和保障实体分工，将裁判员与运动员有效分开，是促进保障水平提高的有效手段。建立统一的员工招聘和培训平台，规范统一的采购标准、食品加工标准、质量检查标准、各项操作规定等，形成统一的监督考评机制是重要的管理方式。

4. **强化营养医师的合理配比** 我国三甲医院中，只有50%的营养室在营养医师的指导下组织膳食保障。营养医师与营养室管理脱节，营养医师仅重视医疗，营养室仅重视餐饮加工，各种治疗膳食或临床应用膳食存在纸上谈兵情况。国际上对临床营养师的要求是按医院床位来折算，每150~200张床位配置1名营养师。因此要重视营养医师的培养和配置，加强临床医师与营养师的双方合作，满足临床治疗需求。

5. **重视毒性检测和中医食疗理论研究** 目前医院膳食保障过程中，餐饮单位注重了食品卫生控制标准的制订，强化了食品卫生的管理，但仍存在不时发生个体或群体"不适"的情况。作为研究型医院的后勤保障，一方面要强化进货渠道，确保采购物资为绿色有机食品。另一方面要注重加强毒性检测设备和技术的应用，应消除隐形隐患带来的负面影响。同时要学习中医食疗理论中辩证施膳、全面膳食、饮食有节等理论的研究，制订食谱时充分考虑不同食品形成的食谱和餐饮中，营养素及主要成分的流失。具备能够甄别和预防食物中毒与两种食物之间的不良反应造成就餐者不适的能力，避免给膳食保障造成食物中毒的假象。同时要宣传合理的进餐时间、数量等，促进营养合理吸收。

（二）推动系列化服装服饰改革

标准规范、系列配套、功能齐全的系列化服装，是提高和构建研究型医院形象的主要表现方式，是研究型医院的文化载体。严谨规范的系列化服装，是研究型医院的宗旨观念、职业道德、文化理念、精神面貌的直接体现。配发系列化服装的主要目的是使病员对医院整体有一个良好的视觉感受，使病人能够感受到信任、亲和、敬意、大方的效果；使工作人员达到珍惜、荣耀、合体、舒适、方便、美观、防护的感受。起到了标识作用、标准作用、激励作用、凝聚作用、规范作用和宣传作用。系列化服装的设计和配发中应当把握好不同岗位和不同对象的职业需求、功能需求、审美需求、版型需求、号型规范等内容。包含了医院各岗位服装的整体风格、设计主题、类型划分、造型、标识、色彩、面料、服饰品配套设计、版式设计、尺寸确定以及裁剪、缝制和加工工艺及其释义等要素。

1. **国内医院先进做法** 20世纪90年代以前，医院各类服装仅限于防护，对面料、款式版型等要求相对简单。20世纪初，随着市场经济的发展，医护服装出现了百家争鸣，百花齐放的现象。各类颜色、款式，各种面料和版型，各种功能服装充斥市场，存在质量和效果良莠不齐的问题，各类美容院、诊所的个性服装鱼目混珠，造成了一定的负面影响。2011年解放军总医院着眼建设医院现代后勤的使命任务，不断强化医院内涵发展和标准化建设，做出了改革医院系列化服装的决定，提出了"总体筹划、系统设计，对接国际、适应形势，体现时代、突出内涵"的总要求。自主完成了医院系列化服装设计方案并全部换发。换发后的系列化服装功能实用、品种配套、色彩协调、样式美观、标识鲜明、个性突出，囊括了147种式样、27个类别。

2. **国外医院先进做法** 国外系列化服装起步较早，主要有两个方向的代表：一是以注重舒适度、功能性为代表的西方医院。这些医院因为西方人的体型特点和发展理念不同，更重视舒适度，比如强调的是具有穿着合体、舒适、色彩绚丽、配套齐全，特别对不同的岗位服装，如手术室、监护室服装比较重视等特点。二是日本、东南亚、以及我国的台湾省的医院，则重视对面料功能的研发，强调成本控制。比如手术衣强调的是耐高温、具有抗菌功能等，面料成分上则多选用垂感强的合成纤维等。强调版型精细化、款型偏向于制服。但在颜色选择上则相对单一。

3. **服装系列化改革方向** 研究型医院服装系列化改革应重点朝着体现文化、系列配套、功能齐全、标准健全、制度规范、成本控制、推陈出新的方向发展。一是体现文化。服装的面料及版型符合医院特点，融入医院文化元素，适当扩展医院标志的使用范围，起到美观和装饰作用，同时对窗口等服装要配以肩章、领带、领巾、领结、饰物、腰带、纽扣、徽章、口袋、标志图案等。达到独树一帜，提升医院文化内涵和整体形象的目的。二是功能齐全。各类服装的功能性应达到安全生产规定的各项技术参数和指标，强调实用、耐穿、便于后整理，便于开展后续收发、维护、保养等工作的特点。特殊岗位服装配套袖、帽、护腕等配套产品，手术室、实验室需要有防静电功能。正确处理好工作环境与服装的关系，对医院室内、室外、高温、低温、干燥、潮湿、外出、夜间值班等不同区域和不同时段的温差问题进行有效解决。三是健全标准。标准健全的各款服装技术要求，规定了各款服装的样式、号型、规格、尺寸测量、颜色、主要材料、缝制、锁定、标志、检验等要求。适用于各类服装的招标样品的制作、检验和评定。为服装的采购、配发、管理等提供了有力依据，解决设计不定型、种类不配套、号型不统一、标识不鲜明、质量不稳定等问题。四是制度规范。完善《工作服管理规定》，明确医、护、技、勤、手术等各类服装的着装场合、检查考评内容、使用保管要求、请领流程等，让全体人员自觉爱护服装，做好自我管理。从根本上解决管理不严格，着装不规范等问题，形成被服管理服务的长效机制。五是成本控制。摒弃成系列配套服装是一种浪费的错误思想，从管理角度上控制成本。在面料成分、色牢度、耐裂、耐洗、磨损性等方面进行制约。在各类服装的号型分布、库存管理和发放管理、报废环节上找效益。包含了面料生产加工、入库质量检查、洗涤熨烫整理、周转使用维护等内容。六是推陈出新。与时代发展、科技前沿、审美观念、科室需求保持一致，持续不间断的汲取各类人员意见和建议。将服装研发改进工作作为后勤服务职能，及时做好款式更新、面料研发、洗涤实验、感染控制等相关工作，促进服装系列化工作不断提升。

4. 服装系列化改革关键点 一是把握针对性。针对同一个医院的不同岗位，同一岗位的不同性别，明确什么人穿？什么时候穿？什么场合穿？穿什么？为什么这么穿？进而制订符合医、护、技、勤、手术、防护、病员等各类着装人群特定的服装系列。二是把握经济性。总体原则是物美、价廉、实用、耐用。医院系列化服装应具有合理的性价比，即：与设计选用的面料档次、款式复杂水平、工艺制作难度等方面综合相比，具有同等的美感与功能前提下，设计医护服装要尽可能降低成本。同时充分考虑配发后期的大型工业洗衣机的洗涤、熨烫、过平等流程对面料的要求，及医院各类人员较多，造成的被服保障成本过高问题。三是把握审美性。各岗位类型服装的艺术性与环境的色调、风格，互成一个不可分割的完美整体。可适当通过logo表现形式，既对岗位进行区分，又解决医院服装的沉闷和单调。四是把握文化性。研究型医院系列化服装的设计要体现医院发展内涵，服装的设计及配发着装应围绕其功能定位，充分展现医院各类人员的整体形象，展现良好的精神风貌，通过全体员工的着装，提高医院整体形象。五是把握科学性。一方面选用材质必须符合国家医用面料用品材质要求，达到耐高温、耐氯漂、不起球、不褪色、透气舒适、手感细密的标准，同时对缩水率、pH值等指标必须符合国家标准。另一方面充分考虑成衣的款型，结构与人体的生理特点，劳动行为之间的科学，对不同岗位的功能需求，和不同着装人群需达到塑体、美观、大方的标准；充分体现医院特点，达到职业保护和减少交叉感染程度；同时也要对设计打版、制作、包装等后续工作进行一并考虑。

（三）构建智能化被服物联平台

卫生被服管理是研究型医院现代后勤保障中最为基础和经常性的工作，具有品种号型繁多、供应标准复杂等特点。建立科学、标准的卫生被服物联网管理平台，实现对仓储、发放、周转、清洗、报废、核算、质量追溯的各环节全程监督和全透明生命周期管理机制,是医院卫生被服管理方面形成新的管理思路和理念。卫生被服物联网管理平台的构建方式从宏观上讲就是依靠高速的网络化、自动化、智能化构建起与人工管理体系平行的物联网络管理系统,建立研究型医院卫生被服数据平台。细化就是通过vRFID芯片管理对各类被服生产、调号、周转、洗涤、消毒、库存、报废等各类数据获取、及时反馈和自动调控,为管理者提供精准监控,全程俯瞰的动态分析数据,从而进行科学决策。

1. **国内医院先进做法** 国内医院卫生被服物联网管理平台经历了两个阶段。2009-2012年为探索研发阶段,解放军总医院为推进落实研究型医院后勤被服保障标准化建设,着眼服装系列化改革和批量服装发放后的周转管理,自主研发了卫生被服信息管理系统。系统融合了入库、建档、发放、周转、洗涤、报废等6个环节的全生命周期管理。实现了工位计件、寿命分析、状态监控、绩效管理、洗涤结算等功能,达到了可视、可控、可查询的目的。2012年以后为深化使用和推广阶段。将医院的污衣回收系统、ERP物资请领平台、被服信息化管理平台三者合一。并不断升级软件内容,增加库房管理板块,初步构建了卫生被服物联网管理运营平台。

2. **国外先进医院做法** 在国外,卫生被服物联网的应用最早出现在2007年,芬兰排名前六的圣奥拉夫医院(St Olav's Hospital)首次率先将20万件的被服进行了芯片化的系统管理,主要用于医院与洗涤公司的污衣、净衣交接,工装分拣,被服报废系统管理等。就美国医院而言,每年进入卫生被服管理的vRFID芯片就超过2000万枚,这个数字还在不断的增长之中,美国的空军、海军军服都已经采用芯片化管理,陆军也正在计划实施芯片化。相比国外,我国虽是世界上拥有最多医院数量的国家,但目前卫生被服纳入物联网系统管理的数量规模还相差甚远。

3. **前景展望** 探索开发库存风险防控功能、库存质量评价功能、物流周转透明功能、经费开支测算功能、号型自动生成功能。紧盯物联网技术的发展前沿,尤其是被服vRFID芯片技术的发展,被服vRFID芯片频段要以超高频为主,vRFID芯片安装技术也由热塑性树脂硬质封装向硅胶柔性封装转变。vRFID芯片与标签安装技术由当前频段向其他频段发展。安装技术要探索由现在安装在被服表面发展到直接将vRFID芯片植入到纱线之中。持续地有效保证研究型医院以最新的科学方法开展卫生被服管理。

4. **关键环节** 横向与纵向数据的深度。不仅仅停留在生产、发放、洗涤、消毒、回收、库存、报废等这一横向的业务环节的状态管理,还要注重每个环节纵向数据的深度挖掘。对于生产。需要挖掘生产过程中的动态数据包含纱支密度的控制,纱线的材料与配比选择,面料印染所使用的染料、后整理各类化学助剂,被服裁剪与缝制工艺科学管理数据的跟踪。对于洗涤。需要采集纳入被服洗涤工艺主洗液、漂洗液、中和液的成分与配比,温度设定与洗涤时长。对于消毒与灭菌。建立洗涤流程报警机制,增加对生产、洗涤、消毒等过程的分析判断功能,系统能及时报警,降低临床感染风险,高质量地提升临床整体护理水平。平台广度。需要建立研究型医院卫生被服物联网管理统一平台,实现"统一平台、统一标准、统一监管、资源分享"发展思想。符合研究型认定的个体医院统一入网管理。个体研究型医院可以登记基础信息、需求信息、个性化的号型数据等。通过卫生被服物联网管理平台可以精准监控医院被服数据,全程俯瞰的动态分析,实时获取各科室的被服需求,逐步推行中央保障平台、中央物流平台的研究型医院大后勤、大物流观念。

(四)打造标准化的车辆保障

车辆保障能力是指对医院医疗、保健、教学、科研或其他工作实施车辆保障的能力,是医院后勤保障工作中的重要环节，主要由车辆勤务人员、车辆装备、车辆勤务设施（设备）、车辆保障的物资及经费、车辆勤务体系构成。

车辆使用保障分为急救车辆保障、公务用车保障、固定单位用车保障、高级专家教授车辆保障。一是急救车辆保障。急救车实行 24 小时值班，时刻出于备用状态。外出执行医疗救护任务的救护车由医务部值班室派遣。营区、家属区内用车的，由医院应急指挥中心派遣，营区、家属区外的，由医务部值班室派遣。在院内各医疗楼宇之间接送患者，由各科室直接呼叫救护车。司机接到派出通知后，应当在 5 分钟内做好出车准备，医护人员应在 15 分钟内做好各项准备并出车。二是公务用车保障。申请单位提前 1 天填写《申请用车凭证》，送车辆调度部门安排车辆。节假日、重大活动期间使用车辆需由主管领导审批。三是固定单位用车。工作时间内车辆使用直接由车辆调度部门安排其所属车辆使用。节假日、重大活动期间使用车辆需由院务部领导审批。四是高级专家、教授工作用车。工作时间市内使用车辆随时保障；节假日、重大活动期间使用车辆需由院务部领导审批。

第十六章

医　德

文明 · 规范 · 廉洁

第一节　研究型医院医德医风建设方针

　　医学道德是一种职业道德，一般指医疗行为中的道德现象和道德关系，可简称为"医德"。它是社会一般道德在医学领域中的具体表现，是医务人员自身的道德品质和调节医务人员与病人、他人、集体及社会之间关系的行为准则、规范的总和。医风则是医务人员的思想境界、文化积淀和道德修养在职业活动中的具体表现。医德是医风的核心，对医风起着主导作用，医风体现着医德的水平。只有具备崇高的医德，才能锻造精湛的医术和过硬的医风。随着我国医疗卫生制度改革的不断深化，医院社会功能不断丰富、地位不断提升，百姓和患者对医德医风的期望值不断提高。在新的形势下，传统的医德观念正经受着巨大变革的冲击而产生嬗变，医务人员产生的道德失衡等现象已成为社会关注的热点。在新形势下做好医德医风建设，建立一套科学、合理、行之有效的管理体制，指导医务人员的行为规范，形成良好的医德风范，促进医院健康发展，是医德医风发展建设的必然要求。创建研究型医院就要把医德医风建设纳入总体目标之中，以共产主义思想为指导来确立医德的基本原则与规范，以全心全意为人民服务为根本宗旨。以科学的态度秉承传统医德医风文化精粹，紧跟时代发展变化，确立医德医风建设方针、制订医德医风行为规范并完善医德医风管理机制，引导医务人员树立正确的人生观、价值观，突出鲜明的时代特征，引导医务人员恪守职业道德，遵守法纪法规，养成文明诚信、廉洁行医的良好职业操守，大力弘扬待病人如亲人、淡泊名利、赤诚奉献的医德品格，从而不断提升医德医风建设水平，以此更好的促进医院建设和发展以及创新医院管理，提升医院核心竞争力。

　　研究型医院的医德医风建设是社会主义市场经济发展的必然要求，是现代医学科学技术发展的实际需要，是医学模式转变的大势所趋，是高素质医学人才培养的内在需求，是落实科学发展观的具体体现。研究型医院的创建有利于医院经济价值和社会价值的实现，必须紧紧抓住医德医风建设这个抓手，不仅是医院的品牌优势和适应市场经济、提高管理水平的必然需求，也是医院创新发展的不竭动力，不仅是提高医务人员的素质、加强医院建设的需要，而且是医院永葆活力、永续发展的根本。

一、突出科学性

（一）符合医学模式的转变要求

　　医学模式决定着人们对生命、生理、病理、预防、治疗等问题的基本观点，不转换医学模式，医德就无从谈起，科学与人道主义将无从结合。不同的医学模式反映不同历史阶段医学发展的特征、水平、取向和目标。在生物医学模式下的实验医学阶段，人们侧重从生物科学角度认识疾病和健康，通过医学科学实验来探索人体的生命奥秘，生物医学得到了蓬勃发展。在这种医学模式下的医务人员必然以疾病为中心。重病不重人，重局部轻整体，重生物因素轻社会心理因素。20世纪70年代生物－心理－社会医学模式逐渐为行业所认可。生物－心理－社会医学模式不仅重视人的生物生存状态，而且更重视人的社会生存状态，把人看作是完整的社会人。它不仅注重人的生物因素在致病和治病中的作用，而且更注重人的心理和社会因素在疾病发生发展和转归中的作用，倡导以病人为中心，强调人的权利、人格和尊严，强调在更高的层次上实现对人的尊重。生物－心理－社会医学模式认识疾病，诊断、治疗疾病，较之生物医学模式的优越，不仅表现在思维方式上，还表现在医学道德上。换言之，医学模式的转变不仅是医学思维方式进步的标志，而且是医学道德进步的表现。研究型医院的医德医风建设符合医学模式的发展变化，而且进一步丰富了其内涵和外延。

（二）符合现代医学科学的发展要求

医学高新技术的迅速发展改变着人类生育和死亡的自然进化过程，所带来的医学伦理问题是不容忽视的。新技术引起的广泛争议带给我们深层次的思考，医学技术的发展已逐渐逼近人的生命和尊严，构成一定的威胁。人们必须以一种新的医德观来看待这些问题。例如人工生殖技术的发展解决了一部分人生育子女的愿望，但却带来了相关的家庭伦理问题。基因研究和基因治疗可以解除一部分人的致病基因有利于疾病的治疗，但是它却存在遗传工程本身技术上的问题以及相关的社会伦理问题。这些难题的存在无疑阻碍了医学的广泛应用与发展。如何既保证医学科学研究的自由充分发挥为人类造福，又做到尊重人类和其他生命体的尊严，这都需要新的医德观的支持。研究型医院在不断提高和创新医疗技术水平的同时，必须正视与之相适应的伦理问题，进行科学的医德医风建设，引导医务人员正确处理科学发展与伦理道德的相互制约，更好的促进研究型医院的科学发展。

（三）符合高素质医学人才的培养要求

在传统的医学人才培养模式下，医务人员在具体的医疗实践过程中，以掌握过硬的医疗技术为根本，以疾病为中心，在诊疗中忽略了人的社会性，医患关系上出现了一定的矛盾，这无疑不利于疾病的治疗和康复。随着医疗卫生事业的改革与发展，社会迫切需要医术高超、医德高尚、心理素质过硬的高素质医学人才，坚持以精湛的医疗技术服务于病人，又具有以人为本以病人为中心的基本服务理念。因此，应以战略性的眼光和全新的医德理念来教育医务人员，尽早树立医德医风新风尚，提高判断是非、美丑的能力，以便更好地服务于新形势下的医疗卫生工作，促进医学科学的发展。

二、聚焦时代性

（一）体现时代发展特征

历史上任何类型的道德，只有与一定的社会经济关系相联系，才能表现出其现实性和合理性。随着社会关系的变化，道德也会发生变化。医德是整个社会道德体系的组成部分，医德医风植根于经济关系之中，为一定的社会关系所决定，并随着经济关系、社会关系的变化而发生相应的变化。它的产生和发展是与医疗实践、医学科学的发展紧密相联的。由于医疗职业的特点，人们在世代相袭的医疗职业活动中，形成的道德、观念、心理和习惯，具有自身的历史连续性和继承性。医德的时代性和继承性是统一的，每一时代的医德都有那个时代鲜明的时代特征，医德的时代性总是受到当时总的社会道德的影响和制约的。但是医疗行业又有其相对独立性，并随着医学科学的发展和意识形态的变化，不断更新自己的内容，因而各个不同历史时期的医德医风，都具有一定的时代特点。不同的历史时代有不同的医德评价标准。在医学活动形成后相当长的一段历史时期，主要研究的是医生与病人的个体关系，医学伦理道德观念很少涉及医生的社会责任和道德义务。随着社会的进步，在市场经济的冲击和社会大环境的变革下，医务人员的社会责任更加受到重视。医务人员医疗道德行为所考虑的不仅仅是有利于消除疾病，而且还有利于延长人类寿命和提高生活质量，有利于整个社会的利益。研究型医院的医德医风建设必然要与时俱进，符合时代特征，体现时代特点，促进社会的发展，始终不能离开社会道德的制约和影响。

（二）体现市场经济发展要求

市场经济的发展，使人们的经济观念、物质观念、效率观念、竞争观念等都发生了变化。这些变化不仅对医疗卫生行业产生了有益的影响，也给传统的医德观念带来了冲击。随着市场经济的发展，传统的美德难以激发人们的自觉性、积极性和创造性，医疗卫生行业也需要通过提高经济效益来补偿自己的消耗达到自负盈亏、自我生存和自我发展的目的。这些客观存在的问题都需要与之相匹配的医德医风教育作出合理的回答。单纯强调医务人员的美德和责任，难以解决医务人员的正当利益需求。正确处理医务人员个人利益和病人利益的关系，做到医疗资源的公正分配和保护病人健康利益的统一，是研究型医院医德医风建设的重点，不仅符合社会主义市场经济的发展要求，同时体现了研究型医院医德医风建设的时代特点。

（三）体现精神文明发展方向

医德作为整个社会道德的重要组成部分和社会精神文明的重要内容，其水平的高低既反映整个社会的道德水平，又直接影响整个社会的道德风尚。医务工作涉及面非常广泛，因此，可以说医德是整个社会精神文明的"前哨站"与"瞭望台"。医德水平的高低，常常可以从一个侧面反映整个社会的道德水平及精神文明状态。随着医疗行业的市场化，受市场经济体系和社会不良风气的影响，医务人员的价值观念发生了变化。有些单位和医务人员的正当利益得不到实现时，就可能寻求非道德补偿，由此扰乱了医疗秩序，败坏了医德医风。而老百姓评价一所医院、一名医生的好坏最直接、最基础的标准只有两条：一是能不能看好病，二是有没有好的医德医风。医德医风的好坏逐渐成为全社会普遍关注的热点。医疗质量是医院的生命，是医院的信誉，也是医德医风建设的核心。研究型医院的医德医风建设要求医务人员具备精湛的医疗技术、良好的服务态度和高尚的道德情操，使患者感受到社会主义精神文明的熏陶和教育，给整个社会和人民群众以良好的精神风貌，提高全社会的道德水平，推动整个社会精神文明的进步。

三、注重实践性

（一）有助于提升医院管理水平

医德与医院管理紧密相联不可分割。一方面医院管理离不开医务人员对医疗事业的忠诚、高度责任感和奉献精神；另一方面，高尚的医德必然表现为整个医院有条不紊的高效能工作。良好的医德医风会让医务人员感到自己对病人承担着责任和义务。这种道德责任感，会成为一种内心的信念，促使他们热爱本职工作，时时处处以病人利益为重，为病人着想，表现出对医疗事业的忠诚和工作中的奉献精神，保证医院管理工作的顺利开展。具有良好医德素养的医务人员会感到遵守和执行制度是理所当然的事，这种内在的动力，促使他们自觉遵守规章制度，并在执行过程中使规章制度不断完善，从而为做好医院管理提供了有利的条件。搞好医德教育，使医务人员牢固树立道德观念，在工作中尽职尽责、遵章守纪，充分发挥自己的积极性和创造性，一定会形成良好的工作秩序，提升医院的管理水平。

（二）有助于提高医疗服务质量

在临床工作中，有的医务人员虽然技术水平并不很高，但是对待病人认真负责，遇到问题认真钻研，虚心求教，采取每一项治疗措施，都经过深思熟虑，因而很少发生漏诊、误诊，治疗效果也好；而有的医务人员对病人缺乏同情心和责任感，粗心大意，敷衍塞责，常常出现责任性差错和事故，给病人增加痛苦，甚至造成伤残和死亡。医疗服务质量的好坏，反映一个社会的文明程度，关系到人民的生命健康，也直接影响到党群关系。开展医德医风建设，可以提高医务人员的职业道德水平，增加工作责任感，发挥他们的自身潜力和主观能动性，从而达到提高医务工作者公信度的目的，使整个社会的道德水平得到净化。医德医风是医护人员的一种内在气质和修养，在特定的条件下，可以化为无穷的力量。研究型医院的医德医风建设要积极倡导医务人员认真钻研医术、耐心真诚对待病患，视病人的健康和生命高于一切，热情为病人服务，主动为病人解忧，提高医疗服务质量。

（三）有助于协调医务人员之间关系

现代化的医院是一个多系统、多层次的有机整体。在医疗实践中，由于所处的地位、条件不同，经常会发生一些矛盾，妨碍工作的顺利进行。因此，研究型医院必须加强医德医风教育，使医务人员认识到，各科室相互之间团结协作、互相支持是病人得到良好的医疗服务的保证，是全心全意为病人服务的体现，是医务人员应有的美德这样才能保证医疗工作和谐有序的进行。

（四）有助于医院的精神文明建设

医疗卫生工作涉及面十分广泛，医务人员在职业中，不但要接触大量的病人，而且要接触更大数量的病人家属，在工作中表现出来的医德医风水平的高低，既直接影响到对病人的治疗，也对社会人群发生影响。既反映了整个社会的道德水平，又影响着整个社会的道德风尚。医务人员职业道德水准的高低，体现出来的不仅仅是个人的品德和行为，也影响着医院的生存和发展。良好的医德医风还是医务人员同不良风气作斗争，抵制各种不正之风的强大精神力量。良好的医德医风会引导医务人员从崇高的道德信念出发，同各种腐败思想自觉地进行斗争，从而形成良好的院风。营造医院良好的文化氛围，创造的文化环境，是医院的宝贵资源和无形财富。因此，研究型医院必须抓好医德医风建设，成为精神文明建设的"窗口"，引导医务人员遵从使命、崇尚荣誉，牢固树立医德医风的政治意识，在实际工作中讲究医德，文明行医，礼貌待患，用高尚的道德指导自己的言行，用实际行动为整个社会精神文明建设作出贡献。

四、强化创新性

（一）理论基础的创新性

随着时代的发展和社会的进步，医学科学在不断的发展、丰富和提高。百姓和患者对医疗服务的期望值越来越高。在社会主义市场经济的今天，由于市场化的冲击，医院的管理体制、经营机制在变，医务人员的思想观念、价值取向、道德准则也在变。传统的医德医风主要强调医者应履行的义务和责任。重视人的生命价值，关心和同情病人，为人类身心健康服务的医学人道主义，是符合人们生存保健的共同愿望的。正是由于人们共同的切身利益，使得这些准则和规范能够稳定地继承下来。这是与当时的医学发展水平和社会历史条件相适应，在客观上促进了医学科学的发展。但是，随着社会的发展和医学科学技术水平的日益提高，经济体制的变革致使医务人员的自我价值观念发生了变化，传统的医德医风没有跟上时代发展的步伐，传统医德观的局限性日益明显。局限性的存在显然不能适应社会发展和医学发展的需求，尤其是随着生物医学的进步，医学高技术迅速发展，过去医学未曾涉及的领域而今成了医务人员活动的舞台，出现了不少医学道德难题，许多的医学问题已经成为关系人类自身命运的社会问题，这些难题不解决，就会影响医学的进一步发展或向健康方向发展。因此，研究型医院的医德医风建设的创新性就显得尤为重要。研究型医院的医德医风建设善于用新的思维方式、新的手段在传统医德观的基础上处理好继承借鉴和创新的关系。在充分尊重生命的基础上去考察生命的质量和价值，尊重病人的权利，医务人员不仅要对个体病人负责，还要对病人家属负责，对社会负责。医务人员的医疗行为应该符合社会利益，符合人类整体的利益，保证社会大多数人受益。不仅要保证医学为人民群众健康服务的基本方向，还要提升传统医德中的人道主义的内涵。在继承的基础上赋予医德医风与时俱进的时代精神，科学回答医学领域出现的一些新的伦理问题，为正确解决医学发展过程中出现的医德医风难题提供科学依据，为医学高技术的应用创造有利条件。它不但是新型医德观建立的理论基础，而且成为新型医德观区别于传统医德医风建设的一大特征。

（二）服务理念的创新性

随着社会服务的多样化，患者的需求和选择权也变的多样化。坚持以疾病为中心的传统服务理念在处理医疗活动中表现出一定的缺陷，并由此导致许多矛盾出现。研究型医院医德医风建设确立遵循以人为本、以病人为中心的服务理念。医务人员的服务对象不仅仅是医院内的病人，而且是扩大到整个社会人群，不仅仅给予病人疾病的治疗和康复，而且给予预防和保健方面的服务，提高人们的健康水平，延长人类的寿命，切实做到为病人提供全方位的服务。其最终的出发点和落脚点以病人为根本，着眼点是更好地为病人服务，使医疗服务尽量做到公正平等地对待每一个病人，体现最基本的社会的公平正义。坚持以医疗质量为核心作为判断医德医风建设水平的根本标准，更好的促进医务人员的医德修养，更好地为病人服务，坚持以人为本，以病人为中心，以医疗质量为核心，为病人提供贴心、细心、甚至是个性化的服务，是研究型医院医德医风建设区别传统医德医风建设的创新点。

（三）管理模式的创新性

卫生体制改革的不断深化，为医德医风建设提供了新的切入点，赋予了新的内涵。创新是医院发展的动力，建设研究型医院，就要创新医院管理，医德医风建设的创新自然是必不可少，最终将有助于增强医院的核心竞争力。医院在管理过程中，要充分了解和理解医务人员的需求，满足其合理要求，坚持以人为本，使其潜能得到更大发展，个人价值得到充分实现。医务人员的自身利益得到尊重和满足，在工作中会更加尊重患者的需求和利益，爱岗敬业、乐于奉献，形成良好的医院风貌。同时，医院要抓好公众反映强烈的重点、热点以及前瞻性、边缘性的问题，完善医德教育机制，优化医德评判标准，健全医德监督体系，强化医德奖惩制度。通过建立健全相关组织机构，建立和完善与之适应的规章制度，坚持以制度管人，规范医务人员的行为；加大督查力度，坚持督促指导和检查考评；加大宣传示范力度，充分发挥领导率先垂范和先进典型的榜样感召力；加大奖惩激励力度，采用经济、物质等手段，严明奖惩，褒优贬劣，以鼓励为主、惩罚为辅，充分调动广大职工参与医院改革、发展的积极性和主动性。医院通过加强医德医风建设，使医护人员树立正确的人生观、价值观、利益观，以高尚的医德、精湛的技术、良好的服务态度以及优良的医疗条件服务患者，不断提升医院核心竞争力，促进医院的发展。

五、体现发展性

思想是不断变化动态发展的，人们对医德医风的观点也是随之改变的。医德医风建设同社会生活有着千丝万缕的联系，随着社会的发展而发展。只要经济社会存在，医德医风的问题就存在，旧问题解决，新问题就可能会出现，不可能一蹴而就。医德医风建设的深层次问题也不是一次教育、一次整顿就能解决的，只要社会上存在不正之风，卫生行业领域的不正之风就不能从根本上杜绝，而且会不断变换方式和手段，变得更加多样性、复杂性和隐蔽性。医德医风还与政治、文化等密切相关，我们承认时代进步了、医学道德进步了，就必须要有与之相适应的医德医风观念去引导人们的医德行为，去评判和衡量人们的医德医风行为，去指导人们的医疗实践。因此，研究型医院的医德医风建设必须着眼长远，用发展的眼光看问题，用科学的方法和手段构建长效机制，随着时间、条件的变化而不断丰富、发展和完善。医德医风建设也必将在促进医学科学、医疗卫生事业与社会的协调发展中充分体现出其自身的重要价值。

（一）促进医学科学技术的发展

医德医风是医学的重要组成部分，回顾医学与医德发展的历史，我们会发现医学与医德发展之间的相互制约关系。医学科学每前进一步就要求有新的医德观念与其相适应。随着医疗高新技术的应用，如果没有正确的医德观作指导将会带来许多危及人类社会道德的后果，甚至危及人类自身的生存。医学科学的发展需要医德观念的支持。研究型医院的医德医风建设可以为医学科学的发展和医疗高新技术的应用提供伦理动力，可以为医学科研提供正确的导向，可以为诸多医德难题提供科学的理念和解决方法，促进医学更好的服务于人类。

（二）促进医疗卫生事业的发展

我国的医疗卫生事业正处于改革与发展阶段，二者紧密相连，改革是发展的前提，发展是改革的结果。医疗卫生事业改革主要是要清除影响发展的消极因素，改革医疗卫生体制的弊端，转变医务人员的服务理念，从以疾病为中心转向以病人为中心，适应人民群众健康意识和维权意识的增强，进一步理顺医患等社会关系，营造良好的就医环境等，做到经济效益与社会效益的统一。研究型医院的医德医风建设为卫生行政主管部门以德行政、医院以德治医、医务人员以德行医、社会公众以德监督医疗行为提供伦理支持。同时为科学卫生政策的制订、医院科学管理体制的建立提供道德基础，无疑促进了医疗卫生事业的改革与发展。

（三）促进医务人员的自身发展

研究型医院的医德医风建设为医务人员所应具备的医德素质提出了更高的要求，医务人员在具体的医疗实践中会自觉以病人为中心，以更完善的医德规范和更高的评价标准去规范和评价自身的医德行为。不但以精湛的医术取得病人的信任，更以高尚的医德赢得病人的尊重。这样不但使医德医风建设得到了进一步加强，而且会进一步树立医务人员在广大人民群众中的伟大形象。

（四）促进医患关系和谐发展

社会的发展变革和人们生活节奏的加快，心理、行为、环境等因素所引发的疾病日益增多。人们对健康和疾病认识的进一步深入，这无疑对医务人员的知识能力和素质等提出了更高的要求。在研究型医院建设中，坚持和谐发展，完善员工的品格，提高员工的能力与素质，获得更为全面和自由的发展，待患如亲，在不断满足患者需求中推动医院的发展，在推动医院发展中进一步满足患者的需求，实现良性互动，努力建设生态型医院，始终注重医院建设与工作人员、患者需求相协调。研究型医院的医德医风建设适应了现代医学发展的要求，使医者把病人首先看做人，其次才是病。不仅关注患者的病而且高度关注患病的人，不仅注重为患者提供技术服务和生活照料，而且提供心理关怀和心理支持，尤其注重情感的沟通与交流。更加关注患者的社会性致病因素，使医患之间建立起更加和谐信任的关系，最终达到有益于其疾病的康复和治疗、有利于医疗质量的提高、有助于医疗卫生事业发展的整体效益。

第二节　研究型医院医德医风行为规范

规范，是明文规定或约定俗成的标准。《书序》载："所以恢弘至道，示人主以规范也。"从制度规范上明确医德医风的标准，是着眼医德医风建设根本的长久之策，是约束医务人员从业行为，使医德医风建设法制化、规范化的根本之策。

一、文明行医

文明行医是个常识性的命题，是广大患者和家属的需要，更是建设研究型医院的需要。古人称医生为"功同良相"，可见医生在人们心目中居于何等崇高的地位。尽管在经济社会发展的今天，医患之间出现了一些矛盾，更有一些极端伤医事件发生，但这是非主流的，更需要医患双方都共同努力去改善双方的关系，去共建和谐的关系。我国古代许多医学名家的行医活动中，为我们树立了文明行医的典范。春秋时代的扁鹊，东汉的张仲景、华佗，唐代的孙思邈，明代的李时珍等，不仅精良医术为人称道，他们高尚的医德至今仍被人传颂。现代文明行医的典型也不乏其人。如淡泊名利，以生命相托的华益慰；神手为民、十指连心的吴孟超；善待病人、医德楷模的裴法祖等，都堪为当代文明行医的引领性人物。可以说，从古到今，医务工作者中从来都不乏被整个社会称颂的文明的典范，这是我们医疗从业者的骄傲，更是我们约束自身行为的标杆。

（一）文明行医的标准

什么是文明行医的标准呢？从内涵上来说，坚持以人为本，热爱病人，尊重病人，努力为患者提供个性服务、超值服务、感动服务、特色服务、礼仪服务等等，这些都是文明行医的体现。其中，最重要的一条是医德，这是决定其他各项的根本，具备了这一条，就能使其他内容成为有源之水。"德"是个体在道德活动中一贯表现出来的优秀特征和高尚品格。古人云：小胜靠智，大胜靠德。评价一个人品行优劣、成就高低，"德"是衡量的重要元素，正所谓"德高方能望重，望重才能事成"，重德、敬德、崇德是中华民族重要精神传承美德。所谓医德，就是医务工作者的道德品质、个性修养及人格上的集中反映。它不是技术性问题，也不是方法问题，本质上，是一个思想感情问题。所谓"诚于中而形于外"，就是这个道理。先有"诚于中"，而后才能"形于外"。讲医德是医疗工作中的行为准则，是医务工作者与患者、家属与社会之间善恶、荣辱的集中反映。"医乃仁术，医者无德不立。"医务工作者真正做到思想端正、虚怀自省、胸襟开阔、无欲无求、知本知责、知恩知进，不断探索实践，勇于追求，达到"德艺双馨"，才能带来良好的社会影响力，才能实现"大医有魂"的思想境界。

（二）文明行医的内容

文明行医的具体内容，就是医务人员对患者要怀有良好的愿望，具备美好的心灵、真挚的关心，要能为患者慎言守密，做到行为端庄、语言亲切、热情周到，这样才能在患者心中建立起信任感，并给患者创造一个良好的心理环境。在整个医疗过程中，尊重患者的人格和权利，对待患者不分民族、性别、职业、地位、财产状况，都一视同仁。为患者保守秘密，实行保护性医疗，不泄露患者隐私与秘密，使患者积极配合治疗，促进早日康复。将患者当作自己的亲人，对他们有热忱的态度、和蔼的语言，给予他们精心的治疗，这些既是医务人员的良好道德观念和道德修养的体现，也是患者及家属评价其工作的一个重要标准，是文明行医的重要内容。

（三）不符合文明行医的表现

不可否认，确有一些医务人员对文明行医的重大意义不甚了解，在工作中出现了一些不当行为，一种是责任感不强，缺乏同情心。当看到患者受到疾病的痛苦折磨时，有些漫不经心，处理时慢条斯理。一种是态度生硬、言语简单。患者因病痛到医院时，往往希望能够把每一个细节都向医务人员描述清楚，也特别爱提问题，有些问题还是反复地提。有些医务人员这时候就会有些不耐烦，表现到语言上就是声音大，听起来有怨气。还有一种就是对患者不能一视同仁。比如熟人介绍来的、领导介绍来的，就十分热情，照顾周到；不认识的人，就出现公事公办的样子。这些行为，都是文明行医所不提倡的，是要摒弃的。

（四）如何做到文明行医

1. **要做到语言文明，和蔼可亲** 医务人员成为文明行医的实践者、示范者、传播者，首要的就是做到语言文明。俗话说："良言一句三冬暖，恶语伤人六月寒。"如果医务人员能够注意语言文明，"您好，有什么需要帮忙的吗？"、"请坐"、"谢谢您的配合"、"对不起，请稍等"……，相信这些文明的语言在任何时候都能温暖患者的心，而且每名患者都需要这样的尊重。

2. **要做到爱岗敬业，乐于奉献** 临床工作十分繁重，每一名医务人员在繁重的工作面前都应顾全大局，任劳任怨，以强烈的事业心和高度的责任感，用"爱心、耐心、细心、责任心"对待每一位患者，把微笑和温暖送给患者。在患者就医的过程中，要不断进行换位思考，体谅他们的苦楚，用亲切的语言、和蔼的目光、无微不至的关怀去温暖每一名患者，并以患者满意作为衡量工作好坏的标准，为他们提供朋友般满腔热情的服务。

3. **要刻苦钻研医术，诊治精心** 在医疗技术日新月异的今天，学习为我们搭建了进步的平台，我们应当在实践中不断积累工作经验，不断提高自己的诊疗水平和服务水平，通过对患者的精心诊治和用心服务，争当和谐社会的健康卫士。

4. **要具有强烈的责任感和神圣感** 当患者在遭受病痛折磨时，他们首先想到的就是医生，这种以"性命相托"的信任，我们能不深深感动吗？在这个追求个性和强调隐私的时代，患者能将自己的隐私告之于医生，我们能不感觉到责任吗？这种强烈的责任感和神圣感，促进我们去努力践行文明行医。

二、依法行医

没有规矩不成方圆。依法行医是医务工作者执业的最基本原则，是开展一切的前提和保障。自公元前2000年，医务人员行医就遵循一定的法规。希波克拉底誓言为每一位医学从业者规定了行为准则。随着人类社会法制的健全与发展，人们的大多数行为都容纳于法律规范的框架内，医疗行为也不例外。

（一）卫生行业相关的法律法规

没有合理的法律法规，人类的生命和健康也就没有可靠的保障。医疗行为由一系列操作性很强的技术标准和准则来规范，这些技术标准和准则则被国家大量吸收进卫生相关法律法规中，以保障医疗行业合法发展。

1. **医疗卫生的相关法律**　这些法律包括我们国家的根本法《中华人民共和国宪法》、调整平等主体的公民之间、法人之间、公民与法人之间的财产关系和人身关系的《中华人民共和国民法通则》、医师执业管理的《中华人民共和国执业医师法》《中华人民共和国药品管理法》《中华人民共和国传染病防治法》《中华人民共和国职业病防治法》等。

2. **医疗卫生相关行政法规**　这些法规包括《医疗事故处理条例》《医疗机构管理条例》《血液制品管理条例》等。

3. **医疗卫生地方或部门性规章**　这些规章指由原国家卫生部制订颁布或卫生部与有关部、委、办、局联合制订发布的具有法律效力的规范性文件，如《医疗机构管理条例实施细则》《全国医院工作条例》《医院工作人员职责》《医疗机构基本标准（试行）》等。

以上这些法律法规、政策法令、规章制度，是每一个医疗行业从业者都必须严格遵守的。可以说，依法行医，严格遵照国家法律法规，在各项医疗规章制度和医疗操作规程框架之内开展各项诊疗工作，既是医疗行业职业道德的重要内容，又是医疗行业职业道德的必然前提。

（二）依法行医的必要性

1. **社会发展的需要**　随着社会经济发展和利益格局的不断调整，人们的价值观、法治及维权意识也发生了很大的变化，伦理和法律的一些原则正在向临床医学渗透，社会变革反映到医疗工作各领域，表现为患者及其家属对医疗服务的要求不断提高，对病情和治疗及费用知情权等自我保护和维护自己合法权益意识的增强，从而对医患关系产生了明显影响，医疗纠纷大幅度增加。

2. **保护医务工作者和患者的需要**　法律作为普遍的社会规范，既能维护患者的合法权益，又能维护医疗机构和医务人员的合法权益。患者需要在维护自身权利时应用法律的武器，医疗机构和医务工作者也同样需要应用法律来保护在医疗纠纷中不受伤害。目前不容乐观的现实是，许多医疗机构和医务人员对目前所处的法律环境认识不清，学法懂法守法的法律意识不强，不会在纠纷中用法律来保护自己，在发生纠纷时也常处于被动地位。

3. **促进医患和谐的需要**　医疗机构、医务工作者和患者之间，实际上天然应该存在一种互信的基础，但不知何时，这种信任的基础被悄然破坏了。我们常常可以见到，患者因为对病情的不理解而动怒，因为对治疗效果的不满意而拳脚相见。这种现状的出现有多方面原因，但如果双方都知法懂法，一定可以避免一些不必要的纠纷，而多一些理解和信任。

综上，在研究型医院的创建过程中，一定要将医疗法律这些人文课程的设置放在重要的位置，提高医务人员依法行医的意识和水平，保护患者和医院及医务人员的合法权益，保证医疗质量，保障医疗安全，防范医疗事故的发生，促进医患和谐。

（三）依法行医的具体措施

1. **对医务人员进行全方位法律法规培训**　通过培训，让全体医务工作者全面熟悉和了解相关法律法规，做到知法、懂法、守法。医师、护士、药师，这些不同的岗位，工作内容不同，具体要求不同，相关的法律法规也是复杂多样的。比如医师要遵照《中华人民共和国执业医师法》，护士要遵照《中华人民共和国执业护士法》等，医疗要遵照医疗十三项核心制度，护理要遵照护理七项核心制度等，这些法律或规章都与医务工作者的职业活动密切相关。医院要定期对医疗从业者进行相关法律法规或规章制度的培训，并在培训上制度化、长期化；医疗从业者也应该将依法守法作为执业的前提，对自己所从事工作的法律法规熟悉掌握，切实做到知法懂法，并严格执行。

2．切实提高医疗质量，确保医疗安全　研究型医院要建立健全各项规章制度，明确各级各类人员职责，特别注意节假日值班及交接班，制订医疗行为规范，根据医疗规范执业，认真执行核心制度，严格操作规程，根据《医疗机构管理条例》对各种医疗行业加强监督检查。做好医疗文书的书写，提供真实的法律依据。医疗文书资料，如诊断证明、死亡证明等，是医疗机构依照法律规定制作的公文，是直接的法律文件。再如，合格的病历、详细的记录，在发生医疗纠纷时是医院的关键证据，一旦缺失或不规范，往往导致无法维护自己的合法权益。因而，必须重视病历的书写。

3．充分尊重患者的权利　患者的知情同意权是在临床诊断治疗过程中患者及家属的权利，医务工作者有告知的义务。患者还有拒绝治疗和参与医疗实验的权利，医院也应在这方面给予患者及其家属充分的尊重。另外，及时分享经验教训也十分重要。应该在研究型医院内部建立起完善的通报不良事件的机制，在发生纠纷后要能够让大家警醒，并从中获取经验，避免类似事件的重复发生。

三、规范行医

规范行医的基本要素就是严格遵循临床诊疗和技术规范，使用适宜诊疗技术和药物，因病施治，合理医疗，不隐瞒、误导或夸大病情，不过度医疗。要求医务工作者在诊疗过程中严谨细致，对患者极端负责，视质量如生命，为患者提供放心的、满意的诊疗服务。

（一）牢记各类诊疗护理规范和常规

1．各类诊疗护理规范和常规　这类规范和常规是指卫生行政部门以及全国性行业协（学）会针对本行业的特点制订的各种标准、规程、规范、制度的总称。这些规范经卫生行政部门和全国性行业协（学）会制订和发布后，具有技术性、规定性和可操作性，指导、规范医疗行为，医务人员在执业活动中必须严格遵守，认真执行。如《临床输血技术规范》《医院感染管理规范》《医院感染诊断标准》等。

2．各类工作方法和步骤　这些工作方法和步骤是指医疗机构制订的本机构医务人员进行医疗、护理、检验、医技诊断治疗及医用物品供应等各项工作应遵循的工作方法、步骤。涵盖了临床医学二、三级专业学科和临床诊疗辅助专业，包括从临床的一般性问题到专科性疾病，从病因诊断到护理治疗，从常用的诊疗技术到高新诊疗技术等内容。

3．医务工作者行为规范　2012年，我国颁布了《医疗机构从业人员行为规范》并执行，对医院的管理人员、临床医师、护士、药学人员、医技人员的工作行为规范进行了严格的规定，是医务工作者应该谨遵的标准。要求从业于医，就必须尽职尽责，不断更新理论知识，刻苦钻研，规范行医；从业于护，就应该关怀患者，不断提高专业技术，严格执行医嘱，履行好护理职责；从业于药，就需要指导医患，调剂处方药品，合理用药，执行药管法规；从业于技，就应该配合诊治,遵守操作规范,辅助患者,准确出具报告;从业于管,就必须恪尽职守,保障医疗安全,民主公正,合理调配各项资源。

(二) 严格在规范框架内开展诊疗活动

1. **制订规章并执行规章** 除了上述由卫生行政部门颁布各类操作规范和工作方法,医院还应该制订本单位相应的规章制度,对如何执行规程、如何对执行情况进行约束和考核都应该有一整套的制度和流程。

2. **加强规范行医的督查与考核** 医院必须充分发挥各类质量管理委员会的职能作用,在医院的规章制度内,通过日常的抽查、定时的质量考核、反馈,应用现代化的 PDCA 循环、根因法、脆弱性分析等管理工具对诊疗工作是否规范进行有效管理。

3. **持续改进医疗质量** 患者托付给医院的是健康甚至是生命,因此,质量无小事,质量是医疗机构的生命线。日常管理中,需要持续关注诊疗工作的各个环节,比如,手术前的讨论制度是否严格执行了,相关的记录是否规范完整;护理的三查七对制度是否执行到位了;医疗过程的差错是如何发生的,责任在哪里,原因是什么,怎么落实整改等等,需要实实在在的管理措施来促进医院医疗质量的持续改进。在医疗质量持续改进的过程中,才能够增强医务工作中规范行医的意识,并将意识转化为自觉行动。

(三) 践行人文行医,促进规范行医

规范行医应该与人文关怀并重,积极践行人文行医。医学发展至今,已成为以生物 - 心理 - 社会医学模式为主导的自然科学和人文社会科学交叉渗透的综合性学科。医学既是一门科学,又不仅仅是一门科学,也是一门艺术,如果把两者结合,融汇贯通,行医就达到了一个更高的境界。当科学理念和人文理念两者高度整合时,才能形成一个完整的现代医学结构,才能够积极促进医学的健康发展,才能让患者获得更大的益处。

1. **将"人"作为诊疗过程的核心** 医疗行为是一种与人交流的过程,为人服务的过程,人是这一过程的核心。当医务工作者遵守科学精神和人文精神为患者提供诊疗服务的时候,体现的正是对生命的最大敬畏,"以人为本,患者至上", 把患者当"人"对待,而不只是"病",是规范行医过程中体现人文关怀的核心内涵。当今的临床医学不仅承担医疗任务,还要承担关注患者心理、尊重患者自主权、维持患者生命、减轻患者负担等内容,更要在疾病诊疗过程中符合社会公正等伦理学方面的要求。唯有做到了这些,才能取得患者对医务工作者的最大信任,医患纠纷和矛盾也迎刃而解。

2. **重视医患之间的沟通** 人文行医中最重要的是医患之间进行沟通,医患沟通是一个医务工作者进行医学实践最基本的思维模式和行医要求,它是医学的非常重要的部分,甚至比医学技术知识本身都要重要得多。在美国,医患沟通是医者必备的临床技能之一,也是医学生的必修课程。医院需要培养医务工作者在各方面积累与人沟通的能力,从而加强与患者的有效沟通。比如,要养成耐心倾听病人意见的习惯;倡导诚信,将患者的财产和健康权益放在优先考虑的位置;尊重患者的权利,给予他们同情心,平等对待所有患者等。

3. **具有视患者为亲人的情怀** 特鲁多医生有一句名言:"有时是治愈;常常是帮助;总是去安慰",非常贴切地描述了医务工作者的工作状态。能够熟练掌握知识和技能为患者诊疗,这是最低境界;能够对患者的病情进行具体分析,抓住主要矛盾,选择最佳治疗方案,这是中等境界;树立"以人为本"的理念,具有"悲天悯人"的情怀,设身处地为患者着想,把行医当做艺术,不断追求医学科学的极致,这才是规范行医、人文行医的终极目标。

四、科学行医

娴熟的诊疗技术、先进的诊疗设备和设施是为患者提供优质服务的基础保障，而科学行医是提高医疗服务质量的核心。所谓科学行医，就是要求医务工作者崇尚科学、严谨求实、刻苦钻研、精益求精、开拓创新、追求卓越，努力掌握过硬技术本领，服务患者，奉献社会。

（一）以科学的态度对待行医

1. 科学认识医学 医学科学作为自然科学的重要学科领域之一，一直致力于疾病的病因、发病机理、预防、治疗和预后的研究，探讨这些因素作用于人体的生理、病理变化及其干预。现代医学更是从蛋白、分子和基因水平对生命和疾病进行诠释，侧重对疾病、对人体的研究。21世纪疾病谱的改变、医疗模式的转变和大医学观的形成，将医学纳入生命科学，与材料科学、信息科学共同构成21世纪三大主流学科领域。因而将研究和关注的重点从个体向群体扩大；从以治疗为主向以预防为主转移；从强调医疗手段、技术过渡到综合分析、科学决策、规范实施、防治结合，强调患者的生存质量、社会成本及卫生服务的公平性和可及性。作为医务工作者，必须及时掌握医学发展的最前沿动态，这是做到科学行医的基础。

2. 在行医中开展科学研究 医务人员的技术水平和科学精神直接关系到患者的生命安危和生存质量，行医不能脱离实际，不能主观任性自由选择，不能超越个人能力诊治病人。医生只有在拥有精湛、科学的医疗技术后，在依法行医原则的规范和约束下，才能真正的治病救人，维护人民身体健康。医学是一门自然科学，行医过程中应以客观、科学的态度认识疾病，处理好病人知情权与依医学科学规律办事的关系，既要让病人对救治方案、措施有知情的权利，又要尊重医学科学规律，依据病人的病情发展规律，科学诊治。在科研和学风上更要尊重规律，尊重科学，实事求是，绝不能弄虚作假。努力做到无一病不穷究其因，无一方不洞悉其理，无一药不精通其性。历代医学家都把钻研医学知识、确认病情、正确开方、科学施治等看作重要的医德要求。

（二）在行医中体现科学

1. 要遵循临床路径 临床路径是相对于传统路径而实施的，传统路径即是每位医师的个人路径，不同地区、不同医院，不同的治疗组或者不同医师个人针对某一疾病可能采用的不同治疗方案。采用临床路径后，可以避免传统路径使同一疾病在不同地区、不同医院，不同的治疗组或者不同医师个人间出现不同的治疗方案，避免了其随意性，提高准确性、预后等等的可评估性。实施临床路径能够保证诊疗过程中不会疏忽任何一个必要的环节，避免因此耽误患者病情。专业医学人才必须对该专业的疾病临床指南有深入的了解和掌握，并依据临床路径开展诊疗活动。当然，每个患者的病情有其特殊性，每个个体的差异也决定了诊疗的个体化、个性化及复杂化。医务人员应该谨慎运用已经获得的信息，结合专业技能和临床经验，考虑病人的价值和期望，将三者完美结合，按不同疾病的规律，制订出病人的治疗措施，进行科学合理干预。

2. 要尊重循证医学 循证医学是遵循证据的医学，即"慎重、准确和明智地应用目前可获取的最佳研究证据，同时结合临床医师个人的专业技能和长期临床经验，考虑患者的价值观和意愿，完美地将三者结合在一起，制订出具体的治疗方案"。现代循证医学要求临床医师既要努力寻找和获取最佳的研究证据，又要结合个人的专业知识包括疾病发生和演变的病理生理学理论以及个人的临床工作经验，结合他人（包括专家）的意见和研究结果；既要遵循医疗实践的规律和需要，又要根据"病人至上"的原则，尊重患者的个人意愿和实际可能性，尔后再作出诊断和治疗上的决策。循证医学中证据的质量分以下级别：一级是按照特定病种的特定疗法，收集所有质量可靠的大样本随机对照试验后作的系统评价。二级是单个的样本量足够的随机对照试验结果。三级是设有对照组但未用随机方法分组的研究。四级是无对照的系列病例观察。五级是专家意见，其来源于专家个人的经验，是患者最迷信的所谓权威依据，但却是循证医学中最低一级的证据，显然医务人员应当不断学习和掌握更高一级的循证医学证据，为患者服务。

3. 要强化院内外学科协作　疾病的治疗需要各学科积极参与，才能使患者受益最大化。临床医生作为医学行为的执行者，其临床能力和道德水平高低直接影响着疾病诊治的效果，影响着医疗质量和医疗安全，但个体的力量往往弱于集体的力量。在复杂疾病面前，多位医生参与、多学科之间协作，这种情形下制订出的治疗方案往往更为合理、更为科学，能够为患者带来更好的治疗。

五、廉洁行医

夫医者，非廉洁淳良者不可信也。廉洁行医历来是古今中外优秀医务人员的道德要求，也是医德行为规范，是医务人员践行"全心全意为人民服务"宗旨的重要标志。廉洁行医，就是要恪守职业道德，不以医谋私，不收受患者红包，不接受商业贿赂，不侵害患者利益，在行医过程中做到廉洁自律。

（一）廉洁行医是党风廉政建设的重要内容

要廉政就必须反腐，而反腐才能廉政，古今中西概莫能外。中国共产党历来坚持"反腐倡廉"，尤其在经济体制转换的改革开放时期，更是把"反腐倡廉"作为党风廉政建设的行动纲领。当前，更是将反腐倡廉工作放在了空前重要的高度。我国的医院最早是由政府办的社会福利性公益性机构，目前公立医院也在医院中占有绝对数量，反腐倡廉在医院的党风廉政建设中也是一项重要的内容。加强反腐倡廉，是医院健康发展的重要保证，有利于加强医务人员的职业道德建设，有利于改善医患关系，构建和谐医院。

在市场经济条件下，尤其要提倡和发扬廉洁自律、作风正派、不谋私利的美德，对患者无欲无求，自觉抵制拜金主义、享乐主义和极端个人主义的影响，坚决杜绝那种重人情、金钱、礼品而不重病情的行为。医药购销领域的反腐倡廉活动是目前在医药领域常抓不懈的一项工作，要在医院内杜绝开大处方、滥检查、开单提成、药品回扣等不当行为，一方面，需要医务工作者自律，另一方面，要在制度建设、文化建设上下功夫，为医务工作者营造廉洁行医的环境。

（二）完善制度，为廉洁行医提供保证

1. 健全制度，规范医院反腐倡廉全过程　从常理上来说，人的自私等缺陷是难于通过道德说教予以规训和改造的，只有制度化的力量才能最大限度地给予遏制。坚持按制度办事，靠制度管人，制度要具体，操作性要强，防止流于形式。制订和落实相关规章制度，比如健全医院院务公开制度、信息发布制度、医生处方管理制度、药房付药制度、评价制度、财务管理制度，开展药品和大型医疗设备及高值耗材的招投标活动，切实规范医疗服务行为等，在制度上给予约束和震摄。在廉洁行医的机制建设上，要立足领导班子作风建设、干部队伍建设和制度机制建设，把院务公开工作作为监督重点，形成以人为点、以工作程序为线、以制度为面、环环相

扣的廉政风险防范工作态势，坚持从重点领域、重点岗位、重点环节入手，排查廉政风险，健全内控机制，构筑制度防线，努力形成以积极防范为核心、以强化管理为手段的科学防范机制，进一步推进具有研究型医院特点的惩治和预防腐败体系建设。

2. **加强教育，为廉洁行医提供良好的氛围**　在制度约束的基础上，还要从精神文化层面进行教育、宣传，对医务工作者开展廉洁理念教育，着力医院廉洁文化建设。教育要着眼于满足人的文化需求，紧贴生活实际、紧贴思想实际、紧贴岗位实际，使廉洁文化理念植根于职工之中。要坚持因岗施教，提高岗位廉洁教育实效化，针对岗位特点切实开展具有个性特点的岗位廉洁教育。利用现代媒体的优势，做到电视网络有信息、电台有声音、报刊有文章、墙上有专栏，及时宣传"医德医风标兵"先进事迹，弘扬"廉洁为荣，诚信为美"的价值观念，巩固廉洁从医理念。

3. **丰富载体，让廉洁行医深入人心**　廉政文化建设是医院文化建设的重要组成部分，也是医院改革与发展的内在要求。通过知识答题、演讲比赛、公开对患者的服务承诺以多种形式来倡导廉政文化。同时，拓宽监督的渠道，通过聘请社会监督员、定期召开社会监督员座谈会等形式来征求来自外部对廉洁行医的要求和意见，来加大党内监督、行政监督、群众监督、民主监督的力度，使廉洁行医内化为医务工作的自觉行动。

4. **人性关怀，免除医务工作者的后顾之忧**　新加坡曾在公务员系统开创了高薪养廉之风，对于医院的廉洁行医建设也有颇多借鉴之处。经济社会发展至今，大部分医院作为公益性福利事业单位，在支付给医务工作的酬劳方面，应该说没有和医务工作者的付出相平衡。医务工作者的劳动高技术、高强度，但在合法收入方面应该足以免除他们的后顾之忧，这样才能让他们去掉寻求不正当收入的心思，也有了廉洁行医的基础。

六、诚信行医

当前医患关系紧张是一个不容忽视的客观事实。分析原因仁者见仁，智者见智，有政府的原因，有媒体的原因，有医院的原因等等。站在客观公允的角度，改善医患关系仅靠医院及医务工作者是难以解决的，但是我们必须承认，在医患关系中医院和医务工作者是占主导地位的，我们必须首先约束好自身，主动在构建和谐医患关系中有所作为，这其中最重要的就是要讲诚信。

（一）诚信是立人之本

"诚"即诚实诚恳，主要指主体真诚的内在道德品质；"信"即信用信任，主要指主体"内诚"的外化。"诚"更多地指"内诚于心"，"信"则侧重于"外信于人"。千百年来，诚信被中华民族视为自身的行为规范和道德修养，在基本字义的基础上形成了其独具特色并具有丰富内涵的诚信观。孟子说"诚者，天之道也，诚之者，人之道也。"《中庸》中也说："诚者天之道，诚之者人之道。""信"的基本含义是指遵守承诺，言行一致，真实可信。父子之间观其孝慈，兄弟之间观其友和，君臣之间观其忠惠，乡党之间观其信诚，医患之间观其诚信。医务工作者做到诚实不欺，讲求信用，对患者真诚相待，这是做人的基本道德要求。

（二）诚信是行医之道

1. **诚信是行医的核心道德要求**　诚，即真诚，诚实；信，即讲承诺，讲信用。古人云："诚信者，天下之结也"，诚信是中华民族的传统美德，也是每个公民的社会公德。古往今来的事实证明，诚信不仅是一种品行，更是一种责任；不仅是一种道义，更是一种准则；不仅是一种声誉，更是一种资源。诚信是对社会、对人民所承担的义务和职责，是职业者在职业活动中处理人与人之间关系的道德准则。就医院而言，诚信是宝贵的无形资产；就医务工作者个人而言，诚信是高尚的人格力量。诚信行医，就是维护患者合法权益，诚实守信，不弄虚作假，合理用药，合理检查，合理收费，诚信服务，取信患者。诚信是行医之本，是医德的底线。

2．诚信是行医的基本行为规范　医院讲诚信，守诚信，是在市场环境中必须遵循的准则，是医院的宗旨、使命、职责内在的要求。患者来到医院，托付的是健康，是性命，是充满信任而来的，这也是医疗职业被称为圣洁、崇高、伟大的内涵所在。医院是为公众提供维护身体健康、保障生命安全或延长生命的特殊服务机构，救死扶伤是天职，所有的诊疗活动都不能偏离这个天职，要坚持自重、自省、自警、自励，从我做起，从当下做起，从诊治每一位患者做起。自重就是就要增强责任感和使命感，正确使用处方权、治疗权、检查权，绝不能用医疗职业的特殊权力来谋取私利。自省就是要加强职业道德修养，经常反思自己的医疗行为，检点自己的医疗作风，做到合理检查、合理治疗、合理用药，规范收费。自警就是要筑牢廉洁行医的防线，从那些违法犯罪的事例中警醒自己，吸取教训，增强对损人利己思想侵蚀的免疫力。自励就是要自觉培养浩然正气，抵制歪风邪气，强化奉献精神，建立对病人的爱心、耐心、细心、责任心。

诚信行医的内涵很多，涉及到医疗过程的每一个步骤、每一个环节。无论在什么情况下，医务工作者都要保持正直无私的好作风，对工作中出现的失误、差错和事故，要如实报告，不隐瞒，不诿过于人；所有医疗记录、检查数据必须如实记载，不弄虚作假，需要向患者或其家属说明的病情要及早如实说明，防止延误最佳治疗时机，造成不良后果；平等对待患者，注意尊重患者的人格、意志和权利，对患者提出的合理要求，要根据实际情况，尽量给予满足和解决；不因患者文化水平、社会地位高低而另眼相看，不因患者与自己的关系亲疏而有所差别，不训斥、嘲笑、欺骗患者。总之，在整个诊疗过程中，做到科学严谨，实事求是，不夸大病情，不隐瞒病情，因病施治，对症下药，老幼无欺，官民平等，穷富一视同仁，这些都是诚信行医必须遵守的基本准则。失去诚信必然失去患者，失去患者必然失去市场，失去市场的医疗机构必然处境窘迫，生存更加困难。我们应该明白，医院有诚信才兴旺，有诚信才和谐。

第三节　研究型医院医德医风管理机制

医德医风关系到医院的发展，更关系到人民群众的生命安全。加强医德医风建设不仅有利于提高医疗服务质量、有助于提高医务人员的综合素质；而且有利于医学科学的发展、有助于推进社会主义精神文明建设以及和谐社会的建设。但是提高医院医德医风水平不可能一蹴而就，而是一个不断加强和改进的过程。因此，研究型医院要持续探索和加强医德医风理论创新与制度建设，采用科学方法和多种途径，建立健全医德医风的管理机制，从源头上明确医护人员行为规范和作风要求，在日常工作中加强医德医风培育、引导和监督工作，促使医务人员正确对待病患和认真履行职责，提升医德医风整体水平。

一、领导工作机制

医德医风建设是医院建设的永恒主题，是医院宗旨和发展方向的集中体现，是医院品牌形象的重要标志。因此，必须把加强医德医风建设纳入研究型医院建设的总体目标和发展规划，建立起目标明确、措施有力、行之有效的工作机制。而建立健全医德医风管理制度，扎实推进医德医风各项工作的关键在于加强组织领导。实践证明，没有强有力的领导机制和能力，医德医风建设就无从谈起，医德医风的制度就无法落实。因此，医院党政领导班子要把医德医风建设作为医院建设的重要内容，将其与医院的基础建设、人才建设和技术建设放在同等重要的位置。

（一）规划决策

医德医风建设是一项长期而艰巨的系统工程，医德医风建设要想不断取得阶段性的工作成果，必须加强领导决策和规划。科学决策和规划对于提高医院职工的医德医风水平具有重要的现实意义，进而对医院的可持续发展产生决定性影响。因此，完善医德医风的首要任务就是要进行科学的领导决策，明确医德医风奋斗的总目标，进行医德医风现况调查，制订切实可行的实施方案。

1. 端正指导思想，确立医德医风建设的总目标　将医德医风建设作为医院建设和发展的一项重要内容进行科学决策和系统规划，明确医院在医德医风建设与管理方面的指导思想、基本原则和总体目标。在广大医务人员中加强医德医风建设，发扬救死扶伤、忠于职守、爱岗敬业、满腔热情、开拓进取、精益求精、乐于奉献、文明行医的行业风尚；要坚持弘扬白求恩精神，塑造"白衣天使"的良好形象，实行社会主义的人道主义，全心全意为人民健康服务；要做到"病人第一、服务第一、质量第一、信誉第一"。

2. 开展调查研究，找准医德医风建设存在的问题　医院领导应通过各种形式向病人、职工和社会各界人士进行全面、广泛、深入的调查，发现和确定研究型医院在医德医风建设中存在的各种问题，并做出量的分析和质的判断，确定医德医风建设的重点、难点和热点，根据问题的轻重缓急，认真讨论提出解决问题的工作方案。

3. 精心设计方案，制订医德医风建设的规划　根据医德医风建设总目标和现实问题，明确不同发展阶段的具体工作目标和行动计划，将医德医风建设与医院其他各项工作紧密结合起来，确保其目标和计划能够按计划、分步骤、有组织的高效推行、逐一落实。

（二）组织协调

医院领导在医德医风建设中担负着组织协调的重要职能。实践证明，仅仅依靠单个医务人员的自觉修养而形成的良好医德医风对医院整体形象的作用和影响力有限。医德医风建设不仅依赖于每个医务工作者的自觉意识和行为，更取决于医院管理者对医德医风建设与管理工作的有力组织和整体推进。只有通过组织手段，才能使个人自觉上升到集体自觉，使全院医疗工作者都能按照医德医风行为规范和作风要求从事医疗服务，才能从整体上改善医疗行业医德医风状况。为此，医院应当在医德医风开发与管理工作总体目标和规划基础上，着力抓好组织建设和落实工作。

1. 建立健全医德医风管理组织　首先医院要成立医德医风领导办公室，由党政一把手负总责、统筹管理，统一规划医院的医德医风建设与管理工作。其次在临床、医技、职能科室建立医德医风建设小组，形成工作网络，做到层层有人管，事事有人抓，从党政领导和组织机制上保证医德医风建设工作正常有序地开展。

2. **党政工团齐抓共管** 在医德医风建设中，医德医风领导办公室要充分发挥党组织的核心领导、战斗堡垒的先锋模范作用，工会、职代会、党代会、共青团要共同参与。党政工团各尽其责，形成上下联动、全员参与、共创共建的良好局面。

3. **落实责任制** 按照"谁主管谁负责"的原则，实行党政一把手负总责，领导班子成员分工负责的责任制，层层落实，实行目标管理，将医德医风工作的具体目标分解到每个科室、每个岗位，逐级签订责任书，确保人人有责任，并明确责任追究制，形成"一级抓一级"、"层层抓落实"、齐抓共管的整体合力。

4. **强化管理队伍** 医德医风建设的好坏与医院中层管理干部队伍的素质有着密切的关系。医院领导班子应严格把好用人关，要重视培养和使用德才兼备的优秀人才，把医德医风好、作风正派、思想品德好、业务技术精的青年骨干有计划地充实到重要的管理岗位上，以保证管理干部队伍在医德医风建设中的先进性和主导性。

（三）表率示范

在社会主义精神文明建设和社会主义核心价值体系的实践中，人民群众是实践的主体，领导干部是实践的参与者、组织者和领导者。领导成员的一言一行，具有巨大的人格力量和道德感染力。古人云："其身正，不令则行，其身不正，虽令不从。"要起到人格的示范作用，医院领导班子成员应做到"五自"。

1. **要自重** 即要尊重自己的人格品质，珍惜个人的名誉，时刻把党和人民的利益放在心上，谦虚谨慎，当好人民的"公仆"。

2. **要自律** 即要严于律己，廉洁奉公，率先垂范，发扬艰苦奋斗的优良作风。

3. **要自省** 即要对照党和人民的要求，对照医院职责道德标准，经常反思自己的言行，检查自己的作风，养成"吾日三省吾身"的习惯，自觉清洗身上的"灰尘"，一旦觉察有问题，立即加以纠正，在改造客观世界的同时努力改造自己的主观世界，不断加强自己的思想道德品质修养。

4. **要自警** 即要经常告诫自己，不要违反职业道德规范和党纪国法，并以别人的教训警示自己，面对权力、金钱、地位、荣誉，时刻保持清醒的头脑，不以权谋私，不搞权钱或权色交易，在改革开放的大潮中经得起各种"糖衣炮弹"的袭击，始终立于不败之地。

5. **要自强** 坚定正确的政治方向，在政治上思想上与党中央保持一致，敢于坚持，一身正气，无私无畏，坚决与各种歪风邪气作斗争，永葆共产党人的道德本色。

医院领导表率带头作用在医德医风建设尤为重要，每位领导干部要按照"五自"要求，联系医德医风的规范要求，锤炼医德、规范言行，敢于自我反思、善于帮助他人、勇于揭露和批判不良医风，在不断提高自身的医德医风水平基础上通过榜样示范、言传身教对医院职工产生积极影响。同时，医院管理者要善于发掘、总结医德医风建设榜样人物的优秀事迹和先进经验，及时制止、总结违反医德医风行为和现象，通过宣传和分享正反两方面的事例，引导广大干部职工树立正确的职业观，使大家能够警惕和预防医疗领域的不正之风。

（四）制度建设

常言道，无规矩不成方圆。制度就是规矩，是约束规范医务人员行为规范、搞好医德医风建设的保证。完善制度是医德医风建设领导工作机制的重要环节，也是从源头上治理不正之风的重要举措，它不仅使医院医德医风建设与管理工作有章可循，而且使不正之风失去滋生的土壤。因此研究型医院必须建立一套系统完整、行之有效的规章制度，实行科学规范的管理，坚持用制度管人、管物、管事。应当说，医德医风制度建设是一个系统工程，涉及到决策、计划、组织、执行、领导、监督、控制等方方面面，需要长期积累和完善。从制度建设的优先次序来看，在明确医德医风的领导决策和组织工作机制之后，应重点抓好以下几项制度建设任务。

1. 医德医风教育制度　深入研究医德医风建设的教育培训课程和形式，积极挖掘医德医风教育培训课程和师资资源，加强医德医风教育培训及其评估管理制度。将医德医风教育纳入医院目标管理工作，实行党政工团齐抓共管，有计划、有目的地开展医德医风教育。建立岗前职业道德教育制度，新职工上岗前要进行常规性的医德医风教育，未经培训者不得上岗，学习情况和成绩记入本人的人事档案和医德医风档案。

2. 医德医风监督评价制度　积极探索医德医风监督评价内容和方法，建立科学可行的医德医风监督评价体系，以加强医德医风建设为目的定期或不定期地对医务人员的服务态度、服务质量等情况进行专项考核评价，将考核结果及时记入个人医德医风档案，并作为发放奖金、评先选优、职称聘任、晋升晋级、提拔职务的重要依据。同时根据医德医风监督原则，完善医德医风监管网络。

3. 医德医风奖惩制度　从理论、制度和实践等层面加强医疗医德奖惩工作，形成系统合理、切实有效的奖惩制度。对于模范遵守医德规范的先进个人，要运用物质和精神的手段予以激励。凡是违犯了医德规范的医务人员，要根据实际情况给予批评教育，令其改正，情节严重的要给予处罚、处理甚至依法惩处。要分阶段有重点地实行专项治理，对违纪案件进行严肃查处，对极少数违法犯罪的人员，要移交司法机关追究刑事责任，决不手软。奖惩制度的有效性依赖于监督评价工作不流于形式，良好的监督评价结果来源于教育培训取得实效，这三者之间相互影响、相互转化，对于大力落实和推进医德医风建设具有重要影响。从这个角度而言，建立和完善研究型医院医德医风管理机制的主要任务是提高医德医风教育宣传、监督评价和奖惩激励工作的制度化、规范化和科学化水平。

二、教育宣传机制

医德医风教育是职业道德教育的一种，是指有目的、有组织、有计划地对医务人员进行系统的医学职业道德影响的活动，其目的就是使医务人员培养高尚的医学道德品质和修养，促进全社会精神文明的发展，以适应医疗卫生事业的发展和医学科学的进步。建立健全医德医风教育宣传机制是医德医风制度建设的重要内容，有效开展医德医风教育宣传活动是培养良好的医德医风的基础性工作。

（一）创新教育宣传模式

医德医风教育宣传模式对于教育培训内容的分析和选择、教育宣传对象的区分和确定、教育宣传活动的方法技术选择和运用，教育宣传课程和活动的组织实施都具有重要的影响。完善医德医风教育宣传机制的首要任务是转变和完善医德医风教育的基本模式。具体而言，创新教育宣传模式就是医德医风教育宣传工作要实现从生物医学模式向生物－社会－心理模式的过渡和转变。

现实医疗工作中的很多医德问题源于学校的教育模式。因而要解决医德问题，就必须从源头抓起，转变医学教育模式。在医疗实践中，医务人员常常是依据在学校学到的解剖学和病理学等知识来定义所发现的疾病，他们往往只关注人的"病"，而没有把病人作为一个"社会人"来对待。马克思主义认为，在其现实性上，人的本质是"一切社会关系的总和"。也就是说，人不是纯粹的生物存在物，而是受到各种社会关系制约的社会存在物。现代医学研究也证明，疾病的致病因素包括生物因素、心理因素、社会因素和环境因素。这就要求医生在给病人诊断时不仅要注意到病人的生物因素，而且也要注意到病人的环境因素、社会因素和心理因素，要在综合分析这些因素的基础上对病人的病情做出诊断和治疗。一个医生可能有着良好的动机，希望解除病人的痛苦，但如果他在治疗的过程中没有把病人看作一个"社会人"，病人也难以得到良好的治疗。不仅如此，还有可能产生诸多医患矛盾。由于过去我国医学教育的模式是生物医学模式，医生在学校获得的训练主要是医疗技术方面的训练，而关于如何处理好医生与患者之间关系的训练则很少。例如：如何采集病史，如何建立良好的医患关系，怎样领悟病人非语言的需要，同病人进行有效的交流，怎样给予病人感情支持，包括对病人病愈后的关心支持等，都是一个现代医务工作者所应掌握的基本技能，而所有这些在过去的医学教育中都是不受重视的，未能得到充分训练。于是医生在从医的过程中就有可能不自觉地表现出非人性化的倾向。由于这些方面的训练与医德有着密切关系，缺乏这种训练就导致或加剧了医德方面的种种问题。有鉴于此，医学教育应尽快从传统的生物学模式转向生物社会心理模式，即从只注意人的生物因素转变到综合考虑人的生物因素、心理因素、社会因素、环境因素。只有这样才能全面地把握健康和疾病的关系，才能更好地实现医疗工作的目的，也才能为医德教育提供坚实的思想基础。

（二）完善教育宣传内容

研究和完善医德医风教育的内容是建立医德医风教育培训课程体系和师资队伍的前提。因此建立健全教育宣传机制要着重分析、完善和明确医德医风教育内容。总体来说，医德医风教育内容可以划分为以下三个方面。

1. **医德信念的培养** 医德信念是医务人员在已经形成的一定的医德认识、医德情感和医德意志的基础上，其内心逐步养成的一种实践医德义务的真诚信仰、强烈责任感和执着追求。在现实医德活动中，医德信念是医德活动的理性基础，医德信念是医务人员精神面貌的重要标志。医德信念具有三个特征：第一，医德信念具有坚定性特征。它表现为医务人员对应遵循的医德的基本原则、规范和范畴的真诚信仰，恪守不渝，忠诚实践，反映着医务人员的工作态度、生活立场、价值取向和精神追求，支配着医务人员的一言一行、一举一动。第二，医德信念具有持久性特征。它表现为医务人员医德信念的形成不是轻而易举的，一旦形成又不可能轻易发生改变，而是在相当长的时期内影响和支配着个人的医德行为。第三，医德信念具有自律性特征。它表现为医务人员的医德活动是理性化的，独立地把医德基本原则、规范和范畴的要求运用到现实医德生活中的能力。这种医德信念的自律性，是医务人员全心全意为人民身心健康服务、无条件地履行医德义务、不断提高医德境界的心理动因。

2. **医德规范的教育** 医德规范是医务人员在医学活动中道德行为和道德关系普遍规律的反映，是社会对医务人员的基本要求，也是医务人员的医德意识和医德行为的具体标准。作为一名医务人员应当做到：第一，救死扶伤，忠于职守。医学是与生命打交道的，医务人员在自己的职业道德上负有特别重大的责任，而救死扶伤、忠于职守正是完成这种责任，实现为人民服务的有效手段。医务人员应当把维护病人生命，增进人民健康，看作自己最崇高的职责，这也是对医务人员最起码的医德要求。第二，一视同仁，平等待患。一视同仁、平等待患主要是指尊重病人的人格与权利。医务人员不能因病人的社会地位、权力、职业、经济状况的不同而区别对待，也不能因病人与医务人员亲疏关系的不同而有所差别，都应该一视同仁，平等相待。对任何病人的正当愿望和合理要求，包括住院、会诊、转诊等，都应予以尊重，在力所能及和条件许可的情况下，尽力给予满足。第三，语言文明，慎言守密。语言文明、礼貌待人是医务人员的仪表、语言、举止等的外在表现，也是医德的一种基本要求，同时又能帮助病人建立良好的心理状态，取得良好的疗效，促进病人的健康。慎言守密是医德规范的一种特殊要求，既是维护患者尊严和利益的重要条件，也是提高医疗质量的重要保证，又是密切医患关系的重要途径。第四、廉洁行医，遵纪守法。它要求医务人员正直诚实、坚持原则、奉公守法、不谋私利。病人的利益高于一切，防病治病，救死扶伤是社会和人民赋予医务人员的崇高职责。特别是对于病人求医和解除病痛后，以各种形式给医务人员的酬谢，应当婉言谢绝。

3. 医患沟通艺术的培养　近年来，医患关系较为紧张，矛盾亦较为突出。这不仅使患者感到不满，也成为困扰医生、阻碍医学进一步发展的社会问题。英国学者弗列克斯指出，把医学作为一种技术来掌握是非人道的，因为医疗服务的对象是生了病的人，其核心是为人服务，既要面对躯体疾病，又要面对病人的情感需求。世界医学教育联合会著名的《福岗宣言》指出："所有医生必须学会交流和处理人际关系技能，缺少共鸣（同情）应该看作与技术不够一样，是无能力的表现。"国医界泰斗吴阶平教授认为："当一名好医生，应该有高尚的医德、精湛的医术和艺术的服务。"医患沟通艺术培养应从以下几方面着手。第一，语言的沟通。语言是一门重要艺术，医务人员在语言沟通中，一是要能够起到安定患者情绪，即让患者感到这些话恰恰说到他们所患疾病的点子上，说到他们的思想顾虑上和需要解答的疑问上。二是要使病人有种安全感和放心感。即让患者感到让这位医生治病很放心。三是要让病人听得懂。即让病人知道自己所得的是什么疾病。这就要求医生对病情的叙述，具有语言的形象性和朴实性，医生的话应当使患者听得清，听得懂，理解得了。第二，行为的沟通。是指通过姿势、动作、表情、行为而达成的沟通。譬如，坐姿要轻松，上身微微前倾，或微微点头，可使患者觉得医生在十分专注地听他讲述病情。如患者有紧张不安的表现，医生可用握手、拍肩表示关怀，可使患者放松一些。第三，其他沟通方式。建立融洽、和谐的医患关系还需注意和应用一些其他沟通方式。一是诊室的环境。要保持安静，通风应该良好，光线应该柔和，这对身心不佳的病人极为重要。二是医生的装束，要整洁端庄。

（三）明确教育宣传对象

培育和形成优良的医德医风是医疗行业共同追求和奋斗的目标任务，因此医德医风教育培训工作从整体而言是要覆盖全体医疗工作者。但是在具体的教育宣传活动中则应当根据其目标和要求，明确每次活动的对象，增强教育宣传工作的层次性和针对性。从这两个方面来看，医德医风教育宣传制度既要坚持全员教育，也要推行针对性教育。

虽然医德医风教育的对象是全体医务工作人员，但医德医风教育并不是不加区别地施加于所有的医务工作人员，它也要受到思想政治教育规律的制约。思想政治教育学理论认为，"作为教育对象的人，具有不同的社会属性和时间、空间属性。从年龄、职业、收入、文化水平、道德修养等任何一个角度，都可以将人们区分为不同的类型；每一类型的人们又可以被区分为不同的层次。这就要求教育者要全面准确地把握不同的教育对象所具有的共同特征和个性差异，针对不同对象的思想实际，制订不同的计划，提出不同层次的要求，并且运用不同的方法，有的放矢地解决不同教育对象的各种思想矛盾和思想问题。显然，只有这样，才能使思想政治教育具有较强的针对性，从而取得较好的效益"。医德教育也应如此，要根据不同类型、不同层次的医务人员的实际有针对性地开展教育活动。根据医疗工作人员的岗位特点，可以将其分为医生、护士、医疗管理人员等类别。每一类又可以依据一定的标准分为不同的层次，如根据专业水平，可将医务人员分为初级、中级、高级等层次。这些不同类别、不同层次的医务人员的思想是各不相同的，因而对他们的医德教育，从内容到形式都应有所区别。只有这样，才能提高医德教育的实效性。

（四）丰富教育宣传形式

丰富教育宣传形式，改进教育宣传方法是提高医德医风教育宣传工作成效的必然要求。在这方面，首先需要注意的是端正对医德医风教育宣传工作的认识，明确其必要性和重要性，从而合理设计和实施教育宣传工作方案。在坚持传统教育方式的同时，要积极发展、创新和丰富教育方式方法，以多样性的教育手段提高吸引力和实效性，避免教育宣传活动落于俗套、流于形式。

要坚持理论联系实际，以医疗实践中的学习为主；坚持工作与学习相结合，以工作中学习为主；坚持自我修养与集体教育相结合，以自我修养为主；坚持医术与医德同步培养共同提高的原则，并要有阶段性的考核。正确解决好"正直做人，正确做事，为谁行医，怎样服务"的问题，使文明行医，廉洁行医，精医爱院，无私奉献的精神变为广大医护人员的自觉行动。总之，要通过多种途径开展医德医风教育宣传，使医务人员通过多方面的教育，不断提高自己的医德医风水平。具体来说，可采用以下形式开展宣传教育工作：①经常举办医学道德讨论会（如重症、危症、疑难手术前后等医德问题），针对某个案例组织讨论。同时，要根据每个医院的实际，定期举办医学道德的专题讲座。②组织医务人员参加地区或全国的医德医风学术会议或讲习班、培训班。③合理、充分运用现代化的教育手段（录像、录音、广播、电视、网络等）进行教育，以提高教育效果。④要注意开展榜样教育，榜样体现着时代的精神，是一面旗帜，具有鲜明的感召性。应在本单位、本地区树立道德情操高尚的榜样，特别要注意发现并积极宣传卫生行业的典型人物或先进集体，贴近医务人员工作实际的先进集体和典型人物，对医务人员最具有感召力，应加大这方面的宣传力度，特别要发现在我们身边，看得见、摸得着的榜样，使大家学有目标，做有标准，赶有方向。⑤加强社会主义核心价值体系的宣传和建设。广泛发动医务人员以马克思主义为指导思想、坚持中国特色社会主义共同理想、以爱国主义为核心的民族精神和以改革创新为核心的时代精神及社会主义荣辱观的学习，倡导富强、民主、文明、和谐，倡导自由、平等、公正、法治，倡导爱国、敬业、诚信、友善，积极培育社会主义核心价值观。

三、监督检查机制

医德医风监督管理就是通过各种有效途径和方法，检查、评价医务人员的行为和活动是否符合医学道德原则和行为规范，从而帮助医务人员树立良好的医学道德风尚的活动。医德监督管理是一种手段，其目的在于大力提高医务人员的整体素质，更好地为病人提供全程优质服务，促进医院的发展，维护病人的利益。医德医风监督是一种无形的精神力量，正确地开展医德监督，充分发挥医德监督主体的作用，建立公平、公正的多渠道监督体系，对于解决目前医德存在的问题，促进医德水平的提高，推动社会主义精神文明建设，加速卫生事业的发展，都具有十分重要的作用。因此，在当前医改的新形势下，要逐步建立健全医德监督机制，大胆探索医德监督的有效方法，并使医德监督向制度化、规范化、法制化方向发展。

（一）遵循监督原则

医德医风监督工作具有自身的规律和特点，对这些规律和特点进行总结并进一步提炼为工作原则，并用这些原则指导和规范医德医风监督实际活动，才能使医德医风监督工作行为有据、行之有效。实践中，需遵循的医德医风监督原则如下。

1. 综合监督原则 综合原则即法律监督、舆论监督、群众监督、制度监督和自我监督相结合的原则，是医德监督的一个基本原则。前四种监督形式属于外部监督，而自我监督属于内部监督。医德监督与一般意义上的各种监督活动相比较，要复杂得多，只有坚持综合监督的原则，以自我监督为主，经常进行内部监督与外部监督的结合，才能取得满意的监督成效。通过综合监督，实现他律性医德责任感向自律性医德责任感转化。

2. 坚持标准原则 医德监督的标准就是人民群众的健康利益，即所谓的医疗标准、科学标准和社会标准。以有利于患者疾病的缓解和根除，有利于医学科学的发展和社会进步，有利于人类生存环境的保护和改善为评价监督的标准。只有坚持标准原则，才能避免犯主观主义，才能取得真正的效果。

3. 民主监督原则 医德监督必须注重发扬民主，动员人民群众和社会各界广泛参与，广开言路，不拘形式，并及时反馈监督信息。一切涉及医务人员违反医德规范的群众来信来访和报刊电视批评，都要认真核实，及时妥善处理，这是搞好医德监督的一个基本原则。否则，医德监督就难以落实和推进。

4. 教育启发原则 医德监督的目的归根到底是为了使医务人员树立正确的医德观念。因此，对其医德过失不仅仅是惩处了事，最重要的是从积极方面给予疏导、教育和指引，使之积极遵从医德规范。在医德监督中，坚持教育原则，既要严格要求，不姑息迁就，又要正确引导，积极灌输，这是取得良好监督成效的重要举措。

（二）完善监督网络

建立完善的多主体、多渠道的医德监督管理网络是提高医德监督工作有效性的关键，是遏制和管控医疗行业恶风陋俗和不良行为的必要途径。为此，可以建立并完善包括行政监督、舆论监督、患者监督、法律监督和自我监督在内的五位一体的综合监管网络体系。

1. 卫生管理机构和社会监督员监督 卫生管理机构监督是指医疗卫生行业的主管部门利用行政管理的优势，对其所管理的医务人员的医德行为实施监督的一种形式。卫生管理机构由于监管着医疗从业机构的人员评价、职称晋升、医疗执业许可的评定、医疗活动准则的制订等，对医疗机构的行为活动较为了解，从事卫生管理机构工作的人员具有一定医学或医院管理知识背景，对医疗活动中的医德监督更具有权威性，监督作用更大。因此，要加强卫生监督管理机构对医务人员医德监督的力度。同时从行政、企事业、新闻媒体等单位聘请医德医风监督员，由医疗机构颁发聘书，监督员有权收集社会各界对医院工作的意见、建议，宣传医院发展状况。每年至少召开一次监督员座谈会，及时汇总意见，反馈结果。近年来，卫生管理机构加大了监督管理的力度，2014年国家卫计委决定从医生接收红包切入，规定从2014年5月1日起在全国二级以上公立医院病人入院时，由医院方、主管医师、和病人或家属签订《医患双方不收和不送"红包"协议书》，这一重大举措，树立了医院正面形象，弘扬了社会主义核心价值观。利用签协议书方式拒送拒收红包是医患之间的一种承诺，对建立良好的医德关系和树立良好的医德医风均起到正能量的作用。

2. 自我监督　自我监督是医务人员依靠其内在的、自身的力量对其医德品质和行为的监督。自我监督是医德监督的一个重要方面，也是医务人员发挥主观能动性，加强修养的自省、自控的重要方式。因为在医疗实践中，很多工作常常是在没有他人监督下独立进行的，社会舆论、规章制度等监督手段是很难直接发生作用的，这主要靠医务人员的"慎独"，靠其内在的自控自律能力，靠自身的职业良心监督。医德自我监督是以医德原则、规范为标准，以"将心比心"的良心萌发为前提，在此基础上自己检查自己的言行，改正不符合医德要求的行为，坚持正确的行为，从而达到自我约束，实现医德他律性向医德自律性转化。

3. 社会舆论监督　社会舆论监督是通过新闻媒体、网络传播和人民群众的口头和文字信息传播，实施对医疗服务机构医德医风的监督，这种直接快捷、影响面广的监督网络对医疗服务机构具有一定的震慑力，是医德医风监督网络中不可缺少的一环，有着不可替代的作用，在研究型医院医德医风建设中发挥着不可替代的舆论导向和监督作用。舆论监督促使广大医务人员认识到，医生由于缺乏对病人的责任感，是造成医患关系矛盾的主要原因。舆论监督也警醒医务人员，责任感是医务人员高尚医德的核心，必须树立高度的责任感，才能更好地为病人服务。在现实社会生活中，医德舆论已成为监督、评价医务人员医德行为的一种手段，对促进社会主义医德医风建设和精神文明建设，起着越来越重要的作用。

4. 患者监督　加强和改进医德医风建设的根本目的是让患者享受正确、合理、优质的医疗服务，解除病患带来的痛苦。患者作为医疗服务的对象，是医德医风状况的直接受益者或受害者，患者对于医院医风的优劣和医生医德的好坏最有发言权。医德医风的状况也直接影响到患者对医疗机构的评价，进而影响整个医疗行业的形象。患者监督具有广泛性、群众性和客观性的特点。动员患者直接参与医德医风监督，是从源头上发现问题的必要途径，是研究型医院发展创新医德医风监督体系的重要举措。因此，应该采取切实可行的措施，增加医院管理的透明度，将医院的各项管理制度、医德行为规范等向群众公开，提供多种途径或平台让病患及其家属能够便捷的参与到医德医风监督工作中来。

5. 法律监督　道德与法律是对立统一的关系，二者既相互对立也相辅相成，道德教育的作用有助于提高法律的尊严和功效，而法律则能够加强道德的影响威力。以法律来监督道德行为，对于各种非道德行为无疑会起到震慑作用。法律监督可以给人们以确定的价值取向，有助于迅速扭转社会行为的失范状态。这一手段是其它手段所无法替代的，对道德活动从根本上起到了有效的保障作用。把医德相应的规范上升为法律，并通过法律的强制力来确保医德医风行为规范落实，我国目前已经出台的有关法律法规有《中华人民共和国执业医师法》《医疗事故处理条例》《中华人民共和国药品管理法》等，法律监督手段的无可替代性和严肃性对医德活动起着决定性的保障作用，这些法律法规对增强医务人员的责任感和提高遵守医德规范的自觉性，具有十分重要的促进和保证作用。

（三）创新监督方式

医德医风监督工作需要做到积极主动、深入细致、见微知著，因此科学有效的监督方式对于及时发现问题、总结经验、改进工作具有重要的影响。由于监督网络的多样性，不同的监督主体可从各自的视角来了解和掌握医疗行业的道德风尚和医疗从业人员的服务态度和行为，因此监督方式也是多元的、变化的。监督主体可以根据自己的职权或体验，选择和组合适当的监督方式，兼顾简便和有效两个目的。

医德医风监督是全方位的，可以从上至下、由下至上、自外向内的进行。具体的监督方式主要有：①分解立项法。就是及时对卫生行政管理部门下达的医德医风建设与管理制度文件或领导重要讲话精神，以及一个时期的医德医风目标任务进行分解，明确提出定量和定性要求，以文件交办或其他形式下发给医德医风分管领导和工作部门，做到工作到位、责任到位。②跟踪检查法。对医德医风建设目标和工作计划的落实情况定期或不定期地进行电话催询、发函催查，或深入督办，其重点就是实地抽查，抓住不放，一催到底，不见结果不收兵。③协调监控法。医德医风建设工作覆盖所有部门和人员，对于问题的发现和处置需要多部门协调合作开展，因此需要主动采取部门协调联络措施，理顺各方面的关系，克服职责不清，互相扯皮的现象，解决突出问题，总体把握任务的落实进度，使相互联系的各项任务协调一致，提高整体落实效果。④反馈督查法。把医德医风监督过程中收到的第一手材料，经过综合分析，向领导反馈落实效果，对未落实的问题，及时提出改进和完善的建议。同时还要把情况通报给各执行部门，以促进工作目标的完成。⑤定点报告法。在一些医疗服务基层单位建立医德医风监察联系点，即建立网络，并通过自上而下的或自下而上的工作，及时掌握全局动态，做好决策服务。在总的方式上，可采用听、看、查、访等形式，定时或不定时地进行督查，做到定必查、查必果。⑥建立公开服务制度。医务人员一律实行挂牌服务，实行各项收费价格等公开制度。⑦建立投诉制度。设置规范便捷的投诉流程，将意见薄、意见箱设在医院显著位置，并提供举报信箱和举报电话，认真受理患者来信来访，同时设立院长接待日，由值班领导在门诊办公处接待来访患者。⑧定期召开患者座谈会，并对门诊、住院病人进行医德医风调查和回访调查。门诊病人在就诊前由门诊部发放《医德医风调查表》，病人在就诊结束后将自己的切身感受和对医护人员的评价填写在表上，投入门诊医德医风监督箱内，每月由医德医风办公室负责回收、整理。住院病人出院时，由所在科室发放一份《医德医风调查表》，病人将其住院的切身感受和对医护人员的评议填写在表上，投送（邮寄）到医德医风办公室或投入医德医风监督箱，每月底由医德医风办公室负责回收、整理。通过分析和归纳，广泛征求对医院在医疗服务和医德医风建设方面的意见和建议，并及时进行反馈改进。

四、考核评价机制

医德医风评价是指患者、社会其他成员以及医务人员依据一定的医德标准和原则，对医务人员以及医疗卫生机构的行为和活动进行道德价值评判，表明褒贬态度，以期通过评价的结果来提高医务人员的医德水平，促进医院管理质量的改进和提高。医德医风评价是一定社会的医德原则和规范赖以发生作用的杠杆，是把医德原则和规范转化为医务人员的医德情感、医德信念和医德行为的重要环节。医德医风评价正确与否，医德医风评价的深度和广度，影响着医务人员医德品质的形成和完善，影响着医学科学的发展。

（一）医德医风评价的标准

医德评价标准是指衡量医务人员的医德行为的善恶以及其社会效果优劣的尺度和依据，即在医德评价中用来衡量被评价客体时，评价主体所运用的主要依据或价值尺度，是道德的善恶标准在医疗卫生保健实践活动中的具体化。符合尺度的言行或人，都认为是善行，违反尺度的言行或人，被认为是恶行。由于时代不同，社会地位及教育水准的差异，加上每个医务人员的道德认识和道德修养不同，历来在医德评价上存在着很大差别。但是，是与非、善与恶是有一定客观标准的，这种客观标准就是看人们的行为是否有利于社会的进步和发展。结合研究型医院的特点以及新医改要求细化、量化、标准化的评价标准，总体来说要体现以下"三个有利于"。①医疗行为是否有利于病人的康复或疾病的缓解和根除。救死扶伤、治病救人，维护病人的身心健康，是医学科学的主要目的，是医务人员基本的道德和职责，也是评价和衡量医务人员医疗行为是否符合道德以及道德水平高低的主要标准。如果医务人员采取某些能意识到的，对病人治疗不利的措施或行为，不论其主客观原因如何，都是违反医德的。在医德评价中，服务态度和医疗技术同样重要，只有把服务态度与医疗技术统一到患者健康恢复这一原则当中，才能对医疗行为做出客观恰当的评价。②医疗行为是否有利于人类健康和社会的可持续发展。随着社会的进步和医学科学的发展，现代医学向"生物—心理—社会"新的医学模式转变。医疗行为是否有利于人类生存环境的保护和改善，是否有利于优生优育，促进社会发展和提高人类的健康标准，这是衡量和评价医疗行为的社会标准。在有利于人类生存环境的保护和改善方面，医务工作者同样承担着义不容辞的道德责任，研究型医院有义务采取措施，科学地处理医疗垃圾和废物，防止疾病的传染和扩散，防止医疗废物造成环境污染，危害社会，危害人民群众身体健康，不经无害化处理，把各种带有传染源及放射性的毒物排入医院周围环境都是不道德的。③医疗行为是否有利于医学科学发展和卫生事业发展。医学是保护人的生命、增进人类健康的科学。其任务是揭示人类生命运动的规律及其本质，揭示疾病发生、发展的客观过程，探索战胜疾病、增进人类健康的途径和方法。这就需要医务人员辛勤劳动，不畏风险，不图名利，团结协作，积极进行科学研究，以促进医学科学的发展和卫生事业的发展。医学道德是医学发展的过滤器，只有具有良好的道德行为才能保证医学不被异化，才能促进医疗科学在正确的轨道内发展。同时，在科学技术发展日新月异的今天，许多新技术、新方法，如器官移植、遗传工程等不断涌现，可能会遇到某些传统观念的抵制，这就需要医务人员具备良好的道德品质，不被利益所诱惑，科学运用新技术和新方法为人类健康服务做出贡献。

同时医德医风的评价标准还要考虑以下两点：一是客观公正。医德医风评价工作的前提是评价标准、方法、结果的客观。标准的制订必须尽可能的全面考虑医疗卫生工作行为的各个方面，综合考虑医院各类工作人员特点，根据不同岗位特点分别制订评价标准，使评价依据切实可行，不同岗位的评价实现综合平衡，同时合理分配各项考核内容的权重，不能以偏概全，也不能没有重点。二是互助互利。主要看医务人员在医疗卫生保健实践和医学科研活动中是否做到了互相支持、相互协作和彼此帮助，以保证医疗卫生保健工作的正常进行和医学科学的健康发展。

根据卫生部、国家中医药管理局颁布的《关于建立医务人员医德考评制度的指导意见（试行）》，医德医风评价标准可以细化成以下七个方面的评价指标：①救死扶伤，全心全意为人民服务。②尊重患者的权利，为患者保守医疗秘密。③文明礼貌，优质服务，构建和谐医患关系。④遵纪守法，廉洁行医。⑤因病施治，规范医疗服务行为。⑥顾全大局，团结协作，和谐共事。⑦严谨求实，努力提高专业技术水平。

（二）医德医风评价的方法

医德医风评价的方法，是指在进行医德医风评价时，所要采取的操作步骤和手段。选择和运用恰当的评价方法是医德医风评价能不能取得预期成效的前提和基础。医德医风评价方法基本可分为两大类，即定性评价与定量评价。

1. **医德医风定性评价**　医德医风定性评价是指在一定范围、环境、条件或时限内，通过社会调查、组织评价、患者评价、同行评价、自我评价等多种形式，对医务人员的医德行为给予定性的评价。在使用定性评价时应严肃认真，每一评价步骤都应该实事求是、谨慎认真、公正合理、恰如其分地对医务人员做出公正的评价。

（1）组织和领导评价。这种方法是上级和本级组织及领导听取汇报、检查走访、征求意见、召开座谈会等形式收集信息，经归纳、整理而做出的评价。对医德医风好的单位和个人给予表扬奖励；反之给予批评和惩罚。这种方法具有指导、检查、督促和落实的作用。操作中存在报喜藏忧、弄虚作假和官僚主义作风。必要时可进行随机检查和调查，以增强评价的真实性。

（2）患者评价。这是最直接、最具体、最普遍的一种方法。就是以患者的亲身感受，来评价反映医疗机构和医务人员的医德医风表现的好坏。好的继续发扬，坏的及时改正，促使医疗机构和医务人员在事实面前，看到差距，承认错误，经过自己的反思，省悟过来，从而有效提高医务人员的医疗道德水平。但是，由于病人及其家属的素质和水平不同，以及其他因素的影响，患者评价可能存在一定的片面性和或然性，个别患者因医院条件和医务人员技术水平及个人要求未得到满足而反映失实。因此对收集到的各种评论结果反映要进行综合分析，排除片面性。

（3）同行评议。同行评议是指从事同一专业或在同一工作环境，对同一医学技术的使用比较熟悉，能站在专业的角度去分析医务人员的某种医学行为是否符合医学道德要求。同行是开展医德医风评价的最好人选，他们在一起工作，从事同一种专业，与分管的病人在同一个环境，或者是（特别是外科学）经常合作抢救病人，因此能真实准确地反映出某一名医务人员的医德状况。这种方法能站在专业的角度具体分析医务人员的某种医疗行为是否符合医德要求。但要注意到青年与老年、上级与下级医生之间的差别；要注意防止掺入某些成见和感情因素等。

（4）社会调查。社会评价是指医疗机构通过聘请社会监督员，设立医德医风意见箱、医德医风举报电话、召开各种座谈会等对医院以及医务人员的医德医风进行普遍调查。通过问卷调查、访谈、观察等形成信息，归纳、分析、整理，从而客观、全面的对医学工作者的医学道德行为做出正确的评价。

2．**医德医风定量评价** 医德医风的定量评价，是指把医德所包含的具体内容加以量化，经过系统分析得出较为客观的评价结论。这种方法操作简单，实用性强，能够对具体问题进行具体分析，可以克服定性评价中存在的模糊性、主观性、表面性等弊端。医德如同其他事物一样，不仅有质的规定性，而且也有量的规定性，是质与量的对立统一。所谓医德的质，就是善与恶。所谓医德的量就是医德善恶的程度。以往人们对医德的善恶判断只停留在定性分析上，而忽视或难以对医德的善恶做出量的分析。医德定量评价具体内容通常是依据医疗单位和医务人员的服务思想、服务态度、敬业精神、遵章守纪情况、医疗技术水平等因素确定的。

（1）四要素评价法。即通过判定"德、能、勤、绩"四种要素进行的定量评价。为力求全面、准确、客观、公正和便于操作，可以将德、能、勤、绩分解为若干评价指标。如，在德的方面可以设置政治态度、政策水平、法制观念、组织纪律、职业道德和社会公德等指标。在能的方面可以设置学术技术地位、学术技术深度、科研能力、处理和解决疑难问题能力、学历和履行岗位能力等指标。在勤的方面可以设置事业心、责任感、勤奋精神、协作精神、工作作风、遵守劳动纪律等指标。在绩的方面可以把学术成果、培养人才、立功受奖、完成工作质量、效率等内容设置进去。并确定适当分值和权重，规定重要的项目实行一票否决。通过计算综合得分而得出量化结果，并用简单的文字表述和结论性判断概括定量评价结果。

（2）模糊综合评价法。模糊综合评价法是以模糊数学为基础，针对评价对象在定性和定量上的模糊性，应用模糊关系合成的原理，根据多个评价因素对被评判事物隶属等级状况，进行综合评价的一种方法。它将各个要素从系统中抽象出来，对每个要素先分别进行模糊评判，再根据各要素对总体作用的大小，确定相应的权数，把权数和评判结果复合，得出一个较为清晰的结论。首先划分出服务思想、服务态度、工作作风、敬业精神、廉洁行医等几个大类；再将每一大类划分为满意、比较满意、一般满意、不满意、未表态等梯度，给定相应分值；同时对各大项的良性表现分别规定相应分值。将上述内容列成矩阵，求取模糊数学的解，从而做出综合性的定量评价。随着计算机的普及和广泛应用，可以将其操作步骤编成程序，以便易于操作和掌握。

（3）综合指数法。综合指数法是将反映评价对象的各项指标的数值差异，通过线性组合来构造综合指标进行评价的一种方法。它通过计算形式，综合多个指标的信息，定量地反映几个指标的综合平均变动程度。该方法通过确定综合指数计算模式，划定指数范围，进行等级评价或指数顺应评价。其过程是：首先，根据医德的构成要素和评价需要，确定评价指标；其次，计算医德各指标的综合平均变动程度；最后，依据综合指数进行等级评价或指数顺位评价。

采用医德评价的定量化方法，对医德判断更加科学，这对于医务人员的自我认识和医德修养，对于医德的判断和各种奖惩措施的正确实施，对于医德素质的养成和医学科学技术的发展，都具有十分重要的意义。医德评价的定量化，使医德评价由自发的、笼统的状况转化为有组织的、有计划的活动，逐渐地把"软任务"变成"硬指标"，从而使医德评价达到科学化、规范化、制度化，并在医疗实践中显示出巨大的精神力量和物质力量。

（三）医德医风评价结果应用

医德医风评价工作作为医疗卫生行业整体人文精神建设的一部分，不能孤立地进行，如果就医德评价而进行评价，将会失去其应有的意义。医德评价最终的结果是要体现以人为本的核心思想，通过评价结果的体现来充分调动医务人员的工作积极性，引导医务人员敬业爱岗，树立崇高的职业道德。因此医德评价工作一方面在评价中力求客观、准确、公正、合理，另一方面要充分利用评价结果，在晋升、晋职、推优、深造等工作中作为重要的前提条件。两方面互为条件、互相促进，从而推动医德评价工作深入开展，进一步发挥其在医疗卫生行业作风建设、人文精神建设中的积极作用。这就需要充分应用医德医风的评价结果，建立健全医德医风评价档案制度。

所谓医德医风档案是指医院在管理过程中逐渐积累形成、系统整理并保存的能够真实反映医院工作人员的行为作风建设的文件材料。医德医风档案作为对医护人员行医过程的一个评价记录，其主要内容可以包括两个部分：一是医务人员的医德医风自传，如个人的基本情况，自我医德医风鉴定表，所接受过的职业道德规范和医学伦理知识培训教育以及考核情况，在医德医风方面存在的问题和不足之处。二是医院对医务人员的医德考核评价情况，如医务人员被评为各级各类先进模范，授予各种荣誉称号证书、批文和材料；被查证落实的患者表扬、批评信件，违反医疗道德方面的问题受到批评、处分的依据和资料；被评为科室（处）以上先进个人的主要先进事迹材料、医疗和其他工作差错登记、医疗事故和其他事故鉴定与处分材料；其他能对医务人员医德修养情况起证明作用的资料。这些资料详细记录医院所有医务人员的医疗行为、服务质量、服务态度、医疗费用等信息。

实施医德医风评价归档化制度，是医德评价结果的固化和延续，医德医风档案是医德医风教育的材料，是实施奖优罚劣的重要依据，是医务人员晋级晋职、提拔使用的重要依据，是处理违法乱纪的重要依据，同时也是研究分析医德医风建设中掌握医务人员道德状况的重要依据。

医德医风档案的记载必须符合真实性、连续性、明确性、简要性。建立健全医德考评归档、登记、使用、查考、移交等相关制度。使医德评价结果能够及时整理、归档和使用。同时，积极研究开发医德医风评价软件，使评价归档制度更加客观、合理、规范。建立医德档案数据库，实现档案资源共享。利用计算机互联网，建立医患交流平台，及时将行风建设内容向社会公布。定时、定人与患者网上交流，广泛听取病人意见，实现医德医风档案数据库网上互动，为广大患者提供一个与院方进行面对面谈话的窗口。

医德医风档案反映着医院医德医风建设的轨迹，不仅为医德医风建设的深入开展提供客观依据，同时又为运用行政、经济、教育的手段进行医德医风建设提供了真实材料，对推动医院工作具有教育、制约、监督、考评、奖惩功能。充分发挥医德医风档案的潜在功能，对加强医德建设起到积极的推动作用。通过医德医风档案这个载体，记录和再现了医务人员医疗实践活动的过程，真实体现了医务人员的行为和思想轨迹。在医德人格和品质的教育培养中，医务人员自我修养的自觉性具有决定意义。没有高度的自我修养的自觉性，外部条件再好也是没有意义的。通过建立医德医风档案，督促医务人员自觉遵守医德规范，逐渐实现从"他律"到"自律"的转变，提升道德素质。

五、奖惩激励机制

激励就是激发人的动机，是一种现代管理方法，也是研究型医院对医德医风科学管理的一个重要手段。激励符合心理学揭示的个体行为规律：需要－动机－行为－目标。有效的激励可以成为组织发展的动力保证，能促进组织目标的实现。在医院医德医风建设中，建立健全医院奖惩激励机制，能激发职工的正确动机，增强医务人员全心全意为人民服务的意识，对于培养良好的医德医风，提高医疗服务质量是非常重要的。

（一）激励的作用

正确认识和把握激励的作用是建立健全医德医风奖惩激励机制的基本要求。只有综合运用多种激励手段，充分发挥内在激励和外在激励的作用，才能在激发广大医疗工作者的同时，有效的降低激励成本，实现激励管理的效益最大化。

1．**激发作用** 实施强有力的思想政治工作及精神、物质鼓励，能够充分调动医务人员潜在的积极性，激发救死扶伤的高尚信念和高度负责的强烈责任感，这种责任感具有巨大的道德激励作用，激励医务人员自觉遵循社会主义医德，同时有利于增强医务人员的内心信念，并为出色履行自己的责任而刻苦钻研医疗技术，为人民的健康事业竭尽全力。

2．**导向作用** 正面激励是常用的激励方法，具有很强的导向功能，它符合大多数人的心理，也符合正面引导的思想政治工作导向原则。通过弘扬表彰高尚的医德使人们明辨是非善恶、美丑荣辱，让医德高尚的人有荣誉感，继续保持良好的品德，让一般的人学有榜样，逐步转化自己的医德行为，把个人的奋斗目标和社会主义的医德原则统一起来，有了明确的目标，才知道如何做，从何做起。如"救死扶伤"这一口号就有鲜明方向的特点，能激发医务人员全心全意做好本职工作。

3．**凝聚作用** 正确运用激励机制，能引导医务人员朝着共同的目标努力，共同的目标和理想具有强大的凝聚作用，增强荣誉感和责任感，像一种黏合剂，使大家凝聚在一起，工作中互相帮助、支持，消除内部摩擦和内耗，形成良好人际关系，每个人都自觉维护医院声誉，共同把精力放在提高医疗质量培养高尚道德情操上。

4. 规范作用 通过激励扬善抑恶,使大家知道倡导什么,反对什么。激励手段的实施过程,本身就是价值观念、道德观念、行为道德对人们规范、约束的过程,这种规范功能不是强制性的,而是自觉地体现在每个人身上,进行医疗活动时,首先会考虑自己的行为是否符合医德规范,是否违背医德原则,从而促进人们的行为朝着符合社会主义医德规范的方向发展。

(二)激励的手段

提到激励,人们往往会想到奖金、奖品、奖状等等,其实这种认识是非常片面的。激励的手段有多种多样,应当准确分析激励对象的不同层次和类型的需求,采用合理的激励组合,使奖惩激励手段产生实效。在医院的医德医风管理中,常用的激励手段有以下几种。

1. 奖励激励 通过正面的外力作用刺激职工达到激励目的,如赞赏、认可、表扬、物质奖励等等。奖励激励一是能够满足职工的物质、精神需要,符合心理学揭示的人有需求的基本特点;二是体现奖优罚劣、奖勤罚懒原则;三是能调动广大医务人员积极性,激发荣誉感,促进他们维持动机,将其良好的行为保持下去。奖励激励分为物质奖励和精神奖励。物质奖励可以起到非常直接的刺激作用。如可以通过技能比武、理论知识竞赛、医疗质量安全竞赛等方式树立业务上的典型,并将评比结果与物质奖励和年终的评优评先、绩效考核挂钩;对多次受到患者表扬、收到感谢信、锦旗的员工给予适当的经济奖励。但要注意,经济奖励的对象是个体,而且是一次性的,在设置奖励时应掌握尺度,过低的奖励起不到激励作用,而过高的奖励却往往会产生负面的效应,引发他人的嫉妒、不满等不良情绪。精神奖励是激励主体在一定的社会环境中,借助于精神载体(如思想、观念、情感、信念等)来激发、启迪、塑造、诱导激励对象,引起被激励者在思想结构、精神状态、心理体验和行为方式等方面的变化,从而有效实现激励者预期的目标,实现知行统一的过程。精神奖励是一种无形的力量,它能让员工获得内心的满足和愉悦,往往能激发起员工潜藏在内心的自我完善、自我实现的愿望,所产生的激励作用是长久的,并能辐射到一个较广的范围。管理者应看到人际间的互相影响,主动在医院树立员工榜样,如广泛开展模范人物的事迹宣传,评选医德医风标兵、优秀个人等,利用榜样的作用激发员工的工作热情、使员工更多的表现出医院所希望的行为。在树立榜样时,要力求使榜样真实可近、平凡感人。如果将榜样完美化、理想化,常常会使员工感到高不可攀,或者感到榜样脱离生活、虚假骗人。结果不仅不能起到激励作用,反而会使员工反感,降低员工士气。

2. 惩罚激励 惩罚是一种负激励,通过批评、处分、惩戒、处罚等产生外压力的办法,常用强制性的手段达到效果,抑制不良行为。惩罚使人产生内疚感、负罪感,批评使人头脑清醒,认识改正错误。通过惩处,使行业不正之风得到明显遏制,起到了教育当事人,警示大多数的作用。在实际操作中,惩罚应注意:①以事实为依据。凡被举报违反医德医风的医务人员,必须有事实依据,要做到不放过一个坏人,也绝不能冤枉一个好人。②惩罚与奖励相结合。③掌握惩罚的合理性和适度性。防止滥用惩罚而引起各种消极影响,同时做好惩罚之后的思想工作,帮助他们分析错误,及时肯定每一点进步,使惩罚激励真正起到教育职工、惩罚错误、变压力为动力的积极作用

建立系统有效的奖惩激励机制,完善激励管理系统,对于医德医风管理起到很重要的作用。在具体实施奖惩激励机制中应掌握以下几个原则:①激励机制应制度化、规范化,具有长久性和连续性,避免激励手段的随心所欲和缺乏严肃性。②激励应以医德考核,评价为客观依据。以考核评价结果为依据,就是以事实为依据,才能以理服人。③激励应遵循奖惩结合,以奖为主,

公正、合理原则，坚持精神奖励和物质奖励相结合的原则。④激励要掌握时机和方式，根据不同对象，不同层次的人采用不同的方式，才能收到较好的效果。⑤激励要把强化奖惩机制与舆论宣传结合起来。通过正式和非正式的途径，使奖惩的结果与舆论宣传相结合，其威力在于通过众人之口以"有机或无机"的异口同声的方式，对医生的内心世界施加影响，从而起到监督机构所起不到的作用。以此形成弘扬正气，激励医务人员的良好氛围，进而促进医德医风建设不断的提高。

第四节　研究型医院医德医风价值取向

一、确立公益化的医德医风建设理念

（一）相关概念

公益（public welfare），是指有关社会公众的福祉和利益（多指卫生、救济等群众福利事业）。"公益"为后起词，五四运动后方才出现，其意是"公共利益"，"公益"是它的缩写，在我国，最早的用例见于鲁迅的文章。鲁迅《准风月谈·外国也有》："只有外国人说我们不问公益，只知自利，爱金钱，却还是没法辩解"。

社会公益组织，一般是指那些非政府的、不把利润最大化当作首要目标，且以社会公益事业为主要追求目标的社会组织。

公益活动是现代社会条件下的产物，是公民参与精神的表征。公益活动要生产出有利于提升公共安全、有利于增加社会福利的公共产品。在组织公益活动时，要遵循公德、符合公意，努力形成参与者多赢共益的良好氛围。因而，公益活动至少应包含公民、公共、公德、公意和共益等五个要素。

公益化的医德医风建设理念，是指医院在确立办院理念、开展医德教育、引导医德养成、培养职业道德、培育医院文化、树立良好风气等活动的过程中，始终坚持医院的"公益性"，引导医务人员始终将人民群众摆在首位，充分发挥自己的专业技术才能，在合理控制卫生资源、提供高质量诊疗服务的同时，主动构建和谐、平等、公平的医患关系的一种理念。

随着我国社会经济的发展，人们对医疗服务的要求越来越高。医院医德医风建设的成效直接影响着医患关系的和谐构建。目前，国内医院重视医德医风建设的程度虽然已明显提高，但是，个别医院仍然存在着公益化医德医风建设理念没有确立、医德医风管理制度不健全、监督管理措施不到位等问题，突出表现为见死不救、见伤不治的情形时有出现，而医院拒绝施救的原因，基本上是因为患者无力承担医药费用。这种利字当头、不管不顾的态度，显露出个别医院、个别医务人员对待患者的冷漠和公益化理念的缺失。造成个别医务人员医德医风败坏的主要原因是医疗改革利益化的趋势、以药养医的弊端、个别医生的职业道德败坏多重因素综合作用的结果。因此，作为我国高水平医疗机构的典型代表，研究型医院在带头推动医院在医德医风建设方面的脱市场化和脱功利化，应主动在办院理念和价值取向上向公益化、社会化、福利化转变，从而提高患者的满意程度、构建和谐的医患关系，有着十分重要的现实意义。

（二）公益化的意义

1. **医学本质的要求** 医学是防治疾病、维护人体生理机能的一门科学。现代医学主要由注重微观的西医和注重宏观的中医两大体系组成，其最高目标和境界是融古通今，实现东西方医学完美统一的人类医学，是对人的终极关怀。诺贝尔医学奖获得者，S. E. Luria 说："医学在本质上具有两重性，它既是一门科学，又是一门人学，需要人文精神的滋养"。人类在黑暗中探索的远古时代是人学高于科学的神学显示阶段，伴随着科学技术的不断发展进步，人类进入科学高于人学的物学显示阶段，该阶段堪称人类文明的第一次飞跃。当越来越多的人们认识到科学也是一把双刃剑之时，科学与人学共同反思迈向相互促进和谐发展的广义人学阶段，人类文明的第二次飞跃才能来临。与其他科学不同的是，医学是直接服务于人类自身的科学，这个特性和其本质决定了它在与其他自然科学相互促进、同步发展的同时，必须始终不忘其服务于人类的目的性，所以，它具有最直接的普世性，这个普世性体现在医德医风建设方面，就是其 "公益性"。

2. **社会主义本质的重要体现** 与资本主义不同，我国是以公有制为基础的社会主义国家，社会主义的本质是解放生产力，发展生产力，消灭剥削，消除两极分化，最终达到共同富裕。所以，研究型医院作为社会主义卫生事业的重要组成部分和较高层次，更应该率先践行革命的医学人道主义，建设风清气正、将人民群众利益放在首位的、充分体现"公益化"特点的社会主义医学道德风尚，在共产主义思想指导下，重视生命的价值，同情关怀病人，用科学的救死扶伤、防病治病诸手段，全心全意为人民身心健康服务，这是社会主义医德的基本原则，也是医德的主旋律。只要我们实行的是社会主义制度，这个用无数鲜血和生命凝炼出来的社会主义医德的基本原则就不能变。社会主义这一本质就要求在社会主义的医疗卫生系统运行过程中，在办院理念、奋斗目标、运营管理等各个层面，必须遵从和服务于社会主义的共同理想，在政府主导下的社会补给机制逐步建立健全的背景下，将"公益化"具体落实到医院建设发展的各个方面，从而为实现社会卫生资源配置、医疗卫生服务、社会保障水平等方面的公平、可及、高质量，做出自己的贡献。

3. **提升医院文化软实力的需要** 医院文化是医院在成长、发展过程中形成的一种具有较为鲜明特色的文化观念和历史传统，是医院在实践中形成的全体员工共同的价值观念、道德规范和行为准则。医德医风是医务人员职业道德和医疗作风的集中体现，是精神文明建设在医疗卫生系统的反映和具体体现，是构成社会道德体系的重要方面。医务人员的职责是救死扶伤，医治疾病，使患者尽快恢复健康。这个特定的服务对象和崇高的工作宗旨，就要求医务人员必须具备更崇高的道德风尚，并使之成为自己在医疗业务活动中遵循的准则，只有这样才能使医务人员更加明了自己工作的意义，更好地为患者服务，在医疗行为中切实履行职责。医德医风建设是医院文化建设的重要组成部分，二者相互渗透、相互作用、相互影响、相互促进。

在医院这个特殊环境中，"以人为本"尤为重要，更具有其特殊内涵。首先，作为医务工作者，面对生命，其职业是神圣的，被人们称为"天使"，因此，要怀着对生命的敬畏对待每一位患者。正如希波克拉底誓言中所说"我愿尽余之能力与判断力所及，遵守为病家谋利益之信条，并抵制一切堕落和害人行为……我志愿以纯洁与神圣之精神终身行医"。 其次，从对待病人角度来说，医务人员应该从内心和身体两方面来照顾患者，关爱、关心他们。医务人员综合素质不仅仅体现在医术上，还必须有医德，要突出人性化关怀，德才兼备。在行为规范上，要以崇高的行医理念作为切入点，以人性关怀、敬畏生命作为文化的倡导，特别要加强对医务人员"慎

独 ”精神的培养，就是说一个人独处的时候更要谨慎，严格操守，认真做好工作。通过持之以恒地倡导医院精神，逐步形成一种良好的医院传统和医院文化氛围。医院文化建设是个循序渐进的过程，应该具有可持续发展的理念，在逐步发展过程中形成医院的一种传统。

4．研究型医院办院目标的要求　研究型医院以新的医学知识和新的医疗技术的产生和传播为使命，坚持临床和科研并举，在自主创新中不断催生高层次人才和高水平成果，推动临床诊疗水平持续提高，它以为医疗卫生事业和人类健康做出重要贡献为目标，在研究型医院的建设过程中，它强调自主创新能力的培育、使临床诊疗水平始终保持领先地位；强调科研服务临床，促进临床技术水平持续提高；强调科研工作的重要地位，在发展规划、资源配置等方面体现科研先导的发展理念；强调研究型学科和人才的培养，推动高层次人才在自主创新中不断涌现并为临床诊疗提高提供智力支撑；强调社会责任，持续不断地引领医疗卫生领域的创新与进步。从研究型医院建设的 5 个要素可以看出，它以为人类健康做出重要贡献作为终极目标，将“人类”作为一个无差别的整体，强调了服务对象上的普遍适用性。

（三）如何确立公益化的建设理念

1．开展公益化建设研究

（1）开展理论研究。研究型医院最重要的特点，就是在具备较强的科研和转化能力的基础上，善于利用科学研究的思维，发现、研究和解决临床诊疗、资源配置、医院管理等医院建设发展所面临的系列问题，从而达到科学诊疗、科学决策、科学管理。因此，面临新的医学发展和卫生事业改革发展趋势，研究型医院应从公益化的视角，就当前阶段如何结合本院基础条件和特色优势，就医德医风公益化建设的价值取向、公益化的内涵和外沿、公益化体现的涉及环节、推进公益化医德医风建设的具体阶段和步骤、医德医风公益化与医学伦理等内容进行系统研究。

（2）开展调查研究。为了全面了解自身公益化医德医风建设的现状，在开展相关理论研究的同时，研究型医院还应就本院人员对公益化医德医风建设的认识、建设程度、执行情况与存在困难等，通过问卷调查、座谈、思想大讨论等多种形式，开展广泛的现状调查，在此基础上，全面梳理存在的问题，制订解决的策略和针对性措施，形成调查报告。

2．形成切合自身实际的公益化医德医风建设规划　公益化理念和程度以及公益化建设活动的持续开展是一个长期的过程。研究型医院在系统的理论研究和深入的公益化医德医风建设现状调查的基础上，应该就建设导向、机构设置、资金投入、人员配置、分配与补偿机制调整、建设发展规划、实施细则、工作计划等方面，形成切合自身实际的公益化医德医风建设系统方案。

3．推进公益化的医德医风建设

（1）教育培训提高觉悟。公益化医德医风建设理念及其具体体现，涉及到医疗、护理、医技、药学、检验、放射、管理以及后勤保障等医院各级各类人员，所以，必须经常性对所属人员进行公益化医德医风系列的培训。

建设研究型医院，是针对医院的办院水平、科研能力、临床实力、方法手段等而言的，主要是解决建什么样的医院、怎么样建设研究型医院以及建设发展的切入点和着力点等问题，但归根结底，其面向社会、服务群众、救死扶伤的根本属性不但没有弱化，反而应该得到加强。这些，是社会主义的本质以及社会主义医德的核心要素所决定的。作为社会主义卫生战线的重要组成部分，研究型医院无论是管理层还是具体的医务人员，都应该始终将面向社会、服务群众、承担社会责任作为医德建设和作风建设的出发点和落脚点，将“公益化”具体落实到医德医风建设的导向确立和具体实施的方方面面。在当前，研究型医院落实医德医风建设的公益化，应着重引导全体医务人员牢固树立"三种意识"：一是树立"讲政治"的大局意识。即从讲政治、顾大局、心系人民群众、追求德技双馨以及发挥共产党员的模范带头作用等等着眼，引导医务人员确立和坚持正确的、符合社会发展主流的社会主义价值取向；二是树立"患者第一、生命至上"的首位意识。要引导医务人员牢固确立对生命的敬畏，坚持以人为本、以德为魂的服务理念；三是树立"确保质量、追求一流"的服务意识。医德医风是医疗服务质量的重要体现，研究型医院应把医德医风建设摆上医院建设的突出位置，在医德医风的建设上追求卓越，追求一流，追求风清气正的医德医风与研医相长的高超诊疗水平的同步发展。

在培训对象的确定上，研究型医院医德医风教育应将直接、间接服务于患者的所有人员纳入教育培训的对象，既包括新入院医务人员（含各类学员、新聘新分人员等）的培训，又包括对在院医务人员的定期常态化培训；即包括医教研主系列人员，又要包括药、检、放、工等辅助系列人员；即包括直接服务于患者的医务人员，又要包括后勤保障工勤等人员。

在培训内容上，将邓小平理论、三个代表重要思想、科学发展观以及习主席一系列重要论述贯穿到教育培训的教学内容，将唯物主义的世界观和方法论以及社会主义医德的本质要求等内容与具体的临床实践实例结合起来，融入教育培训的内容体系；坚持"动中有静"、"静中有动"的原则遴选教育培训内容，从长期的工作来看，医德医风内涵的变化是动态的、绝对的、不稳定的，其内涵会随着社会经济及外部环境的变化而发展变化，而从具体的、一个相对较短的实践阶段看，它又是相对的、稳定的、静态的，所以，培育培训的内容也应根据这一规律，适时作出相应调整。

在培训的具体实施上，一方面，研究型医院应将医德医风建设和教育培训工作列入年度工作计划并严格落实；另一方面，在教育培训的过程中，应努力做到理论与实践相结合、情景教学与床旁体验相结合、典型案例与典型示范相结合和培训考核与临床实际表现相结合，在实践过程中不断探索适合国情院情的教学方法体系，保证培训效果。

（2）系统建设全面实施。根据理论研究和现状调查的结果，针对符合本院实际情况的个性化建设规划，研究型医院应在人、财、物、信息、环境等各个方面，综合保障建设规划的全面实施，将规范落实到具体的年度工作计划，逐步将公益化医德医风建设工作落实到具体的医院管理和临床诊疗实践。除此之外，研究型医院还应在保证正常医疗秩序的前提下，经常性开展服务社会、反馈社会的公益性活动，通过定期开展义诊义治、送医送药下乡、社会弱势群体救助、指导基层医院临床救治、培养基层卫生机构专业技术人才、开展系列惠民利民活动等形式，努力拓展服务社会的范围和渠道，用先进的临床诊疗技术和卓越的服务能力，实实在在服务于人民群众，将真心实意的"公益化"办院和崇尚良好医德的理念，展示给人民群众。提升医院形象的同时进一步融洽医患、医院与社会之间的关系，从而为构建和谐社会贡献力量。

（3）定期评价不断提高。在开展系统的公益化医德医风建设过程中，还应定期开展实施效果的评价，从而及时掌握和了解人民群众对医院医德医风建设给予的真实评价、医务人员落实"公益化"价值取向过程中存在的困难和问题等，根据实际及时修订和完善工作计划，解决实施过程中存在的突出问题，创造更加有利于体现医德医风建设公益化的和谐环境，持续提高服务水平。

二、制订规范化的医德医风行为准则

(一) 相关概念

规范 (standard),规即尺规、范即模具。规和范两者分别原指对物、料的约束器具,合用为"规范",拓展成为对思维和行为的约束力量,也指群体所确立的行为标准。除了法律、规章制度、纪律外,学说、理论、伦理等也具有规范的性质。所谓规范化 (standardization),是指根据某种事物的发展需要,合理制订组织规程和基本制度以及工作流程,以形成统一、规范和相对稳定的管理体系,通过对该体系的实施和不断完善,达成井然有序、协调高效之目的。

行为准则 (Standard of behavior),就是指个人、集体或社会的行为所服从的约束条件。可分为两大基本类型:一是"义务"型行为准则。其价值本质就是选择和实施能够产生最大正向价值效应的行为准则,即主体行为所必须达到的价值高度。二是"禁止"型行为准则。其价值本质避免能够产生最大负向价值效应的行为准则,即主体行为所不能逾越的最低价值界限。

(二) 规范化行为准则的意义

1. **时代发展的客观需要** 近年来,人民群众对医疗服务行业的满意度相对偏低,随着患者的法律和维权意识不断增强等因素的变化,医患关系处于一个比较艰难的阶段,医疗投诉和医疗纠纷逐年增多。要在全社会、全行业树立医务人员的良好形象,建立和谐的医患关系,医院就必须把规范建设医德医风行为准则提上议事日程,准确定位、科学谋划、系统建设、真抓实干,强化医务人员的医德和作风建设,以德治院、以德立人。

2. **精神文明建设的必然要求** 社会主义精神文明建设的内容,主要包括思想道德素质建设和教育科学文化建设两个方面。作为卫生系统和从医人员应该遵循的职业道德,医德医风是构成社会道德体系的重要方面,是精神文明建设在医疗卫生系统的反映和具体体现。医德医风的好坏,直接反映出医疗卫生单位的道德风貌,也间接反映出整个社会的文明程度,它是社会精神文明的一个窗口。建设和强化医德医风行为准则,是社会主义精神文明建设的客观需要。

3. **提高医疗质量的重要保证**

医疗质量是医疗服务的效果,其基本要求是对病人实施正确、及时、完善的诊疗和护理,达到可能达到的医疗效果。医疗质量取决于工作质量,它是医院各方面、各个环节工作质量的综合反映。在影响医疗工作质量的诸多因素中,医德医风是非常重要的因素之一,医院一切工作的核心,就是不断提高医疗质量,使病人尽快恢复健康,这就需要医务人员掌握精湛的医疗技术,具有全心全意为病人服务的思想,对技术精益求精,对病人极端负责。在医疗实践中,医务人员对病人认真负责,细心检查,精心治疗,遇到问题认真钻研,往往就能获得良好的治疗效果。相反,如果责任心不强,既使技术水平较高,常常也会出现差错事故,给病人造成痛苦,甚至致残致死。

良好的医德是提高医疗质量的动力。医德与医术是辩证统一的,医德制约医术,医德是医术发展的动力。历史上有高明医术的医学大家,大都具有高尚的医德,医务人员如果有了为人类健康而献身的境界和高尚医德,必然会不畏艰险,勇于探索和实践,尽最大努力提高医疗技术水平;如果缺乏高尚医德这种动力,就可能出现不求上进,混时度日,也不可能有好的医疗效果和医疗质量,所以,高尚的医德能促使医务工作者力求提高医术,从而带来医疗质量的提高。

良好的医德可以弥补药物及诊疗技术所不能达到的医疗效果。生物－心理－社会医学模式告诉我们，心理社会因素对人类的健康和疾病发生发展有着重要的影响，医务人员与病人建立良好的医患关系，会给病人以温暖、信心和力量，从而减少疑虑、振奋精神、增强战胜疾病的能力。

4. 提高医院整体服务水平的重要内容　规范化建设医德医风行为准则，事关医院荣辱兴衰。在科学技术高度发达的今天，检查、诊断、治疗水平在同等规模的医院之间差别越来越小，同等条件下，患者对其服务水平的直观感觉主要通过其服务质量来获取，规范化建设医德医风行为准则，就会促使医务人员在合理检查、合理治疗、合理用药、合理收费以及亲情化服务等方面不断做出努力，在提高患者的满意度同时，强化固化医院服务品牌，提高医院声誉，从而为医院的生存和发展赢得更大空间。

5. 提升医院文化品牌的内在要求　医德医风是医务人员职业道德和医疗作风的集中体现，是精神文明建设在医疗卫生系统的具体反映，是构成社会道德体系的重要方面。医务人员的职责是救死扶伤，医治疾病，使患者尽快恢复健康。这个特定的服务对象和崇高的工作宗旨，就要求医务人员必须具备更崇高的道德风尚，并使之成为自己在医疗业务活动中遵循的准则，只有这样才能使医务人员更加明了自己工作的意义，更好地为患者服务，在医疗行为中切实履行职责。医德医风的好坏，直接反映出一所医院整体的道德风貌，也间接反映出整个社会的文明程度。医院文化是医院在建设、发展过程中逐步形成的一种具有鲜明特点的文化观念和历史传统，是医院在医学实践中形成的全体员工共同的价值观念、道德规范和行为准则。以科学发展观引领医院的文化建设，持续提升医院软实力，需要医院全体员工的共同努力，它是一个不断积淀和发展的过程，需要长期努力，不断维护，不断发展。

（三）如何建设规范化的医德医风行为准则

1. 进行深入研究　针对医学发展新趋势和医患关系新形势，就当前如何结合本院实际情况，就规范化医德医风的行为准则开展系统的理论研究，从而明确规范的目的、对象、内容、程度等关键问题。同时，为了全面了解本院医德医风各个部门和各个行为人在沟通、服务过程中行为规范性的现状，在开展相关理论研究的同时，研究型医院还应就本院人员对规范化医德医风建设的认识、执行情况、技巧障碍、存在的困难等，多渠道开展调查研究，在此基础上，梳理存在问题和不足，制订解决和规范的策略和措施。

2. 形成系统规范　在系统的理论研究和深入的现状调查的基础上，研究型医院应根据医德医风涉及的领域、各级各类人员工作岗位的特殊性等，制订出系列医德医风行为规范。

从院级层面讲，主要包括建立健全医德医风管理组织体系和配套制度；医德医风建设措施具体并认真落实；收集、处理服务意见及反馈处理意见的渠道健全；患者和社会对医疗服务的满意度处在一个较高水平；认真贯彻落实法律法规及有关规定；建立医务人员与窗口服务人员的岗位职责与行为规范；将医务人员与窗口服务人员的岗位职责与行为规范教育列入教育培训规划和年度计划；严格执行国家卫计委及其他上级（行业）主管部门关于廉洁行医的相关规定；约束和监控机制健全；对所属员工进行经常性的廉洁行医和职业道德教育；严格执行上级（行业）主管部门关于设备、耗材、药品招标管理规定和审批程序；建立健全急诊收治管理规定和制度；在诊疗环境、服务流程、设施设备配置等方面自觉体现和维护患者合法权益，构建和谐医患关系，尊重和维护患者的知情同意权、隐私权和选择权等等。

对于临床一线的医务人员，在努力提高医疗技术和水平的同时，还应该对其语言姿态、沟通技巧、服务到位程度等进行规范，可参照卫生部 1988 年 12 月 15 日发布的《医务人员医德规范及实施办法》以及《关于在全国医疗卫生系统开展"三好一满意"活动的通知》，对医务人员的医德规范和行为准则进行细化和明确，主要应包括以下几点。

（1）社会主义道德规范要求。如坚持四项基本原则，热爱社会主义祖国，热爱人民，积极投身改革与建设，努力学习马列主义、毛泽东思想和邓小平理论以及三个代表重要思想，在医学实践过程中贯彻落实群众路线，自觉抵制行业不正之风等。

（2）我国法律法规的要求。如严格执行各种卫生法规，自觉遵守劳动纪律等。

（3）医务人员职业道德要求。如遵守社会公德，树立良好的职业道德风尚和全心全意为人民服务的思想，救死扶伤，实行社会主义的人道主义；时刻为病人着想，千方百计为病人解除病痛。以白求恩同志为榜样，热爱本职工作，对人民极端负责，对技术精益求精等。

（4）尊重患者权利的要求。主要强调医务人员应尊重病人的人格与权利，对待病人，不分民族、性别、年龄、职业、地位、财产状况等，都应一视同仁；尊重和关爱患者，服务热情周到，坚持首诊负责制，不推诿、刁难病人，文明行医，遵守保护性医疗原则，不泄漏病人秘密和隐私等。

（5）适宜诊疗原则的要求。如要求医务人员要对工作认真负责，尊重科学，做到诊断及时准确，合理检查、合理用药，治疗安全有效，服务周到热情；严格遵守岗位责任制和各项技术操作常规，不敷衍塞责、玩忽职守，确保医疗安全等。

（6）廉洁行医的要求。如要求医务人员应严格执行国家的物价政策和规定，禁止各种名义的乱收费，不准以任何名义私收病人现金；不在各种业务往来中收受各种名目的回扣、变相回扣，不得收受各种名目的促销费、开单费等；廉洁行医，不以医谋私、索贿受贿、收受红包和礼品，不接受病人及亲属吃请等。

（7）提高自身素质的要求。如严谨求实，奋发进取，钻研医术，精益求精。不断更新知识，提高技术水平等。

3．**确保全面落实** 医院不同类别、不同工作岗位的医德医风行为准则，一是应该在广泛征求社会群众以及院内各类人员的意见和建议的基础上进行制订；二是一经明确，必须严格落实、严格实施；三是在实施过程中要强化督促指导，及时交流疏通，提高全院员工对行为准则和理解程度和执行的准确性；四是要定期组织考评，及时收集各方面反馈信息，根据执行过程中存在的问题，不断整改提高。

三、建立亲情化的医患顺畅沟通渠道

医患关系（doctor-patient relationships），是在医学实践活动中产生的人际关系。这种关系分为狭义的和广义的。狭义的医患关系是指医生与患者之间的关系。广义的医患关系是指医务人员（包括医生、护士、医技人员、医疗行政和后勤人员等）与患者一方（包括患者本人、患者的亲属、监护人、单位组织等）之间的关系。从改善全面医患关系的角度，我们应更重视广义的医患关系。

（一）基本概念

1．**医患沟通（Doctor-patient Communication）** 就是在医疗卫生和保健工作中，医患双方围绕伤病、诊疗、健康及相关因素等主题，以医方为主导，通过各有特征的全方位信息的多途径交流，科学指引诊疗患者伤病，使医患双方形成共识并建立信任合作关系，达到维护人类健康、促进医学发展和社会进步的目的。

狭义的医患沟通，是指医疗机构的医务人员在日常诊疗过程中，与患者及家属就伤病、诊疗、健康及相关因素（如费用、服务等），主要以诊疗服务的方式进行的沟通交流，它构成了单纯医技与医疗综合服务实践中十分重要的基础环节，也是医患沟通的主要构成，它的主要意义在于，科学指引诊疗患者伤病，提高现实医疗卫生服务水平。

广义的医患沟通，是指各类医务工作者、卫生管理人员及医疗卫生机构，还包括医学教育工作者，主要围绕医疗卫生和健康服务的法律法规、政策制度、道德与规范、医疗技术与服务标准、医学人才培养等方面，以非诊疗服务的各种方式与社会各界进行的沟通交流，如制定新的医疗卫生政策、修订医疗技术与服务标准、公开处理个案、健康教育等等。它是在狭义医患沟通的基础上衍生出来的医患沟通，由许多未处理好且社会影响较大的医患沟通（关系）个案所引发，但广义的医患沟通产生的社会效益和长久的现实意义是巨大的，它不仅有利于医患双方个体的信任合作及关系融洽，更重要的是它能推动医学发展和社会进步。

医患沟通是医学实践的思维方式和行为准则，是临床诊疗卫生服务的重要环节，是涉及多学科的重要学问，是处理好医患关系的关键，是人与人之间的沟通，是人对自身的认识和觉醒。

2. 亲情化沟通 是近几年应用非常广泛的一个词语，特指亲人之间的那种特殊的感情，不管对方怎样也要爱对方，无论贫穷或富有，无论健康或疾病。亲情化沟通是指用亲情的方法来进行人与人之间的沟通，是在人与人沟通的过程中，采用亲情的方式，即用温柔的语调、贴心的观察以及关怀的心态来沟通。这种方式的沟通可以让人感到心情愉悦，可以感受到对方发自心底的关心与呵护，这种沟通方式可以更加容易让陌生人解除防备，建立信任和谐的相互关系。在临床实践过程中，如果医生能有效和患者及患者家属进行亲情化的沟通，可以减轻患者的压力，提高患者诊疗配合度，也更容易达到好的治疗效果。

（二）医患沟通的重要意义

1. 是诊断病情的重要信息来源 医患沟通是医患之间双向的交流。在询问病史时医师如果采用良好的医患沟通方式，可以从患者那里了解到更为详尽的疾病信息，对于确定疾病的性质、发展阶段、疾病的转归和发展规律等有着非常重要的作用。在临床上，经验丰富的医师都十分重视这一环节，以便从中搜集、筛选出对明确诊断有意义、有价值的线索，为下一步开展针对性诊疗打下良好的基础。在进行辅助检查时，医师如果采用亲情化沟通，患者就能够比较好的配合检查，使检查项目顺利完成，检查结果更加客观真实。

2. 是维护患者权利的重要表现 在医患沟通的过程中，医师以交流的方式对患者进行告知，同时了解患方的问题和困惑；患者通过与医师的对话接触，了解疾病的诊断治疗情况，需要做什么检查、使用哪些药物、有什么可能的风险、影响疾病治疗效果的因素有哪些、需要的费用等等。在综合考虑这些因素之后，做出适合自己条件的选择。这是医患沟通的过程，也是患者行使知情同意权的过程。知情同意权是患者的一项重要权利，它包括患者对疾病的认知权以及自主决定权。随着人民群众的整体素质、维权意识的不断提高，越来越多的患者有能力也愿意主动参与到自己疾病的诊疗决策过程之中，了解自己的病情，自主做出决定。亲情化的医患沟通能够使医师传达的信息能更好地被患者接收，也使患者的意愿能得到充分表达，患者知情同意权在沟通过程中得到了充分的维护。

3. 是以患者为中心的必然要求 旧的生物医学模式，对健康、疾病的认识具有局限性，疾病仅仅被看作是人的身体出了问题，人也仅仅被看作是生物学意义上的人，不能从系统、整体的角度看待人和疾病，所以，医师关心的是患者身体上的异常，而往往忽略了对患者精神状态、心理健康的关注。在这种模式下，医患沟通经常不被重视。但新的生物－心理－社会医学模式要求医师不能单靠生物医学技术，而是必须以患者为中心进行综合的诊断和治疗。要进行这种治疗，医患沟通就必不可少。医师在诊疗中必须深入了解患者的心理、生活、行为习惯、工作环境等状况，必须多关心患者，多介绍有关治疗的进展情况，这样才能使患者增加战胜疾病的信心，充分调动抗病潜能，使治疗达到事半功倍的效果。亲情化沟通可以使这种了解更加深入，使这种交流更加充分，是医疗机构实现新的医学模式，真正做到以患者为中心的必需途径。

4. 是创造和谐医患关系的重要因素　医学科学是所有科学中最复杂、未知领域最多的一门科学，医疗行为本身具有一定的风险性，有的还具有一定的伤害性。由于人体结构及病理变化的复杂性，任何医师判断病因、估计医疗效果都有一定的不确定。尽管随着医学的进步，医疗技术水平不断提高，医师对某种疾病的治疗方法在一般情况下是有效的，但仍不能保证某种治疗方法对患者就一定能适用。因此，医疗服务行业客观上具有较大的风险性。而患者在医疗过程中，由于缺乏医学专业知识，又迫切希望尽快恢复健康，如果不能很好地理解医疗行业的特点，常常会期望过高。一旦治疗效果以及产生的医疗费用与其期望之间严重不一致时，极易产生纠纷。在这种客观现实面前，医患之间及时沟通交流就显得极为重要。医务人员在医疗活动中占有技术信息优势，应以对待亲人的方式主动真诚地与患者沟通，以使患者能够理性地认识医疗活动，加深医患双方的理解、尊重和信任，消除不必要的误解，更好地建立起和谐融洽的医患关系。

5. 是提高医务人员综合素质的重要途径　在日常诊疗工作中，医务人员应不断增强医患沟通意识，提高沟通能力和技巧，这是医师良好职业素质的体现。在诊疗工作中，实施哪些检查、采取哪些治疗措施等，通常由医师决定。而医师不但决定应该做什么，而且还要说服患者，要向亲人一样向患者讲明为什么要这样做的道理，取得他们的认同，使他们能够理解、接受并配合。这就要求医师必须不断提高自己的语言表达能力，锻炼自己的沟通技能，必要时还应该学习一些沟通学、心理学的知识以增强沟通的效果。医务人员的综合素质因此能得到极大的锻炼和提高。

（三）建立亲情化的医患沟通渠道

1. 开展调查研究　面对医患关系新形势和医学发展的新趋势，研究型医院应该就当前如何结合实际和自身特点，就建立亲情化医患沟通渠道所涉及的相关问题开展理论研究，明确亲情化服务的目的、对象、内容、流程、程度以及不同情况个性化处理等关键问题。同时，对本院在提供亲情化服务方面所处的现状进行调查研究，了解全院人员对亲情化医患沟通服务的认识、执行情况、技巧障碍、存在的困难等，在此基础上找出存在问题和不足，制订解决办法。

2. 形成建设方案　实行亲情化医患有效沟通，在当前和未来的医疗实践过程中，都具有十分重要的意义，也是践行群众路线的具体体现。"亲情化"是一种理念，它应该贯穿于研究型医院办院的各个层面，它要求处在研究型医院不同工作岗位的全体员工，在思想上、行动上均要以亲情化的方法、心态与患者进行有效沟通，为患者提供高质量的服务。研究型医院在系统的理论研究和深入的现状调查的基础上，应根据医德医风涉及的领域、各级各类人员工作岗位的特殊性等，制订系列的、针对性强的亲情化医德医风沟通渠道和行为规范的建设方案。

（1）在环境设置上体现亲情化。病人不仅对疾病的康复有着较高的要求，而且对医疗环境有着较高的期望。舒适、便利、安全的优质环境有助于患者顺利康复，提高病人的满意程度。同时，良好的医院环境又是保证诊疗工作顺利运行的重要条件，创造优美、舒适的休养环境是医院工作的责任，是医院管理的组成部分，也是促进良好亲情化医患沟通的重要因素。

在环境设置的亲情化上应达到以下几个目标：①给病人留下良好的第一印象。医疗环境是病人的第一印象，医院环境应给人以自然温馨的感觉，才能给病人留下良好的第一印象，有助于提高病人的满意度，为医患沟通创造好的开始，打下良好的基础。②环境设施应使用方便，使病人感到舒适。医院环境设计要与现代医学模式以及技术与情感相契合。③环境设施应使病人感到安全。必须为病人创造安全、可靠、有充分隐私保护的就医环境。④使病人感受到尊重。⑤使病人生理上舒适，精神上愉快。⑥树立良好的社会形象。提高医院的知名度，信誉度，在病人心中树立起可信赖的形象。

（2）在诊疗服务过程中体现亲情化。即强调从接诊到患者出院再到院外随访，全程实施亲情化的医患沟通，比如对医患沟通的时间、沟通方式、方法、沟通地点、沟通内容及沟通记录等进行细化和明确，也可将诊疗全程沟通作为病程录中的常规项目纳入统一管理。根据患者在院过程的各个阶段，有的医院规定全程沟通不少于五次（即在院前、入院时、住院前3天、诊疗过程沟通及出院时沟通），有的医院对沟通的内容作了细化，比如诊疗方案的沟通、诊疗过程的沟通、诊疗转归的沟通等等，有的医院按照沟通方式的不同，对沟通的数量进行了细化，如床旁沟通、分级沟通、集中沟通、出院访视沟通等。这些做法，对于促进医务人员耐心倾听、同情伤病、尊重人格、理解期望、维护权利、保护隐私等方面都起到了积极的作用。有的医院鼓励医务人员不拘一格，运用多种沟通方法：预防性沟通、换位沟通、书面沟通、集体沟通及协调沟通。最后对沟通的记录和沟通效果的评价也作了规定。这些做法值得研究型医院在开展亲情化沟通的过程中，加以借鉴。

（3）在沟通途径上体现亲情化。研究型医院在开展医德医风管理实践的过程中，除了构建院、科、服务窗口医德医风三级管控机制之外，还应该顺应时代潮流，将网络平台、窗口服务满意度调查平台、电话平台、书面投诉平台等有机结合起来，构建医德医风监控的立体高效信息传递网络，提高患方对医德医风监控途径的可及性，同时，能够提高医德医风相关信息传递的效率和准确度，从而为及时处理和干预创造条件。

（4）对医务人员进行亲情化沟通技能培训。临床实践中，经常遇到医护人员沟通知识不足、技巧不好影响沟通效果的现象：

①在患者面前讨论病情：在落实三级查房等制度，科主任或者责任医师带队开展查房时，经常在患者面前讨论患者的病情，甚至采用很多让患者听不明白的医学术语，这种情况会对患者的心理产生影响。②不重视病情较轻的患者心理因素：医务人员既要重视躯体疾病较重的患者，也要重视较轻的患者，有的患者疾病本身的症状并不重，但由于心理承受能力相对较差，心理改变的程度却比较重，有的则因为特殊的生活事件，表现出特殊的心理状态。③心理学知识匮乏：在我国医学教育课程体系中，虽然设置有一定心理学知识的课程，但随着社会的快速发展，大学期间所学的心理学知识已远远不能满足临床需要，需要及时更新和充实。④不能及时建立良好的医患关系：临床工作繁忙，医务人员工作负荷较重，这种情况下，很容易出现医务人员在患者住院的各个环节，与患者的沟通交流不到位、不能及时有效建立良好医患关系的情况。

亲情化沟通的技能培训主要包括基本原则和基本技巧两个部分。基本原则主要包括：①以人为本的原则。由于疾病是多种因素综合作用的结果，这些因素牵涉心理、情绪、环境以及社会等，所以，我们在开展亲情化沟通时，需要充分考虑患者个人以及外部环境的影响因素，针对不同的情况进行沟通，沟通过程中要充分体现对患者的关心和尊重。②讲究诚信的原则。因为医患之间充分的相互信任，是有效沟通的基础和重要条件。③平等的原则。即以"平视"的角度与患者进行沟通，强调人格上的相互平等，无高低之分。④系统整体的原则。因为影响疾病发生、发展以及患者对疾病主观认识的因素很多，多元而且难以全部量化。所以，在实施亲情化沟通的时候，要从系统、整体的角度来思考问题，力争达到最佳效果。⑤同情原则。医师应该保持足够的同情心、同理心，在沟通过程中充分体现人文关怀。⑥为患者保密的原则。即对沟通过程中所涉及到的患者隐私应特别注意保护，同时要维护患者的相关权益。⑦及时反馈的原则。反馈的过程同时也是验证信息是否收集准确的过程，也是向患者展示和传递在用心聆听、高度关注的信息。⑧互动的原则。在亲情化沟通过程中，要特别注意调动患者参与的意识，一方面，引导患者释放有价值的重要信息，另一方面，通过互动，增强患者的参与感和参与意识，从而达到相互理解、提高配合度等沟通目的。

基本技巧主要包括：①认真倾听、善于归纳引导。具体方法包括适当采用肢体语言（如重要信息时适当变姿，没有让患者感受到不被尊重的肢体语言等）、眼神交流（如对视时间一般占60%～70%为佳；在患者愤怒悲伤时不宜长期注视对方等）、适时进行复述、反馈（可验证信息准确度、表达专注的态度等）、移情倾听（要有较敏感的信息捕捉能力和较强的同情心，能够听出对方的话外之音进行判断）、得体的称呼、恰当的肯定和赞扬、开放式提问等等。②准确把握非语言沟通的要素。包括注意仪表、体态、服饰、发型等，态度和善稳重，举止端庄、体现出有修养有内涵，沟通场地整洁有序，有足够和合适的目光交流，面部表情、语音语调适当，走路优雅稳重，沟通双方的坐距保持0.5～1.0米，不应过近或过远等。

3．畅通沟通渠道 医院不同类别、不同工作岗位的亲情化医德医风医患沟通，具有不同的内涵和要求，在建立起有效的亲情化医患沟通渠道和管理机制之后，必须严格落实，确保实施的效果，另外，在实施的过程中，还应该持续加强督促和指导，及时与医务人员交流心得，通过考评、检查、日常反馈、社会监督等途径，及时掌握执行的力度，根据执行过程中存在的问题，不断整改提高，提高亲情化医患沟通和服务水平。

（四）掌握亲情化医患沟通的要素

1．沟通的时机

（1）入院前沟通。在接诊患者时，医师应根据患者的既往病史、体检检查情况、辅助检查等对疾病进行初步的诊断，先进行门诊治疗，对符合入院治疗指征的，可收治入院。在此期间，门诊医师应与患者充分沟通，征求患者的意见，争取患者对各种诊疗处置的理解和配合，必要时，应将沟通内容记录在门诊病历中。

（2）入院时沟通。病房接诊医师在接收患者入院时，应在撰写首次病程记录前与患者及其家属进行充分的沟通。

（3）住院期间沟通。包括患者病情变化时的随时沟通；有创检查及有风险处置前的沟通；变更治疗方案时的沟通；贵重药品使用前的沟通；发生欠费且影响患者治疗时的沟通；急、危、重症患者疾病的转归的及时沟通；术前沟通、术中改变术式沟通；麻醉前沟通；输血前沟通以及医保目录外诊疗项目或药品使用前的沟通等。

（4）出院时沟通。患者出院时，医务人员应向患者或家属明确说明患者在院时的诊疗情况、出院医嘱及出院后注意事项以及是否需要定期随访等。

（5）出院后随访沟通。患者出院后医务人员定期了解出院后的治疗及康复情况，督促治疗后的注意事项，提供日常身体健康指导。

2. 沟通的内容　医患沟通的主要内容包括：医务人员向患者或者家属介绍患者的疾病诊断情况、主要治疗措施、重要的检查目的与结果、患者的病情以及预后情况、某些治疗可能引起的严重后果、药物不良反应、手术方式及其可能的并发症、防范措施、医疗费用情况等，听取患者或家属的意见和建议，回答患者或家属提出的问题，增强患者和家属对疾病治疗的信心。医务人员要加强对目前医学科学技术局限性、风险性的了解，精确详实地介绍给患者或家属，使其心中有数的同时争取他们的理解、支持和配合，在患者住院期间，责任医师和护士要对患者诊断情况、主要治疗手段、重要检查的目的和结果、某些治疗可能引起的严重后果、药物不良反应、手术方式、手术可能的并发症以及费用情况与患方进行经常性的沟通，并将沟通内容记录于病程记录、护理记录之中。

3. 沟通的方法

（1）预防为主的沟通。在医疗活动过程中，如发现可能出现问题的患者，应立即将其作为重点沟通交流的对象，有针对性地进行医患沟通，还应在交班时将此患者及其情况作为重要的内容进行描述，使下一班医务人员做到心中有数，有的放矢地做好沟通工作。

（2）根据具体情况变换沟通者。如果责任医师与患者或家属沟通有困难或遇到障碍，应另换其他医务人员或上级医师、科主任与患方进行沟通。

（3）书面沟通。对于需要进行某些必要的特殊检查、治疗或重大手术，患者或其家属配合度不高或对医疗措施不理解、不支持，或者对于一些特殊的患者，应当采取书面形式进行沟通。

（4）集体沟通。当下级医师对某种疾病的解释不肯定时，应先请示上级医师或与上级医师一起与患者进行沟通。

（5）协调统一后沟通。对于诊断不明或患者病情恶化时，在沟通之前，医生与医生、护士与护士、医生和护士之间应先进行讨论，统一科室人员的认识，然后再由上级医师对家属进行解释，避免医务人员之间的不一致使患方产生不信任和怀疑。

4. 沟通的原则

（1）以人为本的原则。由于疾病是多种因素综合作用的结果，这些因素牵涉心理、情绪、环境以及社会等，所以，我们在开展亲情化沟通时，需要充分考虑患者个人以及外部环境的影响因素，针对不同的情况进行沟通，沟通过程中要充分体现对患者的关心和尊重。

（2）讲究诚信的原则。因为医患之间充分的相互信任，是有效沟通的基础和重要条件。

（3）平等尊重的原则。即以"平视"的角度与患者进行沟通，强调人格上的相互平等，无高低之分。

（4）系统整体的原则。因为影响疾病发生、发展以及患者对疾病主观认识的因素很多，多元而且难以全部量化，所以，在实施亲情化沟通的时候，要从系统、整体的角度来思考问题，力争达到最佳效果。

（5）同情关爱的原则。医者应该保持足够的同情心、同理心，在沟通过程中充分体现。

（6）保护隐私的原则。即对沟通过程中所涉及到的患者隐私应特别注意保护，同时要维护患者的相关权益。

（7）及时反馈的原则。反馈的过程同时也是验证信息是否收集准确的过程，也是向患者展示和传递在用心聆听、高度关注的信息。

（8）参与互动的原则。在亲情化沟通过程中，要特别注意调动患者参与的意识，一方面，引导患者释放有价值的重要信息；另一方面，通过互动，增强患者的参与感和参与意识，从而达到相互理解、提高配合度等沟通目的。

5．沟通的技巧

（1）倾听。倾听是非常重要的一项技能和习惯，在医患沟通时，医师必须耐心、专心地倾听患者的叙述，并有所反应（如变换表情和眼神，回应患者问题等）。对于疑虑和抱怨较多、言语重复的患者，医师要更有耐心。有时患者离题太远，医师可以礼貌地提醒患者，请他回到主题上来。医师在倾听患者的诉说时，不要干扰患者对身体症状和内心痛苦的诉说，尤其不能唐突地打断患者。倾听是建立医患之间良好关系最重要的一步，错误的诊断，患者对医嘱的不依从等，通常都是医师倾听不够所引起的。

（2）接受。即在医患沟通的过程中，医师不能有拒绝、厌恶、嫌弃、不耐烦等表现，努力营造一种气氛，使患者感受到自在和安全，享有充分的发言权。

（3）肯定。即肯定患者感受的真实性，不能随便否定，更不要随便与患者争论。

（4）澄清。就是弄清楚事情的经过，了解整个事件过程中患者的情感体验和情绪反应。尤其是患者感到受了刺激的事情，澄清十分必要，否则，就很难建立起深入、真实的沟通。

（5）提问。分为封闭式和开放式两种，前一种提问只允许患者回答"是"或"不是"，或者在两三个答案中选择一个，这种提问方式会给患者以"受审"的感觉，虽然对于某种情况下是必要的，但应尽量少用，而"开放式"提问使患者能够主动、自由地表达自己的感受。

（6）重述。即将患者描述的内容用自己的措词和句子进行复述，但不改变患者说话的意图和目的。

（7）代述。对于患者部分不便明说的想法、感受，医生可以代述，这要求医师在医患沟通时要足够敏感，揣摩患者的话外之音，从而使患者的隐忧和顾虑得到表达。

（8）对焦。患者心里可能有多个问题，医师一般应该选择一个作为"焦点"。选择什么问题作为焦点，要求医师对患者有比较全面的了解，其确定的基本原则是：某问题的解决有利于其他问题的解决，至少不致于妨碍其他问题的解决，那么，该问题便可以作为焦点。然而，医师所选定的焦点常常并不是患者认为最重要的，或者认为并不是首先要解决的，这就意味着，医和患之间没有对上口径，因此，需要"对焦"。对焦是一个互相交流、商讨的过程。一旦对上了焦，医患之间就可以围绕共同的主题深入探讨，有的放矢地交谈下去，直至问题获得解答。

（五）不同诊疗阶段的医患沟通

1．门诊诊疗过程中的医患沟通 门诊患者在就诊时有以下心理特点：一是焦躁不安，急于就诊。特别是病情较重的患者，在"自我诊断"不清时，迫切希望就诊以尽快明确诊断、及时治疗。患者常表现为坐立不安、来回踱步、不断询问就诊的号码、围观医师的诊疗等。遇到和自己疾病类似的患者，往往急于知道其诊断结果，往往喜欢"偷听"、"偷看"诊治过程，以探听医师的医术是否高明。二是挑选医师，以求高明。初诊患者出于对自己的疾病不了解，希望有经验、技术好的医师诊治。有的患者为了达到请高明医师诊治的目的，不惜托熟人找关系。年轻女患者怕男医师诊疗或愿找年长女性或高年资医师诊治。复诊患者对病情比较了解，对医院诊疗过程熟悉，迫切希望熟悉的、技术好的医师继续治疗。三是祈求医师，期待正确治疗。患者就诊时祈求医师对其疾病进行全面细致的检查，期望能给予正确诊断和治疗。在这种心理的支配下，患者顺从检查和治疗，往往详细叙述自己的患病经过，以得到医师的重视。四是紧张不安，叙述杂乱。当患者就诊时，心情十分紧张。由于就诊时间短，患者为了使医师了解病情而急于诉说，但不知从何说起，所以叙述病情时杂乱无章，若遇到医师表现厌烦，则更加不安，紧张的情绪会油然而生，有时连医师的治疗方法、检查方法也没有能够听清楚。

因此，在门诊诊疗过程中必须把握以下医患沟通要点。

（1）分诊导诊人员接待患者要热情、分诊导诊要细心、就诊安排要灵活、诊治问题的解释要清楚等。

（2）接诊医师要耐心、和善地与患者沟通；利用多种机会尽可能多地与患者交流、交谈、沟通，了解患者的感受、疗效、意见；回访患者，提醒患者复诊时间，及时回复患者的咨询电话；熟练而细心的专科体检，正确而严谨的仪器操作，体贴、关心的提问和提示；有效帮助患者调节心理，消除患者的心理紧张和顾虑；对接受手术、物理治疗的患者，操作前尽量向患者讲解相关的知识和注意事项，消除其紧张情绪；门诊接诊时，可适当询问患者电话并主动留下自己的电话，便于相互联系、及时沟通；接诊时，恰如其分地赞扬患者或其家人等。

2. **住院诊疗过程中的医患沟通** 住院患者中如果是刚入院的患者，主要有以下心理活动：一是不安全感。患者患病住院治疗，意味着病情较重或复杂，因此可能产生不安全感，危重患者还面临死亡的威胁，所以忧心忡忡。二是孤独感。患者离开自己熟悉的工作和生活环境，到了陌生的医院病房环境，心情相对比较抑郁，情绪比较低落，容易产生孤独感和寂寞感。三是牵挂感。患者住进医院，还常常牵挂家庭生活的安排、子女的教育和自己的工作等，无疑增加了其心理负担，影响患者的情绪稳定。

针对这些心理特点，医务人员和家属要安慰患者、鼓励患者，激发他们与疾病作斗争的积极性，增强他们战胜疾病的信心。要主动接触患者，尽量表示亲切和热情，根据患者病情给予指导。家属要定期到医院探视患者，这些都有助于消除患者的不安全感、寂寞感和孤独感。

当患者病情发生变化尤其是病情恶化时，容易产生情绪紧张、焦虑不安；当知道自己病情很难好转时，精神上可能会受到重创，认为自己疾病的治疗前景暗淡、消极悲观。医务人员要主动关怀患者，鼓励他们，使他们看到希望，安定情绪。当患者病情好转时，有的人可能盲目乐观，对治疗掉以轻心，这时医务人员要及时提醒，不可麻痹大意。

在患者将要出院时，有的担心自己的疾病会不会复发，有的因住院耽误了工作或学习而焦急。这时医务人员要针对具体患者的心理活动及时做好心理疏导，使其能够心情愉快地离开医院。

在住院诊疗中，对绝症患者心理活动特点尤其要注意把握。这一类患者一般都会焦虑紧张、悲观绝望，有的却能够精神振奋、正确对待、争分夺秒。医务人员要善于接近和亲近患者，安排患者参加一些力所能及的活动，使他们生活充实而愉快。对于弥留患者的心理，其表现差异较大，从极度惧怕死亡到希望迅速死亡，这时，医务人员要尽量满足患者的要求，想方设法解除患者的痛苦，尊重患者的人格，给予精神安慰。

四、构建法制化的医疗纠纷解决对策

（一）医疗纠纷的概念

医疗纠纷是指发生在医疗卫生、预防保健、医学美容等具有合法资质的医疗企事业法人或机构中，一方当事人认为另一方当事人在提供医疗服务或履行法定义务和约定义务时存在过失，造成实际损害后果，应当承担违约责任或侵权责任，但双方当事人对所争议事实认识不同、相互争执、各执己见的情况。

医疗纠纷具有以下几个方面的特点。

一是纠纷主体是医患双方。医方是指医疗机构与医务人员，患方是指患者及其家属、朋友或单位。

二是纠纷客体是人身权和财产权。即医方和患方权利义务指向的对象是人身权和财产权，不仅包括患者人身权和财产权，还包括医疗机构及其医务人员的人身权和财产权。

三是纠纷内容是患方接受医方提供的医疗服务活动而产生的纠纷。

（二）医疗纠纷的种类

按照导致纠纷的不同成因为标准，可以将医疗纠纷分为医源性纠纷和非医源性纠纷。

1. **医源性纠纷** 是指主要由于医务人员方面的原因引起的纠纷。

（1）手术方面的医疗过失纠纷。此类纠纷在整个医疗纠纷中所占的比重较大，造成过失的原因也多种多样。比如，某医生为一肾结石患者手术，由于准备不认真、查看 X 线报告单不仔细，本来是左侧肾盂结石，误凭印象把右侧肾盂切开，却没有发现肾盂里的结石，造成纠纷。

（2）临床用药方面的医疗过失纠纷。由于临床用药是临床上最常见的一种治疗手段，所以，由于用药过失对患者造成不良影响的事例也非常多，有的是因为违背用药原则，有的是对药物的适应证和禁忌证把握不准，有的是超范围用药，有的是超剂量用药，甚至有的是用错了药物，有的是由于未严格按要求做皮肤过敏试验而导致患者用药后产生过敏反应等等。

（3）护理方面的医疗过失纠纷。护理方面的过失常见的有由于护士责任心不强、不严格执行三查七对等规章制度而引起打错针、发错药等过失而引起的纠纷等。

（4）诊断方面的医疗过失纠纷。正确治疗以正确诊断为前提，临床上由于误诊、漏诊等可造成患者最佳治疗时机延误甚至致残致死，这种情况下，很容易产生纠纷。

（5）输血方面的医疗过失纠纷。最常见的比如由于验血送血等环节疏忽，给患者输注了血型不合的血；给患者输注了受到污染的血甚至是给患者输入了有传染病源的血液等，都容易产生纠纷。

（6）麻醉方面的医疗过失纠纷。这方面的医疗过失主要表现在局麻时麻醉药物误入血管而引起全身中毒反应、注射药物错误、药量过大麻醉过深而造成不可逆性损害等等。

（7）检验检查方面的医疗过失纠纷。比如由于检验检查从业人员工作责任心不强、业务不熟练等原因，误填报告单位，张冠李戴，不经核对就发出报告，造成对患者交叉错治的不良后果等情况而引起的纠纷。

另外，由于医务人员的责任而导致的纠纷还有因服务态度恶劣或者医务人员故意挑拨或语言不当等情况而引起的纠纷。

2. **非医源性纠纷** 非医源性纠纷一般是由于患者或者其家属缺乏医学常识，或对医院规章制度不熟悉，理解不准确引起的，也有的纯属是病人及其家属无理取闹而造成。

（1）因患方缺乏医学知识而引起的纠纷。在临床工作中，对于疾病的诊治须兼顾临床症状和病变的形成发展变化规律，从现象和本质两个角度去研究病变机制，从而找出最佳治疗方案。即便如此，由于人的个体差异，病变表现得不完全一致，药物对病变控制的疗效也会有个体差异，所以，总是难免出现意外的情况，这并不是医生的失误所致。但由于患者缺乏医学常识，并不懂得病变复杂性和人体差异性等疾病本质问题，这种情况下，治疗结果一旦没有达到自己的预期，便固执地认为医疗上的意外事件是医疗事故，甚至形成纠纷。

（2）因患方有意嫁祸医方而引起的纠纷。这类纠纷有各种各样的具体起因：有的病人嫁祸医院的目的是骗取钱财，也有地痞无赖式的恣意生事无理取闹，还有的是在公伤、交通事故中为了让医院分担部分损失而嫁祸医院的。

（三）医患双方的权利和义务

医患纠纷的产生原因是因为患者一方认为医方在提供医疗服务或履行法定义务和约定义务时存在过失，侵害了患者一方权利，因此，必须首先对医患关系中双方的权利和义务进行界定。

1. 患者的权利和义务

（1）患者的权利。患者的权利是指患者在就医过程中所享有的权利，它不同于一般的公民权利，而是指患者在就医过程中依法享有的权利和权益必须得到保障。包括生命健康权、平等医疗权、自主权、知情同意权、隐私权、请求权与监督权等，具体有：得到科学诊治的权利、平等医疗的权利、由于某种诊治过失造成不良后果时要求赔偿的权利、了解疾病程度、诊治措施及疾病转归的权利以及有要求病情保密及受到人格尊重的权利等。

（2）患者的义务。是相对于患者的权力而言的，是指患者有自觉履行对他人和社会应尽的道德责任。包括诚实说出自己病情、详细提供病史、告诉医师治疗后的情况，不隐瞒相关信息的义务；在疾病的性质明确后，有义务在医师的指导下对自己的治疗作出负责任的决定，有义务积极关心他的病对他自己以及他人的影响，患传染病的患者有特殊的义务了解传播的途径和可能，采取行动防止进一步传播的义务；在与医务人员共同同意的目标上进行合作的义务；在同意治疗方案后配合医师进行治疗、遵循医嘱的义务；有尊重医务人员及其劳动的义务等。

2. 医方的权利和义务

（1）医方的权利。包括行医权，即指国家通过立法确认的由卫生行政主管部门赋予具体的医疗单位或执业医师依照法律规定享有的与诊疗活动有关的各项权利。一般来说包括六个方面，即获知病情权、诊疗方案决定权、处方权、强制缔约权、病史资料使用权和过失豁免权。还包括由行医权派生出来的其他权利，主要是指医师在行使行医权过程中派生的财产权和人身权利，其中人身权利包括生命权、健康权、姓名权、荣誉权、名誉权等。

（2）医方的义务。《执业医师法》第 22 条至 29 条规定，医方应当履行的医疗义务主要包括：遵守法律、法规，遵守技术操作规范；树立敬业精神，遵守职业道德，履行医师职责，尽职尽责为患者服务；关心爱护和尊重患者，保护患者隐私；努力钻研业务，更新知识，提高专业技术水平；宣传卫生保健知识，对患者进行健康教育；诊查和诊疗行为与核准的诊疗范围相一致；对急危重症患者不能拒绝诊治；使用国家批准使用的药品和器械；不索取、非法收受患者财物或获取其他不当利益；紧急情况时，应服从卫生行政部门调遣；发现传染病疫情，涉嫌伤害事件或非正常死亡的情况应该及时报告的义务；医疗告知和保证患者实施知情同意权的义务等。

3. 医疗纠纷的处理原则　当医患双方就诊疗护理后果发生争议时，患者一方认为医方的诊疗护理行为侵犯其权利或违背双方约定时，医疗纠纷就会发生。处理医疗纠纷，必须以《医疗事故处理条例》及有关法律法规为基本准则，以合法的鉴定结果为依据，遵循公开、公平、公正、及时、便民的原则，坚持实事求是的科学态度。保护医患双方的合法权益，维护医疗秩序，保障医疗安全，促进医学科学的发展。依照合法的处理程序，认真做好调查研究和鉴定等工作，做到实事求是、定性准确、结论有据、责任明确、处理恰当。除此之外，还要把握以下四个方面的重点。

（1）态度诚恳谦虚，不找客观理由。与患者发生纠纷，往往都是患者对医护人员的服务态度、操作技术、等候过久、疏忽造成的小失误等不满意造成的。比如，静脉输液穿刺一次不成功，输液完毕呼唤拔针没及时赶到等，这时护理人员应向患者主动道歉，绝不能说"你的血管太不好找了"或"没听见""正忙着"等话。这样会引起患者的反感，寻找其他问题而使矛盾升级。

（2）完善医护形象，提高专业水平。完善护士形象，加强加快年轻护士的业务素质培训。良好的职业道德、精湛的护理技术是信任的桥梁。要求急诊科护士牢固树立"抢救第一"的观念，具有较强的应变能力及敏锐的观察力，加强专业技术训练，尤其是急救技术水平的提高，使患者及家属产生信任及安全感，从而减少医患纠纷。

（3）义正辞不严，不卑不亢。工作中经常会遇到费用方面的纠纷。医护人员催费，患者坚持先行治疗，发生争执。对于这样的纠纷，医护人员要不卑不亢，既不能被吓倒，使医院遭受损失，也不能激化矛盾。应保持冷静，要理解和同情他们的艰辛和遭遇，同时也要指出医院运营中遇到不交费情况的难处，将心比心，换位思考，以取得好的解决效果。

（4）不无原则赔偿，强求息事宁人。纠纷发生后，即使责任不在己方，医护人员也往往因为不想惹麻烦而甘愿私下了断。其实，这样做并不能达到息事的目的，有时反受其害，还助长不正当维权之风。要善于平衡协调，不应推脱责任，对于医护耦合性纠纷或是涉及到其他医护人员的纠纷，一定不要推脱责任，应善于平衡协调解决。

4．医疗纠纷的处理方式

（1）医疗纠纷的协商。是指纠纷双方当事人，在没有第三方介入的情况下，当事人之间就医疗纠纷进行谈判、商量取得一致意见，消除争议，建立新的权利义务关系。通常是医患双方就医疗纠纷进行交涉、谈判、达成协议。协商本身也是一种民事法律行为，只要不违法就受法律保护，大部分医疗纠纷均由医患双方协商解决。

（2）医疗纠纷的调解。是指纠纷双方当事人，在第三方的协调、帮助、促进下，进行谈判、商量取得一致意见，消除争议，建立新的权利义务关系。第三方在调解中不为独立的意思表示，在尊重双方当事人意思的前提下，以促成当事人形成一致意思表示为目的，组织调解、促进沟通、提出建议、见证协议。调解协议与协商协议一样具有合同效力，但不具有强制执行效力。

（3）医疗纠纷的诉讼。是人民法院在当事人和其他诉讼参与人的参加下，审理和解决医疗纠纷民事案件的活动以及在这种活动中产生的各种法律关系的总和。医疗纠纷诉讼往往是在协商、调解不能达成协议的情况下，当事人选择的最后解决医疗纠纷的途径。诉讼与协商调解相比具有两面性，一方面，诉讼体现国家对民事活动的干预，具有强制性、终局性、权威性，是解决医疗纠纷的最有力的程序。另一方面，诉讼作为解决纠纷的一个最严格的程序，也是一个最繁琐的程序。

（四）新形势下医疗纠纷防范对策

1．完善各项规章制度 加强行政管理、完善各项规章制度是各级卫生行政部门及医疗机构领导的职责，若要从整体上减少医疗纠纷的发生，不断完善规章制度，实现依法治院是关键。

2．提高医务人员专业技术水平 医护人员的专业技术水平差，导致大量本不该发生的误诊误治，致使病人出现人身损害、残疾乃至死亡，这也是发生医疗纠纷的常见原因。事实上，临床上许多医疗纠纷都与医务人员的医疗技术水平密切相关，医务人员的医疗技术水平提高后，许多并发症可以避免，许多危急的病情可以平安度过，即使是少见病、罕见病也能够处理自如。

因此，医疗机构必须提高医务人员的专业技术水平，科室定期进行业务学习，送年轻医生外出进修，请外院专家来院讲课指导，形成一股良好的学术氛围,让医务人员的业务水平上新的台阶，是减少纠纷的又一个重要途径。

3. 提升医务人员语言沟通能力　医务人员是服务行业的从业人员，每天要与各种各样的病人及家属打交道，在入院之际，病情出现重大变化之际，手术前或其他重要治疗手段采用之前，均有必要向病人及家属进行解释，与他们沟通，取得他们的理解与支持，如果他们有不同意见，可以让他们签字，因为病人与家属在一定范围内应该有权选择某种治疗方式。有位外科医生说："给病人手术，术前、术中、术后均要谈话，并且都要记录"。这就很好，除非紧急情况，医务人员也完全有能力有时间来完成上述工作。当然，在与病人及家属沟通的过程中，还要注意说话的方式、方法，注意什么内容该怎么说，什么内容该说，什么内容不该说。医务人员应该从有利于病人治疗及康复的角度出发，对于病人及家属的提问，应该耐心、通俗地解释。当然其中尤应注意对医务人员之间的诊断、治疗措施上的分歧（往往是理论上的分歧）不应该说，对病人也不应该作保证性的承诺。

4. 严格履行告知义务

（1）医师应履行哪些告知义务。

①依据相关法律、法规履行向患者进行告知的义务。

②经患者同意后才可进行相关检查、治疗的义务。

③解答患者相关诊疗问题的义务。

④有告知避免患者产生不利影响的义务。

⑤在不宜或者无法向患者告知的情况下，有向患者近亲属或其他法律规定的关系人进行告知的义务。

（2）告知的内容：

①患者目前的诊断。

②患者所患疾病目前的治疗方法。

③医师拟施行的治疗方法的评价。

④若进行手术时手术名称、目的、效果、危险及并发症，同时，医师应当告知患方本院对术中危险的把握及预处理方案，经过上述说明取得患方书面同意。

（3）告知患方并取得其同意才能执行的常见情况：

①开展特殊的检查。

②应用新的治疗方法，临床结果具有一定的不确定性。

③输血。

④麻醉、手术。

⑤拟切除脏器或截肢。

⑥存在多种治疗方法，各方法之间各有优缺点，需要患方选择。

⑦本院治疗条件不充分，医师指示患者转院时。

⑧其他可能出现不良后果时。

（4）告知对象：对于手术或治疗的风险承担除患者本人、配偶、近亲属外，他人无权予以承诺。因此，在与保护性医疗制度不相冲突的情况下，告知的对象为患者本人、配偶及近亲属。

5. 改善医务人员的服务态度　在众多医疗纠纷原因当中，医务人员的服务态度差，是发生纠纷的一个重要原因。不可否认，从计划经济向市场经济的转变过程中，各行业均在进行改革和探索，由于医疗卫生领域的改革相对于其他许多行业来说是滞后的，医疗机构及医务人员的服务意识不能适应形势发展的需要，与病人的要求有一定的差距，这一矛盾激化所表现出来的便是医疗纠纷。因此，医疗机构及医务人员一定要摒弃自己的"老大"观念，加强服务意识的培养，改善服务态度，将病人作为平等的主体对待。只要确实替病人着想了，哪怕在治疗中出现了些小问题，也会得到病人的理解。前几年，杭州市某医院让即将上岗的医务人员去其他医院看一次病，体会自己作为病人的困惑，这是院领导的良苦用心，应当说也是一个很好的教育方法。

6. 强化团队精神 一个医疗机构的所有工作人员，均应有大家庭的意识，即使医务人员之间存在各种矛盾，也不能在病人面前互揭老底，否则很容易出现纠纷。而在现实生活中，许多纠纷都是医务人员之间不适当的言行造成的。事实上，有些医疗纠纷的病人一方就是医务人员本人或是医务人员的亲属。当然，笔者并无意建议医务人员之间相互包庇、相互隐瞒各自的医疗过失。

7. 规范病历文书书写 病历是记录病人病情发生、发展的文字材料，发生纠纷之后又是重要的证据。医疗机构医务人员要想保护自己，作好记录是减少纠纷的基本措施。只有一个完善的记录，才能证明医务人员自己当时所作诊断与治疗方法是正确的，是符合医疗常规的。

如在门诊病历中必须具备的内容有就诊时间、主诉、病史、体格检查、辅助检查、初步诊断、用药处方、最后医师签名。需要转科或会诊的情况也应记录，预计病情可能变化的情况应该写明复诊时间或写明随诊。在住院病历中应强调重大治疗措施前谈话签字，包括手术前谈话签字、强调在病程记录中反映下级医生汇报情况、上级医师查房情况、会诊情况、病历讨论情况等内容、上级医师应及时审阅并签字。在现实生活中，许多医师法律意识淡薄，随意修改、篡改、毁弃病历的情况时有发生，若在纠纷发生之后再采取措施，不但不利于纠纷的解决，反而会激化矛盾，使医疗机构处于非常被动的地位。

8. 加强医疗卫生法律法规的学习 除基本的法律知识以外，国务院颁布的法规，卫生部颁布的规章以及地方人民政府颁布的地方性法规，都是我国医疗卫生法律体系的重要组成部分，医务人员是否按照医疗法律法规规章的规定进行医疗操作，病历上记载的内容是否符合以上要求，直接关系到医院诉讼的成败。医院的医政部门及卫生行政主管部门应有针对性的加强宣传教育工作，保证医务人员实质意义上的防范医疗纠纷水平的提高，这对医疗纠纷的防范是大有益处的。

一般的医务人员应学习了解《中华人民共和国执业医师法》《国务院医疗机构管理条例》《中华人民共和国护士管理办法》《医院工作制度》等法律法规规章。然后针对各个不同的科室，加强相关法律的学习。如血液中心应学习《中华人民共和国献血法》，传染科及防疫部门（疾控中心）应学习《中华人民共和国传染病防治法》，药剂科应学习《中华人民共和国药品管理法》《麻醉药品管理办法》《中药品种保护条例》《生物制品管理规定》等，妇产科及妇儿保健（院）所应学习《母婴保健法》《婚姻保健工作常规（试行）》等。

五、完善信息化的医德医风管理机制

医德医风管理方式信息化，是指在医德医风管理的过程中，以客观规律为依据，以组织结构为基础，着眼于医德医风的构成和影响要素，通过培育、开发和使用智能化管理工具，针对医德医风的运行、动力和约束等子机制，实施高效管理和科学决策的过程。

（一）医德医风信息化管理的意义

人类已走进以信息技术为核心的知识经济时代，信息资源已成为与材料和能源同等重要的战略资源；信息技术正以其广泛的渗透性、无形值价和无与伦比的先进性与传统产业结合；信息产业已发展为世界范围内的朝阳产业和新的经济增长点；信息化已成为推进事业发展的助力器；信息化水平则成为一个单位综合实力的重要标志，因此，世界各国都把加快信息化建设作为自己的发展战略。

1. **及时干预和准确处理的需要**　实施医德医风的信息化管理，有利于医德医风管理网络的各个能级，能够实时感知医德医风管理的一线信息，而信息化系统本身具备的数据易于存储、计算统计分析速度快、数据易传递和共享等特性，是人工收集所无法比拟的，因而，在物理上提供了快速处理数据的基础，提高了工作效率的同时又为减少人工统计失误从而导致信息缺失或信息错误奠定了有利条件。

2. **改进制度规范的需要**　医德医风管理的信息化，不仅仅是医德医风管理信息化系统的软件集合，也不是简单地对数据进行存储和分享，其背后需要一整套数据处理的规则，这个规则就是我们的管理理念、管理办法、管理流程、奖惩措施等的具体体现，也就是说是医院对医德医风管理机制在信息系统中的再现，否则，信息化系统就没有任何意义。反过来，通过推动医德医风管理的信息化，可促使医院管理者反视管理机制中存在的盲点、不足和不适宜，从而反向驱动对相应制度、规则和流程等进行调整和完善，医德医风管理信息化建设的过程，实际上是对其管理机制进行改善后而进行的复制，从而满足医院对现有医德医风管理工作的需求。

3. **实现医德医风实时监控的需要**　建立医德医风信息化管理平台，通过对医、护、患、社会监督人员等全方位的医德医风监督信息采集，实时监控各信息终端服务人群相应的医德医风贯彻落实情况，根据具体情况及时作出管理决策，从而有效提高医德医风各环节管理的质量。

4. **提高诊疗质量和服务水平的需要**　通过对医德医风情况的实时监控和及时处理，一是有效扩大了监控的范围；二是保证了医德缺陷干预的时效性；三是由此向各级各类人员在医德医风方面传递强烈的管理信息，弱化了侥幸心理。在有效减少医德医风缺陷对诊疗质量影响程度的基础上，可以促使医务人员不断提高诊疗水平，加强亲情化医患沟通的意识，提高服务水平。

（二）建立信息化的医德医风管理机制的途径

1. **开展相关研究，形成建设规划**　随着我国社会经济的全面快速发展，人们对医疗服务质量的要求持续提高，加上由于种种因素导致的大医院就诊患者数量居高不下、医院诊疗任务十分繁重的情况下，在医德医风管理的过程中，引入信息化的手段，建立信息化的医德医风管理机制，意义重大。面对医患关系新形势和医学发展的新趋势，研究型医院应该结合自身实际和特点，就如何建立信息化的医德医风管理机制进行理论研究和实践探索，从而在信息化所涉及的范围、项目、环境、条件等方面从思想上弄清理顺，同时，对目前医院信息化水平以及实现信息化医德医风管理机制需要配套增购的设备和软件、实现的功能、需要的技术等进行综合分析。在此基础上，形成切合自身实际的信息化医德医风管理机制建设规划。

2. **探索有效策略，完善个性化管理机制**　对于医德医风的监督管理，是一个社会、行业、医院、同事监督等外部环境与自管自律的内部因素共同作用的结果，逐步建立医德医风监督管理的国家级、区域性以及行业内的信息化平台非常重要。除此之外，对于医院内部来讲，实现医德医风监督管理的信息化，和其他领域相似，也是 PDCA 原理的具体运用，主要应包括以下几个步骤。

（1）建立和完善医德医风管理的制度，尤其是针对医德医风管理组织架构、医德医风的激励机制以及相应的奖惩措施，进行系统梳理，查漏补缺，不留管理上的盲点。

（2）探索将医德医风管理机制在信息化平台进行"复制"或准确"再现"的有效策略，注重定性与定量相结合，对医德医风各管理单元的干预"节点"进行明确，明确管理网络各单位的信息采集构成和相应权限，明确数据采集、信息提取与传输、数据归档、阈值设定、后台算法等具体解决方案。

（3）结合单位实际，系统制订医德医风管理信息系统的开发方案，建设相应的信息化平台。

3．运用信息平台，提高管理水平　在建立起有效的信息化医德医风管理机制之后，研究型医院应充分发挥其功能，利用信息化平台常态化开展监督、评价、考核、分析等活动，逐步实现医德医风管理的"透明化"，不断发现、分析存在的问题，持续推动医院在医德医风建设方面的整体水平。

第十七章

文　化

价值 · 精髓 · 动力

第一节　研究型医院文化体系

　　研究型医院文化不仅仅具有一般医院文化的特质，如悠久而厚重的历史文化积淀，特色鲜明的核心价值观，以人为本的服务理念等，更着重体现研究型医院文化的特征，如人文与科学交融的良好氛围，与时俱进的创新精神，民主、开放、竞争、和谐的工作环境等。研究型医院文化能够科学把握研究型医院规律并能够不断适应国内外医疗行业发展的变化，具有广阔的国际视野，能够充分发挥学术民主和创新研究的作用，为医务人员、科研人员提供创新与竞争的条件与环境，推动研究型医院全方位发展。实践证明，要创建一所一流的研究型医院，最根本的要靠文化实力。换句话说，文化实力有多强，它就能飞多高；文化底蕴有多厚，它就能走多远。做好研究型医院文化建设，应着重把握三个方面：一是应从宏观视角导入，高起点地规划架构好研究型医院文化体系；二是应重点培养塑造以崇高信仰为支柱、充分体现时代特色的研究型医院精神；三是应广泛营造、高度共识、能接地气的研究型医院文化环境。

　　研究型医院文化的内涵结构可以分为四层来进行表达（图 17-1），包括表层物质文化、浅层行为文化、中层制度文化和核心层精神文化。这四层结构形成一个严密的、系统的、有机的医院文化结构统一体。其中深层的精神文化包括核心价值观、医院精神、愿景使命、服务理念等，是研究型医院的核心与灵魂，是医院价值观的集中表现，是形成物质文化、制度文化、行为文化的基础和原因，而物质文化、制度文化、行为文化是在精神文化基础上表现或形成的形式和结果。精神层文化是医院文化的重要标志，对于促进研究型医院全面协调可持续发展具有非常重要的意义。本节将重点对精神层文化中的价值理念进行重点阐述，并对研究型医院文化的特点、功能、文化战略进行概述。

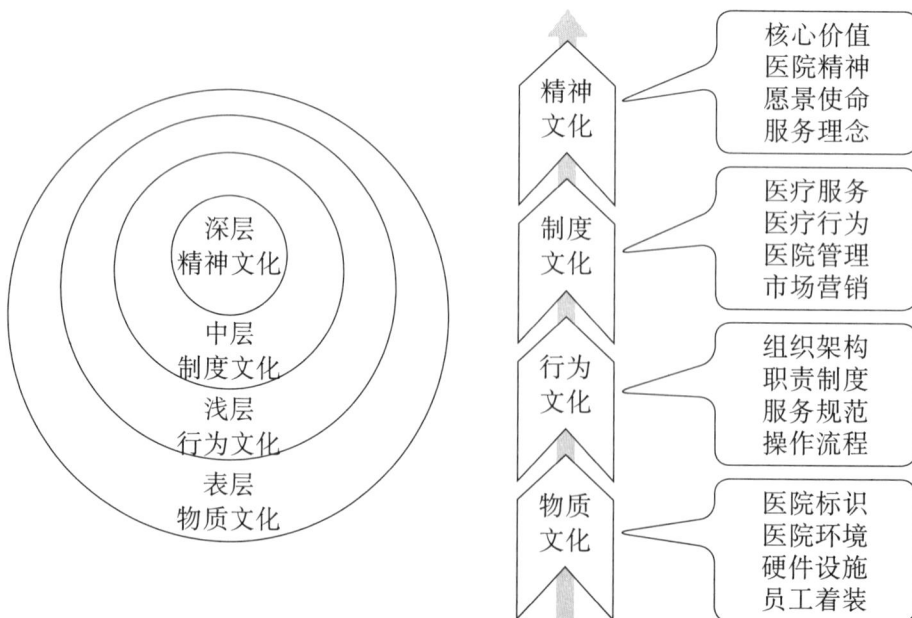

图 17-1　医院文化四层机构

一、文化理念

研究型医院文化价值理念是指客观事物所具有的能够满足一定文化需要的精神指向，对社会发展具有能动的引领和推动作用。研究型医院的核心价值体系是医院精神理念、价值取向、道德观念的综合。在研究型医院的核心价值体系建设中，应对研究型医院长期发展中形成的传统精神、文化积淀、行为准则和服务规范等进行挖掘、总结和凝练，予以规范性表述和诠释，通过将研究型医院文化的核心价值融入医院宗旨、发展战略、院训、院歌以及行为规范、环境形象等方面加以体现。

（一）医院文化的内涵

医院文化既有社会文化的共性特征，又有自身的内涵特色和本质属性。包括在长期的医疗实践中形成的医院职工做人、做事、做学问的思维和习惯以及形成的医院传统和风气。是从医院领导到广大员工的道德规范和行为准则，是引导其意识，决定其行动的核心价值理念。医院文化以医院的价值体系为中心，以人的思想观念为主体，反映了一个医院特有的品格、素质、精神、作风以及公众形象，反映了一个医院的追求和志向。其核心是以人为本的价值观和不断创新发展的精神。所以说，医院文化凝结在医院发展的历史里，播撒在医院的每个角落里，蕴含在每位成员的骨髓里，释放在每次医疗服务的过程里。医院文化既是长期的创造积累和深层积淀，又是动态的演绎变迁和创造的过程，始终处于动态、发展和变化之中。

研究型医院文化同样包括精神文化、管理文化、服务文化、物质文化和创新文化等，并在此基础上有所升华。精神文化是灵魂，管理文化是保证，服务文化是主体，物质文化是基础，创新文化是核心。研究型医院必需培植与营造积极进取、勇于创新、科学严谨、求真务实、团结协作、学术民主、环境宽松的特色文化。物质文化为精神文化、制度文化和行为文化提供物质基础，为医院的硬件系统。医院的行为文化、制度文化、精神文化为医院的软件系统。制度文化约束和规范精神文化和物质文化建设，影响着行为文化，行为文化反映了医院的精神风貌，精神文化为物质文化和制度文化提供思想保证，在整个医院文化体系中处于核心地位。这四层次文化共同构成了医院文化系统，相互关联、相互影响、相互作用、相互渗透，以实现其医院文化功能。

（二）医院文化价值理念

研究型医院文化价值理念包括核心价值观、医院精神、共同愿景、医院使命、医院哲学、道德观念、服务宗旨、经营理念等，是研究型医院在长期发展中形成的文化积淀经过总结、凝练确立的。说到底，研究型医院文化价值理念就是医院成员做人做学问的思维、道德规范和行为准则，是引导其意识决定其行动的核心价值观。研究型医院文化价值理念体系即由医院使命、医院愿景和核心价值观构成的互相联系的文化理念整体。

1. 核心价值观是研究型医院文化的精髓

（1）核心价值观是研究型医院文化的核心部分。是构成研究型医院核心竞争能力的无形因素，是研究型医院不断发展创新的不竭动力。核心价值观直接影响着研究型医院的经营模式、发展目标、战略走向、组织架构、政策制度的确立，并引导员工自觉地将个体的思想观念和行为追求与医院发展的整体目标协调一致。核心价值观作为被全体员工共同认同的基本价值判断，直接决定着员工的行为方式。

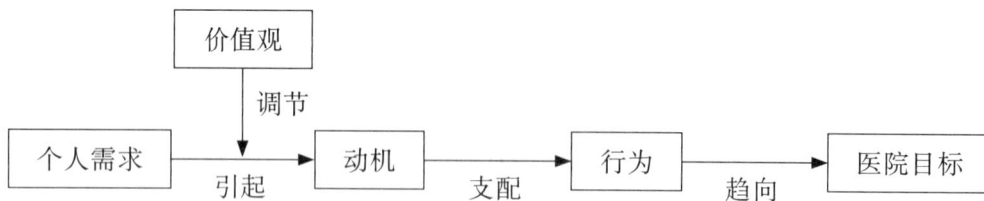

图 17-2　核心价值观对员工行为的影响

据《健康报》报道：2012 年 2 月 25 日在上海瑞金医院举办了一场关于卫生系统核心价值观的讨论，与会专家、学者一致认为，卫生系统价值观是当前医药卫生体制改革的理论基础，"医改"不仅是医药卫生体制机制优化的过程，也是卫生系统贯彻十七届六中全会建设社会主义核心价值体系的必然要求，是卫生行业发展战略的重要内容，更是凝聚行业共识、调动医务人员积极性的内在需求。同时强调，让核心价值观成为调动广大医务人员积极性的重要精神力量。由此可见，构建新时期的研究型医院核心价值观和医疗卫生行业的职业精神已成为医学界共识。

（2）核心价值观是医院哲学的重要组成部分。从医院哲学的角度，可以更加清楚地诠释核心价值观在研究型医院文化价值体系中的重要地位。

表 17-1　医院哲学的三大命题

医院哲学三大命题	文化理念体系层次	涉及的主要内容
医院为什么存在 （我是谁）	使命（Mission）	为了谁而存在（社会、病人、员工、股东）
医院发展的目标 （到哪去）	愿景（Vision）	努力成为什么（在硬实力、软实力、地位、责任等方面）
医院如何达成目标 （如何走）	核心价值观 （Core Value）	如何生存发展（对社会、病人、员工、技术、管理等方面的信念）

第一层，"医院为什么存在"，回答了医院存在的价值和意义，即"我是谁？"的问题，这就是医院的使命（Mission）。60 多年前，吴孟超院士的老师裘法祖教导年轻的吴孟超：医生的职责是要"把病人背过河去"。这句朴实无华的话，让吴老铭记在心，一生奉行。而今"把病人背过河"成为上海东方肝胆医院的使命，成为这所医院存在的价值。

第二层，"医院的发展目标"，就是医院"努力成为什么"，即医院愿景问题。东方肝胆外科医院的愿景是"征服肝癌"。吴孟超一生以征服肝癌为己任，"征服肝癌"是他发自内心最深沉、最真挚的愿望，是他的中国梦。"征服肝癌"回答的是"医院往哪里去"的问题，是吴孟超及东方肝胆人意愿的表达，是这所医院永远为之奋斗并最终希望实现的理想蓝图。唯有征服肝癌，才能真正实现"把病人背过河"的使命。

第三层，"医院如何达成目标"或"医院如何生存发展"，即"如何走"，就是医院的核心价值观问题。核心价值观由医院使命和愿景决定，使命是医院战略功能定位的哲学表达，是宏观的；愿景是医院长远战略目标定位的哲学表达，是长期的。因此，医院需要核心价值观来引导日常决策、指导医院运行、规范员工行事，以确保医院使命的完成和愿景的实现。所以，核心价值观是医院哲学的核心，是医院文化体系的核心，也是医院核心竞争力的核心。

诚然，医院核心价值观不是"虚"的，而是"实"的，它是为实现医院的使命、愿景而提炼出来的、引导日常决策、指导医院运行、规范员工共同行为的准则。有了核心价值观，医院才有力量，才能确保医院使命的完成和愿景的实现。

2. 核心价值观是实施研究型医院文化战略的根本 核心价值观的确立，关键是要将良好的意愿转化为具体的事项，变成有约束力的机制，化为各类人员的行为要求和行为准则，成为医院及其成员追求进步的驱动力。践行核心价值观即是通过内化和外化两种途径，将抽象的核心价值观念贯穿到医院的一切行为中去。一是将核心价值观内化为每个员工的价值取向、道德与人文关怀意识、对规律和纪律的遵守以及系统的敬业精神等。二是将核心价值观外化为不断完善的、具体可行的制度，使核心价值观有制度、有措施、可规范、可考核。如此，医院的核心价值观才能成为医院长久不衰可持续性发展的源泉。2000 年，常用于治疗感冒的药品康泰克因为含有致癌成分 PPA 被国家药检局禁止销售。而南京大学附属鼓楼医院早在 1994 年就已经停止使用康泰克了。起因是一位专家在参加美国的一次学术会议上获悉康泰克遭质疑的消息，返回南京后，他立即将这一情况向院领导汇报，在医院"无损于患者为先"的价值观下，该院放弃了可观的利润，做出立即停止采购"康泰克"的决定。经媒体报道，"康泰克 6 年攻不进鼓医门"一时间成为南京的一段佳话。

3. 核心价值观是提升研究型医院核心竞争力的重要保证 核心竞争力是一个国家、一个地区、一座城市、一个单位乃至每一个人可持续发展的动力和源泉。医院核心竞争力是医院在长期的医疗实践中形成的、蕴含于医院内质中的、医院独具的，支撑医院过去、现在和未来的竞争优势，并使医院在长期竞争的环境下能够取得主动的核心能力。研究型医院的核心竞争力在于其具有低占用性、长耐久性、高多重性、低复制性的特点，是一般医院无法比拟的。核心竞争力孕育于医院文化，融合于医院内质之中。医院核心竞争力的产生最终由先进的医院文化价值体系决定。优秀的医院核心价值观是医院核心竞争力的主要来源，特色鲜明的医院文化和不同的医院文化差异，也使得医院的核心竞争力难以被其他医院所模仿和替代。研究型医院要想保持持续发展，占领行业制高点，就必须拥有优秀的医院文化。

二、文化特点

医院文化是医院这个特殊群体在为人类获得健康和提高生命质量的历史发展及历史创造过程中所构建形成的特殊文化形式，具有不同于其他群体文化的文化特点，是拥有医院特征的一种行业文化。研究型医院文化除了具有一般医院文化特征外，还具有研究型医院发展理念和目标的文化特点。

(一) 社会人文性

研究型医院文化从本质上说，就是关于"人"的文化，一方面强调服务于社会大众，满足人民群众的医疗卫生保健需要，给予患者及其家属所需要的人文关爱，关注社会效益。另一方面强调人的价值观在医院中的重要地位。在医院管理中，医院文化强调要关心人、尊重人、信任人，激发人的使命感、自豪感和责任感，倡导奉献精神和团队精神，提倡建立亲密友善与信任的关系，注重员工的自尊，满足员工自我实现等高层次的心理需求，并把这些理想信念、价值观等注入员工的心灵深处，形成一种和睦相处、同舟共济的人际环境，以期实现医院目标和社会目标。

（二）时代先进性

研究型医院文化是在一定的社会历史环境、现代科学技术和现代意识影响下形成和发展起来的。社会政治、经济的发展、时代的变迁都对研究型医院文化起着重要的影响和制约作用。医院文化的建设和发展必然与时代的脉搏一起跳动，体现时代的特点和先进性。21世纪，医学模式向生物－心理－社会医学模式转变，新兴学科和高新技术在医学领域的广泛应用，有力地促进了医学科学技术水平的提高，促使医院在医学模式的转换中发挥积极的作用，为保障人民的健康做出更大的贡献。研究型医院文化唯有反映时代精神，适应所处的政治、经济、文化环境和地域环境，做出相应的调整，否则，研究型医院文化就会失去生命力。

（三）职业高雅性

研究型医院文化在具有职业性特点的基础上，注重追求格调高雅的文化境界。一是医德高尚，表现在把医学报国的职业理想、服务人民的职业情怀、淡泊功利的职业境界、乐于奉献的职业精神、以人为本的职业理念、治病救人的职业良心、热爱病患的职业情操、忠诚慎独的职业品格作为价值追求，把患者的健康、科技的进步、事业的发展作为最大的快乐。二是医术高超，表现在具有极端负责的医疗态度、恭谦和蔼的医疗言行、丰厚博学的医疗知识、逻辑辨证的医疗思维、躬亲规范的医疗习惯、严谨求实的医疗作风、娴熟精湛的医疗技术和精心施治的医疗过程。三是环境优美，通过医院文化的实体化、具象化、艺术化，把文化元素融入医院的方方面面、角角落落，绿化、美化及亮化院内景观环境；无论是服务的流程还是一个具体的护理操作，都渗透着以人为本的文化内涵。四是高品位有情趣，不仅工作出色，成果丰硕，口碑俱佳，而且端庄儒雅，多才多艺，兴趣广泛，体现医务工作者良好的品行和文化素养。五是把医院文化融入到医院装饰中。以医院的装饰为载体，全方位为病人提供满意的视觉文化、感觉文化。如通过医院标识牌的设计，为病人提供简洁、醒目的就医引导；通过打造医院文化墙，给病人创造一个丰富的感觉文化体验。此外，还可以将音乐、绘画作品等人文元素融于医院的活动和装饰之中，给病人一个充满生机、遐想和活力的文化氛围，增添病人医学科学知识和战胜病魔的勇气。

（四）体系开放性

随着我国医疗体制改革的推进和深化，医院的领域、所有制界限逐渐打破，作为研究型医院文化应以开放的眼界和胸怀，面向社会，面向世界，博采众长，拓展医院文化发展思路。在继承传统的深厚医学文化的基础上，一方面学习和借鉴其他行业和门类、学科的优秀文化，一方面学习和借鉴国外的先进文化和世界先进医院的文化管理精华，兼容并蓄，融合发展，并在不断拓展与国内外合作交流中，形成以国际化意识、国际化视野、国际化标准为核心的层次高、境界高的医院文化，成为医疗行业文化的引领者。

（五）继承传播性

研究型医院文化是中华民族文化的组成部分，传承民族优秀文化传统，借鉴吸收各国文化精华是医院文化的重要特征。一是对中华文化传统的继承。中华民族具有五千年的悠久历史和博大精深的传统文化，儒、道、佛等各家文化思想对医学均有影响，置身于深厚的民族文化土壤的医院文化，无不体现着民族传统文化的印迹。二是对传统医学文化精华的继承。我国传统医学发展历史久远，文化积淀深厚，充分体现了"以人为本""医者仁心"的价值观和行医治病的辩证思维，是中国医院文化的源头。三是对社会主义的革命文化传统的继承。毛泽东概括的以国际主义精神、毫不利己专门利人精神和技术精益求精为特征的白求恩精神，是医务人员追求的最高境界。四是对本医院优秀文化传统的继承。一代又一代医务人员在医疗实践中积淀的文化底蕴，形成了医院特有的文化气质，这在一些历史悠久的老医院尤为突出。既体现了医院文化对中华民族文化的认同感和归属感，也是维系医院文化存续和发展的根本所在。医院文化在继承和弘扬我国传统医院文化的同时，吸收西方文化的优秀成分，塑造出既坚持中华民族文化精髓又兼纳世界文明成果的具有中国特色的新型医院文化，发挥独特的传播功效。优秀的研究型医院文化，一方面通过医院的医疗活动，为保护社会生产力，为人民的健康做出贡献；另一方面，以自己特有的医院文化不断向外部辐射，影响整个社会。

（六）创新发展性

创新是研究型医院发展的源泉，研究型医院文化创新不仅是医疗技术和医院服务的创新，更是观念、意识及相关体制和制度的创新。研究型医院文化的创新既是时代的要求，又是医院文化自身发展的内在要求。研究型医院文化顺应历史和时代的发展，与时俱进，从内容、形式和手段等方面不断创新，保持医院青春活力，使医院文化成为无愧于时代的精神文化，向社会展示其独特的魅力。

三、文化功能

研究型医院文化通过"理念系统化、文化制度化、制度行为化"的过程，将文化灌输到每一位管理者和每一位员工的心中，成为员工思想的参照系和行为的指南针，化成种种力量去实现组织和个人的共同抱负和理想，同时促进了社会的和谐、进步和发展。研究型医院文化主要具有以下功能。

（一）导向功能，产生引领效应

研究型医院文化在医院及其成员中起着"方向盘"的作用。一方面对医院员工的个体心理、价值观念、思想意识和行为取向等起导向作用，另一方面对医院整体的价值观念、思想行为和宗旨目标等起导向作用。当优秀的具有特色的医院文化一旦形成，使医院具有一种"文化定势"，就会表现出强劲的内在号召力，产生一股文化力量，为实现医院的共同目标而努力奋斗。研究型医院文化不仅引领医院自身发展，而且是行业的龙头，其文化将引领医疗行业的发展。

（二）凝聚功能，产生磁石效应

研究型医院文化的凝聚功能，是通过文化来释放，使医院全体员工自觉接受医院价值观，在观念和行为上形成合力，并将个人理想和医院总体目标统一起来，形成医院组织赖以生存发展、独立自强和团结统一的内在力量。

研究型医院文化像一根纽带，将员工的利益和医院的利益紧密相连，通过传播、灌输和沟通，使员工了解医院的文化传统、医院精神、核心价值观和发展愿景，自觉地把个人的思想行为、事业命运与医院整体联系在一起；同时医院文化关注员工个人的价值存在，重视员工的情感培养，为员工创造工作、学习、发展的和谐环境和氛围，形成和睦、融洽、信任的人际关系，使医院全体员工从心理向往和价值取向上，对从事的职业、对人民的健康事业、对医院的总体目标和医院这个大家庭产生强烈的自豪感、使命感、认同感和归属感，从而凝聚成一个有机的整体，自觉地、齐心协力地为实现研究型医院的发展目标拼搏奋斗。

（三）育人功能，产生励志效应

研究型医院文化的育人功能，是指通过医院文化的培育和熏陶，不断提高员工综合素质的作用。文化的基本内涵就是一种"教育"、"教化"和"培养"。一是以先进的科学引导员工的行为，培育员工的知能、智能和技能。二是以先进的文化理论育人，以先进的文化实践育人，以先进的文化环境育人，造就一支医德高尚、技术精湛、人性丰满的服务团队。文化管理作为研究型医院管理的最高境界，更是以培养和造就全面发展的人才为目的的管理哲学。培养具有先进医院发展理念，能够适应我国建设创新型国家需要的高层次优秀医学研究型人才，是研究型医院文化建设的首要目标。故而研究型医院文化当作为每个员工健康成长的支持和保障，以核心价值观引领，创造全员育人、全程育人、全方位育人的文化环境，建立完善的人才培养机制，关注每个员工思想观念和行为方式的变革和全面发展。

（四）激励功能，产生催化效应

研究型医院文化的激励功能，是通过激发医院员工奋发向上的精神状态、自觉工作的积极性、为院争光的荣誉感而体现出来的，为医院带来的是直接服务于医院目标的效率。当医院文化核心价值理念深深地扎根于员工心中，必将带来持久的动力和激励的力量。研究型医院文化的核心是"以人为本"，注重满足员工的高层次需要，特别是自我价值实现的需要、发展的需要和追求卓越的需要等，搭建一个人尽其才、才尽其用的平台，更好地协调医院与员工，科室与员工，员工与员工的关系，使真正的人才脱颖而出。创造一种和谐的人文环境和氛围，尊重员工，让员工全面了解医院远景发展规划、经营业绩、绩效考核、薪资福利等，既注意满足员工的物质需求，更关注员工的精神需要，极大地调动员工的积极性、主动性和创造性，激发员工潜在的热情、智慧和干劲，使员工在本质岗位上做出超常的工作业绩，为医院持续发展提供内在动力。

（五）辐射功能，产生社会效应

研究型医院文化不仅在行业系统内和医院群体中发挥特定的功能作用，而且还具有向特定人群、社会群体乃至整个社会广泛扩散辐射和传播拓展的功用效能。研究型医院文化是整个社会文化的一个重要组成部分，既受社会环境制约，又对社会文化有较强的影响作用，两者相互联系、相互渗透、相互作用。优秀的医院文化正是通过各种途径，在履行救死扶伤职责的同时，对每一位患者施以生理心理的人性关怀，从而对整个社会产生辐射作用，促进社会文化的进一步优化。可以说，良好的医德医风和医疗环境有利于患者康复，也有利于患者思想的净化，同时对整个社会的精神文明建设和物质文明建设具有积极的促进作用。

（六）约束功能，产生规范效应

研究型医院文化的约束功能，是指通过观念文化、道德文化、制度文化对员工形成一种群体道德规范和行为约束，靠"德"与"法"形成外部约束和自我约束的统一。通过两方面体现出来：一是靠硬约束，建立和完善医院各项规章制度和管理规定，以保证医疗、教学、科研等工作正常有序运转，协调医院上下、内外之间关系，达到刚性行为控制的作用。二是靠软约束，即医院文化中的价值观念、道德规范、行为准则等，使员工自觉地按照价值观的指导进行自我控制。研究型医院文化最主要的是通过员工普遍认同的价值观念形成无所不在、无处不有的文化氛围，以潜移默化的方式来指导员工该做什么，不该做什么，靠优秀文化的观念力量和道德标尺，形成信念内驱力和自律作用，促使员工自我教育、自我管理、自我控制、自我规范、自我塑造，从而有效地保证了医院经营目标和服务宗旨的实现。

（七）协调功能，产生润滑效应

研究型医院文化的协调功能，是指医院内部各部门以及医院与社会的关系，使医院内部协调统一，医院与社会和谐一致的作用。主要通过两个方面体现，一是通过医院文化中倡导的共同信念和目标引导员工自我约束，主动承担责任，增强员工之间的相互信任、坦诚交流，有效地解决问题和冲突，在共同的价值观下，以共谋发展的方式和同化作用来协调内部关系；二是通过沟通和主动收集、反馈社会信息，树立医院良好的公众形象和品牌形象，协调医院与社会的关系，使医院的各项活动与社会协调一致，与病患和谐共处。研究型医院文化是一种润滑剂，具有积极的协调功能，通过解决不同成员之间文化的一致性、理念和行为的一致性、医院文化与社会环境的一致性的问题，营造一种和谐的、相互理解与支持的组织氛围和社会环境。

（八）标杆功能，产生品牌效应

研究型医院文化的标杆功能，是指把研究型医院成功的管理风格、良好的服务状态和高尚的精神风貌向社会展示，为医院塑造优秀的品牌形象和良好的社会信誉，使医院不仅成为百姓心目中信赖的医院，而且成为其他医院争相学习和赶超的对象。品牌效应是研究型医院巨大的无形资产。研究型医院文化品牌是以文化立院，品质立身；以塑造精品，追求卓越。引领行业发展潮流，是其他医院学习的楷模和效法的榜样。

四、文化战略

战略，是指总体的、全局性的、宏观的决定和决策。研究型医院文化战略是医院战略中的一个重要部分。一定意义上说，战略决定胜负。它主要是围绕医疗、教学、科研等活动所采取的方式、方法和手段。简言之，就是研究型医院文化的行动纲领。

（一）科学制订文化战略规划

在制订研究型医院文化战略规划时，要对本单位历史文化进行梳理、整合、继承、改造和对国内外社会先进文化学习、借鉴、融合、吸纳的基础上，站在时代前沿，把握时代脉搏，理清战略思路，设计医院文化的实施纲要和路径，建立长效运行机制，尤其是科学的医院文化目标体系、运行体系、保障体系和评价体系，保证医院文化落地生根，使医院文化真正成为推动医院可持续发展的软实力。

（二）研究型医院文化重要地位

1. 研究型医院发展的引领　医院的发展战略反映了医院的宗旨和核心价值观，实际上是医院文化的一种反映，有着深刻的医院文化烙印。研究型医院要实现战略目标，必须有优秀的医院文化来导航和支撑，用文化打造医院品牌，用文化树立医院信誉，用文化传播医院形象，用文化提升医院战略执行力。

2. 研究型医院发展的灵魂　医院文化的战略导向就是使医院的一切行动都必须在医院文化的约束和指导下进行，它通过共同的愿景、共同的价值观、共同的目标等引导员工信奉和遵守，以医院制度文化和医院管理文化来约束偏离价值观的行为，形成并增强对医院发展的向心力和凝聚力。

3. 研究型医院发展的动力　研究型医院文化从物质文化到精神文化，涵盖了技术、服务、人才、管理、品牌等所有医院发展要素。现代医院管理已经从经验管理、科学管理向文化管理迈进，谁先掌握文化，谁先发扬先进文化，谁就掌握制高点与主动权。因此，医院文化贯穿于研究型医院持续发展全过程，对于未来医院大健康理念、大安全理念和大服务理念建设和发展将产生重大影响和作用。

（三）构建文化战略管理体系

研究型医院文化战略规划是研究型医院文化战略的重要环节和关键步骤，把架构医院文化建设的管理体系当作医院文化发展的新探索，从医院的战略定位、医院的生命灵魂、医院的愿景目标、医院的管理理念、医院的医德原则、医院的团队精神、医院的制度规范、医院的品牌塑造、医院的环境氛围、医院的文化标识等主要方面思考和设计，尤其是要从研究型医院的使命和发展来架构。

1. 要把文化发展战略纳入制订研究型医院发展目标规划中　按照科学发展观的总要求，根据医院发展的特点、规律、阶段性任务和发展要求，总结医院已取得的成绩与教训；特别是深刻分析医院面临的形势、任务和使命，着眼于研究型医院发展的全局来思考和把握，制订与之相适应的文化战略方案，避免偏离医院发展的宗旨。当医院发展战略随着医院改革的深入、病人的需求和市场的竞争而调整变化时，医院文化战略也应随之变动，以适应医院新的目标和新的任务要求。保持医院文化战略的基本信念、价值观与医院战略目标的一致性，在医院成员的行为方式中，增强凝聚力，使医院成员以更大热情去完成医院的战略计划，从而使医院得到持续发展。

2. 要以前瞻的战略眼光进行研究型医院文化战略思维　一所医院的活力和凝聚力取决于医院的文化发展走向。文化战略思维是对医院文化建设宏观的、整体的、根本的、长远的构想和规划，它决定了医院文化建设的目标和方向。21世纪经济和文化融合呈现出社会结构多样化、思想观念多元化及科技文化国际化的发展趋势，医院文化建设面临新的机遇和挑战。前瞻的战略眼光就是要解放思想，与时俱进，以科学发展观为指导，围绕社会主义核心价值体系和先进文化的基本要求，传承和发展优秀的医院文化，站在国际化和全球化的高度，加强与国内先进医院的科技文化交流，借鉴和有效地整合文化资源，消化吸收先进文化的优秀成果，不断提高医院文化创新能力，使医院文化始终具有鲜明的时代特征和旺盛的生命力，为医院持续发展提供强大精神动力和智力支持。

3. 要以核心价值观作为研究型医院文化战略制订准则和导向　核心价值观直接影响着医院的经营模式、发展目标、战略走向、组织架构、规章制度的确立，并引导医务人员自觉地将思想观念和行为追求与医院发展的整体目标协调一致。因此，医院文化战略方案必须通过医院核心价值观进行选择，使医院文化战略符合医院的价值追求和医院的发展战略。另一方面，通过实施正确的医院文化战略方案，获得全体员工对医院发展使命、愿景、价值观的广泛认同，形成统一的思想意志和行动模式，从而发挥对研究型医院发展战略进行干预、修正和保障作用，维护医院发展的持久性。

4. 要使研究型医院文化战略的近期计划与远期计划连贯统一　研究型医院文化战略规划是一个长期而细致的系统工程，必须根据研究型医院的战略定位和发展目标以及形势任务、条件、环境等，在充分调查论证的基础上，制订出一个科学合理的医院文化战略计划，包括确定医院文化战略模式、划分医院文化战略阶段、制订医院文化战略的长中期和短期计划、选择医院文化战略的具体策略。根据医院不同时期的发展重点，分层划分总体战略方案和科室、部门、单位的分体战略方案；在每一战略阶段，都要针对自身发展需要和解决薄弱环节制订战略侧重点，有利于医院文化战略的重点突破，提高解决问题的效率和效果；尤其是要注意近期计划和远期计划的连贯统一的把控,将医院文化战略宗旨、指导思想和战略目标一以贯之,采取针对性、灵活性、多元性和适当性的战略策略,使医院文化战略达到卓有成效的目的。

研究型医院文化战略,需要长期不断地培养、构建、践行、调整和创新,必须建立培育有效的运行机制,既包括纵横交错的组织管理机构,又包括该组织管理机构运作的程序、途径和规则,形成目标明确、制度完善、条块结合、分层管理、责任落实、网络健全的文化建设工作格局,促进医院文化的繁荣和发展。

(四)建立文化战略评价机制

1. **文化战略评价的指导思想** 要保证研究型医院文化建设的目标与医院管理的目标相一致,而不发生偏离,必须要建立保障医院文化战略每一阶段目标的落实以及具体到每一科室、部门医院文化建设内容和形式的落实与医院追求的目标和要求相一致的研究型医院文化评价体系。

(1)按照研究型医院文化建设指南要求从客观实际出发。贯彻科学发展观和"以人为本"的指导思想,运用(实行)民主管理手段,采取公开、公平、公正的形式和方法,从管理层面和员工层面对医院文化建设工作实效做出量度评价,以利于总结经验教训,提高科学管理水平;对员工的工作态度、工作能力和工作效率给予实事求是的考评,以利于调动和发挥员工的工作积极性。

(2)从研究型医院文化所产生的效益方面看文化战略实效。医院文化的功能作用在物质文明和精神文明两个方面,对提高员工素质、促进医院改革发展越来越显著,它所产生效益的途径和表现形式,是通过医院文化建设从多方面作用于员工的思想、观念和学习活动,使员工思想观念更新,道德水平提高,科学知识增加更新,由精神变物质,观念支配行动,进而转化为文化生产力,为医院发展提供思想保证、精神动力和智力支持。如观念产生的效益表现在解放思想,与时俱进,不满足于现状,敢于为人先,吸收国内外先进经验,使医院事业不断发展壮大。

(3)注重对研究型医院文化战略目标实施过程的监督和评估。及时统一医院内部成员对医院文化的认识和理解,从而保证医院文化在执行中不出现偏差。保障每一阶段的医院文化目标达到预期要求,并在每一科室部门、每一个人当中得以落实。

2. **文化战略评价的方式方法** "没有评价,就没有管理",研究型医院文化战略评价体系的建立,是研究型医院文化体系走向成熟的重要标志。建立研究型医院文化评价体系不能一蹴而就,需要不断实践,不断总结,不断调整,逐步完善。具体来说,医院文化战略测评是需要综合运用现代管理学、行为学、心理学和统计学等理论方法,定性和定量分析构成和影响医院文化的各个维度,了解并把握医院文化水平及其变化方向和规律。我国企业已在战略方面进行了有益的实践与探索并取得成效,值得研究型医院学习借鉴。构建医院文化评价体系应以突出本医院的文化特点为前提。在此基础上,研究型医院文化评价体系一般须突出以下三个方面。

(1)从医院全面改革协调发展业绩评价。研究型医院文化战略在医院的物质文明和精神文明建设中是否发挥了强有力的保证作用和服务作用。

(2)从形成的医院内外社会道德环境评价。研究型医院文化战略对医院内部是否形成一个相互理解、相互尊重、相互帮助和相互支持的人际氛围;对医院外部社会及病人是否形成一个易于沟通、相互理解、相互配合、协调通畅的和谐环境。

(3)从建设高素质的医院员工队伍评价。研究型医院文化战略在教育、培养和塑造德才兼备的医学人才、管理人才和后勤保障人才中,是否发挥了实实在在的作用。

（五）谋划文化战略发展

医院文化战略是一个实践、提高、再实践的过程，是一条贯穿于医院建设发展中的生命线，认清和把握医院文化战略发展总趋势，通过大力发展医院文化生产力，创建学习型组织，不断强健医院品牌，创新发展医院文化，使医院文化战略持续、稳定、健康发展，才能为研究型医院实现可持续科学发展目标提供强大的精神动力和智力支持。

1．创新政策机制，发展医院文化生产力　党的十八大报告指出："建设社会主义文化强国，关键是增强全民族文化创造活力。要深化文化体制改革，解放和发展文化生产力。"毫无疑问，医院文化也是生产力，研究型医院必须树立和落实科学发展观，大力发展医院文化生产力，塑造医院全体成员共同的价值观，充分调动员工的一切潜能，激活员工的创造力，自觉地在医院服务工作中注入文化内涵，使医院建设发展不仅实现量上的持续增长，而且实现质上的飞跃提升，走上人性化、效益高、消耗低、污染少、国际化的可持续发展的良性循环轨道。一是着力提高文化生产者即员工的文化素质。为每一员工创造最适宜的发展条件，重视人才发展战略，健全人才培养机制，提供人才发展空间，为人才提供政策和物质方面的支持，创造施展才华机会。二是把医院各种资源有机的协调和统一起来，为员工提供一种在共同价值观与信念作用下的工作模式、行为规范和控制机制，让符合研究型医院发展目标的医院文化渗透、融合和根植于医疗服务全过程。三是生产和发展具有本院文化特色的服务产品，重视和培育医院文化创新能力，建立科学规划机制、竞争激励机制、成果转化机制，知识产权保护机制、文化传播交流机制、历史文化开发保护机制等，形成科学有序而又充满生机、具有自主发展能力和创新能力的可持续发展的文化创新体系，成为发展医院文化生产力的主要载体。在传承和实践医院优秀历史文化的同时，尊重群体和个体文化选择的多样性，做到和而不同，异中求同，兼容并蓄，营造充满活力的文化生态。

2．创建学习型医院，提升医院发展源动力　美国麻省理工学院教授彼得·圣吉说："未来唯一持久的优势是有能力比竞争对手学习得更快"。随着人们对疾病认识的不断深入和变化，医学知识和医疗技术的不断发展、更新和疾病谱的不断变化，要求医务人员必须不断地自觉学习。因此，联合国国际21世纪委员会强调，21世纪是"学习型社会"的世纪。

（1）创建学习型医院的意义。学习型医院是全体成员全身心投入，并持续增长学习力的组织；是能让员工体验到工作中生命意义的组织；是通过学习能够创造自我，并扩展创造未来能量的组织。创建学习型医院是通往研究型医院建设的重要步骤。研究型医院为获得可持续发展，不断地引进新技术、新设备，满足就医者的医疗需求，这需要医院更新原有知识，学习吸收或创造新知识，不断增加智力资本，更需要有高素质的团队和员工来实现医院的战略创新、观念创新、管理创新、技术创新、服务创新。创建学习型医院的意义在于培育共同文化情感、文化规范和文化理性，激发员工的自觉行为和内在积极性，建立以共同愿景为基础、以团队学习为特征、以对病人负责的扁平化的横向网络系统，促使各种知识在员工之间流动和传递、交流和共享，改善员工知识结构，提高群体智商和精神境界，形成共同价值观，并转化为医院的创新能力和发展能力。

（2）创建学习型医院的途径。①建立共同愿景，追求自我超越。医院共同愿景包含三个要素：使命、目标和价值观，被医院每个员工与组织认同和接纳。激发每位员工在共同愿景下，把学习新理论、新知识、新技术和新方法作为一种生活方式和生存的基础，不断提升自己的学习能力和创新能力，使员工与组织围绕着共同愿景，把个人职业生涯规划与医院目标结合起来，学有目标，学有所用，学有所获，学有所乐，不仅向书本学习，还要向实践学习、向同行学习、向对手学习。在工作中学习，在学习中超越，为实现共同愿景而努力。②建立开放的学习环境，培育坦诚交流的文化。倡导开放、互助的学习氛围，提升团队学习力，是研究型医院发展的必由之路。一方面通过员工培训、业务进修、学术交流、远程教育、病患交流等方式，促进知识、经验、信息在医院员工中传播和共享；通过学术报告会、形势报告会、临床会诊、病例讨论、病理讨论等活动，增加知识交流的机会，从他人的学习成果中学习受益；通过培育学习型、反馈型和共享型团队文化，支持交流合作，发挥团队智慧和整体协同效应，使学习力最终转化为生产力，实现共同的目标。另一方面，建立富有生命力的学习型医院，最根本的还是要营造使员工能够畅所欲言，管理者能够虚心听取各方意见的氛围。③建立各种保障机制，促进学以致用见成效。研究型医院要建立全员学习制度，培养员工良好的学习习惯；设立教育培训机构，制订相应的学习计划和目标，组织开展学习活动；建立各种激励机制，严格考核，鼓励员工把学习成果转化为工作创新成果，激励和强化员工的学习意识、学习动力、学习热情和学习行为；建立各种学习平台，舍得投入资金和人力，完善知识信息共享体系，如图书馆、阅览室、资料库、网络、电视等学习设施和场所，为学习提供有效的保障；建立人才培养和使用机制，完善竞争机制，营造人才成长的环境。通过学习型医院的创建，实现知识总量的拓宽，生存质量的提高，资源流量的增容，财富增量的攀升目标。

（3）创建学习型医院应注意的问题。在创建学习型医院过程中，应注意以下问题：一是注意组织学习与学习型组织的区别。组织学习强调通过权力部门制订的管理人的学习和工作，而学习型组织提供的是环境和方向，是一个能够持续组织学习的组织。二是医院管理层强调学习意识是创建学习型医院的关键。只有领导者才是组织文化的无形倡导者。三是创建学习型医院要破除唯学历论。机会是给有准备的人的。四是创建学习型医院必须处理好"工学矛盾"。探索一套灵活有效的学习方式。向书本学，向实践学，向先进学，向失败学，向竞争对手学，集中学，见缝插针学。实现工学关系的有机统一，知行有机统一。

3．重视品牌化管理，提升医院核心竞争力　品牌是研究型医院的重要特征。构建与时俱进、适度超前的品牌文化，深化医院品牌内涵，扩大医院品牌的知名度、忠诚度和美誉度，对提高研究型医院核心竞争力和推动研究型医院文化战略发展具有重要意义和作用。

（1）什么是医院品牌。美国著名的营销学专家菲利浦·科特勒曾经说过，品牌最持久的吸引力来自品牌所包装的文化，这是知名品牌之所以深入人心的魅力所在。可口可乐内部销售人员也曾说过："我们卖的是文化，人们喝的是形象，不是产品。"品牌成功与发展的过程，实质上也是品牌文化创造与传播的过程。医院品牌，是一种无形的价值，是市场竞争的焦点，是质量和信誉的保证，是医院综合实力的象征，决定和影响医院的核心竞争力。品牌医院至少应具备四个功能，作为区分标志的识别功能、作为沟通代码的信息功能、作为承诺和保证的安全功能、作为无形资产的价值功能。

（2）医院品牌的文化内涵和作用。著名经济学家预言"在21世纪市场经济的大舞台上，没有丰富的文化内涵的品牌是断然得不到青睐的。"医院文化是品牌的内核，品牌是医院文化的载体。品牌价值最核心的体现是凝结在品牌上的独特的医院文化精华和丰厚的医院历史积淀。成功的医院品牌背后都有着深厚的文化土壤，都代表着医院与群众的利益认知和情感归属。医院品牌是医院知名度、美誉度和信任度的反映，也是医院对病人在医疗质量和服务质量等方面的长期承诺，更是医院核心竞争力的体现。在医疗活动中形成的医院品牌，是通过医务人员向病人提供高品质的医疗技术、优质满意的服务，以提高病人对医院、专科或医生的认知度，在病人心目中形成良好的印象，从而转化为对病人的引导力，使医院、科室或医生在接受病人选择时处于有利地位。病人选择医院和医生是对医院品牌联想和期望的过程，是对医院品牌熟悉和习惯的过程，是对医院品牌感觉满意的过程，是对医院品牌从众和主流选择的过程，也是医院品牌扩散和传播的过程。研究型医院要在竞争中发展自己的事业，就要把"创品牌、增效益"作为医院发展的核心，导入"品牌"理念，提高医院的知名度和美誉度，取得病人的"消费"认同，增强医院的吸引力。

（3）医院品牌建设的主要方面。研究型医院品牌建设主要包括技术品牌、服务品牌、文化品牌。创建医院品牌的最终目标是为了更好地满足患者的需求，提高病人对医院的忠诚度。医院走品牌化的道路，加强医院品牌建设，不仅保护了医院品牌始终拥有鲜明的特色，而且增强了医院的核心竞争力，从而不断增强医院可持续发展的活力和动力。要增强医院品牌的竞争力，必须着力于品牌文化战略价值的持续提升，塑造差异化的品牌形象，强化品牌的优势品质，从而持续为患者创造价值，为职工创造机会，为社会创造效益，以品牌力提升医院核心竞争力。①技术品牌。是指医院的诊断、检验、手术等技术性医疗服务所树立起来的品牌影响力，包含个人技术品牌和团体技术品牌。而核心技术是医院品牌的重要支点。医院的技术力量和行业学术地位是品牌的硬件基础，也是医院品牌塑造的前提。医院要充分依靠科技进步，优化医院技术资源配置，加强科学管理，提高科研能力，为医院高精尖科技水平的迅速提高创造良好的大环境。结合医院自身情况与优势，集中财力、物力，抓住前沿学科、前沿课题和优势领域，集中发展，重点突破，建立融诊断、治疗、研究为一体的多学科交叉协作的特色医疗中心，发挥团队协作的力量，争取更多的科研项目，形成自身的核心竞争优势，把品牌做大做强。②服务品牌。是指医院通过提供人性化、个性化服务所树立起来的品牌影响力。涵盖着核心服务、便利服务和特色服务三个层次。医院要在医疗服务过程和环节中始终贯穿病人至上的服务理念，为病人提供生理上、精神上、心理上和情感上的医疗服务，特别是要为病人提供融技术、设备、环境、服务于一体的超值服务，最大限度地满足病人的需求。通过简化医疗服务流程，开展"感动服务"，推行亲情、便民和全程的人性化服务，营造温馨舒适的就医环境，让病人在接受医疗服务过程中，真切地感受到医务人员的尊重、理解和关爱，从而对医院产生信赖感。医院要始终强化医疗服务的质量管理，强化员工质量第一的意识，建立科学有效的医疗质量监控网络，及时发现和消除不安全的隐患。努力构建和谐的医患关系。③文化品牌。是医院在长期的医疗实践中累积形成的内在价值观、精神风貌，是难以模仿和复制的独特品牌形象。医院文化不是与生俱来的，它需要长期悉心培育和建设，品牌是通过医院全体成员的共同努力，把医院文化的理念和元素深深融入到医院每一个细节，渗透到医院医疗、管理、经营的全过程，医院文化品牌建设，重点要从提升医务人员的人文素养入手。医院品牌的实力不是凭广告吹嘘起来的，需要真正的硬件和软件的支持，再配合先进的文化管理。否则，医院品牌只是镜中花、水中月。

4．构建创新文化机制，增强医院发展软实力　文化创新，是历史发展的需要，是社会进步的需要。创新是文化的生命，古今中外无不如此。研究型医院文化要成为推动医院可持续发展的软实力，必须不断创新。

（1）坚持科学理论和价值导向指引，创新医院文化观念。道路决定命运，观念引领方向。创新研究型医院文化的关键是以马克思主义、毛泽东思想、邓小平理论"三个代表"思想和科学发展观为指导，树立先进的文化决策和文化管理思想，树立与知识经济时代发展相适应的竞争意识、品牌意识、人才意识等文化观念。尤其是要以社会主义核心价值观为研究型医院文化创新发展定向导航，研究新情况，解决新问题。一要正确对待创新与继承的关系，医院在长期发展过程中形成的优秀文化成果是医院文化建设的重要组成部分，必须在实践中赋予时代新的要求，不仅要"承"，而且要"传"。要挖掘好、传承好医院的传统优秀文化，把根留住；要宣传好、弘扬好医院现有的优秀文化，把自身文化中的优秀内核，与建设社会主义核心价值体系紧密联系起来，在继承的基础上创新，在创新的基础上发展，避免医院核心价值观"高、大、空"，避免思想观念与制度文化、物质文化的脱节，培育好、发展好医院文化新内涵，推陈出新，实现医院文化理念、文化内容、文化形式和文化环境的不断创新和发展。二要不断增加医院文化的科学含量，不断创新内容、创新形式、创新手段。医院文化战略的目标是促进医院可持续发展，促进员工牢固树立正确的世界观、人生观和价值观，全心全意为人民健康服务。

（2）按照医院未来发展方略，创新医院文化管理机制。在知识经济时代，知识的创造速度和创造数量越来越大，知识的传播速度和更替周期也越来越快。以信息技术、生物技术等为代表的高新技术及其产业的蓬勃发展，加快了以科技创新为核心和动力的先进生产力的发展，也对医疗卫生领域及卫生事业发展产生深刻影响，研究型医院也面临管理变革和持续发展的挑战。因此，研究型医院管理必须与国际接轨，必须与社会、市场对接。研究型医院要在国内外行业竞争中立于不败之地，文化管理是根本。要以科学思想、科学精神、科学知识、科学方法创新医院文化管理机制，摒弃制约医院发展的传统"权力式管理"、"他控式管理"和"金字塔式管理"理念，倡导医院文化管理的现代"扁平化管理"和"互动式知识管理"、"精细化管理"理念，围绕文化管理进行组织的设计和体制的安排，重视员工的内在需求和内在动力，建立起开放和信任的医院内部管理环境，为医院人才充分发挥其个性和创造力提供制度平台，从而激发员工的责任心、责任感和敬业精神，使其自觉自愿地去完成知识创新和技术创新任务，实现医院社会效益和发展目标。要把体现先进生产力发展要求、先进文化发展方向和人民群众根本利益作为衡量医院文化创新性质、方向和水平的根本尺度，用文化管理的理念建立一系列医院管理机制和各项规章制度，并在管理实践中抓好落实，在落实中不断完善，即以执行一个制度，沉淀一个理念，再用沉淀的正确理念去完善制度，建立起适应社会经济发展要求、适应研究型医院建设发展需要、适应医院员工和病人精神文化需求的医院管理与运行机制。通过工作标准化、办事程序化、考核定量化、治院法制化、管理信息化等手段，营造团结奋斗、和谐创新的文化氛围，推进医院持续稳定发展。

（3）实现员工全面发展需要，创新医院文化工作思路。人的全面发展是一个不断创造的过程，而在这个过程中，文化创新具有不可替代的作用。医院文化的创新应重在强化人本管理，大力培养和造就既精通专业又懂得管理的"复合型"人才。这就需要在医院文化工作思路上，积极引进科学创新的文化管理经验和方法，根据医院发展战略，分析员工素质现状，确定教育培训规划，把员工阶段性培训目标和整体性培训目标相结合，把提高员工理论知识水平和提高实际工作能力相结合，建立人才培养和人才竞争的机制，创造和满足员工寻求施展才华和本领的工作环境和文化氛围。特别要通过教育、启发、引导、激励等多种方法，培育员工共同的价值观、医院精神和职业道德，培育团队精神，树立奉献精神，充分调动员工的能动性和自觉性，有效地整合员工各类知识资源，最大限度地发挥其内在潜能和创造力，实现个人价值与社会价值的统一。同时，要不断增强先进文化的覆盖面和影响力，增加医院文化建设的思想内涵和科技知识含量，通过建立医院历史陈列馆、医院网站、文化活动、名家讲座、主题演讲、岗位练兵等，为员工提供格调高雅、健康向上的精神食粮，丰富员工的文化底蕴，使医院文化真正成为宣传科学理论、传播先进文化、塑造美好心灵的阵地。

（六）推进文化战略的实施

研究型医院文化战略实施是研究型医院文化价值管理的重要手段，通过对本单位历史文化的梳理、整合、继承、改造，对社会先进文化的学习、借鉴、融合、吸纳，从理念提炼、灌输渗透、落地转化、改造调整等四个环节，有序、有机地组合和促进，建立长效管理机制，完成从自发到自觉、从零散到系统、从自上而下到自下而上、从写在纸上的计划到落在实际工作中的转变，建立形成一个相对完整的、系统的、有明显特色的、有较强生命力的、能够适应医院建设发展需要的文化体系，使医院文化真正成为医院科学管理和发展的重要力量。

1. 文化战略实施的原则

（1）坚持理念主导。世界著名管理学家彼得·德鲁克说过："当前社会不是一场技术革命，也不是软件、速度的革命，而是一场观念上的革命。"只有树立"文化管理是医院管理的最高境界"，才能在医院日常工作中，坚持以先进文化为主导，改变员工的心智、态度和习惯，促使员工之间的文化认同和文化融合，创造良好的竞争发展环境和条件，为医院建设发展提供精神动力。

（2）坚持以人为本。以人为本是研究型医院文化的核心与精髓。医院发展的根本还是在于人，研究型医院文化说到底是"人"的文化。以人为本包括两个方面，一是医院要以患者为本。随着人类社会发展、疾病谱的变化和医学科学的进步，医学模式由近代生物医学模式向现代生物－心理－社会医学模式转变，因此在医疗工作中，要以病人的需求为出发点，以病人的满意为目标，尤其是要关注病人的心理健康，一切服务病人，一切方便病人，简化服务程序，增加服务内容，优化服务环境，技术上精益求精，不断提高医疗质量，全心全意地为病人做贡献。医院文化还应成为医患之间的一座桥梁，以沟通、理解和信任为纽带，将医院的发展理念、服务宗旨、价值取向等传递给广大人民群众，树立并提高医院在社会公众心目中的良好形象。二是医院要以员工为本。研究型医院文化战略就是要把关心人、尊重人、理解人、培育人、成就人作为医院管理的核心理念，努力营造团结、和谐、凝聚、向上的内部氛围，既关注员工的需求，调动每一员工的工作积极性和主动性，为员工提供个人发展的机会，又重视医院和谐文化建设，重视人与人之间的情感交流和人文关怀，强化人的合作，让员工分享医院发展的成果，充分挖掘人的智慧和潜能，实现医院共同目标。

（3）坚持以文化人。文化的价值在于接地气。医院价值理念的确立，仅仅是医院文化建设的第一步，最关键最重要的是要落实，化理念为行动，让员工认同、信奉和行动，促进医院文化落地生根、开花结果，树立医院良好信誉，赢得医院发展的巨大潜能。以文化人，不仅要通过教育、灌输等育人措施，帮助员工确立崇高的从医理念，培养员工先进的文化意识，不断提高员工的道德境界和综合素质，养成良好的行为习惯，促进知识的创造、传播、共享和利用，使医院员工对医院的核心价值观高度认同和自觉遵循；更是要用人性、人文的思维及管理感化员工，唤起员工的主体意识和自我意识，从内心真正接受医院的价值理念和医院精神，并在这种理念和精神的引导下，对自己的人生、思想、心理和行为进行自我规约和管理，将医院的宗旨和使命作为自身发展的宗旨和使命。当医院文化理念深深融入员工的思想深处，在每一个员工身上打上烙印，化为日常行为习惯，变成了每个员工自觉自愿的"实实在在"的行动，物化为每一个管理工作和服务工作的细节，将不再是一道静止的风景，而是医院文化会在每一角落和管理环节上闪烁发光，润物细无声，让人处处感知，病人能在医院寻找到物超所值的感觉，这就是医院文化落地。

（4）坚持责权利统一。责权利三者的有效统一是医院建立科学管理体系的基础，也是医院文化战略实施的基础。享有权力是为了更好地担负责任。医院中每一个岗位都是责权利的统一体。责权利互相挂钩，使成员能够有责有权有利，避免出现有责无权或有责无利的责权利脱节状况。在医院文化建设中，应当依靠和发挥团队及其成员的积极性，赋予他们相应的责权利，做到责权利三位一体，即责任、权力、利益均统一于责任承担者一体，责任者既是责任的承担者，也是权力的拥有者和利益的享受者。责权利的明晰化，让员工明白了具体的责任内容、权力范围和利益关系，调动了积极性。同时，鼓励他们在相应的规章制度和管理部门的指导、约束和监督下，更好地履行职责，积极开展工作，努力完成任务。

（5）坚持"一把手"带头。医院文化战略实施的关键取决于医院"一把手"。"一把手"是医院文化管理的"文化领袖"。"一把手"的一言一行，一举一动，对员工具有示范作用，并直接影响员工的行为和追求。"一把手"的角色定位及综合素质决定了医院文化在医院管理及建设发展中的地位和作用。医院文化战略的制订与实施，医院文化建设内容的确定，都离不开"一把手"的主导和优秀管理团队的重视和参与。因此，医院"一把手"及管理团队首先要有研究型医院文化管理的思维和素质，勇于担当，乐于奉献，勤于学习，善于管理。美国管理学家德加·H·沙因认为，"领导者所要做的唯一重要的事情就是创造和管理文化，领导者最重要的才能就是影响文化的能力"。"坚信才能笃行"，思想的高度决定行为的高度，"一把手"及管理团队要深谙医院文化是医院的灵魂，通过学习医院文化理论和先进经验，在把握研究型医院文化特征和深刻内涵的基础上，对本单位医院文化进行由表及里、由浅入深的思考，找准医院文化建设的切入点以及与医院管理、病人需求和员工利益的结合点，建立起独特的医院文化建设标准、制度、示范、教育和开放的系统，并从组织、设施、经费等方面创造条件，保证医院文化战略的实施。"一把手"及管理团队还要有崇高的价值观、强烈的事业心和高度的责任感，要把提高人民群众健康水平和研究型医院发展目标作为价值追求融入到研究型医院文化建设中；要把研究型医院文化价值理念体现在管理工作和行为中，不断地与员工进行沟通，达成共识；要以自己的新思想、新观念、新思维和新的价值取向培育卓越的研究型医院文化，积极倡导，带头践行；以自己身体力行、率先垂范的人格力量和领导艺术，影响和带动员工；以自己创新的精神和前瞻的眼光，推动研究型医院文化建设向前发展。

（6）坚持循序渐进。医院文化战略是一个长期的、艰巨的、复杂的系统工程，又是一个需要不断提升和创新的过程，贯穿于医院的各项工作之中。医院共同价值观的确立和践行不可能一蹴而就，需要循序渐进、潜移默化地推进。因此，从医院文化战略的调研与诊断、提炼与设计、规划和目标制订、分阶段的推广与实施、评价与改进，都要按照一定的步骤展开，坚持有重点、有计划、有目标地扎扎实实地稳步推进、逐步深入，从而实现医院文化战略卓有成效的目的。将医院文化的价值标准分解为工作目标，制订落实医院文化建设的考核制度，将文化主张分布于医院各个管理模块，并纳入医院目标管理考核中，用精细管理规范岗位行为，用走动式管理进行流程控制，用对每天的人和事的管理进行现场改进，使文化进入现场、融入流程和岗位，实现文化的有序传播，从而把医院文化转化为医院软实力和竞争。

2．**文化战略实施的着力点** 研究型医院必需培植与营造积极进取、勇于创新、科学严谨、求真务实、团结协作、学术民主、环境宽松的医院特色文化。因此，医院文化战略实施的着眼点、着力点、着重点应放在以下几个方面。

（1）培育精神文化，凝聚医院之"魂"。研究型医院精神文化是医院在长期医疗实践中，受一定的社会文化背景、意识形态影响而形成的一种精神成果和文化观念。价值观是医院文化的核心，是医院的灵魂，也是研究型医院文化战略实施的基础、主线和最根本的价值导向。因此，医院文化的所有内容都是基于医院价值观在不同领域的体现和具体化。面对世界格局的多变、多元价值观的冲击，培植医院共同价值观，是研究型医院文化建设的重中之重。医院要不断深化价值观的教育和灌输，并将员工素质教育和培养贯穿在整个业务工作、行政管理和各项活动之中，从各个方面关心员工的成长，启发职工将个人价值观服从服务于群体的价值观，自觉规范自主行为，培育具有先进性、群体性、职业性、稳定性、独特性相统一的医院价值观，铸就具有鲜明特色的医院之魂。

（2）强化制度文化，夯实医院之"基"。研究型医院的制度文化既是人的意识与观念形态的反映，又具有一定物的形式，是塑造精神文化的主要机体和载体。医院制度是医院一切管理的基石，没有制度的管理是无效的管理。医院制度文化作为医院文化的主体构架，是医院价值观念、道德标准、行为准则和技术发展的规范要求，是医院管理的根本保障。制度文化是联系精神文化和物质文化的桥梁和纽带。提升制度文化目的就在于通过制订各种带有强制性义务，并能保障一定权利的各项规定或条例，把员工个体的心态文化变成医院群体的一致行为，把看不见的价值观念和行为方式变成看得见、摸得着、可操作的制度形态。一所卓越的研究型医院的制度文化，应当着眼于建立一个统一、协调、顺畅的医院领导体制和组织机构，建立一系列体现科学化、标准化、人性化管理方式的管理制度，同时按照"工作上求实，业务上求精，标准上求高，管理上求严"的文化理念，全面规范制度管理，真正实现以章管理，以法治院。

（3）提升服务文化，固强医院之"本"。随着医疗市场的开放和医疗体制改革的深入，医院服务理念和服务模式也发生深刻的变化。提升研究型医院服务文化，不仅是政府倡导、患者期盼，更是医院发展之需，是医院文化建设的根本。研究型医院的服务文化反映了医院的服务宗旨和价值取向，人们从所展示的现代化医疗设备、先进的医疗技术、诚挚的服务态度、舒适的诊疗环境以及优质、高效、便捷的医疗过程来感受医院服务文化。要将医院的核心价值观融为先进的服务理念，依法行医，真正的从病人的心理、需求、安全、方便、有效等方面提供服务。要创建人文服务流程，出台具有医院服务文化内涵的服务举措，增强主动服务、亲情服务和诚信服务的意识，由被动服务向主动服务再向感动服务转变，为病人提供更细、更精、更实、更优的医疗服务。要不断创新服务模式，满足病人生理、心理和情感等多层次需求，提供超值服务，为员工营造一种关注病人需要和提高服务品质的氛围，为病人营造充满人性化的温馨的服务环境，加强细节管理，学会换位思考，把服务视为持续改进的过程，追求卓越。

（4）打造物质文化，塑造医院之"形"。研究型医院的物质文化是研究型医院文化的物质载体和现实象征，是可见、可感、可听的文化表现形式，也是研究型医院塑造良好形象的物质保证。医院形象是研究型医院物质文化的外在表现，是医院整体医疗技术水平、服务态度、就医环境、公共关系、人员素质的综合反映。打造研究型医院物质文化是医院形象塑造的基础，一是外表形象塑造，如医院标识、着装仪表、院徽、院歌、医院环境、基础建设、医疗设备等；二是内在形象塑造，如员工的文明语言、服务态度、服务理念、医疗质量、医德医风、技术水平等都是医院形象塑造的范畴。加强医院基础设施和自然环境建设，为营造人性化的服务氛围，向社会公众展现医院的形象特征，使病人在候诊、就诊、检查、治疗等环节上感受到医院的布局设置和服务流程的科学、合理、畅通、完善，让病人感到方便和舒适。配备能够提高诊治水平的现代化的先进仪器设备，为医疗服务提供了强有力的物质保障，为人才队伍的建设和医疗质量的提高提供坚实的物质基础。

总之，医院文化战略发展要紧跟时代发展的步伐，积极探索总结医院文化建设的新经验新方法，通过建立和完善医院文化战略体系，提升医院创新文化内涵，为推进医院的观念创新、技术创新、体制机制创新、管理创新及经营模式创新等提供有力的思想保障，使医院文化真正成为建设研究型医院的动力源泉。

【经典案例——医院文化体系建设】

南京鼓楼医院文化建设的规划与实践

南京鼓楼医院，又名南京大学医学院附属鼓楼医院，1892年由美国加拿大基督会派遣的传教士威廉·爱德华·麦克林医学博士（简称马林）创建，是南京地区第一所也是中国最早的西医院之一。2004年以来，鼓楼医院深入开展医院文化建设的规划与实践，在国内首次提出建设人文医院的构想及人文医院建设的理论，创新开展人文医院建设的研究与实践，构建了具有鼓楼医院特色的人文医院管理模式，创新性地建立并实践了人文医院标准及考核评价体系，推动了医教研全面发展，为我国人文医院建设提供了有益的示范。

（一）传承历史文脉，提炼与熔铸鼓医文化精神

自1892年建院以来，鼓医人秉承"博爱、仁慈""无损于患者为先""平等对待王子与乞丐""日行一善"的价值理念，以精湛的艺术、高尚的医德、优质的服务，构筑起人文鼓医的百年医魂。南京大屠杀期间，鼓楼医院是南京城区唯一开诊和免费救治难民的医院，是江苏省第一批参与抗美援朝、到血吸虫疫区抢救病患的医院，承担援外医疗任务，多次在重大突发公共事件中挺身而出的医院。从第一任院长马林先生开始，一代代鼓医人传承着博大的情怀：一切为了病人。第一任院长马林先生西装笔挺，却为了一个路倒乞丐跪在路上实施救治。新中国成立后第一任院长陈祖荫博士，寒冬给病人开完刀后，病人喊冷，把病人的双脚放在怀里焐热。这是老前辈关爱病人、敬重职业的真实写照，也是鼓医最宝贵的精神财富，激励着一代代鼓医人继往开来，承袭精神文脉，熔铸了鼓医独特的文化。

（二）与时代发展相结合，打造新时期人文文化

1. 高度重视文化建设 理念是一面旗帜。2004年鼓楼医院全面进行医院文化建设的规划，院长兼党委书记丁义涛亲自开展医院价值观建设的调查与研究，撰写了十万字的调查报告，为鼓楼医院的文化建设和文化战略明确了方向。

2. 全面进行文化战略规划与实施 主要分为三个阶段。第一阶段为人文医院诊断。全面了解医院文化现状，提出建议。第二阶段为人文医院规划。明确人文医院理念，构建人文医院标准及考核评价体系。第三阶段为人文医院实施。推动人文医院建设的落实，对病人和员工进行评价，侧重从病人满意度、病人忠诚度、员工满意度、员工忠诚度、员工幸福感等方面评价，推动人文医院建设发展。

3. 创新医院文化建设的理论与内涵

（1）明确人文医院建设的理念：建立在医院人文精神至上，以病人为中心，以人文关怀为主要管理手段，在医院内部形成良好的理解人、尊重人、满足人、发展人的人文环境，激发员工的人文道德关爱，以解除病人痛苦为最高服务宗旨的一种医院组织形式。简言之重塑人的文化。医院实现对员工的人文管理，转化为员工对患者的人文关怀。

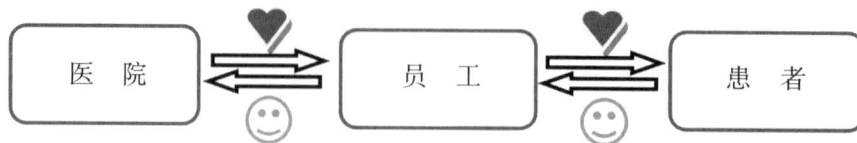

图 17-3　鼓楼医院领导、员工、患者服务关系

（2）提出人文医院建设重点目标——病人好，员工好：这是医院文化建设得以推进并取得效果的基础和保证。

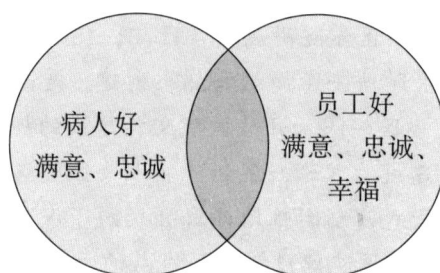

图 17-4　鼓楼医院人文医院建设重点目标

（3）构建人文医院建设的考核评价体系：开展人文医院评价体系的研究，初步构建医院、科室、员工三级考核评价体系，涵盖人文领导、人文精神、人文环境、人文管理、人文服务、医教研重点工作等 6 个方面，分别与精神文化、制度文化、物质文化、行为文化相对应，彼此之间交叉融合。

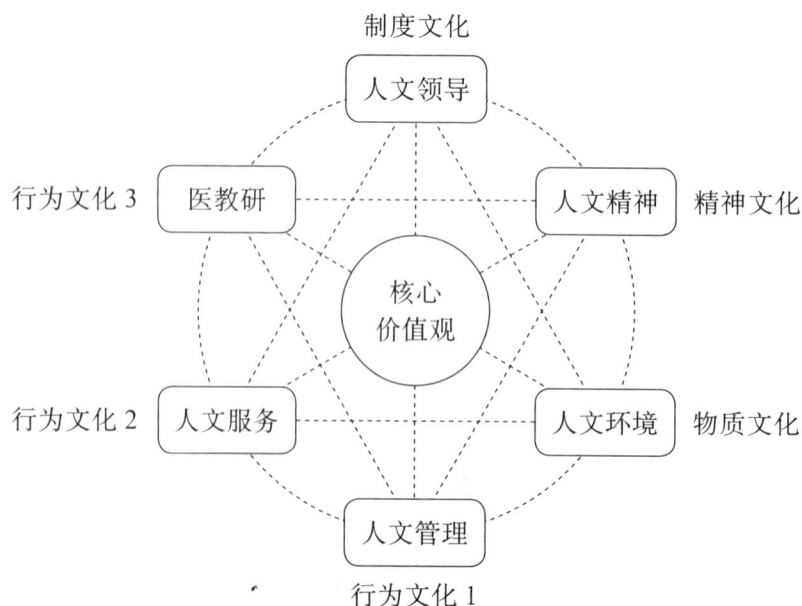

图 17-5　鼓楼医院人文医院标准及考核评价体系模式图

4．深入开展人文医院建设的实践

（1）开展主题年文化活动：每年围绕一个主题专项突破，各项工作围绕主题年工作重点进行，一步一个脚印，循序渐进，强化医院每一位员工的行为落实。

（2）建成国内第一个西医院历史纪念馆：被政府正式列为爱国主义教育基地、对外文化交流基地的医院历史纪念馆。该馆清晰梳理再现了120多年医院发展文脉，彰显了爱国主义精神、医院人文精神、无私奉献精神、科学拼搏精神。先后接待了美国前总统吉米·卡特等28个国家的千余名外宾、国家部省市主要领导以及全国医疗同行和社会各界人士5万余人次的参观。该馆成为鼓医员工教育的第一堂课。

（3）为病人提供人性化服务：从患者需求入手、从流程再造入手、从人文关怀入手推进服务。如在国内率先开辟环境优雅的患者家属手术等待休息区、安装住院病人费用查询系统和检验报告自助领取系统、开展方便门诊服务和电话回访服务等。2012年医院医疗新大楼启用，打造人性化、现代化、精细化服务模式，打造现代化就医流程（自助挂号收费机、条形码就诊、导诊单、智能化取药和取报告等），实施文化装饰，钢琴演奏、电瓶车运送、恒温箱等营造了极致化人文环境，引起媒体高度关注，得到患者和社会的充分肯定。

（4）为员工实施人本管理：医院在着力打造"无损于患者为先"的服务文化的同时，着力打造"员工自觉行动"的团队文化、"逢山开路、遇水架桥，最优秀的人才是培养超过自己的人才"的人才文化、"科技引领未来"的创新文化、"精、准、细、严"的管理文化以及"要做就做最好"的品牌文化，推动了医院科学可持续发展。

（三）人文医院建设初见成效

医院人文服务理念不断深入人心，人文服务质量得到持续提升，人文先进人物纷纷涌现，人文医院品牌影响不断扩大，医教研工作协同发展。涌现了中国大陆第一位脑死亡遗体捐献的医务工作者于璐，跪在马路上救治车祸受伤市民、不留名被媒体誉为南京最美护士的鼓楼医院员工，为非亲非故的心脏病患者偷偷献血的主刀医生……医院医学发展医疗救助基金会，救助贫困患者近百名；医院每年开展国际微笑行动，义务免费为3000余名患唇腭裂的贫困患儿进行修补术，让他们重拾自信。医院综合满意度不断提升。在江苏省卫生厅对全省三级医院出院病人问卷满意度函调测评中，医院连续多年位列南京地区所有医院第一名。医院先后被评为全国2005~2007医院管理年活动先进单位、全国卫生系统先进单位、江苏省文明单位标兵等多项荣誉。2012年鼓楼医院《人文医院建设的理论研究与实践》以优异成绩荣获中国医院管理最高奖——中国医院协会科技创新奖。

体现人性化服务、现代化流程、精细化管理的鼓楼医院新医疗大楼高票入选南京20年新地标，并评选为新世纪魅力南京十佳标志性建筑。荣获2013年在国际"World Architecture News"（世界建筑新闻）奖优胜奖，为1300多个参选项目中唯一获奖的中国项目。医院120周年院庆时，美国前总统吉米·卡特及夫人专程到医院参加庆典，并指出"鼓楼医院是世界上最好的医院，她把从第一任院长到现任院长这120年来的理念，用人文这根主线全部串联起来了。"卡特总统为医院历史纪念馆题词："我为这家医院的历史感到骄傲，更为其愈加辉煌的未来感到自豪！"

第二节　研究型医院精神塑造

一、基本特征

（一）研究型医院精神的概述

精神，《应用汉语词典》解释：人的主观世界，含思维活动、心理状态、思想作风等，即人表现出来的活力。属于哲学意识形态范畴，同物质相对应，与意识相一致。

精神有不同的表现形式。唯物主义者认为精神是由物质派生的；唯心主义者则把精神看作是世界的本源。辩证唯物主义认为精神是高度组织起来的物质，即人脑的产物，是对客观存在的反映；同时精神又具有极大的能动性，它通过社会实践，强有力地反作用于物质世界。

研究型医院精神是研究型医院文化的核心层，包括核心价值观、文化理念等，是现代意识与医院个性相结合的一种群体意识，是医院现实状况的客观反映，是医院全体或多数员工共同一致彼此共鸣的内心态度、意识状况和思想境界。研究型医院精神是行业精神的一个分支，是研究型医院文化诸多内容中的最高层次，对其他内容有着一定的制约性和导向性。

（二）研究型医院精神的地位

研究型医院精神是医院文化的灵魂，是医院生存和发展的精神支柱。研究型医院精神是一种崇高的心理存在，它不是一般思想、一般意识，而是一种自觉养成的特殊意志和信念。医院精神是医院职工的"精神内核"，内涵丰富、包容性强。医院精神蕴涵的能动力不可估量，研究型医院精神是医院管理的最高境界，是研究型医院建设发展宗旨、价值准则和管理信条的集中体现。

1. **医院深厚历史积淀的宝贵财富**　研究型医院文化作为一种意识形态，是一个包罗万象的宽泛概念，内涵极为丰富。它包含着医院精神、医院愿景、医院哲学、医院价值观、医院道德、医院制度、医院形象、医院环境等等。而研究型医院精神是医院在漫长的历史发展长河中去粗取精、去伪存真，不断提炼和升华后沉淀下来的宝贵财富，是研究型医院文化的基石，是研究型医院文化的核心部分，对研究型医院文化的其他内容起制约和导向作用。

2. **医院生存和发展的精神支柱**　人的生存需要信仰和支柱，它可以赋予人无限的精神力量，升华人的美德，激发人的潜能，在战争年代，精神出庸官，在苦难的时候，精神出智慧。医院精神也如此，优秀的医院精神就如同全院员工共同的信仰，它往往与医院的核心价值观一脉相承，左右着医院员工的思想和行为。研究型医院精神一旦成为员工的群体意识，并内化为自觉的行为准则，便可形成强烈的向心力，最大限度地发挥人的主观能动性，激发医院员工的积极性，做到白天黑夜一个样、有人无人一个样、领导在与不在一个样、对待生人熟人一个样。通过医院精神，把"外在监督"转化为"内在驱动"是医院管理的最高境界。

3. **医院立于不败之地的不二法门**　代表中国精神的社会主义核心价值体系，是社会主义的本质体现，是实现中国梦的精神动力。同样，研究型医院的生存和发展，也要靠研究型医院精神来支撑。健康向上、充满活力，富有深厚文化底蕴的研究性医院精神是引导医院建设发展的一面旗帜，是维系医院与员工和社会的精神纽带，是医院立于不败之地的不二法门。

（三）医院精神的主要特征

特征，是一事物异于其他事物的特点或标志，以此来表述概念，可以将非具体的事物和抽象的理念具体形象地展现出来。研究型医院精神特征，不仅具有一般性医院精神所具有的一般特征外，还应具有以下特质。

1. **深厚的历史性** 传承性是研究型医院精神的基础。好的医院有好的传统，好的传统是医院精神的基石。研究型医院精神并非空穴来风或是坐而论道，凭空臆造出来的，是一代代医院人实践、奉献和智慧的结晶，既传承了中华民族传统文化的精华，又善于吸收和借鉴国外及其他行业优秀精神文化食粮，既源远流长又兼容并蓄，既有着深厚悠长的气韵又具备海纳百川的气度。这些特质是研究型医院精神区别于一般医院精神的重要方面，正是这样的医院精神所打造出来的医院才在整个医疗行业中担当重任，成为医疗事业发展中的拓疆者和领航舰。

研究型医院精神的传承应当包含三个方面的要素：首先是中国传统文化的传承。在历史的长河中，代表中国精神的宝贵财富生生不息，不断被丰富和完善，并一直沿用至今。其次是医院精神的传承。每所医院都有自身的历史文化，有其各自不同的文化特征。创业历史、发展经历、经营理念、规模构成、专业特长以及队伍素质等各有不同，造就了医院与医院之间参差百态的精神气质。其三是国内外医院与企业精神的借鉴。没有历史传承的医院是无本之木，而没有自身个性特色的医院精神同样也是无源之水。研究型医院，具备强烈辨识度的卓尔不群的医院精神是医院一张响当当的名片，尤其是"医乃仁术""大医精神""不为良相，便为良医"等中国传统医学精神，"希波克拉底誓言""特鲁多医生墓志铭"等西方医学精神，薪火相传，推陈出新，成为一代代医务工作者宝贵的精神食粮。

2. **独特的标志性** 人文性是医院精神的重要组成部分，是研究型医院精神的鲜明特色。人之所以成为万物之灵，就在于人文，有自己独特的精神，人文性在研究型医院医务工作者身上体现，主要在三个方面。首先是"善良"，从医是一种善行的崇高职业。二是"高贵"，懂得尊重别人，真诚地关爱患者。三是懂得艺术的服务。艺术服务触动人的心灵，超越时空，与患者产生情感共振。

医院的工作对象是人，工作目的是治病救人。这就要求一方面以病人为中心，一切从病人的利益出发，尊重病人、理解病人、关爱病人，不仅要看病，看好病，还要提供优质高效的诊疗服务，疗愈病人躯体的同时抚慰病人的心灵。另一方面尊重、关爱医院的员工，充分发挥员工的主观能动性。员工是医院得以高效运转的主体，是医院诊疗服务的提供者，只有员工的幸福感、归属感和主人翁意识强烈，才能够更加自觉、热情、高效地投入工作，激发出巨大的潜能，使医院呈现出一种朝气蓬勃的精神面貌。

根据马斯洛的需求层次理论，人不仅有衣食住行的追求，还有安全的需要、情感的需要、尊重的需要和自我实现的需要。因此，研究型医院始终坚持理解人、尊重人、满足人、发展人的人文作为，激发员工的人文积极性，为病人提供人本、人性、人爱的服务，以解除病人痛苦作为最高服务宗旨。稍加留心即可注意到几乎所有的国内知名医院的简介中都有以人为本、以病人为中心或类似内容的表述。

3. **鲜明的时代性** 研究型医院精神是时代精神的体现，是研究型医院个性和时代精神相结合的具体化。人总是生活在特定时代。鲁迅先生曾说，人不能超越他所处的时代，想超越时代，就如同拔着自己的头发上月球。但是，医院精神的时代性是一种延伸体，医院精神也应不断与时俱进。在我国从延安时期到新中国成立后的50年，医院精神以"救死扶伤"的白求恩精神为最强音，20世纪50~60年代学大庆、学铁人，医院精神又以"三老四严"等为最强音，20世纪80年代以后改革开放，医院精神又以"开拓""创新""竞争"为最强音，进入21世纪，信息、数字、网络技术发展，医院精神又有新的发展。

4. 强烈的人民性 担当性是研究型医院精神区别于一般医院精神的显著标志。研究型医院是国家医疗卫生的重要组成部分，承担着维护人民健康安全的重要责任，而研究型医院精神充分体现了医院员工自觉自愿地投身医疗卫生事业，以提升医疗服务质量、科研教学水平以及制订和引领行业规范为己任，在重大公共卫生事件中能够临危不惧、救死扶伤，展现当代白衣战士的风采，捍卫人民群众的生命健康。持续提高疾病的预防、治疗和康复能力，是创建研究型医院的出发点和落脚点。作为研究型医院，不仅能看好病，更要能看别人看不了的病；不仅能高质量地完成临床医疗工作，更能引领行业发展、制订行业规范；不仅能为人民提供多样化的医疗服务产品，更是体现国家医疗卫生公益性的重要保证。研究型医院精神的担当性还体现在医德与医术的双重追求，一方面"厚德""仁爱""诚信""关怀""奉献"等是对医务人员职业道德上的考量，敬畏生命、甘于奉献、不畏艰险、不计得失才能真正成为一名优秀的医务工作者，正是无数这样的员工才造就一所名副其实的研究型医院；而"技精图强"、"追求卓越"、"求实进取"等信条则是勉励医务工作者依靠自身的勤勉和钻研，在专业追求上永不止息，保持前沿的知识更新，不断攻克现有的医学难题，为人民群众的健康谋福祉。

5. 主动的竞争性 创新性是研究型医院精神重要特征。创新性的显著特征是从无到有，不墨守成规，不闭关自守，注重与不同文化的交流中借鉴和融合，敢为人先。它不仅体现在技术创新，还主要体现在观念创新、思维创新、管理创新和方法创新等，使创新在医院成为时尚，成为主旋律。创建研究型医院的主旨要义，是向质量建设、内涵发展转型。要坚持把技术创新、机制创新、管理创新作为基本动力，坚持把培养高层次人才作为基本支柱。

一所医院要想在日益激烈的竞争中立于不败之地，就必须明白创新的价值和重要性。同理，医院精神要想历久弥新，也只有在实践中不断充实和创新。对于研究型医院精神来说，创新性更是它的本质特征。研究本身就包含着创新的元素，只有不断创新的研究才有意义和价值。研究型医院精神的创新，医院管理者体现在他的战略决策上；中层管理人员体现在他怎样激发下属的工作热情上；普通员工体现在他对医疗质量、服务水平的持续改进，自我管理的自觉性上。概括起来包含着两层意思：一是精神本身要不断更新和完善，适应不断变化和发展的医疗环境和医院现状，由此才能更好地统一员工思想、指导员工的言行，转化成强大的精神力量；二是注重医院创新精神氛围的营造。研究型医院在一切工作中都要树立创新思维和创新意识，无论做什么事都要求新求变，要以创新精神为指南，并把这种思维和意识通过表彰、激励、宣传、教育等方式内化为员工的精神质素，使得创新成为一种潮流、一种氛围和一种自然而然的思维方式和行为方式。这样，医院的发展就会如同有本之木、有源之水，生生不息、源远流长。

6. 发展的包容性 协作性是研究型医院精神的重要因素。随着社会的发展，尤其是信息化、数字化时代的到来，分工越来越细，这就使得协作精神显得越发重要。俗话说：合则赢，分则输。合作共赢是现代社会发展和市场竞争的必然趋势。研究型医院是一个兼容并蓄、合作共赢、高度开放、容和交流的和谐系统，要防止和克服自我封闭、条块分割、唯我独尊、自成体系的错误倾向。

坚持以我为主、协调各方，优势互补、合作共赢的发展理念。一方面要强调内部协作，提倡团队精神。员工与员工之间、学科与学科之间、临床与医技之间、医疗与护理之间默契配合，形成高效运转的有机整体，从而产生 1+1>2 的合力，尤其是针对一些疑难杂症的多学科合作诊疗，研究型医院具有一般医院所无法企及的巨大优势。另一方面，要加强与外部协作，重视对外交流，善于利用外部资源。网络和信息技术的高速发展使得人与人之间的距离缩短，信息交换易如反掌，哪怕远隔重洋也可以通过一台电脑或一部手机"面对面"地交流，这就使得远程会诊、跨国病例讨论等成为可能。此外，医学事业的发展更不能各自为政、坐井观天，只有拓宽思维、打开眼界、放眼世界，善于吸收和利用别人的先进成果，同时也要善于分享和交流，才能共同突破与进步，为全人类的健康服务。著名的梅奥诊所正是通过发展"合作医学，即团队医疗"这一执行性价值观来实现其"患者需求至上"的目标。这种协作、协力、协调不是强制的，也没有严密的监督，而是大家在一个平等、祥和的氛围里，按照事先约定俗成的公式进行调整，使医院形成一个有机的整体。

二、精神力量

研究型医院精神是研究型医院文化中最核心、最重要的部分，发挥着重要的功能。对一所医院来讲，精神是灵魂，是推动医院发展的源动力；对一名员工来讲，是一种认同、一种追求、一种信仰，为共同理想趋势、行为方式、风尚风貌，是医院内部员工群体心理定式的主导意识，是员工的精神支柱，它构成了医院文化的基石。优秀的医院精神可将员工紧密团结在一起，形成强烈的向心力，最大限度地发挥人的主观能动性，增强医院的活力。为推动医院全面协调可持续发展提供强大的精神力量。

（一）引领力量

研究型医院精神作为研究型医院内部员工群体心理定式的主导意识，是医院全体或多数员工共同一致、彼此共鸣的内心态度、意识状况和思想境界。这种意识包括医院的今天和明天向何处发展的近、远期目标；包括医院员工的共同理念和价值观；包括医务工作者的职业道德和行为方式等。

研究型医院精神就好像"导航仪"，引领着医院前进的方向，它从根本观念和基本价值取向上为医院决策、医院战略发展、医院行为和员工行为提供导向。具体来说，大到医院愿景，小到每个科室工作目标的达成、每个员工职责的履行，无不渗透着医院精神理念潜移默化的导向作用。作为始终处于行业尖端的研究型医院，往往规模大、员工多、科研和教学任务重，管理起来更加不容易。这时候，使用非制度化的"精神导航"手段来规范员工的言行，是一种更高层次的非强制性的意识约束，具有一切硬性管理所不可比拟的优势。

（二）聚合力量

作为复杂的医院系统，需要各部门协调一致才能形成谐振。俗话说团结就是力量，而协调才能高效。作为研究型医院，高质量完成临床医疗工作是基本任务，这里所说的"高质量"中理应包含高效率的概念。

聚合力是医院活力的源泉，也是使医院始终保持竞争力的基础。从社会心理学角度分析，在社会各个系统中，凝聚力，首先是产生心理因素。医院精神是通过医务人员的知觉、信念、动机、期望的精神心理，达到对医院目标的认同感。因此，研究型医院立于不败之地的关键也在于营造"家"一样亲密和谐的文化氛围，增强员工对医院的依赖感，团结协作、休戚相关、荣辱与共。而研究型医院精神是连接医院这个大家庭各种关系的无形纽带。

医院精神像一种强有力的"黏合剂"，可以有效地统一医院广大员工的价值观，将员工分散的力量聚合成一个巨大的合力，最大限度地发挥人的主观能动性，促使员工心往一处想、劲往一处使，为医院的振兴和发展而奋发、拼搏。此时，医院就如同一个大的家庭，使员工产生认同感、使命感、荣誉感和归属感，而医院精神则像一块磁铁一样，把不同岗位、不同层次和不同观念的人，求大同存小异地聚合在一起，使员工们处于一种相互依存的关系之中，共同为医院的建设发展贡献自己的力量，这就是医院精神的凝聚力、向心力作用。

医院精神就如同一种"润滑剂"，协调着医院内部人与人之间、部门与部门之间的关系，构建起一个平等、和谐、爱院如家的工作氛围。员工在这样的环境里工作，能够体会到沟通协作所带来的顺畅、愉悦和高效，同时自身也是系统中不可或缺的一个环节，自然而然地调整自身，从而使医院形成一个协调有序、高效运转的整体。这种协调作用不是强制执行的，也不是依靠严密监督的，而是倚仗精神共识而达到自我调整、自我修正、自我完善和自我提高的良性循环。此外，医院精神的协调功能不仅包含院内协调，还包括协调国家、政府部门和医院以及员工的关系、协调本院与外院的关系等。

（三）鼓舞力量

研究型医院精神激励功能可从个体与整体两个方面体现：从个体上看，是通过外部刺激所接受的鼓励，产生一种高昂向上的效应。从整体上看，是通过号召和影响使之接受并产生的行为效应。如果把医院比作一台精密运转、永不停歇的机器，那么医院精神就是这台机器的"心脏"——发动机。员工是医院的有机组成部分，是医院各项工作得到有效运转和有力保障的行为主体，相当于机器的各种齿轮和零部件。优秀的医院精神是医院员工强大的精神支柱，是员工在共同的理想和共同价值观基础上产生的事业心和高度责任感，就是一种源源不断而又强劲有力的内在动力。

日常医疗工作烦琐沉重，科研教学任务与日俱增，在这种状态下，中国医务工作者的压力可想而知。研究型医院作为医疗行业的排头兵，不仅肩上的任务更重，而且社会对其的要求也更高。传统的管理方式显然已经无法满足现代医院的发展要求，以文化建设为立足点的现代管理方式被越来越多的医院管理者所认可。医院精神具有使员工在医疗、教学和科研工作中情绪高昂、奋发进取的效应，属于精神激励的范畴，往往比传统的物质激励适应性更广泛，效果也更加持久。通过价值观的塑造，激发整个组织的活力，引起思想感情共鸣，使得每位员工从内心深处自觉产生为医院发展、为医疗事业奋斗和献身的精神，升华为一种强烈的自豪感、责任感和使命感，在感情上给予员工一种拼搏向上的鼓舞力量。

（四）约束力量

研究型医院精神存在于一些成文或不成文的院训、院风、院纪以及伦理关系准则中。它通过心理上的道德自律来规范员工们的思想观念、言行举止和行为方式。医院精神的约束不是制度式的硬约束，而是一种软约束。与制度管理相比，医院精神的规范和约束作用有自身无法替代的优势：它把外在的、强制性的管理制度升华、凝练为短小精悍且具有感染力的信条（这种凝练往往与医院自身的历史文化传承相关），使其内化为员工的思想观念和思维方式，从而形成一种内发的、无形的约束力，实现员工的自我控制与自我约束，做到有无监督都一样。这种无形却有效的管理方式不仅能够解决制度管理无法包罗万象的弊端，而且久而久之会在医院上下形成一致的思想信念，上级决策下级易理解和执行，并按医院的整体目标来调整自我行为，从而提高管理的效率。

（五）影响力量

研究型医院精神形成于漫长的医院发展历史长河中，是经过一代又一代医院人血汗的辛勤浇灌而开出的思想之花。那些闪烁着人性之光的医院精神像一个生命极强的大磁场，虽然看不见、摸不着，但可以通过各种渠道对社会产生影响，甚至可以对改变社会风气产生积极的影响。优秀的医院精神能够帮助医院在公众中树立良好的社会形象。新闻媒介、患者自身的就诊感受、人民群众的口口相传、医院在社会公共卫生事件中的表现等都是医院精神文化的传播渠道，进而去影响大众的认知和选择。一次就诊行为也许转瞬即逝，但渗透在其中的医院精神却可以将医院的经营理念、服务宗旨、价值取向等传递给广大患者与群众，进而树立并提高在社会公众心目中的形象，尤其是在当今的多媒体时代，这种辐射功能正越发显著。

三、培育塑造

研究型医院精神的培育和塑造，伴随着医院的建设和发展是一个长期艰巨的过程，是一个由低到高、由浅入深的过程，是从实践中总结出来，又回到群众实践中去，并通过群众的实践不断丰富和发展的过程，也就是认识、实践、提高、再认识、再提高的过程。

一般来说，医院精神的培育与塑造大致可分为以下三个阶段。

（一）研究型医院精神的提炼

研究型医院精神，是医院一切行为和一切观念中的主导意识，它不是自发地产生，也不能外界强加，它需要对医院精神文化体系进行认真地梳理，是一个从分散到系统，由现象到本质，去伪存真，去粗取精，不断概括、升华的过程。否则，将始终处于一种自发、零乱、不自觉、不系统的状态。确认提炼医院精神，既不能数典忘祖，对原有精神文化弃之不顾，也不能对原有精神文化奉若神明，全盘继承，应及时添加新的时代元素。既不能对外来精神文化良莠不分，生吞活剥，也不能对外来精神文化一味排斥，一概否定，而应吸收、借鉴先进的营养成分。

1. **总结历史，做好传承** 研究型医院大多具有深厚的历史文化背景，优良传统赋予深厚的文化底蕴，是医院精神的基石和源泉，对医院精神的培育和塑造产生着重要的影响，缺乏历史沉淀的医院精神是苍白肤浅的。人们对医院的了解和印象往往来自于医院的历史，以及医院中的辉煌往事、人文故事。梳理、挖掘医院优秀的历史文化传统不仅可以帮助找到医院精神的"根"，还会让医院员工对医院精神产生认同感和亲切感，有助于医院精神的继承和发扬光大。2009 年 5 月以南京鼓楼医院、上海瑞金医院、仁济医院、四川华西医院、浙江大学医学院附属第二医院等为发起单位成立了全国百年名医院联盟，29 所医院在精神的凝练上都特别注重对历史传统文化的整理和挖掘，做好对历史文化的传承。每家医院由于组建历史不同，但都与国家、民族兴衰息息相关，都将留下许许多多可歌可泣的历史，是鲜血和智慧的结晶。这些都不应忘记，值得去认真挖掘，仔细体验，深入学习，大力推广。

2. **注重特点，结合实际** 再好、再伟大的精神如果脱离了实际，那也注定只能成为一个"空中楼阁"，无法成为员工的行为准则，无法得到社会的认可。因此，在总结提炼医院精神时，一方面要具有时代性和行业性，只有体现时代主旋律和行业特点，医院精神才会有生命力，才会被员工认可，被社会接受和欢迎。另一方面，由于各家医院所处地位和承担的任务及使命各不相同，各家医院都有自己的长处和不足，情况各有差异，因此，不能生搬硬套，生吞活剥，应认真分析自身的优势和劣势，去糟粕取精华，扬长避短，并体现出自身医院的特色。

20世纪80年代,北京同仁医院总结概括出体现同仁文化的"三严"精神(严谨、严肃、严格),后来90年代又进一步形成"精、诚、勤、和"优秀的同仁医院精神理念。不管是"三严"精神,还是"精、诚、勤、和"精神的提出,都与当时所处的时代背景有一定关系,是符合当时的社会风气和价值取向的。"救死扶伤"、"三老四严""改革、创新"等精神都带着一定的时代色彩,在今天的社会大环境下,不管是社会、患者,还是员工本身,普遍都提出了"人文"的需求,因此,医院精神务必要体现出这一点。

3. 确定目标,引领未来　研究型医院精神是为实现研究型医院未来发展目标服务的,医院精神,实际上反映了一所医院所特有的哲学思想。它具有世界观和方法论相统一的理论品质。因此,研究型医院有什么样的战略部署,未来要达到什么样的目标,相应地,就应该着力去培育什么样的医院精神,也就是要求精神具有一定的导向性,让人一想到某所医院的精神,就能想到这所医院的未来。如果说历史文化传统可以帮助确立医院精神的"根",那么,医院未来发展目标可以帮助确立医院精神的"魂"。

4. 领导主导,群众参与　研究型医院精神提炼应以领导引导为主,医院领导是医院发展的设计者,职工的领路人,领导的思想行为本身就是一种示范力和导向力,对医院精神的树立产生至关重要的影响。当厘清医院的历史、现状和未来后,可以把领导特别是主要领导的意识向员工进行公布,在员工中广泛征集代表医院精神的意见和提案,上下互动,集思广益,通过研讨、演讲、辩论等方式,引发员工对医院精神的关注,从中受到教育。1991年,北京协和医院在建院70周年之际,专门召开了"协和精神"研讨会,会上13位德高望重的老教授、老护士、老工人、老领导、老技术人员发言,分别表述了他们对协和精神的认识,最终医院将常抓不懈的"三基"和"三严"传统,用"严谨、求精、勤奋、奉献"八个字代表协和精神。

5. 提炼表述,鲜明深刻　①要力求准确深刻。只有准确的措辞,才能有意境深刻的本质表述;②要力求个性鲜明。注意突出医院管理的成功点,竞争的优势点,传统的闪光点,医院发展的目标点和员工期盼的共同点;③要力求简洁生动。不仅富有哲理,富有诗意,还应逻辑缜密,语意完整;④要力求时代特征。体现时代烙印,符合国家倡导的价值观理念要求,符合人民利益要求,符合医院广大员工的精神追求。

(二) 研究型医院精神的倡导

研究型医院精神一旦确认,要让医院全体员工从思想上了解它、接受它,在行动上实践它、体现它。让医院精神在一代代人的身上继承延伸,要利用多种形式,多种渠道开展多种活动推广,做到认识到位、组织到位、人员到位、责任到位。

1. 宣传培训,营造氛围　研究型医院精神不是简单的口号,不能只写在纸上,挂在墙上,停留在嘴上,要使医院精神在一代代人的身上继承和延伸,应制订研究型医院精神宣传战略规划,有计划有步骤地向全院员工进行宣教导入,并在适当的机会向社会公布和展示。宣传培训,一是要让各界对医院精神的实质知其然,医院可以利用各种会议,各种载体如院报、医院网站、宣传橱窗等传播医院的精神理念。二是要知其所以然。医院精神往往是由一两句话、几组词语概括的,员工知道医院精神,但未必理解医院精神的内核。而观念的转变是最根本的转变,是行动的基础,只有员工全面、正确地理解了医院精神,内心真正接受了精神实质,在日常行为上才会心甘情愿地去实践。如四川大学华西医院重点打造了"一廊一馆一墙一路"的精神宣传规划:文化长廊呈现了华西120年发展之路;院史馆承载着华西医院120年"为平民服务"文化精髓;纪念墙融合了华西大凝聚、大拼搏、大协作、大奉献的抗震救灾精神。还出版了《百年华西，世纪名院》《百年人物》，录制了《使命》专题片等，向员工传递了华西的核心价值观，营造了精神的氛围，展现了精神的实质。

2．领导表率，引领方向　研究型医院精神文化创造活动是整个社会发展的有机组成部分，是时代赋予研究型医院领导集体的神圣使命。领导作为医院的决策者，其精神是医院最宝贵的资源，是医院精神形成的核心，其对医院精神的重视程度和率先垂范决定着医院精神的动力支持和实现程度。医院领导不仅是医院精神的倡导者、制订者和决策者，更是医院精神的重要实践者。领导干部是职工的标杆，其处事风格、办事方式对员工起着引领和表率作用，在很大程度上决定了医院精神在医院内的践行和养成。因此，一方面，领导干部时刻要用医院精神来规范自己的言行，做医院精神的倡导者、推动者和践行者。另一方面，领导干部还要善于将医院精神内化于医院各种制度的制订、各项决策和管理中。

3．完善制度，提供保障　研究型医院的规章制度也是研究型医院精神文化的一部分，如果规章制度与所倡导的精神不匹配，甚至背道而驰，就会让员工无所适从。由于规章制度是刚性的，不执行规章制度的后果是显而易见的，要接受处罚，而不履行精神的后果往往是隐性的。最后的结果必然导致精神就只是一句口号而已，对员工起到的激励、约束作用有限。因此，医院精神一旦确定，在培育与塑造过程中，首先要全面梳理本单位的各项规章制度，对违背精神宗旨的，必须删除，对不能体现精神本质，影响精神效能充分发挥的应及时调整和修改补充。美国梅奥罗切斯特诊所首席执行官司格伦·福布斯说："如果你只是宣称有一种价值观，而并没有将其融入到组织的运营、政策、资源配置以及文化之中，那这种价值观仅仅是一句口号而已"。在梅奥诊所，"患者至上"并不仅仅是标牌上的一句话，而是一种生活和医疗服务的方式。

4．树立榜样，典型示范　榜样的力量是无穷的。要有意识地发现、培养、树立能够引起全社会共鸣、受到广泛认可的实践医院精神的先进典型，包括先进单位、先进人物、先进事迹，引导、启迪员工，增强员工对医院精神的理解和认同，激励员工效仿追赶先进，让先进人物代表的医院精神逐渐成为全体员工的共同追求和行为准则。"忠诚敬业、和谐创新、求真务实、勇攀高峰"是解放军总医院的精神，他们注意发现总结践行医院精神的先进典型，如第一代解放军总医院人艰苦奋斗、白手起家的"创业精神"，模范医学教授姜泗长的"人梯精神"，献身保健、无私奉献的"赵毅刚精神"，党的忠诚女儿叶惠方教授的"红烛精神"，黄志强、卢世璧等五位院士德技双馨、追求卓越的"院士精神"，南丁格尔奖获得者秦力君、王雅萍的"天使精神"，后勤服务领域的马瑞清、马玉秀的"奉献精神"等，以及被中央军委授予"模范医疗保健集体"体现的"南楼精神"……这些模范人物和崇高精神，从各个角度诠释着解放军总医院的精神理念和价值追求，为员工树立了可见可感可学的榜样典范。

（三）研究型医院精神的深化

培养和塑造研究型医院精神是一个系统的、长期的、艰巨的过程。医院精神的深化阶段主要是要解决员工从"要我做"变为"我要做"，使医院精神向深层次发展，让医院精神成为员工自觉行动，成为一种"本能"，实现自我管理。同时，在医院主流精神不断延续、弘扬的前提下，还要根据形势变化，不断丰富医院精神的内涵，鼓励员工在自觉实践中，不断创新医院精神，使医院精神不断焕发出勃勃生机，进一步促进医院全面可持续发展。

1．制订标准，客观评价　研究型医院精神是医院物质文化、制度文化、行为文化的综合性成果，对医院精神的评价，主要把握"四看"：一看医院精神是否确实为广大员工和社会所接受、认可和喜爱；二看领导表率、典型引导，是否得到员工的实践，对医院各方面工作是否发挥了积极的引领作用；三看医院人是否实现了自我管理，医院精神是否转化为生产力；四看新的一年还有哪些需要注意的地方并及时修正，以利指导下一步的实践。

2. 循序渐进，持之以恒 "行动重复一千次就变成习惯，思想重复一千次就变成信念"。医院所倡导的精神要想得到员工的认同，并变为员工的自觉行为，除了医院精神本身是根植于医院，被大家所认同，与此同时，更需要反复教育、反复宣传、反复灌输、反复实践、反复推动。1991年以来，北京协和医院每年都开展"我是协和人"的演讲比赛，从未中断，每五年一次的院庆活动都要举办"协和精神研讨会"。通过以上活动，使协和文化的精髓在医务人员中不断得到深化。

3. 不断丰富，持续创新 时代是不断前进的，医院精神也要与时俱进。医院精神不是一劳永逸、一朝一夕铸就的，它是通过长期的历史沉淀，一代代医院人的实践追求而成的。因此，在医院精神中，既要能看到医院的历史足迹，又要能看到它的现实追求，既要能看到它的优良传统，又要能看到它的创新成果，感受到它与时俱进的时代精神脉搏。唯有这样的医院精神才能有生命力，才能永续。

【经典案例——医院精神塑造】

"协和精神"的传承与发扬

北京协和医院建成于1921年，由洛克菲勒基金会创办。建院之初，就志在"建成亚洲最好的医学中心"。90多年来，医院形成了"严谨、求精、勤奋、奉献"的协和精神和兼容并蓄的特色文化风格，创立了"三基"、"三严"的现代医学教育理念，形成了以"教授、病案、图书馆"著称的协和"三宝"，培养造就了张孝骞、林巧稚等一代医学大师和多位中国现代医学的领军人物，向全国输送了大批的医学管理人才。创新性提出了"待病人如亲人，提高病人满意度；待同事如家人，提高员工幸福感"新办院理念。连续多年位列复旦大学医院管理研究所公布的"中国最佳医院排行榜"榜首。由于协和医院在我国医学界所起的作用和影响，社会上尤其医学界对他在培养人才方面的优势可谓众口一词，被誉为"中国医学家的殿堂"。

（一）"协和精神"的缔造

在协和历史的各个阶段，涌现了一大批热爱祖国、献身医学事业、技术精湛的医学人才，尤其是一些协和前辈，以高尚的职业道德、精湛的医疗技术，为保障人民健康，培养优秀的医学人才和护理人才、不断追赶世界医学科学技术前沿、缩短我国与发达国家在医疗卫生领域的差距，做出了巨大的贡献。

医学大家张孝骞（1897-1987）从医一生，有着丰富的实践和理论但他更强调正确的临床思维。他说："病人是医生真正的老师。"从他那一箱子记满病人病情的小卡片的字里行间，看到了他那高度负责的精神。他在向年轻医生传授经验的过程中，要求医生诊疗突出两个重点，一是全面和辩证，二是发展和变化，对于培养医生跨科思维、整体观念具有非常重要的意义。张孝骞教授曾诊断过这么一个疑难病例：一位老年妇女，腹部极度膨出，皮肤被绷得亮光光的。别的医生诊断为冠心病、肝硬化，但老太太入院已经很久，经过各种检查和试验性治疗，腹水的原因一直没有查出。各部门主要脏器均受到影响，生命危在旦夕。张孝骞教授看了病人，和病人交谈，发现她表情冷漠，反应迟钝，极像甲状腺功能低下病人的症状。他翻阅了入院以来的病例，马上诊断，病人的腹水，是甲状腺机能低下引起的。最终证实了他的判断。张孝骞解释说："做好临床工作，必须警惕机械唯物主义的倾向，不能只看各种检查、化验结果，不看病人，不亲自接触病人。因为病人的情况不同，同一种病在不同人身上的表现千差万别，临床医生要把自己的基点放在认识每一个具体不同的病人身上。"

中国妇产科的奠基人林巧稚教授（1901-1983）说"我永远是一名值班医生"，"医生要永远走到病人床边去，做面对面的工作，要看病人，而且要把检查结果和自己的经验结合起来，最后做出诊断。"

林巧稚教授一直住在医院，电话一响，便立即奔向病房。在无数个深夜里，经过她的努力和辛勤劳动，使无数难产的孕妇母子平安。林巧稚教授终身未婚、终身未育，但经她手接生的孩子千千万万，人们给了笃信基督教的她这么一个称谓：不曾做过母亲的"万婴之母"。她为林徽因、冰心这些文化名人接生过孩子，也给周恩来夫人、朱德夫人、彭真夫人看过病，她更为众多社会上的普通妇女治过病接过生。一位内蒙古的女工焦海棠给林巧稚来信，说她已连续夭折三胎，现在又怀孕待产，向大夫求救。林巧稚根据信中所说的症状判断，她的孩子患的是新生儿溶血症，国内尚无成活的先例。林巧稚不能面对一位母亲的求救而背过身去。她遍查全世界最新的医学期刊，搜寻有关治疗新生儿溶血病的资料，最后决定用婴儿脐带换血的手术，来挽救新生儿生命。她组织各科专家制订了整套方案，并亲自主持手术，就这样，第一例新生儿溶血病手术成功了，母亲为孩子起名叫"协和"。有趣的是，在林巧稚接生过的孩子中，有不少名字叫"念林"、"爱林"、"敬林"、"仰林"的。作家冰心的三个孩子都是在协和医院由林巧稚接生的，在孩子的出生证上，她签上了英文"Lin Qiaozhi's baby"（林巧稚的孩子）。所有经她之手接生的孩子，都有这么一份出生证，这温暖的签名深深地打动了冰心。

据说，林巧稚从美国芝加哥访问回来，在老协和的阶梯教室10号楼223室演讲，用英文演说近两个小时，却唯独没有一个"我"字。1964年来协和的妇产科大夫郎景和感慨道："何止是演讲，她的82年生命历程，也只有妇女和儿童，唯独没有她自己。"

终身未婚的林巧稚说自己"生平最爱听的声音，就是婴儿出生后的第一声啼哭"，它胜过人间一切悦耳音乐。林巧稚在临终的最后几天，昏迷中的呓语是："……快！快！拿产钳来！产钳……"这是她留下的最后声音。

1953届的协和毕业生、在协和工作多年的呼吸专家罗慰慈，在1987年的《协和青年》上写道：老协和人说"协和精神"，很简单，就是服务病人，奉献自己。心胸外科专家吴英恺院士在《老专家谈医学成才之道》中提到"行医之道的第一点就是真正关心病人。"林巧稚的弟子、今日的协和妇产科名家郎景和院士在接受2006年期CCTV《大家》节目的嘉宾采访时说，"善良是做人的标准，也是医学的根本"，"医学，是一种善良人性和友爱情感的表达"，他自言"看去温文尔雅，确实开刀匠人，每天看病、查房、做手术最开心、不知疲倦"。他对医学精神的领悟、他的医学哲学观、他的人文关怀理念，是今日中国医学领域少见的人文风景。

（二）"协和精神"的传承

好的医院有好的传统，好的传统是医院文化的底蕴，这是医院精神的基石。在挖掘医院文化、探讨医院精神的过程中，协和医院的领导集体发现医院传统的重要和宝贵、医院典型人物在产生医院精神建设中的巨大推动力。

北京协和医院从1990年开始，在全院员工中深入探讨医院精神。经过全院员工上下酝酿和充分讨论，召开了多少次不同层次人员的座谈会，最后大家一致认定把"严谨、求精、勤奋、奉献"八个字作为"协和精神"。协和文化以崇尚科学、崇尚知识、专业态度和专业精神为其思想内核，又具有深厚的人文特征，表现方式凝重、内敛、不张扬、戒浮躁，重视口碑效应。具体体现在协和人身上就是科学严谨的作风、浓厚的人文传统与学术的包容性。正如董炳琨老院长所说，协和精神，追求其渊源，则是两大主意识流汇合的结晶。一是忠于科学的事业精神，一是忠于人民的奉献精神。

1991年，北京协和医院在建院70周年之际，召开了第一次"协和精神"研讨会。会上，方圻、董炳坤、张乃峥、黄人健、罗慰慈等13位德高望重的老领导、老教授、老护士、老技术员发言，分别讲述了他们对"协和精神"的认识，使广大员工对"协和精神"有了更加明确和深刻的认知。正如张宝珍护士所言："所有这一切，是由于'严谨、求精、勤奋、奉献'的协和精神鞭策着我，因为我是协和人"。

为了继续弘扬"协和精神"，1991年以来，医院还先后举办"我是协和人"演讲比赛。通过这些广泛的群众活动，使几代协和人对"协和精神"不断地再认识、不断得到强化，最终达到认知并落实到每一个员工的行动当中。1996年，在北京协和医院建院75周年之际，江泽民同志为医院题写了"严谨、求精、勤奋、奉献"八个字的"协和精神"。2002年医院将"协和精神"八个字以及服务理念印制成小卡片发给全院员工，包括在医院的研究生、实习生、进修生，要求大家将这个小卡片随身带在身上，使之随时鞭策、激励协和人。医院还将"协和精神"八个字非常醒目地置于院内的两个大会场和员工食堂做成宣传墙。

经过多年的不断灌嵌和教育，每一名协和员工都知道协和精神、认同协和精神、实践协和精神，协和精神已成为全体协和人的共同行为准则。协和精神历久弥新、代代相传，为协和医院的快速发展注入了强有力的活力，是协和发展的灵魂和不断进取的源泉，引领一代代协和人向着以人为本、以病人为中心的目标一往无前，向着建设国内外一流的医疗、教学、科研基地的方向而不断发展。

第三节 研究型医院文化环境

医院环境，是指医院运行和发展的物质载体和人际关系的总和。是一门研究价值理念和医院精神整体关系的科学。研究型医院文化环境建设是医院文化建设的重要内容，是研究型医院各项工作开展的平台与基础，是培育研究型医院特色文化的土壤，是研究型医院价值观、凝聚力和形象的直接体现。因其具有客观性、形象性、可感性和有效性等特质，其优劣与否，将直接或间接影响、制约着研究型医院竞争力提升和医院可持续发展。培植与营造研究型医院文化环境，是研究型医院在日趋激烈的环境中赢得优势的法宝。

研究型医院文化环境主要可划分为物质环境和精神环境。物质环境是表层的、有形的、具体的，包括视听环境、嗅觉环境、温湿度状况、空气质量、自然或人工景观、院容院貌、工作现场、机器设备、病房和后勤生活服务设施、文化娱乐设施等，其状况如何，直接影响医院发展；精神环境是深层的、无形的、抽象的，包括经营理念、管理体制、运行机制、领导作风、民主气氛、精神面貌、人际关系、心理状态、观念意识等，其状态如何，将从根本上制约着医院的发展。两类环境如影随形，不可分割。建设研究型医院，要着重从人文环境、创新环境、竞争环境三个方面打造医院文化环境。

一、人文环境建设

（一）明确人文环境建设定义

人文文化是人类在认识自我、获得精神自由、追求自身价值、寻求人类和谐与内心美的活动中所形成的一种精神文化，核心观念是人本主义或人道主义。研究型医院人文环境就是人文文化在医院物质和精神环境中的体现，是研究型医院科技和人文实力紧密结合的平台。主动进行人文环境建设，营造浓厚的人文服务和人文管理氛围，形成人文环境品牌，是研究型医院文化建设战略的重要内容。从某种意义上说，人文性是研究型医院的本质属性之一，一流的研究型医院必定是人文型医院，人文环境品牌形成的过程将伴随研究型医院建设的全过程。

（二）制订人文环境建设规划

研究型医院人文环境建设规划是一项系统工程，根据国家环境保护和医疗卫生、医院管理法律法规政策标准，借鉴国外研究型大学（医院）理论与实践，学习军队和地方三级（特）医院评审标准，对照研究型医院建设指南，结合医院发展战略、文化战略和经营管理等实际情况，多方位、多角度、多层面进行整体设计和策划建立而成，主要包括四个步骤。

1. 把握制订原则

（1）科学化和人文化的统一。科学化以科学理论为指导，以客观规律为依托，以医院实际为基础，以资源节约为目标，实事求是地兼顾医院环境的周围因素、美学因素和社会因素，尽量减少医院的"味道"，融医院文化底蕴于环境之中，使功能设施处处体现人文关怀。

（2）民族化和现代化的统一。既顺应医学时代发展潮流的需要，又与国家特定的民族文化精神和传统相协调，适合于医院所在地区、民族的历史文化传统，以及风俗习惯和心理特征，使民族化在具有现代感的基础上不断发展。

（3）个性化与规范化的统一。个性化根据医院特点，进行准确定位，营造具有鲜明个性的医院环境。规范化从物质环境的规范设计开始，融合建筑学、医学、经济学、美学、心理学、管理学、信息工程学等众多学科的知识，追求环境建设最佳效果。

（4）现实性和前瞻性的统一。既减少材料浪费，又通过大量采购相同材料而降低成本。当设备变化或更新换代时，房间就可重新布局整合，达到绿色医疗建筑的目标。

（5）老环境和新环境的统一。保持对历史文脉、地域文化的尊重，对不同历史时期的建筑，慎重取舍。不但要保护好历史文物，还要注意新老环境在色调、风格、气质、功能等方面的协调和互补。

2. 分析内外环境

（1）分析外部环境。主要是国际环境、政治环境（包括法律环境、政策环境等）、经济环境（包括市场环境、消费环境、资源环境、投资环境、金融环境等）、科技环境（包括医疗机构环境、职业环境、技术环境、人员素质环境等）和社会文化环境（包括社会环境、人文环境、健康环境、教育环境、民族环境等）。

（2）分析内部环境。主要是医院发展战略及执行情况、医院文化建设情况（包括文化战略、物质文化、行为文化、制度文化、精神文化）、医院人文环境建设情况（包括经营理念、管理体制、运行机制、领导作风、民主气氛、精神面貌、人际关系、心理状态、观念意识、医疗建筑、设备设施、院容院貌、工作现场、空气质量、自然或人工景观、生态建设等），明确优势、劣势和发展空间。

3. 借鉴成功经验 国际上许多一流医院都有着良好的人文环境，如美国梅奥诊所恪守"患者需求至上"的价值观，不仅拥有世界上同类医疗设施中规模最大的建筑体系，而且通过对功能性线索、机能性线索、人性线索这三种细节的优化，为患者提供了世界最好的服务。国内许多医院也都注重人文环境的建设，如南京鼓楼医院 2012 年启用的新医疗大楼，努力把满足功能需要与创造环境氛围的艺术效果结合起来，充分体现了人性化、现代化、智能化、精细化的管理理念，为患者提供了独具一格、耳目一新的人文环境。在学习各家医院人文环境建设时，注重学习：①医疗建筑规模与人性化功能的协调统一；②布局趋向集中，更加方便患者和员工；③公共建筑的共同属性增强，提升人文环境综合效益；④注重生态节能和可持续发展。

4. 制订建设规划 通过以上三个环节的工作，从环境建设的物质环境和精神环境两个方面，制订人文环境建设规划，内容主要包括：组织领导、指导思想（核心价值观念体系）、医院定位、总体目标（长期和短期目标）、可行性分析（建筑、设施、设备、环评等）、基本原则、主要任务、制度职责规范、实施步骤、资源配置、保障措施、节点要求、考核评估、档案管理等。规划要注意保持和医院文化战略以及医院发展战略的一致性、层次性、有序性和协调性。

（三）推动人文环境建设进程

1. 人文环境建设领导 人文环境建设是研究型医院主动开展的一项系统工程，需要有力领导和多个相关环境的支撑，主要为三个环境。

（1）理念环境。是人文环境建设的前提。良好人文环境的建设，必须先形成全体员工的共识。要利用医院的多种文化载体、途径和方式进行人文理念的灌输，特别是通过讲述历史和身边的人文故事，使广大员工充分认识到人文性是医院文化最显著的特征之一，人文精神是研究型医院发展的精神动力。加强以人文服务和人文管理为标志的人文环境建设，既是医院文化建设的重要内容，也是医院主动适应医改变化，顺应服务发展趋势，凝聚员工、吸引患者，增强医院竞争力的必然选择，从而在全院形成浓厚的人文环境建设氛围。

（2）制度环境。是人文环境建设的保证。研究型医院要建立长效机制，必须要加强制度环境的建设，将人文理念融入各种规章制度。特别要完善和医院人文环境建设形象息息相关的员工行为规范制度的建设，从语言、举止、礼仪、服务方式、服务流程等方面，建立行为规范体系，包括诊疗行为、言语仪表、同道相处、教学传承和特定礼仪规范等，并建立奖惩制度，以促进人文行为习惯的长期养成。

（3）执行环境。是人文环境建设的根本。通过内外两个环境加强建设。①保证三个重点。第一，把科室作为执行层级的重点。科室在医院中处于承上启下的位置，是人文环境建设层层落实的有机结合点，人文科室是推动人文环境建设落地生根的保证。第二，把细节作为执行落实的重点。实施精细化管理，细节就是真实，人文环境建设的成效是在点点滴滴的细节中透露出来的。第三，把评估作为执行深入的重点。定期对执行效果进行考核评估，及时表彰人文科室和人文个人，将存在问题继续纳入 PDCA 循环管理。②做到三个主动。第一，主动参加各级主管部门组织的旨在提高医院人文服务质量的多项活动。第二，主动加强公共关系建设，与政府、社会各界、兄弟医院等院外环境保持良好的关系，争取更多资源和机遇。第三，主动向新闻媒体提供新闻线索，报道医院良好的人文环境形象，打造人文品牌。

2. 患者人文服务环境营造 研究型医院发展理念由"治已病、救患者"向"治未病、重康复"

转变，推动医学发展由"被动治疗"向"主动健康"转变，在功能拓展上推进防、治、康一体化发展，建设对疾病从预防到康复的人文服务环境。

（1）预防环境。是研究型医院的重要职能。医院积极参与构建全民健康管理服务体系、疾病早期预警干预体系和出生缺陷干预求助体系，主动承担在国家三级预防体系中的责任。切实做好传染病的疫情预报等管理。不断改善体检中心物质环境，创新健康预警新模式，进行实时追踪、动态观察，切实做到健康提示、亚健康预警和患病后的早期发现与综合治疗。通过遍布门急诊、病区的电子屏和编写的纸质系列宣教资料，开展健康教育；在医院和社区开展大型医疗健康咨询活动。加强出院随访患者的保健指导，引领"人人享受健康生活质量"的世界卫生保健事业发展新趋势。

（2）就医环境。是研究型医院开展"临床诊治"的重要支撑。

一要为患者提供人性化的就医环境。①建筑空间环境注重对患者精神层面的尊重，为患者提供私密性良好的诊疗环境。营造更接近自然的空间环境，使患者享有充足的阳光和足够的活动空间，视野良好、空气新鲜，且绿色环保，力求空间形式艺术化、细节处理精致化，让声光背景、色彩的运用更适合生理与心理需要。②设施设备实现"智能化"，如"就诊一卡通系统""排队叫号系统""自动取药系统""检验报告自助打印系统""病房呼叫系统"等。③设计人性化流程，让患者少排队、少交叉、少走动、不走重复路。

二要为患者提供人性化的医疗服务。①将"以人为本"理念充分落实到院前服务、院中服务和院后服务中去，自觉维护患者的知情权、选择权和隐私权等合法权利，加强医患沟通，使患者感受到视病人如亲人的人文就医环境的温暖。②体现办院的宗旨，依靠科技创新推进临床水平提高，应用转化医学促进临床能力提升，通过整合医学增进临床诊治效果，为每一个患者制订出合理的个体化治疗方案，力求最佳治疗效果。③指导患者正确处理患际关系，建立患患沟通制度，成立病友组织（俱乐部），建立患者互相鼓励的平台。

（3）康复环境。是研究型医院重要目标。①医院设立康复理疗科，配置现代化康复理疗器材，对需要康复治疗的住院和门诊患者早期介入，评估并给予全面系统规范指导。康复医师向患者及其亲属充分说明康复治疗计划方案，鼓励患者主动参与康复治疗，记录康复过程与训练效果，并及时评估康复效果。②对于卒中患者，由物理治疗师、语言训练师、吞咽训练师、心理治疗师等分别安排康复计划。③设立健身娱乐中心、文化活动中心、图书馆，开展音乐会、电影放映、讲座、展览、座谈等文化活动，促进患者的身心康复。④对所有出院患者进行随访，了解病情康复情况，并给予及时指导。

（4）特殊环境。彰显研究型医院亮点。①对于老年患者，服务设施人性化，处处体现对老年人的关怀。②对于残疾患者，提供残疾人通道及无障碍设计的相关设施，给予关心和帮助。③对于疑难重症患者，通过多学科会诊中心提供全方位诊疗。对于初次确诊为肿瘤疾患的患者及其家属，或者心理情感精神比较脆弱的疑难重症患者，及时在他们容易出现情绪障碍的"时间节点"沟通，鼓励其树立战胜疾病的信心。④对于意识不清、精神障碍、视觉或听觉障碍、不能理解语言的患者，让人性化服务贯穿治疗护理的始终，尽力向他们及亲属提供所有信息。⑤对于暂时不能付费但亟须救治的急诊患者，先救治再付费。⑥在突发公共卫生事件的关键时刻，广大医务人员义无反顾，挺身而出，充分利用先进的医疗技术和仪器设备，对伤者和患者进行科学救治，担当社会责任。

3. 员工人文管理环境营造　研究型医院把员工作为最宝贵的资源，建设对员工从工作到生活、从入职到退休的全方位全过程的人文管理环境。

（1）工作环境。一要向员工提供良好的工作（作业）环境。从人性化管理的角度加强建设。①注重环保。保持合适的温度和空气的流通，使噪音限制在可接受水平，保证污水、污物、污染空气的科学排放及处理，并有辐射放射防护和预防感染措施。②便于操作。按照工效学原理，器械设施的设置如操作台、病床、座椅等，都考虑各部位的合理比例和尺寸，利于调节。③提高效率。及时引进提高工作效率的设备和器械，减轻工作强度；对于工作流程，不断优化简化；办公区合理配置，既考虑工作方便，又减少相互干扰。对于工作（作业）外环境，注重景观选择、环境的保洁和美化。二要对员工进行价值观管理、需求化管理、人性化管理和艺术化管理，培养员工的三热爱精神。①热爱工作。使员工从珍惜工作环境开始，明确工作意义，产生对工作的热爱，从而把自己的工作同人生目标联系起来，获得工作的成就感和自豪感。②热爱事业。医院都重视员工职业发展资源的开发，在员工从入职到退休的整个职业生涯中，为员工搭建事业发展平台，促进员工把个人事业融入到医院事业中去。③热爱医院。不断激发员工的主人翁意识，把员工追求真善美的良好愿望呼唤出来，把民主管理工作经常化、程序化、制度化，让员工参与医院管理与重大决策，提高员工积极性。

（2）培训环境。①完善培训条件。不断加大培训经费投入，注重建设具有国际水平的培训基地和现代化教室，建设专业技能模拟训练教室，配备综合模拟救治系统等模拟训练器材。建设国际一流的图书馆，利用网络信息系统，开发拓展培训资源。②营造培训氛围。研究型医院是学习型组织，必须培养浓厚的培训氛围。③完善培训机制。构建员工终身培训体系，规范培训目标、培训内容、培训对象、培训类型、培训途径，并从政策、制度上注意调动员工参与培训的积极性。④提高培训质量。落实三个重视。重视全面素质教育。处理好知识、能力和素质三者辩证统一的关系，着力提高员工的创新能力，充分体现"授人以鱼不如授人以渔"的思想。重视统筹兼顾原则。坚持国际化、规范化、持续化、考核化、效益化和个性化原则，培养临床诊治、科研创新、信息技术应用、国际医学交流和前沿追踪能力较强的复合型人才。重视名人名师教育。用医学大师的故事，用身边的先进模范人物事迹，进行形象化教育，加强道德修养，培养关爱之情、事业之心、报国之志和宁静淡泊心态。⑤持续人文培训。不仅对新员工开展岗前人文培训，还在员工整个职业生涯直至退休的全部阶段，定期组织人文知识更新培训，树立科学和人文相结合的精神。

（3）医际环境。包括医务人员上下左右及各职能部门之间的关系。医院文化环境的不断改善，提升了患者满意度，减轻了员工处理医患关系的难度，延伸了员工处理医际关系的空间，医院注重人文医际环境的建设，主要做到三个促进。①注重用先进的医院文化潜移默化影响员工，引导员工的自我实现等高层次心理需求，促进员工树立"和而不同"的和谐理念。②定期举办各种集体活动，施行"员工帮助计划"，增强员工之间感情，促进员工"退一步海阔天空，忍一时风平浪静"的情商培养。③宣传"替别人着想是天下第一等学问"，鼓励员工在思考时换位，在困难时相助，促进员工发扬互谅互信、顾全大局的团队精神。从而形成和睦相处、同舟共济的医际环境。

（4）生活环境。包括物质环境建设和精神环境建设两个方面。

在物质环境建设方面，主要做好三项工作。①改善生活环境。设立超市、银行、餐厅、咖啡馆、面包店等，在方便患者的同时，也给员工生活环境带来改善。②搭建文化平台。加强文化基础设施建设，修建文体广场、影视宣传中心、书画苑，多功能文化活动中心；办好院报、橱窗、闭路电视、网络等各种文化平台。③提高生活水平。坚持医院利益与员工利益相一致原则，在重视向员工"脑袋"投入的同时，也注重"口袋"的投入，不断改善医务人员的生活待遇，让员工付出得到尊重和回报。

在精神环境建设方面，做好三项工作。①创作文艺作品。建立由工会、共青团等组织组成的医院文化组织，创作体现医院文化的院歌以及思想性艺术性高度统一、反映医院身边人身边事的诗歌、散文、小说、戏剧等优秀文艺作品。②组织主题活动。开展重要节庆纪念、歌咏比赛、文艺晚会、体育竞技、知识竞赛、书画展览、读书演讲、名片名著赏析、影视评论、文化节等丰富多彩、健康向上的主题活动。③提升文化素养。举办多种学习班，培养在职和退休员工的兴趣爱好，如学习书法、摄影等，满足员工文化生活需求。

4. 实现人文环境建设目标

（1）环境安静优雅。形成形象力。将医院建设成 "环境园林化、设备现代化、病房家庭化、服务人性化"的人文环境，对患者提供从预防到康复的人性化服务，对员工实施从工作到生活的人文管理，医院处处充满人文气息，体现人文环境物质美和精神美的统一。患者和员工满意度中对人文环境的满意度高于同类医院。

（2）精神氛围浓厚。形成凝聚力。人文环境建设所体现的求善、求真、求美的人文精神被越来越多的员工所感染，成为员工的价值理念，激发了员工人文服务的热情。医院充分调动员工在人文环境建设中的主动性、积极性和创造性，员工人文素质不断提高，体现内在美和外在美的统一。

（3）关系信任和谐。形成和谐力。在人文环境建设中坚持以患者和员工为本，保持良好的医患关系和医院员工关系，达到内部环境和谐。与政府、社会、行业、新闻媒体等方面保持良好关系，达到外部环境和谐。同时实现工作和谐、人际和谐、内心和谐。员工满意度、忠诚度、幸福感不断上升。

（4）环境形成品牌。形成引导力。医院人文环境建设所取得的环境效益在医院内外形成了强大的感染力，促进医院物质文明和精神文明的协调发展，形成社会效益和经济效益的同步增长，在医院评审中各项指标位于国内先进水平，疾病综合诊治能力处于区域领先水平，人文服务和人文管理成为医院显著标志，形成人文环境品牌。

【经典案例——人文环境建设】

新加坡亚历山大医院从"丑小鸭"到"白天鹅"的变身之路

新加坡医院注重医院文化的建设，在传承医院的传统的同时发展现代医院的管理模式，形成浓厚的人文气息。新加坡亚历山大医院是一家综合医院，成立于1938年，原名大不列颠军事医院，最初是远东地区首屈一指的英军部队医院，1971年转为新加坡卫生署管辖，更名为亚历山大医院。亚历山大医院在通过2000年的医院重组，实现了医院跨越式的发展。

（一）重组前的生存困境

亚历山大医院建院初期被认为是东南亚地区最现代化的医院之一，拥有许多别的医院都没有的医学专家。新加坡第一例断肢再植手术就是在这里完成。从1975年到1980年，该院住院病人增长72%，专科门诊患者增长30%，急诊患者增加102%。

但是，从 1985 年开始到 2000 年 9 月，亚历山大医院收入来源主要是靠政府拨款，没有市场竞争，在医院员工的潜意识中，工作干好干坏，薪水照拿不误。那时的医院在新加坡相对别的医院来说是比较差的，环境脏，设备落后，医生服务态度不好。医院员工都认为自己才是最重要的，是以自己为中心。比如说：医院的停车场只允许医院员工使用，而不允许病人使用。导致的结果是，病人都被抢走了，医院门急诊量及住院人数持续下降，医生流失率持续增加，大部分时间仅仅依靠其他医院的客座临床医生提供一些基本的临床医疗服务，病人等待服务的时间很长，拍 X 光片、药房和化验服务只为员工方便而不提供床边服务。门急诊及住院人数 10 年中下降至 20 世纪 80 年代早期数目的一半以下，住院病人人数的市场占有率从 1990 年的 8% 下降到 1999 年的 5%。来过医院病人的 39% 不会向别人推荐本院。亚历山大医院面临生存问题。

（二）重组后新的战略规划

2000 年 10 月 1 日，政府把亚历山大医院推向了市场，医院完成公司化重组，成为新加坡两大国家级医疗集团之一——国立保健医疗集团的一员。按公司法设立公司，管理从卫生部转移到一家私人医院有限公司，实施更灵活的管理，更快捷的服务。

新组建的医院领导班子，广泛征求意见，仔细分析医院所面对的新挑战，对医院的强势、弱势、机会、威胁（即 SWOT 分析，在我国通常说法是优势、劣势、威胁、机会分析）进行了分析，制订了医院发展目标和发展战略。医院采取了相应策略，重塑医院文化和形象，改善医院设备，提高服务与医疗水平，提供合乎公众需求的医疗服务。医院所采取的战略可以归纳为：①制订一个简单易懂而又能够使人向往的服务愿景。②洞察市场需求，开拓特色专科。③不断敦促自我、建设学习型组织。④贴近社区，充分利用医院的内外部资源，成为一家"一点也不麻烦"的医院。

1. 明确医院理念与文化 亚历山大医院重建了医院文化，进一步明确医院的愿景、使命服务宗旨、经营哲学、理念等。

愿景（Vision）：让国人延年益寿，生活更健康。

使命（Mission）：在一个终身学习、研究发展的环境中，通过以患者为中心的优质保健服务，促进国人的健康，减少疾病。

服务宗旨：随手可得，始终无间，全面周到，高效质优。

经营哲学：以合理的价格提供优质服务，满足并超出病人的期望。

医院理念：秉承病人至上，病人是我们医院里最重要的人物，在医院里，我们所做的一切都要把他们的健康利益和方便舒适放在第一位。

要求员工做到：无论在何处，作自己医院的外交使节，永远做正面的谈论，不做负面的评论。

质量概念：像对待我们自己的母亲一样，为病人提供优质的护理和服务而无须做特别安排。

2. 克服停滞守旧的思想 医院管理者学习发现停滞的征兆，并改变寻找借口的习惯。为了纠正错误观念，医院提出"病人至上"的原则，一切都要把病人的健康利益和方便舒适放在第一位。医院重新制订了行为准则，共有 20 条，其中直接提到"顾客"的就有 7 条，其核心贯穿着顾客至上的原则。在质量概念上，要求职工要像对待自己的母亲一样，为病人提供优质的护理和服务而无须做特别安排。

3. 向标杆学习 亚历山大医院树立很多学习标杆，学习了丰田公司所倡导的流程管理，向日本的龟田综合医院（Kameda Medical Center）、美国的洛彻斯特梅奥诊所（Mayo Clinic，

Rochester，USA）、澳大利亚的悉尼儿童医院（Sydney Children's Hospital）三家标杆医院学习。并请其他五星级标杆如银行、航空公司、饭店等来院指导。医院把一流的服务经验融入工作的每一个细微之处，服务质量得到全面提升。

4．寻求发展的重点 面对十分激烈的市场竞争，医院不断检视自己的资源，集中专注几个领域，取人之长，补己之短。除了疾病的治疗以外，专注于个性化的预防与康复保健医疗，选择提供差异化、个性化服务的新模式，迈出了医院发展坚实的一步。

5．人文服务 医院主张对待病人要像对待自己亲人一样，鼓励员工主动积极地为病人提供更好的服务，无论何时何地只要发现有改善病人福利的需要，任何人都可以主动解决问题，不需要拘泥于职责范围或请示上级的批准，除非有明确禁令才需要请示。医院在其他医院很难做到的细节上下了功夫，达到"惊喜服务"目标。为了解决专科门诊的病人久候问题，采取六西格玛的管理法，有效地缩短患者就诊时间。医院还采用平衡积分卡方法，来监测和评估在财务、服务、临床质量和工作绩效等关键运作上的表现，使病人的数量在同一时期内上升53%。

6．人文管理

第一，给员工创造条件，让员工能充分施展他们的才能。优先考虑满足并超出那些尽最大努力工作的90%的员工的期望，不能胜任工作的员工会得到建议、培训甚至劝其另找出路。这些医院都是十分细致地去做，确保公平。

第二，给员工合理的薪酬。医院将经营盈利的三分之一用于医院发展，三分之一用于送优秀员工出国进修，三分之一用于年度分红。

第三，重视员工培训。制订职员培训计划，其中包括新职员方针课程、继续专业教育计划、人力资源保健发展计划、专业会议与研讨班、质量服务培训计划、品质圈计划发展、管理计划、在职培训计划、基本技术训练等。

第四，经常与员工沟通。对于他们积极的建议听到、聆听、知道、理解、相信并执行。

第五，重视员工福利和健康推广。为员工制订"健壮的一生"计划，为职工进行保健检查、电脑健康生活指导、督促和保持健康生活并继续督促与治疗，使员工在医院生活更轻松更愉快。

7．重视病人反馈 采取走动管理、反馈表、免费电话、电话访谈、焦点问题讨论、群体讨论等多种方式来了解病人的意见和建议，并且高效处理和反馈病人的投诉。要求在20分钟内确保问题解决并达到顾客的满意，尽一切可能不失去任何顾客；利用事件执行表格来记录顾客不满的投诉和所采取的行动，确保顾客至上的思想成为医院每位员工的行为准则。

（三）"丑小鸭"成功变身为"白天鹅"

多年来，亚历山大医院转变观念，主动变革，在变化万千、波涛汹涌的市场竞争环境中找准立足点。树立"以人为本"的理念，改变服务模式，改善服务环境，管理变革成效显著，获得多项荣誉，成为新加坡公立医院中服务最佳、平均收费最低的"白天鹅"。

二、创新环境建设

（一）明确创新环境建设定义

创新，是一个民族的灵魂，是一个国家兴旺发达的不竭动力。提高自主创新能力，建设创新型国家，是党中央国务院作出的战略部署。研究型医院就是创新理论在卫生事业的具体应用。优秀人才只有在创新的文化环境中，才能发挥潜能，完成重大成果，开创卓越事业，担负起建设研究型医院的重任。主动进行创新环境建设，营造浓厚的创新氛围，形成创新环境品牌，是研究型医院文化建设战略的重要内容。从某种意义上说，创新，是研究型医院的成长基因和发展动力，一流的研究型医院必定是创新型医院，创新环境建设将伴随研究型医院建设全过程。

（二）制订创新环境建设规划

研究型医院创新环境建设和人文环境建设也都基于同一个医院物质和精神环境，而且创新环境的建设离不开人文环境的建设，因此，两者规划具有相似之处。本段将对相似部分减少重复，可参考本节"制订人文环境建设规划"。

1. 把握制订原则

（1）创新和稳定的统一。创新具有风险，医院在创新中要处理好创新和稳定的关系，创新举措的内容和时机选择要实事求是、因院制宜，确保医院的稳定和发展。

（2）传承和创新的统一。传承是创新环境建设的基础，创新是传承的发展，离开了创新的传承就意味着停滞不前，离开了传承的创新就成了无本之木、无源之水。创新以不断创新意识引导审美观念的更新，在传承中注入时代基因，促进创新环境建设的与时俱进。

（3）科技和人文的统一。创新环境建设离不开想象，而培养想象力，则离不开人文知识，特别是其中的艺术知识。创新环境建设需要科技与人文知识的融合，要求建设者不仅具有本专业的科技知识，而且要具有文、史、哲、艺等方面的人文知识。

（4）基础和临床的统一。基础研究与临床工作紧密结合是研究型医院的特点。要组织好基础学科与临床学科、临床学科与医技学科的科研协作，做到有临床需求就有病例资源和创意，有创意就有课题、有课题就有扶持、有扶持就有成果、有成果就向临床转化。

2. 借鉴成功经验　国内外许多医院具有很好的创新环境，如梅奥诊所之所以历经 150 年，仍然成为世界最具影响力和代表世界最高医疗水平的医疗机构之一，就是因为能够始终致力于"求新"，从而创造了许多世界第一：第一次分离出甲状腺素和测算出基础代谢率；第一个建立以数码为基础的癌症分期标准系统；第一个证明链霉素治疗结核病的有效性；第一个开展髋关节更换手术和开心手术修补先天性心脏病；第一个提议应用胰岛素降低糖尿病并发症；第一个拥有世界最大的电子医疗记录系统等。梅奥诊所的研究员爱德华·肯德尔和菲利普·亨奇医生还因为发现了可的松而获得了 1950 年的诺贝尔医学奖。在国内，许多发展较快的医院都特别注重创新环境建设，把创新作为医院发展的主旋律，开展了包括体制、机制创新、管理机制创新、服务创新、技术创新、文化创新（文化环境建设创新）等多方面的探索，积累了宝贵的经验。如解放军总医院在进行科技创新时，根据自身优势，优化资源配置，邀请了 47 名院士、专家投入到医院学科建设中，集中优势人才力量，攻关某一医学领域，使得医院科技创新成果斐然，仅在"十一五"期间，就承担国家"973""863"等重大科研项目 80 余项。在学习国内外医院创新环境的同时，注意把握趋势。21 世纪科学发展趋势是多学科的交叉与融合，特别是在生命科学、材料科学、信息科学与现代制造科学方面表现更为明显，促使未来世界"全球研究村"的形成，创新研究的国际化将成为趋势，国内创新型国家建设也将推动创新环境建设。

3. 制订建设规划　按照环境建设的物质环境和精神环境两个方面，制订创新环境建设规划，除了人文环境建设规划已经提及的内容以外，还要包括创新环境建设特需的各种实验室、设备设施、信息系统建设和有关创新举措等。

（三）推动创新环境建设进程

1. 创新环境建设领导

（1）创新理念环境。是创新环境建设的前提。良好创新环境的建设，必须先形成全体员工的共识。要通过医院的多种文化载体、途径和方式进行创新理念的长期灌输，特别是通过历史和身边的创新故事，使广大员工充分认识到创新是时代对广大医务人员的呼唤，是医院文化建设的重要内容，也是医院主动适应世界科技发展等内外环境变化，顺应现代医院创新发展趋势。走医院特色自主创新道路，开发医院创新环境资源，凝聚人心、吸引人才，是增强医院竞争力的必然选择，从而在全院营造了敢为人先、敢冒风险、敢于创新的创新环境建设氛围。

（2）创新制度环境。是创新环境建设的保证。在已有规章制度的基础上，把创新理念融入规章制度，优化决策机制，完善管理机制，健全监督机制，强化评价机制，形成一整套确保创新发展的长效机制。着重建立与研究型医院相匹配的运行机制，包括技术创新机制、人才培育机制、绩效考核机制、奖惩激励机制、资源共享机制和科研创新评价体系。完善研究型学科科研投入制度、奖励评优制度、人才培养与选拔制度、科研成果管理制度等学科管理制度。

（3）创新执行环境。是创新环境建设的根本。通过内外两个环境加强建设。①内环境：保证三个重点。第一，把研究型学科作为执行层级的重点。研究型学科是研究型医院建设的根基和支撑，只要建设好研究型学科，就能承上启下，带动全院其他学科和部门的创新环境建设。第二，把细节作为执行落实的重点。实施精细化管理，以最小的投入创造出最多的价值。第三，把评估作为执行深入的重点。定期对执行效果进行考核评估，及时表彰研究型学科和研究型人才，并将存在问题继续纳入 PDCA 循环管理。②外环境：建立广泛的公共关系，包括政府主管部门、社会各界、行业学会协会、大学和科研机构、兄弟医院、专家学者、国外友好医院等，充分借助外部力量，整合各方资源，开展多种合作，抓住创新机遇。与此同时，及时向新闻媒体提供各项创新举措的新闻线索，扩大医院影响力。

2. 营造医院宽松创新氛围 创新主体能否发挥创新作用，与是否有一个宽松的创新氛围有关，研究型医院努力营造有利于创新的宽松氛围。

（1）大胆创新的自由氛围。不唯权，不唯上，不唯书，只唯实。促使员工养成多角度观察和评价事物的习惯，体现知识分子应有的以具有独立创新意识为特征的心灵自由度。

（2）学术争鸣的平等氛围。举办科技创新沙龙活动，在充分尊重专家教授意见的同时，鼓励不同看法，碰撞思想火花，促使不同学术观点进行交流，克服人为的学术壁垒。

（3）学习互助的合作氛围。举办学术研讨会，邀请国内外专家和学者作学术报告，宣讲创新政策、前沿领域和热点问题，启迪创新思路，寻找创新机遇，指导创新方法，开展创新合作。

（4）实事求是的学风氛围。培养员工脚踏实地、严谨细致的科研作风，克服急于求成、急功近利等浮躁思想，处理好创新激情和科学理性的关系。

3. 营造医院全员创新环境 包括物质环境建设和精神环境建设两个方面。

（1）在物质环境建设方面。搭建四个平台。①实验平台。引进先进设备，建设现代化动物实验室和科研部实验室，与院外实验室开展广泛合作，共享实验资源。②信息平台。完善设备设施，对大型仪器设备、设施、科学数据、科技文献等信息进行整合、重组和优化，把信息中心建设成为医院创新的信息源、知识库。③教学平台。优化教学设备，促进员工教学相长，推动创新理论和实践的不断结合。④交流平台。加大经费投入，组织员工出国培训，开阔视野，提高创新能力。

（2）在精神环境建设方面。鼓励全员创新。①创新活动绝不仅仅是少数科研人才的事，在医院管理的每个环节和每一项职能中都存在着创新的问题，创新来自多个层次，只要对原有的"东西"进行改善、改进、建设、发展都是创新，创新不是浮夸的东西，而是某件具体的事，全院人员都可以积极参与创新。②创新需要全院各部门的支持。常常会组成跨部门的团队，不但需要创意的跨界"碰撞"，而且流程和细节也会涉及其他科室。因此，只有全院员工都理解了创新和自己的关系、都能自觉发挥主体或辅助作用，研究型医院的创新环境建设才有了最扎实的基础。

4.营造医院全面创新环境

（1）管理创新环境。主要体现在六个方面：①发展思路创新。在明确研究型医院靠创新驱动发展总思路的前提下，进行管理理念、管理思维、管理机制、管理制度、管理职能和管理机构的创新。②学科建设创新。想方设法培养研究型人才，不拘一格使用研究型人才，以人为本激励研究型人才，千方百计留住研究型人才，建设研究型学科人才梯队；全力以赴打造研究型学科，因科制宜培育研究型科室，持之以恒构建研究型学科群，使研究型学科成为本专业疑难疾病的诊治中心、新技术新业务的研发中心。③资源整合创新。资源是有限的，但利用创新对资源进行整合的空间是无限的。2014年湘雅医院、解放军总医院、瑞金医院、华西医院、北京医院、华中科技大学同济医院和中山大学第一医院联合组建的中国医学高端人才培养联盟，就是对优质资源的整合。④管理手段创新。信息化建设是精细化管理的基础，通过信息系统的数字化、智慧化、网络化、数据化建设，提高管理水平。⑤公立医院产权制度改革模式创新。包括民营化模式、国有民营模式、债权人模式、公共管理模式、投资公司模式和连锁经营模式。⑥资本运营方式创新。包括资产重组、医院集团化、医院股份合作制、医院股份制。近期北京市科委支持北大人民医院探索"医疗卫生服务共同体"建设，吸纳了320多家包括三甲医院、二级医院、社区卫生站、单位医务室等不同类型的医疗机构参与，就是有益的探索。

（2）科技创新环境。除了在物质环境建设方面提供创新所需要的建筑、实验室、设备设施等平台以外，研究型医院还大力支持科技创新活动。①模式创新。鼓励学科建立自主创新、合作创新、模仿创新、虚拟创新等各种技术创新模式。②内容创新。不断在细胞治疗、基因治疗、分子治疗、免疫治疗等方面创造新的诊治手段和治疗技术，在个性化药物治疗技术、微创技术、器械与药物组合技术、干细胞技术和再生医学等新业务新技术中产出高水准创新成果；在慢性病干预、肿瘤一体化治疗、大器官联合移植、生殖健康干预、个体化健康指导中总结发现先进的医疗服务模式；注重研发新业务新技术，出标准、出规范，使已有的优势不断拓展，已有的特色更加鲜明，形成系列优质技术。③合作创新。积极参与政府组织的从基础研究到临床研究、再到促进产业发展等医学研究链条的各个环节的科技攻关活动，推动科技成果、诊疗规范和标准在其他医疗机构的推广，促进科技成果向临床转化，获得科技创新的规模优势。

（3）服务创新环境。"只有身心灵三者具备的'全人'服务才是医学的本质和核心价值"，研究型医院创新服务环境，不断深化人文服务、打造人文服务品牌，使人文性医疗服务在表层微笑服务、中层亲友式服务的基础上，向成为患者精神支柱的深层服务创新。医务人员怀着强烈的人文情怀，秉承同情心和同理心给患者更多的精神支持，帮助其建立战胜疾病的信心。医院在建设感恩文化和志愿文化的同时，尝试建设祈福（祈祷）文化，完善临终关怀服务，给予患者最后的尊严和家属温暖的抚慰。

（4）文化创新环境。当前医疗服务市场的竞争已经逐渐由单纯的技术、服务的竞争转向更高层次的文化竞争，要牢固树立文化管理意识，将流程管理文化理念融入领导、决策、组织、激励过程和全体员工的行为，推动管理模式由"制度约束"向"文化自觉"转变；推动组织结构由"职能分工"向"流程分工"转变；推动行政管理由"部门管理"向"岗位管理"转变；推动绩效评价由"结果评价"向"全程评价"转变。作为文化载体的医院网站将日益成为患者获取医院服务信息的便捷来源，成为医院形象宣传的重要窗口，其建设水平应该成为医院文化创新环境建设中的亮点。

5．实现创新环境建设目标

（1）创新环境蓬勃向上，形成形象力。构建宽松的创新氛围，鼓励全院员工立足本职大胆创新，在管理创新、科技创新、服务创新、文化创新等方面积极探索，在医院形成一切创新想法得到尊重、一切创新举措得到支持、一切创新才能得到发挥、一切创新成果得到肯定的氛围。患者和员工满意度中对创新文化环境的满意度高于同类医院。

（2）创新精神氛围浓厚，形成凝聚力。创新精神被越来越多的员工所感染，激发了员工的创新热情，用创新观念研究新情况、用创新思路完成新任务、用创新办法解决新问题、用创新举措开创新局面成为员工的实际行动，营造人人谈创新、时时想创新、无处不创新的氛围，员工创新素质不断提高，促进医院创新战略的落实。

（3）创新关系信任和谐，形成和谐力。在创新环境建设中坚持以人为本，充分调动员工的主动性、积极性和创造性，达到内部环境和谐。与政府、社会、行业、舆论等方面保持良好关系，达到外部环境和谐。同时坚持人文环境建设，实现医患和谐、工作和谐、人际和谐、内心和谐。

（4）创新环境形成品牌，形成引导力。医院创新环境建设所取得的环境效益在医院内外形成了强大的感染力，推动了医院的文化建设和各项工作，促进了医院物质文明和精神文明的协调发展，形成了社会效益和经济效益的同步增长。在研究型医院标准和三级医院评审标准中各项指标位于国内先进，研究型学科占医院临床、医技科室比例逐年递增，来自区域外的疑难危重患者数量持续增加，医院的疾病综合诊治能力处于国内先进水平，科技成果的转化率及在临床治愈中的贡献率、科技创新和成果转化直接收益占医院全年医疗收益比例逐年提高，形成创新环境品牌，创新成为医院的显著标志，扩大医院在国内的品牌影响。

【经典案例——创新环境建设】

解放军总医院创新文化探秘

创新，一个点燃激情的名词，一股无坚不摧的力量。作为全军乃至全国医学的领航者，解放军总医院人薪火相传，励精图治，厚德载物，创新拼搏，奏响了我军医学史上探索与创造并进、光荣与梦想交织的辉煌乐章，开创了研究型医院建设的先河，创造了无愧于时代的非凡业绩。在此过程中，创新文化发挥了不可磨灭的重要作用。

（一）医院精神播种无形的动力

在数代人的辛勤努力与拼搏之下，解放军总医院在实践中形成了具有时代特征和自己鲜明特色的"五热爱"——爱祖国、爱军队、爱医院、爱本职、爱病人，"五种精神"——救死扶伤的奉献精神、争创一流的拼搏精神、倍尽职守的敬业精神、求真务实的科学精神、爱院如家的主人翁精神。"五热爱"和"五种精神"，成为解放军总医院人赖以生存和发展的精神支柱。

正是"五热爱"和"五种精神",如同指路的明灯,使得解放军总医院人始终把国家和人民的利益放在首位,视病人为亲人,用博大深沉之爱、激情澎湃之情,汇集了爱的海洋,奏响了医院时代发展的最强音。涌现出"模范医疗保健集体"——南楼临床部、"模范医学教授"——姜泗长、"模范医学专家"——卢世璧等模范群体和先进个人,有6人次被中央军委荣记一等功,两人荣获"南丁格尔奖"。医院先后被评为"国际模范爱婴医院""全国百佳医院""全国百姓放心医院""全军为部队服务先进单位"。

(二)立足前沿树立攀登的勇气

始终瞄准医学发展最前沿,超前谋划,攀登医学高峰,是解放军总医院人的共同特质。在总后勤部首长提出的建设"军内全面领先、国内整体一流、世界先进行列"的现代化研究型医院目标下,解放军总医院人积极进取,攻坚克难,书写了我国医学史的新辉煌。涌现了7位院士,医院获得省部级以上科技成果奖励1300余项,其中,国家科技进步一等奖6项,二等奖20项,国家发明奖2项,军队科技进步一等奖21项。在国内、国际公开发表的论文总数和国内论文被引用次数连续4年居全国医院之首。

"打开内耳禁区的人"——姜泗长院士先后成功实施国内第一例内耳开窗术和镫骨摘除术,"让聋哑人听到了伟大时代的声音"。

黄志强院士提出的"原发性肝胆管结石可呈肝内局限性分布""高位肝胆管狭窄是原发性肝胆管结石主因"两个著名诊断,在国际胆道外科领域引起轰动。

盛志勇院士在大面积深度烧伤的治疗方面,把我国这项技术推向了世界领先地位。

卢世璧院士在国内首先研制成功球白式人工膝关节、人工腕关节和拇掌腕关节,其水平在国际上处于领先地位。

王士雯院士率先提出并治疗"老年多器官衰竭"这一综合征,彻底改变了哪个脏器衰竭先救哪个脏器的被动型治疗,成功地抢救了6个器官9次衰竭的病人,改写了国际公认的4个以上器官衰竭死亡率100%的记录,填补了世界老年医学的空白。

陈香美院士突破了对肾炎传统发病机理的认识,为治疗肾炎肾病的新药研制奠定了基础,为治疗慢性肾炎和增植性肾炎开辟了新途径。

付小兵院士为解决严重创烧伤病人治愈后不能出汗的难题提供了创新的思路。2008年,他被国际创伤愈合联盟授予"国际创伤愈合研究杰出成就奖"。

(三)创新管理实现全方位突破

解放军总医院从创新医疗管理模式、保健管理模式、学科人才建设、科研管理模式、保障管理模式等方面入手,加大管理力度,把创新贯穿到医院管理的各个方面、各个领域和各个环节,从根本上提高医院管理的质量和水平。

在创新医疗管理方面,建立了人性化的门诊管理新模式;成立疑难疾病联合会诊中心,方便病人,及时明确诊断和治疗方案;建立了手术管理新模式,对科室申请开展的难度大、风险高的重大手术项目,从人员、理论、技术、设备等方面进行评估;建立了医技检查新模式;建立完善的质量考评体系,强化质量控制;推广专病分组新模式,每个学科根据专业特点,分成若干个专业组,实行专病专组专人诊治与管理,规范疾病的诊断和治疗等,全面提高了医疗质量。

在创新保健模式方面,确立了极致化服务新标准,建立了健康评估新模式,创新健康预警管理,创新保健绿色通道,拓展保健服务功能,完善了保健队伍建设,实现了保健工作质量全面提升。

在创新学科人才建设方面，慧眼识才、真心爱才、悉心育才、公心选才、改善和完善人才培养和使用机制，为医院发展奠定了基础。建立了科学的学科评估新机制，搭建了学科建设新平台，整合了学科建设资源，建立了人才动态管理新机制，建立各级各类专业技术人才库，健全了人才量化评价新机制，对优秀中青年骨干、学术学科带头人、"三星"人才苗子、院士苗子进行动态管理，全面推动了学科和人才建设发展。

在创新科研管理模式方面，利用医院的综合优势，整合院内资源，加强院际协作，立足国内条件，拓展国际空间，树立大科研的观念，创新科研管理机制，深化与国内外其他机构研究合作，建立10余个"友好医院"，形成院际结合、医工结合、医药结合、基础与临床结合的科研管理新模式，为创建国际一流研究型医院创造条件。同时，建立科研创新激励新机制、科研成果转化新机制、科研作风建设新机制、科研支撑条件新机制等，为推动科研发展、实现核心技术的突破搭建了良好的平台。

在创新保障管理模式方面，建立医院数字化管理新机制。实行管理手段信息化，建立数字化楼宇控制系统，建设数字化工作平台，完善网上图书馆、全军临床医学查新站、全军远程医学中心、国家临床医学数据共享系统和医院网站等建设，形成医院完整、健全的信息网络系统，为医院发展提供了条件支撑。

锐意进取，争创一流，解放军总医院人用非凡的勇气和创新的智慧创造了医学发展的辉煌，引领着国内外医学的发展。医院创新之路越走越宽，将会为人类的健康事业发展做出更大的贡献。

三、竞争环境建设

（一）明确竞争环境建设定义

竞争，是推动人类社会进步的动力，是市场经济的主要特征。随着医院所面临环境的复杂多变，医疗市场竞争也日趋激烈，研究型医院能否担当"创新型国家重要组成部分"的历史重任，竞争精神至关重要。竞争精神就是忠诚敬业、追求卓越的锐意进取精神，就是要把医院各项工作做到最好的奋力拼搏精神，是医院实施竞争战略和提高核心竞争力的精气神，研究型医院竞争环境就是竞争精神在医院物质和精神环境中的体现。主动进行竞争环境建设，营造浓厚的竞争氛围，是研究型医院文化建设战略的重要内容。从某种意义上说，竞争环境建设将伴随研究型医院建设的全过程。

需要指出的是，竞争精神和创新精神在文化建设中经常替代使用，但在竞争和创新作为目标使用时，概念有所不同，创新是从无到有，竞争是从有到优，因此加强竞争环境建设也是持续推动人文环境和创新环境建设的重要举措。

（二）制订竞争环境建设规划

研究型医院竞争文化和创新文化、人文文化都属于医院文化建设的重要内容，研究型医院竞争环境、创新环境和人文环境建设也都基于同一个医院环境，而且竞争环境建设的重要内容之一就是要继续加强人文和创新环境建设，因此，本段不再重复竞争环境规划制订的具体内容，可参考本节"制订人文环境建设规划"和"制订创新环境建设规划"。

（三）推动竞争环境建设进程

1. 医院竞争环境建设领导

（1）竞争理念环境。是竞争环境建设的前提。良好竞争环境的建设，必须先形成全体员工的共识。要通过医院的多种文化载体、途径和方式进行经常性的竞争理念灌输，使广大员工充分认识到：梅奥医院精神六条中，就有"善于适时而变"和"持续努力，追求卓越"这两条，美国经济学家针对高新科技产业的发展，也提出了"胜者全得"的理论，就是谁能够在技术上领先一步，即使是一小步，就有可能在市场竞争中占领大部分市场。研究型医院加强竞争环境建设，是主动适应内外环境变化，变跟踪为引领，化挑战为机遇，增强医院核心竞争力的必然选择。过去国家靠"两弹一星精神"和"大庆精神"大长了中国人的志气，医院前辈也靠竞争精神创造了许多医院历史及医学史上的第一，今天建设研究型医院也应发扬"做一流科学、出一流成果"的竞争精神，从而在全院形成了浓厚的竞争环境建设氛围。

（2）竞争制度环境。是竞争环境建设的保证。在研究型医院已有制度的基础上，把竞争理念融入规章制度，健全竞争机制，对所有竞争性项目实施竞争前、竞争中和竞争后的全过程规范管理，特别注意构建学科核心竞争力可持续发展的制度机制。建立鼓励充分竞争的机制，对于主要参与院外竞争的重点竞争项目，则建立充分支持的机制。职能部门要在加强科学调研的基础上，减少权力清单、加大服务清单，减少行政权力、加大学术权力，优化竞争制度环境。

（3）竞争执行环境。是竞争环境建设的根本。研究型医院在内外两个环境加强建设。①内环境：保证三个重点。第一，把重点研究型学科作为执行层级的重点。重点研究型学科在研究型医院的建设中发挥重点支撑作用，只要建设好重点研究型学科，就能带动其他一般科室，推动竞争环境建设的不断深入。第二，把细节作为执行落实的重点。在精细化管理的过程中，细节就是竞争力。第三，把评估作为执行深入的重点。定期对执行效果进行考核评估，及时表彰重点研究型学科和重点研究型人才，并将存在问题继续纳入PDCA循环管理。②外环境：做到三个积极。第一，积极参与主管部门和行业组织的各种评比活动，既为医院争取荣誉，又可推动医院的竞争环境建设。第二，积极组织和参与各种技术联盟和科技攻关项目，强化和拓宽各种渠道，紧紧抓住竞争机遇。第三，积极向新闻媒体提供新闻线索，扩大医院良好的竞争环境形象。

2. 营造医院宽容竞争氛围　竞争比创新承担更多的风险，需要更大的勇气，更需要营造宽容的竞争氛围。

（1）容人之"短"。过去国家长期以政治运动为中心，形成了一种识人哲学，就是"看人先看短"，现在转向以经济建设为中心，转为"看人先看长"。医院通过扬长避短，充分释放员工的竞争热情。

（2）容人之"败"。这里的"败"指的是"失败"。竞争是一个不断战胜错误、从相对真理走向绝对真理的过程。要鼓励员工从竞争中学习成长，在失败中继续竞争。

（3）容人之"慢"。这里的"慢"指的是竞争实力的培育大多是一个漫长的过程，既要敢于突破，又要步步为营，耐心等待量变到质变的过程，不能拔苗助长、操之过急。

（4）容人之"超"。要有允许别人超过自己的胸怀，克服妒贤嫉能心理，学会欣赏别人，善于取长补短，形成你追我赶、水涨船高的良性竞争氛围。

3. 营造医院一般竞争环境

（1）一般竞争范围。设备设施耗材等物资、外包等项目的招标。院级即将向院外申报的新技术新项目新课题新成果的评审、各级荣誉称号的评选、干部的竞争上岗等。

（2）竞争环境营造。遵守公平竞争、公开竞争、独立自主、选择自由、效益优先原则。建立信息电子监察平台，重点对干部任免、经费开支、物资管理、招标采购等敏感问题进行全过程动态信息监督。鼓励院外在供应商和公司之间，院内在科室之间、学科之间、科研课题及成果之间、项目之间、岗位之间、个人之间进行充分竞争。理性竞争氛围营造，主要是诚信竞争。诚信是社会主义核心价值观之一，市场经济就是一种信用经济，只有在诚信度很高的范围内竞争，才能保证竞争的质量。

4．营造医院重点竞争环境

（1）重点竞争范围。主要是各级重点研究型学科，也包括具有发展潜力的潜在重点研究型学科。以下统称重点研究型学科。

（2）竞争环境营造。研究型医院支持重点研究型学科积极参与院外竞争，主要体现在全面支持氛围营造、长期支持氛围营造和升级支持氛围营造三个方面。

全面支持氛围营造。在物质环境建设方面做到"三要"。①持续给予支持。在人才梯队、技术体系、资源配置、后勤保障和服务模式等方面，给予持续支持。②动态增加支持。"逢山开路，遇水架桥"，把医院有限的资源优化配置到重点研究型学科。③争取院外支持。与院外、国外研究机构合作建立网络或实体实验室，建设与国际接轨的研究基地，参与或组织国内外各种医学科学研究，分享研究资源。在精神环境建设方面也做到"三要"。①要加强愿景激励。激励重点研究型学科把自己学科的愿景和医院愿景、员工愿景结合起来，形成志同道合的利益共同体，建立具有竞争力的学科文化，这是衡量学科是否具有核心竞争力的重要标志。②要提高应变能力。做到三变：快变——法国军事家拿破仑有句名言，他说："我的军队之所以能打胜仗，就是因为比敌人早到五分钟。"要以快取胜。善变——善于多变取胜，做到"人无我有，人有我多，人多我优"。自变——要对竞争的发展持有预见性，提前布局，时刻掌握竞争的主动权。③要辩证处理关系。学会正确处理竞争中胜与败、强与弱、利与弊、先与后、攻与守、形与势等关系，特别是竞争和合作的关系。随着科技全球化和信息网络化带来的变化，竞争中合作、合作中竞争将成为竞争的常态，只有共同开辟市场，把"蛋糕做大"，才能达到双赢、多赢的理想竞争效果。以营造全面发展的竞争态势。

长期支持氛围营造。做到三个及时。①及时查房。围绕重点研究型学科的发展情况，了解进度，分析困难，发现问题，随时解决。②及时评估。按照国家、省部级和院内重点研究型学科三个级别的学科评估标准，开展分级评估，实行常态管理，增强学科动力。③及时转化。可以应用于临床的科技成果要及时向临床转化；可以投入市场的成果要及时进入政府组织的产学研创新联盟进行生产，或自行开发"产学研"一条龙发展模式，促进成果转化速度；可以申报成果、专利、注册品牌商标的成果要及时申报，注意保护自主知识产权；可以发表论文的成果及时发表，并在此基础上申报新的课题。以营造持续发展的竞争态势。

升级支持氛围营造。研究型学科从院内一般研究型学科成长为院级重点研究型学科，再升级至省部级乃至国家级重点研究型学科，门槛越来越高，难度越来越大，稍有松懈便会停滞不前，面临降级甚至被淘汰的风险。医院要做到三要。①要动员全院员工都成为重点研究型学科升级的坚强后盾，团结一心、众志成城，不断营造升级所需要的创新环境。②要对国内外竞争环境的快速变化保持灵敏警觉，迅速调整、有效创新，时刻掌握学科生存和发展的主动权。③要鼓励和支持重点研究学科根据临床医疗服务需求，依据疾病发生防治特点，不断进行跨学科、跨领域甚至跨国度的深度融合，以专科专病专项为纽带，逐步形成以对内整合、对外联合为路径，且结构合理、学科齐全、队伍齐整的优势学科群，构建医药结合、医工结合、基础与临床结合、研究与转化相配套的科技创新模式。以营造科学发展的竞争态势。

5．实现竞争环境建设目标

（1）竞争环境充满活力，形成形象力。医院从树立员工竞争理念入手，营造宽容的竞争氛围，对属于一般竞争范围内的工作营造规则竞争、激情竞争和理性竞争氛围，对属于重点竞争范围内的重点研究型学科发展则给予全面、持续和升级的重点支持，建立充满活力的竞争环境。患者和员工满意度中对竞争文化环境的满意度高于同类医院。

（2）竞争精神氛围浓厚，形成凝聚力。医院环境建设所体现的竞争精神被越来越多的员工所理解所践行，要做就做最好已逐渐成为员工的思维习惯，深入至医疗教学科研工作的方方面面，充分展示用竞争精神谋发展、用竞争精神攻难关、用竞争精神闯市场、用竞争精神带队伍的氛围，员工竞争素质不断提高，促进医院竞争战略的落实。

（3）竞争关系信任和谐，形成和谐力。医院在竞争环境建设中坚持以人为本，充分调动员工的主动性、积极性和创造性，使竞争文化内化于心、外化于行，融入行为规范，达到内部环境和谐。与政府、社会、行业、新闻媒体等方面保持良好关系，达到外部环境和谐。同时坚持人文环境建设，实现医患和谐、工作和谐、人际和谐、内心和谐。

（4）竞争环境形成品牌，形成引导力。医院竞争环境建设所取得的环境效益在医院内外形成强大的感染力，推动人文环境和创新环境建设，促进医院物质文明和精神文明的协调发展，形成社会效益和经济效益的同步增长。在研究型医院标准和三级医院评审标准中各项指标位于国内前列，重点研究型学科占医院临床、医技科室比例逐年递增，来自国内的疑难危重患者数量持续增加，医院的疾病综合诊治能力位于国内前列，科技成果的转化率及在临床治愈中的贡献率、科技创新和成果转化直接收益占医院全年医疗收益比例处于区域先进水平，逐步形成引领国内研究型医院建设的核心竞争力，扩大了医院在国内外的品牌影响。

【经典案例——竞争环境建设】

成就世界最好的医院——梅奥诊所的启示

梅奥诊所作为一所历经百年、服务精良的医疗组织，堪称世界医学和护理领域的圣地。其丰厚的组织文化和价值底蕴，对于高水准服务质量的追求，对于细节近乎苛刻的要求，对于招聘员工价值观的重视程度，让梅奥诊所连续多年在全美最佳医院排行榜中高居前三名。

（一）患者至上的核心价值观成为经久不衰的源泉

创始人梅奥兄弟始终坚持一个原则，那就是每一名患者都应得到最优质的医疗护理。"患者需求至上"，患者的最大利益就是梅奥诊所最根本的关注点。这一核心价值观，让梅奥诊所与众不同。已然成为梅奥文化的一部分。针对梅奥的品牌研究表明，＞90%的患者均会向其亲朋好友推荐梅奥所提供的医疗服务。

梅奥从一切细节处考虑患者的需求、聆听患者的声音、体会患者的感受。当梅奥人为了满足患者愿望帮助筹办婚礼，当他们为了改善患者心情在医院设计上力求明朗、开阔、温馨，种种行为都传达着梅奥的一个信念：这里的每一个人都关心您！

梅奥诊所的贡达大楼于 2001 年建成，大楼的设计顾问塞萨尔·贝利说："我希望设计出的大楼能让思考感觉到迈进诊所的大门就预示着康复的开始。"其实，一位刚住院不久的重症患者在一次座谈会上也这样说过："从我迈进梅奥诊所开始，我就觉得自己的病情有所好转。"当然，她并不是在说，自己的病情奇迹般的痊愈了，而是说她到了一个极其稳定成功的机构，给了她一种庇护和希望。

梅奥诊所历史上从没有"费用决定一切"这样的标准。相反，患者的费用是由其支付能力决定的。比如说，第二次世界大战期间，一位在欧洲服役士兵的年轻妻子患了严重的多发性硬化症，她来到罗切斯特寻医。当时，这位患者和她母亲住在一所公寓里，女儿每天都得接受治疗。在出院之前，他们收到了仅有的账单。"只有 28 美元，所有的检查费、医药费、治疗费用全都包括在内"，患者的丈夫回忆道，"之所以是 28 美元，是因为那是我在军队服役时一个月的收入。"很明显，为了满足患者的这个需求，诊所将不得不承受巨大的经济损失。

（二）团队合作是梅奥的核心战略和重要制度

众所周知，梅奥的标志是三个盾牌，而它代表的正是梅奥的核心理念，即通过医教研的发展，为每个患者提供最佳的医疗服务。"患者需求至上"的价值观源自于内部的协同合作。协作、协力、协调是支撑梅奥团队合作的三驾马车。它们保证了即使前来就诊的患者成百上千，梅奥诊所依然能够为患者提供个性化的服务。医院文化是群体文化，只有全体相关人员集体参与，才会发挥最大功效。梅奥倡导互助、尊重，团队合作依赖于相互信任、倾听、包容、平等及员工的奉献精神。医生们通过团队合作，来解决疑难医疗问题，在组织内形成了一种相互交流、相互切磋、进而相互提高的机制。

梅奥认为，最好的"患者至上"的方式就是实践医学的团队合作，将不同的专科医生组织在一起来为一个病人治疗。在梅奥诊所，为患者提供服务的不只是一位医生，而是"整个组织"，有些患者甚至可能会到多个医生处就诊。通常情况下，根据患者情况的不同，外科医生、手术室护士、技术人员、受过专业训练的护士、营养学家、理疗专家、社会工作者等都有可能加入这个团队。在针对某一位患者进行医疗护理之后，团队成员就会重新组合，接着为其他患者提供诊疗服务。梅奥鼓励员工突破各自部门的边界，与组织中其他部门员工沟通、交流，群策群力，解决问题。

（三）注重培训是梅奥成功的基石

成千上万的新成员加入梅奥，并成功地融入了梅奥。一位曾在梅奥诊所接受过培训的英国外科医生所言，"梅奥像磁铁一样吸引着众多高水平专家云集到这个名不见经传的小镇上，并且爱上她，这是她最令人不可思议的地方。"尽管没有单一的课程来讲授"患者至上"的价值观，梅奥的领导人及培训项目却不厌其烦地强调这一价值观的普及。新员工入职培训 5 分钟之内，新员工们就会听到这一价值观。同时，梅奥建立了针对不同员工、不同岗位的人员的全方位课程，让员工养成终身学习的习惯，不断提高自身的综合能力。

（四）关心员工为医院积累宝贵财富

梅奥诊所用人性的、人文的思维和行为感化和管理职工，注重关心、尊重、理解、凝聚、培养、激发、等人文管理模式来实现"以人为本"，致力于寻找培养职工共同的价值观，并将全体职工紧密团结在精神大旗下，最大限度地发挥人的主观能动性。在梅奥，处处能感受到员工间的尊重之情。

伯纳德·格什医生说："诊所的力量源泉之一就是几乎每个人都有适合他的位置。我不认为存在某一套标准能决定你是否是一名成功的梅奥诊所医生。""梅奥的方式"希望行政管理人员多观察个人的长处而不是短处。

梅奥诊所非常注重员工的身心健康。他们建立了全美最好的员工健身中心，员工享受会员折扣，每月从工资中扣除 25 美元会员费，并且鼓励员工健身。如员工每月健身 5 次以上，费用减少 5 美元；如健身 10 次以上，费用减少 10 美元，并且要求员工在工作时间完成健身运动。

（五）追求卓越是梅奥领先的法宝

世界"最好的医院"的共同点是，他们都在追求卓越的（excellent）质量，而不仅仅只是好的（good）质量。

为了解决顾客的全部问题。梅奥诊所的计划与服务产品系统已经创造性地开发了一种差异化产品——"目的地医疗"，这是其他竞争者所无法达到的。因此，即使患者们觉得当地的医生和医院都很好，他们却更钟情于在几天之内，而不是几个月才给他们提供服务的系统。

梅奥诊所善于运用技术来支撑价值观和战略。患者的综合病历记录、医院的电缆、电梯、滑道、中央预约台（CAD），以及用于预测下游预约的计算机算法等等，提升了医院服务能力，更好地服务患者。一个患者接受访问时说的那样："在我上一次看医生时，医生从电脑里将我过去 5 年里就医的检查记录全部调了出来，然后告诉我病情的发展趋势，接着我们一起讨论了接下来该做什么。我觉得那样太棒了。"

梅奥的员工是诊所里最挑剔的"患者"，他们打出的满意度分值卡永远是最低的。他们对自己要求严格，给自己定下很高的标准，他们总是第一个发现在实施"患者第一"的宗旨时出现的每个细微的差错。

150 年来，梅奥代表着美国医学的最高水平，在各个层面上都具有显著卓越的学术性和专业性，已成为世界医疗界赫赫有名的大型非营利性医疗机构。梅奥诊所以高超的医术，超出顾客想象的优质医疗护理服务和体贴入微的人文关怀，成为世界级的知名品牌，创造了无数医学的奇迹，产生了多位诺贝尔医学奖获得者，2013 年被评为全美甲等医院，质量安全在全美排名第一。

梅奥的奥妙称之为"梅奥精神"。"梅奥精神"包括了一种关怀救助病患和解除痛苦的愿望；一种以科学研究、勤勉的观察和学以致用的态度来推进医学教育进步的愿望，最重要的是一种将以此精神点燃的科学之烛传递给他人的愿望。正是梅奥员工对患者及其家属每时每刻的贴心服务和卓越追求，使得梅奥成为医学"麦加"，也使得梅奥一直立于"世界最好的医院"之巅，吸引患者的就医，吸引员工工作，成为了世界各地医疗单位的学习的典型。

四、文化环境维护

研究型医院文化环境维护是在医院改扩建任务完成、文化环境建设取得阶段性成果的基础上，适应内外环境持续变化趋势，对医院文化环境继续进行维护的过程。其重点在于确立员工在文化环境维护工作中的主导地位，通过营造全体员工自我道德修养氛围，优化和维护员工内在道德环境，建立员工自我调控机制，激发员工在文化环境维护中的潜能，达到文化环境维护的目标，使研究型医院人文环境、创新环境和竞争环境建设的品牌效应得到可持续发展。

（一）认识文化环境维护意义

1. 形势变化的要求　自 20 世纪 80 年代后期开始，世界进入持续发展时代，走可持续发展道路成为世界各国的共识，可持续发展战略的思想实质就是经济和环境必须协调发展。一方面，保护环境是国家基本国策，建设绿色环保的医院文化环境，是研究型医院的社会责任，是老百姓健康需求、员工自身发展的需求。与此同时，随着国际交流的增多，文化的输入、输出传播过程也会带来中西方思想的碰撞，在吸纳、摒弃文化过程中，将会引发对传统文化、本土文化、医院自身文化等更多的关注。如何传承与创新文化，离不开对文化的维护过程。

2．社会环境的要求 在全面建设小康社会的进程中，随着信息传播的多样化和多元化，人们对精神文化的需求会越来越多，社会生活中的文化含量会越来越高，患者和员工对医院文化环境的要求也越来越迫切，医院文化环境对患者和员工的吸引力也将越来越大。为了更好地满足患者和员工多元化需求，增强研究型医院发展活力，构建和谐社会关系，离不开文化的维护。

3．医院发展的要求 研究型医院改扩建完成后，医疗资源整合将更加合理，发展模式将从规模扩张型向规模效益型和质量效益型转变，将由粗放型管理向精细化管理转变，外向型向内涵型转变，文化环境建设效益快速显现。但部分员工思想中存在的重前期建设、轻后期维护的意识，改扩建后医院重组或兼并带来的新老员工之间文化上的冲突，将影响文化环境建设效益的持续提升和医院转型的顺利进行，因此必须要加强文化的维护。

4．人员管理的要求 随着现代化研究型医院的发展，医院大量新员工引进，老员工退休进入高峰期，大量实习生、进修生来院学习，医院社会化分工越来越细，增加了许多物业、安保人员，管理的模式发生了改变，而现代化管理人员相对不足，各类人员如何做到医院宗旨、理念的落实，如何实现行为同质化，必须要加强文化的维护。否则会引起"文化稀释"，无法达到医院文化管理的期望和要求。

5．医院竞争的要求 医院文化环境的物质资源是有限而不是无限的，一方面是医院生存和发展的物质基础，另一方面也是医院生存和发展的制约条件。由于医院之间竞争的日益加剧，文化环境中物质环境的差异性将越来越小，而且随着时间的推移，原来崭新的物质环境肯定也要发生变化，研究型医院对文化环境维护，特别是精神环境维护必将显得更加突出。

（二）制订文化环境维护规划

文化环境维护规划是研究型医院原有文化环境建设规划的延续，只是随着改扩建任务的完成，物质环境建设中维护的成分将大于建设的成分，而且随着医院文化建设的深入，对精神环境维护的要求也会更高。要对原有文化环境建设规划的完成情况进行及时总结，对资料进行收集归档，并在吸取经验、明确不足的基础上，根据医院内外环境变化对文化环境维护的新需求，在原有文化环境建设规划的基础上，进行维护规划的制订。其内容既要体现对原有建设规划的延续，也要有针对性地突出精神环境维护的特点。

（三）推动文化环境维护进程

1．坚持文化环境建设有效做法 原有文化环境建设规划中人文环境、创新环境和竞争环境建设都是系统工程，虽然重点在文化环境方面，却涉及了医院精神文化、制度文化、行为文化、物质文化的所有层面，影响着医院所有工作的正常运行，并不会因为医院改扩建任务和医疗资源整合的完成而中止；文化环境维护规划的制订，也是以文化环境建设规划为基础，因此在实施文化环境维护规划时，必须对原有文化环境建设规划中仍然适合的所有成功做法均予以继续坚持，只能加强，不能放松，以保持医院的稳定。

2．激发文化环境维护关键要素潜能 医院内外环境变化对医院文化环境维护特别是精神环境维护，提出了新的挑战，医院必须立足自身软实力的增强，明确和发挥文化环境维护关键要素的潜能。

（1）明确文化环境维护关键要素。一是分析文化环境维护所有要（因）素。也就是医院文化环境本质的具体内容，主要有八个要（因）素：①物质要素。②品质要素。③规范要素。④思想要素。⑤行为要素。⑥个性要素。⑦主体要素。⑧社会因素。二是明确文化环境维护关键要素。①关键要素的确定。从以上八个要（因）素分析，可以确定关键要素应是第二个要素，也就是品质要素，它是"由人的要素表现出来的，医院员工的品质素质构成了医院环境的内动力"。员工有双重身份，既是医院文化环境的产物，又是文化环境的改造者；既是对医院环境进行评价的认知因素，又是医院环境形象中的有机组成部分。作为医院主体的员工，是创造医院环境美的关键，医院已经发挥了他们在文化环境建设中的作用，也要充分调动他们在文化环境维护中的积极性。②关键要素的潜能。"人力资源是社会所有资源中唯一具有创造力的资源"。据中国科学院一位专家的研究报告，中国人实际能力的平均得分只有6.98分；而世界上很多国家的人的实际能力的平均得分都在25分至45分之间，"为什么举世公认聪明睿智的中国人的能力评分却这么低呢？原因就在于虽然中国人的潜能很大，但显能却很小"。就在于"我们没有用文化的力量、道德的力量把员工潜在的智力、创造力激励出来"。这就是员工品质要素的潜能，既是提高文化环境维护水平的制约因素，也是文化环境维护的促进因素。研究型医院要做好文化环境维护工作，就要确立员工的关键要素主导地位，把员工被制约的潜能激发出来，转变为促进因素。

（2）激发维护关键要素潜能。激发维护关键要素潜能，在于通过员工外因内因环境的感染激励，营造员工自我道德修养（以下简称自我修养）氛围，优化和维护员工内在道德环境，建立员工自我调控机制。包括外因环境的感染激励、内因环境的自我激励、自我修养的氛围营造、自我调控的机制建立等。

外因环境的感染激励。①文化建设氛围的感染力。文化建设氛围是员工成长的必要环境，特别是具有时效性的文化建设氛围，更能对员工产生感染作用。自党的十七届六中全会提出建设文化强国以来，全国文化建设不断加强。研究型医院的文化建设也已走在全国医院前列，从而为员工营造自我修养氛围提供了正气。②领导作风转变的感召力。领导作风氛围是员工成长的关键环境，特别是具有实质性的作风转变氛围，更能对员工产生感召作用。党的十八大以来，习近平总书记多次强调各级领导干部要带头发扬劳模精神，坚决反对"四风"。之后又提出了"三严三实"重要论述，使党的领导作风发生了重大转变，继而带动了党风、政风、社会风气和民风的好转，研究型医院的风气也已更加清明，从而为员工营造自我修养氛围提供了底气。③医院文化环境的感受力。医院文化环境氛围是员工成长的主要环境，特别是具有变化性的医院文化环境，更能对员工产生感受作用。员工从迈进医院的那一天起，就与医院环境朝夕相处，在文化环境建设中抛洒汗水，见证医院文化环境的变迁，感受医院文化环境的美好，接受医院文化环境的熏陶，从而为营造自我修养氛围增长了士气。

内因环境的自我激励。个人内在道德环境是员工成长的根本环境。研究型医院领导除了自身率先用实际行动加强自我修养以外，还对员工（包括临时在院员工）进行加强自我修养的引导，要将先进文化内化于员工的内心，优化和维护员工内在道德环境，这将对员工一生的成长和幸福产生巨大的影响。加强自我修养是我国传统文化的主要内容之一，是研究型医院许多员工坚持多年的习惯，有些员工的自我修养也始终保持在较高的水平，只是近年来人们普遍对物质的关注多于精神、对外环境的关注多于个人内环境，对修养的说法多于做法、群体进行自我修养的自觉性、广泛性和深入性有所减弱，今天面对外因环境的感染激励，才又有了内因环境的感化触动。从而为营造自我修养氛围提供了心气。

自我修养的氛围营造。①认清修养意义。修养是步入现代文明社会的阶梯，是改变人生命运的杠杆，所谓高素质创新人才，必须是具有终身修养能力和意识的人，凡医学大家都具有高尚的道德修养。②学习修养知识。一是关于修养的定义：就是通过修身养性，谋求身心健全发展，提升道德水准和人格魅力。二是中西文化中关于人格、人性、信仰、人文精神（真善美）、人的双重生命、人生境界、人的需要层次、人的成熟理论和健康层次等知识。三是关于社会主义核心价值观及社会道德、职业道德、家庭美德和个人品德等知识。四是关于中国医院文化的知识。包括"医乃仁术""无德不医""大医精诚"等传统医学文化精华。③掌握修养方法。坚持敬畏之心，敬畏自然、敬畏生命、敬畏工作、敬畏群众，提高修养的自觉性；坚持"自律、自省、自新、自强"精神，保证修养的持续性；坚持道德实践，体之行之，追求修养的有效性。④提升修养境界。通过道德他律、道德自律和道德价值目标形成三个阶段，员工在人格上有超越自我的认知，在人性上有人文信仰和人文精神，在人生需要层次上有自我实现的需求，在生理和心理健康的基础上实现精神健康，并在工作中实现人生价值，不断积累道德资源，过上具有心灵归宿和理想的生活。

自我调控的机制建立。通过自我修养氛围的营造，优化和维护员工内在道德环境，建立员工自我调控的软约束机制，激发文化环境维护的潜能。同时借助从众心理、群体压力等机制，在全院员工的"心理深层形成一种定势，构造出一种响应机制"，促进文化同质性群体的形成，推动文化环境维护模式由"制度约束"向"文化自觉"转变，强化精神环境维护功能，释放人力资源具有再生性和扩张性的创造作用，整合维护医院文化环境的无形资源，营造研究型医院文化环境维护工作大有作为的空间。

3. 做到文化环境维护四个结合

（1）分工维护和合作维护相结合

分工维护。全院员工在文化环境维护工作中，按照规划，履行职责。后勤保障、物业公司、保安公司、维保公司、院内感染科、设备处、信息中心等部门人员，负责医院建筑中泥木水电油、空调暖通、电梯通讯、锅炉房、污水站等设施设备的日常检修保养，实施医疗设备、信息系统和医用气体、物流传输、空气洁净等系统的定期监测维保，进行建筑、景观和环境的保洁和绿化，开展院内感染控制和水源、空气、污物等环境的监测维护等工作。医技人员为患者提供人性化的就诊环境和人性化服务。职能部门人员做好管理工作。全院员工在人文环境、创新环境和竞争环境的维护工作中，各司其职，各尽所能。

合作维护。员工在文化环境维护工作中，不仅做"该做"的事，还自觉去做"应做"的事；在患者问路时，每名员工都是最清楚的标识；在工作中，不管人前人后，都主动保持手卫生，注意环境保洁，执行戒烟规定；自动关灯关水，注重节约物资，爱护设备设施，问题及早报修。有效发挥大型设备与实验基地的共享作用，提高运行效益；有计划地建成临床数据统计分析平台、转化医学平台和转化流程管控平台，实现临床实验室集中设置、通用性平台统管共享、专用性平台专管共用，优化资源效益。在患者遇到病情变化时，员工都会挺身而出；在员工需要帮助时，同事都会伸出援助之手；在医院发生应急情况时，全院都会快速反应，形成一方有难、八方支援的环境。

（2）科学维护和艺术维护相结合

科学维护。①专业维护。按照客观规律和规章制度做好维护工作，该换的零件要换，该用的钱要用，把不安全因素消灭在萌芽状态。人文环境、创新环境和竞争环境维护时也要遵循科学精神，运行规范的风险预警和早期干预机制，最大限度地消除一切随意性、主观性。②升级维护。及时进行医院信息系统和大型设备硬件和软件的升级，引进具有竞争力的设备设施，开展新的技术和服务项目。人文环境、创新环境和竞争环境维护水平也要根据内外环境变化，不断提档升级，确保维护的高质量高水平。③创新维护。广大员工既是文化环境的适应者感受者，又是文化环境的利用者创造者，对物质和精神环境的改进最有发言权，无论是设备设施、手术器械，还是服务标准，或是任何人文服务、人文管理、创新和竞争活动，只要有自己的创意或建议，都可以大胆提出，争取支持，获得改进。在创新中把握规律，在规律指导下创新。

艺术维护。办好四个专题。①专题楼宇（走廊）。按院区进行优化布局，各楼宇（走廊）装饰分别突出不同的医学人文主题。②专题栏目。在报刊或网站设置专题栏目。用情真意切、图文并茂的鲜活故事，真正把最有历史价值最具医院特色最为现实需要的史料精选精编出来，把最有时代特色的当代医院员工的精神风貌反映出来。③专题节目。利用医院特色故事改编节目，结合医院实际自编自演，每一节目都在医院有关环境实景表演，创造真正属于自己医院环境的文化，并制作成视频在网站播放。④专题橱窗。主要是展出根据医院文化环境中的建筑、景观和人物拍摄的照片或创作的画作。特定专题照片要进行创意设计，定期定时定点持续拍摄，以体现出医院文化环境在岁月沧桑中成长变化的艺术魅力。

（3）经济效益和社会效益相结合。通过全院员工对医院文化环境的精心维护，增强文化环境的治理能力，不但使物质环境维护中的建筑设备设施等硬件陈旧速度减缓，视听环境、嗅觉环境、温湿度状况、院容院貌等得到改观，而且由于精神环境维护的加强，"以软补硬"、"以软促硬"，可以提高整个文化环境的维护水平。在文化环境建设中已经形成的人文环境、创新环境、竞争环境品牌优势，得以在文化环境维护工作中继续发扬光大，不断丰富医院的精神财富，增加无形资产，提高社会效益和经济效益，促进医院从规模扩张型向规模效益型和质量效益型的转变。

（4）员工心境和文化环境相结合。员工是文化环境建设和维护的主体，员工的心境质量决定了文化环境质量，员工心境的发展将决定着医院文化环境的发展。同时，文化环境又可以通过真善美的形态和意境，陶冶员工的情操，给员工的心灵以深刻的影响。日本企业家稻盛和夫说过："世界上最不牢靠的东西是什么？是人心。但是如果经营得好,世界上就没有比心灵更'牢靠'的纽带"。员工有了自我修养的美好心灵，就会把自己的心境和所处文化环境紧密联系在一起，通过自身内在道德环境的优化和维护，不断给文化环境维护工作增添精神新元素、赋予价值新内涵，促进环境中蕴含的文化灵魂永远保持鲜活，环境便成为员工心中最美好的物质和精神家园，员工则成为环境中最亮丽的风景，心境和环境灵魂交融，就可达到"人院合一"的境界，心境建设空间的无限将促进环境建设空间的无限。对患者而言，医院也就不再仅仅只是寻求躯体医治的场所，也是从中获得心灵慰藉的地方，研究型医院的文化环境就会成为医院文化气象的窗口和令人瞩目的名片。

第四节 研究型医院文化观念

研究型医院作为一个概念，自有它历史发展中的阶段性文化寓意。研究型医院首先意味着关于医院建设与发展的一系列观念和制度机制、流程规范等医院"上层建筑"的文化，我们提出建设研究型医院，也是立足于一定的思想价值追求，在可行能行的前提下，借鉴国际先进的研究型医院建设的理论与经验，创造性地提出建设符合我们自己国情的研究型医院。因此，研究型医院文化的特色、内涵、外延以及制度、机制安排等。可以说，"一部医学史，就是一部医学模式更迭和演进的历史；一部生命观不断深刻、医学视野不断扩展的历史；一部医学价值体系不断重构的历史；一部对"健康"标准不断重新界定的历史；一部向'完整人'靠近的历史。一句话，就是一部医学目的和医学本质自我蜕变的文化历史！"

纵观世界各国，伴随着研究型医院成长发展，其内在的精神内涵和价值追求在不同的国情制度框架下得到不断丰富发展。虽然，每一国家和地区的文化在"现实呈现"上具有一些差异和个性。实际的情况是，研究型医院，首先而且始终是，作为一个文化理念，与崇高的人文精神和科学精神相契合，在为患者服务至上的目标上具有怎么估量都不过分的社会意义；特别是，在医疗卫生服务领域呈现全球性"难题"有待"破解"的背景下，如何使医学、医院、医疗的故事在符合国情的前提下沿着"意义"的轨迹前行。基于这样一个总体领悟，豁然意识到，探讨研究型医院文化，不过是将医学中的制度环境、物质与精神、个体与群体、感性与理性、微观与宏观系统有机地统一于、体现于研究型医院的精神诉求与具体实践 。

有理由预期，随着这样的研究型医院理念的普及与发展，其管理思想将对我国医疗卫生领域的一系列变革调整产生重大影响，包括对维护生命健康的社会生活方式与生产组织方式在内，都将产生潜移默化的影响，尤其是医院健康服务理念的进一步拓展，会带动人们对生命健康的全新认识，增强自我健康责任意识，理解医学的进步与局限，使医患之间回归信任基础上的理性和谐，与此同时，必将缩短临床与科研的距离，激活临床科研的"活跃度"。因为，"理念"一旦被认同接受，就会产生自觉"行为"；只有自觉的"需要"，才会成为推动外在事物变革的动力、责任和信仰追求。研究型医院的理念，在根本上是临床服务质量的优势特色目标与路径的强调，这便是文化的力量。

一、研究型医院之"研究观"

研究型医院崇尚的一种精神——全新的"研究观"。这里的"研究型"之"研究"有别于那种单纯为了申请课题、发文章、报奖获奖之类的为了"研究"而研究的"研究",强调更是一种"精神"（探索精神、质疑精神、质量精神）与"态度"（敬畏态度、探索态度、审慎态度），即真正的科学精神与人文精神的有机统一，如：不拘泥于已有的学术"定论"和"习惯"，明察秋毫不放过任何临床线索，不为学科只为患者寻求最佳治疗方案，不畏艰难大胆审慎积极求证破解疑难症状，等等，这样一种严谨的科学精神和职业素养；以及一系列可以使现有人财物发挥更大效益的制度机制架构的安排。概括之，"研究型"是一种具有"研究哲学"意味的价值文化，而不是操作层面的所谓研究工作与研究过程。价值文化作为医院上层建筑组成部分，决定着制度、机制安排和评价标准导向。理念决定行为。如何理解研究型医院之"研究"这一关键词，进而如何建设适合国情的研究型医院，回答这些核心理论问题，对我国医院史、医学史来讲，是一件具有里程碑意义的大事，意味着我国医疗卫生行业在医院发展战略和医学模式上的又一转型；意味着医院发展动力和医院发展方向的相应变革。

现实出现的急功近利的问题源自制度安排欠合理。

致使：人们追逐"量"而牺牲了"质"。如：现行医师职称晋级制度客观上鼓励了对科学研究急功近利，越来越少的医学科研人员愿意十年磨一剑，相反，不少"乖巧"的科研人员片面追求论文数量，将一个完整研究拆成几部分，写成多篇论文发表。当然，牺牲的是论文的质量。

致使：临床中大量的有待"研究"的"问题"没能成为科研立项的内容，我们的医学科研课题与临床问题相距甚远，所谓"两张皮"现象。不断增长的科研经费没有用到有待破解的临床问题上。问题显而易见。我们知道，在国际顶尖临床医学杂志如新英格兰医学杂志、Lancet 上发表的论文有相当部分并没有高技术的实验室工作，他们的研究资料恰恰来自平常临床观察。

致使：科研生态陷入各自为政，难有真正意义合作的局面，使很多类似 SARS 等临床流行病学价值的研究成果没能出现在我国，而被临床病例优势远不如我们的地区或国家拿走。据上海交通大学常务副校长兼医学院院长沈晓明教授在一次全国优秀院长论坛上作的"中国的医学离世界一流有多远"的讲演中所讲："中国有最为丰富的临床资源，尤其是病人资源。但是，对一些重要疾病最大样本的全方位研究却往往不在中国。当今，跨城市、跨国界的多中心研究已在发达国家蔚然成风，我们的研究人员却人人都要做 PI（课题负责人）和老板，各自为政、各霸一方，不成气候，白白浪费宝贵的临床和科研资源。"

致使：原创性研究少，模仿、跟风的研究多。20 世纪 80 年代曾有过"微量元素热"，短短三四年，国内同道测遍几乎所有疾病的微量元素，但是，真正能起临床指导作用的研究结果寥寥无几。以后，先后出现过"氧自由基热""一氧化氮热""PCR 热"等，不一而足。这些不仅反映某些医学研究人员学术幼稚，也反映出机制激励上有待破解，如有条件的医院考虑政策鼓励。

这意味着：通过全新的制度机制，整合临床与基础等各方面专业人员，使之发挥 1+1>2 的合作效益，建立临床医生与基础研究人员共同查房、共同病理讨论制度，使双方及时了解临床问题以及研究的价值，不作人云亦云的不负责任的冠冕堂皇者，而作严谨负责勇于质疑谨慎求证的质量把关者；不作眼高手低的临床理想家，而作认真负责水平一流的人文情怀的医学大师……借用法国哲学家、历史学家副柯（Michel Foucault，1926–）在谈到如何理解"现代性"时的概括：不是一个理论、一个学说，甚至也不是一个不断在积累的永恒的知识体系，而是一种态度，一种精神。有了这样的精神和态度坚守，其他具体的目标和效率才有可能。因此，研究型医院的"研究"强调的核心不是"要不要研究"或者"怎么研究"的问题，而应首先是一种基于敬畏、尊重生命的卓越的职业"精神"与"态度"，而且，这种职业精神与态度，不仅是个人的，也是集体性的；不仅是修养境界层面的，也是制度安排层面的。这一点，应是研究型医院在精神品质层面独具特色所在，也是国内外研究型医院的现实追求。对研究型医院之"研究"作上述文化意味的理解，对理解研究型医院的理论指导意义具有十分重要的作用。

现实中，面对临床中的上述问题，首先是关注制度安排对行为选择的导向性，制度土壤是否有利于提升临床服务质量与效率？是否有利于助推开展临床问题的基础性与应用性研究？是否有利于为患者提供个性化的、适宜的、有效的过程服务？这里的"研究"强调源于患者又为了患者的一系列观念、态度与思维方式、服务模式等体现医院服务特色于实力优势的理论与实践，具有文化意义的形而上"道"的层面与形而下"器"的双重建设。特别是，在制度环境与个人修养的双向影响中是否形成良性循环，需要处理好：责任伦理的保证靠制度，质量效率的保证靠责任。责任与制度只有处于"正相关"，即奖惩评价制度是否合情合理，成为这个链条的文化含量的关键体现。假如，在一个"负相关"的制度欠合理的环境中，很难存在真正的责任伦理，因为，"负负为正"，个体的基本利益诉求决定了"适应选择"常常以牺牲责任伦理为代价。没有不好的人，只有不好的制度。当这类现象在现实中出现，如果看不到问题的症结，而去针对个体行为进行制裁，将于事无补，还会陷入更加恶性的循环。文化的力量通过制度安排的导向性，对现实秩序具有的双面性，值得我们很好的重视与把握。

研究型医院作为一种文化精神和价值观，主要体现在：理论上，面对临床中大量的疑难问题和未知，大量的诊断技术选择和习惯做法，大量的循证医学根据和规范标准，大量的患者诉求和医患沟通，首先面对这些应持的态度和立场——"研究观"，怎样决策与实施的问题。简要之，"研究观"，源于临床，源于患者，为了临床，为了患者。所谓为了临床与为了患者，即对医学科学技术的必要怀疑精神、为患者健康与生命质量的负责精神、兼顾患者近期远期健康评估的审慎观察与决策过程。在临床研究"立项"选择上应源于临床，为了临床—患者，应是"研究"跟着"临床"走！应是重在临床与研究的"结合"，重在研究成果的临床"转化"，重在"应用"。针对医院临床研究与基础研究、临床应用与应用研究、转化医学，如何在制度取向、人才梯队、科研方向、科研方式、科研评价、经费支持、知识产权等主要环节采取措施，结合区域需要与学科优势，进行针对性中长期发展定位，集中整合学科各种资源优势，使好钢用在刀刃上。可见，研究型医院之"研究"概念，就成为特别要厘清的前提内容，赋予"研究"以其本来面目，彰显医学对生命未知与健康问题的求索精神与态度，兑现"敬畏生命"的崇高人文境界与寓意。

二、研究型医院之"生命观"

研究型医院的核心思想——"生命观"。所谓生命观，就是对人的生命现象所持的一种基本观点和态度，诸如：生命是什么？健康的标准是什么？疾病是什么？判定某种疾病的依据是什么？医学虽然在近一百年里取得较大进展，特别是一些高新诊疗技术手段的出现，如超声技术、CT技术、核磁共振技术、核技术等，为早发现、早治疗提供了技术保证，大大提升了医学对人的生命健康维护的能力与质量。但是，如何使诊断疾病与治疗等医疗服务更具个性化？包括临床已习惯了的做法是否有效？对新出现的各种疑难病症如何认识和有效干预？如临床"慢病"、癌症等富贵病、文明病、怪病等这些主要威胁健康生命的现代杀手，如何随着"疾病谱"和"死亡谱"的变化，不断改善临床科研的合作与思维方式，寻求"破解"之路？诸如这些问题，都应是研究型医院理论与实践面临的课题，也是研究型医院存在的根据和发展的动力，使为患者提供针对性的有效的诊疗服务朝着"质量"转向。

研究型医院立足的"生命观"，是基于对生命现象给予永恒的科学探索精神与终极人文关怀，就生命健康与疾病的临床问题，从真理性认识的不断肯定否定的辩证统一中动态把握，将人的生命健康纳入动态的全程临床视野给予认识和有效干预，不断矫正认识上的偏颇与做法，使研究型医院的思想精神最终在临床上在医务人员的思维方式与职业素养上得到体现。

"以人为本"的"生命观"在人类步入21世纪的现代医学时代尤其宝贵和重要，各种技术的飞速发展愈加需要对人的生命的价值意义的评估和权衡。研究型医院作为一种思想观念、价值理念和思维方式，意味着一种理念、一种信仰、一种态度、一种境界、一种制度，进而带动制度环境安排、评价体系安排、规范标准安排、人才规格培养等一系列转变。具体表现在：以立足敬畏生命、尊重生命、关爱生命为生命观的，以为患者提供更适宜、有效、个性化的诊断、治疗、保健等健康需求为目的，注重动态临床跟踪与适时提供恰当服务为一体的思想观念和诊疗模式的理念与范式。

比如，对癫痫病的认识与诊断标准，既往当患者出现两次发作间隔大于24小时的自发性癫痫发作后，即可被诊断为癫痫。近日，国际抗癫痫联盟（ILAE）对该定义进行了重新修订，将不满足上述诊断条件的，符合下列情况之一者即可被诊断为癫痫：①至少出现两次发作间隔大于24小时的自发性（或反射性）癫痫发作；②一次自发性（或反射性）癫痫发作，以及在随后10年内出现的两次自发性的癫痫发作后还可能发生进一步的癫痫发作（即与一般复发风险类似，至少存在60%的风险）；③诊断为癫痫综合征。该论文2014年4月14日在线发表于《癫痫》（Epilepsia）杂志。类似情况不断证明，医学对很多疾病的认识，诸如成因、治疗方案等仍处于摸索阶段，那么，不当诊治、过度治疗、姑息治疗等现象也就在所难免，包括因此导致的"医源性""药源性"等伤害。

再比如：关于生命的本质问题，最近，美国"数字文化的官方喉舌"《连线》杂志的创办人凯文·凯利（Kevin Kelly）在其著作《失控》中提到："科学家得出一个惊人的结论：无论生命的定义是什么，其本质都不在于DNA、机体组织或肉体这样的物质，而在于看不见的能量分配和物质形式中包含的信息"。如此新颖的、充满颠覆性的视角与看法，联想到科学研究领域、宗教哲学领域已有的阐述，有理由说：生命的奥秘以及对此的揭示，将是人类突破知识局限回归自由真实的关口，很可能面临漫长的探索道路，因为，人的生命与其他生命、宇宙自然的有机一体性，预示着这一探索对人的思维方式与视野提出挑战，也许，这将是人类智慧真正开启的时候，也将是研究型医院真正可以发挥思想引领临床的时代。

如果以医学模式来划分，不同的医学模式，意味着对应不同的"生命观"，即：不同时期的医学对人的健康与疾病的理解与干预。纵观神灵主义医学模式、自然哲学医学模式、生物医学模式、生物心理社会医学模式的历史进程，比如，自近代以来的生物医学模式，是以病理解剖学、比较生理学、免疫学、微生物学、病理生理学为学科标志，以主要应对传染病、寄生虫病、营养缺乏症的"疾病谱"，"看病"以"单因单病、病在细胞"的生物医学检测数据为主要诊断治疗依据。这一模式对人的健康与疾病问题的"理解与干预"特点，更多地集中在"人的生物学意义上"，依赖检测化验数据、病理报告、药物手术等物理化学手段。人自进入生物医学的"流水线"，在规范、技术、设备、数据之下，使治疗进入程序，进入科学术语，进入局部歼灭战役，包括承受难免的手术创伤、药物的毒副作用等。

生物医学模式在历史上很好地辉煌地治愈了传染病、寄生虫病等疾病。但是，随着以肿瘤、心脑血管疾病为主要威胁健康生命的"慢病"时代的到来，生物医学模式的很多"习惯动作"明显不再奏效，在很多如癌症、高血压等病因尚不清楚的前提下，只能长期用药又不能停药，以及难免的不当治疗和手术药物等的毒副作用，很多"药源性"和"医源性"疾病更使不幸又加不幸，同时，很多昂贵与痛苦的治疗代价换不来明显的生存数量与生存质量的改善，但诸如此类现象，值得医学反思怎么办？医学今后的道路怎么走？

由此可见，医学的认识与干预，源于当下的"生命观"，即：指对待人的生命与健康所持的一种基本观念、一种境界、一种态度、一种方法，将医学的重心（功能）在更高的尊重生命层次上，即以"患者至上"的"服务"理念真正兑现"敬畏、尊重、关爱"的"生命观"上来，从人的生物性、社会性以及人与自然、人与社会、人与人、人自身的"整体生命"的高度，谨慎使用医学的一切手段，警惕人性在医学中的傲慢与偏见，"无知者无畏，有知者敬畏"。研究型医院作为一种认识维护生命健康与疾病的更新的理念，在当前生物医学模式困境下，基于重塑生命观，在理念上真正逆转医学手段与医学目的的错位，可谓柳暗花明，从理念到实践全方位拓展对健康与疾病的理解与干预向着更个性化、更有效的"情理并重"的服务与质量转向。

三、研究型医院之"服务观"

研究型医院，作为一个立足医学价值寓意极其深刻的思想与实践概念，揭示的是医学本质上对人的生命价值的捍卫与诉求，体现在研究型医院理念与实践上的不仅是躯体层次，更是在生命层次将人的"完整性服务"于临床过程的理念，以及理念下的为实现个性化、针对性、优质服务质量的诊疗服务机制安排，不仅如此，研究型医院自觉担当引领诊疗的前沿水平，不断保有临床优势特色，不断拓展临床优势战略，将"看病"与传播"向善"的社会公益使命同时放在首位，即：将"看病"遇到的任何临床难题视为责任，将新科研成果与新技术成果最大限度地创造性地转化到临床，以满足患者的健康需求。

如前所述，倡导研究型医院，其宗旨在于提升诊疗服务质量。为使这一追求变为现实，研究型医院的管理与规划，在理论与现实中需要处理好"服务质量"与"服务效率"的均衡协调，否则，难以获得研究型医院服务质量的"可持续发展"。理论上，效率有两个基础，第一个是物质技术基础，包括现有的院区结构布局、信息化水平、设备病房、医务人员劳动力等，第二个就是人的道德基础，包括人的信仰操守、人格水平、道德水平（良知、底线、责任、义务等）。按照经济学家厉以宁在其"市场效率的道德基础"一文中的观点："如果仅仅有物质技术基础，只能产生常规效率，而超常规效率来自何处？来自效率的道德基础。"文章认为，道德力量的调节是继市场调节、政府调节之后的第三种调节，是靠自律实现，而且，道德力量的调节一直存在。这一理论观点支持了对研究型医院之"服务"的认识，即：研究型医院追求的诊疗"服务质量"必须以"服务效率"为基础保障，是在医院"常规效率"（主要靠设备、规模、人力等）基础上诉求"超常规效率"，道德的力量，或者说"人的潜在精神力量与态度"，成为至关重要的变量因素，影响着医院超常规效率是否可能实现，换句话说，研究型医院引以为荣的，是以卓越的管理制度机制安排，来培育激发人的道德力量，从而带来超常规效率。从中可以看到，在研究型医院建设中，政府宏观政策调节以及医院个体理念、制度安排，成为激励或阻碍人的道德力量调节的关键因素，是否激励人发挥"正能量"，进而实现服务质量的目标，在"市场调节、政府调节、道德调节"之间可谓环环相扣，通过一系列诸如创新的"连接""关联""合作""共赢"的思想，使现有的院内外人财物资源产生更大更高质量的效益，人、物的潜力通过机制整合而盘活起来。

至于学术界议论的建设研究型医院是否必须是"三甲"医院或"二甲"医院，应该说，问题的关键不在于此，因为，超越单个医院从地区或医院联合体的思路看，建设研究型医院的理念之灵魂，不是个体是否三甲或二甲，而是看医院建设的内部管理理念与运行架构是否具有研究型医院建设的条件。在我国目前医院水平总体处于医疗卫生服务改革转型的情况下，走体制机制的多元多样的合作与联合或者医院科室之间合作联合，化零为整、化整为零地整合资源优势，由学科的点到面、再由医院的点到面，逐步形成医院间的学科优势、地区间的医院优势，应该说是适合我国现有情况的可行之路。高大全式的一步到位的做法势必导致冲动性投入而事倍功半。特别不能忽视的是，研究型医院建设，在现实的层面离不开政府宏观政策扶植以及医院内外硬件软件的配套协调，人才队伍的家底及后备力量的供给，这是一套文化的积淀过程。科室间、医院间的联合与合作，是解决单个医院这样那样"短板问题"的办法。

研究型医院的"服务观"体现在价值追求，即：提供适宜、有效的"服务"质量。这里的"服务"是以生物心理社会医学模式，或者说，以生态的医学模式为医疗服务理念的框架，区别于此前的生物医学模式理念下的服务理念。所谓生物医学模式，是以临床生物检测数据指标为临床诊疗依据的、以治疗传染病、寄生虫病、营养缺乏症等为主要"疾病谱"的医学认识论与方法论的理念框架。其临床思维方式主要是针对"单因单病、病在细胞"的生物学意义上的器质性病变的问题，这一模式很好地解决了19世纪以来近现代临床需求，以临床治愈率显著为服务特色。但是，随着接下来的"疾病谱"和"死亡谱"的变化，生物医学模式下的过于简单的机械还原思维方式，以及单纯靠设备、重技术药物、重技能的诊疗模式，在对付"慢病"和癌症等新病时显现了临床效果苍白和痛苦昂贵的问题，有时，越治麻烦越多，更重要的是，如何视患者的满意度和信任度为诊疗服务质量的组成部分，所有这些意味着，医学模式的转型势在必行，"服务"的理念，即：变"给什么要什么"为"需要什么提供什么"，这便是研究型医院致力于倡导的服务观：从患者的需求出发，提供针对性的、个性化的、适宜有效的临床服务。服务理念的这一根本性转变，必然对临床思维方式、临床决策、医生职业素养、医患关系、临床评价效果等的相应转变，包括对医生队伍的考核培养评价等，都会围绕临床和患者利益随之发生连锁的改变，意义极其深远。

要看到，任何一种理念或模式不是十全十美的。辩证看待生物心理社会医学模式对生物医学模式的纠偏作用，使临床服务更能随着社会生活的变迁满足患者的健康需求，这本身就是意义。同样，生物医学模式潜移默化的负面结果，表现在"重量"导向，科研与临床工作"两张皮"十分普遍，危害的是，临床医生为了"达标"要去申请科研立项、要去给老鼠治病，客观上：大大消耗了他们做好临床工作的精力，大大阻碍了他们专注临床工作的积极性与创造性，大大浪费了人力成本与物质成本，极大助涨了人性的短视与浮躁。实践经验说明，用不恰当的数字作标准，看上去很美，操作起来也易，但难免要付出牺牲"质量"的代价！想想看，对职业司机为杜绝疲劳作业有"保证8小时睡眠"的制度保障，但对医生的疲劳作业与服务质量的关联尚没有类似制度。医生们从临床到科研的"全能"一体化必然会导致疲劳作业造成的质量风险，使本来风险俱在的临床工作更胜一筹。

由此可见，服务理念，扮演着"文化"角色，发挥着"文化"功能，营造着"文化"氛围，制约着"文化"的核心价值取向。行为、制度的背后都是理念起作用，研究型医院倡导以为患者提供"适宜"与"有效"服务作为其题中应有之意，这意味着：新药、新技术等在临床中的价值，要以是否对患者"适宜"与"有效"作为判定关键标准。崇尚"新的，未必就是好的；好的，是那种对患者适宜的"理念，医生的良知、生命情怀与责任担当在实际工作中要转换为权衡与把握"是否适宜"与"是否有效"。只有在这样的理念下，为患者提供"人文化、个性化"的诊疗服务才能实现。

四、研究型医院之"发展观"

"文化战略"的制订决定着研究型医院发展的格局与方向，考验着医院管理者能否知己知彼地作出适宜智慧的选择，决定着医院在发展博弈中的发展空间和发展态势。事关方向性、前提性、大局性、前瞻性。现有的特色优势未必未来可以继续保有，现有的不利或弱小未必未来不可扭转，好的医院文化战略不是看其有多么的"高大上"，而是看其在准确把握自己与未来中的恰当明智的程度水平。尽管世界充满不确定性，但偶然之中的必然应是存在的，主观客观之间的思考功课仍是不可缺少的。建设研究型医院，这本身就是我国医院发展史上"文化战略"，标志着我国医院体系在发展格局上的结构性战略转型，对有条件的医院强调转变到"研究型"上来！所谓研究型，体现在思想、观念，以及相应的政策制度导向与行为规范等的系统性协同机制的一系列转变，是一种思想、一种态度、一种方式在观念意识、制度架构、行为规范层面的全面实施。体现在：

（一）发展观念的重大转变

建设研究型医院，将"临床价值与患者目的"定位为医院发展战略目标，换句话说，临床价值与意义的大小，就看其对患者提供健康服务的质量的优劣，看基础研究成果能否尽早转化应用到临床的患者身上，看临床问题与基础研究衔接合作所必须的制度安排周密程度，这是一个从思路到制度、到行为方式、到临床效果、到患者利益的一有俱有，一改俱改的思想文化战略，预示着一系列价值取向的全面调整。其中，这一战略意味着：对待我们多年来习以为常的思路和做法做必要的反思，即不仅要了解掌握知识技术等，更要善于驾驭这些，以求更加适宜、更加有效、更加符合患者愿望，而不是单纯沉浸于使用它们的兴奋而没能照顾到真正的意义。同时，医院相关的管理制度等是否到位，决定着全盘构想能否实现，处于战略之战略的地位。具体概括为：

知识"文化化"战略：重在将"死"的知识技能通过临床医生"用好、用活"，使知识"文化化"。所谓文化化，是将知识视为一种"文化"，将知识的选择与运用视为一种"文化资本"的创造，赋予其文化价值和人文功能，即要看到并注重发挥知识的社会效益，诸如：临床中离不开知识技术，首先应是用不用？其次是用什么？最后是怎么用？这些考虑决策都要在充分的医患沟通、问诊、了解病史的基础上以患者利益为据，这里有着深厚的道德责任和社会影响，制约着医院文化的格局，这些"社会效益"蕴含在知识的"使用"中，成为与操作知识技能的水平高低同等重要的人文精神与境界体现。强调知识的文化性，将知识视为"文化资本"，意味着研究型医院文化战略重在以下几方面。

一方面，不仅要改变知识"有用性"的朴素认识，还要超越知识的"工具"价值跃升至"文化"价值，将掌握与"恰当"运用知识的"责任与良知"视作一种"人生态度"进入生命层次。只有在这样的"前提"下，再去学习、掌握、使用知识和技术于患者，而不是单一的像"利用数据"一样使用知识技术。医生在知识技术面前，担负着为患者把关的责任，"用不用？""用什么？""怎么用？"是有先后的，否则研究型医院倡导的临床服务质量的全面提升就是空话，要充分重视观念和思维方式对"患者至上"的临床个性化诊疗服务的特别重要的作用，也是现实中我国临床质量提升的一个薄弱环节。这与长期以来单纯知识技能型的医学教育模式有关，培养出来的医学人才缺乏必要的思维独立判断和决策能力，被动有余，能动不足。

另一方面，对待"知识技能"所持的态度是一种更宝贵的"文化"。临床工作到处涉及"知识性"，最可怕的是不能消极使用，拿来就用，人云亦云。否则，无法做到通过"对科学的尊重，对事实的尊重，对证据的尊重，达到对患者的尊重"。"格物致知"，首先要"正"诚心正意，而不是自以为是，更不是强者、富者、权者的意识。医生"看病"，不是完成概念习题，而是为患者提供解决帮助的医疗服务。任何诊疗决策，都涉及知识技能的选择与使用问题，选择本身，便是考验医生们的上述综合因素把握与患者诉求是否吻合，是否恰当，是否适宜。常常一个医疗决策行为，包含着技术使用连带的经济性、社会性、甚至政治性、外交性等综合社会效益。美国密歇根大学心理学家理查德·尼斯贝特（Richard Nisbett）教授的研究成果揭示：学习社会科学的人要更加有智慧，他们能看出人生、人心、人性中的美好，也能了解其不足。学习社会科学，就知道了样本的概念，知道了样本不能代替总本，知道了一个细胞不能代替全人类，知道了任何事情、任何案例、任何例子、任何故事都是有偏差的。这是社会科学的境界与思维方式，这也是知识。

这段话精辟揭示了对知识的态度与知识本身之间的利害关系。研究型医院思想的精髓，便在于如何从人的思想深处改变机械僵化的、看似有序有据的思维与行为方式，代之以融入人的责任、智慧与艺术的文化精神，在临床中为每一位患者审时度势地、合理恰当用好拥有的知识技能，避免因误解、误用、乱用、过用造成的不幸和遗憾。现实的情况不容乐观，积重难返，人们习惯于将标准、规范化、循证、约定俗成当成"圣经"，而忽略了现成的医学临床知识都是概率性的事实。概率性意味着：对每一位具体的患者情况而言，未必是充分必要的。那种毫无质疑地鲁莽行事，那种盲目的自信，都是不可取的，研究型医院倡导提供个性化服务，不是一句空话。

（二）发展动力的重大转变

发展是需要动力的。如前所述，研究型医院的"临床价值患者至上"的文化战略，其动力便是为患者提供个性化的诊疗服务的质量。要问：何为"有质量"？涉及质量的标准问题。如标准不同，答案会不一样。研究型医院的诊疗质量标准，应该依据其文化战略理念，顺理成章地得出：患者的信任度与满意度。

我们知道，联系生物医学模式时代追求的"治愈率"指标，可以发现前后完全颠倒的价值取向。"治愈率"注重的是临床数据指标，以"治愈与否"作为价值取向，重在"病"，患者的因素不明显。这与生物医学模式面对的疾病谱有直接关系。如传染病的治愈与否可以很明确地得出结论。但是，以"慢病"等心脑血管疾病和癌症为主的生物心理社会医学模式，治愈与否已成为"奢谈"，常常是"控制与否、维持与否、稳定与否"来描述疾病导致的功能性问题。现实的情况是，一方面，由于这些新病、怪病还有待进一步认识，从诊断到治疗，世界各国的大医院、大医疗器械公司、制药研发公司、各种功能类型的实验室，并肩联合作战，希望攻克一个个疾病，研究型医院伴随研究型大学应运而生，新药、新技术时有问世，但是，综观现代临床结果显示，还处于"控制与否"的水平；另一方面，正是基于目前的世界性医疗难题和日益突出的社会医疗保障困扰，使很多有识之士反思：当下的临床思维与做法是否存在问题？未来医院的功能，如果不是治愈，会是什么？在这个关键问题上，研究型医院的思想契合了前瞻性，那就是：提供为患者满意的个性化诊疗服务。患者至上的核心，在于满意与否；满意与否的核心，在于信任与否。医患之间的信任度与满意度,成为临床诊疗服务质量的组成部分。而临床"服务"的理念意味着:有时是治愈,总是去帮助,常常是安慰。因为,大部分病因早已不是以前的细菌细胞层面等的问题,更多的是生活方式、环境、公共卫生、食品安全与心理精神问题等的社会性复合复杂原因,医院的功能正由传统的规模效益型向质量与社会效益型转变。

(三)发展路径的重大转变

围绕临床重心展开的医教研一体化路径。所谓路径,形象地理解仿佛是行进的路线。由于注重"适宜、有效、服务"的临床价值,必然发生制度导向的系列调整,如:一系列内部规章制度机制导向、评价标准导向、科研制度导向、奖励评优制度导向、人才培养与选拔制度导向等,围绕"临床价值－患者目的"提供必要的制度环境与文化环境,也是研究型医院理念能否"落地"的制度保障环节。

比如,"研究"是手段,目的为患者理念,意味着:"研究"不再是满足发几篇文章,获奖,而要看"研究"对"临床的意义",如:是否可以转化到临床上?是否提升临床诊疗质量或技术含量等?告别"研究"与"临床"常常"两张皮"现象。一切临床"研究立项"都要追问"临床价值",即以临床与科研"互补互动"的制度机制安排,促进"临床应用型科研"在诸如立项、研发资助、团队合作、知识产权、评价考核等给予扶植。转型是痛苦的,但意义是长远的,需要社会系统性共识与制度举措。只有改变临床医生的"高大全"式考核评价模式,转向考核其临床服务的真实水平与质量,从制度上提供其身心专注做好临床的环境与监督扶植,从长远看,必将出现一些优势特色临床诊疗学科,必将收获广泛的社会效益与经济效益,研究型医院的气息必将形成星火燎原之势。谈何容易!但是,难所在,正是价值所在!

要看到,所以出现科研与临床"两张皮"的普遍现象,也是制度导向使然。仅这一点,就可窥见一斑,即制度安排具有的文化价值导向上的"双刃剑"功能!对此,借用美国社会学家、政治家,曾任美国驻印度大使、美国驻联合国大使的丹尼尔·帕特里克·莫伊尼汉(Daniel Patrick Pat Moynihan,1927.3.16–2003.3.26)的名言:"保守地说,真理的中心在于,对一个社会的成功起决定作用的是文化,而不是政治。开明地说,真理的中心在于,政治可以改变文化,使文化免于沉沦。"可见,好的文化战略能否在现实中兑现,不能小视制度安排,这既是勇气,更是良知,其次才是安排本身!

"橘生淮南则为橘,生于淮北则为枳",原因是环境有变,虽然东西是一样的。同样,研究型医院意味着一系列"环境"的系统改变,我们有理由预期,通过制度性扶植与激励,通过文化理念的熏陶和深入人心,经过必要的时间过程,必将在我国医疗卫生领域潜移默化地出现适合国情需要的诊疗服务质量的全新局面。

研究型医院的深层文化文化问题,可谓动一发而牵动全局,尤其,医院充斥着知识和技术运用问题,充斥着公平与效率关系问题,充斥着医患信任度问题,等等。然而,医生接受的教育培训只是如何掌握知识技术的技能教育。如何面对知识技术与人的关系,而不局限于使用与被使用的关系,这些,应成为研究型医院文化建设的组成部分,弥补以往人们普遍欠缺的思考与文化熏陶,因为,"使用",在乎的是"能为",而一切知识与技术真正的意义是"应为"之时的"能为"。"应为"与否,要靠人去把握,是人通过运用知识技术完成人的意义。用美国《连线》杂志创办人凯文·凯利(Kevin Kelly)在其《科技想要什么》一书中所说的:现在人类已定义的生命形态仅包括植物、动物、原生生物、真菌、原细菌、真细菌六种,但技术的演化和这六种生命体的演化惊人相似。技术应该是生命的第七种存在方式。技术是生命的延伸,不是独立于生命之外的东西。由此可见，医学科技问题，关于责任立场问题，科技不仅是科技，而是一种文化现象，一种社会结构，一种生活方式，一种人生态度。研究型医院文化建设深层精髓，是否在这里？

第十八章

安　全

预防 · 控制 · 底线

第一节　研究型医院安全管理的理念——底线思维

现代社会在展示发展进步成果的同时，也伴随着许多问题和风险，医疗技术亦是如此。它就像一把双刃剑，在提高人类健康水平的同时带来巨大的技术风险。医院作为现代社会各行业中最为复杂的组织之一，面临内外部各种风险，医院安全工作面临巨大挑战。安全不仅是医院的"保底工程"和"生命工程"，更是医院发展的"战略工程"：没有安全，医院的各项工作无法正常开展；没有安全，医院的努力注定事倍功半；没有安全，局部的隐患必将成为发展的桎梏。研究型医院必须做好安全与风险管理工作，学会"防患于未然"。医院安全管理工作的基础是风险分析，难点是风险评估，重点是风险控制。

医生是高风险职业，医疗是高风险技术，医院是高风险行业。医院面临的内外部安全问题若处理不当，其损害不仅仅是单个医院本身，还可通过各种方式，以空前未有的信息传播速度跨越时空界限向外传播扩散，其后果可呈几何级放大，甚至影响到整个行业的健康发展。医院安全，是一个综合性、实践性很强的概念。研究型医院要成为创新性的临床医学知识传播、生产和应用的中心，在推动医学科技进步中发挥重要作用并能产生良好的经济效益和社会效益，必须掌握研究型医院安全的基本概念，建立安全与风险管理的意识和理念，熟悉风险管理的基本原理。

一、基本概念

有什么样的理念就有什么样的发展模式，理念更新是建设研究型医院发展的关键。概念是反映事物本质属性和共同特征的思维形式，思维的基本形式是概念。人类对各种现象进行反复感知和不断分析、综合、比较、抽象、概括，经历从个别到一般，从具体到抽象的辩证思考，逐步概括出某一类事物的本质属性和共同特征，最终形成"概念"。俗话说"概念不牢，地动山摇"，如果基本概念认识不清，就会导致思维混乱、表达错误、交流障碍、行为错位。研究型医院安全管理的基本概念如下。

（一）危险

危险是客观存在的、无法人为改变的、可能产生潜在损害的一种不确定性。"不确定性"有两个方面的含义：一是危险客观存在的不确定性，二是造成损失的不确定性。比如说，高山峭壁之上有一块不稳定的巨石，因为"势能"较大，本身具有一定的危险性，不管有没有人在它的附近。暴雨季节它甚至可以作为泥石流的成分摧毁下游村镇。与之类似，研究型医院在较小的区域内聚集了大量的人群，高楼密集，危重病人较多，一旦发生突发事件，比一般场所具有更大的危险。除了常规临床设备，还拥有大型的实验室和先进的仪器科研设备，如果维护不当，都有可能成为危险之源。此外，医院的各种辐射源、毒麻药品也是危险的。危险是事物的固有属性之一，是与安全对立的一种状态，是风险的前提。

（二）风险

危险客观存在，无法改变，因为危险而放弃生产无异于"因噎废食"。人类在生产生活中，通过各种途径控制危险因素，降低其发生的概率和损失。风险就是"某一有害事故发生的可能性与事故后果的组合（ISO 13702-1999）"。比如说医院的辐射源虽然危险，但是它是医院辅助诊断不可或缺的工具，为了降低危险性，医院通过物理隔离、监测预警、管理制度等手段大大降低辐射事故的可能性（只是降低，并不能完全消除），在这种情况下，我们可以说辐射源虽然危险但发生辐射事故的风险很低。在现实生产生活中，人们更应该关注的是"风险"而不仅仅是"危险"，因为与人直接发生联系的是风险，人们可以加以管理控制的也是"风险"而不是"危险"。"危险"是事物客观的属性，是风险的一种前提表征。我们可以做到客观危险性很大，但实际承受的风险较小。世界上没有绝对的安全，只有相对可控的风险。

（三）隐患

如果按照工作标准、管理实务、安全流程、制度法规、管理体系等安全管理规则来进行操作，风险就会很低，但是实际上由于疏忽大意、认识局限等原因，会偏离上述安全管理规则，导致风险增大，这种偏离就叫隐患。

（四）安全

"安全"是一个现代舶来词，类似古汉语的"安"字，《易·系辞下》说："是故君子安而不忘危，存而不忘亡，治而不忘乱，是以身安而国家，可保也"。这里的"安"表达的就是"安全"的概念。古人理解的安全是一种没有危险且尽善尽美的状态，而现代意义上的安全是指在人类生产生活中，将系统运行对人类的生命、财产、环境可能造成的损害控制在人类能接受水平以下的状态。在这种状态下，人类整体与生存环境及资源和谐相处，从而最大程度减少了不可接受的损害风险。要注意的是，安全不是没有危险没有损失的状态，而是将损害控制在人类能接受水平以下的状态。

安全管理活动虽然自古就有，但真正成为一门科学是在 1990 年，以在德国召开的第一届世界安全科学大会为标志，大会同时宣布成立了世界安全联合会。顺应国际安全科学发展的趋势，我国也在 20 世纪 90 年代初将安全科学技术列为一级学科。从安全科学的原理出发，事故由 4 大因素构成：人的因素、物态因素、环境因素、社会的管理与协调。人的因素包括：个人所具有的安全知识，掌握的安全技能，以及人的观念、态度、情感、伦理、生理、心理、意志等内在素质。人的因素体现了全民的安全意识和素质；物态因素包括：生活、生存过程中的技术安全性，使用的工具和手段的安全可靠性，人造环境的内在安全性等。物态因素一方面受技术和经济发展的制约，更重要的是人们对安全防范重视意识的产物；环境因素包括：自然和人工创造的物理、化学环境等，如气候、地形、气温、季节、地理、地方病等自然环境条件，以及人工的建筑、照明、物流、声环境等。环境因素一方面是人类如何科学地利用和协调环境，另一方面是人们要有意识地对环境进行改造、创造和利用。社会的管理和协调包括：社会的安全立法、完善的监督体制，社会的安全、教育、宣传能力，以及各级政府的重视程度等。

（五）风险管理

风险管理是一门新兴的管理学科，诞生于 20 世纪 50 年代的美国，美国学者加拉格尔（Gallagher RB）于 1950 年首先使用"风险管理"一词。自此，风险管理的理论和方法不断成熟，在北美洲、欧洲、亚洲、拉丁美洲都得到了广泛应用，20 世纪 70 年代以后，风险管理从企业管理领域逐步扩大到社会管理领域（包括公共健康领域），成为政府管理和决策的重要工具。21 世纪以来，虽然"和平与发展"成为世界发展大势，但安全问题仍然突出。除了传统的地缘政治安全问题外，人类还要共同面对若干重大安全问题，如全球变暖、资源耗竭、食品安全、新发传染病等。与此同时，各种风险越来越具有持续变化的动态特征，并且相互交织影响，给全球风险治理带来重大挑战。

风险管理是从传统的安全分析和安全管理的基础上发展起来的，与传统的安全管理相比，风险管理进一步确立了系统安全的观念，并且开发了事故预测技术。传统的安全管理多为事后管理，即从已发现的事故中吸取教训，虽然这是必要的，但是未免有"亡羊补牢"之憾，并且有些事故后果非常严重，事后的补救措施已无济于事。风险管理强调预先发现、识别可能导致事故发生的危险因素，以便在事故发生之前采取措施消除、控制这些因素，防止事故的发生。风险管理的产生和发展造成了对传统安全管理体制的冲击，促进了现代安全管理体制的建立。它对现有安全技术的成效做出评判并提示新的安全对策，促进了安全技术的发展。

目前，"风险管理"与"安全管理"这两个术语都在广泛使用。虽然"安全管理"与"风险管理"从学科专业发展的角度看有所区别，但在实际管理工作中两者含义基本一致：从管理对象来看，"安全管理"的管理对象不是所谓的"安全"，而是影响安全的风险及其危险因素。"安全"更像是一种难以量化的理想状态。"风险管理"这个术语则直接道明它的管理对象是"风险"，这就更容易让人理解和量化；从管理目标来看，两者也是一致的，都是为了通过风险管理，让组织得到良性生存和发展。因此，本章所述"安全管理"等同于"风险管理"。

总而言之，风险管理是管理者根据风险评估和对法律、政治、社会、经济等综合考虑所采取的一种风险控制措施，是管理者进行风险分析、风险评估、风险控制的过程，是对风险实施有效的控制并妥善处理风险所致损失，期望以最小的成本获得最大安全保障的一项管理活动。

（六）医院风险

套用"风险"的定义，医院风险就是"医院某一有害事故发生的可能性与事故后果的组合"。医院风险客观存在，不以人的意志为转移。医院风险无时不有，无处不在。以医疗服务为例，由于医患双方信息的不对称、医学技术发展的局限、病人个体差异、经验科学本身的局限性等原因，导致医疗服务过程和结果都具有不确定性，而不确定性本身就是风险，体现在医疗事故是否出现（同样的治疗置于不同患者身上的结果可能迥异）、出现的时间、导致的损失难以预判。

医院风险可分为内部风险和外部风险。内部风险指医院内部自然存在的风险，如医疗风险、信息风险、财务风险、辐射风险等。医院作为一个开放系统，内部管理要素诸如人、财、物、信息都与外界发生密切和广泛联系，存在复杂的资源交换关系，自然、社会、经济、科技、文化环境等外界因素的变动都会影响到医院，如图18-1所示。

（七）医院安全

套用"安全"的定义，医院安全是指通过医院风险管理，将医院损失控制在可接受水平或以下的状态。医院安全可分为内部安全和外部安全，内部安全主要是指医疗安全、信息安全、后勤保障安全等，外部安全主要指灾害事故、医疗体制改革、技术革新等因素带来的安全问题。从安全管理的具体研究范畴来看，安全可分为国家安全、政治安全、经济安全、文化安全、国际安全、区域安全、行业安全、环境安全、民族安全、生物安全等，医院安全属于行业安全的范畴。

（八）医院风险管理

套用"风险管理"的定义，医院风险管理是医院管理者根据医院风险评估和对法律、政治、社会、经济等综合考虑所采取的一种风险控制措施，是管理者进行风险分析、风险评估、风险控制的过程，是对医院面临的风险实施有效控制并妥善处理风险所致损失，期望以最小的成本获得最大安全保障的一项管理活动。

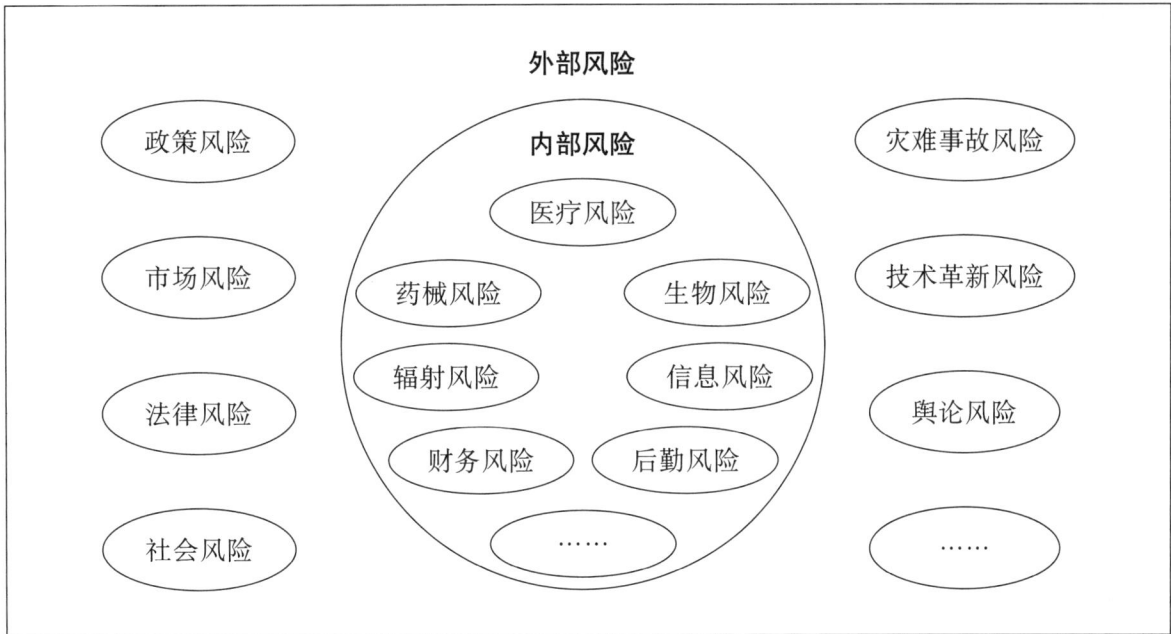

图 18-1 医院风险构成的概念模型

二、重要意义

现代医院安全面临的风险可谓"点多面广"，风险因素具有多样性和多层次性，各种风险之间的关系错综复杂，并且医院风险会随着时间、空间、技术等因素的变化不断发展变化，过去的经验无法解决新的问题，适应不了时代的变化。研究型医院必须充分认识到医院安全的重要性，绷紧安全之弦，避免重大安全事故的发生。

（一）安全是医院的"保底工程"

美国著名心理学家马斯洛（Maslow AH）的"需要层次论"认为：人的需要类似金字塔，由底层往塔尖依次为生理需要、安全需要、爱与归属的需要、自尊需要和自我实现需要。前两个需要是人的基本需要，只有这两个需要都得到满足，才能追求更高级的需要。对于一个人来说，安全需要是最基本的需要，对于一个组织亦是如此。如果一个组织的安全得不到保障，那么它的组织目标就无从实现。研究型医院作为现代教学型医院中的出类拔萃者，是现代医院发展的最高组织，其组织目标的实现必须把安全作为基础条件。1916 年，法国的管理科学大师法约尔（Fayol H）首次把风险管理的思想引入企业经营中，认为安全职能是企业经营 6 种职能（技术职能、营业职能、财务职能、安全职能、会计职能及管理职能）的基础和保证。研究型医院管理要实现其组织目标，也应该把安全作为它的基础职能。不管是从医院的需要还是管理职能来看，安全都是医院的"保底工程"，必须加以重视。

（二）安全是医院的"生命工程"

生命对任何人只有一次，生命安全意味着幸福、快乐、效率、效益与财富。健康是生命安全的必备条件，是人全面发展的基础。"十八大"报告指出："健康是促进人的全面发展的必然要求。要坚持为人民健康服务的方向，坚持预防为主、以农村为重点、中西医并重，按照保基本、强基层、建机制要求，重点推进医疗保障、医疗服务、公共卫生、药品供应、监管体制综合改革，完善国民健康政策，为群众提供安全有效方便价廉的公共卫生和基本医疗服务。"研究型医院是解决疑难病症、保障人民健康的重要单位，研究型医院自身是否具备生命力，医院自身是否"健康"，安全无疑是基本素质之一。

个人的生命意义在于实现其价值，不能碌碌无为虚度光阴。医院存在的意义不仅仅是创造经济效益，更重要的是实现社会效益，为社会注入"正能量"。现代安全问题可分为三大类：一是对人的生命和健康的损害；二是对社会、企业、家庭的财产危害；三是对环境的破坏。研究型医院安全问题若处理不好，上述三个安全问题都会有所涉及：如果医院不能做到对患者负责，安全事故频发，就会对人的生命与健康造成损害；如果安全事故频发，发生医疗事故和工伤事故，不仅是对医院自身的损害，对社会基本细胞——家庭将造成极大的损害和威胁；如果医院不注重生物安全，对医疗垃圾不进行规范处理，也会对环境造成迫害，甚至引发突发公共卫生事件。

综上，医院安全不仅是体现医院"生命健康"的指标，更是医院实现"生命价值"的保障，安全是医院的"生命工程"。

（三）安全是医院的"系统工程"

安全生产作为保护和发展社会生产力，促进社会和经济持续健康发展的基本条件，是体现社会公平正义的基础指标，是社会文明与进步的重要标志，是全面建设小康社会和实现中国梦的本质内涵。重视和加强安全生产工作，将生产安全规划纳入全面建设小康社会总体发展规划之中，是社会主义市场经济发展的客观需要，也是政府"执政为民"思想的具体体现，对于维护国家安全、促进社会和经济的持续健康发展、实现全面建设小康社会的宏伟目标具有重大战略意义。如果安全工作长期做不好，广大人民群众就会对社会制度、对党全心全意为人民服务的宗旨、对改革的目标产生疑问。当这些问题积累到一定程度时，就会引发群体性事件。据有关部门统计，在日益增多的劳动争议案件中，涉及职业安全健康条件和工伤保险的已达50%。

安全是我国的"系统工程"。新中国建立伊始，毛主席即做出了"必须注意职工的安全"的著名批示。1956年，国务院发布周总理主持制订的三大安全工程：《工厂安全卫生规程》《工人职员伤亡事故报告规程》《建筑安装工程安全技术规程》。改革开放以来，我国在借鉴国内外先进安全管理经验的基础上，安全工作不断改进。党的十六大报告明确提出"高度重视安全生产，保护国家财产和人民生命的安全"的基本目标和要求，此后10年，国家安全工作呈现较大改善，安全生产工作取得重要进展，出现4个改变：一是事故总量大幅下降，二是重特大事故明显减少，三是主要相对指标大幅下降，四是重点行业领域安全状况有较大改善。安全工作呈现出7个鲜明特点：一是以人为本、安全发展理念逐步确立，二是安全生产法制建设进一步完善，三是安全监督监察体制机制进一步建立，四是安全生产科技支撑能力进一步增强，五是安全生产基础工作进一步强化，六是安全生产应急处置能力有了较大提升，七是安全文化建设取得重要进展。党的十八大报告继续强调安全工作的重要性，"安全"该词在报告中出现了36次，是一个高频词汇，报告进一步指出要"强化公共安全体系和企业安全生产基础建设，遏制重特大安全事故"，党的十八届三中全会更是提出要"健全公共安全体系，设立国家安全委员会，完善国家安全体制和国家安全战略，确保国家安全"，把安全上升到前所未有的战略高度。

我国的长远战略目标是实现中国梦和中华民族的伟大崛起，中期目标是在新中国成立100年时建成富强民主文明和谐的社会主义现代化国家，近期目标是在中国共产党成立100年时全面建成小康社会。1991年我国提出小康社会的16项标准，其中至少2项（人均预期寿命、婴儿死亡率）与医院工作直接相关。安全不仅是国家的系统工程，也是医院的系统工程。医院在谋划制定其远期、中期、近期战略目标时，也应把安全目标考虑在内，让医院的战略规划符合国家的战略意图，让医院的脉动与国家的脉动产生共振，让医院成为实现医疗公正和社会公正的主要执行单元之一，凸显医院工作的历史地位。毫无疑问，安全不仅是研究型医院的"保底工程"和"生命工程"，更是医院发展的"系统工程"。

三、风险管理

现代社会是一个复杂的大系统，人们在享受高科技带来的诸多便利时，也处于各种风险之中。系统越复杂，危险源也就越多，一旦某个关键环节出现重大问题，很可能造成整个系统的崩溃，产生难以估算的经济损失。现代大型医院是一个复杂的系统，是现代社会各行业中最复杂的组织之一，与外界存在着复杂的物质交换关系，风险源比较多。从全球角度来看，医院风险管理早已发展成为一门专业，更是医院经营与管理的法定项目要求。

从现阶段的实践来看，我国医院安全管理还没有推脱计划经济时代"头疼医头、脚疼医脚"的管理模式，风险管理范围非常狭窄，主要集中在两个领域：一是病人投诉管理，二是购买医疗责任险，远未形成一整套中国特色的"医院安全与风险管理"的实践经验和理论。如何采取一种系统化的方法提高医院安全意识，主动识别和应对各类风险，成为我国当代医院安全管理面临的重要而又迫切的课题。

（一）树立医院风险管理的理念

精神、观念、理念、制度是一个国家真正强大的推进器。研究型医院要发展，要强大，必须在精神、观念、理念、制度上加强建设。理念是指导研究型医院实现其梦想的动力源泉。"兵马未动，粮草先行"，"粮草未动，理念先行"，改革开放也是从"摸着石头过河"、"不管白猫黑猫，逮住老鼠就是好猫"的理念起步的。医院风险管理，首先也应建立风险管理的理念：

1.**"大安全观"的理念** 传统意义上的医院安全，考虑的大多是医院的内部安全，如医院感染、药械安全、生物安全、辐射安全、医院信息安全、财务安全、后勤保障安全、医患纠纷、医疗损害等。建设和发展研究型医院，内部安全当然重要，但只是医院安全的一部分。在这个快速变革的时代里，政策、法律、经济、文化、科技等外界因素会对研究型医院产生巨大影响，只关注内部安全是远远不够的。研究型医院风险管理要树立"大安全观"的理念，站在全局和大环境的高度审视医院管理，要有"家事、国事、天下事，事事关心"的情怀和"一叶落而知天下秋"的敏感性，对环境变化做出快速反应，主动适应环境变化，让医院保持旺盛的生命力。

2.**"将医院视为一个风险系统"的理念** "系统（System）"一词，来自古希腊语，是由部分构成整体的意思。系统论是研究系统的一般模式、机构和规律的科学，对20世纪的科学发展起到了重大推动作用。系统论的核心思想是系统的整体观念。世界上的任何事物都是一个有机的整体。系统中的各要素不是孤立地存在着，每个要素在系统中都处于一定的位置上，起着特定的作用。要素之间相互关联，构成一个不可分割的整体。如果将要素从系统整体中割离出来，它将失去要素的作用。要站在系统的角度看待研究型医院的风险，把研究型医院看作一个风险系统，内部风险和外部风险密切相关，各种风险因素之间也有着广泛联系。研究型医院管理者要树立系统风险管理的理念，千万不要"头痛医头，脚痛医脚"、"一叶障目，不见泰山"。要学会见微知著，从细节抓起，从安全隐患抓起，站在系统的高度看待医院风险，才能把安全管理工作做好。

3."没有绝对的安全，只有相对可控的风险"的理念 "天有不测风云，人有旦夕祸福"。世界上从来没有绝对的安全，美国风险管理大师威廉姆斯（Williams A.）说："如果肯定只有一个结果发生，则差异为零；如果有多种可能结果，则有风险，且差异越大，风险越大"。风险与收益并存，人们为追求某种利益，必须采取一定行动，并承担一定的风险。风险是无处不在的。所以要对风险有所警惕，要做到"居安思危，思则有备，有备无患"。风险为何相对可控？一是风险具备不确定性。造成事故的风险诱因往往是一些偶然因素，偶然因素是难以控制的；二是人们认识的历史局限，只能做到对已知的风险进行评估，难以对未知风险进行预判。医学是经验学科，人类对各种疾病（药物）的认识还不够深入或知之甚少，医疗过程和结果都难以量化和预测，存在难以避免的风险；三是某些特大灾害超过医院的应对能力，比如说突发大规模地震（地震预测是个尚未解决的世界性难题）导致灾区医院建筑大面积损毁、电力供应中断、人员伤亡惨重、医院功能瘫痪，研究型医院在此类风险面前一样脆弱。安全工作要常抓不懈，千万不能盲目乐观，疏忽大意，要有"建久安之势，成长治之业"的毅力。

4."安全第一，重在预防"的理念 1901年美国钢铁公司受到经济危机影响，生产一片萧条，美国钢铁业通过总结多次事故的教训，提出"安全第一"的思想，致力于安全生产的目标，不但减少了事故，同时产量和质量都有所提高。"安全第一"是从保护生产力的角度和高度，肯定安全在医院运营过程中的重要性。进行安全管理不是在处理事故，而是在医院运营活动中，要针对医院的行业特点，对运营过程中存在的各种风险因素采取管理措施，有效控制不安全因素的发展与扩大，把可能发生的事故消灭在萌芽状态，以保证生产活动中人的安全与健康。

"安不忘危，预防为主"、"凡事预则立，不预则废"是医院风险管理必须坚持的长期方针，风险管理者有句名言："损失前的预防远胜于损失后的补偿"，在这里不妨借用预防医学疾病"三级预防"的理念来阐释预防工作的重要性。疾病的一级预防指的是病因预防，是在疾病尚未发生时针对病因采取的措施，也是预防、控制和消灭疾病的根本措施。提示安全管理要"未雨绸缪"："迨天之未阴雨，彻彼桑土，绸缪牖户"（诗·豳风·鸱），意思说的是尽管天没有下雨，也需修补好房屋门窗，以防雨患。风险管理工作也是如此，一旦发现安全隐患，就要及时处理，千万不要发展到"小病不治成大病，大病不治要性命"的地步；疾病的二级预防是在疾病的潜伏期为了阻止或减缓疾病的发展而采取的措施。包括早期发现，早期诊断和早期治疗，提示风险管理要防微杜渐，从微小之事抓起，重视事故之苗头和安全隐患，一旦出现及时制止；疾病的三级预防又称临床预防，是在疾病的临床期（或发病期）为了减少疾病的危害而采取的措施，包括对症治疗和康复治疗，提示风险管理一方面要"亡羊补牢"，控制事态的恶化，另一方面要"吃一堑，长一智"，及时总结经验教训，完善安全管理措施。

5."安全就是效益"的理念 医院效益是医疗质量、生产运营、发展速度三者的合力。医疗质量是医院的"立身之本"，一所没有质量的医院无法在社会上长久立足，必将被历史淘汰，质量是效益之源；生产运营是医院管理者充分收集信息对医院资源（人、财、物）进行科学管理的过程，目的是在单位时间内产生更多的效益；发展速度是医院固定资产和效益有较高的同比环比增长速度，反映医院持续创造效益的能力。

医院安全与医疗质量、生产运营、发展速度密不可分。从医院安全与医疗质量的关系来看，医疗质量包含安全工作质量，安全的内涵也包括医疗质量，两者交互作用，互为因果。人们经常说"安全第一"，也常常说"质量第一"，这两个"第一"看似矛盾，其实都是为了医院效益，从不同的角度阐明医院这个复杂系统的管理重点，也反映了两者的密切关系："安全第一"是从保护医院发展能力、减轻风险因素影响的角度提出的。"质量第一"是从关心医疗服务效果的角度强调的。医院安全为医疗质量服务，医疗质量需要安全保证，无论忽视哪一方面，都会使医院运营面临失控危险；从医院安全和运营之道的关系来看，生产运营是医院生存和发展的基础，如果生产运营中的人、物、环境都处于危险状态，那么生产运营就无法顺利进行。因此，安全是生产运营的客观要求，而当生产运营完全停止时，安全也就失去了意义。就医院建设的目的性来说，组织好安全工作就是对社会和人民群众最大的负责。生产运营有了安全保障，才能持续稳定发展。如果医院在生产运营活动中不断出现各类事故，医院势必会陷入混乱无序甚至瘫痪状态。当生产经营与医院安全发生矛盾，危及患者、员工生命或国家财产时，生产经营活动应该停下来，等到风险因素得到揭示和控制后，才能恢复生产运营。另外，生产运营还要敢于开展新的诊疗方法，千万不可满足于现状、故步自封，切不可为了安全牺牲发展良机。风险与机遇共存，医院运营不仅仅要保住现有阵地，还要勇于拓展新领域；从医院安全与发展速度的关系来看，医院如果一味追求发展速度，忽视安全管理。那么一旦发生重大安全事故，非但没有发展速度可言，还会错过发展时机，浪费宝贵资源。发展应以安全为保障，安全就是速度。我们应该追求安全加速度，而不是安全减速度。安全与速度呈正比例关系。一味强调速度，置安全于不顾的做法极其有害。当速度与安全发生矛盾时，应暂时减缓速度，保证医院安全，才能真正实现医院又好又快的发展。总之，医院安全与医院效益是一致的，安全就是效益。

（二）明确医院风险管理的任务

树立医院风险管理的理念后，接下来就要明确医院风险管理的任务。如果理念是行动的先导，那么任务就是行动的抓手和目标。研究型医院风险管理的任务可凝练为以下4点：

1. 对医院面临的风险进行量化评价　现代管理强调不仅要对事物进行定性评价，还要进行定量评价。量化评价是尽量用数量化的方式，对人和单位绩效进行评测的过程。风险管理的各项工作做得好还是不好，这种评价是定性评价，定性评价非常模糊且难以操作，存在很多人为因素。定量评价要在定性评价的基础上回答工作好坏程度的问题，要尽量通过具体的、客观的、可以打出分值的指标来测量，并且指标的信度和效度要满足风险评估要求。研究型医院风险管理要通过详细的风险分析，不仅对具体的风险进行量化评价，还要对整体风险进行量化评估。

2. 掌握医院风险控制的方法　风险分析和风险评估的目的都是为了风险控制。风险控制可分为3个阶段：事前、事中和事后。事前控制，应落实规章制度，做好风险监测预警工作；当事故发生后，要按照预案迅即进行处置，降低损失；事后及时总结经验，完善安全制度，降低风险系数。风险控制的方法可分为策略性方法和技术性方法，通过人防、物防、技防、联防等措施做好风险预报、风险预警、风险预控、风险处置工作，将有限的安全投入转化为最大的安全效益。

3. 提高医院人员应对风险的能力　人是管理的核心，是第一资源。再好的措施，也需要人来落实。风险事故发生后不但会导致物质损毁和人员伤亡，还会给人们带来严重的忧虑和恐惧心理。实施医院风险管理，针对常见事故开展教育、培训、演练工作，能够减少医院员工工作中的顾虑，提高医院员工应对风险的能力。如果医院从管理者到基层员工都能做到思想上重视风险管理、行动中落实各项制度措施、遇事能从容应对且措施得力，风险事件发生后能迅速恢复医院的秩序、名誉、病人的忠诚度和生产能力。这才是成功的风险管理，这才是真正的"有备无患"。

4. 降低医院风险管理成本，实现医院价值最大化 研究型医院的价值指的不仅仅是经济价值，而是社会价值和经济价值的统一。风险成本是指风险事件导致的医院价值减少，比如说灾害事故导致的人员伤亡、财产损失、工作中断、名誉损害、病人减少等。从经济学的角度来看，医院风险管理的目的就是降低医院的风险成本，医院降低的风险成本就是风险管理工作产生的安全效益。风险管理需要资金、人员、设备等成本投入，风险管理的任务就是在为组织创造安全效益的同时降低医院风险管理成本。资金作为宝贵的资源，可有多种投入方式，应运用成本效益分析的方法比较不同投入方式预计产生的效益，对方案进行筛选和择优，要把风险管理工作产生的安全效益列入其中。

医院安全与风险管理措施的实施，必然会改善劳动条件，调动员工的积极性，激发劳动热情，带来经济效益，足以使原来的损失得到补偿。正确恰当的安全管理会促进效益的增长。但是，医院安全管理投入也要适度、适当、精打细算，统筹安排，既要保证安全运营，又要做到经济合理，还要考虑是否能力所及。单纯为了省钱忽视安全生产，或不惜成本盲目追求高标准的安全措施都不利于研究型医院的建设和发展。

（三）熟悉风险管理的基本原理

1. 风险管理的主要内容 从"风险管理"的定义不难看出，风险管理有三大基本内容：风险分析、风险评估、风险控制。风险分析侧重于对单一风险进行风险辨识和风险估计；风险评估运用系统工程的方法，在对单一风险进行分析的基础上对系统整体风险进行评估的过程；风险控制是采取各种措施，在事前、事中和事后对风险或事故进行监测、预报、预警、处理、总结的全过程。风险分析是风险评估的基础，风险评估又是风险控制的基础，风险控制是风险分析和风险评估的目的，此三者环环相扣，密切联系，缺一不可。研究型医院安全管理工作的基础是风险分析，难点是风险评估，重点是风险控制。风险管理的主要内容如图18-2所示。风险分析、风险评估、风险控制的具体原理下文另述。

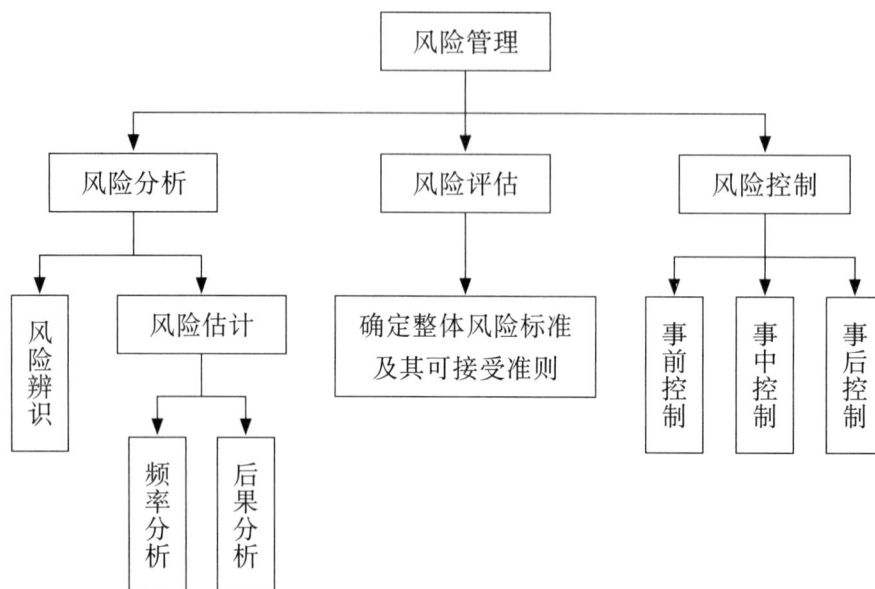

图 18-2 风险管理的主要内容

2．风险管理的流程 风险管理是一项持续工作，过程（流程）比结果更重要。只要各项工作流程规范，就能基本保证结果的正确性。以麦当劳、肯德基等西式快餐为例，为何能实现快速发展，就是因为他们有一套严格的流程和制度，通过细化每一个工作过程和环节（如炸薯条的油温和时间）来保证质量。流程管理是现代管理的大势所趋，风险管理也不例外。流程管理是一种以规范化地构造端到端的卓越业务流程为中心，以持续的提高组织业务绩效为目的的系统化方法。流程管理不一定需要重新设计业务流程，而是应该规范流程设计，需要进行重新设计的就进行重新设计，不需要的就进行改进或保持。流程管理的核心是流程，流程管理的本质就是构造卓越的业务流程。构造卓越的业务流程是流程管理的本质，是流程管理的根本目的。

世界上最善于规避风险的组织机构是军队，世界上最强大的军队是美军，我们在这里介绍美军的风险管理流程，供大家参考。美军的风险管理围绕任务展开，强调风险管理要持续深化、不断完善、常抓不懈。"降低风险——消除不必要的风险"是每一级指挥官的责任，也是每个官兵的责任。美军风险管理的 4 大法则是：①在计划时必须考虑风险管理；②规避任何不必要的风险；③在适当的反应水平上进行风险决策；④当收益大于成本时接受风险。美军的风险管理流程包含 5 个步骤：风险识别、风险评估、制订风险控制措施和进行风险决策、落实风险控制措施、监管和评估，如图 18-3 所示。

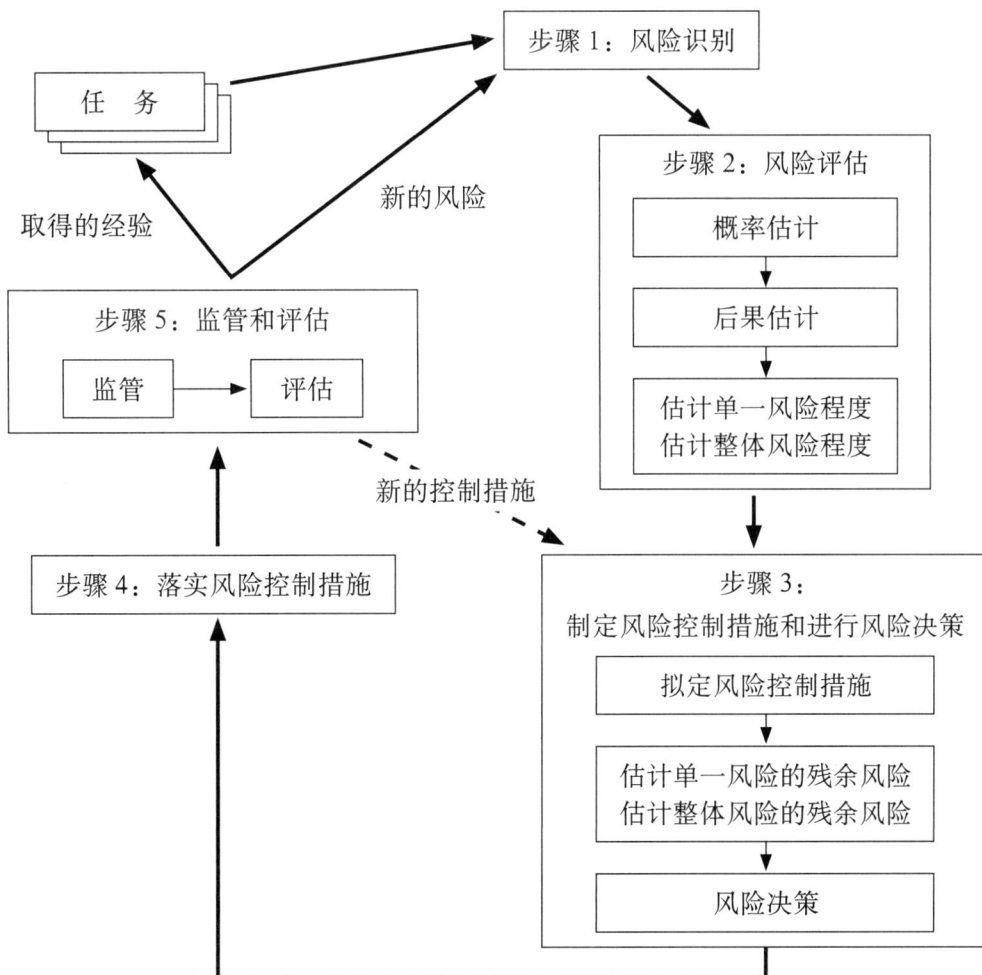

图 18-3 美军风险管理流程

第二节 研究型医院安全管理的基础——风险分析

医院风险分析是医院安全管理的基础，医院风险分析主要研究医院风险发生的可能性及其所产生的后果和损失。医院风险分析以系统安全的理念和方法为指导，侧重于对单一（具体）风险进行识别和分析。医院风险分析包括医院风险辨识和医院风险估计，这两个步骤相辅相成、缺一不可：医院风险辨识旨在对医院风险进行细化，是医院风险估计的前提；医院风险估计是对具体风险进行量化评价，是医院风险辨识工作的深化。

一、风险辨识

研究型医院风险辨识是运用系统科学的方法，确定研究型医院风险并定义其特征的过程，是对医院尚未发生的各种潜在风险进行系统的分类和全面识别的过程。这一阶段强调风险辨识的系统性和全面性，要对客观存在的、尚未发生的各种潜在风险进行识别。随着现代管理科学和技术的发展，针对复杂系统未来功能的分析能力日益提高，这就使得风险识别、风险预测、风险预控的成功率增大。研究型医院风险辨识要建立在系统分类和细化分析的基础上。如果不借助系统科学的方法来识别各种风险，就无从把握风险的可能性及其后果，也就难以选择风险处置和控制的办法。

（一）对医院风险进行系统分类

根据文献回顾和专家咨询的结果，我们将医院风险分为外部风险和内部风险（图18-1）。外部风险和内部风险都是大系统，各包含若干子系统。大系统之间、子系统之间存在复杂的资源交换关系。虽然这里将风险按照子系统进行描述，造成条块分割的表象，但是研究型医院的管理者头脑要清晰，要站在系统和全局的高度审视医院风险，"将医院视为一个风险系统"。内部风险是大家耳熟能详的，我们把重点放在外部风险的介绍上。

1. 外部风险

（1）政策风险。按照复旦大学郝模教授的定义，政策是"为达到一定目的，各种组织（包括国际社会、国家、政党、部门）在特定时期用以规范或指导人们行动的一系列法律、法规、条例、措施等的总称"。卫生政策是各层次的执政中心或决策中心，如国际组织、国家、地区用以引导卫生事业发展方向，调节卫生资源配置，协调各利益群体利益分配，推动医疗卫生事业发展和实现医疗公正的重要方式。政策具有损益补偿规律，即在满足一部分群体利益的同时，必将损害另一部分群体的利益，为了做到社会利益平衡，应对后者的利益进行适当补偿。医院如不能依据国家卫生政策做出调整，不能应对政策风险和获取政策补偿，将面临生存危机。

医院目前面临的最大政策问题是国家的"新医改"，2009年4月6日，新华社正式发布"新医改"方案：《中共中央、国务院关于深化医药卫生体制改革的意见》。4月7日发布《医药卫生体制改革近期重点实施方案》。上述政策的出台标志"新医改"正式启动。"新医改"与医院相关的政策性规定有："坚持非营利性医疗机构为主体、营利性医疗机构为补充，公立医疗机构为主导、非公立医疗机构共同发展的办医原则"、"推进公立医院管理体制改革，积极探索政事分开、管办分开的多种形式。落实公立医院法人地位"、"积极引导社会资本以多种方式参与包括国有企业所办医院在内的部分公立医院改制重组。稳步推进公立医院改制的试点，适度降低公立医疗机构比重，形成公立医院与非公立医院相互促进、共同发展的格局"、"积极促进非公立医疗卫生机构发展，形成投资主体多元化、投资方式多样化的办医体制。鼓励社会资本依法兴办非营利医疗机构"等。

公立医院改革是"新医改"确定的五项重点任务之一。2010年2月，卫生部发布《关于公立医院改革试点的指导意见》，要按照"适度规模、优化结构、合理布局、提高质量、持续发展"的要求，坚持中西医并重的方针，统筹配置城乡之间和区域之间医疗资源，促进公立医院健康发展，满足人民群众基本医疗服务需求，切实缓解群众看病贵、看病难问题。2012年6月，国务院办公厅印发《关于县级公立医院综合改革的意见》，政策目标是使县域内就诊率提高到90%左右，基本实现大病不出县。县级公立医院约覆盖9亿人口，如果这批人能在本地解决绝大部分疾病的诊治问题，省会城市的众多大型医院的需求就会明显下降，面临恶性竞争和洗牌出局风险。

此外，国家基本医疗保险制度、基本药物保障等配套制度的发展和完善也会给医院带来政策风险和机遇，对此不再赘述。研究型医院要善于研究和分析国家和地方的医疗卫生政策和卫生资源配置布局规划，将政策风险转变为发展机遇，顺应时代发展需要。

(2) 市场风险。医疗市场是一种特殊的市场，是一种不完全竞争的市场，市场在医疗卫生领域是完全失灵的。长期以来，我国政府把医疗卫生行业定性为"政府实行一定福利政策的社会公益事业"，公益事业的特点就是外在性、社会性、共享性、无形性和福利性，福利意味着政府必须进行补贴，不能将医疗卫生行业完全市场化。按照北京大学李玲教授的说法，我国医疗卫生行业存在的关键问题是："市场失灵，政府失责"，医院长期面临的问题是政府投入严重不足，医护人员的劳动价值偏低，只能靠"以药养医"、"以药补医"的不良模式运转。在社会主义市场经济条件下，虽然医院是提供医疗卫生服务，独立核算的不以盈利为目的的经济实体，价值规律和竞争的作用受到制约，医院经营不可能完全市场化，但是我们也不能因此忽视市场的影响。

医院目前面临的市场风险主要来源于我国加入世界贸易组织（World Trade Organization，WTO）后的医疗市场逐步开放。2001年12月，我国正式加入WTO，国家将逐步开放医药市场，允许外资、社会资本开办医院，医院行业面临剧烈的市场竞争。按照同济医学院秦惠基教授的看法，医院将面对十大变革趋势：①医院步入市场经济时代；②医院管理模式亟待转变；③人才竞争白热化；④医疗市场由卖方市场转为买方市场；⑤医院服务向五星级饭店和航空公司服务靠拢；⑥就医方式多样化，预约服务、远程医疗、家庭监护等方式将彻底改变传统的就医模式，大大缩短医生与病人之间的距离；⑦医务人员证据意识、契约意识加强；⑧医疗市场竞争激烈。优胜劣汰在所难免；⑨医疗卫生保健事业面临诸多变革，包括医学（护理、治疗）模式、疾病谱和死亡谱改变、健康概念改变、卫生需求改变、人口改变、环境意识改变、重大疾病的国际化合作、学科的综合化、高新技术发展、生命科学突飞猛进；⑩医院的长期发展问题，如医院的特色经营、医生的职业培训等。

其次，医疗保险制度对医疗卫生行业也有着重大影响。医疗保险可以起到稳定社会生活、促进社会公平、扩大有效需求、保障社会生产等重大作用，是医疗保障体系的重要组成部分。我国目前针对城镇的医疗保险制度主要有城镇职工医疗保险和城镇居民医疗保险，针对农村的主要是"新农合",覆盖率达到了90%以上。医疗保险制度的核心是费用制度,居民自付比例越低,需求就会越旺盛。激发基层医院的活力,提高基层医院就诊率、住院率的有效手段是提高报销比例。如果医院不能纳入当地的医疗保险报销体系,其结果是致命的。

再者,我们还要积极应对医疗行业市场竞争。市场常见规则是"格雷欣法则",又称"劣币驱逐良币"法则,本意指的是实行金银复本位制条件下,金银有一定的兑换比例,当金银的市场比价与法定比价不一致时,市场比价比法定比价高的金属货币(良币)将逐渐减少,而市场比价比法定比价低的金属货币(劣币)将逐渐增加,形成良币退藏、劣币充斥的现象。对于医院而言,创造最大效益的不是罕见病治疗,而是常见病多发病治疗。研究型医院与其他型医院在这些疾病的治疗效果上差异并不大,如果其他型医院降低价格、提高宣传力度和服务态度,流向研究型医院的病人必将减少。研究型医院不要把精力只放在"高精尖"疾病的治疗上,要把常见病多发病治疗作为重心和核心阵地,不断提高服务质量和效率。在提高人才、设备、病房条件等"硬实力"的同时,还要通过医德医风、医院文化等途径提高医院的"软实力"。软硬结合,才能在市场上立于不败之地。

(3)法律风险。法律是社会规则的一种,通常是指由国家立法部门制订,并由国家强制力(军队、警察、法庭、监狱等)保证实施,以规定当事人权利和义务为内容的,具有普遍约束力的一种特殊行为规范。研究型医院面临的法律问题大多涉及卫生法,卫生法有狭义和广义之分。狭义的卫生法仅指由全国人民代表大会及其常务委员会制订的各种卫生法律,广义的卫生法除上述卫生法律外,还包括被授权的其他国家机关制订颁布的、效力低于卫生法律而在其所辖范围内普遍有效的卫生法规、规章等规范性法律文件。卫生法的渊源主要有:宪法、卫生法律、卫生行政规章、卫生自治条例、卫生单行条例、卫生部门规章、地方性卫生法规、卫生地方规章、卫生国际公约。需要说明的是,卫生法具有技术控制和法律控制的双重性质,因此,卫生标准、卫生技术规范和操作规程贯穿于卫生法的上述渊源中并构成卫生法律体系的重要组成部分。研究型医院管理者必须知法懂法、按法律办事,不能逾越这道红线,更不能知法犯法。医疗事故和医疗纠纷(只有很少一部分医疗纠纷包含医疗事故)是医院面临的主要法律问题,与之相关的法律法规主要有:

2001年12月,最高人民法院审判委员会发布《最高人民法院关于民事诉讼证据的有关规定》,提出"因医疗行为引起的侵权诉讼,由医疗机构就医疗行为与损害结果之间不存在因果关系及不存在医疗过错承担举证责任",即通常所说的举证责任倒置,也就是如果医疗机构对医疗行为与损害结果之间不存在因果关系及不存在医疗过错不能进行举证,法院将推定医疗机构的医疗行为有过错,实行的是过错推定责任。举证责任倒置的实施降低了病人诉讼门槛,对规范医院的诊疗行为起到了积极作用。研究型医院必须熟悉该法规的各项规定。

2002年7月,卫生部颁布《医疗事故处理条例》《医疗事故技术鉴定暂行办法》,使医疗事故的鉴定和处理做到了有法可依、有章可循。该条例的出台使紧张的医患关系有所缓和,也让人们看到了客观公正处理医疗事故的希望。研究型医院必须熟悉该条例规定的程序,严控医疗事故风险。

2010年1月,司法部、卫生部、保监会联合颁发《关于加强医疗纠纷人民调解工作的意见》,指出要:高度重视人民调解工作的重要作用,积极构建和谐医患关系;加强医疗纠纷人民调解组织建设;加强医疗纠纷人民调解员队伍建设;建立健全医疗纠纷人民调解委员会的保障机制;规范医疗纠纷人民调解委员会的业务工作;加强医疗纠纷人民调解工作的指导管理;进一步完善医疗责任保险制度；加大医疗纠纷人民调解工作宣传表彰力度。研究型医院要善于借助人民调解工作的各项机制，构建和谐的医患关系。

2010年6月，《中华人民共和国侵权责任法》颁布，该法规定医疗机构在医疗侵权案件中，适用过错责任原则。医疗事故完全纳入民事侵权诉讼领域，医务人员从而失去依据《医疗事故技术鉴定暂行办法》形成的特殊保护，更失去了《医疗事故处理条例》诉讼赔偿超低额度的特别惠顾。《侵权责任法》不再规定医疗侵权诉讼举证责任倒置，表面上看对于医疗机构有利，实则不然，医疗侵权诉讼中医疗机构仍然需要提供病历资料。患者一方申请进行医疗过错司法鉴定，申请鉴定的义务和如何申请鉴定的权利赋予了患者一方。患者一方完全可以利用这种权利提出对自己有利的鉴定要求而回避可能对自己不利的鉴定事项。如患者一方只提出对医疗机构的医疗行为是否有过错进行鉴定，而不对因果关系和责任程度进行鉴定。这样只要鉴定结论得出医疗行为存在过错就完成了举证责任，至于是否存在因果关系以及责任程度则留给法院进行裁量。由于医疗机构不需要主动申请进行医疗过错鉴定，也就意味着放弃了利用申请鉴定的技巧来提出对自己有利的鉴定要求。这将导致医疗诉讼量大幅增加，医疗赔偿额度成倍高涨，医院法律风险空前加大。

研究型医院应对医疗事故和医疗纠纷风险的一个有效途径是参加医疗责任保险。医疗责任保险制度被公认为化解医疗执业风险，缓解医患矛盾的有效途径。投保医疗责任保险被视为一种社会责任，在许多国家属于强制保险，是医院运营或医师执业的必要条件。2007年6月，卫生部、国家中医药管理局、中国保监会三部门联合下发了《关于推动医疗责任保险有关问题的通知》。截至2011年底，我国已有16个省级单位启动了医疗责任保险试点制度，但是发展状况不甚理想，主要原因是法律制度不完善导致的医疗机构缺乏投保积极性和保险公司缺乏热情。

(4) 社会风险。社会风险是一种导致社会冲突、危及社会稳定和社会秩序的可能性。我国目前正处于社会转型期、利益调整期、矛盾突显期，政治、经济、文化体制都在转型。世界上有所谓的"中等收入陷阱"现象，指的是新兴市场国家突破人均GDP 1000美元的"贫困陷阱"后，很快会奔向1000美元至3000美元的"起飞阶段"。但到人均GDP 3000美元附近，快速发展中积聚的矛盾集中爆发，引发社会动荡、经济长期停滞不前的现象。阿根廷、墨西哥、马来西亚等国家，在20世纪70年代均进入中等收入国家行列，但直到2007年，这些国家仍然挣扎在人均GDP 3000美元至5000美元的发展阶段，并且见不到增长的动力和希望。

2003年我国人均GDP突破1000美元，2008年就达到3200美元。2005年发表的《社会蓝皮书》表明：从1993年到2003年，全国群体性事件数量已由1万余起增加到6万余起，参与人数也由70多万增至300多万。2012年，我国人均GDP达到6100美元。2008年到2013年，随着各项保障措施稳步推进，社会治理工作取得重大进展，政法工作开展转型，党的群众路线活动深得民心，群体性事件快速下降，2013年全国各地动用维稳力量人次是近20年来最少的1年，其数量甚至不足某些年份的10%。

虽然我国社会治安面基本趋于平稳，但转型期的一些社会问题也不容忽视，比如环境污染、贫富差距拉大等。社会问题与政治、经济、文化领域的问题有千丝万缕的联系。研究型医院的三大任务是医疗、科研、服务社会，社会是医院面临的真实语境，社会风险对医院有着巨大影响。目前广为诟病的医院暴力事件问题，不仅仅是医患关系问题，而是社会矛盾在医疗卫生行业内的扭曲反映。极少数患者及家属缺乏诚信，为获取不正当利益进行无理取闹，甚至雇佣"职业医闹公司"强行索要。全国各地医院屡屡上演的"抬尸"、"摆灵堂"事件无疑也是社会矛盾的缩影。"健康所系,性命相托",医患关系本是世界上最为真诚的关系,却被当成了"医患矛盾"!医生和病人成了矛盾的对立面!某些群体性事件可以看到医院的身影,甚至直接由医患关系诱发,比如说 2006 年四川广安事件的诱因就是幼童误服农药中毒经医院抢救无效死亡。另外,某些恶性群体性事件会在短时间内产生大批伤员,如何在场面混乱的情况下进行批量伤员救治,大部分医院缺乏相关经验,也必然会带来一定的风险。

(5)灾难事故风险。世界卫生组织对灾难(disaster)的定义是:"任何能引起设施破坏、经济严重受损、人员伤亡、生态破坏、人的健康状况及社会卫生服务条件恶化的事件,如其规模超出事件发生社区的承受能力而不得不向社区外部寻求专门援助时,就可称之为灾难事件"。狭义的灾难仅指突发事件里的自然灾害、工业事故和突发公共卫生事件,而广义的灾难还包括社会安全事件和战争。事故(Accident)是发生在预期之外的造成人身伤害、财产损失和经济损失的事件,只有重大事故才能称之为灾难。

来自外界的灾难事故给医院带来两大类风险:一是医院受到直接影响的风险,比如说地震造成灾区医院人员伤亡、功能破坏和医疗质量下降;二是医院受到间接影响的风险,比如说大面积停电、药物供应不畅、通讯中断、病人减少等。2007 年 8 月出台的《中华人民共和国突发事件应对法》,要求各级政府在突发事件发生时要做好医疗救治和支援保障工作,医院作为执行此类任务的主体,应做好人员、物资、技术储备,完善相关预案,搞好应急演练,妥善应对来自外界的各类灾难事故。

(6)技术革新风险。科学技术是第一生产力。在发展与危机并存的 21 世纪,生命科学将成为自然科学的带头学科。分子生物学将在生命科学中保持主导地位,脑科学将代表生物科学发展的一个高峰,基因工程、细胞工程、酶工程、蛋白质工程等科技的发展将带来医药领域的革命。人类对疾病认识随之不断深入,诊疗方法随之不断完善,药物随之不断推陈出新,诊疗设备随之不断更新换代,这些新的方法、技术和工具有着较高的发展前景和创造效益的能力。医疗水平是高素质的人和仪器设备的有机结合。如果研究型医院在"大数据"时代不能做到与时俱进,将不能保持业界领先的地位。

(7)舆论风险。舆论是在一定社会范围内,消除个人意见差异,反映社会知觉和集合意识的、多数人的共同意见。多数人的意见未必正确,错误舆论危害巨大。医院面临的舆论风险主要来自两大方面:一是新闻媒体的误读误导。前几年轰动一时的"茶水当尿验"事件,就是某媒体为了他们的卖点,以"有罪推定"的固有思维演绎了一场针对医疗界的恶作剧,置医患信任于不顾,捉弄了医务人员,愚弄了百姓,毒化了医患关系,破坏了社会和谐;二是医院人员的不恰当言论,如"你是医生还是我是医生"、"给你说了你也不懂"、"想治就回去准备钱"、"脱,快脱,全脱"等,这些话语在医患关系紧张的今天,经对社会不满、唯恐天下不乱的少数人添油加醋、煽风点火后,会在互联网和新媒体(微博、微信等)上快速传播,给医院行业带来舆论风险。研究型医院要关注和警惕社会舆论导向,善于利用舆论工具宣传自己的"正能量",对不良舆论反映出的问题要提前做好防范工作。

医院面临的上述 7 大外部风险在不同国家表述有所不同,如把"政策风险"表述为"政治风险",把"经济风险"表述为"金融风险",或把"道德风险"、"文化风险"单列。不管如何分类,都是强调医院外部风险管理的重要性。研究型医院的管理者要跳出所在医院的这个小圈子,学会从政治、经济、文化的大背景下审视医院管理,重视外部环境变动给医院带来的诸多风险,把握外部风险中孕育的机遇,实现医院又好又快的发展。

2. 内部风险

（1）医疗风险。医疗风险是指患者在医院医疗过程中，由于医疗系统的低能状态、医疗管理过失或医务人员医疗不当等原因，而给患者造成允许范围以外的心理、机能结构或功能上的障碍、缺陷或死亡的风险。从风险管理的角度分析，医疗服务领域主要面对两大风险：一是由于医疗责任或相关事故事件导致的索赔风险，二是医务人员因职业特殊性所面临的职业风险。前者主要由于医务人员主观懈怠、服务态度生硬、服务流程不规范、服务水平差等原因导致。后者主要由于疑难重症诊断治疗的复杂性、病人的个体差异性、治疗结果的不确定性、服药风险、医院感染等原因导致。此外，新疗法和新技术的临床应用可能会造成技术风险。医生、护士是医疗行为的主要实施者和医疗风险的主要面对者。不同的科室（临床科室，辅助科室等）、病人治疗的不同阶段（门诊、住院、转院等）面对的医疗风险也大不一样。医疗风险具有高度的复杂性和变异性，是医院安全管理的"主业"，必须高度重视。

（2）药械风险。药械风险是指由于药品、器械、耗材、医疗设备自身质量问题、医院管理不当、医务人员使用不当等原因产生的风险。医院是药械流通的终末环节，药械生产、流通、监管等环节的一些弊病，都会导致药械安全事件。2008年发生的"齐二药"假药事件，涉事医院承担了连带赔偿责任。纵观全国各地发生的器械消毒不合格导致的院内感染、重复使用一次性导管导致的医疗事故、高压氧舱爆燃导致的机毁人亡事件都属于药械风险的范畴。从医院安全与风险管理出发，加强药械管理，不仅关系到规避医患纠纷，更重要的是关系到患者安全。

（3）生物风险。生物风险是指医院应用生物学技术从事研究、开发、生产到实际应用等全过程中所涉及的风险。科研工作是研究型医院的重要任务，科研工作中面临的生物风险主要来自实验室设计漏洞、实验室管理漏洞、病原微生物防护漏洞等；医院各检验科室每天也在和病原微生物打交道，如个人安全防护、废弃物处理、仪器消毒等环节出现问题，也会带来生物风险。

（4）辐射风险。辐射存在于整个宇宙空间，分为电离辐射和非电离辐射两大类。电离辐射通常又称放射性辐射，如 α、β、γ、X 射线等。非电离辐射又称电磁辐射，如无线电波、红外线、可见光、微波、紫外线等。非电离辐射对人体的损害较小，放射性辐射对人体造成损害需要一定的剂量，小剂量辐射从理论上来说也不会对人体造成伤害。医院涉及辐射风险的科室主要有放疗科、核医学科、介入室、影像科等，辐射风险主要来自工作场所设计不周、工作制度存在漏洞、操作人员出现失误、监测仪器故障等。医院必须落实国家相关管理制度，对辐射源严加管理。对淘汰的机器、丢失的辐射源要按相关规定和程序办理。

（5）信息风险。信息广义上是指"人类的一切知识、学问以及从客观事物产生的各种消息的总和"，狭义上是指"电子通讯系统传输和处理的对象，泛指消息和信号的具体内容"。医院是个大系统，要面对内外部各种信息，信息是管理的要素之一。信息技术给医院带来了诸多便利，医院对其依赖程度越来越高。医院面临的风险主要来自两大方面：一是医院机构、人员、患者、技术、药品等广义上的信息被窃取、泄露或误读，造成信息向安全范围外扩散导致的风险；二是医院信息系统（管理信息系统和临床信息系统）故障导致的狭义上的风险。信息技术渗透到医院管理、服务的每一个细节中。面对成千上万的服务者和被服务者，一旦发生问题，如果技术保障和应急方案不到位，就会导致信息不畅、响应不及时，让医院全程服务陷入瘫痪的风险中。

（6）财务风险。医院财务风险是指医院在进行筹资、投资、资金回收和收益分配等各项财务活动过程中，由于各种难以预料或无法控制的原因，造成实际财务收益发生差异和经济损失。财务活动的客观实际结果偏离原定目标和主观预想的距离越大，财务风险就越大。医院的经营模式、财务监督机制、资金周转情况、投资项目的运营情况等都是财务风险的主要来源。医院特殊的行业性质导致自身资产变现能力相对较弱，进而导致较高的财务风险。医院发展若规划不当，投资过大超过医院可承受力时，医院就会面临财务破产的风险。

（7）后勤风险。医院后勤保障主要包括能源保障（水、电、气、油、暖等）、环境保障（绿化、医疗污水处理、医疗垃圾处理、生活垃圾处理、尸体安置等）、食品保障（食材采购、烹饪场所卫生、膳食供应等）、装修维修、保洁、电梯、通讯、防暑降温、交通运输（病人运送、标本运送、公务车辆、急救车辆等）等，这些看似平凡的工作直接关系到全院工作的正常运转以及职工、病人的生命安全。2005 年吉林省辽源市中心医院火灾事故造成 39 人死亡、95 人受伤，起火原因是电缆短路。

（8）员工风险。医院是人才密集机构，人是医院的核心管理要素，是医院的战略资源。医院管理机制不畅、医院内部频发治安问题、职工收入分配不公会引发职工不满和人才流失。优秀人才是各大医院竭力争夺的对象，如果重要人才被"挖走"，损失的不仅仅是一两个人，而是一个专业一个科室的长远发展能力。另外，国家的一些政策也会引发"员工风险"，譬如"多点执业"政策。早在 2009 年 9 月，卫生部医政司下发《卫生部关于医师多点执业有关问题的通知》，强调在政策上允许医生在两个以上医疗机构从事诊疗活动，但是该政策在执行中很难"落地"，各地政府和医院以"不便管理"、"条件不成熟"为由不出台配套政策。客观来说，医师多点执业符合"新医改"政策，如果在未来该政策落到实处，会给医院带来一定程度上的员工管理难题。

（9）建筑风险。医院建筑是功能性很强的建筑类型，医疗环境的安全性一直是困扰建筑师从事医院建筑设计的难题。好的建筑能够创造人性化的医疗环境，合理安排医生和病人的流动路线，实现洁污分流。在突发事件发生时能够实现人员迅速撤离，不易发生踩踏事故。但是，医院建筑即使设计得再完善，也难免存在安全隐患，比如说现代医院都向高层发展，由此引发的高层坠物问题就成了不容忽视的一个安全问题。医院平时所有的工作都是在特定建筑内展开的，可以通过流程规划、建筑改造等方式降低建筑风险。

医院面临的内部风险除了上述 9 大主要风险外，还有医院科研开展不当导致的伦理风险、医院集体违法（如贩卖人体器官、骗保等）导致的法律风险、个别医生素质低下导致的道德风险、医院发生治安事件（"医闹"、流氓斗殴等）导致的治安风险等。这些内部风险与外部风险交织影响，形成一个完整的风险系统，风险管理者有句名言："人往往是被小石头绊倒的"，提示医院管理者对待风险要有"战战兢兢，如履薄冰"的认真态度，不要让任何小的风险事件无限放大后导致整个系统的崩溃。

（二）对医院风险进行细化分析

如果把医院风险比作一棵大树，这棵大树生长的环境（土壤、空气、阳光等）代表外部风险，它的根系代表尚未被识别的内部风险，它的主要树杈代表通过系统分类认识到的各大类内部风险。我们对医院风险进行细化分析是争取找到每支树杈上的叶子，提高医院风险管理的针对性、可靠性和可操作性。对医院风险进行细化分析可采用文献分析、专家咨询、现场调查等方式进行，罗列出所有的具体风险，并尽可能加以细化。以医疗风险为例，上海市卫生局建议从以下方面（环节、过程）加强风险管理：门急诊疑难病例的处置、门诊补液、门诊小手术、门急诊患者检查、危重患者抢救、急诊留观室医疗安全、告知制度（病情告知、手术告知、创伤性检查告知、创伤性治疗告知等）、首诊负责制、汇报制度、处方管理、医生门急诊用药、药物不良反应监测和报告、新患者入院首日处置、医嘱管理、三级医生负责制、科室交接流程、医生值班、医生交接班、查房、会诊、疑难病例讨论、危重病例讨论、死亡病例讨论、"五种人"（疑难、危重、医疗纠纷、医源性损伤、特殊身份患者）管理、新技术新项目审批及管理、手术患者术前检查及讨论、手术审批及手术权限、手术过程器械安全使用、术中麻醉、术后管理、新生儿室、产房、临床用血、重点药物用药后观察、化疗患者用药、手术废弃物管理、医院感染报告、日间手术中心、心电图室、病理科、超声科、内镜室、高压氧治疗安全、检验科安全、放射科安全、药剂科安全、重大医疗纠纷预警、护理查对、药品管理、护理关键流程及交接制度、告知制度、压疮防范、跌倒防范、导管监控、产房安全、ICU 安全、血透室安全、供应室安全等。

接下来，我们要对上述风险进行进一步细化，明确风险容易发生的科室及原因。以医院感染为例，医院感染容易发生在新生儿科、手术科室、肿瘤科、老年病科等科室，发生医院感染的主要原因有：医护人员不注重手卫生、消毒灭菌设备故障、消毒流程错误、不合理使用抗菌药物、病人免疫力差等。医院风险细化是医院风险量化的前提，是医院风险估计的基础。

二、风险分析

研究型医院风险分析，是在风险辨识的基础上，对上述细化后的风险进行量化估计的过程。风险分析的两大手段是频率分析和后果分析。频率分析是分析特定风险发生的频率，后果分析是分析特定风险在环境因素下可能导致的各种事故后果及其可能造成的损失（主要指经济损失）。频率分析和后果分析是对风险进行量化的主要手段。

（一）频率分析

医院面临的内部风险容易量化，外部风险难以量化。作为研究型医院的管理者，应学会从不同的角度和不同的层次进行频率分析。这里不妨参考流行病学的基本理论，流行病学疾病频率测量指标如发病率、患病率、死亡率是指一段时间内发病、患病、死亡人数占同期观察人口的百分比，如果把医院出现的风险事件比作医院的"疾病"，那么医院观察者就要记录在一段时间内（一般是 1 年）各类风险事件出现的频次，并将其细化到医院的各个科室甚至到个人。以"医疗纠纷"为例，可以编制如表 18-1 所示的"医疗纠纷风险事件频率表"。

表 18-1　医疗纠纷风险事件频率表（20××年）

部门	季度				合计
	1 季度	2 季度	3 季度	4 季度	
门诊部					
急诊科	4	3	3	5	15
心内科	2	2	1	1	6
消化内科	2	1	3	0	6
心胸外科	0	1	1	4	6
……					
内科住院部					
神经内科	2	0	1	1	4
肾内科	1	1	0	0	2

（续 表）

部门	季度				合计
	1 季度	2 季度	3 季度	4 季度	
心内科	1	0	1	1	3
...					
外科住院部					
颅脑外科	4	1	1	2	8
普外科	0	0	1	1	2
肝胆外科	1	1	1	0	3
...					
辅助科室					
影像科	1	0	0	1	2
检验科	1	2	0	1	4
...					
合计	28	24	22	21	95

（二）后果分析

"后果"在现代社会一般用经济损失（换算为货币）来衡量，经济损失分为直接经济损失和间接经济损失，对于医院来说，直接经济损失指的是与风险事件有直接因果关系而造成经济损失，比如说医疗纠纷导致的赔偿就属于直接经济损失，间接经济损失指由于风险事件引发的连锁反应导致的经济损失，比如说医院人员处理风险事件导致的生产能力下降、医院医务人员流失和患者信任度降低导致的收入下降、补充新员工产生的培训费用等。间接经济损失影响因素众多，难以测量，在实践中往往偏重于计算直接经济损失。医院管理者需要将每次风险事件导致的损失计算出来，进行分层分析，计算基本的统计值，可见表 18-2 所示的"医疗纠纷风险损失表"。

表 18-2　医疗纠纷风险损失（20×× 年，单位：万元）

部门	频次	最小值	最大值	平均值	中位数	标准差
门诊部						
急诊科	15	0.2	5.0	3.0	3.2	2.3
心内科	6	0.3	5.0	2.2	1.5	1.9
消化内科	6	0.1	0.9	0.4	0.3	0.3
心胸外科	6	0.2	1.8	0.8	1.1	0.7
...						
内科住院部						
神经内科	4	0.3	1.2	0.8	0.9	0.4
肾内科	2	1.2	1.4	1.3	1.3	0.1

部门	频次	最小值	最大值	平均值	中位数	标准差
肾内科	2	1.2	1.4	1.3	1.3	0.1
心内科	3	1.2	2.0	1.5	1.4	0.4
…						
外科住院部						
颅脑外科	8	1.1	8.8	3.5	3.5	2.4
普外科	2	1.2	1.6	1.4	1.4	0.5
肝胆外科	3	0.8	1.2	1.0	1.1	0.2
…						
辅助科室						
影像科	2	1.1	1.6	1.4	1.4	0.4
检验科	4	0.3	0.5	0.4	0.4	0.1
…						
合计	95	1.2	15.8	2.1	2.0	0.7

第三节　研究型医院安全管理的难点——风险评估

评估是人类社会中一项经常性的、极为重要的认识活动。在医院管理中经常遇到这样的问题：那个医院的诊疗水平高？安全管理工作开展得好？这些问题都是评估问题。上面一节所讲的风险分析侧重单一风险辨识和估计，本节所讲的风险评估侧重系统整体风险评估。任何复杂大系统都是由若干子系统构成，子系统又各有其构成要素。要做到医院系统风险评估，也是从各子系统入手，明确各要素以及各子系统所占权重，进而对医院风险进行系统评估。风险评估的关键步骤是：确定风险评估指标体系、进行风险评估、风险评估结果分级。

一、风险评估指标

评估的依据是指标，对复杂系统评价常常要涉及多个因素或多个指标，风险评估指标体系是由多个相互联系、相互作用的评价指标，按照一定层次结构组成的有机整体。风险评估指标体系是联系评估专家与评估对象的纽带，也是联系评估方法与评估对象的桥梁。只有科学合理的评估指标体系，才有可能得出科学公正的评估结论。

（一）合理选取评估指标

1．点面结合　"面"指的是"系统"。指标体系必须全面反映风险主体的内部环境和外部环境。医院风险是一个复杂系统（图18-1），我们在确立指标体系的时候，一定要树立"将医院视为一个风险系统"的理念，站在全局的高度看问题。整个指标体系必须紧紧围绕评估目的层层展开，才能得出科学的评价结论；"点"指的是指标的独立性和代表性。独立性指每个指标要内涵清晰、相对独立，同一层次的各指标间评估内容应尽量不相互重叠。代表性指每个指标能够很好地反映评估对象某方面的特征。

2. 简明科学　指标体系的大小必须适宜。如果指标体系过大、指标层次过多、指标过细，就会导致风险评估者精力集中到琐碎问题上，耗费大量精力；如果指标体系过小、指标过粗，则不能充分反映风险主体的真实情况。科学是指标体系的制订过程、采用方法、结果表述要符合科学性原则。

3. 指标可行　指标应符合客观实际水平，有稳定的数据来源，易于操作和测量。评价指标含义要明确，数据要规范，口径要一致，资料收集要简便易行。

（二）筛选指标

筛选指标一般采取专家评分法。请专家就各指标的重要性进行打分，可分为5个级别："极其重要、很重要、重要、一般、不重要"，分别赋值"5、4、3、2、1"。计算各指标评分的平均值、满分比和变异系数。平均值的意义在于：如某技能的平均值大于2.5，说明该指标得到了大多数专家的认可；如果小于或等于2.5，则说明没有得到专家们的普遍认可，不进入指标列表。满分比是平均值的辅助指标，其取值在0~100%之间。其值越大，说明给该技能满分的专家比例越大，该指标就越重要。如果该值为0%，则说明该指标不重要，不进入指标列表。变异系数反映专家对各指标相对重要性判断的一致性程度，其取值在0~1之间。变异系数越小，说明专家判断的一致性程度越高。如变异系数小于0.5，则说明对该指标专家的认知较为一致。如变异系数大于或等于0.5，不进入指标列表。

筛选指标还可采用专家会议法和"头脑风暴"法。专家会议法就是邀请相关专家开会讨论进行指标筛选。该法的主要优点是可以交换意见，相互启发，弥补个人决策之不足。专家会议也有明显的缺点，主要表现在易受心理因素的影响，不愿公开修正已发表的意见等；"头脑风暴"法就是为了克服上述缺点而开发出来的一种创造性思维方法，已在预测与评估中得到广泛应用，这种方法对参与会议的专家及意见表达方式都有一些规定。比如，当参加会议的专家相互认识时，要从同一职位的人员中选取，领导人员不应参加，否则对下属人员将产生心理压力；当参加者互不认识时，可在不同职位的人员中选取，这时不论成员的职务与职称等级，都给予同等对待；并且提倡会议的参加者即席发言，不对别人的意见提出质疑和批评等。这样，将有助于克服一般专家会议的短处，而发扬"头脑风暴"的长处。

（三）确定指标权重

利用挑选出来的指标建立评估模型时，还应适当考虑指标对评价结果的影响大小，即各个评价指标在评价模型中的权重问题。目前用于确定指标权重的方法很多，归纳起来有主观定权法和客观定权法两类。前者主要包括专家评分法、成对比较法等；后者主要包括相关系数法、熵权法等。目前使用最广的方法主要有两种：专家评分法和层次分析法，在这里进行简要介绍。

1. 专家评分法　专家评分法是一种依靠有关专家，凭借他们在某一学科领域内的理论知识和丰富经验，以打分的形式对各评价指标的相对重要性进行评估，然后借助统计手段，以确定各指标权重大小的方法。专家评分问卷可通过电话、信件、面呈等方式发放，最好在两周内完成问卷填写。如果是采用信件，在呈送的信封里附回邮信封，附收信地址并贴好邮票。专家评分法的步骤如下。

（1）明确评估专家入选条件。所谓专家，应当是熟悉医院安全管理的人才。评估专家的挑选，取决于医院阶段性安全管理目标。在选择专家的过程中，不仅要注意选择知名的本领域专家，还要选择相关学科如管理学、社会学、经济学等学科的专家。选择承担各种领导职务的专家固然重要，但还要考虑到他们事务繁忙，问卷质量可能难以保证。如专家来源困难时，可挑选在该领域内从事 10 年以上技术工作的专业干部作为评估专家。

（2）确定评估专家人数。专家组人数取决于评估问题的规模。人数太少，结果必然代表性差；人数太多，难以组织且成本较高。研究结果显示当专家人数超过 15 人时，进一步增加人数，预测精度变化不大。专家组人数以 15~50 人为宜。

（3）确定专家的权威系数。专家的权威程度一般由两个因素决定，一是专家打分判断依据，二是专家对研究问题的熟悉程度。专家权威程度以自我评估为主，有时也可相互评估。专家打分判断依据（得分）主要有：实践经验（1.0）、理论分析（0.60）、参考国内文献（0.10）、参考国外文献（0.10）、对国内外有关进展的了解（0.05）、直观判断（0.05）；熟悉程度得分一般设 0.1、0.2、……、1.0 共 10 个等级。专家权威系数是专家打分判断依据和熟悉程度两者得分之和。

（4）权重计算。将专家的重要性得分乘以该专家的权威系数，即得到该专家的加权重要性得分。所有专家的加权重要性得分的平均值就是该指标的权重。

2.**层次分析法** 层次分析法是美国数学家 Saatty TL 于 20 世纪 70 年代提出的一种定性分析和定量分析相结合的评价方法，在经济学和管理学中得到了广泛应用。层次分析法的基本思想是把复杂问题分解为若干层次，在最低层次通过两两对比得出各方案对总目标的权数，为决策者提供决策依据。该方法能够使复杂的问题系统化、数学化和模型化，将以人的主观判断为主的定性分析定量化，将各种判断要素之间的差异数值化，适用于多目标、多层次、多指标的决策分析，应用范围广泛，包括军事指挥、经济分析与计划、行为科学、管理信息系统、运筹学方法评价、教育等诸多领域，该法也可用于医院安全工作评估。层次分析法的基本假设是层次间存在递阶结构，从高到低或从低到高递进。当复杂系统中某一层次直接或间接受其他层次影响时，就不属于层次分析范围，而应用网络模型来描述。医院各风险指标之间难免存在互相影响的关系，虽然严格意义上不宜使用层次分析法，但只要各指标相对独立，层次分析法也可得出较为理性合乎实际的结果。层次分析法的步骤如下。

（1）建立递阶层次结构，形成目标树图。对总评估目标进行连续性分解，以得到不同层次的评估目标（各级指标），建立递阶层次结构，用目标树图将各层评估目标标识出来。

（2）建立筛选后指标的两两比较判断矩阵，计算各指标相对权重。将 m 个评价指标关于某个评估目标的重要程度做两两比较判断获得矩阵 A，通常通过求 A 与特征值 m 相对应的特征向量，并将其归一化，即可得到该评估指标下各级评估指标的权重系数。

（3）进行一致性检验。在计算归一化权重系数后，应检验所计算得到的权重系数是否符合逻辑。医院安全评估的判断指标阶数一般都大于 2，应用同阶平均随机一致性指标（RI）对一致性指数（CI）进行修正，计算随机一致性比例（CR）。

（4）通过乘积法，计算底层指标的组合权重。

（四）注意事项

需要注意的是，指标体系的确定具有很大的主观随意性。虽然指标体系的确定有经验确定法和数学方法两种，但多数研究中均采用经验确定法。尽管确定指标体系过程中用到了很多数学方法，但由于采用的样本集合不同，也不能保证指标体系的唯一性；其次，不管采用哪种定权方法都带有主观成分，需要借助专业知识加以解释；另外，由于医院是个复杂系统，安全管理不可能面面俱到，应有阶段性目标。要根据医院安全管理的阶段性目标确定指标体系，比如说医院安全管理的阶段性目标是降低临床风险，就要选取和建立临床风险管理指标体系。随着一个个阶段性目标的完成，医院安全管理工作也会越来越完善。

二、全面风险评估

（一）编制风险评估量表

根据风险评估指标体系各级指标的权重编制风险评估量表。风险评估量表要根据医院所在区域的具体情况制订，美国的某所大型综合医院将风险分为自然风险、技术风险和人为风险，并编制了如表 18-3 所示的风险评估量表：

表 18-3　美国某大型综合医院风险评估量表

风险事件（指标）	可能性得分	后果严重性得分	医院应对风险能力得分	总分	颜色标识	备注
技术风险						
电力故障	3	1.7	2	6.7		
运输故障	2	1.3	2.5	5.8		
燃料短缺	2	1	1	4		
天然气故障	2	1	1.5	4.5		
停水事件	3	1	3	7		
水源污染	5	1	3	9		
下水道故障	2	1	3	6		
锅炉故障	2	1	2	4		
火灾报警系统故障	3	3	2	8		
通讯故障	3	1.3	2	6.3		
医疗用气障碍	4	1.7	2	7.7		
无菌设施故障	4	1.7	2	7.7		
空调系统故障	3	3	1.5	7.5		
信息系统故障	2	1.3	2	5.3		
院内火灾	3	1.7	2	6.7		
有毒有害物质泄漏	2	3	3	8		
供应链断裂	4	1.3	2	7.3		
建筑受损	5	1.7	2	8.7		
自然风险						
飓风	4	4	2	10		
龙卷风	2	3.3	2	7.3		
强热带风暴	1	2	2	5		
雪灾	4	2	2	8		
冰灾	3	2.7	2	7.7		
地震	2	1.7	2	5.7		

（续　表）

风险事件（指标）	可能性得分	后果严重性得分	医院应对风险能力得分	总分	颜色标识	备注
潮汐	1	1.7	2	4.7		
极端天气事件	1	2.7	2	5.7		
干旱	3	1	2	6		
洪灾	5	1	1	7		
森林草原火灾	5	1	1	7		
滑坡	4	2.3	1	7.3		
火山喷发	5	3.3	2	10.3		
疫情暴发	5	2.7	1	8.7		
人为风险						
批量创伤伤员事件	3	3.7	3	9.7		
批量病员事件	5	3.7	3	11.7		
批量中毒人员事件	5	4.3	3	12.3		
化学恐怖袭击	4	1	3	8		
生物恐怖袭击	1	2.7	3	6.7		
核与辐射恐怖袭击	2	2.3	3	7.3		
危险化学品泄漏	3	4.3	3	10.3		
生物危机	5	1	3	9		
核事故	2	2.7	3	7.7		
劫持人质事件	5	2.3	3	10.3		
社会动荡	1	2.3	2	5.3		
罢工事件	1	2.5	2	5.5		
爆炸事件	2	1.7	2.5	6.2		

注：总分等于可能性、后果严重性、医院应对风险能力三者之和。

（二）进行风险评估

风险评估主要依靠医院管理人员和相关专家进行，评估的主要内容是各风险事件的可能性、后果和医院应对能力。风险事件发生的可能性越大、后果越严重、医院应对能力越薄弱，风险事件一旦出现后造成的损失也就越严重。评估者应借助一定的方法加以量化，才能对风险进行有效管理。

1. **可能性得分**　医院风险事件可能性，应在医院风险频率分析（见本章上一节）的基础上，结合专家和领导的意见做出判断。按照美军的做法，风险事件的可能性分为 5 个级别：经常发生（Frequent）、不时发生（Likely）、偶尔发生（Occasional）、很少发生（Seldom）、可能性很小（Unlikely）。为了便于量化，可以参考美国某大型医院的做法，将可能性按从高到低的顺序分别赋值 5、4、3、2、1。

2. **后果严重性得分**　医院风险事件严重性，应在医院后果分析（见本章上一节）的基础上，结合专家和领导的意见做出判断。按照美国某大型医院的做法，医院后果（经济损失）可分为3大类：人力损失、财产损失、盈利能力损失。为了便于量化，该医院采用了一种简便方法，也是把各类损失分为5个级别：惨重、严重、一般、较小、非常小，分别赋值5、4、3、2、1。将3类损失取平均值即是该风险事件严重性得分。比如说医院发生内部火灾造成的人力损失、财产损失、盈利能力损失的得分分别为3、4、3，那么"内部火灾"后果严重性评估的得分为3.3。

3. 医院应对风险能力得分　医院应对风险能力，按照美国某大型医院的经验和做法，主要体现在资源（人、设备、物资等）的充沛度。如果没有这些资源，医院无法有效应对各类风险事件。资源可分为内部资源和外部资源，资源充沛程度也分为5个级别：充沛、较多、一般、较少、匮乏，分为赋值1、2、3、4、5（注意，这里的赋值顺序相反！），内部资源和外部资源得分的平均值即医院应对风险能力得分。

三、评估结果分级

按照美国某大型医院的做法，每个风险事件（指标）的总分等于可能性、后果严重性、医院应对风险能力得分之和，单项指标总分最低为3分、最高为15分。总分越高，意味着风险越大、后果越严重。将单项风险事件总分乘以权重即得到该风险事件的加权得分，将各风险事件的加权得分求和即得到医院风险评估总得分，总得分越高，医院的风险越大。如果我们是采用层次法进行权重设定，可以计算综合评估指数（GI），根据综合评分指数GI的大小，对风险进行分级。

按照美军的做法，风险评估结果进一步量化后可区分为4个级别：风险极高（Extremely high risk）、风险较高（High risk）、风险一般（Moderate risk）、风险较低（Low risk），"极高"指如果不及时处理风险因素，医院即将丧失功能；"较高"指如果不及时处理风险因素，医院的功能将出现下降或局部功能瘫痪；"高"指医院有出现严重风险事件的可能，需要尽快对危险因素加以控制，否则医院将出现局部功能丧失或瘫痪；"较低"指医院的各种风险处于可控状态，各项工作平稳进行，安全工作开展情况良好，安全设施功能稳定。只要做好日常管理，出现较大风险事件的可能性较小。

需要说明的是，风险评估既可用于整体风险评估，也可用于专项风险评估和单项风险评估。风险评估结果为了更容易区分，可采用颜色标识（参见表18-3）："红色"代表"极高风险"（15分）、"橙色"代表"较高风险"（12～13分）、"黄色"代表"一般风险"（8～11分）、"蓝色"代表"较低风险"（3～7分），从表18-3可看出，该医院面临的风险多是"蓝色"风险，还有少量的"黄色"风险。这样管理者就可以直观地感受到风险的严重性，便于管理和采取控制措施。

第四节　研究型医院安全管理的重点——风险控制

风险分析和风险评估是风险管理的基础，风险控制才是风险管理的最终目的。风险控制就是要在现有技术和管理水平上以最小的消耗达到最优的安全水平，降低风险事故发生的频率和损失。风险控制技术有宏观控制技术和微观控制技术两大类。宏观控制技术以整个研究系统为控制对象，运用系统工程原理对风险进行有效控制。采用的技术手段主要有：法制手段（法规、政策、制度、规章等）、经济手段（奖、罚、惩、补等）和教育手段（社会的、学校的、短期的、长期的）；微观控制技术以具体的风险源为控制对象，以系统工程原理为指导，对单项风险进行控制。所采用的手段主要是工程技术措施和管理措施。研究对象不同，风险控制措施也不同。时代技术背景改变，风险控制方法也会"与时俱进"。宏观控制与微观控制互相依存、互相补充、互相制约，缺一不可。

一、安全与风险管理体系机制

医院安全与风险管理体系是指一种旨在保证医院安全和防范风险事件的结构化、文件化、信息化的管理体系。该体系的基本要素是组织结构、人员责任、工作程序、活动过程、资源配置以及人员培训等。医院安全与风险管理体系的文件应符合国家标准、卫生行政主管部门及医院规定，明确各级人员职责、权限和相互间的沟通方式，以保证各种安全管理活动和工作均能按照要求进行。医院安全与风险管理体系重在组织机构建设、机制建设和制度建设。

（一）组织机构建设

1. **成立医院安全与风险管理委员会** 该委员会受院党委直接领导，主任委员由院长（医院法人代表）担任，副主任委员由1名副院长（多为医院分管医疗护理工作的副院长）担任，委员包括医院党委其他常委、各部门（科室）负责人、法律专家、政策专家、社会工作者、病人及家属代表等。医院安全与风险管理委员会应有单独的办公室、工作人员和经费预算，做到人员、设备、经费"三落实"。办公室主要工作职能是在院党委的直接领导下的各项事务性工作，包括拟制安全规划、编制相关预案、进行安全检查评估等。

2. **组建内部安全评估小组** 应根据医院内部安全的分类，设立相应的内部安全评估小组，各安全评估小组不是常设机构，而是寓于相关业务科室。比如说医疗风险评估小组的组长往往是医院医疗处（科）的领导，组员由大内科主任、大外科主任、总护士长等高年资医务人员担任，根据医院安全与风险管理相关制度定期或不定期对医院医疗风险进行检查。

3. **组建外部安全评估小组** 研究型医院安全与风险管理工作不要只将注意力集中于内部安全，而要"放眼世界"，密切关注外部环境变化，才能在市场竞争中立于不败之地。外部安全评估小组要充分发挥信息社会人才资源"外包"优势，搭建合作平台，与相关领域顶级专家建立合作关系，要有"不为所有，但为所用"的情怀，充分发挥各领域专家的决策支持作用。

4. **组建机关各部门（科室）安全与风险管理小组** 机关各部门、各业务科室成立安全与风险管理小组，由各部门领导、科室主任为小组长，负责传达上级指示、落实安全制度、进行安全检查等工作。任何好的管理制度，都需要落实到基层。务必使安全管理工作落到实处，形成全员重视的氛围，有效发挥组织的活力。

医院安全与风险组织机构框架参见图18-4。

（二）机制建设

机制是指工作运作的程序，是沟通医疗安全与风险管理理论和实践的"桥梁"，是开展各项工作的"抓手"。机制建设，重在规范流程。这里可以参考戴明循环的相关理论来构建医院安全与风险管理机制。戴明循环又叫PDCA循环，是管理学中的一个通用模型，多用于质量管理领域。戴明循环最早由美国质量统计之父修哈特（Shewhat WA.）构想，经美国质量管理专家戴明（Deming E.）再度挖掘和改进，于20世纪50年代成熟的一种方法。战后日本经济

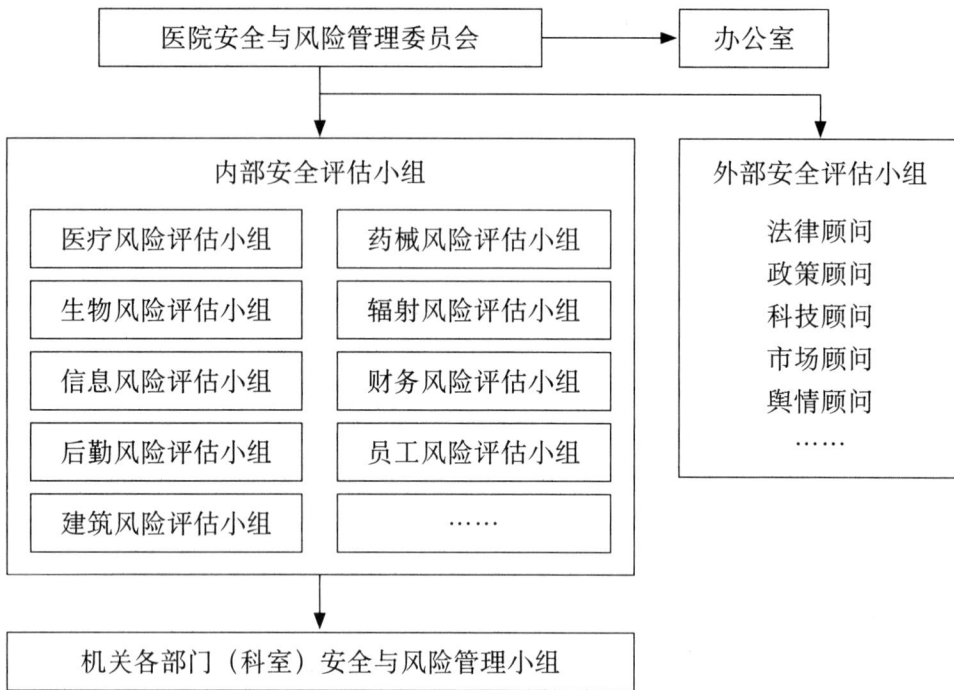

图 18-4　医院安全与风险管理组织机构框架

复苏，戴明循环功不可没，成为世界闻名的一种方法，从此在世界范围内得到广泛应用。

考虑到安全与风险管理工作本身也存在质量好坏的问题，戴明循环也同样适用。P 指的是计划（Plan），包括方针和目标的确定以及活动计划的制订（事前控制）；D 指的是执行（Do），执行就是具体运作，实现计划中的内容（事中控制）；C 指的是检查（Check），就是总结执行计划的结果，评价效果，分析成败原因，找出问题（事中控制）；A 指的是行动（Action），对总结检查的结果进行处理，成功的经验加以肯定，并予以制度化、标准化，便于管理；对于没有解决的问题，应提给下一个 PDCA 循环中去解决（事后控制）。根据戴明循环的理论，我们绘制如图 18-5 所示的医院安全与风险管理机制，详细内容见本节第二部分"有效开展医院安全与风险管理工作"。

（三）制度建设

制度是规范安全管理的文件化的办事规则或行动准则，也是医院安全与风险工作正规化的表现，可分为 3 种类型。

1. **医院安全与风险管理总则**　医院安全与风险管理总则，是医院建立与实施安全与风险体系的内部规范性文件，是医院宏观安全管理与风险管理的纲要，它通过正式发文公布医院安全与风险管理的指导思想、管理目标、工作职责、能力培训、预案建设、应急措施、惩罚措施等一系列原则性规定，重在明确医院安全与风险管理工作的目的与要求。

2. **医院安全与风险管理工作规范**　医院安全与风险管理工作规范，是在医院安全与风险管理总则的指导下制订的、对风险进行分解细化后制订的标准操作流程，应将其落实到各部门、科室、岗位、个人，做到安全与管理工作思路清晰、职责分明、任务落实、记录清晰、省时高效。医院安全与风险管理规范应"上墙"，张贴在工作人员视野内，内容要简明扼要。国内某医院药剂科的医院安全与风险管理工作规范供大家参考（附录1）。

计划 (Plan)： 分析现状，找出问题，分析影响安全的因素，针对主要原因制定措施、计划和规章制度。	→	执行 (Do)： 按照规章制度执行各种安全制度，办公室做到人员、设备、经费"三落实"。

组织机构
运行机制
管理制度

行动 (Action)： 对发现的安全问题及时进行纠正，制定新的安全管理制度，对相关责任人进行处理。	←	检查 (Check)： 定期进行综合检查，在敏感期进行专项检查，检查过程要符合安全规范，做好记录。

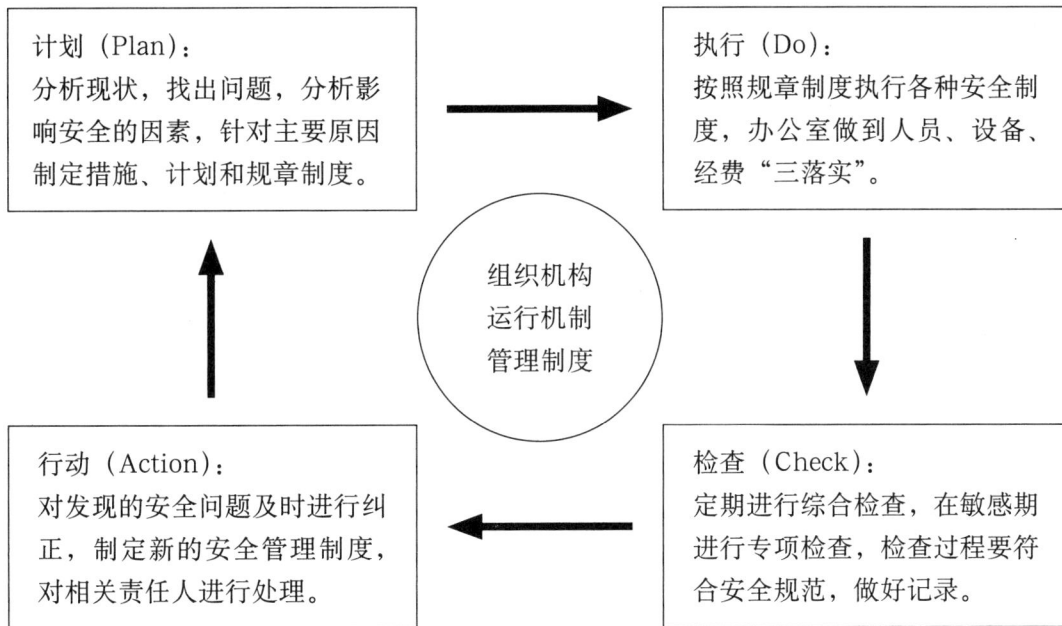

图 18-5　医院安全与风险管理机制

3. 医院安全与风险管理预案　一些重大风险事件往往涉及（影响）到医院众多部门（科室），需要医院多部门的介入和参与，这样就需要编制对应的预案。预案内容框架没有固定模式，主要是说明领导关系、事件定性定级、应急响应、应急处置、善后的全过程，预案要随着环境和形势的变化加以更改，要尽量符合实际。国内某医院"停电预案"供大家参考（附录2）。

二、安全与风险管理途径措施

医院安全与风险管理体系、机制、制度是医院安全与风险管理工作的总体构想。但是，再好的构想只有落到实处，才能发挥作用。医院安全与风险管理工作的有效开展，体现在安全工作有效率，安全效果较好，并且能产生较大的安全效益。本小节参考"戴明循环"的思路，每个阶段各选取一个关键问题深入阐述。

（一）计划阶段：制订合理的安全与风险管理目标

安全管理工作永无止境，因为安全永远是一个相对状态，不可能通过预防措施彻底消除风险。当系统的风险水平越低时，要进一步降低就越来越困难，其成本往往成指数趋势上升，边际安全效益递减，最终趋于零，甚至成为负值。必须在系统风险水平和成本之间做出一个选择。

风险管理目标确定准则叫"最低合理可行准则（as low as reasonably practicable，ALARP）"，该准则将风险水平分为3个区：可忽略区、ALARP区和不可容忍区。可忽略区和 ALARP 区的分界线叫不可容忍线，ALARP 区和可忽略区的分界线叫可忽略线。当系统风险水平在不可容忍线之上时，则落入不可容忍区，此时除特殊情况外，该风险是无论如何也是不能接受的；如果系统风险水平在可忽略区之下，则落入可忽略区，此时，风险是可以被接受的，无须再采取安全改进措施；如果系统风险水平在可忽略线和不可容忍线之间，则落入"可容忍区"，此时风险水平符合"ALARP 准则"。需要进行安全措施投资成本效益分析，如果进一步增加安全措施投资产生的效益小于投入，那么该风险就可以存在，以节省一定的成本。

对于医院安全与风险管理来说，也需要制订切实可行的管理目标。以医院火灾为例，如果日火灾概率的可忽略线为10-6，不可容忍线为10-3，经评估，某医院发生火灾的概率为10-4，进入"ALARP区"。经专家测算，如果一旦发生火灾，医院至多会有300万元的预测损失。如果要将火灾概率降低到10-6，硬件设施投入至少需要花费100万元，装修现有设施还会导致病人数量下降，造成机会成本（损失）约为250万元，总投入（含机会成本）约350万元。总投入大于预计的损失，因此可以暂时不进行防火安全投入。

（二）执行阶段：采用标准操作规程进行安全与风险管理

现代社会进步的一个标志就是标准化。1990年，国际标准化组织（International Organization for Standardization，ISO）颁布了服务业质量管理标准，对推动和提高服务业质量具有里程碑的意义。在医疗行业领域，美国医疗机构评审联合委员会（The Joint Commission，TJC）国际部（The Joint Commission International，JCI）医院评审标准是迄今为止，唯一专门针对医疗机构质量与安全方面的评审标准。标准的制订充分体现了国际性，考虑到不同文化背景国家与地区间实施的可行性；该标准以质量与安全为核心，从医院领导层对质量与安全的承诺、员工资格／医疗权限的确认、基于胜任力的岗位职责、岗前教育与继续教育、到各种以患者为中心的临床服务标准、院内感染控制、信息可及、设施安全的保证，以及患者安全国际目标的具体条款。医院安全管理要正规化，必须借助标准化规程进行安全管理，国内某医院参考ISO和JCI的标准，制订了一套标准操作规则，范例"首诊负责制标准操作规则"参见附录3。

（三）检查阶段：使用安全与风险标准化检查量表进行检查

安全与风险检查是医院安全与风险管理的重要步骤。每类风险事件都有其演化逻辑，都有其影响因素。医院安全与风险检查标准化量表就是建立在医院风险辨识的基础上，将医院风险分解成若干个单元或层次，确定检查项目。检查表中的答案一般只有"是／否"。这种方法的突出优点是简单明了，现场操作人员和管理人员都易于理解和使用，使用中可以随时查缺补漏。缺点是只能进行定性分析。医院安全与风险检查标准化量表制订过程一般分为以下几个步骤：①组成医院安全与风险标准化检查量表编写组（由安全专家、医务人员、管理人员等组成）；②收集同类表格；③分析评价对象；④确定评价项目；⑤编制表格；⑥专家会审；⑦表格使用；⑧表格补充和修改。范例"医疗设备安全与风险标准化检查量表"参见附录4。

（四）行动阶段：建立制度更新机制

用制度来进行安全与风险管理，可以最大限度地减低管理中的人为干预因素，将医院管理中的宝贵经验固化下来，使之内化为制度、外化为行动，这是医院正规化管理的需要，也是医院安全与风险管理工作的发展趋势。医院面临的内外部环境不断发生变化，医院风险因素也在不断发生变化，医院安全与风险管理没有"以不变应万变"的管理办法，只有顺应形势变化的需要，不断更新制度，才是切合实际的管理策略。医院管理者应在风险事件发生后应及时总结经验教训，完善医院安全与风险管理总则、工作规范和预案，对责任人进行严肃处理，对有功人员进行奖励，激发大家遵守制度、完善制度的工作积极性，把管理要素中这个最为重要的"人"的积极性调度起来，才是医院安全与风险管理工作的长久之计。

三、安全与风险管理文化建设

文化是一个含义极广的概念，有广义和狭义之分。广义文化是指人类在社会历史发展过程中所创造的物质财富和精神财富。狭义文化单指精神文化，或以精神文化为主体的文化，即意识形态以及与其相应的制度、组织机构、人们的行为方式和规则。文化最本质最核心的内容就是价值观念和思想意识。医院安全与风险管理文化具有极强的导向功能、约束功能、协调功能、凝聚功能、激励功能和育人功能，是医院安全工作良性循环的保证，是医院安全发展的基础。

（一）领导重视和参与是医院安全与风险管理文化建设的前提

美国医院前会长布朗（Brown FL.）曾指出，建立医院安全与风险管理文化，领导是最重要的因素。文化的改变，应该是这个机构的领导人所驱动，包括医院的院长、部门（科室）的负责人。因为文化本身是一个动态持续的现象，这样一个动态的文化过程和管理过程就是领导的工作过程，领导和文化就是一枚硬币的两面。医院要形成安全与风险管理文化，需要创造性的变革，领导应该参与到这种变革中。领导应该是有权威的人，能够领导跨学科的小组，实现资源的合理分配与使用。领导重视是医院安全与风险管理文化建设的前提条件。医院安全与风险管理委员会的第一责任人是医院院长，主要工作内容是指导确定安全文化构建的指导思想、工作目标和主要任务，抓好安全文化"六理念"（安全责任理念、安全管理理念、安全价值理念、安全行为理念、安全防范理念、风险管理理念）建设，提出具体工作要求。医院各级领导务必参与到医院安全与风险文化建设的过程中，要求下属做到的，自己要先做到，起到模范带头作用。

（二）建立管理体系是医院安全与风险管理文化建设的关键

医院安全与风险管理体系是医院安全文化建设必不可少的组织保证，只有构筑一个自上而下、层次清晰、科学有效的组织机构，才能有效保证医院安全与风险管理文化建设的有序开展。组织结构的组成请参见前文，这里不再赘述。要强调的是，搭班子容易，开展工作难，其实就难在工作机制和制度建设上。工作机制建设，要以现代管理理论（如戴明循环）为指导，以现代管理方法（如SWOT分析）为工具，依据本单位情况科学设计工作流程；制度建设，要重点完善医院安全与风险管理总则、医院安全与风险管理工作规范、医院安全与风险管理预案，实现管理的规范化、系统化、灵活化，努力建立制度更新机制。组织机构是医院安全与风险管理文化开展的"硬件"，工作机制是"软件"，制度是"保证"，只有三者都有效运转起来，医院安全与风险管理文化建设才能步入正轨，体现在安全制度责任落实到位、安全措施较为健全、安全处置及时有效。

（三）营造安全文化氛围是医院安全与风险管理文化建设的基础

构建有效的安全文化，必须重新审视医院风险。医疗卫生行业存在难以避免的风险，人难免会犯错误，促进医院安全就是将责备的文化转变为对整个系统的全面审视以减少错误发生的机会。系统论认为，差错并非由于人的疏忽和无能所致，而是由于系统内潜在的缺陷导致。所以出现风险事件后，要及时分析原因并对系统加以改进，除对严重问题责任人进行严肃处理外，重点在于教育所有相关人员吸取教训，构建一个关注系统、针对事件、公平公正的文化氛围，让每个人对自身安全和单位安全负起责任。通过宣传教育和培训，使员工认识到安全是一种文明和进步，是一份责任、是一份幸福，是一笔财富。将"要我安全"转变为"我要安全"，全力营造"以人为本，关注安全，关爱生命"的良好氛围。

（四）创建学习型组织是医院安全与风险管理文化建设的保证

英国健康安全委员会认为，构建学习型组织，可以鼓励员工更好地理解安全文化，正确判断组织的安全状态。从安全文化的角度看，安全是组织学习过程的最终目的和结果。如何使一个人的教训对组织内的每一位成员都起到警示作用，正是创建学习型组织的目的所在。医院是一个复杂系统，安全工作需要很多人参与，才能集众人之所长，完成个人不可能完成的任务，有必要通过组织的学习来对系统加以改进。作为学习型组织，思路应开放，充分认识到环境的不确定性、复杂性和流动性，将经验及时总结运用于安全管理实践。创建学习型组织的另外一个目的在于建立员工间的信任机制，创建一种基于信任和倾听的文化，充分调动员工参与安全与风险管理工作的积极性。

（五）建立非惩罚性不良事件报告系统是医院安全与风险管理文化建设的标志

员工在发现系统的安全隐患或出现失误后，是主动报告还是刻意隐瞒，反映了一个医院安全文化水平的高低。一套完整有效的报告系统具备非惩罚性、保密性、独立性、时效性等特点。医院应让每名员工认识到，通过自愿报告系统收集的信息，绝非用于追究个人责任，而是作为医院改进系统和流程的依据。事实表明，在非惩罚性的环境下，员工更乐于指出系统的缺陷，报告各类不良事件和安全隐患，便于他人从中吸取教训。以不良事件主动上报为切入点，结合长期持续的医院安全文化教育和培训，推动安全文化建设，可以促进员工之间、员工与领导层之间的沟通与合作，减少风险事件的发生频次，提高医院安全与风险管理水平。

附录1：×××医院药剂科安全与风险管理工作规范

为防范关键环节和薄弱环节的安全隐患，规范操作行为，促进各环节工作质量的提高，保障患者安全。以《医院安全与风险管理总则》为指导，制订以下程序文件。

（一）门急诊西药房安全与风险管理工作规范

1. 每次补充药架上的药品时，均要检查药品的有效期，将近效期的药品移到药架的前面，做到先进先出，并及时做好效期药品的显示登记工作，凡3个月以内的药品及时退回药库。

2. 加强拆零药品的效期检查，拆零药品需标明原包装的有效期。

3. 抢救药品、危重药品（高浓度电解质、细胞毒性药品）及青霉素类药品分类存放，以醒目标签区分，在药架上设立醒目标志。

4. 将同一药品包装相似的药品分开或间隔摆放，以免错拿。

5. 配药结束时或相对空闲时，将离位散乱的药品放回原来的位置。在配方台的货架上，根据需要固定部分药品的位置，做到既方便药品的拿取，又使药品摆放整洁有序。

6. 已配发的药品原则上不予退回，除非患者使用该药品后发生过敏或不能耐受的不良反应，由医生签字并写明原因，经门诊办公室或医疗事务部同意并由药师确认是本院配发的、包装完好无损的药品，方能接受退回。

7. 凡需特殊保存的药品、稳定性差的药品及自制制剂一律不接受退回。

8. 麻醉药品及精神类药品一律专柜存放，每日清点，账物相符。即使在繁忙的配方过程中，也不得将精神类药品随意摆放。

9. 麻醉药品及精神类药品必须使用专用处方，项目书写完整，品名、规格、用法用量符合要求。若未使用专用处方或严重缺损的处方一律退回不予调配。

（二）门诊中药房安全与风险管理工作规范

1. 做好饮片的分类定位，显示标签。不得在同一位置叠放或交叉放置两种饮片，并根据饮片生产批号做好先进先出。

2. 每天认真记录仓库的温湿度及采取的措施，将储存条件控制在规定的范围内。

3. 加强防鼠防虫防霉的措施，做好三色标签，定期检查饮片的质量，并有记录。

4. 形状相似的药材，分开放置，以免拿错。

5. 毒性药材专柜存放，以醒目标签显示。

6. 每天称量结束时，及时清洁称量衡器，保持衡器的灵敏性，并定期检查灵敏度，称量误差必须控制在 ±5% 以内。

7. 配方过程认真进行自查，加盖配方人员印章，再经校对人员仔细认真地核对，加盖校对人员印章，做到每张处方双人双签。

8. 按煎剂规定对先煎、后下、包煎、烊化、冲服、吞服等药品均应另包分开，并详细解释说明，交代用法用量及有关注意事项。

9. 代煎处方，做到详细记录患者资料，记录煎制过程，包括浸泡时间、煎制时间、煎制状态的标识。

（三）住院药房安全与风险管理工作规范

1. 认真仔细按各科电脑中（处方医嘱、临时医嘱）排、发药，有疑问处应及时联系，不准估计发药。

2. 不易识别的药品、毒麻药品、精神药品配发时必须做好识别系统，便于护士核对。

3. 每次补充药架时的药品时，均要检查药品的有效期，将近效期的药品移到药架的前面，做到先进先出，并及时做好效期药品的显示登记工作，凡有效期在 6 个月以上的药品及时退回药库。

4. 对所有拆零药品进行定位，不得随意摆放，以免遗忘而导致药品过期。

5. 加强拆零药品的效期检查，拆零药品需标明原包装的有效期，每次将原包装拆零，必须记录。

6. 抢救药品、危重药品（高浓度电解质、细胞毒性药品）及青霉素类药品分类存放，以醒目标签区分，在药架上设立醒目标志。

7. 将同一类药品包装相似的药品分开或间隔摆放，以免错拿。

8. 做好病区备用药品的质量跟踪，监督并协助病房做好药品领用管理和正确使用药品，以保证药物的安全有效。

9. 麻醉药品及精神类药品一律专柜存放，每日清点，账物相符。即使在繁忙的配方过程中，也不得将精神类药品随意摆放。

10. 麻醉药品及精神类药品必须使用专用处方，项目书写完整，品名、规格、用法用量符合要求。若未使用专用处方或严重缺项的处方一律退回不予调配。

（四）药库安全与风险管理工作规范

1. 采购药品必须在药品采购网络平台上进行。严格执行"药品管理法"，不采购"三无"药品和假劣药品。

2. 严格执行入库验收制度，做到及时验收、全面验收，并做好记录，确保入库药品的质量。

3. 及时检查入库药品的有效期，做好先进先出及效期药品的显示登记工作，原则上效期在6个月内的药品不得入库（紧缺及急需药品除外）。

4. 及时掌握药品的供应信息，及时反馈，以确保临床需求。

5. 认真执行药品养护和质量跟踪制度，对不合格药品、数量短缺或破损品种，应及时与药品采购工作平台或经营单位或药厂联系退货或协商处理解决。及时掌握各科室或部门的用药动态。如个别药品用量出现异常情况，应及时查找原因并向科主任汇报，以确保临床正常合理用药。

6. 抢救药品、危重药品（高浓度电解质、细胞毒性药品）及青霉素类药品分类存放，以醒目标签区分，在药架上设立醒目标志。

7. 严格执行麻醉药品及精神类药品管理制度。做到专柜专区存放，每日清点，账物相符。

8. 及时与财务会计沟通，做到入库药品、调拨药品及时入账、销账，确保各部门能及时用药。

9. 协调好与财务、收费及药房各部门间的每日盘点工作，确保盘点工作的顺畅进行及药品盈亏数值的准确性。

（五）静脉药物配置中心安全与风险管理工作规范

1. 认真审核每一条医嘱，若有不合理情况或疑问，及时与临床联系，进行医嘱更改或确认。

2. 仔细标注青霉素类、细胞毒药、特殊剂量、避光的药物，以提示配置护士、给药护士的注意。

3. 儿科的配置剂量，先在医嘱单上根据用药剂量进行换算。

4. 认真统计医嘱传输的动态记录，做到及时增减，确保次日输液的发送数量与医嘱传输的数量吻合无误。

5. 严格执行审方、贴签、排药、分类、配置、核对的操作流程，各环节必须签名确认。

6. 凡贵重药品及用量少的药品，不得预先启盖，应在配置时启盖。以确保药品存放质量避免浪费。

7. 需避光的药品，在排药后将黑色塑料袋的袋口关闭。

8. 每次补充药架上和药盒内的药品时，均要检查药品的有效期，将近效期的药品移到药架和药盒的前面（药盒内做一隔断），做到先进先出，并及时做好效期药品的显示登记工作，凡有效期在6个月以上的药品及时退回药库。

9. 危重药品（高浓度电解质、细胞毒性药品）及青霉素类药品分类存放，以醒目标签区分，在药架上或药盒上设立醒目标志。

10. 配置前后必须严格执行净化开启制度、紫外线消毒制度、清场制度，并做好记录。

11. 需调整使用的输液，必须记录调整的依据，调整前后的详细记录，存储情况，并有两人核对签名。儿科需调整的输液或暂存的药品必须在当日内使用。

12. 病区退药必须以医嘱传输的方式按规定进行，不得以药品实物的形式退药，配置中心不得配发药品让患者出院带药。

13. 发送输液前准确核对病区、批次和数量，发送时上锁。不同病区、不同批次不得混放，填写好发送签收记录。

（六）制剂室安全与风险管理工作规范

1. 严格遵守制剂配制、称量、核对、分装、贴签、灭菌等各项操作程序，确保制剂配制全过程的质量。

2. 进入洁净区前需洗手，更换洁净的工作衣、帽、鞋。不得化妆，不得佩戴饰物。

3. 做好洁净区每日、每周、每月的清洁、消毒工作，并及时做好记录。

4. 认真检查原辅料、包装材料是否符合要求，确保物料的质量。

5. 标签的领用、消耗及时登记，做到帐物相符。注意标签的质量，防止存储中标签脱落。每批制剂，包括分装制剂，均应标明生产日期、分装日期、使用期限。

6. 制剂成品应及时入成品帐，凭领药单、调拨单发放，并及时填写发放、销账记录，写明制剂品名、批号、数量、去处。确保有据可查，随时跟踪。

7. 及时了解临床使用情况，合理安排编配计划，并根据季节变化和使用情况来调整配置批量，确保临床供应。

8. 对于不合格制剂、过期制剂应及时上报，严格遵守有关处理报废制度，并及时记录。

附录2：×××医院"停电预案"

为保障医院医疗、教学、科研工作正常进行，最大限度地预防和减少突发停电事件及其造成的损失，保障公众生命财产安全，维护正常医疗秩序，促进医院全面、协调、可持续发展，根据我院用电实际情况，制订本预案，本预案适用于我院处置此类事件。

（一）概念界定

本预案所指的"突发停电事件"，是指由于自然灾害、事故灾难、社会事件导致的突然发生、造成或者可能造成人员伤亡、财产损失的停电事件。

（二）应急组织机构及职责

1. 应急组织机构

医院成立应急领导小组，由院务部部长×××任主任，组员包括院务部其他成员、电力维修组全体组员。

2. 工作职责

（1）第一时间查找原因、做好相关记录、上报医院有关部门和及时排除故障；

（2）负责及时通知医院各科室做好应急工作和联系供电部门；

（3）负责协调、指挥查找和排除故障。

（三）突发停电事故分级

根据停电时间的性质、范围、后果严重程度，将其分为特别重大事件（Ⅰ级）、重大事件（Ⅱ级）、较大事件（Ⅲ级）、一般事件（Ⅳ级）。

1. 特别重大事件（Ⅰ级）：医院所在区域内瞬间全部停电，引起临床各科连锁反应，对医院工作和患者治疗产生特别重大影响。

2. 重大事件（Ⅱ级）：医院所在区域内大面积停电，引起临床各科连锁反应，对医院工作和患者治疗产生重大影响。

3. 较大事件（Ⅲ级）：医院所在区域内一定范围停电，对医院工作和患者治疗产生一定影响。

4. 一般事件（Ⅳ级）：医院所在区域内局部停电，对医院部分工作产生不良影响。

（四）应急响应

1. 当日院务部值班人员迅速将情况报告医院值班领导，通知电力维修班及其他相关人员。

2. 相关人员得知情况后，应迅速赶往现场，协助查找停电原因，争取在最短时间内解决停电问题并恢复供电。

3. 迅速成立应急抢险队，做好各类相关突发事件应对工作。

4. 对受到影响的相关科室和患者做出应急救援，迅速解救被困电梯、高压氧舱内的人员。

5. 院务部值班人员通知有关临床、医技、后勤设备机房等重要科室做好应对工作准备。

6. 医院库房做好物资供应准备（发电机、电缆、燃油等）。

7. 财务部门应在备用电源耗尽之前做好数据备份工作，必要时使用手提电脑提供查询服务。停电时间如较长，应采用手工发票结算费用。

8. 在门诊、住院部等大楼张贴停电告示。

9. 如停电时间过长，要对重点科室（手术室、ICU 等）进行应急供电（使用发电机）。

10. 做好各种记录。

（五）善后

1. 供电恢复后，应组织相关人员进行全院供电系统安全大检查，确保供电正常。

2. 查明停电原因，有针对性地找出预防措施，总结经验教训。

3. 对停电造成的损失进行估计，对责任人给予相应处理。

4. 撤销应急领导机构，恢复正常状态。

附录3：×××医院首诊负责制标准操作规则

持有部门：医务部		编号：YW 001
制定者：×××	审核者：×××	版次：第 1 版
制定日期：×× 年 × 月 × 日	审批日期：×× 年 × 月 × 日	执行日期：×× 年 × 月 × 日

（一）基本原则

1. 首诊负责医师要以高度的责任心接诊患者，详细检查，认真书写病历，提出诊断和处理意见，耐心解答问题，不得以任何理由拒绝诊治患者。

2. 如遇诊疗有困难或涉及多学科的患者，首诊医师应先完成体检和病历记录，及时请上级医师指导，必要时请其他科室会诊；被邀请科室应安排高年资医师及时参加会诊，做好病历记录，协助首诊科室进行诊治。

3. 如不同科室的会诊意见不一致时，应分别请本科上级医师直至主任会诊。如意见仍不一致时，由急诊科主任决定该患者由哪科负责。急诊科主任有困难时，班内时间报院医务处（科）决定，班外时间报行政总值班决定，仍有困难时及时请示值班院领导。协调期间由首诊科室和危及生命的相关科室负责诊治，不得延误和推诿。

（二）操作流程

1. 初诊病例

接诊医师按照医疗常规进行一般项目、病史、体格检查、辅助检查进行，并进行初步诊断。判断患者病情属他科病患，应认真完成病例书写，耐心解释，并介绍患者到相关科室就诊。

2. 复诊病例

接诊医师应记录病情变化、治疗效果、重点部位体格检查等。对诊断明确、经治疗好转的继续治疗；

对疗效不明显或加重的应调整治疗方案，将处理情况通报首诊医师，首诊医师全程负责该病例的治疗。

经二次复诊仍不能确诊者，首诊医师应及时请上级医师复诊或请相关科室会诊。

3. 急诊病历

（1）急诊科分诊护士应根据病情会诊，分诊给哪个科室，哪个科室就是首诊，任何科室不得以任何理由推诿。同时急诊科分诊护士应对患者基本情况和生命体征进行检查，对于危重患者应在首诊医师到来之前给予基本抢救处理。

（2）如首诊医师经诊查患者后，判断患者病情确属他科病患，首诊医师亦须按第一条要求及时实施抢救措施、完成病例书写，同时提请有关科室会诊或申请转诊，在与有关科室当面交接患者后方可离开。

（3）凡属涉及多科室的危重抢救患者，相关科室必须"以病人为中心"，协同抢救，不得推诿，不得擅自离开，各科室所做的相应检查和处理应及时记录。责任科室在抢救过程中起组织协调作用。

附录4：×××医院医疗设备安全与风险标准化检查量表

持有部门：医疗设备科		编号：YWSJC 004
制定者：×××	审核者：×××	版次：第3版
制定日期：××年×月×日	审批日期：××年×月×日	执行日期：××年×月×日

评价项目	评价要点	评价结果 （是／否）	备注 （发现的问题）
组织管理	1. 有无医疗设备安全与风险管理组织。		
	2. 是否设专职管理部门、岗位，工作职责是否明确，有无具备资质的质量控制人员组成的质量与安全管理团队。		
	3. 是否制定年度工作计划，且落实到位，定期对其安全情况进行考核和评估。		
	4. 有无常规与大型设备配置方案，大型设备使用人员是否持证上岗。		
	5. 对生命支持、急救设备是否建立全院应急调配机制。		
制度标准	1. 是否按照《大型医用设备配置与使用管理办法》进行大型设备的配置管理，建立相应流程与职责。		
	2. 有无医用设备管理制度，是否制订设备论证、采购、使用、保养、维修、更新和资产处置的制度和措施。		
	3. 是否建立医疗器械临床使用安全事件监测与报告制度。		
	4. 是否建立设备计量安全检定制度的档案记录。		
	5. 有无对特殊设备使用人员、工程技术人员的培训，为临床提供技术支持和咨询服务。		
	6. 贵重医疗设备是否建立档案制度，能否利用现代信息管理程序记录每次维护、维修及更换零配件等的金额、时间、执行人员的详细情况。		
	7. 是否成立科室设备质量与安全管理小组。		
	8. 大型贵重、急救设备有无操作规程。		

参 考 文 献

[1] 秦银河. 创建研究型医院：301 医院管理与实践. 北京：人民卫生出版社，2007.

[2] 王琪. 研究型大学在建设创新型国家中的作用. 高等理科教育，2011，5：008.

[3] 李宗超. 关于新时期研究型、创新型大学建设的理性审读. 全国商情：经济理论研究，2009：86—87.

[4] 余雪莲. 美国研究型大学职能发展演变的经验. 比较教育研究，2007，28(5)：18—22.

[5] 李平，王丽敏. 国外研究型大学国际化发展战略研究综述. 世界教育信息，2011，(8)：44—47.

[6] 刘国祥. 创建医科大学研究型医院的理论思考. 中华医学会第 12 次全国医学科学研究管理学学术年会资料汇编，2010.

[7] 江崇廓，叶赋桂. 综合性，研究型，开放式：创建世界一流大学的现实道路. 清华大学教育研究. 2002，23(2)：7—13.

[8] 徐建光，戴魁戎. 大力推进转化医学研究不断提高健康服务技术水平，2012.

[9] 田玲，张宏梁，马凌飞. 国内外转化医学发展现状与展望. 医学研究杂志，2011，40(001)：17—20.

[10] 易学明. 推进转化医学研究建设转化型医院. 医学研究生学报，2011，24(3)：225—230.

[11] 郭敏杰，崔博华，卢炜，等. 药学研究型创新人才培养模式的研究与实践. 中华医学教育杂志，2011，31(1)：47—50.

[12] 王延军. 论研究型医院的内涵，特征和建设路径. 解放军医院管理杂志，2011，18(5)：403—406.

[13] 连斌. 研究型医院的内涵界定及特点研究. 中华医院管理杂志，2006，22(5)：307—310.

[14] 顾欣，赵晋华. SPECT/CT 成像系统中的核医学共行成像技术发展与展望. 医疗卫生装备，2013，33(11)：101—102.

[15] 汤黎明，戚仕涛. 超导磁共振成像关键技术发展与设备选型对比分析. 医疗卫生装备，2010，31(9)：3—5.

[16] 伍于添. 超声诊断方法和设备的前沿技术. 中国超声医学杂志，2005，20(6)：470—475.

[17] 李雯. 规范管理促内镜技术发展. 中国卫生人才，2014(1).

[18] 陆祖恒，张银辉. 检验医学新技术发展的现状. 临床和实验医学杂志，2011，10(22)：1792—1794.

[19] 白小寿. 科学技术革新对医学影像技术发展影响的讨论. 医疗装备，2013，26(6)：29—30.

[20] 樊沙丽，魏安业，刘萍，等. 浅谈循证检验医学与血常规检验技术发展. 内蒙古中医药，2011，30(11)：168—169.

[21] 张志军，许伟. 生物芯片检验技术在医学诊断中的应用. 中国医疗器械杂志，2013，37(5)：355—357.

[22] 齐娜，张卓勇，相玉红. 太赫兹技术在医学检测和诊断中的应用研究. 光谱学与光谱分析，2013，33(8)：2064—2070.

[23] 李德来，舒贞权. 医学超声成像前沿技术述评. 中国医疗器械信息，2011，17(6)：19—22.

[24] 李婧，冯娟，王宪. 诱导多功能干细胞技术研究进展及应用——2012 年诺贝尔生理学或医学奖工作介绍. 生理科学进展，2013，44(2)：151—157.

[25] 李静. 21 世纪生物技术和生物技术药物的发展现状研究. 神州，2013(8).

[26] 唐雄燕. 积极探索发掘医疗信息化市场潜力. 世界电信，2012(8)：57—60.

[27] 王娇. 基因工程技术的现状和前景发展. 河南化工，2010(4)：3—4.

[28] 张军梅. 基因工程技术的应用现状及其对人类社会的影响. 北京农业，2011，36：008.

[29] 胡新平，张志美，董建成. 基于云计算理念与技术的医疗信息化. 医学信息学杂志，2010：3.

[30] 朱蓉，赵利平，龚迅炜等. 面向"智慧医疗"关键信息技术及其应用研究. 电脑知识与技术，2012，5：056.

[31] 于磊，巫放明. 纳米生物技术与个性化医学. 中国现代医学杂志，2013，23(27)：67—70.

[32] 周芬. 浅谈生物技术的应用与发展. 中国化工贸易，2013，5(10)：189—189.

[33] 詹正嵩，羡秋盛，朴淳一等. 生物技术药物发展现状与展望. 实用医药杂志，2011，28(2)：168—170.

[34] 周艳波．生物技术在医药领域的发展现状及前景分析．中国化工贸易，2012,4(1):210-211.

[35] 夏恩兰，陈春林，袁瑞．推行微创观念发展微创技术．中华妇产科杂志，2009,44(9):650-654.

[36] 郑民华，马君俊．微创技术推动现代外科发展的现状．临床外科杂志，2013,(1):9-10.

[37] 邵荣光．我国生物技术药物发展探析——访中国医学科学院医药生物技术研究所邵荣光副所长．生物产业技术，2013(5).

[38] 林立东．现代生物制药技术的发展现状及未来趋势．中国科技博览，2012,(27):591-591.

[39] 刘林森．信息技术变革现代医疗．中国信息界：e医疗，2011,(10):32-33.

[40] 南静．信息技术在医疗系统的应用．硅谷，2014(1).

[41] 张冬娟．医疗信息技术，机遇与挑战并存．中国信息界：e医疗，2012,(5):24-25.

[42] 郝彤，马红武，赵学明．云计算在生物技术领域的应用．数学的实践与认识，2012,24(17):117-123.

[43] 李景波．转变医院发展方式推进研究型医院建设．解放军医院管理杂志，2012,18(12):1114-1115.

[44] 戴尅戎．转化医学理念、策略与实践．西安：第四军医大学出版社，2012.

[45] 秦银河．论研究型医院．中国研究型医院学会编印，2013.

[46] 吕吉云．把握机遇，理清思路，大力推动研究型医院创新发展．传染病信息，2011,(1):6-7,11.

[47] 吕吉云．创建研究型传染病医院的探索．解放军医院管理杂志，2012,(1):13-15.

[48] 曹荣桂．医院管理学．北京：人民卫生出版社，2011.

[49] 杨栎．叶廖沙．张波．我国医院核心竞争力动态管理逻辑模型构建．中国医药．2013,8(4):558-559.

[50] 胡蓉．肿瘤医院外事管理工作的实践与思考．中国医院管理，2011,31(增刊):258-260

[51] MALI F, FERLIGOJ A, KRONEGGER L, Co-authorship trends and collaboration patterns in the Slovenian sociology and Social Policy, 2012(2):29-50.

[52] 申光．林嘉滨．马燕．试论医院外事工作的投入与产出．中国医院管理杂志，2006,22(2):137-139.

[53] 刘慧．徐缓．关于我国结核病防治国际合作项目管理的研究进展与思考．预防医学论坛，2010,16(4).

[54] 李元元．学术发展是推进研究型大学建设的主线．中国教育报，2008,(09).

[55] 宣勇，郑莉．大学学术资源共享的内置逻辑与实现路径．高等工程教育研究，2009,(6):95-99.

[56] 张剑，夏玉成．高校内部教育资源优化配置的基本原则探析．黑龙江教育，2008,(22):53-55.

[57] 秦银河，付小兵．军队转化医学艺术．人民军医出版社，2013.

[58] 隋玉龙．科技革命、产业革命及其影响．国际研究参考，2013,(6):24-27

[59] 白春礼．世界科技创新趋势与启示．科学发展，2014,64(3):5-12.

[60] 赵美娟，陈守龙．从哲学视野解读研究型医院之"研究"意味．医学与哲学，2012,33(10):47-50.

[61] 冯一潇．诺贝尔奖为何青睐交叉学科．科学时报，2010.

[62] 卫生部统计信息中心．2008年中国卫生服务调查研究．中国协和医科大学出版社．2009.

[63] 秦银河．在2013中国研究型医院高峰论坛上的讲话．2013中国研究型医院高峰论坛资料汇编．北京.

[64] 温家宝．积极迎接新科技革命的曙光和挑战——在中国科学院第十六次院士大会上的讲话．中国军转民，2012,(8):12-24.

[65] 中国科学院人口健康领域战略研究组．中国至2050年人口健康科技发展路线图．北京：科学出版社，2009.

[66] 黄建始．落后过时生物医学模式统治我国医药卫生领域的现状不能再继续下去了（上）．健康研究，2009,29(3):171-176.

[67] 黄建始．从医学模式的演变探讨健康管理的实质．中华健康管理学杂志，2010,1:3-9.

[68] 江志良，徐凌忠．基于现代医学模式和健康观的慢性病防治探讨，中外医疗，2010,28:186-188.

[69] 杨洪伟．新医改的一系列第一次和普惠健康路线图．商务周刊，2010,1:72.

[70] 栗美娜，连斌，许萍等．创建研究型医院，提升医院核心竞争力．中国卫生质量管理，2008,15(3):19-22.

[71] 姚军．郭渝成．张婷等．研究型医院发展战略的认识和思考．中国医院，2011,15(8):2-4.

[72] 易学明．发展转化医学，引领研究型医院建设．解放军医院管理杂志，2011,18(12):1107-1109.

[73] 王发强．陈锋．陈金宏等．研究型医院发展战略的科学内涵．解放军医院管理杂志，2012,19(1):7-9.

[74] 曹荣桂．公立医院要在深化医改中有所作为．求是杂志，2009:15-56.

[75] 向兴华．梁锦霞．吴显强．研究型大学核心竞争力的影响要素及提升策略．山东科技大学学报，2011, 2(1):95-100.

[76] 朱胜军．研究型大学核心竞争力的培育途径．郑州航空工业管理学院学报，2007,6(3):168-170.

[77] 钟永泉．赵玉．蔡荣，等．研究型大学核心竞争力的评价模型及其应用．教育教学管理．2007:04.

[78] 杨克磊．研究型大学核心竞争力战略规划研究．天津师范大学学报，2010,01:73-76.

[79] 马苓．张庆文．基于战略视角的教学研究型大学绩效评估体系研究．河北学刊，2009,5(3):235-237.

[80] 陈超．美国研究型大学的战略规划及其秉持的理念．外国教育研究．2013,08:112-119.

[81] 张婷，郭渝成．SWOT分析法在创建研究型医院中的应用．管理创新．2011,15(4):39-41.

[82] 孙亚林．程传苗．黎爱军，等．创建研究型医院的战略思考与实践．中华医学管理杂志，2013,29(9): 714-717.

[83] 方华梁，李忠云．从行业特色高校到研究型大学的战略与路径．教育与职业，2010,4(14):5-7.

[84] 杜岩岩．俄罗斯研究型大学的战略规划与竞争力管理．教育科学，2013,29(4):91-96.

[85] 吴琼，从友忠．建设中国研究型大学的战略思考．辽宁教育研究，2004,03:39-40.

[86] 李祖超，胡燕．教学研究型大学向研究型大学跨越的战略研究．清华大学教育研究，2006,27(5):76-88

[87] 别敦荣．我国研究型大学的发展定位与战略——基于华中科技大学的实践探索．北京大学教育评论，2009,7(1):63-69.

[88] 潘永华．我国研究型大学战略发展的思考．教育发展研究，2001,5:50-53.

[89] 席酉民，李圭泉，郭菊娥．研究型创新人才科研支持体系的战略思考．科技进步与对策，2011,28(14): 144-147.

[90] 徐贤春．研究型大学的经营理念与经营战略．中国科教创新导刊，2013,01:63-64.

[91] 杨克磊．研究型大学核心竞争力战略规划研究．天津师范大学学报，2010,01:73-76.

[92] 胡卫庆．研究型大学科研竞争力战略浅析．科技进步与对策，2003,02:29-30.

[93] 陈新忠，李忠云．研究型大学战略控制的特点和原则探析．教育与职业，2007.

[94] 黄必留，刘杰明，李丽冰，谭卫民，尤永森．医院市场竞争战略研究．现代医院，2011,11(2):6-8

[95] 王开平，王瑞，王磊．医院战略规划和战略执行流程研究．解放军医院管理杂志，2007,14(9):707-708

[96] 陈新忠，李忠云．中美研究型大学战略管理比较研究．大学研究与评价，2009,09:63-69

[97] 王炎灿．张晓阳．中外研究型大学战略规划文本分析及其启示．大学研究与评价，2009,07:48-53

[98] 姬薇．防控慢病"井喷"不应决战在医院．工人日报，2013-1-13(004).

[99] 魏炜．赵亮．现代健康管理模式浅析．卫生经济研究，2006,5:19.

[100] 王贵松．2011美国心脏协会心血管病零级和一级预防价值的政策声明解读．中国医学前沿杂志，2011, 3(5):32-35.

[101] Strasser T Reflections on cardiovascular diseases. Interdisciplinary Science Review, 1978,3: 225-230.

[102] 曾光．论零级预防．中华预防医学杂志，2008,42(5):296-297.

[103] Yu xu. Prevalence and control of diabetes in Chinese adults. The Journal of the American Medical Association, 2013,310(9):948-959.

[104] Yanzhong Huang. China's Health Crisis. Foreign Affairs, 2011.

[105] 郭斌，程怀志．关于卫生经济学教学中渗透健康教育的思考．中国医学伦理学，2011,24(4):s538-540.

[106] 魏雅宁．疾病困扰中国．健康时报，2013-7-04(23).

[107] 彭家平，李建梅．糖尿病疾病管理和医疗费用控制．中国医疗保险，2009,2:37-39.

[108] 卫生部疾病控制局等．中国高血压指南2010修订版．北京：人民卫生出版社，2012.

[109] 陈竺．全国第三次死因回顾抽样调查报告．北京：中国协和医科大学出版社，2008.

[110] 王陇德．脑卒中筛查及干预——一项被忽略的国民保健工程．人民日报，2009-4-16.

[111] 焦卫东，曹学红，王莉芝．浅谈医院社会责任．医院管理论坛，2009,26(1):17−19.

[112] 郭清．健康管理学概论．北京：人民卫生出版社，2011.

[113] 阮晓东．从治到防：4p 医学模式．新经济导刊，2013.

[114] 冯超等．健康管理中心的慢性病管理．现代预防医学，2008,35(8):1517−1518.

[115] 周光华．医疗卫生领域大数据应用探讨．中国卫生信息管理杂志，2013,8(4):296−304.

[116] 樊代明．整合医学初探．中华消化和影像杂志，2013,3(1).

[117] 樊代明．整合医学再探．医学与哲学，2013,34(3A).

[118] 曾强．何健．功能医学与健康管理．中华健康管理学杂志，2011,4(2):123−124.

[119] 陈阳，何琪杨．NanoString 多基因表达计数技术及其在人体衰老研究中的应用．衰老机制与干预研究，2012:96−102.

[120] 吴泰相．刘关键．关于循证医学的问题与思考．中国循证医学杂志，2005:636−640.

[121] 李幼平．姚巡．循证医学回眸与展望．医学与哲学（临床决策论坛版），2006,05:76−79.

[122] 徐静．张林．张晓文等．循证医学实践与转化医学的关系探讨．中国医学伦理学，2013,04:479−480.

[123] 伍蓓，陈劲，蒋国俊，等．学科会聚的起源、模式及影响因素分析．高等工程教育研究，2008,02:73−78.

[124] 关苑君，李世阳，陈省平，等．基于学科会聚的转化医学科技创新平台建设．科技管理研究，2012,23:6−10.

[125] 方福德，程书钧，田玲．建设研究型医院促进转化医学发展．中国卫生政策研究，2009,07:16−19.

[126] 易学明．发展转化医学引领研究型医院建设．解放军医院管理杂志，2011,12:1107−1109.

[127] 熊利泽，李谨革，罗正学，等．研究型医院学科建设模式的创新与评价．解放军医院管理杂志，2011,12:1112−1113.

[128] 陈博，罗旭，李景波．关于研究型学科建设的思考与探索．中国医院管理，2012,12:44−45.

[129] 赵桂芬．浅析转化医学指导下的复合型人才培养．卫生软科学，2012,07:613−615.

[130] 王倩，郑均，刘玉秀．研究型医院建设中研究生培养工作的探索．解放军医药杂志，2012,01:51−52.

[131] 唐汉庆，黄照权．转化医学指导下研究型医院建设的探讨．中国医院管理，2012,10:7−8.

[132] Leshner AI, Terry SF, Schultz AM, et al. editors. The CTSA Program at NIH: Opportunities for Advancing Clinical and Translational Research. Washington (DC): National Academies Press (US), 2013.

[133] Institute of Medicine (US) Committee on Advancing Pain Research, Care, and Education. Relieving Pain in America: A Blueprint for Transforming Prevention, Care, Education, and Research. Washington (DC): National Academies Press (US), 2011.

[134] Phillips JB, Westerfield M. Zebrafish models in translational research: tipping the scales toward advancements in human health. Dis Model Mech, 2014,7:739−743.

[135] 谭燕．基础研究在研究型医院建设中的职能探讨．感染．炎症．修复，2007,01:42−44.

[136] 王岩．谈研究型人才的成长．解放军医院管理杂志，2010,10:912−913.

[137] 张利旺，姚战鹏，袁军．加强临床科研，促进医院创新发展．西北国防医学杂志，2012,2:196−198.

[138] 黄少平，卿建中，杨全胜等．研究型医院科技创新体系构建．解放军医院管理杂志，2012,01:16−18.

[139] Bendtzen K, Ainsworth M, Steenholdt C, et al. Individual medicine in inflammatory bowel disease: monitoring bioavailability, pharmacokinetics and immunogenicity of anti−tumour necrosis factor−alpha antibodies. Scand J Gastroenterol, 2009,44:774−781.

[140] 张永生．剑桥之见——解析剑桥大学教育模式．医学争鸣，2011,5:9−10.

[141] Halama A, Riesen N, Moller G, et al. Identification of biomarkers for apoptosis in cancer cell lines using metabolomics: tools for individualized medicine. J Intern Med, 2013,274:425−439.

[142] Giannatsis J, Dedoussis V. Additive fabrication technologies applied to medicine and health

care：a review. Int J Adv Manuf Technol, 2009,40：116-127.

[143] Mishra PJ, Bertino JR. MicroRNA polymorphisms：the future of pharmacogenomics, molecular epidemiology and individualized medicine. Pharmacoenomics, 2009,10：399-416.

[144] 张焕萍. 美国丹那法伯肿瘤研究所科研管理及启示. 中华医学科研管理杂志, 2006,6：379-381.

[145] Lazaridis KN, McAllister TM, Babovic-Vuksanovic D, et al. Implementing individualized medicine into the medical practice. Am J Genet Semin Med Genet, 2014,166C：15-23.

[146] 张永生. 用科学发展观引领医院又好又快发展. 解放军医院管理杂志, 2008,15：899-900.

[147] 朱春生. 研究型医院创新机制建设. 解放军医院管理杂志, 2012,19(1)：19-21.

[148] Yan Q. The integration of personalized and systems medicine：bioinformatics support for pharmacogenomics and drug discovery. Methods Mol Biol, 2008,448：1-19.

[149] Pemovska T, Kontro M, Yadav B. Individualized systems medicine strategy to tailor treatments for patients with chemorefractory acute myeloid leukemia. Cancer Discov, 2013,3：1416-1429.

[150] 杨坤, 李进, 郭晓东, 等. 创建研究型医院的探索与实践. 现代生物医学进展, 2013,13(16)：3160-3162.

[151] 韩勇, 李小飞, 王小平, 等. 食管双瓣法修补复杂气管食管瘘. 中华胸心血管外科杂志, 2009,25：272-273.

[152] 邹婧瑜. 临床路径的发展与用用现状. 中国卫生事业管理, 2008,6：426-428.

[153] 吴志成. 研究型医院创建的实践探索. 解放军医院管理杂志, 2012,19(9)：803-805.

[154] 任国荃. 创建研究型医院的做法与成效. 解放军医院管理杂志, 2010,17(10)：906-909.

[155] 应向华, 王剑萍, 吴宏, 等. 美国"研究型医院"：麻省总医院的案例分析. 中国卫生资源, 2014,17(2)：78-80.

[156] 樊星, 杨志平, 樊代明. 整合医学再探. 医学与哲学, 2013,34：6-11,27.

[157] 李书章. 研究型医院发展战略的创新特征与建设实践. 解放军医院管理杂志, 2011,18：101-103.

[158] 张晓慧, 赵兴茂. "治未病"理论在疾病防治中的应用. 航空航天医学杂志, 2012,23：1353-1354.

[159] 龚婕宁. 治未病理论的超前性与临床滞后的改变. 中医药学刊, 2003,21：132-133.

[160] 倪红梅, 程羽, 郭盈盈, 等. 治未病思想与中医健康管理模式研究探索. 南京中医药大学学报, 2013,14：16-18.

[161] 罗纪, 宋艳丽. 自然流程模式下缩短内科门诊病人非医疗时间的服务理念与技巧. 中国医院, 2009,13：43.

[162] 吴一龙. 恶性肿瘤多学科综合治疗的困境. 循证医学, 2008,8：1-2.

[163] 杨春喜, 殷宁, 戴戎. 转化医学. 中华医学杂志, 2010,90：499-502.

[164] 周国琪. 亚健康状态实证机理探析. 上海中医药杂志, 2005,39：5-6.

[165] 徐昕明, 张雨龙, 王磊. 创建研究型医院科技创新体系的探讨. 西南国防医药, 2012：22(2).

[166] 连斌. 对创建研究型医院的探讨. 中华医院管理杂志, 2006,22(5).

[167] 柯新华, 秦银河, 刘宗仁, 等. 发挥临床与科研相结合的优势. 中华医院管理杂志, 1998,14(2).

[168] 方福德, 程书钧, 田玲. 建设研究型医院促进转化医学发展. 中国卫生政策研究, 2009,2(7).

[169] 李晓萍, 王丽, 姜官凤, 李耀芳, 吴正治. 临床科研选题与科研设计. 深圳中西医结合杂志, 2005：(15)2.

[170] 邓军, 孙世俊, 杜晓煌, 等. 研究型医院建设中转化医学技术创新体系构建的思考. 中华医学会第十三次全国医学科学研究管理学学术会议暨2012第四届全国医学科研管理论坛

[171] 张鹏, 秦岭. 转化医学：基础医学与临床医学实践的桥梁. 实用医学杂志, 2010：26(18).

[172] 陈发明, 金岩, 施松涛, 等. 转化医学：十年回顾与展望. 实用口腔医学杂志, 2011：27(1).

[173] 刘杰, 吕有勇. 医学科研选题应源于临床. 中华医学杂志, 2008：88(38).

[174] 杨进. 大型综合性医院实验室建设与管理讨论. 中国医学装备杂志, 2004.

[175] 方福德，程书钧，田玲．建设研究型医院促进转化医学发展．中国卫生政策研究，2009,07:16-19.

[176] 刘广东，郭渝成，刘亮，吴晓松．研究型医院科研管理工作创新实践．中国医院，2011,08:13-15.

[177] 郭渝成．创建研究型医院的理论与思考．解放军医院管理杂志，2010,10:903-905.

[178] 任国荃，郭渝成，张思兵等．创建研究型医院的探索与实践．中国医院，2011,08:5-7.

[179] 栗美娜，连斌，许苹，等．创建研究型医院 提升医院核心竞争力．中国卫生质量管理，2008,03:19- 22.

[180] 任国荃．科学管理 内涵建设 推进研究型医院向纵深发展．解放军医院管理杂志，2011,12:1104-1106.

[181] 秦银河．论研究型医院的基础医学研究发展策略．解放军医院管理杂志，2007,11:878-880.

[182] 王冬，孔越．适应研究型医院建设需求努力创新科研管理机制．中国医院，2010,01:62-64.

[183] 龙莉艳，张桂云，张磊．研究型医院信息共享空间的建设．解放军医院管理杂志，2007,02:104-105.

[184] 秦银河．在全军医院管理专业委员会年会暨研究型医院建设研讨会上的讲话．解放军医院管理杂志，2011,12:7-13.

[185] 任国荃．建设研究型医院理论与实践．解放军医院管理杂志，2012,19:401-404.

[186] 杨坤，郭晓东，刁天喜，等．分析建设研究型医院的探索与实践．现代生物医学进展，2013,13(16)：3771-3774.

[187] 李书章．抓住新机遇，谋求新发展，推进研究型医院建设再上新台阶．解放军医院管理杂志，2010,17(10):901-902.

[188] 卢长伟，吴昊，张宏雁，等．医院研究型管理探索与思考，2013,17:11-12.

[189] 卢长伟，张宏雁，吴昊，张媛等．提升科级质量管理效能，打造研究型医院质量内核．中国医院管理，2012,32:44-45.

[190] 阎惠中．关于创建研究型医院的几个问题．中国医院，2012,12:18-20.

[191] 王发强，陈璐，陈金宏．对新形势下创建研究型医院的几点看法．中国医院，2013,17:1-3.

[192] 栗美娜，连斌，许苹，等．创建研究型医院提升医院核心竞争力．中国卫生质量管理，2008,15:19-22.

[193] 总后勤部卫生部王玉民副部长在军队研究型医院建设研训班上的讲话，2012,19:1-4.

[194] 徐昕明，张雨龙，王磊．创建研究型医院科技创新体系的探讨．西南国防医药，2012,22:198-199.

[195] 朱春生，研究型医院创新机制建设．解放军医院管理杂志，2012,19:19-21.

[196] 方福德，程书钧，田玲．建设研究型医院促进转化医学发展．中国卫生政策研究，2009,07:16-19.

[197] 朱士俊．医院管理学 质量管理分册（2 版）．北京：人民卫生出版社，2011.

[198] 方茜，董婷，金新政．新一轮等级医院评审指标分解．卫生软科学．2013,27(9):552-554.

[199] 梁铭会，舒婷，王锡宁，等．CHQIS 医疗质量评价指标的筛选．中国医院，2009,13(4)5-7.

[200] 陈虎，焦亚辉，舒婷．澳大利亚的临床服务质量指标体系．中国医院．2009,13(4):18-20.

[201] 焦亚辉，舒婷，陈虎，等．CHQIS 指标与传统医疗质量评价指标的比较研究．中国医院，2009,13(4):8-9

[202] 孙娜．我国传统医疗质量评价指标初探．中国病案，2011,12(3):25-26

[203] 杨皓，柳俊．国内外医疗质量指标体系的对比分析．医学与社会，2010,23(4):64-66

[204] 刘慧，章雄．我国医疗质量评价指标存在的问题及改进建议．解放军医院管理杂志，2009,16(4):361-362

[205] 郑静晨，郝瑞生．站在新起点瞄准新目标展望新未来——武警总医院创建研究型医院的实践．中国医院，2013,(10):4-7.

[206] 赵国庆．建设高水平研究型医院的基本策略探究．中国医院，2013,(10):8-10.

[207] 张鹭鹭，栗美娜，丁陶等．研究型医院资源结构研究——基于（1+n）模型体系的循证分析．解放军医院管理杂志，2011,18(12):1121-1123.

[208] 张虎军，谭映军，张楠楠等．市场营销在创建研究型现代战区总医院中的作用与方法．西南国防医药，2014,24(1):93-94.

[209] 王发强．中国研究型医院学会成立的意义及使命．解放军医院管理杂志，2013,20(4):301-302.

[210] 徐昕明，张雨龙，王磊，等．创建研究型医院科技创新体系的探讨．西南国防医药，2012,22(2)：

198-199.

[211] 田文华，段光锋. 研究型医院评估指标体系的构建及相关建议. 解放军医院管理杂志，2011,18(12):1118-1120.

[212] 应向华，张勘，王剑萍，等. 上海研究型医院的内疗涵和特征研究. 中国卫生资源，2014,(2):80-82.

[213] 石骥. 西南地区军队研究型医院的创建. 解放军医院管理杂志，2012,19(5):407-408.

[214] 胡兴茂，王中华，平杰，等. 创建研究型医院的思考. 解放军医院管理杂志，2012,19(7):614-616.

[215] 朱春生. 研究型医院医疗质量管理探讨. 中国医院管理，2013,33(3):42-43.

[216] 凤磊. 研究型医院科研人才综合评价指标体系研究. 中国卫生资源，2014,(2):97-99.

[217] 王云贵，黄国琼，丁雄蜂，等. 军医大学创建研究型医院的实践. 解放军医院管理杂志，2012,19(1):4-6.

[219] 郑锦，马超，刘萍，等. 建设研究型医院的探索与思考. 中国医院管理，2011,31(1):67-68.

[219] 陈生林，李素芝，闫春成，等. 高原研究型医院科技创新体系改革初探. 解放军医院管理杂志，2012,19(4):304-305.

[220] 高社，肖明. 创建研究型医院的若干思考. 解放军医院管理杂志，2012,19(5):409-411.

[221] 赵升阳. 论军队研究型医院学科人才管理的哲学思维. 解放军医院管理杂志，2011,18(12):1110-1111.

[222] 卢长伟，吴昊，张宏雁，等. 医院研究型管理探索与思考. 中国医院，2013,(10):11-12.

[223] 史兆荣. 研究型医院科研转化管理思考. 解放军医院管理杂志，2013,(12):1183-1184.

[224] 王冬，许晓东. 适应建设研究型医院要求努力创新人才工作机制. 中国医院，2007,11(12):31-32.

[225] 方福德，程书钧，田玲，等. 建设研究型医院促进转化医学发展. 中国卫生政策研究，2009,2(7):16-19.

[226] 李毅，刘佳，赵军平，等. 以建立研究型医院为目标的知识管理初探. 解放军医院管理杂志，2008,15(4):314-315.

[227] 李岩. 提升科级质量管理效能打造研究型医院质量内核的分析. 医药前沿，2013,(34):44-44.

[228] 张胜行. 基于标杆管理理论的研究型医院管理. 解放军医院管理杂志，2013,20(6):511-513.

[229] 闫辉，高春芳. 研究型军队中心医院建设实践. 解放军医院管理杂志，2012,19(12):1104-1106.

[230] 马超，王拥军，尤圣富，等. 发展重点学科，促进研究型医院建设——国家中医临床研究基地建设单位"十一五"数据综合分析. 世界科学技术 – 中医药现代化，2013,(5):1116-1120.

[231] 应向华，王剑萍，张勘，等. 上海研究型医院的评价指标体系构建研究. 中国卫生资源，2014,(2):82-83.

[232] 郝瑞生，孟祥峰，郝秀兰，等. 2013中国研究型医院高峰论坛在西安举行. 中国医院，2013,(9):12-12.

[233] 应向华，王剑萍，吴宏，等. 美国"研究型医院"：麻省总医院的案例分析. 中国卫生资源，2014,(2):78-79,118.

[234] 杨颖，朱智明，林庆贤，等. 研究型军队医院人才建设的探讨. 解放军医院管理杂志，2012,19(6):580-581.

[235] 张梅奎，陈婷婷，彭芳，等. 远程医学在研究型医院建设中的发展和运用. 中国数字医学，2012,7(11):73-76.

[236] 王冬，薛万国，应俊，等. 对研究型医院信息化建设模式的思考. 解放军医院管理杂志，2012,19(10):928-929.

[237] 叶平，李勇，杨波，等. 研究型军队总医院科研建设的实践与思考. 中国医院管理，2012,32(11):76-77.

[238] 田丽丽，曲佳，李淮涌，等. 军兵种研究型总医院军事医学研究平台构建. 解放军医院管理杂志，2012,19(11):1010-1011.

[239] 吴琼，徐伟利. 研究型医院中的科室文化建设. 中国医院，2009,13(8):33-34.

[240] 李堂林，孙颖浩. 研究型主诊医师制度实施构想. 解放军医院管理杂志，2012,19(1):10-12.

[241] 杨波，李勇，谭艳，等. 研究型现代战区总医院创建中强化科研工作的初步探讨. 西南国防医药，

2012,22(11):1249-1250.

[242] 朱华淳，储梁华. 从临床型向研究型医院的转变建设 [C]. // 第十三次全国医学科学研究管理学学术会议暨 2012 第四届全国医学科研管理论坛论文集. 2012:443-447.

[243] 毕陈冉，许壮莹. 创建研究型医院的若干思考. 现代医院，2013,13(11):1-3.

[244] 熊利泽，李谨革，罗正学，等. 研究型医院学科建设模式的创新与评价. 解放军医院管理杂志，2011，18(12):1112-1113.

[245] 黄敏，杨俊. 研究型医院内涵建设的思考. 中华医学科研管理杂志，2013,26(2):81-82,98.

[246] 孔璐，吴佳佳，张丽梅，等. 研究型医院临床实习组织管理与思考. 医学临床研究，2012,29(1):131-133.

[247] 宋婷，俞婧，单志桂，等. 某三甲综合医院创建研究型医院的探讨. 医院管理论坛，2013，30(4):13-15.

[248] 张婷. 研究型医院团队创新气氛研究 [D]. 中国人民解放军军医进修学院，2011.

[249] 赵多，李思睿. 军队研究型医院的现状及基本建设思路. 实用医药杂志，2012,29(8):764-765.

[250] 谭燕. 基础研究在研究型医院建设中的职能探讨. 感染、炎症、修复，2007,8(1):42-44.

[251] 钟梅. 研究型医院创建过程中院所科研课题管理策略初探. 中华医学科研管理杂志，2010,23(4):232-234.

[252] 刘水文. 对创建研究型医院的认识与思考. 白求恩军医学院学报，2010,08(6):456-457.

[253] 郝秀兰，林崇健. 打造国内一流、国际知名的研究型医院——访中山大学附属第一医院院长、全国优秀院长王深明教授. 中国医院，2009,13(3):28-31.

[254] 总后勤部卫生部李清杰副部长在第二期全军研究型医院建设研训班上的讲话. 解放军医院管理杂志，2012,19(9)：前插 8-10.

[255] 张雁灵. 在全军医院管理专业委员会年会暨研究型医院建设研讨会上的讲话. 解放军医院管理杂志，2011,18(12)：前插 8-10.

[256] 王倩，郑均，刘玉秀，等. 研究型医院建设中研究生培养工作的探索. 解放军医药杂志，2012，24(1):51-52.

[257] 冯蕾. 开创病人为中心理念定位一流研究型医院中国医大一院：蓄势百年一争朝夕. 中国医院院长，2009,(3):88-92.

[258] 罗旭，吴昊，姬军生，等. 实践创新发展战略推进研究型医院建设. 重庆医学，2012,41(1):93-94.

[259] 石峰，钱阳明，李淮涌，等. 论军队医院由单纯医疗型向研究型转变. 解放军医院管理杂志，2012，19(11):1012-1013.

[260] 李书章. 集智研究 融合创新 努力开创研究型医院建设新局面. 解放军医院管理杂志，2011，18(12):1101-1103.

[261] 吴晓松，马良. 研究型医院科研平台建设的探索. 军医进修学院学报，2010,31(6):617-618.

[262] 沈远东. 创建研究型中医医院的理论思考与初步实践. 中医药管理杂志，2008,16(8):569-573.

[263] 王发强，陈金宏，李晓雪等. 创建学习型医院实现跨越式发展. 中华医院管理杂志，2006,22(9):577-579.

[264] 浦金辉. 科学谋划主动作为建设研究型军队医院. 解放军医院管理杂志，2012,19(1):1-3.

[265] 张锦英，沈途. "冰山理论"在医学生素质教育中的应用. 医学与哲学，2012,33(13):60-61.

[266] 吴晓雯，董辉军，杨春梅等. 试论"冰山理论"在医院人力资源管理中的应用. 安徽卫生职业技术学院学报，2010,9(1):1-2.

[267] 俞继奋. 基于冰山理论的医院人力资源管理研究. 医学信息（上旬刊），2011, 24(4):1890-1891.

[268] 唐宁娟，李丽琴. 依据"素质冰山理论"谈新护士职业素质的培养. 当代护士(专科版)，2013,(10):184-185.

[269] 尚娥，雷蕾. 冰山理论在个性化护理服务中的应用. 中国老年保健医学，2010,08(5):77-78.

[270] 闫欣，刘翠明，张绍果，等. 医院人力资源管理中的理论研究与运用. 科技情报开发与经济，2011，21(15):164-167.

[271] 徐长恩．"冰山角"分析法在医疗事故原因分析中的应用．医院管理论坛，2006，23(7)：52-55．

[272] 安秀琴，徐建萍．基于瑞士奶酪模型对我国护理安全管理的思考．护理研究，2010，24(22)：1975-1976．

[273] 岳文芳，杨素勉，赵雪平，等．护理风险评估单在临床风险管理中的运用．河北医药，2009，31(24)：3457-3458．

[274] 胡丽涛，王治国．临床实验室与患者安全的相关性分析．国际检验医学杂志，2011，32(1)：11-13．

[275] 赵鞾，梁方舟．高值医用耗材管理信息化流程再造．中国医疗设备，2008，23(8)：151-152，160．

[276] 冯丹，曹秀堂，刘丽华，等．医师绩效管理KPI设计与展现．中国医院，2009，13(10)：16-19．

[277] 冯晓敏，李亚玲，叶宝霞，等．新医改背景下护理绩效管理评价指标体系的构建．护理学杂志，2011，26(24)：7-9．

[278] 郝璐，刘哲峰，吴胜，等．门急诊指标运营KPI跟踪设计与基于DSS展现．医疗卫生装备，2011，32(3)：32-34．

[279] 刘丽华，关兵，张黎黎，等．单病种费用控制KPI设计与基于DSS的应用．中国医院，2009，13(10)：11-12．

[280] 马江华．关于医院信息部门工作人员实行绩效评价的研究．中国医药指南，2011，09(12)：168-169．

[281] 高万良．质量文化建设与医疗质量管理．中华医院管理杂志，2009，25(1)：38-42．

[282] 齐德广，秦银河，李书章，等．临床路径在医疗质量管理中的应用．中国医院管理，2002，22(10)：11-12．

[283] 朱士俊．医疗质量管理发展现状及展望．解放军医院管理杂志，2003，10(3)：204-206．

[284] 王珩，李念念．中外医疗质量管理的差异化研究．医学与哲学，2010，31(17)：46-47，56．

[285] 祁国阳，过栋，胡建伟，等．临床路径在医疗质量管理中的应用与思考．医学与哲学，2005，26(22)：60-61，63．

[286] 李景波，张勇，吴昊，等．大型综合性医院医疗质量管理的思考．中华医院管理杂志，2010，26(4)：276-279．

[287] 肖军．再论医疗质量管理的发展．解放军医院管理杂志，2011，18(12)：1178-1179．

[288] 易学明，杨宝林．对医疗质量管理本质的再认识．中华医院管理杂志，2006，22(3)：170-171．

[289] 胡建理，周斌．新形势下医疗质量管理的现状与对策．中国病案，2011，12(5)：19-20．

[290] 胡建理，周瑜，周斌，等．强化医疗质量管理的对策探析．解放军医院管理杂志，2010，17(7)：664-665．

[291] 简夏微，袁训书．管理理念对医疗质量管理品质的影响．中华医院管理杂志，2003，19(5)：271-273．

[292] 张成普．新形势下持续质量改进在医疗质量管理中的应用．中国医院管理，2007，27(4)：27-28．

[293] 王羽，卢祖洵．坚持科学发展观加强医疗质量管理．中国卫生事业管理，2008，25(3)：152-154．

[294] 王炳胜，王景明，彭东长，等．数字化医院医疗质量管理模式转变与实践．中国医院管理，2007，27(11)：12-14．

[295] 池红梅，何剑．持续改进医疗质量管理在提升医院品质中的运用．中国医药导报，2009，6(12)：148．

[296] 雷震，杨强，孙梯业，等．新时期医疗质量管理的现状与思考．重庆医学，2008，37(1)：32-34．

[297] 张冬，蔡广研，魏日胞，等．研究型科室医疗质量管理探讨．中国医院，2014，(4)：1-2．

[298] 胡超华，胡若男，余小明，等．再谈全面医疗质量管理的实施．中国卫生事业管理，2005，21(1)：17-18．

[299] 鲜荣华，王海林，肖海，等．我院加强医疗质量管理的实践与体会．中华医院管理杂志，2007，23(4)：263-264．

[300] 周三多，陈传明，鲁明泓．管理学——原理与方法（5版），120-121

[301] 国家的国民经济和社会发展规划纲要、深化医药卫生体制改革意见（中发〔2009〕6号）．

[302] 国家深化医药卫生体制改革规划暨实施方案的通知（国发〔2012〕11号），为背景编制本规划．

[303] 曹德森．医院标准化管理模式探讨．中国医院，2013，17(8)：4-5

[304] 董肇君．系统工程与运筹学．北京：国防工业出版社，2003：5-6

[305] 费军．系统管理学的演化与进展．科技进步与对策，2003,(6):173−175

[306] 边馥苓．数字工程的原理与方法（2 版）．测绘出版社，2011:14.

[307] 李包罗，傅征．医院管理学：信息管理分册（2 版）．人民卫生出版社，2011:33−45.

[308] 傅征，梁铭会．数字医学概论[M]．北京：人民卫生出版社，2009:311−315.

[309] 李刚荣，方明金．数字化医院建设的思路与实践．北京：人民卫生出版社，2006:7

[310] 丁云．HL7 标准概述．中国数字医学 ISTIC，2007,2(7).

[311] 王勇．HL7 与医院信息系统的标准化．医疗设备信息，2004,19(5)：62−62.

[312] 杨琳，李伟鹏，陆波．HL7 在 HIS 标准化建设中的应用．中国医学物理学杂志，2005,22(1):412− 413.

[313] 俞汝龙．HL7 组织与 HL7 标准简介．中国数字医学，2007:7.

[314] 李志民．MOOCs 的挑战与大学的未来．中国教育信息化：高教职教，2014(1):19−20.

[315] 姚君．Sakai 与开源网络教学平台．中国教育技术装备，2011(30):6−8.

[316] 谭支军，史先红，江涌．基于 Sakai 的开源学习管理系统的构建．许昌学院学报，2008,27(2):91−94.

[317] 江泽光．基于 CDR 的区域医疗数据采集研究与实现．医学信息：上旬刊，2012,25(8):20−21.

[318] 安继业，薛万国，史洪飞，等．临床数据中心构建方法探讨．中国数字医学，2008,3(10):13−16.

[319] 罗晶，李劲松，黄丽丽，等．临床数据中心建设助力转化医学研究．转化医学杂志，2013(2):106−108.

[320] 孟繁荣，刘永兰，王军成．医院临床数据中心建设问题分析．解放军医药杂志，2013,24(12)：47−49.

[321] 赵娟，李锋，李思源，等．生物样本库的建立与管理．现代生物医学进展，2010(5):999−1000.

[322] 刘丽华，胡凯，金水高．卫生信息数据集元数据规范的研究．中国卫生统计，2008,25(4):363−365.

[323] 周游，冯丹．卫生信息数据元目录编制过程中的常见问题．中国卫生信息管理杂志，2012,9(1):80−82.

[324] 冯丹，周游，姚远，等．我国居民健康档案基本数据集数据元目录编制．中国卫生信息管理杂志，2012,9(1):71−74.

[325] 马家奇．国家水平重点慢病患病监测信息系统规划与设计．中国卫生信息管理杂志，2012.9(3)：32−35.

[326] 武建虎，贺佳．临床随访资料数据库建立中的常见问题及改进和建议．数理医药学杂志，2004,17(4)：376−378.

[327] 陈立定，张文豪．基于 SOA 的信息交换平台设计．微计算机信息，2009(15):6−8.

[328] 王益．数据中心信息交换平台的研究与设计．中国教育信息化：高教职教，2010(011):16−17.

[329] 赵玉兰，沙非，张瑞，等．区域医疗影像数据中心的设计与建设．信息技术，2013(7):58−62.

[330] 陈彬彬．区域医学影像数据存储系统研究．软件导刊，2013,12(9):125−127.

[331] 母晓莉，于广军，季翔．区域医疗影像数据中心系统架构设计研究．生物医学工程学进展，2008,29(2):71−75.

[332] 彭茂红，李刚，金学鹏．BI 技术在科研管理中的应用研究．科教导刊−电子版（下旬），2013(9).

[333] 王小明．区域性健康档案数据中心的探讨．中国卫生信息管理，2008, 4(5):112−115.

[334] 李晴辉，赵直柱，李刚荣，等．试论个人健康档案数据中心应用模式．重庆医学，2009,38(13):1574−1575.

[335] 吴永佩，张钧．医院管理学：药事管理分册（2 版）．北京：人民卫生出版社，2011:7.

[336] 杨世民．药事管理学．北京：人民卫生出版社，2001.

[337] 蔡芸，王睿．信息及决策支持系统在合理用药中的应用进展．中国药房，2006,17(18):1424−1426.

[338] 陆叶营，王茜，严庞科，等．中国新药研发模式转变的探讨．药学进展，2013,37(10):488−492.

[339] 范岚，王果，涂江华，等．表观遗传药理学与药物反应个体差异．中国药理学通报，2009,25(8)：981−984.

[340] 匡泽民，黄志军，阳国平，等．高血压表观遗传药理学研究进展．中国临床药理学与治疗学，2013,18(3):351−355.

[341] 陈琨，郭涛. 以科学发展观为指导 推进药学学科建设和管理整体跃升. 沈阳部队医药，2008，21(5)：329-331.

[342] 姜远海，彭明辰. 临床医学工程技术（2版）. 北京：科学出版社，2009.

[343] 傅家骥. 工业技术经济学（3版）. 北京：清华大学出版社，1996.

[344] 周三多. 管理学. 北京：高等教育出版社，2000.

[345] 秦银河. 在军队师级以上医院管理创新研讨会上的讲话. 解放军医院管理杂志，2010.

[346] 李贵堂，叶剑. 加强优势学科群建设思考. 解放军医院管理杂志，2009.

[347] 张军，关兵，周丹. 大型医用设备利用效率及配置合理性分析. 中国医疗设备，2008.

[348] 赵长久，刘刚，任艳鸿. 建立科学合理的设备配置流程是医院现代化管理的必然要求. 当代医学，2005.

[349] 刘刚，齐中英，周晋. 医疗设备投资决策的敏感性分析研究，中华医院管理杂志，2007.

[350] 韩之俊. 质量管理. 3版. 北京：科学出版社.2010:38.

[351] 卢德伟，苏伟. JCI评价体系下的医疗器械质量与安全管理探讨. 医疗装备，2013，2:55-56

[352] 傅家骥. 技术创新学. 北京：清华大学出版社，1998.

[353] 张德. 人力资源开发与管理. 北京：清华大学出版社，2001.

[354] 何郁冰. 产学研协同创新的理论模式. 北京：科学学研究，2012.

[355] 王星星. 单孔四通道腹腔镜手术辅助装置的研制. 中华医学会医学工程学分会第十四次学术年会，2013.

[356] 郭方达，奚肖玲，陈乒宇. 可视喉镜冷光源的设计与应用. 中华医学会医学工程学分会第十四次学术年会，2013.

[357] 陆银春，周媛婷. 俯卧位专用床的研制与临床应用. 中华医学会医学工程学分会第十四次学术年会，2013.

[358] 刘铁兵，汤黎明. 方舱医院移动式及多功能模块连续性血液净化装置的研制. 中华医学会医学工程学分会第十四次学术年会，2013.

[359] 周昂. 带有血透生命支持系统方舱的设计研究. 中华医学会医学工程学分会第十四次学术年会，2013.

[360] 周文光，王春飞. 一种野战便携式内窥镜视频系统的研制. 中华医学会医学工程学分会第十四次学术年会，2013.

[361] 李斌，何德华，郑蕴欣. 当前医疗设备维修服务环境SWOT分析与战略思考. 中国医疗设备，2008.

[362] 王凤玲，刑沫，王丹等. 建立医疗核心制度督导长效机制的探讨. 中华医院管理，2013，33(3):41-42.

[363] 倪萍. 浅谈新形势下临床医学工程师的职责和任务. 医疗设备信息，2006，21(10):59-61.

[364] 刘胜林，张强. 临床医学工程中的人因工程. 中国医疗设备，2012，27(10):9-12.

[365] 刘歆. 医疗器械设计中的可用性及标准要求. 中国医疗器械杂志，2010，34(1):47-49.

[366] AAMI HE74:2001, Human Factors Design Process for Medical Devices[S]. Wanshington, DC：AAMI, 2001.

[367] IEC60601-1-6, Collateral Standard：Usability[S]. Geneva：International Electrodechnical Commission, 2004.

[368] 王兰明. 谈我国医疗器械风险管理的法规要求. 中国医疗器械杂志，2009，33(1):46-50.

[369] 张立群，魏丽惠. 医学科技期刊是搭建医学创新与成果转化的重要桥梁. 中华医学科研 管理杂志，2013，26(4):263-264.

[370] 郭文娇，欧阳昭连等. 医疗器械产业合作创新特点及研究现状. 中国医疗器械信息，2013(9):1-6.

[371] 卢山，杨洁羽，徐边雄. 高校科技成果转化管理应注意把握的几个问题. 中华医学科研管理杂志，2013，26(4):247-273

[372] 刘登峰. 加强评估，科学决策，促进转化，支持行业. 中国询证医学杂志，2012，12(6):619-62.

[373] 刘吉成，王永光，何兴图. 微创医院的"供应链管理"策略. 中国医院院长，2007(1).

[374] 叶菁. 公立医院财务风险管理及其综合治理探讨. 当代经济，2012(3).

[375] 白立云. 浅谈非盈利医院财务风险及预警. 科技创业月刊，2005(12).

[376] 鲍国强. 加强医院成本控制建立完善的成本核算体系. 科级信息，2011(7).

[377] 王晓丽. 医院经济成本研究 [M]. 郑州大学硕士论文，郑州：2006(5).

[378] 李凌. 医院分配制度的改革. 山西财经大学学报，201(5).

[379] 元麟. 论医院成本核算 [M]. 福州大学硕士论文，福州：2002(12).

[380] 李娟. 医院全成本核算方法研究 [M]. 湖南大学硕士论文，长沙：2008(10).

[381] 梁智. 医院全成本核算系统的研究 [M]. 昆明理工大学硕士论文，昆明：2007(5).

[382] 周彩虹. 医院全成本核算的应用研究 [M]. 江苏大学硕士论文，南京，2010(12).

[383] 鲍维. 医院成本核算的原则. 中国卫生经济，2004(12).

[384] 张孟，李洁，汤海. 军队医院全成本核算探究. 企业经济，2013(5).

[385] 马骏. 医院经营管理简明教程. 中国医院管理，1997(1).

[386] 杜鹃. 浅析医院全成本核算管理. 经济师，2011(11).

[387] 王金珠，李想. 医院机构成本核算问题探索. 理论观察，2012(6).

[388] 束雅春. 对深化医疗机构分配制度改革的探索与思考. 国际医药卫生导报，200(10).

[389] 郑大喜. 推进医院分配制度改革的思路. 中国农村卫生事业管理，2004(4).

[390] 张霞. 新医改政策下医院绩效考核与薪酬的设计及实证研究. 北京交通大学硕士论文，北京，2009(12).

[391] 张国萍译. 向世界最好的医院学管理 /(Berry LL, Selteman KD) 贝瑞，塞尔曼著. 北京：机械工业出版社，2014:19-25,87-90.

[392] Wu Z, Robson S, Hollis B. The application of hospitality elements in hospitals. J Healthc Manag, 2013,58(1):47-62, discussion 62-63.

[393] 唐蔚蔚，柴建军，李岩，等. 公立医院后勤改革战略模式选择 - 建立区域性后勤共享服务中心、打造医院后勤服务新模式. 中国医院，2013,17(1):64-66.

[394] 杨小丽. 面对全民医保公立医院如何构建后勤保障服务体系. 医学信息，2013,26(5):5.

[395] 任重远. 医院治理模式改革的探索与实践. 上海交通大学学报，2007,41(S1):1-3.

[396] 陈迁，赵建中，贺密会，等. 医院非核心业务托管及运营管理. 解放军医院管理杂志，2012,19(2):166-167.

[397] 张国宗，井水兰. 大型医院后勤服务系统外包决策分析. 中国卫生经济，2009,28(6):30-32.

[398] 农圣，农乐根. 家文化理念在临床诊疗中的实践运用研究. 医院管理论坛，2014,31(2):6-9.

[399] Serafini M, Jakszyn P, Luján-Barroso L, et al. Dietary total antioxidant capacity and gastric cancer risk in the European prospective investigation into cancer and nutrition study. Int J Cancer, 2011,129(6):1493-1502.

[400] Cottell KE, Dorfman LR, Straight CR. The effects of diet education plus light resistance training on coronary heart disease risk factors in community-dwelling older adults. J Nutr Health Aging, 2011,15(9):762-767.

[401] 金炜炜. 绿色节能医院建设的探讨. 现代医院管理，2013,11(1):50-51.

[402] 苑英海，朱孟府，宿红波，等. 核生化洗消污水收集处理系统的技术方案. 医疗卫生装备，2013,34(1):79-80.

[403] 张国萍译. 精益医院：世界最佳医院管理与实践／格雷班 (Graban M) 著. 北京：机械工业出版社，2013:117-138.

[404] 王强. 基于品牌建设的优质服务创新与实践. 现代医院管理，2013,11(4):34-36.

[405] 郭文海. 加强医德医风建设，提升医院文化软实力. 中国当代医药，2011,18(23).

[406] 李顺丽. 以人为本 建设医院文化. 中华医院管理杂志. 2006:375-377

[407] 肖传实，李荣山. 实用医患沟通技巧. 北京：军事医学科学出版社，2008.

[408] 王绍林，王铸，丁朝刚. 医疗纠纷与法. 北京：中国政法大学出版社，2001.

[409] 乔世明. 医疗纠纷与法律责任. 北京：人民军医出版社，2000.

[410] 周凤鸣，田军．医院管理学医院文化分册（2 版）．北京：人民卫生出版社，2011．

[411] 陈春花，曹洲涛，曾昊，等．企业文化．北京：机械工业出版社，2011．

[412] 郎景和．医道．北京：中国协和医科大学出版社，2012．

[413] 庄一强．医患关系思考与对策 现状·问题·决策·执行．北京：中国协和医科大学出版社，2007．

[414] 张鹭鹭，李静，徐祖铭．高级医院管理学第 2 版．上海：第二军医大学出版社，2007．

[415] 讴歌．协和医事．北京：生活·读书·新知三联书店，2012．

[416] 方鹏骞．现代医院管理教程．北京：科学出版社，2009．

[417] 申俊龙，汤少梁．新编医院管理教程第 2 版．北京：科学出版社，2009．

[418] 陈洁．医院管理学．北京：人民卫生出版社，2005．

[419] 李泽平．现代医院文化管理．北京：人民军医出版社，2004．

[420] 董同彬，胡蓉．哲学与人生智慧——新编哲学基础教程．武汉：华中科技大学出版社，2010．

[421] 利奥纳多 L. 贝瑞，肯特 D. 塞尔曼．向世界最好的医院学管理．北京：机械工业出版社，2009．

[422] 任真年，白继庚．现代医院卓越服务管理．北京：清华大学出版社，2008．

[423] 慧祥．企业人的道德和修养．北京：中国华侨出版社，2010．

[424] 刘峰．管理创新与领导艺术．北京：北京大学出版社，2006．

[425] 高金声．医院的魅力——医院文化 20 年．北京：中国协和医科大学出版社，2011．

[426] 武广华，王羽，于宗河，等．中国医院院长手册（3 版）．北京：人民卫生出版社，2011．

[427] 符壮才．医院文化管理与建设．上海：上海科学技术出版社，2007.8．

[428] 王桦．医院文化管理——中国医院改革中的文化思考．北京：人民卫生出版社，2011：1．

[429] 强文哲，傅智勇．论增强人文环境建设的科学性和有效性．西北大学学报，2006,36(1):83-88．

[430] 吴英．触动心灵的感悟 新加坡亚历山大医院管理改革实践．中国医院院长，2006,12:68-71．

[431] 莫惠萍．新加坡亚历山大医院的人性化服务．国外医学护理学分册，2005,24(10):641-643．

[432] 范文超，桑秋菊，沈定华．从"梅奥"精髓探讨医院文化．临床合理用药，2012,5(10A):179-180．

[433] 王家玲．梅奥精神之精髓．全科医学临床与教育杂志，2010,1(1):1-2

[434] 段文利."协和精神"指引医院科学发展．医学与哲学杂志，2014,2(2A):64-65

[435] 姜洁，敬静，黄勇，等．传承文化 培育作风 激扬精神 引领发展．中国医院，2013,3:37-39

[436] 高金声．核心价值理念——医院文化提升的支，医院院长论坛，2009,(3):13-16

[437] 于洁，许苹，连斌，等．医院文化与医院核心竞争力，成都医学院学报，2008．

[438] 王向东．医院文化自觉：使命与担当健康报，2013．

[439] 宋炜，许苹，张鹭鹭，等．构建医院文化培育医院核心竞争力，中华医院管理杂志，2003,19(1):8-9．

[440] 符壮才．加强医院文化价值管理体系建设，现代医院管理，2009,32(5):42-44

[441] 简光泽，俞军，陈福夫．实施医院文化战略的探索与思考[J]．中国医院，2005，第 9 卷

[442] 鲍东平．创新医院文化增强医院核心竞争力，中华现代医院管理杂志，2007，第 5 卷(9)

[443] 陆伟良，詹复生，王培培，等．论我国医院数字化系统现状及发展．//第五届国际智能、绿色建筑与建筑节能大会论文集，2009:229-235．

[444] 钟世镇．数字人与数字医学研究现状及展望．中国数字医学，2009,4(1):5．

[445] Office of Educational Technology U.S. Department of Education National Education Technology Plan 2010: Transforming American Education-Learning Powered by Technology, 2012.

[446] 何克抗．我国教育信息化理论研究新进展．中国电化教育，2011,(288):1．

[447] 崔英玉，孙启林，陶莹．韩国基础教育信息化政策研究．中国电化教育，2011,(293):48．

[448] 李艳君，赵俊刚，赵玫，等．搭建网络教学平台推动医学教学信息化管理．中国数字医学．2011,6(10):94．

[449] Karen Mann, Jill Gordon, Anna MacLeod. Reflection and reflectivepractice in health professions education: a systematic review. Adv in Health Sci Educ, 2009.

[450] 张锐听，刘红波．一站式政府的逻辑框架与运行模式．电子政务，2011，5(1)：2．

[451] 陈文静，吴晓东，何琼，等．创新后勤模式建立一站式后勤服务中心．西部医学，2010，22(7)：1373．

[452] 巴志强，郭启勇，郭锡斌．谈医院后勤保障中的安全管理．中华医院管理杂志，2006，22(9)：641－643．

[453] 范晓武．基于嵌入式系统的远程家庭健康监护系统研究与开发．杭州：浙江工业大学，2009．

[454] 陈佳慧，苏美如，黄秀梨，等．远距居家照护系统．台湾医学，2004(8)：837．

[455] 姚雪青．智能居家养老期待可持续．人民日报，2013－12－27(13)．

[456] 吴思静，郭清．国内外电子健康档案的应用现状与发展困境．中国全科医学，2011，14(1)：226．

[457] 苗文清，郭涛．起搏人群数字化随访管理系统的开发和应用．硅谷，2007，13(12)：935．

[458] 陈瑶，肖芳，罗亚杰．浅谈医院药库的药品信息化管理．中国药师，2012，12(7)：1052．

[459] 丁云．HL7 标准概述．中国数字医学，2007，2(7)．

[460] 王勇．HL7 与医院信息系统的标准化．医疗设备信息，2004，19(5)：62．

[461] 杨琳，李伟鹏，陆波．HL7 在 HIS 标准化建设中的应用．中国医学物理学杂志，2005，22(1)：412．

[462] 俞汝龙．HL7 组织与 HL7 标准简介．中国数字医学，2007．

[463] 李志民．MOOCs 的挑战与大学的未来．中国教育信息化：高教职教，2014，(1)：19．

[464] 谭支军，史先红，江涌．基于 Sakai 的开源学习管理系统的构建．许昌学院学报，2008，27(2)：91．

[465] 江泽光．基于 CDR 的区域医疗数据采集研究与实现．医学信息：上旬刊，2012，25(8)：20．

[466] 安继业，薛万国，史洪飞，等．临床数据中心构建方法探讨．中国数字医学，2008．

[467] 冯丹，周游，姚远，等．我国居民健康档案基本数据集数据元目录编制．中国卫生信息管理杂志，2012，9(1)：71．

[468] 马家奇．国家水平重点慢病患病监测信息系统规划与设计．中国卫生信息管理杂志，2012，9(3)：32．

[469] 武建虎，贺佳．临床随访资料数据库建立中的常见问题及改进和建议．数理医药学杂志，2004，17(4)：376．

[470] 陈立定，张文豪．基于 SOA 的信息交换平台设计．微计算机信息，2009，(15)：6．

[471] 王益．数据中心信息交换平台的研究与设计．中国教育信息化：高教职教，2010，(011)：16．

[472] 赵玉兰，沙非，张瑞，等．区域医疗影像数据中心的设计与建设．信息技术，2013，(7)：58．

[473] 陈彬彬．区域医学影像数据存储系统研究．软件导刊，2013，12(9)：125．

[474] 彭茂红，李刚，金学鹏．BI 技术在科研管理中的应用研究．科教导刊－电子版（下旬），2013(9)．

[475] 王小明．区域性健康档案数据中心的探讨．中国卫生信息管理，2008，4(5)：112．

[476] 李晴辉，赵直枉，李刚荣，等．试论个人健康档案数据中心应用模式．重庆医学，2009，38(13)：1574．

[477] 边馥苓．数字工程的原理与方法(2 版)．北京：测绘出版社，2011：14．

[478] 李包罗，傅征．医院管理学：信息管理分册(2 版)．北京：人民卫生出版社，2011：33－45．

[479] 傅征，梁铭会．数字医学概论．北京：人民卫生出版社，2009：311－315．

[480] 李刚荣，方明金．数字化医院建设的思路与实践．北京：人民卫生出版社，2006：7

[481] 王冬，薛万国，应俊．对研究型医院信息化建设模式的思考．解放军医院管理杂志，2013，19(10)：928．

[482] 周莲茹，黎安明，范振中，等．医院信息系统建设及安全管理．北京：北京邮电大学出版社，2011：66－70．

[483] 冯天亮，尚文刚，等．医院信息系统教程．科学出版社，2012：60－62．

[484] 苏文广，张乐芳，高翔，等．移动互联网应用开发技术．北京：西安电子科技大学出版社，2013：25－33．

[485] 唐雄燕，李建功，贾雪芹，等．基于物联网的智慧医疗技术及其应用．北京：电子工业出版社，2013：12－19．

[486] 白世贞，牟唯哲，等．医药物联网．北京：中国物资出版社，2011：1－9．

[487] 王辉，吴越，章建强，等．智慧城市．北京：清华大学出版社，2010：34－38．

[488] 吴越，裘加林，程韧，等．智慧医疗．北京：清华大学出版社，2011：28－34．

[489] 王泳．物联网技术在医院的应用前景．医学美学美容，2012，12(12)：184．

[490] 伊拉特. 物联网技术在医院信息建设中的应用探讨. 中国新通信, 2013, 15(24): 78.

[491] 李建功, 唐雄燕. 智慧医疗应用技术特点及发展趋势. 中兴通讯技术, 2012, 18(2): 22.

[492] Kohn L, Corrigan J, Donaldson M, eds. Washington, DC: Committee on Quality of Health Care in America, Institute of Medicine. To Err Is Human: Building a Safer Health System. National Academies Press, 1999.

[493] Kohn L, Corrigan J, Donaldson M, eds. Washington, DC: Committee on Quality of Health Care in America, Institute of Medicine. To Err Is Human: Building a Safer Health System. National Academies Press, 1999.

[494] 美国医疗卫生保健质量委员会编著, 美国医学研究所. 王晓波, 马金昌译. 跨越医疗质量的裂痕: 21 世纪新的医疗保健系统. 北京: 中国医药科技出版社, 2005.

[495] Thomas EJ, Studdert DM, Newhouse JP, Zbar BI et al. Costs of medical injuries in Utah and Colorado. Inquiry, 1999, 36(3): 255-264

[496] 马克·格雷班著, 张国萍等译. 精益医院. 北京: 机械工业出版社, 2011.

[497] Lucian L. Leape. Error in Medicine. JAMA, 1994, 272(23): 1851-1857

[498] Spath, PL., ed. (2000). Error Reduction in Health Care: A Systems Approach to Improving Patient Safety. Jossey-Bass: San Francisco.

[499] 美国医疗卫生保健质量委员会、美国医学研究所编著. 王晓波, 马金昌译. 跨越医疗质量的裂痕: 21 世纪新的医疗保健系统. 北京: 中国医药科技出版社, 2005.

[500] 芮苏敏编译. 卓越的医院管理——美国国家质量奖案例. 北京: 中国标准出版社, 2006.

[501] 中华人民共和国卫生部. 2011 中国卫生统计年鉴. 北京: 中国协和医科大学出版社, 2011

[502] 田鸥. 解放军总医院第七届中国医院院长论坛标准化建设分论坛资料汇编, 2013.

[503] J. Harkey, R. Vraciu. Quality of health care and financial performance: is there a link? Health Care Management Revies, 1992, 17(4): 55-63.

[504] J. Harkey, R. Vraciu. Quality of health care and financial performance: is there a link? Health Care Management Revies, 1992, 17(4): 55-63.

[505] J. Harkey, R. Vraciu. Quality of health care and financial performance: is there a link? Health Care Management Revies, 1992, 17(4): 55-63.

[506] Wendy Leebov. The Health Care Manager's Guide to Continuous Quality Improvement. Authors Choice Press, 2003.